아동작업치료 – 아동기 작업기반 접근법

KIDS Can Be Kids – A Childhood Occupations Approach

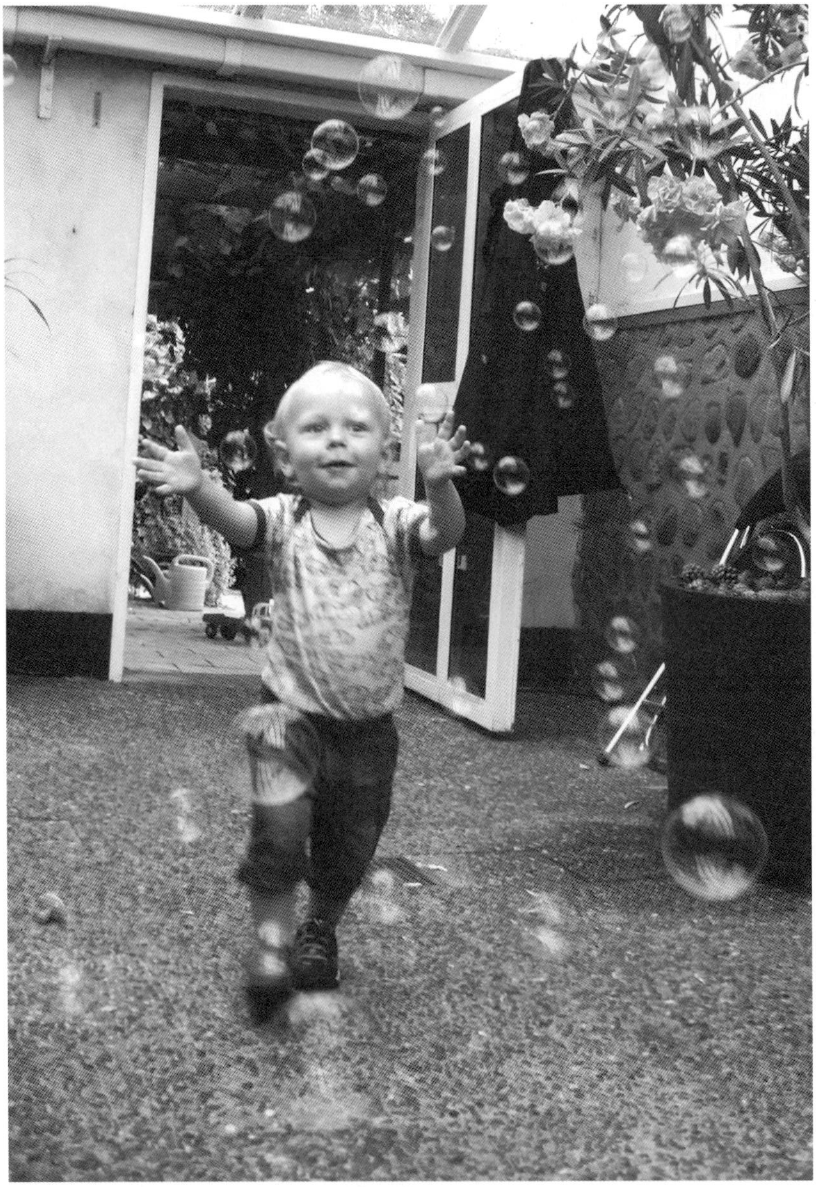

아동작업치료

아동기 작업기반 접근법

옮긴이 양 영 애 외

KIDS Can Be Kids

A Childhood Occupations Approach

Editors

Shelly J. Lane, PhD, OTR/L, FAOTA
Professor
Department of Occupational Therapy
School of Allied Health Professions
Virginia Commonwealth University
Richmond, Virginia, USA

Anita C. Bundy, ScD, OTR, FAOTA
Professor and Chair of Occupational Therapy
Faculty of Health Sciences
University of Sydney
Australia

영 문 출 판 사

■ **옮긴이** (가나다 순)

박보라 춘해보건대학교 작업치료과
박수정 대구보건대학교 작업치료과
박수희 호남대학교 작업치료학과
박윤희 춘해보건대학교 작업치료과
신중일 호남대학교 작업치료학과
양영애 인제대학교 작업치료학과
정재엽 여주대학교 작업치료과

새로운 과학적 정보는 기초 및 임상 연구를 통해 사용할 수 있게 됨으로써, 권장되는 치료와 약물치료의 변화를 겪는다. 저자와 출판사는 이 책이 발생할 시기에 표준에 맞도록 업데이트 하였고, 이 책이 가능한 모든 것이 정확하도록 만들었다. 저자, 편집자, 그리고 출판사는 이 책의 적용으로 인한 결과나 에러 및 생략에 대한 책임을 지지 않는다. 이 책에 설명한 몇 몇 실기는 반드시 각 환경 안에서 적용 할 수 있는 독특한 상황과 관련하여, 전문적인 기준에 맞게 독자(reader)에 의해 적용되어야만 한다. 독자는 어떤 약물을 제공하기 전 사용 금지 사유와 복용량에 관련된 새로운 정보와 변경에 대한 제품 정보를 (패키지 삽입)을 확인하는 것이 좋다. 신규 또는 자주 주문한 약물을 사용할 때, 특히 주의가 촉구한다.

아동작업치료-아동기 작업기반 접근법

2016년 9월 5일 초판인쇄
2016년 9월 12일 초판발행

지은이 : Shelly J. Lane, Anita C. Bundy
옮긴이 : 양영애 외
발행인 : 박 병 조
발행처 : 도서출판 영문출판사
등 록 : 1987년 12월 21일 제2-419호
주 소 : 서울시 강남구 삼성동 69-1
전 화 : (02) 514-5590, 776-5590
팩 스 : (02) 756-8943
E-mail : yeongmunsa@empal.com
홈페이지 : www.ymsbook.net
정 가 : 46,000원
ISBN 978-89-7224-392-2

※ 파본은 교환해 드립니다.

심사숙고 하여 - 과거, 현재, 그리고 미래

추천의 글 (foreword)

*Kids can be kids: 아동기 작업 접근은 작업치료*를 배우는 학생들이 아동에 대한 임상을 시작하는데 유용한 것들을 찾고, 임상가들이 훌륭한 참고서적으로 찾을 수 있는 지식의 포괄적인 집합체이다.

아동 작업치료에서, 우리는 학교, 가정, 다른 지역사회 에이전시, 병원을 포함하는 다양한 환경에서 서비스를 제공한다. 우리의 사정과 목표는 아동이 그들의 나이에 적절한 활동에서 기능적일 수 있도록 만들어야 한다; 우리는 작업에 아동의 참여와 관계에 초점을 맞추어야 한다.

*Kids can be kids*는 작업에 대한 전문가의 견해를 반영한다. 이 책의 가장 중요한 전제는 아동과 부모의 능력은 일상에서 나오는 것이고, 일상적인 삶은 매우 결정적이며, 일상적인 활동에 참여를 촉진하는 것은 아동작업치료에서 가장 중요한 것이다. 이러한 개념은 이 책 전체의 줄기인 생태문화적 틀을 강조한다.

이 책은 또한 두 번째 전제를 쓰고 있다: 아동은 그들의 문화적 물리적 환경에서 견해를 가진다는 것이다: 그들이 살고 있는 곳, 학교가기, 놀기. 따라서 아동과 가족이 하는 일은 일상적인 환경 내에서 해야 하며 보통의 일상활동에 참여를 지원하는 것에 초점을 두어야 한다.

책의 접근은 생태문화적 환경에서 아동의 작업 역할을 기술하고 있으며, 아동의 참여에 환경을 영향을 검토하고 있다. 생태학적 환경은 환경에 영향을 주는 정치적, 경제적 요소뿐만 아니라 학교, 가정, 운동장과 같이 아동이 일반적으로 찾을 수 있는 물리적 환경과 관련이 있다. 문화적 요소는 민족성을 포함하지만, 신념과 가치를 공유하는 자신만의 문화를 가진 아동이 참여하는 다양한 세팅의 문화를 포함하는, 더 광범위한 정의를 사용한다. 따라서 모든 아동은 많은 다른 문화적 환경에서 작업에 참여하고 아동과 작업은 둘 다 환경에서 바라보아야 한다.

생태문화적 틀은 책의 전반부에서 면밀히 다루고 있다. **파트 I : 아동 작업치료 역할**, 4개의 연령구분과 관련된 환경에서 아동의 작업과 작업치료 역할은 각 장에서 따로 다루고 있다: 가정 (조기 중재), 학령 전, 학령, 방과 후, 삽화는 작업의 참여에 영향을 주는 환경의 문화적 물리적 환경의 방식을 설명해 준다. 4개의 장에서는 아동의 일반적인 연령관련 작업을 독자들이 익히도록 하고, 각 장은 자조활동, 놀이, 여가와 같은 특히 아동과 밀접한 관련이 있는 작업을 설명한다. 이 파트 안에서 독자들은 아동이 하는 것이 무엇인지, 나이가 들어갈수록 아동이 하는 것이 어떻게 변하는지에 대해서 알 수 있을 것이다. 이 장들은 또한 아동이 할 수 있는 활동에 대한 기대에 가정환경, 문화적 유산, 환경 자체가 어떻게 영향을 주는지를 설명하고 있다.

파트 II : 아동 임상의 환경은 아동의 기능에 있어 생태문화적 환경의 면에 대한 정보를 말해주는 문화적 전통, 민족성, 신념, 가치에 대한 존중과 이해를 조성한다. 임상에서 참고의 틀을 어떻게 사용해야하는지에 대한 장은 아동의 문화, 문화의 일반적 개념, 생태문화적 이론에 대해서 각 각의 장에서 설명하고 있다. 미국에서 임상에 영향을 미치는 법, 규정, 정치들은 캐나다, 영국, 호주와 같은 다른 영어권 국가에서 임상의 설명에 따라 보완하였다.

파트 III : 중재과정에 대한 개요, 파트 IV : 아동의 상태와 아동의 삶에 대한 영향은 아동작업치료에 필수적인 치료 관련 지식과 구체적인 사정에 대해서 독자들에게 소개한다. 독자들은 사정, 목표설정, 직접적이고 간접적인 중재, 상담을 포함하는 중재과정에 대한 정보들을 찾을 수 있다. 마지막으로 독자들은 다양한 환경에서 가정과 아동에 대한 이해를 위해 필수적인 요소들을 얻을 수 있고, 진단정보와 치료 고려사항들을 검토하고, 아동작업치료에서 일반적으로 부딪히게 되는 이슈들에 대해 알 수 있다. 이러한 것들은 아동의 참여에 각 환경이 어떻게 영향을 줄 수 있는지에 대한 관점을 보여준다.

파트 V : 함께 하는 것, 책은 두 장으로 끝내고 있다.

Kids can be kids: **아동작업치료** 접근은 독자들에게 최신의 관련 지식의 제공해줄 수 있는 전 세계의 아동 임상에서 전문가로 일하고 있는 40명 이상의 전문가들에 의해서 기술되었다. 학생친화적인 특징은 각장의 개요, 학습목표, 요점정리를 포함하고 있다. 임상에서 손쉽게 사용할 수 있는 임상적인 생각과 도구는, 임상의 현명함을 나타내는 것을 입증해라!, 그리고 적극적 학습표이다. 이 책의 풍부한 삽화들은 책을 쉽게 이해하도록 해 준다. 게다가 이 책의 부가적인 점은 편안한 장의 제목과 실제 아동의 인용을 포함한다는 것이다.

Shelly Lane과 Anita Bundysms 아동 임상과 교육에서

아주 많은 경험을 하였으며 그러한 경험을 이 책을 만드는 데 많이 사용하였다. 참고의 틀은 *아동의 사정과 중재는 생태학적, 문화적 환경이 포함된 작업의 틀 안에서 계획되어야 하며*, 아동작업치료 임상을 위한 특별한 개념적 근거를 제공한다. 이러한 것들이 다른 아동교과서와 차이점이며, 틀을 지지하는 각 장은 아동작업치료와 아동의 다른 문화에 대한 많은 정보들을 제공하고 있다.

생태문화적 틀의 표현, 작업과 문화에 대한 정보, 현재 아동임상에 대한 포괄적인 기술은 더 가치 있는 교과서로 만들어주고 작업치료 임상가들에게 유용한 근거가 될 것이다.

Anne Henderson, PhD, OTR, FAOTA
Professor Emeritus
Boston University
Department of Occupational Therapy
Boston, Massachusetts

서문 (preface)

이 책에 대한 생각은 콜로라도의 그랜드 호에서 아침 겸 점심을 먹으면서 "탄생"했다-그랜드호의 오두막 현관에서. 우리 둘은 펜과 종이, 와플과 커피를 들고 앉아서 가능한 우리가 인식하고 있는 아동작업치료의 임상과 학습을 지지할 수 있는 교과서를 상상하였다-아동, 가족, 교실. 책은 부끄러움도 모르고 이기적인 목표로 시작되었다. 우리는 교과서가 우리가 아동치료를 가르치는 방법을 지원하기를 원했다. 우리가 상상하는 책을 만들어낼 수 있다면, 그것을 공유하고자 하였다- 다른 사람들도 같은 방법으로 교육과 임상에 접근하는 것을 가정하였으며 그러한 비전을 이루기 위해 꼭 필요한 교과서였다.

우리는 몇 가지 신념을 근거로 두고 책을 생각하였다. 첫째, 그들이 보는 것과 다른 행동하는 곳에서, 살아가는데 문제가 없이, 단지 아동은 아동이 되기를 원하였다. 그들은 다른 아이들이 하는 것을 하기 원하였다. 그들이 보는 것과는 다른 행동하는 가족과 선생님들은, 그들이 의미 있고, 예상할 수 있는 일상에 참여하기를 원하였다. 그러나 환경은 아동과, 가족, 교실에 맞서도록 만들었다. "아동이 하는 방법"을 하기 위해 또는 일상에 적절한 것을 하기 위해, 그들은 작업치료사로부터 도움을 원한다. 따라서 두 번째 신념은 이 책이 아동, 가족, 다른 참여자가 가능하도록 하는 것이 작업치료의 우선적 역할이라는 것을 강조한다.

센터에서 아동의 교과서?
(A Textbook with Children at the Center?)

우리가 이 책을 개념화시킬 때, 우리는 아동과 아동의 욕구를 찾았다- 진단이나 구체적인 서비스 전달 현장보다는-센터에서. 우리는 이러한 것을 Bronfenbrenner (1979)가 그의 생태학적 모델-가족, 친구, 반친구, 선생님, 지역사회 구성원, 궁극적으로는 문화적, 법적 시스템에 둘러싸인-의 센터에서 아동을 배치한 "아동-중심접근"이라는 방법으로 생각했다. 불행하게도 "아동-중심"이라는 용어는 의사나 치료사 (예를 들어, 전문가)가 아동을 변화시키기 위한 계획을 개발하고 목표를 설정하는 접근과 관련되어 오랫동안 사용되어 왔다. 가족은 전문가의 의견을 보류시켰다. 분명히 우리는 "아동-중심"이라는 용어를 선택하지 않았다.

가족과 반친구들은 클라이언트이다.

가족 체계이론이 발전하여, 지난 20년 동안 "가족-중심 서비스"라는 개념이 "아동-중심 케어"로 대체되었다. 가족체계이론은 다른 것에 대한 가족 구성원의 상호적인 영향을 강조하였다. 장애를 가지고 있거나 또는 가지고 있지 않은 아동은 다른 아동에 영향을 주고, 그들의 부모들은 단지 그들의 아이들에게 부모로서만 영향을 준다. 모든 가족 구성원들이 그들의 요구가 적절하다고 느낄 때, 그들은 모든 것이 잘되도록 촉진할 수 있는 방법으로 상호작용할 수 있을 것이다. 따라서 가족-중심 서비스는 장애를 가진 아동과 직접 일하는 것 보다 더 많은 것을 포함한다 (예를 들어, Rosenbaum, King, Lae, King & Evans, 1998). 우리가 가족-중심 접근을 수용하고, Gallimoore와 그의 동료들이 주장한 생태문화적 이론을 형성할 수 있다 (예를 들어, Gallmore, Bernheimer, & Weisner, ,T.[1999]).

대부분 현대의 치료사들은 가족-중심 케어가 "최선의 실행"을 대표한다는 것에 동의한다. 그러나 진정한 가족-중심 케어를 적용하는 것은 극도로 어려운 일이다. 전문가들은 많은 훈련을 받고 많은 지식을 쌓는다; 그들은 아동에게, 그리고 아동을 위해서 "해야 하는 것"이 무엇인지 알고 있으며, 이러한 문제 (예를 들어, 아동-중심 케어)를 보기 위해 필요한 "기술"을 가지고 있다. 그러나 진정한 가족-중심케어는 가족에게 아동에 대한 궁극적인 책임감과 의사결정을 포함하여 자신의 단계를 선택하는데 대한 권리를 보여주는 것이다.-심지어 전문가들이 그들의 선택을 좋아하지 않을 때) (Rosenbaum, ing, Law, King & Evas, 1998). Campbell과 Halbert (2002)가 말하기를, "임상가가 가족의 참여를 부모가 무엇을 해야 하는 상황에 대한 연속이라고 본다면, 가족-중심 중재의 원리와 실행의 완전히 적용한 방법의 서비스 제공이 일어날 것 같지 않다(P.223; italics added).

가족-중심 케어는 가족에 대해 조절을 제공한다는 의미

이다. 그러나 치료사가 단순히 그들이 원하는 것이 무엇인지 가족에게 묻고, 그들이 따르도록 하는 것을 의미하지는 않는다. 그것은 매우 어려운 일이다. 대부분의 가족들은 "쇼핑목록"을 가지고 있지 않다. 심지어 그들이 원하는 것이 무엇인지 아는 사람들은 필연적으로 그들의 선택의 커다란 영향을 알고 있다. 가족-중심 케어는 그들의 선택의 결과를 이해하고 가능성을 반드시 알기 위해 가족과 함께 일하는 전문가를 의미하며 가족의 시각과 선택을 존중하며 그들의 목표를 알아차릴 수 있도록 돕기 위해 일하는 것을 말한다.

대부분의 가족은 작업치료가 무엇인지 알아야 하는 이유가 없거나 아동이나 그들을 위해 작업치료사가 무슨 일을 하는지 알아야할 이유가 없다. 대부분의 가족은 특정한 접근으로 간주되는 근거에 대한 접근을 하지 않는다. 그들은 배우기를 원하고 정확한 것을 원한다. 그들은 결정을 한다-심지어 나쁜 것이라도-아동에게 장기간 해가 되지 않는 결정. 가족-중심 서비스를 적용할 때, 작업치료사는 감언이설 없이 교육하고 들어야하는 책임이 있으며, 모든 이슈가 다양한 면을 가지고 있다는 것을 인지해야 한다.

가족-중심 케어의 개념은 교실에 쉽게 전파된다 (예, Tharp & Gallimore, 1988). 장애를 가진 많은 아동들, 심지어 어린 아동들도 학교나 시설-기반의 케어 (주간보호 또는 방과후 교실)에서 하루 중 대부분을 보낸다. 선생님이나 반친구들의 이슈는 형제자매나 부모와 많은 면에서 동등하다는 것이다. 두 그룹은 의미 있고 예상할 수 있는 일상을 정립하고 유지하기를 원한다. 많은 나라에서 작업치료사들은 교실에서 아동과 선생님을 지원한다. 학교에서 치료사의 역할은 가족과 함께 일하는 치료사와 비슷하다.

같지만 다른 교육

우리 중 한 명은 (Anita Bundy)이 책이 출간되기 전에 계획에 따라 호주에 갔다. 이것은 우리가 잘 알고 있지만 우리 마음속에서 가장 우선시 되지 못하는 교육을 상기시키기 위한 것이다. 아동, 가족, 반친구 또는 지역사회가 어떻게 비슷하게 보는지 상관없이, 우리들 중 가장 앞 쪽에 있는 하나는 다른 모든 것들과 미묘하게 달랐다. 호주 학생들이 미국학생들과 얼마나 비슷했던지 간에-그들의 문화는 미묘하게 다르다.

법은 두 나라를 다스리는데 비슷하면서도 매우 다른 서비스 전달결정을 만들어낸다. 심지어 명목상으로 두 나라에서 사용하고 있는 영어는 현저하게 차이가 나타난다.

"같지만 다른"에 대한 교육은 또한 이 책의 중요한 근거이다. 우리는 이 책이 영어권 국가에서 교과서로 사용될 수 있다. 임상에서 할 수 있는 것에 대한 우리의 시각을 가질 수 있는 캐나다, 호주, 영국 미국의 작가나 리뷰어 둘 다 찾고 있다.

개요

이 책에서, 우리는 그랜드호 오두막의 현관에서 분명하게 만든 지침원리를 확고히 하였다. 우리는 우리의 신념을 유지하기 위해 노력하였고 아동, 가족, 반친구를 위해 빈말보다는 노력을 하였으며, 같지만 다른 개념을 받아들였다.

조직화

내용의 순서는 이러한 기조를 반영하였다; 그것은 우리가 임상에 가장 비판적으로 느끼는 내용이 무엇인지에 관해 메시지를 주었다.

이 책은 5개의 부분으로 나누어진다. **파트 I : 아동기 작업 역할**, 우리는 아동기 작업에 참여의 중요한 면을 이해하기 위한 기초를 다룬다: 일상에서의 놀이, 학교, 활동. **파트 Ⅱ: 아동임상의 환경**, 우리는 중재환경에 기여할 수 있는 다양한 면을 탐색한다. 여기서 우리는 아동작업치료를 위한 기초를 다질 수 있는 생태문화적 이론과 다른 많은 이론과 접근의 개요를 알 수 있다. 당신은 또한 많은 영어권나라들에서 임상을 다스리고 있는 법과 지침을 기술하고 있는 장을 볼 수 있다. 우리는 학생과 교육자들이 여러 나라들 사이의 임상과 법률을 비교할 수 있는 기회를 가지기를 희망한다. 우리는 세계 여러 나라들에서 전문적이고 개인적인 경험을 추구하고 있는 많은 작업치료사들에게서 많이 깨달을 수 있다. 우리는 이 책이 다른 장소에서 임상을 준비하고 있는 사람들에게 도움이 되기를 바란다.

파트 Ⅲ: 중재 과정의 개요, 우리는 중재와 관련된 과정에 초점을 둔다: 사정, 목표 설정, 그리고 중재의 다른 형태를 볼 수 있다 (예, 직접 또는 간접적인 치료와 상담). **파트 Ⅳ: 아동의 상태와 아동의 삶에 영향**, 우리는 아동과 함께 일하는 작업치료사들은 일반적으로 장애나 손상을 보게 되며, 그러한 상태가 일상의 삶을 방해할 수 있는 방식에 대해 기술한다. 우리는 의도적으로 마지막에 이 내용을 두었다. 왜냐하면 아동작업치료사는 질병이나 장애뿐만 아니라 일상의 삶에서 참여를 촉진해야한다는 것을 강조하기 위해서이다. **파트 V: 함께하는 것**, 이는 아동 임상에서 통합과 반영의 사례이다.

특징

이 책에서 몇 가지 특징을 볼 수 있다.

- 장의 개요는 독자들에게 내용에 대한 "지침"이다.
- 목표는 학습에서 기대하는 것을 명확하게 해준다.
- 삽화는 아동작업치료에서 "얼굴"이다.
- 요점은 장에서 중요한 부분을 요약한 것이다.
- 장난감 상자에 다른 것은 없는가?는 독자가 지식을 쌓기 위해서 추가적으로 읽어야 할 것을 제공한다.
- 입증해라! 표는 이용 가능한 증거를 강조한다.
- 임상의 현명함은 임상 전문가의 기술과 지식을 강조한다.
- 적극적 학습은 학습 과정에서 독자를 사로잡는다.

일반적으로, 이러한 특징들은 내용에 관해 비판적이고 반사적인 사고를 위해 부가적인 내용과 메커니즘을 얻기 위한 방법을 제공해주는 것을 의미한다. 우리는 또한 실제 아동으로부터 인용한 내용으로 각 장을 시작한다: 완벽한 세상이라고 생각하는 것에 대한 생각과 바보 같은 충고. 우리가 책을 열기 전과 의미 있는 상황 전에 간단한 것을 읽음으로써 우리는 우리가 울기 전에 웃는다는 것을 알게 된다. 아동이 우리 모두가 더 자주, 어떤 것을 하기 원하는 세상을 어떻게 보는지에 관해, 독자들에게 상기시켜준다는 것이다. 결국, 아동이 이 책이 만들어진 이유이다.

마무리 생각

이 책의 표지 사이에는 많은 존경받는 저자들은 함께 이론, 근거, 임상적 타당성을 만들고, 함께 일한 수 많은 아동, 가족, 선생님의 이야기를 만들었다. 함께, 우리는 일상에 참여하는 아동 작업치료를 기술하는 포괄적인 책을 만들어냈다. 이것은 작업치료의 기존과는 다른 접근이며 한참 전에 행해졌어야 하는 것이다.

참고문헌

Bronfenbrenner, U. (1979). *The ecology of human development*. Cambridge, MA: Harvard University.

Campbell, P. H., & Halbert, J. (2002). Between research and practice: Provider perspectives on early intervention. *Topics in Early Childhood Special Education, 22:* 213–226.

Gallimore, R., Bernheimer, L. P., & Weisner, T. (1999). Family life is more than managing crisis: Broadening the agenda of research on families adapting to childhood disability. In R. Gallimore, L. P. Bernheimer, D. L. MacMillan, D. L. Speece, & S. Vaughn (Eds.), *Developmental perspectives on children with high-incidence disabilities* (pp. 55–80). Mahwah, NJ: Lawrence Erlbaum Associates.

Rosenbaurn, P., King, S., Law, M., King, G., & Evans, J. (1998). Family-Centred Service: A Conceptual Framework and Research Review. *Physical and Occupational Therapy in Pediatrics, 18,* 1–20.

Tharp, R. G., & Gallimore, R. (1988). *Rousing minds to life: Teaching, learning, and schooling in social context*. Cambridge: Cambridge University Press.

역자 서문

작업치료는 정상적인 일상생활 및 사회활동을 할 수 있도록 적응력을 높여주는 치료의 하나로 다양한 분야에서 활용되고 있으며, 소아과 분야에도 작업치료는 매우 중요한 역할을 수행하고 있다. 따라서 학교 교육에서 전문적인 아동 작업치료사의 실무능력을 갖추기 위한 심도 있는 교육의 필요성과 당위성이 높아지고 있는 추세이다.

이 책은 "KIDS Can Be Kids" 를 번역한 책으로, 한국의 아동 작업치료를 전공하는 학생들에게 전반적인 아동치료의 개념과 치료 원리를 이해하는 데 도움을 주기 위한 목적으로 번역되었으며, 아울러 아동 작업치료분야에 종사하는 사람들에게도 임상에서 활용할 수 있도록 전문적이면서도 쉽게 이해할 수 있도록 편집되었다.

책은 5개의 단원으로 구성되어 있으며, 1단원은 아동기의 작업의 역할, 2단원은 아동치료의 배경, 3단원은 중재과정의 개요, 4단원은 아동의 삶에 영향을 미치는 소아과적 질환에 관한 내용을 담고 있다. 마지막으로 5단원은 총정리로 임상현장에서 근무하고 있는 치료사들에게 좋은 지침서가 될 것이라고 생각된다.

역자들은 저서의 내용을 충실히 해석하고자 노력하였으며, 나아가 아동 작업치료의 발전에 이바지하며, 임상현장에서도 좋은 지침서로 활용되기를 기원한다. 이 책을 위해 수고하고 노력해 주신 박수희, 박수정, 신중일, 박윤희, 정재엽, 박보라 교수님들께 감사의 말씀을 전하고, 아울러 좋은 책으로 작업치료의 서적 출판에 심혈을 기울이시고 항상 도와주시는 영문출판사 박병조 사장님과 직원 분들에게도 감사의 인사를 드린다.

2016년 3월 2일
역자 대표 양 영 애

공헌자들(contributors)

Leisa C. Aberli, M.S., OTR/L
Senior Occupational Therapist
Weisskopf Child Evaluation Center
Department of Pediatrics
University of Lousiville
Louisville, Kentucky, USA

Marie E. Anzalone, ScD, OTR, FAOTA
Assistant Professor
Virginia Commonwealth University
Department of Occupational Therapy
Richmond, Virginia, USA

Jennie Brentnall, BAppSc
Senior Research Assistant
Faculty of Health Sciences
University of Sydney
Sydney, New South Wales, Australia

Imelda Burgman, PhD, OTR, AccOT
Conjoint Senior Lecturer
School of Health Sciences
Faculty of Health
University of Newcastle
Callaghan, New South Wales, Australia

Ted Brown, PhD, MSc, MPA, BScOT (Hons), OT (C), OTR, AccOT
Associate Professor
Undergraduate Course Coordinator
First Year Undergraduate Program Coordinator
Department Postgraduate Coordinator
Department of Occupational Therapy
School of Primary Health Care
Faculty of Medicine, Nursing and Health Sciences
Monash University - Peninsula Campus
Frankston, Victoria, Australia

Debra Cameron, PhD, OT Reg (Ont)
Assistant Professor
Department of Occupational Science and Occupational Therapy
University of Toronto
Toronto, Canada

Reinie Cordier, PhD
Lecturer
Discipline of Occupational Therapy
Faculty of Health Sciences
University of Sydney
Sydney, Australia

Anne Cronin, PhD, OTR
Associate Professor
School of Medicine
Department of Occupational Therapy
West Virginia University

Patricia L. Davies, PhD, ORR, FAOTA
Associate Professor
Department of Occupational Therapy
College of Applied Human Sciences
Colorado State University
Fort Collins, Colorado, USA

Carolyn Dunford, PhD, MSc, DipCOT
Head of Research
The Children's Trust
Tadworth
Surrey
United Kingdom

Luisa Ferronato, BAppSc (OT) (Hons), Grad Cert OT (Env Mod), BBus (Marketing)
National Manager Assistive Technology Services
Vision Australia
Enfield, New South Wales, Australia

Maureen H. Fitzgerald, RN, BIS (GMU), MA (Hawaii), PhD (Hawaii)
Medical Anthropologist, Retired
Greenwich, New South Wales, Australia

Dido Green, PhD, MSc, DipCOT
Lecturer
Department of Occupational Therapy
Sackler School of Medicine
Tel Aviv University
Ramat Aviv, Israel
and
Honorary Clinical Expert Occupational Therapist
Pediatric Neurosciences
Newcomen Centre
Guy's & St Thomas NHS Trust
London, United Kingdom

Barbara Hanft, OTR/ L, MA, FAOTA
Developmental Consultant
Silver Spring, Maryland

Jim Hinojosa, PhD, OT, FAOTA, BCP
Professor
Department of Occupational Therapy
Steinhardt School Culture, Education, and Human Development
New York University
New York, New York

M. Shone Joos, MSc, BScOT, OT Reg(Ont)
Clinical Associate
REACH Therapy Services
Mississauga, Ontario, Canada

Stephanie J. Kain, BAppSc (OT)
Service Development Manager, Children's Service
Vision Australia
Kooyong, Melbourne, Australia

Natalie Kaine, BAppSc (OT) Hons
Pediatric Occupational Therapist
Sydney North and East Team
Vision Australia
Enfield, New South Wales, Australia

Gwynnyth Llewellyn, PhD, DipOT BA Med DipContEd
Professor and Dean
Faculty of Health Sciences
The University of Sydney
Lidcombe, New South Wales, Australia

Susan Lowe, PhD, AccOT
Director and Senior Occupational Therapist
Skills for Kids
Occupational Therapy and Speech Language Pathology for Students and Schools
Blaxland, New South Wales, Australia

Zoe Mailloux, MA, OTR/L
Director Of Research And Administration
Pediatric Therapy Network
Torrance, California

Sheryl L. Michel, OTD, OTR/L
Chief, Rehabilitation Services
Warrior Transition Battalion
Brooke Army Medical Center
Ft. Sam Houston, Texas, USA

Christine Doyle Morrison, MS, OTR/L
Director
Morrison and Associates Pediatric Therapists
LaGrange Park, Illinois, USA

Shelley E. Mulligan, PhD, OTR/L
Associate Professor and Chair
Department of Occupational Therapy
University of New Hampshire
Durham, New Hampshire

Steve Park, MS, OTR/L
Doctoral Candidate
Discipline of Occupational Therapy
Faculty of Health Sciences
University of Sydney
Australia

H. J. Polatajko, PhD, OT Reg (Ont), OT(C), FCAOT, FCAHS
Professor
Department of Occupational Science and Occupational Therapy
Graduate Department of Rehabilitation Science
University of Toronto Neuroscience Program
Dalla Lana School of Public Health
University of Toronto
Toronto, Ontario, Canada

Nancy Pollock, MSc, OT Reg (Ont)
Associate Clinical Professor
School of Rehabilitation Science
McMaster University
Hamilton, Ontario, Canada

Jo Smith Read, PhD
Director of Curriculum
Vance Charter School
Henderson, North Carolina, USA

Patricia J. Rigby, PhD, OT Reg (ON)
Associate Professor
Department of Occupational Science and Occupational Therapy
Faculty of Medicine
University of Toronto
Toronto, Ontario, Canada

Sylvia Rodger, PhD, MEdSt BOccThy
Professor and Head
Division of Occupational Therapy
School of Health and Rehabilitation Sciences
The University of Queensland
Brisbane, Queensland, Australia

Pat L. Sample, PhD
Professor
Occupational Therapy Department
Colorado State University
Fort Collins, Colorado, USA

Winifred Schultz-Krohn, PhD, OTR/L, BCP, SWC, FAOTA
Professor
Department of Occupational Therapy
San José State University
San José, California

Ruth Segal, PhD, OTR
Professor and Chair
Department of Occupational Therapy
School of Health and Medical Sciences
Seton Hall University
South Orange, New Jersey, USA

Jayne Shepherd, MS, OTR/L, FAOTA
Assistant Chair, Academic Fieldwork Coordinator
Department of Occupational Therapy
School of Allied Health Professions
Virginia Commonwealth University
Richmond, Virginia, USA

Susanne Smith Roley, MS, OTR/L, FAOTA
Project Director
Sensory Integration Certification Program
USC Division of Occupational Science and Occupational Therapy
Los Angeles, California, USA
and
Director of Education and Research
Pediatric Therapy Network
Torrance, California, USA

Stacey Szklut, MS, OTR/L
Executive Director South Shore Therapies, Inc.
Weymouth and Pembroke, Massachusetts, USA

Kerry Thomas, BSc (OT), GradDip (Health Science)
Director, interPART and Associates (International Partners in Action, Research and Training)
and
Advisor with the WFOT Disaster Preparedness and Response Project
Macclesfield, SA, Australia

Scott D. Tomchek, PhD, OTR/L, FAOTA
Chief Occupational Therapist
Assistant Professor of Pediatrics
and
Assistant Director
Weisskopf Child Evaluation Center
University of Louisville, School of Medicine, Department of Pediatrics
Louisville, Kentucky, USA

Jenny Ziviani, PhD, MEd, BA, BAppSc (OT)
Professor
Allied Health Research
Queensland Children's Health Service
and
Conjoint Professor
School of Health and Rehabilitation Sciences
The University of Queensland
Brisbane, Queensland, Australia

검토자들 (reviewers)

Kathi L. Adams, MS, OTR
Assistant Professor
Shenandoah University
Division of Occupational Therapy
Winchester, Virginia, USA

Carmela M. Battaglia, PhD, OTR/L
Professor
Keuka College
Division of Occupational Therapy
Keuka Park, New York, USA

Paula Bray, PhD candidate
Lecturer
The University of Sydney
Discipline of Occupational Therapy
Faculty of Health Sciences
Lidcombe, New South Wales, Australia

Kimberly Bryze, PhD, OTR/L
Program Director, Associate Professor
Midwestern University
Department of Occupational Therapy
Downers Grove, Illinois, USA

Patricia A. Burtner, PhD, OTR/L, FAOTA
Professor
University of New Mexico
School of Medicine
Occupational Therapy Graduate Program
Albuquerque, New Mexico, USA

Reinie Cordier, BSocSc (Hons) (Clin Psych), BOccTher, MOccTher, PhD
Lecturer
The University of Sydney
Discipline of Occupational Therapy
Sydney, New South Wales, Australia

Jean Deitz, PhD, OTR/L, FAOTA
Professor Emeritus
University of Washington
Department of Rehabilitation Medicine
Seattle, Washington, USA

Janet V. DeLany, DEd, OTR/L, FAOTA
Associate Professor
Towson University
Department of Occupational Therapy and Occupational Science
Towson, Maryland, USA

James Harper, MD
Associate Chair for Medical Education
University of Nebraska College of Medicine
Department of Pediatrics
Omaha, Nebraska, USA

Anne Henderson, PhD, OTR, FAOTA
Professor Emeritus
Boston University
Department of Occupational Therapy
Boston, Massachusetts, USA

Heather Hunter, MSc, DipCOT
Lecturer
Queen Margaret University, Edinburgh
Department of Occupational Therapy and Art Therapy
Edinburgh, Scotland, United Kingdom

Tracy Jirikowic, PhD, OTR/L
Assistant Professor
University of Washington
Division of Occupational Therapy
Department of Rehabilitation Medicine
Seattle, Washington, USA

Kathryn M. Loukas, MS, OTR/L, FAOTA
Associate Clinical Professor
University of New England
Westbrook College of Health Professions
Department of Occupational Therapy
Portland, Maine, USA

Annette Majnemer, OT, PhD
Professor
McGill University
School of Physical & Occupational Therapy
Montreal, Quebec, Canada

Vicky McQuillan, M Ed, SROT
Lecturer in Occupational Therapy
University of Liverpool
School of Health Sciences
Liverpool, United Kingdom

Keli Mu, PhD, OTR/L
Associate Professor
Creighton University
Department of Occupational Therapy
School of Pharmacy and Health Professions
Omaha, Nebraska, USA

Jane O'Brien, PhD, OTR/L
Associate Professor and Department Director
University of New England
Westbrook College of Health Professions
Department of Occupational Therapy
Portland, Maine, USA

Tanya L. O'Callaghan, BSc(OT)Hons,OTD, PGCert
Lecturer
Oxford Brookes University
School of Health and Social Care
Occupational Therapy Course
Marston, Oxford, United Kingdom

Margaret J. Pendzick, MOT, OTR/L, BCP
Senior Instructor
The Pennsylvania State University
Occupational Therapy Assistant Program
DuBois, Pennsylvania, USA

Merrolee Penman, MA(Educ), DipOT, NZROT
Principal Lecturer and Academic Leader
Otago Polytechnic
School of Occupational Therapy
Dunedin, New Zealand

Kathy Perrin, PhD, OTR/L, FAOTA
Chair, Division of Human Performance Science & Associate Professor
University of Mary
Division of Human Performance Sciences
Department of Occupational Therapy
Bismarck, North Dakota, USA

Stacey Reynolds, PhD, OTR/L
Assistant Professor
Virginia Commonwealth University
Department of Occupational Therapy
Richmond, Virginia, USA

Patricia Rigby
Associate Professor
University of Toronto
Department of Occupational Science and Occupational Therapy
Toronto, Ontario, Canada

Heidi Schwellnus, BHSc OT, MSc
Assistant Clinical Professor
McMaster University
Faculty of Health Sciences
School of Rehabilitation Science
Occupational Therapy Program
Hamilton, Ontario, Canada

Karen C. Spencer, PhD, OTR
Associate Professor
Colorado State University
College of Applied Human Sciences
Department of Occupational Therapy
Fort Collins, Colorado, USA

Michelle Spirtos, BScOT, MSc
Lecturer
Trinity College Dublin
Faculty of Health Sciences
School of Medicine
Department of Occupational Therapy
Dublin, Ireland

Elizabeth A. Stephenson, SROT, PhD
University of Liverpool
School of Health Sciences
Occupational Therapy Course
Liverpool, United Kingdom

Debra A. Tupé, MS, MPH, OTR/L
Assistant Professor of Clinical Occupational Therapy
Columbia University
Programs in Occupational Therapy
New York, New York, USA

Judith C. Vestal, PhD, LOTR
Associate Professor
Louisiana State University Health Sciences Center – Shreveport
Department of Rehabilitation Sciences
Program in Occupational Therapy
Shreveport, Louisiana, USA

Renee Watling, PhD, OTR/L
Adjunct Faculty
University of Puget Sound
School of Occupational Therapy
Tacoma, Washington, USA

Susan B. Young, MA, OTD, OTR/L, FAOTA
Associate Professor
Belmont University
Department of Occupational Therapy
Nashville, Tennessee, USA

Jenny Ziviani, PhD, MEd, BA, BAppSc (OT)
Associate Professor
The University of Queensland
School of Health and Rehabilitation Sciences
Division of Occupational Therapy
Brisbane St. Lucia, Queensland, Australia

감사의 글 (acknowledgments)

모든 중요한 일이 그렇듯이 이 책은 많은 사람들의 노력과 지원이 반영되었습니다. 그들이 없었다면 가능할 수 없었을 것입니다.

먼저 우리는 30년 넘는 시간동안 우리와 함께 한 수백명의 작업치료전공 학생들에게 큰 감사의 빚을 지고 있습니다. 이 책은 그들과 함께한 사람들의 삶을 이해하기 위해 생겨났습니다.

F.A Davis에 거주하는 많은 사람들은 콜로라도의 그랜드 호수 언저리에서 파생된 발상이 실현될 것이라고 확신한다. 우리는 Lynn Borders Caldwell과 Margaret Biblis 함께 여행을 시작하였다. 그들은 우리의 생각이 옳다고 믿었고 집필할 수 있게 독려하였다. Chirsta Fratantoro은 많은 중대한 시점에서 조용히 옆에 거들어주며 지원해 주었다. Elizabeth Stepchin이 가담하면서 둘은 우리를 마무리할 수 있게 도와주었다. 우리가 필요할 때 그들에게 부탁할 수 있었다는 것을 우리는 알고 있었다-그리고 실제로 그렇게 했었다. Nancy Peterson과 Laura Horowitz는 모든 단어를 읽었다-때로는 여러 번씩. 그들은 똑같이 부추기고 격려하였다-그리고 이에 대해 우리는 감사한다. F.A Davis에 의해 제공된 사무실 제공은 출판업에서 하는 데 더없이 좋았으며 그들과 함께 만들어 온 파트너쉽에 대해 감사한다.

후한 경제적인 지원을 통해 F.A. Davis는 대륙을 횡단하는 공동 작업을 가능하게 하였다. 시드니의 대학은 2009년 호주에서 객원연구원으로 Shelly의 3달간의 방문을 지원하였다. 저런 경우가 일생에 한 번 뿐이었다. 우리는 결과적으로 많은 것을 성취하였다.

특히 한명 한명의 공헌자의 성원은 매우 중요하였다. 대부분 별 말 없이 지나갔지만 우리는 결코 그런 의도는 아니었었다. 이 연구원들의 집단은 놀라웠고 굉장히 부지런하다. 그들과 함께 일을 하는 것은 우리의 큰 기쁨이었다.

검토위원 역시 중요한 역할을 수행하였다. F.A. Davis은 우리가 지금까지 접한 적 없는 가장 세심하고 이해심이 많은 출판회사이다. 각 챕터별로 여러 번 검토하였다. 검토위원의 수정사항은 항상 쉽지 않았지만 항상 옳은 말들이었다. 우리는 그것을 올바르게 해내기를 기대한다.

많은 동료와 친구들은 다른 방면에서 엄청나게 중요한 역할로 기여하였고 그들은 우리의 생각을 그래프로 담아낼 수 있는 견해와 내용을 반영하였고, 저자와 소통하고, 누락될 위험을 알아채며, 우리를 천천히 앞서 나갈 수 있도록 노력하였다: Jennie Brentnall, Reinie Cordier, Lina Engelen, Tim Luckett, Anita Niehues, Stacey Reynolds, Jo Ragen, Jayne Shepherd, Lawrencine Smith, and Shirley Wyver. 우리는 의심할 여지없이 놓친 것에 대해 사과드립니다.

몇몇 개인과 기관은 그들의 사진과 동반하는 이야기를 사용하게 함으로써 본문의 구성과 분위기에 상당히 기여하였다. 다음 사람에게 대단히 감사드립니다. Angie Carter, Australian Hearing in Chatswood, New South Wales, Australia; Cochlear Americas in McLean, Virginia, USA (www.cochleara mericas.com); Do2Learn in Raleigh, North Carolina, USA (www.dotolearn.com); Grat Lakes Burn Camp in Jackson, Michigan, USA; Gudrun Gjesing; Laura horowitz; Arthur Hsieh; Kristen McDonough; Allison Mistrett; Jaime Munoz; Northcott Disability Services in Parramatta, Mew South Wales, Australia; Pediatric Prosthetics (www.kidscanplay. com); Jo Ragen; Jayne T. Shepherd, MS, OTR/L, FAOTA; Lise Hostrup Sonnichsen.

Dial 출판사에서 출간된 Lima Beans Would Be Illegal: Children's Ideas of a Perfect World와 Never Eat Anything that Moves!: Good, Bad, and Very Silly Advice from Kids 책에서 아이들의 관한 여러 인용을 관대하게 허용해 준 Robert Bender에게 감사의 말을 전한다.

마지막으로 우리와 가장 가까운 사람들인 Rick Thornton와 Ginny Deal, Hannah와 Lucas Thornton은 끝없는 지원을 제공하였고 세기의 절제된 표현이라고 말을 해주었다. 애완동물은 그 역할을 수행하였다. 애완견인 Cody와 Sadie는 우리 발 사이에서 잠자면서 편안함을 제공하고 애완고양이인 Amy, Bree, Lucy PJ는 번갈아 키보드 위를 걸거나 가까운 곳에서 몸을 움츠리면서 우리에게 웃음과 안락함을 제공하였다. PJ는 두 권의 책을 통해 소개하였다. 이번은 타자기보다 전기담요 위에서 잠자는 시간을 더 많이 보냈다. 그래서 어떠한 오타도 분명히 우리의 책임이다.

목차 요약 (contents in brief)

목차 (contents)

제 28 장

제 29 장

단 원

아동기 작업 역할 (Childhood Occupational Roles)

1

작업치료사 Laurie와 Niehues, Bundy, Mattignly와 Lawlor (1991)는 이 연구에 참여했다. 다음 사례는 연구로 채택되고, Laurie는 Justin의 작업치료 효과에 대해 기술하고 있다.

Justin이 4살 때 처음 만났다. 치료실에 들어왔을 때 아동은 바닥에 누워서 천장의 불빛을 보며 자기-자극을 찾고 있었다. 나는 아동이 친근한 사람을 인식하는지 확실하지 않았다. 아동의 엄마는 집과 사설 치료실 등에서 아동의 모든 것을 도와주고 있으며, 아동이 스스로 먹는 것도 전적으로 도와주고 있었다. 나는 아동이 손가락으로 충분히 먹을 수 있으며 쥐거나 던지는 동작을 할 수 있기 때문에 사람을 향해 공을 던질 수 있다고 생각했다. 그러나 아동은 똑바로 앉은 자세를 거의 유지하지 않고 반쯤 누운 자세로 식사를 했다. 우리는 아동이 똑 바로 앉을 수 있는 의자를 주문하고, 의자에 앉혀서 쟁반을 의자에 끼웠다. 뚜껑이 덮은 컵으로 마시기 연습을 시작했다. 여전히 아동은 많이 내던지고 있으나 누군가 "안돼"라고 말하는 사람을 인식한다. 내가 아동의 얼굴 앞에서 손뼉을 치면서 "안돼" 라고 3번 말하면 마시기도 한다. 아동은 의자에 앉아서 손가락으로 집어 먹는데 대부분 손끝을 사용한다. 아동은 작은 조각이나 길쭉한 것을 손끝으로 집어서 입으로 가져간다. 우리는 굵은 손잡이 숟가락을 사용했다. 아동은 숟가락으로 퍼 먹는 것을 배울 수 있다. 아동은 숟가락을 던지는 것을 그만하도록 배워야 하고, 아동은 더 많은 것에 참여할 수 있어야 한다. 아동의 엄마는 집에서 높은 의자에 앉히고 같은 의사를 학교에서도 식사시간에 사용한다. 아동의 엄마가 어느날 아동이 혼자서 저녁을 모두 먹었다고 말했다. 그리고 나는 아동이 가족과 더 많이 함께 할 수 있는 활동을 찾아야겠다고 생각했다. 몇 달 뒤 매우 달라졌다. 정해진 자리에 앉아서 어떠한 활동을 수행하고 "안돼"라고 말하지 않고도 행동을 수행한다.

Justin의 이야기는 단원 1의 좋은 방법을 제공한다. 아동이 삶에서 작업의 힘을 보여준다. 이것은 아동이 원하는 것을 하도록 해주는 좋은 예를 제공한다.

단원 2의 이번 장에서는 아동작업치료에서 전형적인 아동의 작업 역할을 설명한다. 1장: 작업과 참여: 심장질환 아동의 작업치료에서는 주요 원칙에 대해 개론을 설명한다. 2장: 아동의 목소리에서는 아동이 장애에 대해 어떻게 말하는지 장애를 가진 아동이 작업에 어떻게 참여하는지에 관해 이야기한다. 듣기에 문제를 가진 아동은 아동의 흥미를 예측해서 동기를 부여하는 것이 중요하다. 듣기 및 말하기 장애를 가진 아동에 관한 부분을 다시 읽기 바란다.

3장에서는 아동기 작업: 놀이, 학교, 자기-관리에 관한 작업 중 8가지를 소개한다.

작업 역할의 이해는 역할 놀이를 통해 이해될 수 있다. 이 장에서는 장애를 가진 아동이 어떻게 아동기 작업에 참여하는지에 관한 주제에 맞춰져 있다.

참고문헌

Niehues, A. N., Bundy, A. C., Mattingly, C. F., and Lawlor, M. C. (1991). Making a difference: Occupational therapy in the public schools. *Occupational Therapy Journal of Research, 11,* 195–211.

1 작업과 참여: 심장질환 아동의 작업치료

(Occupation and Participation: The Heart of Pediatric Occupational Therapy)

아동이 원하는 것을 하는 것

Shelly J. Lane

"속옷을 입지 않고 구름다리를 건너지 마라."

— *Emilly Weatherston, 6세*

개론

서론

주요 개념

- 아동기 작업에서 참여
- 아동기 문화
- 문화에 맞는 사정 및 치료
- 유니버셜 디자인

상황에 맞는 적용

에코 컬쳐와 이론의 틀

전략의 변형

요약

목적

1. 모든 아동을 위한 모든 작업에서 참여의 의미와 중요성을 설명한다.
2. 에코컬쳐 이론의 틀의 기본 구조를 이해하고 설명한다.
3. 치료 목표의 발전을 위해 환경과 문화를 반영하는 것의 중요성을 설명한다.

서론 (Introduction)

아동과 작업에 관해 토의하는 가장 좋은 방법은 각 연령의 아동이 어떻게 노는지 비디오를 보는 것에서 시작한다. 이 비디오는 놀이 중에 내는 소리, 승리, 패배 그리고 오르내리기, 달리기, 뒤따르기, 뛰기, 던지기, 잡기, 그리기, 만들기, 상상하기, 모방하기 등을 포함한다. 우리는 아동이 놀이터, 공원, 실내에서 어떻게 노는지 볼 수 있다. 이 비디오는 집, 학교, 지역사회 센터 등에서 아동이 어떻게 상호작용을 형성하고 어른들이 아동이 다양한 작업 활동에 참여하도록 도와주는 방법 등을 살펴볼 수 있다.

이 비디오는 아동을 이해하는 가장 좋은 방법으로 아동은 경험과 학습을 통해 많은 영향을 받는 것을 알 수 있다. 아동은 아이들이 하는 모든 것을 하고 싶어한다. 때때로 장애를 가진 아동도 이를 잘 수행할 수 있고, 때로는 어려워 할 수도 있다. 아동이 어려워 할 때는 환경적이 요소가 작용하기도 한다. 그림 1-1의 경우, 장애와 환경적 장벽 두가지로 인해 참여의 어려움을 가지고 작업치료사는 이를 조정해야 한다.

이번 장에서는 *아동이 아이답기 위한 기초에 관해 이야기 하고자 한다.*

- 나이에 적절한 활동에서 실제로 참여하는 개념에 대해 이 책에서 자세하게 다루고자 한다.
- 일반적 문화뿐만 아니라 전통문화에 대한 이해는 작업치료사와 아동의 작업을 어떻게 통합시킬지 이해를 기반을 제공한다.

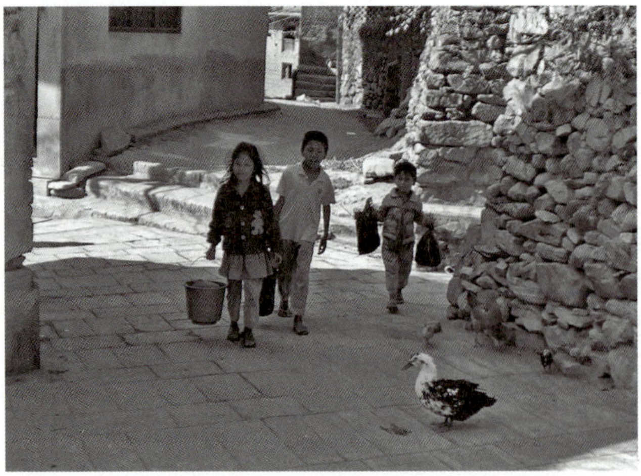

그림 1-1 환경은 아동 발달에 영향을 미칠 수 있다 *(사진 Gudrun Gjesing).*

주요 개념 (Overview of Key Concepts)

아동과 작업에 관련된 주요 개념을 이 책에서 다루고자 하며 다음을 포함한다.

- 아동기 작업에서 참여
- 아동기 문화
- 문화에 맞는 사정 및 치료
- 유니버설 디자인

아동기 작업에서 참여

아동은 참여할 수 있는 작업과 참여해야 하는 작업이 있다. 아동 활동 (kid things)–아동기에 매일 해야 하는 일상적인 활동을 하기 원한다. 때때로 아동은 아동 활동에서 도움이 필요할 수도 있다. 작업치료사는 아동이 작업에 참여하는데 어려운 부분이 무엇인지 파악해서 쉽게 참여할 수 있도록 해결책을 제시한다. *아동은 아동이 될 수 있다*는, 다른 방법으로 장애 아동이 작업에 참여할 수 있도록 하고, 이때, 각자의 개성을 유지할 수 있도록 하는 것이다.

참여는 에코컬쳐 이론의 틀과 관련 되며 *국제 기능, 장애 및 건강 분류 (ICF)*의 측면을 반영한다. ICF는 건강뿐만 아니라, 참여에 영향을 미치는 건강과 장애까지 포괄적으로 분류하는 시스템이다. ICF에서 "장애"는 포괄적 개념으로, 장애로 인해 작업 전체에 참여에서 어느 정도 참여가능 한지를 나타내는 것이다. ICF에서는 참여에서 사회와 환경과의 상호 협력을 강조하고 있고 아동의 사회적 신체적 측면에서 참여에 관해 이 책에서 기술하고 있다. 그러므로 ICF는 아동과 환경의 측면에서 적용하기 위해 중요하다.

아동기 문화

아동은 집, 친구의 집, 놀이터, 학교, 교회와 같은 **다양한 아동기 문화**에 포함된다. 이를 "문화"라고 하고 물리적인 장소뿐만 아니라 믿음, 가치, 취미 등도 포함한다. 본문에서는 많은 문화를 고려해야 하는 부분에 관해 다루고자 하며 이는 문화를 나열하는 것을 의미하는 것은 아니며, 문화적 측면을 고려한 검사, 중재에 관해 접근하는 것이다.

문화에 맞는 사정 및 치료

사정과 중재는 아동과 가족의 일, 환경 적응, 삶의 주기의 장벽을 극복하는 전략에 초점을 맞추고 있다. 우리는 아동의 요구뿐만 아니라 다양한 환경적 요구까지 검사하는데 초점을 맞춰야 한다. 아동의 요구와 에코컬처 사이의 일치를 결정하는 것이 중요하다. 즉, 아동의 요구와 지지, 기회는 아동의 다양한 문화에서 받아들일 수 있는 것이어야 한다.

유니버설 디자인

유니버설 디자인의 개념을 포함해야 한다. 여기서 유니버설 디자인이란 환경 접근을 위해 장벽없는 접근을 제안하는 공학의 한 분야이다. 유니버설 디자인은 의미있는 참여하기 위해 환경에 적용한다. 넓은 의미의 환경, 유니버설 디자인은 신체적 정신적 장애를 가진 사람들 모두가 접근할 수 있는 환경을 의미한다.

핵심정리 (Here's the Point)

- **아동은 참여 할 수 있는 작업과 참여해야 하는 작업이 있다. 아동 활동 (kid things)-아동기에 매일 해야 하는 일상적인 활동을 하기 원한다. 때때로 아동은 아동 활동에서 도움이 필요할 수도 있다. 작업치료사는 아동이 작업에 참여하는데 어려운 부분이 무엇인지 파악해서 쉽게 참여할 수 있도록 해결책을 제시한다.**
- **아동은 집, 친구의 집, 놀이터, 학교, 교회와 같은 다양한 아동기 문화에 포함된다. 이를 "문화"라고 하고 물리적인 장소뿐만 아니라 믿음, 가치, 취미등도 포함한다.**
- **사정과 중재는 아동과 가족의 일, 환경 적응, 삶의 주기의 장벽을 극복하는 전략에 초점을 맞추고 있다. 우리는 아동의 요구뿐만 아니라, 다양한 환경적 요구까지 검사하는데 초점을 맞춰야한다.**
- **유니버설 디자인은 의미있는 참여하기 위해 환경에 적용한다. 넓은 의미의 환경, 유니버설 디자인은 신체적 정신적 장애를 가진 사람들 모두가 접근 할 수 있는 환경을 의미한다.**

상황을 통한 적용
(Application Through Vignettes)

Shashona과 Margarita의 상황을 읽게 될 것이다. 두 아동은 다른 아동과 다른 기술과 능력을 가졌다. Shashona을 위해 환경적 수정은 아동의 능력을 분명하게 해준다. 환경은 Margarita가 완전히 참여할 수 없도록 한다. 아동은 교실에서 참여하는데 장벽에 부딪힌다.

앞에서 살펴본 것처럼 문화는 성취에 영향을 미치는 것을 고려해야 한다.

상황 1-1 Shashona : 지지된 환경에서의 놀이

부모와 보모는 아동을 8시30분에서 9시 사이에 유치원에 데려다 준다. 이 30분은 아동이 스웨트를 입고, 유치원 준비등을 챙겨야하는 시간이다. 유치원에는 교실에 1명씩 아동이 필요할 때 도와주는 보조교사가 있다. 유치원에서는 보조교사의 도움없이 아동이 활동을 선택하고 수행하는 계획을 가지고 있다.

Shashona는 4세 6개월로 엄마와 분리불안은 없다 (그림 1-2). 아동은 자신의 자리를 찾아서 스웨터를 걸어둔다. 아동은 좋아하는 인형을 팔에 끼고 워커를 사용해 걸으며 인형을 가지고 다닌다. 소그룹 놀이에 참여한다. 아침식사 시간처럼 Shashona은 오트밀을 만들 수 있다. 냄비에 오트밀을 담아 스토브에 올려둔다. 그릇과 숟가락을 준비한다. 아동의 친구 Kevin은 먹기 위해 쥬스가 놓여진 테이블에 앉는다. Kevin은 아이 역할로 음식 투정을 하며 우는 척한다. Shashona은 엄마 역할로 Kevin을 달랜다. Shashona은 높은 의자에 앉아 인형과 Kevin에게 오트밀을 먹인다.

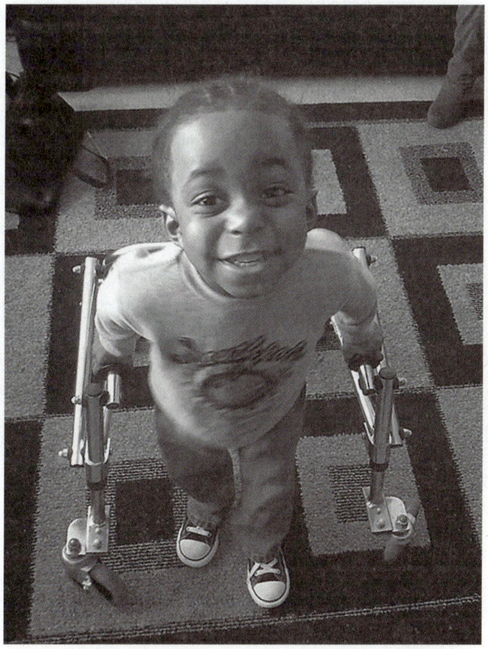

그림 1-2 일부 아동은 유치원에서 놀 때 엄마와 쉽게 분리된다. *(사진 courtesy of Northcott Disability Services, Parramatta, New South Wales, Australia.)*

Shashona의 상황에서 능숙한 전학령기 놀이를 볼 수 있다. 아동은 역할에 적절하게 조직하고 동기를 가지며 움직여서 상황 놀이를 한다. 아동에게 적응되지 않은 것이나 능숙하지 않은 것은 무엇이 있는가?

상황 1-2 Margarita : 적절하지 못한 환경

Margarita는 4세 6개월로 엄마와 분리불안이 심하나 교실에 들어가면 난리를 치지는 않는다. 실내에서 아동은 보조교사가 나무막대를 찾아주고 스웨터를 걸어 줄 때까지 서서 기다린다. Margarita는 아동이 참여할 수 있는 활동을 찾기 위해 교실을 둘러본다. 아동은 다른 아이들과의 놀이에 참여할 마음을 먹기까지 구석에 앉아 있다. Shashona는 오트밀을 만들고 Margarita는 자기가 도와줄 것이 있는지 묻는다. Shahona는 Margarita에게 스푼과 그릇을 테이블에 세팅하라고 하고 Kevin에게 쥬스 잔을 고르라고 한다. Margarita는 그릇과 스푼을 들고 테이블에 놓는다. Kevin이 아기 역할을 하며 울 때 Margarita는 그만 울라고 소리치며 Kevin을 마치 진짜 아기 다루듯 했다. Margarita는 Kevin이 아빠 역할을 하기 원했다. Kevin은 계속 우는 척 했다. Shashona는 엄마 역할을 했고 그릇의 음식을 숟가락으로 떠서 먹이는 척 했다. Kevin은 울음을 그쳤고 Margarita는 매우 당황해서 자리에 앉았다. Kevin과 Margarita는 아침을 먹는데 성공했고 Margarita는 울면서 보조교사에게 달려갔다.

이 상황에서 Margarita는 Shashona만큼 능숙하지 않다. 사실 Margarita는 역할놀이 활동 참여에 방해된다. 작업치료사는 Margarita를 위해 어떻게 할 수 있는가? 치료적 결정을 명확히 하기 위해서는 조산에 대해 이해하고 Margarita의 장점과 요구에 대해 추측하는 것이 필요하다. Margarita의 환경이 모든 아동이 접근할 수 있는 유니버설 디자인이 아니다. 다음의 Olah의 상황을 살펴보면 더 명확해질 것이다.

상황 1-3 Olah : 환경적 접근이 어려운 아동

Olah는 6세로 전학령기 아동이다. Olah 척추이분증으로 휠체어 생활을 한다. 아동은 아빠와 분리불안 없이 쉽게 분리된다. Olah는 자신의 옷을 걸 나무막대를 찾는데 어려움이 없다. 아동은 어렵지 않게 코트를 벗을 수 있으나 휠체어에서 자신의 자리에 옷을 걸 수 없다. Olah는 걸려있는 코트에 손이 닿지 않는다. 아동은 부엌 놀이에 참여하기 위해 이동할 수 있다. Shashona는 오트밀을 만들고 Margarita와 Kevind은 테이블 세팅을 한다. 그리고 각자의 자리에 그릇을 놓는다. Olah는 휠체어로 식탁까지 갈 수 있으나 테이블이 너무 낮아서 휠체어가 접근할 수 없다. 아동은 놀이 그룹에서 빠질 수 밖에 없다. 아동이 Shashona에게 오트밀을 좀 달라고 했을 때 Shashona는 Keving 아기를 돌봐야 하므로 Olah 스스로 갖다 먹으라고 했다. Margarita가 울면서 놀이는 끝났고 Shashona와 Kevin은 다른 놀이를 하기 위해 이동했다. 그러나 Olah는 휠체어 트레이에 놓여진 음식을 누군가 치워줄 때까지 다른 놀이를 하러 이동할 수 없다. 아동은 보조교사에게 도움을 요청하고 Margarita가 치우는 걸 도와줬다. Olah는 계속 앉아서 기다려야했다.

묘사된 상황은 교실에서 스탭들의 보조의 소홀함을 이야기하는 것이 아니다. Olah가 완전한 참여를 하기 위해 방해되는 환경을 이야기하는 것이다. Olah는 신체적 제한을 가지고 있으나 전형적인 아동기 작업에 참여하고자 한다.

Margariti와 Olah는 작업치료 사정과 중재가 필요하다. 그러나 이러한 과정이 시작되면 다양한 측면의 요소와 상황에 대해 고려해야 한다. 이 책에서는 **에코컬쳐 이론의 틀**을 사용해서 아동기 작업 수행 및 참여에 관한 다양한 측면을 고려할 수 있도록 제시한다. 9장에서 다양한 작업치료 이론의 틀을 소개하는데 임상적 추론을 위해서는 하나의 이론의 틀에 국한되지 않고 다양한 이론의 틀을 접목할 필요가 있다.

에코컬쳐 이론의 틀 (Ecoculture as a Framework)

9장에서 에코컬쳐 이론의 틀을 자세하게 설명하며, 여기서는 간단히 소개하고자 한다.

Gallimore, Weisner, Kaufman과 Bernheimer (1989)는 에코컬쳐 접근은 문화와 생태학적 접근이 접목된 이론이라고 제시했다. 문화는 여기서 의미있고, 믿음있고 가치있는 것으로 사회에서 개인적 가족적 집단적으로 접근할 수 있는 것이다. 생태는 아동과 가족간에 존재하는 정치적, 물리적, 경제적 환경 요소를 포함한다. 에코컬쳐 이론의 틀은 아동이 참여할 수 있는 배경에 중점을 두고 있다 (그림 1-3). 그러므로 생태학적 측면은 아동이 완전히 사회에 포함되는 측면에 영향을 미치므로 꼭 살펴봐야 한다. 문화와 생태의 결합은 아동이 실제 예측되는 작업과 활동에 참여할 수 있도록 한다.

예를 들어, 앞에 언급한 Olah의 이야기는 아동이 할 수 있는 활동에만 부분적으로 참여하는 전형적인 상황이다. 아동은 자신의 옷을 옷걸이에 거는 예측된 활동이 있고, 이것은 교실의 하나의 문화이지만 아동은 옷걸이에 접근할 수 없다. 물론 유치원 선생님은 아동의 옷을 대신 걸어 줄 수 있으나 아동이 할 수 있음에도 옷걸이에 걸 수 없는 것은 교실의 환경적 장벽이 있기 때문으로, 이것은 추후의 아동의 수행에 영향을 미칠 수 있다. 아동의 선생님이 이러한 문제를 파악한다면 아동이 접근할 수 있는 옷걸이는 통해 아동의 수행을 증진시킬 수 있을 것이다. 아동의 오른손 높이에 옷걸이를 둔다면 Olah는 아주 쉽게 독립적으로 활동을 수행할 수 있을 것이다.

간단히 Olah를 통해 소꿉놀이에서 환경적 장벽이 아동의 참여를 부분적이게 만드는 것을 알 수 있다. 아동의 의자는 테이블에 적절하지 않기 때문에 아동은 놀이에 완전하게 포함될 수 없다. 관찰자는 아동이 표면적으로 놀이에 참여하고 있으나 완전히 참여할 수 없으므로 아동이 무엇을 원하는지 파악해야 한다. 완전한 참여는 아동기의 전형적인 활동에 처음부터 끝까지 참여할 수 있는 능력을 의미한다. Olah를 위해서는 휠체어에서 손이 닿을 수 있는 위치에 옷걸이를 설치하고, 테이블에도 휠체어가 접근할 수 있도록 변경해야 한다. 더 좋은 것은 Margarita가 이 놀이를 구성할 때 Olah의 역할을 주는 것이다. Olah에게 아빠의 역할을 주면 될 것이다.

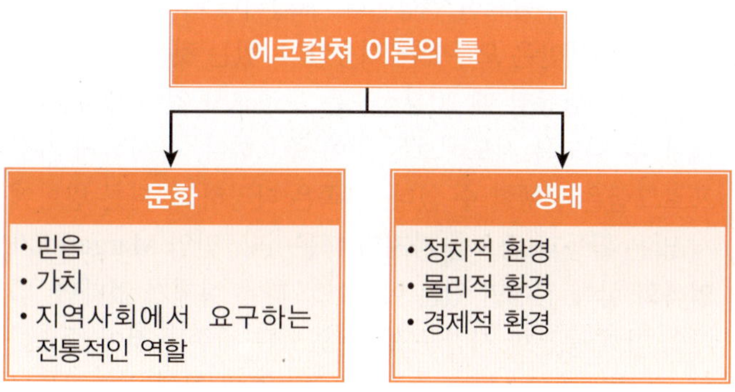

그림 1-3 에코컬쳐 이론의 틀은 문화 이론과 생태 이론이 결합된 것

환경 조정에 대해 이야기를 한다면 "휠체어 접근이 가능한 가구로 바꾸는 것이 모든 아이들의 잠재적 접근을 가능하게하고 완전한 참여를 이끌 수 있는가?"에 관해 의문을 가질 수 있다. 여기서 가구의 변경이 모든 사람들이 더 쉽게 접근 가능한 환경을 만들어 줄 수는 있다. 가구의 변경이나 다른 장비의 적용에 고려해야 할 것은 모두를 포함하는 것이지 가장 끝에 포함을 의미하는 것은 아니다. 아마도 Olah의 참여의 증진을 위해서 다른 방법이 있을 것이다. 여기서 환경적으로 유니버설 디자인을 적용하는 전략이 있다. 작업치료사는 휠체어에 맞는 높은 테이블을 제시하는 시나리오를 구성할 수 있다. Olah에게 적절한 높이의 테이블과 의자가 제공된다면 Kevin을 먹이면서 역할놀이에 참여할 수 있다. 이러한 목표는 Olah가 작업에 완전히 참여할 수 있고 놀이에서 배제되지 않으며 최상의 수행을 습득할 수 있다 (그림 1-4).

Olah가 벽에 코트 걸기의 어려움에 관하여 학교에서는 쉽게 성공할 수 있는 벽걸이를 고려해야 한다. 그러나 만약 Olah의 벽걸이가 다른 학생들과 너무 다르면 자신이 다른 아이들과 "다른 것과 동떨어진 것"이라고 느낄 수 있으므로 자연스럽게 참여할 수 있도록 해야 한다. 접근 방법으로는 모든 학생의 벽걸이를 다른 모양 (높게/낮게, 크게/작게, 직선/곡선)으로 만드는 것이다. 각자의 요구에 맞는 교실의 변형이 필요하다.

능동적인 학습

Margarita나 Olah의 시나리오를 다시 보자. 짝꿍과 활동할 때, 작업치료사나 유치원 선생님의 역할을 가정해보자. 선생님은 교실 환경과 하루의 일과를 정리해서 수업 준비를 한다. 교실의 분위기는 선생님의 가치나 믿음을 반영하는데 집에서도 같은 방법을 사용한다. 그러므로 작업치료사의 역할은 교실에서 선생님과 Margarita가 활동할 때 어떠한 어려움이 있고, 이를 어떻게 해결하는지에 관해 Margarita의 어려움을 파악하고 설명하는 것이다. 이러한 방법은 후에 교사의 만족을 높인다. 교사들은 이러한 전략을 발전 시킬 수 있고, 작업치료사는 전략을 짜준다. 교사의 가치가 반영된 필요는

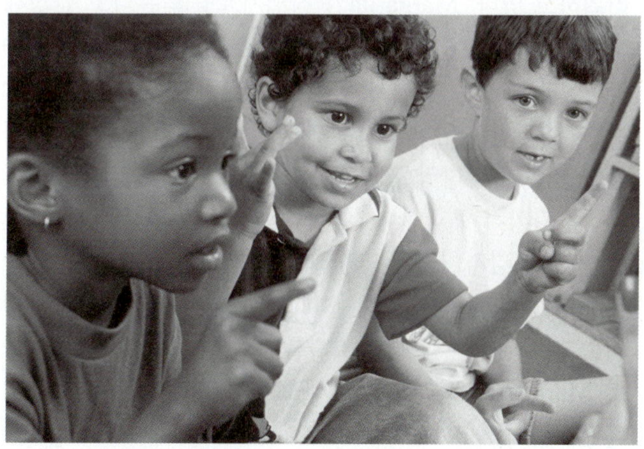

그림 1-4 전학령기 아동의 소꿉놀이 (사진 © Corbis)

작업치료사에 의한 전략이나 기회를 강화시킨다. 적용 가능한 계획은 함께 일하고 모두가 행복해지는데 필수적이며, 재평가를 통해 계속 수정해나간다. 쉽게 해결할 수 있는 문제부터 교사는 시작해야 함을 기억한다. 대그룹에서 적용할 때 어떻게 합의점을 도출할 수 있을까? 당신은 어떻게 이러한 장소에서 일할 것인가?

핵심정리 (Here's the Point)

- **에코컬쳐 접근은 문화 이론과 생태학적 이론이 결합된 것; 아동의 물리적, 문화 사회적 환경을 통해 참여할 수 있도록 한다.**
- **문화와 생태학의 결합에서 실제 아동의 작업과 활동의 참여를 볼 수 있다. 이러한 것을 포함하는 평가와 중재를 해야 한다.**

적응과 전략 (Adaptation and Strategy)

이 장에서는 독자가 적응과 전략의 균형을 통해 참여가 이루어지는 것을 볼 수 있다. 즉, 물리적 세계의 변화와 물리적 세계의 무언가의 변화와의 사이에서 찾을 수 있다. 이것은 유니버설 디자인과 함께 이해할 수 있다. 각각의 개인을 위한 장벽 없는 환경이 목적이 될 수 있다. 다른 목적은 전체적인 활동과 환경에서 특별하게 다르지 않은 방법으로 변경시켜 주는 것이다. 이 개념을 유니버설 디자인이라고 한다. 세 번째 목적은 환경적 적응과 전략 사이의 최상의 매칭을 시키는 것이다. 무슨 일이든 서로 상호 호환될 수 있도록 하는 것이다.

Margarita의 상황을 다시 보면 아동은 놀이에서 혼란스러워하고 있다. Margarita가 작업치료를 받는다고 가정해보자. 작업치료에서는 이러한 상황뿐만 아니라 교실, 운동장, 식당과 같은 곳에서 언제 그러한지도 함께 살펴봐야 한다. 이러한 다양한 관찰은 아동의 운동 기술, 서툰 손기능뿐만 아니라 다양한 환경에서 소리나 촉각에 어떻게 반응하는지까지 포함한다. 이러한 관찰의 기반은 운동계획 및 기술과 감각처리에 맞춰진 작업치료의 평가 도구에 따라 이뤄진다. 다음 단계는 Margarita가 어떤 환경에서 더 서툴게 작업하는지 평가 결과를 나타내는 것이다. 그러므로 Margarita가 그릇을 떨어뜨렸을 때 다른 아동보다 더 혼란스럽게 느낄 것이다. Shasona와 Kevin이 Margarita에게 소리쳤을 때 상황은 더 나빠졌다. 또한 Margarita가 그룹에 참여하려고 할 때, 부가적인 노력이 필요한데 아동은 팔에 닿는거나 문지르는 것에 예민하기 때문에 이러한 자극이 닿으면 싫어하기 때문이다. Margarita가 완전히 참여하기 위해서는 Olah보다 조금 더 미묘한 부분을 신경써야한다.

작업치료사는 유치원 선생님에게 손 운동이 서툰 아이들을 위한 방법을 제안할 수 있다. Margarita를 위해서는 카페트가 깔린 바닥에 모퉁이에 아동을 앉히고 깨지지 않는 그릇을 제공하는 것이다. Margarita는 좀 더 조용한 환경에서 수행할 수 있다. 작업치료사는 Margarita를 위한 교실 프로그램을 디자인하고 여기는 아동의 협응을 증진시킬 수 있는 운동 활동을 포함해야 한다. 작업치료사는 20분마다 과제를 제공해줄 수 있다. 이러한 제안들은 대부분 Margarita의 필요를 반영하는 것인데 이것을 유니버설 디자인이라고 할 수 있는가? 작업치료사는 Margarita의 작업치료 목표를 세우기 위해서 필요한 환경적 수정과 프로그램을 생각해야 하며 이러한 것들이 적절한지도 고려해야 한다. 그리고 Margarita의 엄마가 집에서도 이어서 할 수 있는 프로그램은 무엇인지도 생각해야 한다.

이러한 과정에 답은 쉽지 않다. 작업치료사에 의해 제안된 변화는 Margarita의 감각과 운동 필요에 관한 것이지 치료적 방법이 아니다. 오히려 적절한 환경을 제시하는 쪽에 가깝다. 제안 중 몇가지는 쉽게 적용할 수 있다. 대신 아동이 친구들과 더 많은 활동을 수행하기 위해서 카페트를 까는 것, 조용한 방을 만드는 것은 Margarita뿐만 아니라 모든 아동들에게 필요한 변형이다. 교실이나 가정 프로그램과 같은 다른 제안은 모두에게 적용할 수 있는 것은 아니다. 또한 아동이 활동할 때 20분정도는 보조교사 없이 활동을 수행할 수 있도록 시도해보는 것이 중요하다. 유사하게 가정 프로그램은 실행할 수 없다. 가족은 다양하고, 다른 방향에서 많은 활동과 필요를 가지기 때문이다. 만약 Margarita가 엄마와 함께 집에만 있는 아동이고 다른 형제가 없다면, 엄마와 함께 충분한 시간을 쓸 수 있도록 해주는 것이 중요하다. 그러나 만약 Margarita가 3남매 중에 첫째이고 편부모가정의 아이라면 시간의 재조정이 필요하다.

능동적인 학습

아동은 지역의 다양한 장소에 "Kid Things (창조적인 아동놀이. 슈퍼마켓, 공원, 교회, 식당, 버스는 아동의 참여를 관찰할 수 있는 좋은 장소)"에 참여하러 간다. 10분간 아동을 관찰하자. 관찰한 내용에 따라 아래의 질문에 답해보자.

- 아동은 무엇을 하는가?
- 아동이 하기 원하는 것은 무엇이며 완수했을 때 하는 행동은 어떠하며 다른 사람들은 아동이 무엇을 하기 원하는지 아는가?
- 아동이 무엇을 하는지 파악하는 동시에 아동이 같은 시간에 다른 어떤 일이 일어나는가?(즉, 예배시간에 의자에 앉아서 노는 것) 이것이 나중에 어떻게 아동의 주 놀이에 영향을 미치는가?
- 아동은 수행을 어떻게 잘하는가? 어떻게 말할 수 있는가?
- 아동을 도와줄 수 있는 것은 무엇인가?(즉, 아동 자신의 기술, 기질, 환경적 요소) 아동이 어려움을 가진다면 더 쉽게 만들기 위해 변화시킬 수 있는 것은 무엇인가?

핵심정리 (Here's the Point)

➤ 참여는 적응과 전략 사이의 균형으로 이뤄진다 – 즉, 물리적 세계의 변화와 물리적 세계의 무언가의 변화 사이에서 알 수 있다.

요약(Summary)

이 책을 읽으면서 문화의 개념에 대해 생각한다. 문화는 사회에서 공유되는 가치와 습관이라고 정의된다. 생태학은 이러한 문화의 형태이다. 환경적 적응과 전략적 임상적 추론을 통해 장벽없는 참여를 이끌어내는 방법이다.

장난감 상자에는 무엇이 더 있나?

국제기능분류 (ICF)

국제기능분류 (ICF)에 관한 자세한 내용은 http://www.who.int/classifications/icfbrowser/와 http://www.who.int/classifications/icj/en/에서 볼 수 있다.

위 링크에서 ICF를 다음과 같이 설명하고 있다.

ICF는 건강과 건강과 관련된 영역에 관한 분류이다. 이러한 영역은 신체기능, 구조, 활동과 참여로 분류되어 있다. 개인의 기능과 장애는 배경에서 일어난다. ICF는 환경적 요소를 포함한다.

문화와 가족

문화와 가족에 관한 부가적인 정보 http://familyandculture.com/에서 찾을 수 있으며 여기에는 세계의 다양한 가족과 문화를 다루고 있다.

Bourgeois, P. (2009). You, Me and My OT. Ottawa, Canada: Canadian Association of Occupational Therapists.

학령기 뇌성마비 아동의 작업치료에 관한 이야기책이다. 책에 다음과 같이 적혀있다. "Emma는 우주비행사가 되길 원한다. 아동은 장애를 가지고 있다. 이것은 전혀 문제가 되지 않는다. 작업치료사는 Emma가 스스로 호흡할 수 있는 계획을 세웠다. 그리고 우주비행사 역할 놀이처럼 호흡을 위한 특별한 장비에 적응하기 위한 특별 훈련을 받았다. 마치 우주비행사처럼"(p, 13).

제 2 장

2

아동의 목소리
(Voices of Children)

아동이 아동이 되는 것에 관해 말한다

Imelda Burgman

"다른 누군가를 힘들게 하지 않고 누군가를 참여할 수 있을지 예측하는 것은 내 삶의 일부이다. 나는 어떤 다른 사람을 위해 변하지 않을 것이다"

— *Brett, 11세, 추체이영양증*

개론

목적

1. 아동의 삶과 경험의 다양함을 설명한다.
2. 아동의 장해와 장애가 정체성에 미치는 잠재적 영향을 설명한다.
3. 아동이 취약한 부분을 확인하고 경험할 수 있는 방법을 확인한다.
4. 아동과 작업할 때 아동을 위해 생각하고 존경하는 것이 중요함을 설명한다.

서론 (Introduction)

아동은 이야기를 통해 정체성이 생긴다 (Seigel, 1999). 아동과 함께 작업할 때 아동을 이해하기 위해 아동의 이야기를 경청하는 것은 중요하다 (Mattignly, 1998; Mattingly & Garro, 2000).

아동의 "**agency** (즉, 자기를 결정하는 능력과 삶의 경험에 반응하는 능력)"는 특히 **정체성**을 반영한다. 아동의 매일의 생활에는 감각의 회복력과 취약성이 밀접한 연관이 있다. 예를 들어, Michael Jackson은 9세 경직형 양하지마비 아동으로 지역사회 1차 기관에서 특수교육을 받고 있다. Michael Jackson은 스스로 영리하고 역량이 있다고 생각하며 짝꿍은 아동을 존경한다. 그러나 학급의 장애가 없는 다른 아동들은 아동을 "멍청이"나 "불구자" 취급한다. Michael Jackson은 매일의 경험에서 자아를 형성할 수 있도록 해야한다 (Bronfenbrenner & Morris, 1998).

에코컬쳐 요소는 자아를 형성하는데 영향을 미치는 경험의 반복이다. 아동은 가족, 또래, 선생님이나 타인에게 영향을 미치고 영향을 받는다(Bandura, 1986; Bronfenbrenner, 1979; Bronfenbrenner & Morris, 1998).

이 장에서 중요한 목적은 아동의 관점에서 세상을 보는 기회를 제공하는 것이다.

이 장에서는 장애를 가진 호주 아동의 그룹의 질적 연구의 결과를 나타낸다 (Burgman, 2005). 아동은 자신, 가족, 친구, 매일의 활동에 관해 지각하는 것을 분명히 표현한다. 아동과의 대화는 자신의 감정 (예, 분노, 슬픔, 기쁨)과 영적인 질 (예, 신뢰, 바람, 용기)을 표현하는 미술, 만들기 활동을 수행하는 것을 촉진한다. 이러한 것을 Buzan과 Buzan(1993)은 마인드 맵이라고 했다. 이런 것은 수업시간에 "단어 맵"이 될 수도 있다. 종이의 중간에 자신의 느낌을 그리거나 단어로 표현하고 계속해서 지도를 그려간다. 아동은 중간에 제시된 그림이나 단어를 통해 자신의 경험을 단어나 그림으로 계속해서 확대해간다 (그림 2-1). 일부 아동은 자신의 영적인 부분을 그림으로 표현하기도 한다 (그림 2-2).

아동의 목소리에 대해 다루고자 한다. 이러한 내용은 아동이 자아를 형성하는 방법과 이를 이해하는데 도움이 될 것이다. 이야기하듯 글을 기술한 것은 치료사와 내담자의 협동과 역동적인 요소를 더 잘 이해하기 위해서이다.

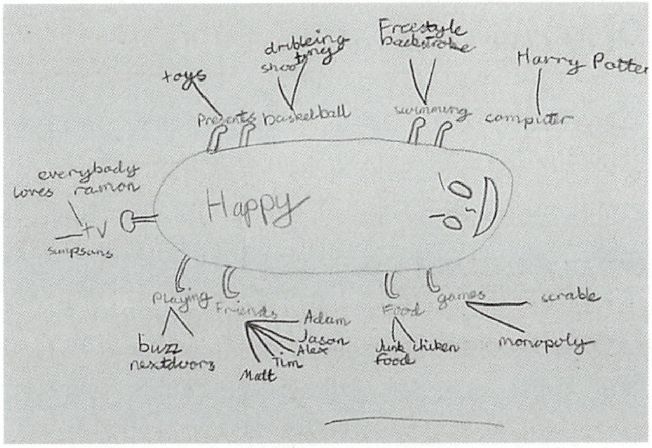

그림 2-1 Ian Welsh의 행복에 관한 마인드 맵

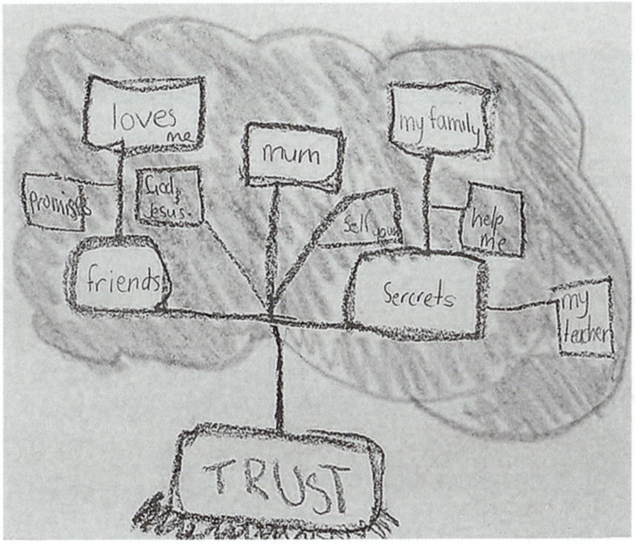

그림 2-2 Ian Welsh의 행복에 관한 마인드 맵

임상조언 Practice Wisdom

나의 작업은 나를 ......하도록 가르쳤다.

장애를 가진 아동과 하는 치료 및 조사는 듣도록 가르쳤다. 즉, 가족의 이야기를 듣고 아동이 자신의 삶, 필요, 바람에 관해 이야기하는 것을 듣도록 했다. 치료는 나에게 아동을 존중하면 이것이 치료에 반영되는 것을 가르쳐주었다. 아동을 존중해주는 관계를 맺으면 아동은 나를 신뢰하고, 나는 아동에 관한 더 중요한 정보를 얻을 수 있다. 나의 일은 아동의 이야기를 듣는 것으로 이것은 끝이 없다. 각 아동은 나에게 늘 새롭고, 유일하다.

아동 (The Children)

목소리에 관한 장은 8세에서 11세 아동에 관한 것이다. 아동의 개인정보를 보호하고자 가명을 쓰기로 했다. 아동은 다양한 장애를 가지고 있으며 넓은 범위의 에코컬쳐에 참여한다 (표 2-1). 아동의 장애는 뇌성마비, 녹내장, 양측 청각장애, 척수성근위축, 주의력결핍및 과잉행동장애 (ADHAD), 척추이분증, 후천성뇌손상 등을 포함한다. 아동의 가족은 게르만족, 남미, 몰타인, 그리스, 이탈리아, 동남아시아 등 다양하다. 아동은 부모 모두와 같이 사는 아동, 편부모 아동, 양부모 아동, 형제가 있거나 없는 아동 등 다양하다. 사회적 수준은 부유한 가정, 도시에 사는 가정, 도시와 시골 중간에서 사는 아동, 시골에 사는 아동, 위성도시에 사는 아동 등이 있다.

자기 창조 (Creating the Self)

아동기는 스스로와 타인에 대해 정의하기 시작하는 시간이다 (James, 1993). 아동은 스스로에 관해 이야기하고, 이해하며, 타인으로부터 독립한다. 아동의 자아에 관해 이해하는 도전은 아동의 인간관계와 관련된다. 여기서는 아동이 자기, 장애, 정서와 신념, 손상, 희망, 꿈에 관해 이야기한다. 여기서 말하는 것은 많은 정상 아동이 느끼는 것

표 2-1 ● 참가자

가명	성별	나이	진단명	가정환경	학교환경	지역환경
Elvis	남	8	경직형양하지마비	부/모/형제4명	공립	도시
Ian Welsh	남	9	양측시각장애	부/모/형제2명	공립	도시
Cheezel	남	9	양측청각장애	부/모/형제4명	공립	도시
Chontelle	여	10	양측청각장애	모/형제1명	특수교육+ 천주교	도시
Cerberus	남	8	척수성근위축	부/모/형제2명	천주교	시골
Max	남	10	양측청각장애	부/모/형제2명	사립	도시
Lisa	여	9	한측시각결손	부/모/형제1명	공립	도시
Deatherford	남	10	ADHD	부/모/형제1명	공립	도시
Brett	남	11	추체이영양증	부/형제1명	천주교	
Elliot	남	10	한측시각결손	부/부동거인	기독교	도시
Bobby	남	9	녹내장	한측시각결손	모/양부/ 형제2명	공립
SSS007	남	10	편마비	부/모/형제1명	기독교	위성도시
Rambo	남	10	경직성양하지마비	모/형제2명	공립	도시
Michael Jackson	남	10	경직성사지마비	부/모/형제2명	특수교육	도시
Barney	여	9	경직성사지마비	부/모/형제1명	특수교육	도시
Nina	여	10	후천성뇌손상	부/모/형제2명	공립	도시
Groovy Princess	여	10	척추이분증	부/모/형제3명	공립	시골
Keeta	여	8	손가락상실 및 상처	뇌척수막염	모/형제1명	공립

으로 장애 아동이 다양한 방법에서 손상에 대한 요소를 인식한다.

내 자신

아동의 삶을 알아보는 것은 중요하기 때문에 스스로에 가치 및 자신에 대해 설명해 보도록 했다. 일부 아동은 자신이 중요하다 느끼며 그렇다고 믿고 있었다. 예를 들어, Keeta는 "자신을 믿는 것은 매우 중요하다."고 배웠다. 이러한 아도은 스스로를 사랑하고 가치있다고 느끼며 주변 사람들과의 관계나 경험에서 훨씬 이점이 있다.

아동은 자신이 맺고 있는 관계를 통해 느끼고 자신의 인식에 관해 공유하려고 한다. 아동이 언제 가치있다 느끼며 주변 사람들도 그렇게 느끼는지 알고 있는데 Elliot의 상호작용을 통해 보자.

Elliot: 너는 다른 사람들이 가지고 있는 것 중에 선물로 받고 싶은 것이 있니?

인터뷰: 네. 그리고 다른 사람들이 가지고 있는 격려, 신념, 믿음, 용서도 받고 싶어요. 다른 사람들은 무슨 선물을 받고 싶어할까요? 그들의 삶에 도움이 되는 것은 무엇일까요?

Elliot: 두발로 걷고 싶어요. 그리고 다른 사람의 삶에서 그들이 원하는 걸 해주고 싶어요. 그러나, 난 내가 가진 것에 행복해요.

Elliot는 선물로 신체적 능력, 공감 등을 원한다. 아동은 자신의 삶의 행복을 표현한다. 다른 아동의 경우도 알아보자.

Rambo: 질문이 어렵군요. 나는 장애가 있어서 걸을 수 없어요. 다른 사람처럼 되려면 무엇이 필요할까요? 저는 정상이에요. 나는 유머를 가지고 싶어요.

Rambo는 자신의 장애를 알고 있다. 처음에는 신체적 장애에 초점을 맞추고 있으나 아동은 자신은 "정상"이라고 생각하고 있으며 자아에 관해 이야기하고 있다. 아동은 친절함, 관대함, 사려깊음, 용기를 배우고 싶어한다. 아동의 자아는 정직하고, 지혜롭다. 아동은 이러한 성격을 이해하고 있으며 그렇게 되고 싶어한다.

아동의 자신에 대한 이야기를 통해 어떻게 느끼는지 알 수 있다. 사랑, 신념, 즐거움, 격력, 믿음은 스스로를 강화시켜주고 삶으로 연결된다. 유사하게 아동의 자신만의 개성에 대해서도 이야기 할 수 있다.

용기와 두려움

모든 아동은 용기란 무엇이고 언제 가질 수 있는지 궁금해 한다. 아동은 때때로 영웅의 개념에서 용기를 부여하고 (Campbell, 1949), 매일의 삶에서 경험할 수 없는 것이라고 생각한다 (Tillich, 1952). 용기는 두려움이 없어지는 것이 아니라 삶의 한 부분에서 찾을 수 있는 것이다.

일부 아동은 매일의 일상에서 자세를 바꾸는 것도 용기가 필요하다. 이러한 용기 지도는 Bobby의 사례로 살펴볼 수 있다. "스쿠터를 타는 것, 안경을 쓰는 것, 혼자 슈퍼에 가는 것, 축구를 하는 것"이 용기가 필요한 일이다. 자전거를 타기 위해 용기가 필요한 대화를 아래에서 살펴볼 수 있다.

Bobby: 어두울 때 더 힘들고, 밝을 때는 더 쉬우며, 안경을 쓰면 비슷한 경험을 할 수 있어요.

Bobby: 마찬가지로 밤에 더 힘들어요.

용기는 이름을 부르기 위해 안경을 쓸 때에 필요하다. Bobby는 집에서도 안경을 쓰는 것이 어려운데 이유를 설명하진 못했으며, 친구들이 "뱅글이 안경", "눈 네 개"라고 놀리는 게 싫은 것 같기도 하다. 아동은 시각 손상으로 인해 안경을 쓰지 않고는 활동을 수행하기 어렵다. 그러므로 스스로 안경이 필요하다고 인식하는 용기가 필요하다. Keeta에게도 용기가 필요한 사례를 설명한다.

Keeta: 울지 않으면.... 절대 울면 안돼,,,울지 않으면 사탕을 받을 수 있어요.

용기는 내적인 지식뿐만 아니라 받아들여질 수 있는 위와 같은 보상에 의해서도 일어난다. Keeta와 다른 아동을 위해 용기를 이해시키고 두려움, 슬픔을 "우는 것"으로 표출하지 않도록 한다. 용기는 내적인 사회화를 반영하며, 자신이 경험한 느낌을 용기로 표현할 수 있다.

아동의 용기의 개념에 대한 이해는 아동들과 나누는 이야기에서 알 수 있다. 아동의 대화는 창의성, 두려움 등을 반영한다. Bobby와 같은 일부 아동은 매일의 삶에서 용기를 이해시키고 스스로의 정체성에 대한 도전을 분명히 확인하도록 한다. 얼마나 많은 아동들이 매일의 일상에서 용기를 위해 타협하는지, 삶에서 필요를 표현하도록 한다.

나는 언제 자라는가?

미래의 직업 (즉, 무엇이 되고 싶은지?)에 관해 이야기할 때, 아동은 현재의 자신의 경험을 반영한다. 자신의 정체성을 표현하는데 직업의 의미는 매우 중요한 이점이다. 현재의 자신과 미래의 자신 사이의 목표, 바람, 희망, 꿈은 현자의 삶과 연관된다.

많은 아동의 미래는 현재 아동이 세상을 어떻게 보는지를 상징한다. Brett의 3가지 바람에서 알 수 있다.

> Brett: 첫 번째 바람은 세상에서 가장 부자가 되는 것. 두 번째는 세상에서 가장 많이 아는 사람이 되는 것. 세 번째는 세상에서 가장 똑똑한 사람이 되는 것.

아동은 힘, 지적인 것에 관해 바란다. Brett가 컸을 때, 아동이 대학에 가서 법을 공부하기 원하면 이러한 목표를 학교에서 가르쳐야한다.

미래를 향해 나아가기 위해서는 대부분의 아동은 장애를 가진 성인의 롤모델이 필요하다. 이러한 어른을 보면서 스스로 자신도 "완벽"해질 수 있다고 생각할 수 있다. 아동이 군대에 가거나, 수의사, 운동선수, 정치인, 법관, 작가가 되고 싶다고 말한다. 이러한 미래에 관한 갈망은 장애가 없는 아동에게서도 비슷하게 나타난다 (Shah, Arnold & Travers, 2004). 이러한 희망은 내적인 제한이 아니라 외적 기대에 의해서 나타난다. 반대로 Howard (1996)의 연구에서는 장애를 가진 아동은 미래의 직업에 관해 고려하거나 미래의 역할에 대한 기대에 관해 자신의 장애를 고려한다. 아동에 관한 연구에서 "직업적 꿈"이란 자신의 상태나 문화적인 요소를 반영하는 것이다 (Egan & Townsend, 2005, p201). 이러한 아동은 비교적 경한 장애를 가진 아동에게서 나타난다. 이러한 요소는 모두에게 내적인 요소뿐만 아니라 외적인 요소도 영향을 미치는 것이다. 이들은 다른 아이들과 다르게 자라는 것이다.

성장의 다른 방법

이 연구에서 많은 아동은 자신의 삶에 영향을 미치는 장애가 치유되길 바라며 장애가 희망에 영향을 미친다고 말하고 있다. 이러한 이야기는 아동의 미래에 관한 바람, 꿈, 갈망뿐만 아니라 아동이 다른 아이들과 어떻게 같고 어떻게 다른지 느끼는 것을 알 수 있다. 아동은 자신의 바람에 관해 그리고 이야기하고 물어본다.

아동은 자신의 장애를 극복할 바람과 희망을 이야기한다. Bobby의 바람은 눈이 더 좋아지는 거다. Bobby의 희망에 관한 지도는 다음과 같다.

"눈이 더 좋아지고, 나빠지지 않고, 키도 크고 건강해지고 싶어요."

Elvis는 "장애가 없어지길..."바라고, Cerberus는 천국에 갔을 때는 휠체어 없이 다니고 싶어요. 많은 아동은 자신의 신체적 상태에 대해 바라는 면을 표현한다. 이러한 것은 사실 실현되기 어려운 것으로 단지 바람일 뿐이다.

모든 아동들이 자신의 신체적 상태가 나아지는 것만 바라는 것은 아니다. 일부는 자신이 다른 아동과 다르다는 것을 잘 인식하고 이해하고 있다는 것을 이야기한다. 동시에 다른 아동들과 **같은 점** (즉, 자아와 인간의 정체성의 일반적인 측면에 관한 인식을 통해 타인과의 정체성 확보)이 자신을 가치있고, 다른 사람들과 흥미를 공유할 수 있도록 한다 (그림 2-3).

Groovy Princess는 사람들이 자신을 봐주길 원한다. 아동은 왼쪽 다리에 의족을 착용한 신체적 장애가 있는데, 아동은 자신의 장애에 대해 표현하고 정서적으로 자아의 한 부분으로 인식한다 (Iwakuma, 2002).

> Groovy Princess: 나는 커서 사진을 찍고 싶은데 사람들이 나를 봐주면 좋겠어요. 그들의 이야기의 한 부분을 잡지에 싣고 싶어요. 그래서 난 적어도 사람들이 내가 무엇을 보는 것을 좋아하는지 알았으면 좋겠어요. 나는 내가 친구들처럼 보이고 싶다거나 그렇지 않다고 해서 상처받지는 않아요. 무엇을 이야기 하던지 난 항상 이 자리에 있으니까요.

Groovy Princess의 경험은 절단된 다리에 관해 다른 사람들이 느끼는 면을 나타낸다. 사람들이 아동의 신체적인 측면만 보는 것을 표현한다. 아동의 이러한 면은 엄마의 지혜로운 태도와 말, 믿음에서 만들어진다 (Bronfenbrenner, 1979). 아동은 자신의 마음과 내적은 측면은 다른 아동과 다르지 않으며, 이러한 부분을 스스로 찾으려 한다. 아동은 자신의 의족을 밝은 색깔로 예쁘게 바꾸고 (Snyder & Mitchell, 2001), 자신의 감정을 다른 사람에게 맞추기 위해 노력한다.

Bobby는 자신의 학급에 안경 쓴 학생이 4명 있다고 말했다. 이후의 같은 점과 다른 점이라는 대화에서 Bobby는

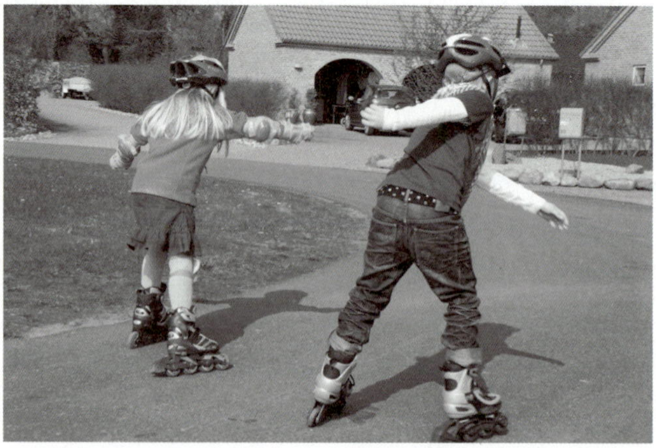

그림 2-3 장애아동, 장애가 없는 아동은 아동기 활동에 참여할 수 있다.

많은 학생들이 안경을 썼으면 좋겠다고 했다.

Bobby: 내가 오늘 세어보니 안경 쓴 학생이 6명이었어요. 나까지 포함하면 7명이에요. 선생님도 안경을 썼어요. 모든 선생님이 안경을 썼으면 좋겠어요.

아동은 다른 점에서 같은 점을 찾게 되었을 때 매우 즐거워했으며, 같은 점은 아동의 소속감을 강화시켰다 (Ricoeur, 1992).

다른 아동은 친구관계에서 같은 점과 다른 점을 이야기 한다. SSS007은 자신이 다른 아이들과 어떤 점에서 같고, 어떤 점에서 다른지 설명하고 자신의 특별함을 이야기 한다.

SSS007: 좋아. 한가지 중요한 점은 모든 사람들은 각자 다르다는거야. 내가 예수님을 믿는 건 다른 사람들과 같고, 약한 사람을 괴롭히지 않는 건 다른 아이들과 달라. 그리고 친구들과 내가 좋아하는 것은 낚시와 게임하는 것이다.

SSS007과 다른 아동들은 흥미, 윤리, 종교, 믿음과 같은 매일의 삶에서 같은 점과 **자아** (즉, 개인의 성격을 통한 개인의 자아를 표현)를 경험한다.

대부분의 아동을 위해 장애를 불쌍히 여겨서는 안된다. 이것은 아동의 전체적인 자아가 아니고 신체적인 한 측면일 뿐이다. 아동은 단순히 "신체 장애를 가진 아동"이라 다르게 생각해도 안된다 (Grosz, 1994). 많은 아동들은 자신의 신체적 상태가 좋아지길 바라며, 이것은 자유를 가져다 줄 것이라 생각한다. 이러한 변화는 다른 사람들과의 소속감을 강화 시켜줄 것이라 생각한다. 많은 사람들은 의료적 중재나 치료적 중재가 끝나면 그렇게 될 것이라 생각한다.

아동의 대화에서 장애는 사회적 정체성이나 자아에 우선하는 것을 알 수 있다 (Hockey & James, 2003; James, 1993). 아동의 몸은 장애 여부에 의해 정의되는 것은 아니다. 그러나 세상 속에서 아동은 작업을 할 때 문화적 인식이나 제한 때문에 자아가 다르다고 느끼게 된다. 신체는 일부 요소일 뿐이다. 그러나 질적으로, 감정적, 흥미, 바람과 꿈에 중요한 영향을 미친다.

능동적인 학습

Chontelle의 신념에 관한 지도와 Ian Welsh의 행복에 관한 지도 (그림 2-1, 2-2)를 보면, 마인드 맵을 스스로 그리려는 시도를 볼 수 있다. 신념과 행복은 자신에게서 기인하며 질적 차이의 기초가 된다. 왜 당신은 부분적인 질을 선택하는가?

핵심정리 (Here's the Point)

▶ **아동의 자아를 형성하는데 도움을 주고 싶다면, 우리는 아동이 자신에 대해 어떻게 인식하고 있는지 이해해야 하고 장애가 미치는 영향을 알아야한다.**

가정의 의미 (The Meanings of Home)

가족 중심으로 전환은 작업치료의 한 영역(Hanna & Rodger, 2002; Humphry & Case Smith, 2001; Mulligan, 2003)으로 가족과의 공간은 더 활용가능한 곳이다 (Darlington & Rodger, 2006; Dunst, Trivette, & Deal, 1994). 에코컬쳐를 완벽하게 이해하기 위해서는 가족의 삶에서 아동의 참여에 영향을 미치는 요소를 알아야 하고 가족 내에서 아동의 의식, 책임에 관해서 이야기해야한다.

아동의 가족은 작업치료와 연관되며, 아동은 교대적 가족관계를 통해 자신의 정체성이 어떤지에 관해 이야기한다. 가정은 "삶의 작곡"으로 통합적 부분이며 에코컬쳐 배경의 기초를 형성하는 요소이다.

가족 애착

가족 애착은 부모와 자녀간의 관계뿐만 아니라 가족 구성원과 애완동물과의 관계를 포함한다. 가족 관계는 모든 아동에게 사랑과 소속감을 경험하게 한다 (그림 2-4). 이러한 경험은 가정 밖에서도 상호관계를 하는데 영향을 미친다.

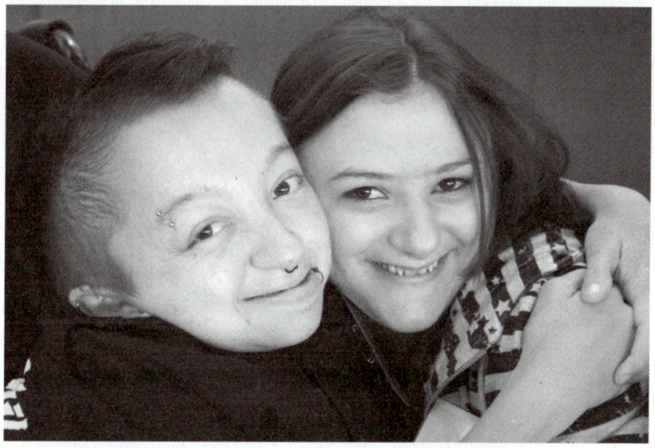

그림 2-4 많은 아동에게 사랑과 지지를 제공하는 가족 관계

부모 관계

부모와 가족 관계는 아동이 살아가는 믿음과 가치를 형성하는데 기초가 된다 (Antle, 2004; Bronfenbrenner, 1979). 이번 연구에서 아동은 부모와 특별한 관계를 형성하고 이는 평범한 관계 형성과 연결된다. 이러한 평범한 관계는 친구를 찾고, 사랑을 하고, 존경하고, 다른 사람을 돌보며, 참여하고, 이야기나 활동을 공유하고, 협상하며, 스스로를 표현하는 것 등을 포함한다.

Ian Welsh의 첫 번째 인터뷰에서 아동은 이야기 중간에 엄마를 불렀다.

Ian Welsh: 난 이걸 엄마에게 보여줄래요. 저쪽에 가족이 있어요.

아동은 자신의 예술적인 느낌을 통해 가족과의 관계와 소속감을 공유했다 (그림 2-5).

Chontelle의 엄마와의 관계는 아동기를 잘 표현한다. 아동은 엄마와의 대화나 활동에서 따뜻함과 편안함을 느낀다. 그림을 그리는 동안 종종 엄마를 귀찮게 했다.

Chontelle: 오, 미칠 것 같아.

엄마는 아동을 다음과 같이 계속 칭찬했다.

엄마: 너는 정말 멋진 화가야.

아동은 "사람의 철자가 어떻게 되지?"라고 물었다.

엄마는 아동의 그림을 도와주며 "엄마, 나는 주전자를 여기 빈 자리에 그리고 싶어"라고 말하고 "이상하게 그리지 마"라고도 말했다. 아동은 "엄마 내가 병원에 있을 때 슬펐어?"라고 물으며 감정을 공유하고 싶어했다.

아동은 엄마의 반응과 감정에 흥미를 느끼며 더 깊은 관계를 이해하고 그러고 싶어한다. 아동은 엄마는 아동이 자신의 의견을 표현함으로써 불안하지 않게하고 참여할 수 있는 방법을 고르도록 한다. 아동의 의견은 가치있게 들어야한다 (Moustakas, 1959; Rogers, 1951). 긍정적인 정체성은 이렇게 형성된다.

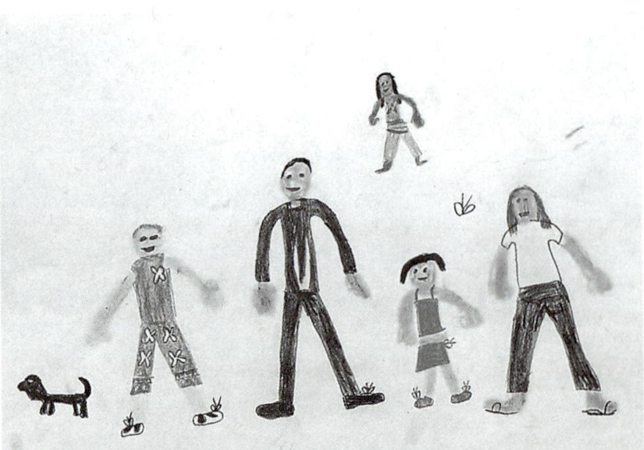

그림 2-5 Ian Welsh의 "나의 가족" 그림

동정심은 아동과 가족간의 관계에 기초가 된다. Cerberus는 아버지와의 관계 형성에 어려움을 가지고 있는데 아버지가 아동의 경험을 공감하는게 어렵기 때문이다. 아동은 이야기 끝에 "아빠는 진절머리 나는 삶을 살아요"라고 말했다.

아동은 자신의 삶에 가족관계가 어떻게 영향을 미치는지 말했다.

아동은 감정적 신체적 고통에 관해 인식하고 있었다. 아동의 장애에 관한 경험은 부모와의 공감이 필요하다. 이러한 아동에 관한 연구에서 사람, 연민, 바램의 이해는 아동의 가족과의 삶에 관한 지식에서 형성된다고 했다. 부모, 조부모, 이모, 삼촌의 이야기는 자아 정체성과 관계 형성에 필수적이다. 아동은 다른 사람과의 반응에서 역동적인 관계 형성을 한다.

형제 (자매) 관계

아동이 그림을 그리는 동안 부모/형제를 묘사하도록 했다. 아동이 집에 있는 상황을 묘사하도록 했으며 가족의 대화에 형제간의 모습이 나타난다. 아동의 그림은 장애를 가진 형제의 역할에 대해서는 언급하지 않는다. 그리고 그림은 매일의 형제 자매간의 상호작용에 초점이 맞춰져 있다.

Cheezel은 어린 동생에서 사랑을 표현했다. 형은 어린 동생의 요구를 잘 들어줘야한다고 묘사했다. Cheezel의 남동생과 아기를 다정하게 돌봐줘야 한다고 했다.

Cheezel: 차에서 대개는 조용하지만 시끄럽게 울 수도 있고, 대개 나랑 같이 있으면 울지 않고, 나는 어떻게 하면 울음을 그치게 하는지 알아요.

아동이 동생을 잘 돌보는 것에 대한 도전은 유지된다 (Bandura, 1986). 장애를 가진 아동과의 관계에서 아동은 다른 사람에게 의지하지 않는다. 또한 독립적이며, 스스로 관계를 신뢰있게 유지한다 (Maslow, 1999; Rogers, 1951).

몇몇 아동은 형제가 자신이 할 수 있는 것을 침범하는 것을 싫어한다. 맏형이 어린 동생의 시간, 사생활, 집중을 요구하기도 한다. 이러한 관계와 분리의 경험은 서로 조정해야한다.

Barney와 여동생은 가까운 관계를 유지한다. 그들은 함께 놀며, 여동생은 다음과 같이 설명한다.

Sister: 우리는 엄마-아기 놀이를 하기도 하는데, 그럴 때는 대부분 Barney가 아기 역할이에요.

Barney가 동생보다 나이가 많지만, 아동은 신체적 장애로 인해 게임에서 의존적 역할을 맡는다. 전통적인 역할에서 벗어나지만 이 게임에서는 역할이 받아들여진다. 아동은 음악 듣는 것을 좋아하나 혼자서는 잘 수행하지 못한다.

Barney: 때때도 동생이 날 귀찮게 해요.

이 연구의 모든 아동은 형제/자매간의 관계를 형성하고 있다. 이들은 서로를 이해하고 용서하며, 이러한 관계를 다른 사람들과의 관계까지 이어간다. 형제/자매간의 관계는 자아를 형성하는데 도움이 된다.

가족과 같은 애완동물

아동의 삶에서 애완동물은 친구와 같은 역할을 한다. 많은 아동이 장애로 인해 친구를 사귀기 어려운데 애완동물은 이러한 역할을 해주는 매우 강력한 요소이다 (Serpell, 1996). 애완동물은 가족의 한부분이다. 가족 구성원으로서 아동에게 행복을 준다.

Keeta는 자신의 병원에 방문한 앵무새에게 사랑을 표현하고 있다 (그림 2-6). 아동의 애완동물에 관해 다음과 같이 말한다.

Keeta: 나는 앵무새를 믿어요. 앵무새는 나의 좋은 친구가 되어주곤 해요.

Keeta는 애완동물의 비밀에 관해 이야기했다. "앵무새도 나의 비밀을 말하지 않으니 나도 앵무새의 비밀을 지켜줘요." Keeta는 애완동물에게 의지하고 있으며, 서로의 비밀을 공유하고 있다 (Serpell, 1996).

Elliot의 가족은 개와 금붕어를 키우지만 아동은 자신만의 애완동물을 원한다.

Elliot: 나는 새같은 나만의 애완동물을 원해요. 난 내방에서 같이 있고 싶고, 애완동물도 나를 지켜줬으면 해요. 그러면 안정을 느낄 것 같아요.

Elliot는 남자형제와 여형제를 가지고 있는데, 형은 늘 학교에있고 여형제는 엄마와 산다. 그래서 그 아동은 많은 시간을 친구나 형제 자매 없이 혼자 집에서 보낸다.
아동은 새가 자신의 외로움을 줄여줄 것이라 믿는다.

이러한 애완동물과의 친구관계의 묘사는 아동의 신뢰와 즐거움의 요구를 나타내고, 스스로를 받아들일 수 있게 한다. 감정적 가치는 아동이 다른 아동와 관계를 형성하는데

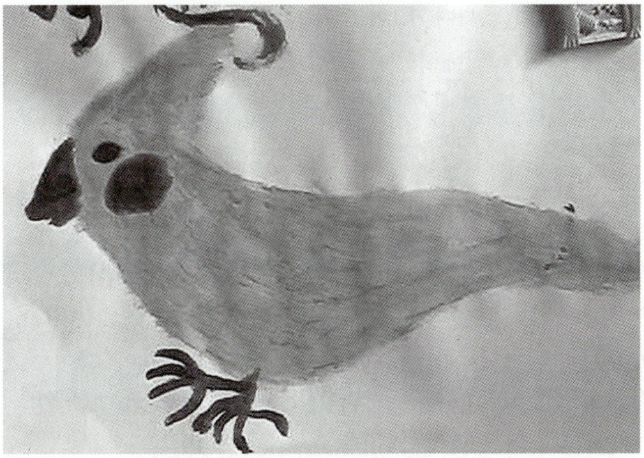

그림 2-6 Keeta의 애완동물 앵무새 Kristell

중요하다.

리듬과 의식

가족 리듬과 의식은 아동의 집에서 활동에 목적을 제공한다. 의식은 아동의 가족내에서 생활의 틀을 마련한다. 휴일, 여가 활동, 집안일, 축하일을 공유하는 의미는 아동이 다른 사람과의 감정을 공유하는데 도움을 준다. 가족간에 아동은 자신이 해야할 일을 알고 혼자서도 시간을 보낼 수 있어야 한다.

가족 일

아동의 자아는 다른 사람이 필요하다고 생각되어 수행하는 가족 일을 통해 형성된다. Chontelle는 언니와 번갈아가며 "저녁 식탁 정리"를 한다. 아동은 이 가족 일에서 전혀 의미를 찾지 못하지만 가족의 삶의 리듬을 유지하는 활동이다. 아동을 위해 아동의 엄마는 활동에 참여시켜야 할지 의미를 부여할 중요성을 알아야 한다. 아동은 활동 수행에 책임감을 느끼고 그 속에서 사랑을 얻을 수 있어야 한다 (Frankl, 1959).

Rambo는 목적있는 가족의 일이 없다. 이러한 일이 허락되지 않았다. 반대로 Chontelle는 가족의 일에서 의미를 찾지 못한다.

Rambo: "집안일과 같은 일을 난 하면 안된다네요."

Rambo를 위해 집안일에 의미를 두고 할 수 있도록 한다. 집안일은 가족간의 관계를 강화시킨다. 따라서 엄마는 아동이 하지 못하도록 하면 안된다.

많은 아동은 집안일에서 힘듦과 기쁨을 느낀다 (Larson, 2004). 그러나 Elvis는 가족 일을 하지 않으며 가족 관계

에서도 의존적이다. Elvis에게 집안일은 장애가 있어서 할 수 없고 이를 위해서는 기립 장비가 필요하다고 생각한다. 아동은 집안일에서 기쁨을 느끼지 못하고 힘들다고만 느낀다.

Larson (2004)은 장애를 가진 아동이 집안일에 참여할 수 없는 것은 가족들이 아동이 할 수 있는 능력보다 더 낮게 평가하기 때문이라고 했다. 이러한 관계에서 아동은 더 의존적이 되고 "학습된 의존"이 생긴다 (Seligman, 1995). 이 연구에서 많은 아동은 매일 집안일에 참여하고 있다. 그러나 Elvis의 집에서는 아동에게 참여할 수 있는 기회를 주지 않는다 (Polkinghorne, 1996).

여가

아동은 가족과 함께 여가활동을 할 때 기쁨을 느낀다. Elvis는 가족과 함께했던 과거의 시간에 대해 다음과 같이 이야기한다.

> Elvis: 나는 가족과 밤에 함께 TV보는 것을 좋아해요.

Cheezel은 아빠와 형과 함께 체스를 했다. SSS007은 Deatherford와 Cerberus와 아버지와 함께 낚시를 하고 수상 스포츠를 했다. 이러한 여가활동 시간은 가족 관계를 형성하는데 중요하다. 아동은 가족과 더 깊은 관계를 형성할 수 있다. 아동이 부모와 형제간의 긍정적 관계 형성은 다른 활동에도 영향을 미친다.

Bobby와 Deatherford는 부모와 함께 자전거를 탄 즐거운 기억을 가지고 있다. Deatherford는 아버지 뒤에서 자전거를 타고 동물원에 갔다. 아동은 다음과 같이 설명한다.

> Deatherford: 난 지금은 자전거를 어떻게 타는지 알지만 작년에 아빠가 자전거를 처음 가르쳐 줄때는 뒤에서 잡고 페달을 밟으라고 했어요. 나는 어떻게 하는지 궁금했고 엄마 아빠가 계속 밟으라고 했어요.

이러한 이야기는 아동이 더 이상 부모의 도움이 필요하지 않은 것을 말하고 있으며 독립적으로 기술을 습득한것을 보여준다. Deatherford는 가족에서 수동적 참여에서 역동적 참여가 되었다. 아동의 경험은 가족의 자전거 타기 모험의 동등한 참여를 통해 얻어진 것이다.

축하일

모든 아동은 자신의 생일과 같은 축하일을 행복해 하고 가치있게 느낀다. 많은 아동은 삶에서 일어나는 "특별한 것" 중에 하나를 기념하고 싶어하기도 한다. 일부 아동은 크리스마스를 행복 지도에 그리기도 한다. 이러한 것은 아동에게 의미있는 시간이다. 축하일은 아동이 가족과의 관계에서 자아를 형성하는데 중요하다.

Elliot의 이야기를 보자.

> Elliot: 특별한 날에 파티를 해야해요. 내 생일은 절대 취소되면 안돼요. 영화를 보러 가고, 이런 건 나에게 큰 즐거움을 주는 특별한 날이에요.

생일은 아동에게 다음과 같은 의미를 준다.

> Elliot: 내 생일은 내 삶에 특히 행복한 시간이에요. 많은 선물을 받고, 많은 사람들이 파티에 와요.

아동은 생일, 크리스마스를 통해 가족과 더 깊은 관계를 이어간다.

아동은 가족 간에서 여기, 책임감, 축하일을 함께 한다. 가족 리듬과 의식은 연속성, 반복, 스스로를 극복하는 감정을 제공하는데 중요하다 (Bronfenrenner & Morris, 1998). 아동의 자아는 가족의 가치와 함께 만들어진다 (Brannen, Heptinstall & Bhopal, 2000; Mayall, 1994). 중요한 것은 이러한 것에는 장애를 개념치 않아야 한다는 것이다.

자기 성장

모든 아동은 가정에서 다른 사람의 보살핌을 받는다고 이야기한다. 이들은 집안 의식과 가족의 문화에서 분리되거나 멀어져 있다. 이들은 감정적 균형이나 느낌이 외롭다. 음악을 듣거나 그림을 그리고, 색칠하기와 같은 활동을 통해 스스로를 돌보는 방법을 터득한다 (Christiansen, 1997; Moore, 1996). 농구공 던져 넣기와 같은 활동은 스스로를 다르게 생각할 수 있는 시간이 된다. 사진보기, 책읽기, CD 듣기 등과 같이 침대에서 하는 많은 활동이 있다. 이러한 침대활동에서는 과거, 현재, 미래의 자아를 표현할 수 있다 (Rowles, 1978, 1991).

많은 아동의 양육을 위해 스스로 자신의 세계를 만들 필요가 있다. 이러한 시간은 형제 자매간의 다툼을 줄일 수 있고 감정적으로 회복하는 시간이 될 수 있다. 예를 들어, SSS007은 성경책을 읽는다. 아동은 이야기를 통해 여동생과 싸우지 않고 가치있게 보내야 함을 배운다.

아동은 자기 성장하는 방법을 고를 수 있다. Cerberus는 자신이 포함되지 않았을 때에 관해 이야기한다.

> Cerberus: 나는 잘 할 수 없어요. 나는 단지 생각하는데, 사진에서 나는 어떻게 하면 사진처럼 할 수 있는지 생각해요.

아동과 아동의 엄마는 3차원적 모델을 디자인했다.

Cerberus: 우리는 바위와 폭포를 만들 거예요. 이건 내방에 둘 거예요. 그리고 나무도 만들고, 통나무도 만들 거예요.

Cerberus의 표현에서 자신이 사는 세계와 다른 세계를 만들고 싶어함을 알 수 있다. 이러한 활동에는 엄마의 신체적 도움이 필요하다.

방에서 Elliot는 음악을 들으며 상상한다.

Elliot: 눈을 감고 음악을 들을 때 나는 가끔 내가 스쿠터를 타거나 스키를 타고 슬로프를 내려오는 꿈을 꿔.

때때로 Elliot는 자신이 하고 싶은 것에 대해 상상하는데 "높이 뛰어 오르는 것"과 같은 것이다.

이러한 아동의 꿈은 신체적 장애로 인해 수행하기 힘든 것이다. "난 지금은 할 수 없지만 그렇게 되길 바래"라고 말한다.

이러한 시간에 아동은 자신의 신체 상태에 대해 상상한다.

이번 연구에서 아동은 책을 읽고, 음악을 들으며 다른 사람들에 대해 상상하고 외부 세계를 그려본다. 이러한 예술적 표현은 현실감을 만들고 표현하는 하나의 방법이다. 아동은 활동의 목적과 기쁨을 말한다. 활동에 참여는 아동을 돌보고 잘 살 수 있도록 해준다 (Burgman & King, 2005; Hasselkus, 2002; Moore, 1996).

아동의 표현은 스스로와 타인에 관한 이해이며, 가족에서 같아지고 싶은 마음이다. 아동의 가정의 삶에 관한 묘사는 부모, 형제, 가족 구성원, 애완동물과의 관계를 아는데 중요하다. 가족은 소속감을 느끼고 자아 형성을 경험하게 하는 장소이다. 이러한 공간에서 책임감을 느끼고 자아에 관해 공유할 수 있다. 아동에게 가정은 보호받는 곳이고 안전함을 느끼는 곳이며 항상 풍요로운 곳이다. 가정에서 느끼는 감정적 배경은 자아 형성의 원천이다 (Rowles, 1991).

핵심정리 (Here's the Point)

▶ 아동은 가족 관계에서 주고 받는 것을 배운다. 치료사는 가족 관계에서 아동의 자아를 만들 수 있도록 해줘야 한다.

▶ 아동은 가족에서 받기만 하면 안된다. 부모와 다른 어른들이 아동에게 주기만 하면 안되고 아동 역시 줄 수 있어야 한다.

▶ 아동이 형제 자매간에 관계에서 장애가 영향을 미치는 것에 관해 이야기하지 못하도록 한다. 가족 내에서 형제 자매간에 평등한 관계가 형성될 수 있도록 한다.

▶ 가족 리듬과 의식은 가족 내에서 아동의 활동에서 목적을 준다.

▶ 아동의 자아는 가족 일을 통해 형성될 수 있다.

▶ 아동은 가족과 여가활동을 함께 하면서 기쁨을 느끼고 관계를 형성한다.

▶ 모든 아동은 생일과 같은 기념을 통해 행복, 사랑을 느낀다.

▶ 아동은 스스로를 성장시킬 수 있는데, 감정적 균형 등을 표현할 수 있다. 다양한 활동을 통해 자신이 하고 싶은 것을 표현하고 자신이 다르다는 것도 알 수 있다.

학습공간 (Spaces of Learning)

학교작업치료의 역할은 아동이 접근 가능한 공간을 만들어 참여하게 해주는 것이다 (Mulligan, 2002, p. 115). 아동의 참여에 관한 갈망과 통합된 작업의 역할을 부여하는 것이다. 교실에서의 경험은 아동과 교사, 보조교사, 학급 친구와의 관계를 통해 알 수 있다. 이러한 관계에서 아동은 자아를 표현하고 의미있는 관계를 만들어간다. 여기서는 아동의 묘사를 통해 또래와의 관계를 알아보고자 한다.

역동적인 교실

교실은 또래와 상호작용하는 장소로 교육 스타일이나 과정이 영향을 미친다. 아동은 교실에서 능동적으로 또래 관계를 형성한다. 이러한 역동적인 교실의 상호작용은 아동, 학급 친구, 선생님 사이에 일어나는 과정이다.

Cerberus는 교실에서 학습을 유지하는 전략을 만들어야 한다. 아동은 교실에서 우두머리가 되고 싶어 한다.

Cerberus: 내가 무엇을 말하던지 하던지, 친구들이 미리 알고 있고, 난 신경쓰고 싶지 않아요.

인터뷰: 네가 뭘 해야할지 모를 때 친구들이 알려주는 것에 대해 어떻게 생각하니?

Cerberus: 만약 그런 일이 있다면 그렇게 해야겠지만 난 다 알고 있어요.

Cerberus는 자신은 매우 똑똑하다고 생각하기 때문에 위와 같은 상황이 발생하면 자신이 무시당했다고 생각해서 매우 불쾌해 한다. 이러한 아동을 다루는 방법은 "아동과 거리를 유지하고, 어느 정도의 무시를 하는 것"이다. 아동은 이러한 상황에 앙갚음해야 겠다고 생각하지 않으며 스스로 이러한 상황을 벗어나려고 노력할 것이다. 아동은 도움이 필요없는 장애를 가졌다는 자아에 대해 다시 한번 생각하게 될 것이다 (Davis & Watson, 2001).

일부 아동을 위해 학습할 때 자신이 다른 아이들과 같은 점과 다른 점을 가지고 있음에 대해 가르칠 필요가 있다. Brett가 학급 친구들에게 도움을 요청하는 과정을 살펴보자.

Brett: 그 친구는 다른 애들이 떠들면 책을 읽거나 생각하기 어려워요.

Brett: 그 친구는 다른 상황에서는 도움이 필요없어요. 그러나 만약 공부를 하면 질문이나 해야할 것들이나 수학문제 풀이를 더 쉽게 할 거에요.

이 아동은 Brett 반 친구로 자신이 일을 하는데 어려움이 없다고 생각한다.

Brett: 이런 활동을 저 혼자 수행하기는 어려워요. 저는 도움이 있으면 더 잘할 수 있어요.

아동의 대답은 스스로 다른 사람의 도움을 필요로 하고 어려움이 있음을 인식하고 있다는 것을 알 수 있다.

Bobby와 Groovy Princess는 자신의 신체 상태에 대해 다른 아동보다 더 부정적으로 인식하고 있다. 이런 인식은 교실, 선생님과의 자리 배치, 행동 모든 것에 영향을 미친다. 다른 아동과 분리시킬 수 없기 때문에 아동은 말이 많다. 다른 아동은 선생님 앞에 앉아서 수업에 필요한 이야기만 한다. 그러나 아동은 자신이 불편하다고 생각하기 때문에 자신의 신체적 상황을 존중해주길 바라며 도움을 원하는 많은 말을 한다.

교실에서 아동의 분리와 소속에 관한 요구는 다르게 경험된다. Cerberus와 Brett는 자신만의 공간을 교실에서 요구한다. Bobby와 Groovy Princess는 다른 아동과 분리되거나 외롭지 않기 위해 자신의 신체 상태가 영향을 미치지 않길 바란다.

친구와 괴롭히는 친구

놀이터나 운동할 때 아동은 도움을 받거나 도전하는 친구관계를 경험한다. 친구관계는 정서적 지지를 제공한다. 도전적인 관계는 그림에서 무시, 놀림, 괴롭힘 등의 묘사로 나타난다.

친구 사귀기

아동이 친구들과 놀 때나 같이 시간을 보낼 때를 이야기할 때 어떻게 친구가 되는지 알 수 있다. 아동은 갈등과 차이점을 없애고 다른 아이들과 같이 할 수 있는 공간을 찾는 것을 묘사한다. 이러한 묘사에서 가끔 교우관계의 문제나 따돌림에 관해서 알 수 있다.

Michael Jackson 반은 소수정예로 운영된다. "우리반에는 8명에서 10명정도 있어요." 여기서 친구를 만들어야 한다. Michael Jackson과 친구들은 어릴 때부터 계속 같은 반이었다. 이러한 사회적 관계는 특수교육에서 가능하다. Michael Jackson을 위해 감정적인 기반이나 사회적으로 분리될 수 있는 교육이 필요하다 (James, 1993).

반대로 Rambo는 친구들에게서 장애가 나타나지 않는다.

Rambo: 나는 다른 친구들과 똑같아요. 나는 목발이 필요 없어요.

아동과 형은 같은 학교에 다니며 2명의 친구가 있다.

Rambo: 친구와 형 친구들은 모두 친구에요. 우리는 늘 같이 놀거든요.

Rambo는 학교에서 친구의 중요함을 알게 되고 소속감을 느낀다.

Rambo: 모두가 나를 알아요. 심지어 유치원 동생들도 나를 알아요.

또래와의 가치를 알고 믿는 것은 중요하다.

Chontelle의 또래관계에 관한 경험학교에서 신체장애로 인해 활동에서 분리되는 것이 영향을 미쳤다. 아동은 자신이 휠체어를 타기 때문에 친구가 없다고 말한다.

Max와 Keeta는 자신이 친구가 몇 없다는 것을 알고 있다.

Max: 난 친구가 많지 않아요. 한명 있는데 그 친구는 우리 학교에 다니지 않아요.

Keeta에게 학교에서 놀 때 어떤 친구와 놀고 싶은지 물었더니 "난 친구가 한 명 있어요"라고 답했다. 아동에게 학교에서 어떤 놀이를 하고 싶은지 묻자:

Keeta: 난 학교에 그냥 점심먹거나 쉬는 시간 때문에 가요.

아동의 대답에서 아동의 친구가 많이 없음을 알 수 있다. 이러한 상황에 대한 인식은 스스로 외롭다고 느끼고 자신의 사회적 가치를 형성하는데 영향을 미친다 (James,

1993; Moustakas, 1961).

다른 아동이 자신을 다르게 대하고 이는 부정적인 인식을 하게 하고 아동이 친구들 만들지 못하도록 한다. 친구관계는 사랑과 소유감을 느끼게 하고 자아를 형성하는데 도움을 주는데 이러한 친구관계는 아동이 장애에 초점을 맞추게 되는 결과를 낳는다.

친구 관계 유지하기

아동들이 친구에게 요구하는 것은 친절함, 나눔, 도움, 지지를 원한다. 이러한 친구관계에관한 묘사를 통해 아동이 다른 사람의 도움을 신뢰하고 필요로 하는 것을 표현한다.

다른 친구의 도움을 받는 것은 많은 아동들에게 중요하다.

Brett: 친구들은 나에게 도움이 되는 것 같아요. 친구들은 내가 색깔을 잘 구별하지 못하니까 색깔을 가르쳐주고, 내가 뭐 때문에 힘들어하는지 알아요. 친구들은 내가 눈에 문제가 있는 것을 잊게끔 도와줘요. 친구들은 정말 나에게 많은 도움이 되는 것 같아요.

Brett의 친구는 아동이 잘 보지 못하는 것을 도와서 학습할 수 있도록 한다.

Elvis는 친구의 친절이나 도움이 자신의 신체적 장애에 도움이 된다고 한다.

Elvis: 내 절친은 나의 힘든 걸 도와줘요.

Elvis의 친구는 아동에게 지시하고 않고, 신체적 장애를 인식하지 못하도록 하며, 아동의 사적인 부분을 존중한다. 아동은 Elliot가 말한 것처럼 장애로 인해 다른 사람들이 사생활을 침해하는 것에 관해 경험했다고 말하고 있다. Elliot는 정직하고, 예의바르고, 공감할 줄 안다. 많은 아동처럼 아동은 점심시간에 책 읽는 것과 같은 과제에 다른 아이들의 도움을 필요로 한다.

아동의 절친들은 연민이나 동정심없이 아동을 신체적 정서적으로 지지한다. 이 연구에서 모든 아동은 다른 사람들이 사회적으로 자신의 장애를 무관하게 생각해줬으면 한다 (Giddens, 1991; Staub, 1998).

의미 공유

아이들이 함께 노는 시간은 모든 아동에게 중요하다. 이러한 놀이는 가끔 운동장에서 하기도 한다. 이러한 상황에서는 특별한 목적이나 성취해야 하는 목표없이 함께 노는 구조화되지 않은 놀이 시간이다. 아동기의 문화적 놀이는 서로간의 구조화를 형성한다. 역할을 공유하고 정체성을 표현하면서 역할을 습득하고 경쟁과 협동을 통해 기쁨을 얻는다 (Burgman & King, 2005; Reilly, 1974; Winnicott, 1971). 아동들과의 놀이에 제약을 받으면 신체적 제약을 통해 다른 아이들과 차이를 느끼고 다른 흥미를 가지게 된다.

Cerberus와 Elvis는 신체적 문제로 인해 다른 아이들과 노는 시간이 즐겁지 않고 함께 할 수 없다. Cerberus에게 예전에 취미가 뭐냐고 물었을 때 아동은 동물과 신화에 관심이 많다고 했다.

Cerberus: 난 모든 것을 알 수 없어요. 내 친구들은 내가 축구같은 것을 할 수 없으니 힘든 게임을 할 수 없다고 생각하는 것 같아요.

아동의 이야기에서 자신이 놀이에 적응할 수 없으니 친구들과 잘 연결되지 못하고 외롭다고 느끼는 걸 알 수 있다 (Tamm & Skar, 2000).

학교에서 놀이 시간은 아동이 좋아하는 시간이다.

Elvis: 힘들지 않게 친구들과 먹을 수도 있고 이야기도 할 수 있어요.

Cerberus와 Elvis는 친구들과 놀이에 참여하고 싶어하지만 놀이를 위한 다른 방법을 찾아야 한다. 아동은 또래의 문화에 소속감을 느껴야 하고 사회적 기술 역시 향상시킬 필요가 있다. 그러나 이미 아동은 다른 아이들에게서 고립되어 있다고 느끼고 있다. 아동에게 원하지 않는 신체적 놀이에서 "장애"를 가진 것에 대해서 받아들이도록 해야한다 (Missiuna & Pollock, 1991; Tamm & Skar, 2000).

아동의 이야기에서 놀이와 여가를 공유할 때 다른 아이들과 다른 흥미를 가지고 있음을 알 수 있다. 아동은 장애로 인해 다른 아이들과 상호작용할 때 다른 관심을 가지게 된다. 아동이 친구를 만드는 능력에 관한 이야기에서 놀이와 여가를 통해 자아를 느낄 수 있다. 장애를 가진 아동은 또래들과의 신체적 놀이에 참여할 수 없으며 다른 놀이 방법을 찾는다. 그러나 이러한 문제로 인해 아동이 사회적 장벽을 느끼게 되고 친구들에게 의존적이 될 수밖에 없다.

사람이 의미를 가질 때

많은 아동들은 자신의 장애로 인해 또래에게 따돌림을 경험한다. 아동은 따돌림 당하지 않을 권리에 대해 말한다. 아동은 또래, 선생님등과의 관계에서 다른 대처 전략을 발전시켰다.

Elliot 역시 다른 많은 아동들처럼 외롭다고 느끼며 감정에 문제를 느낀다.

Elliot: 나를 화나게 하면 난 그냥 울어버려요. 그리고 나를 따돌려요. 그래서 화장실은 나 혼자 있는 공간이기 때문에 거기에 가서 울며 바보들이라고 소리쳐요. 그리고 애들이 나를 따돌리면 '너희들은 난 몰라. 그래서 난 너희들과 떨어져 있는 거야.' 라고 생각해요.

아동은 다른 아동들이 따돌리는 것에 대해서 무시하고 자신을 강화하는 방법을 찾았다. 아동은 세상에 소속될 수 있는 비폭력적이고 윤리적인 방법을 찾았다.

Rambo와 친구들은 정의를 실현했다.

Rambo: 만약 우리를 따돌리면 그들을 맹비난해요. 나를 "네발"이라고 불러요. 나는 그러지 못하도록 해요.

Rambo는 형에게 의존한다.

Rambo: 학교에서 사람들은 나를 화나게 해요. 그러면 난 형을 불러요. 형은 날 도와줘요.

Elliot는 가만 있지 않는다. 아동과 형은 부정적인 놀림에 적극적으로 저항한다 (Davis & Watson, 2002).

이전에 Michael Jackson의 누나가 고등학교에 다닐 때 아동을 따돌림으로부터 보호했다.

Michael Jackson: 누나는 나를 놀리지 못하게 하고, 나를 지켜주고....

Contelle는 친구가 다른 친구들의 괴롭힘으로부터 돌봐준다.

Chontelle: 친구는 나를 괴롭히지 말라고 말해요.

Michael Jackson처럼 다른 사람의 지지나 보호는 중요하다.

이러한 아동의 위치는 다른 아동이 자신의 사회적 위치를 만드는데 영향을 미친다. 아동은 이러한 위치를 내외적으로 경험한다 (Davis & Watson, 2002). 아동은 부정적 의견에 대해 저항하는 다른 방법을 찾았다 (Davis & Watson, 2002). 자신을 신체적 감정적으로 보호하기 위한 방법도 포함된다. 아동과 선생님이 놀리는 친구들로부터 보호해주는 사람이 될 수 있다 (Brannen et al., 2000; Prellwitz & Tamm, 2000). 이러한 것은 모든 아동에게 해당되는 상황은 아니다. 아동은 자신의 가치와, 능동적이고 창조적인 방법으로 교실과 운동장에서 학습하는 방법을 찾는다 (Davis & Watson, 2002). 어떻게 아동이 다른 동료들과 소속감을 형성하고 경험하는지에 관해 이야기한다 (Ricoeur, 1992).

문헌에서 장애를 가진 아동이 학교 등교를 거부하는 것을 알 수 있으나 이번 연구에서는 그런 아동이 없다는 것이 중요하다 (Rigby, 2002). 아동은 학교에서 따돌림을 경험했지만 학교에 갈 수 있는 능력을 가지고 있음을 알 수 있다. 아동은 매일에서 다양한 방법으로 용기를 내고 학교 생활과 또래들과 적응할 수 있도록 한다.

핵심정리 (Here's the Point)

▶ 아동은 교실에서 소속감을 느끼도록 해줄 필요가 있다. 그러나 이러한 방법은 아동이 학습 공간에서 스스로 존경받는다고 느끼도록 한다.

▶ 아동이 친구들과 상호작용하고, 참여하도록 도울 때 각 아동에 맞게 문제해결 방법을 찾는다.

▶ 우리는 아동이 우정을 만드는 것의 중요성을 인식한다. 아동은 우정을 유지하고 새로운 친구를 만들 수 있는 능력이 필요하다. 나이가 더 많은 형제/자매는 감정적 지지를 제공하고 아동이 중요한 역할을 하고 계획하도록 하는데 중요하다.

▶ 아동이 학교에 기반한 독립을 향상시키도록 환경적 기반을 제공하는 것은 중요하다. 아동이 참여할 수 있는 활동에 관해 토의한다. 아동과 어른의 관점에서 학교 문화에 완전히 참여하기 위해 서로 상호협력하는 방법을 알아야한다. 사회적 상호작용을 통해 더 큰 소속감을 느낄 수 있다.

▶ 우리는 아동이 어른들의 지지를 받고, 학습하고, 친구를 사귀고, 또래에 참여할 수 있도록 학교 환경적 지지를 해줘야 한다. 아동이 가치있고 존경받는다는 느낌으로 완전히 참여할 수 있는 방법을 찾는다.

지역사회 업무 (Communitly Engagement)

Grady (1995)와 Townsend (1997)는 지역사회에서부터 포함되는 것의 중요성에 관해 토의했다. 이번 연구에서 아동들은 지역사회의 스포츠나 레저, 의료적이나 지원 서비스, 종교적 활동과 같은 것을 이야기했다. 아동의 여가에 초점을 맞춰보자. 학교 밖의 여가활동, 가족이나 친구와 노는 것, 더 넓은 세계 속의 활동에 참여할 수 있다. 이러한 활동은 집, 학교등에서 더 넓고 목적있는 세상과 연결해준다. 아동의 참여는 지역사회에 소속감을 안겨준다. 아동이 이러한 참여에 환경적 장벽을 가질 수 있고, 어른들이나 다른 아이들이 "역할"을 정해준다. 학교에서도 아동은 다른 아이들에게서 배제되지 않도록 잘 협상해야 한다.

이웃 친구

학교에 관해 이야기할 때 아동들은 가끔 이웃 친구관계에 관해 이야기한다. Brett와 Rambo는 쉽게 학교 친구와 이웃친구들 간의 관계를 유지한다. 이번 연구에서 대부분의 아이들은 이웃친구들과의 관계에 제한을 받고 있었다.

Brett는 작은 시골 마을에 살고 있다.

Brett: 반 친구들이 16명인데 그중에 9명이 같은 마을에 살아요.

Brett: 가끔씩 자전거를 타면서 거리를 돌아다니기도 해요.

학교나 집이 아닌 곳에서의 시간은 함께 하는 것이 목적이므로 자유롭다.

Rambo와 친구들은 가끔 서로를 방문한다.
아동들은 서로 깊은 우정을 나누고 있다.

Chontelle는 이웃에 사는 친구랑 같은 학교에 다닌다.

Chontelle: 항상 내가 친구들이 노는 장소에 가야하는데 친구들은 나를 길에 내버려둬요.

아동은 놀기 위해서 친구를 방문하는데 아동은 놀이 그룹에 끼지 못하고 혼자 논다. 아동은 이웃간의 생활에서 고립감을 느낀다. 다른 친구들은 무리를 지어서 아동을 놀리고 따돌린다. 아동은 이웃 또래와 관계를 형성하는데 어려움을 느낀다.

Michael Jackson은 학교에서 자기를 도와줄 친구를 찾는게 어렵다고 말한다. Elvis는 주일학교에서 학교 친구를 봤다. Nina는 금요일 방과후 수영장에서 친구를 가끔 만난다. 모든 아동은 여가를 즐기고 이웃친구나 학교 친구들과 같은 장소를 사용함으로써 소속감을 느낀다. 이러한 시간은 감정적 유대를 강화하는 시간이다 (Staub, 1998).

도시에 사는 많은 아동들은 이웃과 교류할 수 있는 공간에 제한이 많다 (Gleeson, 1999; James, Jenks, & Prout, 1998). 외로운 감정은 학교에서나 이웃 또래간에 고립에서 느낄 수 있다. 이러한 동료간의 관계는 잠재적으로 형성되며 다른 아이들에게서 배제되는 것은 교우관계를 형성하는 기회를 제한한다.

팀의 구성원

많은 아이들이 수영이나 럭비와 같은 스포츠 활동의 구성원으로 포함된다. 이러한 참여는 팀 구성원으로서 목적, 소속감, 즐거움을 향상시킬 수 있다.

Ian Welsh의 친구는 학교에서 농구와 같은 경쟁을 중요하게 생각한다. 아동은 축구를 하곤 하지만 시각적 장애로 인해 어려움이 있다.

Ian Welsh: 난 태양이 너무 밝아 보여요.

여기서 아동이 얼마나 오래 언제 놀이하는게 제한점이 있는지 알 수 있다.

Ian Welsh: 가끔 놀때 뭐가 뭔지 잘 모르겠어요. 그래서 난 밤에 놀아요.

아동은 팀의 고립의 경험한 결과로 참여에 제한을 받는다. 그러나 아동은 축구를 그만두고 농구를 시작한다. 아동은 농구를 통해 "새 친구"를 사귈 기회를 가지며, 같은 시간을 보내고 공통의 목표와 소속감을 가진다.

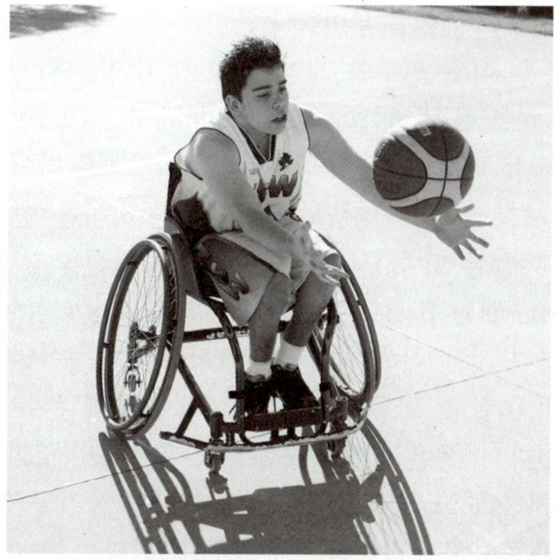

그림 2-7 Michael Jackson은 스포츠 팀에서 운동을 통해 기쁨을 나눈다.

Deatherford는 클럽에서 럭비를 하고, Chontelle는 수영을 한다. SSS007을 위해 왼쪽 파라의 근력을 강화하고 움직임을 향상시키기 위한 수영 훈련이 필요하다. Groovy Princess는 실내 축구를 하고, Bobby는 가라데를 하고, Michael Jacksoon은 휠체어 농구를 한다 (그림. 2-7). 팀 구성원이 되기 위해서는 스포츠팀에 소속감이 필요하다. 아동이 클럽에 참여하는 것은 다른 아이들과 같은 팀이 된다는 느낌을 주어 동일감을 제공한다. 스포츠나 여가는 경쟁과 신체적 제한이 아닌 긍정적 자아를 형성시킬 수 있다 (Fullagar & Owler, 1998).

따돌림이나 거부가 소외되는 순간이다. Bobby는 안경 때문에 놀림을 당하고, Max는 축구 경기에 나갈 수 없기 때문에 혼자인 시간을 보낸다. 다른 아동들은 스포츠를 통해 소외나 거부를 경험한다. 아동은 소속감이나 자신의 가치를 위해 적극적으로 노력한다. 이러한 도전은 아동의 참여로 선수의 역할을 부여한다.

아동은 이웃 친구와 게임, 스포츠, 수영, 댄스, 음악을 통해 "흐름"을 경험한다 (Csikszeunihraly, 1990). 흐름은 아동이 놀 때 경험할 수 있다. 이러한 경험은 자아를 형성하고 사회로부터 금지된 장애를 가진 자아를 형성할 수 있다. 아동은 또 다른 자아를 가지고 차이점을 경험한다.

Cerberus와 Brett는 지역사회 여가 포럼에 참여하는데 거부당한 것을 이야기했다. Cerberus는 아쿠아리움에 접근하기 어렵고, 아동을 도와 줄 가족이 함께할 수 없기 때문이었다. 아동은 영화를 보는 것을 좋아하나 영화관에 가기 너무 어렵다. 환경적 장벽은 지역사회 참여를 제한하고 아동이 좋아하는 활동을 할 수 없도록 한다.

Brett는 공원에서 나가 놀기 위해서 안경을 벗는 것에 초점을 맞추고 있다. 아동은 이러한 상황이 항상 발생하고 이로 인해 혼란스럽고 화가 났다. 환경과 사회적 장벽은 장애를 가진 아동과 가족에게 일반적으로 이슈가 되고 있다 (Cavet, 1998; Law et al., 1999; Pollock et al., 1997). 이러한 장벽은 세상에 장애를 가진 아동이 받아들여지지 않을 때 자아를 형성하거나 사회적 자아를 형성할 때 강화된다.

아동의 사회적 공간은 이웃, 여가 포럼, 의료/장애 서비스, 종교활동 공간이 포함된다. 아동은 자아를 표현하기 위한 공간을 찾고 그러한 공간에서 협상한다. 아동은 참여를 통해 지역사회내 삶의 가치의 한 부분을 찾는다. 이러한 참여는 가능성과 소속감을 부여한다 (Burgman & King, 2005). 이러한 연구에서 지역사회 참여는 고립, 거부, 따돌림에 관해 관심을 가질 수 있다. 본 연구가 아동의 다양한 감정적 경험과 지역사회의 상호작용 중요성에 기여한다.

능동적인 학습

이웃과의 삶, 스포츠, 레크리에이션에 아동의 참여는 교우관계나 기술을 발전시키는 기회를 제공한다. 교우관계는 아동의 참여를 이끌어낼 수 있다. 여가를 통해 구조화된 집이나 학교에서 느끼지 못한 장벽을 경험할 수 있다. 아동이 신체적, 감각적, 인지적 장벽에 도전하면서 세상에 대한 인식을 넓힐 수 있다.

요약(Summary)

아동의 자아에 대한 지각은 다른 사람과의 관계에서 소속감을 느끼거나 꿈을 통해 자신은 특이하고 다르다고 인식하는 경험을 통해 형성된다 (Ricoeur, 1992). 이러한 자아는 신체적 모습과 성격 모두에 반영된다. 매일의 삶에서 이러한 상황과의 협상을 하게되고, 이것이 자아의 일상적인 모습은 아니다. 아동들은 장애가 자신의 미래에 영향을 미친다고 생각하고 미래에는 자신의 장애가 없어지기를 바란다 (Brannen et al., 2000; Mayall, 1994, 1996).

이번 연구에서 아동은 자신의 삶뿐만 아니라 사회에 영향을 미치는 창조자이다 (Williams & Bendelo, 1998, p. 20). 가족이나 또래, 애완동물과의 감정은 소속감을 경험하고 만든다. 아동은 가족과의 관계를 통해 책임감을 배우고 자신을 강화하고 성장하는데 도움이 된다 (Dunst et al., 1994).

작업치료사는 아동이 어떻게 관계를 형성하는지 자세하게 고려해야 한다. 치료사는 다른 사람들과 다른 아동과 의사소통하거나 전략을 세울 때 민감할 필요가 있다. 효과적인 중재전략을 위해 에코컬쳐 배경의 차이점에 따라 아동과 의사소통하고 아동의 수행을 이해한다.

치료사는 아동의 경쟁력과 가치, 세상에서 의미를 부여하기 위해 치료시에 고려한다. 이렇게 하는 것은 현재 아동이 장애로 인해 수동적이고 도움이 필요하다고 느끼지 않게 한다 (Davis & Watson, 2002). 아동과 같이 협력하면, 아동의 자아를 존중하고 지지하는 중재 전략을 적용할 수 있다 (Burgman & King, 2005; Law, 2002).

아동이 알고 있는 것이나 아동의 이야기에 집중하고 존중해줘야 한다. 이러한 상황을 반영하는 치료사는 아동의 이야기를 잘 듣고 아동이 다르게 느끼는 것에 관해 자아를 표현하도록 해준다

장난감 상자에는 무엇이 더 있나?

Engel, S. (1995). The stories children tell. Making sense of the narratives of childhood. New York: W. H. Freeman.

Susan Ensel은 아동이 자신과 세계에 대해 이해하는 방법을 이야기하는 형식으로 사용하는 것을 보여준다.

CanChild Centre for Childhood Disability Research, McMaster University,Canada. www.fhs.mcmaster.ca/canchild

CanChild는 장애를 가진 아동 및 청소년 그 가족들이 이용할 수 있는 정보를 제공하고 연구하는 센터이다.

Dulwich Centre, Adelaide, Australia. www.dulwichcentre.com.au

Dulwich 센터는 이야기 치료와 이와 관련된 정보를 볼 수 있는 곳이다.

The New Paradigm of Disability. A Bibliography. www.aboutdisability.com/bib.html

이 책은 참고문헌을 소개한다. 지역사회/문화;장애교육; 가족, 아동 & 관계; 역사; 정체성; 정책/시민권리; 아동/라디오, 영화, WWW (internet), 서적, 비디오, 젊은이들과 분리된 카테고리로 나누어져 있다. 이 리스트들은 장애 아동의 참고할 사항들을 기록하고 있다.

Disability Research Unit, University of Leeds, UK. www.leeds.ac.uk/disability-studies/projects/children.htm

Nick Watson, John Davis, Mairian Corker와 Sarah Cunnigham-Burleydp 의해 1977년 6월부터 1999년 5월까지 2년동안 수행된 장애를 가진 아동에 관한 프로젝트이다.

Connors, C., & Stalker, K. (2003). The views and experiences of disabled children and their siblings. A positive outlook. London: Jessica Kingsley.

이 저자는 아동, 가족, 형제들에게 집과 학교에서 어떻게 생활해야 할지 다양한 주제로 인터뷰 한 내용을 기술했다.

Staub, D. (1998). Delicate Threads. Bethesda, MD, Woodbine House.

이 책은 학교에서 아동의 상호관계에 초점을 맞추고 있다. 이 책은 어른과 신체가 건강한 친구들의 관점에서 쓰여졌다.

Harrison, J., Henderson, M., & Leonard, R. (2007). Different dads: Fathers' stories of parenting disabled children. London: Jessica Kingsley.

이 책은 아버지의 양육에 관해 쓴 책이다.

Kingston, A. K. (2007). Mothering special needs: A different maternal journey. London: Jessica Kingsley.

이 책은 아일랜드 엄마의 지적 장애 아동, 자폐아동, 주의력 결핍 및 과잉 행동장애 아동의 양육 방법에 관한 인터뷰 내용이다.

참고문헌

Antle, B. J. (2004). Factors associated with self-worth in young people with physical disabilities. *Health & Social Work, 29*, 167–175.

Bandura, A. (1986). *Social foundations of thought and action. A social cognitive theory*. Englewood Cliffs, NJ: Prentice Hall.

Bateson, C. (1996). Enfolded activity and the concept of occupation. In R. Zemke and F. Clark (Eds.), *Occupational science: The evolving discipline*. Philadelphia: FA Davis.

Brannen, J., Heptinstall, E., and Bhopal, K. (2000). *Connecting children: Care and family life in later childhood*. London: RoutledgeFalmer.

Bronfenbrenner, U. (1979). *The ecology of human development. Experiments by nature and design*. Cambridge, MA: Harvard University Press.

Bronfenbrenner, U., and Morris, P. A. (1998). The ecology of developmental processes. In W. Damon and R. M. Lerner (Eds.), *Handbook of child psychology. Theoretical models of human development* (5th ed., Vol. 1, pp. 993–1028). New York: Wiley.

Brown, F., and Cohen, S. (1996). Self-determination and young children. *Journal of the Association for Persons with Severe Handicaps, 21*, 22–30.

Burgman, I. (2005). *Reflections on being. Spirituality within children's narratives of identity and disability*. Unpublished Doctoral Thesis, University of Sydney, Sydney.

Burgman, I., and King, A. (2005). The presence of child spirituality. In F. Kronenberg, S. Simo-Algado and N. Pollard (Eds.), *Occupational therapy without borders. Learning from the spirit of survivors* (pp. 152–165). London: Elsevier.

Buzan, T., and Buzan, B. (1993). *The mind map book*. London: BBC.

Campbell, J. (1949). *The hero with a thousand faces*. Princeton, NJ: Princeton University Press.

Cavet, J. (1998). Leisure and friendship. In C. Robinson and K. Stalker (Eds.), *Growing up with disability. Research highlights in social work 34*. (pp. 97–110). London: Jessica Kingsley.

Christiansen, C. (1997). Acknowledging a spiritual dimension in occupational therapy practice. *American Journal of Occupational Therapy, 51*, 169–172.

Csikszentmihalyi, M. (1990). *Flow: The psychology of optimal experience*. New York: Harper & Row.

Dalai Lama. (1996). *The good heart*. Sydney: Rider.

Darlington, Y., and Rodger, S. (2006). Families and children's occupational performance. In S. Rodger and J. Ziviani (Eds.), *Occupational therapy with children. Understanding children's occupations and enabling participation* (pp. 22–40). Oxford, UK: Blaxcwell.

Davis, J., and Watson, N. (2002). Countering stereotypes of disability: Disabled children and resistance. In M. Corker and T. Shakespeare (Eds.), *Disability/postmodernity* (pp. 159–174). London: Continuum.

Davis, J. M., and Watson, N. (2001). Where are the children's experiences? Analysing social and cultural exclusion in 'special' and 'mainstream' schools. *Disability & Society, 16*, 671–687.

Dunst, C. J., Trivette, C. M., and Deal, A. G. (1994). Enabling and empowering families. In C. J. Dunst, C. M. Trivette, and A. G. Deal (Eds.), *Supporting and strengthening families. Volume 1: Methods, strategies and practices* (pp. 2–11). Cambridge, MA: Brookline.

Egan, M., and Townsend, E. (2005). Countering disability-related marginalization using three Canadian models. In F. Kronenberg, S. Simo Algado, and N. Pollard (Eds.), *Occupational therapy without borders: Learning from the spirit of survivors* (pp. 197–212). London: Elsevier.

Frankl, V. E. (1959). *Man's search for meaning*. London: Hodder and Stoughton.

Fullagar, S., and Owler, K. (1998). Narratives of leisure: Recreating the self. *Disability & Society, 13*, 441–450.

Giddens, A. (1991). *Modernity and self-identity*. Cambridge: Polity Press.

Gleeson, B. (1999). *Geographies of disability*. London: Routledge.

Grady, A. P. (1995). Building inclusive community: A challenge for occupational therapy. *American Journal of Occupational Therapy, 49*, 300–310.

Grosz, E. (1994). *Volatile bodies: Toward a corporeal feminism*. Sydney: Allen & Unwin.

Hanna, K., and Rodger, S. (2002). Towards family-centred practice in paediatric occupational therapy: A review of the literature on parent-therapist collaboration. *Australian Occupational Therapy Journal, 49*, 14–24.

Hasselkus, B. R. (2002). *The meaning of everyday occupation*. Thorofare, NJ: Slack.

Hockey, J., and James, A. (2003). *Social identities across the life course*. Basingstoke, Hampshire: Palgrave Macmillan.

with physical disabilities. *Canadian Journal of Occupational Therapy, 64*, 25–31.

Potter, J., and Wetherell, M. (1987). *Discourse and social psychology*. London: Sage.

Prellwitz, M., and Tamm, M. (2000). How children with restricted mobility perceive their school environment. *Scandinavian Journal of Occupational Therapy, 7*, 165–173.

Reeve, D. (2002). Negotiating psycho-emotional dimensions of disability and their influence on identity constructions. *Disability & Society, 17*, 493–508.

Reilly, M. (1974). An explanation of play. In M. Reilly (Ed.), *Play as exploratory learning* (pp. 117–149). Beverley Hills, CA: Sage.

Richardson, P. K. (2002). The school as social context: Social interaction patterns of children with physical disabilities. *American Journal of Occupational Therapy, 56*, 296–304.

Ricoeur, P. (1992). *Oneself as another* (K. Blamey, Trans.). Chicago: University of Chicago Press.

Rigby, K. (2002). *New perspectives on bullying*. London: Jessica Kingsley.

Rogers, C. R. (1951). *Client-centered therapy. Its current practice, implications, and theory.* Boston, MA: Houghton Mifflin.

Rowles, G. D. (1978). *Prisoners of space? Exploring the geographical experience of older people*. Boulder, CO: Westview Press.

Rowles, G. D. (1991). Beyond performance: Being in place as a component of occupational therapy. *American Journal of Occupational Therapy, 45*, 265–271.

Seigel, J. (1999). Problematizing the self. In V. E. Bonnell and L. Hunt (Eds.), *Beyond the cultural turn* (pp. 281–314). Berkeley, CA: University of California.

Seligman, M. E. P. (1995). *The optimistic child*. Sydney: Random House.

Serpell, J. (1996). *In the company of animals: A study of human-animal relationships*. Cambridge, NY: Cambridge University Press.

Shah, S., Arnold, J., and Travers, C. (2004). The impact of childhood on disabled professionals. *Children & Society, 18*, 194–206.

Shevlin, M., Kenny, M., and McNeela, E. (2002). Curriculum access for pupils with disabilities: An Irish experience. *Disability & Society, 17*, 159–169.

Snyder, S. L., and Mitchell, D. T. (2001). Re-engaging the body: Disability studies and the resistance to embodiment. *Public Culture, 13*, 367–389.

Staub, D. (1998). *Delicate threads*. Bethesda, MD: Woodbine House.

Tamm, M., and Skar, L. (2000). How I play: Roles and relations in the play situations of children with restricted mobility. *Scandinavian Journal of Occupational Therapy, 7*, 174–182.

Tillich, P. (1952). *The courage to be*. New Haven, CT: Yale University Press.

Townsend, E. (1997). Inclusiveness: A community dimension of spirituality. *Canadian Journal of Occupational Therapy, 64*, 146–155.

Williams, S. J., and Bendelow, G. (1998). *The lived body. Sociological themes, embodied issues*. London: Routledge.

Winnicott, D. W. (1971). *Playing and reality*. London: Tavistock.

3

놀이에서의 아이들
(Children at Play)

나도 놀 수 있을까?

Anita C. Bundy

" 장난감이 자란다면 아마 완벽한 세상일 것이다.

– Brent Troy, 8세

개론

서론
특성에 따른 놀이 정의
- 프레임
- 내부 통제
- 본질적 동기부여
- 현실의 불필요한 제약으로부터의 자유

사정을 통한 놀이 정의
- 놀이 사정 선택
- 1단계: 개정된 Knox 전학령기 놀이 평가
- 2단계: 놀이다움 평가, 놀이환경 평가
  - 연구결과 및 계획을 비교

요약

목적

1. 놀이 4가지 특징 정의
2. 놀이 사정을 통한 놀이의 조작적 정의
3. 놀이에 관한 치료 중재계획을 세울 때 과정 묘사

서론 (Introduction)

놀이는 아이들의 가장 흔한 직업이며 아이들의 작업치료 중재를 위한 우선순위의 매체이다. 놀이는 아이의 우선적인 직업이기 때문에 어린 시절 관계 맺기를 형성하는 환경이 된다. 그러므로 놀이에 대한 이해는 치료사들에게 중요한 어린 시절 역할과 직업을 장려하는 데 많은 도움이 될 수 있다.

특성에 따른 놀이 정의 (Defining Play by Its Characteristics)

Sam은 7살 된 밝고 붙임성이 있는 아이이다. 그는 두 번째 뇌성마비 아이이거나 아마 열 번째이다. 비슷하게도 Sam과 PJ는 우선 친구이다. 전형적이지 않는 그들의 우대감은 두 번째이다. Sam의 이야기는 우리가 장애를 가진 모든 아이들에게 들려주고 싶은 이야기이다.

오래전 Mary Reilly (1974)는 *예비 학습으로써의 놀이*라는 책제목으로 놀이에 관한 첫 작업치료 교본을 적었다. 책에 Reilly는 놀이를 거미집으로 비유하였는데 그것은 정의하거나 평가하려고 하는 연구가나 이론가에 의해 쉽게 부서지고 파손될 수 있는 것이라고 제시하였다.

치료사와 다른 아이의 놀이를 관찰자는 Reilly (1974)의 메시지에 관련할 수 있다. PJ와 Sam과의 상호작용을 보면서 *놀이*라는 것을 어떻게 정의할 것인가? Sam은 우리가 전형적으로 7살 놀이와 관련한 기술들을 가지고 있지 않다. 그럼에도 불구하고 Sam은 명백하게 바람직한 동료라는 것을 보여주는 무언가를 발산시키고 있다. PJ와 다른 친구들과의 관계는 실제이다 (그림 3-1). 그들이 공유하고 있는 놀이 역할은 모두에게 중요하고, 아직 그들이 파악하기 힘들고 본질을 정확하게 이야기하기 힘들다. *놀이*라는 것을 정의하기는 쉽지 않다. 시도해라. 대부분의 시간 사람들은 특징을 설명하는 것이 정의라고 결론짓는다.

상황 3-1 Sam : 단 한명의 아이들

Sam은 7살된 아이이다. 그는 Denver 지역의 교외에서 부모님과 함께 살고 있는 6남매 중 첫째이다. Sam은 이제 막 지역 학교의 1학년이 되는 착한 학생이다. 그는 같은 학년에 많은 친구들이 있고 다른 학년에도 많은 아는 사람들이 있다.

느린비틀림운동성(무정위운동성) 뇌성마비이기 때문에 Sam은 팔과 손을 덜 사용하고 본질적으로 말이 서투르다. Sam은 전기 장비와 의사소통을 위한 헤드 스틱을 사용하지만, 그는 재빨리 선택할 때는 아이 포인팅을 사용한다. 그의 친구들은 Sam에게 2개의 선택사항을 제공하여 질문하는 것을 배웠다; 그리고 나서 그들은 두 손을 잡고 각각의 손에 하나의 선택사항을 연관시킨다.

Sam은 그의 선택을 대표하는 손을 본다. Sam은 전동 휠체어나 친구들과 함께 바닥에 앉을 수 있는 의자와 특정 학업적 과제를 수행하기 위해 설 수 있는 형태와 같은 제작된 비품을 통해 학교에서 많은 시간을 보낸다. 제작된 형태는 팔과 손의 사용을 약간이나마 편하게 해주며 다리와 등의 구축 가능성을 감소시킨다.

Sam의 친구는 종종 교실간의 이동이나 운동장으로 나가는 경우 휠체어 조절할 수 있는 조이스틱을 사용하기 위해 서로 경쟁한다. Sam은 운동장에서는 아이들 중 하나이다. 다함께 아이들이 어떤 운동장 게임을 할 것인지를 결정하지만 농구는 특별하게 좋아하는 것이다.

Sam은 PJ와 절친한 친구이다. PJ와 Sam은 함께 프로젝트를 한다; 그들은 항상 점심때 같이 앉아 있고 일반적으로 운동장에서 같이 논다. 그들은 거의 유치원에서 만났을 때부터 친한 친구가 되었다.

PJ와 Sam은 같은 지역 학교에 다닐 수 있을 정도의 떨어진 곳에서 산다. 학교는 크고 교외에 있어 Sam과 PJ는 유치원에 다닐 때부터 한 번도 같은 반이 된 적이 없다.

종종 유치원에서 하는 것 처럼 PJ는 어머니에게 집에서 Sam과 함께 놀 수 있게 해달라고 했다. PJ의 어머니는 Sam 어머니께 전화해서 시간과 날짜를 잡았다. PJ나 Sam의 어머니 둘 다 Sam의 뇌성마비, 그의 전동 휠체어, 그가 말할 수 없다는 사실과 먹거나 화장실 가는데 많은 도움이 필요하다는 것을 이야기 하지 않았다. PJ의 어머니가 첫 만남에서 Sam과 그의 어머니를 맞이하기 위해 문을 열었을 때 그녀가 얼마나 놀랄 것인지 생각해 봐라. 현재 Sam과 PJ는 함께 자주 집에서 논다. 그들은 그러한 것들이 해결되었다.

Sam은 종종 친구들의 생일파티에 참석한다. 그는 항상 파티 게임과 관련되어 있다. Sam의 사촌들이나 부모님들이 Sam이 참석할 수 있다고 보장하더라도 대부분의 시간을 Sam과 다른 아이들은 그렇게 하고 있다. 그렇게 하기 위해서 그들은 일반적으로 사전에 어떤 게임이라는 것을 알고 있어야 한다. 예를 들어, 한번은 Sam은 볼링 파티에 참석했다. Sam의 어머니는 대비해서 지역의 볼링 레인에서 변형된 볼링 프레임을 빌렸다. 그녀는 그것을 배치하고 다른 아이들에게 처음 그것을 어떻게 사용하는 지를 보여주었다. 그리고 나서, 다른 아이들은 따라서 하였다.

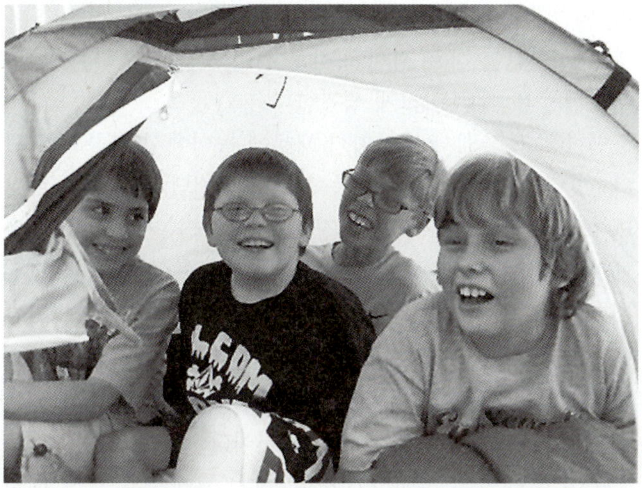

그림 3-1 친구들과 노는 것은 어린 시절의 매우 중요한 양상이며 어떤 아이들과 관계할 수 있는 것이다.

예를 들어, 놀이는 재미있는 것이다. 그러나 특징에 의해 놀이를 정의하는 것은 쉽지 않다. *정의*라는 것은 특징을 구분짓고 경계선을 확립하는 명백한 주장이다 (Agnes & Guralnick, 2000). 특징에 의해 *놀이*를 정의하는 것은, 놀이가 아닌 것에서부터, 놀이라는 것을 구분짓는 특징들을 나열하는 것을 의미한다. 이제 *놀이*를 정의 해보자. 당신은 다같이 생각해 볼 때 아무것도 아닌 놀이를 정의하는 특징을 확인할 수 있는가?

많은 놀이 전문가들은 놀이를 정의하는 특별한 특징짓는다. 비록 몇몇은 정확하게 동의하지만 나머지는 아주 꽤 비슷하다. Neumann (1971)의 연구 이후, Skard와 Bundy (2008)는 다음과 같이 4개의 중요한 놀이의 특징을 정의 내렸다.

- 업무는 놀이로써 형상화한다 (구성).
- 상대적인 내부 통제
- 상대적인 본질적 동기부여
- 현실의 불필요한 제약으로부터의 자유

이런 특징을 모두를 포함하는 업무는 놀이이며 다른 것이 아니다.

여전히 상대적으로 내적으로 조절되고 상대적으로 본질적 동기부여가 되며 상대적으로 현실의 불필요한 제약의 자유라고 하다면 업무는 놀이라고 말하는 데 이견이 없는 반면에, 이런 특징의 각각은 다소 명확하지 않다. 우리는 설령 그것들이 보인다고 해도 어떻게 그것들을 알 수 있는가? 예를 들어, 놀이하는 사람이 내적으로 조절하고 있다고 해도 어떻게 하고 있는가?

사람들은 놀이를 위해서 *완전하게* 내부 통제하고 본절적인 동기부여하고 현실에서 모든 제약으로부터 자유로워질 필요는 없다. 요구하는 모든 것은 비놀이에서부터 놀이까지의 조화를 알려주는 이런 특징들로 충분하다. 그림 3-2은 내부 통제, 본질적 동기부여와 현실에서의 불필요한 제약으로부터의 자유로움과 관련한 기여를 고려하면서 놀이

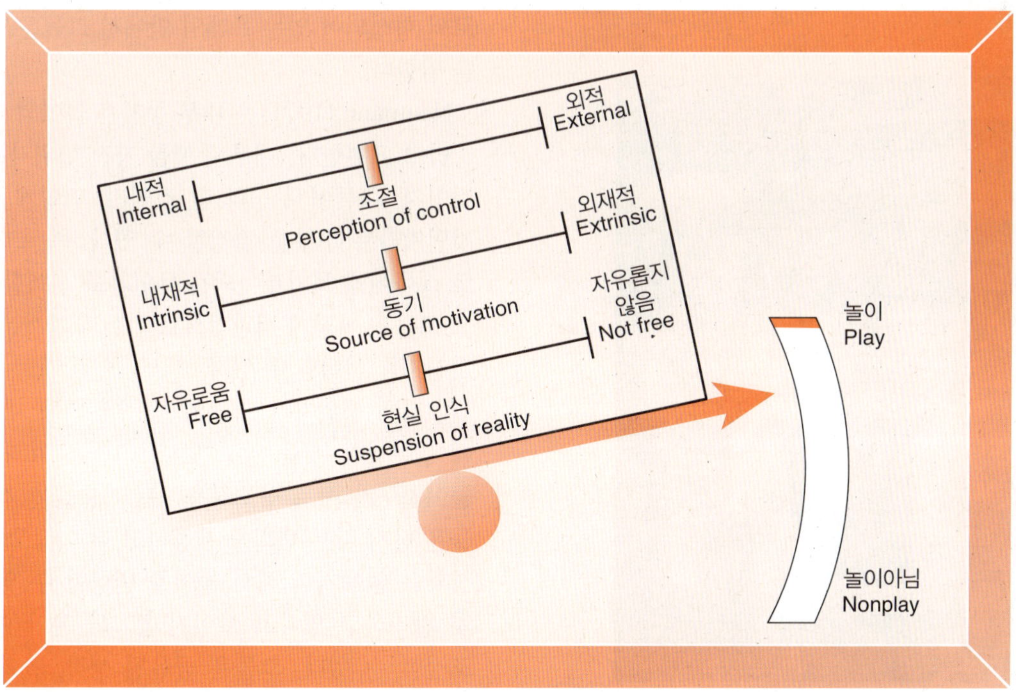

그림 3-2 놀이의 요소

의 양을 평가하는 저울을 설명한다. 즉, 몇몇 이런 특징들이 존재하는 범위는 놀이의 정도를 결정한다. 하나의 특징이 보다 적은 정도라면 다른 것보다 많은 것으로 보상할 수 있을 것이다. 그리고 내부 통제로 운동 협응이 잘 되지 않는 Sam은 친구의 행동과 적응으로 그의 전형적인 뇌성마비로 인해 구속을 멈출수 있기 때문에 수준높은 놀이를 할 수 있다.

프레임

프레임의 특징은 그림 3-2의 저울 주위를 그려진 프레임로 나타난다. 그러나 무엇이 프레임인지, 어떻게 놀이의 정의를 제공하는가?

프레임의 개념은 인류학자 Gregory Bateson (1971)가 동물원에서 놀고 있는 원숭이들을 관찰한 후에 만들어졌다. Bateson은 원숭이들이 싸움을 연상하는 소리를 내며 각각 돌아다니고, 으르렁거리며 치고, 서로의 꼬리를 잡아 당기는 것을 관찰했다. 그런데도 원숭이들과 구경하고 있는 사람들 모두가 원숭이들이 싸움놀이를 하는 것이라는 것을 알고 있다. 어쨌든 원숭이들이 이것은 실제상황이 아니라고 하는 단서를 주었다. 즉, 원숭이들의 행동들은 놀이라는 프레임 안에 있다. 그들이 프레임 안에서 유지하는 한 놀이는 지속된다.

인간들도 표현하고 알아차리고 역할을 행동한다. 역할은 행위자에게 어떻게 그들이 서로서로에게 대하는지를 말해준다. 복도를 기어다니고 짖는 아이들은 그가 강아지

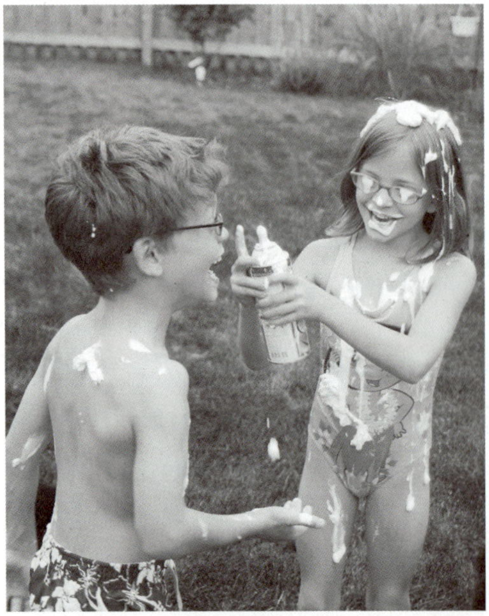

그림 3-3 놀이 행위는 아이들에게 어떻게 개개인을 대하는지를 보여준다.

가 되고 싶고 강아지처럼 대우받기 원한다. 그는 이름을 부르고 인간이 하는 서서 똑바로 걷는 것을 요구하는 부모님들을 매우 귀찮게 생각한다.

역할은 과장해서 보여지기 때문에 놀이에서 관찰되기 쉽다 (그림 3-3). 행위자는 놀이 의미를 전달하기 위해 목소리, 신체, 외적 도구 (예, 복장)를 사용한다. 사실상 역할을 제공하고 해석하는 기술은 삶의 많은 다른 환경에서 필수적인 것이다. 예를 들어, 교실이나 교회에서 읽는 행위는 어떻게 그런 환경에서 행동하는 지는 알려주기 위해 중요하다. 그러나 그런 행위는 놀이에서 제공되는 것 보다 훨씬 더 많이 인지하지 못하게 제공될 것이다.

놀이 프레임은 유지하기가 힘들다. 프레임은 오직 행위자의 행위가 개개인이 생각하고 있는 놀이를 지원하는 데 지속된다. 종종 행위자는 놀이에서 지시된 변화를 변화시키기 보단 프레임을 깨어야만 한다. 집에서 놀고 있는 두 아이들을 지켜보는 관찰자는 "너는 아빠, 나는 엄마가 될 거야. 지금은 너는 집에 와서 저녁을 준비할 차례야" 라는 변화나 프레임을 깨는 소리를 들을지 모른다. 그러고 그 둘은 "이제는 잠잘 시간이야, 당신은 아이들을 데리고 화장실로 데려가" 라는 다른 변화가 생길 때까지 잠시 동안 놀이를 진행한다.

내부 통제

다음 3개의 요소 (내부 통제, 본질적 동기부여, 제약으로부터의 자유)는 단계 안에서 보여주고 업무가 진실로 놀이로써 형성되어 있는 프레임 안에서 그들은 함께 일하는 것을 말한다.

Neumann (1971)은 **내부 통제**는 놀이의 가장 중요한 요소라고 표현한다. 내부 통제를 가진 행위자는 무엇을 행할 것인지, 그들이 누구와 할 것인지, 어떻게 놀이가 형성될 것인지라는 부분을 결정할 수 있다. 즉, 그들은 본질적으로 그들에게 동기부여되는 무언가를 선택할 수 있다. 그리고 그들은 어떻게 객관적으로 현실과 가까운 놀이가 될 것인지를 선택할 수 있다.

우리는 행위자가 그들의 행동에 의해 내적으로 조절될 때 믿는다는 것을 알고 있다. 그들은 효과적으로 대상과 놀이친구가 서로 상호작용하는 기술들을 가지고 있다. 그들은 단지 바른 변화를 제공하고 더 이상 놀이를 지지하는 상황을 없애기 위해서 놀이를 변형할 수 있다. 그들이 마치 관리하고 있다고 보이지만, 그들은 놀이 친구와 함께 조절할 수 있다. 그들은 공유된 생각, 놀이, 놀이 친구에 의해 다른 놀이를 지원할 수 있다. 행위자가 관련된 내부

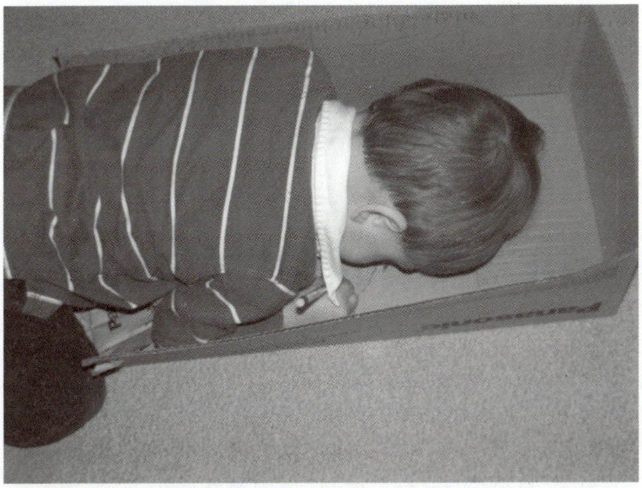

그림 3-4 동기부여는 놀이에서 많은 행동을 이끈다.

통제를 하지 못한다고 생각될 때 다른 상위 특징들이 없어진다 (Skard & Bundy, 2008).

본질적 동기부여

본질적 동기부여된 행위자는 우선적으로 그것을 함으로써 오는 재미나 놀이 그 자체로부터 얻는 다른 이점 때문에 놀이를 한다. 때때로 외부적 보상 또한 있지만 그런 보상은 놀이 과정보다 덜 중요하다.

우리는 행위자가 활동에 의해 본질적으로 동기부여되었을 때 열심히 하고 장시간 지속할 수 있다 (그림 3-4). 그들은 놀이의 부분이 아닌 주위의 다른 것들을 무시한다. 심지어 거기에 장애물이 있을 땐 장애물을 피하는 방법도 알아낸다. 행위자가 본질적으로 동기부여되지 않았을 때는 다른 이런 특징들이 없어진다 (Skard & Bundy, 2008).

심지어 매우 어린 아이들도 지속성과 격렬한 참여를 보여준다. 18개월된 남자아이, Cameron이 어머니와 누나, 어머니 친구와 함께 간 패스트푸드 식당에 있는 놀이 공간에서 놀 때를 생각해보자. Cameron은 그림 그리는 것에 동기부여가 잘 된다. 그는 어머니의 다리 옆 가방에 종이(수표장)와 펜이 있다는 것을 알고 있다. 그가 처음 가방에 접근했을 때 Cameron의 어머니는 친구와 이야기 중이었다. 그의 어머니는 가방을 닫았고 대화를 지속했다. Cameron은 다시 두 번이나 가방으로 다가갔으며 세 번째 시도에서 성공했다. 그는 보이지 않기 위해 수표장을 티셔츠 아래에 두고 어머니 몰래 옆으로 지나갔다. 나중엔 Cameron은 어머니 시야에서 벗어나 미끄럼틀의 평편한 표면에 수표장을 두고 손에는 펜을 쥐고 있는 모습을 볼 수 있었다.

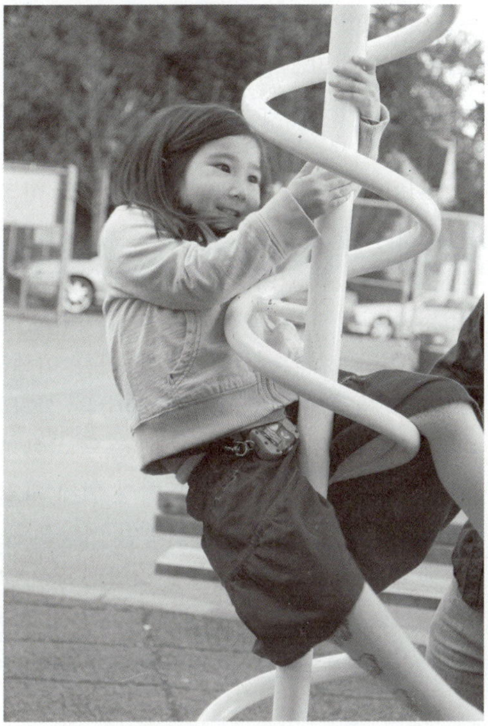

그림 3-5 많은 아이들은 운동장을 점령하기 위한 의욕을 지니고 있다.

현실의 불필요한 제약으로부터의 자유

현실에서 불필요한 제약으로부터 자유로운 행위자는 어떻게 쉽게 놀이를 객관적인 현실에 반영할 것인지를 선택할 수 있다(그림 3-5). 예를 들어, 그들은 그네는 단지 그네라고 결정하거나 우주선으로 생각해서 화성으로 날아 갈 수 있다.

흉내 내기는 떠도는 현실의 가장 분명한 형태이지만, 또한 다른 방법으로 분명히 나타낼 수 있다. 예를 들어, 보육원의 두 살 반 된 Jed는 약간의 장난 끼를 가지고 현실에서 떠돌고 있다. 그는 보육원 직원이 보지 않을 때까지 기다렸다가 먼저 배를 깔고 다리를 밑으로 해서 미끄럼을 내려갔다. 그는 예전에도 맨 아래 부분으로 내려가겠다고 이야기했었다. Jed는 규칙을 연장할 뿐 고의로 복종하지 않는 것이 아니다. 또래의 많은 아이들처럼 Jed는 운동장의 기구를 점령하기 위해 의욕적이다. 지배라는 것은 기구에서 하는 많은 다른 것으로 이해하는 것을 포함한다. Jed는 그가 가진 기술에 대해 잘 판단하고 내부 통제의 높은 수준을 가지고 있다. 그는 해나가는 동안 그의 기술들을 평가한다. 행동이 너무 어렵다면 그는 단념하고 다른 어떤 것을 시도한다. 예를 들어, Jed는 한 번 먼저 머리를 밑으로 서 미끄럼을 내려가는 것을 관찰했다. 그는 실제로 완전히 자세를 취하고는 그것이 얼마나 무서운지를 알아차렸다. "안돼!" 라고 스스로 이야기하고 그는 다리를 밑으로 내렸다.

놀리고 익살부리며 농담하는 것은 현실을 배회하는 다른 방식이다. 놀리고 익살부리는 것은 종종 받아드리지 않는 것으로 생각되지만 능숙하게 했을 때 그들은 놀이 업무에서 재미를 가져다 줄 수 있다. 농담을 이해하기 위해서는 현실의 외부에 머물 수 있어야 한다. 농담은 그것에 관해 어처구니없는 어떤 것이 있을 때 오로지 재미있고, 청중은 농담을 이해하기 위해서는 상황의 부조리를 이해해야만 한다. 영화 제작자, David Cohen (2006)은 심리학자가 되었고 어린 아들의 유머 발달에 관해 좋은 이야기를 했다. 장기간 동안 매일매일 Cohen은 머리 위에 과일이 가득 찬 과일바구니를 썼다. 오랜 시간동안 아들은 오직 그를 보기만 했지만 어느 날 아들은 큰소리로 웃기 시작했다. 생각건대 아빠들이 대개는 과일 모자를 쓰지 않는다는 것을 이해한 시점 이후로 그의 유머가 발전해왔다.

핵심정리 (Here's the Point)

▶ 놀이의 특징은 놀이라는 일을 구조화하고 상대적인 내부 통제와 본질적 동기부여를 느끼는 것, 현실에서 불필요한 것들로부터의 자유로워지는 것을 포함한다.

▶ 놀이를 구조화하는 것은 행위자가 "이것은 놀이이다."라는 지시하는 행위를 주거나 환경에서 다른 것들이 놀이로서 행위를 이해하고 해석할 때 완성된다.

▶ 내부 통제는 행위자가 놀이라는 일의 중요한 측면을 관리하고 있다고 느끼는 것을 의미한다.

▶ 본적인 동기부여는 행위자가 외부적 보상보다는 놀이의 재미나 놀이 그 자체가 주는 다른 이점을 위해 참여하는 것을 의미한다.

▶ 현실의 불필요한 제약으로부터 자유로움은 행위자가 어떻게 쉽게 놀이가 객관적인 현실을 반영할 것인지 선택할 수 있다.

평가를 통해 놀이 정의
(Defining Play by Its Characteristics)

어떠한 의미에서 잘 만들어진 테스트는 놀이의 실무적 개념이다. 그것은 평가되는 아이의 능력에 반하여 모든 항목이 함께 놀이의 개념이 된다. 작업치료사가 놀이 평가를 선택했을 때, 그들은 놀이의 개념을 선택했다. 그 선택은

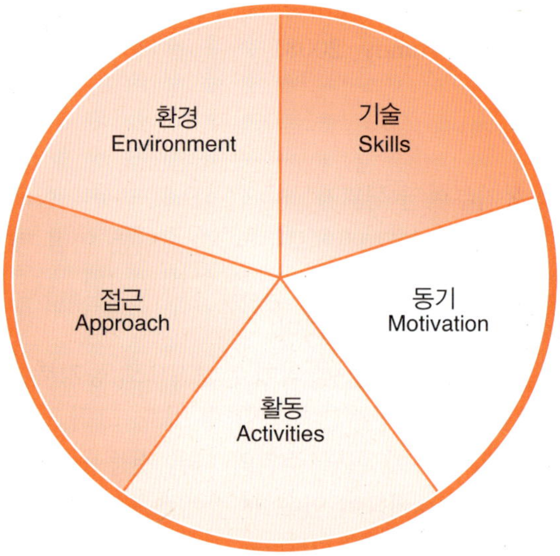

그림 3-6 놀이의 5가지 측면

표 3-1 ● 놀이의 5가지 측면과 관련된 평가 예시

놀이 측면	평가	출처
접근	Test of playfulness (ToP)	Skard & Bundy, 2008
기술	Revised Knox Preschool Play Scale Transdisciplinary Play Based Assessment Child Pretend Play Assessment (ChiPPA)	Knox, 2008 Linder, 2008 Stagnitti, 2007
환경	Test of Environmental Supportiveness (TOES)	Skard & Bundy, 2008
활동	Kid Play Profile Preteen Play Profile Adolescent Leisure Interest Profile Play History	Henry, 2008 Henry, 2008 Henry, 2008 Bryze, 2008
동기	None known	

주의깊게 해야 한다. 모든 작업과 마찬가지로, 놀이의 양상은 다양하다.
치료사는 그림 3-6에서 보여 지는 것과 같은, 놀이의 중요한 다섯 가지 양상을 (Bundy, 2005) 평가하는 것에 흥미를 가져야 한다.

1. 놀이에 접근하는 플레이어
2. 선호하는 놀이 활동
3. 플레이어가 놀이에 사용하는 기술
4. 놀이를 위한 동기부여 대상
5. 놀이를 위해 도움이 없는 환경

상황 3-2 Peter : 아동의 놀이를 위한 투쟁

Peter는 4세가 되어간다. 아동은 엄마와 시드니 교외에서 살고 있으며, 얌전한 편이다. Peter의 엄마는 현재 무직 상태이며, 아동과 엄마는 하루종일 집에 같이 있다. Peter 부모는 이혼했고, Peter는 1주일씩 주말마다 엄마나 아빠와 각각 지내며, 아빠는 재혼하지 않고 혼자 살고 있다.

Peter의 발달은 정상 범주 안에 들지만, 친구들과의 관계를 발전시킬 새로운 기술 습득은 지연된다. 아동은 조용하고, 수동적으로 보이며, 놀이에 참여하기 어려워한다 (그림 3-7).

일주일에 2번 아침에 3-4세 아동 14명으로 구성된 놀이 그룹에 참여한다. 3명의 스탭이 놀이 계획을 세우고 그룹의 놀이를 관리한다. 일반적으로 4-6가지 실내 놀이 활동으로 구성되며, 테이블에서 수행되는, 깡통놀이, 그리기, 붙이기, 모래나 물놀이, 점토놀이가 있고, 장난감이나 주방놀이를 하기도 한다. 장난감을 타기도 하고, 미끄럼을 타기도 한다. 날씨가 좋을때는 야외에서 시간을 보내기도 한다.

Peter는 Alex라는 좋은 친구가 한 명 있고, 다른 아이들과는 거의 놀지 않는다. Alex는 놀이에서 거의 Peter를 주도한다.

놀이집단의 규칙은 매우 일관적이고, 과하게 제한적이지 않다. 아이들은 활동을 고르고, 아이들이 원하는 만큼 남아서 할 수 있다. 아이들이 물건을 부수거나, 위험하게 놀이 않는 이상 보호자들은 거의 방해하지 않는다.

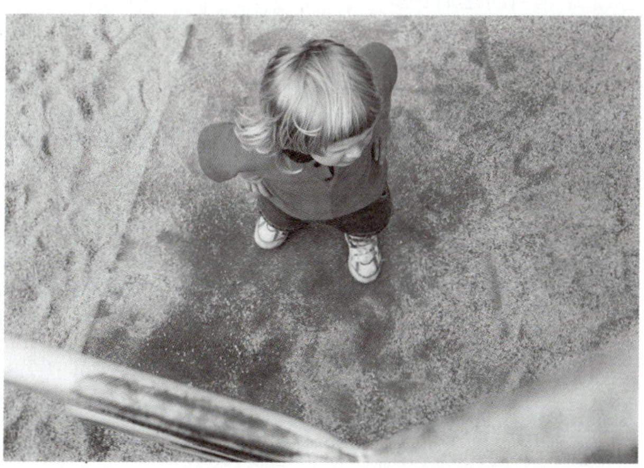

그림 3-7 다른 아동과 놀기 위해 포즈를 취하는 모습

보호자는 가끔 1명 이상의 아이들을 놀이에 참여시키기 위해 시작에 참여한다. "원을 그리며 돌다가 신호에 맞게 움츠리기"나 "꽥꽥 거위"와 같은 게임은 아이들이 매우 좋아하나, 시작할 때는 일반적으로 성인이 필요하다. 때때로 보호자는 아동이 놀이에 포함되도록 도와준다 (예, 점토나 블록). 일부 보호자는 매우 능숙하게 아동을 이끌수 있으나, 일부는 과도하게 지시적인 편이다. Peter는 매우 지시적인 어른과 놀 때 오래 놀지 못하고, 계속 불평을 한다. 아동을 이끌어주려는 어른과 놀 때 가장 잘 논다.

아동이 혼자 남겨졌을 때, 아동은 종종 활동하고 있는 주변을 돌아다닌다. 제자리에 있을 때도 아동은 숟가락으로 인형에게 밥을 먹이는 활동 같은 것으로 많은 시간을 보낸다. 일대일 놀이에 참여시키려고 하면 아동은 인형놀이를 더 하고 싶어 한다. 아동의 놀이는 매우 단순하다 (예, 점토로 뱀 만들기, 블록으로 타워 만들기 등).

Peter는 감각운동 놀이를 좋아하는 경향이 있다. 작은 플라스틱 말을 타고 빠르게 흔드는 것을 좋아한다. Peter와 Alex는 가끔 어른들의 눈을 피해 흔들 말 위에 서서 놀기도 한다. 바깥놀이에서 Peter는 일반적으로 그네나 미끄럼을 탄다. 이러한 놀이를 할 때 아동은 즐거워 보이며, 시범을 보여줄 필요가 없다.

David는 작업치료사이며, 놀이 그룹에 정기적으로 방문한다. Peter의 엄마는 David가 방문하는 날 Peter의 생일을 축하해주기 위해 놀이 그룹을 방문했다. Peter의 엄마와 치료사는 아이들이 노는 것을 같이 관찰했다. 이들은 전학령기 놀이에 관해서 대화를 나눴고, Peter의 엄마는 David에게 Peter가 어떠한지 물었다. 놀이를 감독하는 사람은 Peter가 약간 미성숙하다고 말했고, 엄마는 Peter가 다른 아이들보다 놀이를 빨리 그만두는 것을 보았다. 엄마는 항상 놀때마다 엄마와 함께 했던 것을 떠올렸다. 엄마는 Peter가 다른 아이들보다 명료하지 못한걸 알게 되었다. 치료사는 이에 동의했고, 놀이 그룹에서 Peter를 관찰했다. 치료사는 관찰을 통해 아동에게 몇가지 평가와 관찰이 필요함을 알게 되었다.

왜냐하면 대부분의 테스트들은 본래의 놀이 양상을 숨기고 있으며, 각각 놀이의 정의를 다르게 생각하고, 평가의 선택을 특히 중요하게 만든다. 플레이어가 놀이에 사용하는 기술은 가장 일반적으로 평가되는 측면이다. 그러나 기술은 놀이의 양상보다 더 중요하지는 않다. 아마도 기술들은 일반적으로 테스트 된다. 왜냐하면 놀이기술의 양상 평가를 나타내는 평가가 더 많기 때문에 기술은 놀이의 다른 많은 양상보다 관찰되기 쉽기 때문이다. 표 3-1은 일반적으로 각 영역과 관련된 작업치료사에 의해 사용되는 검사의 예를 보여준다.

능동적인 학습

이 장에서 우리는 ToP 그리고 TOES, Knox Play Scale에 대해서 많이 다루었다. 그러나, 표 3-1은 아이가 즐기는 놀이 활동을 검토하는 몇 가지 테스트를 나열하였다: three play profiles and a play history, all published in Parham and Fazio's (2008) *Play in Occupational Therapy for Children.* 그것들을 보지 않고, 아이들의 선호하는 놀이/레저 활동들이 왜 사용하기 위한 최고의 방법 중 하나이지 않는지에 관한 정보를 이끌어낼 테스트 형식을 생각해 보라. 일단 당신이 결론에 도달했다면, 평가의 개발자가 당신의 해결책에 동의 한다면 그것을 보아라.

작업치료사가 놀이평가를 완료하였다면, 그 치료사는 다양한 평가를 하는 것이 필요하다. 실제로, 그것은 매우 드물다. 치료사는 특정아이와 평가관리를 위해 가장 중요하다고 생각하는 요소를 찾아야 한다. 다음의 부분은 어떻게 놀이 평가의 선택이 아이의 놀이 능력에 대한 치료사의 해석과 피터의 치료 계획에 어떻게 영향을 미치는지 설명할 것이다.

놀이 평가 선택하기

놀이 그룹을 관찰하는 작업치료사인 David는 슬펐다. 그는 Peter의 놀이를 평가하는 시간을 쓰고 싶지 않았다. 그러나 그는 피터의 어머니에게 유용한 정보를 제공할 수 있기를 원했다. 만약 그가 Test of Playfulness (ToP)와 Test of Environmental Supportiveness (TOES) (Skard & Bundy, 2008)를 선택했다면, 그는 놀이를 하는 피터의 접근법과 환경이 얼마나 피터의 놀이를 잘 지지하는지를 알게 될 것이다. 그는 무엇이 피터에게 동기를 부여하고 있는지에 대해 명쾌하게 생각하도록 강요받을 것이다. 그 도구들을 사용하는 것은 그가 피터가 놀이에서 주의를 끌게 되는데 겪는 어려움에 대한 리포트를 밝히는 것을 가능하게 할지도 모른다. 반면에, 만약 그가 the Revised Knox Preschool Ply Scale (Knox Scale) (Knox, 2008)를 시행한다면, 그는 공간과 재료를 이용하는 것에 대한 피터의 기술을 알게 될 것이다.

David는 또한 피터의 사회적 기술과, 흥미, 관심에 대한 정보를 얻게 될 것이다. The Knox Scale의 결과는 피터의 미성숙의 보고를 해명할 지 모른다. 왜냐하면 이것은 놀이에서의 한 장이기 때문에, 우리는 일부 허위에 관여할 특별한 기회를 가진다. David가 The Knox Scale를 집행하기로 선택했다고 첫 번째로 가정해 보자. 우리는 평가의 간략한 설명 (평가를 점수화하고, David의 해석을 요약하고 목표를 세우고 치료의 원칙을 명시)을 제공할 것이다. 그들 중 모두는 The Knox Scale의 결과와 해석에서 비롯될 것이다. 우리가 그것을 한 후에, 이번에는 ToP와 TOES를 사용하면서, 우리는 "다시 되감아" 다시 그 과정을 검토할 것이다.

능동적인 학습

우리는 조기에 이 장에서 작업치료사가 또한 아이들의 놀이 선택에 동기를 부여하는 것을 평가하는데 흥미가 있을지 모른다는 것을 가정했다. 동기부여는 왜 아이들이 특정한 놀이를 선택하고 아이들이 놀이에서 무엇을 "얻는지"에 대한 어떤 것을 우리에게 알려준다. 평가 형식이 아이들의 선호한 놀이에 대한 어떤 정보를 끌어내는지 상상해보자. 표 3-1에서, 우리는 우리가 놀이에 대한 어떤 동기부여의 평가도 발견하지 못했다는 것을 시사했다. 당신은 왜 그게 그렇게 되어야 한다고 생각하는가?

1단계: 개정판 KNOX. 전학령기 놀이 척도

The Knox Preschool Play Scale(Knox, 2008)은 아이들이 놀이 동안에 사용하는 기술을 평가하기 위해서 작업치료사들에게 기회를 제공하기 때문에, 이것은 사용 중에 "발달에 대한 창"으로써 놀이를 정의한다고 말할 수 있다. The Knox Scale은 자유 놀이의 맥락에서 부여된 관찰적 평가이다. Knox는 아이들이 가급적이면 다양하고, 친숙하고, 자연적인 세팅에서 현재의 동료들과 함께 적어도 30분 동안 관찰되어야 한다고 추천했다.

The Knox Scale은 출생부터 6살까지 아이들에게 시행될 수 있다. 이것은 처음 3년동안 6개월 간격으로, 4~6살 동안은 매년의 증가로 조직화된다. The Knox Scale는 예

표 3-2 ● Revised Knox Preschool Play Scale에서의 피터의 점수 시트

24~30 개월	30~36 개월	36~48 개월
	공간 관리	
대운동 (대근육운동): 활동에서 전체 몸의 통합을 시작하는 것 – 복잡한 움직임에 전념하고, 계단 뛰어내리고, 잠시 한발로 서있고, 떨어지지 않고 서있는 상태에서 공을 던진다. **흥미:** 새로운 운동 패턴을 탐구 (예, 뛰기), 정신없게 만들기	**대운동 (대근육운동):** 장애물을 넘고, 코너를 돌고, 유아 기구와 계단을 오르고✓ (발을 번갈아 가면서), 공을 가돔으로써 볼을 잡고, 발끝으로 선다. **흥미:** 거칠고 구르는 놀이 ✓	**대운동 (대근육운동):** 더 공동으로 작용할 수 있는 몸의 움직임, 더 부드러운 걸음, 점프, 오르기, 뛰기, 가속한다, 감속한다, 한발로 뛴다, 3~5회, 한발로 건너뛴다, 공을 어깨와 팔꿈치를 사용하여 공을 던진다, 거리 점프 **흥미 :** 새로운 것, 놀이 재료의 소근육의 교묘한 작동, 어려운 작업에 대해 스스로 도전한다.
	도구 관리	
조작: 느낌, 애완동물, 쓰레기, 스퀴즈, 압착 (짜내기), 채우기 **구조:** 낙서, 스트링 비즈, 퍼즐 4~5조각, 가로나 세로로 세우기✓ **목적:** 중요한 과정 – 완성된 제품에 관심을 덜가지고, (예를 들어, 낙서하기, 스퀴즈), 계획하여 행동✓ **집중:** 강력한 흥미, 15분까지 조용한 놀이, 5~10분간 단일한 물체나 주제와 논다	**조작:** 맞추기, 비교 **구조:** 다중책략 조합 **목적:** 파트를 제공하는 장난감들 (예를 들어, 덤프트럭, 관절인형) **집중:** 15~30분✓	**조작:** 작은 근육 운동 – 때리기, 분류, 작은 물체 삽입, 자르기✓ **구조:** 단순한 물건을 만든다, 놀이재료를 결합한다. 분해한다. 3차원적인, 분명한 디자인 **목적:** 마친 물건에 흥미를 보이기 시작함 **집중:** 30분간, 단일한 물체나 주제로 10분간 논다.
	가상–상징 (표상)	
모방: 인형을 이용한 어른들의 생활속에서의 모방 (예: 인형에게 음식먹이는 어린이); 친구들을 흉내낸다, 묘사적인 놀이✓ **극화:** 인형이나 솜을 넣은 동물인형, 상상의 인물들을 의인화한다, 한 대상을 묘사한다, 일상생활을 구체적으로 상술한다.	**모방:** 인형을 대리인으로 여김 (예: 인형이 자신을 먹인다), 대상에 대한 좀더 구체적인 묘사, 다양한 계획적 조합 (예: 인형 먹이기, 쓰다듬기, 재우기) **극화:** 연속적인 사건들을 전개해나간다 (예: 케이크를 반죽한다, 굽는다, 차리다)	**모방:** 더욱더 구체적이고 복잡한 진짜 세상에 대한 모방, 가정적인 사건과 동물에 대한 강조, 상징적인 지난 경험들 **극화:** 가장한 속편들을 위한 복잡한 대본들, 이야기의 속편, 한 인형을 다른 인형을 상징하는데 사용한다. 다양한 캐릭터들을 감정을 가지고 묘사이다 (대부분 분노와 울음), 복장이나 상상속의 인물에게는 관심이 별로 없다.
	참여	
유형: 평행적이며 (다른 아이들 곁에서 놀기는 하지만 혼자만의 놀이를 하는), 다른 사람들의 존재를 즐긴다. 낯선 사람 앞에 선 수줍음을 탄다. **협동:** 독점욕이 강하고 남의 것을 낚아채거나 물건을 손에 꽉 쥐는 일이 잦다. 자기 것을 비축하며, 나누지 않고, 장난감을 빼앗으면 저항하며, 독립적이다. 혼자만의 놀이를 하기 시작한다. **성미:** 서로 어울리지 않는 사건들이나 이상한 단어들의 단순조합을 듣고 웃는다. **언어:** 말하기를 좋아한다. 알아듣기 힘들게 지껄이는 일은 거의 없다. 생각이나 정보, 질문을 표현하거나 행동을 지적하기 위해 단어를 사용하기 시작한다.	**유형:** 평행적이다. 연상하기 시작한다. 두 세명의 어린이와 함께 사람들 틈에서 한두 시간 정도 놀기도 한다.✓ **협동:** 다른 사람들의 요구를 이해한다. **성미:** 서로 어울리지 않는 사건들이나 이상한 단어들의 복잡한 조합을 듣고 웃는다. **언어:** wh–의문문을 사용하기 시작한다. 연속적인 사건들의 시간순서에 대해 이야기한다.✓	**유형:** 연상놀이를 한다. 공동의 목표를 달성하기 위해 조직을 구성하지는 않는다. 놀이 활동보다는 또래 친구들에게 더 관심이 많다. 주위 친구들과 잘 지내며, 협동이 필요한 놀이와 집단놀이를 하기 시작한다. **협동:** 제한적이다. 몇몇은 말문이 트이는 시기이다. 물건을 손에 쥐기 보다 그것들에 대해 묻는다. 사람들을 통제하기 위해 애쓰지 않는다. 쉽게 따로 떨어지기도 한다. 사람들을 놀이에 끼워 준다.✓ **성미:** 터무니없는 단어들을 듣고 웃는다. 운을 맞춘다.✓ **언어:** 또래들과 대화하기 위해 단어를 사용하며, 새로운 단어에 흥미를 보인다. 간단한 노래를 한다. 묘사하는 어휘를 사용한다. 청취자에 따라 말투에 변화를 준다.

Modified with permission from: Knox, S. (2008). Development and current use of the Revised Knox Preschool Plaly Scale. In L. D. Parham and L. S. Fazio (Eds.), Play in Occupational Therapy for Children. St. Louis: Mosdy

를 들어, 표 3-2에서 보여지는 완성된 형태로 각 영역에서 보여지는 행동의 가장 높은 수준을 기록하고 각 영역에 대해 결과를 평균냄으로써 점수가 매겨질 수 있다. 전체적인 점수는 모든 영역 점수의 평균을 반영한다.

비록 The Revised Knox Preschool Play Scale의 신뢰도에 대한 근거로 오직 두 개만 발표되었지만 (Fallon, 2006; Lee, 2007) 이전의 평가인 the Play Scale과 the Preschool Play Scale은 여러 개의 연구가 있었다.

피터의 Knox Preschool Play Scale 결과

The Revised Knox Preschool Play Scale (KPPS-R)의 피터 점수는 표 3-3에 보여진다.

종합적으로, 피터가 놀이에 사용하는 기술은 34개월 37개월 사이에 있다. 그의 물건 관리 영역에 대한 점수는 많이 각기 달랐다. 24개월부터 48개월까지의 범위에 이르는; 이 범위의 대체적인 점수는 33개월이었다. 비록 주어진 환경에선 이것은 흔치 않는 일이 아니지만, 가상-상징 영역의 극화에 대한 관찰은 없었다. 가상-상징 영역의 모방의 점수 역시 비록 과하게 해석해서 24개월 점수가 이 한 영역에만 국한에 있다고 여기는 것에 대해 조심해야하지만, 이것도 24개월의 점수였다. 종합적으로, 모든 범위에 대한 피터의 실력은 그의 46개월 생활연력보다는 다소 낮았다.

목표 설정

David와 피터의 어머니는 피터 어머니의 근심과 Revised Knox Preschool Play Scale 결과를 고려한 목표를 향상시키기 위해 함께 노력했습니다 (그림 3 -8). 그 결과, 그들은 2가지 주 목표를 설정했다:

- 피터는 능동적으로 혼자 15분에서 30분 놀거나 친구와 함께 놀기에 참여할 것이다.
- 그의 성숙된 놀이 흥미에 있어 발전을 반영하듯, 피터의 놀이는 움직이는 장난감에 관심이 있다는 것을 보여줄 것이다.

치료 계획 진행

The Knox Scale 결과를 바탕으로 피터의 어머니와 David가 함께 정한 목표에 있어 2가지 요소가 중요하게 다루어진다. 첫째, 거칠고 위험한 놀이를 지지하는 다수의 장난감으로 구성되어 있는 피터의 놀이(예, 놀이 그룹과 집)가 어떤 환경인지이다. 피터의 놀이(예, 놀이 그룹과 집)는 거칠고 위험한 놀이를 보조하는 상당수의 장난감으로 구성되어 있어 그것에 대한 환경이 중요하다. 거칠고 위험한 놀이에 대한 피터의 관심을 유지하는 것은 피터로 하여금 더 오래 놀 수 있도록 유지시켜 줄 것이다.

표 3-3 ● 피터의 Knox Preschool Play Scale 점수

knox play scale 영역	전체 영역 점수
공간 관리	36개월
도구 관리	36개월
가상-상징	오직 한 항목에서 24개월
참여	42개월
전체	34-37개월*

*미완성의 가상-상징 점수를 고려하기

두 번째로, 피터를 도와줄 수 있는 발달된 오랜 놀이 친구와 움직이는 장난감(예, 덤프 트럭)은 더욱 성숙된 흥미를 발전시키는 데 있어 그를 도와줄 것이다. 이러한 놀이 친구는 피터가 실제로 놀이를 즐기고 있다는 것을 믿음을 주기 위해 그의 지시에 따라야 한다는 것에 주의해야 한다.

2단계 : 놀이다움 평가와 놀이환경 평가

ToP는 본질적인 동기, 내면 조절, 현실의 불필요한 제한으로부터의 자유, 그리고 구성에 있어서 서로의 연관성이 고려된 놀이를 정의하는 것이다 (그림 3-2를 참고). 즉, 아기가 이러한 특성 중 하나를 가지고 활동에 참여할 때, 이러한 활동을 놀이라고 부를 수 있다 (Skard & Bundy, 2008).

ToP의 4가지 요소는 29항목으로 이루어져 있다. 이것은

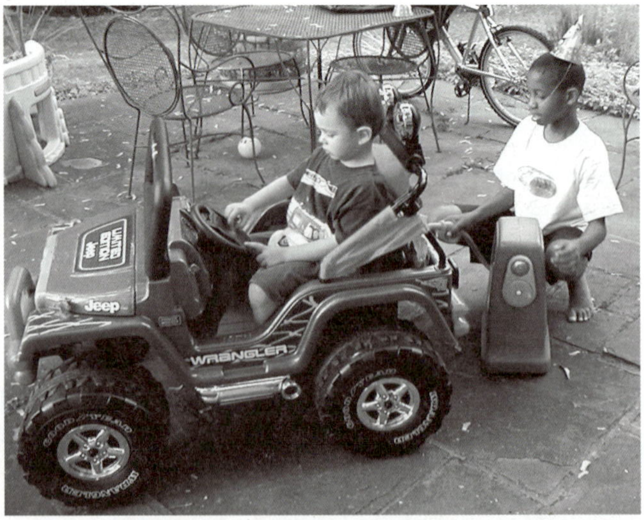

그림 3-8 다른 사람들과 놀이하는 그 자체가 목표가 될 수 있다.

증명하라!

놀이성을 변화시킬 수 있을까요?

놀이와 놀이성은 변하기 어려울 수 있다. 몇 명의 연구자들은 (Case-Smith & Bryan, 1999; Okimoto 등 2000; Skaines, Rodger, & Bundy, 2006) 어린 아이들에 대한 놀이나 놀이성을 향상시키는데 있어 치료가 효과적이라는 것을 발견했다. 반면에 Bundy, Shia, Qi, and Miller (2007)는 놀이성이 변화에 강하다는 것을 발견했다.

그림 3-9에서 보여주고 있고, 표 3-4에 더욱 자세히 나타나 있다. ToP는 나이가 6개월에서 18세까지의 유아기나 청소년기에 적용될 수 있다. 이것은 놀이에 있어 아이의 접근이 문제일 때 사용된다. 이것은 때로는 놀이에 참여하는데 있어 문제가 되기도 한다.

ToP는 오히려 아이에게 익숙한 다양한 놀이 환경에서 15분 동안 자유로운 놀이 관찰 후에 두드러지지 않은 실험자에 의해 점수가 매겨진다. 놀이 친구는 언제나 놀이에 존재하고 관여되어 있다.

몇 명의 연구자들은 그 ToP가 다양한 문화 그룹 (Griffith, 2000; Phillips, 1998; Porter & Bundy, 2000), 전형적인 아이들과 몇 가지 다른 증상을 가지고 있는 아이들에 있어 유효하고 신뢰를 줄 수 있다는 증거를 발견했다 (Leipold & Bundy, 2000; Okimoto, Bundy & Hanzlik, 2003). Cordier, Bundy, Einfeld, and Hocking은 그것이 다른 타입의 주위 결핍/과활동 이상 장애를 가지고 있는 아이들의 놀이 패턴을 구별하는데 충분히 중요하다는 것을 발견했다. Tyler (1996)는 ToP점수에 관한 어린 남자나 여자 아이들에 있어서 서로 다르지 않다는 것을 발견했다. Cameron 등은 (2001) 임상적 이용에 대한 증거를 보여주고 있다: 치료사는 그것이 사용하기 쉽고 임상적 환경에 잘 맞는다는 것을 발견했다.

TOES는 (Skart & Bundy, 2008) ToP과 상호 보완적인 테스트로 발전되었다. *작업치료 이론과 국제 장애 분류*를 고려하여 (ICE, 2002; WFOT, 2002), TOES는 작업치료사로 하여금 돌보는 사람, 놀이 친구, 사물, 그리고 놀이 공간의 영향력을 시험하도록 한다.

TOES를 이용한 환경을 평가하는 단계는:

1. **1단계:** 무엇이 아이에게 동기를 부여 합니까? 무엇이 그/그녀가 놀이로부터 회피하게끔 합니까? 왜 다른 것 대신 이 특정한 활동을 선택했나?
2. **2단계:** 어떻게 그 환경이 그/그녀의 관심에 도움을 주고 있나?
   A. 장난감
   B. 놀이 친구
      - 주는 신호
      - 읽는 신호
      - 동급 놀이

내적통제			
자신		**공동**	
결정	−	협상	−
안전	+	사회적 놀이	−
활동수정	−		
도구사용	−	상대를 지원	−
전환	−	합류	−
		공유	+

현실감 부재			
사람		**사물**	
장난기 / 짖궂음	−	창조적 사용	−
모방	−		
어리광 / 농담	−		

동기	
참여	−
과정중심 (결과 아님)	+
지속	−
즐거움	−

참고체계	
타인의 단서 파악	−
단서 제공	−
놀이 지속	−

Note: + = strength; − = limitation.

그림 3-9 놀이 요소로 ToP 항목의 개요를 보여주는 피터의 적용된 점수 시트. [Adapted with permission from Skard, G., & Bundy, A. C. (2008). Test of playfulness. In L. D. Parham & L. S. Fazio (Eds.), *Play in occupational therapy for children* (2nd ed., pp. 71–94). St. Louis: Mosby.]

표 3-4 ● 영역과 요소의 ToP 항목 정의

놀이 요소	평가 영역	항목 설명
본질적 동기 부여	**적극적으로 참여**	**범위 :** 플레이어의 시간 비율은 활동보다는 목적 없이 헤매고 또는 다른 초점이 틀린 아이의 성질을 부리는 성격에 관계되어 있다. **강도 :** 플레이어는 놀이친구 활동 정도에 따라 집중한다. (플레이어가 얼마나 종사하는지)
	주로 결과보다는 즐거움을 위한 활동에 관계	**범위 :** 그는 그것이 오히려 특정한 결과를 달성하는 것보다는 외부 보상 누리고 때문에 시간의 비율은 플레이어가 단순히 활동을 하는 것이다.
	활동을 유지하기 위해 어려움, 장벽이나 장애물을 극복	**강도 :** 활동을 계속하기 위해 장애물을 극복하기 위해 플레이어의 인내심의 정도가 필요하다.
	놀이 중에 긍정적인 영향을 보여줌	**강도 :** 플레이어가 보여주는 좋은 정도의 영향; 가벼운 즐거움은 실제로는 풍부한 범위
내부 통제	**어떻게 해야할 지 결정**	**범위 :** 플레이어가 적극적으로 그 또는 그녀가 무엇을 할지 선택하는 동안의 시간의 비율. 활동은 목적이 되지 않고, 플레이어의 활동 목적을 생각하지 않는다, 플레이어는 다른 플레이어가 하고 있는 일을 결정할 수 있지만, 아무도 플레이어를 강요하지 말고 그 또는 그녀가 보람 있는 활동을 해야 한다.
	놀이에 충분한 안전 수준을 유지	**범위 :** 플레이어가 충분히 게임을 계속할 수 있는지 시간의 비율을 현명하게 판단. 필요한 경우, 플레이어는 환경을 변경할 수도 있다.
	과제를 유지하거나 더 즐겁게 하기 위해 활동을 수정	**기술 :** 플레이어가 적극적으로 쉽게 과제에 참여할 수 있게 요구 사항이나 복잡하고 다양하기 참신한 작업의 변경
	대상과 상호 작용	**강도 :** 플레이어가 객체에 관련되어 있는 정도 **기술 :** 플레이어가 상호작용 하고 있는 편리성
	한가지 놀이 활동에서 다른 것으로의 전환	**기술 :** 활동에서 활동으로 놀이자가 이동하기 쉽고 하나가 끝나거나 다른 것으로의 진행이 가능하지 않다.
	필요와 욕망의 만남에 의한 다른 사람과의 협상	**기술 :** 놀이자는 다양하거나 다양하지 않은 무엇이 그들에게 필요한 지 쉽게 말한다.
	사회적 놀이에 참여	**범위 :** 놀이자가 동일하거나 유사한 활동에 참여하는 다른 사람들과 상호 작용하는 동안 시간의 비율. **강도 :** 놀이 동안 놀이자와 다른 사람과의 상호작용 깊이 **기술 :** 사회놀이 수준. 혼자 놀이에서의 리더가 되는 범위
	다른 놀이의 지원	**기술 :** 다른 놀이지원으로 놀이자를 쉽게 한다 (예, 격려, 아이디어)
	이미 활동에 참여하는 그룹	**기술 :** 놀이자가 이미 활동에 참여하고 있는 (다른 하나 이상의) 그룹의 일원이 되기 위한 몇몇 용이성; 그 활동은 파괴되어가고 있지 않다.
	다른 놀이의 시작	**기술 :** 놀이자가 다른 놀이자와 함께 새로운 활동을 시작하는 용이성
	공유 (장난감, 도구, 친구, 생각)	**기술 :** 다른 장난감, 개인 소지품을 사용하거나 또는 그들이 사용하는 장비나 놀이친구나 생각을 공유하는 놀이자의 편의

표 3-4 ● 영역과 요소의 ToP 항목 정의 (계속)

놀이 요소	평가 영역	항목 설명
현실중재	**즐거운 장난이나 놀림에 참여**	**기술 :** 쉽고, 영리하고, 숙달된 놀이자는 창의적이고 놀리거나 심한 장난을 하거나 사소한 규칙위반을 한다. 두가지 장난이나 괴롭힘은 의미없는 정신 밖에서 이루어진다.
	가장하기	**범위 :** 놀이자가 무언가를 하는 척, 어떤 일을 하고 있는 척, 다른 캐릭터 역할을 가정하는 것을 명백한 표시가 있는 동안 시간의 비중이 또는 어떤 다른개체 또는 사람인 척 그 이상의 사실을 끄집어냈는지 이외의 무언가이다. **기술 :** 수행 설득 정도의 심사는 놀이자가 어떤 그 자신 또는 그녀 자신이 된다.
	다른 사람과의 광대 또는 농담	**기술 :** 놀이자가 보통 다른 사람의 관심을 얻을 목적으로 과장, 장식된 행동에 재미있는 이야기의 농담을 쉽게한다.
	소설, 상상력, 얽매이지 않는, 창의적인, 또는 다양한 방식으로 게임에 사물 또는 다른 사람을 포함	**범위 :** 몇몇 놀이 동안의 시간의 비중 (a) 장난감 놀이를 위한 일반적인 물체의 사용 (예, 벌레, 항아리, 캔, 테이블 다리) 또는 (c) 다른 여러가지 방법 중 하나가 장난감이나 물체를 사용하는 것이다. 창조성이 핵심이다. **기술 :** 어떤 놀이자는 독창적인 방법으로 물체 또는 다른 사람과 협동되기 용이하다.
프레임	**활동에 참여하기**	**기술 :** 놀이자의 활동에서 활동으로 이동하는 놀이 테마의 집중하는 능력
	명확한 이해 단서 (얼굴과 몸) 제공 "이것이 당신이 나를 향해 행동하는 방법이다."	**범위 :** 놀이자의 다른 사람 또는 그녀와 함께 상호작용하는 방법에 대한 명확한 메시지를 주는 활동 동안의 시간의 비중 **기술 :** 놀이자가 다른 장난감, 개인 소지품, 또는 장비, 자신이 사용하거나 놀이 친구나 아이디어 공유를 사용할 수 있는 편리
	다른 사람의 반응; 자세한 놀이방법의 단서	**범위 :** 놀이자가 다른 놀이 단서와 함께 조화롭게 활동하는 편의

C. 공간
- 양과 배치
- 안전
- 이용가능

D. 보호자
- 타당하고 일관된 규칙
- 놀이의 가치를 보여주는 태도

3. **3단계:** 아이의 놀이 보다 더 좋게 하기 위해 변화가 필요하다고 생각하는 것이 있습니까?

간격 부위 평점은 TOES에서 비롯될 수 있다. 두 개의 연구는 (Harding, 1997; Bronson & Bundy, 2001) 구성하는 타당도와 신뢰성의 예비의 근거를 제공했다. 그러나, TOES는 놀이 환경의 잠재적 변화를 의논하는 기초를 형성하는 설명적 도구로써 매우 유용할 것이다.

피터의 ToP와 TOES 결과

Peter와 David에 의해 관리된 ToP의 개작한 시트 점수는 그림 3-9에서 보여주고 있다. 그리고 TOES 결과는 표 3-5에서 보여준다.

Peter는 많은 놀이시간을 한명의 놀이친구인 Alex와 함께 보냈다. 그러나, 놀이시간 전체를 4살 더 많은 소년들과 즐기곤 했다. Peter는 결코 어떤 것에도 열의를 보이지 않았다. 유일하게 그와 Alex는 흔들리는 말타기를 하는 시간이 짧게 제공 되었다. Peter는 빠른 것을 좋아했고 그리고 말타면서 간단한 속임수는 시도했다. David 순수한 감각과 그의 친구와 놀이는 Peter를 위한 동기요인이라고 결론지었다.

아무리 말타기를 해도 Peter는 활기를 보이지 않았다. 많은 내재동기 부족으로 보일뿐만 아니라 많은 장난감들과 상호작용에 익숙해져 있었고, 대부분의 아이들 또한 다소 낯아보였다. 그는 구강 장난감들로 유도했다. 그리고 ring-around-the-rosy 게임들을 하러 나섰고 자발적으로 따라왔다. Peters는 4살 더 많은 소년들이 왕위를 노리는 또는 장난기 있는 성격의 놀이에서 드러내지 않았다. 피터의 신체 언어는 읽기 어려웠다. 이렇게 말하는 것처럼 보였다. "날 혼자 내버려둬. 난 지금 볼거야"

Setting a Goal

David와 Peter의 어머니는 모두 Peter 어머니의 관심과 자신의 ToP과 TOES 결과를 고려해 목표를 개발하기 위해 함께 일했다. 결국 그들은 하나의 기본 목표에 도달했는데: Peter는 놀이그룹 중 적어도 반 정도 감각 운동 놀이에 열성적으로 참여를 유지하였다.

치료 계획 진행

몇몇의 요인이 Peter의 현재 상태에 기여할 수 있다. 그러나, Peter의 변화에 가장 큰 영향을 준 2가지 요인은 다음과 같다: (1) 감각운동을 촉진하기 위해 몇 가지 장난감이나 장비를 추가, 그리고 (2) Peter의 리드를 따르는 놀이그룹을 돕는 직원을 드린다. 직원은 어린 아이 놀이를 촉진하는 명시적 목적이 있는 시설로 고용된다. 이것은 계획을 용이 또는 아마도 그것을 더 어렵게 만들 것이다. 예를 들어, 어른이 되는 아이는 안전을 보장하는 것 이외에, 놀이에 참여할 수 없도록 하는 놀이 그룹의 철학일 수도 있다. Peter는 재미나는 장난을 인정하고 참여한 어른 놀이친구로부터 이점을 얻을 수 있다. David가 변화에 영향을 준다면 그는 먼저 목적에 관한 직원의 신뢰와 놀이의 가치, 조장하는 최선의 방법을 연구해야 할 것이다.

결과와 계획을 비교하기

이런 두 개의 평가 시나리오들은 평가들이 항상 대부분의 놀이와 관련된 정의를 반영하기 위한 주의를 선택해야만 하는 것을 밝힌다. 발전적인 협력의 원리를 되풀이하면서 (Biggs & Tang, 2007) 목표와 치료 계획은 직접적으로 평가로부터 비롯되고 현재의 문제점들 결과로 새운다. 따라서 목표가 협력적으로 세워지고 같은 현재의 정보에 기초할 때조차, Peter를 위해 만들어진 계획들은, David가 사용한 Revised Knox preschool Play Scale이나 ToP and TOES에 따라서 상당한 차이가 났다.

Peter의 어머니는 놀이와 관련한 여러 가지 요소에 관해 관심이 있었다: 놀이에 사용되어진 지연된 기술과 독립적으로 참여하고 활동하는 데 부족한 능력. Knox Scale이냐 ToP and TOES이냐 하는 David의 선택은 이런 관계들을

표 3-5 ● 피터의 TOES 결과

단계	질문	피터의 예상된 답변
1	무엇이 Peter에게 동기를 부여하고 있는가?	순수한 감각-흔들 수 있는 말로부터 오는. Alex와 함께 노는 것.
2	환경은 Peter가 그의 동기 부여를 만나는 것을 얼마나 잘 돕는가? A. 장난감 B. 놀이 친구 • 주는 신호 • 읽는 신호 • 동급 놀이 C. 공간 •• 양과 배치 • 안전 • 이용가능 D. 보호자 • 타당하고 일관된 규칙 • 놀이의 가치를 보여주는 태도	• 많은 공간이 있고 감각운동의 놀이를 용이하게 하기 위해 그것은 구성되었다. 그러나, 그런 놀이를 촉진시키기 위해 몇 안되는 장남감들이 있었다. • 아이들이 그들이 좋아하는 누군가와 노는 것을 허락된다. 그리고 Alex는 준비된 동배 놀이 친구이다. 그는 Peter의 신호를 잘 읽을 수 있게 보이고 동일한 종류의 일을 수행하는 것을 즐긴다. • 보호자는 아이들과 좀처럼 놀지 않았다. 그들이 참여했을 때, 소아의 리드를 따르기 보다 그들은 종종 아주 지시적이었다.
3	당신이 Peter가 "능숙하게" 노는 것을 도와 변하게 하고 싶어하는 무언가 있는가?	• 감각운동 놀이를 장려시키기 위해 장난감/장비를 더하라 • 보호자는 Peter의 리드를 따르는 것을 도와라

생각하면 논리적이며 옹호할 수 있다. Knox Scale은 Peter의 발달에 관한 Peter의 어머니 (그리고 놀이 그룹 직원)의 문제를 실증하는 반면에 ToP and TOES는 왜 그가 활동과 활동사이를 오가는 지와 집에서 왜 즐거워하는 지를 해명한다.

David는 그룹에서 나와서 혼자서 하는 것보다 자연스러운 환경에서 특히, 현재의 놀이 친구와 함께 하는 Peter의 놀이를 평가하고자 한다. 이것은 평가에 대한 그의 선택이 중요하게 한다. 즉, 그는 서술식 평가나 흥미 목록 평가들이 역시 변호할 수 있고, 다른 정보들을 제공할 수 있다고 해도, 서술식 평가 (예, 놀이 변천사)나 흥미 목록 (예, Pediatric Interest Profiles [Henry, 2008])을 실시하고 싶지 않다. 만약 그가 시간이 있다면 David는 Peter의 놀이에 관한 더 많은 포괄적인 상황을 만들기 위해서 Knox Scale과 ToP/TOES 둘 다 실시할 것이다.

임상조언 Practice Wisdom

놀이는 "연구의 가장 높은 형태"이다

Albert Einstein은 놀이는 "연구의 가장 높은 형태"이다 라는 속담을 믿는다. 다른 방식으로 말하면 놀이에서 정확한 답이 없기 때문에 놀이는 경험을 통해 완벽한 환경을 제공한다 (물론 잘못된 접근이 있다; 예를 들어, 잡담하기는 잘못된 접근을 대표한다). 많은 창조적인 새로운 창조는 놀이를 통해서 우연히 발생한다. 아이들에게 놀이는 적응력에 기여한다. 그리고 장애를 가진 아이보다 누가 더 많은 적응이 필요로 하겠는가? 그러므로 치료사들과 장애 아동과 일하는 다른 사람들은 놀이를 장려한다. 그들은 아이들에게 장난감을 가지고, 신체를 가지고, 모든 것의 방법을 가지고, 그들이 정확하게 움직여야 하거나 정확한 방법으로 장난감을 사용해야한다는 걱정없이, 경험을 해야한다는 것을 알고 있다. 치료사와 다른 사람들은 의식적으로 치료나 수업으로부터의 놀이를 구분해야만 한다. 예를 들어, 뻗기나 기기를 촉진하는 장난감을 사용하는 것은 장난감에 도달하기 위해 힘들것이기 때문에 문제가 될 수 있다. – 그것은 오직 새로운 장소로 이동하는 것이다. 놀이도 없고 경험도 없고 적응도 없는 오직 좌절뿐이다. 어떤 동기부여를 가지고 아이는 기술을 연습해야만 하는가?

핵심정리 (Here's the Point)

▶ 평가의 선택은 획득한 어떤 종류의 정보로 결정한다. 평가는 발달과정의 정보에서 제공하는 발달적 기술에 집중한다; 평가는 치료사에게 아이가 무엇을 하는지를 알려주는 것에 초점을 맞춘다.

▶ 평가의 결과는 목표 설정과 치료를 알려준다.

요약(Summary)

발달과 복지에 관한 놀이의 중요성을 생각하면, 놀이는 작업치료의 일반적인 초점이다. 그러나 놀이는 알기 어렵고 정의하기 어려워 치료사들은 치료의 필수 요소로서 놀이를 평가하고, 목표를 설립하거나 놀이를 포함하는 것이 항상 편하지 않다. 그 결과 작업치료사는 평가의 중요한 부분으로서 놀이를 포함하지 않을지 모른다. 그 대신에 치료사들은 놀이를 사용 가능한 정의를 제공하는 평가 도구로써 믿을지 모른다. 그러나 놀이 평가들은 매우 다양하고 매우 다른 결과, 목표 치료 계획을 이끄는 평가의 결과물이다.

놀이는 발달과 명시된 작업 수행 영역으로 매우 중요하다. 당신이 이 책의 다음 장을 읽는다면 항상 아이들을 위한 평가와 치료를 위해 놀이를 생각해야만 한다.

장난감 상자에는 무엇이 더 있나?

Parham, L. D., & Fazio, L. S. (2008). Play in occupational therapy for children. Philadelphia: Elsevier.

작업치료사가 쓴 이 책은 놀이 평가 및 중재를 위한 좋은 참고 자료이다.

Bundy, A. C. (2005). Assessing play. In M. Law, W. Dunn, & C. Baum (Eds). Measurement of occupational therapy performance: Supporting best practice in occupational therapy (pp. 89-102). Thorofare, NJ: Slack.

놀이 평가의 정신적인 측면에 대해 부가 사항을 Bundy(2005)가 기술했다.

http://www.cyh.com/HealthTopics/HealthTopicDetails.aspx?p=114&np=122&id=1943

왜 놀이가 중요한가, 어떻게 놀아줘야하며, 놀이의 아이디어는 어떤 것이 있는지 궁금할 때, 유용한 자료로 사용할 수 있다.

Sutton-Smith, B., & Sutton-Smith, S. (1974). How to play with your children (and when not to). New York: Hawthorn.

매우 오래된 책으로 절판되었지만, 일부 서점이나 온라인 서점에서 구매 가능하다. 이 책은 아동과 부모 또는 어른들이 어떻게 상호작용해야 하는지를 알려준다.

참고문헌

Agnes, M., and Guralnick, D. B. (2000). Webster's New World College Dictionary (4th ed). Cleveland, OH: IDG Books Worldwide.

Bateson, G. (1971). The message, "this is play." In R. E. Herron and B. Sutton-Smith (Eds.), *Child's play* (pp. 261–269). New York: Wiley.

Bateson, G. (1972). Toward a theory of play and phantasy. In G. Bateson (Ed.), *Steps to an ecology of the mind*. New York: Bantam.

Biggs, J., and Tang C. (2007). *Teaching for quality learning at university*. Sydney, NSW, Australia: McGraw-Hill and Open University Press.

Bledsoe, N., and Shepherd, J. (1982). A study of reliability and validity of a pre-school play scale. *American Journal of Occupational Therapy, 36*, 783–788.

Brentnall, J., Bundy, A. C., and Scott, F. (2008). The effect of the length of observation on Test of Playfulness Scores. *Occupational Therapy Journal of Research, 28*, 1–8.

Bronson, M., and Bundy, A. C. (2001). A correlational study of the Test of Playfulness and the Test of Environmental Supportiveness. *Occupational Therapy Journal of Research, 21*, 241–259.

Bundy, A. (1989). A comparison of the play skills of normal boys and boys with sensory integrative dysfunction. *Occupational Therapy Journal of Research, 9*, 84–100.

Bundy, A. C. (2005). Assessing play. In M. Law, W. Dunn, and C. Baum (Eds.), *Measurement of occupational therapy performance: Supporting best practice in occupational therapy* (pp. 89–102). Thorofare, NJ: Slack.

Bundy, A. C., Shia, S., Qi, L., and Miller, L. J. (2007). How does sensory processing disorder affect play? *American Journal of Occupational Therapy, 61*, 202–208.

Cameron, D., Leslie, M., Teplicky, R., Pollock, N., Stewart, D., Toal, C., et al. (2001). The clinical utility of the test of playfulness. *Canadian Journal of Occupational Therapy, 68*, 104–111.

Case-Smith, J., and Bryan, T. (1999). The effects of occupational therapy with sensory integration emphasis on preschool-age children with autism. *American Journal of Occupational Therapy, 53*, 489–497.

Clifford, J. M., and Bundy, A. C. (1989). Play preference and play performance in normal preschoolers and preschoolers with sensory integrative dysfunction. *Occupational Therapy Journal of Research, 9*, 202–217.

Cohen, D. (2006). *The development of play: Concepts in developmental psychology*. New York: Routledge.

Cordier, R., Bundy, A. C., Einfeld, S., and Hocking, C. (2010). A comparison of the play of children with ADHD by subtypes. *Occupational Therapy Journal of Research. 30*. 122–132.

Griffith, L. R. (2000). *Hispanic American Children and the Test of Playfulness*. Unpublished master's thesis, Colorado State University, Fort Collins, CO.

Harding, P. S. (1997). *Validity and reliability of a Test of Environmental Supportiveness*. Master's thesis, Colorado State University, Fort Collins, CO.

Harkness, L., and Bundy, A. C. (2001). Playfulness and children with physical disabilities. *Occupational Therapy Journal of Research, 21*, 73–89.

Harrison, H., and Kielhofner, G. (1986). Examining reliability and validity of the Preschool Play Scale with handicapped children. *American Journal of Occupational Therapy, 40*, 167–173.

Henry, A. (2008). Assessment of play and leisure in children and adolescents. In L. D. Parham and L. S. Fazio (Eds.), *Play in occupational therapy for children* (pp. 95–194). St Louis: Elsevier Mosby.

Howard, A. (1986). Developmental play ages of physically abused and non-abused children. *American Journal of Occupational Therapy, 40*, 691–695.

Kielhofner, G., Barris, R., Bauer, D., Shoestock, B., and Walker, L. (1983). A comparison of play behavior in non-hospitalized and hospitalized children. *American Journal of Occupational Therapy, 37*, 305–312.

Knox, S. (1968). *Observation and assessment of the everyday play behaviour of the mentally retarded child*. Unpublished master's thesis, Los Angeles, CA: University of Southern California.

Knox, S. (1974). A play scale. In M. Reilly (Ed.), *Play as exploratory learning* (pp. 247–266). Beverly Hills: Sage.

Knox, S. (2008). Development and current use of the Revised Knox Preschool Play Scale. Test of playfulness. In L. D. Parham and L. S. Fazio (Eds.), *Play in occupational therapy for children* (2nd ed., pp. 55–70). St. Louis: Elsevier Mosby.

Leipold, E., and Bundy, A. C. (2000). Playfulness and children with ADHD. *Occupational Therapy Journal of Research, 20*, 61–79.

Linder, T. (Ed.). (2008). *Transdisciplinary play-based assessment: A functional approach to working with young children* (2nd ed.). Baltimore, MD: Paul H. Brookes Publishing Co.

Neumann, E. A. (1971). *The elements of play*. New York: MSS Information.

Okimoto, A. M., Bundy, A. C., and Hanzlik, J. R. (2000). Playfulness in children with and without disability: Measurement and intervention. *American Journal of Occupational Therapy, 54*, 73–82.

Parham, L. D., and Fazio L. S. (2008). *Play in occupational therapy for children* (2nd ed.). St. Louis: Elsevier Mosby.

Phillips, H. A. (1998). *Guatemalan and Nicaraguan children and the Test of Playfulness*. Unpublished master's thesis, Colorado State University, Fort Collins, CO.

Porter, C. A., and Bundy, A. C. (2000) Validity and reliability of three tests of playfulness with African American children and their parents. In S. Reifel (Ed.), *Play and culture studies, Vol. 3: Theory in context and out* (pp. 315–334). Westport, CT: Ablex.

Reilly, M. (1974). *Play as exploratory learning*. Beverly Hills, CA: Sage.

Restall, G., and Magill-Evans, J. (1994). Play and preschool children with autism. *American Journal of Occupational Therapy, 48,* 113–120.

Rubin, K., Fein, G. G., and Vandenberg, B. (1983). Play. In P. H. Mussen (Ed.), *Handbook of child psychology: Vol. 4, Socialization, personality and social development* (4th ed., pp. 693–774). New York: Wiley.

Shepherd, J., Brollier, C., and Dandow, R. (1994). Play skills of preschool children with speech and language delays. *Physical and Occupational Therapy in Pediatrics, 14,* 1–20.

Skaines, N., Rodger, S., and Bundy, A. (2006). Playfulness in children with autistic disorder and their typically developing peers. *British Journal of Occupational Therapy, 69,* 505–512.

Skard, G., and Bundy, A. C. (2008). Test of playfulness. In L. D. Parham and L. S. Fazio (Eds.), *Play in occupational therapy for children* (2nd ed., pp. 71–94). St. Louis: Elsevier Mosby.

Stagnitti, K. (2007). *Child Initiated Pretend Play Assessment (ChiPPA).* West Brunswick, Victoria, Australia: Co-ordinates Therapy Services.

Tyler, R. G. (1996). Boys, Girls and a ToP: *Influence of gender and environment on the Test of Playfulness.* Master's thesis. Colorado State University, Fort Collins, CO.

Von Zuben, M., Crist, P., and Mayberry, W. (1991). A pilot study of differences in play behaviour between children of low and middle socioeconomic status. *American Journal of Occupational Therapy, 45,* 113–118.

World Federation of Occupational Therapists. (2002). *Minimum standards for the education of occupational therapists.* Forrestfield, Western Australia: Author.

World Health Organization. (2001). *International classification of functioning, disability and health (ICF).* Geneva: Author.

제 4 장

조기 치료
(Early Intervention)

4

좋은 시작점에서 출발하기

Christine Doyle Morrison

"아기는 먹고, 자고 엄마가 많은 것을 해주기 때문에 아기가 되면 따분할 것이다.

— *Julia, 6세*

개론

소개

조기 치료의 전개

조기 치료로서 작업치료 전후 관계의 영향

서비스제공 기관의 정책과 문화

특정한 조기 치료 개념

가족 중심의 간호

관계 기반의 간호

자연 환경들

조기 치료의 작업치료 서비스

개별 작업치료사의 영향

작업치료 임상 영역 영향

조기 치료와 관련된 수행 형식

조기 치료 동안 작업 관련된 영역

요약

목적

1. 작업치료와 조기 치료의 상응하는 전개를 설명하고 어떻게 조기 치료로서 작업치료 서비스를 정의하는지를 설명하기
2. 조기 치료로서 전후 관계의 영향을 확인하기
3. 가족 중심의 간호, 관계 기반의 간호, 자연 환경들을 조기 치료로서 작업치료의 개념적인 체계로 통합하기
4. 조기 치료와 관련된 수행 형식과 작업의 영역을 확인하기

서론 (Introduction)

상황 4-1에 설명되어 있는 Henry와 Connor, 형제는 함께 잘 지냈다. 그들은 어릴 때부터 친하게 지냈고 그것이 그들을 단짝친구처럼 만들었다. 다른 비슷한 나이의 형제와 달리 이 둘은 사이가 매우 좋았다. 상황 4-1을 읽을 때 그 소년들과 그의 가족의 일상생활의 문맥에 대해 고려한다면 많은 것을 이해할 것이다.

상황 4-1 Henry와 Connor : 숨바꼭질

2살된 Henry와 3살 반 된 Connor는 그의 어머니가 점심을 준비하는 동안 숨바꼭질을 하였다. Connor는 "내가 10을 세는 동안 너는 숨어라"라고 Henry에게 말하였다. Connor는 매우 느리고, 정확하게 숫자를 세기 시작하였다. "하나, 둘, 셋..." 그가 10까지 다 세었을 때, Connor는 "준비 됐으면 찾는다." 라고 말한 뒤, 가족실, 거실, 부엌을 찾아다니면서 말하였다. Henry 어디 있어? 그가 옷장 안에 있나? 아니 그는 거기 없네. 그가 테이블 밑에 있나? 아니, 그는 거기 없네. 세탁물 바구니 안에 있나? Connor가 찾고 있는 동안에, Henry는 그의 눈을 꽉 감고 거실에 있는 담요 위에 누워 있었다. Connor는 매번 "아니구나. 그는 거기 없구나 (Henry는 거기 없구나)"라고 말하였고 Henry에게 작은 웃음을 주었습니다. 1~2분을 이렇게 찾고 다닌 뒤 Connor는 "엄마 Henry를 본 적 있어?"라고 물어보며 Henry를 찾는 것을 도와달라고 요청하였다. Connor와 그의 엄마는 함께 거실로 가기 전, 몇 곳을 더 찾아보았다. Connor가 말하였다. "저기 Henry가 있다" Henry는 빨리 자신의 눈을 뜨고, 웃으면서 그의 팔다리를 움직여 흥분을 나타내고 말하였다. "너가 나를 찾았다."

자신의 눈을 감자마자 당신으로부터 숨고 있다고 생각하는 2살짜리 아이와 당신은 얼마나 많은 시간동안 숨바꼭질을 해주었는가) 이 상호작용은 형제 사이 전형적인 게임 시나리오 같이 생각된다. 그러나, 당신은 Henry가 관절구축증을 가지고 있다는 것에 대해 근육을 약하게 하며, 관절운동에 제한이 있고, 혼자 거실을 돌아다닐 수 없는 근육 장애에 있어서 무엇을 배웠는가) 이 숨바꼭질 이야기를 보고 당신의 관점은 변하였나) Henry는 Connor와 함께 게임 하는 것에 있어서 훌륭하게 이해하였고 몰두하였다. 그러나 그는 동생이 집을 돌아다니지 못하는 것을 수용하기 위해 게임을 바꾸고 그의 능력에 의존하다. Connor가 Henry가 눈을 감았을 때 자신이 숨었다고 느끼는 것을 대신해서 실제로 숨기를 요구한다면, 게임 시나리오는 붕괴될 것이다. Henry가 어머니가 그를 테이블 밑에 옮겨주고 숨기 전까지 숨는 것을 주장하고 법석을 떤다면 숨바꼭질은 계속 되겠지만, 숨바꼭질 역할에 있어서 Henry의 독립성은 약해질 것이다. 또한 그들의 어머니가 점심을 준비하고 있었기 때문에, 형제는 그녀가 그들과 함께 게임을 할 수 있을 때까지 게임을 시작하려고 하지 않았을 것이다.

이 상황는 작업치료사가 조기에 치료해서 일하는 전형적인 이야기이다. 그리고 Henry는 그들의 치료시간 동안 작업치료사와 공유되었다. 의식적인지 아닌지, 이 이야기에서 말하는 것은 Henry의 어머니는 작업치료사가 얼마나 매끄럽게 Henry와 노는지, 그리고 그가 신체적으로 필요로 하는 효과를 수용하는지, 그녀는 어떻게 Henry의 가족이 두 가지 그의 숨바꼭질 역할에 있어서 지지하는지 묘사하였다. 이 장에서는 작업치료사는 이러한 시나리오 안에서 Henry와 다른 아이들이 조기 치료와 역할 설명 작업치료를 묘사하는 생활 역할이 가능하다는 것을 상황를 사용하여 설명하였다.

조기 치료의 진화
(The Evolution of Early Intervention)

조기 치료 (EI)는 장애 보유자와 그 가족들의 영아와 유아(대부분의 나라에서 출생 후 3년까지)에게 제공하는 서비스를 말한다 (그림 4-1). 조기 치료의 시작은 아이들이 태어나서 학교를 다니는 동안 계속된다. 조기 치료의 목표는 생물학 그리고 환경 위험 요소를 가진 어린아이의 신체, 인지, 감정, 자원제한을 방지하거나 극소화 하는 데 있다

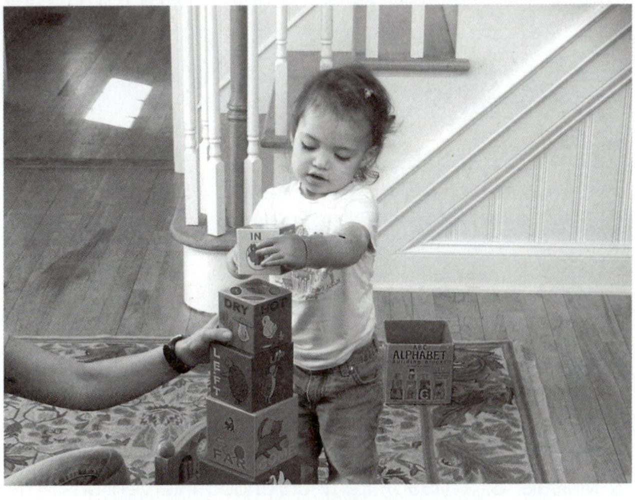

그림 4-1 미국에서는 대부분의 조기 치료 서비스는 아이의 집에서 이루어진다.

(Blackman, 2003). 지난 30년 동안 미국의 조기 치료 발전은 교육 분야 그리고 건강관리 시스템의 영향을 받았지만 (McCullom, 2000; Odum & Kaul, 2003; Odum & Wolery, 2003; Shonkoff & Meisels, 1990), 현재 보편화된 관례는 조기 치료 자체의 분야 내에서 유래하는 철학적 원리를 포함한다 (Odum & Wolery, 2003).

조기 치료에서의 작업치료사의 역할은 현장에서 자체적으로 바르게 전개되어 왔다 (Clark, Polichino, & Jackson, 2004). 그림 4-2에서 수평적인 소아 작업치료 진행의 발달과 법칙들 아이들을 위한 교육서비스를 적용하는 법을 보여준다. 소아 작업치료는 아파서 입원한 아이들을 위한 전환을 제공하기 위해, 입원한 아이들이 내성을 가지고 (Tracy, 1912), 빨리 낫게 하는 것을 돕기 위해서 전문가에 의해 시작되었다. 1960년도 쯤에 의학 공동체들은 몸 안의 작용에 포커스를 가졌으며, 작업치료사들은 어떤 몸속의 구조가 작업수행에 영향을 주는지에 집중했다 (Fisher, 1998; Kielhofner & Burke, 1983). 개인의 문제를 (World Health Organization, 2001) "바로 잡는" 것의 의학적 모델의 중재 목적은 **감각통합** (SI)과 **신경발달치료** (NDT)와 같은 시대에 발생한 근거의 틀 속에서 명백하다.

1970년과 1980년 동안에 소아 작업치료사는 신생아 집중치료 장치와, 발달 후속 진료소 등으로 이동했다. 의학적 모델 안에서의 작업과, 감각통합과, 신경발달치료와 같은 근거의 틀의 사용이, 수행능력을 향상시키는 목적이 되고, 이것들은 작업에서의 참가 향상 결과를 가져올 것이다. 소아와 일하고 그들의 성장과 발달을 지켜보는 작업치료사로서 그들은 훗날 어린 시절 손상으로 끝날지 모르는 발달적 역정과 손상된 수행 기술들을 발달적 조짐에서 확인하였다. 치료사는 이러한 경로에 영향을 미칠 목적으로 어린 아이들과 함께 치료하기 시작했다.

동시에 미국 연방의 위임 통치자는 3살에서 21살까지의 장애를 가진 모든 아이들에게 적절한 교육을 받게 하면서, 치료사를 교육 시스템까지 확장하기를 명시하였다(미국, 캐나다, 영국, 호주에서 운영하는 소아 임상에 관한 많은 정보들은 12장에서 15장까지 다루어진다). 작업치료사(물리치료사, 언어치료사와 함께)는 장애를 가진 아동의 지식을 학교에서 아이들의 참여를 높이기 위해 사용했고, 학교팀의 활동적인 구성원이 되었다. 개개인을 교정하기 위한 치료의 의학적 모델 접근은 교육 서비스에 영향을 미치기 시작했다. 그러나 학교 시스템에서 일하고 있는 치료사들

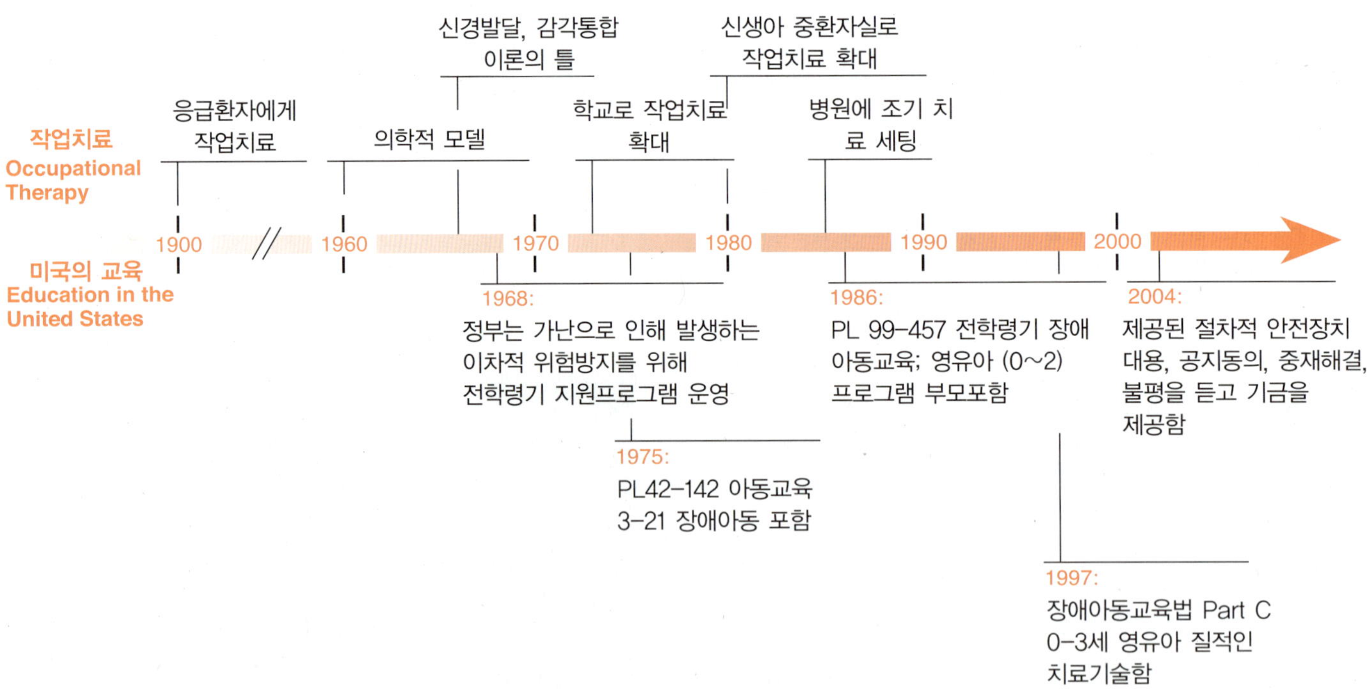

그림 4-2 작업치료의 평행 발달과 운영하는 교육 법률 [Data from Clark, G. F., Polichino, J., & Jackson, L. (2004). Occupational therapy services in early intervention in school-based programs. *American Journal of Occupational Therapy, 58,* 681-685; and Shonkoff, J. P., & Meisels, S. J. (1990). Early childhood interventions: The evolution of a concept. In S. J. Meisels & J. P. Shonkoff, J. P (Eds.), *Handbook of early childhood intervention* (pp. 3-31). New York: Cambridge University Press.]

은 역시 교육적 모델에 영향을 받았고 그 접근법이 치료를 변화시키기 시작했다. 치료사와 교육자는 취학전 아동에서(McCullom, 2000) 보여지는 학습 장애의 발달적 조짐과 환경적 위험 요소를 확인했고 어린아이들을 위한 치료를 지지했다. 이런 다양한 주장의 결과는 조기 치료의 영역이었다 (Sandman & Kemp, 2007; Shonkoff & Meisels, 1990).

지난 20년 동안에, 조기 치료에서 포함된 유아 그리고 소아의 객관적인 경험이 신경생리학, 두뇌 발달 그리고 발달의 다른 영토들에서 연구로 연결되는 것은 아이의 발전적인 경험에서 이른, 여러 해의 중요성과 조기 치료의 효능 모두를 지지한다 (Blackman, 2003; McCormick et al., 2006).

핵심정리 (Here's the Point)

- **조기 치료는 의료 모델과 교육 모델 모두에서 일어난다.**
- **오늘날 조기 치료는 좋은 분야이다. 그리고 여러 과학적이고 개발적인 분야로부터 지식에 의해 이용된다.**

조기 치료의 작업치료에서 전후관계 영향
(Contextual Influences on Occupational Therapy in Early Intervention)

이 본문에서는, 생태문화적 구성이 아이들과 가족에 대한 배경을 이해하는데 제공된다. 이 방법은 조기 치료로 확장된다. 그림 4-3은 10장 생태문화적 이론에 더 자세히 설명된 생태문화적 모델에서의 개념을 적용한다. 이 모델 os는 조기 치료에서 작업치료의 실행에 영향을 미치는 요소를 떠올리게 하는 이 장의 조직화한 시각화로서 사용되었다.

기관의 정책 및 문화

작업치료 서비스가 제공받은 시스템, 기관은 서비스 (그림 4-3에서 Layer 2를 보기)의 특징에 영향을 미친다. 이러한 맥락에서 시스템은 전문 또는 추천, 평가 및 치료 계획의 개발 및 구현을 통해 섭취에서 서비스 제공에 관련된 기관 모두 포함된다 (Bruder, 2005).

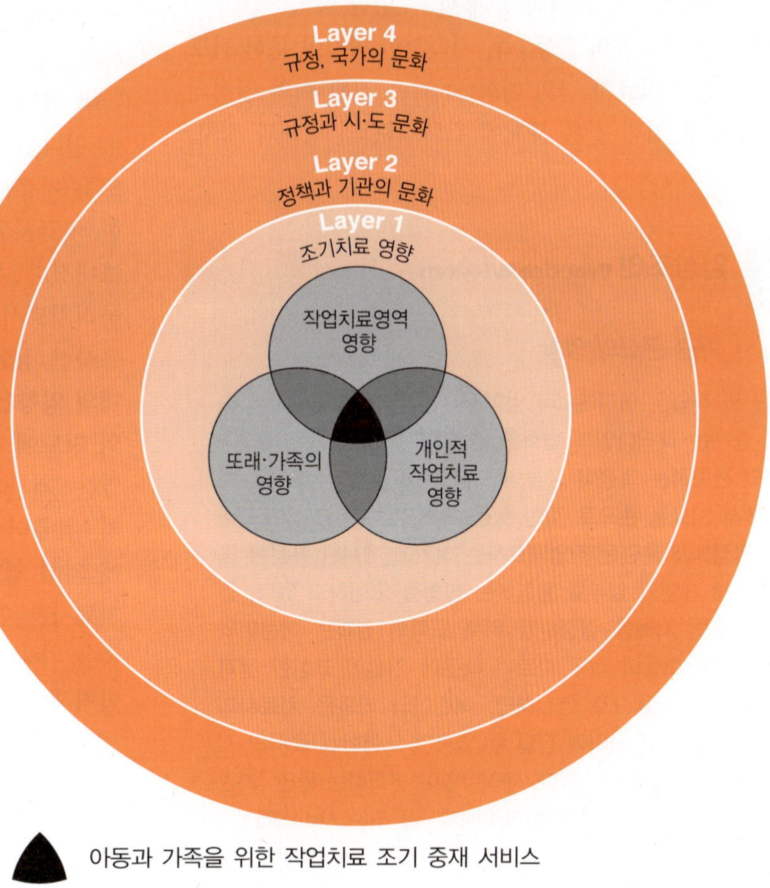

그림 4-3 조기 치료의 작업치료 서비스 제공에 관한 영향

정부 기관과 각각의 개업자들은 유아, 소아, 그리고 가족에게 서비스가 제공받은 방법에 기여하였던 **문화** (즉, 신념과 실행)를 발전시킨다. 이 문화는 포함한 조기 치료의 모든 측면에 영향을 미친다 (Bruder, 2000, 2005; Dunst, 2002; Edelman, 2004; Guralnick, 2005).

- 관련 규칙 및 규정은 조회를 해석하고 구현하는 방법
- 의료 제공자와 가족 사이의 다양한 의료 제공자 사이의 관계의 성격
- 팀 같은 작업치료 등 다양한 분야의 역할
- 치료의 초월한 학문 간의 종합 모델의 사용 (16장 참고 : 팀 모델에 관한 많은 정보를 위한 소아 치료 팀)
- 문서 결제 및 스케줄링과 같은 관리 문제
- 현재의 연구와 증거 기반 실습 문제가 자연적인 서비스에 가지고 있다.

치료사들은 그들이 속해 있는 문화 시스템과 보완이 된 메시지를 모두 받을 수 있다. 예를 들어, 개발기관의 치료 공간을 아동들에 발달과정에 맞추어 작동하도록 설계되어 있다. 클리닉 아동 치료는 병원 환경에서 근무하는 개발 작업치료사 그들의 가정에 영유아들과 협력하고 방법에 대해 부모의 능력을 개발하고 코치하면 기관에 대한 작업에 더 능률을 올릴 수 있다. 또한 작업훈련에 참여를 용이하게 하는 방식으로 자녀와 함께 할 수 있다.

함께하는 치료자의 활동 (즉, 지속적인 역량이 문헌 검토 추구, 그리고 치료사 간의 대화)과 같은 직원 회의 일정의 생산성 향상 기대 같은 문제에 관한 기관의 정책과 절차, 명백히 산업 지원 기관의 문화를 만들 치료 서비스는 병원 공간 내에서 제공되는 서비스이다. 유아와 그 가족을 위한 가정 또는 지역 사회 기반 서비스를 제안을 가능성이 줄어들기 때문에 이 기관 내에서 치료사들은 그들이 기관의 문화와 가능성에서 작동된다.

조기 치료 팀이 기관 내에 다양한 공급자로 구성되어 있는데 독립적으로 작동하지 않을 때, "기관 문화"의 문제는 훨씬 더 복잡하게 된다. 확인 및 유사점과 차이점을 인정하고, 팀 구성원 간의 관계를 개발, 어린이와 가족들에게 최고의 서비스를 제공하기 위해 필수적이다.(이 점은 관계 중심의 간호에서 나중에 언급)

Herny에 대한 상황로 돌아가서, 그는 신생아 집중 치료 병동이나 치료학과가 없는 작은 지역사회 병원에서 태어났다. 그의 소아과 의사는 병원에서 년간 근무와 조기 치료에는 익숙하지 않았다. Herny의 부모는 그 의사에게 Herny의 호흡 상태의 장애가 있어서 그가 얼마 살지 못할 것이라며 집으로 돌아가서 편하게 보내라고 들었다. 그들은 단지 그랬다. 그를 안고 보듬어주고 사랑해주었다. Henry가 8개월이 된 시점에 그의 부모는 대형 교육 병원에서 일하는 의사에 조언에 따라 신생아 집중 치료 병동 및 발달 프로그램에 참여하게 된다. 그 당시, 그는 조기 치료로부터 관절구축 진단을 받았다. 따라서 조기 치료시스템에 Herny의 입장은 그의 더 큰 지역 사회 내에서 존재하는 두 가지 다른 "기관 문화"에 영향을 받았다.

이 예에서 Herny의 작업치료 요법에 확장시켜 포함할 수 있다. Henry는 그의 집에서 독립적인 생활을 할 수 있도록 치료사로부터 작업치료를 받았다. 그는 앞에서 설명한 치료사와 같은 병원에서 근무하는 물리치료사에게도 보내졌다. 두 치료사들은 조기 치료 팀에서 작업치료사와 물리치료사 관절구축에 대한 작업치료를 아이들과 함께 유사한 경험을 했다. "기관의 문화"중에 작업치료사는 주내의 영향을 받아 자녀와의 협력에 대한 자연 환경과 부모의 지도에 대해 조기 치료 작업위원회에 참여하여 영향을 받는 "기관의 문화" 중에 물리 치료사는 좌석장치, 기립장치, 컴퓨터 및 병원 공간 내에서 다른 적응 기술의 가용성에 의해 영향을 받았다. 개별 가족 서비스 계획을 개발한 치료사는 이러한 다른 영향을 파악하고 Henry와 그의 가족을 위해 최상의 근무 계획을 개발하기 위해 가족과 함께 협력해야 한다 (그림 4-4).

임상조언 Practice Wisdom

기관 문화의 영향

당신의 작업은 어디에서나 영향을 끼친다. 작업치료에서 조기 중재는 패러다임의 변화를 경험하고 있다. 모든 패러다임의 변화하는 과정이 항상 부드럽고 쉬운 일이 아니다. 병원에서 치료를 손으로 직접 했을 때의 가치를 본 의료모델의 관점에서 훈련된 작업치료사는 여기에 제시된 특정한 조기 중재 개념의 일부를 통합하는 방법을 고심하고 있다. 연구와 모범 사례를 결정하기 위해 노력의 결과는 어린이와 가족이다. 그들이 너무 다르기 때문에 거절이 고심한 결과를 새로운 개념으로 검토하면, 어린이와 가족은 치료사의 서로 다른 문화 사이에 잡힐 수 있으며 노련한 치료사의 지식에서 나가 놓칠 수 있다. 패러다임이 변화하는 동안 "기관 문화"는 미국에서 어린이와 가족에게 제공되는 서비스에 엄청난 영향을 준다.

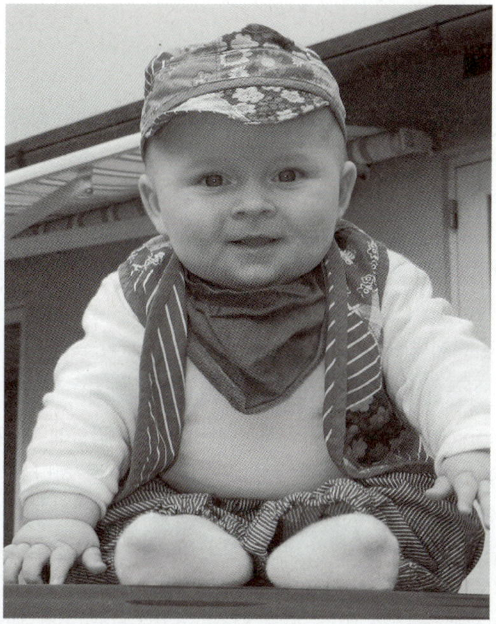

그림 4-4 가족과 협력하는 치료사는 Henry와 같은 최선의 치료 계획을 만들어 낸다.

능동적인 학습

만일 Henry가 a) 미국 출신이고 특별 보호 구역에 살고 b) 노동을 위해 미국 남서쪽에서 이주한 계절 근로자의 아이이거나 c) 제 3국에서 살고 있고 있다면, 어떻게 조기 치료를 받은 Henry의 경험이 다른지를 토의해보자. 토론에서 장으로부터 나온 개념을 포함시키자.

핵심정리 (Here's the Point)

▶ 조기 치료는 서비스와 구조전문가와 기관문화와 함께 국가, 주, 및 지역사회의 정치와 규정에 의해 영향을 받는다. 이것의 의미는 프로그램 및 서비스는 국가, 지역차이 그리고 국제적이다.

특별한 조기 치료의 개념 (Specific Early Intervention Concepts)

그림 4-3은 조기 치료 서비스 개념의 그림이다. 3가지의 내부 요소는 layer 1 : 조기 중재 영향은 조기 치료라는 증거기반의 실천이라는 상징을 포함하고 있다. 그러나, 조기 치료라는 학문은 광대하고, 3가지 테마를 반복하며 현재의 토론과 특별한 관련이 있다. 가족 중심간호, 관계기반 간호, 그리고 자연환경이다 (Dunst, 2000; Odum & Wolery, 2003; Pilkington, 2006). 모든 이 문서에 사용된 환경문화 프레임 작업은 각각 이들의 본질에서 그들은 가정을 위한 지속가능한 일상적인 일과의 개발을 지원해야 한다는 관련이 있다. 추가적으로, 조기 치료 보증토른 응용프로그램의 3가지 테마가 작업치료사의 실행 가이드라인과 된다. 소품은 이 과정에 도움을 제공해주며, 이 개념은 챕터 마지막의 Henry의 이야기에서 통합된다.

가족 중심의 간호

가족중심 조기 치료는 가족안의 아동중심 중재와 대조되며 아동뿐만 아니라 중재의 초점이 된다. 그 가족을 인정하는 것은 다른 사람들에게 다른것을 의미할 수 있으며, 작업치료 실행체계는, 작업치료사는 아이의 삶에 대한 구성과 가족 중의 누군가가 유아 또는 아동의 엄마역할을 하는지에 대해 확인하기를 주장한다 (AOTA, 2008; Larson, 2000). 작업치료사는 가족으로부터 그들의 일상에 관련된 아동과 가족, 또한 가족의 희망과 미래에 대한 꿈을 추구한다 (AOTA, 2008).

가족은 오직 어느 아동의 삶에 대한 구성을 제공하지 않지만 아동의 일생 그 이상의 지속적인 존재이며, 그들은 아동과 그들의 어떤 전문적인 일생에서 더 많은 시간을 보낸다(그림 4-5) (Turnbull, Turbiville, & Turnbull 2000);. 가족의 문화와 아동의 기본적인 일상과 관련된 적당한 발달은 Llewellyn에 나와 있다 (제 10장: 생태문화적 이론). 한 주당 조기 치료 서비스의 20시간은 전형적인

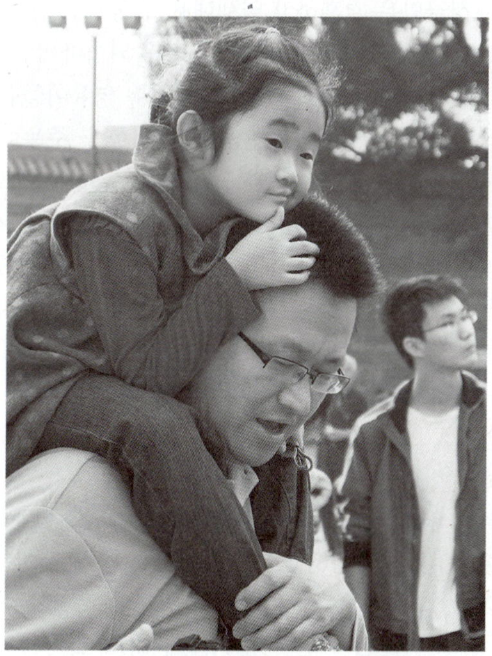

그림 4-5 가족은 아이의 생애 동안 불변의 존재이다.

유아 또는 아동의 깨어있는 시간의 20%를 나타낸다. 대부분의 어린이는 주당 20시간보다 적은 서비스를 받는다. 가족은 조기 치료 제공자와 그들, 따라서 대부분의 조기 치료팀의 필수 멤버보다 그들의 아동의 발달에 대한 영향을 주는 더 많은 기회를 갖는다 (Bruder, 2000). 가족중심방식으로 조기 치료 접근과, 생태문화 접근을 사용하고, 작업치료사는 아동의 일상의 전반에 걸친 경험을 식별하고 긍정적으로 그 또는 그녀의 발전에 긍정적인 영향을 주는 가능성이 있는 적극적인 가족과 함께 일한다. 강조하자면 가족의 선택, 가족의 이점, 그리고 전문가와 가족간의 관계의 성격에 있다 (Bruder, 2000; Dunst, 2000; Turnbull, et al, 2000).

가족 선택은 가족이 자녀 또는 가족과 관련된 문제 (Bruder, 2000) 및 조회 팀에서 가족 역할을 결정하기 위해 제공되는 최종 결정권자라는 것을 의미한다 (Kasahara & Turnbull, 2005). 치료사들은 가족들이 올바른 선택을 할 수 있도록 정보를 제공한다. 가족의 결정은 발달과 중재 계획을 안내해야 하고 "가족의 일상생활"의 (Bernheimer & Keogh, 1995) 의해 영향을 받아야 한다. 구체적인 치료요법이란 각 가족의 습관과 일상이 만들어낸 목표발전과 중재를 의미한다. 장애아를 가진 가족의 영향을 연구한 초창기 추적조사는 가족중재가 가족의 일상과 맞지 않고 부모의 목표, 가치와 신념에 일치하지 않을 때 가족 중재가 실행되어지지 않거나 지속적으로 유지되지 않는다는 것을 알아냈다 (Bernheimer & Keogh, 1995) .

정부가 보조해주는 아파트에 살고 있고 6살 미만의 자녀 넷을 둔 싱글맘은 결혼하고 일세대용 주택에 뇌성마비인 1살된 딸만 가진 엄마와는 다른 목표를 뇌성마비인 1살된 자기 딸을 위해 갖고 있을 수도 있다. 두 영유아들은 그들의 의식주를 해결할 수 있는 능력에 영향을 주는 비슷한 과제들을 가지고 있을 수 있다. 그러나, 그들은 치료요법의 빈도와 장소 그리고 어떻게 그들의 딸들과 보낼 시간을 짤 것인가의 대해 다른 관점을 둘 수도 있다. 가족 중심의 관점에서 작업하면 전체 가족의 요구에 각 유아 및 유아의 발달필요를 균형있게 가족이 그들에게 중요한 일에 대해 결정을 내려야 도움을 줄 수 있습니다. 이러한 1 살 소녀의 각 작업치료 프로그램은 그녀의 독특한 가족의 상황을 맞게 해야 한다.

가족의 이점은 모든 가족이 이점을 가지고 있다는 믿음이다. 이 가정에서 일하는 전문가들의 서비스에 대한 언급은, 자녀의 요구를 충족하기 위해 이점을 식별하고, 사용할 수 있는 가족의 기능을 용이하게 하는 환경을 파악하고, 제공하는 데 도움이 된다 (Turnbull et al., 2000). 비록 모든 가족들이 그들의 아이들과 살고, 그리고 알고 있을지라도, 일을 시키고 그들의 가족 시스템에 일하지 않은 것을 포함하여, 이 인식이 항상 의식적일지도 모른다 는 것은 아니다. 가족 이점의 관점에서, 직업 치료사는 매일의 경험에 반영하기 위해 가족을 지원함으로써, 가족 의식이 지식을 가지고 도움을 줄 수 있다. 그들의 아이의 학습과 발달을 지지할 경험을 제공하기 위하여, 그들의 능력에 가족의 장점을 두드러지게 하는 방법으로, 매일 경험의 토론으로 이 정보를 가르치는 것은 그것을 가족에게 스며들게 한다 (Bruder, 2000).

상황 4-2 주요 특징으로 서비스가 제공되는 방식으로 제공되는 내용만큼이나 중요하다. 가족중심주의가 서비스

상황 4-2 Latonya의 어머니를 듣고

Latonya은 공공 주택에 살며 깡패 생활을 하는 싱글맘인 19세 Monica의 18개월된 딸이다. Latonya은 조용하고, 그녀의 신호가 미묘하다. 그녀는 그녀의 보행기를 타고 계단에서 떨어진 후에 확증된 머리 부상 때문에 조기 치료에 등록되었다. 어느 작업치료 회의에서, Latonya는 의욕이 없었다. 장난감들에 관심이 없고, 열이 있다 라고 느꼈다. 그리고 종종 기침하고 있었다. 치료하는 방법에 대한 생각에 다음과 같은 요소는 작업치료사의 임상 추론이 영향되었다.

- Monica가 Latonya의 어머니로 그녀의 역할에 더 많은 능력 느낄 수 있는 가족 중심의 치료 목표 중 하나가 되었다. Monica는 Latonya와 의사 소통하려고 생각했고 작업을 수행하기 위해서는 Latonya의 미묘한 단서 응답에서 더욱 지속적으로 조사해야 한다고 느꼈다.
- 이전에 확인한 가족 힘은 Monica가 Latonya를 위해 긍정적인 옹호자인 것을 포함하였다. 그녀는 깨끗하고 좋은 영양 상태를 유지하고 모든 치료 세션에 참석하였다.

치료사가 Latonya가 어떤지 Monica에게 물어서 하기로 결정했다. Monica가 Latonya가 훌륭하였다 라고 말하였을 때, 지난 주와 어떤 것이 달랐는지 치료사는 물었다. Monica는 Latonya가 많이 기침한다고 시작했다. 잠시 생각 후, 그녀는 따뜻하게 여러 차이를 설명하기 시작했다. Monica는 "만약 그녀가 병들면 나는 놀랍니다. 어쩌면 치료 대신에 나는 계속해서 그녀를 의사에게 보이기 위하여 진료소로 데리고 갈 것입니다". Monica는 Latonya가 폐렴에 걸렸고, 의사에게 그녀를 보일 것을 결정하여 매우 행복하였다. 라고 말하였다. Latonya 병이 모니카를 인도하고 그녀 자신의 아이디어에 Latonya 행동과 능력에 따라 모니카의 반사를 촉진할 듯 그녀가 그녀의 딸에 대해 이야기했다.

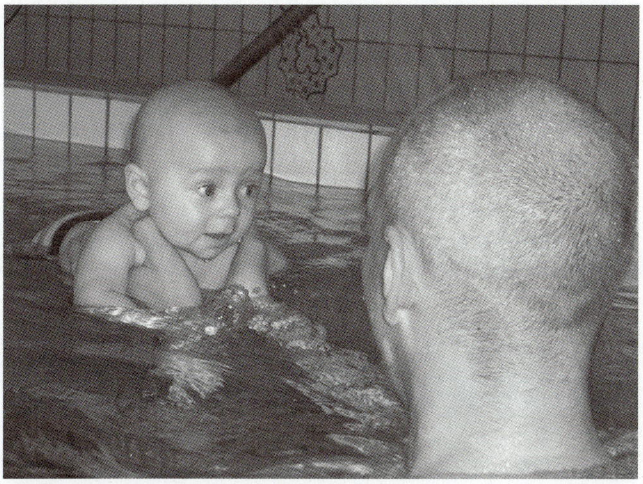

그림 4-6 아이 건강과 발달에 있어 부모의 이해는 빠른 중재 서비스의 결정적인 역할을 한다 (Photograph courtesy of Gudrun Gjesing).

를 제공하는 방법은, 관계와 참여, 두 요소로 구성되어 있다 (그림 4-6). 관계형 요소는 일반적으로 적극적인 듣기와 공감으로 좋은 임상 연습과 관련된 행동을 포함한다. 비록 이 요소가 중요할지라도, 가족 능력을 강하게 하고, 새로운 재능을 진전시키는 것은 가족이 조기 치료에서 활동중인 참가자여야만 비로소 일어날 수 있다 (Dunst, 2000). 그들의 가족 구성원을 충족하고, 자녀에 대한 학습 기회 제공을 지원하는 방식으로 가족과 함께 일하는 것은 아이 대상의 중재보다 코칭이 더 유사할 수 있는 치료 기술이다. 연구는 이것이 성공적으로 완료하고 있을 때 기본 교사를 변경할 수 있는 것을 보여준다. 대화와 어린이 대부분 발달적인 변화를 실감한다 (Hanft, Rush, & Shelden, 2004). 연구자는 이것이 성공적으로 끝나고, 보호자가 아이와 함께하는 상호작용을 바꿀 수 있을 때, 대부분의 발달적 변화를 인식한다 (Daunhauer, Coster, Tickle Degnen, & Cermak, 2007; Mahoney et al., 1999).

관계를 기반으로 한 간호

가족 중심 중재의 정의하는 것은 사람 치료가 초점이며, 가족에 초점 방법에 관한 지침을 제공, **관계를 기반**으로 한 간호의 원칙은 가족 중심 간호 안에 관계 교유의 특성에 관하여 공급한다. 중재는 관계를 가족 중심의 시점에서 추측한다. 그러나 더 멀리 나아가 (a) 모든 관계 중요 부분, 특히 부모-아이 간 관계 (b) 가족과 아이의 사회적-감정의 세계에 유의 (c) 중재의 과정을 중요시 한다(Gilkerson & Koppel, 2005). 이것은 가족 중심 훈련을 가능하게 한다. 그러나 관계를 기반으로 하는 방법은 아니다. 그것은 아이뿐만 아니라 가족을 보유하지 않고 관계를 기반 방식으로 실천하는 것은 불가능하다는 것에 초점을 둔다.

게다가 가족 중심 간호의 '과정'을 위해 기술은 중요하다.(예, 듣는 행동, 공감 등) 관계를 바탕으로 한 간호는 따라오는 능력이 필요하다 (Edelman, 2004).

- 반사를 촉진
- 부모-자식 관계를 관찰하고 강조
- 역할 한계 유의
- 감정적으로 강한 상호작용에 신중하게 대응
- 이해, 통제, 그 자신의 감정을 사용

관계를 바탕으로 한 조기 치료는 조직 개발과 모든 치료를 위한 기초 역할을 모두 아이와 부모 또는 주요 교사 사이의 관계를 고려한다(Gilkerson & Stott, 2000; Edelman, 2004). 부모-자식 관계의 조직 근거를 설명에서, BraZelton & Greenspan (2000)는 양육 정서적 관계가 지능과 사회 성장을 위한 가장 중요한 토대가 되는 상태라고 언급하였다. 이러한 관계는 기본적인 제공 (예, 영양, 주택, 신체적 안전, 질병 및 손상으로부터 보호) 와 규제 (즉, 과자극 및 저자극에서 어린이의 보호)가 학습을 위해 필요하다. Dunst (2002)이 관계는 자녀-개시 및 감독 행동에 반응할 때 특징을 발견하고, 동시에 새로운 기술을 연습하는 기회와 기존 기능에 대한 정교한 것은 아이들에게 더 많은 능력이 되어 제공 된다. 다음과 같은 Zachary와 그의 어머니의 짧은 글이 원칙을 표시한다.

상황 4-3 Zachary : 놀기 그리고 엄마와 소통

Zachary는 2살이며 6개월 동안 자신의 집에서 작업 치료를 받고 있다. 치료는 주에 두 번 실시하고, 그의 어머니와 함께 적극적으로 모든 세션에 참여한다. 하나의 목표는 Zachary가 그의 어머니와 상호, 놀면서 상호작용에 관여하는 것이다. 기술은 Zachary가 가진다. 이러한 목표를 포함 (a) 그는 항상 자신의 어머니를 인식하고, 자주 그녀의 무릎에 올라 그녀에게 접근하거나 그녀의 손을 필요로 하고, 자신이 원하는 무언가가 그녀에게 걸어가게 하고, (b) 그는 그의 환경주변을 걸어 갈 수 있으며, 픽업과 장난감을 조작하기 위해 자신의 팔과 손을 사용할 수 있다. 이러한 목표에 관해서 Zachary에 대한 도전은 종종 놀이의 감각 양상에 자신의 반응 조절 어려움을 가지고 있다 (예, 그의 어머니와 장난감의 터치, 장난감의 특정 소리, 그리고 장난감의 시각 입력, 다른 사람, 더 큰 환경). 자신의 생각 밖으로 장난감을 조작하고 (예, 빈약한 활동), 그와 함

(계속)

께 놀이 시도를 저항하고, 장난감과 상호작용을 시작할 때 종종 방을 떠나고, 성공하지 않거나 치료 또는 그의 어머니에 의해 너무 거세게 몰아 부치고 있다.

하나의 세션에서, 20분 동안 난이도 있는 장난감의 여러 가지 상호작용 후 : Zachary가 그의 어머니와 치료사가 있던 아주 가까운 공간을 두고 그들 중 하나도 보지 않고 나무 바닥에 작은 플라스틱 공을 bouncing하기 시작했다. 몇 분 후에 Zachary가 밖으로 불러내고 그들이 그와 함께 상호작용에 솔깃한 것처럼 그의 어머니와 치료사를 향해 보았다. Zachary의 어머니가 공을 잡는 활동에 참여하고, 잡고, 그녀 가슴에 말한다, "너가 공을 원한다면 나에게로 라고 사인해" Zachary는 처음 그의 어머니를 보지 않고 공을 밖으로 도달했다. 그녀가 명령을 반복하면, 그가 그녀를 바라보고 그의 손을 올려 그의 가슴에 "나에게로"라고 사인한다. 그의 어머니는 큰 미소를 짖고, "그래, 너 '나에게로' 라고 사인했어" 그리고 Zachary에게 공을 주었다. 그가 다시 공을 튀어오르기 시작하고 시나리오가 반복되었다.

공이 튕겨 작업치료사에게 가까이 왔을 때 그녀는 공을 잡았다. 치료사 쳐다보는 동안 Zachary는 손을 뻗어 잡았다. 그녀는 나에게로 달라며 신호를 보냈다. Zachary는 그의 팔을 움직였고 가능하게 될 때까지 사인을 보내지 않았다. 그는 그의 엄마와 작업치료사 사이에서 공이 튕겨지는 동안 많은 관심을 보였다. 그의 엄마는 항상 공을 가지고 있었고 치료사의 완벽하다는 신호의 촉각촉진이 필요함에도 불구하고 Zachary는 웃으며 "나에게로"라며 신호하며 공을 주고 받았다. Zachary가 운동치료 후에 몇 분 동안 걷고 있었을 때 그의 어머니는 왜 지속적으로 신호를 수행하지 않았는지 물었다.

증명하라!

중재를 위한 자료는 다음을 참고하라

Kadlec과 그의 동료들은 일상생활 동안 교사와 어린이의 상호작용과 반대되는 상호작용으로 높은 위험요소와 중간적 위험요소 전형적으로 발전하는 어린이들과 교사에 대해서 조사하였다 (어린이들은 30개월 정도이다). 비디오 연구 분석 되었다. 이 연구에 흥미로운 결과는 옷입는 것과 먹는 것에 초점이 맞춰졌다. 초점은 놀이보다는 일상생활에 맞춰졌고, 이 연구를 특별하게 만들었다. 아이들의 교사는 인지와 운동지체 등과 함께 사회적, 정서적 도움을 조절할 수 있도록 하였다. 어린이의 관심을 지탱하기 위해서 어린이의 능력 수준에 맞게 했다. 이 교사들은 부양하는 것과 함께 지시적이였다. 대조적으로 일반적으로 성장할 아이들은 교사들이 지시적이지 않을 때 상호작용에 더 긍정적인 근거에 대해 다음을 참고하라.

Refer to the following for evidence supporting the importance of relationships in intervention:
From Kadlec, M. B., Coster, W., Tickle-Degnen, L., & Beeghly, M. (2005). Qualities of caregiver-child interaction during daily activities of children born with very low birth weight with and without white matter disorder. *American Journal of Occupational Therapy, 59,* 57-66.

사실 하나에 대해 가능한 설명은 Zachary는 그의 어머니와 함께 독립적으로 신호할 수 있는 방법을 배웠다. 그러나, 치료사가 그렇게 하는 촉진은 Zachary가 어머니와 함께 신호하는 방법을 배웠고, 그의 엄마와 치료사로부터 전반적인 의사소통을 가지는데 어렵게 되었다. 또 한가지 사실은 아마도 신호를 표현하는 것은 습관을 포함하고 있다는 것에 대해 Zachary는 어려움을 가졌다. 두 설명은 Zachary의 양상을 설명하고 있다. Zachary가 왜 상담자가 아닌 그의 어머니와 함께 신호의 의사소통 의도와 습관 구성요소를 모두 수행할 수 있었는지, 관계기반 접근방식은 다른 가능한 설명을 제공했다. 기준의 틀은 Zachary가 수행할 수 있는 더 복잡한 기술을 기본을 토대로 그의 어머니와 그의 관계를 이용하는 것을 제시했다.

임상경험은 치료 전문가들이 부모와 아이의 경쟁보다는 아이의 집중력을 위해 상호작용을 지원하는 것을 제안한다. 아이가 치료 전문가와 이 기술을 증명하기 전에, 그 아이는 종종 그 또는 그녀의 부모와 함께 새로운 시술을 증명한다 (Brazelton & Greenspan, 2000). 기초적인 관계관점에서 연구하면, 그 치료사는 빠른 정보와 Zachary의 엄마가 말을 잘하는 것에 대한 의지, 습관 그리고 양육관계들이 Zachary안에서, 공을 튀기고, 잡고 "나에게로" 라고 신호하는 것을 가능하게 공유했다. 그들은 다른 놀이 상황에서 Zachary를 관찰하고 비교, 그 행동을 대조했다. 그들은 행동에 대한 경향을 보았고, 환경측면을 파악하기 위한 지원뿐만 아니라 Zachary에 최상의 상태를 제공하였다. 직업치료사와 Zachary의 어머니는 앞으로 수업 동안 그와 함께 할 Zachary 어머니의 지식과 가족을 기반으로 한 이야기를 만들었다. 그녀의 지속적인 질문과 직업치료사가 제공하는 정보처리, 그리고 직업치료 수업 동안 개발한 아이디어가 Zachary와 그 가족을 위해 최고 효과를 결정했다.

차례로 자식을 지원할 필요를 느낄 때, 그들의 아이들에게 상호작용과 발전을 위한 더 나은 일을 할 수 있을 것이다 (Edelman, 2004; Gilkerson & Ritzler, 2005). 관계기반을 토대로 하기 위해서는 팀의 모든 제공자들은 지원하는 느낌과 관계기반 태도를 증명을 할 필요가 있다 (Bruder, 2000).

Henry 그리고 그의 조기 치료 팀은 그의 물리 · 작업치료사를 구축하기 위해 노력하였다. 그리고 서로 협력관계를 유지하였고, Henry의 가족과 함께 치료 세션에서 그들의 서로 다른 문화의 영향에 대해서 자주 논의하였다. 그들의 논의의 화제는 다음과 같다. (a) 주파수 및 치료의 위치 (b) 아동 또는 자녀를 대상으로 시작한 세션 (c) Henry의 높은 의자와 상용적으로 쓰이는 의자장치의 비교 (d) 치료 세션에서의 Henry부모의 역할에 대한 기대 (e) 주조, 부목의 사용과 치료의 과정에 대한 다른 정형 등 장치 및 기타문제, 치료의 과정에 관한 모든 결정은 Henry의 부모님과 함께 공동으로 만들어졌다. 전체 과정에 걸쳐 치료사 팀은 자신과 Henry와 그의 부모의 관계를 여는 것을 성공의 기본으로 하였다.

증명하라!

놀이에서 아동참여 지원

놀이에서 아이의 참여를 촉진하기위해 보호자 -자녀 상호작용 지원에 초점을 맞추고, Daunhauer와 그의 동료들은 루마니아의 고아원에서 보호자와 함께 했다. 보호자는 보육원에서 아이들과 함께 노는 동안 촬영되었다. 나이는 10~ 30개월이다. 보호자들은 일반적으로 8~10명의 어린이를 책임지고, 보호자와 아이가 매번 같은 쌍이 되지 않았다. 이에도 불구하고, 보호자의 지원은 자녀의 부분에 대해서 더 큰 역량을 내게 한다. 게다가 보호자는 놀이참여 아동이 성공할 수 있도록 사회 정서적 지원과 충분한 지도를 제공하기로 결정했다. 저자는 자녀의 성공의 교사 -자녀의 참여와 관련 있다고 지적했다. 이 간단하고 단기 치료는 아이의 놀이 변화를 이끌어냈다. 장기결과는 검사되지 않았다.

From Daunhauer, L. A., Coster, W. J., Tickle-Degnen, L., & Cermak, S. A. (2007). Effects of care-giver interactions on play occupations among young children institutionalized in Eastern Europe. *American Journal of Occupational Therapy, 61, 429–440.*

자연적 환경

치료 클리닉처럼 장애가 있는 아이들을 위한 특별하게 설계된 환경이 아닌 자연적인 환경 (Bernheimer & Keogh, 1995; Dunst, Bruder, Trivette, Hambly Raad, & McClean, 2001)에서 발생되는 개념이다. 자연적인 환경은 장애 또는 발달지체 없이 아이들을 참여시키는 환경이다. 그 환경들은 공원, 집, 탁아소, 교회, 수영장, 도서관, 운동장이 포함되고, 가족의 문화적 믿음과 가치가 밀접하게 연관되어 있다. 자연적인 환경에서 EL의 증진은 부분적으로 Bonfenbrenner (2005)의 모델을 기초로 연구하였고 환경과 진화하는 인류사이에 상호작용을 해결할 수 있다. 이 연구는 아이들이 일상생활에서(Bernheimer & Keough, 1995; Dunst et, al., 2001) 새로운 기술을 연습할 수 있는 기회가 쌓여졌을 때와 그들에게 상황이 적합되었을 때 (Odum & Wolery, 2003), 가장 최고로 배울 수 있다는 것을 발견하였다. 환경문화 이론은 가족의 문화 내에서 일어나며 어린이들의 자연적인 환경내에서 확장하며 의미있고 지속적인 일상의 발전을 지원한다 (Gallimore et al., 1989).

환경문화이론가 Bernheimer와 keogh (1995)에 의한 언급에 의하면, 개발촉진은 매주 치료시간의 가족의 목표와 가치를 기초로 일상에 포함되며 반대로 치료사에 의해 제공된다 (그림 4-7). 이 아이의 부모님과 치료사들이 자연환경의 노출을 조사하는 연구자들은 치료사들이 봉사가 발생하는 방법을 통합하고 (Campbell, Sawyer, & Muhlenhaupt, 2009), 그것을 넘어 자연적인 환경에 대한 그들의 생각을 확장하기를 권고한다 (예, home versus clinic). 자연적인 환경에서 EL의 시간이 발생할수 있는 방법을 설명한다면 Pilkington (2006)은 치료사들이 병원에 치료도구를 두고 빈손으로 아이와 그 가족들과 집,

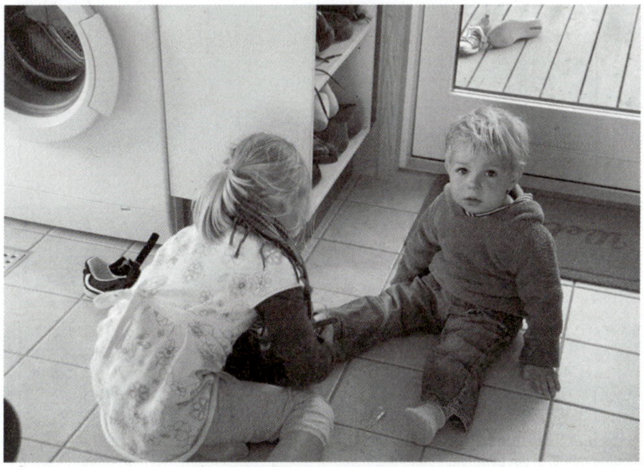

그림 4-7 조기 치료가 가정 환경에서 이루어진다면 서로서로 지원하고 도와주는 형제자매를 형성 (Photograph courtesy of Lise Hostrup SQnnischsen).

공원, 기타 등에 가는 것이 중요하다고 제안한다. 치료사들은 방문중에 발생할 상황과 일상에 대해 대응하고 교육하는 부모와 다른 가족의 일원으로서 전형적인 하루와 다양한 상황을 통해 발전을 설명하는 방법에 대해 코치가 된다.

치료사들은 미리 계획하고, 지시치료시간이 아닌 방문중에 발생하는 시간과 역할 상호작용사이의 경험을 가족들에게 반영되는데 도움을 주어야 한다. 직업이나 활동에 (AOTA, 2008)성과패턴과 참여사이에 관계전문가로서 자연환경의 학습기회를 포함시킬 수 있는 가장 적합한 직업치료사는 EL팀의 구성원일 것이다. 자연적인 환경에서 근무하는 소아 직업치료사들은 어린이들과 그들 환경의 발전 사이에서 지식을 적용할 수 있다. 아이의 개인적인 특성간의 상호작용을 부모와 함께 반영하는 환경의 인간과 물리적 측면, 그리고 작업자체가 부모에게 작업의 참여를 최상으로 지원을 제공할 수 있도록 돕는다 (Fisher, 1998; Kellegrew, 2000).

예를 들어, 만약 가족의 목표가 그들의 미취학 아동이 가족들과 식사를 하는 동안에 그리고 스스로 먹는 동안 앉아 있는 것이라면, 작업치료사의 평가는 아마도 아이가 식사를 하는 동안의 관찰에 있을 것이다. 작업치료사는 혼자서 먹기 위한 아이의 능력을 평가하는 것뿐만 아니라 아이가 앉는 의자, 식탁의 높이, 사용하는 접시와 도구, 음식의 질감과 농도 같은 환경적인 요소와 가족과 함께 하는 식사 의미를 토론하는 환경의 다른 사람에 의해 제공되는 시각적, 청각적 요소까지 평가한다. 평가는 치료사가 스스로 먹는 것을 지연시키거나 보조해주는 환경적 측면을 결정하는데 도움을 준다 (그림 4-8).

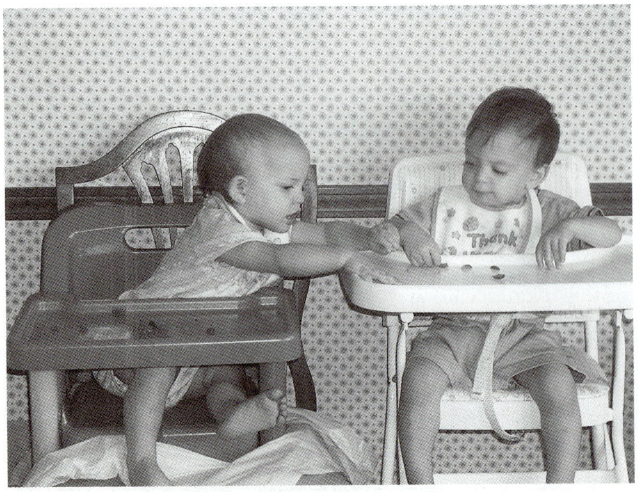

그림 4-8 실제 활동의 상황에서 만들어진 관찰은 작업치료사에게 대부분의 상황적 정보를 제공한다.
(Photograph courtesy of Angie Carter).

가능하다면, 아이의 집에서 사용이 불가능한 치료적 자세 의자나 식기 대신에 식사하는 동안의 식기나 의자를 사용하면서 치료는 가족의 집에서 이루어져야 한다. 만약 과제의 환경과 요구사항의 측면이 변경되어야 한다면, 이것은 역시 아이가 전형적으로 먹는 환경에서 이루어져야 할 것이다. 아이가 숟가락을 집거나 또는 음식을 떠서 입으로 가져갈 때의 능력과 팔과 손의 조절 감소 같은, 음식을 먹는 동작을 수행하는데 어려움을 가지고 있다면 추가할 목표는 아마도 소동작 기능의 증가에 있을 것이다.

자연 환경적인 관점에서 지속하면서 작업치료사는 부모가 그들의 아이와 그들의 집과 같은 중요한 환경 속에서, 근처의 공원이나 도서관에서 놀기를 도와야 한다. 세션은 잡기와 교정을 포함한 발달을 가능하게 하는 환경 속에 있는 장난감과 다른 방법의 탐색을 포함하여야 한다. 자연환경의 개념을 적용하는 것은 작업치료사가 활동이나 환경을 분석하지 않는다는 것을 의미하는 것은 아니다. 오히려, 그들은 가족들에게 중요한 설정 안에서 그들의 아이들과 가족의 일을 도울 방법을 고려한다.

핵심정리 (Here's the Point)

- **조기 조정의 중심은 가족이 아니라 아이이다. 따라서 치료사는 가족의 규칙과 관계를 위한 존중을 성장시켜야 한다. 왜냐하면 가족은 서비스의 의사 결정자이기 때문이다.**
- **조기 치료는 쉽게 자연환경에서 수행된다. 치료사의 도전은 부모를 위해 코치를 제공하는 것, 그리고 치료 및 아이 기반의 접근보다는 모델의 상호작용에 있다.**

조기 조정에서의 작업치료 제공 (Occupational Therapy Services in Early Intervention)

그림 4-3에서 보이는 것과 같이, 안의 동그라미는 조기 치료에서의 작업치료 제공을 나타낸다. 이런 서비스들은 작업치료사의 교차점에서 발생하며, 작업치료사는 영역과 아이와 그의 가족에게 실행해야 한다. 10장에 아이와 가족들에 관련한 생태 문화적 주제들이 묘사되었으므로 그러한 컨셉들은 이곳에서 언급하지 않겠다. 그러나 남아 있는 토론을 통해서 만들어갈 것이다. 토론은 작업치료사 개인의 영향력에 초점을 맞출 것이고 작업치료 서비스는 조기 치료에서 아이들을 위해 제공되어야 한다.

개별적인 작업치료사의 영향

작업치료사들의 충격요법. 3세 이하의 아이를 가진 가족들은 새로운 가족에 적응하고 그들의 자녀들을 구성원으로 만드는 일을 한다 (Francis-Connolly, 2000). 이 기간 동안의 고유의 과제는 아이가 조기 치료 서비스를 필요로 할 때 적용된다. 조기 치료팀의 구성원으로서 작업치료사들은 종종 가족의 생활 속에 첫 번째 치료 또는 재활을 맞고 있다. 부모들은 조기 치료 시스템의 교섭 또는 그들의 자녀와 가족이 필요한 것을 주장하는 판단력이 없을 수 있다. 치료사의 행동들 그리고 말들은 가족들을 위해 조기 치료 전체로부터 또는 작업치료사 개인에게로부터 설명되어야 한다. 치료의 경험이 없는 유아의 부모들은 조기 치료와 관련된 가족중심 치료, 자연환경, 그리고 관계기반의 치료를 알지 못하고 있다. 그들은 팀에서의 다수의 전문가들 사이의 차이를 아마도 모를 것이다. 중재 동안의 경험은 부모들을 위한 작업치료로 정의될 것이고 치료의 진행에서의 부모의 역할에 대한 중요한 메시지를 제공할 것이다. 경험의 질에 따라서 이것은 다른 결과를 가질 수 있다. 그것은, 부모는 활동적인 참가자가 되거나 방에 남겨두고 치료사가 그들의 아이와 함께 하도록 하는 것을 배울 것이다. 그들은 권고가 그들의 생각과 가족관에 적합한 방법에 관하여 치료사와 의사소통하는 것을 배우거나 그들은 권고를 듣지 않기 위해 홈 프로그램 제안을 통하여 이행을 하지 않을 것이다.

작업치료사는 그들이 누구인가와 그들이 무엇을 알고 있는가가 치료에 영향을 준다 (Bruder, 2000). 개인 특성은 능력을 포함한다. (a) 반사를 촉진한다, (b) 부모-자식 관계를 관찰하고 강조한다, (c) 역할 경계를 존중한다, (d) 감정적으로 격렬한 상호작용에서 생각이 깊게 대응한다, 그리고 (e) 그 감정을 이해하고 조절하고 사용한다. 이것은 작업치료사가 영유아와 가족과의 관계를 발전시키는 것을 가능하게 한다. 개개인의 작업치료사가 영유아와 가족에게 영향을 미치는 것을 배울 수 있는 것은 관계를 통하여 있다.

개인 특성에 더하여, 치료사의 자기 자신의 문화는 중재에 영향을 준다. 제 10장으로부터의 개념은 치료사와 그들이 일하는 영유아와 가족에게 적용된다. 문화적 신념은 암묵적일 수 있다; 우리는 실제로 그들의 자료를 아는 것 없이 진실로 그들을 동의한다. 작업, 역할과 관계가 있는 그 사람의 자기 자신의 의식을 성장시키는 것은 다른 사람의 생각을 이해하고 존중하는 것을 향한 중요한 제 1단계이다. 이러한 의식으로 무장시킨다, 작업치료사가 그들의 생각에 대해 부모와 의사소통하고 치료사의 문화 대신에 개개인 가족의 문화를 반영한 치료 계획을 개발할 수 있다. 영유아가 병을 사용하는 것을 그만두고, 먹기 위해 기구를 사용하기 시작하고, 옷 입는 것을 돕고, 배변훈련을 소개하고, 자가 간호작업에 주변 참여는 탐구되어야 한다. 치료사는 어린 아이가 그들의 독립을 주장할 때, 그들이 놀 때, 소꿉놀이를 거칠게 하거나 adult-directed 활동에 참여하기 위해 거부할 때 이와 같은 행동에 대하여 어떻게 그들이 느끼는지 알아야만 한다. 생각 또는 지난 경험이 이 느낌과 관련되어 반영하는 것은 부모가 그들의 생각 또는 느낌을 확인하는 것을 돕기 위한 근거가 아이의 행동에 관련이 있었을 때 사용될 수 있는 자아의식을 가능하게 할 것이다.

치료에 대한 치료사의 영향과 관계가 있는 세 번째 영역은 지식과 특정 기술부터 전형적이고 비전형적인 발달, 작업치료와 조기 치료까지 비롯된다. 지식과 기술은 치료를 이끄는 임상 추리에 초기 평가 동안에 하게 되는 질문으로부터 모든 것에 영향을 미친다. Henry의 예에서, 신생아의 집중치료실에서 영유아와 함께 한 배경이 있고, 영유아의 미묘한 신호를 읽고 해석하는 기술을 가진 치료사와 척수손상환자와 함께한 배경이 있고, 손상 받은 근육의 근력을 평가하는 기술을 가진 치료사는, 그의 환경과 다르게 상호작용하는 그의 팔과 손의 사용 초기 평가에 접근할지도 모른다. 한 치료사는, 장난감이 제공되고 trace muscle 활성화를 알아볼 때 Henry의 삼각근을 촉진하는 기술을 가질지도 모른다. 다른 치료사는 장남감이 제공되었을 때 Henry의 호흡 패턴과 시각적 집중력에서 변화를 다루는 기술을 가질지도 모른다. 양쪽 치료사가 아마도 제공된 장난감에 Henry의 반응을 확인하고 Henry의 부모와 함께 가치 있는 관찰을 가질 동안, 평가와 치료의 경과는 다를지도 모른다.

작업치료 임상 영역 영향

조기 치료에서 근무하고 있는 작업치료사는 작업치료 실행 영역과 (AOTA, 2008) 다른 작업 치료 이론에 의해 영향을 받는다. 역사적으로, 조기 치료는 특별한 유아 또는 아동들에게 아동에게 서비스를 제공하였다 (Gilkerson & Stott, 2000). 그러나 언급한 대로, 지금 조기 치료는 아이들의 삶 안에서 가족의 중요성을 강조한다. 작업 치료의 실행으로 번역되면서, 이것은 유아 또는 아동 작업의 분야가 우리 실행의 초점으로 남아있는 것을 의미한다. 아이들이 조기 치료에 관련되고 있는 동안에 작업의 관련 분야는 모두 작업치료 같이 여겨진다. 그것은 그들은 어린이와 그들 보호자의 활동적인 참가를 필요로 한다 (AOTA, 2008). 그러므로, "보살피는 직업" (Larson, 2000)에 일하는 사람의 치료는 조기 치료에서 작업 치료 동안에 참여를 해야만 한다. 부가적으로, 가족의 수행 패턴뿐만 아니라 서비스를 위해 맡겨진 어린이는 조기 치료의 관련 초점이 된다.

조기 치료와 관련한 수행 형태

조기 치료의 작업치료사들은 성인의 특성 분야를 작업 수행하는 그들의 능력에 부모와 함께 일하지 않고, 그들과 습관과 일과(수행패턴)를 개발하는 것에 일한다. 그의 가족의 삶에 어린이를 특별한 필요성의 상태로 포함시켜 (Kellegrew, 2000; Larson, 2000) 지속 가능한 일상적인 일과의 개발을 가이드한다. 아동이 가족을 입력할 때, 아동을 그들의 매일 일과에 포함시키고 "습관의 유용성" (Dunn, 1997)을 개발하거나 어느 장소에서든 가족의 습관과 일과를 가족이 "정확하다"라고 입력하는 만족스러운 수행을 제공해야 한다. 종종 "혼돈" 또는 "누구나 차지할 수 있다"는 것처럼 그들이 어떻게 샤워를 하거나, 집 청소하거나, 아동과 함께 가게를 다녀오는 것에 지속적인 집중을 필요로 하는 것을 해석할 때 아동은 부모의 인생을 묘사한다. Francis-Connolly (2000)은 이 시간을 완전히 둘러싸고 일에 몰두하는 어머니의 감정을 알아차리기 위한 어머니의 몰입이라고 설명한다. 유아가 조기 치료를 언급했을 때, 일반적인 습관 장소 개발하는 것의 난이도는 더 증가하게 되고, 종종 직업과 관련된 중재로 주목된다.

유아나 걸음마하는 아이가 가족으로 들어올 때 아마 대안을 필요하게 만들 것이다. 치료사들은 가족에게 편한 습관들이나 어떤 일상의 것들을 (Larson, 2000) 사용한다. 관계에 기초된 기술들을 설명하는 그들의 지식과 함께 (중요성과 가족 일상의 의미로 여겨지는) 그들이 가족원들의 관심을 끌 때 생각이 깊은 대화들 안에서 습관들과 일상들로 여겨지는 일과 그것들은 가족을 위해서 일하지 않는다. 그 아이의 성장과 가족의 습관들과 일상의 개발은 이 성장 공간을 제공하는 것을 필요로 한다. 사실은, Kellegrew (2000)는 엄마들이 종종 매일 적응하는 것을 일상으로 만들었다는 것을 발견했다. 이것은 그들의 자녀들이 기술들을 구현할 수 있게 도와주는 것들이다. 그녀는 또한 발견했는데 날마다의 일상들은 단순히 자녀의 기술들 또는 기술을 구현하는 것에 의해 뿐만 아니라, 엄마들이 자신의 자녀가 앞으로 필요한 것들의 예상으로부터 만들어졌다. 예를 들어, 혼자 먹는 것이 미래를 예측하는데 있어서 중요할 것이라고 기대하지 않는 엄마들보다, 그 엄마들이 예상하는 자신들의 자녀들이 알아서 먹는 것을 요구하는 유치원에서 참석하여 좀 더 먹으려는 연습을 정기적으로 했다.

작업치료사와 가족들과 깊은 생각의 대화를 계속하는 것은 일상에 대해서 논의할 수 있는 (그리고) 확인할 수 있는 변화가 필요할 때, 그리고 아이들과 가족을 위한 변화를 예측하게 기회를 제공한다. 다음에 이런 미래 이야기는 미래에 아이가 필요할 수 있는 기술의 발달을 장려하는 가정의 일상 발달을 이끌 수 있다 (Kellegrew, 2000). 조기 치료와 관련한 아이들을 위해서, 이 미래 이야기는 장애를 가진 개개인의 삶을 의미할 수도 있고, 안할 수도 있다. 중재하는 동안, 이 미래이야기의 전개는 작업에서 다양한 장애의 효과, 다양한 장기 시나리오를 향한 실제적인 단계를 확인하는 참여와, 관여하는 기술 획득을 위한 발달 과정의 논의와, 어떻게 아이들이 그들이 누구인지 생각하는 반영에 관한 정보를 공유하는 것을 포함한다.

조기 치료가 필요로 하는 유아들과 소아들은 아마 그들이 누구인가라는 고유의 부분과 장애를 인식함으로써 초기에 방해되지 않는 발달과 같은 특별한 도움을 경험할 수도 있다 (Gilkerson & Stott, 2000). 반면에 부모들은 어떻게 그들 아이가 다른지와 어떻게 그런 다른 점이 삶에 영향을 줄 수 있는 알고 있다. 작업치료사가 가족의 삶에 특별한 도움이 필요로 하는 아이를 가정으로 복귀하기 위해 관계 중심의 방법을 사용할 때 그들은 아이와 아이의 조기 발달 그 자체를 부모가 받아들이는 데 영향을 준다.

그것은 아이가 그들이 다르다는 것이 알게 되는 것이 아니라 그들이 다르다는 것이 최하위층으로 사회에서 인식된다는 것을 발견했을 때, 감정적 트라우마가 올 수 있는 가능성을 제시한다 (Gilkerson & Stott, 2000). 가족의 삶에서 매일매일 탄탄한 구조에서 그들이 누구인지에 대한 사랑받고 소중하게 여겨지는 아이들은, 더 넓은 세상을 맞이하고 그들이 받을 어떤 이야기라도 대처할 준비가 잘 되어있을 것이다. 부모들이 그들의 세계관을 변화하는 작업으로 아이의 최근의 참여를 유도하고, 도와주는 것을 지지함으로써, 아이와 부모 모두 감정적 삶의 인식을 유지하는 것이, 조기 치료에서 일하는 작업치료사들의 중요한 필수적인 기술이다.

조기 치료동안 작업과 관련된 영역

조기 치료를 받는 아이들을 위한 작업의 특별한 영역은 일상생활 활동, 휴식, 수면, 놀이, 사회적 참여를 포함한다. 아동 작업치료 분야로 이 책 전체가 자세히 논의될 때, 이번 장은 아이들과 유아에 특정한 문제에 관해 강조한다.

일상생활 활동, 휴식과 수면

삶의 첫 해 동안 조기 치료와 관련된 일상생활활동은 지속적인 수면 스케줄의 발달, 섭식의 완성된 참여, 자기 과제의 자제와 다른 일상의 참여를 포함한다. 앞에서 말한 바와 같이, 이러한 일상생활활동들은 어머니의 일을 하는 사람과 아이 간의 활동적인 참여가 요구된다. 예를 들어, 잠을 이루기 힘들어 짜증내는 아이를 다루고자 하자, 이러한 아이들의 어머니가 작업치료사에게 모든 것을 시도하지만 그녀의 아이가 잠자는 것을 볼 수 없다면, 작업치료의 목표는 아마도 엄마와 아이가 잠자고 일어나는 주기를 발달시키는 것이다.

작업치료사들은 항상 아이들이 잠잘 때 옆에 있지 않기 때문에 예측하는 취침/기상 주기를 발달시키는 것을 가족과 함께 심도 있는 대화와 지도를 우선으로 해야 한다. 치료사들이 아이가 어디서 자는지와 일어날 때 무슨 일이 일어나는지와 같은 문제를 토의함으로써, 수면에 관한 가족의 생각을 조사한다. 아이들이 취침하고 기상하는 일상적인 이야기들은 부모에게로 듣고서 작업치료사들은 치료 가능한 영역을 확인한다. 예를 들어, 2살의 Finn의 가족은 Finn에 대한 목표를 갖고 있다. 이것을 그가 자신의 침대로 매일 밤마다 가서 자는 것이다. 작업치료사들은 그의 부모들에게 Finn이 목욕하고 아빠와 놀고 독서하고 난 후, 그의 이불 안으로 들어가는 일상적인 취침시간을 설명해 달라고 요구했다. 이런 활동의 각각에 대한 Finn의 반응에 관해 심도 있는 대화하면서 각성과 행동의 상태의 관계에 관한 정보를 작업치료사와 공유하며 촉진시켰다. 그의 부모는 Finn이 그의 목욕을 즐길 것 같은지와, 목욕 후 평온 상태를 확인했다. 그의 아버지는 그때 Finn이 추적 게임에 대한 굉장한 기대를 파악하고, 그 후 읽고 앉아 있는 힘든 시간을 가진 것 같았다. 작업치료사는 그녀 또한 집 주변을 도는 지속적인 세션 동안 Finn이 기대되어 보였다고 공유하였다. 대화가 진행되면, Finn의 부모는 추적 게임이 Finn과 그의 아버지 모두에게 중요하다고 말했다. 그들은 궁금해 했다. 만약 약간 절차를 변경하여 목욕 전에 추적 게임을 하면, Finn의 잠을 돕는 목표를 충족하면서 그들이 게임을 계속 한다. 그것은 그들이 바라는, 목욕 후 그 게임의 도움으로 Finn이 충분한 수면의 깊이 수준에 도달하고, 밤새 잠을 잘 수 있는 것에 진정으로 도움 될 것이다. 이 반영된 대화로 계속되는 세션 때까지 Finn의 부모님은 독립적으로 (a) 그들 가족을 위해 일한 취침 절차를 개발 (b) 절차 안에 예측 가능한 변화와 Finn의 수면/일어나는 주기변화에 영향, 그리고 (c) Finn을 위한 건강한 수면/일어나는 주기를 촉진하기 위해 필요한 절차를 조정한다.

처음 1살 말까지, 유아 스스로 먹고 적극적으로 드레싱에 참여하기 시작했을 때, 작업 치료의 초점은 이러한 작업에 적극적으로 참여되는 자녀에게, 자녀 혼자 자체적 관리 작업으로 이동할 수 있다. 독립적으로 먹고 옷 입는 것을 배우는 것은, 영유아의 큰 작업의 작은 구성 요소를 배울 수 있는 과정이다. 예를 들어, 부모가 일반적으로 자녀의 새로운 독립에 대응하여 처음으로 손가락 사용을 권장하여 음식이나 셔츠의 소매를 통해 팔을 밀어올린다. 유아는 특별한 필요가 있을 때, 부모로부터 자녀에게 전환은 적게 하고 작업치료가 초점이 될 수 있다. 또한, 유아는 특별한 요구와 고유의 도전을 할 수 있다. 일상생활의 활동에 참여할 능력을 방해하는 것도 작업치료의 초점이 된다.

놀이

놀이는 자주 조기 치료에서 작업치료의 초점을 두고, 어려운 다양한 성능 기술에 사용되는 치료 양상으로 작업참여를 방해할 수 있다. 치료 양상으로 게임의 사용은 제 3장의 놀이에서의 아이들에서 설명되어 있다. 이 토론은 치료사가 놀이의 발달 엽 성의 전구물체를 촉진하여 기술과 농담을 재생, 재생 탐사의 발전에 영향을 미칠 수 있는 방법에 초점을 맞추고 있다 (Morrison and Metzger, 2001). 유아가 가족과 함께 상호 (즐거운) 방식으로 상호작용할 때 초기 사회적 놀이행동이 시작된다. 이러한 상호작용이 내재되어 주고, 읽기는 그것이 더 성숙한 사회 플레이에 필요한 기반을 제공한다. 특별한 요구와 유아 통신 유아와 부모의 불일치로, 그 결과, 부모가 해석하기 어려운 구두와 비언어적인 단서를 제공할 수 있다.

작업치료사는 부모가 초기놀이를 지원하기 위해 영유아의 단서를 이해하고 읽을 수 있다. 대화형 사회놀이 동작의 촉진뿐만 아니라, 즐거운 활동을 불쾌함으로 인식하는 경험을 최소화하기 위해, 환경의 적응을 통해 유아 신호에 응답하는 중요성과, 통제의 의미와 유아를 제공한다. 예를 들어, 유아가 거리에서 큰소리로 그의 어머니가 대화할 때마다 자신의 시선으로 바라보는 경우와, 부드러운 목소리로 어머니가 말할 때마다 시선을 유지하는 경우, 작업치료사는 이 차이를 주목할 수 있다. 눈 시선을 통해, 유아의 미묘한 의사소통을 반영하기 위해 목소리를 변경하면, 유아의 의사소통을 계속하고 그의 어머니와는 상호작용을 장려한다.

중요성과 통제, 차례로, 농담의 중요한 기능, 안전 감정을 추진하고 있다. 아이들이 안심하지 않으면, 그들은 놀지 않는다 (Bundy, Nelson, Metzger, & Bingaman,

2001). 안전의 느낌은 게임에 대한 지식을 사용하기 전에 환경 탐사 및 정보 수집 영유아가 개체에 대해 배울 기간 동안 환경을 지원한다 (Rubin, 1977).

안전은 또한 신체적일 수 있다. 유아가 어려운 이동이 있을 때, 그들은 안전 또는 통제를 느낄 수 없다. 작업 치료사는 운동이나 상호작용에서 자신의 시도가 성공할 수 있는 교육, 영유아에 의해 신체적 안전 감정을 홍보할 수 있다. 그들은 놀이로 영유아를 개최함으로써, 치료사는 운동에 아이의 미묘한 시도를 만져보다가 자신의 손을 사용할 수 있다. 운동을 지원하고 운동치료사의 손이 그들이 하고 싶은 일을 하는 데 도움이 된다. 아이들을 가르치는 것에 따라 이러한 시도에 대응하지만, 독립적으로 할 수 없다. 핸들링 접근법은 신경적발달 틀 안에서 언급한 촉진과 비슷하다. 그러나 핸들링의 목표는 운동의 유아의 개시 재생, 조화의 엽 성의 전구물체의 개발이 핸들링의 초점이 된다. 치료사는 초기운동의 아기 개시를 식별하고, 같은 일을 부모에게 사전에 코치한다.

때때로 이러한 조정은 아이가 장난감으로 놀이를 시도하고, 성공과 지속적인 재생을 보장하기 위해 정확한 도움이 되는 양을 포함한다. 통합 운동장애 경험의 어려움과 영유아 장난감과 상호작용, 그리고 종종 장난감과 객체와 간단한 동작하는 리조트이다. 예를 들어, 그의 쌍둥이 동생이 고리 쌓기에 고리를 두는 것을 관찰한 후, Shawn은 고리를 집어서 한번에 고리 쌓기에 손을 뻗었다. 반지 위에 반지를 놓고 적재기 한 번 방면에 도달했다. 그의 측정이 잘못되고 고리 쌓기에 고리를 넣기는 성공하지 못하자 Shawn은 고리를 바닥에 떨어뜨렸고 도는 것을 보았다. 그의 작업치료사는 다른 고리를 집고 "고리 쌓기에 고리를 넣자. 다시 해보자."라고 말하면서 그의 손에 쥐어 주었다. 그녀는 또한 고리 쌓기를 잡고 바닥에서 그것을 잡았다. Shawn이 고리를 두기 위해 팔을 뻗었을 때 그녀는 Shawn의 시도가 성공적으로 되었는지 확인하기 위해 고리 쌓기의 위치를 갑자기 바꾸었다. 그가 고리 쌓기에 고리가 걸리자 Shawn은 그의 어머니와 치료사를 쳐다보면서 미소를 지었다.

유아 또는 어린 아이를 돕는 것은 무엇을 해야 하는지에 대한 선택과 활동성의 다른 중요한 특성의 상호작용을 도와준다 (Bundy, 1997). 놀이는 아이와 놀기 위한 활동의 필요를 함축하고 있는 환경에 (Bundy, 2002) 대한 교환점이다. 유아들 도와주는 것은 기초를 가르치고 자신이 무엇을 해야 할지 선택하고 그 선택을 성공적으로 수행하도록 하는 것이다. 아이들은 놀이에서 자신의 시도를 성공하기 위해 충분한 통제를 하지 못한다면, 시도하지 않는 것을 배울지도 모릅니다.

조기 치료에서의 작업치료사들은 부모들의 아이가 어릴 때 하려고 하는 알아듣기 힘든 말과 비언어적 단서 그리고 움직임과 놀이의 시작을 판단하는데 있어서 도와줄 수 있다. 장기 목표로는 부모와 아이들이 치료 전문가 도움 없이 함께 노는 것에 있다.

사회 참여

단서를 주고 읽는 것을 촉진하는 것 또한 유아와 갓난아이 자신이 사회세계에 참여할 수 있도록 개발시키는데 있어서 중요한 선구자이다. 조기 치료에서, 사회적인 참가는 유아와 갓난아이가 가족 구성원으로서 그리고 가족구성원으로서의 서비스 능력에 첫 번째로 초점을 맞춘다. 이 장의 시작 부분에서 Henry와 Connor의 이야기는 형과 동생 각각 역할참여의 성공적인 예이다. 그들의 가정에서의 작업치료 이론을 통해볼 때 Connor는 Henry의 활동능력 촉진에 초점이 맞춘 세션에 자주 참가 하였다. Connor의 참여는 두 형제가 함께 둘 다 즐길 수 있도록 활동을 설정하고 격려하였다. 작업치료사는 Connor가 Henry와 함께 놀 수 있는 방법을 배울 수 있도록 도와주었으며 그들은 활동적인 참여를 할 수 있었다. Connor는 Henry가 장난감을 가지고 놀고 싶어 할 때, Henry가 그 장난감을 손으로 집을 수 있도록 하는 방법을 배워두었다. 일상의 개발과 습관에 관해 가족과 일하는 동안 작업치료사의 조기 치료는 그들이 특별한 도움이 필요로 하는 아이의 부모로서 누구인지, 어떻게 역할을 맞추거나 그들이 무엇을 기대하는 것에 맞추지 못할 경우, 어떻게 그들이 자신의 말과 행동을 통해 다른 사람에게 이 역할을 소통하는지와 같은 문제들을 부모님에게 종종 반영한다. 이 같은 문제에 있어서 다른 사람과 놀 때 변화에 특별히 도움이 필요한 아이들의 경우, 그들의 소통능력과 어떻게 변화를 촉진할 지는, 주로 동료가 가족 이외의 다른 사람과 게임을 시작하는 나이에 다다른 아이들에게 초점이 맞추어진, 조기 치료 작업치료 세션이 주로 사용된다. 일어날 수 있는 이야기 "playdates"에 관하여 사려 깊은 대화는 부모가 그들의 아이가 playdate 통해 얻을 수 있는 힘과, 그들이 가지고 있는 모험심을 반영한다. 조기 치료에서 일하는 작업치료전문가는 그들의 아이가 사회적인 참가를 탐구하는 때 쯤에, 가족과 공유할 수 있는 풍부한 정보를 가지고 있다.

상황 4-4 Henry : 가정 기반의 조기 치료

Henry와 그의 가족을 돌려보내자. 당신은 Henry가 조기 치료를 위한 많은 자원이 있던 지역에서 살았다는 것을 기억할지도 모릅니다. 일단 그가 8달 되면서 시작한 조기 치료 (이 장 시작부에 나오는 거의 2년 전의 이야기)는 그의 케이스 매니저가 Henry의 집에서 Henry와 그의 부모를 만나고 그의 부모와 Henry의 과거를 공유한 뒤 케이스 매니저가 개설한 조기 치료 프로그램이다. 대화가 끝난 뒤, Henry는 자신의 집에서 직업 치료 전문가, 물리치료사 및 개발 치료 전문가에게 평가받을 것이라고 Henry의 부모와 그의 매니저는 함께 결정하였다.

케이스 매니저의 문화, 기술 및 지식은 조기 치료 시작부터 Henry의 경험에 영향을 주기 시작했다. 케이스 매니저는 Henry의 첫 8달동안 Henry가 오래 살지 못하겠다고 한 가정 주치의의 부정적인 태도에 의해 영향을 받는다고 생각했다. 그녀는 조기 치료의 효과와 그가 조기 치료를 통해 긍정적인 경험을 할 것이라고 믿었다. 그녀는 관절구축증을 가지고 있는 아이들과의 경험이 있고 자신이 알고 있는 치료사에게 연락을 했고 자신이 Henry의 부모와 자신이 알고 있고 일을 잘하며 평가자로서 함께 일했던 팀에게 배운 것을 공유했다.

Henry와 그의 가족과 회의를 하기에 앞서, 작업치료 전문가는 케이스 매니저가 계획을 만들기 위하여 검토한 정보를 받아 평가를 준비했다. 작업치료사는 하와이 자기주도적인 조기 학습과 부모님의 인터뷰를 통해 Henry와 그의 가족의 일상 그리고 직업영역에서의 참여를 통해 얻은 정보를 사용하기로 결정하였다. 그의 부모 및/또는 형과 노는 Henry의 임상 관찰은 재생능력의 기준 정보를 수집하기 위하여 이용되고, 활동성(Bundy, 1977)테스트는 활동을 사정하기 위하여 이용될 것이다. Henry가 받은 관절구축증에 대한 진단 그리고 케이스 매니저가 그의 아버지를 통해 생성된 그에 대한 설명, 그것은 자기 관리와 행동 영향에 손상이 있을 수도 있다고 예상되었다. 게다가, 주립 조기 치료 프로그램은 직업 치료 전문가가 평가를 위한 지불금을 받기 위하여 몇몇 표준화한 평가를 사용할 것을 요구할 것입니다. 따라서 작업치료사는 섬세한 운동 능력을 평가하기 위해 Peabody Developmental Motor Scales-II의 운동 영역에 수동적 운동 범위와 근력의 평가를 함께 사용하기로 결정했다. Henry는 바닥위에서의 움직임과 그의 작업치료사가 그를 다루는 것 모두 관찰될 것이다.

작업치료사가 초기 평가를 위해 그의 가정으로 들어갔을 때, Henry는 그의 아버지에 의해 키워지고 있었다.; 그는 그의 아버지의 팔과 손에 빠진 곳 없이 머리와 몸통이 완벽하게 지지되어 놓여졌다. Henry는 방안에 상담자와 부모 사이의 대화를 눈을 앞뒤로 이동하여 쳐다봤다. 치료사가 가까이에 움직였을 때, Henry의 눈은 넓게 되었다. 그리고 그는 그의 눈썹을 올리고 눈살을 찌푸렸다. 작업치료사는 그녀의 지식을 사용하여 갓난아이들의 비언어적 지시, 행동, 망설임을 읽고 평가했다. Henry의 머리 그리고 몸 조절은 공식적으로 높이 평가되어서 작업치료사는 평가에 대한 계획을 조정하고 Henry와 그녀가 상호작용을 시작하자 아버지의 팔에서 내려놓기로 제의를 했고, 아버지는 그렇게 하기로 결정을 했다. Henry의 첫번째 평가 세션의 단계는 가족과 함께 했고, 작업치료사는 henry's의 행동에 그녀의 관찰을 공유하고, 이 행동에 대해 그들에게 해석을 구했다. 그의 부모는 아마 Henry가 그들이 말하고 있는 것에 흥미가 있었을 것이라고 말했다. 치료사는 치료사가 접근했을 때 Henry의 얼굴의 표정에 의해 그의 아버지와 치료사를 구별하는 것처럼 보였다 라고 덧붙였다.

인터뷰가 계속 되었을 때 치료사는 가족이 Henry를 위해 무엇을 원하는지 물었다. 그의 부모는 Henry의 진단을 받을 때, 그들은 관절구축증의 영향에 익숙하지 않아서 Henry의 미래를 예측해야 될지 몰랐기 때문에 그들은 전혀 생각이 없었다고 대답하였다. 작업치료사는 Henry의 삶에 대한 프레임 개발에 자신의 부모와 함께 작업하기 시작하기로 했다. 그녀는 Henry의 상태에 대해서 공유했고 왜 참여하는지 일반적인 영향에 대해 설명했다. 그들이 말하는 것을 계속했을 때, 치료사가 접근했고 Henry는 그의 눈썹을 올리지 않거나, 눈살을 찌푸리지 않았다. 작은 딸랑이를 그의 시선 선상쪽으로 제시했다. 그는 보았지만 장난감 쪽으로 도착하지 않았다. 그러나 치료사가 Henry의 팔 아래에 그녀의 손을 두었을 때 그녀는 장난감 쪽으로 그의 팔의 매우 경미한 운동을 느꼈다. 그가 운동을 다시 개시했을 때, 그가 덜컥거리는 소리쪽으로 도착했을 때 치료사는 그의 운동을 그녀의 손을 겨드랑이에 넣고 지지하며 그와 함께 움직였다. Henry는 장난감 방망이로 때리면서 아빠를 보면서 웃었고 치료사는 말했다 “장난감을 때려보라.”

이 상호작용으로부터, 작업치료사는 중요한 몇 개의 정보를 알았다. 그녀는 그의 아버지의 팔에 기대어 손을 장난감에 도달할 때 Henry의 어깨 근육이 너무 약한 것을 알았다. 그녀는 Henry가 장난감과 상호작용을 원하는 생각이 있다는 것을 알고 성공의 기쁨을 표현했다. 사실 Henry가 장난감을 때린 후에 아버지를 보고, 또 그가 아버지와 관계를 하며 상호작용으로 끌어하려는 것을 보고 기대를 걸었다. 이 모든, 그는 그의 아버지를 특히 가장 중요한 부분에 포함시켰다. 치료사가 그것으로부터 팀 회의와 목표 설치에 그림이 그려질 때까지 Henry와 그의 가족의 참여 평가 세션은 이처럼 계속되었다.

가족 중심의, 관계 기반을 둔 간호와 자연적인 환경의 개념을 이용하면서, 작업치료 세션은 초기의 평가와 유사한 방법으로 Henry와 그의 가족의 참여로 진행했다. Henry의 가정은 집에만 있어준 그의 어머니를 포함해 그의 일을 여러 세션 동안 존재할 수 있도록 도와준 아버지, 작업치료 시작 3개월 후 태어난 남동생 Connor, 동생인 Sam, 그리고 Henry의 두 할머니를 포함한다. 그의 할머니는 가까이 살고 있으며 어린

(계속)

이를 위한 치료를 도움 일일 가사 작업과 유지에 자주 참석했다. 모든 가족 구성원은 그의 작업치료에 중재에 따라서, Henry의 인생에서 역할을 했다.
처음에 가족은 Henry가 활동적이게 되는 것을 돕는 것에 대해 그들의 시도에서 주저했지만, 몇 주 후, 그들이 작업치료 시간부터 이야기를 시작했으며 그들이 가지고 있는 새로운 장난감에 대하여 그리고 상상하면서 방문하여 그의 약한 팔로 활동 시키고 그들이 새롭게 도와주거나 지지해 주는 방법 그리고 놀아주거나 그밖에 외간상 그들의 삶이 쉽게 보였다. 이러한 방식으로 우리는 이 장의 시작부분에서 시들어갈지 모르는 가족을 갓난아기를 통해서 변화시켰다. 이제 그의 어머니가 점심을 하는 동안 아들이 숨고 찾는 게임을 하게 됐다.

능동적인 학습

당신이 가진 사적인 문화와 신념이 아동과 영유아에게 어떤 영향을 미치는지 확인한다. 예를 들어, 어디에서 자랐는지(즉, 도시,농촌) 당신의 직계존속에는 누가있는지? 당신은 가족내에서 어떤 역할을 맡았는지(즉, 베이비시터, 중재자, 수다쟁이)당신은 유아와 어린아이에 대한 지식을 얼마만큼 가지고 있습니까? 당신은 자신의 어린 형제 또는 자매, 조카딸/남자조카가 있습니까? 당신이 생각하는 그들이 화장실 훈련을 시작하는 나이는 몇 살일까요?

핵심정리 (Here's the Point)

- 치료사로서 당신은 자신의 개인 특성, 문화와 신념을 통하여 조기 치료 서비스의 공급에 영향을 준다.
- 조기 치료에서 당신의 역할중 하나는 발달습관을 부모/보호자에게 가르치는 것이고 가족 시스템에서 특별히 필요한 것을 아이와 함께 일상처럼 물어 본다
- 조기 치료에서 근무하는 작업 치료사들은 손끝에 광범위한 지식을 요구한다: 전형적이고 비정형적인 발달; 소아 사례 모델 그리고 조기 치료와 어울리는지 이해; 가족과 함께 일하는 것; 자연적인 환경에서 근무하는 것; 공중자원에 대한 지식; 유아와 어린 아이 발달에 시행의 가족 패턴에 영향; 같이 보살피는; 보조기, 부목, 운동학적 테이핑, 자세; 놀이 기술 그리고 쾌활함.
- 치료사는 영아와 어린 아이에게 기대되는 작업적 역할의 어떤 것을 연설할 수 있다. 특히 중요한 일상생활의 동작, 안정과 수면, 놀이 그리고 사회적 참가를 포함 한다.

요약(Summary)

조기 치료에서의 작업치료는 아이와 가족, 작업치료사 간의 역동적인 상호작용이다; 작업치료 제공은 작업치료와 조기 치료 둘 다로부터 문헌과 연구에 영향을 준다. 가족의 습관과 일상 속으로 집어넣는 학습의 기회를 제공하면서 가족과 나란히 일하는 것은 간호 제공의 필수적이다. 성공적인 조기 치료는 가족의 결속력을 강화하고 가족 관계를 고려하는 것이다. 자연환경 안에서 수행은 학습기회를 자연환경 속에 집어넣는 것이다. 자연환경 속에서 일하는 것은 아이들, 보호자, 그들 환경간의 업무를 정확하게 관찰하도록 한다.

장난감 상자에는 무엇이 더 있나?

타 분야에서 조기 중재

조기중재는 작업치료 서비스를 포함하고, 이는 다학제간으로 이루어진다. 조기중재에 관한 더 많은 정보를 얻고 싶으면, The National Early Childhood Technical Assistance Ceter (http://www.nectac.org) 또는 The Division of Early Childhood (http://www.dec-sped.org/)가 유용하게 쓰일 것이다. 부가적으로 다음의 책도 도움이 될 것이다.

- Developmental Systems Approach to Early Intervention (2005) M. J. Guralnick (Ed.). Baltimore: Paul H. Brookes Publishing Co.
- Early Intervention Practices Around the World (2003) S. L. Odum, M. J. Hanson, J. A. Blackman, and S.Kau (Eds.). Baltimore: Paul H. Brookes Publishing Co.
- Handbook of Developmental Disabilities (2007) S. L. Odom, R. H. Horner, M. E. Snell, and J. B. Blacher (Eds.). New York: Guilford Press.

가족중심관리, 관계기반관리, 코칭

언급한 바와 같이, 가족중심, 관계기반관리와 코칭은 성공적인 조기중재를 이룰 수 있다. 치료사는 이러한 기술을 개발시킬, 유용한 정보를 다음에서 찾을 있다.

- Bruder, M. B. (2000). Family-centered early intervention: Clarifying our values for the new millennium. *Topics in Early Childhood Special Education, 20*, 105–115.

- Dunst, C. (2002). Family-centered practices: Birth through high school. *Journal of Special Education, 36*, 141-149.
- Kasahara, M., and Turnbull, A. P. (2005). Meaning of family-professional partnerships: Japanese mothers' perspectives. *Exceptional Children, 71*, 249-265.
- Greenspan, S. I., and Weider, S. (1998). The child with special needs. Reading, MA: Perseus.
- Hanft, B., Rush, D., and Shelden, M. (2004). Coaching families and colleagues in early childhood, Baltimore: Paul H. Brookes Publishing Co.
- www.fippcase.org

조기중재에서 자연스러운 환경

조기중재에서 자연스러운 환경의 사용에 관한 참고자료는 다음과 같다.

- www.tactics.fsu.edu/goals
- www.everydaylearning.info
- www.poweroftheordinary.org
- Bernheimer, L. P., and Keogh, B. K. (1995). Weaving interventions into the fabric of everyday life: An approach to family assessment. *Topics in Early Childhood Special Education, 15*, 415-433.
- Campbell, P. H., Sawyer, L. B., and Muhlenhaupt, M. (2009). The meaning of natural environments for parents and professionals. *Infants and Young Children, 22*, 264-278.

양육의 작업

양육의 작업에 관한 부가적인 자료는 다음에서 찾을 수 있다.

- Francis-Connolly, E. (2000). Toward an understanding of mothering: A comparison of two motherhood stages. *American Journal of Occupational Therapy, 54*, 281-289.
- Kellegrew, D. H. (2000). Constructing daily routines: A qualitative examination of mothers with young children with disabilities. *American Journal of Occupational Therapy, 54*, 252-259.
- Harkness, S., Super, C. M., Sutherland, M. A., Blom, M. J. M., Moscardino, U., Mavridis, C. J., and Axia, G. (2007). Culture and the construction of habits in daily life: Implications for the successful development of children with disabilities. *Occupational Therapy Journal of Research, 27*, 33S-40S.
- Larson, E. A. (2000). The orchestration of occupation: The dance of mothers. *American Journal of Occupational Therapy, 54*, 269-280.

참고문헌

American Occupational Therapy Association. (2008). Occupational therapy practice framework: Domain and process, 2nd Edition. *American Journal of Occupational Therapy, 62*, 625–683.

Bernheimer, L. P., and Keogh, B. K. (1995). Weaving interventions into the fabric of everyday life: An approach to family assessment. *Topics in Early Childhood Special Education, 15*, 415–433.

Blackman, J. A. (2003). Early intervention: An overview. In S. L. Odom, M. J. Hanson, J. A. Blackman, and S. Kaul (Eds.), *Early intervention practices around the world* (pp. 1–23). Baltimore: Paul H. Brookes Publishing Co.

Brazelton, T. B., and Greenspan, S. I. (2000). *The irreducible needs of children: What every child must have to grow, learn, and flourish*. Cambridge, MA: Perseus Publishing.

Bronfenbrenner, U. (1979). *The ecology of human development: Experiments by design*. Cambridge, MA: Harvard University Press.

Bronfenbrenner, U. (2005). Ecological systems theory. In U. Bronfenbrenner (Ed.), *Making human beings human: Bioecological perspectives on human development* (pp. 106–173). Thousand Oaks, CA: Sage Publications, Inc.

Bruder, M. B. (2000). Family-centered early intervention: Clarifying our values for the new millennium. *Topics in Early Childhood Special Education, 20*, 105–115.

Bruder, M. B. (2005). Service coordination and integration in a developmental systems approach to early intervention. In M. J. Guralnick (Ed.), *Developmental systems approach to early intervention* (pp. 29–58). Baltimore: Paul H. Brookes Publishing Co.

Bundy, A. C. (1997). *Test of Playfulness*, version 3. Ft. Collins, CO: Colorado State University.

Bundy, A. C. (2002). Play theory and sensory integration. In A.C. Bundy, S. J. Lane, and E.A. Murray, (Eds.), *Sensory integration: Theory and practice* (2nd ed., pp. 169–198). Philadelphia: FA Davis.

Bundy, A. C., Nelson, L., Metzger, M., and Bingaman, K. (2001). Validity and reliability of a test of playfulness. *The Occupational Therapy Journal of Research, 21*, 276–292.

Campbell, P. H., Sawyer, L. B., and Muhlenhaupt, M. (2009). The meaning of natural environments for parents and professionals. *Infants and Young Children, 22*, 264–278.

Clark, G. F., Polichino, J., and Jackson, L. (2004). Occupational therapy services in early intervention and school-based programs. *American Journal of Occupational Therapy, 58*, 681–685.

Daunhauer, L. A., Coster, W. J., Tickle-Degnen, L., and Cermak, S. A. (2007). Effects of care-giver interactions on play occupations among young children institutionalized in Eastern Europe. *American Journal of Occupational Therapy, 61*, 429–440.

Dunn, W. (1997). A conceptual model for considering the impact of sensory processing abilities in daily life. *Infants and Young Children, April*, 23–25.

Dunst, C. (2000). Revisiting "rethinking early intervention." *Topics in Early Childhood Special Education, 20*, 95–104.

Dunst, C. (2002). Family-centered practices: Birth through high school, *Journal of Special Education, 36*, 141–149.

Dunst, C. J. Bruder, M. B., Trivette, C. M., Hambly, D., Raab, M. and McClean, M. (2001). Characteristics and consequences of everyday natural learning opportunities. *Topics in Early Childhood Special Education, 21*, 68–92.

Edelman, L. (2004). A relationship-based approach to early intervention. *Resources and Connections, 3*, 1–8.

Fisher, A. G. (1998). 1998 Eleanor Clarke Slagle lecture: Using practice and theory in an occupational framework. *American Journal of Occupational Therapy, 52*, 509–521.

Folio, R. M., and Fewell, R. (2000). *PDMS-2: Peabody Developmental Motor Scales* (2nd ed.). Austin: Pro-Ed.

Francis-Connolly, E. (2000). Toward an understanding of mothering: A comparison of two motherhood stages. *American Journal of Occupational Therapy, 54*, 281–289.

Gallimore, R., Weisner, T. S., Kaufman, S. Z., and Bernheimer, L. P. (1989). The social construction of ecocultural niches: Family accommodation of developmentally delayed children. *American Journal on Mental Retardation, 94*, 216–230.

Gilkerson, L., and Koppel, C.C. (2005). Relationship-based systems change: Illinois' model for promoting social-emotional development in Part C early intervention. *Infants and Young Children, 18*, pp. 349–365.

Gilkerson, L., and Ritzler, T. T. (2005). The role of reflective process in infusing relationship-based practice in an early intervention system. In K. M. Finello (Ed.), *The handbook of training and practice in infant and preschool mental health* (pp. 427–452). San Francisco, CA: Jossey-Bass.

Gilkerson, L., and Stott, F. (2000). Parent-child relationships in early intervention with infants and toddlers with disabilities and their families, In C. H. Zeanah (Ed.), *Handbook of infant mental health* (2nd ed., pp. 457–471). New York: Guilford Press.

Guralnick, M. J. (2005), An overview of the developmental systems model for early intervention. In M. J. Guralnick (Ed.), *Developmental systems approach to early intervention* (pp. 3–28). Baltimore: Paul H. Brookes Publishing Co.

Hanft, B., Rush, D., and Shelden, M. (2004). *Coaching families and colleagues in early childhood.* Baltimore: Paul H. Brookes Publishing Co.

Kasahara, M., and Turnbull, A. P. (2005). Meaning of family-professional partnerships: Japanese mothers' perspectives. *Exceptional Children, 71*, 249–265.

Kellegrew, D. H. (2000). Constructing daily routines: A qualitative examination of mothers with young children with disabilities. *American Journal of Occupational Therapy, 54*, 252–259.

Kielhofner, G., and Burke, J. (1983). The evolution of knowledge and practice in occupational therapy: Past, present and future. In G. Kielhofner (Ed.), *Health through occupation: Theory and practice in occupational therapy* (pp. 3–54). Philadelphia: FA Davis.

Larson, E. A. (2000). Mothering: Letting go of the past ideal and valuing the real. *American Journal of Occupational Therapy, 54*, 249–251.

Mahoney, G., Kaiser, A., Girolametto, L., MacDonald, J., Robinson, C., Safford, P., and Spiker, D. (1999). Parent education in early intervention: A call for a renewed focus. *Topics in Early Childhood Special Education, 19*, 131–140.

McCormick, M. C., Brooks-Gunn, J., Buka, S. L., Goldman, J., Yu, J., Salganik, M., et al. (2006). Early intervention in low birth weight premature infants: Results at 18 years of age for the infant health and development program. *Pediatrics, 117*, 771–780.

McCullom, J. (2000). Taking the past along: Reflecting on our identity as a discipline. *Topics in Early Childhood Special Education, 20*, 79–86.

Morrison, C. D., and Metzger, P. (2001). Play. In Jane Case-Smith (Ed.), *Occupational therapy for children* (4th ed., pp. 528–544). St Louis: Elsevier Mosby.

Odum, S.L., Hanson, M. J., Blackman, J. A., and Kau, S. (2003). (Eds.), *Early intervention practices around the world.* Baltimore: Paul H. Brookes Publishing Co.

Odum, S.L., and Kaul, S. (2003). Early intervention themes and variations from around the world: Summary. In S. L. Odom, M. J. Hanson, J. A. Blackman, and S. Kaul (Eds.), *Early intervention practices around the world* (pp. 333–336). Baltimore: Paul H. Brookes Publishing Co.

Odum, S. L., and Wolery, M. (2003). A unified theory of practice in early intervention/early childhood special education: Evidence-based practices. *Journal of Special Education, 37*, 164–173.

Olson, J., and Esdaile, S. (2000). Mothering young children with disabilities in a challenging urban environment. *American Journal of Occupational Therapy, 54*, 307–314.

Parks, S. (1999). *Inside HELP: Administration and reference manual for HELP (the Hawaii early learning profile) birth–3 years.* Palo Alto, CA: VORT Corporation.

Pierce, D. (2000). Maternal management of the home as a developmental play space for infants and toddlers. *American Journal of Occupational Therapy, 54*, 290–299.

Pilkington, K. O. (2006). Side by side: Ttransdisciplinary early intervention in natural environments. *OT Practice, 11*, 12–17.

Rubin, K. H. (1977). Play behaviors of young children. *Young Children, 32*, 16–24.

Sandman, C. A., and Kemp, A. S. (2007). Neuroscience of developmental disabilities. In S. L. Odom and R. H. Horner (Eds.), *Handbook on Developmental Disabilities* (pp. 129–158). New York: Guilford Press.

Shonkoff, J. P., and Meisels, S. J. (1990). Early childhood intervention: The evolution of a concept. In Meisels, S. J., and Shonkoff, J. P. (Eds.), *Handbook of early childhood intervention* (pp. 3–31). New York: Cambridge University Press.

Tracy, S. (1912). Typical invalids: The child of poverty and the child of wealth. In S. Tracy (Ed.), *Studies in Invalid Occupation* (pp. 22–46). Boston: Whitcomb & Barrows.

Turnbull, A. P., Turbiville, V., and Turnbull, H. R. (2000). Evolution of family-professional partnerships: Collective empowerment as a model for the early twenty-first century. In J. P. Shonkoff and S. J. Meisels (Eds.), *Handbook of early childhood intervention* (2nd Ed., pp. 630–650). New York: Cambridge University Press.

U.S. Department of Education. (2001). *Twenty-third annual report to Congress on the implementation of the Individuals with Disabilities Education Act.* Washington, DC: U.S. Government Printing Office.

World Health Organization. (2001). *International classification of functioning, disability and health (ICF).* Geneva, Switzerland: Author.

5

취학 전 아동
(Preschool)

나는 지금 배우는 중이다!

Shelley Mulligan

“미안, 나의 매너는 사라져 버렸어. 나는 그것을 버렸어.

—*Joe, 3*3/4*세*

개론

목적

1. Bronfenbrenner의 생태와 생태이론의 개념을 적용하여 미취학 아동의 발달과 작업적 패턴을 아동과 가족을 위하여 도움을 준다.
2. 미취학 아동의 발달을 위한 가정과 가족의 중요성을 설명한다.
3. 가정과 유치원에서의 미취학 아동의 공통적 작업을 설명한다.
4. 유치원에서 미취학 아동과 장애아동을 포함한 역할과 작업적 경험을 설명한다.
5. 어린 아동을 위한 법적 영향력과 시스템을 설명할 수 있으며, 미취학 아동과 그들의 가족을 위한 작업치료사의 역할을 명확히 한다.
6. 미취학 아동과 그들의 가족을 위하여 작업치료를 통한 평가와 중재 방법을 명확히 한다.

서론 (Introduction)

"그것을 하자, 나는 할 수 있다!" "그녀는 그것을 해냈어!" "아니!" "하자" "나랑 놀자" "장난감이 필요해" "내가 도와줄게" "나는 너를 사랑해" "나는 화장실에 가고 싶어" "가지마" "가버려". 취학 전 아동의 특징이 어떻게 되는지를 생각할 때, 그들의 마음에 와닿는 종류의 문장일 것이다. 취학 전 아동은 아동의 세 번째 생일 파티와 학교에 입학하기 마지막 또는 5살 또는 6살에 일반적으로 고려되어야 한다. 이때가 아동의 신체적, 정서적, 정신적으로 엄청난 성장이 일어나는 시기이다 (그림 5-1). 가족 구성원 또는 보호자, 선생님, 치료사의 역할과 영향이 아동의 발달과 흥미에 영향을 미친다.

생태와 생태 이론의 기초 (10장)이 이 장의 취학 전 아동과 그들의 부모의 관계와 문맥적인 연관이 있다. 취학 전 아동은 종종 낮 케어, 취학 전 아동의 교육 프로그램, 그리고 레크레이션 프로그램 또는 "수업"은 그들의 지역사회에서 좀 더 통합적인 멤버로서 경험을 하게 한다. 그로 인해 취학 전 아동의 발달로 인해 지역사회 세팅과 같은 가정으로의 확장을 경험하게 된다. 이 챕터에서 장애를 가지지 않은 아동을 위해 가정 그리고 유치원, 교육 프로그램에서 특별한 주의를 기울이게 한다. 아동과 그들이 거주하는 환경과의 사이에서 흥미와 특별한 경험으로 인하여 그들의 발달 과정을 통합하게 될 것이다.

게다가 생태와 생태이론으로 인하여, 발달을 예측할 수 있으며 그리고 발달의 이정표, 행동 그리고 일반적으로 이루어지는 행동의 성취도의 기술 또는 발달의 단계 동안에 이루어지는 것을 이해할 수 있을 것이다. 이러한 능력은 취학 전 아동이 자신의 일상이 이루어지면서 작업의 레파토리를 확장시킬 수 있으며, 그들의 다양한 영역에서 새롭고 확장된 역할을 예측할 수 있도록 한다.

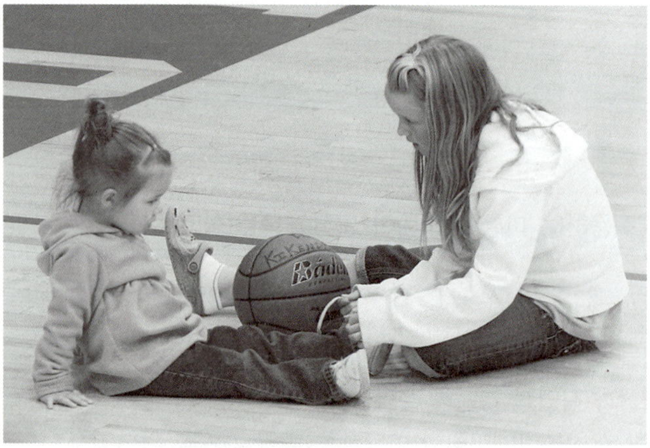

그림 5-1 아동들은 일부의 분야에서 기술을 가질 수 있으며, 아직 지연될 수 있다.*(Photograph courtesy of Douglas Kikendall.)*

유치원을 다닐 때에 폭발적으로 성숙을 하게 된다. 일반적으로 취학 전 아동은 기초적인 이동 기술인 뛰기, 기어오르기, 그리고 조작하기를 마스터하고, 그들은 다양한 환경 안에서 그들의 과제를 수행할 수 있다. 이러한 기술은 아동이 발달하는 연속적인 과정에서 수영하기, 자전거타기, 색칠하기 등과 같은 활동을 학습하고 획득할 수 있게 한다. 새로운 활동은 아동의 흥미에 의존하며 작업의 가치일 것이다. 놀이가 취학 전 아동에서 지배적인 작업의 역할을 하는 반면 (Couch, Deitz, & Kanny, 1998), 식사하기, 화장실 가기 그리고 옷 입기와 같은 기초적인 자조활동을 배우며, 매일의 일상에서 작업을 성취하게 된다. 사회참여에 대한 능력은 언어 사용과 성숙한 사교 능력으로 향상되게 된다. 취학 전 아동은 자율성의 욕망과 자가 통제에서 투쟁을 하는 반면, 어른들의 보안, 방향, 그리고 감독을 여전히 필요로 한다. 취학 전 기간 동안 아동뿐만 아니라 부모에게도 도전적이고 보람 있는 시기로 엄청난 성장을 하는 흥미로운 시기이다.

일반적으로 아동의 작업과 역할은 가정과 유치원 내에서 이루어지며 그로 인해 무언가를 탐구하게 되며, 그리고 여기서 서비스를 제공하는 작업치료사의 역할을 하게 된다. 세 가지의 사례 연구가 제공하는 정보와 개념을 강조하고 여러 장에 걸쳐 제시하고 설명할 것이다.

생태와 생태 이론의 개요 (Overview of the Ecological and Ecocultural Theories)

10장에서 설명된 생태와 생태 이론은 취학 전 아동의 검사부터 완벽한 환경을 제공한다. 가족 구성원, 보육 제공자, 가까운 친구와 친척의 집, 유치원을 포함하여 아동을 돌볼 사람과 친구 및 가족의 상호 작용하는 장소에서 발생하는 일상적인 활동은 Bronfenbrenner (1979)에 의해: 아동의 발달과 삶의 질에 지대한 영향을 미친다 (Grusec, Gooneow, & Kuczynski, 2000). 생태 이론 (예. Gallimore, Weisner) 내에서 일상생활의 연속은 가정과 유치원의 설정 능력에 매우 중요하다. 재정과 다른 자원에 의해 개별적으로 가치와 신념을 공유하게 되며, 물리적 환경의 특성에 의해 모든 형태의 타입이 이러한 시스템으로 서로 상호작용하게 된다. 미취학 아동의 경우, **중간체계** (mesosystem)는 아동의 일상적인 하루에 부모의 의견이 포함되고 낮케어 보조자 또는 작업치료사와의 상호작용은 아동이 적절하게 잠을 잘 수 있게 부모의 위치를 잡게 한다. 다시, 시스템과 설정의 호환은 일상생활 지속의 중요성을 분명하게 한다.

외체계 (exosystem)은 지역사회와 그 주변에 간접적으로 미취학 아동에게 영향을 미치는 기관의 그룹을 포함할 수 있으며, 가족의 특별한 자완과 아동을 위한 프로그램과 관련된 문제에 대해 결정을 내려야 하는 미취학 아동의 학부모에게 필요한 정보를 제공한다. 아동과 가족이 거주하는 범위 내에 정부기관, 매스 미디어 그리고 경제는 외체계에 기여를 한다. 외체계는 휠체어를 사용하는 사람, 자녀를 케어하기 위한 이용 가능한 자원, 이웃의 특징, 그리고 지역사회의 레크레이션 프로그램과 시설(예, 놀이터, 의료 서비스, 안전요원, 그리고 유치원 프로그램)과 같은 것을 결정 내리는데 책임이 있다. 그리고 가족의 믿음과 가치의 자원과 그들의 일상생활의 지속적인 기여를 결정한다.

거시체계 (macrosystem)는 광범위한 사회정치와 문화의 영향이 시스템의 임무와 제약에 영향을 미치며, 미취학 아동과 가족의 건강과 교육 서비스를 제공한다. 마지막으로, **시간체계** (chronosystem)는 우리 환경이 시간이 지남에 따라 어떻게 변화를 하는지 그리고 아동과 가족에 의해 어떠한 특정 방법에 영향을 받는지 고려해야 한다. 예를 들어, 부모 죽음의 영향, 쌍둥이 탄생, 새로운 지역으로 이사 또는 부모의 이혼의 발생에 의한 아동의 발달과 기술, 태도, 자아 존중감 등이 아동의 나이에 따라 다를 것이다. 광범위한 문맥을 고려한 후, 치료사는 아동과 가족의 건강과 교육 시스템을 이해하고 의미있는 일상의 연속을 위하여 어떻게 촉진하고 홍보해야하는지 알아야 한다. 가족의 건강관리 필요성과 어떻게 이해해야하는가? 그들의 가치와 믿음을 어떻게 할 것인가? 교육시스템이 가정 교육에 대해 제공하는가? 가족의 특별한 요구를 충족하기 위한 시스템은 어떻게 유연한가? 교육법률은 아동과 가족의 기초를 배열하는 동안 주 및 지역 차원에서 법률의 해석 사이에서 다양한 교육 차원을 기대한다.

다음 사례 연구는 경제적인 관점에서 가족의 지원 및 아동의 요구에 따른 아동 발달의 차이를 이해하는데 도움을 줄 수 있는 방법을 제공한다.

상황 5-1 Ellie : 새로운 영국 교외 생활

Ellie는 그녀의 부모와 12살과 13살 형제와 잉글랜드 마을에 사는 4살짜리 소녀이다. 그녀의 부모가 직장에 있는 동안 Ellie는 하루 종일 유치원/보육 프로그램에 주당 약 35시간 참석을 한다. 그녀의 보육 제공자는 Ellie가 대부분의 시간을 혼자 지내는 경향이 있지만 교실에서 잘 참여를 한다고 한다. 운동 발달 이정표에 따라 발달을 하고 있다고 한다. Ellie의 아버지는 기술자이고 어머니는 대학 교수이다. Ellie는 체조, 수영 수업에 등록하고 정기적으로 세 명의 형제가 스포츠 게임을 하는 것을 보기 위해 부모가 함께 참여한다고 한다. 그녀는 독립적이고 기대가 높은 위치에 있지만 사랑받는 환경에서 살고 있다. Ellie의 이웃은 안전하고 옆집 친구와 다른 아이들과 놀이를 한다. Ellie는 집 주위와 간단한 집안일을 돕는 것을 즐긴다. Ellie는 매우 엄격한 자기 관리를 받지만 감독아래 시리얼 한 그릇과 같은 간단한 간식은 준비할 수 있다. Ellie의 어머니는 Ellie가 화장실 훈련에 관심을 보여 하루에 한번 같이 훈련에 임한다고 한다.

상황 5-2 Joshua : 도시생활

Joshua는 그의 어머니와 할머니, 3살 형제, 두 사촌과 함께 저소득 주책 개발지인 뉴욕의 도심에 사는 4살 소년이다. 그는 대부분의 시간을 자신의 할머니와 다른 대가족과 함께 보낸다. 주택 개발지에 살고 있지만 아이들은 마약 딜러와 조직활동에 관여되지 않고 안전하게 생활한다. 그는 유치원 프로그램에 참여하지 않고 가족의 의류 및 식품과 같은 기본적인 요구사항을 충족하기 위해 노력하고 있다. 그는 식사를 할 때 숟가락과 포크사용하기, 옷입기, 그리고 화장실 이용하기 등과 같은 기본적인 자기관리를 독립적으로 한다. 또한 그는 목욕을 한 후 감독과 종종 도움이 필요하지만 깨끗하게 할 수 있다. 그는 적극적이고, 충동적이며, 창의력을 가진 자신감 있는 아이이다. Joshua는 블록쌓기를 좋아하고 수건, 박스, 스틱과 같은 가정용이나 일반적인 물건을 사용하여 정교한 활동을 한다. 그는 냉장고에 그림을 그리고 색칠하기를 좋아한다. 그는 언어사용이 느리며 다른 친구들에게 공격적이다.

상황 5-3 Jing Mei : 문화적 가치 고려

Jing Mei는 부모와 신생아 쌍둥이 형제와 사는 3살 된 여자아이이다. Jing Mei의 부모는 중국에서 왔으며 2년 동안 미국에서 생활하였다. 그들은 가정에서만 중국어를 사용한다. 그녀의 어머니에 따르면, Jing Mei의 출생 역사를 기록하기 않았으며, 그녀는 아직 전반적인 발달지연을 보인다고 한다. 그녀는 미토콘드리아 장애의 가능성에 대해 여러 검사를 받았다. Jing Mei는 언어/의사소통, 그리고 운동 기능의 영역에서 6개월 된 수준에 있다고 한다. 특별한 도움이 필요한 그녀는 특수교육 프로그램의 일환으로 언어와 작업치료서비스를 주당 3번 참여한다. 그녀의 엄마 리는 Jing Mei의 발달이 걱정되지만, 그녀는 그러한 걱정을 표현하지 않는다. Jing Mei가 나을 것이라 낙관하고 자세한 진단 테스트에 관심을 두지 않는다. 리와 그녀의 남편은 고립된 감정을 느끼며, 이 지역에 가족이 없다. Jing Mei와 그의 가족들은 내년 안에 중국으로 다시 돌아가기를 바라고 있다.

핵심정리 (Here's the Point)

▶ **아동은 취학 전 기간 동안 엄청난 성장을 경험하고, 지역사회 내에서 중재와 함께 새로운 운동, 언어, 인지 그리고 사회적 감정 기술의 습득은 그들의 작업적 레파토리의 실질적인 확장을 허용한다.**

▶ **Bronfenbrenner (1979)의 생태 이론 및 생태문화적 이론은 취학 전 아동과 그 가족을 위한 일상생활의 지속 가능성에 대한 폭넓은 시스템의 효과를 상기시킨다.**

미취학 아동의 가정과 작업
(The Home and Occupations of Preschool Children)

취학 전 아동의 가족을 위한 가정생활을 일상의 일과 가족의 특징을 많은 방법으로 일반화하기는 어렵다. 생활에서 제공된 간략한 설명인 Ellie, Joshua, Jing Mei에 의해 다른 가족이 될 수 있는 방법은 매우 분명하다. 그들의 세 가족이 생태문화적 환경을 이해하고 같은 나라에 살고 있는 경우도 있으며, 다음과 같은 질문을 한다:

- 누가 가정에서 가족과 삶의 구성원인가?
- 가족 구성원에 의해 공유하는 가치와 신념은 무엇인가?
- 공간, 객체, 안전과 같은 물리적 가정환경은 무엇인가?
- 자신의 재정, 자원 그리고 사회감정적 지원은 무엇인가?
- 가족 단위의 일상, 그들의 가치있는 직종은 무엇인가?
- 다양한 가족의 멤버에 의한 통합적 역할은 무엇인가?

Joshua가 도심에 사는 동안 Ellie는 교외 지역에 살고 있다. 비록 그들 모두 미국 동부에 살고 있지만, 야외 놀이에 대한 아동들 사이에 크게 차이가 나기 때문에 재생적 작업에 영향을 미칠 수 있다. 안전한 놀이시설 (Ellie) 또는 대가족 (Joshua)으로 재생할 수 있는 능력에 접근할 수 있는 능력 사이에 그려질 수 있다. 가족과 관련된 일을 할 때 작업치료사는 문맥의 차이와 판단의 중요성을 알아야 한다; 효과성의 관찰과 그들의 장점, 도전 그리고 특별한 자질과 같은 기술을 치료사는 알아야 한다. 다음 액티브 학습 운동은 처음으로 자신의 가정에서 가족을 만날 때 치료사가 물어볼지도 모른다. 이 작업을 수행하는 것은 지금과 같은 맥락 요인으로 미취학 아동의 발달과 생활의 경험에 미치는 영향을 이해하는데 도움이 될 것이다.

능동적인 학습

Ellie, Joshua, 그리고 Jing Mei의 가족과 특성을 고려한다. 삽화에 표시된 아동의 각 다음 질문에 자신의 의견을 확인한다.

- 가족에게 가장 중요한 것은 무엇인가?
- 당신이 자녀에게 작업치료서비스를 제공해준다면 우선순위는 무엇으로 할 것인가?
- 라포를 형성하고 긍정적인 작업 관계를 구축하려면 어떻게 접근해야할 것인가?
- 무엇이 아동의 감정과 도전 그리고 자신의 도전 과제에 기여하여 영향력이 있는가?
- 어떤 환경적 특성이 변화를 수정할 수 있으며, 제어할 수 있는가?

예를 들어, Jing Mei를 고려하면 그와 그녀는 대부분의 시간을 집에서 보낸다. 그녀는 상대적을 작은 2베드룸 아파트에 살고 있다. 기본 필수품뿐만 아니라 장난감에 권한이 있다. 그녀의 아버지가 낮에 일하는 동안 어머니는 Jing Mei와 많은 시간을 함께 보낸다. 그러나 쌍둥이가 도착하고 난 후, 시간과 관심의 양이 Jing Mei에게서 줄어들고, 가족들의 일상이 변경된다. Jing Mei의 형제들로 새로운 역할을 하게하는 기회를 가지게 되고, 쌍둥이와의 상호작용은 다른 사람과의 사회적 상호작용 능력을 개발하기 위해 많은 기쁨과 동기부여를 가지게 한다. Jing Mei의 가족은 개인과 가족생활에 가치를 가진다. Jing Mei가 지연이 있다고 인식하는 동안, 그들은 이를 논의하기 위해 또는 자신의 자원을 확인하는 것을 두려워하지 않는다. Jing Mei의 장점과 요구 사항은 가족의 고려사항이다. 그렇다면 어느 정도의 개발 기술을 습득하기 위해 잠재적인 능력과 지연의 영역을 알고 그녀의 견해를 존중해야 한다. 그녀의 발달을 촉진하기 위한 치료적 활동을 포함하는 서비스와 가족이 함께 하고 즐기기 위한 활동을 찾아야 한다. 이 가족들은 중국의 뿌리를 가지고 강한 유대관계를 가지고 있으며 자신의 모국어를 구사하는 것을 선호한다. Jing Mei와 그녀의 부모는 정기적으로 상호작용하는 사람과 조직 사이의 상호작용의 질을 서로 고려해야 한다; 장애와 질병의 언어적 사용과 문화적 전망은 서비스의 제공으로부터 차이가 있음을 알고 그러므로 효과적인 의사소통을 위한 가능한 전망을 기대한다.

다음으로, 자기관리, 일상생활을 위한 도구적 활동, 놀이, 그리고 사회적 참여와 같은 일반적인 경험은 미취학 아동에게 공통적인 작업활동이다. 일반적인 작업으로 Ellie, Joshua, 그리고 Jing Mei로 체험할 수 있는지 고려한다. 추가적인 미취학 아동 작업의 상세한 사항은 3장에서 찾을 수 있을 것이다: 아동의 놀이, 그리고 8: 자기관리.

작업의 자기관리

미취학 아동은 일상생활 활동 또는 필수적인 개인의 활동과 같은 작업의 자기관리에 종사한다 (AOTA, 2009). 그들은 일반적으로 안전의 이유로 지속적인 감독을 요구할 뿐 아니라 그들이 시작하는데 도움을 주고, 철저하게 이러한 작업을 완료하며 사회문화적 규범과 일치한다. 가족의 가치, 그리고 미취학 아동의 독립적인 레벨을 반영하기 위한 다양한 환경에서의 상호작용 패턴은 독립적으로 옷을 입고, 소지품을 관리하는 등의 자기관리기술의 기회를 제공한다. Kadlec, Coster, Tickle-Degen, 그리고 Beeghly (2005)는 아동의 수준 인식에 따라 도움의 양을 조절할 수 있을 것이라고 한다. 예를 들어, 교사는 아동이 옷을 입을 수 있도록 충분한 시간을 허용하고 자신의 작업을 완료하면 칭찬을 해주고, 다음으로 독립적으로 지퍼와 단추를 채울 수 있도록 배우도록 할 수 있다. 또 다른 가족을 보면, 독립성을 덜 강조하는 부모를 위한 작업의 체결을 볼 수 있다. 이것은 아침에 옷뿐만 아니라 독립적으로 작업을 수행하는데 적은 도움과 시간으로 적은 스트레스의 결과를 볼 것이다.

2살과 4살 이이의 대부분의 아동들에게서, 신발을 묶는 어려운 과제와 적절한 복장을 선택하는 것을 제외하고 화장실 훈련과 스스로 옷 입는 것을 기대할 수 있다 (그림 5-2). 그들은 손을 씻는 것과 같은 단순한 씻는 것을 마스터 하는 동안, 욕조 통 안에서 씻는 것과 이를 닦는 것은 지속적인 도움을 요구할 것이다 (Shepherd, 2010). Ellie는 현재 4살로, 그녀의 부모는 Ellie가 화장실 훈련에 흥미가 없음을 보이는 것에 대해 걱정을 한다. 이러한 기술은 5살이 되면 일반적인 유아 프로그램에 등록하기 위하여 요구되는 것이다.

대부분의 미취학 아동은 숟가락과 포크, 컵을 사용하고 스스로 식사 (가끔 흘리는 것 포함)하기를 시작한다. 그러나, 식사하기 습관과 사회적 습득의 일반화에 도전할 수 있다. 이 나이의 아이들은 식품을 선택하고 조화를 이루는 "피키 공룡"은 드문 일이다 (Jacobi, Agras, Bryson, & Hammer, 2003). 또한 아동이 저녁 식사 테이블이나 밖에서 가족들이 식사를 하는데 공공장소인 레스토랑에서 조용히 앉아 식사하는 것은 어렵다. 식사시간, 음식의 종류, 그리고 언제 어떻게 아이가 먹을 것인가에 대해 예상되어진다 (Schuberth, Amirault, & Case-Smith, 2010). 그러므로, 개인적인 자기관리의 다양한 영역은 특별한 문화적인 민감한 영역처럼 식사의 영역을 접근할 수 있을 것이다.

잠자리에 드는 시간을 포함하여 목욕하기, 식사하기 등

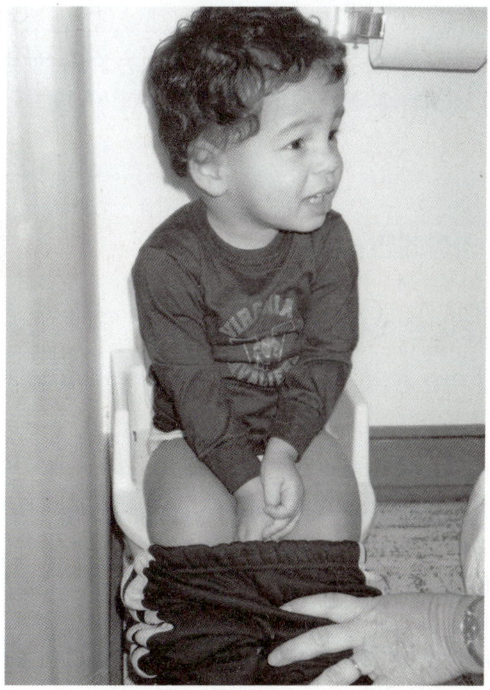

그림 5-2 미취학 아동에게 독립적인 화장실 사용이 기대될 수 있다.*(Photograph courtesy of Jayne TShepherd, MS, OTR/L, FAOTA..)*

과 같은 매일의 자기관리과제 수행을 위하여 미취학 아동을 위한 습관을 가지는 것이 부모에게 매우 중요하다 (Kllegrew, 2000). 아이들에게 행동과 건강한 습관을 개발할 수 있는 기회에 대한 명확한 기대와 함께, 아동에게 제공하는 습관적인 이러한 활동과 독립의 수준을 증진하는데 도움이 될 수 있다. 아동의 자기관리발달 이정표를 8장에서 찾을 수 있다. 또한 이 챕터에서 독립적인 자기 관리 활동에서 요구되어 지는 가족과 문화적 영향에 대해 기록되어 있다.

일상생활 활동의 소개

미취학 아동은 도우미에 관심을 가지고 그로 인해 단순한 집안일인 장난감 닦기, 세탁기에 더러운 넣기 또는 동물 돌보기 등과 같은 일을 시작하기 시작한다. 빠르면 2-3살에 테이블을 닦고 청소 하는 등의 간단한 가사 작업을 흉내낼 수도 있다. 이러한 유형의 활동은 아이에게 기회와 기대에 상당한 차이가 있다; 그러므로, 이 분야에서 기술이 변수되며 아동간의 다양한 문화에 제기된다. 예를 들어, 벨리즈에서 어린 마야 아이들은 정기적으로 강물에 빨래를 하는 등 집안일을 도우며, 그리고 미취학 아동의 아이돌은 형제 자매에 의해 감독이 된다 (Bazyk, Stalnaker, Llerena, Ekelman, & Bazyk,2003). 자기 신뢰는 매우 가치 있는 일이다. 마야 사람들은 아동들의 놀이보다 가사 작업을 하는 것에 더 많은 시간을 보낸다. 많은 문화에서, 싱글 엄마를 둔 아동은 부모가 모두 있는 아동에 비해 저녁 식사 테이블을 치우는 것을 기대할 수 있다. 두 부모를 둔 가정에서 식사 준비와 청소하기 등의 단순한 업무를 할 수 있다.

놀이와 레저의 작업

소개에 명시된 바와 같이, 놀이는 종종 미취학 아동의 가장 일반적인 또는 기본 작업으로 볼 수 있다 (Couch, Deitz, & Kanny, 1998). 그것들을 통해 새로운 기술, 사회적 역할과 실험, 경험적 감정, 그리고 우정을 개발하고 휴식을 취하고 아동들이 즐거움을 느끼면서 파생되는 놀이다 (Mulligan,2003). 미취학 아동은 그들의 환경에서 탐험을 하며 동기부여를 받고, 놀이 환경으로부터 배우고 그들의 대부분의 시간을 그렇게 보낸다 (그림 5-3). Joshua를 생각해 보아라. 그는 최소한으로 바깥 환경에서 탐험을 하며 창의적으로 그리고 독립적으로 놀이를 할 수 있다. 어린 시절의 놀이에 대한 자세한 정보는 챕터 3장에서 찾을 수 있다: 아동의 놀이. 그들은 이미지와 상징의 관점에서 세계를 해석하고 언어 및 그들의 상상력을 사용하는 능력을 개발하기 시작하면서, 참여와 놀이의 상징적인 창조, 사회 양식을 시작하는 기본적인 운동감각의 형태에서 미취학 아동을 진행하게 한다. 언어는 일반적으로 4살 때 발달하고 (Sroufe, Cooper, & DeHart, 1992), 물건의 기능을 이해하고 놀이에 자신의 상상력을 사용하는 인지

임상조언 Practice Wisdom

건강한 식사의 격려

유아를 위한 건강한 식생활을 장려하고 유용한 힌트를 사용한다:

- 샌드위치를 자른다.
- 포크와 숟가락을 이용하여 치즈, 딸기, 바나나, 크래커, 그리고 시리얼같은 음식을 먹는다.
- 컵 등과 같은 식기를 독립적으로 사용하도록 격려한다.
- 선택을 하도록 한다.
- 야채에게 재미있는 이름(나무, 작은 공, 오렌지 동그라미, 감자 산)을 준다.
- 예전에 거부했던 다양한 음식에도 적용한다.
- 아동은 음식을 준비한다.
- 매일의 음식과 스낵을 창의적으로 만든다.

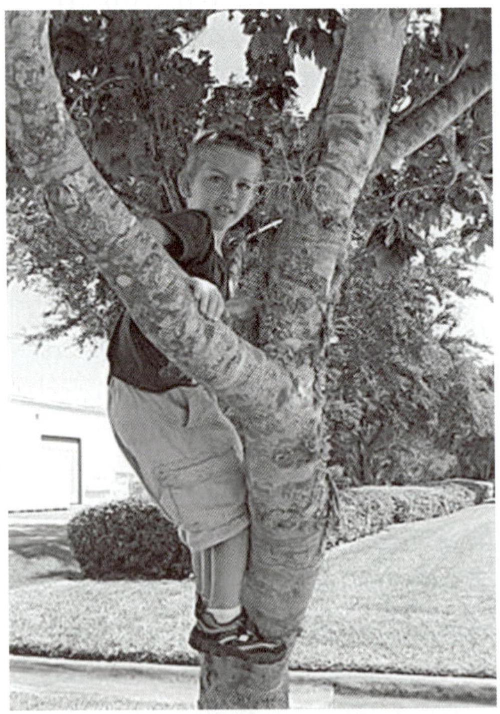

그림 5-3 감각운동 놀이를 통하여 미취학 아동은 많은 동기부여를 받을 수 있다.*(Photograph courtesy of Joseph A. Werner, OTR.)*

기술이 발달한다. 또한 사회 및 작업역할의 이해도 발달하기 시작하고, 미취학 아동은 종종 Ellie와 같이 혼자보다는 동료와 함께 하는 게임을 선호하고 다른 사람과의 상호작용에 많은 관심을 가지나, 그녀의 언어적 지연이 사회적 상호작용에 더 도전하게 할 수도 있다. 유치원은 다음 단계로, 아동들도 간단한 보드 게임을 포함한 협력과 경쟁에 관련된 규칙을 사용하여 게임에 참여하게 한다.

운동 기술 발달로, 대운동 놀이 활동인 공 던지기의 간단한 게임 같은 삼륜차와 볼을 타고, 앞뒤로 공을 차는 놀이가 포함된다. 움직임을 요구하는 작업에는 이 연령대 아동들이 참여하고 걷기를 선택할 수 있다. 미취학 아동은 사다리를 동반한 슬라이드를 아래로 슬라이딩과 스윙을 펌프로 하여 학습과 같은 놀이기구를 즐길 수 있다. 그들은 스쿠터 또는 두 바퀴 자전거, 수영, 무용, 스케이트, 심지어 연령 5-6세에 축구와 같은 팀 스포츠를 배울 수 있다. 소동작 운동으로는 색칠하기, 퍼즐하기, 간단한 그림을 그리고 공예품 프로젝트를 하고 전자 비디오 또는 컴퓨터 게임, 그림이 포함된다. 인형 옷입히기, 가위를 사용하고 접착제를 바르고 하는 레고 같은 블록 및 기타 건설 장난감을 만드는 것은 또한 미취학 아동의 일반적인 소동작 놀이이다 (Case-Smith, 2000).

일반적인 장난감, 실내 놀이 공간, 놀이기구 및 야외 놀이 영역으로 가족에 활용할 수 있는 놀이 도구이다. 또한 보호자는 매일의 가정에서 미취학 아동에게 제공하는 상호작용의 양을 조절할 수 있다. Ellie는 엄마로부터 상호작용을 요구하며, 예를 들어, Jing Mei와 Joshua는 정기적으로 감독을 받지 않고 30분 이상 자신이 좋아하는 장난감을 가지고 논다. 이러한 텔레비전 시청이나 영화와 같은 레저 직종의 비디오 게임, 컴퓨터 게임에 참여가 미취학 아동에게 일반적인 놀이이다. 미취학 아동들이 대부분의 시간을 보내는 방법을 연구하기 시작하였고, 산업의 패턴 및 자신의 건강과 발전 사이의 관계가 나타나기 시작한다.

증명하라!

시청시간

텔레비전 시청 또는 놀이 또는 레저 아동의 참여가 비디오 게임의 시청 시간에 영향을 미치는가? Vandewater, Bichman, 그리고 Lee (2006)는 예를 들어, 5세 미만의 아동의 텔레비전 시청 시간이 창조적인 놀이를 하는데 부정적인 영향과 관련이 있다고 한다. 아동에게 시청 시간을 제한해야 한다고 한다.

임상조언 Practice Wisdom

단순한 놀이 도구

미취학 아동이 좋아하는 활동으로 매우 간단한 놀이 도구 또는 공, 나무 블록, 물감, 옷 및 소품이 포함된다. 찰흙과 어린이용 공작용 점토를 가지고 노는 것을 인터넷에서 쉽게 찾을 수 있다 (www.associatedcontent.com).

사회적 참여

5세 아동에게 사회적으로 다른 사람과의 상호작용은 미취학 아동에게 의미있는 작업이며, 대부분의 아동들은 더 많은 이웃과 친구, 가정을 포함하기 위해 즉각적인 가족의 사회구성원으로 성장한다 (그림 5-4). 동료 그룹은 아동들을 위한 강력한 학습 환경을 제공하기 때문에 친구들과 함께하는 것이 즐거움 뿐만 아니라 이를 제공 받기 때문에 동료 관계는 점점 중요하게 된다. 사회적 및 문화적 규범과 가치를 배우고 실천하고 공평과 옳고 그름의 개념의 이해를 개발하는 것은 발달의 이정표의 한 예이다. 가족과 가족이 사는 집; 휴일 또는 특별한 날에 하는 등의 문화적 참여의 활동, 문화 또는 일상활동; 가족의 흥미; 사회적 네트워크; 그리고 미취학 아동의 사회적 경험. 어린 아동의 사회적 관계의 능력을 개발함으로써, 그들은 그들이 개인으로 누구인지 이해하기 시작한다. 그들은 자신의 행동을 규제하고 사회적 상황에서 대처 능력을 연습할 수 있는 기회의 가지며, 그러한 경험을 통해 자신의 감각을 개발하기 시작한다.

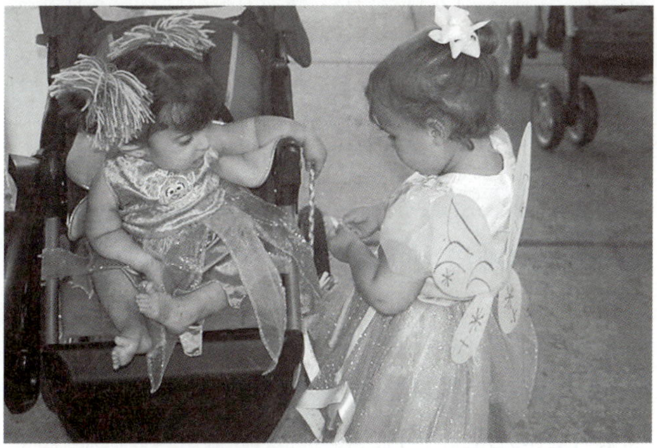

그림 5-4 미취학 아동은 다양한 환경에서 사회적 기술을 습득한다; 취학 전 교실이 하나의 기회이다.*(Photograph courtesy of Northcott Disability Services, Parramatta, New South Wales, Australia.)*

아동의 정서적 발달의 영향으로 그들의 사회적 상호작용의 동기부여와 기술을 습득하고, 그 나이에 맞게끔 독립적으로 노력하고 보안, 지도, 그리고 안심을 필요로 하며 부모는 그에 맞게끔 시행하도록 설정한다 (Rathus, 2006). 미취학 아동의 사회 참여를 위하여 가족 단위의 가치와 자원의 기회를 가지며, 작업의 다른 분야와 마찬가지로, 다양한 문화내에서 달라진다.

핵심정리 (Here's the Point)

▶ 가정에서 미취학 아동의 주요 직종 자기관리, 놀이, 사회참여, 그리고 일상생활 활동의 참여를 포함한다. 개별 아동에 대해 이러한 작업의 참여는 가족과 사회문화에 따라 다르다.

▶ 산업패턴, 역할 및 미취학 아동의 일상과 경험들은 전반적인 건강과 웰빙을 포함하며, 그들의 발달을 형성하는데 도움이 되고, 그리고 가족/가정 문맥과 그 과정에 영향을 미치는데 중요하다.

유치원 컨텍스트
(The Preschool Context)

추가적으로 가정과 가족의 문맥에서, 유치원 프로그램은 미취학 아동에게 발달을 위한 매우 영향력 있는 상황이다 (U.S. Department of education, 2004). 유치원 프로그램은 교회, 커뮤니티 센터, 학교 가정에서 다양한 방법으로 구성된다. 개별 유치원 프로그램의 특성은 많은 변화에도 불구하고, 그들은 3살에서 5살까지 미취학 아동을 위한 안전하고 양질의 의료를 제공하는 것을 목표로 하고 있다. 그들은 미취학 아동들을 위한 재미있고 즐거운 경험을 만들고 적절하게 학생의 역할을 위해 아동들의 준비 교육 프로그램을 제공하기 위해 노력하고 있다. 외체계(exosystem)에서 사용할 수 있는 서비스와 가족의 필요, 가치 그리고 일상생활을 검사하고, 그것은 아동의 취학 경험적 특성을 확인하고 기관에 의해 현저하게 영향을 받을 것이다. 장애가 있는 아동을 위한 서비스를 제공하기 위한 자세한 내용은 미국, 캐나다, 영국, 호주에서 합법적인 맥락을 12장에서 15장에 걸쳐 설명한다.

커뮤니티 유치원 프로그램은 개인 소유 및 실행, 그리고 재정적인 도움은 이러한 프로그램을 통하여 아동들을 위하여 제공할 것이다. 미국에서는, 타이틀 1-유치원 프로그램 지원으로 1960년 후반에 이용하였고, 전형적인 발달 아동을 위한 프로그램과 같은 몇몇 교육정부기관의 정보를 제공할 것이다 (미국 교육정부, 2004). 그러나 장애가 있는 아동이나 발달 문제 또는 다른 도전을 위해 아동을 위한 정부 투자 커뮤니티 프로그램이 더 많이 있다(그림 5-5).

Ellie는 국립유치원에 입학을 하였다. 그녀는 장애 때문에 그의 유아 환경에서 치료 서비스를 받지 못하는 것으로 확인되지 않는다. 반대로, Jing Mei는 연방 자금 미취학 프로그램에 참석하였다. 그렇기 때문에, 미국 공립학교는 특별한 요구와 자격이 아동을 위한 조기 교육 및 지원 서비스를 정고하기 위해 연방교육법안(장애인 교육 개선 법안 [IDEA], 2004)에 의해 시행된다. IDEA에 따라 제공되는 미취학 아동에 대한 서비스는 종종 교육부에서 제공하는 전문 유아 프로그램에 의해 전달된다; Jing Mei의 서비스에 의해 전달받았다. 그러나 특수교육과 작업치료와 관련된 서비스는 지역사회 미취학 프로그램에 의해 아동들에게 제공된다. 또한 12장을 참고하라: 미국 소아 작업치료.

IDEA의 파트 C는 출생부터 3세까지 그들의 가족은 특별 교육을 받고 조기 중재의 서비스와 관련이 있다 (좀 더 자세한 조기 중재는 4장에서 찾을 수 있다: 조기 중재). 아동이 2살 반이 되면, 조기 중재 서비스는 가족 중심의 가족 기초 프로그램에서 아동 중심 기초 프로그램으로 전환하며, IDEA의 파트 B에 따라 관리된다 (그림 5-6).

Jing Mei의 프로그램은 현지 공립학교를 통해 제공되었다. 버스와 같은 교통 수단은 학교에서 제공하고 그녀의 취학 전 프로그램은 특수 교육 등 작업치료와 언어 치료와 같은 서비스를 포함한다. 그녀는 최근 가정 기반 조기 중재 서비스에서 전환했고, Jing Mei의 어머니인 Li도 전환

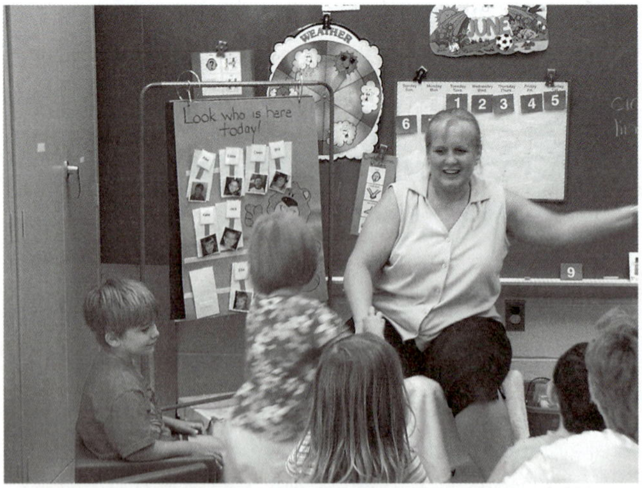

그림 5-5 유치원은 발달 지연 아동이 투자 교실과 같은 여러 모양을 가진다. 그러나 모든 학생의 역할을 준비하는 교육 프로그램을 제공하며, 아동들을 위한 재미있고 즐거운 경험을 창조하기 위해 고안되었다.*(Photograph courtesy of lane Korver.)*

했다. 서비스는 가정에 제공하기 위해 지속적으로 선호하며 교실에 매주 두 번 참석하도록 하였다. 교실에서 사회성을 추진하고 Jing Mei의 발달을 위한 수단이었다. 또한 다른 아동의 부모와 만나 이야기를 나눌 수 있는 기회를 제공하였다. 그러나 이것은 가족의 문화에 대한 약간의 오픈된 토론이었다. Podvey 그리고 Hinojosa (2009)는 부모에게 적극적인 서비스 제공 업체와 지속적으로 효과적인 의사소통 및 보호자의 참여 사이의 강한 관계에 의해 용이한 치료 전환과정에 대해 자세한 설명을 제공한다.

다른 나라 정부에서는 이와 유사한 프로그램을 가지고 있다. 예를 들어, 영국에서 보육법에 따르면, 5세 이하 모든 아동들이 양질의 초기 학습과 서비스를 받을 수 있도록 한다. 공인 유치원은 교육 표준 (http://www.direct.gov.uk/en/Parents/Preschooldevelopmentand learning/NurseriesPlaygroupsrecption Classes/DG-10013535)에 의해 개발된 표준을 따른다. 14장을 참고하라: 영국의 소아 작업치료.

캐나다 유치원 교육은 캐나다의 지방 및 준주의 책임이지만, 정부는 12학년(http://preschools.indiaedu.com/canada-preschools/)과 유치원 (5세)에게 무료 교육을 보장하고 대부분의 지방에서 4세에서 시작한다. 13장 참고하라: 캐나다의 소아 작업치료.

호주에서 학교를 다니기 전 아동들을 위한 (http://preschools.indiaedu.com/australia-preschools/)자료이다. 15장 참고하라: 호주의 소아 작업치료.

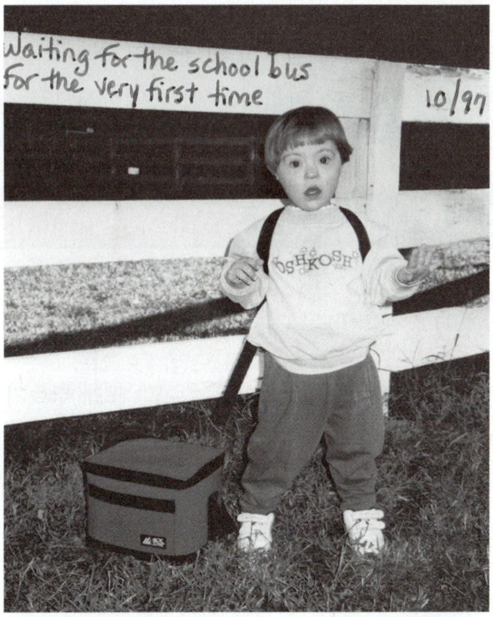

그림 5-6 버스를 타고 학교에 등교하는 것은 장애를 가진 미취학 아동을 위한 큰 단계이다.*(Photograph courtesy of Elaine Ogburn.)*

특정 지역사회에서 장애 여부에 상관없이 자녀 취학 전 프로그램을 찾을 때, 고려해야 할 몇 가지 사항이 추가될 수 있다. 교과과정, 공간, 대상 및 자료, 사람들의 특징, 그리고 아동의 사항과 전화번호를 포함하여 구체적인 유치원 프로그램과 설정, 물리적 환경을 조사하여 가족의 독특한 문화를 고려한다. 그들의 프로그램의 전반적인 철학과 목표를 반영하는 등 전형적인 작업과 유치원, 그리고 커리큘럼 내에서 발생하는 활동을 모두 확인해야 한다. 물리적 환경, 교과과정, 그리고 유치원에서 아동의 경험적 역할과 작업에 대한 자세한 내용은 다음에서 제공한다.

물리적 환경과 커리큘럼

미국의 전형적인 유치원 환경은 아이에게 맞는 크기의 테이블과 의자가 있는 넓은 공간이다. 아동은 자신의 코트를 옷걸이에 걸고 개인 사물함에 물건을 넣는다. 아동 교실은 종종 서로 다른 공간 또는 게임의 특정 유형에 대한 지정 구역을 포함한다. 예를 들어, 드라마틱한 놀이 공간, 컴퓨터 스테이션, 야외 놀이터 또는 체육관, 블록 건설 공간이 있다. Neuman 그리고 dickerson (2001)는 미취학 아동의 지식 발달로 아동의 작업을 표시하고 그 자료를 작성하고, 다양한 연령에 맞는 해당 도서를 포함하고, 놀이에 도움이 되는 소품이 교실에 있음을 제안한다. 또한 책 읽기를 하기 위하여 조용한 공간에 편안한 가구와 카페트를 제안한다. 바닥에 앉아 미팅을 할 수 있으며, 또는 "써클모임"과 같은 큰 그룹활동을 하기 위하여 오픈공간을 이용한다. 크기의 개념과 모양의 인식, 색깔의 인식, 숫자의 다양함으로 소운동, 대운동, 인지, 그리고 사회기술기초 미취학 기술 습득을 다양하게 촉진한다. 대부분의 유치원 교실에서 종일반 프로그램을 위하여 작은 변기가 있는 화장실, 낮은 싱크대, 영양가 있는 간식을 제공한다. Ellie의 유치원에서 이러한 다양한 환경을 제공한다.

사람들 또한 물리적 환경이다. 대부분의 국가에서 연방정부 또는 주의 규정은 라이센스가 있는 유치원의 프로그램과 기타 보육 설정에서 아동은 어른 부양의 필요한 비율을 적용한다 (어린 아동에게 어른의 비율은 아동의 나이에 따라 다르다). 예를 들어, 미국의, 뉴 햄프셔, 낮케어 프로그램의 중심기반은 5세 아동으로 구성된다 (www.daycare.zcom/newhampshire). 라이센스 미취학 프로그램은 일반적으로 학사 학위 또는 초기 교육에서 석사 교사를 채용한다. 다른 아동과 실무 경험의 다양한 수준, 교사의 보좌관, 보육 노동자, 학부모, 자원 봉사자, 그리고 치료사가 포함될 수 있다 (미국 교육부, 2004). 분위기는 배려하고 편안하며, 아동들이 개성을 표현하며 새로운 친구를 사귀고 자신의 개인 이익과 일치하는 활동에 참여할 수 있도록 한다.

유치원 시간은 2-3시간이다 (오전 또는 오후 프로그램 중 하나). 프로그램의 실행은 주당 2-5일을 제공한다. 전체 프로그램은 유치원 프로그램과 함께 보육을 통합한다. 몬테소리 유치원 프로그램이나 일부 종교와 제휴한 프로그램으로 철학이나 교과 과정의 구체적인 유형을 따른다. 유치원 프로그램의 전달에 대한 하나의 모범 사례는 없지만, 몇 가지 특성은 자녀의 학업 성적과 능력의 사회감정적 개발 대책에 긍정적인 결과와 관련이 되어 있다. 미국 교육부(2004)에 의한 보고서에 다음과 같은 중요한 특징을 제안했다.:

- 활동의 선택과 고품질의 언어, 인지를 촉진하는 것을 목표로 하고 읽기 능력에 따라 학습 자료를 선택한다.
- 아동은 교사가 개발한 수업 및 활동 계획에 의해 안내하고 목적 학습활동과 놀이를 한다.
- 프로그램의 목표와 아동 발달의 모든 영역을 명확히 기술한다.
- 개별, 작은 그룹, 그리고 큰 그룹의 균형을 두고 구조화 한다.
- 직원과 부모와 자녀 사이를 정기적으로 모니터링 한다.
- 유치원에 입학하는데 필요한 조기 읽기, 쓰기, 그리고 수학 능력으로 체계적이고 언어에 초점을 둔 커리큘럼을 둔다.

다른 유치원 프로그램의 특징은 신중하게 자녀와 미취학 아동의 전 프로그램을 권장하도록 한다. 작업치료사에 의해 잘 맞는 프로그램을 부모와 함께 검토하고 선택한다. Joshua에 대한 유치원 프로그램을 고를 때, 어머니는 프로그램이 언어 지연에 따른 Joshua의 공격적인 행동을 다루도록 하는 것이다.

대부분의 고품질 프로그램은 아동의 매일 스케줄의 수업시간의 균형뿐 아니라, 자신이나 자신의 교실(미국 교육부, 2004)을 탐구하는 것을 아동에게 제공한다. 전형적인 유치원 프로그램의 일정의 예로는 활동의 순서를 표 5-1에서 제공한다.

유치원에서, 어느 정도는 그들이 할 수 있지만, 아동들이 집에서처럼 같은 작업을 환경에 의해 영향을 받는다. 미취학 아동에 의한 경험은 자신의 역할과 개별 프로그램의 철학, 문화 가치관과 신념, 요구 그리고 행동의 기대치를 반영한다. 차후, 미취학 아동의 작업은 조기 가정 섹션에서 소개되지만, 일반적으로 유치원의 맥락에서 방법이 설명된다. 또한 교육 활동의 참여와 유치원 학생의 역할은 작업으로 포함된다.

작업의 자기관리

아동은 유치원에서 식사하기, 화장실가기, 간단한 옷 입기(예를 들어, 코트 입고 벗기, 화장실 이용하는 동안 옷 정리하기), 손 씻기 등의 기초적인 자기관리 과제를 획득한다. 종일반 아동도 또한 수행한다. 유치원에서는 자기관리 기술과 같은 학습을 위하여 효과적인 환경을 제공한다. 장애를 가진 아동을 위하여, 작업치료사는 예상되거나 필요한 자기관리 기술 발달을 지원한다. 자기관리는 유치원 스케줄, 발달을 위한 프로그래밍을 위하여 교실환경과 자연적인 환경에서도 할 수 있게 한다. 예를 들어, 작업치료사는 간식 시간 동안 아이의 식사기술을 향상시킨다. 작업치료사는 Ellie의 간식 시간과 자유시간 전 화장실 사용을 해결할 수 있다.

Chapparo 그리고 Hooper (2005)는 호주에서 아동들의 학교에서 자기관리 인식조사를 하였다. 그들은 학교에서의 경험이 자기관리에 대한 개인적인 견해의 차이가 높음을 알 수 있었다. 또한, 아동들의 자기관리에 대한 의미 개발과 그들의 생활에서 어른과 유사한 활동을 설명하였다. 따라서 치료사는 자기관리 활동을 가정과 유치원사이에서의 경험적 차이를 민감하게 받아들여야 한다.

일상생활활동의 도구

아동들은 종종 유치원 교실에서 도움을 주는 기회를 부여하고 자신의 소지품을 관리하는 일을 일반적으로 한다. 그

표 5-1 ● 오전반 유치원 프로그램의 예시

시간	활동
8:45 am–9:00 am	도착, 자유시간
9:00 am–9:30 am	써클 모임; 큰 그룹; 반기기; 수업; 노래 부르기
9:30 am–10am	운동장; 체육시간; 대운동 놀이
10:00 am–10:30am	화장실가기; 간식시간
10:30 am–11 am	작은 그룹 프로젝트 시간; 개별시간
11:00 am–11:30 am	자유시간
11:30 am–11:45 am	청소, 큰 그룹 모임, 인사하기

들은 테이블을 닦고 식물에 물을 주고, 또는 크레용을 나눠주는 간단한 작업을 부여받는다. 그들은 서로 공유하고 도움을 주며, 배운다. 미취학 아동은 또한 지역사회의 가정 작업 및 지역사회 생활 작업이나 일상생활의 다른 활동에 참여하며 즐길 수 있다 (그림 5-7). 예를 들어, 교실에서, 아동들은 침대에 아기 인형을 두고, 또는 세차, 식료품 쇼핑, 쿠키 만들기를 하고 집을 관리할 수 있다.

이러한 역할과 활동을 동료와 함께 하고 모방하는 놀이는 작업을 수행하는 학습의 초기 단계를 대표한다.

놀이

놀이는 학교에서 새로운 기술을 습득하고 연습하고 다른 활동을 찾으며, 사회적 역할을 경험하고 감정을 경험하고 동료의식을 경험하게 하는 기회를 제공하는 의미있는 작업이다 (Mulligan, 2003). 미취학 아동은 그들의 환경에서 동기부여를 받으며, 즐기는 구조 안에서 놀이와 연관한 규칙을 통하여 자유로부터 역할을 알게 된다. 유치원에서의 이러한 놀이 활동은 놀라운 일이 아니다. 그들은 유치원에서 다양한 놀이를 해왔기 때문에 놀이의 다양한 종류를 획득하게 될 것이다. 유치원 세팅에서 놀이는 외로움, 평행놀이 또는 사회적 놀이와 같은 사회적 상호작용 레벨로 놀이를 구성하게 된다.

유치원 교실 공간은 일반적으로 자료 및 장난감이 잘 갖춰져 있다. 유치원 교실은 물리적 환경으로 블록 건물, 옷 입기를 위한 지정 장소로의 놀이 활동, 특정 유형으로 조직화되어 있다. 대운동을 위한 기회, 추격 게임, 숨박꼭질 등의 그룹 게임을 위하여 놀이터가 에너지를 표출하고 운동을 할 수 있는 효과적인 장소이다. 공예활동과 색칠하기, 그림그리기 등의 프로젝트와, 그리고 가위와 풀을 이용한 도구 활동은, 평생 동안 의미있는 작업의 발달을 위하여 흥미있고 기술을 요하는 작업으로, 필요한 능력을 육성하는 방법이 될 수 있다. 마찬가지로 아동이 놀이를 하는 가정환경은, 유치원의 맥락에서, 사회적 형태의 일반적일 수 있다. 효과적으로 서로 상호작용하는 아동은 어른들의 지원 수준에서 다른 유치원 프로그램 간의 차이가 있으며, 동일 프로그램 내에서 특정 기간 간에 차이가 있을 수 있다. 예를 들어, 그들이 할 수 있는 많은 선택권을 부여하게 되는 경우, 아동들은 지정된 "자유시간"을 가질 수 있고, 선택권이 작은 경우 그들이 사용할 수 있는 장난감과 놀이 자료를 사용할 수 있는 방법을 고안할 수 있다. Joshua는 자유롭게 연주하는 동안 쉽게 다른 아동들과 참여를 했을 수 있지만, Ellie는 어떠한 도움을 필요로 했을 수 있다. 유치원 선생님은 아동들이 함께 놀이를 하는데 몇 가지의 방향과 도움을 제시했을 수 있으며, 그것을 통해 아동들이 적절한 방법을 사용하여 놀이를 했을 것이다. 유치원은 아동들을 위하여 사회적 기회를 제공하지만, 놀이 선택과 아동들을 위한 활동의 다양한 필요와 역할 육성에 어려움이 있을 수 있다.

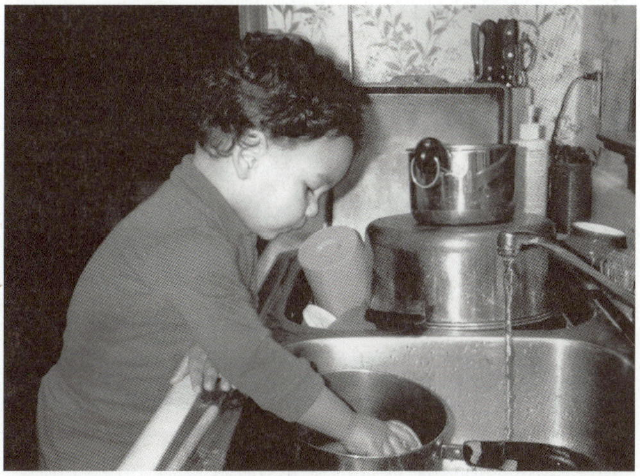

그림 5-7 미취학 아동은 종종 가정일 같은 일을 즐기기도 한다.*(Photograph courtesy of Jayne T Shepherd, MS, OTR/L, FAOTA.)*

사회적 참여

유치원에서의 경험은 아동이 커뮤니티의 일부를 느끼고 가족 단위 이외의 소속감을 느끼는 첫 경험일 것이다. 이전 놀이의 사회적 형태와 다른 교실에서 하는 활동은 서로 상호작용이 목적이다. 예를 들어, 아동들은 친구들과 함께 규칙을 정하고 새로운 기술을 가르치며 의사결정을 할 수 있다. Joshua의 공격적인 행동을 해결하기 위하여 수업시간에 규칙을 정해놓았다. 교사와의 수업이 Joshua에게 공격이 아닌, 감정 표현의 방법을 발견하였다. 그러면서 친구를 알고 우정을 발견하며, 서로를 인식하기 시작하게 된다. 그들은 자신의 행동을 규제하는 연습을 하고 배우며, 서로 공유하고, 대화를 하며, 그룹안에서 기본적인 사회적 기술을 연습할 수 있는 기회를 부여받게 된다. 친구들과의 수업은 자신의 자기 효능감인 새로운 감각을 느끼게 한다. 미취학 아동의 참여는 부모가 자녀에 대한 취학 이외의 친구들과 놀이를 조직하고, 다른 부모와 함께 활동을 하면서 그 결과 우정을 개발할 수 있다. 이러한 결과는 드문 일이 아니며, 아동과 부모의 사회적 네트워크 확장을 할 수 있는 기회가 된다.

증명하라!

동료 문화의 제휴

장애를 가진 아동에게 참여는 항상 쉬운 일이 아니다. 병원에 있는 장애를 가진 아동인 4.3-5.6세 아동은 질적 및 양적 접근 방식을 사용하여 연구를 하였다. 연구 결과 중, 모든 아동들이 원하는 것에 "동료 문화의 관계"라 하였다. 아동들은 그룹에 속하고 싶어 하고, 활동에 포함되기를 원하고 있었다. 그러나, 아동들은 참여로부터 배제되는 경험을 겪었다.

Wolfberg, P.J., et al. (1999). 'Can I play with you?' Peer culture in inclusive preschool programs. *Journol of the Association for Persons with Severe Handicaps. 24* (2), 69-84.

능동적인 학습

Ellie, Joshua, 그리고 Jing Mei의 사례를 보고 다음과 같은 질문을 하였다:

- 마이크로 시스템의 지식 및 유치원을 감안할 때, 각각의 자녀에 대한 장점과 문제점을 파악하기 위하여 시간이 걸릴 것이다.
- 가정/가족 상황에 관하여, 당신의 생각이 자신의 장점과 도전의 기여에 영향력이 있습니까?
- 어떻게 아동들은 다릅니까? 왜?

교육: 학생과 학습자의 역할

학문은 일반적으로 대부분의 유아동 프로그램에서 강조되지 않은 있지만, 아동은 종종 숫자, 지식, 모양, 색상, 문자, 읽기 기술, 그리고 따라쓰기와 같은 초기 글쓰기 능력과 같은 기술 개발을 목표로 학습 활동에 참여할 것으로 예상된다 (Lieber et al., 2009). 미취학 아동은 학습과 놀이 활동의 일부로, 책을 보거나 읽고, Play Doh활동을 하고 간단한 문제 해결, 퍼즐하기로 수학과 과학과 관련된 활동을 하고 있다.

현재 연구에서 조기 중재와 유치원 서비스의 결과로 긍정적 건강, 기능 그리고 교육적 결과를 제안한다 (Palfrey, Hauser-Cram Bronson, Warfield, Siren, & Chan, 2005; Reynolds, Temple, Robertson, & Mann, 2001). 커리큘럼은 누구를 위한, 그리고 어떤 결과에 대해 이익을 기여한다. 예를 들어, 놀이 및 유치원 활동을 하는 동안 다양한 구조는 자기관리의 독립성 발달, 학업 기술, 또는 긍정적 사회 놀이 행동에 영향을 미친다.

학습자로서, 기술의 숫자 인식 이외에, 아동은 같은 대그룹의 시간 동안 이야기를 하려면 손을 높이 드는 등의 교실 규칙에 따르며, 특정 활동을 다른 친구들과 함께 조용히 앉아서 요청하는 질문에 답변을 하며 활동에 적극적으로 참여하는 것이다. 아동들은 교실에서 기대되는 행동, 학업 전 기술 습득, 연습, 그리고 인수로 초등학교에서 요구되는 기술을 미리 습득한다.

유치원 프로그램과 팀 구성

특별한 도움을 필요로 하는 아동을 위한 유치원 프로그램이 있지만, 일반적인 발달을 하는 아동과 함께 장애를 가진 아동을 지원하려는 경향이 있다 (DeVore & Bowers, 2006). 이것은 생각의 문화 또는 철학적 변화, 정책 변화에 대한 결과이며, Bronfenbrenner(2002)는 아동들이 현재 유치원에서 경험하는 것에 대해 특별한 요구가 필요하다고 한다. 지역사회 기반의 장애를 가진 아동 프로그램은 IDEA(2004)에서 최소 환경 제한의 조항으로 미국법적 조항을 다룬다. 이것은 가능한 범위 내에서, 아동들의 교육 전달 및 특수 교육과 관련된 서비스를 포함하여 아동들이 참석하는 상황에서 교육이 되어야 한다는 것을 의미한다. 일반적인 교실에서 생각의 변화와 법률을 필요로 한다.

장애를 가진 아동들에게 친구들과의 상호작용을 하는 기회를 제공하기 위한 사회적 기술을 제안 (Brown, Odom, & Conroy, 2001)하고, 일반 교과 과정을 위해 전형적인 또래와 상호 작용하는 기회를 위해 제안한다. 미국 장애 법령(ADA; PL No.101-336)의 인권 법안은 합법적인 편의 시설을 정책에 따라 만들어야 한다고 한다. 편의 시설은 휠체어의 접근 그리고/또는 적응 장치 또는 특수 장비의 공급을 할 수 있도록 기존의 장벽을 제거해야함을 포함하고 있다. 또한 조기 교육에 장애를 가지고 있지 않은 아동을 포함하여 교육을 해야함을 포함하고 있다.

성공적인 유치원의 지표는 무엇인가? Cross, Traub, Hutter-Pishgahi, 그리고 Shelton (2004)는 성공적인 지표를 다음과 같이 제안한다: (a) 자신의 개별적인 교육 목표 달성; (b) 발달 능력과 아동들의 지식 발달; (c) 친구와 직원의 태도를 반기고, 모든 아동들은 그룹의 멤버 받아들임; (d)아동의 과정을 포함한 부모의 만족. 성공을 포함한 달성을 위하여 다양한 교육 관행의 효과의 조사 연구는 정기적으로 협력하고 문제 해결을 위하여 전문가와 함께 팀을 이루어야 한다 (DeVore & Russell, 2007: Sandall & Swartz, 2002). 교육 팀은 아동 교유의 도전에 대한 준비를 생각하는 긍정적인 태도 또는 신념을 채택해야 한다 (Cross, Traub, Hutter-Pshgahi, & Shelton, 2004). 아동에게 교실 내에서 기능적 기술의 연습과 관련하여 가장 효과적인 것으로 보고하고 있다(DeVore & Russell, 2007). 사회적 그리고 조직적 기술을 가르치기 위하여, 부모와 함께 자주 참여할 뿐만 아니라 적절한 적응 및 전체 모두가 참여할 수 있도록 필요한 보조기술을 교육하는데 최선을 다해야 한다 (Brown, Odom, & Conroy, 2001; Cross, Traub, Hutter-Pishgahi, & Shelton, 2004; DeVore & Russell, 2007).

작업치료 및 기타 관련 서비스는 수업 시간에 하는 수업이라기 보다, 자신의 정기 활동을 하는 동안 아동 설정에서 각각의 아동에게 제공하는 "치료 공간"의 의미이다. 이 방법은 직접적인 중재, 모니터링 및 상담을 포함한다. 이러한 방법에 대한 자세한 내용은 20장에서 22장까지 다루고 있다. 이 장을 보면, Jing Mei를 생각할 수 있으며, 이러한 접근 방식은 그녀의 장점과 요구를 해결할 수 있다.

아이의 부모를 포함하여 관행에 필요한 전문가의 팀 이전에, 정기적인 모임을 하였다. 학업과 관련된 그리고 학업과 관련이 없는 팀 모델의 두 종류가 일반적으로 취학 전 설정된다 (Mulligan, 2003). 협력과 팀의 역할에서 두 모델은 자녀의 개별 교육 프로그램을 수행하는 협력 분야를 포함하지만, 팀 모델에 약간의 차이는 있다. 팀에 대한 자세한 내용은 16장에서 찾을 수 있다: 소아 치료 팀.

Jing Mei의 경우, 학업모델의 팀 일원으로, 그녀의 작업치료사는 운동능력을 교육 프로그램의 목표로 하고 있다. 치료사가 직접 중재를 하여 하는 치료에는 신체 조절 및 독립적으로 활동에 완전히 참여할 수 있게끔 앉아 있는 능력을 키우는 것이다. 몇 가지 목표를 포함하고 있다면, 작업치료사는 간접 중재 방식을 사용하고 필요에 따라 선생님의 관찰 아래 평가 및 중재를 하는 치료 시간이 제공된다. 미취학 아동을 위한 작업치료서비스의 구체적인 내용은 다음 작업치료 평가 및 중재부분에서 제공한다. 간접 중재에 대한 자세한 내용은 21장에서 소개한다: 간접 중재.

핵심정리 (Here's the Point)

▶ 아동 컨텍스트는 궁극적으로 초등학생들을 준비하는 어린 아동들을 위한 풍부한 학습 경험을 제공한다. 대부분의 프로그램은 다양한 규제 및 관리에 도움이 되는 정책을 시행한다.

▶ 유치원의 프로그램은 다양하고 구체적이며, 물리적 환경과 커리큘럼을 강조하고, 거기에서 일어나는 활동을 고려한다.

▶ 가정의 맥락에서 학교에서 의미, 목적, 그리고 경험의 정도가 서로 다른 방법에 의해 경험되어 진다.

▶ 특별한 도움을 필요로 하는 장애를 가진 아동은 취학전 아동들이 친구와 같이 프로그램에 참석하는 것이 일반적인 방법이다. 필요한 지원 및 서비스는 다음 정기 유치원 설정 및 활동의 맥락에서 제공된다.

▶ 특별한 도움이 필요한 아동을 위해 구현하는 포괄적이고 성공적인 프로그램에 대해 전문가 및 보호자가 필수적이다.

유치원에 다니는 아동을 위한 작업치료
(Occupational Therapy Services for Preschool Children)

미취학 아동의 평가와 중재를 위하여 유아/아동의 치료사가 요구된다. 유치원 자체가 전환이며, 아동과 가족을 위한 작업은 유연해야 한다. 이러한 프레임에서 아동을 가정치료에서 프로그래밍 중심으로 이동한다 -작업역할과 참여의 발달을 위한 기초 기술에 초점을 둔다. 평가 및 중재 방식에 대한 전반적인 이론적 근거에는 일관성 있는 상태로 유지되지만, 미취학 아동의 적용을 신중하게 고려해야 한다.

미취학 아동 가족의 작업적 역할

미취학 아동에게, 작업치료는 교육기관/유치원 프로그램, 의료 세팅, 또는 지역사회기관에 고용되어 일을 하며, 가족단위에서 아동을 필수적으로 고려해야 한다. 가족중심의 의미는 가족 구성원으로 서비스 제공 과정과 관련된 것을 의미한다. 따라서, 교사들은 아동에 대한 평가 및 중재 서비스에 대한 결정을 내릴 수 있으며, 다른 팀 구성원과 함께 동등한 파트너로 참여할 수 있다 (Dunst, 2002). 전체 가족의 요구에 대한, 가족 단위가 서로에 대한 관심과 만족의 생산적인 삶을 사는 능력이 강화되도록 아동의 구체적인 요구가 필요하다. Jing Mei가 중재의 중요한 부분을 형성하는 문화적 정체성을 가지고 있듯이 부모에게서 또한 나타난다.

서비스 제공 과정에서 동등한 파트너로 가족 구성원과 협력하는 것은 제공되는 서비스의 효과를 극대화할 수 있다. 많은 사람들이 특정 아동과 가족을 위해 최선을 다하며, 아동들이 생각하는 최고의 부모가 서비스를 제공하는 기관의 사명과 함께 일관성을 지니고 있다. 가족 및 기타 보호자는 아동의 삶에서 개인적으로 더 많은 콘텐츠의 요소를 가지며 자신의 대부분의 시간을 보낸다. 따라서, 부모는 서비스의 제공 과정에서 자신이 중요하다는 것을 파악하는 것이 효과적으로 활용하고 배우는 것이 필요하며 이의 결정에 대한 책임을 지게 된다.

작업치료사의 역할 중에 아동을 효과적으로 돌보도록 지원하는 것이다. 따라서 치료사는 의료 전달 서비스 시스템을 이해하는 것이 중요하다. 작업치료사는 그들의 능력이 개발되도록, 지식, 능력, 그리고 자신감이 보호자와 아동들이 필요로하는 것이다. 작업치료사는 아동이 의료 또는 교육 전문가들에 의해 만들어진 권고사람을 질문하면, 이 질문에 대답을 하게끔 부모 교육을 돕는다. 의료 또는 교육 전문가들은 특정 제안을 한 이유를 정당화하고 그들이 제안하는 중재의 예상 결과를 설명할 수 있어야 한다.

특별한 도움이 필요한 아동은 시간과 재정 자원의 서비스와 전문성을 요구할 수 있다. 예를 들어, 그들의 보조기는 휠체어, 학교, 또는 가정 간호 지원에 치료 서비스 또는 기타 의료개입을 요구할 수 있다. 몇몇 커뮤니티는 그들이 필요로 하는 서비스를 찾는 것을 지원한다. 보호자 또한 서비스에 대한 의료보험의 비적용과 같은 장벽을 만날 준비를 해야 한다. 유사한 요구사항을 공유하는 다른 가족과 연결하고, 이러한 시스템을 통해 적용하도록 하는 것이 작업치료사의 잠재적 역할이다. 전반적으로, 보호자가 성공적으로 이러한 시스템을 이용할 수 있을 때, 그들의 아동들이 필요로 하고 인생 전반에 걸쳐 안전하게끔 해준다.

의료 및 교육 시스템의 협상을 가족에게 지원하는 것 외에도, 작업치료사는 가족 공동체 프로그램과 설정의 다른 유형에서 더 중요한 역할을 한다. 이것은 지역사회 레크리에이션 프로그램에 참여하고, 친목 도모에 기회 방지 장벽을 제거할 수 있도록 도와주는 것을 포함한다. 장애를 가진 아동을 위해 준비하는 것이 어려울 수 있기에, 부모는 자발적인 외출에 적절한 보육을 준비할 시간의 부족이 사교를 위한 기회를 놓칠 수 있다. 지역사회와 함께 가족과 자녀의 연결의 개발뿐만 아니라 가족 단위의 삶의 질을 위해서도 중요하다.

유치원 세팅에서 작업치료 평가와 중재

유치원 세팅에서 근무하는 작업치료사는 아동이 자신의 역할을 성공적으로 참여하고 취학 컨텍스트 내에서 그들의 기대에 필요한 작업의 수행을 위해 지원한다. 작업치료사는 팀의 일원으로 다른 전문가와 긴밀히 협력하며, 앞에서 설명한 바와 같이 구체적인 의무인 자원, 팀 모델, 그리고 필요한 프로그램을 요구한다. 따라서, 유치원 세팅에서 근무하는 모든 작업치료사는 아동의 평가를 수행하고 아동 교육 프로그램의 일부를 개발, 구현 및/또는 지원을 개발한다. 작업치료에서 강조하는 영역은 자기관리 기술의 발달, 학습활동의 참여, 감각 운동 기능, 그리고 행동 관리의 발달을 포함한다. 평가는 18장에서 다룬다: 평가, 측정 그리고 평가; 중재는 20장에서 22장까지에서 다룬다.
미취학 아동의 평가와 중재의 방법은 다음에서 다룬다.

미취학 아동의 평가

작업치료사는 자신의 활동 설정 내에서 전형적인 일상 맥락의 아동, 가정과 학교에서 생태학적 접근을 권장한다. 유치원 세팅에서 작업치료사에 의해 일반적인 목적에 의해 사용되는 몇 가지 구체적인 평가도구를 표 5-2에서 제공한다. 이것은 포괄적인 목록으로 일반적인 평가도구의 샘플링이 아니며, 더 많은 자세한 소개는 18장에서 소개한다: 평가, 측정, 그리고 감정. 추가적으로, 기능적 검사의 표준평가 툴 (예, 장애를 가진 소아 평가; Haley, Coster, Ludlow, Haltiwanger, & Andrellos, 1992)은, 작업치료사에게 아동이 일상적인 활동을 수행하는 동안 작업적 수행의 관찰이 중요하다(예, 놀이, 자기관리 기술, 그리고 가족과 친구와의 상호작용).

어린 아동을 위한 표준화된 평가도구의 관리는 노력의 집약적인 과정이며, 치료사들이 테스트에서 설명한 대로 권장교육 및 관리지침을 따라야 한다. 표준화된 테스트를 관리하는 것도 치료사에게는 하나의 도전이기에, 도전하고 유지하며 주의를 기울여야 하며 지침에 따라야 한다. 미취학 아동과 교감을 하는 것은 자신의 실제 기술과능력에 대한 최상의 정보를 획득하기 위해 필수적이다.

모든 평가 과정과 마찬가지로, 표준화된 테스트의 정보는 보호자의 인터뷰, 기록 검토, 공식 및 비공식적 관찰, 평가에서 수집한 정보와 같은 데이터를 이용한다. 작업치료의 평가보고서는 유치원 세팅에서의 성능과 작업의 성능 문제에 기여하여 장애와 관련된 아동의 장점과 도전 과제에 대한 중요한 정보를 얻을 수 있다. 자신의 성능을 지원하거나 취학에 방해는 활동과 맥락의 요인의 유형을 파악해야 한다. 작업치료사의 평가 결과는 다른 팀들과 함께 공유하고 아동의 전반적인 장점, 과제, 요구사항 및 우선순위를 파악하고, 중재 계획 과정을 시작하려면 다른 팀 멤버와 부모의 평가 데이터를 취합한다.

표 5-2 ● 유치원 세팅에서 작업치료사에 의한 평가 도구

평가이름, 저자	나이와 목표	평가의 유형
Pediatric evaluation of disability inventory (Haley, Coster, Ludlow, Haltiwanger, & Andrellos, 1992)	6개월–7.5세; 자기관리, 기능적 이동, 그리고 사회적 기능 평가	규범 참고 및 기준 참고; 수행기초 그리고/또는 보호자 인터뷰, 표준화
Vineland Adaptive Behavior Scale (Sparrow, Balla, & Cicchetti, 1984)	생후–18세; 의사소통, 일상생활기술, 사회적 기술, 그리고 운동 기술 평가;이해적 적응행동 점수 제공	표준화, 규범 참고 및 기준 참고; 보호자 인터뷰
The first step (Miller, 1993)	2세 9개월–6세 2개월; 발달선별도구, 인지, 의사소통, 운동, 사회감정적 그리고 적응기능 측정	규범 참고 및 기준 참고, 표준화
Miller assessment for preschoolers (MAP; Miller, 1998)	2세 9개월–5세 8개월; 인지, 의사소통, 그리고 감각적 운동 기능 평가	규범 참고 및 기준 참고, 표준화
Peabody development motor scale II (Folio & Fewell, 2000)	생후–83개월; 소동작과 대동작 기술 측정	규범 참고 및 기준 참고; 수행기초, 표준화
Beery–Buktenica test of visual motor integration 5th edition (Beery, 2004	3세–18세; 시운동 통합측정 (따라그리기 테스트); 운동통합과 운동 제외한 시지각 테스트	규범 참고 및 기준 참고, 표준화
Sensory integration and praxis tests (Ayres, 1989)	4세–8세 11개월; 운동제외한 시지각, 체성감각, 전정감각 그리고 고유수용성 과정 평가	규범 참고 및 기준 참고, 표준화
Development test of visual perception (Hammill, Pearson, & Voress, 1993)	4세–10세; 눈손협응, 따라하기, 공간감각, 위치감각, 전경배경, 시운동 속도— 그리고 형태항상	규범 참고 및 기준 참고, 표준화
Miller function and participation scales (Miller, 2006)	2세 6개월–7세 11개월; 시운동, 소동작, 그리고 대동작 기술 측정; 가정과 학교에서 기능적 기술을 평가	규범 참고 및 기준
Test of playfulness (Skard & Bundy, 2008)	아동 모든 나이; 동기부여, 의존성, 감각적 통제의 행동관련을 포함한 놀이 평가	도구를 사용한 자유놀이
Functional emotional assessment scale (Greenspan, Degangi, & Wieder, 2001)	3개월–48개월; 감정과 사회적 능력 평가	아동의 비구조화된 행동관찰 해석, 그리고 아동 보호자

유치원 세팅에서의 작업치료 중재

유치원 설정에서 작업치료사는 그들의 컨설팅이나 그들의 교실에서 학습 활동에 접근하여 특정 자녀의 과제에 대한 해결책을 찾을 수 있도록 선생님과 함께 문제해결에 대해 간접적으로 서비스를 제공할 수 있다. 여러 가지 방법으로 중재를 제공하며, 때로는 작업치료사들이 소규모 그룹을 이끌거나 전체 반의 통제를 제공한다. 운동장이나 치료실 같은 다른 설정이 필요하다고 인정이 되면, 치료사들은 때로는 교실 활동이나 컨텍스트 내에서 아이와 함께 개별적으로 수행될 수 있다. 치료사들은 종종 일반 교실의 사용을 위하여 권장사항, 제공, 적응, 그리고 다양한 보조도구

임상조언 Practice Wisdom

수행에 기초를 둔 관리의 표준 테스트의 팁

미취한 아동의 최적의 수행 달성을 위한 수행에 기초를 둔 표준화된 평가:

- 자녀의 안락 수준을 높이기 위해 따뜻하게 한다.
- 매우 즐거워한다: 관리 지시의 허락 아래 장난을 한다.
- 신속하게 항목을 수행한다: 일반적인 아동이 가능하다면 테스트를 준비하는 의미, 연습관리를 의미한다.
- 아동의 필요를 위하여 민감하게 받아들인다: 이것은 때때로 휴식을 취하거나 검사를 중지해야 함을 의미한다.

의 사용, 적응 장치, 그리고 특별한 아동을 위한 도구를 사용하도록 한다 (Schoonover, Argabrite-Grove, & Swinth, 2010)

유치원 프로그램은 사회, 소/대운동 놀이, 사회참여, 교육활동, 기본적인 자기관리를 포함하여 아동과 가족들에게 필수적인 작업의 대부분을 강조한다는 사실을 알아야 한다. 취학의 목적에 이러한 요소는 궁극적으로 초등학교에서 앞으로 무슨 일이 있을지를 아동을 위해 미리 준비해야 하는 것이다. 그것은 작업치료사들이 효과적으로 전달하기 위해 유치원 교사외 다른 수업의 인력을 지원하여 취학전 컨텍스트 뿐만 아니라, 간접 및 상당 서비스 내에서 아동 개별 교육 프로그램의 직접 서비스를 제공하는 것이다.

작업치료사의 목표는 옷입기, 식사히기, 화장실 훈련, 기능적 이동, 그리고 자신의 소지품 관리하기 등과 같은 자기관리 분야에서 더 많이 독립하기 위해 전문지식을 가지고 개발'교육 팀에 지원을 하는 것이다 (Kellegrew, 1998). 취학전 아동의 자기관리 기술을 촉진하기 위한 프로그램의 목표와 중재를 개발하면, 작업치료사는 아동의 도전에 기여하는 근본적인 치료에 집중할 수 있다. 예를 들어, 치료사가 식사하기 기술을 훈련시키기 위해 자녀의 구강 운동 능력을 치료한다. 또 다른 방법은 직접적인 기술을 가르치는 것이다. 이 상황에서, 치료사가 기술 개발의 촉진을 위하여 학습 전략 연습, 기회 적용과 간식시간 동안 아동들의 그룹을 사용할 수 있다. 또 다른 중재 전략으로 물체를 쉽게 움켜쥐고 식사 시간 중에 신체 관리를 촉진하기 위한 지원적 측면에서 특정 의자와 보조도구의 스푼의 적응 보조도구를 권장하는 것이다.

연구는 보건, 교육, 그리고 기능 결과의 조기 중재와 유치원 프로그램의 효과를 증명했다 (Palfrey, Hauser Cram, Bronson, Warfield, Siren, & Chan, 2005; Reynolds, Temple, Robertson, & Mann, 2001). 젊은 두뇌의 신경가소성으로 인해, 치료는 미취학 아동에게 매우 적합하다. 예를 들어, 뇌성마비와 같은 신경 장애 아동은 체위 및 운동 통제와 기능의 이동성의 발달을 도와주기

위해 신경학적 발달 및 운동 학습 접근의 혜택을 받는다 (Gentile, 1998). 발달조절장애, 감각통합장애, 그리고 자폐증 아동은 전정감각, 고유수용성감각, 운동 및 운동 계획을 치료하는 감각통합 치료를 받을 수 있다 (Mulligan, 2002). 이러한 치료기술은 감각 테이블이나 정글짐에서 노는 것을 정기적으로 교실 활동에서 시행하는 것으로 적용할 수 있다. 그러나 어떤 아동들은 구체적인 목표에 달성하기 위하여 프로그램 보다 전문적인 치료 장비 또는 개별 치료가 필요할 수 있다.

유치원 교육과정은 이러한 활동의 통합으로 소/대운동 기술과 놀이 기술을 기초로 프로그램하여 취학 아동의 활동에 적용할 수 있다. 예를 들어, 소운동 영역에서, 모든 아동은 칫솔과 숟가락 등 다른 도구를 사용하는 방법을 배우게 하고, 블록 놀이로 운동활동을 하며, 컴퓨터 게임, 간단한 공예품의 다양한 그림, Play Doh와 같은 놀이를 포함한 프로젝트를 한다. 작업치료사는 작업활동분석에 관한 기술, 그리고 아동의 능력 설정 및 동기를 미취학 아동의 요구사항 충족 능력에 기여하는 방법의 적용을 한다. 그들은 각각의 아동들에게 단순한 수준의 정보를 제공하는지, 또는 모양과 크기를 구별하는 능력과 같은 특정 기술을 홍보하는 치료 활동 개발을 위한 다양한 활동을 변경 또는 적응을 권장할 수 있다. 방, 소음, 시각을 실제와 관련된 요구는 자녀의 성공적인 작업 성능에 기여할 수 있으며 이러한 중재로 해결될 수 있다.

작업치료사는 유치원 세팅에서 또 다른 중요한 영역으로 긍정적인 행동과 정신사회적-정서적으로 성장을 개발한다 (Watling, 2010). 유치원에 다니는 아동은 독립, 보안, 지원, 그리고 관심을 확장할 수 있다. 아동은 그들이 무언가를 하고 어려움을 조절하고, 자신의 감정 반응을 이해하는 능력을 가지고 있지 않다. 이러한 운동, 인지 그리고/또는 감각과 같은 특별한 요구로, 아동은 다른 아동들보다 더 많은 좌절을 경험한다(Richardson, 2002). 긍정적인 행동을 촉진하기 위하여, 불안감소 또는 아동의 집중을 도와야 한다. 예를 들어, 아동의 요구를 충족할 수 있도록 자녀의 일정이나 교실 환경에서 적응인 사회적 의사소통, 그리고 감각적 요구의 조정을 제안할 수도 있다. 그들은 또한 구체적인 문제 행동을 다루는 이상 긍정적인 행동의 촉진을 지원하기 위하여 개별 행동 계획을 구현하는데 도움을 줄 수 있다.

미취학 아동의 어려운 동작을 관리하기 위한 전력의 효과를 모니터하는 교육팀(부모 포함) 지원은 교사 및 부모(또는 교사)의 관점에서 목표에 대한 자세한 내용을 아동의 행동 문제를 해결할 수 있는 다른 전문가와 협력을 하여야 한다. 어려운 문제를 해결하기 위해 설정을 통해 사용되는 방식에 일관성 있는 접근 방식으로 해야 한다. 작업치료사 또는 육아와 자녀의 행동에 영향을 가르치는 사람은 사회문화적 맥락의 요인을 이해하고, 제안을 하며 이러한 요인에 민감해야 한다. 훈련의 방법은 행동에 관한 기대와 긍정적인 행동을 가르치고 부정적인 행동을 제거한다. 미취학 아동의 정신사회적 및 정서적 발달과 같은 발달적, 사회적 학습과 행동, 그리고 감각통합적 접근과 같은 특정 동작의 해결을 작업치료사에 의해 적용된다. 이

러한 다양한 접근 방법에도 불구하고, 몇 가지 일반적인 원칙과 아동의 어려운 동작을 관리하는 효과적인 전략은 다음에 소개한다.

첫째, 아동이 자주 수행하고 자신의 삶을 예측하는 경우에 설정 스케줄, 미취학 아동의 하루를 시작하고 종료하는 방법을 개발하고 활동 사이의 전환을 만들기 위한 프로세스 설립은 아동에게 도움이 될 것이다 (Watling, 2010). 집에서 부모는 침실, 식사시간, 또는 아침 식사 준비와 같은 일상생활의 수립에 도움을 주어야 한다. 일상은 편안함과 통제와 같은 일관성 있는 감각을 제공하는 등 옷입기와 특별한 장소에서 소지품을 관리하는 활동에 독립성을 확립하는데 도움을 주어야 한다. 학교에서 스케쥴을 그림으로 도식화한 것과 같은 시각적 도움은 언어에 어려움을 지닌 몇몇 아동들에게 학습에 도움이 될 것이다. 일상적인 일상의 편차는 가능한 많은 준비를 하는 것이 중요하다.

둘째, 미취학 아동은 그들이 원하는 기대와 원하는 행동을 명시하고 강화하여야 한다 (Wailing & Swanz, 2004). 규칙의 일관성을 유지하고 시행하는 경우에 아동은 부모 그리고/또는 선생님이 아동을 위해 정하는 규칙의 한계와 경계에 대해 테스트를 할 것이다. 일관성이 핵심이다. 기대되는 행동을 현실화하고 아동의 능력 향상은 중요하다. 예를 들어, 아동이 이해하는 것이 어렵다면, 올바른 장소에서 자신의 소지품을 치우도록 기대하는 현실은 어렵다. 아동은 자신의 능력 이상의 작업을 수행하는 것을 기대한다.

셋째, 대상 행동에 영향을 미치는 요소가 그들에게 영향을 미칠 수 있는 변경 사항에 대해 통찰력을 가지고 제공하기 위해 밀접하게 검사를 해야 한다 (Wailing, 2010). 예를 들어, Ellie는 참여에 적극적으로 참여하지만 가끔 화를 내며, 울거나 아침 서클 시간동안 참여를 거부한다. 가까운 관찰을 통하여 악기를 사용할 때 화를 낸다는 것을 밝힐 수 있다. 그것은 그녀가 소음에 매우 민감하기 때문이며, 활동을 수정하거나 그녀가 그 시간에 다른 일을 하도록 하는 것이 가장 좋은 해결책이 될 수 있다. 이렇듯 새 집으로 이사를 하거나 아기가 태어나는 것과 같은 가정환경의 변화는 필연적으로 일상에 혼란을 일으키며 스트레스로 인식될 수 있다. 미취학 아동에게 더 많은 관심, 인내 그리고 안심을 주어야 할 것이다.

수많은 전략은 원하는 행동은 강화하고 원하지 않는 행동은 제거할 수 있다. "1, 2, 3" 카운트를 세는 것은 아동이 뭔가를 하지 않으려고 하는 경우 준수할 수 있도록 도움을 줄 수 있다 (Phelan, 2003). 위와 같은 말에 의하며, 예를 들어, "우리는 떠날 필요가 있다"라면 타이머를 사용하여 그들을 전환하는 것이 좋다. 좋은 행동에 대해 아동을 보람있게 느끼게 하고 부정적인 행동을 하지 않도록 주의를 주는 것이 어려운 수행을 관리하는데 유용한 전략이다. 어린 아동은 다른 사람을 통해 배우고, 차후에 자신의 행동에 엄청난 영향 (긍정적 그리고 부정적)을 미치며, 이러한 역할 모델을 가지고 그들이 정기적으로 만나게 될 역할 모델 (예, 가족, 동료, 치료사, 선생님)은 의도적으로 긍정적인 행동을 촉진하게 될것이다.

마지막으로, 가장 중요한 것은 긍정적인 행동으로 아동의 발달을 시키고, 모든 아동들에게 무조건적인 사랑과 존경이 필요하다. 아동은 간단한 선택을 하는 기회를 통해 그들의 삶에 통제를 발휘하도록 허용해야 한다. 그들에게 안정적인 감각을 제공하는 사랑하는 사람의 손에 안정감을 느낄 필요가 있다. 미취학 아동은 또한 돕는 것을 좋아하고, 그들의 자신감과 자존감을 촉진시킬 어른들의 도움을 찾을 것이다. 그것은 아동들의 삶에서 바라는 중요한 것이며, 의도적으로 또는 성가시게하거나 무례하게 행동하지 않을 것이다.

핵심정리 (Here's the Point)

- **작업치료사는 그들의 지식과 작업과 관련된 전문지식과 활동분석의 적용으로 아동의 수행기술과 능력 사이의 좋은 점을 증가시키고, 아동이 작업적 수행을 하는데 강화해야 할 것을 요구한다.**
- **교육적 팀의 멤버로 작업치료사는 아동의 작업적 수행의 가치를 포함하는 자기관리, 놀이, 교육적 활동의 강화, 그리고 사회적 참여를 이해하고 해결해야 한다.**
- **인터뷰, 관찰, 그리고 표준화된 평가의 사용을 포함하는 평가 방법은 작업치료사의 이해 아래 아동의 장점, 도전, 그리고 필요한 프로그램에 의해 이루어 진다.**
- **중재는 아동, 선생님, 그리고 보호자의 지지에 직접적 그리고 간접적 서비스가 제공된다. 유치원 세팅에서 작업치료 서비스는 유치원 아동의 역할의 참여로 치료와 보상적 접근을 포함한다.**

요약(Summary)

이 장에서, 가족과 유치원의 문맥은 이러한 문맥 내에서 유치원 아동의 경험과 작업을 겪는다. 미취학 아동의 발달은 다양한 도메인과 취학의 조기 준비로 경험할 수 있다. 미취학 아동의 가족을 지지하는 것이 작업치료사의 역할이고, 또한 유치원 세팅에서 교육 전문팀과 협력하고 일을 한다.

장난감 상자에는 무엇이 더 있나?

전학령기 아동을 위한 작업치료중재 기술을 적용하기 위한 자료

- Exner, C. (2010). Evaluation and interventions to develop hand skills. In J. Case-Smith and J. O'Brien (Eds.), Occupational therapy for children (6th ed., pp. 275–324). Maryland Heights, MO: Elsevier Mosby.
- Intervention activities for preschoolers from www.skillbuildersonline.com
- Smith-Roley, S., Blanche, E. I., and Schaaf, R. C. (2001). Sensory integration with diverse populations. Tuscon, AZ: Therapy Skill Builders, Harcourt Assessment.
- Schaaf, R. and Nightlinger, K. (2007). Occupational therapy using sensory integration approach: A case study of effectiveness. *American Journal of Occupational Therapy, 61*, 239–246.

전학령기 다루기 힘든 문제 행동에 관한 자료

- Bussing, R., Lenninger, F., and Eyberg, S. (2006). Difficult child temperament and attention-deficit/hyperactivity disorder in preschool children. *Infants and Young Children: An Interdisciplinary Journal of Special Care Practices, 19*, 123–131.
- Fox, L., Dunlap, G., and Cushing, L. (2002). Early intervention, positive behavior support and transition to school. *Journal of Emotional and Behavioral Disorders, 10*, 149–157.
- Roehlkepartain, J. (2006). Parenting preschoolers with a purpose: Caring for your kids and yourself. Minneapolis: Search Institute.
- Warner, P., and Kelly, P. (2003). Toilet training without tears and trauma. New York: Meadowbrook Press.

참고문헌

American Occupational Therapy Association. (2009). Occupational therapy practice framework: Domain and process (2nd ed.). *American Journal of Occupational Therapy, 62*, 625–688.

Ayres, A. J. (1989). *Sensory integration and praxis tests*. Los Angeles: Western Psychological Services.

Bazyk, S., Stalnaker, D., Llerena, M., Ekelman, B., and Bazyk, J. (2003). Play in Mayan children. *The American Journal of Occupational Therapy, 57*, 273–283.

Beery, K. (2004). *Beery-Buktenica Test of Visual-Motor Integration* (5th ed.). Parsippany, NJ: Modern Curriculum Press.

Bronfenbrenner, U. (1979). *The ecology of human development: Experiments by nature and design*. Cambridge, MA: Harvard University Press.

Bronfenbrenner, U. (1989). Ecological systems theory. In R. Vasta (Ed.), *Annuls of child development*, V.6, Greenwich, CT: JAI Press.

Bronfenbrenner, U., and Evans, G.W. (2000). Developmental science in the 21st century: Emerging questions, theoretical models, research designs and empirical findings. *Social Development, 9*, 115–125.

Brown, W. H., Odom, S. L., and Conroy, M. A. (2001). An intervention hierarchy for promoting young children's peer interactions in naturalistic environments. *Topics in Early Special Education, 21*, 162–175.

Case-Smith, J. (2000). Effects of occupational therapy on fine motor and functional performance in preschool children. *American Journal of Occupational Therapy, 54*, 372–380.

Chapparo, C. J., and Hooper, E. (2005). Self-care at school: Perceptions of 6-year-old children. *American Journal of Occupational Therapy, 59*, 76–77.

Couch, K. J., Deitz, J., and Kanny, E. M. (1998). The role of play in pediatric occupational therapy. *American Journal of Occupational Therapy, 52*, 111–117.

Cross, A. F., Traub, E. K., Hutter-Pishgahi, L., and Shelton, G. (2004). Elements of successful inclusion for children with significant disabilities. *Topics in Early Childhood Special Education, 24*, 169–183.

DeVore, S., and Russell, K. (2007). Early childhood education and care for children with disabilities: Facilitating inclusive practices. *Early Childhood Education Journal, 35*, 189–198.

Dunst, C. J. (2002). Family-centered practices: Birth through high school. *The Journal of Special Education, 36*, 139–147.

Folio, R., and Fewell, R. (2000). *Peabody Developmental Motor Scales–2*. Austin, TX: Pro-Ed.

Frankel, K. A., and Bates, J. E. (1990). Mother-toddler problem solving: Antecedents in attachment, home behavior and temperament. *Child Development, 61*, 810–819.

Gallimore, R., Weisner, T. S., Kaufman, S. Z., and Bernheimer, L. P. (1989). The social construction of ecocultural niches: Family accommodation of developmentally delayed children. *American Journal on Mental Retardation, 94*, 216–230.

Gartland, S. (2001). Occupational therapy in preschool and childcare settings. In J. Case Smith (Ed.), *Occupational therapy for children* (5th ed., pp. 731–756). St. Louis, MO: Elsevier Mosby.

Gentile, A. M. (1998). Implicit and explicit processes during the acquisition of functional skills. *Scandinavian Journal of Occupational Therapy, 5*, 7–16.

Greenspan, S. I., DeGangi, G., and Wieder, S. (2001). *The Functional Emotional Assessment scale (FEAS) for infancy and early childhood, clinical and research applications.* Bethesda, MD: Interdisciplinary Council on Developmental and Learning Disorders.

Grusec, J. E., Goodnow, J. J., and Kuczynski, L. (2000). New directions in analyses of parenting contributions to children's acquisition of values. *Child Development, 71*, 205–211.

Guralnick, M. (2000). Interdisciplinary team assessment for young children: Purposes and processes. In M. Guralnick (Ed.), *Interdisciplinary clinical assessment of young children with developmental disabilities* (pp. 183–199). Baltimore, MD: Paul H. Brookes Publishing Co.

Haley, S., Coster, W., Ludlow, L., Haltiwanger, J., and Andrellos, P. (1992). *Pediatric Evaluation of Disability Inventory.* San Antonio, TX: Pro-Ed.

Hammill, D., Pearson, N. A., and Voress, J. K. (1993). *Developmental Test of Visual Perception (DVPT-2).* Austin, TX: Pro-Ed.

Individuals with Disabilities Education Improvement Act. (2004). Amendments of 1997, Public Law No.105-17, USC 1400.

Jacobi, C., Agras, W. S., Bryson, S., and Hammer, L. D. (2003). Behavioral validation, precursors, and concomitants of picky eating in childhood. *Journal of the American Academy of Child and Adolescent Psychiatry, 42*, 76–84.

Kadlec, M. B., Coster, W., Tickle-Degnen, L., and Beeghly, M. (2005). Qualities of caregiver-child interaction during daily activities of children born very low birth weight with and without white matter disorder. *American Journal of Occupational Therapy, 59*, 57–66.

Kellegrew, D. (1998). Creating opportunities for occupation: An intervention to promote the self-care independence of young children with special needs. *The American Journal of Occupational Therapy, 52*, 457–465.

Kellegrew, D. (2000). Constructing daily routines: A qualitative examination of mothers with young children with disabilities. *The American Journal of Occupational Therapy, 54*, 252–259.

Knox, S. (1997). Development and current use of the Knox Preschool Play Scale. In L.D. Parham and L. S. Fazio (Eds.), *Play in occupational therapy* (pp. 35–51). St Louis, MO: Elsevier Mosby.

Lieber, J., Butera, G., Hanson, M., Palmer, S., Horn, E., Czaja, C., et al. (2009). Factors that influence the implementation of a new preschool curriculum: Implications for professional development. *Early Education and Development, 20*, 456–481.

Miller, G. A. (1981). *Language and speech.* San Francisco, CA: Freeman.

Miller, L. J. (1988). *Miller Assessment for Preschoolers.* San Antonio, TX: Pro-Ed.

Miller, L. J. (1993). *The First Step Screening Tool.* San Antonio, TX: Pro-Ed.

Miller, L. J. (2006). *Miller Function and Participation Scales.* San Antonio, TX: Psychological Corporation.

Mulligan, S. (2002). Advances in sensory integration research. In S. Bundy, S. Lane, and A., Murray (Eds.), *Sensory integration theory and practice* (2nd ed., pp. 397–411). Philadelphia: FA Davis.

Mulligan, S. (2003). *Occupational therapy evaluation for children.* Philadelphia: Lippincott, Williams, & Wilkins.

Neuman, S. B., and Dickerson, D. K. (2001). *Handbook of early literacy research.* New York: Guilford Press.

Orelove, F., and Sobsey, D. (1991). *Educating children with multiple disabilities: A transdisciplinary approach* (2nd ed.). Baltimore: Paul H. Brookes Publishing Co.

Palfrey, J. S., Hauser-Cram, P., Bronson, M. B., Warfield, M. E., Siren, S., and Chan, E. (2005). The Brookline early education project: A 25-year follow-up study of a family-centered early health and development intervention, *Pediatrics, 116*, 144–152.

Phelan, T.W. (2003). *1-2-3 Magic: Effective discipline for children 2–12* (2nd ed.). Glen Ellyn, IL: Parent Magic Inc.

Podvey, M. C. and Hinojosa, J. (2009). Transition from early intervention to preschool special education services: Family centered practice that promotes positive outcomes. *Journal of Occupational Therapy, Schools and Early Intervention, 2*, 73–83.

Rathus, S. (2006). *Childhood and adolescence: Voyages in development.* Belmont, CA: Thomson-Wadsworth.

Reynolds, A. J., Temple, J. A., Robertson, D. L., and Mann, E. A. (2001). Long-term effects of an early childhood intervention on achievement and juvenile arrest: A 15 year follow-up of low income children in public schools. *Journal of the American Medical Association, 285*, 2339–2346.

Richardson, P. (2002). The school as social context: Social interaction patterns of children with physical disabilities. *American Journal of Occupational Therapy, 56*, 296–304.

Sandall, S., and Swartz, I. (2002). *Building blocks for teaching preschoolers with special needs.* Baltimore: Paul H. Brookes Publishing Co.

Schoonover, J., Argabrite-Grove, R., and Swinth, Y. (2010). Influencing participation through assistive technology. In J. Case-Smith and J. O'Brien (Eds.), *Occupational therapy for children* (6th ed., pp. 583–619), St. Louis, MO: Elsevier Mosby.

Schuberth, L. M., Amirault, L. M., and Case-Smith, J. (2010). Feeding intervention. In J. Case-Smith and J. O'Brien's (Eds.), *Occupational therapy for children* (6th ed., pp. 446–473), St. Louis, MO: Elsevier Mosby.

Shepherd, J. (2010). Activities of daily living. In J. Case-Smith and J. O'Brien's (Eds.), *Occupational therapy for children* (6th ed., pp. 474–517), St. Louis, MO: Elsevier Mosby.

Skard, G., and Bundy, A. C. (2008). Test of playfulness. In L. D. Parham and L. S. Fazio (Eds.), *Play in occupational therapy for children* (2nd ed., pp. 71–94). St. Louis: Elsevier Mosby.

Sparrow, S., Balla, D., and Cicchetti, D. (1984). *Vineland Adaptive Behavior Scales, interview edition: Survey form manual.* Circle Pines, MN: American Guidance Service.

Sroufe, L. A., Cooper, R. G., and DeHart, G. B. (1992). *Child development: Its nature and course* (2nd ed.). New York: McGraw-Hill.

U.S. Department of Education. (2004). Serving preschool children under Title 1. Retrieved September 30, 2009, from www.ed.gov/policy/elsec/guid/preschoolguidance.doc.

Vandewater, E. A., Bickman, D. S., and Lee, J. H. (2006). Time well spent? Relating television use to children's free-time activities. *Pediatrics, 117*, 181–191.

Watling, R. (2010). Interventions and strategies for challenging behaviors. In J. Case-Smith and J. Clifford O-Brien (Eds.), *Occupational therapy for children* (6th ed.). St Louis, MO: Elsevier Mosby.

Watling, R., and Swartz, I. (2004). The issue is: Understanding and implementing positive reinforcement as an intervention strategy for children with disabilities. *American Journal of Occupational Therapy, 58*, 113–116.

제 6 장

학교
(School)

6

교실 이상의 참여

Chris Chapparo and Susan Lowe

> 학교에서 문제가 발생한다면, 더 이상의 놀이는 할 수 없다.
>
> — *aaron, 6세*

개론

서론
학교에서 아동의 역할
- 아동 대 학습자
- 아동 대 근로자
- 아동 대 놀이자
- 아동 대 보호자
- 아동 대 커뮤니티 멤버

학교 컨텍스트에서 참여지지자 역할로의 양상
- 물리적 세팅
- 감각적 세팅
- 사회적 세팅

작업치료: 역할 수행의 지지
- 포함
- 작업수행의 위계서열을 통한 참여
- 작업적 트라우마로 부터의 회복
- 협력
- 작업의 중요한 명료성

요약

목적

1. 취학 아동의 참여의 작업적 역할을 설명한다.
2. 취학 아동의 작업적 역할에서 참여의 도전의식을 설명한다.
3. 신체적, 감각적 또는 사회적 요소를 포함한 학교 컨텍스트와 분류의 양상을 설명한다.
4. 취학아동을 위한 작업치료사의 역할 이해 수행과 컨텍스트의 개념을 적용한다.

서론 (Introduction)

아동이 학교에 가는 것은 가정생활에서 삶의 주요 사건으로 공식적으로 최초의 분리 중의 하나이다. 학교에 가서 학교에서 하는 것은 아동에게 "딱 맞는"것이며, 10년 이상 지속되어야 하는 삶의 상당 부분을 즐기는 여러 역할 중의 하나이다.

이 장에서는 학교에서 갈 때 아동이 선택해야 하는 중요한 역할의 일부를 확인하고 작업치료사가 아동에게 충분히 자신의 새로운 역할에 관여할 수 있도록 하는 방법을 설명한다. 아동이 다음의 3가지 구성에 초점을 맞추어 학교 역할의 지지를 위한 다양한 작업의 수행을 할 수 있도록 의논한다 (Chapparo& Ranka, 1997: Chrostiansen & Baum, 1997: Law et al, 1996).

- 학교역할에서 수행을 위한 역할의 기대 (아동, 부모 그리고 선생님)
- 학교 상황에 맞는 모양과 지원의 역할 (학교의 물리적, 사회적 그리고 감각적 환경)
- 아동에 의한 수행의 역할

이 장은 그들이 학교에 갈 때 아동의 작업적 역할을 일부 설명하는 것에서 시작된다. 다음은, 그들이 학교에 갈 때 아동의 행동 방법을 결정하는 역할을 경험함으로써 다양한 방법을 확인한다. 마지막으로 적극적인 참여를 통해 아동의 역할 수행을 지지함으로 작업치료사는 해결을 할 수 있다. 아동들이 학교에서 해야할 일을 배우고 학교의 역할에 참여할 수 있도록 하는 것이, 언제 어디서(학교에서 공간과 시간에서 자신의 역할) 그리고 왜, 그들이 수행하는지 (학교에서 그들이 수행할 의미)가 작업치료의 궁극적인 결과 중의 하나이다. 그것이 아동들의 학교 작업을 수행하고 학교 컨텍스트에 의해 예상되는 역할에 참여할 수 있게 된다면, 학교에 다니는 아동들의 위한 준비 작업치료가 성공적으로 간주된다(Colman, 1988).

학교에서 아동의 역할 (Roles of Childrem in School)

제일 중요한 것은, 학교에서 아동들의 역할을 간주하는 것이다. 이것은 그들이 학교의 다양한 환경에서 학습자, 근로자, 자기관리자, 그리고 커뮤니티 멤버로 과제, 동기부여, 그리고 기대의 참여를 위한 역할을 의미한다.

다음 예는 Tim의 학교에서의 인식이다. Tim은 그가 학교에 다니는 사람으로 자신의 역할을 수행으로 학교에서 하루 동안 수행하는 많은 활동을 묘사한다. 그는 자신의 학교 경험을 더 좋게 만들 수도 있으며 선생님들의 지원에 대한 몇 가지 제안을 제공하기도 한다. 이 장의 전반에 걸쳐, 우리는 Tim의 학교에서의 각종 역할을 모색할 것이다.

상황 6-1 Tim : 6학년

내 이름은 Tim입니다. 저는 12세이고 6학년입니다. 학교에서 가장 좋은 것은 쉬는 시간과 점심시간입니다. 학교에서 어떠한 활동은 가장 좋습니다. 피트니스 센터 및 스포츠를 즐깁니다. 나는 컴퓨터하는 것을 좋아하고 독서와 음악을 듣는 것을 좋아합니다. 다른 활동은 어려울 수도 있습니다. 나는 과학과 수학이 어렵습니다 (각도기와 컴퍼스를 사용하는데 어려움을 겪으며 그것으로 그림을 그릴 수 없으며, 나는 좌절감을 느낀다). 특정한 아동과의 놀이는 큰 문제점을 가지고 가방과 물건을 운반하는 것이 어렵습니다.

다양한 이유로 어려운 활동의 참여에 어려움을 찾을 수 있었습니다. 나는 친구들과 그룹을 이루어 놀지만 종종 혼자 놉니다. 그들은 그 게임에 나를 참여시키지 않는다. 나는 그들을 찾아 가지 않는다. 나는 상상하는 것을 좋아한다. 친구들과 노는 것이 좋은지 혼자 노는 것이 좋은지 모르겠다. 친구들은 너무 경쟁적이다 –그리고 단지 즐거움을 원한다. 나는 가끔 혼자이다... 나는 연결고리를 잃었다... 오랫동안 한 가지에 집중하기 힘들다. 나의 머리에 어떤 것을 오래 기억하는 것이 어렵다. 그것들의 의미가 무엇인지 이해할 수가 없다.

나에게 이런 문제가 없으면 더 나을 것이다.

나를 위해 쉽게 합류하도록 만들어야 한다. 지원 담당자가 있는 것이 도움이 된다. 필기도구를 사용하거나 컴퓨터를 사용하는 것 역시 도움이 된다. 그러나, 가끔은 합류가 더욱 힘들게 할 수 있다. 특히, 사람들이 나의 이야기를 듣지 않거나 나의 지지자가 있을 때 떠나게 하라. 때때로 많은 생각을 하거나 많은 일을 했을 때 힘들다 –그리고 나의 뇌에서 이렇게 말한다, "이건 너무 힘들어, Tim!". 친구들과 규칙을 지키거나 급하게 무언거라 처리할 때 나는 스트레스를 받는다. 사람들은 나에게 의미한다 –나를 너무 힘들게 하는 것이다. 가끔은 그것이 귀찮고 가치없는 것이라고 생각한다. 나의 작업치료 선생님은 나에게 도움을 준다. 때때로 선생님은 나에게 말을 한다 –도움이 되지 않을 것이라 한다.

나는 같이 합류하기를 원한다. 나는 함께 공부하기를 원하며, 친구들과 휴식을 취하기를 원한다. 선생님이 어떤 말로 나에게 도움을 줄지 모른다. 아마도 나의 선생님은 모든 학급이 나와 함께 활동을 할 수 있을 것이라고 생각하거나 또는 친구들과 조용히 있도록 벌을 줄 것이다. 아마도 선생님은 내가 함께 어울리지 못하면 의논한 후 나에게 말씀하실 것이다. 어른들이 이에 대해 이야기를 한다면 그것은 좋은 것일 것이다

(학생 설문조사. Lowe, 2010)

아동 대 학습자

학교 일에 의해, 아동들은 독특하고 일반적인 정체성과 역할을 공유하는 사람들이 특별한 그룹의 일원이 될 것이라는 것을 알고 있다: 그의 주된 목적은 선생님과 아동들고 구성된 커뮤니티로 학습에 참여하는 것이다 (Gibbs, 2001). 학습자로서 아동들은 학교에서 공식 및 비공식적으로 학습에 관여한다. 학부모와 교사는 아동들이 학습자의 역할에 종사하는 능력과 함께 어려움을 겪고 있다고 인식된다면 치료를 추천할 수 있을 것이다 (그림 6-1). 이 경우, 작업치료의 평가와 중재는 이 장에서 계속적으로 나올 Tim 개인과 문맥적 모든 요소를 조사한다.

아동의 공식적인 학습은 학교의 커리큘럼에 의해 아동의 공식적인 학습 핵심 학습 분야에 의해 결정된다 (The Eduacte America Act, 1994: The Individuals with Disabilities Education Improvement Act, 2004: Henderson & Perla, 1994; Westling & Fox 2004). 학교에 다니는 아동과 함께 일하는 작업치료사는 교육 과정의 각 수준에서 학습자의 기대를 잘 알고 있어야 하고 기대 역할의 행동에 따라 치료활동을 계획하여야 한다. 아동들은 학습자의 역할을 수행하는데 도움을 주기 위해, 작업치료사는 학교의 요구에 대응하고 이를 구현하기 위해 최선을 다하고 (Orr & Schkade, 1996), 학교의 자연적인 상황에서 서비스 제공이 효과가 있는지 입증하고 결과를 실제 조건 내에서 달성하는 것을 보장한다 (Conroy, 1997). 그들은 교실, 놀이터, 버스 정류장, 또는 식사를 할 수 있는지 확인하는 것이다 (Kellegrew & Allen, 1996).

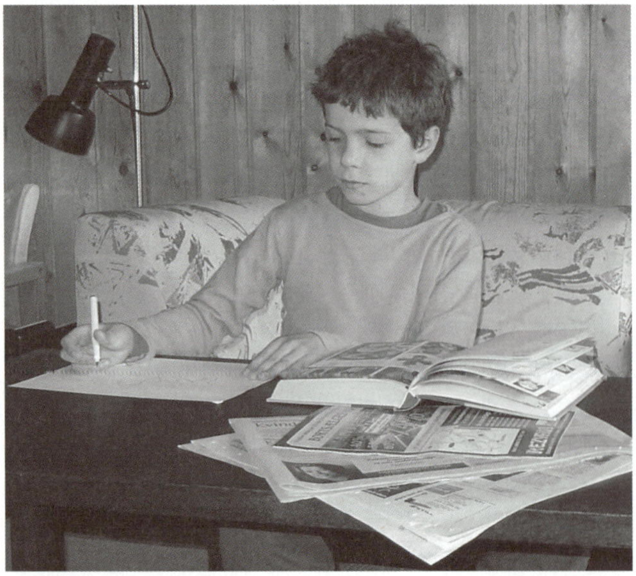

그림 6-1 많은 취학아동에게 글씨쓰기는 도전적인 과제이고 이 활동을 추전하는 이유이다. *(Photograph courtesy of Gudrun Gjesing.)*

상황 6-2 Tim : *(계속)*

Alison은 Tim에 대해 평가하고 치료를 제공하는 순회 작업치료사이다. 그는 무질서한 필기 및 종이에 의해 부분적으로 표현하는 학습자로서의 자신의 역할에 어려움을 겪고 있다. Tim은 자신의 수행에 불만족하고, 자신의 글씨쓰기에 "전형적인" 학습자 자신으로서 선생님의 기대에 충족하지 않는다. Alison은 문장 형성과 글쓰기의 속도, 글 읽기에 어려움이 있는 Tim에 대해 문서 작성을 하고, 신경근육학, 생체메카니컬, 공간적 그리고 조직적 측면을 파악하기 위해 세밀하게 작업치료 평가를 실시한다 (Benbowm 2002). 또한 Alison은 교실에서 학습자의 기대를 확인하기 위해 학교, Tim의 교사, 그리고 6학년 교과과정을 확인한다. Alison은 글씨 쓰기 표현의 어려움에 그의 학습 환경 내에서 학습자로 "적합"한 자신의 능력의 손상 정도를 확인하려면 다음의 질문에 대한 답변을 사용한다. 중재에 대한 제안은 "개선된 필기"로 제한할 뿐만 아니라, 교실에서 학습자로서의 Tim의 광범위한 역할을 지원한다.

증명하라!

글씨 쓰기의 어려움

글씨쓰기의 어려움은 작업치료 평가를 추천하는데 일반적이며, 중재 프로그램의 개입이 가능하다. 이 평가에 대해 다른 도구의 개입을 위해 다른 방법이 있지만, 치료사는 글씨쓰기에 대해 직접적인 중재 여부를 질문한다. Case-Smith (2002)는 작업치료 서비스를 받는 학교 아동들이 작업치료 서비스를 받지 못한 아동에 비해 글씨쓰기와 읽기 그리고 조작 능력에 상당한 실력 향상을 보인다고 한다. 참가자는 29명의 아동으로 나이는 7세에서 10세이며, 그들은 글씨쓰기에 어려움을 보이는 아동이다. 15명은 학습장애를 진단받은 아동이고, 11명은 발달장애를 진단받은 아동이다. 1학년 이상인 아동은 16.4회, 글씨쓰기를 목표로 작업치료를 받았다. 치료사는 학습자와 높은 협력관계를 기록하였다. 대조그룹 5.8%로, 중재그룹은 14.2%의 향상을 보였다.

학교에서 학생들 상대로 또 다른 중재를 실시하였다. 예를 들어, King et al., (1999)는 그림그리기, 글씨쓰기, 도구사용하기, 그들의 수행에 의미 부여하기 등에 작업치류를 받은 아동은 상당한 향상을 보였으며, 변화의 속도에도 매우 의미 있었음을 나타냈다. 흥미롭게도, Niehues (1991)는 작업치료사가 학생의 학교에서 보여주는 기대 사이의 불일치에 관해 다른 관점에서 보여주었다. 이것은 학생의 긍정적인 전망을 활성화하고 학생들과 함께 새롭고 더욱 효과적인 교육 및 또는 양육의 전략 개발을 위한 기초를 제공하였다.

아동 대 근로자

학교에서 선생님들은 학생들이 미래의 작업적 역할에 대해 첫 직장으로 "근로자"가 될 것을 권장한다 (Chapparo & Hooper, 2002). 아동들은 "학업", "의자 학업", "그룹 학업", "책상 학업"을 신속하게 학습한다. 연구에 의하면 아동들은 학업에 항상 즐거움을 느끼지 않지만, 그들은 학교에서 학업의 역할에 가치를 가지고 도전적인 업무를 한다 (Briggs & Nichols, 2001; Decine, 2002; Preston & Symes, 1992). 다양한 연구에 의해 학교에서 과제와 물리적 장소에서 6개의 연결이 일어난다고 증명하였다 (Chapparo & Hooper, 2002; Griswold, 1994). "장소"는 교실로 지정하고, 지침과 규칙 안에서 가치가 있다.

학교에서 성인으로부터 받는 메시지로 놀이과 학업을 통하여 아동의 발달 인식을 생각한다 (Brown, 2002; Ceglowski, 1997). 교사는 아동의 작업 역할에 중요한 파트너 역할을 한다. 교실에서 교사의 역할은 교실의 작업 환경, 학생 사이의 상호 작용, 개인 및 그룹 작업간의 특징을 설정한다. 예를 들어, Briggs and Nichols (2001)의 연구에서 "한 아동이 흥미를 가지지 않으며, 너가 원하는 다른 무언가를 하라는 선생님의 말씀"을 묘사하였다.

아동은 학교에서 대부분의 과제를 한다 (Briggs & Nichols, 2001). 아동은 6-7세가 되면 학교에서 글씨쓰기, 글 읽기, 선생님 지시 따르기, 명령 따르기, 앉아 있기, 생각하기 등의 역할을 수행한다 (그림 6-2). 노력의 요구사항, 관심, 그리고 경쟁에 그들의 감각의 기초에 긍정적이고 부정적인 감정 모두를 관여한다 (Chapparo & Hooper, 2002). 이 연구에서 아동이 어떻게 흥미를 가지고, 놀라며, 달성 과제와 관련된 작업을 좋아하는지 설명한다. 그들은 특히 너무 어렵거나 지루하게 인식되는 작업을 싫어한다. 선택하거나 통제의 부족이 또한 특징이다. 예를 들어, 아동이 그림을 그릴 때, 그릴 그림을 선택하거나 색깔을 선택하는 것은 아동의 자유에 의해 이루어진다. 같은 연구에서, 아동은 과제의 무언가를 스스로에 의해 설명을 하였다. 실제로, 많은 상호작용의 파트너십 역할과제를 수행하며 협상 및 추론 능력을 개발할 때, 초등학교에서의 과정 일부가 고등학교 때까지 관련이 된다 (Jones Mclver, Gibson, & Grehor, 2003).

이러한 연구 결과는 학교에서 그들의 과제 수행에서 아동의 참여를 향상되기를 원하는 치료사, 선생님 그리고 부모님에 의해 나온다. 삽화의 Tim과 같이, 아동은 학교 업무에서 재미, 동기부여, 재미를 찾기 원한다.

Csikszentmihalyi (1996)에 의해 설명되는 "흐름"은 과제와 환경의 기술과 도전이 매치된다고 한다. 학교에서 아동의 역할을 개발하려고 시도하는 작업치료사들에 의해 다음 질문이 더 연구되었다:

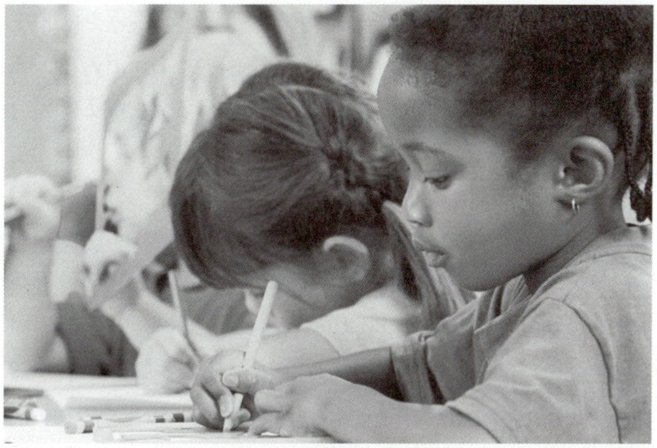

그림 6-2 1학년 학생들에게 앉아있는 것을 배우고, 그들의 선생님에게 말을 들으며, 수행하는 "앉아있기 과제"이다. *(Photograph © Corbis)*

- 아동은 학교에서 시간이 지남에 따라 안정적인 견해를 유지하는가?
- 무엇이 아동의 인식에 컨텍스트 및 요소에 변화를 일으키는가?
- 과제의 조기 인식과 과제의 역할은 청소년과 성인의 견해에 영향을 미치는가?
- 과제에서 재미는 어떻게 치료의 모델이 될 수 있는가?
- 아동의 게임에서 파생되는 개인적인 관심, 자극, 소유적 활동은 학교에서의 작업 환경을 만들 수 있는가?

아동 대 놀이자

아동에게 학교는 재미와 놀이뿐만 아니라 활동을 위한 장소로 설명한다. 학교는 아동에게 급속하기 사회적 조직과 활동 사이를 구분하게 한다 (Ceglowski, 1997 ; Wing 1996). 아동은 놀면서 역할을 정하고 노는 장소를 변경하면서 기회를 창조한다. 아동은 성인들의 감독 아래 활동을 선택할 기회가 만들어 지고 놀이 활동에 참여를 하게 된다 (농담을 서로 하거나 말타기 놀이를 몰래 하거나 점심시간 또는 정해진 쉬는시간에 놀이터에서 한다). Griffiths (1997)는 아동이 학교생활을 하면서 즐거운 경험과 관련으로 친구들과의 우정이 만들어진다고 한다. Tim의 의미를 고려해 볼 때, 그는 점심시간과 쉬는 시간에 반응하였으며, 이 시간에 그는 즐거움을 느낀다. 그러나 그는 또한 참여를 하지 못하고 혼자만의 창조적인 활동을 한다.

아동이 놀이를 할 때 성인의 관찰은 그들의 활동에 재미, 자발적이고, 스스로의 지시대로, 동기부여 (Bundy, 2002; Florey & Green, 1997), 그리고 선택의 자유가 포함된다고 설명한다 (Chapparo & Hooper, 2002). 학교에서 놀이자로서의 역할인 시간 정하기는 일반적으로 선생님으로부터 정해진 시간과 공간의 경계로 만들어지며 (예를 들어, 점심시간 또는 정해진 쉬는 시간), 그리고 이는 학습을 위한 준비의 활성화와 자녀의 활성화를 위해 만들어진다고 생각한다. 아동들은 자신의 작업을 완료하기 위하여 기대한다 (그림 6-3). 아동들은 학교에서 자신의 놀이자 역할로 기쁨의 원천, 사회적 접촉, 그리고 개인 표현의 기회 제공을 배운다 (Wing. 1996). 점심시간이나 쉬는 시간에 할당된 시간 동안 완료되지 않을 경우, Tim은 그의 친구와 함께 좌절감을 표현할 것이며, 자신의 손실에 대한 책임감에 처벌을 제공한다고 생각한다.

놀이의 3가지 범주는 아동들이 학교에서 놀이자 역할에 종사한다고 한다: 악기 연주는 휴식을 위한 놀이이다.

첫째, **악기 연주**는 학업의 연장으로 활동한다. 교사들은 "재미있는 작업"을 통해 학습을 촉진하는 목적으로 계획이 된다 (Evans, 1989). 학교에서 악기 연주는 학업에서 확장된 즐거움이 포함된다.

둘째, 아동들은 **학업으로부터 휴식**을 얻는다. 점심시간이나 휴식 시간 동안, 그들은 선생님의 통제로부터 자유와 관련된다. 그들은 서로 이야기하고, 서로를 추격하고 게임하고 비명 소리를 지르며 놀이를 한다 (Chapparo & Hooper, 2002). 게임은 학교에서 자유과 자기 표현의 합법적인 휴식이자 탈출이다. 놀이는 아동들의 필요, 관심, 사회 질서를 반영하는 사회 조직의 개발 중의 하나이다. 소규모 그룹의 아동들은 자신의 놀이를 통해 일상활동하고 사회를 해석하고 유지 및 확장을 한다 (Ladd, Kochenderfer, & Coleman, 1997). 놀이는 "대체 세계관"에 따라 행동 수용방식으로 시간과 장소를 제공한다.

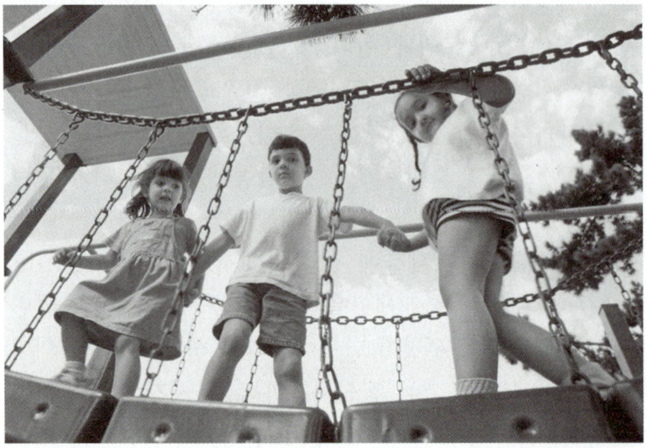

그림 6-3 쉬는 시간에 아동을 활력을 얻는다. *(Photograph © Corbis)*

셋째, 아동들은 **불법 놀이**로 학교의 지배적인 사회 질서에 대한 저항의 한 형태로 간주한다. 불법 놀이 중에 농담을 하고 비웃으며 교실의 규칙 성격에 반대로 하는 것이다. 일반적으로, 아동은 놀이를 함에 있어 교실의 규칙을 이해하고 수행을 한다. 놀이의 다른 유형과 마찬가지로, 아동은 서로에게 연대감이 만들어진다 (Chapparo & Hooper, 2002).

Tim의 이야기에서 그는 학교에서 자신의 놀이의 역할에 놀이의 3가지 유형이 있다고 한다. 비록 휴식시간과 놀이시간이 학교에서의 가장 중요한 부분이라고 하지만, 놀이의 역할을 사회적 측면으로 볼 때 어려움이 있다고 한다. 그는 자신의 활동을 정리하고 사회 질서를 유지하기 위해 성인들의 조직을 선호한다 *("... 쉽게 합류되기 위해. 나를 지원해주는 사람들 덕분이다)*.

신체적, 학습적, 사회적 장애를 가진 많은 아동들은 그들이 원하는 그룹에 놀이자의 역할을 하기가 어렵다. 일반적으로 다른 존재와 슬픔, 외로움의 압도적인 느낌은 Tim의 이야기에서 확인할 수 있다 (Hackett, 2003). Hackett는 아동이 부모나 타인과의 놀이에서 불만의 주 감정 표현이 필요하지 않다고 한다. 대신에 그들은 학교의 놀이 역할자로 대처 전략을 만들기 위해 노력해야 한다고 한다: 철수(내부로 가는); 관찰 (보기); 그리고 적응 (뛰기 대신에 걷기로 규칙 변경). 이러한 발견은 학교에서 자신의 놀이 역할로 아동의 만족도를 탐구하고 그들이 자신의 개인 목표를 달성할 수 있도록 전략을 개발하기 위해 치료사가 도와주어야 한다.

Bundy (2002)는 학교라는 큰 환경 안에서 장애를 가진 아동은 어렵기 때문에 놀이 환경을 창조하고 추진해야 한다고 한다. 비록 선생님과 직접적인 사회적 상호작용과 학업적 지지는 아동의 자발적인 수행에 의해 이루어지는 활동이다. 놀이의 명령, 스타일, 시작, 그리고 종료의 "규칙"은 아동 스스로에 의해 건설되고 이루어지며, 선생님이 없는 경우 일반적으로 무엇을 그리고 어떻게 그들의 활동에 영향을 주고 그들의 선택에 자유를 준다(Chapparo & Hooper, 2002).

아동 대 보호자

작업치료의 평가와 중재는 학교생활 수행에서 자기관리 영역의 초점에 중심을 둔다 (Johnson, 1996; Swart et al., 1996). 선생님, 치료사, 그리고 부모님은 옷입기, 먹기, 화장실 가기 그리고 개인 위생과 같은 자기관리 기술의 적절한 발달에 최선을 다하고 있다. Orr 그리고 Schkade (1996)는 선생님과 작업치료사는 아동의 자기관리역할의 중요한 측면을 발견하였다. Brennan, 그리고 Marshall (1994) 그리고 Donelan-McCall 그리고 Dunn (1997)는 자기관리 역할의 중요한 측면인 자기 통제와 자기 조직력를 더 추가하였다.

효과적인 자기관리 역할 수행을 "스스로 돌보는" 또는 "나 자신을 돌보는"의 학교에 일찍 입학한 아동에 의해 정의하였다 (Chapparo & Hooper,2005). 아동들은 건강한 음식 먹기, 마시기, 화장실 가기, 손 씻기, 소지품 관리하기, 책상 정리하기 등을 포함하는 자기관리 활동의 특별한 유형을 설명한다 (Chapparo & Hooper). 이것은 아동 개인 및 물리적 개발의 핵심 분야의 교과 내용으로 가르친다.

아동 견해의 자기관리에 대한 가장 중요한 정의의 추가적인 요소로 다음이 있다:

- 개인 안전 및 물리적 생존의 결과와 연관 (Chapparo & Hooper, 2005. p.72)
- 정신사회적 생존 (Chapparo & Hooper, 2005. p.73)
- 안전을 위해 규칙을 따름
- 학교에서 사회적 문맥 안에서 자기관리 수행의 개인적 숙달과 자기 효능감의 성공과 감정적 느낌

아동은 자기관리 역할의 견해로 놀이 역할자로서 독립적으로 수행되며, 예를 들어, 다른 아동들과 상호작용에 의해 이루어지는 것과 같다. Chapparo 그리고 Hooper (2005)는 다른 아동들은 자기관리 활동(예, 구두끈을 묶는 친구를 도와줄 때)을 할 때, 놀이(도와주는 재미) 또는 학업(학교에서 요구하는 "도움")으로 받아들인다고 한다.

자기관리는 이러한 과제에 어려움을 느끼는 아동에 의해 이루어지는 경험이다 (Chapparo & Hooper, 2005). 자기관리의 경험은 장애를 가진 아동을 가르치는 치료사와 선생님에 의해 이루어 진다. 학교에서 이러한 경험은 자신의 자기관리 역할에 어려움을 가지고 있는 아동들이 좀 더 쉽게 자기관리 작업을 수행할 수 있게 한다. 예를 들어, Tim은 *"가방과 짐을 운반하는 것이 어렵다"*라고 한다. Tim과 같은 아동은 하루 또는 일주일의 과정을 통해 자기관리 작업의 능력과 자신의 평가를 적절히 수행한다. 자기관리 수행의 상세한 정보는 8장에서 찾을 수 있다: 자기관리.

아동 대 커뮤니티 멤버

지역 학교는 특별한 커뮤니티이다: 아동, 선생님, 그리고 부모님의 소속/멤버쉽 문화를 공유한다 (Mckay, 1993). Webster 사전에서 직업, 성격, 또는 관심을 가진 사람의

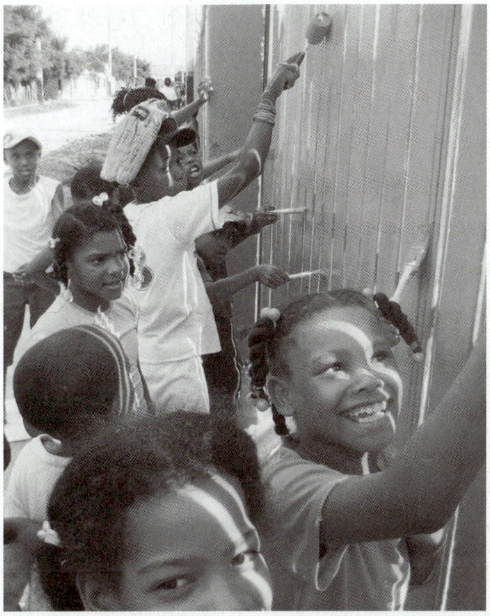

그림 6-4 도미니카 공화국에서 벽에 페인트칠을 하는 프로젝트는 학교에서의 지역사회 감정을 육성하는 것이다. *(Photograph courtesy of Jaime Munoz.)*

그룹을 설명한다. 학교는 그룹의 참여를 이루는 구조, 회원, 일과 놀이 의식의 집합을 요구하는 커뮤니티의 장소이다. 학교의 지역사회에 속하는 범의로 개인적인 존경, 인정, 환영, 그리고 학교 공동체로 설명된다(그림 6-4) (Goodenow, 1992). 학교의 모든 아동들은 모두 중요하지만, 학교에서 실패의 위험이 많은 학생들의 생존에서 매우 중요하다 (Goodenow, 1993). 이것은 학교의 지역사회 "이탈하는 것"의 최종 단계로 이어짐과/연결의 연속체 일부이다 (Ladd, 1992, 2000).

두 가지 측면은 학교에서 지역사회의 역할 발전에 기여한다. 아동의 이해를 돕는 것이 우선이다. 치료사와 선생님이 개별로 각각의 자녀를 인식하는 문화를 만든다면, 각 아동의 특이 사항으로 구분하고, 다양성을 촉진하고, 아동의 문제 및 각 아동에게 속해 있는 메시지를 전달하는데 도움을 준다. 자주 자녀의 이름을 사용하고 적절하게 하며 각 아동의 개성을 인정한다. 장애를 가진 아동의 보호 공간을 각각 가지며, 자신의 공간을 제공하는 것이 안전하다. 아동의 가족, 언어 그리고 문화의 접근은 치료 영역 또는 교실에서 그들의 배경으로 이용되며, 학습자료 (즉, 책, 사진, 음악, 장비, 필기 연습)은 민족, 언어, 경제상태, 그리고 특별한 필요가 수업시간에 필요하다. 가족은 치료사와 학교 직원에 의해 개방 정책을 제공하며 강한 메시지를 전달한다 (Kemple, 2004).

아동에서 의사소통은 *"우리가 여기에 속한"*의 두 번째

측면이다. 지역사회는 상호 의존적인 그룹의 일부이며-공동체의 느낌은 공정하게 기본적인 사례를 통해 만들 수 있다. 교실과 치료의 서류를 통해 앨범과 그룹 프로젝트의 기억을 통해 아동의 사회적 커뮤티니를 도울 수 있다. 이러한 프로젝트 유형은 적절한 기억을 사용하여 프로젝트를 보존하고 치료를 문서화하는 것은 아동들이 학교에서 일어날 사회 공동체 경험을 할 수 있도록 하는 방법이다; 시간이 지남에 따라 커뮤니티는 개발된다. 교실에서의 순회 치료사는 각 상황에서 지역사회 자녀를 기초해 두어야 한다. 예를 들어, 치료사는 학기 동안 치료 방문일정을 아동에게 물어본다. 그날의 활동의 목표는 달력에 기록해 둘 수 있다. 학기의 마지막에, 치료사, 선생님, 그리고 아동은 역사적인 견해를 얻을 수 있으며 그리고 함께한 과정을 서로 축하해 줄 수 있다.

Tim을 위한 중재는 학교 지역사회의 한 부분으로 느끼게끔 하는 것이다. 이와 같이, Alison은 교실에서 학습자로서 Tim의 광범위한 역할을 지원하는 것이 포함하도록 제안한다. 제시된 삽화에서, Tim은 전형적인 활동을 하는 것이라면 교사를 포함하는 것을 제안하였다. 지역사회에 참여하고 소속이 되는 것은 아동의 학업적 수행을 할 수 있음에 초점을 둔다.

능동적인 학습

아동 역할의 기대는 학교에서 아동의 참여에 의해 결정된다. 학년에 따라 역할의 수행은 어떻게 중요한가? 학교에서 성공적인 역할 수행에 필요한 행동의 발달에는 무엇이 있을까요? 어떤 역할에 참여를 하고 어떻게 그들의 학업을 정의할까요?

핵심정리 (Here's the Point)

- 학교에서 학생들은 학습자, 근로자, 놀이자, 커뮤니티 멤버, 친구, 그리고 자기관리자의 역할을 배울 수 있다.
- 아동들은 그들의 역할에 가치를 가지지만 활동의 어려움, 선택의 어려움, 성인들의 감독의 특징이 있을 수 있다.
- 학교에서 놀이의 역할로 대부분이 아동들이 선호하며, 놀이의 활동으로 외부, 재미, 사회 그리고 아동의 지시를 선호한다.
- 자기관리의 역할은 아동의 신체적 그리고 정신적 요소로 이루어 진다.
- 아동 역할의 기대로 학교에서 아동의 참여적 역할과 행동으로 결정되어 진다.

표 6-1 ● 아동 능력의 근로자가 되기 위한 예상되는 근로자 역할 행동과 환경적 지지

근로자의 행동	근로자 역할을 위한 지지적 환경
관심과 집중	• 아동이 어려움을 가지고 있을 때 작업영역은 신체적 접촉과 가장 근접해 있다. • 작업영역은 사회적 상호작용에서 분리되지 않는다. • 장애를 가진 아동이 학업을 수행을 유지하는데 학업의 성공을 위하여 물리적으로 접근을 하여야 한다.
자기 조직력	• 행동에 대한 명확하고 명시적인 학급 규칙이 있으며, 놀이와 다른 행동에 구별을 짓는다. • 작업 수준에 명확하고 명시적인 선생님의 기대가 있다. • 수업 활동에 도구, 컴퓨터, 자원, 좌석 배치와 구체적이고 일관성 있는 장소가 있다. • 각 작업에 필요한 자료의 리스트가 있다. • 통합 문서는 상대적으로 쉽게 접근가능하고 조직화되도록 구성한다.
지시 사항	• 시각적인 도움은 구두적 시시를 지원하는데 사용된다 (예, 차드, 사진, 그레픽, 칠판의 주요 포인트).
작업의 타이밍	• 명확한 작업은 설립되고 따라야 한다. • 매일 일정의 할 일을 순서대로 나열한다.
작업과 휴식	• 휴식이 필요한 경우, 작업영역 밖에서 할 수 있다. • 이동이 필요한 경우, 학업을 할 수 있도록 작업의 위치를 대체한다 (예, 서서 또는 누워서 학업 활동 수행)

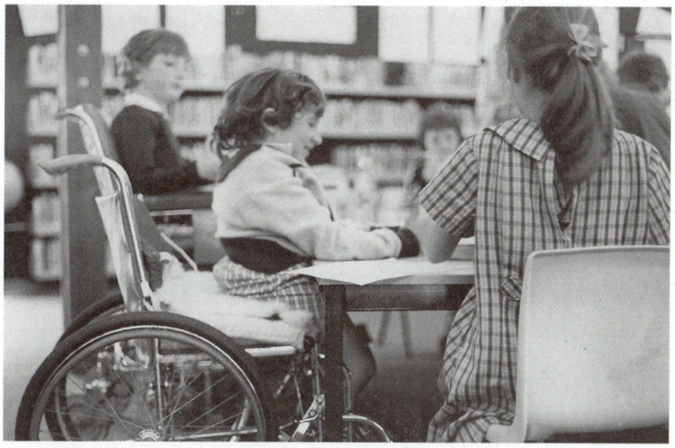

그림 6-5 학교의 물리적 환경은 모든 아동들에게 협력이라는 것을 알 수 있게 한다. (Photograph courtesy of Jo Ragen.)

학교 컨텍스트에서 참여지지자 역할로의 양상
(Aspects of School Context that Support Role Participation)

학교에서 아동의 역할은 학교 컨텍스트 뿐 아니라 자신의 욕망의 기대에 의해 형성된다. 학교는 생태적 시스템이다 (Dunn Brown & Mcguigan, 1994). Bronfenbrenner (1979)는 "활동, 역할 그리고 대인관계 경험의 패턴"이라고 한다 (P. 22). **문맥**적으로 참여 장소에서 안정되거나 변화의 경험을 겪을 수 있다. 학교에서 아동은 참여적 역할을 스스로 시각화하고 그들 행동의 "문맥적" 내적 감정의 과정을 겪을 수 있다. 그들의 특정 역할 행동, 과제, 활동, 감정, 생각 및 문맥에 맞는 행동을 상상해 보라. 그들은 문맥에 맞게 그들의 자아에 대한 역할을 구축한다. 학교에서의 역할은 그들의 문맥에 의존하고 다른 사람의 발달과 관련이 있다. 작업치료의 생태학적 모델에서의 견해로 학교에서 역할의 성공적인 참여를 위한 그들의 잠재적 요소를 결정하는 것이다 (Kellegrew & Allen, 1996). 표 6-1은 학교 근로자 역할로 기대되는 행동의 근로자 역할 행동과 환경적 지지의 일반적인 가이드를 기록하였다 (Lerner, 2002).

학교 컨텍스트의 전형적인 3가지 설정이 포함된다: 물리적 설정 감각적 설정 그리고 사회문화적 설정.

물리적 세팅

학교의 물리적 특성은 학업, 자기관리 그리고 사회적 역할로의 아동의 참여를 설정한다. 항동의 생태학적 모델은 아동의 신체 활동에 장벽을 역할과 성능의 감소에 기여한다고 제안한다 (Ziviani, Kopeshke & Wadley, 2006). 대부분의 국가 학교에서 유니버설 물리적 접근 법률로 접근을 하며, 학교 역할에 참여하도록 한다 (그림 6-5). 이것은

표 6-2 ● 학교에서 학습자의 적절한 역할 수행을 위한 물리적 작업 공간의 요소

학습자의 활동을 위한 요구되는 자세	학교에서 학습자의 역할 지지를 위한 물리적 요구사항
학습할 때의 책상 자세	• 의자의 깊이는 충분하게 한다. • 의자 등받이에 허리를 댄다. • 테이블의 높이는 아동의 팔꿈치를 굽혔을 때 5센치 위로 한다. • 팔꿈치를 신체로 부터 적어도 30° 정도 안정시킨다.
학습할 때의 서있는 자세	• 책상의 작업 공간을 충분히 한다. • 만약 서 있는 지구력이 부족하다면 높이가 있는 발받침을 이용한다. • 테이블/벤치의 높이는 팔꿈치에서 5센치 위로 한다. • 만약 벤치의 높이가 너무 높다면 서 있는 바닥을 높이한다. • 만약 오래 서 있는 것이 어렵다면 관찰을 하여 접히는 캠핑도구를 사용한다. • 서 있는 자세에서 종이를 이용한 공부를 한다면 책받침을 이용한다.
학습할 때의 학업장의 공간	• 공부를 하기 위해 적절한 도구를 이용한다. • 표면에 미끄럼 방지 패드를 이용한다. • 공부를 하기 위한 표면은 발목의 20° 정도 굽히는 것이 요구된다. • 글을 쓰고 그림을 그리는데 필요하다면 종이를 이용하여 해결한다. • 몇 가지 업무를 하는데 보드판/지우개를 이용하여 그림을 그린다.

아동이 출입구, 화장실, 교실, 그리고 놀이 공간에 접근 가능하도록 하는 의미를 가지고 있다. 게다가, 그들의 역할 파트너와도 접근 가능하도록 한다. 예를 들어, 선생님과 사서는 학습을 하는데 학업적 접근을 하도록 역할 참여를 이끈다; 학교 간호실과 교실에서 자기관리의 역할파트너로 접근일 것이다; 그리고 다른 친구들과의 놀이에서 역할 파트너이다.

물리적 영역이 학교 역할의 개발 기회의 배제를 줄이도록 하는 강한 메시지를 지니고 있다. 전체 물리적 접근은 모든 아동들에 의해 학습참여와 사회적 역할에 참여하도록 한다. 학교에서 이동 및 접근의 유용성을 위하여, 치료사는 학교에서의 이동을 위한 접근성과 안전을 확인하여야 한다 (Ziviani, Kopeshke, & Wadley, 2006). Tim에게 물리적 접근의 문제에 대해 의논하지 못하여, 그의 중재계획에 이러한 영역을 생각한다. 이러한 물리적 접근은 학교 세팅 내에서 장애를 가진 아동의 경우를 명확히 생각하여야 한다.

자세와 도구

좋은 자세를 유지하는게 어려운 아동에게 그들의 자세를 통제하도록 하는 노력이 필요하다-집중, 인지 그리고 운동의 학습자 역할이 요구된다. 교실에서 평가와 중재를 위한 빠른 가이드로, 치료사는 아동의 높이에 맞는 의자를 추천할 수 있다. 의자는 앉았을 때 발목이 적절히 접혀야 하여, 책상의 높이는 적어도 아동의 키에 반의 높이가 되어야 한다. 이러한 평가와 중재의 상세한 정보는 그 외에도 다양하게 있다 (Benbow, 2002; Case-Smith & Weintraub, 2002; Jenkinson, Hyde, & Ahmad, 2002). 표 6-2는 개인의 학업 공간의 물리적 변화에 따른 학습자의 적절한 역할수행의 예시이다.

학교에서 신체적인 영역은 큰 부분의 요소이다. 이러한 유형과 요소는 아동의 학습과 사회적 역할 수행의 성공에 영향을 미칠 수 있다. 물리적 컨텍스트의 이러한 부분은 요소에 중요한 영향을 미친다 (Kemple, 2004. p.40).
평가하는 동안 학교 환경의 학교 역할적 지지가 결정을 지으며, 직업치료사는 아동에게 어떻게 쉽게 이해시키고 가르칠 수 있는지의 접근의 연구를 할 수 있다.

학교에서 역할 수행을 위해 공간과 행동 사이에서 이해와 관계가 요구된다 (Abraham, 2002. p.41). 학교에서 일정한 역할 행동의 많은 규칙은 특별한 공간에서 요구되어 진다 (예를 들어, 아동들인 복도에서 뛰거나, 도서관에서 이야기하거나 교실 의자에 서서 이야기해서는 안된다). 아동을 위한 학교 기초의 중재는 공간과 행동 사이의 이해를 초점으로 해야할 것이다.

학교에서 바쁜 상황은, 아동은 때때로 물리적 공간이 필요하다 (Kemple, 2004). 아동들이 울고, 공상, 또는 일탈 행동이 지속적으로 이루어진다면 상호작용을 하고 사회적 표출을 하는데 당황할 것이다. Tim은 이런 상황에서 많은 스트레스를 받을 것이다. 모든 아동들이 원하는 물리적 요구사항이 다르며 (Dunn, 2000), 그리고 Tim은 스트레스를 줄임으로써 그에 따른 이익을 볼 수 있다. 기대와 도전의 역할 수행으로 아동들은 자신의 독립적 수행을 한다.
교실에서 물리적 컨텍스트의 공간에서 창조적인 개인 효율성을 위하여 다음에서 제시한다 (Kemple, 2004):

- 모서리에 매트리스 그리고/또는 베개를 둠
- 공기 의자
- 문은 닫아둠
- 공기주입식 폴과 베개
- 문이 달린 큰 카드보드 박스

감각적 세팅

감각적인 정보는 감각 입력에 어려움이 있는 아동에게는 도전일 수 있다 (Abraham, 2002; Dunn, 2001; Lane, 2002). 6살의, 같은 반 30명 같은 반 아동에게, 다양한 감각의 통합을 스스로 찾을 수 있을 것이다.

감각입력은 다양한 큐와 적절히 기대되는 역할 수행으로 인하여 학교에서 역할 수행에 중요한 정보를 제공한다. 예를 들어, 학교 종소리의 청각적 메시지는 학업의 끝 (학업적 역할)을 의미하거나 집으로 가기 위한 (자기관리 역할) 시작을 의미한다. 아동은 감각적 정보를 해석할 수 있다. 그러나 감각적 처리과정 어려움은 아동이 학업을 하고 사회적 역할을 수행하는데 어려움이 있다. 감각 인식의 어려움 (즉, 시각적 지각의 장애)과 감각 조절의 어려움 (즉, 촉각 방어)이 포함된다. 작업치료사는 감각 정보 처리과정에 어려움이 있는 아동의 역할 수행의 평가에 아동의 감각적 환경을 고려하여야 한다. 24장: 감각 처리 장애; 특별한 장애를 가진 아동은 알맞은 감각이 필요하다.

사회적 세팅

학교는 가족 외적으로 아동의 역할 수행의 사회적 컨텍스트의 대부분을 고려하여야 한다 (Florey & Green, 1997; Shaffer, 2007). 학교에서 아동은 성취와 평가에서 협력을 경험한다. 학교는 학습적 읽기와 쓰기와 같은 커리큘럼의 활동을 통하여 사회적 기술의 특별한 사회문화적 특징을 개념화 시킬 수 있다 (Humphrey, 2002). 아동은 재생산과 협력을 통하여 행동을 배운다 (Bellagamba & Tomasello, 1999; Humphrey, 2002; Uzgiris, 1999). 모방학습은 특별한 작업행동의 사회적 과정이고 학교에서 커리큘럼으로 인하여 예상되는 사회적 결과를 결정한다(그림 6-6). 아동은 학교 환경에서 특별한 사회적 특징을 위하여 그들의 행동이 학습되어 진다 (Dunn, 2000).

성공적인 학교 역할 발달의 과정으로, 아동은 규칙에 따라 그들의 행동을 학습한다 (Devin, 2002; Dockett & Perry, 2001). 사회적 행동을 위한 내재적 그리고 외재적 규칙은 학교 문맥의 어른에 의해 모델이 되어 역할 수행이 요구되어진다. 의사소통의 스타일의 상호작용과 성취를 하기 위한 지지는 아동의 인생에서 사회적 역할 행동을 할 수 있게 한다 (Minick & Stan, 1993; Papousek, 1995). 어린 아동은 사회적 행동에 의해 이루어진다; 그들이 나이가 들면 어렸을 때 친구와의 사회적 학습으로 구성되어졌음을 알것이다. 부모님, 선생님, 그리고 치료사는 중요하고 가치있는 치료 결과의 사회적 이슈의 견해를 표출한다 (Cohn, Miller, & Tickle-Degnen, 2000; Grove, 2002; Kellegrew & Allen, 1996).

아동의 사회기술 평가는 사회적 상호작용에서 환경과 분리할 수 없다. 표 6-3에 의해 사회적 반응 영역은 학교의 문맥 내에서 기대할 수 있으며 사회적 역할 반응을 치료사에 의해서 사용할 수 있는 목록을 제시하였다.

Tim이 그룹 내에 친구가 있더라고, 그는 친구들과 활동에 참여를 하는데 행동의 어려움을 겪는다 (*"친구들이 나를 게임에 포함시켜주지 않아. 가기 싫어", 그리고 "친구들은 너무 경쟁적이야."*).

대처와 회복

학교에서 사회적 문맥의 기능 중 하나로 아동을 지지해주

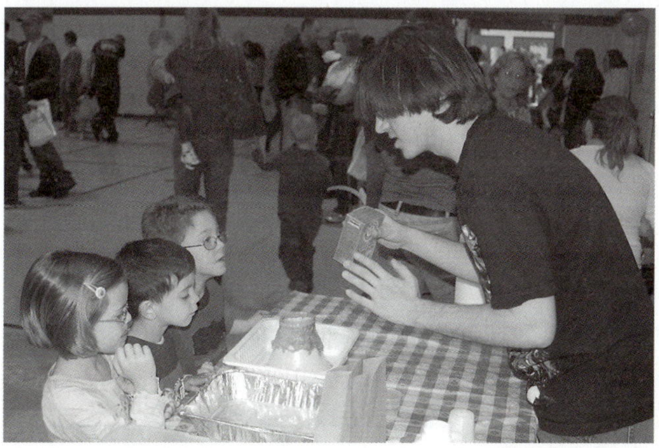

그림 6-6 저학년들은 고학년을 통하여 관찰과 상호작용을 배울 수 있다.*(Photograph courtesy of Angie Carter.)*

표 6-3 ● 학교 역할을 위한 사회적으로 요구되는 행동

사회적 반응 타입	역할 수행하는 동안 기대되는 사회적 행동
사회성	• 다른 사람과 눈맞춤 • 다른 사람의 말 듣기 • 다른 사람의 반응에 미소 짓기 • 다른 사람의 질문 또는 대화에 반응하기 • 다른 사람의 도움에 "고마워"대답하기 • 다른 사람에게 질문할 때 "실례해"라고 하기 • 요구할 때 "미안해"라고 하기 • 다른 사람에게 도움 주기 • 사회적 상황 인식하기 • 다른 사람에 의한 정보와 타입 인식하기 • 다른 사람에게 긍정적으로 말하기
협력	• 그룹과 교실 규칙 따르기 • 지시 따르기 • 공유하기 • 그룹 활동에 참여하기 • 다른 사람의 기분 이해하기
소신	• 기분 또는 생각 표현하기 • 도움을 요구하는지 묻기 • 다른 사람과 대화 유도하기

Adapted from McClellan, D. E., & Katz, L. G. (2001). *Assessing young children's social competence.* ERIC Digest, www.ericdigests.org/2001-4/assessing.html.

는 감적의 범위로 새로운 역할의 다양한 학습에 도전하는 것이다. 사회적 문맥의 차원에서 "공격적 환경"(Kemple, 2004, p.48) 또는 "감정적 환경"이 언급된다. 긍정적 감정은 아동의 중요한 메시지의 두 가지의 기초를 전달한다. 연구에 의하면, 학교에서 친구와의 관계라 발전하여 어른과의 관계가 특징지어 진다 (Kemple, 2004).

치료사는 역할 파트너쉽의 감정적 측면을 표현하는데 기회를 제공할 수 있다. 학교에서 감정적 통제와 사회적 관계의 어려움을 가진 아동을 다루는 치료사는, 역할을 수행하는 동안 적절한 감정 표현을 위하여, 아동의 감정 보호를 제공할 수 있다. 예를 들어, 실패에 대해 위로를 하고 성공에 대한 축하를 치료사는 아동에게 긍정적인 지각을 기여할 수 있다.

다른 사람과 다양한 역할을 하기 위하여 상호작용을 배우는 아동은 **회복력**에 기초하여 그들의 잠재된 능력이 개발된다 (Lerner, 2002). 이러한 생존 능력은 어려운 과정

을 통하여, 삶의 긍정적인 움직임으로 정의된다. 그것은 반동을 바라며, 생활 스트레스 혹은 역경에도 발달하고 완성이 되는 것을 포함한다 (Miiler, 2002). 아동은 성공적인 적응과 빠른 적응력, 역할의 변화, 또는 만성적은 스트레스로 부터 회복을 보인다 (Mandleco et al., 1998).

Fraser(2004)는 회복에 대한 다음의 3가지 측면으로 제안한다:

- 확률의 극복 (높은 위험에도 불구하고 성공)
- 압박으로 부터의 능력 유지 (높은 위험으로부터 성공적인 적응)
- 트라우마로 부터의 회복 (부정적인 삶의 경험으로부터 성공적인 적응)

대부분의 아동들은 학교에 입학을 하는데 개인적인 능력이 있어야 하며, 그들이 학교 과정을 하는 동안 지속적으로 학습을 해야 할 것이다. 학교에서 역할 기대를 적응하고 변화를 함에 학습의 과정을 지속하는 동안, 그들은 성공과 위험에 노출이 된다. 적응반응을 위한 회복은 학교 문맥에 비독립적이다. 회복에 대한 개인적 태도는 다른 문맥에서 생성되지 않는다.

자신의 가치를 느끼는 것은 근로자로서의 성공뿐만 아니라 학교에서 역할 수행을 하면서 자신감 회복을 얻을 수 있다. 유능한 역할을 하는 아동은 학업의 어려운 과제를 압도한다. 예를 들어, 연구에서 장애를 가진 취학 아동은 가정과 학교에서 일상생활의 역할 도전의 회복이 부족이 하기에 그들의 대처 행동의 효율성이 떨어진다고 한다 (Williamson & Szczepanski, 1999). 작업치료사는 개인적 적응과 대처 능력에 초점을 두고 작업적 수행의 영역을 필요로 하는 아동에게 나타낸다 (Barnes, Beck, Vogel, Grice, & Murphy, 2003; Chow & Chung, 1996; Clark, 2001; Johansson, 1999).

표 6-4는 아동의 개인적 태도와 학습적 상황의 적응을 학교 역할 수행의 감정적 다차원의 대처 능력을 강조하는 가이드라인이다. 아동의 나이를 불문하고 태도를 적용하

표 6-4 ● 학교를 다니는데 역할의 감정적 측면을 위한 개인적 태도와 치료적 지지

학교에서 개인적 태도의 지지	학교에서 발달을 돕기 위한 치료적 상황
• 어려운 경험 안에서 좌절의 허용	• 도전을 위한 호기심, 흥미, 그리고 욕구의 촉진을 위한 기발한 상황 이용하기 • 수행의 완성을 위해 명백한 지지물 사용하기
• 개인적 필요와 감정 표현 능력	• 사회성을 위해 기회 포착하기 • 모든 아동을 위해 사회적 반응 기대하기
• 도움이 필요할 때 요청하기	• 독립적으로 그리고 비독립적으로 과제를 수행할 때 학업 과제를 위하여 창조적 기회를 요구하기. 어떻게 도움을 요청할 것인가 정하기
• 독립과 비독립의 균형	• 그룹이 독립적으로 수행할 때 그리고 도움을 요청할 때 어떻게 할 것인가 결정하기
• 상황의 허용	• 새롭고 어려운 상황에서 반응을 위하여 아동의 기회를 포착하기
• 계획과 목표의 변화 능력	• 행동의 변화를 위하여 어떻게 확실하게 소개를 할 것인가
• 인내	• 성공적인 적응을 위한 일상생활의 노력 소개 • 실망에 대한 인내심
• 성공에 내한 기쁨의 표현	• 다른 사람의 감정의 인식 • 다른 사람으로 부터의 어떻게 지지를 받아들이는가

표 6-5 ● 작업치료 평가와 중재를 위한 학교 컨텍스트와 관련된 질문의 요소

학교에서 개인적 태도의 지지	학교에서 발달을 돕기 위한 치료적 상황
교육적 컨텍스트	• 학교에서 아동을 위한 학교의 목표는 무엇인가?

표 6-4 ● 작업치료 평가와 중재를 위한 학교 컨텍스트와 관련된 질문의 요소 (계속)

학습 컨텍스트	• 학업과 사회적 기술의 학습과 관련된 기대는 무엇인가?
물리적 컨텍스트	• 학교와 교실의 접근가능한가? • 교실에서 학업과 사회적 역할을 위해 기대되는 행동은 무엇인가?
감각적 컨텍스트	• 학업과 사회적 행동의 기대를 위한 감각적 컨텍스트의 배경은 무엇인가? • 학업과 사회적 행동의 기대를 위한 기대적 요소로는 무엇이 있는가
사회 컨텍스트	• 사회적 기술과 관련하여 학교와 교실의 기대는 무엇인가? • 사회기술 요구의 지지적 범위는 학교와 교실에서 어떠한가? • 감정표현의 표출과 발달의 지지를 위한 학교와 교실의 컨텍스트는 어떠한가? • 독립적이고 커뮤니티의 활동적 지지를 위해 학교와 교실은 어떠한가?
이동과 변화	• 학교에서 아동을 위한 학교 지지적 변화와 이동을 위해서 어떻게 해야하는가?

임상조언 Practice Wisdom

자가질문 과정

학교 작업치료의 컨텍스트 내에서 아동의 작업 역할 수행의 해결은 일반적이고 특별한 역할 수행의 기대가 목표이다. 그림 6-7은 자가질문 과정을 통하여 치료사가 평가와 중재 전략의 계획을 세워 학교 컨텍스트 내에서 아동이 작업적 역할의 발달을 지지하도록 할 것이다.

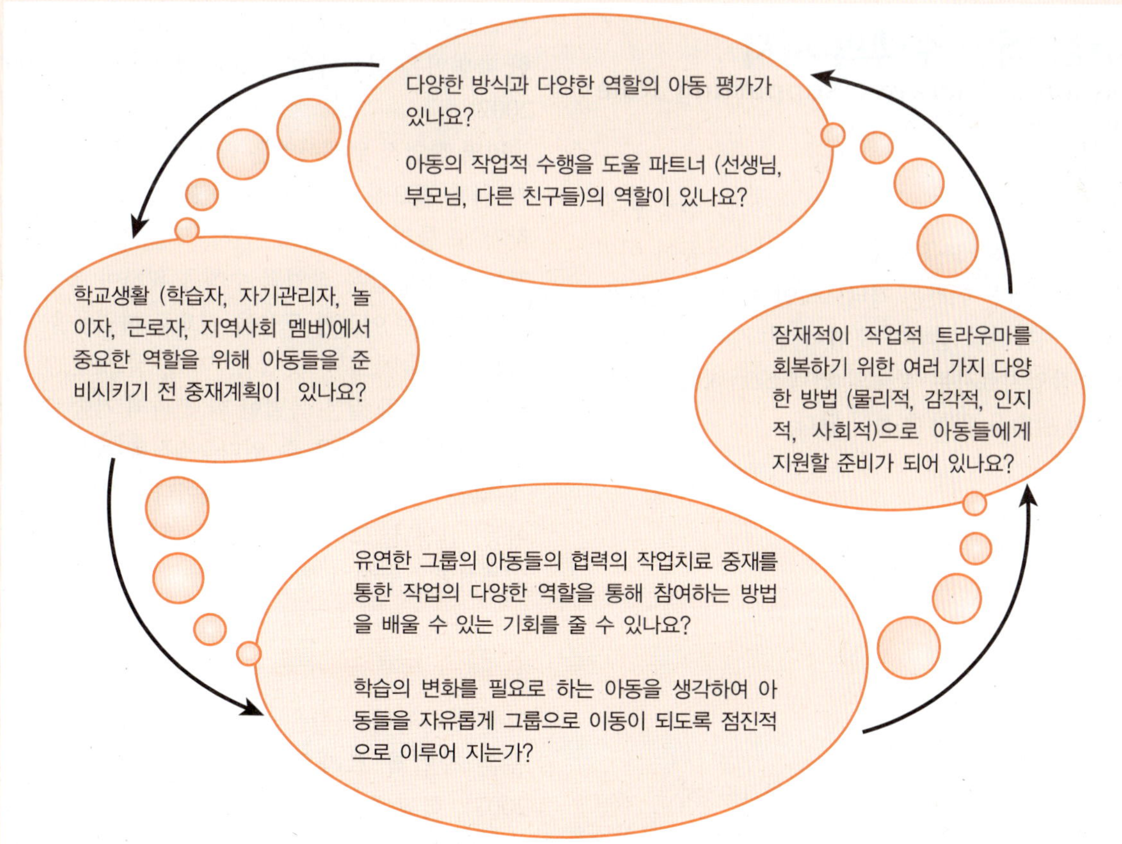

그림 6-7 학교에서 작업적 역할 수행의 평가와 중재

고 작업치료사 프로그램을 학교 참여 영역에 참여할 수 있다. 학교는 일반아동과 장애를 가진 아동이 기대되는 역할을 수행하는데 다양하고 역동적인 컨텍스트를 가지고 있다. 학교에서 서비스를 제공하는 작업치료는 학교 생태의 작은 부분을 담당하고 있다. 학교에 필수 서비스는 일반아동과 장애를 가진 아동이 기대되는 역할을 수행하게 하는 것이다. 학교에서의 평가와 중재는 표 6-5의 광범위한 질문의 모든 질문을 모두 반영하고 있어야 한다.

핵심정리 (Here's the Point)

학교 환경에서 물리적, 감각적, 그리고 사회적 요소에 근접한 집중의 평가와 중재를 제공하기 위한 취학 아동에게 요구되는 다양한 역할의 지지요소이다. 치료사는 다음을 고려하여야 한다:

- **학교 환경과 자료의 모든 측면에 접근**
- **아동의 능력 획득과 수행을 위한 감각지각, 조절을 포함한 감각적 환경의 영향**
- **사회적 수행은 아동의 자가 조절 능력과 기대되는 역할 지식에 의존**

작업치료: 역할 수행의 지지
(Occupational Therapy: Supporting Role Performance)

작업치료사는 학생들이 학교에서 그들의 역할 수행을 지지하기 위하여 그들의 교육적 환경으로부터 아동이 이익을 얻게끔 할 수 있다. 이것은 액티브적인 학습자, 근로자, 놀이자, 친구, 커뮤니티 멤버가 포함이 된다. 다음의 다섯 가지 기초로 작업치료사는 학교의 컨텍스트 내에서 모든 아동의 작업적 발달을 위한 초점이 된다.

- 포함
- 작업적 위계서열을 통한 참여
- 작업적 트라우마로 부터의 회복
- 협력
- 작업의 중요한 명료성

포함

포함은 소속이다. 작업치료사는 서비스를 배달하는 것을 포함한다. 모든 포함은 기초 중심으로 학교, 효과 성취를 포함하고 있다 (Bowen-Irish, 2000). 학교에서 아동의 역할의 영향을 포함한다.

포함의 범위로 각각의 아동이 원하는 특별한 도움을 이용 가능하게 하는 것으로 견해하고 있다 (Kellegrew & Allen, 1996). "교실 밖"의 치료 서비스는 특별한 이유를 위하여 이익을 생각하게 한다 (Kemmis & Dunn, 1996). 교실 밖에서의 치료 서비스는 선생님에 의해 교실에서의 방해를 벗어나 협력 서비스를 받게 된다. 작업치료사는 구조, 기능 그리고 모든 학교의 문맥 영향을 아동의 역할 수행에 대해 알아야 한다 (Brandenburger-Shasby, 2005). 기록된 Tim에 의하면 그는 작업치료를 받았다. 치료를 받은 Tim의 글씨쓰기는 Tim, 선생님, 그리고 다른 학생들을 포함하여 효과적으로 교실에서 수행되었다.

작업수행의 위계서열을 통한 참여

작업치료사는 학교 역할과 작업에서 활동적인 획득을 목표로 한다. 이것은 학업에서 학교 문맥, 아동과 부모의 만족으로부터 아동의 참여를 높이는 것을 의미한다. 작업치료를 받으므로써 특별한 기술 발달 또는 물리적 그리고 사회적 환경의 적응으로 아동의 참여가 지지되어 진다. "딱 맞는 활동"또는 "핵심 찾기" (Case-Smith, 1997)로부터 학교에서 아동들은 이루어질 수 있다. 그러므로, 작업치료사는 아동의 학교에서 현실적인 역할 수행을 위해 아동, 부모님, 그리고 선생님에 의한 필요와 가치가 참여에 중요한 측면임을 알아야 한다 (Orr & Schkade, 1997; Prigg, 2002).

몇몇 작업적 위계서열은 학교에서 활동적 참여를 지지하기 위해 필요할 것이다. 예를 들어, 몇몇 아동들은, "핵심 찾기"로 물리적, 감각적, 인지, 또는 정신사회적 능력을 이끄는 참여와 같은 작업적 수행을 위하여 특별한 능력을 이끈다. Tim은 이러한 도움을 필요로 하였음을 그는 느꼈다. 다른 아동들에게서, 옷입기, 먹기, 글쓰기, 읽기, 놀기, 그리고 스포츠와 같은 특별한 학교 과제 기술 습득은 학교 생활에서 참여를 이끌 수 있다. 조직을 돕는 활동의 범위는 "알맞은" 역할을 기대하는 것이다. 작업치료사는 특별한 아동, 선생님, 그리고 파트너와 파트너쉽을 위하여 작업적 위계서열을 알아야 한다.

작업적 트라우마로 부터의 회복

그들의 다양한 역할을 지속적으로 획득하기 어려운 아동들은 **작업적 트라우마**를 경험할 것이다 (Chapparo, 2007). 학교에서의 작업적 트라우마는 부정적 입력, 부정적 경험으로 아동의 회복과 관련될 것이다. 예를 들어, 학교에서 학업의 실패를 경험한 아동은 그들의 친구로부터 사회적 거절을 경험할 것이다 (Hoglund & Leadbetter, 2004). 이러한 사실을 고려해서, 작업적 건강과 안전으로부터 학업과 놀이를 정해야 한다.

연구는 아동을 파악하고 작업적 트라우마의 위험에 대해 대처하는 아동의 능력이 중요한 것을 파악하고 식별하는 이해에 기여한다. 그들은 장애가 삶에 나타날 때, 그들은 통제와 능력의 감각을 유지하도록 돕는다 (Mandleco et al., 1998). Gibbs(2001)는 회복된 아동의 개인적 태도를 묘사했다; 회복된 아동은 또한 목적 또는 미래의 감각을 증명한다. 수많은 개인적 태도는 아동의 회복하는 능력을 기록한다. 비록 이러한 기록이 "올바른 행동"에 대한 처방은 아니지만, 이것은 치료사가 아동이 학교에서 성장을 하는데 도울 수도 있을 것이다.

- 건강적 기대
- 목표 설정
- 미래를 향한 지남력
- 인내력
- 바램
- 참을성
- 밝은 미래에 대한 믿음
- 예상
- 일관성

이 정보는 작업치료사에게 질문을 제기한다: 학교 문맥 내에서 어떻게 회복하는데 강화할 수 있는가? 이 질문에 대한 대답은 풍부한 **보호요인**에 대한 아동의 필요를 나타낸다. 회복은 배울 수 있는 기술이 아니다. 우리가 할 수 있는 아동을 둘러싼 상황 (가족, 학교, 지역사회 그리고 동료 그룹)의 요소를 변경하는 것이다. 아동의 환경에 회복을 지원하는 보호요인으로 식사 및 지원, 긍정적인 기대, 그리고 적극적인 참여를 포함한다 (Biggs, 2000). 보호요인은 직접적인 장애 또는 장애의 영향을 줄이고 위험을 중재하며, 위험에 대한 저항력을 제공하여 위험에 대한 보상을 하는 것이다. 아동을 회복시키기 위해 치료 상황에서 목표가 될 보상보호 요인의 독립적인 촉진 관계를 구축하고, 주도권을 사용하여 창의력을 육성하고, 유머를 사용하고, 나쁘고 좋은 것을 구별하는 능력을 향상시키는 것 등이 있다 (Landy, 2002).

능동적인 학습

당신은 부모와 교사에게 작업적 트라우마를 설명하기 위해 사용할 수 있는 "임팩트 있는 문구"를 개발하여야 할 것이다. 당신이 작업적 트라우마를 경험하고, 회복은 개인의 속성이며, 아동을 식별하는 방법을 그리고 그것이 간단하게 그것이 무엇인지 설명을 여기서 확장해야 한다.

협력

장애아동의 요구는 그들과 함께 일하는 전문가들의 공유 지식에 따라 적절하고 포괄적인 프로그램의 구현을 보장한다는 것은 복잡한 일이 수도 있다 (Giangreco, 1997). 작업치료사에 따르면, 우리는 가장 효과적인 평가 및 중재를 제공하기 위하여 선생님, 부모님, 아동과 협력의 중요성을 인식해야 한다 (Bundy, 2002b; Case-Smith, 1997; Kellegrew & Allen, 1996; Kemmis & Dunn, 1996; Prigg, 2002). 공동 상담에 대해 22장에서 자세히 설명한다; 상담.

직접적인 서비스 제공과 상담 중재 모델은 아동을 위한 평등과 긍정적인 결과를 제공하고 있지만, 효과적으로 학교 컨텍스트 내에서 어른들의 태도 변화를 촉진해야 한다고 판명되었다 (Barnes & Turner, 2001; Dunn, 1990). 그것은 중요하고 동등한 협력의 과정을 육성해야하는 것으로 생각한다 (Bundy, 1995; Kemmis & Dunn, 1996). Case-Smith (1997)는 선생님과 치료사에 대한 도전으로 학교 상황에 일반적으로 부모와 전문가들 사이에서 비효율적인 의사소통과 팀웍에 반영되는 것이라고 한다. 반대로, 성공적인 치료의 직접적인 효과는 팀웍과 관련되어 있다. 정보의 교류와 관련된 효과적인 협력이 없으면, 작업치료사는 자연, 기능, 그리고 복잡한 학교 환경의 요구에 대해 분명한 이해를 가질 수 없다. 마찬가지로, 협력 교사 없이는 그들의 교육 프로그램의 통합에 가치 평가 정보와 추천을 받을 수 없다.

공동 작업은 전문가에게 국한되지 않는다. 가족의 지원도 중요하며 자녀의 기능을 기초로 한다 (Case-Smith, 1997; Prigg, 2002). 자녀의 교육에 부모의 참여가 보편적이며, 미국, 캐나다, 영국, 유럽, 스칸디나비아, 호주의 법률에 의하여 학교에서의 자녀 학습 목표에 대한 공동 작업의 형태로 부모의 도움을 지원한다. 예를 들어, 부모의 참여는 미국 교육 (http://www.ed.gov/legislation/ GOALS 2000/TheAct/index.html)의 국가 목표 중 하나이며, "모든 학교의 부모 참여를 증가시키며 이는 아동의 사회적, 정서적, 및 학습 성장을 추진시킨다"라고 기록되어진다.

부모는 아동의 치료와 교육 프로그램의 성공적인 결과를 위하여 지속적으로 인식하여야 한다. 치료, 가정, 그리고 학교에서의 효과적인 의사소통을 위하여, 치료사와 선생님은 가족이 무엇을 원하는지 귀를 기울여야 하며, 그들이 원하는 것을 상호작용하고, 그리고 그들의 욕구와 협상하여야 함을 이해해야 한다 (Fabian, 2002; Fleet, Patterson, & Garret, 2001).

작업의 중요한 명료성

작업치료사는 학교 문맥에서 모든 사람들에 의해 작업의 중요한 의미를 표현할 수 있어야 한다 (Bundy, 1995). 교육과 작업의 이론이 최근에 빨리 변화하고 있지만, 소아작업치료의 기초는 특별한 수행의 결과물보다 아동이 어떻게 획득하는지의 과정을 항상 기초로 한다(그림 6-8). 작업치료의 전문가는 장애를 가진 아동이 매일의 역할에서 참여와 학교에서 활동의 효과를 강조한다. 이러한 독특한 양상으로 부터 얻는 정보는 학생 개인의 교육 계획에서 교육적 목표를 얻는데 기여한다.

핵심정리 (Here's the Point)

▶ 모든 것을 포함한 중심적인 기초는 학교이다.
▶ 작업치료사는 작업치료 서비스를 통하여 아동이 학교에서 자신의 역할을 하는 것을 현실화하도록 아동, 부모님, 그리고 선생님으로부터 도움과 가치적 측면을 아는 것이 중요하다
▶ 학교에서 작업적 트라우마는 부정적 입력 또는 부정적 경험의 복합의 발생으로 아동의 회복 또는 대처는 현실과 관련이 있다.
▶ 장애를 가진 아동 전문가는 전문적이고 타당성있는 프로그램의 지식공유에 의존한다.

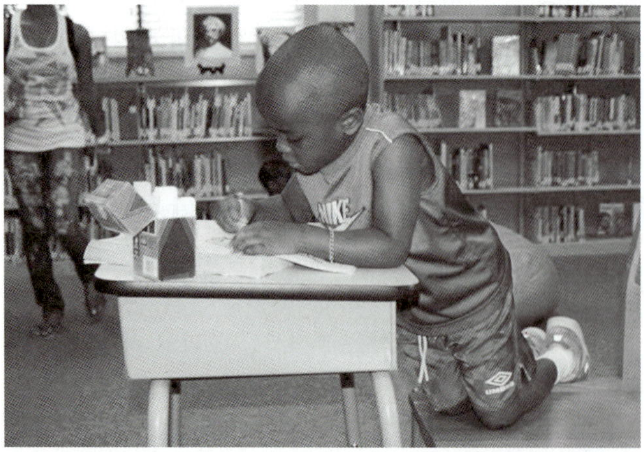

그림 6-8 소아작업치료는 작업에서 아동이 어떻게 참여하는지가 중심이다.*(Photograph courtesy of Laurie Novak.)*

▶ 작업치료사는 학교 문맥에서 모든 사람들에 의해 쉽게 이해되는 작업의 중요성을 명료히 해야만 한다.

요약(Summary)

이 장에서는 아동이 학교에서 겪는 다양한 역할인 사람(아동, 가족, 그리고 선생님), 컨텍스트 (학교), 그리고 작업(학교에서 아동이 무엇을 하는지)에 대해 요약하였다. 학교는 특별한 생태로 보여진다: 일반 아동과 장애를 가진 아동의 수행에서 직면하는 다양한 컨텍스트. 학교라는 공간안에서 서비스를 제공하는 작업치료사에게 학교 생태는 하나의 작은 부분이다. 학교에 서비스 공급은 학교 내에서 모든 컨텍스트에 대한 ,학생 그들의 역할을 돕는 것 사이에서 도움을 주는 것이다. 치료와 교육적 문헌의 이용을 통하여 학교 활동이 역할 수행에 어떠한 의미가 있는지 연구된다. 마지막으로, 작업치료사는 학교에 있는 각 팀과 협력하여 일을 하며 학교 역할 수행과 빠른 회복하여 아동이 참여를 하도록 지지와 강화를 해준다.

장난감 상자에는 무엇이 더 있나?

학령기 아동의 다양한 측면을 이해하기 위한 참고 자료들이다.

학교시스템

Anderson, W. E., Chitwood, S., and Hayden, D. (1997). Negotiating the *specialeducation* maze: *A guide for parents and teachers*. *Bethesda*, MD: Woodbine House Inc.

이 책은 장애를 가진 아동을 학교에서 어떻게 다루어야 할 지에 관한 질문에 대한 답을 제시하고 있다. 여기에는 최근 제정된 장애아동 교육 법안을 제시하고 있다. 이 책에서는 장애 유아 특수교육법(IDEA) Part H의 내용도 포함하고 있다

McGregor, G., and Vogelsberg, R. T. (1998). *Inclusive schooling practices: Pedagogical and research foundations*. Baltimore: Paul H. Brookes Publishing Co.

이 책은 학교생활에서 가장 유용하게 사용할 수 있는 책이다. 여기에서는 장애를 가진 아동과, 장애가 없는 아동, 부모, 선생님이 어떻게 해야하는지, 방법, 모델, 사례, 예시, 결과 등을 다양하게 제시하고 있다.

행동조절

Baker, J. (2008). *No more meltdowns*. Arlington, TX: Future Horizons.

이 책은 통제하기 힘든 행동에 대해 조절하고 예방하는 전략을 설명하고 있으며, 치료사, 선생님, 부모, 학교, 집에서 유용하다.

Squires, J., and Bricker, D. (2007). An activity-based approach to developing young children's social emotional competence. Baltimore: Paul H. Brookes Publishing Co.

이 실용적인 가이드 북 치료사, 교사, 학부모 시작 tofinish을 제공한다. 어린 아이의 관심사를 파악하고 개선하기 위한 시스템을 연결 학교와 가정 컨텍스트 내에서 사회 정서적 건강.

정책개발과 서비스시스템

Consortium for Children and Youth with Disabilities and Special Health Care Needs. http://www.familyvoices.org/ projects/ consortium.php

이 자료는 The Center for Child and Human Development Web에서 제공한다. 이 기관은 장애나, 특수 관리가 필요한 아동의 재활을 돕고, 효과적인 서비스 시스템을 개발한다.

Keys to Natural Environments and Inclusion (NECTAC). http://www.nectac.org/topics/inclusion/default.asp

이 웹사이트는 장애를 가진 8세 이하의 아동과 부모가 정보를 구할 수 있으며, 필요한 정책을 개발하고, 프로그램 정보를 제공한다.

부모지지

Gowen, J. W., and Nebrig, J. B. (2002). *Enhancing early emotional development: Guiding parents of young children*. Baltimore, MD: Paul H. Brookes Publishing Co.

이 책은 어떻게 학령기 아동의 부모의 역할 및 아동의 감정적인 발달을 지지해 줄 수 있는 방법을 제시하고 있다.

Primary School Parenting. http://www.primaryschool.com.au/ parentingresults.php

이 웹사이트는 저학년 아동을 지지하기 위한 치료사, 선생님 부모에게 실제적인 정보를 제공한다. 정보는 장애를 가진아동, 가지지 않은 아동 모두와 관련된다.

참고문헌

Abbott, L. (1994). 'Play is ace!' Developing play in schools and classrooms. In J. R. Moyles (Ed.), *The excellence of play* (pp. 76–87). Philadelphia: Open University Press.

Abraham, M. (2002). *Sensory integration. Practical strategies and sensory motor activities for use in the classroom*. Grand Rapids, MI: McGraw-Hill Children's Publishing.

Barnes, K. J., Beck, A. J., Vogel, K. A., Grice, K. O., and Murphy, D. (2003). Perceptions regarding school-based occupational therapy for children with emotional disturbances. *American Journal of Occupational Therapy, 57*, 337–341.

Barnett, R. C., Brennan, R. T., and Marshall, N. L. (1994). Gender and the relationship between parent-role quality and psychological distress. *Journal of Family Issues, 15*, 229–252.

Bellagamba, F., and Tomasello, M. (1999). Re-enacting intended acts: Comparing 12-and 18-month olds. *Infant Behaviour and Development, 22*, 277–282.

Benbow, M. (2002). Hand skills and handwriting. In S. Cermack and D. Larkin (Eds.), *Developmental coordination disorder* (pp. 248–283). Albany, NY: Delmar.

Bowen-Irish, T. (1999). In the clinic: Finding purposeful activity through the lost and found. *OT Practice, 4*, 47–48.

Brandenburger-Shasby, S. (2005). School-based practice: Acquiring the knowledge and skills. *American Journal of Occupational Therapy, 59*, 88–96.

Briggs, F., and Nichols, S. (2001). Pleasing yourself and working for the teacher: Children's perceptions of school. *Early Child Development and Care, 170*, 13–30.

Bronfenbrenner, U. (1979). *The ecology of human development*. Cambridge, MA: Harvard University Press.

Brown, D. (2002). The role of work and cultural values in occupational choice, satisfaction, and success. *The Journal of Counseling and Development, 80*, 48–56.

Bundy, A. C. (2002a). Play theory and sensory integration. In A. C. Bundy, S. J. Lane, and E. A. Murray (Eds.), *Sensory integration theory and practice* (2nd ed., pp. 227–240). Philadelphia: FA Davis.

Bundy, A. (2002b). Using sensory integration theory in schools: Sensory integration and consultation. In A. Bundy, S. Lane, and E. Murray (Eds.), *Sensory integration theory and practice* (2nd ed., pp. 309–331). Philadelphia: FA Davis.

Bundy, A. C. (1995). Assessment and intervention in school-based practice: answering questions and minimizing discrepancies. *Physical and Occupational Therapy in Pediatrics, 15*, 69–88.

Case-Smith, J. (1997). Variables related to successful school-based practice. *Occupational Therapy Journal of Research, 17*, 133–153.

Case-Smith, J., and Weintraub, N. (2002). Hand function and developmental coordination disorder. In S. Cermak and D. Larkin (Eds.), *Developmental coordination disorder* (pp. 157–171). Albany, NY: Delmar.

Ceglowski, D. (1997). Understanding and building upon children's perceptions of play activities in early childhood programs. *Early Childhood Education Journal, 25*, 107–112.

Chapparo, C. (2007). Cognition, context and participation: An occupational perspective. Fourth Asia Pacific Occupational Therapy Congress proceedings. Hong Kong, June.

Chapparo, C., and Hooper, E. (2002). When it is work? Perceptions of six year old children. *WORK, 19*, 291–302.

Chapparo, C., and Hooper, E. (2005). Self-care at school: Perceptions of six-year-old children. *American Journal of Occupational Therapy, 59*, 67–77.

Chapparo. C., and Ranka, J. (1997). *The occupational performance model (Australia); Monograph 1*. Sydney: Occupational Performance Network, School of Occupational Therapy, The University of Sydney.

Chow, S. M., and Chung, J. C. (1996). The perception of occupational therapy by special school teachers in Hong Kong. *Occupational therapy International, 3*, 94–104.

Christiansen, C., and Baum, C. (1997). *Occupational therapy: Enabling function and well-being* (2nd ed.). Thorofare, NJ: Slack.

Clark, G. (2001). Children often overlooked for occupational therapy services in educational settings. *School System Special Interest Section Quarterly, 8*, 1–3.

Cohn, E., Miller, L. J., and Tickle-Degnen, L. (2000). Parental hopes for therapy outcomes: children with sensory modulation disorders. *American Journal of Occupational Therapy, 54*, 36–43.

Colman, W. (1988). The evolution of occupational therapy in the public schools: The laws mandating practice. *American Journal of Occupational Therapy, 42*, 701–705.

Conroy, M. C. (1997). 'Why are you doing that?' A project to look for evidence of efficacy within occupational therapy. *British Journal of Occupational Therapy, 60*, 487–490.

Csikszemtmihalyi, M. (1996). The creative personality. *Psychology Today, 29*, 36–41.

Devine, D. (2002). Children's citizenship and the structuring of adult-child relations in the primary school. *Childhood, 9*, 303–320.

Dockett, S., and Perry, B. (2001). Starting school: Effective transitions. *Early Childhood Research and Practice, 3*. http://ecrp/uiuc.edu/v3n2/dockett.html.

Donelan-McCall, N., and Dunn, J. (1997). Schoolwork, teachers and peers: The world of first grade. *International Journal of Behavioural Development, 21*, 155–178.

Dunn, W. (2000). *Best practice occupational therapy: In community service with children and families* (pp. 27–55). Thorofare, NJ: Slack.

Dunn, W. (2001). The 2001 Eleanor Clarke Slagle Lecture: The sensations of everyday life: Empirical, theoretical, and pragmatic considerations. *American Journal of Occupational Therapy, 55*, 608–620.

Dunn, W., Brown, C., and McGuigan, A. (1994). The ecology of human performance: A framework for considering the effect of context. *American Journal of Occupational Therapy, 48*, 595–607.

Evans, J. (1989). *Children at play: Life in the school playground.* Victoria: Deakin University.

Fabian, H. (2002). *Children starting school: A guide to successful transitions and transfers for teachers and assistants.* London: David Fulton Publishers.

Fleet, A., Patterson, C., and Garret, D. (2001). Authentic, inclusive and reciprocal communication. In S. Dockett and B. Perry (Eds.), *Beginning school together: Sharing strengths* (pp. 62–69). Canberra: Australia Early Childhood Association.

Florey, L., and Greene, S. (1997). Play in middle childhood. In D. Parham and L. Fazio (Eds.), *Play in occupational therapy for children* (pp. 126–157). Baltimore: Elsevier Mosby.

Fraser, M. W. (2004). *Risk and resilience in childhood: An ecological perspective* (2nd ed.). Washington, DC: NASW Press.

Gibbs, J. (2001). *Tribes: A new way of learning and being together.* Windsor, CA: Center Source Systems.

Goodenow, C. (1992). School motivation, engagement, and sense of belonging among urban adolescent students. Ann Arbor, MI: Society for the Psychological Study of Social Issues.

Goodenow, C. (1993). The psychological sense of school membership among adolescents: Scale development and educational correlates. *Psychology in the Schools, 30*, 79–90.

Griffiths, M. (1997). Friendship and social development in children and adolescents: The impact of electronic technology. *Educational and Child Psychology, 14*, 25–37.

Griswold, L. (1994). Ethnographic analysis: A study of classroom environments. *American Journal of Occupational Therapy, 48*, 397–403.

Grove, R. (2002). OT in the schools: Embracing our psychosocial roots. *OT Practice, 7*, 21–25.

Hackett, J. (2003). Perceptions of play and leisure in junior school aged children with juvenile idiopathic arthritis: What are the implications for occupational therapy? *The British Journal of Occupational Therapy, 66*, 303–310.

Henderson, A., and Perla, N. (1994). *A new generation of evidence: The family is critical to student achievement.* St Louis, MO: Danforth Foundation.

Hoglund, W. L., and Leadbeater, B. J. (2004). The effects of family, school, and classroom ecologies on changes in children's social competence and emotional and behavioural problems in first grade. *Developmental Psychology, 40*, 533–545.

Humphrey, R. (2002). Young children's occupations: Explicating the dynamics of developmental processes. *American Journal of Occupational Therapy, 56*, 171–179.

Jenkinson, J., Hyde, T., and Ahmad, S. (2002). *Occupational therapy approaches for secondary special needs: Practical classroom strategies.* London: Whurr Publishers.

Johansson, C. (1999, Aug 5). Let's take a stand on school violence. *OT Week*, 8–10.

Johnson, J. (1996). School-based occupational therapy. In J. Case-Smith, A. Allen, and P. N. Pratt (Eds.), *Occupational therapy for children* (3rd ed., pp. 693–715). St Louis, MO: Elsevier Mosby.

Jones, C., McIver, L., Gibson, L., and Gregor, P. (2003). Experiences obtained from designing with children. In the Proceedings of Interaction Design and Children, Preston, UK: ACM Press.

Kellegrew, D. H., and Allen, D. (1996). Occupational therapy in full-inclusion classrooms: A case study from the Moorpark model. *American Journal of Occupational Therapy, 50*, 718–724.

Kemmis, B. L., and Dunn, W. (1996). Collaborative consultation: The efficacy of remedial and compensatory interventions in school contexts. *American Journal of Occupational Therapy, 50*, 709–717.

Kemple, K. M. (2004). *Let's be friends. Peer competence and social inclusion in early childhood programs.* New York: Teachers College Press.

King, G., McDougall, J., Tucker, M. A., Gritzan, J., Malloy-Miller, T., Alambets, P., et al. (1999). An evaluation of functional, school-based therapy services for children with special needs. *Physical and Occupational Therapy in Pediatrics, 19*, 5–29.

Ladd, G. W. (1999). Peer relationships and social competence during early and middle childhood. *Annual Review of Psychology, 50*, 333–359.

Ladd, G. W. (2000). The fourth R: Relationships as risks and resources following children's transition to school. *American Educational Research Association Division E Newsletter, 19*, 7, 9–11.

Ladd, G. W., Kockenderfer, B. J., and Coleman, C. (1997). Classroom peer acceptance, friendship, and victimization: Distinct relational systems that contribute uniquely to children's school adjustment. *Child Development, 68*, 1181–1197.

Law, M., Cooper, B., Strong, S., Stewart, D., Rigby, P., and Letts, L. (1996). The person-environment-occupation model: A transactive approach to occupational performance. *The Canadian Journal of Occupational Therapy, 63*, 9–23.

Lerner, J. (2002). *Learning disabilities: Theories, diagnosis, and teaching strategies* (8th ed.). Boston: Houghton Mifflin.

Losardo, A., and Notari Syverson, A. (2001). *Alternative approaches to assessing young children.* Baltimore, MD: Paul H. Brookes Publishing Co.

Lowe, S. (2010). *What is participation in school?* Unpublished doctoral thesis. Available from The School of Occupation and Leisure Sciences, Faculty of Health Sciences, The University of Sydney, Lidcombe, NSW. Australia.

Mandleco, B. L., Olsen, S. F., Robinson, C. C., Marshall, E. S., and McNeilly-Choque, M. K. (1998). Social skills and peer relationships of siblings of children with disabilities: Parental and family linkages. In P. T. Slee and K. Rigby (Eds.), *Children's peer relationships* (pp. 106–120). New York: Routledge.

McClellan, D. E., and Katz, L. G. (2001). *Assessing young children's social competence*. ERIC Digest. http://ericeece.org/pubs/digests/2001/mcclel01.html.

Miller, M. (2002). Resilience elements in students with learning disabilities. *Journal of Clinical Psychology, 58*, 291–298.

Minick, E., and Stan, C. (1993). *Context for learning: Sociocultural dynamics in children's development.* New York: Oxford University Press.

Orr, C., and Schkade, J. (1996). The impact of classroom environment on defining function in school-based practice. *American Journal of Occupational Therapy, 51*, 64–69.

Papousek, H., and Papousek, M. (1995). Intuitive parenting. In M. Bornstein (Ed.), *Handbook of parenting: Biology and ecology of parenting* (Vol. 2), pp. 117–136. Mahwah, NJ: Erlbaum.

Preston, N., and Symes, C. (1992). *Schools and classrooms: A cultural studies analysis of education.* Melbourne: Longman Cheshire.

Prigg, A. (2002). Experiences and perceived roles of occupational therapists working with children with special learning needs during transition to school: A pilot study. *Australian Occupational Therapy Journal, 49*, 100–111.

Shaffer, D. (2007). *Developmental psychology: Childhood and adolescence* (7th ed.). Belmont, California: Brooks/Cole Publishing.

Swart, S. K., Kanny, E. M., Massagli, T. L., and Engel, J. M. (1997). Therapists' perceptions of pediatric occupational therapy interventions in self-care. *American Journal of Occupational Therapy, 51*, 289–296.

The Goals 2000: Educate America Act (P.L. 103-227) March 31, 1994.

The Individuals with Disabilities Education Improvement Act. (2004). Retrieved January 12, 2009, from http://frwebgate.access.gpo.gov/cgi-bin/getdoc.cgi?dbname=108_cong_public_laws&docid=f:publ446.108.

Uzgiris, I. (1999). Imitation as activity: Its developmental aspects. In J. Nadel and G. Butterworth (Eds.), *Imitation in infancy* (pp. 186–206). Cambridge, UK: Cambridge University Press.

Webster-Stratton, C., and Reid, M. J. (2004). Strengthening social and emotional competence in young children: The foundation for early school readiness and success. *Infant and Young Children, 17*, 96–113.

Westling, D., and Fox, L. (2004). *Teaching students with severe disabilities* (3rd ed.). Upper Saddle River, NJ: Prentice-Hall.

Williamson, G., and Szczepanski, M. (1999). Coping frame of reference. In P. Kramer and J. Hinojosa (Eds.), *Frames of reference for pediatric occupational therapy* (2nd ed., pp. 431–468). Baltimore, MD: Lippincott, Williams, & Wilkins.

Wing, L. (1996). Play is not the work of the child: Young children's perceptions of work and play. *Early Childhood Research Quarterly, 10*, 223–247.

Ziviani, J., Kopeshke, R., and Wadley, D. (2006). Children walking to school: Parent perceptions of environmental and psychosocial influences. *Australian Occupational Therapy Journal, 53*, 27–34.

제 7 장

7

성인으로의 전환
(Transitioning to Adulthood)

"자라서 나는 무엇이 될 것인가?"

Pat L. Sample, Anita C Bundy, Shelly J. Lane, and Reinie Cordier

> 나는 요리와 같은 위험한 일을 할 수 있도록 성장하는 것을 기다릴 수 없다
>
> *- Grace, 5세*

개론

목적

1. 장애가 있는 학생을 위한 성공적인 전환 계획의 요소를 이해하고 전환을 결정한다.
2. 효과적인 전환 팀을 만드는 것을 설명한다.
3. 성인으로 전환하는데 있어 장애가 있는 청소년들과 그들의 지원팀을 어렵게 하는 여러 요소를 식별한다.
4. 이런 서비스를 제공하는 작업치료사에 일부 영향을 포함하여, 장애가 있는 학생을 위한 전환의 움직임 뒤에 역사와 원동력을 설명한다.
5. 중학교부터 학교 졸업에 걸쳐, 장애가 있는 학생의 다양한 전환 요구를 나열한다.
6. 고등학교 이후 전환 서비스 외 형식적 계획의 개요를 잡다.

서론 (Introduction)

아주 초기에 자신의 학교에서, 학생들은 선생님, 친구들, 그리고 가족구성원에 의해 "당신은 커서 무엇을 하겠습니까?"라는 고전적인 질문을 받아왔다. 청소년들이 이 질문에 답변으로, 그들은 그들이 받아야할 필요가 있는 수업은 무엇인지, 그들이 관심 있는 직업을 위해 가장 좋은 학교는 어디인지, 유지하기 위해 필요한 평균 학점은 무엇인지, 그리고 목표 달성에 대해 더 배우기 위하여 누구와 상담해야 하는지에 대한 많은 비공식적 조언을 받아왔다.

부모는 성인으로써의 생활에 자녀를 준비시키는데 심각하게 책임감을 갖는다. 그렇지만, 일, 독립적인 생활, 사랑하는 것, 생활하기에 충분한 돈을 갖는 것, 그리고 그들이 원하는 삶을 살기위해 필요한 성인 서비스를 지원하는 것을 포함하여, 장애가 있는 청소년의 부모는 자녀가 갖게 될 미래에 대한 불명확함을 느낄 것이다 (Whitney-Thomas & Hanley-Maxwell, 1996). 그들이 불확실함을 느끼기 때문에, 장애가 있는 자녀와 미래에 대해 이야기를 하는 경향이 적을 것이고 다른 가족 구성원과 그 자녀에 대한 이야기를 더 쉽게 할 것이다. 때때로 청소년이 가족 토론에 초대될 수 있지만, 다른 시간에 그들은 간단히 토론을 우연히 엿들을 것이다. 아직 다른 시간대에 있는 청소년들은 다가올 변화를 자각하지 못하거나 이해하지 못할 수 있다. 장애가 있는 청소년과 미래에 대해 이야기 하는 것이 불편하거나 준비되지 않음을 느끼기 때문에(Grigal, Neubert, Moon, & Graham, 2003; Zhang, Katsiyannis, & Zhang, 2002), 이런 청소년과 시간을 보내는 다른 모든 성인들(예, 선생님, 작업치료사) 또한 학생들과 함께 전환하는 것은 훨씬 더 중요하다.

학교에 있는 직업상담원 및 고문은 고등교육이나 직업적 훈련에서 그들의 미래에 대해 더 형식적으로 준비하기 위해 가족의 조언을 보충하기 및 전형적인 학생들을 보조하기를 잘 훈련받았다. 장애 청소년이 동일한 전환을 할 수 있게 하는 것은 전체 팀의 일원에게 달렸다.

많은 나라에서 법률은 장애가 있는 청소년이 성인으로 전환의 어려움을 인정한다 (특별히 인지적으로 또는 행동적으로 장애가 있는 청소년). 그들은 장애가 있는 청소년이 매우 형식적인 전환 계획 과정을 갖도록 위임한다. 이 과정은 각 청소년이 원하는 성인역할로 가는 길을 포장하는 명백한 목표를 만들고 (예, 근로자, 평생학습자, 가족구성원, 친구, 그리고 사회 구성원) 이러한 목표를 이루기 위한 계획을 한다. 전환 계획의 필요와 효과에 관한 증거는 증명 글상자에 나타나 있다.

증명하라!

전환 계획의 필요성 : 증거는 무엇인가?

미국에서 연방 차원으로 지원된 장기적 연구들은 미 교육부 장애인 교육 시행규칙(1990)에 의해 전환 계획 및 시행이 의무화된 이후 지난 20년 이상 정기적으로 장애 학생들의 결과를 관찰하였다. 이러한 연구들의 결과가 전환 서비스의 출현 이후 몇몇 부분에서는 장애 청소년들을 위한 전망이 밝을 것을 명확히 보여주는 한편, 특히 몇몇 범주의 장애에 있어서는 장애를 가진 성인들의 일상 삶이 일반인 집단의 삶과 비슷해지기까지 먼 길을 가야한다는 것이 통념이다.

미 교육부 재정의 국가 장기 전환 연구-2 (NLTS2)는 미국의 학교에서 전환을 한 젊은 장애인들의 특색, 경험, 그리고 성과를 제공한다. 5차 자료 수집이 계획된다. 4차 자료가 수집되는 동안, 이들은 아직 보고되지 않는다. 자료수집의 3차에 포함된 청년은 2000~2001학년 (NLTS2가 조성된 때)에 중학교에 있었던 부모들과 18~21세의 장애 청년이다. 그들이 고등학교에서 나온 기간은 다양하고, 2005년의 전화 인터뷰나 자가 작성 메일 조사로 수집된 자료에 따르면 1달 미만에서 4년까지 고등학교 이후의 시간을 보냈다.

전환 계획의 성과는 1997년도의 국가 장기 청년 조사(NLSY97), 2001년 데이터 수집, 국가 장기 청소년 건강 연구(Add Health) 3차로부터 데이터 비교를 사용한, 대중으로부터 비슷한 연령대 청년의 NLTS2 데이터 대조에 의해 가장 잘 그려졌다. 다음에 언급된 비교는, 장애 청년들이 일부 고등학교 이후 전환 도메인의 대중 청소년과 동등함을 제안하지만, 많은 다른 면에서 지연이 있다. 이것은 특히 일부 장애 범주 청소년의 진실이다.

장애 청소년은 아래와 같은 일반 대중 청소년과 잘 비교한다:

- 고등학교 졸업 후 4년 이내에, 일반 청소년 28%에 비해, 장애 청소년의 25%는 고등학교 이후 시간에 독립적으로 살았다.
- 2년제 또는 지역 대학에서 장애 청소년의 입학률은 일반 또래 친구들의 비율과 비슷했다 (13% 대 12%).
- 장애 청소년과 일반 청소년은 비슷한 임금 및 혜택을 받았다.
- 2004년 유권자로 등록된 일반 18-24세의 58%에 비해, 해당 나이의 장애 청소년 중 대략 67%는 유권자로 등록되었다.

그렇지만, 장애 청소년들은 아래와 같이 연령이 일치하는 일반 또래 친구의 뒤로 쳐지고 있었다.

- 일반 청소년은 장애 청소년의 거의 4배만큼 4년제 대학/대학교의 과정을 취했다 (29% 대 8%).

(계속)

- 고등학교 밖의 장애 청소년들은 일반 또래 친구들 보다 면접 때 일할 가능성이 낮았고 (57% 대 66%), 장애 청소년에 의한 직업 유지는 짧은 기간이었다(평균, 10개월 대 15개월). 약 15%의 고등학교 밖의 장애 청소년들은 고등학교를 떠난 이후 고용되었지만 면접 시간에 실직되었고, 게다가 일자리를 유지하기 위해 장애 청소년들의 더 많은 노력을 제안한다.
- 전하는 바에 따르면, 고등학교 밖의 장애 청소년 10명중 거의 3명은 (28%) 일반 청소년 (12%)의 두 배 보다 더 많다고 보고되었다.

많은 지역에서 전환은 다른 장애 범주의 청소년 보다 정서장애 청소년이 더 문제가 되어 보였다. 예를 들어,

- 어떤 다른 장애가 있는 청소년보다 (모든 범주에서 전체 중퇴율은 20%였다) 더 많은 정서 장애 청소년들은 고등학교를 중퇴했다 (36%).
- 정서 장애 청소년들은 시각 및 청각 장애인 또는 자폐 및 기타 건강장애 청소년을 포함한 다른 유형의 장애가 있는 청소년보다 중등 이후 프로그램에 등록하는 가능성이 더 낮았다 (34% 대 각각 78%, 72%, 58%).
- 체포는 체포 비율이 3%에서 27%인 다른 기타 범주의 청소년 사이 보다 정서장애 청소년 사이에서 (60%) 훨씬 더 흔하다.
- 정서장애 청소년들은 기타 장애 청소년들 보다 감옥에서 밤을 보낼 가능성이 더 높다 (39%).

정서 장애 청소년의 성인으로 전환에서 어려움에 대한 이유 중 일부분은 중등이후 프로그램에 등록된 그들의 63%가 장애에 대해 자기스스로를 고려하지 않았고, 그리하여 어떤 서비스도 받지 않았기 때문으로 설명될 수 있다. 다른 이유는 서비스 확보의 어려움, 서비스의 불만, 초등 및 중학교에서 높은 정학 및 퇴학 비율, 그리고 불안정한 초등 및 중학교 환경을 포함할 수 있다 (Wagner, Kutash, Duchnowski, Epstein & Sumi, 2005).

많은 장애가 있는 성인들이 원하는 삶을 살지 못한다는 근거는 성인으로 전환을 촉진하는 방법이 지속적인 노력 및 연구가 요구됨을 제시한다 (National Alliance for Secondary Education and Transition, 2005). 우리는 밀레니엄의 두 번째 10년을 시작으로, 모든 전환 팀 구성원들은 장애가 있는 학생의 흥미와 기술을 증진 하는것 (IDEA, P.L. 108-446), 충분히 빨리 시작하는 것(Mc Kenna, 2000), 그리고 학생에서 젊은 성인으로 전환의 흐름을 촉진하기 위한 역할을 할 모든 다른 지원 시스템에 직접 포함하는 (IDEA, P. L. 108-446) 과정에 대해 노력해야만 한다.

전환이 무엇인가?
(What is Transition?)

전환은 변화를 의미; 한 가지, 한 장소, 한 역할에서 다른 것으로 이동하는 변화를 의미한다. 다발적 전환은 삶의 모든 단계에서 일어난다: 탄생; 영아에서 유아기로; 학령전기에서 학령기로 등등 이장의 주제는 바로 전환이다: 젊은 성인을 특징짓는 한가지 또는 그 이상의 무수한 역할을 가정하는 2차적 교육에서 학생이 되는 것부터이다. 장애가 있는 청소년에게 적용되는 경우, Palfrey, Foster & Sharma (2008)는 "전환은 동사, 명사, 행동의 명칭을 사용하는 형용사, 과정, 그리고 삶의 단계"라고 주장했다(p. 524).

장애가 있는 청소년이 교육시스템 밖으로 전환되면, 그들은 고용 또는 고용 준비를 위해 설계된 훈련과정과 같은 다음의 이차 교육으로 갈 것이다. 그들은 집에 계속 살 수 있고 친구 또는 이전에 알려지지 않은 성인으로 이동할 수 있다. 이 과정은 복잡하고 결코 이행하기 쉽지 않다; 장애가 있는 청소년뿐만 아니라 가족에게 매우 스트레스적일 수 있다 (Gallivan-Fenlon, 1994; Thorin & Irvin, 1992; Thorin, Yovanoff, & Irvin, 1996; Whitney-Thomas & Hanley-Maxwell, 1996).

전환 팀

전환계획은 학생이 장기목표를 이루기 위해 준비하는 것을 돕기 위해 훈련되고 특별히 선택된 구성원인 팀과 함께 이루어진다. 장애를 가진 학생을 위한 전환 계획은 복잡하고 많은 시간이 걸린다. 그러므로 중학교 (중학교 또는 14세 이전)를 통한 학생의 발달과정에 따라 비형식적으로 시작하고, 16세 이전에 (IDEA, 2004) -학교 졸업 전 몇 년 (Orentlicher, 2007; U.S. Department of Education, 2004)- 형식적으로 시작한다.

미국에서 전환 계획 과정을 추구한 팀은 개별화 교육 프로그램 [IEP] 팀이다. 팀 구성원은 개별적 학생의 요구를 충족하기 위해 특별하게 선택되었다. 최상의 결과를 위해, IEP/전환 팀은 학생, 학생의 부모/보호자, 그리고 학교 시스템 담당자(예, 선생님, 관리자)를 포함한다. 또한 해당되는 경우 관련된 서비스 담당자 (예, 작업치료사, 학교 간호사, 물리치료사)를 포함할 수 있다. 학생은 졸업이 가까워짐에 따라, 다양한 지역사회 기관의 대표들은 학생들의 미

래 삶을 위한 준비로 가득 찬 팀에 합류될 수 있다 (U.S. Department of Education, 2006).

성공적인 전환을 위한 공식

장애가 있는 학생들을 위한 전환 서비스가 발달하는 초년에, Wehman (1992)은 전환 계획에 있는 모든 청소년들을 위해 체계적으로 목표되어야 하는 전체 인생 목표 다섯 가지를 식별했다. Wehman이 이 목록을 만든 이후 거의 20년간, "목표 (targets)"는 똑같이 중요하게 남아있다.

1. 재정적 독립 (Financial independence)
2. 생활 배열 (Living arrangements)
3. 지역사회 이동 (Community mobility)
4. 동료 관계 (Peer relationships)
5. 자존심 (Self-esteem)

전환의 단계 및 목표와 비슷한 만큼, 전체 계획은 각 개별 학생의 필요에 맞게 해야 한다. 전환은 표준화된 목표 및 하나의 크기에 맞는 모든 학습 활동과 같은 프로그램이 아닌, 과정이다 (McKenna, 2000). 지적장애가 있는 젊은 성인에게 적용하는 경우에 비해 신체적 장애가 있는 젊은 성인을 위한 업무 서비스는 부족하다 (Heslop & Abbott, 2009). 같은 진단명을 가진 젊은 성인일지라도 다른 전환 계획이 요구될 것이다 (그림 7-1).

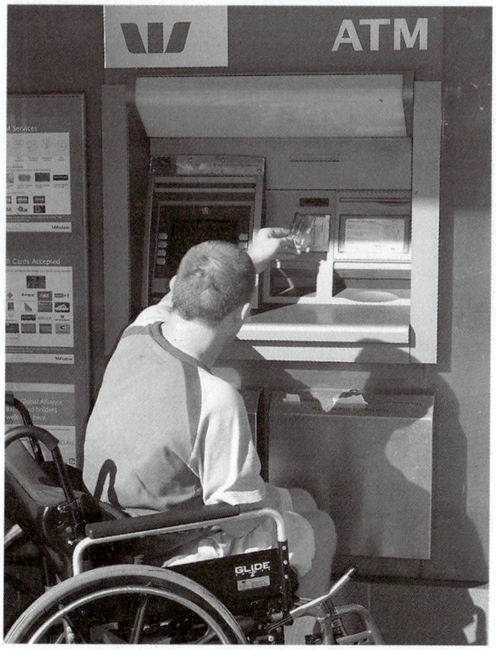

그림 7-1 재정적 독립성에대한 기술 개발은 성공적인 전환에 대한 방식의 일부분이다 *(Photograph courtesy of Northcott Disability Services, Parramatta, New South Wales, Australia.)*

능동적인 학습

당신의 삶을 되돌아보고, 성인이 되기 위해 어떤 준비를 했는지 생각해보라. 아래의 질문에 답변해 보시오:

- 당신의 첫 번째 "전환 코치"는 누구인가? 누가 당신이 미래에 대한 생각을 하도록 하였고 어떤 준비를 하였는가(좋아하는 음악의 노래를 모두 담을 수 있는 MP-3 플레이어 구입을 위해 저축하는 방법처럼 단기적인 것 일지라도!)?
- 사람들이 당신에게 자라서 무엇이 되고 싶은지 질문하기 시작한 때는 당신이 몇 살 때인가? 당신의 첫 번째 대답은 무엇이었나? 당신의 단짝 친구의 대답과 동일했나? 해가 지나면서 그 대답은 어떻게 바뀌었고 왜 바뀌었는가?
- 첫 번째 직업을 어떻게 선택했는가? 그것을 오랫동안 마음에 그려왔는가 또는 "빨리 돈을 벌기" 위한 길이었는가?
- 중등과정 후의 교육에 대한 준비는 어떻게 했나? 대학 및 대학교를 선택했는가? 당신의 교육에 자금을 제공했는가? 누가 도와주었는가?
- 당신은 작업치료사가 되는 것을 어떻게 결정했는가? 당신은 어느 분야 및 인턴십 경험이 당신에게 최선의 선택이 될 수 있는지 어떻게 결정했는가?
- 당신이 성인이 되고 가족의 직접 보호에서 벗어남으로써, 해가 지남에 따라 친구 및 가족과의 관계는 어떻게 변화되어 갔는가?
- 이러한 모든 전환에서, 도움을 줄 장소 및 사람을 어떻게 알았는가?
- 이제, 신체적으로나 지적으로 장애가 있다면 당신의 삶을 꾸려나갈 방법을 고려해 보라. 이러한 전환 및 전환을 둘러싼 과정이 어떻게 다를 수 있는가? 당신이 학교에 있을 때 개인적으로 장애 아동 및 청소년을 알았다면, 이러한 결정 및 선택의 방법이 그 장애인에게는 달랐었는지 생각해보라.

상황 7-1은 외부 재정 지원 사업 보고서이다. 이것은 학교 작업치료사와 작업치료 교육자 (제1저자)가 전환 계획을 소개했고, 중등도 내지 중증의 정서장애와 행동장애가 있는 학생을 위한 학교 프로그램으로 이전에 전환 계획이나 지원으로 제공되지 않았던 서비스- 또는 작업치료 서비스를 소개했다. 우리는 이 장을 통해 이 프로그램을 재방문할 것이다.

상황 7-1 전환 과정의 발현

프로젝트가 시작되었을 때, 청소년 (13세에서 18세)은 전환 관련 목표나 공식적 교육 계획 (IEPs)에서 전환활동도 없었다. 모든 학생들은 중대한 정서 및 행동 장애가 있었다; 대부분은 법적 문제가 있었다. 학생들은 전통적인 학문 학습에 대한 매우 적은 관심만이 발견되고 이탈의 위험이 지속되었다.

기존의 교과과정은 행동 규제에 초점을 두었다. 전문 팀 구성원들은 즉각적인 피드백을 제공하며, 학생의 행동을 모니터했다. 교과과정은 각 학생이 명확히 정의된 행동 기대를 준수했는지에 따라 하루 동안 점수를 얻거나 빼앗기는 토큰(token) 경제체계를 사용했다. 어떤 엄격한 행동 규제가 구조화된 교실 환경에서 긍정적인 결과로 나오는 반면, 사회에서 허용되는 행동으로 전환은 매우 어려웠다. 잠재적인 고용주, 친구, 심지어 가족 구성원들은 학생에게 필요한 행동적 지원을 제공하는 방법에 대한 생각이 거의 없었다.

프로젝트 스텝은 전환 관련 교과과정을 소개했고, 지역생활 및 고용을 위한 기술 발달을 강조하며, 각 학생에 대한 장기 목표를 기술했다. 이 프로젝트는 학생이 학교를 떠날 때 흥미를 가질 수 있는 직업 및 경력의 종류 식별을 포함한, 미래에 대한 계획에 초점을 두었다. 유급 및 무급 취업 경험은 각 학생의 관심과 이점에 따라 조정되었다. 무슨 이유이든 퇴사하게 되면, 프로젝트 스텝은 학생이 새로운 직장을 얻고 필요하다면 새로운 기술을 발달시키도록 함께 일했다.

동시에, 프로젝트 스텝은 학생의 지역생활 기술 학습을 돕는 작업을 했다: 시내 버스 여행, 은행 계정 설정, 예산 책정 및 청구서 지불, 메뉴 설정 및 요리, 가사, 그리고 운전 교육 수업에 등록하기. 프로젝트 직원은 학생들의 삶에서 업무와 관련 없는 부분이 명령에 들어 있지 않으면, 그들이 업무에서 성공하기 매우 어려울 것이라는 것을 알아야 한다.

3년의 과정에서, 프로젝트 스텝은 많은 학생에게 적용되는 조력자 및 장벽을 모두 확인했다. 긍정적 측면에서, 학생들은 굉장히 독창적이었다. 그들은 자신의 직업과 유급 취업으로부터 파생된 강한 성취감 및 역량에 대해 자긍심을 가졌다. 그렇지만, 그들은 위임된 수량을 잘 처리하지 못했다; 그들은 감독 및 수정을 좋아하지 않았다. 그들은 적절하게 직장에서 퇴직하는 방법을 몰랐다. 그들은 적절한 근무 복장을 선택하고 입는 것에 대한 많은 지원이 필요했다 (Sample, 1995, 1998).

미국 안과 밖에서 전환에 대한 법률적 맥락

법과 정책은 전환계획 및 서비스에 대한 매개변수를 설정한다. 전환 서비스를 위한 정책은 전 세계 많은 나라에 존재하고, 그들은 유사성을 공유하면서 또한 여러 측면에서 다르다. 교육의 다른 측면에 대해 규정하는 것처럼, 전환 서비스를 중심으로 한 정책은 지속적으로 변화한다. 미국, 캐나다, 영국, 그리고 호주의 교육 서비스를 규제하는 법안은 12장부터 15장에서 다룬다. 직접적으로 또는 간접적으로, 이러한 법은 전환 서비스를 주소로 하고, 여기서는 자세하게 다루지는 않을 것이다. 표 7-1은 영어권 국가에서 장애 학생을 위한 전환계획 및 서비스와 관련된 법률과 규정의 몇 가지 중요한 구성요소를 요약하고 있다. 표 7-2는 같은 지역의 전환과 관련된 프로그램, 서비스, 그리고 의무에 대한 자세한 내용을 보여준다.

효과적인 전환 계획 : 왜 이렇게 오래 걸리는가?

1970년대 중반 이전에, 거의 법적 의무는 어린이의 교육에 관한 자리에 있었고, 성인으로의 전환이 교육을 관할하는 미국연방 법률에 포함되기까지 거의 10년이 걸렸다. 다른 나라는 일찍 시작하지 않았다. 왜 이것은 오래 걸렸는가? 명확하게 전환 계획 필요성 고려의 지연은 몇 가지의 근원이 있을 수 있다 (Kohler & Field, 2003).

장애아동이 특수교육을 완료했을 때, 그들이 시민으로서 정당한 자리를 차지할 준비가 되었을 것이라고 생각했다. 보통 사람들에 있어 청소년이 그러했듯 전환은 자동적으로 올 것이다. 즉, 우리는 청소년이 특수교육으로부터 졸업하기 위해 특별한 어떤 것도 하지 않았다고 믿고 있다.

반대로, 다른 사람들처럼 성장하고 생활을 하는데 장애가 있는 아동을 상상하는데 실패했을 수 있다. 즉, 우리가 무엇을 하든, 그것은 문제되지 않을 것이라고 생각할 수도 있다. 그의 현재 고전적 치료의 단점에서, Erving Goffman(1997)은 장애인의 고용에 대한 딜레마에 대해 말했다.

우리는 우리가 느꼈던 그 보다 더 좋은 사람으로 또는 우리가 느낀 것 보다 나쁜 사람으로서 그를 치료하는 방법이든 상관없이, 자연적으로 상황에 따라 가능한 한 유형의 사람에 전적으로 맞춰진다는 사실을 통해서 계속 시도할 가능성이 있다. 만약에 이러한 방침 모두 가능하지 않다면, 우리는 그가 사람이 아닌 것처럼 대할 수도 있고, 취해져야할 의식적 통보를 해주는 누군가가 모두 같이 없을 수 있다. 그러면 그는 최소한 초기에는 방침에 따라올 것이다 (p.213).

초기에 전환 서비스에 대한 명시적 언급이 없었던 반면 (in P.L. 94-142, 1975), 하교 준비 전에 일부 장애가 있는 청소년은 일반적으로 성장한 동료들 보다 더 많은 시간과 자원을 필요로 한다는 사실을 고려했다. 인지와 행동 본질에 청소년의 문제가 있다면, 그리고 그 문제는 중등도에서 중증 수준으로 고려된다면, 젊은 성인이 IEP 목표와 관련된 일을 여전히 지속하는 한, 청소년은 21세 내내 학

표 7-1 ● 영어권 국가/지역 4 곳의 전환 구성요소

나라	일반적 전환 구성요소 권한 및 전환 계획과 서비스와 관련된 정부의 법률	부모 교육 및 지원?	계획 시작 나이	교육적 환경	장애 소득?	의료관리 의무?	서비스?	전체 성공?
미국연방 (장애인 교육법, 1990에 의한 령)	공법 101-476 (장애인 교육법[IDEA])와 진행중인 재승인 목표 집단: 학생 역할의 성공에 방해가 있는 모든 장애 학생	연방정부 재정지원의 "부모 교육 및 지지" 프로그램 (기본적으로 연방 보조금 및 임의 자금으로 투자된)	16세 (2007년 재승인으로) • 사례에서는 14세	• 학교 • 지역사회	• 보편적이지 않음 • 자격을 판단해야만 함: 사회보장 장애 프로그램: • SSI (진행중)와 • SSDI (시간제한)	• 보편적이지 않음 • 일부는 혜택을 받을 자격이 있음 (장애의 심각도, 건강상태, 나이에 따라) • 의료보장제도 • 의료보험제도	자격으로 간주되어야 한다! • 모든 장애 집단에 대해: • 직업 재활 • 발달장애 청년에 대해: • 독립적 생활 • 관리 조정 • 업무 코치 • 개인 관리사	발생하는 평가 연구의 증가된 량 • 결과는 취업, 독립적 생활, 및 지역사회 참여가 혼합되었다. • 학교, 성인 서비스와 연방법률 사이의 규정 준수 문제
호주 2009 (호주 주민과 주/지역 정부 간의 4차 협약)	국가 장애 협정(NDA)-1/1/09 전반적인 목표: 장애인 및 그들의 보호자들은 삶의 질이 향상되고 지역사회의 소중한 구성원으로서 참여한다. 그 목표는 3가지 결과 진술로 표현된다; 결과를 충족시키는 정부의 공헌은 4개의 결과 진술로 구체화된다.	결과 3: 가족과 보호자들은 잘 지지된다. 결과 4: 보호 역할에서 가족과 보호자를 보조하는 서비스의 제공을 보장한다.	다루지 않음. NDA는 개별 국가/지역 교육 및 다양한 장애법에 의해 지원되는 호주-전체의 정책이다.	다루지 않음. NDA는 개별 국가/지역 교육 및 다양한 장애법에 의해 지원되는 호주-전체의 정책이다	결과 1: 장애인은 경제 참여 및 사회적 포함을 이룰 것이다; 결과 3: 장애인의 소득을 보장한다.	호주의 의료보험서비스는 대부분 기본 건강관리를 담당한다.		a) 증가된 장애인의 취업 건수; b) 서비스 충족 욕구 감소; c) 증가된 개별화 서비스 계획 건수; d) 더 좋은 편의를 찾기 위해 위험에 처한 노인복지서비스를 보조한 많은 젊은 사람; e) 토착민을 위한 증가된 서비스; f) 국가 표준과 일치하는 모든 서비스

(계속)

표 7-1 ● 영어권 국가/지역 4 곳의 전환 구성요소

나라	일반적 전환 구성요소							
	권한 및 전환 계획과 서비스와 관련된 정부의 법률	부모 교육 및 지원?	계획 시작 나이	교육적 환경	장애 소득?	의료관리 의무?	서비스?	전체 성공?
영국 (1996년 교육법에 의한 령)	• 1996년의 교육법 • 2001의 개정 목표 집단: "지적장애" 학생들	• 유예 서비스 • 형제자매 및 기타 가족 구성원을 위한 동료지원 및 자가 해결	13세	• 학교에 제공되지만 학생이 나이가 들수록, 점점 더 사회 학습 환경에 전달된다.	자격이 있다면, 청년들은 정부의 혜택과 연계될 필요가 있고–교육 서비스 제공자 및 다른 전문가들은 학생/가족들이 신청할 수 있도록 돕는다.	국가는 사회 의료 보장 제도가 있고, 특별한 보호 정책은 "지적 장애" 청년 및 성인을 위해 둔다.	접속 프로그램 (www.connexions.gov.uk)–이 프로그램은 전환된 청년을 위한 서비스 및 지원을 보조하는 것이다.	정부의 위임에도 불구하고, 청년 및 가족들의 일부 불만은 여전하다: (예, 계획은 결과를 보장하지 못한다; 주택 및 채용 가능성이 거의 없다; 서비스에 대한 정보는 찾기 어려울 수 있다; 그리고 전환에 대한 진행중인 문제들, 개인 안전, 및 금융 안전/안정성
캐나다 (영국 규정하에–그러나 각 지방은 스스로 결정한다–예시: Ontario는 전환을 의무로하나, British Columbia는 의무로 하지 않는다)	영국법(1996년의 교육법, 가능한 온라인: www.opsi.gov.uk/acts/acts1996/1996056.htm)캐나다의 해석 및 규정 • Ontario 규정 181/98 (개정된 Ontario 규정 137/01) • 모든지역–"지역 생활 협회" (www.cacl.ca/english/provteracles/).	워크샵 및 세미나를 통해 캐나다의 모든 지방에서 제공된다.	영국 규칙은 13세 그러나: 각 캐나다 지방은 자신의 규정을 만든다: (예, Ontario 규정은 14세). 또한, 각 학교는 자체 해석을 만든다.	사전 전환 • 공립 학교에서, 그러나 특수 사회 교육 활동들은 발달 장애 청소년을 위해 특별히 제공된다.	장애 시민을 위한 연방 법률을 통해 제공 (이 표에 대해 검토된 웹사이트에서 완전히 다루지 않음).	사회 의료 보장 제도, 그래서 모든 시민이 접근하고, 의료 서비스를 얻을 수 있는 권리가 있다.	지방의 지역사회 생활협회는 필요에 따라 성인–전환 서비스를 제공하고, 지역 관련 정보를 제공한다 (www.cacl.ca/english/provteracles/).	규정 준수는 학교 구역 및 지역에 따라 결정된다.

나라	권한 및 전환 계획과 서비스와 관련된 정부의 법률	부모 교육 및 지원?	계획 시작 나이	교육적 환경	장애 소득?	의료관리 의무?	서비스?	전체 성공?
유럽 국가연합-이탈리아, 스페인 포함	2007년 10월 24일-스페인 바르셀로나의 유럽 국가연합 회의에서 서명된 문서							

표 7-2 ● 전환 교육 프로그래밍의 중점

나라	학업	사회업무	독립적 생활	사회 참여	중등이후 및 직업 기술 교육	자기 결정 / 변호	최근의 혁신
	전환 구성요소 교육 프로그램 증정:						
미국 (장애인 교육법, 1990)	• 표준 기반 교육 • 가장 큰 결손 학생을 위한 지역사회 기술 보유	• 자원 봉사 및 • 유료	• 아파트/주택 (최소 제한) • 그룹홈 • 가족과 함께 • 제도(가장 제한적)	• 쇼핑 • 은행업무 • 수송			
호주 2009 (호주 주민과 주/지역 정부 간의 4차 협약)	다루지 않음. NDA는 개별 국가/지역의 다양한 교육법에 의해 지원되는 호주-전체의 정책이다.	다루지 않음. NDA는 개별 국가/지역 교육 및 다양한 장애법에 의해 지원되는 호주-전체의 정책이다.	결과 2: 장애인은 선택, 웰빙, 및 가능한 독립적으로 살 기회를 갖는다. 도출 1: 가능한 독립적으로 살 수 있도록 장애인에게 기술과 지원을 제공하는 서비스 도출 2: 안정적이고 지속가능한 생활 정렬에서 거주하는 장애인을 보조하는 서비스의 제공을 보장한다.	결과 1: 장애인은 경제 참여 및 사회 포함을 이룰 것이다.	다루지 않음. NDA는 개별 국가/지역 교육 및 다양한 장애법에 의해 지원되는 호주-전체의 정책이다.	학생, 가족, 및 의료 관계자들은 서비스 및 교육에 대한 권리옹호를 강조하길 원한다.	

(계속)

표 7-2 ● 전환 교육 프로그래밍의 중점

	전환 구성요소 교육 프로그램 증정:						
나라	학업	사회업무	독립적 생활	사회 참여	중등이후 및 직업 기술 교육	자기 결정 / 변호	최근의 혁신
영국(1996년의 교육법) 집단: "지적장애" 청소년	학생이 성인 전환에 다가감에 따라 "생활 기술" 교육 증가에 대한 강조	청년이 근로자가 되기 위한 준비 (하지만, 전환 이후 취업은 달성하기 어렵다) 정부는 이 분야에서 목표를 증가시킨다.	청년이 가능한 독립적으로 살기 위한 준비 (가능하고 저렴한 주택이지만 최소한의) 정부는 이 분야에서 목표를 증가 시킨다.	청년이 그들의 지역사회에서 활동적으로 참여하기 위한 준비– 쇼핑, 은행 업무, 창작활동	전환하는 청소년을위한 선택 사항으로써 해결	오히려 장애집단에 대한 변호보다 개별적인 변호가 예상된다. 아마도 자기–변호는 물론 포함한다.	전환 결과 평가에 대한 유료화 관심 증가, 그리고 다음 새로운 접근법 및 법에 대한 규정 준수를 통해 개선을 기대
캐나다 (영국 규정하에– 그러나 각 지방은 스스로 결정한다– 예시: Ontario는 전환을 의무로 하나, British Columbia 는 의무로 하지 않는다)	발달 장애 학생이 전환에 다가감에 따라 "생활 기술" 학습에 대한 강조, 그리고 다시 중등이후 환경에서 기능적 기술 반영 (학문적 교육 보다)	지방 전역의 사회생활협회 프로그램에 의한 촉진	지방 전역의 사회생활협회 프로그램에 의한 촉진	지방 전역의 사회 생활 협회 프로그램에 의한 촉진	전통적 중등이후 교육을 위한 일부 지원 그리고 발달장애 학생을 위해 중등이후 교육과 전환 프로그램의 분리	학생의 중등 이전 및 이후 교육과 성인 생활 목표 설정 강조	법률, 서비스, 옵션, 권리에 대해 발달장애 청년을 위한 "인터넷 커뮤니티" 설립. 또한, "대화방"은 동료 지원 및 부모 동료 지원을 위해 가능하다.

교에 남아 있을 수 있다. 학교 졸업 후(일반적으로 졸업장 보다는 "수료증명서 (Certificate of Completion)"로 공식화된다), 일부 젊은 성인은 지역 "보호 (sheltered)" 직업프로그램을 통해 제공되는 "사전취업 (pre employment)" 서비스를 받을 수 있었다 (Whitehead, 1978). 또한, 일부 젊은 성인들은 감독이 매우 엄격하고 최소한의 선택권(예, 룸메이트, 위치, 메뉴, 방문자)이 허용될지라도 그룹홈이나 공동 지원 아파트와 같은 생활 지원 프로그램을 받을 수 있다(Bannerman, Sheldon, Sherman, & Harchik, 1990).

경도인지장애(예, 학습장애), 정서장애나 행동장애, 신체장애, 말하기/언어장애, 정형외과적 장애, 또는 건강관련 문제가 있는 청소년들은 연방정부의 재정 지원 직업 재활 서비스를 제외하고, 일반적으로 성인으로서 어떤 서비스를 법적으로 받을 수 없다. 그렇지 않으면, 미국에서 최소한으로, 이런 젊은 성인들은 저소득층으로 분류된 개인에게 지원 가능한 동일한 지역사회 지원을 받는다: 복지; 사회적 서비스; 여성, 유아 및 아동 식량과 육아 지원 (WIC); 주택 및 도시 개발(HUD) 저가주택 및 기타 저소득층 주택 프로그램; 그리고 지역사회 정신보건센터.

시간이 지남에 따라, 국제적으로 의원들은 장애학생들을 위한 성공적인 전환 계획과 서비스가 필요하고 중요하다는 것을 명확히 했다. 법률은 장애를 가진 사람들에게 점점 인정 권한을 반영하기 위해 바뀌어 왔다. 법률에 기초한 철학의 변화는 필연적으로 정상인에게 의존하는 장애인의 그들이 독립적으로 그들의 삶을 계획하고 살아가는 과정을 촉진하기 위한 치료로부터 생각의 변화를 나타내왔다(Turnbull & Stowe, 2001). Shaddock (2000)은 장애인을 위한 계획(planning for)에서 장애인과 함께 계획(planning with)으로, 장애인에 의한 계획 (planning by)으로 바꿈으로써 지난 60년간에 걸쳐 장애 관련 법안을 열거했다.

임상조언 Practice Wisdom

전환을 위한 작업치료의 전환: 내부자의 관점과 도전

최적에 미치지 못하는 전환 계획 및 서비스는 법안의 부족에서만 저지되지 않는다. 서비스는 아마도 또한 그런 서비스를 제공하기 위해 명확히 훈련된 전문가 (작업치료사를 포함)의 부족으로 영향을 받는다. 시간에 따라 학교에서 훈련받은 치료사의 경험에 대해 게시되어진 것이 아무것도 없는 경우, 그들의 스토리는 전환의 실무 발달에 대한 중요한 통찰력을 제공할 수 있다.

다음은 공립학교에서 작업치료사와 함께 일한 수 년간의 경험에서 수집한 개인 계정의 합성물이다. 이것은 특히 어느 한 치료사의 이야기가 아니고 이것은 확실히 오직 그 당시 실무 이야기가 아니다.

내부자의 관점

P.L. 94-142 갔을 때에 (1970년대 중반) 미국 공립학교에서 일한 대부분의 작업치료사들은 소아 실무에서 나왔다. 많은 사람이 외래 세팅에서 일했다. 교육적으로 관련짓기 위해 그들의 실무를 바꾸는 방법 지도가 거의 없이, 많은 사람들은 학교생활은 아동의 삶의 축소판이기 때문에, 아동이 한 대부분의 어떤 것도 교육적으로 관련성이 높게 분류될 수 있을 것이라고 단순히 간주했다 (Bundy, 1993). 그리하여, 위치를 제외한 그들의 실무에 대해 아주 조금 변경했다.

법률을 통해서, 특수 교육을 받을 자격이 있는 3세에서 21세까지 모든 아동들은 작업치료를 받을 권리가 있었지만, 대부분의 치료사들은 어린 아동에 우선순위를 두었다. 아마도 치료사들의 배경이 소아과라서, 그들이 알고 있는 것이기 때문이다. 아마도 보상적 접근법을 넘어 치료적 접근법에 가치를 둔 의학 모델의 유행은, 어린 아이들이 중재효과에 대해 가장 좋은 대상자였음을 의미했다. 작업치료사가 치료적 인력은 그들 스스로라고 여겼기 때문에, 교육자들 및 관리자들 또한 그들을 일차적으로 미취학 아동 및 초등학생을 대상으로 일한다고 생각했던 것은 놀라운 일이 아니다. 치료사들은 특히 학교에서 보조 기술 평가 및 훈련의 제공을 시작한 때인 1980년대 초중반에 중학교로 가끔 진출 했지만(Will, 1983), 그들이 고등학교로 모험을 무릅쓰고 가는 일은 거의 드물었다.

대부분의 작업치료사들은 한 학교에서 구역 및 지리적 영역 내의 다음 학교로 이동하는, 순회 서비스 제공자였다. 일부 작업치료사들은 학교의 특수 "치료 공간"에서 시간을 보냈다. 그러한 학교들은 종종 "특수학교" 및 일차적으로 특수반에 있는 장애 아동의 비율이 높은 학교였다. 몇몇 아이들은 일반 교육에 "통합"되었다. 작업치료사들은 대부분 종종 "풀-아웃" 모델의 서비스 제공을 사용했고, 그것은 교실로부터 치료를 위한 분리된 공간으로 학생을 옮기는 것이다. 통합 교육에 들어간 아이들을 위한, 치료 서비스는 복도 및 체육관 장내와 같은 대체 공간에서 제공되었다. 교사 및 치료사들은 목표 및 진행

(계속)

사항을 문서화하기 위해 갔던 IEP 회의를 제외하고는 거의 만나는 일이 드물다. 순회 치료사들은 때때로 교육자 동료들의 꽉 짜여진 그룹에서 외부인같이 느꼈다. "일차적" 서비스 제공자 보다 오히려 "관련된"으로 치료사를 명명하는 법률이 "외부인" 신원에 영향을 주었다. 외부인같이 느끼는 치료사들은 종종 외부인처럼 행동했고- 동료들은 그러한 그들의 치료를 배웠다.

1980년대 후반과 1990년대 초기 일어난 운동 결과 장애를 가진 청소년들은 정규 수업에 "전체적 참여"가 가능해졌다(이전에는 수업에 부분적으로만 참여). 장애아동들과 함께 시간을 보낸 아이들은 이들을 같은 친구로 알고 사회통합을 하는데 중요한 역할을 했다 (Lipsky & Gartner, 1996). 작업치료사는 장애를 가진 아동들의 도전을 이해했고, 이들은 아이들의 잠재력을 이끌러냈다. 이는 작업치료 기반 서비스를 확립하는 역할을 했다. 이들은 아동의 성공적인 작업을 위해 과제 및 환경 수정, 여러 기관의 교육자가 정보를 제공할 필요를 제시했다. 그러나 이들은 여전히 학교에서 이방인이고, 어떻게 학교에서 자신의 역할을 변화시킬지 고민이 필요하다.

조금씩 변화는 일어났다. 교육현장에서 상담자이자 작업치료사의 역할을 하던 사람들은 이론가와 연구자가 되었다. 아이러니하게도 이러한 전환에서는 필요한 컨설팅 기술은 동일하다. 그러나 훈련된 몇몇 치료사들은 변화된 역할을 찾았다. 전환서비스는 작업치료사에게 또다른 도전이다. 2004년에 개정된 IDEA (PL 108-446)에서 작업의 중요한 역할을 명시하고, 지역사회를 기반으로 하는 활동, 일상생활, 등에서 작업치료사의 역할을 개발하도록 되어 있다. 불행히도, 공립학교에서 계속적으로 작업치료사를 필요로 하나, 작업치료사는 일차적인 치료 역할에 그치는 경우가 많다. 작업치료사의 전환적인 역할이 느리게 변화하고 있는 것이다.

도전

작업치료사는 청소년이 성인기로 접어드는 준비를 할 때 필요한 법안에 대해 강한 불만을 가지고 있다. 이러한 지식은 도전과 기회 둘 다 제공한다. 공식적인 타이틀은 "관련 서비스 제공"이며, 치료사는 "내부"적으로 더 많은 지식을 쌓아야 한다.

핵심정리 (Here's the Point)

- 많은 장애가 있는 성인들이 원하는 삶을 살지 못한다는 근거는 성인으로 전환을 촉진하는 방법이 지속적인 노력 및 연구가 요구됨을 제시한다.
- 전환은 변화를 의미; 한 가지, 한 장소, 한 역할에서 다른 것으로 이동하는 변화를 의미한다.
- 전환계획은 학생이 장기목표를 이루기 위해 준비하는 것을 돕기 위해 훈련되고 특별히 선택된 구성원인 팀과 함께 이루어진다.
- 전환 서비스와 계획은 5가지 전체 영역에서 목표를 대상으로 해야한다: 재정적 독립, 생활 배열, 지역사회 이동, 동료 관계, 그리고 자존심.
- 전환의 단계 및 목표와 비슷하게, 전체 계획은 각 개별 학생의 필요에 맞게 해야 한다.
- 법과 정책은 전환계획 및 서비스에 대한 매개변수를 설정한다. 그것은 국가에 따라 지역에 따라 다양하다.
- 성인으로의 전환이 교육을 관할하는 미국연방 법률에 포함되기까지 거의 10년이 걸렸다. 지연에 대한 이유는 명확하지 않지만 그럴듯한 많은 원인이 있다.

자기-결정 : 성공적인 전환의 열쇠 (Self-determination: A Key to Successful Transition)

친구가 생기고 지역사회 주위에 가서 재정적으로 관리할 수 있는 것은 청소년이 성인 생활에 성공하는데 중요하지만, 자기-결정은 또한 젊은 성인이 효과적으로 이러한 기술을 사용하기 위해 필요하다 (그림 7-2). 이것이 장애가 있는 청소년들을 위한 성인생활로의 전환과 관련된 것처럼, 자기결정은 촉진, 목표 설정, 의사 결정, 문제 해결, 의사소통, 자기인식과 자기옹호가 없다면 전적으로 학생 참여를 포함한다 (Agran, Blanchard & Wehmeyer, 2000).

자기-결정은 대부분의 사람에 있어서 자동적으로 발달하지 않는다. 그렇지만, 그들은 종종 보호자나 다른 사람에게 더 의존하기 때문에, 장애가 있는 청소년은 전형적으로 발달한 친구들 보다 자기결정 발달 실패에 대한 큰 위험이 있을 수 있다. 자기결정 발달에 대한 Wehmeyer (2002a)의 설명에 의하면, 학생들은 매일 그리고 장기간 모두 선택하는 연습을 할 많은 기회가 필요하다. 그들은 그들의 관심사나 미래에 대한 목표에 대해 탐색하고 말하는 것이 필요하다. 계획한 대로 삶이 진행되지 않을 때, 그들은 목표 설정 방법, 목표를 향한 작업, 그리고 자신이 가진 문제 해결 연습에 대한 배움이 필요하다. 그들은 실패하고 스스로를 일으켜 다시 시작 할 수 있어야 한다. 교육 전문가들은 장애가 있는 학생들이 종종 삶의 질을 높이는데 도움이 되는 삶의 결정을 내리고 자신에 대한 문제를 해결하는 능력을 개발하도록 지원한다 (Wehmeyer, 2002b).

전환 과정에서 장애가 있는 청소년들이 참여하여 자기-결정을 최대화하는 것은 교육자를 위한 필수적인 최고의 실습이다. 그러나, 이러한 관점에서 최선의 실습은 달성되기 어렵다. 비록 특수교육 연구자들과 정책 결정자들은 1990년대 초반 이래로 장애 학생의 자기-결정 촉진의 중요성을 강조해 왔지만, 교육자들은 대부분 이 개념과 어떻게 효과적으로 장애 청소년에게 이 개념을 육성할지에 대해 생소하거나 불편함으로 남아있다. 이러한 정보의 부족이나 확신의 부족은 그들의 실무에서 보여준다. 심지어 장애가 있는 청소년들을 위한 자기-결정의 중요성을 잘 알고 있는 교육자들도, 그럼에도 불구하고 자신의 학생들이 자기 결정에 대한 작업을 하도록 도울 준비가 되어 있지 않다고 생각한다 (Zhang, Katsiyannis, & Zhang, 2002). 다른 교육자들은 장애가 있는 청소년들이 효과적인 자기-결정 발달 능력이 부족하다고 생각한다. 또, 그들의 믿음은 그들의 실무를 통해 나타난다. 예를 들어, Grigal 등 (2003)은 지적 장애가 있는 청소년의 25%가 자신의 전환 계획에 관여하지 않음을 발견했다. 장애가 있는 청소년들을 무력화시키는 다른 방법은 우정, 사회생활, 그리고 여가와 같은 그들이 중요하다고 느끼는 것들에 약간의 신빙성을 주는 것이다. 요전에, 전환 서비스에 대한 연구는 제공되는 서비스에서 해당 주제에 거의 중점을 두지 않았음을 보여줬다 (Heslop, Mallett, Simons & Ward, 2002; Morris, 1999).

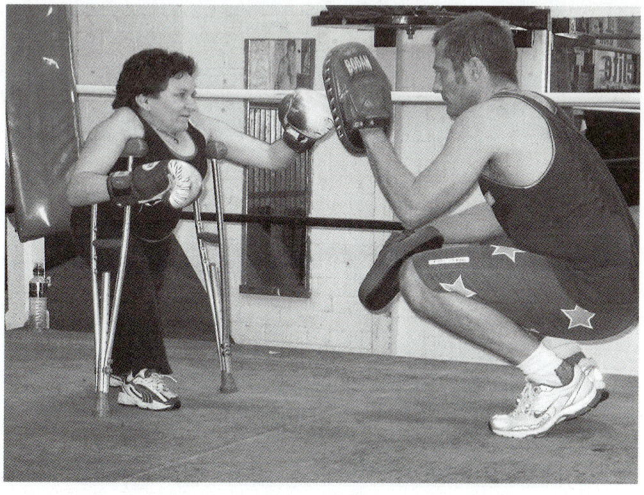

그림 7-2 자가-결정은 청년이 전적으로 참여하는 것을 허락한다; 그것은 행동방침을 결정하고 따름으로 시작된다. *(Photograph courtesy of Jo Ragen.)*

자기-결정을 촉진하는 전략

Wehmeyer (2002)는 장애가 있는 청소년의 자기-결정 개발을 도모하기 위한 네 가지 전략을 제안했다: (1) 관심사와 선호도를 사정하고 선택을 촉진시킨다; (2) 목표 설정과 계획에 참여를 증진 시킨다; (3) 문제해결 및 의사결정 능력을 가르친다; (4) 학생-감독 학습 전략을 증진한다.

손쉽게 자신의 선호도를 표현하지 못하는 중증의 장애가 있는 학생들은 특별한 고려가 요구될 것이다. 어른들은 반드시 의식적으로 그런 학생의 선호도와 관심사항이 알려져 있는지 확인하기 위해 대체 수단을 사용해야 한다. 예를 들어, 학생들이 선호도를 표현하고 생각을 공유하는 것을 활성화하기 위해 광범위한 언어, 몸짓, 그리고 다른 의사소통 활동을 관찰 및 경청하거나 컴퓨터 및 마이크로 스위치 과학기술을 제공할 수 있다 (Hughes, Pitkin & Lorden, 1998).

관심사와 선호도 사정 및 선택 촉진

능동적인 선택은 어른이 장애 학생의 의사-결정을 증진시키는 기본적인 방법이다. 선택하는 것은 선호도의 식별 및 의사소통을 포함한다. 장애가 있는 청소년은 종종 선택의 기회가 거의 없기 때문에, 많은 사람들이 이 기술을 개발하기 위해 직접 지도가 필요하다. 문헌고찰에 기초하여, Hughes, Pitkin & Lorden (1998)은 그들의 행동이나 다른 사람의 경험을 바탕으로 학생의 선호도를 추론하는 여러 전략들을 제공했다. 그렇지만, 학생에게 당신의 생각이나 다른 사람의 선호도를 강요하지 않도록 주의하라.

- 학생이 물체, 사람, 또는 상황에 접근하는지 관찰하라.
- 학생이 자유롭게 특정 활동을 하는데 보내는 시간의 양을 기록하라.
- 학생의 선호에 대해 가족과 상담하라.

목표 설정과 계획에 참여 증진

Agran 등 (2000)은 교육 계획에서 중증의 장애가 있는 학생을 포함하는 과정으로 사람-중심의 계획을 제시했다. 사람 중심의 계획은 명확하게 학생 및 가족의 꿈과 비전을 실현하기 위한 계획을 파악하고 만들기에 초점을 둔다. 모든 전환 계획과 같이, 그것은 목표를 달성하기 위한 이해

관계자의 팀 모집, 교육 계획 생성, 지역사회의 지원 식별을 포함한다.

문제해결 및 의사결정능력 교육

문제 해결 및 의사 결정은 복잡한 인지 기술로 이루어진다: 옵션 파악; 결과 실현; 결과와 관련된 위험 평가; 각 옵션이 개인적인 선호, 관심사, 그리고 요구사항과 일치하는 방법 시험; 선호하는 옵션에 대해 판단하기(wehmeyer, 2007). 단계를 다룰 수 있는 덩어리로 쪼갠 직접 교육인 롤 모델링과, 중요성이 감소된 경험은 모두 결정하기 및 문제 해결하기를 가르치는 전략이다.

학생-감독 학습 전략의 사용 증진

학생-감독 학습 (또는 자기-규제 학습 및 자기-관리 전략으로 불리는)은 외부적 통제 없이 자신의 행동을 규제하는 학생 학습을 포함한다. 많은 중증 장애 학생들은 과제 수행을 향상시키고 더 독립적이기 위해 자기-감독 학습의 전략 사용을 배운다 (Agran, 1997). 일반적으로 조합에 사용되는 그러한 전략은 많이 있다. 과학 기술은 중증 장애 학생의 자기-규제 학습을 촉진하는 엄청난 잠재력이 있다 (그림 7-3). 예를 들어, 손고정 보조도구나 개인용 컴퓨터는 다른 사람에 대한 의존도를 낮춤으로써 독립성과 자기-결정을 증진시킨다 (Davies, Stock & Wehmeyer, 2002).

기본 전략은 다음과 같다:

- 그림이나 기타 시각적 또는 청각적 단서에 따라 독립적으로 작업을 수행
- 작업을 수행하는 동안 큰 소리로 특정 과제의 교육적 상태 조성
- 목표 행동의 수행에 대한 관찰 및 기록
- 원하는 목표와 보이는 행동을 비교
- 성공적인 과제 완성 시 강화 제공

핵심정리 (Here's the Point)

▶ 자기-결정의 기술은 성인이 되는 것과 관련된 일상 역할의 효과를 위해 필요하다: 친구 만들기, 지역사회에 접근하기, 재정적으로 관리할 수 있는 능력.

▶ 그들은 종종 보호자나 다른 사람에게 더 의존하기 때문에, 장애가 있는 청소년은 일반적으로 발달한 친구들 보다 자기-결정 발달 실패에 대한 큰 위험이 있을 수 있다.

▶ 전환 과정에서 장애가 있는 청소년들이 참여하여 자기-결정을 최대화하는 것은 교육자를 위한 필수적인 최고의 연습이다.

▶ 네 가지 전략은 장애 청소년의 자기-결정 증진에 도움을 줄 수 있다: (a) 선택하기; (b) 목표 설정과 계획에 참여하기; (c) 문제 해결 및 의사 결정; (d) 학생-감독 학습.

전환 계획 및 서비스의 전개 (The Unfolding of Transition Planning and Services)

전환하기는 복잡하고 성공적인 전개가 오래 이어지기 위해 시간이 필요하다. 그리하여, 그 과정의 시작이 빠를수록, 더 좋다. 학생의 중학교 (6년) 입학을 더 이상 기다리는 것은 이득이 없다. 더 나아가, 가장 기본적인 정부 투자 서비스 (예, 직업 및 주거)의 대기 목록 및 많은 정부 프로그램의 예산 감소는 앞으로 계획이 필수적이라는 것을 의미한다.

장애가 있는 성인들에 대한 통계는 긍정적인 결과의 지속적인 부족을 보여준 이후로 (National Organization on Disability, 2004), 전환 팀은 찾을 수 있는 만큼 많은 근거 중심의 전환 실무로써, 연습, 사용, 평가에 대해 학습을

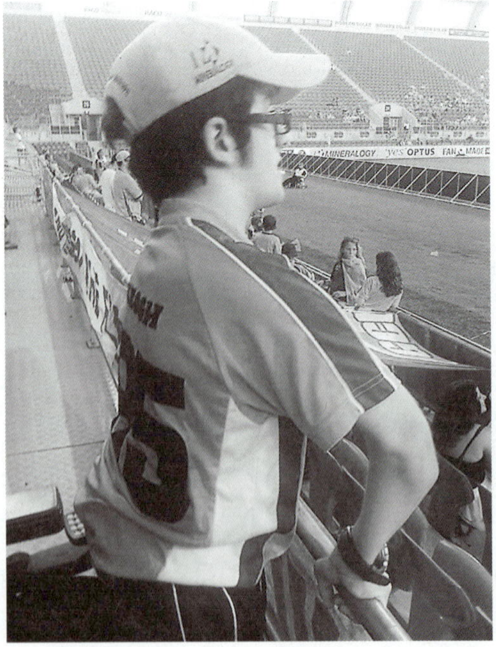

그림 7-3 테크놀로지는 중증장애 학생을 위한 자기-규제 학습을 증진하기 위해 사용될 수 있다.*(Photograph courtesy of Helen Moore.)*

지속해야만 한다. 다음에 계속되는 상황은 전환 연구의 한 예시를 제공한다.

상황 7-2 전환 프로그램의 발현

정보의 구축은 중증의 정서 및 행동 장애 학생과의 프로젝트의 첫 부분으로부터 얻어졌고, 위에서 설명한, 두 번째 미국 연방 교부금은 연구중심으로 이 하나를 포함했다. 프로그램에서 학생들의 무작위 할당과 관련된 디자인은 두 가지 다른 종류의 업무 지원 중 하나를 위에서 설명했다: 학생들이 프로젝트 직원, 지역사회의 기업 회원으로부터 그들의 소규모 사업을 시작할 수 있도록 코치 받고 멘토 받은 첫 프로젝트 및 중소기업 직업기술 중재 중에 학생들이 받은 동일한 업무 지원이다.

기업 업무 중재 뒤의 이론은 만약 학생들이 권위자 및 감독관과 잘 기능하지 않은 경우, 또는 적절히 옷을 입지 못했거나 동료 및 고객과 적절히 상호작용하지 못했다면, 그들이 그들의 방식을 변경할 수 있다는 것이다. 물고기 미끼 판매, 자전거 수리 사업 등 창의적인 사업의 기업과, 이 그룹의 많은 학생들은 그들의 교대 시간에 나타나지 않은; 주문 및 배당을 거절한; 고객의 주문을 존중하지 않거나 제시간 안에 그들의 업무를 완수하지 못하는 직원 (종종 동년배 학생들)을 다루는 "즐거움"을 경험했다. 그들은 또한 진행 중인 방식으로 사업을 실행하는데 실제로 얼마나 많은 돈이 드는지 알게 되었다. 학생들은 기업 전반의 중재에서 고용의 최종인 "사장"으로 흥미로운 통찰력을 얻었고, 그들의 업무에 대한 태도에서 긍정적인 변화를 경험했으며, 자신감이 증가되었다.

더 많은 전통적인 고용 지원 중재에서 학생들은 종종 실제 연구를 특성화 하는 많은 원인에 대해 평가하는 것이 훨씬 더 어려웠다. 외부 변수가 전체 혼동을 주는 동안, 그럼에도 불구하고 그 프로젝트는 프로젝트 직원 및 학교 구역 담당자에게 "중증" 행동 및 정서 장애 청소년이 취업할 수 있고, 심지어 경험을 즐길 수 있다는 것을 입증했다.

핵심정리 (Here's the Point)

► **전환하기는 복잡하고 성공적인 전개가 오래 이어지기 위해 시간이 필요하다. 그리하여, 그 과정의 시작이 빠를수록, 더 좋다.**

전환 여행
(The Transition Journey)

천천히 우리는 전환이 별게 아님을 배우고 있다. 그것은 하나의 여행 과정이다. 그것은 시작, 중간, 끝이 있다. 그것은 결국에 "끝"에 도달할 수 있다. 그것은 시간이 지남에 따라 이루어진다. 무엇보다 중요한 것은 각 개별 학생 중심인 것이다. 우리가 이러한 프로세스 방식 전환의 개념으로 잡게 됨에 따라, 우리는 과정의 시작은 "슬롯"에 의해 작동되지 않는 것과 시작은 학교 및 기관에서 가능하다는 것을 배운다. 기존의 시스템에 학생을 맞추면 안 된다. 각 학생의 요구에 맞도록 융통성 있게 시스템을 만들어야 한다. 우리가 할 수 있는 유일한 방법은 학생 및 학생의 계획과 요구사항에 대한 지식을 얻는 것이다(McKenna, 2000, p. 56).

전환 결과물 평가 : 내가 어디로 가는지 알지 못한다면, 언제 내가 거기에 있는지 어떻게 알 것인가?

모든 전환 계획은 유일해야 한다. 그래도 여전히, 프로세스의 구성을 지정하는 대단히 중요한 수식은 개별 학생의 계획을 분석하는데 보조할 수 있다. 새로운 밀레니엄의 초기에, 미국에서 한 연구 팀은 Wachs(1987)가 개발한 발달 변화 방정식(또는 수식)을 적용했고, 전환 프로세스에 활성 및 속성변수를 설명하는데 그것을 사용했다. Wach의 방정식은 세 개의 대단히 중요한 변수 사이의 관계를 고려하고 질문을 해결했다:

> *어떤 환경에서(전환 예시; 상황, 프로그램, 및 설정) 어떤 부류의 사람들이(전환 예시; 장애 아동들 사이의 다양한 특성을 반영) 그들의 행동이 변화되었는가 (전환 예시; 학업 성과, 전환 결과, 및 학교 재학/중퇴)? (Cobb, Alwell, Albright, Lehmann & Sample, 2001)*

Cobb와 그의 동료들은 15년간의 미국 전환관련 연구를 메타분석하기 위해 그들의 수정된 공식을 사용했다. 그들은 장애 청년들을 위한 성공을 최적화하는 교육적 중재는 "무슨 일"인지 결정하기 위해 추적했다. Cobb 등에 의해 적용된, Wach의 방정식은 다음 개념이다:

$$TO = E + P$$

전환 결과(Transition Outcomes)(*행동*)는 환경(Environment)(*지원, 중재, 경험, 위치*) 더하기 사람(Person)(*인성, 동기, 능력*)의 합과 같다.

다른 방법을 말하면, 장애를 가진 아동에게 아동의 환경(예, 교육적인 중재 서비스)을 개선하는 전환서비스를 제공한 결과, 능력뿐만 아니라, 장기적인 흥미도 좋아졌다. 계획을 실행하기 전에, 학생이 원하는 목표(예, 전환 결과)는 성인기 삶의 요소에 적절하게 반영될 수 있는 것이어야 한다. 학생들이 전환적 목표를 달성하기 위해, 모든 사람이 사전 사후에, 환경을 조정해야할 뿐만 아니라, 개별 학생의 변수를 찾아내야 한다. 요약하면, 모두 학생들이 필요로 하는 환경을 증진시키는 미래에 관심을 가져야 하고, 분명한 목표를 세워 명확하게 달성하기 노력해야 한다. 부가적으로, 학생의 미래의 성공에 관심을 가지고 환경적인 중재를 통해 충분히 학생들을 잘 알아야 한다. 이것이 전환전 과정이다. 학생 개개인의 정체성에 관한 중재를 포함하지 않으면, 전환전적 계획은 실패할 수 밖에 없다.

전환 계획 회의

가장 기본적 형태인, 전환 계획 과정은 장애 학생, 가족, 교사, 기타 교육적 관계자, 및 특수한 학생의 전환 팀 중, 중요한 구성원들이 공식적 전환 계획 회의를 위해 모일 때, 즉 1년에 한 번 공식화된다. 적어도 처음 계획하는 해에, 이러한 연례 회의에서 학생 및 부모에게 이수되어야 하는 중요한 정보의 한 부분은, "권리"(국립학교)와 "자격-기반" 서비스 (예, 직업 재활, 독립생활 지원) 사이에 차이점을 우려한다. 학생이 거주하는 국가에 따라, 학생이 학교에 다니는 동안 제공받는 많은 "특수" 서비스는 권리를 기반으로 한다 (즉, 정부에 의해 위임).

학생이나 가족의 준비가 없으면, 학생이 학교를 떠날 준비를 할 때 자신의 "권리"에 대해 충분히 누릴 수 없고, 여전히 고등학교 서비스 뒤에 남아있을 수 밖에 없다. 장애를 가진 청소년이나 성인을 위한 권리도 마련되어 있어야 하고 (예, 미국 장애인법), 이들을 지지하기 위한 몇 가지 법이 마련되어 있다. 그러므로 학생은 서비스를 적용하고, 사용할 수 있는 자격을 가진다. 학생들이 고등학교 재학동안 작업이 완료되면, 다음에 이용할 수 있는 적용 프로그램 과정을 가족이나 학생에게 알려, 성인이 되어 이용할 수 있는 서비스를 식별하는데 도움을 줘야 한다. 전문가 측면: 이 단계에서 학생이 자기 개발 지원을 받을 수 있는 서비스에 고의적 또는 실수로 누락되지 않도록 해야 한다. "특수교육 및 관련 서비스 제공 업체에 모두 전화하거나, 서류를 받아 확인받아야 합니다 (전환회의에 참석한 화가 난 어머니 말 인용)".

매년 열리는 회의에서 전환 팀은 학생의 목표와 학생의 현재 기술 전환 과정 사이의 "차이"에 관해 결정한다. 기술 개발과 관련 된 차이 (예: P-사람-전환 공식의 한 부분)는 학생을 위한 단기 교육의 기회를 결정한다. 학생을 포함한 다양한 팀 구성원은, 학습할 수 있는 기회에 대한 책임감을 가져야 한다. 지원서비스 요구의 차이 (예: E-환경-전환 공식의 한 부분)는 적절한 성인 서비스 기관을 모집하고, 다음단계로 넘어 갈 수 있는 최적을 결정한다. 서비스를 선택할 때 학생이나 가족은 선택할 수 있을 만한 충분한 정보를 모을 필요가 있다. 중등교육팀은 청년, 성인기 삶에는 관여를 하지 않는 경우가 많으므로, 가족이나, 학생은 결정을 내리기 위해 너무 늦지 않게 정보를 수집하는 게 좋다. 또한 전환에 시간이 걸릴 경우, 이것 역시 학습 과정의 일부임을 기억하는 것이 중요하다.

중학교에서 전환 계획

미국의 연방 법률은 학생이 16세가 될 때까지 공식적 전환 계획을 시작하는 것을 학교에 위임하지 않을지라도, 중학교 및 주니어 상급 팀은 학생과 다가오는 새해 및 개최할 필요가 있을 계획의 유형에 대한 이야기를 시작할 수 있다. 대화는 그들의 미래에 대한 생각을 시작하는데 도움이 되는, 다양한 팀 구성원 및 학생과 함께 발생할 수 있다.

초기 토론에서, 누군가 (교사 및 작업치료사)는 각 학생이 현재 그를 돕는 지원자들 및 다가오는 전환 과정에서 수행할 수 있는 역할을 고려하는 것을 보조할 수 있다.
학생 목록이 있다:

- 가까운 가족 구성원 및 *"전환 여행"*의 부분 (McKenna, 2000).
- 포함되기 원하고 학생이 포함하기 원하는 친구 및 가족의 친구.
- 지금까지 도움이 되어 온 학교 직원, 그리고 그렇게 도움이 된 그들에 대한 것 (Werner, 1993).
- 학생이 추구하는 특정한 어른 목표에 대해 학생들을 돕는 것에 참여하기 위해 초대받아야 할 수 있는 기타 지원자들 (예, 개인 치료사, 가족 주치의, 또는 청소년 레크리에이션 활동 코디네이터).

다음과 같은 주제를 포함한 학생과의 대화를 위해 문을 열어라:

- 학교에서 지금 당신의 이점은 무엇인가?
- 학교와 떨어져서 지금 당신의 이점은 무엇인가?
- 당신이 더 배우고자하는 것은 무엇인가?
- 당신에게 어려운 일부 학교 주제/과정은 무엇인가?

- 어떻게 우리는 당신이 그런 것들을 쉽게 배울 수 있게 이 과정을 만들 수 있는가?
- 당신의 목표에 대해 더 자세히 말하기 위해 또 누구와 이야기해야 하는가?

새해 초기에, 공식적 전환 회의가 있을 수도 없을 수도 있다. 만약 그런 회의가 있다면, 어떤 개인 정보에 대한 것을 논의하기에 적합한 장소가 아니고, 또는 처음부터 끝까지의 목표를 계획하기 위한 것 조차도 아니다. (McHenna, 2000). 이상적으로, 학생이 고등학교로 이동하기 이전 년도에, 고등학교의 교육 팀과 토의가 시작된다. 이 대화는 중학교와 고등학교 사이에 부드러운 전환을 위한 방법이고, 전환에 수반될 수 있는 시간의 소실을 방지한다.

이 토의에 고려할 주제는 다음을 포함한다:

공식적인 회의에 앞서서 이루어지는 비공식적 회의가 이러한 작업을 수행하는데 가장 좋다. 학생은 사전에 세워뒀던 목표나 계획, 문제에 관해 생각을 분명히 정리할 수 있고, 가장 생산적인 방법을 찾을 수 있다. 만약 공식적인 회의라면, 중학교 학생은 회의를 주도하거나, 많은 정보를 요청할 수 없을 것이다. 매년 학생은 회의에서 더 큰 책임감을 가지게 될 것이다. 자신의 미래에 관한 코칭에서 가장 중요한 것을 이해하게 될 것이다. 학생은 현재에 남아있지 않고 그들 스스로 전문가가 되어야 할 것이다.

- 학생의 이점 및 강한 흥미.
- 학생에게 가장 좋게 작용하는 교육/학습 전략.
- 장기 목표 달성으로부터 학생을 유지하는데 존재하는 학습 격차.
- 학생의 목표와 관련되어 이미 발생했던 어떤 학습 활동, 그리고 추가 학습이 필요한 경우.

고등학생을 위한 전환 서비스

중학교 팀으로부터 고등학교 팀으로 정보를 전이하는 형식에서, *전환 여행*은 공식적으로 시작된다. 과정을 문서화하는 것이 중요하고, 그 팀은 학생의 학교 폴더에 정리될 공식적 전환 계획 섹션을 시작 할 것이다.

고등학교에서 초기의 회의는 중학교에서 공식적 회의에 대해 위에서 설명한 것과 같이 매우 비슷할 것이다. 기본적 목표는 학생의 미래에 대한 목표와 꿈을 확고히 하는 것이고, 가족, 학교 시스템 관계자(작업치료사를 포함) 및 기타 개인으로서 할 수 있는 역할을 식별하는 것이다. 목표 계획 및 회의에서 학생을 지원하고자 하는 외부 단체와 가족 친구 및 기타 사람들로, 이 후자 그룹에 포함되는 사람들이 있다.

학교 내·외부로 해결될 세부적인 연간 목표로 학생의 계획을 전환하는 것은 누가 학생이 그 목표에 이르게 하는 책임을 질 것인지 식별하는 팀을 필요로 할 것이다. 목표 달성을 향한 진행 사항을 확인하기 위해, 팀 구성원 간에 비공식적 회의가 정기적으로 발생해야 한다. 이러한 회의는 청소년의 교육 및 가능한 최대 범위에서 학생을 포함하는 전환 계획 활동에 참여하는 모든 사람들이 서로 공유할 수 있는 중요한 기회이다.

전환 팀의 다양한 구성원은 하나 이상의 목표를 가진 청소년을 돕는 특정한 의무가 있기 때문에, 모든 이의 파트에서 책임을 보장하는 것은 중요하다. 어느 팀 구성원들이 학생을 포함한 그들의 책임에 어려움을 안고 있다면, 목표를 바꾸거나 책임을 다하기 위해 팀 구성원을 보충 및 재배치 하는데 부가적 회의가 사용될 것이다.

팀 구성원 간의 공식 및 비공식 회의는 또한 목표를 이루기 위해, 때로는 정정을 위해 중요하다. 성인 생활로 전환하는 모든 학생은 인생 목표를 정정한다–때로는 여러번 정정한다. 장애 학생들을 위한, 공식 및 비공식적 전환 회의는 상대적인 어려움, 관련성(관련성은 시간이 흐름에 따라 바뀔 수 있다), 현재 목표에 대한 관심을 검토하는 훌륭한 기회를 제공한다. 학생들은 목표 취득을 향해 얼마나 많은 노력을 해야 하는지 논의해야 한다(Kohler & Field, 2003). 다른 팀 구성원이 학생의 목표 달성을 위해 열심히 노력하더라도, 학생이 최선을 다해 노력하지 않으면, 목표는 달성되지 않는다.

학생과 신뢰할 수 있는 다른 사람간의 비공식적 회의는 IEP 회의에서 공식화된 예비 직장의 대부분을 위한 장소로 나갈 것이다. 비공식 회의 관련 질문은 다음과 같다. 전환 팀은 점차 구체적이고 세밀한 답변을 얻기 위해 애쓴다.

- 학교를 졸업할 때 당신이 원하는 일의 종류는 무엇인가? 그 일을 하는데 필요한 기술은 무엇인가? 그 일을 위해 지금 당신이 할 수 있는 기술은 무엇인가? 그 일을 위해 개발해야 할 기술은 무엇인가?
- 당신은 그 기술을 어떻게 개발할 것인가? (해당 학생에 대해) 당신은 당신의 경력을 위해 자기 자신을 준비하는 직업학교 및 고등 교육 대학/대학교에 가야할 필요가 있는가? 만약 그렇다면, 당신은 예비 학교를 떠나 고등교육에 입문하기 위해 어떻게 계획을 세울 것인가?
- 당신은 어떤 종류의 생활환경을 기대하고 있는가? 당신은 당신의 집에서 살 것인가, 친구와 살 것인가, 가족과 함께 살 것인가? 당신은 무슨 가사, 쇼핑, 요리, 및 예산 유지 기능이 있는가? 당신은 당신의 삶을 위해 무엇을

여전히 더 배워야 하는가? 누가 당신의 이런 학습을 도와줄 수 있는가?

- 당신은 어른으로서 가져야 할 어떤 종류의 관계를 계획하는가? 이들에 대해 어떻게 계획할 수 있는가? 연애, 로맨스, 성, 및 임신에 대해 당신을 교육해 줄 누군가가 있는가?

학생은 학교 졸업이 가까워짐에 따라, 청소년에게 필요할 경험 및 지원의 양에 의해 공식 및 비공식적 전환 회의에 추가적 구성원들이 초대될 필요가 있을 것이다. 그런 새로운 팀 구성원들은 다음을 포함할 수 있다 (Kohler & Field, 2003):

- 성인 직업기술 프로그램의 담당자 (예, 미국에서의 직업재활)
- 장애 학생을 위한 중학교 이후의 서비스 담당자
- 지역 발달장애 기관의 담당자
- 잠재적 주거 프로그램의 담당자
- 현재의 또는 잠재적 고용주, 및 가능한 동료
- 전환 계획 과정에 도움이 되거나 학생의 전환 목표 성취에 도움이 될 수 있는 누구나.

학교 졸업이 가까워짐에 따라, 학생은 계획 과정에 점점 더 책임을 져야한다. 성인은 다가오고, 목표는 팀을 위한 것이 아니라 학생을 위한 것이다 (McKenna, 2000). 이제

상황 7-3 식별 여부

Angie는 19세이고 대학에 가고 있다. 그녀는 다가올 경험에 대해 흥미진진했고, 약간의 걱정도 있었다. 그녀는 기숙사에 살고 자신의 삶을 주관하는 것을 기대했다. 그녀는 4학년 때 비언어적 학습장애가 있는 것으로 확인되었고, 그 이후 그녀에게 라벨이 붙게 되었다. 대학교에서, Angie는 이것이 그녀가 스스로를 관리할 수 있는지 알아볼 기회였다고 느꼈다. 신입생 초기에 그녀는 도움이 필요하다는 것을 깨달았다. Angie는 수업시간에 필기하는 것, 그녀의 과제를 정리하는 것, 모든 수업에 대한 업무를 완성하는 것, 및 그녀를 둘러싼 100명 이상의 학생들과 수업 강당에서 시간 안에 시험을 치는 데에 문제가 있었다. 불행히도 그녀는 대학생활을 시작하면서 장애를 보고하지 않았기 때문에, 그녀는 도움을 받는 곳에 대한 정보가 거의 없었다. 다행히 그녀는 생애에 걸친 장애를 주제로 한 신입생 교양 세미나에서 작업치료 학술 프로그램으로 온 교수에게 배웠고, 그 교수는 장애 학생에 대한 전환 문제를 해결한 수 년간의 경험이 있었다. 수업을 듣고 5주 뒤, Angie는 그녀의 강사에게 다가갔고 공립학교에 있을 때 "학습 장애가 있는" 학생을 어떻게 도울 수 있었는지 물어보았다. 그녀의 교수는 장애 학생을 위한 자원이 있는 교내 사무실을 가르쳐줬다. 그 직원은 Angie와 만났고 테스트를 준비했는데, 그 테스트의 결과를 사용해서 그녀와 함께 적절한 학습 지원을 만들고, Angie를 도와서 그녀의 강사들과 매학기 그녀의 장애에 대해 대화를 준비하고, 그녀의 수업 내용에 최선의 접근을 위해 필요로 한 특별한 "편의"를 준비했다. 장애 학생을 위한 사무실에서 직원과 함께 한 그녀의 작업을 통해, Angie는 고등학교로부터 졸업하는 것이 그녀의 장애로부터 졸업을 의미하는 것은 아님을 깨닫기 시작했다. 대학교에서 요구되는 많은 양의 독서, 노트 작성, 검사, 및 서류 작성은 그녀의 학습장애가 자신의 영구적인 부분이었다는 것을 신속하게 그녀에게 보여줬다. 그녀의 교수님에게 도움을 요청함으로써, Angie는 학습장애가 있는 대학생으로 그녀가 관리자, 교직원, 및 동료에게 낙인찍히거나 창피당하지 않았음을 발견하고 안도했다. 사실 그녀는 이미 소유한 이점을 이용하여, 자신의 최고 수준의 기능에 필요한 많은 학습지원을 제공받고 환영받은 것으로 나타났다. 그녀에게 가장 도움이 되었던 지원들은:

- 그녀를 위해 각 수업마다 강의노트 사본을 줄 짝지 갖기, 또는 가능하다면 그녀에게 다음 강의 수업 노트를 줄 수업 강사 갖기
- 장애 학생을 위한 대학교의 보조 기술 프로그램으로부터 평가받기 (작업치료사 및 작업치료 전공 학생에 의해 진행되는 것), 그리고 그 후 교과서를 읽는데 도움을 주거나 과제 작성에 도움을 주는 특수화된 소프트웨어 프로그램을 사용하는 방법 배우기
- 더 조직적이고 효과적인 쓰기 기술 발달을 도울 학생 서비스로 온 직원과 함께 작업하기
- 그녀의 학급 친구들로부터 분리된 조용한 방에서 시험을 치고, 시험 치기에 주어진 학생의 휴식 시간을 두 배로 제공하기

하지만, Angie에 따르면 더욱 도움이 된 것은 그녀의 학습장애에 대한 이해 증가, 그녀의 이점 및 기술에 대한 명확성 증가 및 대학교 경험을 통해 그녀의 길을 탐색함으로써 스스로를 옹호하는 능력이 증가하였다.

Angie의 학업 수행은 학년을 통과하거나 모든 수업에서 더 좋게 만들었다는 점에서 향상되었다. 그녀는 그녀의 교수님들 중 일부는 다른 사람이 했던 것보다 그녀와 더 잘 작업했고, 그들 중 일부는 그녀의 편의를 돕는 것에 대해 기뻐하지 않았다는 것을 발견했다. 그럼에도 불구하고, Angie는 자신을 위해 옹호하는 방법을 배웠고, 단정적으로 그녀가 필요한 적응에 대해 각 강사에게 알렸고, 그들에게 그녀의 편의 지침을 건넸으며, 만약 그들이 더 많은 정보를 요구한다면 장애 학생 사무실의 책임자와 이야기할 것을 강사에게 권유했다.

임상조언 Practice Wisdom

지식 훈련 고등학교 이후 전환 서비스

중등 이후 서비스는 일반적으로 프로그램 개발 기금 및 다른 유사한 자금을 통해 가끔씩 발생한다. 그러나, 변경된다면 어떠한가? 학생의 성과 및 항상 청년의 전환을 위한 형식적 지원 시스템을 개발했던 전환 팀의 지속적인 꿈을 조사하면 어떠한가? 우리는 이 팀을 "생활 프로젝트 팀"이라고 부를 수 있다.

청년 이외에도, 생활 프로젝트 팀은 아래로 구성될 수 있다:

- 부모 및 기타 가족 (예, 형제자매, 조부모, 숙모, 삼촌)
- 기타 헌신적인 성인(가족 친구들, 지역사회 구성원, 업무 및 자원봉사 감독자)
- 성인 서비스 기관 관계자
- 중등이후 교육자 및 직업 프로그램 관계자

중학교 졸업 후 따르는 학교에서, 최소한 초기 몇 년에, 전환된 청년 및 다른 한명의 자원봉사자는 회의를 상호 촉진 할 수 있다. 회의는 일정한 날짜에 기초하여 발생할 수 있거나 필요에 따라 발생할 수 있지만, 위기 시에는 가급적으로 반응적이 아닌 적극적으로 발생한다. 공동-촉진자는 청년의 생활 목표 및 현재의 기능을 대상으로 의제를 개발할 것이다. 성공은 논의되고 맞이될 것이다; 달성 목표의 장벽이 논의되고 청년에게 필요한 전략 발달을 돕는 문제-해결이 생길 것이다. 생활 프로젝트 팀의 목표는 결코 청년의 문제를 해결하는 것이 아니지만, 오히려 그들이 가진 문제에 대한 해결책 개발을 돕기 위해 청년과 함께 작업할 것이다.

시간이 지남에 따라, 지원 시스템 팀은 점점 적게 만날 수 있다. 해가 지나면서, 성인의 욕구 및 관심의 변화에 따라 생활 프로젝트 팀의 구성원들은 오고 갈 수 있다. 중요한 것은 항상 그들은 새로운 삶의 목표를 갖는 것이 지속적으로 필요하다는 것을 알고, 그들이 혼자 모두를 달성할 것으로 예상되지 않음을 아는 것이다. 성인이 사람들이 계획하고 문제해결할 수 있다는 것을 아는 한, 자신이 원하는 삶을 살 가능성이 증가한다. 이 모든 것은 당연히 환상이다. 그러나 이런 환상이 현실로 온다면 어찌되는가? 무엇이 이를 일어나게 할 것인가?

**Roud Folk Song Index song number 20004.*

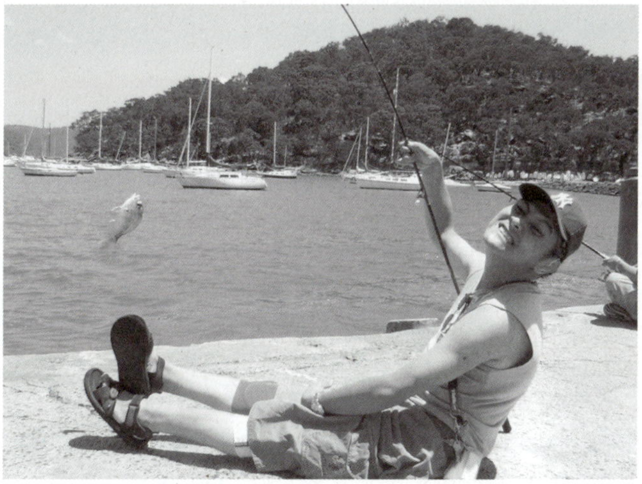

그림 7-4 전환 계획은 모든 작업 도메인을 포함해야 한다. *(Photograph courtesy of Northcott Disability Services, Parramatta, New South Wales, Australia.)*

전환 목표는 정확한 기술에 초점을 두어야 한다.

학생들은 인생의 다음 단계의 요구사항을 이루기 위해 지원을 필요로 한다. 그러므로, 학생의 학교생활 마지막 년도에, 전환 회의는 비공식 및 공식적 지원이 제자리에 있는지 확인하기 위해 자주 실시되어야 한다 (McKenna, 2000). 전환 팀은 다음을 필요로 한다:

- 학생의 목표와 함께 각 수행 영역에서 학생의 기술을 평가한다(즉, 중학교 이후/직업기술 교육, 일/직업, 자기-관리, 지역사회 생활, 여가/레크리에이션 참여).
- 목표와 능력 사이에 "간격"이 남아 있다면, 팀은 다시 한 번 간격이 학생의 기술 훈련으로 채워질 수 있는지 (위의 전환 공식에 "학생" 변수를 다시 한 번), 또는 일부 성인 서비스로부터 지원을 제공받아야 ("환경" 변수) 채워질 수 있는지 결정할 필요가 있다.

즉, 중등교육의 마지막 학기 중에, 전환 팀은 즉시 따르는 고등학교 생활에 대한 학생의 목표를 마무리하고 특정 고등학교 팀은 그들의 책임을 다하게 만든다.

고등학교 이후 전환 서비스

비록 IDEA(P.L., 108-446)가 젊은 성인을 위해 그들의 목표를 인식할 수 있도록 지속적으로 돕는 계획 종료를 요청할지라도, 미국 연방의 전환 서비스는 공식적으로 청소년이 고등학교를 떠날 때 끝난다. 그 전환 계획은 모든 작업 도메인을 포함해야 한다 (그림 7-4). 청년이 어떤 서비스 (예, 직업 재활)에 적격인 경우 또는 중등 이후 교육에 들어가서 장애를 선언한 경우 다른 공급자의 보조 하에- 청년 및 그들의 가족은 그들의 계획을 이행할 책임이 있다. 말할 필요도 없이, 팀의 지원없이 가는 것은 매우 어려울 수 있다.

Angie는 종종 전환이 인지되지 않게 할 필요가 있는, 경도의 학습 및 인지 장애 학생 집단의 한 구성원이다. 이러한 학생들은 중학교 및 고등학교에서 그들의 전형적인 또래에 포함되어 왔을 수도 있고 학교 교과 내용의 기초적 지식을 가지고 있지만, 학교를 떠난 경우 그들의 삶을 살아갈 준비되어 있지 않다. 성공적으로 공립학교에서 고등 교육 및 취업으로 전환하는 것, 또 그들의 삶을 살아가는 것은 전형적인 학생들에게도 충분히 어렵다. 학습 장애 학생에게, 의무 교육 프로그램을 나가서 성인 삶으로 들어가는 도약은 버거울 수 있다. 이러한 청년은 고등 교육 및 고용 지원에 대한 1973년 재활법의 섹션 504, 및 중등 이후 학생의 지원에 대한 1971년의 고등 교육 법에 대한 1972년의 개정안을 통해 제공되는 지원을 제외하면, 성인으로써 지원 가능한 서비스가 가장 열악할 것이다. 이러한 법률은 둘 다 장애 학생 및 성인의 지원을 제공하고, 그들이 연방정부에서 기술한 자격 요건에 충족되는 한, "경도" 장애의 학생 및 성인을 포함할 수 있다.

학습장애 또는 경도 인지 장애는 종종 고용주, 동료, 및 친구들에게 "보이지 않는다." 때때로 모든 사람들은 그들이 제공할 수 있는 것보다 더 많은 것을 기대하는 것처럼 보인다. 그리하여, 이러한 청년들은 그들의 전환 요구사항이 해결되지 않은 경우 성인 직종의 초기 실패에 대한 매우 높은 위험에 처해질 수 있다.

이러한 청년들에게 중등 이후/ 3차 교육 (즉, 대학/대학교) 성공의 큰 장벽은 종종 청년 스스로 둔다. 학생이 고등학교를 졸업할 때, 그들의 장애 라벨은 그들을 따라가지 않는다. 그들은 그들의 어려움을 공개하지 않는 한, 단지 약간의 지원으로 더 많은 것을 할 수 있었다는 것을 아무도 알지 못할 것이다. 그들은 게으르거나 부주의하다고 잘못 판단될 수 있다.

그렇지만, 이처럼 간단한데, 이러한 청년들은 "진단"의 결과로 인해 혼란 및 고립을 경험할 수 있다. 대학 및 대학교에 지원을 위한 유도와 장애에 대한 정보 및 학습 도전을 포함하지 않는 것은 당연히 막대해 질 수 있다. Angie처럼, 학생들은 종종 대학 및 대학교에서 스스로 하길 원하고, 어떤 라벨 및 어느 특별한 수정을 원하지 않는다. 그들은 "그저 다른 사람과 같기"를 원한다 (예, Lee & Jackson, 1992). 결과로, 그들이 고등학생일 때보다 훨씬 더 많은 요구사항이 있기 때문에, 많은 학생들은 중등이후/ 3차 교육에 실패할 위험이 있다.

상황 7-4 전환 프로그램의 발생(계속)

앞에서 설명된, 허가된 프로젝트 팀은 매우 중대하게 "그들의" 학교 구역의 전환 가져오기에 대한 책임을 졌다. 그들의 초기 팀 회의에서, 그들은 학생과 함께 일하는 사람 및 미래에 학생과 함께 일할 수 있을 거라 생각되는 모든 사람을 포함시켰다. 참가자 목록은 12~15명의 팀 구성원을 포함하고, 3시간까지 지속했다.

초기에, 프로젝트 직원은 스스로를 공식적으로 개별 전환 목표 및 학생의 요구를 해결하는 "전문가"로 보았다. 이런 전문가-교육 접근법은 많은 청년을 위해 몇몇 훌륭한 성인 목표 및 계획을 생성했음에도 불구하고, 대체적으로 그 팀에게 받아들여지지 않았다.

하지만, 달성되지 않은 것은 청소년이 학교를 졸업할 때 누구에게 계획을 넘겨주는지 결정하는 것이었다. 학생이 중학교를 졸업한 경우, 계획의 실행 감독에 대해 공식적 책임을 질 누군가는 없었다. 그리하여, 학교 이후 전환 계획이 개발 되는 동안, "우리는 이것으로 무엇을 해야 하나요?"라고 불가피하게 문의하는 두렵고 혼란스러운 부모에게 문서가 난처하게 넘겨졌다. 불행히도, 심지어 오늘날까지 많은 상황에서, 종종 학생의 최종 IEP 회의 끝에 같은 질문이 부모로부터 불안하게 언급된다.

어떻게 이런 시나리오를 피할 수 있는가? 그 대답은 팀 구성원이 계획을 성공시키기 위해 책임질 때, 그 팀은 반드시 청년을 위한 장기 서비스 및 자원을 찾게 된다는 것이다; 학생이 학교를 졸업하는 경우, 그러한 서비스에 다가가기에 충분한 자신감 및 친숙함으로 학생 및 부모를 보조한다; 그리고 그들의 새로운 성인 삶에 필요한 만큼 계속 진행하는 방식으로 청년과 함께 작업할 제공자를 찾는다. 일부 성인들은 직장, 가정, 지역사회 접근, 그리고 레크리에이션 및 여가 활동에서 독립적으로 기능하는 것이 결코 가능하지 않을 것이다. 다른 청년들은 그들이 스스로를 돌볼 수 있는데 자신감을 느낄 때까지 빠른 보조가 필요할 것이다. 아직 기타 청년들은 그들이 직업을 바꾸거나 새로운 위치로 이동했거나 또는 지역사회에서 새로운 활동을 시도함에 따라, 정기적으로 서비스를 필요로 할 것이다. 각각의 청년은 유일하고, 바라건대 적극적인 작업치료사를 포함한 전환 팀은 학교를 나와 성인 삶으로 전환은 두려움 대신 환영받는 것이 되도록, 준비시키고 정보를 제공하기 위해 청년을 도울 필요가 있다.

학습장애 및 어떤 보이지 않는 장애를 가진 고등학생과 함께 전환 팀에 의해 공유된 일부 조심스럽고 존중되는 계획 및 정보는, 학생들이 스스로를 변호하는 기술과 함께 중등이후 환경으로 이동하는 것을 도울 수 있고, 그들의 최고 학습 방법에 대해 대학의 장애-서비스 사무처를 교육하는 것도 도울 수 있다. 지역사회대학이나 직업 훈련 프로그램 및 대학교에 입학한 장애 학생이 그들이 할 수 있고, 그들의 흥미, 기술, 목표가 있으며, 그들이 단순히 몇 가지 환경 지원 및 편의를 필요로 하는 언어적 또는 비언어적 의사소통을 할 때, 중등이후 환경에서 성공의 기회는 현저하게 더 크다.

만약 Angie가 대학에서 장애를 가진 학생을 위해 환경을 조정해야하는 걸 알고 있었다면, 실패나 위험에 대한 두려움을 피할 수 있었을 것이다. 그녀는 대학에서의 삶에서 두려움이나 당황스러움 대신 자신감과 안정감을 얻었다.

전환 계획 : 교훈

공공 법률이 장애학생을 위한 요구로서 성인 생활로의 전환을 해결하는데 몇 년이 걸렸다. 초기 법률 버전 (IDEA, 1990, 1997)은 성인을 위한 계획의 필요와 가능한 빨리 시작하는 전환 기술 발달의 해결을 강조했다. 의도는 야심차고 명예로운 반면, 법률은 학교 전환 계획 팀으로부터 간절히 필요한 "핸드-오프"를 고려하지 않았다. *교육 팀*은 그들이 정기적으로 전환 문제를 해결하고, 잠재적인 성인 서비스 제공자의 모집을 도왔다면, 성공으로 간주했다. 학교 이후 팀이 결집되고, 훈련받고, 청년 돕기를 위탁받는, 그리고 공립으로 위임된 학교를 나오고 성인 생활로 들어가는 과정 모니터에 대한 위임은 없었다.

핵심정리 (Here's the Point)

➤ 전환은 여행이다.

➤ 장애 학생에게 주어진 어떤 전환 서비스의 결과물은 학생의 환경(즉, 교육적 및 관련된 서비스 중재), 뿐만 아니라 청소년의 능력 및 장기적 관심의 결과이다.

➤ 전환 계획은 전환 계획 회의에 년간 한 번 공식화되지만, 중대한 일은 그 회의에 대한 준비로 나타나야한다.

➤ 전환 계획은 공식적으로 학생이 고등학교에 입학할 때 시작해야 하지만, 더 빠른 과정의 시작은 매우 유리할 수 있다. 전 세계 최고의, 전환 계획 및 활동은 중등 이후 교육 세계를 탐색하는 청년 및 가족의 작업으로서 고등학교 이후에도 계속 진행한다.

요약(Summary)

당신은 단지 장애 학생의 성인생활 전환 과정에 대해 학습을 하든 말든, 또는 이미 계획 및 서비스 활동에 관여 했든 말았든, 당신은 전환 성공을 이루지 못한 많은 장애 청년이 남아 있다는 것을 알아야 한다. 이와 같이, 당신은 조직적 및 잠재적으로 성공적인 방식으로의 전환 경로를 따라 발생하는 당신의 동료 및 학생의 가족을 유도하기 위해 무엇을 할 수 있는가? 위에서 언급한 정보 및 이야기에 기초하면, 당신의 노력을 지원해야만 얻을 수 있는 몇 가지 단계가 있다:

- **읽어라 (READ).** 작업치료 연구 및 교육 중재 연구를 샅샅이 뒤져라; 전환에 무슨 일을 하는지, 정부에서 주는 어떤 지원이 있는지, 누가 훌륭하게 일하는지, 그리고 어떻게 당신의 기술을 증가시킬 수 있는지 발견하라.
- **이끌어라 (LEAD).** 작업치료사들은 장애 학생의 여러 삶의 역할에 대한 독특한 훈련 및 통찰력을 가지고 있다. 작업치료사들은 종종 장애 청소년을 위한 전환 계획에 대해 "모든 사람"이 질문을 요청하는 전문가이다. 그러므로, 그들은 장애 청소년의 성인 생활 준비를 공식적으로 다루기 위한 교육적 계획 및 활동을 보장하는데 핵심 역할을 수행할 수 있다.
- **협력하라 (COLLABORATE).** 우리가 이 장의 초기에 언급했던 것처럼, 작업치료사들은 교육 시스템의 이방인으로서 상당히 오랜 역사를 가지고 있다. 그럼에도 불구하고, 작업치료사들은 학교에서 다른 그들의 동료와 함께 일하는 중요한 이유가 있다. 그런 노력은 더 많은 의사소통, 더 많은 계획 시간 및 다른 사람과 함께 일할 더 많은 의지가 필요하다.
- **평가하라 (EVALUATE).** 작업치료사들은 자신의 서비스 효능을 평가하는 것이 얼마나 중요한지 알고 있다. 그들은 또한 그런 평가를 수행하는 기술을 가지고 있다. 당신은 각 학생의 전환 과정을 계획하는 경우 가장 좋은 결정 방법을 판단하는데 중요한 역할 수행을 할 것이고, 학교를 다니는 도중 및 이후의 결과는 성공적이었다.
- **기억하라: 전환은 과정이지 프로그램이 아니다 (REMEMBER: TRANSITION IS A PROCESS NOT A PROGRAM).** 전체 전환 팀은 전환이 각 학생마다 다르다는 것을 기억해야 한다. 이것은 다른 학생들 보다 장애 학생에게 더 맞다. 전환은 준비하는데 수년이 걸리고 완성하는데 수년이 걸릴 하나의 과정이다. 발생하는 모든 계획, 그리고 완성되는 모든 중재 및 기술훈련은 프로세스를 통

해 개별 학생들에게 도움이 된다. 일반적으로 일련의 서비스가 구체화된 전환 프로그램이 될 때, 훨씬 필요한 창의력과 유연성이 상실된다. 관련 서비스 제공자로서, 작업치료사들은 종종 전환은 프로그램에 아닌 프로세스임을 기억하기 위해 팀 구성원을 돕는, 내부 또는 외부적 그 역할로 호출될 수 있다; 그렇지 않으면, 전환은 더 나이가 든 청소년에게 더 많은 특수 교육 서비스를 제공하기 위한 새로운 장소에 대해 위험 부담이 있다.

- **인내하라 (PERSEVERE).** 각각의 학생은 유일한 도전의식 및 유일한 기술을 나타낸다. 각 전환 팀 구성원은 다른 기술 및 관심을 보유할 것이다. 각 부모는 장애 아동이 있기 때문에, 현저하게 다르면서도 현저하게 같을 것이다. 학생들에게 단지-좋은 경험 및 의사소통을 제공하며, 완벽하게 팀이 함께 일하는 것과 상관없이, 때때로 청년은 허우적거린다. 많은 수의 장애 청년들이 성인 생활로 힘든 전환을 한다는 것을 기억하라. 각 상황은 학생의 유일한 성격, 유일한 환경, 및 유일한 전환 경험을 포함한다. 이런 모든 변수로, 실패를 위해 가장 좋은 계획에 대한 많은 기회가 있다. 우리가 과학에서 배우는 것은 더 많이 우리가 시도하고, 더 많이 일부 변수의 조합일 가능성이다. 더 높은 가능성의 성공을 만든다.

능동적인 학습

전환 서비스 및 전환 과정에 대한 정보를 찾기 위해 당신이 검사할 수 있는 저널의 목록을 만들어라. 각 저널과 관련된 주 직업을 식별하고, 작업치료 이내 뿐만 아니라 그 밖의 어떤 당신이 고려하는 것을 만들어라.

이 장의 초기에 적용되고 언급되었던 Wach의 방정식(1987)을 기억하라: 어떤 환경인지(상황, 프로그램, 설정) 어떤 부류의 사람인지(장애아동들 사이의 다양한 캐릭터) 어떤 종류의 행동 변화인지에 따라(학업 수행, 전환 결과, 학교 지속 및 중퇴 행동)? 우리가 할 일은 항상 성공하지는 않는다. 더 많이 배우고, 더 많이 기술을 연습하고, 우리 작업의 성공률을 증가시킬 가능성을 더 높인다. 우리가 해야 할 일은 최선을 다하고, 배우는 것이다. 장애 학생들은 더 나은 미래를 누릴 권리가 있고, 우리는 그들이 그러한 기회를 얻을 수 있도록 인내심을 갖고 해야 한다.

능동적인 학습

학교 작업치료사로서 당신은 구역 내의 여러 학교를 담당한다. 그 구역은 지리적으로 크기 때문에, 행정당국은 학교 단위 보다는 당신이 지역 단위로 담당할 것을 결정했고, 이는 5~21세의 아동들이 당신의 업무에 해당할 것임을 의미한다. 평가, 중재 및 상담 서비스 관점에서 초등, 중등, 고등학생들과 일하는 방법이 다를 수 있음을 고려하라.

장난감 상자에는 무엇이 더 있나?

- Campbell Collaboration과 같은 국제 체계 검토 기관은 다양한 교육 중재에 대한 연구를 함께 이끌어간다. 이러한 협력은 틀림없이 가까운 미래에 전환 중재를 해결할 것이다.
- 미국의 교육부에서 교육과학부의 "What Works Clearinghouse"는 교육자 및 연구자들에 의해 쉽게 접근할 수 있도록 그들의 웹-사이트 (http://ies.ed.gov/ncee/wwc/)를 통해 무작위 통제 실험 조사(RCT) 연구로 수집했다.
- 전환에 대한 최근 연구는 교육 및 전환 팀의 구성원(작업치료사, 특수 교육 교사, 학교 심리사, 직업 재활 상담사, 및 일반 교육 교사) 모두가 저널 대표로 발행된다. 매년마다 새로운 정보가 있고, 전환 중재 및 결과는 점점 평가 연구원의 현미경으로 보듯이 자세히 되고 있다. 풍부한 정보는 특정 장애 및 '전환 계획' 검색으로 위치한 웹에서 찾을 수 있다. 한 사이트는 전환 과정과 관련된 많은 주제를 다루는 http://www.ldonline.org/indepth/ transition이다.

참고문헌

Agran, M., Blanchard, C., and Wehmeyer, M. L. (2000). Promoting transition goals and self-determination through student self-directed learning: The self-determined learning model of instruction. *Education & Training in Mental Retardation & Developmental Disabilities, 35*, 351–364.

Bannerman, D. J., Sheldon, J. B., Sherman, J. A., and Harchik, A. E. (1990). Balancing the right to habilitation with the right to personal liberties: The rights of people with developmental disabilities to eat too many donuts and tak a nap. *Journal of Applied Behavioral Analysis, 23*, 79–89.

Bundy, A. C. (1993). Will I see you in September? A question of educational relevance. *American Journal of Occupational Therapy, 47*, 848–850.

Cobb, R. B., Alwell, M. Albright, L., Lehmann, J., and Sample, P. L. (2001). The *What Works in Transition Systematic Review Project*. Funded by the US Department of Education, Office of Special Education Programs.

Commonwealth of Australia and State of Western Australia. (2003, June 20). A bilateral commonwealth, state, territory disability agreement. Retrieved from www.facs.gov.au/internet/facsinternet.nsf/vla/cstda/$file/wa.pdf on 08/24/08.

Community Living Research Project. (2008, Spring). *Young adult transition: Short report*. University of British Columbia, School of Social Work, Vancouver. Retrieved from: www.communitylivingresearch.swfs.ubc.ca on 08/24/08.

Davies, D. K., Stock, S. E., and Wehmeyer, M. L. (2002). Enhancing independent time-management skills of individuals with mental retardation using a palmtop personal computer. *Mental Retardation, 40*, 358–365.

Dunn, W. (1991). *Consultation as a process: How, when, and why?* Rockville, MD: American Occupational Therapy Association.

Gallivan-Fenlon, A. (1994). "Their senior year": Family and service provider perspectives on the transition from school to adult life for young adults with disabilities. *Journal of the Association of the Severely Handicapped, 19*, 11–23.

Goffman, E. (1997). Selections from *Stigma*. In L. J. Davis (Ed.), *The disability studies reader* (pp. 203–214). New York: Routledge.

Grigal, M., Neubert, D. A., Moon, M. S., and Graham, S. (2003, Fall). Self-determination for students with disabilities: Views of parents and teachers. *Exceptional Children, 70*, 97–112.

Hanft, B., and Place, P. (1998). *The consulting therapist*. San Antonio, TX: Therapy Skill Builders.

Heslop, P., Mallett, R., Simons, K., and Ward, L. (2002). *Bridging the divide at transition: What happens for young people with learning difficulties and their families?* Kiddiminster, UK: Institute of Learning Disabilities.

Hughes, C., Pitkin, S. E., and Lorden, S. W. (1998). Assessing preferences and choices of persons with severe and profound mental retardation. *Education and Training in Mental Retardation and Developmental Disabilities, 33*, 299–316.

Individuals With Disabilities Education Improvement Act of 2004. P. L. 108-446, 20 U.

Kohler, P. D., and Field, S. (2003). Transition-focused education: Foundation for the future. *Journal of Special Education, 37*, 174–183.

Lee, C., and Jackson, R. (1992). *Faking it: A look into the mind of a creative learner*. Portsmouth, NH: Boynton/Cook.

Lipsky, D. K., and Gartner, A. (1996). Inclusion, school restructuring, and the remaking of American society. *Harvard Educational Review, 66*, 762–796.

McKenna, K. (2000, July). The transition journey. *The Exceptional Parent, 30*, 56–59.

Morris, J. (1999). *'Hurtling into a void': Transition to adulthood for young people with complex health and support needs*. York, UK: Joseph Rowntree Foundation.

National Alliance for Secondary Education and Transition. (2005). *National standards and quality indicators: Transition toolkit for systems improvement*. Minneapolis: University of Minnesota, National Center on Secondary Education and Transition. http://www.NASETalliance.org.

National Organization on Disability. (2004). *2004 N.O.D./Harris Survey Documents Trends Impacting 54 Million Americans*. Retrieved January 26, 2010, from (http://www.nod.org/index.cfm?fuseaction=page.viewPage&pageID=1430&nodeID=1&FeatureID=1422&redirected=1&CFID=6327008&CFTOKEN=83972026).

Orentlicher, M. L. (2007). Transition from school to adult life. In L. L. Jackson (Ed.), *Occupational therapy services for children and youth under IDEA* (3rd ed., pp. 187-211). Bethesda, MD: AOTA Press.

Palfrey, J. S., Foster, S. M., and Sharma, N. (2008). Developmental and behavioral disorders grown up. *Journal of Developmental and Behavioral Pediatrics, 29*, 524–533.

Sample, P. L. (1995). *Transition outcomes following best practices for high school students with significant emotional disorders*. Unpublished doctoral dissertation, Colorado State University, Fort Collins.

Sample, P. L. (1998). Post school outcomes for students with significant emotional disturbance following best practice transition services. *Behavioral Disorders, 23*, 231–242.

Shaddock, A. (2000). *Person-directed planning: Where is it going and is it a good place to go?* Paper presented at 8th National Joint Conference of the National Council on Intellectual Disability and the Australian Society for the Study of Intellectual Disability, Fremantle, WA.

Thorin, E., and Irvin L. (1992). Family stress associated with transition to adulthood of young people with severe disabilities. *Journal of the Association of Persons with Severe Handicaps, 17*, 31–39.

Thorin, E., Yovanoff, P., and Irvin L. (1996). Dilemmas faced by families during their young adults' transition to adulthood: A brief report. *Mental Retardation, 34*, 117–120.

Turnbull, H. R., and Stowe, M. J. (2001). Five models for thinking about disability: Implications for policy responses. *Journal of Disability Policy Studies, 12*, 198–208.

United Kingdom Department of Health. (2001, March 20, and modified on November 8, 2007). *Valuing people: A new strategy for learning disability for the 21st century: A white paper*. Retrieved from: www.archive.official-documents.co.uk/documents/cm50/5086/5086.htm on 08/24/08.

UN Convention on the Rights of Persons with Disabilities (December, 2006), Version 24. (October, 2007). Barcelona, Spain: European Network of Ombudspersons for Children (ENOC). Retrieved August 24, 2008, from: www.bo.se/files/in%20english,%20publikationer,%20pdf/enoc/enocstatement_disabilities_2007.pdf.

U.S. Department of Education. (2006). *Title 34: Education. Subtitle B: Regulations of the Offices of the Department of Education. Chapter III: Office of Special Education and Rehabilitative Services.* 34 C.F.R.§§ 300-303.

Wachs, T. (1987). Developmental perspective on designing for development. In C. Weinstein and T. David (Eds.), *Spaces for children* (pp. 291–307). New York: Plenum Press.

Wagner, M., Blackorby, J., Cameto, R., and Newman, L. (1993). *What makes a difference? Influences on postschool outcomes of youth with disabilities.* Menlo Park, CA: SRI International.

Wagner, M., Kutash, K., Duchnowski, A. J., Epstein, M. H., and Sumi, W. C. (2005). The children and youth we serve: A national picture of the characteristics of students with emotional disturbances receiving special education. *Journal of Emotional & Behavioral Disorders, 13*, 79–96.

Wagner, M., Newman, L., Cameto, R., Garza, N., and Levine, P. (2005). *After high school: A first look at the postschool experiences of youth with disabilities.* A report from the National Longitudinal Transition Study (NLTS2). Menlo Park, CA: SRI International.

Wagner, M., Newman, L., Cameto, R., Levine, P., and Garza, N. (2006). *An overview of findings from Wave 2 of the National Longitudinal Transition Study-2 (NLTS2).* Menlo Park, CA: SRI International. Available at www.nlts2.org/reports/2006_08/nlts2_report_2006_08_complete.pdf.

Wehman, P. (1992). Transition for young people with disabilities: Challenges for the 1990's. *Education and Training in Mental Retardation, 27*, 112–118.

Wehmeyer, M. (2002a). Self-determination and the education of students with disabilities. *ERIC Digest*, ED470036. Reston, VA: Clearinghouse on Disabilities and Gifted Education.

Wehmeyer, M. (2002b). Promoting the self-determination of students with severe disabilities. *ERIC Digest*, ED470522. Arlington, VA: Clearinghouse on Disabilities and Gifted Children.

Werner, E. E. (1993). Risk, resilience and recovery: Perspectives from the Kauai Longitudinal Study. *Development and Psychopathology, 15*, 503–515.

Whitehead, C. W. (1978). Sheltered workshops—Effective accommodation or exploitation. *National Center for Law and the Handicapped.* http://www.mnddc.org/parallels2/pdf/78-SWS-DOL-D.pdf.

Whitney-Thomas, J., and Hanley-Maxwell, C. (1996). Packing the parachute: Parents' experiences as their children prepare to leave high school. *Exceptional Children, 63*, 75–87.

Will, M. (1983). *Bridges from school to working life.* Washington, DC: Office of Special Education and Rehabilitative Services.

Zhang, D., Katsiyannis, A., and Zhang, J. (2002 Fall). Teacher and parent practice on fostering self-determination of high school students with mild disabilities. *Career Development for Exceptional Individuals, 25*, 157–169.

제 8 장

자기-관리: 기본적 작업 (Self-care: A Primary Occupation)

8

나는 스스로 할 수 있다!

Jayne Shepherd

> 당신의 고양이에게 옷을 입히려 노력하지 마세요.
>
> —Jill, 10세

개론

목적

1. 신체 기능 및 구조, 수행 기술, 루틴 및 습관, 그리고 활동 요구 모두 아동이 일상생활활동 과제에 임하고 작업에 참여하는데 어떻게 영향을 미치는지 설명한다.
2. 문화적 영향이 각 연령대의 아동에게 기대되는 일상생활활동 과제를 어떻게 결정하는지 설명하고 그렇기 때문에 평가와 중재 계획은 중요하다는 것을 설명한다.
3. 일상생활활동 과제, 활동 요구, 과제가 수행되는 상황의 평가를 위한 형식적 및 비형식적인 접근법들을 식별한다.
4. 수행 가능한 일상생활활동 기술을 아동이 독립적으로 할 수 있도록 돕는 과제 분석, 모델링, 메시지, 등급화, 보조도구 및 시각적 지원을 포함한 중재 전략을 설명한다.
5. 먹기와 식사하기, 수면과 휴식, 개인 용품 관리, 그리고 성적 표현의 특정 과제에 대한 자기-관리 과제를 분석하기 위한 개념을 적용한다.

서론 (Introduction)

OTPF-Ⅱ(Amereican Occupational Therapy Association [AOTA], 2008)에 따르면, **일상생활활동** (ADL), 또는 **자기-관리 과제** (self-care tasks)는 먹기와 식사하기, 옷 입고 벗기, 그리고 몸단장 및 개인위생 (예, 화장실 위생, 대소변조절, 목욕/샤워)을 통한 자기 몸 돌보기를 포함한다. 이러한 과제는 때때로 **기본적 일상생활활동** (BADL) 또는 개인적 **일상생활활동** (PADL)이라고 언급된다 (AOTA, 2008). 기능적 이동, 개인 용품 관리, 그리고 성적 욕구 표현 능력은 아동이 나이가 들어감에 따라 취하게 되는 다른 일상생활활동이다. 더불어, 일상생활활동은 종종 아동의 수면 및 휴식에 영향을 미친다.

아동은 그들의 가족 및 공동체 내에서 문화적으로나 사회적으로 적절한 방법으로 일상생활활동 과제를 수행하는 것을 배운다. 이것은 아동이 교육, 놀이, 여가, 사회참여, **수단적 일상생활활동** (IADLs) (식사 준비, 쇼핑하기와 나중에 직장 생활과 같은 생활에서 독립적인 기능을 위해 필요한 기본적 일상생활활동 이상의 기술들)과 같은 다른 작업에 참여할 수 있게 한다. 아동이 일상생활활동 과제에 대해 책임을 질수 있을 때, 보호자는 아동을 위해 많은 것을 해 줄 필요가 없다; 이러한 증가된 독립성은 자존감에 기여한다.

대부분의 아동이 학교에 입학하는 5~6세 시기에, 그들은 학교생활에 필요한 기본적인 화장실사용, 몸단장 및 개인위생, 식사하기, 그리고 옷 입고 벗기 과제 수행이 기대된다 (Rodger & Brown, 2006). 집에서, 부모는 궁극적으로 아동이 자기-관리 역할에서 수행을 완벽히 할 수 있을 일상 및 과제 (예, 개인위생, 머리감기, 옷 고르기, 먹기, 잠자는 습관)를 지속적으로 모니터하고 보조한다. 아동이 11세 또는 12세가 되는 시기 및 사생활에 대한 욕구 증가를 이끄는 호르몬의 변화를 경험하는 시기에, 대부분은 모든 일상생활활동 과제를 독립적으로 수행한다 (Rodger & Brown, 2006). 그럼에도 불구하고, 보호자들은 종종 사춘기 청소년의 일상 및 습관을 모니터 한다.

장애아동의 경우, 독립적인 일상생활활동 수행은 종종 변화된다. 보조도구를 사용하여 과제가 완성되거나 부분적으로만 아동에 의해서 수행된다. 일부 중증 장애 아동은 자기-관리에서 결코 독립적일 수 없다. 만약 가능하다면, 옷 입고 벗는 방법, 식사, 이동, 또는 몸단장하는 방법을 다른 사람에게 말해주는 "감독의 역할"로 지시되어야 한다. 환경 내에서 자기-관리 활동의 요구사항을 평가함으로써, 무슨 중재가 도움이 되는지 결정하기 위해 치료사들은 아동의 신체 기능 및 구조, 수행 기술, 그리고 루틴/습관의 중재에 대해 학습한다. 작업치료사들은 자기-관리 기술을 유아, 아동 및 청소년에게 가르치는데 매우 중요한 역할을 한다 (McNamara & Humphry, 2007; Schultz-Krohn, 2006; Shepherd, 2005).

아동의 모든 일상생활활동 과제에 대한 포괄적인 정보 제공은 이 장의 범위를 벗어난다. 이 장에서, 우리는 몇 가지 특정 과제에 대한 자기-관리 과제 분석을 위한 개념을 적용한다. 독자는 일반적으로 아주 잘 사용함으로써, 모든 자기-관리 과제에 이와 같은 평가 및 중재 개념을 적용하도록 격려된다.

자기-관리에 대해 왜 다루는가? (Why Care About Self-Care?)

어린 소년이 처음으로 단추를 채우거나 십대 소년이 처음으로 면도를 했을 때, 그 성취감은 종종 큰소리치거나 자신에게 "내가 했어!"라고 표현된다. 그는 더 자주적이 되고 더 많은 환경에서 더 많은 요구사항에 대해 책임을 지게 됨으로써, 그의 자존감은 성장할 수 있다. 부재 및 지연된 일상생활활동 기술은 집, 학교, 지역사회, 나중에 직장 환경 내부와 다른 작업에서 아동의 사회 참여에 영향을 줄 수 있고 잠재적으로 그들의 자존감 및 자존심에 영향을 줄 수 있다 (Dunford, Missiuna, Street & Sibert, 2005; Mandich, Polatajko & Rodger, 2003). 예를 들어, 교육환경에서, 아동이 스스로 옷 입고 벗기를 할 수 없다면, 그는 옷 올리기, 휴식시간 및 하교 준비하기, 체육수업을 위한 변경, 화장실 뒤처리와 같은 학생 역할에 참여하기 어려울 것이다. 아동이 카페테리아에서 파는 일반적인 음식을 먹을 수 없거나, 일반 식당에서 스스로 먹을 수 없으면, 아동의 사회적 참여, 여가 활동, 이후 직업 능력에서 제한을 받을 수 있다. 또한 휠체어 이동이 어렵다면, 지역사회 이동, 운전, 쇼핑과 같은 IADL에 문제를 가질 수 있다.

장애를 가진 아동의 자조기술을 최대로 발달시키는 것은 아동의 개인적 건강 유지 및 작업 영역에서의 참여를 극대화 하는데 도움이 된다. Maya의 사례를 통해, ADL 기술에 문제가 있으면, 작업이나 아동의 자기효능감에 어떻게 영향을 미치는지 알아보자.

핵심정리 (Here's the Point)

➤ 부재나 지연된 일상생활활동 기술은 집, 학교, 지역사회/직업 환경의 모든 다른 작업에서 아동의 참여에 영향을 줄 수 있다.

상황 8-1 Maya : "안으로 보이는 바깥에서"

Maya는 매우 밝고 음악에 재능이 있지만, 개인위생 및 몸단장 기술과 습관이 부족한 12살 소녀이다. 자주 소변 냄새가 나고, 머리는 헝클어지고 손톱 밑은 더럽고, 흐트러지거나 더러운 옷을 입고 있기 때문에, Maya는 학교나 동네 친구들로부터 배척당한다. 그녀가 "냄새나고 보기 싫은" 모습일 때 또래 친구들이 그녀의 주위에 있는 것을 싫어하거나 같이 점심을 먹고 싶어하지 않기 때문에, 그녀의 사회적 참여는 제한되었다.

비록 Maya는 토론 팀에서 유능한 회원이고 학교 밴드부에서 재능있는 음악가 일지라도, 그녀는 포함되어 있지 않다. Maya는 친구나 이웃집에 거의 방문하지 않는다. 사실, 그녀의 오빠는 그녀를 놀리고 같이 놀기를 피하거나 둘 다 즐기는 여가 활동인 자동차 경주에 초대하는 것을 꺼려한다. Maya는 지방 요양원에 피아노 연주를 자원했지만, 자원봉사 코디네이터는 재능은 덜하지만, 요양원 거주자들이 중시하고 인식하는 깔끔한 외관의 청결한 다른 학생을 선택했다.

그녀는 개인의 자기-관리에 대한 사회적 문화적 기대와 맞지 않기 때문에 모든 Maya의 작업 역할은 영향을 받는다. Maya의 위생 상태는 나쁘기 때문에, 건강 유지 능력 (IADL)에 영향을 미치고 그녀는 지속적으로 감기와 바이러스 감염이 된다. 마야가 성숙하고 월경을 시작함으로써, 그녀는 더 복잡한 개인위생 기술이 필요할 것이다; 중재 없이, 이러한 작업 역할을 수행하는 그녀의 능력은 학교, 집, 지역사회 및 미래의 직장 환경 같은 곳에서 훨씬 더 제한이 따를 것이다.

일상생활활동 기술의 발달
(Development of ADL Skills)

아동이 성장하고 성숙함에 따라, 그들의 일상생활활동 기술 수행 능력은 전형적으로 증가된다. 아동이 신체적, 인지적, 사회적, 또는 정서적 발달이 중단되는 장애가 있다면, 일상생활활동 기술의 습득 또한 지연될 것이다. 예를 들어, 아동이 중증의 시각 손상이 있거나 사지 결함이 있다면, 신체 구조/기능 (AOTA, 2008)은 몸단장 및 이동과 같은 일상생활활동 수행을 방해할 수 있다. 낭성 섬유증이 있는 아동은 호흡상태가 손상되고 목욕하고 옷을 입기 위한 지구력이 없을 수 있다. 원인과 결과를 이해하기 어렵거나 지시 및 순서 따르기가 어려운 청소년은 일상 피부 관리법에 따르는 것, 화장하기, 또는 개인 보조도구의 사용과 같은 독립적인 몸단장이 또한 어려울 수 있다. 의사소통 기술이 낮은 아동은 자기-관리 활동에 필요한 보조장비를 설치하기 위해 누군가에게 도움을 청하거나 지시할 수 없다.

발달의 지침서는 일상생활활동 평가 및 중재 전략 설계에 매우 도움을 줄 수 있다. 동시에, 모든 아동과 가족은 특별하다는 것을 이해하는 것은 중요하다. 무엇이 적절한지에 대한 생각과 기대를 이해; 아동과 가족의 가치, 루틴 및 습관; 그리고 일상생활활동이 생기는 상황은 필수적이다. 가능한 경우, 일상생활활동 기술 학습에 아동이 참여하고 자연스러운 환경에서 중재가 실시되는 것은 자기-결정, 동기, 그리고 성공을 도모하는데 도움이 될 수 있다 (Schultz-Krohn, 2004; Stowitchek, Laitinen & Prather, 1999).

앞의 Maya 사례에서 아동이 피아노치기와 같은 아동이 흥미있어 하는 활동과 다른 상품이나 옷을 고르게 하는 것으로 아동의 자조 기술을 향상시키거나, 증진시킬 수 있었다. 표 8-1에서 일반적인 아동에게서 기대되는 ADL 과제를 나타내고 있다. 다른 발달표에서는 신체적인 장애를 가진 아동의 기대 수행을 나타내지 않고, 7-8세 아동의 적절한 인지, 자기 도뇨관 관리, 인공항문 관리와 같은 것을 나타내고, 9세 경에 기대되는 독립수준을 나타내고 있다.

핵심정리 (Here's the Point)

➤ 일상생활활동 기술의 발달은 다른 기술의 발달과 평행하다. 지침서는 치료사가 익숙하지 않은 영역에 대해 많은 자료를 찾을 수 있다.

일상생활활동 수행에 영향을 주는 요소는 무엇인가? (What Factors Affect ADL Performance?)

"나는 할 수 없어. 너무 어려워." "내가 어떻게 보이든 무엇을 입든 난 상관없어. 왜 해야 해?" "나는 이를 닦느니 차라리 의치를 하겠어." 당신은 이전에 이러한 말들의 일부를 들었을 가능성이 있다. 이런 말을 하는 사람들은 정말로 자기-관리나 일상생활활동 기술에 대해 상관하지 않는 것인가, 또는 그들은 다른 뭔가를 표현하려고 하는 것인가? 그것은 자기-관리 기술의 발달을 방해하는 것을 알아내는 수수께끼일 수 있다. 상황적 요소, 루틴 및 습관, 수행 기술 (즉, 운동 및 실행, 감각 지각, 감정 조절, 인지, 그리고 의사소통/상호장용), 클라이언트 요소 (예, 신체 기능 및 구조), 그리고 개개의 자기-관리 활동 요구사항은 모두 일상생활활동 기술의 발달과 회복에 영향을 미친다. 작업치료사 (OT)에 의하면, 적절한 질문을 하는 것은 아동의 행동과 말의 진짜 의미를 알아채는데 도움을 줄 수 있다. 종종, 어린이들의 의견은 표 8-2와 같은 질문의 틀에 도움이 된다.

표 8-1 ● 자가-식사, 화장실 사용, 옷 입기, 개인위생 및 몸단장 기술의 예시에 대한 전형적인 성취 나이

나이	자가-식사 기술	화장실 기술	옷 입기 기술	개인위생 및 몸단장 기술
1세까지	• 병 잡기 (6-8개월) • 독립적으로 손가락으로 먹기 (9-13개월) • 보조적 숟가락 및 컵으로 먹기 • 숟가락 뒤집기	• 젖었거나 더렵혀졌을 때 불편함을 표시 • 규칙적 배변	**일반적** • 옷 입기에 협조 (팔 빼기 및 옷 안에 발 끼워 넣기) • 소매 안으로 팔 밀어 넣기 및 바지에 다리 넣기	• 어른에 의해 손 씻고 말리기
1 1/2	• 숟가락 사용하여 음식 뜨기 • 서툴지만, 스스로 식사 • 조정된 씹기 사용 • 최소한의 엎지름을 동반한 컵 사용	• 앉혀주고 돌봐주면 변기에 앉기 (짧은 시간) • 방뇨 및 배변에 응대 • 오염된 바지에 응대	**하의** • 신발 벨크로 떼기 • 양말 벗기	• 타인에 의한 이 닦기에 협조 • 어른의 감독 및 중등도 보조 하에 손 씻기
2	• 정확히 숟가락 잡기 • 포크로 찌르기 • 한손 사용 컵으로 마시기 • 빨대 사용하여 마시기 시작 • 정돈된 자가-식사 시연	• 규칙적으로 소변보기 (패턴 시연)	**상의** • 코트를 풀고 벗기 • 풀오버 셔츠 팔 구멍 찾기 **하의** • 보조 하에 바지 내리기 • 끈을 묶지 않는 신발 벗기	• 수도꼭지 틀기 및 비누 잡기에서 일부 도움 하에 손 씻기 • 이 닦기에서 어른 모방
2 1/2		• 가끔의 실수와 낮에 대소변을 보기 위해 규칙적으로 화장실 사용 • 화장실 가고 싶음을 누군가에게 말함 필요할 수 있음 • 화장실 가는 것을 상기 • 화장실에 가는 것을 도와줌	**상의** • 코트나 셔츠 단추 앞면에 두기 • 큰 단추 풀기 **하의** • 고무줄 바지 벗기 • 양말 당기기 보조	• 손 말리기 • 알려주면 코 닦기

표 8-1 ● 자가-식사, 화장실 사용, 옷 입기, 개인위생 및 몸단장 기술의 예시에 대한 전형적인 성취 나이 *(계속)*

나이	자가-식사 기술	화장실 기술	옷 입기 기술	개인위생 및 몸단장 기술
3	• 칼로 부드러운 음식을 잘라서 넓게 만들기 • 작은 주전자로 물 따르기 • 독립적으로 fountain 및 faucet으로 마시기	독립적으로 화장실 가기: • 스스로 변기에 앉기 • 닦기, 옷 잠그기에 도움이 필요할 수 있고 옷을 다루기 어려움	**상의** • 최소한의 보조 하에 풀오버 셔츠 입기 • 풀오버 셔츠 벗기에 보조 필요 • 재킷 트랙에 있는 지퍼 올리고 내리기 • 큰 앞 단추 채우고 풀기 **하의** • 독립적으로 바지를 내리고 벗기 • 조여 있지 않은 신발 신기 (바른 신발짝이 아닐 수 있음) • 양말 신기 (발뒤꿈치가 정확하게 맞지 않을 수 있음)	• 독립적으로 손 씻기 • 보조 하에 이 닦기
3 ½			**일반적:** • 감독 하에 옷 입고 벗기 (앞 및 뒤쪽에 도움이 필요) **상의** • 옷의 앞면 구분 • 연속된 3~4개의 단추 잠그기 • 앞에 있는 똑딱 단추 및 후크 걸기 • 재킷의 지퍼 내리고, 지퍼 분리 • 장갑 착용 **하의** • 신발 및 벨트 풀기	
4	• 딱딱한 시리얼이나 스낵 고정 • 더 좋은 협응 및 정돈된 도구 사용 • 컵 잡기에 한손 사용 • 빨대 사용하여 마시기	• 최소한의 감독 하에 화장실 사용 (화장지 뜯기, 물 내리기, 손 씻기, 옷 다루기)	**일반적** • 지속적으로 의복의 앞면과 뒷면을 식별 **상의** • 독립적으로 풀오버 옷을 벗기 • 재킷 지퍼를 끼우고 잠그기 **하의** • 벨트 착용 및 버클 조이기 • 바르게 양말 신기 • 신발 신기, 신발 끈 묶기에 보조 필요 • 신발 조이기	• 독립적으로 얼굴 씻기 • 독립적으로 손 씻고 말리기 • 감독 하에 몸 씻고 말리기 • 표면적으로 머리 빗기 • 감독 하에 이 닦기

(계속)

표 8-1 ● 자가-식사, 화장실 사용, 옷 입기, 개인위생 및 몸단장 기술의 예시에 대한 전형적인 성취 나이 *(계속)*

나이	자가-식사 기술	화장실 기술	옷 입기 기술	개인위생 및 몸단장 기술
5	• 샌드위치 만들기 • 독립적으로 혼자 먹기	• 독립적으로 화장실 사용 (화장지 뜯기, 물 내리기, 손 씻기, 옷 다루기) • 밤에 대소변 조절 • 화장실 미리 가기 • 닦기 및 손 씻기를 상기시켜줄 필요가 있을 수 있음	**일반적** • 감독없이 옷 입고 벗기 **하의** • 신발 끈 묶기 • 매듭 묶고 풀기	• 감독 하에 머리 빗기 • 알려주면 코 풀기 • 메시지를 주면 손톱 청결을 위한 솔 사용
6	• 더욱 자동적으로 협응적으로 된 자가-식사 기술	• 독립적인 화장실 기술 습득	**일반적** • 용무와 날씨에 적절한 옷 고르기 • 조이기 • 뒤 지퍼 잠그기 • 신발 매기 • 뒤 단추 잠그기 • 뒤 똑딱 단추 잠그기	• 독립적으로 이 닦기 • 독립적으로 입 헹구기 • 보조 하에 치실 사용 • 최소한의 보조 하에 머리 빗기
7–8			• 독립적으로 옷 선택	• 독립적으로 물 조절 및 온도조절 • 독립적인 머리 감기
9세이상				

UE, Upper extremity; LE, lower extremity.
Compiled from: Brookes, Peterson, P. M., Rauen, K. K., Brown, J., & Cole, J. (1994). Spina Bifida: The transition into adulthood begins in infancy. ***Rehabilitation Nursing, 19*** (4), 229–238. Klein, M. D. (1983). ***Pre-dressing skills.*** Tuscon: Communication Skill Builders. Orelove, F., & Sobsey, D. (1996). Self-care skills. In F. Orelove & D. Sobsey (Eds.)., ***Educating children with multiple disabilities*** (2nd ed.) (p.342). Baltimore: Paul H. Brookes Publishing Co.

상황 및 환경적 요소

ADL 기술의 발달과 회복에 영향을 미치는 상황 및 환경적 요소들은 문화; 개인적 맥락; 시간적 맥락; 그리고 신체적, 사회적 및 가상 환경을 포함한다.

문화적 맥락

"내가 해. 내가 해!" 코트를 입거나 신발을 벗는 것에 대해 "너무 많은" 도움을 받고 있을 때 아동이 이런 말을 하는 것을 들어보지 않은 사람은 누구인가? 실제로, 많은 부모들은 또한 자녀들이 자기-관리를 도맡아 하기를 원한다. 일부는 "얘는 오늘 스스로 옷을 입었네."라고 다른 사람이 말하는 잘 맞지 않은 복장으로 아동이 유치원에 가거나 밖에 나가노는 것을 허락한다. 아직, 다른 가족이나 문화에서, 독립성의 장려는 더 늦은 나이에 이루어진다 (Zuinga, 2004). ADL 활동을 아동이 독립적으로 수행한 경험에 따라, 부모 및 보호자들은 종종 아동이 새로운 기술을 학습하는 동안 덜 완벽한 수행에 대해 받아들이는 것을 배운다. 그림 8-1과 8-2는 아동이 처음으로 배우는 ADL 기술을 보여준다.

가족 및 문화적 그룹 내에서의 다양성은 사회경제상태, 나이, 교육, 사회적 계급, 종교, 위치, 그리고 가족이 다른 문화의 사람들 사이에서 살아온 시간의 양과 관련될 수 있다. 예를 들어, Rodriguez 가족이 9년 전 미국으로 이민을 갔다. Rodriguez 자녀는 8년 동안 미국의 학교에 다녔다. 점심시간 및 체육 수업, 학생 및 부모 역할, 일상적 옷 입고 벗기 및 몸단장에 대한 학교 일상에서 기대되는 사항은 단지 1개월 전에 미국에 도착한 Guerreo 가족의 기대 사항보다 많이 다르다.

교육적 환경 내에서, 치료사들은 지식수준, 가치, 그리

표 8-2 ● 아동의 ADL 기술 평가를 할 때 고려할 질문들

어린이가 할 수 있는 말	질문 예시
"내가 어떻게 보이든 무엇을 입든 난 상관없어. 왜 해야 해?" 또는 "드럼부 방침에 맞게 난 저 모자를 가져야만 해."	아동과 가족에게 가치 있는 자기-관리 과제인가, 그리고 가치 있는 작업에 참여할 필요가 있는가?
"집에서, 아빠가 항상 내 고기를 잘라요, 왜 당신은 할 수 없나요?"	어떤 환경에서 자기-관리 과제가 완성되는 것이 기대되는가? (예, 학교, 집, 지역사회, 직장)
"나는 할 수 없어, 너무 어려워."	특정 자기-관리 과제의 요구사항은 무엇이고, 아동은 성공하기 위한 기술을 가지거나 보조를 받는가?
2세 아이가 말한다, "아니, 내가 안 할래." 또는 13세가 말한다, "나는 내 다리를 면도하길 원해."	아이가 그 나이 또래 아이들의 전형적인 기술을 보여주는가?
"우리 엄마는 항상 샤워할 물 온도를 조정해줘."	아동이 시도는 하는가 또는 독립적으로나 도움을 받아 과제를 할 것으로 예상되는가?
"때때로 나는 잠자기 전에 세수하고 이를 닦지만, 나를 재우는 사람에 따라 달라져."	가족과 아동의 자기-관리 루틴은 일관적인가?
"좋아하는 것은 우리가 먹지만, 우리는 항상 매주 토요일에 함께 연습한다."	아동/가족은 자기-관리 과제의 수행을 지지하는 습관이 있는가?
"하는 방법을 말해 줄 때에, 나는 항상 신발 매듭을 맨다."	과제 수행을 하는데 필요한 운동, 처리, 또는 상호 의사소통 기술들이 있는가?
"나는 이를 닦느니 차라리 의치를 하겠어."	자기-관리 루틴 및 기술을 방해하는 감각 및 다른 신체 기능/구조의 문제가 있는가?
"난 그것을 입지 않을래. 나는 당신의 취향이 아니라 나의 취향을 보여주고 싶어."	옷 입기 및 몸단장에서 자신의 취향을 일부 발휘하고 싶어 하는가?
"나는 두꺼운 손잡이 숟가락을 사용할 수 없어, 친구들에게 바보처럼 보일거야."	아이가 적응 장비 오명을 알아채는가? 다른 누군가가 그 과제를 수행할 경우에도 다른 방법이 있는가?
"나는 충분히 잘 할 수 없어; 나는 실수를 할 거야...네가 해줘."	아이가 과제에 실패하는 것을 두려워 하는가 또는 수행을 방해하는 "학습된 무기력"이 발달되었는가?

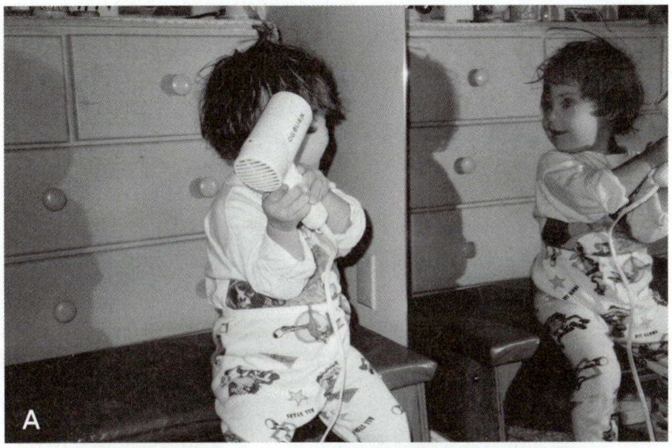

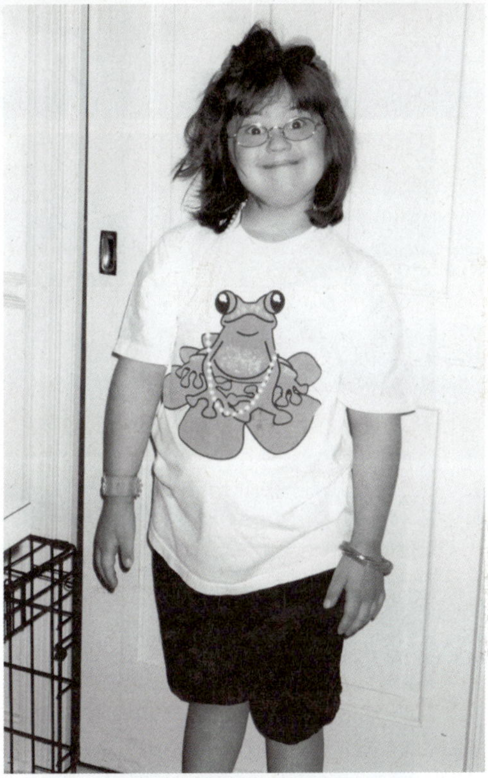

그림 8-1 아동이 처음 자기-관리 과제를 배우는 단계에서는 덜 완벽한 수행의 허용이 필요하다. **A.** Robin은 2세로서 낮은 의자에 앉아서 머리 말리기를 시도한다. **B.** 10세인 Robin은 자랑스럽게 학교에 가기 위해 자신의 머리를 꾸미고 보석을 선택하는 방법을 보여준다. *(Photographs courtesy of Elaine Ogburn.)*

고 가족뿐만 아니라 다른 팀 구성원의 일상을 고려해야 한다. 특정 학교에 새로온 교사는 아직 그 학교의 문화를 이해하지 못할 수도 있다; 그녀는 학교 작업치료사가 ADL 과제에서 자신과 학생들이 함께 일할 수 있는 방법을 이해하지 못할 수 있다. 부모, 교사, 그리고 아동 (또는 다른 팀 구성원)과 새로운 치료적 관계형성에 들어가면, 아동이 하길 원하는 기대사항이 무엇인지, 자기-관리 요구를 다루기 위한 현재의 방법은 무엇인지에 대해 질문하는 것은 중요하다 (Shepherd & Hanft, 2008).

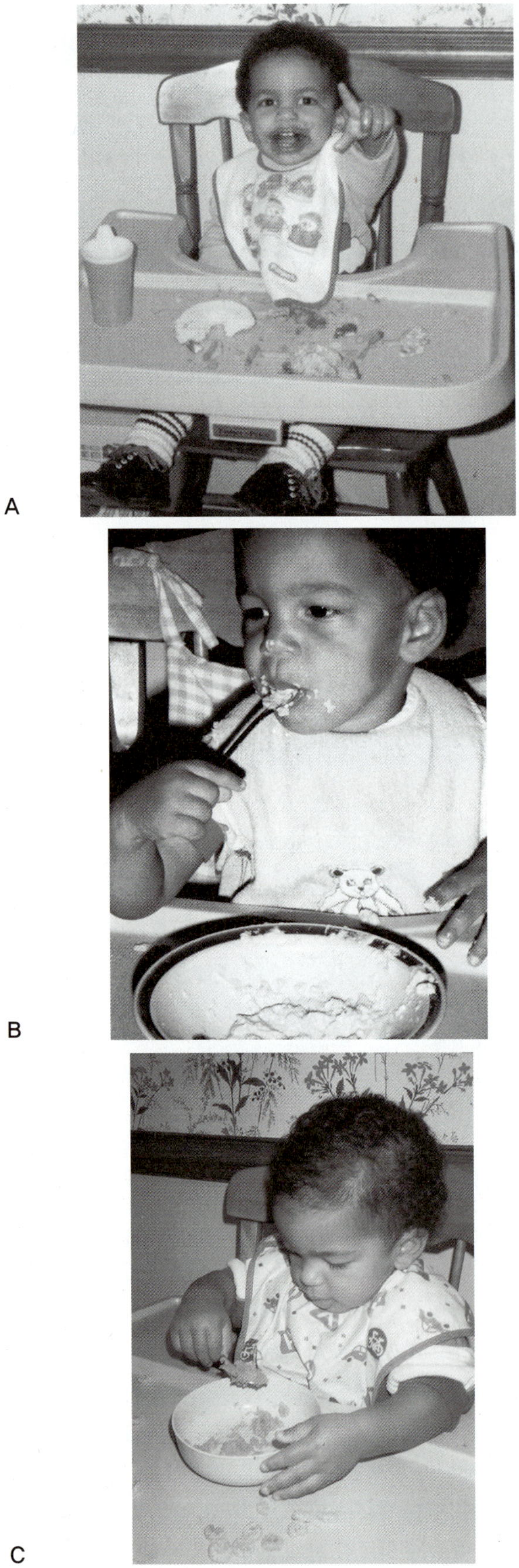

그림 8-2 Nate는 스스로 먹는 것을 배운다. **A**, Nate는 스스로 흘림방지 시피컵으로 먹고 마신다. **B**, 그는 두꺼운 손잡이 숟가락을 사용하여 스스로 오트밀을 먹는 훈련을 한다. **C**, Nate는 시간이 지남에 따라 더욱 정확해졌다.

보모나 보호자의 문화적 가치나 기대는 아동이 또래와 관계된 자조기술을 발달 시킬 때 영향을 미친다. 예를 들어, 영국계 미국인에서는 어린 나이 (약 4세경)부터 옷입기에 관한 기술이 중요하게 여겨진다 (Lynch, 2004). 그러나 많은 라틴계나 아시아 부모는 어린 아동이 독립적으로 수행하는 것에 대해 중요하게 생각하지 않는다. 이들은 아이들이 학교에 들어가기 시작할때부터 옷을 스스로 입을 수 있으면 된다고 생각한다 (Chan & Lee, 2004). 문화와 상관없이 대가족에서는 스스로 옷입는 방법이나 양치질 하기를 더 빨리 배우고, 이는 나이 많은 형제자매가 있는 아동도 마찬가지다 (Shepherd, 2005).

어른들의 기대는 다양한 부분에서 생긴다. 과거의 경험이나 경험의 부재, 아동의 장애 유무등에 따라 기대치는 달라진다. 예를 들어, 관절이 굽어 있는 Johnny가 밥을 먹을 때 아동과 친숙하지 않는 선생님은 자동적으로 밥을 먹여줄 것이다. 그러나 아이의 엄마는 아동이 스스로 밥을 먹을 수 있다는 것을 알고 혼자 먹도록 할 것이다. 2세가 되면 엄마는 아이가 혼자 옷을 입을 수 있고, 10세가 되면 10분 안에 스스로 머리를 감을 수 있다고 생각할 것이다. 표 8-3에는 자조기술 발달, 평가, 중재에 영향을 미치는 문화적 가치, 기대, 관습, 종교적인 부분을 나타내고 있다.

개인적 맥락

성별, 나이, 사회경제적 상태, 그리고 아동 및 부모의 교육적 수준은 ADL 수행에 영향을 미친다 (AOTA, 2002). 소녀들이 하는 것 (예, 장식띠를 매는 것; 위생휴지나 생리대를 다루는 것)에 비해 소년들은 화장실사용 (예, 변기에 서기, 공중목욕탕 에티켓), 옷 입고 벗기 (예, 넥타이 매기), 그리고 개인위생 및 몸단장 (예, 얼굴 면도)을 위해 다른 기술을 배울 필요가 있고 그 반대도 마찬가지이다.

아동의 나이 또한 어떤 기술을 배웠는지를 결정한다. 예를 들어, 화장실 훈련의 시작은 문화, 인종, 그리고 사회경제적 상태에 관련될 수 있다. Washington D.C.에서 779명의 부모를 대상으로 한 조사에서, 평균적으로, 비백인 및 낮은 경제 상태의 학부모들은 화장실 훈련을 높은 사회경제적 상태나 백인의 학부모 (25.4개월에 훈련을 시작)보다 7개월 전인, 18.2개월에 시작했다 (Horn, Brenner, Rao & Cheng, 2006). 다른 문화에서는, 화장실 훈련을 유아기에 시작하거나 아동이 준비된 것으로 판단되는 경우 언제든지에 할 수도 있다.

자기관리에 사용되는 물건이나 도구는 역시 사회 경제적인 상태에 영향을 받는다. 가정에 실내화장실이 없다면 아이는 실외 에티켓을 배워야 하지만, 여러 개의 칸막이식

표 8-3 ● ADL 기술에 영향을 주는 문화적 요소를 결정할 때의 고려사항

ADL 과제	질문 예시	ADL 과제에 문화적 영향의 예시
목욕, 샤워	1. 언제 당신의 자녀 목욕을 씻기고, 얼마나 자주 씻기는가? 2. 목욕 시간 동안 발생하는 어떤 의식이 있는가(예, 누가 자녀를 목욕시키는지, 욕조나 샤워실에 다른 사람이 있는지, 장난감을 가지고 노는지)? 3. 보통 독립적으로 아동이 스스로 목욕하는 것은 언제인가	목욕은 일주일에 두 번하고 부모와 자녀가 모두 함께 목욕한다.
대소변 조절	1. 얼마나 자주 당신의 자녀는 배변을 하는가(또는 이 문화에서 수용되는 다른 기간을 사용)? 2. 자녀가 카테터를 해야한다면, 누가 할 것인가(예, 반드시 가족 구성원 중에서, 동성, 기타.)? 3. 자녀를 키우기 위해 먹이는 어떤 음식, 향료, 비타민 및 다른 품목이 있는가?	대/소변 관리에 여자가 남자아이를 보조하는 것은 받아들여질 수 있지만, 남자가 여자아이를 보조하는 것은 수용되지 않는다.
옷 입기	1. 당신은 어떤 유형의 옷을 자녀가 입는 것을 좋아하는가? 당신의 문화에서 입기 꺼려하는 어떤 유형의 옷이 있는가? 2. 언제 당신은 자녀가 스스로 옷 입기를 할 수 있길 기대하는가? 3. 이성인 누군가가 아동의 옷 입기를 돕는 것이 적절한가?	방글라데시에서, 미혼인 사춘기 소녀들은 종아리에 배기 튜닉, 배기 바지 (살와르 카미즈)를 입고 종종 어깨 및 가슴 주변에 스카프를 두르며 얼굴의 대부분을 스카프로 가릴 수 있다.
먹기	1. 당신의 아기는 어떻게 먹는가? 나에게 보여 줄 수 있는가? 2. 당신의 아기나 아이는 왜 먹는 것이 어렵다고 생각하는가? 당신은 그것에 대해 무엇을 해야 합니까? 3. 사람들이 먹을 때, 어떻게 음식을 씹을 것으로 예상되는가 (예, 입을 벌리고 닫기, 깨무는 크기, 걸리는 시간, 기타)? 4. 당신의 자녀가 입 밖으로 음식이나 액체를 흘린다면 가족과 함께 식사하는 것이 괜찮은가?	모유를 먹이는 필리핀 어머니는 아기가 설사를 한다면 수유를 멈출 것이고 그녀는 아기가 먹는 어려움을 일으키는 것에 매우 슬픈 감정을 느낀다.
식사하기	1. 당신의 자녀는 무엇을 먹는가? 2. 언제 아동이 자가-식사를 시작하고 어떻게 스스로 식사를 하는가? 3. 다 함께 먹을 때 전형적으로 무슨 일이 발생하는가 (예, 무슨 사회적 상호작용이 일어나는가)? 4. 다른 문화적 이벤트의 한부분인 식사인가(예, 공휴일, 축하행사, 기타)?	소말리아 아동 및 여성들은 자신의 손으로 먹고 아기들은 엄마의 손으로 먹여진다. 그들은 종종 남성과 분리되어 먹고, 돼지고기는 금지된다.
기능적 이동	1. 언제 아동이 걷거나 집주변을 나갈 것으로 기대되는가? 2. 집에서 얼마나 멀리 갈 수 있는가? 몇 살에? 3. 아동이 독립적으로 움직일 수 없다면, 어떻게 장소 이동을 할 것인가?	안전이 문제인 도심 지역에서는, 아동 및 청소년들이 혼자서 학교 및 운동장을 걸어다니는 것을 허락하지 않을 수 있다.

(계속)

표 8-3 ● ADL 기술에 영향을 주는 문화적 요소를 결정할 때의 고려사항 *(계속)*

ADL 과제	질문 예시	ADL 과제에 문화적 영향의 예시
개인용품관리	1. 적응 도구를 사용하는 것에 대한 당신의 생각은 어떤가? 2. 언제 아동이 자신의 소지품을 관리할 것으로 기대되는가? 3. 적응 품목의 사용 및 세척에 대한 당신의 루틴을 서술하라.	적응 도구는 아동과 그 가족들에게 수용될 수도 되지 않을 수도 있다. 부모들은 만약 도구가 비싸면 도구를 보호할 필요가 있으므로, 아동이 그것을 유지하는 것을 허락하지 않을 수 있다.
개인위생 및 몸단장	1. 몸단장 및 개인 위생에 대한 당신의 루틴은 무엇인가? 2. 긴 또는 짧은 머리, 특정 헤어스타일, 또는 몸단장에 사용하는 특정 품목에 대한 선호도가 있는가? 3. 당신의 이를 어떻게 관리하는지 서술하라.	일부 문화에서, 소년 소녀들은 머리가 길고, 보통 머리를 땋거나 뒤로 당겨 망에 넣는다.
성 활동	1. 당신의 문화에서는 애정표현을 어떻게 하는가? 2. 아동과 성 및 피임에 대해 논의 하는가 그리고 몇 살에 하는가? 3. 당신 문화의 관점에서 보면 장애인의 성은 어떤가?	한국에서, 눈 맞춤을 피하고, 포옹 및 키스는 다른 나이대의 가족 구성원 및 이성의 가족 구성원 사이에서는 거의 드물다.
수면/휴식	1. 자녀의 수면 장소는 어디며 누구와 자는가? 2. 아동이 언제 취침 하는가? 3. 취침시간 의식 및 루틴이 있는가?	캄보디아에서는, 작은 매트리스에서 엄마와 유아가 함께 자는 반면, 아빠는 좀 더 큰 아동과 잔다. 아기들은 또한 작은 해먹에서 잘 수 있다.
화장실 위생	1. 화장실 훈련을 보통 언제 시작하는가? 보통 어떻게 하는지 설명할 수 있는가? 2. 당신이나 당신의 자녀가 배뇨 및 배변의 필요를 표시하기 위해 사용하는 말은 무엇인가? 3. 누군가 화장실을 사용하고 있다면 가족 내의 전형적인 "규칙"은 무엇인가 (예, 문 열기, 물 내리기, 손 씻기, 문 잠그기, 등.)?	"페-페" 및 "아-아-아"는 러시아에서 배뇨 및 배변을 위해 사용되는 말이다. 아기의 경우, 배뇨를 촉진하기 위해 작은 병을 성기 끝에 놓는다. 아기들은 화장실 훈련을 12개월에 시작한다. 그들은 머물러 건조하는 것을 상기시키기 위해 종종 변경된다.

Compiled from: Lynch and Hanson (2004); Molnar, B. E., Gortmaker, S. L., Bull, F. C., & Buka, S. L. (2004). Unsafe to play? Neighborhood disorder and lack of safety predict reduced physical activity among urban children and adolescents. *Amefican Journal of Health Promotion, 18* (5), 378-386; Statewide Transcultural Training and Resourcing (STTAR) Program, Diversity in Chil d Care in Queensland: Commonwealth Department of Family and Community Services, Australia. Retrieved 9-30-06. http://www.sttar.org/resources/profiles and 11-2-07 http://www.health.qld.gov.au/multicultural/health_workers/cultdiver_quide.asp; University of Toronto, Cultural Profiles Project, http://www.cp-pc.ca/english/index.html retrieved 11-2-07.

공중화장실 이용과 물내리는 법이나 손씻는 법에 대해서는 얻지 못한다. 학교생활을 시작하거나 공중화장실의 접촉빈도가 많아지면서 아이는 공중화장실에서의 예의를 배워야 하나, 여전히 실내에 화장실이 설치된 집에서 화장실을 사용하는 법과 같은 사항들을 배워야 할 필요가 있다 (예: 들어가기 전에 노크하기).

시간적 맥락

일상생활활동들을 평가할 때, **시간적 맥락** (즉, 과제가 수행될 때 하루 중 시간 및 한해 중 계절뿐만 아니라 과제가 얼마나 걸릴 것인지)과 관련한 가족의 선호 또한 고려하라. 출생부터 12살의 미국 아동 및 보호자들은 종종 자녀를 위한 일상생활활동에 참여하는데 한주의 55%의 시간을 보낸다 (Hofferth & Sandberg, 2001). 아동이 신발끈 묶기나 코트 지퍼 잠그기와 같은 과제를 처음 배울 때, 그는 보호자에 의해 할 수 있는 것보다 더 많은 시간을 요구할 것이다. 그래서 보호자는 아동을 위한 ADL 과제를 완성해준다. 때때로, 실제 일상생활 (시간적 문맥)은 아동이 일상적으로 옷 입고 벗기를 하거나 개인용품관리 연습을 할 시간이 있는지 없는지에 영향을 미친다. 한 어머니가 언급한 바와 같이: "최근에 아이가 AFOs [ankle-foot-orthoses] 및 신발을 신고 벗는 것을 할 수 있어요. 그러나, 매일 아침 시간이 제한되면, 나는 5시에 일어나고 아이를 6시에 깨우고, 7시 15분에 집을 나서고... 스스로 할 시간을 줄 여유가 없어요. 내가 하면 훨씬 빨라요" (Bedell, Cohn & Dumas, 2005, p.277).

여름에서 겨울로 계절의 변화는 일상생활활동의 다른 시간적 관련 측면에 대해 제공한다 (예, 수영복 대 무거운 코트, 모자, 장갑 및 부츠를 착탈의 하는 것). 아이들은 독립적으로 수행하기 전에 새로운 옷 입기 기술을 연습하는데 더 많은 시간이 요구될 수 있다. 일상생활활동 과제에 소요되는 시간의 양은 일반적으로 아동이 성장함에 따라 감소된다. 그렇지만, 신체적 매력에 가치를 두는 문화에서, 어린 여자아이보다 사춘기 여학생들은 목욕, 개인위생, 옷 입기 과제 수행 시간이 더 걸릴 수 있다 (Larson & Verma, 1999; Rodger & Brown, 2006).

가상 맥락

가상 맥락은 ADL 기술에 대한 학습을 위한 많은 새로운 옵션이 아동에게 주어진, 최근에 드러났다. 아동이 컴퓨터나 텔레비전을 통해 패션 및 스타일에 대해 얼마나 많이 학습하는지를 고려하라. 집에서 가능한 평가 (예, 텔레비전, 비디오, 컴퓨터, PDA, 휴대용 게임)는 치료사들에게 ADL 기술 발달을 위한 중재의 옵션을 제공해 줄 수 있다. 일부 치료사들 및 특수 교사들은 ADL 과제 및 일상 수행에 대해 아동에게 단서를 주기 위해 디지털 사진, 시각적 일정, 말하는 책, 노래 오디오 녹음, 그리고 컴퓨터의 비디오를 사용했다 (Davies, Stock & Wehmeyer, 2002; Gentry, 2003; Gentry & Wallace, 2008; Kern, Wakeford & Aldridge, 2007).

신체적 환경

아동의 참여가 필수적인 **신체적 환경**과 관련하여 가족의 기대사항을 알고 있어라. 부모에게 어디 살고 누구와 같이 사는지에 대한 질문으로 시작하라. 부모가 몇 개의 방이 있는지, 욕실 상태, 자녀방의 접근성은 어떤지 (예, 출입구, 물품들의 높이, 공간, 창고영역), 아동을 위한 화장실 설치에 대한 설명을 하면, 치료사들은 신체적 장애물 및 집에서 아동을 위해 해줄 수 있는 지원에 대한 좋은 생각을 얻는다.

사회적 환경

종종 아동은 새로운 사회적 상황에 들어가게 되면 (예, 새 학교), 새로운 것 (예, 음식)을 시도하고 또래들로부터 새로운 기술 (예, 신발 묶기)을 배운다. 또래집단의 압력이나 새로운 호기심은 더 자주 청소년에게 동기를 부여할 수 있다. 그렇지만, **사회적 환경** 또한 ADL 기술을 방해할 수 있다. 아동이 일부 보조 장비를 사용하기에 너무 자의식이 강하거나 자신의 학급친구들 앞에서 체육 수업을 위해 옷을 벗는 것을 불편하게 느낄 수 있다.

루틴 및 습관

아동들은 자동으로 ADL 과제를 수행할 수 있거나 습관적으로 그 활동을 할 때 자기-보호자의 역할에 숙달된다. 루틴의 맥락에서, 가족생활은 매일매일의 생활 (예, 저녁식사 시간, 취침시간) 및 가족 의식 (예, 기념행사, 휴일) 모두에 대한 구조 및 규칙을 갖는다. 구조는 모두에게 이러한 루틴을 더 예측 가능하게 한다 (Segal, 2004; Segal & Beyer, 2006). 치료사들은 아동을 위한 협업 ADL 중재 계획을 개발하는 동안 일상생활, 역할, 습관, 그리고 가족의 루틴에 대해 고려해야 한다 (Gallimore & Lopez,

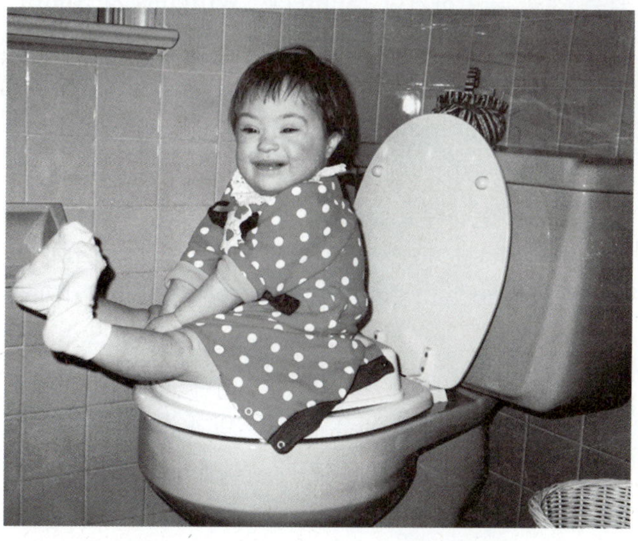

그림 8-3 변기 시트를 줄이는 링은 화장실 훈련을 시작할 때 Marlee를 편안하게 해준다.

2002). 잘 하는 것과 그렇지 않은 것을 포함하여, 그들의 전형적인 주일 및 주말을 기록하거나 논의하기 위해 부모에게 물어봄으로써, 치료사들은 가족의 루틴에 보존되어 있는 가족의 가치관을 확실하게 할 수 있다 (Bedell, Cohn & Dumas, 2005; Kellegrew, 2000; Larson, 2000; Segal, 2000; & Stewart & Meyer, 2004).

루틴은 시간이 지남에 따라 발달하지만 고려해야 할 많은 것을 유지하기는 힘들 수 있다: 여러 가족 구성원, 다른 직장 및 학교 일정, 그리고 주간의 기간 동안 전개되는 가족 응급 상황 및 문제들. 실행 가능한 루틴은 종종 상당한 시행착오를 필요로 한다; 치료사들은 아동과 부모 및 교사와 일하는 경우에는 확인하기 위해 정기적으로 루틴의 효율성과 실용성에 대해 재평가를 해야 한다. 특정한 루틴은 아동이 도움 없이 과제를 할 수 있을 때, 가족이 더 이상 그 루틴에 가치를 두지 않을 때, 아동이 더 이상 참여하길 원하지 않을 때 끝날 수 있다 (Segal & Beyer, 2006).

부모와 교사에 의해 만들어진 루틴에 참여함으로써, 아동들은 특정한 시간적, 사회적, 신체적 맥락에서 일상적인 과제를 수행하는 습관을 개발한다 (Kielhofner, 2008). Kielhofner에 의하면, 습관 (habits)은 "무의식중으로 친숙한 환경이나 상황에서 특정 일관된 방식으로 반응하거나 수행하는 습득된 경향"이다 (p.53). 습관은 개별 아동에게 유일한 것일 수 있다. 습관은 화장실 사용 후 손 씻기와 같은 건강 유지하기에 유용할 수 있다. 그렇지만, 체육 수업을 위한 옷 갈아입기 또는 욕창 예방을 위한 휠체어에서 엉덩이 들기에 대한 자동적 패턴이 결핍된 아동의 경우처럼 그것들은 또한 약할 수 있다. 습관은 또한 방해가 될 수도 있다 (AOTA, 2008). 예를 들어, 특정 포크로 같은 음식을 먹는 것을 좋아하거나 (Schreck, Williams & Smith, 2004) 매일 똑같은 셔츠를 입는 것을 좋아하는 자폐아동은 상황이 변하면 울화통을 낼 수 있다. 어떤 물건을 만진 후 반드시 손을 씻어야한다고 느끼는 습관이 발달된 아동은 일상생활활동 및 다른 작업에 방해가 될 것이다. Maya의 경우, 치료사는 사춘기 직전의 몸단장 활동을 위해 필요한 루틴을 이해하고 발달시키기 위해 Maya 및 그 가족과 협조적으로 일한다. 머리감기, 이 닦기, 얼굴 및 손 씻기에 대한 일정, 그리고 변경 및 세척할 때의 일정은 필수적일 것이다. 또한, 학교에서 생활기술 수업이나 옷 입기 및 개인적 기호에 대한 조언을 받을 수 있는 방과 후 활동 (예, 청년회, 걸스카우트)을 통한 "화장" 세션에서 도움을 받을 수 있다.

유용한 습관을 만들기 위한 교실에서의 전략은 선생님이나 학생에게 도움이 된다. 자조기술을 위한 일상이나 습관을 만들기 위해 환경을 조정하고, 시각적 지지를 해주며, 청각적 도구, 아동에게 가치있는 자조 기술 과제를 포함한다. 예를 들어, 전학령기 수업에서 선생님과, 언어치료사, 물리치료사, 작업치료사가 옷입기 경주를 시킬 수 있다. 이러한 활동은 그룹 활동 전이나 쉬는 시간에 할 수 있다. 프로그램을 도와주는 사람들은 이러한 계획을 잘 보이도록 벽에 붙여둔다. 경주 전에 선생님은 어떻게 진행되는지 이야기해주고, 선생님과 학생은 벽에 붙어 있는 내용을 보고 뛰고, 달리고, 점프하다가 신호에 맞춰 옷을 입고, 다 입으면 의자에 앉는다. 그림의 체크리스트는 다음에 무엇을 해야하는지 알 수 있다. 마지막으로 겉옷을 입게 하고 야외 활동으로 연결시킨다.

아이들은 재미있는 형식의 놀이를 좋아하고 쉬는 시간에 코드를 어떻게 둬야할지 기억 할 수 있는 시각적인 계획을 읽을 수 있다. 후에 이러한 놀이는 일상적인 활동이 될 것이다. 팀 결합은 매일의 활동에서 자조 기술을 더 효과적으로 발달 시킬 것이다. Practice Wisdom box의 예를 통해 자조 기술을 발달 시키기 위한 놀이는 어떤 것이 있는지 알 수 있다. 그림 8-4는 상호작용을 위한 목욕활동을 보여준다.

능동적인 학습

당신이 오늘 무엇을 입었는지 그리고 매일 자신을 몸단장하는 방법을 생각해보라. 무슨 문화 및 시간적 요소가 당신의 선택에 영향을 미치는가? 옷을 입게되는 신체적 사회적 환경이 당신의 선택 및 수행에 영향을 주는가?

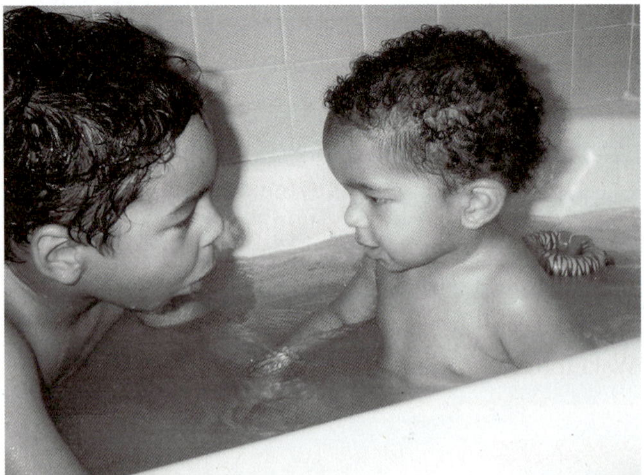

그림 8-4 Tyree는 이제 지지되지 않는 욕조 안에 앉아서 자세조절을 하기 때문에, 그는 목욕을 하는 동안 사회적 놀이에 더 집중할 수 있다.

임상조언 Practice Wisdom

자기-관리 기술을 증진하는 아이디어

놀이 및 매일매일 집이나 학교에서 하는 작업과 관련된 자기-관리 활동은 자기-관리 기술을 증진시킬 수 있다. 아래의 목록은 단지 옷 입기, 몸단장하기, 식사하기에 대한 소수의 예시이다.

옷 입기

- 그림그리기 및 점토 유형의 활동을 위해 다양한 질감과 조임 장치가 있는 옷, 앞치마, 낡은 티셔츠 및 작업복 입기
- 다른 아동들과 옷 입기 릴레이 (예, 중간에 신발 신거나 셔츠 단추를 채운 후 반대편으로 달리기, 등)
- 인형 옷 입히기, 책, 또는 단추가 있는 특수 판, 지퍼, 똑딱 단추, 및 고리(만약 일반화가 가능하다면)
- 다양한 열고 닫는 조임 장치가 있는 점심 도시락 가방 (예, 구부리는 것, 똑딱단추, 단추)
- 다양한 조임 장치로 수업 활동 (예, 판위에 단추, 똑딱단추, 지퍼로 된 날짜가 있는 달력)
- 필통 및 일기장 주변을 구부려 묶거나, 행동계획의 일부로써 나비넥타이 매기 (예, 활동을 완성했을 때 나비넥타이 매기) 및 서로 다른 사람의 신발 묶기
- 점토 뱀으로 나비넥타이 매기, 또는 굵은 노끈이나 넓은 리본으로 상자, 기둥, 또는 아동의 허리에 둘러 묶기

몸단장하기

- 이 닦기: 아동의 감각 선호도를 호소할 수 있는 다른 유형의 칫솔 및 치약을 시도 (예, 부드럽거나 단단하거나) : 크기, 색깔, 향기, 및 치약 용기의 유형(예, 펌프, 짜기, 용기의 캐릭터 및 모양)
- 이 닦기, 머리 빗기, 및 세수할 때 움직임 및 유동을 장려하는 노래 사용 (예, "이것은 우리가 세수하는 방법이다... 세수를 한다"
- 인형 및 다른 장난감을 빗질하기, 목욕하기, 또는 식사하기 (일반화가 가능하다면)
- 다양한 기능이 있는 욕조안의 장난감: 필링 및 붓기, 짜기, 흉내 놀이
- 형제자매와 목욕하고 장난감 공유하기
- 씻어야 될 신체 부분을 지시하기 위해 다른 신체 부위에 바디 페인팅
- 아동에게 보상 작용이 되는 다양한 유형의 수건, 타월, 샴푸, 비누 거품 (금기증이 아닌 경우), 또는 비누를 시도 (예, 물품의 좋아하는 캐릭터, 비누의 좋아하는 모양, 선호하는 향기)

식사하기

- 모종삽 및 큰 숟가락으로 모래상자에서 뜨기 게임
- 사탕, 마시멜로, 또는 다른 숟가락으로 떠야하는 음식을 떠올리기
- 퓨티나 점토를 이용한 식기도구 만들기 놀이
- 빨대 릴레이: 골대를 가로질러 축구공 (솜으로 만든 공) 불기
- 아트 프로젝트 (예, 빨대로 불거나 포크를 사용한 그림그리기; 수제 점토공예 및 포크로 색칠하기; 포크 및 칼로 점토 꾸미기)
- 다양한 모양의 식기도구 및 다양한 농도와 맛의 음식을 사용한 요리 활동
- 아동이 자신이 좋아하는 식탁 깔개, 접시, 잔, 그리고 식기 도구를 고르기 (예, 색깔, 캐릭터, 모양, 크기, 등)
- 인형 밥먹이기, 차 파티 및 소풍, 서로 먹여주기와 같은 상상 게임. 게임은 또한 입 벌리기를 장려할 때 사용되고 (예, "비행기를 위해 활짝 열어") 또는 다른 유형의 새로운 항목의 음식을 먹을 때 사용된다 (예, "춤추는 막대빵에서 딸기 먹기").

클라이언트 요소, 수행 기술, 그리고 활동 요구

아이가 자기-관리 활동의 요구사항을 충족시킬 경우 요소들의 조합이 결정된다. 신체 구조 (즉, 해부학적 부분) 및 기능 (예, 낮은 운동 지구력, 터치에 대한 민감도); 그리고 운동, 처리 및 의사소통/상호작용 기술 (AOTA, 2002)과 같은 아동 내부의 요소들은 ADL 수행에 영향을 줄 수 있다. 아래의 삽화는 어떻게 이러한 모든 요소가 함께 작동하고, 어떻게 문화적 가치 및 관습과 아동 및 가족의 동기가 아동이 활동의 요구사항을 충족시키는 방법의 수용에 영향을 줄 수 있는지를 보여준다.

표 8-4는 여러 가지 클라이언트 요소의 예시와 스스로 옷 입기나 식사하기에 대한 아동의 능력에 영향을 줄 수 있는 기본 수행기술의 예시를 제공한다. 맥락상의 고려사항 및 적응사항이 제시되었다.

상황 8-2 Dante: 문화적 고려사항들

Dante는 사회적 및 운동 모두에서 많은 기술을 가진 4세 남아이다. 그렇지만, 그는 경도의 뇌성마비로 태어났다. 그는 또한 영아시기에 화제로 인해 오른쪽 손과 아래팔을 잃었다. 그의 왼쪽 상지는 관절가동범위 및 감각에 제한이 있고 떨림을 경험한다. 이러한 신체 구조 및 기능은 상지를 사용하여 아동이 거의 수행하려 할 때 자가-식사하기를 거의 대부분 불가능하게 만든다. 추가 평가 시, Dante는 자가-식사를 위해 자신의 발을 사용하는 신체 기능 (예, 관절가동범위 [ROM] 및 균형) 및 운동 기술 (예, 자세, 이동, 협응, 근력, 및 에너지)이 있었다. 그는 접시에 놓여진 음식을 찍기 위해 식기도구를 다룰 수 있고 (예, 쥐기, 발가락으로 포크나 숟가락을 지지하고 안정화) 다른 사람과 접시 및 식기도구를 위치시키는 방법에 대해 의사소통 할 수 있으므로 스스로 식사를 할 수 있다. 이것은 그가 독립적이고 자가-식사활동에 요구사항을 해결하기 위한 기능적 방법임에도 불구하고, Dante의 문화에서는 발로 식사하는 것이 완전히 수용되지 않는다. 그의 가족은 식사시간에 발을 사용하여 먹는 것보다 그가 의존적이게 할 것이다.

능동적인 학습

당신의 ADL을 생각해 보라:

- 무슨 ADL 과제를 피하거나 요청 하는가 또는 당신이 할 것을 다른 사람이 대신 하는가 (예, 머리 관리, 손톱, 왁싱, 특정 상황에 맞는 옷 고르기)?
- 환경의 조직이 효과적으로 ADL 과제를 수행하는 당신의 능력에 어떻게 영향을 미치는가? (여행을 가서 호텔에 투숙함으로써 루틴 방법이 변화되었을 때에 대해 생각해보라.)
- 집을 나가기 전에 몸단장 및 옷 입기를 잘할 수 있게 상기시켜주는 당신의 환경 내부 단서는 무엇인가? (당신은 떠나기 전에 최종 거울 확인을 하는가?)

표 8-4 ● 클라이언트 요소, 수행 기술, 상황적 및 아동의 자가-옷 입기 및 자가-식사하기에 영향을 줄 수 있는 다른 요소들

ADL	식별된 일상생활활동의 문제	클라이언트 요소 (신체 기능 및 구조)	방해 할 수 있는 수행 기술(운동 및 실행, 감각 지각, 인지, 감정 조절, 및 의사소통/상호작용)	상황적 및 수행패턴 고려사항
옷 입기	옷을 뒤집어 입거나 신발을 거꾸로 신기	**특정한 정신 기능:** 기억력, 시-공간 지각, 운동 계획, 신체 이미지 감각: 시각, 촉각	**시간적 조직:** 순서화 **적응:** 옷에 대한 통지 및 반응 **에너지:** 참여 **지식:** 사용, 다루기, 문의 **협응:** 흐름, 협응, 조작 **자세:** 안정, 정렬, 신발신고 스스로 자세취하기 **이동:** 신발 및 바지로 굽히거나 뻗기	**상황적 고려사항들:** • 스스로 옷입기에 대한 기대 • 옷 입는 항목의 이전 경험 • 옷 입는 항목: 크기 (예, 매우 타이트함, 너무 큼), 조임 장치 및 재질의 유형, 질감, 형태 (예, 앞트임 및 뒤트임), 무게 • 적응 가능성 (예, 버튼 훅, 긴 구두주걱 등) • 가구 및 아동의 자세취하기 • 환경의 물리적 특징 (정렬, 공간 및 크기, 온도, 소음, 밝기, 냄새) • 환경의 기타 사항 (예, 또래, 가족, 간병인)

표 8-4 ● 클라이언트 요소, 수행 기술, 상황적 및 아동의 자가-옷 입기 및 자가-식사하기에 영향을 줄 수 있는 다른 요소들 *(계속)*

ADL	식별된 일상생활활동의 문제	클라이언트 요소 (신체 기능 및 구조)	방해 할 수 있는 수행 기술(운동 및 실행, 감각 지각, 인지, 감정 조절, 및 의사소통/상호작용)	상황적 및 수행패턴 고려사항
	단추 잠그기 못함	**특정한 정신 기능:** 시-공간 지각, 기억력, 운동 계획 **감각:** 촉각, 고유수용성감각 입력, 시각 **에너지:** 드라이브, ROM, 안정성, 강도, 긴장도, 수의적 움직임의 조절, 지구력	**협응:** 양측 과제, 조작, 분리된 손가락 사용, 흐름 **강도 및 노력:** 보정, 구멍에 단추를 넣기 위한 쥐기 **지식:** 각 구멍에 맞는 단추 선택, 사용하기, 다루기 **시간적 조직:** 시작하기, 지속하기, 단추 잠그기 과제의 순서화 **적응:** 잘못 맞춘 단추에 대한 통지 및 반응 **감정 조절:** 과제가 어려울 경우 좌절감 관리	**루틴 및 습관:** • 기술 훈련의 루틴 • 기술 훈련의 동일한 환경 • 동기형성을 하는 다른 과제의 순서화 (예, 옷입기를 한 후 아침 먹기) • 에너지 수준 및 참여도가 가장 좋은 시간대 • 자가-옷입기를 지원하거나 방해하는 유용, 궁핍, 및 우세한 습관 옷 입기를 하는 동안 균형 상실 (예, 뻗기, 체중 이동 등)
	옷 입기를 하는 동안 균형 상실 (예, 뻗기, 체중 이동 등)	**감각:** 심부-자극 (전정감각, 고유수용성 감각, 촉각, 시각) **운동:** ROM, 안정성, 강도, 긴장도, 수의적 움직임의 조절, 지구력 **호흡 상태:** (피로)	**자세:** 안정성, 정렬, 옷 입으며 스스로 자세 취하기 **이동:** 뻗기 및 굽히기 협응: 협응, 흐름 **에너지:** 지구력, 속도 **적응:** 옷이 너무 멀리 있거나 의자가 너무 불안정하고 뻗으면 넘어질 수 있을 때 통지 및 순응	
식사하기	지저분하게 먹는사람	**감각:** 촉각, 고유수용성감각; 높은 감각 역치 (심부-자극) 시력 **운동:** ROM, 안정성, 강도, 긴장도, 수의적 움직임 조절, 지구력	**협응:** 양측성 과제, 조작, 분리된 손가락 사용, 흐름 **강도 및 노력:** 식기도구의 보정 및 쥐기 **지식:** 알맞은 양을 선택; 찍어 먹기 위해 포크 사용; 떨어뜨리지 않게 칼 다루기 **시간적 조직:** 시작하기, 지속하기, 뜨기 과제 순서화 **감각-지각:** 옷이나 얼굴에 음식을 흘리는 것에 반응 및 통지	**상황적 고려사항** • 스스로 식사하기에 대한 기대 및 부모/아동에 의해 용납되는 흘리는 양 • 식기 도구 및 음식의 이전 경험 • 식기 도구 항목: 크기, 길이, 질감, 유형, 모양, 무게 • 적응 가능성(예, 두꺼운 손잡이 숟가락, 움푹 파인 접시, 뚜껑있는 컵) • 음식 항목: 질감, 온도, 맛, 향기, 양, 다른 식료와 혼합 • 가구 및 아동의 자세취하기

(계속)

표 8-4 ● 클라이언트 요소, 수행 기술, 상황적 및 아동의 자가-옷 입기 및 자가-식사하기에 영향을 줄 수 있는 다른 요소들 *(계속)*

ADL	식별된 일상생활활동의 문제	클라이언트 요소 (신체 기능 및 구조)	방해 할 수 있는 수행 기술(운동 및 실행, 감각 지각, 인지, 감정 조절, 및 의사소통/상호작용)	상황적 및 수행패턴 고려사항
				• 환경의 특징 (정렬, 공간 및 크기, 온도, 소음, 밝기, 냄새) • 환경의 기타사항 (예, 또래, 가족, 간병인) **루틴 및 습관** • 기술 훈련의 루틴 • 기술 훈련의 동일한 환경 • 동기형성을 하는 다른 과제의 순서화 (예, 옷입기를 한 후 아침 먹기) • 에너지 수준 및 참여도가 가장 좋은 시간대 • 식사 시간의 길이 • 자가-식사하기를 지원하거나 방해하는 유용, 궁핍, 및 우세한 습관
	접시에서 음식을 밀어내기	**감각:** 촉각, 고유수용성 감각, 시각 **운동:** ROM, 안정성, 강도, 긴장도, 수의적 움직임 조절, 지구력	**협응:** 양측성 과제, 조작, 분리된 손가락 사용, 흐름 **강도 및 노력:** 식기도구의 보정 및 쥐기 **지식:** 적절한 음식의 양 선택, 음식 유형에 적절한 식기 도구 사용, 숟가락으로 뜰 때 안정성 (다루기) **시간적 조직:** 시작하기, 지속하기, 순서화, 및 뜨기 과제의 끝내기 **적응:** 접시의 음식을 흘린 것에 대한 통지 및 반응	
	빵 위에 버터를 펴 바르거나 고기 자르기를 못함	**운동:** ROM, 안정성, 강도, 긴장도, 수의적 움직임 조절, 지구력 **감각:** 촉각, 고유수용성 감각, 시각	**협응:** 양측성 과제, 조작, 분리된 손가락 사용, 흐름 **강도 및 노력:** 식기도구의 보정 및 쥐기 **시작하기:** 순서화 및 종료하기 **적응:** 칼로 빵을 뜯거나 자르지 못한 것에 대해 통지 및 반응	

- 하루 중 시간이 당신이 어때 보이는지에 어떻게 영향을 주는가? (하루의 끝에 당신은 피곤해 보이는가? 당신은 저녁식사 전에 머리 빗질, 세수, 메이크업 수정을 하는가?)

핵심정리 (Here's the Point)

▶ **자기-관리 기술 학습에 대한 아동 및 가족의 선호를 듣는 것은 중요하다. ADL은 문화적, 시간적, 가상적 상황뿐만 아니라 아동의 신체적 및 사회적 환경의 영향을 받는다.**

▶ **가족과 아동에게 실용적이고 가치 있는 루틴 및 습관의 설립은 자기-관리 기술의 발달과 유지에 필수적이다.**

일상생활활동 과제의 평가 (Evaluation of ADL Tasks)

ADL 기술을 평가하는 다양한 방법이 있다. 특정한 방법은 치료사가 알기 원하는 정보에 의해 선택된다. 네 가지 가능한 정보 평가방법이 있다 (Barnes & Case-Smith, 2004):

1. 기록 재검토
2. 면담
3. 관찰
4. 집중 평가

기록 재검토

아동의 의료기록, 의약품, 발달 이정표에 대한 보고서를 읽는 것은 중요하다. 기록은 이전의 발달 검사를 포함할 수 있다; X-선 및 랩 보고서를 포함한 의료 기록; 개별화된 가족 서비스 계획 (IFSPs) 및 개별 교육 계획 (IEPs); 그리고 다른 전문가와 팀 구성원의 보고서. 이러한 기록은 아동의 신체 구조 및 기능, 발달 이정표, 참여, 그리고 ADL 발달 과정에서 사용되었던 테크닉들에 대한 정보를 제공한다.

면담

부모, 간병인, 교사와 충분한 나이가 있는 아동과 면담하라. (일반적으로 아동 면담은 활동을 하는 상황에서와 관찰에 따라 이루어진다.) 면담은 비형식적(예, 표 8-2에 포함된 것과 비슷한 질문하기) 또는 형식적 (즉, 표준화된 질문 사용하기; 표8-2를 참고)일 수 있다. (Keller et al., 2005)

관찰

가능하면 자연적인 환경에서 수행되는 ADL 과제를 관찰하라. 아동이 과제를 수행할 수 있는지 수행할 수 없는 방법인지의 여부를 고려하는 것은, 치료사가 아동이 상황적 요구사항을 얼마나 잘 충족시키는지 평가 할 수 있게 한다.

ADL 과제 수행의 향상을 위한 중재는 과제와 환경적 요구사항에 우선적으로 초점을 두고 있다 (Holm, Rogers & James, 2003; Weinstock-Zlotnick & Hinojosa, 2004). 예를 들어, 이 닦기에 대해 평가 할 때, 치료사는 이 닦기를 위한 신체적 및 사회적 환경에 초점을 둔 다음 아동이 취할 수 있는 단계 분석을 완성한다. 이것은 치료사가 상황에서 아동이 얼마나 잘 이 닦기 요구사항을 충족시키는지 확인할 수 있게 한다. 과제 분석과 아동의 수행 간의 어떤 차이는 그 차이를 제거하는 최적의 방법에 대한 단서를 위해 검사된다.

과제나 환경에 대한 가능한 수정사항을 목표로 세운 후, 치료사는 무슨 기초수행 기술 및 신체 기능이 과제의 완성을 방해하고 무슨 중재가 필요한지 고려한다 (예, 근력 및 ROM의 부족, 쥐기 및 조작 능력 저하)(Weinstock Zlotnick & Hinojosa, 2004).

집중 평가

기술과 기초 신체 구조 및 기능의 집중 평가는 종종 무슨 특정한 기술이 아동이 작업 역할에 참여하는 것을 막는지 결정한다. 이 카테고리에 포함된 것은 재활에서 사용되는 것과 같은 결과 측정방법이다. AMPS (Fisher, 2006a,b)는 상대적으로 작업치료 중재 전과 후의 결과를 측정하는 데 사용되는 유일한 도구이다. 증명을 보라! 박스와 18장 참고: ADL의 사정에 대한 더 많은 정보에 대한 사정, 측정, 그리고 평가. 표 8-5는 ADL 수행의 평가 절차를 요약하고 사용가능한 표준화된 평가 일부를 나열하고 있다.

핵심정리 (Here's the Point)

▶ **ADL 기술의 사정은 다양하다. 아동과 가족에게 중요한 것을 찾기 위해 질문을 함으로써 평가가 시작된다. 한번 설립되면, 작업치료사는 형식적 또는 비형식적 관찰 및 면담, 기록 검토, 형식적 평가를 사용할 수 있다.**

자기-관리 기술을 위한 선별된 중재 전략
(Selected Intervention Strategies for Self-care Skills)

중재를 위한 평가 과정이 이루어짐으로써, 치료사들은 가장 좋은 중재 접근법 및 방법을 알기위해 가족, 교사, 그리고 아동과 공동 작업으로 일한다.

증명하라!

평가 자원, 운동 및 처리 기술 평가

Assessment of Motor Process Skills (AMPS) (Fisher, 2006a,b)는 관찰을 위한 상위-하달식 접근법을 사용하는 구조화된 관찰방법이다. 이것은 두개의 친숙하고 아동이 선택한 일상생활활동 과제를 수행하는 동안 아동의 운동 및 처리 능력에 대한 정보를 산출한다 (예, 신발과 양말 신기, 이 닦기; 상의 및 하의 입기). 관찰자는 1점에서 4점 척도를 사용하여 안정성, 효율성, 용이성, 독립성을 반영한 많은 항목에서 아동의 운동 및 처리 기술 수행에 등급을 매긴다. AMPS에 대한 점수는 라쉬 분석 (Bond & Fox, 2007)의 대상이고, 중재로 인한 진전을 측정하는 것 뿐만 아니라 더 어려운 ADL 과제에서 어떻게 수행할 것인지 예상하는데 사용될 수 있다. AMPS는 3세 이상의 아동에게 사용되어져 왔다. 다른 아동 및 청소년 인구를 대상으로 한 다양한 연구는 AMPS로 수집된 데이터의 타당도와 신뢰도를 지지해 왔다 (Fisher, 2006a,b; Payne & Howell, 2005; Pierce, Daly, Gallagher, Gershoff, & Schaumburg, 2002; Sellers, Fisher, & Duran, 2001). 더 많은 정보: http://www.ampsintl.com/benefits.htm.

표 8-5 ● 아동의 일상생활활동 수행에 대한 평가 절차

ADL 평가 유형	목적	방법	아동 및 청소년에게 사용가능한 표준화된 평가들
기록 검토	클라이언트 요소가 ADL 수행에 영향을 줄 수 있는지 결정	• 지난 의료, 치료 및 학교 기록 검토 • 임상실험결과 및 ADL과 관련된 다른 검사 결과 재검토 (예, 비디오투시 검사)	
면담	무슨 ADL 습관 및 과제가 추가적 평가 및 중재를 필요로 할지 스크린 가족 및 팀에서 무슨 ADL 기술을 우선시 하는지 결정	아동, 부모나 보호자, 또는 교사와 면담 • 구조화된 • 서면 설문조사 실시 • 체크리스트를 사용한 기술에 대한 질문 • 비구조화된 • 아동이 할 수 있는 것과 할 수 없는 것을 질문 • 우선 시 하는 것이 무엇인가? • 왜 아동이 문제가 있다고 생각 하는가?	**오직 면담:** Canadian Occupational Performance Measure (Law et al., 2005) **면담과 관찰/ADL 섹션의 체크리스트:** Battelle Developmental for Inventory (BDI) (Newborg, 2005) Carolina Curriculum for Infants and Toddlers with Special Needs, 3rd ed. (CCITSN) (Johnson-Martin, Attermeier, & Hacker, 2004)
관찰/특정 일상생활활동 기술을 보고 체크리스트 작성	무엇이 독립적인 수행을 방해할 수 있는지를 포함한, ADL 과제의 요구사항을 관찰 및 분석	• 자연스러운 환경 및 상황 활용 (ADL 활동이 일어날 수 있는 집, 교실, 체육관, 지역사회) • 클리닉 및 병원 환경 (모의 설정) • 기준 참고 (표준 설정과 아동의 능력 비교)	Carolina Curriculum for Preschoolers with Special Needs, 2nd ed. (CCPSN) (Johnson-Martin, Attermeier, & Hacker, 2004) Child Occupation Self-Assessment (COSA) (Keller et al., 2005) Hawaii Early Learning Profile (HELP) (Furuni et al., 2004)

표 8-5 ● 아동의 일상생활활동 수행에 대한 평가 절차 *(계속)*

ADL 평가 유형	목적	방법	아동 및 청소년에게 사용가능한 표준화된 평가들
			Klein-Bell ADL Scale (Klein & Bell, 1979) Vineland Adaptive Behavior Scales (Vineland II) (Sparrow, Cicchetti, & Balla , 2004)
측정 결과 점수를 매길 수 있는 집중 평가	구조화된 그리고 체계적으로 점수화된 평가	• 표준 참고 (표준화된 형식 사용 및 같은 나이의 다른 아동의 수행과 비교)	Assessment of Motor and Process Skills (AMPS) (Fisher, 2006a,b) Functional Independence Measure (FIM) (Uniform Data System for Medical Rehabilitation,(1998,2000, 2009) Pediatric Evaluation of Disability Index (PEDI) (Haley et al, 1992) School Function Assessment (SFA) (Coster et al., 1998) Vineland II (Sparrow, Cicchetti & Balla, 2004) Wee FIM (Hamilton & Granger, 1999)

표 8-6 ● 테이블로 식판 가져오기에 대한 자기-관리의 중재 접근법

ADL의 접근법	정의	테이블로 식판 가져오기 예시
생성 및 증진 Create of promote	장애를 가정하지 않고, 과제에 모든 학생들의 참여를 촉진하는 활동 만들기. 가능한 매일의 상황, 과제, 및 장비를 사용	가볍고, 음식 담는 깊이가 깊고, 운반을 위해 입이나 손을 사용할 수 있는 견고한 식판을 선택하게 돕는다. 균형이 잡히도록 식당 직원에게 식판에서 음식 배치에 대해 말한다. 점심 라인의 끝에 가장 가까운 테이블로 아동의 식탁을 위해 준비한다.
설립 및 복원 Establish or restore	독립을 가능하게 하는 기술 및 루틴의 수립으로부터 아이를 방해하는 것이 무엇인지 활동 분석 수행 및 식별하기. 기초적 신체 기능과 운동 및 처리 기술의 향상을 위해 특정 활동을 사용 (예, 강도, 균형, 손의 쥐기 및 협응, 흐름, 순서화)	근력 및 운동 기술 획득을 위한 특정한 활동들은 근력을 요하는 양측성 활동의 사용을 포함한다 (예, 레고, 세우는 블록, 플레이도, 장난감 운반상자). 빈 식판을 들고 걷기 연습을 하고, 그 후 우유팩, 플라스틱 접시, 플라스틱 은제품 같은 항목을 한 가지씩 추가한다. 식판 균형 잡는 것을 시도한다. 걷기가 요구되는 "식판 옮기기" 경주를 한다.
유지 Maintain	아동이 학습한 기술 훈련을 유지하게 하는 습관 및 루틴 확립. 아이가 ADL 과제를 수행할 수 있는 능력을 유지할 책임이 되는 최종 목표로 매일의 일정에 루틴을 넣기	매일 학교에서, 아동은 자신의 식판을 식탁으로 옮긴다. 간식 시간 및 미술 시간동안, 아동은 물건을 식판으로 가져오는 기회가 주어질 수 있다. 강화 및 운동 활동은 아동이 이런 기술을 지속적으로 유지하게 "중심 시간" 수업의 일부가 될 수 있다. 집에서, 부모들은 아동이 접시 및 다른 물품을 식탁에서 가져오기를 시킬 수 있다.
수정 Modify	과제의 활동 요구사항을 분석하고 과제의 성공적인 완성에 영향을 주는 아동의 요소, 수행 기술, 루틴 및 습관에 대해 보상. 과제수행 방법, 사용되는 장비, 과제가 수행되는 환경을 대체	**과제 방법의 개조:** 점심 도시락은 가져오고 점심 라인에서는 오직 우유만 구입한다. 끈끈한 점심 항목만 가져오기 시작하고 식판에서 쏟지 않는다 (예, 밥 및 감자, 수프는 안됨). 지속적인 언어적 단서를 반복하거나 과제의 순서 그림을 준다 (예, 허리 높이에서 식판의

(계속)

표 8-6 ● 테이블로 식판 가져오기에 대한 자기-관리의 중재 접근법 *(계속)*

ADL의 접근법	정의	테이블로 식판 가져오기 예시
		가운데를 양손으로 잡기; 몸 가까이 식판 유지하고 앞에 있는 사람을 보고 직진하여 걷기) **물체의 개조 및 보조 기술 사용:** 식판을 옮기는데 휠체어 위에 랩보드 사용하기; 식판 밑에 미끄럼방지패드 놓기. 워커에 부착형 식판 사용. 다용도 판을 위한 굴러가는 카트 사용. 판의 잡아야할 부분에 시각적 단서를 주기 위해 빨간 마크 표시 **과제 수행 환경 개조:** 식당에 오직 한 학급만 있다면, 아동의 점심시간은 점심 기간에 시작시기로 일정을 잡을 것을 제안한다 (산만함, 소음 감소). 단짝 친구가 점심 식판을 가져오게 한다.
예방 Prevent	ADL 과제를 완성하는데 문제 및 실패를 예방. 치료사는 과제의 문제점을 예상. 공동작업, 모델 및 아동의 교육, 부모 및 교사가 상위 접근법 중 하나를 사용하는 방법	식탁에서 및 식탁으로 물품을 옮기는 훈련을 위한 기회의 발달에 대한 생각을 가정에 제공. 서면 및 그림의 단서 제공. 수프 먹는 날에는 모든 수프를 교사가 옮기고, 식당 직원에게 수프를 깊은 볼에 절반만 담고 식판의 가운데에 놓아 줄 것을 요청한다.

중재 접근법

가장 좋은 중재는 평가 결과와 관련된 근거 중심의 테크닉에 대한 문헌 고찰로 시작한다: 아동 특성, 수행 기술 및 패턴, 그리고 과제가 이루어질 장소의 상황. 그렇지만, 특정 아동과 가족의 구체적 요구사항 모두에 맞는 근거 중심의 접근법은 드물게 찾아진다. 종종, 개별 해결 및 테크닉들은 시행착오를 거쳐 개발된다.

OTPF (AOTA, 2008)는 ADL 과제를 가르치는 다섯 가지 접근법을 기술하였다.

1. 생성 및 증진 (Create of promote)
2. 설립 및 복원 (Establish or restore)
3. 유지 (Maintain)
4. 수정 및 개조 (Modify or adapt)
5. 예방 (Prevent)

이러한 접근법들은 다음에 언급되는 ADL 기술 발달을 위한 구체적 방법을 통해 구현된다. 표 8-6은 어떻게 각 접근법이 아동이 점심 식판을 테이블로 가져오는 방법을 배우는데 사용될 수 있는지에 대한 예시를 보여준다. 표 8-6에 포함된 정보는 많은 다른ADL 과제로 전환할 수 있다.

중재 방법

작업 치료사들은 아동이 ADL 과제를 학습하는데 다양한 방법을 사용한다. 또한 특수 교사들은 종종 이러한 테크닉에 조예가 깊고 아동에 대한 이해 프로그램 개발에서 중요한 파트너가 된다. 일반적인 테크닉은 다음을 포함한 구체적인 ADL 기술을 가르칠 때 사용된다:

- 과제 분석 및 활동 분석
- 모델링
- 메시지표시 (즉, 언어적 및 신체적 교육의 단서를 사용)
- 피드백
- 후방 연쇄
- 전방 연쇄
- 시각적 지원

표 8-7은 테크닉을 등급화 하는 방법을 설명하며 각각의 이런 테크닉을 정의 내리고, 테크닉의 주요 이점을 나열하고 있다. 아동의 독립적인 ADL 수행 기술에 대해 작업 할 때, 치료사들은 가능한 빨리 메시지표시, 보조 및 환경적 단서를 점점 줄이는 과정을 세운다. 장애아동에게 사용되는 단서의 유형은 다양할 것이고 아동의 능력, 개인 선호, 시간 경과에 따른 단서의 효과 (예, 데이터가 뭐라고 하는가?), 사용상의 실용성에 따라 개별화 된다 (Lancioni & O'Reilly, 2001; Vogtle & Snell, 2004). 그림 8-5는 자기-관리 활동을 하는 동안 사용되는 메시지표시 테크닉을 보여준다.

시각적 도서(예, 일정표, 과제의 순서) 및 재원들은 전형적 자기-관리 과제를 수행하는 방법을 아이들에게 가르치는데 도움이 될 수 있다. 스케줄 및 이야기는 클립아트, 컴퓨터 그래픽 프로그램, 또는 디지털 사진의 사용으로 개별

표 8-7 ● 아동의 일상생활활동 기술 증진을 위해 사용되는 중재 전략

전략	정의	등급화	이점
과제 분석 및 활동 분석	ADL 과제를 작은 단계로 쪼개기: • 관찰 할 수 있는 • 크기 까지 • 아동에게 친숙한 언어로 • 아동이 성취할 수 있는	• 더 세밀한 단계로 구분 • 아동이 과제를 배우기 시작할 때, 큰 단계를 사용하고 메시지는 적게 사용 • 각 단계에 대한 시각적 단서 사용 • 과제의 수행 단계를 체크 • 아동/보호자 분석을 하고 수행 기술을 기록	• 단계별로 작은 행할 수 있는 과제를 제공 • 동일하게 단계를 사용하도록 팀 교육 • 쉽게 아동의 진전 데이터를 기록하고 수집 • 상황에 걸쳐 사용
모델링	아동, 보호자, 및 교사가 보는 동안 다른 사람이 과제를 완성. 모델은 아래 예시가 될 수 있다: • 치료사 • 부모 • 또래 친구 • 다른 전문가 • 다른 사람 및 아동이 과제를 수행하는 비디오 녹화된 시범	설명: • 모든 ADL 과제 • 부분적 ADL 과제 특정한 방법의 예시 제공: • 메시지를 주거나 아동에게 피드백 제공 • 정확하게 과제를 수행할 줄 아는 방법 • 과제를 완성하는 다른 사람의 모델링 비디오 사용 및 2~3분 분절로 자기-모델링 비디오 사용	• 아동은 과제를 시작하는 방법에 대한 단서를 얻는다 (실행) • 일관된 보호자 교육 제공 • 동기를 형성할 수 있는 또래 모델 활용 • 새로운 과제를 배우는 아동을 보조하기 위해 모델로써 자신을 사용 (Bellini & Akullian, 2007)
메시지 표시	아동의 과제 수행을 돕기 위한 교육적 단서 종종 조합하여 사용되지만, 아동의 능력 향상을 위해 희미하게 줄 필요	최소한의 중재부터 최대한의 중재까지: • 언어적 지시 (간접적 및 직접적 단서) • 사진 메시지 • 제스처 메시지 • 모델링 • 신체적 보조 – 그림자법(맨 위에 손을 두지만 아동을 터치하지는 않음) – 두 손가락 촉진 – 핸드 오버 핸드	• 과제의 성공률 증가 • 과제의 시작하기, 지속하기, 순서 지키기, 및 종료하기에 도움 • 아동이 기대되는 움직임을 사용하도록 도움
피드백	과제 수행의 설명 및 ADL 과제를 정확하게 수행 했을 때 아동에게 보상 제공	과제 수행의 설명 및 ADL 과제를 정확하게 수행 했을 때 아동에게 보상 제공 • 설명적 피드백 (예, "너는 앞치마를 머리위로 높고 허리 쪽 아래로 당겼구나." 또는 "머리를 감는 동안 수건으로 눈을 보호하는구나." • 엄마나 치료사는 과제 체크리스트에 별이나 체크마크를 제공 • 아동이 완성한 과제나 과제의 단계에 체크 • 상황으로부터 자연스러운 피드백 (예, 화장실에서 물에 부딪치는 소변 소리)	• 수행에 대한 보상 제공 • 수행에 대한 시각 및 청각적 피드백 사용 • 동기 및 수행을 독려

표 8-7 ● 아동의 일상생활활동 기술 증진을 위해 사용되는 중재 전략 *(계속)*

전략	정의	등급화	이점
후방 연쇄	치료사가 대부분의 과제를 완성하고, 아동이 과제의 마지막 단계를 수행하며 성공하면 즉각적 보상이 주어진다. 아동은 모든 단계를 완성할 수 있을 때까지 거꾸로 과제의 단계를 배워나간 후 독립적으로 자기-관리 과제를 할 수 있다.	• 아동이 해야 할 과제의 단계를 더 추가 (예, 양말신기의 마지막 2단계, 마지막 3단계). • 치료사는 아동이 전체 과제를 할 수 있을 때까지 약간의 단계를 해준다.	• 쉽게 좌절하거나 자존감이 낮은 아동에게 즉각적인 성공 (과제의 마지막 단계 완성) 및 피드백을 제공 • 기술 형성
전방 연쇄	아동은 과제 순서의 첫 단계를 한 후, 두 번째 단계를 한다. 다음 단계를 하지 못하는 경우, 치료사가 과제의 나머지 단계를 완성한다. 아동은 전체 과제를 완성할 수 있을 때까지 순차적으로 과제의 단계를 배워나간다.	• 아동이 해야할 과제의 단계를 더 추가 (예, 양말 신기의 처음 3단계); 치료사는 아동이 전체 과제를 할 수 있을 때까지 약간의 단계를 해준다.	• 바른 순서로 과제 학습 • 시작하기, 순서대로 하기, 지속하기, 활동의 일반화가 어려운 아동을 도움 • 점차적으로 과제 학습에 대한 자신감 구축 • 체크리스트를 사용할 수 있고 첫 번째, 그다음 순서의 과제를 도움
시각적 지원	상황 안에서, 시각적 보조는 아동이 과제를 순서대로 하는 것을 도울 수 있다: • 처음 이것을 한다. • 다음 이것을 한다. • 마지막 이것을 한다.	대부분의 지원에서 최소한의 지원: • 실제 사물 (달력 상자) • 실제 사물의 부분 • 실제 사물의 미니어처 • 비디오, 사진, 잡지그림 • 추상적 그림 • 글자가 인쇄된 추상적 그림 • 인쇄 및 쓰여진 글자	• 아동이 청력에 의존하지 않고 시각적 단서가 암시하는 것을 이해하도록 도움 • 아동이 단계를 잊어버렸을 때 사용 가능한 상태 • 결국 아동에게 명령을 없앨 수 있고 더욱 자기-감독을 하도록 도움

화될 수 있다. 그림 8-6은 Lydia의 이 닦기를 도와주는 시각적 이야기의 예시를 제공한다.

비디오 모델링 및 비디오 자기-모델링은 특별히 자폐 아동 및 발달 장애 아동에게 사용될 때 효과적인 다른 시각적 테크닉이다(Bellini & Akullian, 2007; Biederman et al., 1999; Keen, Brannigan & Cuskelly, 2007; McCoy & Hermansen, 2007; Shipley-Benamou, Lutzker & Taubman, 2002). 다른 아동들에게, 작업 수행을 위한 인지 지남력 (CO-OP)(Rodger & Liu, 2008) 또는 예상 문제 해결 (Bedell, Cohn & Dumas, 2005; Schultz-Krohn, 2004)과 같은 인지적 전략들은 효과적일 수 있다. 이러한 테크닉에 대한 부가적인 정보 및 참고문헌에 대한 증명! 상자를 보라.

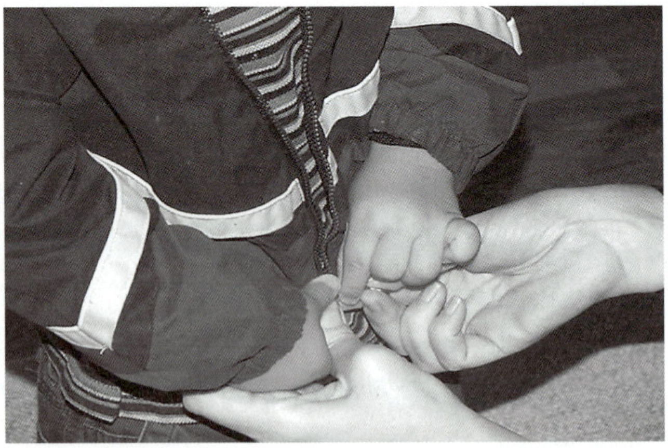

그림 8-5 메시지표시는 자기-관리 기술 발달을 보조할 수 있다. 여기, 치료사는 Karson이 코트 입는 것을 돕기 위해 핸드-오버-핸드 테크닉을 사용하고 있다. 나중에 이 단서는 그림자법 및 지적(Shadowing and pointing)으로 감소된다.

이 닦기

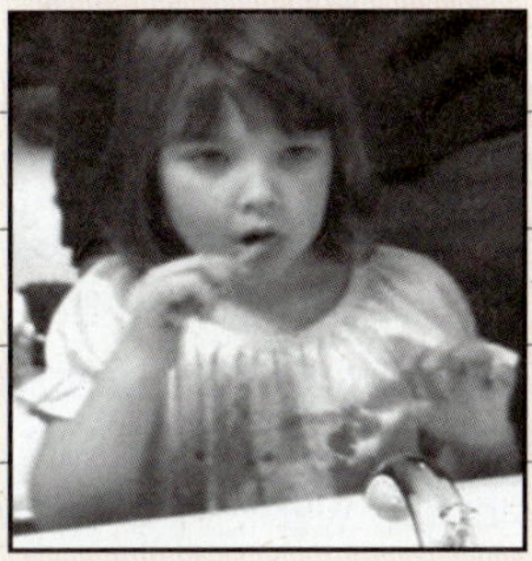

내 입안에 있는 이는 매일 닦아줘야 한다.

당신이 이를 닦는 방법은 양치질하는 것이다.

Joyce 숙모나 아빠, 할머니는 내가 이 닦는 것을

도와 줄 수 있다.

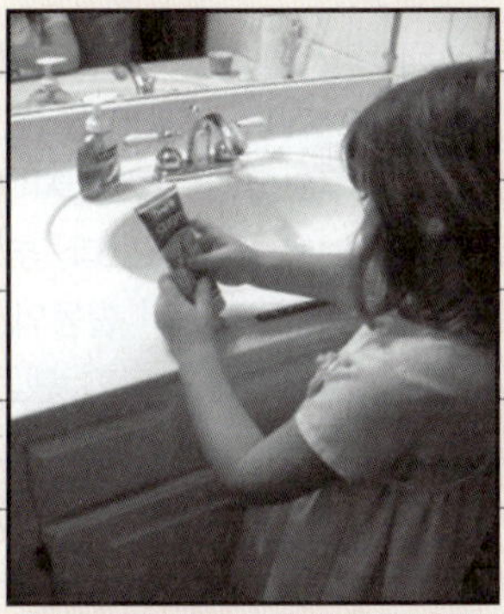

때때로 칫솔은 입안에서 재미있는 느낌이 든다.

이를 깨끗이 하는 방법이기 때문에 괜찮다.

내 칫솔은 예쁜 색깔일 수 있다.

나는 치약을 칫솔 위에 짜놓을 것이다.

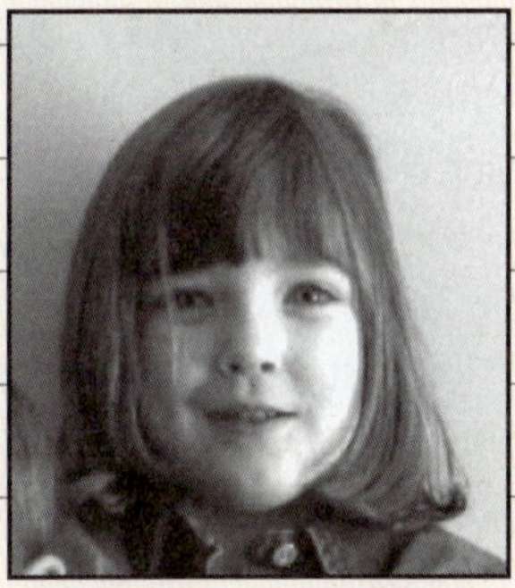

양치질 후, 나는 세면대에 치약을 뱉는다.

나는 이를 닦고 나면 진정될 수 있다.

모든 사람들이 행복해질 것이고, "Lydia, 너는

깨끗한 이와 예쁜 미소를 가졌구나." 라고

말할 것이다.

그림 8-6 이 닦기에 대한 시각적 촉진 단서 *(Story courtesy of Betty Thompson, moter of Matt and Virginia).*

핵심정리 (Here's the Point)

➤ ADL 기술 개발에 당신은 아이들과 함께 작업함을 기억하라, 학습할 ADL 과제를 선택 할 때 최대한 독립적이 되기 위해 아동과 가족의 동기는 필수적이다.

➤ 독립적인 수행에 대해 작업 할 때, 메시지표시, 보조 및 환경적 단서를 점점 줄이는 과정을 세운다.

➤ 그들이 하고 있는 자기-관리 과제 수행 및 예상 잠재적 문제, 가능한 해결책, 및 기타 대안의 인지적 과정에 대해 아동과 가족을 도와라.

➤ 자폐 스펙트럼 장애 아동 및 자기-관리 과제 학습에 대한 발달 지연 아동을 가르치기 위해 비디오 자기-모델링의 사용을 고려하라.

임상조언 Practice Wisdom

일상생활활동 과제 교육을 위한 중재 방법

비디오 모델링 및 비디오 자가-모델링

Bellini & Akullian (2007)은 23개 단일사례연구의 메타분석을 완성했고, **video modeling(VM)**과 **video self-modeling(VSM)**이 사회적 및 ADL과 같은 기능적 기술을 학습하는데 자폐 스펙트럼 장애 아동 및 발달 장애 아동을 보조하는 근거 중심의 실무라고 결론지었다 (McCoy & Hermansen, 2007). 이 종합 연구는 새로운 과제를 학습하기 이전에 시각적 단서 및 메시지를 사용한 것을 이용했다. **비디오 모델링**에서, 아동은 학습을 위해 과제를 수행하는 한 사람의 비디오를 본다 (예, 신발 신기 및 이 닦기). **비디오 자가-모델링**에서는, 2~3분정도 짧은 비디오가 올바르게 과제를 수행하는 아동과 함께 연결된다 (Buggey, 2009). 그리고 아동이 과제를 하기 전에 텔레비전, 컴퓨터 및 PDA로 비디오를 본다. VSM은 제대로 행해진 전체 과제를 함께 연결하기 위해 수 많은 비디오테이프 녹화 세션이 들 수 있지만, 설정을 가로질러 자기-관리 루틴 확립을 도울 수 있다. 일부 증거는 VSM이 VM보다 더 효과적이라고 제안하지만 추가적 연구가 필요하다.

Video Self-Modeling에 대한 기타 자료:

Buggey, T. (2009). *Seeing is believing: Video self-modeling for people with autism and other developmental disabilities.* Bethesda, MD: Woodbine Press.

Video modeling과 관련된 웹사이트:

Christopher's Haircut: http://www.youtube.com/watch?v=xh313WJvzCw

Model me Kids: http://modelmekids.com/video-modeling.html

Siskin's Children's Institute: http://www.siskin.org/index.php?sid=89

작업 수행을 위한 인지 지남력 (CO-OP)

CO-OP (Polatajko & Mandich, 2004)는 ADL과 같은 운동 과제에 어려움이 있는 아동을 돕기 위한 인지적 접근법이다. 이 접근법은 발달성 협응장애 (DCD), 뇌 손상, 학습 장애, 주의력결핍/과잉행동장애 및 자폐 스펙트럼 장애 아동의 작업치료에 성공적으로 사용되어 왔다 (Polatajko, Mandich, Miller, & Macnab, J. 2001; Rodger & Liu, 2008; Rodger, Springfield, & Polatajko, 2007). 언어적 문제 해결법 사용에 의해, 3가지 주요 단계에 따라 아이들은 ADL 문제에 직면하는 방법을 배운다: (1) 할 수 있는 작업에 대한 이야기, (2) 과제를 연습; (3) 이중 과제: 동시에 말하고 과제 연습하기. 아동이 선택하고 자신의 목표를 말하고, 문제해결 기술을 향상시키는 방법의 전략을 위해 "자기-이야기"를 사용하는 운동 학습이론 및 환자 중심의 실무를 바탕으로(Rodger & Liu, 2008), 언어, 인지 및 과제에 참여하고자 하는 동기를 가진 아동 및 기술 향상 및 학습에 동기부여가 된 아동에게 가장 좋은 방법이다(CO-OP, 2009). 자료 웹사이트: Cognitive Orientation to daily Occupational Performance: University of Toronto: http://www.ot.utoronto.ca/coop/ about.htm

예상 문제 해결

예상 문제 해결은 ADL 과제를 가르칠 때 사용하는 하나의 인지적 테크닉이다. Bell, Cohn & Dumas (2005)는 뇌 손상이 있는 학생 자녀를 둔 부모를 연구했고 자녀가 작업에 참여하도록 하기 위해 "예상 계획"을 사용했다. 부모는 활동, 발생할 수 있는 상황, 및 아동의 관점에서 활동의 긍정 및 부정을 식별했다. 기술 훈련, 기술 교육, 그리고 행동 규제 및 인지 기능과 관련된 문제를 피하는 기회를 생성함으로써, 부모들은 종종 "붕괴"를 예방하고 작업에 참여를 촉진했다. 한 부모는 자기-관리 과제를 위해 이것을 어떻게 했는지 설명하였다: "나는 학교에 같이 보내는 조임 장치에 매우 신중해야 한다. 그녀는 단추 및 똑딱 단추를 더 어려워하고, 어깨 위로 손을 뻗는데 전체 도움이 요구되므로 그녀는 학교에서 그것들을 입을 수 없다" (Bedell, Cohn & Dumas, 2005, p.278).

Schultz-Krohn (2004)는 아동에게 ADL 과제를 가르칠 때 예상 문제 해결법으로 예방의 사용을 제안했다. 아이들이 잠재적인 문제점 및 해결책을 말로함으로써, 그들은 새로운 ADL 과제를 시도하거나 새로운 환경에서 과제를 수행할 때 스트레스를 덜 받을 수 있다. 이 접근법은 광범위한 답변의 배열 생성 및 환경 안에 이미 내재하는 상황적 단서의 사용을 장려한다 (Candler & Meeuwsen, 2002; Schultz-Krohn, 2004). 게다가, 아이들은 사용할 대안에 대해 선택하는 것을 학습한다. Schultz-Krohn(2004)는 예상 문제 해결 접근법을 사용할 때 아래의 질문을 제안했다:

1. 완성할 과제는 무엇이고, 어디서 일어날 것인가 (상황)?
2. 과제를 완성하는 데 필요한 물건은 무엇이고, 이러한 물건은 사용 가능하고 준비되어 있는가?
3. 만약 이런 물건이 사용될 수 없다면(예, 잃어버리거나, 부러지거나, 다른 사람이 사용하고 있음), 아동은 누구에게 또는 어떻게 도움을 요청할 것인가?
4. 환경내부에 어떠한 안전 위험 및 위해 요소가 있거나 이 학생이나 다른 학생이 사용한 물체와 관련되어 있는가? 어떻게 이런 위험 요소를 피할 수 있는가?

ADL 훈련의 예제
(Sample ADL Arenas of Practice)

ADL 과제 및 중재의 예시는 이 장을 통해 설명되었다. 이러한 중재 접근법 및 방법들은 ADL에 포함되는 어느 영역에서나 작용할 수 있다. 다음 섹션에서 먹기 및 식사하기, 수면 및 휴식, 개인 용품 관리, 그리고 성적표현의 영역이 더 자세하게 논의된다.

먹기 및 식사하기

G먹기 및 식사하기는 생존, 건강, 성장 및 자신의 세상에 대한 학습을 위해 필수적인 영양을 아동에게 제공하는 중요한 작업이다. 먹기 (Eating)는 액체나 고체 음식을 조작하고, 입에 머금고, 삼키는 아동의 구강 운동 능력을 말한다. 그것은 빨기, 삼키기, 침 조절, 마시기, 그리고 숟가락의 음식 이동하기의 능력을 포함한다 (그림 8-7). 먹기는 다음의 신체 구조의 조정된 사용이 요구된다: 턱, 입술, 뺨, 혀, 이, 구개, 그리고 호흡기계 (AOTA, 2000). 식사하기(Feeding)는 아동이 접시나 컵에서 입으로 음식을 옮기는 방법을 포함한다. 다양한 상황과 위치에서, 아동은 다른 식기도구, 보조 기술, 및 스스로 먹기 위한 다른 수단을 사용할 수 있다 (AOTA, 2008).

먹기 및 식사하기는 하루 동안 수많은 시간 발생한다; 이 활동은 가족간의 상호작용, 부모-자녀 결합, 그리고 식사 시간에 대한 가족의 루틴을 장려한다 (Humphry & Case-Smith, 2005). 이것들은 운동 및 실행, 감각 지각, 인지, 정서 조절, 그리고 의사소통/상호작용 기술뿐만 아니라 클라이언트 요의 통합을 요구하는 조정된 활동 (예, 감각, 심리, 호흡, 근육, 소화 기능 및 계통)으로 복잡하다.

문화적 선호사항들은 먹는 것과 먹지 않는 음식의 종류; 식사시간의 루틴 및 의식; 음식의 의미; 사용되는 식기도구나 접시의 유형; 식사시간에 일어나는 사회적 상호작용과 같은, 아동의 먹기 및 식사하기 과제에 영향을 미친다 (AOTA, 2008). 예를 들어, Schulze, Harwood & Schoelmerich(2001)는 Anglo 중산층 엄마들은 12개월쯤 스스로 먹기를 장려하고 기대하는 반면에, Puerto Rican 중산층 엄마들은 그들의 유아에게 병이나 숟가락으로 먹이는 것을 발견했다. ADL의 모든 영역에서, 치료사는 먹기를 지원하거나 방해하는 것이 무엇인지 알기 위해 시간적, 신체적, 사회적, 개인적 (예, 발달 단계, 의학적 상태), 그리고 문화적 맥락을 반드시 평가해야한다. 우리의 Dante에 대한 사례연구를 고려하라. Dante는 효과적으로 자신의 발을 사용해 스스로 먹는 수행기술 및 패턴과 동기를 가지고 있지만, 발을 사용한 식사하기에서 그의 독립성은 그의 문화 내에서 존중되거나 허용되지 않는다.

치료사들은 먹기 (예, 6개월에 회전 움직임의 씹기)와 식사하기 기술 (예, 컵으로 마시기 및 포크나 칼 사용하기)을 평가할 때 전형적인 성장 및 발달이정표를 고려한다. 게다가, 신체 기능 및 구조는 고려될 필요가 있다. 예를 들어, 아기의 식도, 인두, 후두, 그리고 구강의 해부학적 성장은 먹기 기술의 발달 및 빨고 삼키기 패턴에서 음식을 위로 이동시키는 유아의 능력을 변화시킬 수 있다 (Wolfe & Glass, 1998). 먹기의 어려움은 의학적 상태와 관련될 수 있다(예, 위식도 역류 장애 [GERD], 혀 내밀기, 또는 감각 과민). 스스로 먹기의 어려움은 제한된 운동 및 실행 능력, 감각-지각 기술, 또는 정서 조절과 관련될 수 있다 (예, 지구력, 협응력, 시간적 조직화) (Schreck, Williams & Smith, 2004).

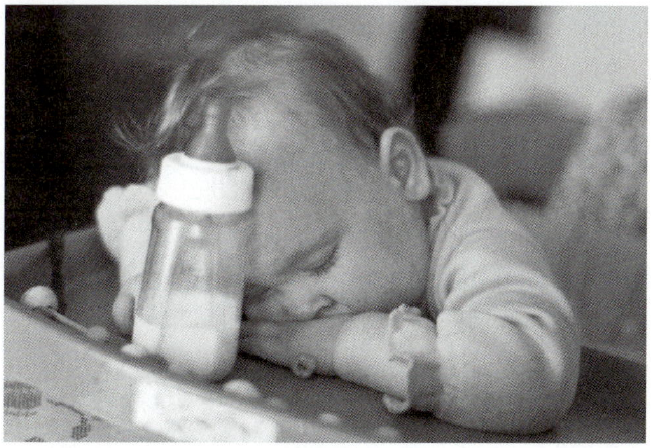

그림 8-7 때때로 먹기는 피곤하다!

수면 및 휴식

수면은 아동과 부모들이 다음 날 및 미래를 위한 이완 및 에너지 회복을 하게 한다; 그것은 성장과 안녕을 위해 필수적이다. 아동이 잠을 잘 수 없다면, 그것은 모든 가족 구성원에게 심각한 문제점이고 아동의 성장, 학습, 면역, 깨어있는 시간 동안의 행동과 같은 아동의 능력에 영향을 줄 수 있다 (Durand, 1998). 게다가, 아동의 불면증은 부모, 형제자매, 그리고 가정 내의 다른 사람의 수면 박탈을 가져올 수 있고, 다음으로 최적의 수준에서 작업을 수행하는 것을 제한할 수 있다 (Wright, Tancredi, Yundt & Larin, 2006).

최근 연구는 각 밤마다 비슷한 수면의 양과 함께 규칙적인 수면 패턴이 필요함에 집중하고 있다 (Kryger, Roth &

Dement, 2006; National Sleep Foundation, 2006).

영아돌연사증후 (SIDS)에 대한 연구는 SIDS 아동이 비교 집단보다 더 자주 수면에 대한 일상 루틴의 변화를 최근에 경험했다는 것을 발견했다 (Ford et al., 1996). 수면 연구에 사용되는 테크닉들은(예, 수면다원검사 [polysomnography]) 수면 도중에 뇌파 활동을 측정하고 입과 코의 기도 흐름을 평가한다. 수면 부족이 발견되지 않는 아기에 수면 부족아기를 비교한 연구에서 깨어나는 임계값이 높고 더 빈번한 일시적 호흡 정지 사건이 있었다 (Franco et al., 2004).

Owens & Mindell (2005)은 아동이 수면 문제가 있는지 결정하기 위해 부모나 아동에게 물어보는 5가지 간단한 질문을 제안했다. 그것은 약어로 BEARS를 사용한다:

B: 취침시간 (Bedtime) : 당신의 자녀는 잠들기 및 취침에 어려움이 있는가?

E: 과도한 낮 시간 졸음 (Excessive daytime sleepiness) : 당신의 자녀는 일어나기 힘들어 하거나 낮 동안에 얼떨떨하거나 졸려 보이는가?

A: 밤에 깨어남 (Awakenings at night) : 당신의 자녀는 밤에 깨어나는가? 아이는 다시 잠들 수 있는가? 수면을 방해하는 것은 없는가?

R: 규칙성 (Regularity) : 당신의 자녀는 주간 및 주말 동안에 일상적인 취침 및 기상 루틴이 무엇인가? 자녀가 필요로 하는 수면의 양은 어떠한가?

S: 코골기 (Snoring) : 당신의 자녀는 수면 중에 코를 골거나 호흡 정지, 헐떡거림 및 질식이 있는가? 얼마나 자주 있는가? 코 고는 소리는 큰가?

모든 아동들이 때때로 잠을 못 이룰 수 있으나, 만약 1주일 이상 지속된다면, 수면 문제를 고려해볼 수 있다 (Durand, 1998). 많은 요소들이 잠들지 못하는데 영향을 미칠 수 있다. 질병이나 처방약 (예를 들어, 저녁 늦게 리탈린, 사이클러트 복용)은 잠들기 어렵거나, 밤 늦게 아동이 깨는 것과 같은 문제를 일으킬 수 있다. 얼마나 많은 부모들이 귀의 감염으로 외이도에 압력으로 인해 몇시간 이상 잠들지 못하고 깨어있다는 걸 알고 있을까? 장애를 가진 아동은 밤에도 의학적 처치 (예, 삽관 식이, 흡인, 자세 변경)나, 조절, 감정, 식이 (예, 역류)의 문제나 통증으로 인해 잠을 이루지 못한다 (Williamson & Anzalone, 1999; Wright, Tancredi, Yundt, & Larin, 2006). 자폐, 아스퍼거 증후군과 같은 전반적 발달장애를 가진 아동은 또래에 비해 깊게 잠들기 어렵기 때문에 수면에 문제를 가진다 (Allik, Larsson, & Smedje, 2006; Honomichl et al., 2002).

아동의 일과나, 집 환경이 바뀌는 것도 잠을 못이루는 원인이 된다. 예를 들어, 집에 손님이 오거나 특별한 날 (예, 늦게까지 공놀이, 생일 파티) 잠들어야 하는 시간을 놓쳐서 잠을 못이루기도 한다. 예측 가능한 일 (예, 주치의 검진, 시험, 산타 방문)이나 흥분되는 일은 아이가 잠 못들게 한다 (Fehlings, Weiss, & Stephens, 2001; Owens & Mindel, 2005). 잠을 설치는 것은 만성적으로 될 수 있기 때문에 이슈가 되고 있다; 단시간 아동이 잠을 설치는 것은 일반적인 아동에게서 나타나는 수면 문제이다.

스트레스는 일반적인 사람이나 아동에게 수면의 문제를 일으킨다. 집이나, 가족, 학교, 친구, 우울, 폭력 등이 원이이 되어 일어날 수 있다. 예를 들어, 아이를 돌봐주는 사람이 바뀌었는데 그 사람의 모습, 소리, 냄새가 전형적인 환경과 다를 때 아이는 스트레스를 받기도 한다. 10대들은 종종 불규칙적인 주말이나 주중의 스케줄 때문에 생체학적 리듬이 깨져 늦게까지 잠들지 못하고, 일찍 일어나지 못하는 문제를 가진다 (Camo et al., 2003). 숙제, 비디오 게임, 흥분되는 일, 과식 등도 아동의 각성을 너무 높여서 수면을 방해하는 생활 요소가 된다 (Camo et al., 2003; National Sleep Foundation, 2006).

수면환경은 아동의 감각 조절 능력에 따라 수면을 도울 수도 방해할 수도 있다. 수면 환경이 너무 덥거나, 춥거나, 시끄럽거나, 밝거나하면 수면을 방해할 수 있다 (Williamson & Anzalone, 1999; Wright Tancred;, Yundt, & Larin, 2006). 미국수면협회에서는 침실은 잠을 자는 곳이지, 놀게 하면 안된다고 제안한다. 만약 형제자매가 방을 같이 쓰고 수면 시간에 다른 활동을 한다면, 이는 수면의 방해 요소가 도리 수 있다. 표 9-8에서는 아동과 10대들에게 적절한 수면 환경, 일상, 수면을 증진시킬 수 있는 평가 및 중재에 관해 나타내고 있다. 그림 8-8은 수면 환경에 대한 예시이다.

능동적인 학습

아동이 집에서 마카로니 및 닭 가슴살 한 접시 먹기와 우유 한 컵 마시기에 대한 과제 분석을 완성하라. 당신이 아동에게 과제의 각 단계마다 제공할 수 있는 다양한 단서(예, 시각적 단서, 메시지)를 고려하고 어떻게 이런 단서를 체계적으로 퇴색시킬 수 있는지 고려하라.

표 8-8 ● 아동 및 십대들의 더 좋은 수면 패턴을 촉진하기 위한 상황적 중재 분류

분류	더 좋은 수면을 위한 중재
신체적	**수면 영역** • 아동이 자는 곳을 확인: 소음의 양, 냄새, 활동, 촉각 자극 • 적정온도 유지, 너무 뜨겁거나 너무 춥지 않게 함(통풍구, 환풍기, 침대 근처의 창문 숙지) • 시각 자극 제한 (예, 거울, 야간조명, 침대에 장난감 및 거울, 벽 및 아동의 시야 안에 있는 그림) • 잠자는 동안 청각적 자극 확인: • 오르골 및 CD가 작동되고 있지 않은가? 그것은 아동을 각성시키거나 진정시키는가? • 십대는 취침시간 및 조용할 때 하드록을 듣는가? • 백색 잡음 기계는 가정의 다른 소음을 들리지 않게 해주는가? **침구** ***아기침대*** • 아기 침대에 꼭 맞는 견고한 매트리스 제공 (예, 물침대, 소파 및 소프트 매트리스/베개, 해먹이 아님) • 범퍼 가드, 이불, 담요, 베개, 봉제된 동물인형 제거 • 오직 가벼운 담요만 사용; 침대의 발쪽으로 당기고 아기의 허리정도까지만 끌어올린다. 절대 담요로 아기의 머리를 덮지 않는다. • 아기침대/매트리스가 바의 너비 및 견고함에서 안전한 표준이 되는지 평가. 아기 침대의 안전성 목록: http://www.aap.org/family/inffurn.htm • 35"이거나 키가 더 큰 경우 아동을 아기 침대에서 옮겨라. ***침대*** • 안과 밖으로 안전하게 하라 • 이층 침대 및 어린 아동을 침대로 이동시키기 위한 침대 레일 사용 • 아동/십대를 위한 충분한 크기 • 매트리스는 견고한 것이 좋음 • 질감, 무게, 냄새, 및 침구의 시각적 매력도 (예, 플란넬 대 실크 대 면 시트, 가벼운 담요 대 무거운 이불) **의복** ***아기 및 유아*** • 따뜻하게 하기 위해 담요 대신 잠옷 사용 • 꼭 맞는 긴소매 옷 (공기 상태 및 추운 계절에 따라) 및 아동의 취향에 따라 헐렁한 옷 사용 • 파자마의 질감, 무게, 냄새 및 시각적 매력이 좋은 것 ***아동 및 청소년*** • 파자마의 알맞음, 질감, 무게, 냄새 및 시각적 매력 • 만약 심부압박 피드백을 좋아한다면 무거운 담요 및 이불을 사용
사회적	• 책을 읽어 주거나 침대를 흔들어주는 것과 같이, 취침시간 전에 조용한 시간을 제공 (시끄럽게 놀고 있는 숙소, 컴퓨터 및 비디오 게임, 자전거를 타고 침대로 바로 가는 것과 같은 높은 활동 수준은 안됨) • 아기는 혼자 침대에 두고 부모나 형제자매와 함께 두지 않음 (일부 문화에서는 이것을 이해하지 못하지만, 최소한 다른 사람과 잘 때 SIDS의 위험이 5배 증가되는 것을 설명한다; Kemp et al., 2000) • 침대에 누워 있는 동안 아동의 등을 지긋이 리드미컬하게 마사지 • 저음으로 말하고, 조용한 어투, 부드럽게 노래 부르기 • 침대로 전환 물체 (예, 좋아하는 담요, 봉제 동물인형)를 가져가기(1세 이상인 경우)
시간적	• 당신의 자녀가 실제로 얼마나 잠을 잤고 언제 잤는지 이해하기 위해 수면 다이어리를 계속 써라 • 아기는 16시간의 수면을 필요로 하고, 아동 및 청소년들은 9.5-12시간의 수면이 필요하다 • 자기 통제 및 스스로 잠을 절제하는 것을 배울 수 있게 아이를 침대에 깨워 놓는다 • 취침시간 루틴을 일관되게 하라 (예, 처음 목욕을 시키고, 그 후 이를 닦고, 그 뒤 책을 읽고, 그 뒤 잠자기) • 심지어 주말에도 취침 시간 및 기상 시간을 일관되게 하라 (특히 십대에게 중요) • 아동의 나이 및 생길 수 있는 변화를 고려하라: 낮잠을 줄이는 시간인가? 또는 취침시간 이상의 시간인가? • 주간 동안 아동의 활동 수준을 고려하라: 축구 연습을 시작한 지금 피곤해 하는가? 적정한 취침시간을 필요로 하는가? • 취침시간 루틴의 다음 단계에 대한 단서를 주기 위해 시각적 일정표, 그림, 이야기 및 체크리스트를 사용하라.

Adapted from National Sleep Foundation, Washington, DC. Retrieved from: http://www.sleepfoundation.org/hottopics/index.php?secid=18&id=189; and Williamson, G., & Anzalone, M. (2001). *Sensory integration and self-regulation in infants and toddlers: Helping very young children interact with their environment* (p. 82). Washington, DC: Zero to Three.

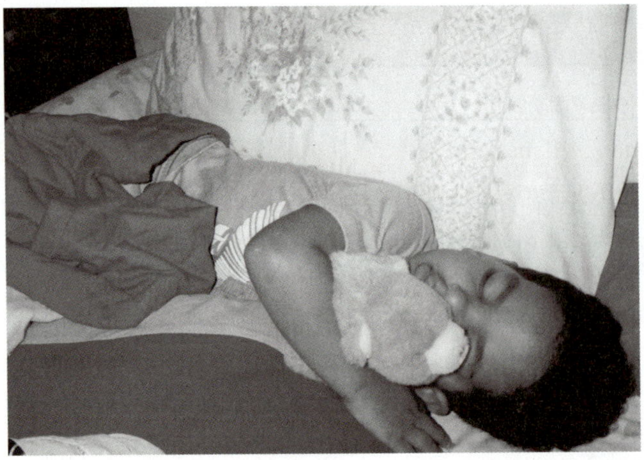

그림 8-8 Oliver는 그의 부모가 취침시간 루틴에 따를 때 잠을 잔다: 편안하고 친숙한 침대에 눕혀지고 좋아하는 책을 가지고 있거나 (또는 봉제 인형 장난감) 백색 잡음기계를 듣는 동안 이불을 덮어준다.

개인 용품 관리

개인 물품 관리 방법을 학습하는 것은 아동이 성장함에 따라 배워야하는 필수적인 기술이다. 많은 장애 아동들은 콘택트렌즈, 안경, 보청기, 보조기, 의지, 카데터를 사용하고 식사하기, 몸단장하기, 옷 입기, 개인위생 및 화장실사용, 의사소통을 위한 다양한 보조 기술의 일부를 사용한다. 아동들이 가능한 한 어린나이에 이러한 개인 관리 용품을 사용, 청소, 및 유지하는 방법을 아는 것은 필요하다.

일부 아동들은 머리빗, 스플린트, 적응 숟가락을 씻을 수 있는 신체적 능력이 없지만, 그들은 "씻어주세요" 또는 "치워주세요"하고 다른 누군가에게 요청할 수 있다. 그들은 또한 적응장비를 가져오고 장비의 문제점을 보고하는 책임을 질 수 있다(예, "내 안경이 부러졌어요."). 아동이 성장함에 따라, 부모는 개인 용품과 관련된 문제를 보고하기 위해 의사나 치료사를 부르는 책임감을 자녀에게 더 부여할 수 있다. 의료 공급자는 아이에게 개인 용품을 제공할 때마다 장비 손상 및 손실을 예방하는 교육을 필수적으로 해야 한다.

치료사는 학생이 일상생활과 매주 생활을 유지할 수 있도록 물품을 준비하게 도와줄 수 있다. 시각적으로 확인할 수 있는 체크리스트나 스케줄은 일상생활을 유지할 수 있을 뿐 아니라 활동을 순서대로 할 수 있다. 예를 들어, 아동이 매일 저녁 세수하고 양치하고 할 때 콘택트렌즈를 빼서 통에 담고 용액을 채워놓도록 하면 빼먹지 않을 수 있다. 체크리스트를 거울에 붙여놓는 것도 좋은 방법이다. 같은 개념으로 보조 도구를 세척하게 할 수 있다. 아동이 점심 도시락을 비우고 bulit-up 숟가락을 씻고 내일 먹을 수 있게 도시락을 제 자리에 두게 한다. 만약 시각적인 체크리스트는 과제를 배우는데는 도움이 되지 않고, 비디오 셀프 모델 방법은 보조하는데 도움이 될 것이다.

성적 표현

모든 연령 및 능력의 아동들은 성적 존재이고, 자기-개념의 일부는 다른 관계 내에서 성적 표현에 대한 그들의 태도, 감정, 지식 및 신념과 관련된다. 초기 아동기에, 애정표현, 신체 부위, 성별 차이, 터치, 화장실사용에 대한 프라이버시, 그리고 낯선 사람에 대한 안전 행동에 관한 방법을 언급함으로써 성 교육을 시작할 수 있다 (Couwenhoven, 2007). 성교육이 커리큘럼의 한 부분이거나 재활팀에 의뢰된 주제일 경우, 십대와 부모에게 장애가 있는 사람들의 연애, 접근 거절 방법, 피임, 자위, 및 성적 권리에 대해 논의하는 것은 더 쉽다.

성에 대한 질문은 치료사들이 개인위생, 옷 입기, 목욕, 침대 이동과 같은 매우 개인적인 ADL 과제를 아동 및 청소년과 함께 할 때 종종 생긴다 (Shepherd, 2005). 18세 미만의 어린이는 부모의 동의와 함께, 관계, 성적착취, 학대, 성병, 피임 및 임신은 모두 장애아동 및 장애 청소년과 일하며 해결하기 위한 팀의 주제이다. 때때로, 문화적 신념, 사회적 기대, 또는 성별 차이 때문에 부모들은 이러한 문제를 논의하는 것을 받아들이지 않거나 자녀의 성을 해결하기 위한 준비가 되지 않았다고 생각한다. 치료사로서, 자신과 다른 사람의 성에 대한 개인적 태도, 신념, 가치 및 지식을 이해하고 인정하는 것은 중요하다. 만약 이 주제가 불편하다면, 이 주제에 대해 더 익숙하고 식견이 많은 다른 누군가에게 가족과 아동을 의뢰하라. 이것은 무시하기에는 너무 중요하다.

장애 아동들은 기본적 자기-관리를 다른 사람에게 매우 의존하기 때문에 장애 아동들은 장애가 없는 아동들 보다 착취될 위험이 높다(O' Neill, 2005; Sullivan & Knutson, 2000). 그들은 종종 많은 간병인이 있고 성적 약탈 행동에 의문을 하지 않도록 순종해야한다고 배웠을 수 있다. 더 중증인 장애 아동 및 청소년들은 약탈자로부터 의사표현을 하거나 도망칠 수 없을 수 있거나, 예상 문제 해결 기술이나 그런 상황에서 무엇을 해야 하는지 아는 판단력이 부족할 수 있다. 부가적 및 대체적 의사소통 장치를 프로그래밍하고 사용함으로써, 말을 할 수 없는 아동은 다른 사람에게 알리거나 성적 학대로부터 스스로 보호할 수 있다 (Collier et al., 2006).

Hinsburger (1993)는 전 직원이 모두 아동과 청소년이 친밀 터치(착취)와 필요한 터치(예, 도뇨관 설치에 대한 교육, 월경 관리, 생리대 교체, 생식기 씻기)사이의 차이점을 이해하는 것을 도와야 한다고 권장한다. 이러한 필요한 "터치" 활동에 대한 작업을 할 때, Schwier & Hinsburger (2000)는 모든 간병인이 이 절차를 사용할 것을 주장했다:

- 당신이 하려고 하는 절차가 무엇인지 왜하는지 아이에게 말하라.
- 조용한 목소리 톤을 사용하고 터치하기 전에 진행할 경우 문의하라.
- 활동에 전체적 또는 부분적인 아동의 참여를 장려하라.
- 당신이 무엇을 왜 했는지 요약하고 터치 후에 있을 수 있는 감정을 논의하라.

작업치료사로서, 클라이언트의 성적 욕구에 대해 논의할 때 팀과 함께 일하는 것은 필수이다. 다양한 주제(Blackburn, 2002; Friedman, 1997)는 아동 및 청소년이 그들의 성 표현을 하게 돕고 임신 및 질병 예방을 위해 해결해야할 필요가 있다 (Shapland, 1999). 협력-팀 구성원은 간호사 (예, 약물, 대소변 관리에 대해), 내과 의사 (개념 및 건강 정보에 대해), 약사 (약물의 상호작용에 대해), 부인과 의사(부인과적 건강; 피임 방법; 약물에 대해), 물리치료사 (이동, 자세 취하기 및 근력강화에 대해), 심리학자 (성에 대한 감정적 느낌; 애정 표현에 대한 다른 방법에 대해)를 포함할 수 있다. 장애가 있는 개개인은 공공장소에서 자위를 하거나 옷을 벗고, 허락 없이 타인을 만지고, 자신을 노출하는 것과 같은 부적절한 성적 행동에 대해 저지되고 유폐되어 왔는데, 이들은 매우 실제적 문제들이다 (Howlin, 2004).

핵심정리 (Here's the Point)

▶ ADLs는 작업 배열을 커버하고, 할 수 있는 만큼 아동이 참여하는 것은 중요하다.

▶ 아동이 성장함에 따라, 수면 루틴 관리 및 개인용품관리를 포함한 자기-관리를 완성하거나 지시하는 것에 대한 책임을 더 많이 부여할 필요가 있다.

▶ 더 나아가, 장애 아동 및 청소년들은 성적 존재이고, 성 교육은 아동이 그들의 성을 표현하는 것을 도울뿐만 아니라 성적 착취, 학대 관계, 질병 및 임신을 예방한다. 치료사들은 이런 주제에 익숙하지 않다면 다른 팀 구성원에게 의뢰해야할 필요가 있다.

요약(Summary)

이 장에서, 작업적 역할인 자기-관리자의 개요가 제공되었고, 독자는 이제 아동의 ADL 참여를 평가하고 촉진하는 작업치료사의 역할이 얼마나 중요한지 이해한다. 자기-관리 기술의 획득은 전형적인 발달 순서를 따르고, 이런 순서의 지식은 치료사가 다양한 환경에서 ADL 평가 계획을 세우는데 중요하다. 아동의 능력 및 선호사항, 환경적 맥락, ADL 과제의 요구사항, 그리고 루틴 및 습관과 아동의 기술은 모두 자기-관리 기술의 발달에 영향을 미치고 모두 평가 및 중재 과정에 고려될 필요가 있다. 중재 접근법은 다양하다; 자기-관리 중재의 여러 측면을 위한 "한 가지가 다 맞는" 접근법은 없다. 치료사들은 아동과 가족이 모두 원하는 자기-관리 기술을 얻기 위해 노력하는 누군가와 함께 아동을 돕기 위한 근거-중심의 실무를 검토하는 것이 좋다.

장난감 상자에는 무엇이 더 있나?

독자는 아래를 포함한 다양한 출처로부터 추가적인 자기-관리 이정표를 접할 수 있다:

- The Hawaii Early Learning Profile (Furuno, O'Reilly, Hosaka, Zeisloft, & Allman, 2004)
- The Carolina Curriculum for Preschoolers with Special Needs (2nd and 3rd eds.) (Johnson-Martin, Attermeier, & Hacker, 2004), and the Vineland Adaptive Behavior Scales II (Sparrow, & Cicchetti, Balla, 2004). 평가에 대한 더 많은 정보는 18장에서 찾을 수 있다.

자기-관리와 관련된 문화적 자료

- Free downloadable cue cards presented in 55 different languages with symbols related to ADL and medical treatment including a pain scale: http://www.easternhealth.org.au/language/cuecards/cards.asp
- Diversity in Child Care in Queensland: Commonwealth Department of Family and Community Services, Australia. http://www.health.qld.gov.au/multicultural/health_workers/cultdiver_guide.asp
- University of Toronto, Cultural Profiles Project, http://www.cp-pc.ca/english/index.html
- Geri Ann Galanti, Cultural Diversity in Health Care. http://www.ggalanti.com/index.html
- Statewide Transcultural Training and Resourcing (STTAR) Program, Diversity in Child Care in Queensland: Commonwealth Department of Family and Community Services, Australia. http://www.sttar.org/resources/profiles

- Statewide Transcultural Training and Resourcing (STTAR) Program, Diversity in Child Care in Queensland: Commonwealth Department of Family and Community Services, Australia. http://www.sttar.org/resources/profiles

자기-관리 기술 발달에 대한 시각적 자료

- Wroble, M. J. (2003). Taking care of myself: A hygiene, puberty and personal curriculum for young people with autism. Arlington, TX: Future Horizons.

시각자료 및 이야기는 자폐 아동 및 청소년이 전형적인 자기-관리 과제를 배우는 것을 돕는다. 각 단위는 학생이 개념을 강화하는 활동을 포함한다

- Cohen, M. J., and Sloan, D. L. (2007). *Visual supports for people with autism: A Guide for parents and professionals (Topics in Autism)*. Bethesda, MD: Woodbine House.
- Hodgdon, L. A. (1999). *Visual strategies for improving communication: Practical supports for home and school.* Troy, MI: Quirk Roberts Publishing. Also Linda Hodgdon's website: Use Visual Strategies http://www.usevisualstrategies.com/products.html provides ideas to help students succeed in communication and daily routines and sells additional visual graphic DVDs.
- Gast, C., and Krug, J. (2008). *Caring for myself.* Philadelphia: Jessica Kingsley.

어린 아이들에게 자기-관리 기술을 촉진하는 사회적 기술 이야기 책

- Turner, L., Lammi, B., Friesen, K., and Phelan, N. (2001). *Your child's dressing skills workbook*. Ontario, Canada: CanChild Centre for Childhood Disability Research. Retrieved from http://www.canchild.ca/Portals/0/education_materials/pdf/chaining.pdf
- CARD: Center for Autism and Related Disabilities: University of Florida at Gainesville. http://www.connectability.ca/ConnectAbilityWeb/learn/offToSchool/off_to_school/skills/care/pdf/visualSequence.pdf

CARD는 장애 아동에 대한 시각적 지원 발달의 다양한 자료를 제공한다.

- The Gray Center for Social Learning and Understanding. http://www.thegraycenter.org/

사회적 이야기의 개발자 Carol Gray는 글 쓰는 방법을 가르쳐주기 위해 이 웹사이트를 발달시켰다.

- Mayer Johnson Boardmaker http://store.mayer-johnson.com/boardmaker/
- Polyxo: Teaching Children with Autism: ttp://www.polyxo.com/visualsupport/makingpecs.html

자폐 스펙트럼 장애 아동 및 기타 발달 장애 아동을 교육시키는 전문가 및 부모를 위한 자료: 시각 지원 발달의 팁, 일반적인 데이터 수집 시트의 무료다운로드, 프로그램 조직 데이터 시트, 개별화할 수 있는 기능적 행동 평가/분석 워크시트.

먹기 및 식사하기

식사하기 및 먹기에 실용적 접근법을 사용한, 이 책들은 부모 및 준전문가들이 다른 식사하기 테크닉에 대해 배울 수 있게 하는 재현된 양식이다. 많은 것이 가정 프로그램 및 간호교육에 적합하다:

- Klein, M. D., and Delaney, T. A. (1994). *Feeding and nutrition for the child with special needs: Handouts for parents.* Tucson, AZ: Therapy Skill Builders.
- Lowman, D. K., and Murphy, S. M. (1998). *The educator's guide to feeding children with disabilities.* Baltimore: Paul H. Brookes Publishing Co.
- Morris, S. E., and Klein, M. D. (2000). *Prefeeding skills: A comprehensive resource for meal time* (2nd ed.). Tucson, AZ: Therapy Skill Builders. Author's website, New Visions: http://www.new-vis.com/index.htm
- Wolf, L. S., and Glass, R. P. (1992). *Feeding and swallowing disorders in infancy: Assessment and management.* Tucson, AZ: Therapy Skill Builders.

수면과 휴식

해당 책 둘 다 아동의 수면 패턴 향상에 도움이 되는 실용적 충고를 제공한다.

Durand, V. M. (1998). Sleep better: A guide to improving sleep for children with special needs. Baltimore: Paul H. Brookes Publishing Co.

아동의 수면 패턴 향상에 도움이 되는 실용적 권장

Owens, J., and Mindell, J. (2005). Take charge of your child's sleep: The all-in-one resource for solving sleep problems in kids and teens. New York: Marlowe & Co.

아동의 수면 패턴 향상에 도움이 되는 실용적 권장

Healthy Child Care Back to Sleep Campaign: http://www.healthychildcare.org/section_SIDS.cfm

부모에게 영아돌연사증후군을 피하기 위한 수면 제안에 대한 최신 정보를 제공한다.
미국 국립수면재단은 아동 및 십대를 대상으로 아래의 섹션을 가지고 있다.

- Interactive Sleep Diary: This diary is kept for 7 to 14 days and then an analysis of sleep patterns is given. http://www.sleepfoundation.org/quiz/index.php?secid=&id=107
- Sleep for Kids: A website for kids to learn about the importance of sleep. Cartoon figures, puzzles, games are provided to learn the material. http://www.sleepforkids.org/
- Sleep for Teens: A website for teens to explore their habits and how they affect sleep as well as to learn healthy sleep patterns for better alertness and learning. Includes a caffeine IQ quiz, sleep quiz, sleep myths, and a snore score. http://www.sleepfoundation.org/hottopics/index.php?secid=18&id=264

성과 장애

Kaufman, M., Silverberg, C., and Odette, F. (Eds.) (2003). The ultimate guide to sex and disability. San Francisco: Cleis Press.

신체장애, 질환, 통증을 가지고 생활하는 아이들과 어른들을 위한 성에 대한 포괄적인 안내서. 성정체성을 찾는 청소년에게 적절한 많은 장들로 구성되어 있다. 장애인을 위한 많은 주제와 쟁점을 포함한다.

Schwier, K. M., and Hingsburger, D. (2000). Sexuality: Your sons and daughters with intellectual disabilities. Baltimore: Paul H. Brookes Publishing Co.

건전한 성생활과 지원방법에 관해 아이들과 토론하고 가르치는 부모를 위한 안내서. 역시 추가적인 정보 목록을 담고 있다.

Walker-Hirsch, L. (Ed.) (2007). The facts of life ... and more: Sexuality and intimacy for people with intellectual disabilities. Baltimore: Paul H. Brookes Publishing Co.

저자는 발달사회 교육적 관점에서 성정체성 교육에 대해 논의한다. 지적 장애를 가진 부모와 부부들이 그들의 삶과 실용적인 힌트, 성적 관계에서 지지하는 다양성을 제공하는 생각들을 이야기하고 있다. 산부인과적 모임, 약물중독, 정신건강: 주제에 관한 문화적 배려, 선택, 위험관리, 치료 방법에 대해 논의한다.

성적 건강 가르치기: http:www.teachingsexualhealth.ca/

이 캐나다 웹사이트는 십대, 어른, 부모, 보건전문가들에게 성적 건강에 관해 정확하고 실질적인 정보를 제공한다. 성적파트너 선택, 피임, 성병과 같은 교육적 지침, 교재, FAQ, 링크, 다운로드, 미디어, 다른 자료들을 얻을 수 있다.

참고문헌

American Occupational Therapy Association. (2000). Specialized knowledge and skills for eating and feeding in occupational therapy practice. *American Journal of Occupational Therapy, 54*, 629–640.

American Occupational Therapy Association. (2008). Occupational therapy practice framework: Domain and process (2nd ed.). *American Journal of Occupational Therapy, 62*, 625–683.

Baker, B., and Brightman, A. (2003). *Steps to independence: Teaching everyday skills to children with special needs* (5th ed.). Baltimore: Paul H. Brookes Publishing Co.

Barnes, K. J., and Case-Smith, J. (2004). Adaptive strategies for children with developmental disabilities. In C. H. Christiansen and K. M. Matuska (Eds.), *Ways of living: Adaptive strategies for special needs* (3rd ed., pp. 109–147). Bethesda, MD: American Occupational Therapy Association.

Bedell, G. M., Cohn, E. S., and Dumas, H. M. (2005). Exploring parents' use of strategies to promote social participation of school-age children with acquired brain injuries. *American Journal of Occupational Therapy, 59*, 273–284.

Bellini, S., and Akullian, J. (2007). A meta-analysis of video modeling and video self-modeling interventions for children and adolescents with autism. *Exceptional Children, 73*, 264-287.

Biederman, G. B., Stepaniukm S., Davey, V. A., Raven, K., and Ahn, D. (1999). Observational learning in children with Down syndrome and developmental delays: The effect of presentation speed in videotaped modeling. *Down Syndrome Research and Practice, 6*, 12–18.

Blackburn, M. (2002). *Sexuality and disability*. Woburn, MA: Elsevier.

Bond, T. G., and Fox, C. M. (2007). *Applying the Rasch model: Fundamental measurement in the human sciences* (2nd ed.). Philadelphia: Taylor & Francis, Erlbaum Associates.

Brookes, P. H., Peterson, P. M., Rauen, K. K., Brown, J., and Cole, J. (1994). Spina bifida: The transition into adulthood begins in infancy. *Rehabilitation Nursing, 19*, 229–238.

Buggey, T. (2009). *Seeing is believing: Video self-modeling for people with autism and other developmental disabilities*. Bethesda, MD: Woodbine Press.

Candler, C., and Meeuwsen, H. (2002,). Implicit learning in children with and without developmental coordination disorder. *American Journal of Occupational Therapy, 56*, 429–435.

Carlson, G. (2002). Supporting the health and well-being of people with intellectual disability and high support needs through networking and resource development. *Australian Occupational Therapy Journal, 49*, 37–43.

Carno, M. A., Hoffman, L. A., Carcillo, J. A., and Sanders, M. H. (2003). Developmental stages of sleep from birth to adolescence, common childhood sleep disorders: Overview and nursing implications. *Journal of Pediatric Nursing, 18*, 274–283.

Chan, S., and Lee, E. (2004). Families with Asian roots. In E. W. Lynch and M. J. Hanson (Eds.), *Developing cross-cultural competence: A guide for working with children and their families* (3rd ed., pp. 251–354). Baltimore: Paul H. Brookes Publishing Co.

Collier, B., McGhie-Richmond, D., Odette, F., and Pyne, J. (2006). Reducing the risk of sexual abuse for people who use augmentative and alternative communication. *Augmentative and Alternative Communication, 22*, 62–75.

Coster, W. J., Deeney, T., Haltiwanger, J., and Haley, S. (1998). *School Function Assessment*. San Antonio, TX: Psychological Corporation/Therapy Skill Builders.

Couwenhoven, T. (2007). *Teaching children with Down syndrome about their bodies, boundaries, and sexuality*. Bethesda, MD: Woodbine Books.

Davies, D. K., Stock, S. E., and Wehmeyer, M. L. (2002). Enhancing independent task performance for individuals with mental retardation through use of a handheld self-directed visual and audio prompting system. *Education and Training in Mental Retardation & Developmental Disabilities, 37*, 209–218.

Dunford, C., Missiuna, C., Street, E., and Sibert, J. (2005). Children's perceptions of the impact of developmental coordination disorder on activities of daily living. *British Journal of Occupational Therapy, 68*, 207–214.

Durand, V. M. (1998). *Sleep better: A guide to improving sleep for children with special needs*. Baltimore: Paul H. Brookes Publishing Co.

Fehlings, D., Weiss, S., and Stephens, D. (2001) Frequent night awakening in infants and preschool children referred to a sleep disorders clinic: The role of nonadaptive sleep associations. *Children's Health Care, 30*, 43–55.

Fisher, A. G. (2006a). *Assessment of Motor and Process Skills. Vol. 1: Development, Standardization, and Administration Manual* (6th ed.), Fort Collins, CO: Three Star Press.

Fisher, A. G. (2006b). *Assessment of Motor and Process Skills. Vol. 2: User manual* (6th ed.). Fort Collins, CO: Three Star Press.

Ford, R. P., Hassall, I. B., Mitchell, E. A., Scragg, R., Taylor, B. J., Allen, E. M., and Stewart, A.W. (1996). Life events, social support and the risk of sudden infant death syndrome. *Journal of Child Psychology and Psychiatry, 37*, 20–25.

Franco, P., Scaillet, S., Groswasser, J., and Kahn, A. (2004). Increased cardiac autonomic responses to auditory challenges in swaddled infants. *Sleep, 27*, 1527–1532.

Friedman, J. (1997, Jan). *Sexual expression: The forgotten component of ADL. OT Practice, 9*, 20–25.

Functional Independence Measure FIMware user guide and self-guided training manual. (2000). *Version 5.20. WeeFIMSystem Clinical Guide: Version 5.01*. Buffalo, NY: University at Buffalo.

Furuno, S., O'Reilly, K., Hosaka, C. M., Zeisloft, B., and Allman, T. (2004). *Hawaii Early Learning Profile* (2nd ed.). Palo Alto, CA: VORT.

Gallimore, R., and Lopez, E. M. (2002). Everyday routines, human agency, and ecocultural context: Construction and maintenance of individual habits. *Occupational Therapy Journal of Research, 22*, 70S–77S.

Gast, C., and Krug, J. (2008). *Caring for myself.* Philadelphia: Jessica Kingsley Publishers.

Gentry, L. O. (2003). Cognitive prosthetics: 21st century tools for the rehabilitation of thinking skills [online course]. Retrieved from http://www.cerebreon.com/courses/cp/.

Gentry, T., Wallace, J., Kuardordt, C., and Lynch, K. B. (2008). Personal digital assistants as cognitive aids for individuals with acquired brain injury: A community-based trial. *Brain Injury, 33*, 21–27.

Haley, S. M., Coster, W. J., Ludlow, L. H., Haltiwanger, J., and Andrellos, P. (1992). *Administration manual for the Pediatric Evaluation of Disability Inventory*. San Antonio, TX: Psychological Corporation.

Hamilton, B. B., and Granger, C. U. (2000). *Functional Independence Measure for Children (WeeFIM-II)*. Buffalo, NY: Research Foundation of the State University of New York.

Hinsburger, D. (1993). *I openers: Parents ask questions about sexuality and children with developmental disabilities.* Vancouver, BC: Family Support Institute Press.

Hofferth, S. L., and Sandberg, J. F. (2001). How American children spend their time. *Journal of Marriage and the Family, 63*, 295–308.

Holm, M. B., Rogers, J. C., and James, A. B. (2003). Interventions for daily living. In E. B. Crepeau, E. Cohn, and B. Schell (Eds.), *Willard and Spackman's occupational therapy* (10th ed., pp. 491–554). Philadelphia: J.B. Lippincott.

Honomichl, R. D., Goodlin-Jones, B. L., Burnham, M., Gaylor, E., and Anders, T. F. (2002). Sleep patterns of children with pervasive developmental disorders. *Journal of Autism and Developmental Disorders, 32*, 553–561.

Horn, I. B., Brenner, R., Rao, M., and Cheng, T. L. (2006). Beliefs about the appropriate age for initiating toilet training: Are there racial and socioeconomic differences? *Journal of Pediatrics, 149*, 151–152.

Howlin, P. (2004). *Autism and Asperger syndrome: Preparing for adulthood* (2nd ed.) London: Routledge, Taylor & Francis.

Humphry, R., and Case-Smith, J. (2005). Working with families. In J. Case-Smith (Ed.), *Occupational therapy for children* (5th ed., pp. 117–153). St. Louis: Elsevier Mosby.

Johnson-Martin, N., Attermeier, S. M., and Hacker, B. (2004). *The Carolina curriculum for infants and toddlers with special needs* (3rd ed). Baltimore: Paul H. Brookes Publishing Co.

Johnson-Martin, N., Attermeier, S. M., and Hacker, B. (2004). *The Carolina curriculum for preschoolers with special needs* (2nd ed.). Baltimore: Paul H. Brookes Publishing Co.

Kaufman, M., Silverberg, C., and Odette, F. (Eds.). (2003). *The ultimate guide to sex and disability.* San Francisco: Cleis Press.

Keen, D., Brannigan, K. L., and Cuskelly, M. (2007). Toilet training for children with autism: The effects of video modeling. *Journal of Development and Physical Disabilities, 19*, 291–303.

Kellegrew, D. H. (2000). Constructing daily routines: A qualitative examination of mothers with young children with disabilities. *American Journal of Occupational Therapy, 54*, 252–259.

Keller, J., Kafkes, A., Baso, S., Federico, J., and Kielhofner, G. (2005). *Child Occupational Self Assessment (COSA; Version 2.1)*. Chicago: MOHO Clearinghouse.

Kern, P., Wakeford, L., and Aldridge, D. (2007). Improving the performance of a young child with autism during self-care tasks using embedded song interventions: A case study. *Music Therapy Perspectives, 25*, 43–51.

Kielhofner, G. (2008). Habituation: Patterns of daily occupation. In G. Kielhofner (Ed.), *Model of human occupation* (4th ed., pp. 51–67). Baltimore: Lippincott, Williams, & Wilkins.

Klein, M. D., and Delaney, T. A. (1994). *Feeding and nutrition for the child with special needs: Handouts for parents.* Tucson, AZ: Therapy Skill Builders.

Klein, R. M., and Bell, B. J. (1979). *Klein-Bell Activity of Daily Living Scale: Manual.* Seattle: Division of Occupational Therapy, University of Washington.

Kryger, M. H., Roth, T., and Dement, W. C. (2006). *Principles and practice of pediatric sleep medicine* (4th ed.). Baltimore: Elsevier.

Lancioni, G. E., and O'Reilly, M. F. (2001). Self-management of instruction cues for occupation: Review of studies with people with severe and profound developmental disabilities. *Research in Developmental Disabilities 22*, 41–65.

Larson, E. A. (2000). The orchestration of occupation: The dance of mothers. *American Journal of Occupational Therapy, 54*, 269–280.

Larson, R., and Verma, S. (1999). How children and adolescents spend time across the works: Work, play, and developmental opportunities. *Psychological Bulletin, 125*, 701–736.

Law, M., Baptiste, S., Carswell, A., McColl, M. A., Polotajiko, H., and Pollock, N. (2005). *Canadian Occupational Performance Measure* (3rd ed.). Toronto: Canadian Association of Occupational Therapists.

Lowman, D. K., and Murphy, S. M. (1998). *The educator's guide to feeding children with disabilities.* Baltimore: Paul H. Brookes Publishing Co.

Lynch, E. (2004). Developing cross cultural competence. In E. Lynch and M. Hanson (Eds.), *Developing cross-cultural competence* (3rd ed., pp. 41–78). Baltimore: Paul H. Brookes Publishing Co.

Lynch, E., and Hanson, M. (2004). *Developing cross-cultural competence* (3rd ed.). Baltimore: Paul H. Brookes Publishing Co.

Mandich, A. D., Polatajko, H. J., and Roger, S. (2003). Rites of passage: Understanding participation of children with developmental coordination disorder. *Human Movement Science, 22*, 583–595.

McCoy, K., and Hermansen, E. (2007). Video modeling for individuals with autism: A review of model types and effects. *Education and Treatment of Children, 30*, 183–213.

McNamara, P., and Humphry, R. (2007). Now this is what you do: Developing structured routines. *OTJR Occupation, Participation and Health, 27*(suppl), S88–S89.

Molnar, B. E., Gortmaker, S. L., Bull, F. C., and Buka, S. L. (2004). Unsafe to play? Neighborhood disorder and lack of safety predict reduced physical activity among urban children and adolescents. *American Journal of Health Promotion, 18*, 378–386.

Morris, S. E., and Klein, M. D. (2000). *Prefeeding skills: A comprehensive resource for meal time* (2nd ed.). Tucson, AZ: Therapy Skill Builders.

National Sleep Foundation. (2006). *Sleep-wake cycle: Its physiology and impact on health.* Washington, DC: National Sleep Foundation. Retrieved from http://www.sleepfoundation.org/atf/.

Newborg, J. (2005). *Battelle Developmental Inventory–Second edition.* Itasca, IL: Riverside.

O'Neill, P. (2005). *Abuse and neglect of children with disabilities: A collaborative response.* Richmond, VA: Virginia Institute for Developmental Disabilities, Virginia Commonwealth University.

Orelove, F., and Sobsey, D. (1996). ADL skills. In F. Orelove and D. Sobsey (Eds.), *Educating children with multiple disabilities* (3rd ed., pp. 333–375). Baltimore: Paul H. Brookes Publishing Co.

Owens, J., and Mindell, J. (2005). *Take charge of your child's sleep: The all-in-one resource for solving sleep problems in kids and teens.* New York: Marlowe & Co.

Payne, S., and Howell, C. (2005). An evaluation of the clinical use of the Assessment of Motor and Process Skills with children. *British Journal of Occupational Therapy, 68,* 277–280.

Piek, J. P., Baynam, G. B., and Barrett, N. C. (2006). The relationship between fine and gross motor ability, self-perceptions and self-worth in children and adolescents. *Human Movement Science, 25,* 65–75.

Pierce, S. R., Daly, K., Gallagher, K. G., Gershoff, A. M., and Schaumburg, S. W. (2002). Constraint-induced therapy for a child with hemiplegic cerebral palsy: A case report. *Archives of Physical Medicine and Rehabilitation, 83,* 1462–1463.

Polatajko, H. J., and Mandich, A. (2004). *Enabling occupation in children: The Cognitive Orientation to daily Occupational Performance (CO-OP) approach.* Ottawa, Ontario, Canada: CAOT Publications ACE.

Polatajko, H. J., Mandich, A. D., Miller, L. T., and Macnab, J. J. (2001). Cognitive orientation to daily occupational performance (CO-OP): Part II—The evidence. *Physical and Occupational Therapy in Pediatrics, 20,* 83–106.

Rodger, S., and Brown, G. T. (2006). I can do it: Developing, promoting, and managing children's self care. In S. Rodger and J. Ziviani (Eds.), *Occupational therapy with children: Understanding children's occupations and enabling participation* (pp. 200–221). Oxford: Blackwell.

Rodger, S., and Liu, S. (2008). Cognitive orientation to (daily) occupational performance: Changes in strategy and session time use over the course of intervention. *OTJR: Occupation, Participation and Health, 28,* 168–179.

Rodger, S., Pham, C., and Mitchell, S. (2009). Cognitive strategy use by children with Asperger's syndrome during intervention for motor-based goals. *Australian Occupational Therapy Journal, 56,* 103–111.

Rodger, S., Springfield, E., and Polatajko, H. J. (2007). Cognitive Orientation for daily Occupational Performance approach for children with Asperger's Syndrome: A case report. *Physical and Occupational Therapy in Pediatrics, 27,* 7–22.

Rogers, J. C., Holm, M. B., and Stone, R. G. (1997). Assessment of daily living activities: The home care advantage. *American Journal of Occupational Therapy, 51,* 410–422.

Schreck, K. A., Williams, K., and Smith, A. F. (2004). A comparison of eating behaviors between children with and without autism. *Journal of Autism and Developmental Disorders, 34,* 433–438.

Schulze, P. A., Harwood, R. L., and Schoelmerich, A. (200 Feeding practices and expectations among middle-cl Anglo and Puerto Rican mothers of 12 month old infar *Journal of Cross-Cultural Psychology, 32,* 387–406.

Schultz-Krohn, W. (2004). Session 10: Addressing ADLs a IADLs within the school-based practice. In Y. Swinth (Ec *Occupational therapy in school-based practice: Contempor issues and trends.* Bethesda, MD: American Occupatio Therapy Association Online Course.

Schultz-Krohn, W. (2006, May). Feeding and eating for infa and toddlers. *OT Practice,* 16–20.

Schwarz, S. P. (2000). *Attainment's dressing tips and cloth resources for making life easier.* Verona, WI: Attainment.

Schwier, K. M., and Hingsburger, D. (2000). *Sexuality: Y sons and daughters with intellectual disabilities.* Baltimo Paul H. Brookes Publishing Co.

Segal, R. (2000). Adaptive strategies of mothers with childr with attention deficit hyperactivity disorder: Enfolding a unfolding occupations. *American Journal of Occupatio Therapy, 54,* 300–306.

Segal, R. (2004). Family routines and rituals: A context occupational therapy interventions. *American Journal Occupational Therapy, 58,* 499–508.

Segal, R., and Beyer, C. (2006). Integration and application a home treatment program: A study of parents and occu tional therapists. *American Journal of Occupational Thera 60,* 500–510.

Sellers, S. W., Fisher, A. G., and Duran, L. (2001). Validity of t assessment of motor and process skills with students w are visually impaired. *Journal of Visual Impairment and Bli ness, 95,* 164–167.

Shapland, C. (1999). *Sexuality issues for youth with disabili and chronic health conditions: Healthy and ready to work beca everyone deserves a future: An occasional policy brief of the In tute for Child Health Policy* (pp. 1–24). Gainesville, University of Florida. Retrieved from http://hctransitio ichp.edu/policypapers/SexualityIssues.pdf.

Shepherd, J. (2005). Self-care and adaptations for independent living. In Case-Smith, J. (Ed.), *Occupational therapy for children* (5th ed., pp. 521–570). St. Louis: Elsevier.

Shepherd, J., and Hanft, B. (2008). Team faces and spaces (pp. 35–72). In Hanft, B., and Shepherd, J. (Eds.). *Collaborating for student success: A guide for school-based occupational therapy A guide for school-based occupational therapy.* Bethesda, MD: AOTA.

Shipley-Benamou, R., Lutzker, J. R., Taubman, M. (2002). Teaching daily living skills to children with autism through instructional video modeling. *Journal of Positive Behavior Interventions, 4,* 165–175.

Sparrow, S., Cicchetti, D., and Balla, D. (2004). *Vineland Adaptive Behavior Scales II* (2nd ed.). Circle Pines, MN: American Guidance Services.

Spriggs, A. D., Gast, D. L., and Ayres, K. M. (2007). Using picture activity schedule books to increase on-schedule and on-task behaviors. *Education and Training in Developmental Disabilities, 42,* 209–223.

Stein, M. A., Szumowski, E., Blondis, T., and Roizen, N. J. (1995). Adaptive skills dysfunction in ADD and ADHD children. *Journal of Child Psychological Psychiatry, 36,* 663–670.

Stewart, K. B., and Meyer, L. (2004). Parent-child interactions and everyday routines in young children with failure to thrive. *American Journal of Occupational therapy, 58,* 342–346.

Stowitchek, J. J., Laitinen, R., and Prather, T. (1999). Embedding early self-determination opportunities in curriculum for youth with developmental disabilities using natural teaching incidents. *Journal of Vocational Special Needs Education, 21*, 15–26.

Sullivan, P. M., and Knutson, J. F. (2000). Maltreatment and disabilities: A population-based epidemiological study. *Child Abuse and Neglect, 4*, 1257–1273.

Summers, J., Larkin, D., and Dewey, D. (2008). Activities of daily living in children with developmental coordination disorder: Dressing, personal hygiene, and eating skills. *Human Movement Science, 27*, 215–229.

Tarazi, R. A., Mahone, E. M., and Zabel, T. A . (2007) Self-care independence in children with neurological disorders: An interactional model of adaptive demands and executive dysfunction. *Rehabilitation Psychology, 52*, 196–205.

Tsuji, T., Liu, M., Toikawa, H., Hanayama, K., Sonoda, S., and Chino, N. (1999). ADL structure for nondisabled Japanese children based on the Functional Independence Measure for Children (WeeFIM). *American Journal of Physical Medicine & Rehabilitation, 78*, 208–212.

Turner, L., Lammi, B., Friesen, K., and Phelan, N. (2001). *Your child's dressing skills workbook*. Ontario, Canada: CanChild Centre for Childhood Disability Research. Retrieved from http://www.canchild.ca/Portals/0/education_materials/pdf/chaining.pdf

Uniform Data System for Medical Rehabilitation. (1998, 2000). *WeeFIM System[SM] Clinical Guide: Version 5.01*. State University of New York at Buffalo.

Uniform Data System for Medical Rehabilitation. (1998, 2000, 2009). *Functional Independence Measure FIMware User Guide and Self-Guided Training Manual, Version 5.20*. New York: State University of New York at Buffalo.

Vogtle, L. K., and Snell, M. E (2004). Methods for promoting basic and instrumental activities of daily living. In C. Christiansen (Ed.), *Ways of living: ADL strategies for special needs* (3rd ed., pp. 85–108). Bethesda, MD: American Occupational Therapy Association.

Walker-Hirsch, L. (Ed.) (2007). *The facts of life ... and more: Sexuality and Intimacy for People with Intellectual Disabilities*. Baltimore: Paul H. Brookes Publishing Co.

WeeFIM IISM system clinical guide: Version 5.01. (1998, 2000). Buffalo, NY: University at Buffalo.

Wheeler, M. (1998). *Toilet training for individuals with autism and related disorders*. Arlington, TX: Future Horizons, Inc.

Williamson, G., and Anzalone, M. (2001). *Sensory integration and self-regulation in infants and toddlers: Helping very young children interact with their environment* (p. 82). Washington, DC: Zero to Three.

Willis, W. (2004). Families with African-American roots. In E. W. Lynch and M. J. Hanson (Eds.), *Developing cross-cultural competence* (3rd ed., pp. 165–208). Baltimore: Paul H. Brookes Publishing Co.

Wolfe, L. S., and Glass, R. P. (1992). *Feeding and swallowing disorders in infancy: Assessment and management*. Tucson, AZ: Therapy Skill Builders.

Wright, M., Tancredi, A., Yundt, B., and Larin, H. (2006). Sleep issues in children with physical disabilities and their families. *Physical & Occupational Therapy in Pediatrics, 26*, 55–72.

Wroble, M. J. (2003). *Taking care of myself: A hygiene, puberty and personal curriculum for young people with autism*. Arlington, TX: Future Horizons.

Zuniga, M. E. (2004). Families with Latino roots. In E. W. Lynch and M. J. Hanson (Eds.), *Developing cross-cultural competence* (3rd ed., pp. 209–250). Baltimore: Paul H. Brookes Publishing Co.

아동치료의 배경 (The Context of Pediatric Practice)

2

인류학자 Mary Catherine Bateson은 자신의 역작 *Composing a Life*에 Atlanta, Georgia의 Spelman College에서 1987년에 흑인여성 최초로 총장이 된 Johnetta Cole에 대한 글을 썼다. 인류학에서 Cole의 분야에 관해 Bateson이 서술한 것은 다양한 민족적, 종교적, 경험적 배경을 가진 아이들과 가족들에 관한 지식을 치료사에게 전해준다.

[Johnetta]는 Oberlin에서의 첫 해 동안 인종과 문화의 소수민족에 관한 수업을 가르친 George Eaton Simpson에 의해 인류학에 매료되었다. '그는 강의실 앞에서 자메이카 음악을 틀어 분위기를 전환하기도 했다.' 강의실에서는 백인들에게 흑인문화에 대해 토론하고 또한 따르게도 했다. Johnetta의 아이디어는 자신의 문화나 다른 문화에 대해 연구할 수 있게 하였으며, 개개인이 준수해 온 양식 말고 그 문화의 방식대로 충실하게 따르게 했다 (p. 63).

인류학과 작업치료는 사람들의 매일의 삶에 대한 공통적인 관심사를 가진다. Bateson은 작업치료사를 위한 두 가지 중요한 교훈을 제시한다. 첫째, 독창성과 다른 문화에 통합된 삶. 둘째, 자신이 더 우월하다는 견지에서 단순히 그들을 관찰하기 보다는 문화의 다름을 포용하는 것.

단원 2에서는 소아 작업치료시행을 위한 다양한 국면들을 탐구한다. 우리는 실행이 이론적 기반을 둔 모델과 FOR, 문화에 깊이 자리 잡은 것들, 법률과 규범에 근거한다고 보고 있다. Part II는 사례를 통한 이론의 검증으로 시작한다. "FOR은 변화를 촉진하는 환경을 치료사가 어떻게 창조하는지 제안한다" (Luebbeb, Hinojosa, & Kramer, 1999, p. 27). 9장: 이론으로부터 치료전략 수립하기, 이론의 이해와 FOR의 개념에 대한 기초를 제공하며 문제 상황 설정과 문제해결의 가이드와 중재를 위한 치료사의 선택에, 이론적 틀이 어떻게 정보를 제공하는지 묘사하고 있다. 저자는 생태문화적 체계를 챕터 곳곳에서 드러내고 있으며 가족문화의 포용이 효과적인 치료를 제공하는데 필수적이라고 설명하고 있다.

10장 : 생태문화적 이론 : 아이들의 하루하루에 대한 문화, 매일 지속하는 일상의 중요성과 이러한 것들이 가족의 문화에 따라 어떻게 다른지 탐구한다. 넓게 정리하면, 문화는 인종, 종교, 행동에 영향을 미치는 사회나 사회집단, 가치, 개인이나 그룹의 믿음으로 정의한다 (Black & Wells, 2007). 소아 작업치료시행에서 이러한 문화라는 개념의 영향은 11장을 위한 기초이다: 문화적 역량.

단원 2는 시행환경 설정, 나라간의 시행에 따른 가이드를 위한 법률과 규칙을 고찰하였다. 미국, 캐나다, 영국, 호주에서의 저자들은 전 세계에서 시행되고 있는 작업치료의 유사점과 차이점을 이해하는데 공헌하였다. 이 장을 읽고 나서 독자들은 소아 작업치료시행에 영향을 미치는 다양한 배경적 상황에 대한 분별력이 발달할 것이다. context는 평가와 치료에서는 배경으로 사용되며 단원 3에서도 마찬가지이다.

참고문헌

Bateson, M. C. (1989). *Composing a life.* New York: Penguin Books.

Black, R. M., and Wells, S. A. (2007). *Culture & occupation. A model of empowerment in occupational therapy.* Bethesda: AOTA.

Luebben, A. J., Hinjosa, J., and Kramer, P. (1999). Legitimate tools of pediatric occupational therapy. In P. Kramer and J. Hinojosa (Eds.), *Frames of reference for pediatric occupational therapy practice* (2nd ed., pp. 27–40). Philadelphia: Lippincott, Williams, & Wilkins.

제 9 장

9

이론으로 부터 중재 설정하기
(Building Intervention from Theory)

레고와 조립장난감으로 고층 빌딩 만들기

Jim Hinojosa and Ruth Segal

> 나는 작은 종이컵과 여러 색상의 물로 실험을 했다. 그 컵은 3일간 두었다.
> 그 후 가라앉은 침전물은 파란색이 되었다.
>
> — *Lane, 7세*

개론

목적

1. 작업치료시행의 중심에 이론이 왜 위치하는지 설명할 수 있다.
2. 선택한 이론간의 차이를 구별 할 수 있다.
3. FOR에 대한 기초를 이론이 어떻게 제시하는지 설명할 수 있다.
4. 치료사의 평가와 중재, 목표설정에 이론과 FOR이 어떻게 가이드를 하는지 설명할 수 있다.
5. 예시를 사용하여 이론에 근간한 작업치료시행을 설명할 수 있다.

서론(Introduction)

이 장에서는 소아 작업치료에서 일반적으로 사용되고 있는 FOR과 이론에 대해 소개한다. 이론은 작업치료시행의 중심을 차지하고 기초를 제공한다. 이 장에서는 FOR을 위한 기초로 사용되는 이론들과 삽화를 싣고 있다. 이 삽화는 이론들을 실행에 적용한 것을 보여주고 있다. 여기에서 이론이 치료사의 평가와 중재를 어떻게 가이드 하는지 명확히 보여준다. 이 장의 마지막 active learning task와 다른 삽화는 독자들에게 이 과정에 참여할 기회를 제공한다.

이론들은 관찰 가능한 상황들에 대한 환경의 경계를 결정한다; 이러한 상황이 일어나고 연관되어지는 환경이 어떠한지 나타낸다. 따라서 이론들은 상황이나 사건들 간의 관계에 대한 예상을 할 수 있게 해준다. 작업치료사들은 중재를 위해 이론을 적용하여 가이드라인을 발달시킨다(FOR과 작업치료시행 모델로 불림). 작업치료사는 치료적 도구, 환경적 적용 치료적 결과 예측을 가이드하기 위한 기초로 이러한 치료적 가이드라인을 사용한다.

관찰자들은 작업치료사들이 아이와 상호작용하는 것을 "아이와 놀고 있다" 라고 그 상황을 설명하곤 한다. 한 어머니는 그 상황을 "목적된 놀이환경"이라고 말한다. 아이와 치료사의 자연스런 상호작용은 아주 복잡하고 전문적인 능력이 요구되는데 아이가 자신의 완전한 잠재력을 인식할 수 있는 환경을 이론을 사용하여 조성할 수 있어야 한다.

상황 9-1 Alex: 그림의 전체를 보기

Alex, 6세, 부모님과 10세 누나와 침실이 세 개 있는 뉴욕의 아파트에서 살고 있다. 결혼한 형이 있는데 부인과 1살 된 딸과 같이 자주 찾아온다. Alex의 가장 큰 누나도 결혼을 했으며 주에 몇 번씩 찾아온다. Alex의 아버지는 변호사이며 아주 큰 로펌회사의 파트너로 있다. Alex의 어머니는 가사일을 하고 있으며 많은 사회활동을 하고 있다.

Alex는 사립유치원을 다녔고 지금은 사립 초등학교를 다니고 있다. 유아기때나 유치원을 다닐 때는 매우 사회적인 아이였다. 유치원때의 경험과는 달리 지금은 다른 남자 아이들과 운동장에서 문제를 겪고 있다. Alex의 학습능력은 연령에 적합하다.

Alex는 좌측 상지에 상완신경총 손상을 가지고 있다; 우세손은 우측이다. 태어나서 2년 동안 작업치료를 받았으며 치료가 더 이상 진전이 없을 때 퇴원을 했다. 5살 때, 학교에서 약간의 어려움을 겪었으며 다시 평가를 받았다. 담당의사와 가족들은 왼쪽 팔의 손상이 연령에 적합한 활동의 참여를 방해하는지 의문을 가졌다. 그래서 담당의사는 Alex를 보았던 작업치료사에게 의뢰를 했다.

최초의 인터뷰와 관찰동안 작업치료사 Michelle은 다음의 정보를 수집했다: 집에서는 self-care에서는 독립적이다. 허드렛일을 가끔씩 돕기도 하지만, 어머니는 극도로 보호하고 의무를 져야할 일을 거의 주지 않는다. 어머니가 말하기를 Alex는 충동적이고 과제를 끝내기 위해 달려든다고 한다. 아버지는 직업적 위치상 매우 바쁘며 Alex의 장애를 크게 받아들이지 않는다. 아버지는 스포츠에 광적인 팬이고 어린 아들에게 약간의 실망을 하며 스포츠를 잘 하지 못할 것이라고 말한다. 아버지는 다소 권위적이며 아들과 잘 놀아주지 않는다. Alex와 그의 10살 난 누나 April은 같이 지내지 않는다. Alex는 누나를 좋아했었고 지나치게 사랑을 받는 큰 누나였다. 그러나, 작년에 그들은 매일 싸우기 시작했다. April이 말하길 Alex는 "망쳐놓은 애."라고 하였다. 가족 구성원들 각각의 생각들은 Michelle에게 유용했다 (그림 9-1).

초기 데이터에 근거하여 Michelle은 평가를 시작했다. 좌측 상지의 운동기능 평가에서 경미한 근육의 위축이 있었고, 근약화와, 팔꿈치 이하의 관절가동범위제한, 미세운동 협응과 미세운동 조작의 문제점을 확인했다 (잡기를 위한 손가락 신전을 동반한 손목 굴곡과 전완 회내).

초기 평가에 의하면 왼쪽팔이 부자연스럽게 구축되어 과제수행에 절대적으로 필요한 경우가 아니면 팔과 손을 사용하지 않는 걸 확인했다. Alex는 초기에 상완신경총 손상으로 인해 연령에 적합한 활동에 참여하는 능력에 제한을 받았기 때문에 작업치료사에게 의뢰되었다. Michelle은 운동능력에 문제점을 찾았지만 Alex가 친구들이나 가족들과의 관계에서의 역할에서 어려움을 가지는 것에는 다른 요인이 있다고 의문을 가졌다.

Michelle은 자신이 발견한 문제점을 토론하고 목표를 설정하

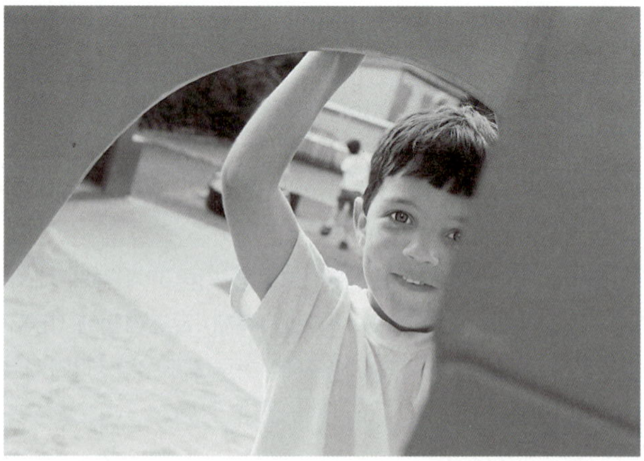

그림 9-1 상완신경총 손상과 같은 장애는 다양한 관점에서 살펴보고 서로 다른 관점으로 아이를 가이드 할 수 있다. *(Photograph © Corbis)*

기 위해 가족들과 만났다. Alex의 진단상의 이유로 처음에는 모두 작업치료 목표가 좌측팔에 있을 것으로 기대했다. 비록 양측성 활동에서 Alex가 문제점을 나타내고 있지만 치료사와 부모님은 Alex와 가족들, 친구들간의 사회적 상호작용의 촉진을 보다 중요하게 설정했다.

이러한 정보로, Michelle은 적절한 목표설정과 중재의 이론적 근간으로 FOR을 선택하였다.

이론의 구성요소
(Components of a Theory)

이론들은 사건과 대상간의 관계를 예상하는 방법을 제시한다. 단지 작업치료사가 아니라 모든 사람들이 매일의 삶에서 이론들은 만들어 낸다. 예를 들어, 어떤 사람이 취학 전 아동들이 운동장 놀이기구에서 같이 노는 것을 몇 차례 관찰했다. 아이들이 커다란 놀이기구에서 회전에 노출될 때 그 아이들은 점점 활동적이고 흥분한 상태가 되었다. 여기서 아이들이 놀이기구에서 회전하는 노출을 계속 받게 되면 점점 자극을 받고 흥분적이게 된다고 이론을 세울 수 있다. 간단한 이론의 유효성은 반복된 관찰로 지지를 받는다. 이론을 사용할 때, 치료사들이 한 가지 이론을 사용하는 경우는 드물고 이론에 포함된 모든 정보를 사용한다. 그러므로 이론의 유효성을 확립하지 못하는 중재를 위해 이론적으로 기초한 가이드라인을 근간한 결과 예상을 기록하는 것은 중요하다.

이론의 필수적인 요소는 개념, 정의, 가정이다. 개념은 관찰 가능한 현상들을 묘사한 것이란 꼬리표가 붙어있다. 위의 어린 아이의 예에서 **개념**은, 운동장에서 돌아가는 놀이기구, 활동적인, 흥분된 활동이다. 그러나, 이러한 개념들은 명확히 정의될 때만 타당하다. **정의**는 개념에 의미를 부여하고 이론의 틀 안에서 명확히 이해가 가능하도록 해준다. 위의 예에서 어린 아이들은 "5세 미만으로의 사람"으로 정의되며, "운동장에서 돌아가는 놀이기구"는 "전정자극을 주는 커다랗고 사람이 아닌 물체"로 정의된다. 개념이 명확히 정의되면 이론을 읽고 있는 어떠한 독자라도 그것이 무엇을 의미하는지 알 수 있다.

전제는 이론에서 개념들간의 관계를 말한다: 전제는 개념들을 연결한다 (Kramer & Hinojosa, 1999). 중요한 것은 이론을 세운 사람은 개념을 확인하고, 정의하고, 전제를 진술해야 한다. 위의 예에서 전제의 몇 가지 예는: "운동장의 놀이기구 놀이에 참여하는 어린 아이들", "전정자극은 흥분을 이끌고 활동성을 높인다.", "더 많은 전정자극은 받은 아이들은 활동성과 흥분성이 높아진다."

가정은 이론가들이 사실이라고 믿고 있는 생각이며 의문을 품지도 않고 어떠한 방법으로 시험하지도 않는다. 즉, 사람의 기본적인 신뢰이다. 모든 이론가들은 가정을 가지고 있다. 한 이론가는 행동주의 원리(조작적 조건형성)를 학습의 기본으로 수용한다. 다른 사람은 정신분석 원리(무의식의 힘)를 행동의 기본으로 수용한다. 치료사들이 한 가지 이론 이상에서 정보를 사용할 때, 다양한 이론들은 양립할 수 있고 같은 가정을 공유한다. 예를 들어, 아이를 다루기 위한 이론적 기초는 정신분석학과 행동이론 둘 다에 근간하지 않는다. 왜냐하면 이 두 이론들은 양립할 수 없기 때문이다.

치료사들은 FOR을 중재의 가이드로 사용한다. 이 장에서 FOR에서 사정과 중재를 위한 방향을 제시하는 이론을 근간한 개념적 모델에 관해 **언급**하고 있다. 따라서, FOR(Bruce, Borg, & Bruce, 2002, Kramer & Hinojosa, 1999; Mosey, 1970, 1996)은 이론을 실행으로 옮기기 위한 방안을 제시한다. 다른 저자들은 이러한 이론을 근간한 개념적 모델을 위한 다양한 용어를 사용한다. "모델"(Reed & Sanderson, 1999), "중재를 위한 가이드라인", "실행의 개념적 모델"(Kielhofner, 2004), "실행을 위한 작업근간의 틀"(Baum & Christiansen, 2004)

요약하면, 이론은 정보를 조합하여 개념과 관찰 가능한 현상과의 관계를 설명하고 이해하게 해준다. 치료는 이론에서 FOR 형성의 전제, 개념, 정의의 선택을 포함한다. FOR은 사정을 어떻게 하는지와 중재계획, 중재결과 예측에 대한 제시를 한다. 위의 운동장에서의 예시에서 치료사는 개념과 정의, FOR 형성을 위한 전제를 선별하여 전정자극을 받은 아이들이 활동적이거나 흥분성이 높은 아이가 될 것이라고 할 수 있다. 치료사가 FOR을 중재 설정에 사용할 때 중재의 효과를 평가하고 예상할 수 있다.

능동적인 학습

대형 백화점을 두 번 방문하여 사람의 행동과 환경을 관찰해라. 두 번의 방문이 끝난 후 동료와 관찰 결과를 공유하고 적어도 네 가지 유형의 현상으로 분류해라. "사람들이 물건들을 싣기 위해 통로 위아래를 걷는다."와 같은 특별한 관찰 결과로 구분한다. 이러한 현상의 분류를 위한 개념을 만든다.

그 후 개념들간의 관계를 설명하기 위한 이론을 설정한다. 이론의 목적은 예견하기 위한 것이란 것을 기억한다. 당신의 이론이 인간의 행동에 기초한다면, 매장을 다시 방문하여 당신이 제안한 이론에 근거한 예측을 해 보아라. 당신의 이론이 환경이나 물체의 장소에 기초한다면, 다른 매장을 방문하여 당신의 이론이 지지를 받는지 측정해 보아라.

핵심정리 (Here's the Point)

- **개념, 정의, 전제는 이론의 범위와 한계를 정하지만 이론가의 근간을 이루는 가정에 영향을 받는다; 모든 이론들은 이론가의 기초한 가정에 모순이 없게 형성된다.**
- **이론적인 근간을 이루는 FOR은 치료사에게 어떻게 사정하고 중재를 하는지 방향을 제시한다.**

아주 중요한 실행을 위한 치료적 개념
(Overarching Theoretical Orientation for Practice)

많은 실행 상황에서, 치료사들은 자신들의 실행의 모든 것을 가이드 해 줄 특별한 이론적 접근에 동의한다. 여기에서의 예시에서는, FOR을 위해 선택된 이론은 치료사의 철학적 신념과 가정에 일치해야 하며, 이것은 중재접근의 사용과 선택에 영향을 미친다.

여기서는 **생태문화** FOR을 소아 평가와 중재를 위한 기반으로 하였다. 이 생태문화 이론을 기반으로 한 FOR (Box 9-1 and Chapter 10: Ecocultural Theory)은 편집자와 도움을 준 사람들의 환경중심 중재의 중요성에 관한 이상, 가치, 철학적 신념에 의해 선택되었다. 다음의 내용에서는 생태문화 FOR이 다른 FOR과 항상 조합되어 사용되더라도 그 기본을 제시한다. 생태문화 FOR의 가정은 전반적인 중재 계획에 일관되게 적용되어 왔다; 다른 FOR 역시 아이들, 가족, 수업환경, 다른 전후 관계적 상황의 특별한 필요 때문에 사용된다.

생태문화 이론은 아이들이 활동하는 인간과 비인간 환경의 영향을 조정한다. 여기의 활동환경 설정에는 5가지 요소가 있다 (가치와 목표가 무엇인지, 어떠한 과제가 수행되는지, 왜 수행을 하는지, 상호작용을 결정하는 문서는 무엇인지, 같이 있는 사람은 누구인지). 생태문화 FOR에서의 과제 선택은 가족들의 가치, 동기, 감정, 아이들의 요구에 따른다.

BOX 9-1
생태문화 이론의 재고

생태문화 이론 (Gallimore et al., 1989, 1993, 1996)은 부모님의 의견을 분명히 하기 위해 개발되었고 아이들을 돌보고 발달시키기 위한 행동을 고려하였다. – 특히 발달장애가 있는 아이들. 이 이론은 매일의 일과 형성에 영향을 미치는 가족의 가치와 신념을 포함한 가족 환경의 모든 면을 강조하였다. 생태문화 이론의 사용은 작업치료사의 능력을 신장시켜 환경적 요소에 의미 있는 활동을 인식할 수 있게 해 준다 (가족, 학습공간). 게다가 환경적 요소에 가치 있는 중재활동을 선택하는 것은 매일의 일과에 중재의 통합 가능성을 향상시킨다.

생태문화 이론은 의미와 구성을 위해 가족이 추구하는 바를 고려한다. 이 이론은 지속적이고 매일의 일상에서 형성되며 가족 주도적으로 시행된다. 가족의 환경은 "생태문화적 환경"이란 다음의 10가지로 묘사된다.

1. 경제생활과 재정기반
2. 건강의 접근성과 교육 서비스
3. 가정과 안전지대에서의 생활 그리고 편의시설
4. 가족을 위한 가사과제와 허드렛일의 작업부하
5. 육아과제
6. 아이의 놀이 그룹과 동년배 아이들
7. 부부간의 관계
8. 사회적 지지
9. 아버지의 역할
10. 부모님의 정보원천과 목표

이러한 삽화들에 대한 가족구성원들의 지각은 제한점이 되거나 자원이 될 수 있다. 이러한 지각은 매일의 일과에 적용되고 구조화 된다. 이 이론은 가족을 이해하는 방법과 가족의 일과와 활동을 반영한 생태문화에 대한 연구를 위한 활동을 강하게 제시한다. 특별한 도움이 필요한 아이들과 부모님은 지속적인 매일의 일과와 창조적인 과제에 직면하게 되며 개인적인 필요와 종합적인 요구와 모든 가족들의 소망을 다룬다 (Bernheimer, Gallimore, & Kaufman, 1993).

생태문화 이론은 개개인의 가족구성원의 중대하고 일상적인 삶에 관련한 경향을 수용하고, 장애를 가진 아이와 관련한 특별한 요구를 잠재적으로 포함한다. 가족의 수용은 매일의 일과나 활동에서 볼 수 있다. 작업치료사의 생태문화 이론 사용은 매일의 일과에서 가족이란 구성과 모든 가족구성원의 개인적 요구와 일치한 지속적으로 수용가능한 가족의 능력을 촉진하기 위한 일과와 관련한다.

생태문화 이론에서 가장 중요한 사항은 환경적 가치와 신념이 일과의 형성에 어떻게 영향을 미치는지이다. 생태문화이론에 따르면, 가족들이 구성원들의 일상에서의 요구에 순응할 때 환경적 요소들이 발전한다. 아이들의 작업수행이 중재에 초점이 있더라도 생태학적 이론은 전체적인 환경적 요인들을 (가족, 교육환경, 놀이환경) 중재의 중요한 요소로 인식한다. 그러므로 활동선택은 가족들의 일과와 가치에 결부되어야 하며 생활양식이 이론의 사용에 핵심 요소이다. 예를 들어, Alex의 경우, Michelle은 아침에 Allex의 침대 정리를 치료적 활동으로 사용할 것인지를 생각했다. 집의 모든 식구들이 아침에 자신의 침대를 정리하는지(이것이 가치 있는 활동인지), 어머니나 아버지가 오전의 일과로 포함시킬지(누가 이 활동을 하며, Alex와의 상호작용이 자연스러운지), 오전에 이 활동을 완전히 할 수 있는 충분한 시간이 있는지 알아야 한다. 오전에 침대를 치료 공간으로 쓰는 것이 가치가 있다면, Michelle은 Alex의 환측 팔의 사용을 촉진시키기 위해 사용할 수 있다. Alex에 대한 교육이 필요하고 활동의 운동적인 면과 적절한 상호작용을 촉진시키기 위한 책임감 있는 부모님으로서 시간을 할당하여 Alex가 매일 아침 이 활동을 완전히 할 수 있도록 해야 한다. 침대정리가 Alex의 집에서 가치 있는 활동이 아니라면 이 활동은 중재로 적절하지 않고 가족의 생태문화에 맞지 않다.

마지막으로, 생태문화 이론은 또한 환경적 자원과 제한점의 중요성에 대해 말하고 있다. 예를 들어, 학교와 안전지대에서의 생활, *가족들의 경제적 상황*, 아이에게 도움을 줄 수 있는 친척들에 대한 고려가 있어야 한다. 환경에 대한 이러한 고려는 가족들의 관점을 반영해야 한다 (그림 9-2).

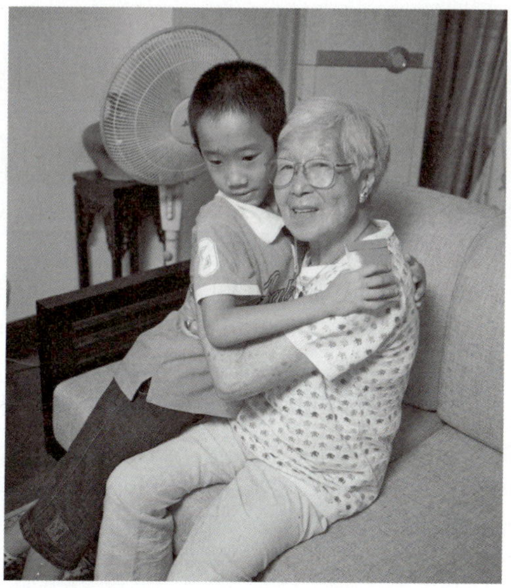

그림 9-2 확대가족은 가족의 좋은 자원이 될 수 있다. 그러나 그것은 가족이 자원으로 간주될 때이다.
(Photograph courtesy of Art Hsieh.)

이것은 도움을 줄 수 있는 가족 구성원에 대해 가족들이 조부모님에 대한 고려도 해야 한다는 것이다. 생태문화 FOR에 더해서 아이와 가족구성원은 다른 FOR이 필요하고 요구될 수 있다. 평가와 중재를 위한 다양한 FOR의 동시적인 사용에 대해 다음에 언급하였다. 각각의 접근은 간략하고 예상할 수 있게 설명되어 있다. 독자들은 추가적인 문헌들을 탐구하여 보다 명확히 이론, FOR, 특별한 중재기술 (이 장에서는 완전히 설명하지 않았다, 포괄적인 평가, 중재계획; 설명에 필요한 정보만을 나타내고 있으며 특별한 점을 강조한다).에 대해 설명할 수 있어야 한다. 평가와 중재에 추가적인 정보는 18장에서 30장 사이에서 싣고 있다.

능동적인 학습

이론에 대해 생각하기...

아래에 세 명의 주요한 이론가의 간략한 요약이 있다. 어떠한 두 가지가 양립할 수 있는지 확인하고 왜 그런지 설명하라. 아래의 질문을 고려하라:

1. 그들은 인간의 학습에 어떠한 견해를 가지고 있는가?
2. 그들이 제안한 이론의 가정은 무엇인가?
3. 주요한 개념은 무엇인가?
4. 당신이 이론을 어떻게 검증할 지 예시를 들어 줄 수 있는가
5. 활동의 사용에 관련한 이론이 작업치료 중재의 한 부분에 어떻게 적용되는가?

Theory 1: Thorndike

Edward Thorndike는 아이들의 학습은 그 자신의 환경과의 상호작용에 의해 이루어진다고 가설을 세웠다. 아이가 긍정적인 상황에의 반응과 연결이 이루어진다면, 그 반응은 커지고 강해진다. 아이가 귀찮아하는 결과로 이어지면 그 반응은 약해진다. 아이의 행동은 성가신 방응보다 유쾌한 반응에 더 영향을 받는다. 결과적으로, 운동의 법칙(사용하거나 사용하지 않거나)에 따르면 주어진 상황이 반복되는 빈도는 연결을 강화한다; 반면에 오랜 시간 동안 활성화 되지 않은 반응은 연결이 약해진다.

Theory 2: Piaget

Jean Piaget는 아이의 인지 발달에 중심적인 역할을 하는 것은 진화라고 하였다. 아이들이 성장할 때 아이의 생각과 행동의 방식이 변화하는 것이 그 증거이다. 아이의 생각은

기술의 발달에 영향을 미친다. 'scheme'은 행동의 기본적인 구조이고 여러 다른 것들과 여러 같은 것들 사이의 공통적인 것이다. 아이들은 다른 것과 같은 것을 기본적으로 해서 사고의 분별을 배운다. 인지는 물리적인 세계의 상호작용을 통한 경험적 구조물의 체계적인 처리 과정이다. 동화는 주변을 둘러싸고 있는 환경을 취하는 과정이다. 적응은 경험의 결과로 행동을 재조정하는 것이다 (도식을 환경에 맞게 수정하는 것). 추상적 관념의 계층적 수준은 구체적인 것에서 추상적인 것으로 이동한다. 가장 높은 추상적 단계는 생각을 내면화 하는 것을 포함하는데 원래대로 돌리는 것도 가능하며 전체적인 구조나 시스템과 관련되어 있다.

Theory 3: Skinner

B. F. Skinner는 환경에 대한 반응으로 아이들이 발달한다고 하였다. 보상과 장려에 의한 강화요법은 아이들의 반응과 자기주장에 초점을 맞추며 반복된 수행이 반응을 강화시키고, 보다 강화된 반응이 더 반복하려는 경향을 끌어낸다. 반응을 일으키는 자극이 명확하지 않을 때 일어나는 행동도 반응의 종류이다. 행동은 자극의 결과에 따른다. 긍정적 강화는 아이가 반응을 반복할 가능성을 증대시키는 자극이다. 부정적 강화는 불쾌하고 반응을 제거하거나 피하려고 행동하는 자극이다. 처벌은 부정적인 반응을 꺼리게 만든다. 아이가 특별한 행동을 하게 만드는 방법 중 하나는 shaping이다. shaping은 성공적인 접근방식을 포함하는데 단계별 접근으로 바라는 행동에 도달하는 것이다.

From Rychlak, J. F. (1981). *Introduction to personality and psychotherapy: A theory-construction approach* (2nd ed.). Boston: Houghton Mifflin.

핵심정리 (Here's the Point)

▶ **아이들의 작업수행이 중재를 목표로 하더라도, 생태문화 이론은 중재의 주요한 초점으로 전반적인 환경요소를 확인한다 (가족, 학습환경, 놀이환경).**

중재계획을 가이드하는 이론 (Theory-Guided Intervention Planning)

중재계획을 세울 때 치료사는 환경적 요소와 아이에게 명확하게 요구되는 것부터 시작한다. 이러한 명확한 요구에는 치료가 필요한 초점이나 문제점을 포함한다. Alex의 예시에서 나타난 것처럼 치료사는 기록된 자료를 검토하여 치료적 요구를 확립해야 한다 (학교 자료와 의무기록); 의미 있는 성인과의 협력(부모님, 선생님, 담당의사, 병원 스텝); 그리고 관찰.

생태문화 FOR을 사용하여 평가를 가이드하는 동안 치료사는 환경적 요소의 초점이 아이들의 요구에 영향을 미치는지와 미치지 않는지를 검토한다. 게다가, 작업치료 영역 밖에 있을 수도 있는 문제들 (부모님 직업 일정, 사회적 활동, 사업관심)을 작업치료 영역 내에서 어떻게 해결할지 결정해야 한다. screening으로는 치료사는 FOR 선택에 대한 정보가 부족하다고 느낄 수 있다; 이러한 것은 Michelle의 예시에서 볼 수 있다. 이 경우에 어떻게 진행할지 선택을 한다. 치료사는 *exploratory* 접근이나 *idiosyncratic*

상황 9-2 Alex *(계속)*

생태문화적 기초

Alex의 부모님과 선생님은 다른 아이들과의 관계에 대해 걱정을 했다. Michelle은 어머니가 지나치게 보호를 하고 있고 아버지는 아이와 놀아주는데 어려움이 있다고 평가하였다. Alex의 10살 난 누나 April은 동생의 공격적 행동과 부모님이 특별대우를 해주고 있다는 질투심 때문에 거의 놀아주지 않는다. 가족 활동은 식사, 가끔씩의 영화보기, 조부모님을 포함한 가족의 대소사에 국한된다. 아버지는 오랜 시간동안 일을 하고 어머니는 많은 사회적 위원회 활동을 한다.

Michelle은 Alex의 가족과 매일의 일과를 분석하기 위해 생태문화 FOR을 사용했다. Michelle은 Alex의 가족들의 생태문화적 요소와 관련된 것들을 고려했다. 가족소득은 중상위 계층으로 많은 편의를 누릴 수 있었다. 가족들은 최상위 교육과 건강서비스를 누렸다. 도시의 중심부의 안전지역에 사회적 지지를 위한 많은 친구들과 거주했다. 가사도우미를 고용할 여유도 있다.

모든 부분에서의 경제적 상황이 좋다고 하지만 어려움에 봉착해 있다. 예를 들어, 가족의 가사 도움에 있어 Alex나 April이 가정에서 책무가 없고 부모님들은 아이들을 거의 돌보지 않는다. 게다가 아버지가 회사에서 막대한 임무를 맡고 있다는 것은 집에서 보내는 시간이 거의 없고 아이와 잘 놀아 주지 못하며 아이와 관련한 의사결정에 거의 참여하지 못한다고 할 수 있다; 아버지의 부재는 관계에 긴장을 가져온다. 아이에 대한 책무의 감소와 상대적인 거리감은 Alex의 행동에 변화를 주고 친구들과 누나와의 관계에 영향을 미친다.

접근 (Kramer & Hinojosa, 2005)이나 FOR을 통해 다음 단계로 들어갈 수 있다.

평가와 중재계획에 접근하기 위한 탐색

평가를 위한 탐색적 접근은 치료사의 자료 선별과 가장 적합한 장소를 결정하기 위한 임상적 추론과 같이 시작된다. 작업치료사의 사정을 위한 접근은 "상향방식", "하향방식", "환경적 방식"으로 설명된다 (Hinojosa & Kramer, 1998; Ideishi, 2003; Kramer & Hinojosa, 2005; Weinstock-Zlotnick & Hinojosa, 2004).

상향방식 사정은 특별한 수행요소나 기술에서 결함이 발생할 수 있을 때 선택된다. 이 방식에서 작업치료사는 기본적으로 기초하고 있는 수행 요소에 초점을 맞추고 이러한 결함이 매일의 과제나 작업수행에 어떻게 영향을 미치는지 조사한다.

대조적으로 **하향방식 사정**은 아이가 선택한 작업과 활동의 평가와 같이 시작되며 환경적 요구와 기초한 요소의 검사로 옮겨간다. 치료사는 아이의 동기와 일과, 역할을 고려하여 어디서 조사를 시작하고 아이가 원하는 것과 필요로 하는 것이 무엇인지 파악한다.

환경적 사정은, 아이가 상호작용하고 있는 환경과 수행에 영향을 주는 환경적 요구에 대한 분석을 고려하여 시작한다 (Kramer & Hinojosa, 2005). 사람의 환경은 주위의 사람들의 상태와 밀접한 관계를 가지고 있다 (Dunn, Brown, & Youngstrom, 2003). 환경적 요구를 파악하고 나서 구성요소나 활동을 선택하여 가장 적절한 영역에 작업 초점을 맞춘다.

한번 평가가 완료되고 나면, 치료사는 아이에게 가장 필요한 중재와 환경적 요소가 어떤 것인지 결정한다. 대부분의 경우에 치료사는 우선적인 한 가지 관점을 선택한다. 상향방식 접근은 아이의 수행이나 기술의 결함에 관한 이론에 근거한 중재에 초점을 맞추어, 아이가 새롭게 습득한 능력을 일상에서의 활동이나 일과에 일반화할 수 있게 한다. 하향방식 접근은 아이의 특별한 활동이나 작업에 초점을 맞춘다; 특별한 기술의 학습 또한 일어나지만 주로 보상에 초점을 맞춘다. 마지막으로, 환경적 접근은 아이의 환경이 아이의 요구와 환경적 요소에 보다 부합하도록 조점

상황 9-3 Alex *(계속)*

평가를 위한 탐색적 접근

상향식 사정

Michelle은 Alex의 운동결함이 다른 사람들과 지내는데 어려움 (다른 사람이 하는 것을 할 수 없다, 행동이 어색해 보인다)이 있다고 느꼈기 때문에, Alex의 좌측 상지의 ROM, 근긴장, 감각상태, 근력과 협응력을 평가하였다. 감각은 대부분 정상이었지만, 근력과 AROM은 상지 전반에서 장애가 나타났다; 평가는 각각의 정량화된 수치를 제공해준다.

초기 평가에 근거하여 Michelle은 공식 평가를 시작하였다. 정밀검사에서 Alex의 좌측 견갑대가 우측보다 낮은 것이 관찰되었다; 어깨가 미세하게 내회전되어 있고, 전완은 회내된 상태에서 손목은 굴곡되어 있다. 견갑골 부위와 전완 배측에서 근위축이 나타났다. PROM에서는 좌측 상지의 모든 관절가동 범위가 완전하게 측정되었다. AROM에서는 어깨 굴곡, 외전, 내회전에서 제한이 나타났고, 전완 회 외, 손목 신전에서 제한이 나타났다. MMT에서는 어깨 외회전, 전완 회외 근육과 손목과 손가락 신전근의 등급이 poor (Grade 2)로 나타났다. 쓰기와 물체조작 같은 손기술 평가에서는 손목 신전의 유지와 안정성이 없어 장애로 나타났다.

Michelle은 중재가 근력강화와 동시에 AROM 증가로 설정된다면 이러한 정보는 유용할 것이라고 하였다. Michelle은 Alex의 운동기술과 협응능력을 또래의 친구들과 비교해서 알기를 원했기 때문에 정형화된 평가를 2가지 시행하였다. The Erhardt Developmental Prehension Assessment (Erhardt, 1982)는 조작 기술과 잡기 패턴을 평가하고, Bruininks-Oseretsky Test of Motor Proficiency (BOT-2; Bruininks & Bruininks, 2005)는 대동작과 소동작 협응에 관한 정보를 제공하였다. 이러한 평가들은 표준점수와 Alex의 수행점수가 또래들과 비교해서 얼마나 차이나는지를 보여준다. Michelle은 우측 상지의 수행점수는 평균을 조금 웃도는 것을 발견하였다. 좌측 상지의 어려움에도 불구하고 캐치볼 같은 양손 사용이 요구되는 과제를 제외하고는 Alex의 대동작 협응은 평균이었다.

이러한 정보를 얻고 난 후 Michelle은 Alex가 상지를 사용하여 과제수행을 하는 것을 관찰했다. 이러한 방법으로 Alex가 수행에 있어 얼마나 손상을 가지고 있는지와 환경적인 요구를 알아 나갔다.

Alex의 운동손상이 문제의 근원이라고 확신하지 못하고, Michelle은 정신사회적 요소에 대한 검사를 the Social Skills Information System (Gresham & Elliot, 2008)과 the Coping Inventory (Zeitlin, 1985)를 시행했다. The Social Skills Information System은 표준화된 설문지를 사용하여 사회적 기술에 관한 정보를 얻는 것이고, the Coping Inventory는 환경적 요구에 대처하는 능력에 관한 정보를 얻는 것이다. 이러한 표준화된 검사에서 Alex는 모든 영역에서 또래 아이들보다 낮은 능력을 보인다고 나타났다.

(계속)

하향식 사정

운동과 정신사회 요소의 검사에 앞서 Michelle은 Alex가 적절한 활동에 참여하고 있는지 평가하였다. COPM (Law et al., 1994)을 기본으로 한 공식적인 인터뷰를 통해 Alex와 가족들이 수행에 대해 얼마나 지각하고 있는지와 작업에 대한 만족도를 조사하였다. 다른 사람들과 놀이를 하는 것은 모든 사람들의 관심사이기 때문에 Alex가 친구들과 놀이를 하는 것을 관찰하고 Test of Playfulness (ToP) (Bundy, 1997; Skard & Bundy, 2008)를 시행하였다. Michelle은 놀이가 실제로는 문제라고 인식하였다; Alex의 점수는 하위 25%였다. 관찰결과 문제의 근원은 신체적인 부분보다는 정신사회적인 부분이었다. 그러나, 사회적 기술과 대처방식에 관한 더 많은 정보가 필요했다. 그래서 the Social Skills Information System (Gresham & Elliot, 2008)과 the Coping Inventory(Zeitlin, 1985)를 시행한 것이다.

COPM의 결과 Alex의 가사일에 대한 참여가 부족한 부분이 문제라고 나타났다. 따라서 Michelle은 이러한 기술에 대한 이해를 위해 AMPS (Fisher, 2006a, b)를 시행하였다. Alex는 과제를 수행하는 것과 과제에 필요한 아이템을 가져오는데 약간의 어려움이 있었다 (처리기술). 좌측 팔의 사용과 관련한 기술과 양측성 운동 기술에 다소 손상이 있더라도 최대한의 처리 기술만을 본다. AMPS는 활동과 손상 둘 다에 관한 정보를 준다. Michelle은 다음에 나오는 사정을 필요로 하지 않았다.

환경적 접근

Michelle은 Alex의 환경이 일상 활동 참여에 영향을 미치는 주요한 원인으로 추측하였다. 그리고 학급친구들이 Alex를 괴롭히고 학교에서 어려움을 야기시킬 수 있을 것이라고 수집된 정보를 통해 추측을 하였다. 그녀는 상완 신경총 손상으로 인해 약해진 근력이 영구적이고 회복되기 어려울 것이라고 생각한다. 이러한 경우에 Alex의 실제 환경에서의 관찰을 통해 환경적 지원과 장벽을 확인한다. 놀이는 어려움이 있는 특별한 영역이어서 Michelle은 the Test of Environmental Supportiveness (TOES; Skard & Bundy, 2008)를 시행하였다. TOES를 통해 물리적 사회적 환경은 Alex에게 매우 지지가 되고 있다고 보았다. 괴롭힘에 대한 잠재적인 가능성이나 Alex에 대한 친구들의 괴롭힘은 관찰되지 않았다.

환경적 접근은 Alex, 가족들, 선생님을 포함해서 추가적인 인터뷰를 시행한다. 여기에는 Alex가 왜 괴롭힘을 당할 가능성이 있는지에 대한 정보를 포함한다. 환경적 정보를 모음으로써 Michelle은 추가적인 정보를 수집을 진행 한다 (여기에서 예시에는 사회적 기술과 관련하여).

을 맞춘다. 어떠한 접근 방식을 선택하는 작업치료사는 아이와 환경적 요소를 우선으로 중재계획을 세워야한다.

Michelle은 이 3가지 접근으로 Alex의 중재를 하였다. 결국 그녀는 같은 방식으로 돌아온다. 그러나, 매우 다른 강조점을 가지고 시작할 것이다. Michelle 이 3가지 접근을 어떻게 진행시키는지 살펴보자. Alex에게 중요하고 적합한 것을 반영하여 접근법을 사용하는데는 방식이 없다. 그러나, 상향식 접근법이 가장 전통적이기 때문에 가장 먼저 사용될 것이다.

평가와 중재계획을 위한 FOR 접근

어떠한 상황에서는 특별한 FOR이 적합하고 평가와 중재 전략을 가이드 할 수 있다. 이러한 상황에서 치료사는 상향식 접근이나 하향식 접근으로 이미 수립된 FOR을 쉽게 사용할 수 있다. Alex는 운동과 정신사회적 문제를 나타냈었고, Michelle은 이러한 문제를 해결하기 위해 한 가지 이상의 FOR을 사용하였다: 정신사회 FOR(Olson, 1999; Box 9-2)이나 운동 획득 FOR(Kaplan & Bedll, 1999; Box 9-3). Michelle이 이러한 틀 중 하나를 사용하였다면 신중히 사용하였을 것이다. Alex의 명백한 문제는 운동이다. 좌측 상지를 확실히 거의 사용하지 않고 심지어 진단도 상완 신경총 손상이고, 운동문제를 나타낸다. 그러나, 가장 큰 문제는 운동 결함이 아니다. 보다 문제는 정신사회적인 문제이다. Michelle이 오직 운동 획득이나 정신사회 이론만 사용하였다면, 중요한 정보를 놓쳤을 것이고 잘못된 방향으로 중재가 이루어졌을 것이다.

상황 9-4 Alex *(계속)*

정신사회 FOR

Michelle은 또래집단의 상호작용 기술, 놀이, 대처 능력의 중요성을 강조한 정신사회 FOR (Olson, 1999)이 Alex와 가족들에게 가장 적절했다고 믿고 있다. 작업치료평가는 이 FOR을 사용하여 아이들이 매일의 생활에서 어떻게 기능 수행을 하는지에 초점을 맞춘다. Alex의 경우, Michelle은 놀이와 the Play History (Takata, 1974), Test of Playfulness (ToP) (Bundy, 1997; Skard & Bundy, 2008), Social Skills Information System (Gresham & Elliot, 2008), the Coping Inventory (Zeitlin, 1985)의 수행에 초점을 맞추었다. Michelle은 Alex가 운동적 요구를 충족시키기 어려운 특별한 활동을 수행 할 때 친구들을 향해 공격적인 행동을 하는 것에 관심을 두었다. Alex와 관련한 중재의 핵심은 구조화된 놀이 활동을 제시하여 좌절감과 화를 다룰 수 있는 기회를 주는 것이다.

운동획득 FOR

운동획득 FOR은 Michelle의 운동평가 도구와 방법의 선택에 도움을 주었다. Alex가 자신의 환경에서 물리적 수행을 어떻게 하는지 이해하고 하향식 접근으로 평가를 하였다. 부모님과 선생님을 인터뷰하여 Alex에게 중요한 과제가 무엇인지와 완성하기 어려운 과제가 무엇인지를 알아내었다. Alex에 대한 관찰은 실제적인 활동수행에 관한 풍부한 정보를 제공해 주었다. Michelle은 AMPS (Fisher, 2006,a, b)로 운동기술을 평가하였다. ROM, 근력, 기민성 또한 평가를 하였다. Michelle은 FOR을 따랐고 활동과 과제와 관련한 특별한 목표를 확인하였다. 치료는 과제와 환경적응과 같이 연습과 피드백을 포함하였다. 피드백을 주고 과제와 환경의 수정이 개선된 수행을 만들었다. 활동은 연령대에 적합한 활동을 선택하였다. 게다가 Michelle은 부모님이나 가족, 친구들과 같이 할 수 있는 활동을 선택하였다.

BOX 9-2
정신사회 이론적 기초

Olson(1999)은 애착이론 (Bowlby, 1969), 친구들과의 상호작용, 대처기술, 놀이 (Bloopmquist, 1996; Erikson, 1959; Reilly, 1974)로부터 정신사회 FOR을 위한 이론적 기초를 세웠다. 아이들의 타고난 기질은 조절 가능한 요소로 강조되는데 미래의 긍정적인 관계 형성과 보호자의 애착으로 형성된다 (Chess & Thomas, 1984). 변화는 환경의 구조와 아이들의 환경적 요구에 대한 적응 능력에 의해 촉진된다. 치료사는 가족의 환경, 학교 환경, 또래 아이들과의 관계에서 사회적 기능을 향상시키는 중재를 제공한다. FOR의 이론적 기초에 따르면 중재는 긍정적인 대처 전략과 놀이 경험을 제공한다. 긍정적 가족 관계를 일으키는 아이의 가족적 상황 역시 중요하다.

BOX 9-3
운동능력 획득의 이론적 기초

Kaplan and Bedell (1999)은 운동 기술 획득 FOR의 이론적 토대를 세워 "운동 과학" (Carr & Shepherd, 1987; Goodgold-Edwards & Cermak, 1989; Haugen & Mathiowetz, 1995; Sabari, 1991)의 많은 개념을 운동학습 이론의 핵심으로 조합하였다 (Schmidt, 1991). 이 FOR에서 아이들, 과제, 환경에 적합하게 강조점을 두었다 (Bernstein, 1967; Kamm, Thelen, & Jensen, 1990). 실행 (Gentile, 1992)과 피드백 (Levine, 1990)은 중요한 핵심 개념이다. FOR의 이론적 토대에 따르면 아이들은 환경에서 적극적인 학습자이며 매일의 일과에서 요구되는 기능적 과제를 수행한다. 치료사는 과제의 매개변수, 환경, 아이의 기술을 개선하기 위한 수행에 대한 피드백의 제공으로 변화를 촉진한다 (Gentile, 1987, 1992).

평가와 중재계획을 위한 색다른 접근

숙련된 치료사는 정확히 알 수 없는 특이한 문제를 다룰 때 작업치료 외적인 이론을 같이 사용하여 중재에 적용한다. 이러한 경우는 FOR이 문헌에 제시되어 있지 않아 치료사가 개발한 **독특한** FOR을 사용해야 한다. 이러한 경우는 3가지 중 하나에 해당한다. 첫째, 아이와 환경적 요소의 요구가 존재하는 FOR과 독특하게 다를 경우 치료사는 적절한 이론을 찾기 위해 문헌과 자료를 조사하여 요구를 충족시킨다. 둘째, 치료사는 특별한 관계가 있는 새로운 연구나 이론에 대해 알아야 한다. 셋째, 현재의 중재 프로그램이 효과가 없을 때 치료사는 대안을 찾아야 한다. 이러한 상황에서, 치료사는 한 가지 이상의 이론을 찾아 검증하여 중재와 평가를 가이드해 줄 이론적 토대를 세울 적절한 가설을 선택해야 한다. 설계된 이론적 기초는 한 가지 이상의 이론을 포함하고 있으며 아이들에 대한 평가와 결과 예측을 위한 명확한 원칙이다.

상황 9-5 Alex *(계속)*

색다른 FOR

Alex의 치료는 환경수정에 대한 접근이 필요한데, 여기서는 3가지 이론을 동시에 적용되었다: (1) 사회학습 (Bandura, 1977, 1986, 1997), (2) 근접 발달 영역 (Vygotsky, 1978, 1983) (3) 생태문화이론 (Bronfenbrenner, 1979). 이러한 세 가지 이론은 양립할 수 있으며 인간과 비인간 환경에서 아이들의 발달에 대한 신념을 공유한다. 이 이론들은 아이의 기능과 발달은 환경과의 상호작용에 따른다고 제안한다. 그러므로 환경수정은 발달과 기능을 향상시킨다.

이러한 이론은 Alex의 행동이 점점 공격적으로 변하고 있기 때문에 선택되었다. 사회체육 프로그램에서 코치는 Alex가 그의 동료들과 적절한 관계를 유지하지 못하고 자주 화를 내는 것을 관찰하였다. 정신과 의사는 Alex가 행동장애라고 진단하였고 작업치료를 공격적이고 표출된 행동에 초점을 맞추도록 권하였다. 사회학습이론에서는 Alex의 공격성이 모방을 통해 학습된 것이라고 제안하였다: 아이들이 자신의 주변에서 다른 사람이 공격적으로 행동하는 것을 보고 학습을 한다.

이러한 이론적 경향으로 Michelle은 the Behavior Assessment System for Children (Reynolds & Kamohaus, 1992)를 시행하였다. 검사결과에 기초하여 Michelle은 Alex가 공격성을 가지고 있고, 사회적 기술, 통제

(계속)

력에 문제가 있음을 확인하였다. 중재계획을 세울 때, Michelle은 사회학습이론의 모방학습을 사용하였고 긍정적 학습을 할 수 있는 환경을 조성하였다. 사회학습이론에 따르면, Aelx는 다른 사람의 행동 관찰을 통한 능동적 참여를 할 수 있는 사회적 상황에서 새로운 행동과 기술을 배운다. Michelle의 중재 계획은 Alex가 다른 사람의 사회적 상호작용을 관찰할 수 있는 활동그룹을 포함한다.

Vygotsky (1978, 1983)의 근접 발달 이론에 따르면, 어른들은 언어적 대화를 통해 아이의 자기 조절과 발달을 유도한다. 구두대화는 피드백 형성에 효과적이다. 상호간의 의사소통(대화나 토론)은 인지적 결과물이다. 그러므로 어른들은 아이의 행동의 원인과 결과에 대한 설명을 위한 질문과 토론을 함으로써 아이들은 자신의 행동조절에 대한 학습을 한다. Michelle은 Alex가 이해할 수 있는 6세 수준으로 의사소통을 하였다.

Bronfenbrenner (1979)의 발달의 생태이론에 따르면, 인간과 비인간 환경은 아이의 발달에 영향을 미친다. 충분히 도전적이지 않은 환경은 아이의 잠재력 사용을 필요로 하지 않아 아이의 발달을 느리게 하거나 저해한다. 이 이론에서 적응의 개념이 변화의 핵심이다. **적응**은 사람이 환경의 한계와 도전을 극복하기 위해 능력을 발휘하는 과정이다. 적절한 환경은 아이에게 도전적인 환경이고 동기를 유발시켜 발달로 이어진다.

Alex의 중재를 위한 계획 수립은 이 3가지 이론에 근거하며, Michelle은 적절한 가설을 선택하여 제안과 부합한 적절한 중래를 수립해야 한다. Bandura의 이론에 근거하여 Michelle은 Alex를 그룹 활동에 참여시켰다. 그룹 활동이 끝난 후 Vygotsky의 이론처럼 Michelle은 Alex의 참여와 활동에 관한 대화를 하였다. 토론이 끝난 후 Bronfenbrenner의 이론처럼 Michelle은 중재목표에 반하는 활동과 환경의 물리적인 면을 분석하였다. 여기서 그룹 활동은 Alex에게 도전적인 활동으로 구성되었고 또래 아이들에 대한 피드백을 주었다. 환경의 중요성에 대한 이해와 사회적으로 적합한 행동의 학습을 위한 놀이의 중요성에 착안하여 Michelle은 Alex가 놀이 환경에서 자신의 공격성을 어떻게 조절하는지 배울 수 있는 환경을 조성하였다.

핵심정리 (Here's the Point)

▶ 치료사는 3가지 측면에서 중재 접근을 할 수 있다: 상향식, 하향식, 환경적 접근

평가에서 중재로의 전환 (Translating Assessment to Intervention)

치료사가 평가를 얻은 정보를 얻고 해석을 할 때, 어떠한 이론적 접근을 중재를 위한 가이드로 사용을 할지 결정을 해야 한다. 그 자신 말고 다른 어떠한 것도 좋은 이론적 접근이 될 수 없다. 가장 좋은 접근은 아이의 요구를 충족하고 변화를 촉진하기 위한 가장 효과적인 환경적 요소이다. 친척들이나 다른 가족 구성원은 검증된 평가와 중재를 사용하길 원한다 (그림 9-3). 치료적 판단은 결정을 위한 근간을 형성한다. 이러한 결정은 쉽지가 않다; 환경적 요소의 요구에 더하여 치료사는 자신의 지식과 기술, 중재를 위해 사용할 수 있는 자원들을 고려해야 한다. 예를 들어, 적절한 감각통합치료 훈련을 받지 않은 치료사는 그러한 접근을 사용할 수 없다.

즉, 치료사는 적절한 공간과 장비없이 효과적으로 감각통합치료를 할 수 없다. 다음 장에서, Alex에게 사용된 3가지 접근에 대해 언급하고 있다. 이 접근들은 광범위하게 싣지 않았다. 이론들이 어떻게 중재를 가이드하는지 예시를 들었다. 이 접근들은 (1) 생태문화 FOR (2) 운동획득 (3) 정신사회 FOR이다.

중재를 가이드한 각각의 이론은 독특하고 독립적으로 여기에 실려 있다. 치료사는 환경의 특별한 요구에 근거하여 어떠한 이론적 접근을 사용할지 결정해야 한다.

실행을 위한 이론 : 목표설정

치료사는 중재를 위한 기초를 제공할 수 있는 이론을 선택하고 적절한 장/단기 목표를 설정해야 한다. 여기서 치료

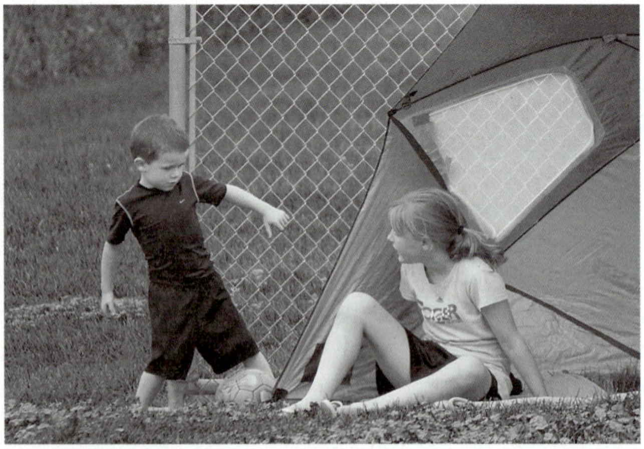

그림 9-3 형제, 자매와 그의 가족들은 평가와 중재의 발전을 위해 필요한 요소이다. *(Photograph courtesy of Douglas Kikendall.)*

사의 추론은 이론에서 실용적이거나 실제적인 추론으로 옮겨간다. 중재가 효과가 있으며 아이는 정확히 어떻게 달라지는가? (19장: 실현가능한 목표설정).

목표는 가족과 다른 중요한 사람들 (선생님)이 협력하여 수립된다. 가족들은 기대되는 치료결과에 대해 치료사와 상의한다. 초기의 환경과 변화가 생기더라도 모든 목표는 평가수행과 평가 자료에 기초한다. 모든 작업치료 목표는 아이의 매일의 활동이나 작업과 관련이 있다.

상황 9-6 Alex *(계속)*

생태문화 FOR

1. 장기목표 (놀이 활동 설정): Alex는 누나와 효율적으로 놀이를 한다.
   - 단기목표: Alex는 누나와 놀이를 할 때 욕구불만인 상황에 대해 이야기를 한다.
   - 단기목표: Alex는 누나와의 놀이에서 운동기술의 성공에 대한 자신의 즐거움을 이야기를 한다 (긍정적인 영향과 참여의 증가를 보임).
2. 장기목표 (집안일에 대한 활동설정): Alex는 자발적으로 집안일을 한다.
   - 단기목표: Alex는 부모님이 할당한 일을 완료하고 적절한 행동에 대한 보상을 받는다.

운동획득과 정신사회 FOR

1. 장기목표 (운동획득): Alex는 대근육 놀이 활동 동안 자발적으로 자신의 좌측 팔을 사용한다.
   - 단기목표: Alex는 양손으로 놀이에 쓰이는 물건을 잡을 때 좌측 상지의 외회전을 한다.
   - 단기목표: Alex는 양팔의 회외가 필요한 활동을 할 때 몸의 정중선에서 양손을 사용한다.
2. 장기목표 (정신사회): Alex는 신체적 활동에 참여하고 적절한 방식으로 공격성을 해소한다 (다른 아이들을 때리지 않는다.).
   - 단기목표: Alex는 자신이 완전히 수행하지 못하는 운동과제에 대한 좌절감에 대해, 의사소통을 위한 언어적 기술을 사용한다.
   - 단기목표: Alex는 대근육 활동에 자발적으로 참여한다.

중재계획

목표설정 후, 치료사는 중재를 시행한다. 중재계획은 직접적인 중재, 가정 프로그램, 환경적 적응, 아이들의 교육적 프로그램을 포함한다. 접근방식의 선택은 원하는 결과를 얻기 위한 치료사와 가족의 판단에 근거한다.

목표설정 후 치료사는 아이의 행동이나 기술에 원하는 변화를 가져올 자원, 매개체, 도구를 결정하여 중재를 시행한다. 치료적 도구에는 물건, 매체, 방법, 치료과정에 쓰이는 기구가 있다. 각각의 전문가들은 자신만의 도구 세팅이 있고 그 사용에는 특별한 전문적 기술이 필요하다. 많은 도구는 전문가들 사이에서 공유된다. 그렇지만 각각의 전문가들은 실행의 전문적 영역에 부합하는 도구의 결합을 사용한다.

소아 작업치료사는 넓은 범위의 도구를 사용하고 자신의 치료적 사용을 포함하며 인간과 비인간 환경의 적응, 개인이나 그룹으로의 치료적 활동 시행을 포함한다 (Mosey, 1986, 1996). 때때로 소아 작업치료사는 특별한 FOR에 특화된 도구를 사용한다 (Luebben, Hinojosa, & Kramer, 1999). 예를 들어, 집중치료실 치료사는 신경계 발달치료와 같은 특별한 기술을 사용한다 (Shoen & Anderson, 1999). 종종, 도구, 양식, 기법의 사용에 상급의 교육이나 훈련이 요구된다.

다음에 따라오는 정보는 소아 작업치료사들이 사용하는 공통적인 도구에 관한 논의들에 관한 것이다. 다음의 각 단락은 특별한 치료적 목표를 달성하기 위한 치료사의 도구 사용을 가이드하기 위한 이론에 관한 논의가 따르고, 도구와 그 중요성에 대해 설명하고 있다. 치료사는 설계된 중재를 수행하는데 필수적인 도구만을 사용한다.

자기 자신의 사용

전문적인 교육의 주요한 측면은 변화를 위해 자신을 어떻게 사용하는지 학습하는 것이다. 이러한 학습된 행동과 기술은 치료사의 관심과 행동, 반응을 필요로 한다. 스스로를 계획적으로 사용하는 것을 포함하는데, 관찰 가능하고, 들을 수 있고, 의문을 가질 수 있고, 분명히 하고, 정보를 제공하고, 교육을 하고, 특별한 과제를 제시하고, 허용하고, 수용하며, 부추기고, 엄격히 하며, 언어적이거나 비언어적인 반응을 사용한다. 치료사는 자신의 행동을 반영하는데, 다음에 어떠한 일이 생길지 계획을 세운다. 따라서 치료사의 행동과 반응은 이론적인 가설에 근거한 예상된 반응에 따른다. 자신의 치료적 사용은 모든 치료사에게 있어 의미 있는 도구이다. 경험을 향상하기 위해 치료사는 자신을 의식적으로 사용한다. 따라서 치료사에게 있어 의미 있는 도구이다. 치료사의 자신에 대한 의식적인 사용은 경험을 향상시킨다.

아이와 자신을 의식적으로 사용하기 시작한 사람들에 대해 긍정적인 치료적 관계의 수립하였다. 치료사가 의뢰인과 상호작용할 때마다 그들은 자신을 의식적으로 사용한다. 치료사는 아이의 환경의 한 부분이다. 치료사는 아이의 행동과 기술을 바꾸지는 못하고 환경의 한 부분이 되어 아이들이 변화를 유도한다. 소아 치료에서 작업치료사는 놀이 활동을 빈번하게 사용한다. 아이들과 놀이 활동을 할 때 치료사는 아이들이 지속적이고 의식적으로 자신의 활동을 조절하고 활동과 상호작용을 즐길 수 있게 도움을 준다. FOR은 치료사가 환자들과 어떻게 상호작용하는지에 대한 도움을 준다. 물리적 접촉의 정도와 유형은 FOR에 의해 특성화 된다. 소아 작업치료사는 통제된 물리적 활동을 치료기간 동안 빈번하게 사용한다. 특별한 촉진기술을 위해 물리적으로 조절 가능한 활동이 사용된다 (진동, 고열, 저온, 압력, 사지의 움직임을 가이드). 이러한 기술과 기법에는 감독과 숙달된 교육을 필요로 한다.

상황 9-7 Alex *(계속)*

일반적 고려사항

Michelle은 선별검사 및 평가 동안에 Alex와 그 부모님들과의 유대감을 형성하였다. Michelle은 Alex에 대한 이해와 아동발달에 근거하여 Alex의 수준에 적합하게 관계를 형성할 수 있다. Alex와 상호작용을 할 때 Michelle은 Alex가 6세 소년이라는 사실을 깨닫곤 한다.

Alex와 대화를 할 때에는 눈을 맞추고 Alex를 향한다. 평가에서 Michelle은 Alex가 신체적 접촉에는 편안함을 느낀다고 확인하였다. 그러나, Alex의 신체적 반응을 유도할 수 있는 신체적 접촉은 제한하였다. 중재계획에서 Michelle 자신을 의식적으로 사용하는 것이 중요한 도구라고 설정하였다. Michelle은 Alex의 행동에 대한 자신의 행동과 반응을 의식하고 알아야 한다.

Michelle은 Alex의 어머니는 편안하게 대하였고 상호간의 관심 있는 주제에 대해 대화를 하였다. 어머니와 대화를 할 때는 어머니의 의견과 행동을 관찰하였다. Alex의 아버지는 힘이 넘치고 독단적인 스타일이다. Michelle은 아버지의 행동과 반응을 같은 방식으로 탐색했다. 중재과정 초기의 목표는 아버지와 같이 신중하고 적절하게 이끌어가는 것이다.

생태문화 FOR

중재과정에서 Michelle은 Alex와 그 누나가 같이 할 수 있는 놀이 활동을 허락하였다. 활동은 Alex의 치료적 목표를 수용한 구조적이고 시간제한이 있는 활동으로 구성하였고 누나도 또한 참여하게 하였다. 가정 프로그램에서 Michelle은 활동에 대한 시연과 Alex와 April의 활동 참여에 대한 피드백을 주었다. 또한 부모님에게 Alex의 좌절감 표현에 대한 한계설정을 가이드 하였고 이러한 감정을 적절히 표현하는 것에 대한 보상을 하도록 하였다. 그리고 친척들과 다른 시간에 자율적으로 놀이를 하도록 하였다. 가족들은 사회활동 시간에 제한을 가지고 있어서 토요일 아침에 30분간의 활동시간이 계획되었다. 여기서 Michelle은 가족들의 생활패턴, 가치 있는 활동을 포함해서 가족들에 대한 이해를 좀 더 할 수 있었다. 그리고 Alex의 치료적 목표에 맞도록 가족의 생활패턴 내에서 활동에 대한 수정을 하였다.

정신사회 FOR

정신사회 FOR은 치료적 관계를 중시하기 때문에 Alex와 Michelle의 관계가 변화를 위한 환경설정의 기초이다. 정신사회 FOR에서는 다른 아이들과의 경험을 통한 기본적인 대처기술의 개발을 제안한다. 반복된 경험으로 아이들은 문제해결 기술의 향상과 다양한 상황으로의 접근 방식을 배운다. 따라서 Michelle은 상황에 대한 반응으로 자신을 의식적으로 사용하여 Alex가 새로운 도전을 할 수 있게 한다.

Alex와 상호작용을 할 때 Alex가 공격적인 감정을 신체적으로 표출하는 동안 Michelle은 Alex를 한명의 사람으로 진실하게 생각하고 설명해야 한다. Alex는 활동에 활발히 참여하기를 좋아하는 어린 소년이라는 사실을 생각하여야 한다. Alex는 조절이 될 수 있다. 정신사회 FOR에서 Michelle은 의식적 적응을 하거나 행동을 변화시켜 Alex가 사이좋게 지낼 수 있는 기질로 바뀌게 도움을 준다. 이론적 기초에 서술된 가설은 Alex의 양립할 수 있는 기질과 반응한다면 Alex는 Michelle을 받아들일 것이다. Alex의 생활에 받아들여지면 도전적인 활동에 Alex를 참여시킬 수 있게 된다. 그녀는 역할모델로 어려운 상황에 대처하는 효과적인 방법을 설명해 준다. 적절한 시간에 Alex를 통제할 수 있는지가 관건이다. Michelle은 권위적인 모습이 아니라 격려와 칭찬으로 변화를 촉진한다. Michelle은 Alex의 감정을 존중해야 한다. 그러나, 적절한 한계 설정에 주의를 기울여야 한다. Michelle은 Alex에 대한 행동적 반응을 조절하여 새로운 대처기술을 발달시킬 수 있는 상황을 제공해 주어야 한다. 이러한 심리적 안정과 안전한 환경에서 새로운 대처기술을 연습하고 활동에 참여한다.

운동획득 FOR

운동획득 FOR의 이론적 기초는 환경의 주요한 요소이다. Michelle은 Alex에 대한 이해와 자신의 지식, 과제를 제시, 요구되는 기술, 환경의 영향, 규제조건을 사용하여 치료적 상황을 창조한다. Michelle의 중요한 역할은 Alex의 수행에 대한 적절한 피드백을 주는 것이다.

Michelle은 Alex의 이해수준에 맞게 안정된 상호작용을 해야 한다. 그러므로 그녀는 현재 상영하는 대부분의 영화와 tv 배우에 대해 많이 알아야 한다. 예를 들어, Michelle은 스파이더맨과 슈퍼맨 캐릭터를 Alex의 활동에 통합할 수 있어야 한다.

비인간 환경

비인간 환경은 물체, 놀이, 가축을 포함하는데 실제적으로는 아이들이 접촉할 수 있는 사람이 아닌 모든 것을 말한다 (Searles, 1960). 인간작업에 대한 작업치료사의 관심과 활동의 가치는 사용, 조작, 적응, 비인간 환경의 수정을 가이드하기 위해 빈번하게 사용하는 이론을 의미한다. 작업치료사는 물체의 창조적인 사용과 중재의 부분으로 다른 놀이도구를 사용하는 훈련을 한다. 비인간 물체를 사용할 때 치료사는 아이의 발달 수준과 문화적 배경을 고려하여 선별하여야 한다.

아이들의 놀이는 지속적으로 변하는 발달과 성장에 따른 비인간 환경을 포함한다. 예를 들어, 미국의 어린 유아들은 유아용 침대와 어린이 놀이터를 사용하고 유아전용 좌석에 앉는다. 물체나 장난감으로 놀이를 하는 것은 돌보는 사람 또는 다른 사람들에 의해 결정된다. 장난감은 자극, 즐거움을 주며 발달 기술을 나타낸다. 비인간 환경에서 물체를 사용하여 아이와 창조적인 상호작용을 하는 방법은 종종 놀이의 기초가 된다. 장난감은 치료사들이 자주 사용하는 중요한 비인간 물체이다.

전환개체는 우리 삶의 어떠한 시기에 획득한 중요한 재산이다. 장난감 곰은 안도감을 주고, 결혼반지는 다른 사람들에게 우리 관계의 상징이다. 전환개체에 대한 작업치료사의 이해는 아이와 그 가족들과의 치료적 관계 형성에 중요하다. 치료사는 중재에 전환개체를 사용한다.

애완동물은 사람의 환경에 영향을 주는 비인간 객체의 다른 예시이다. 아이들은 애완동물과 교감을 한다. 애완동물 관리를 돕도록 하여 다른 유기체와 관계를 어떻게 형성하는지 가르친다. 아이들은 애완동물을 돌보면서 애완동물 관리에 대한 책임감을 배운다. 애완동물은 많은 사람들에게 있어 기쁨의 원천이고 그들의 삶에 가치를 더해준다.

소아 작업치료사는 중재를 위한 기술개체나 놀이에 정통해야 한다. 아이나 어른들은 장난감이나 물체를 사용하여 기쁨과 자기만족을 얻는다. 기술개체는 적응도구나 보조기술을 포함한다. 적응 도구는 사람들이 기능적 활동에 참여할 수 있도록 설계된 장치를 말한다. 이러한 도구들은 관절염 환자들을 위해 두꺼운 손잡이가 달린 포크에서부터 CP 아동을 위한 테이블 같은 장비를 말한다.

때때로 아이들과 가족들은 일상에서 기능하기 위한 보조기술 장치를 필요로 한다. 보조기술은 사람의 기능적 능력을 증가, 향상 유지 시켜주는 간단한 도구부터 복잡한 컴퓨터 장치를 말한다. 보조기술은 장치, 장비, 환경적 적응을 포함한다. 보조 장치의 주요한 범위는 보조기, 의지, 자조관리 도구, 의사소통 장치, 이동성 도움장치, 환경조절 장치이다 (Mosey, 2001). 작업치료사는 기능적 결손이나 기능향상 및 유지를 위한 보상으로 보조기술을 제공한다. 상업적으로 이용 가능한 보조기술은 유용하지 않고, 치료사는 특별한 장치를 적용하거나 설계해야 한다.

상황 9-8 Alex *(계속)*

생태문화 FOR

Michelle는 생태문화 이론에 근거하여 활동을 사용하도록 하였다. 그러므로 Michelle은 Alex의 가정환경에서 추천한 활동은 가족들의 스케줄과 일과를 고려하여야 한다. 예를 들어, Michelle은 Alex가 토요일 아침식사를 준비하는 것을 돕도록 하였다. 그녀는 어머니와 같이 Alex의 양손이 충분히 닿을 수 있는 높이에 접시를 옮겨 놓았다; 또한 떨어뜨려도 깨지지 않는 접시를 사용하였다.

운동획득과 정신사회 FOR

비인간 환경을 치료사가 사용하는 것은 치료적 목표, 중재동안 사용되는 특별한 활동, 치료적 환경에 따라 영향을 받는다. 운동획득 FOR에서 물리적 환경은 아주 중요하게 인식된다. 정신사회 FOR 또한 물리적 환경의 중요성을 강조하지만 심리적 환경 역시 중시한다. Michelle은 치료가 시행되는 치료적 환경을 고려하였다. Alex가 가상의 놀이에 참여를 할 수 있다고 하더라도 Michelle은 Alex의 연령수준에 맞는 실제적 물체를 사용하는 것이 가장 적합하다고 깨달았다. Alex와 구성놀이를 할 때 Michelle이 사용하는 물체의 문화적 의미와 상징을 고려하였다.

Alex는 경쟁적인 활동의 참여를 즐기는 나이이다. Michelle은 Alex가 다른 많은 6세의 아이들처럼 신체적, 사회적 기술을 발달시킬 수 있는 기회를 제공하기 위한 물체와 관련이 있다고 생각하였다. 치료적 환경을 선택하거나 만들 때, Michelle은 물리적 배치, 장비, 다른 물건들에 대한 고려를 하였다. 대동작 운동 놀이를 할 때는 안전을 고려하였다. Alex는 매우 활동적이고 난리법석을 치면서 놀이에 참여하는 것을 좋아했다. 정글짐과 다른 놀이 기구는 Alex의 양손 사용을 유도하기 위해 적용되었다. 정글짐은 자연적인 환경에서 Alex가 도전적인 활동을 할 수 있게 하였다. Michelle은 능숙한 사지 사용이 요구되는 활동을 Alex에게 주었다.

활동: 자기-관리, 학습, 놀이

작업치료사들은 인간 활동의 지식이나 자신들의 이해를 바탕으로 중재를 한다. 작업치료의 궁극적인 목표는 사람이 작업을 할 수 있게 된다는 것이다 (Hinojosaa & Blount, 2004). 작업에는 넓은 범위의 활동이 포함된다. 인간작업과 활동에 관한 작업치료사의 지식은 활동을 근간으로 하는 중재의 발달을 위한 능력이나 기술과 통합된다.

치료사는 아이의 흥미와 요구를 활동에 대한 선입관에 근거하여 재미있는 활동을 선택한다. 이러한 선입관은 아이들의 연령대에 적합한 유형의 활동에 관한 지식, 발달, 배경, 성별에 근거한다. 이러한 활동은 아이의 목표나 객관적 자료에 적합하게 설정된다. 활동에 변화를 줄 때 치료사는 활동의 특성을 고려해야 한다 (Kramer & Hinojosa, 2004). 활동은 아이의 변화를 끌어내기 위한 것이어야 하고 치료사는 아이의 경향에 민감해야 한다. 마지막으로 치료사는 아이 스스로 즐길 수 있는 안전한 환경을 제공해야 한다. 이것은 간단한 것이 아니고 아주 많은 기술이 요구된다.

작업통합 (대화하는 기술, 과제나 실제 생활에서 중재의 다른 국면)은 당연히 임상적, 치료적 상황 외에서 발생한다 (그림 9-4) (Kramer & Hinojosa, 2004). 예를 들어, 눈-손 협응이 어려운 소녀의 특별한 활동의 발달을 위해 활동을 통합할지 결정해야 한다 (신발신기, 캐치볼, 글쓰기). 그녀의 기술이 충분히 좋아지면, 그 소녀는 신발신기, 친구와의 공놀이, 짧은 에세이 쓰기를 할 수 있다. 소녀의 행동은 작업통합의 결과이다.

인간 활동의 범위와 작업은 이장의 범위를 넘어 광범위하게 소개되어 있다. 전문적인 치료사의 활동분석, 작업통합 역시 이 장의 범위를 넘어 소개되어 있다. 소아 작업치료사는 다음의 3가지 주요 영역에 초점을 맞추어야 한다: 자기-관리, 놀이, 학습.

자기-관리 자조관리 활동은 우리 신체와 삶을 다루는 많은 활동을 포함한다. 자조관리 작업은 사람에게 의미가 있거나 필요로 되어지는 생활양식이나 일상이다. 이러한 일상적인 활동은 인간 생존을 위해 중요하며 사회적인 능력을 결정한다. 자조관리 활동과 작업은 연령, 문화, 성별, 사회경제 자원에 따라 넓게 분류된다. 이러한 활동에는 먹기, 목욕, 치장하기, 화장실 이용, 옷입기 성적 표현과 다른 자조관리 활동이 포함된다(Perr, 2004). 개인적 가치는 자기관리 활동과 관련이 있기 때문에, 작업치료사는 이러한 것들을 중재의 부분으로 자주 사용하여야 한다. 자조 관리에 관한 더 많은 정보는 8장에서 싣고 있다.

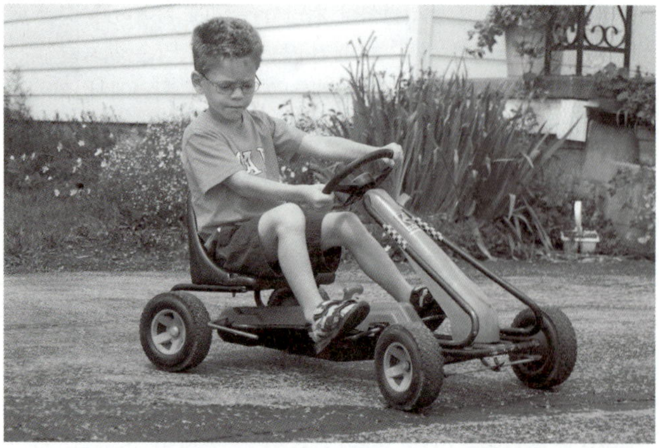

그림 9-4 작업통합은 아동이 그의 삶에서 작업치료적 중재를 학습하는 동안 치료실 야외에서도 발생한다.
(Photograph courtesy of Angie Carter.)

학습활동 작업치료사들은 의미 있는 치료적 도구로서 교육과 학습활동을 하여야 한다. 소아치료는 교육 시스템과 연계하므로 치료사는 학습활동을 전문적으로 사용하여야 한다. 이러한 활동은 손으로 글씨 쓰기, 컴퓨터 사용과 같은 구체적인 것이다. 일상생활 기술과 관련한 코트 입고 벗기, 활동 후 청소하기, 차례대로 토론하기, 친구나 선생님과 적절하게 대화하기 같은 것들도 있다. 학습과 학습장애에 관한 보다 많은 정보는 28장에 있다.

놀이 소아 치료의 중추적인 측면으로서 놀이에 관한 논의는 복잡하게 얽히는데, 놀이는 목적을 위한 수단으로 사용되기도 하고 놀이 자체가 목적이 되기도 한다 (Box 9-4). 이론적 견지에서 치료사가 놀이를 사용하는 방법은 놀이를 치료사가 치료의 목적 (아이의 능력을 촉진하여 놀이에 참여시킨다)으로 보든, 단지 변화를 가져오기 위한 수단으로 사용하든 큰 영향을 미치며, 다른 목표를 성취하기 위한 하나의 도구가 된다.

모든 작업치료사들은 놀이를 치료의 중요한 부분으로 여긴다. 놀이는 정의하기가 어려운데 그 이유 중 하나는 놀이는 아이의 발달, 문화, 사회경제적 상태, 물리적 환경, 성별, 다른 많은 고려사항에 영향을 받는 활동이기 때문이다. 놀이에 대해 이해하기 위한 한 가지 접근 방법은 놀이의 경험에 초점을 맞추는 것이다. 이 접근에서는 아이들이 놀이에 참여하는 것은 즐거움을 얻기 위함이라고 하고 있다 (Parham & Primeau, 1997). 놀이는 물체나 다른 아이들을 포함하거나, 또는 혼자서 할 수 있다. 놀이는 항상 즐겁다. 아이들이 놀이를 하는 중에 기술을 배우기도 하지만, 아이들의 작업을 우선으로 생각해야 한다 (놀이 활동). 놀이는 3장에 소개되어 있다.

Garbarino (1989)는 아이의 놀이를 위해 추가적인 제안을 하였다. 그는 아이들이 한 가지 또는 그 이상의 목적을 위해 놀이를 한다고 서술 하였다: 경험의 처리수단, 자신과 세계에 대한 가설의 검증 수단, 즐거움을 얻기 위한 수단. Gabarino는 놀이의 이러한 목적은 인간이 그들의 발달에서 진화하는 힘에 대한 이점을 얻기 위해 허용한 중요

BOX 9-4
목적으로서의 놀이

작업치료 목표가 아이들을 놀이의 의미 있는 작업에 참여하게 하는 것이라면 놀이가 목표가 된다. 이러한 시나리오에서 놀이의 이론은 설정된 치료적 중재의 이론적 토대를 이룬다.

Sayeed와 Guerin (2000)은 놀이에 대한 정의를 내리기 보다는 그 상황적 설명을 하였다. 놀이와 관련한 문헌을 이용하여 놀이의 다양한 특성을 세 가지 측면으로 제안하였다: 활동의 특성, 아이들 경험의 특성, 놀이 환경의 특성. 이러한 세 가지 관점은 활동, 사람, 환경으로 구성되는 놀이 작업에 대한 설명을 완전하게 해준다.

놀이 활동은 두 가지 특성으로 분류된다. 아이들의 놀이를 관찰할 때 보여 지는 것으로 구성된 관찰 가능한 특성이 있다. 이러한 특성은 놀이는 상호작용 한다는 것이며; 규칙이 있으며; 관찰 가능한 행동을 포함하며; 신체적, 언어적 바탕을 두며 순서화 되어 있다. 놀이 활동의 또다른 특징의 범주는 다음과 같다. 그 특성은 관찰가능하지 않지만 연구자와 임상가는 연구와 경험을 토대로 추측을 한다. 이러한 특징으로는 놀이는 즐겁고, 아이의 정서적 필요를 충족시키며, 자연스러우며, 과정을 이끌 사고와 집중을 포함하며, 중요한 의미를 가지고 있다(p.6).

놀이를 하는 아이들은 위험이 없다는 것을 느껴야 하며, 자신의 의사일정을 따르며, 스스로 즐기며, 발달을 하고 학습을 한다. 놀이 환경은 안전하며 상호작용이 있어야 하고 매혹적이며 지속할 수 있는 상황이어야 한다(Sayeed & Guerin, 2000, p. 7). 놀이가 치료의 목표일 때 치료사는 활동 통합을 경험할 수 있는 놀이를 구성해야 한다. 예를 들어, Alex의 치료 목표 중 한 가지가 공격적 성향이 나타나지 않고 스포츠 활동을 하는 것이다. 여기서 놀이 활동 그 자자체가 Alex의 공격적 행동을 조절할 수 있도록 하는 상황을 제공한다. Alex는 치료목표에 부합하게 놀이작업에 참여할 수 있다.

한 것이라고 하였다. 놀이는 소아 치료에서 필수적인 부분이다.

작업치료사가 놀이를 도구로 사용할 때, 놀이 활동을 치료적 방법으로 사용한다. 작업치료사는 아이들의 요구를 충족시키기 위한 놀이 활동을 적용하기 위해 독특한 전문성을 지녀야 한다. 치료사의 놀이사용은 이론적인 기반이 있어야 하며 이론은 중재를 가이드 하기 위해 선택되어야 한다. 이론으로부터의 가설은 아이의 치료적 환경에서 활동 (놀이)을 어떻게 사용할지에 대한 특별한 전략 수립을 위해 사용된다. 즉, 치료사는 특별한 이론적 견해에 부합하는 놀이 활동을 선택한다. 놀이 활동은 아이의 발달 수준과 치료환경에 적합해야 한다. 이러한 환경에서의 놀이는 목적적 활동의 특별한 유형이다 (그림 9-5).

놀이가 치료에서 하나의 수단으로 사용될 때, 치료사는 놀이와 관련되지 않은 치료적 목표를 달성하기 위해 놀이의 특성을 사용한다. 이것은, 목표는 다른 수단을 사용해서 달성 된다는 것을 의미한다. 중재를 위한 방법으로 놀이를 사용하는 치료사는 아이들이 놀이에 참여하는 것이, 아이들로 하여금 좀 더 열중하게 만들고 좀 더 치료적 목표를 달성하게끔 한다고 가정한다. 만약 놀이가 치료의 목표라면 중재의 목적은 강화를 필요로 하는 놀이의 특성으로 설명된다. 작업치료사는 중재의 수단으로 놀이를 사용하는 대신에 측정할 수 있는 다른 목표를 설정한다.

상황 9-9 Alex *(계속)*

생태문화 FOR

활동설정과 그 5가지 요소는 생태문화 이론에서 변화를 위한 핵심이다. 작업치료사가 놀이 활동을 변화의 작용물로 사용하기를 원할 때 활동설정의 5가지 요소를 고려하여 놀이 활동 환경을 구성하여야 한다. 수행되는 과제는 놀이 활동 설정의 오직 1가지 요소여야 한다. 예를 들어, Michelle은 Alex와 그 누나에게 Alex의 미세운동기술 향상을 위해 카드 게임 "war"를 제안하였다. 활동 중에 Alex와 누나의 상호작용이 놀이의 경험에 도움이 되지 않는다면(Alex가 좌절하거나 누나를 때리는 것) Michelle은 활동 설정이 적절하게 이루어지지 않았다는 걸 알게 된다. 그 후 Alex의 경험을 변화시키고 과제 수행을 촉진할 다른 중재설정을 필요로 하게 된다. 예를 들어, 레고와 같이 다소 경쟁적이지 않고 협력적인 게임을 선택할 수 있다.

운동획득과 정신사회 FOR

활동은 작업치료에서 중요한 부분이다. 운동획득과 정신사회 FOR 두 이론 모두에서 중재의 부분으로 쓰여지는 활동의 특징에 대해 설명하고 있다. 효과적인 치료를 위해 Michelle은 Alex의 명확한 요구를 충족시키는 이론적 기초로 구성된 활동을 선택하여야 한다. 운동획득 이론을 사용할 때 Michelle은

Alex와 과제, 환경의 조합을 고려하였다. 이것은 Alex에게 매일의 기능적 과제와 관련한 운동문제를 해결하기 위한 기회를 줄 수 있는 활동을 중요하게 생각한다는 것이다. Alex 활동을 완전하게 할 수 있을 것이고 의미와 중요성을 알 것이다.

운동획득 FOR은 학습이론을 적용한다. 이론으로부터 선택한 중요한 개념들은 실행, 실험, 변수, 가르침, 피드백이다. FOR에 근거하여 Alex의 기술 발달을 위해서는 다양한 전략들에 대한 경험과 실행에 대한 기회가 주어져야 한다. 선택된 활동은 적절한 피드백이 제공되어야 한다. 가장 중요한 것은 그 활동이 Alex와 가족들에게 중요하게 생각되는 것이어야 한다. Alex의 아버지는 아들과 농구를 하는 것에 관심을 가지고 있지만 Alex의 제한점 때문에 낙담해 있다. Alex가 농구하는 것을 원한다면 우측 상/하지 운동기술을 향상해야 하고 좌측을 사용하여 도움을 받는 방법을 배워야한다. Michelle은 연령에 적합하고 적용할 수 있는 다양한 대근육 활동을 생각하였다. FOR에 맞추면 적용된 모든 활동은 열린 과제를 포함해야 한다 (과제의 요구조건과 환경적 요구조건은 다름, 동작의 환경적 측면).

Michelle이 선택한 한 가지 활동은 피구이다. 그녀는 Alex에게 시합을 제안하였다. 그녀는 잘 튀기는 커다란 공을 선택했다. 다른 사람을 공으로 맞추는 피구를 하는 동안 Alex의 적응이 그녀를 이기기 어렵게 할 것이라고 하였다. 사람들이 서로를 맞출 때 공을 두 번 튀긴 후 던지도록 하였다. 게임을 하는 동안 Michelle과 Alex는 게임에 적응하였다. 예를 들어, 오른손으로 공을 두 번 튀길지, 한 번은 왼손으로 튀길지 결정하고 공을 목표에 던진다. 튀기고 던지는 것은 Alex에게 움직임 예측이 어려운 변수가 있는 실행 상황이 된다.

정신사회 FOR에서는 Alex가 적절한 사회적 대처기술로 친구들과 효과적인 상호작용을 하는데 초점을 두고 있다. 따라서 Michelle은 그룹상황에서 놀이를 사용하였다. Michelle은 어른이기 때문에 Alex가 그녀를 받아들일 수 있는 방법으로 놀이 활동을 적용해야 한다. Alex에게 그녀가 어른이기 때문에 같은 규칙으로 게임을 하면 공정하지 않다고 설명을 했다. Alex와 Michelle은 Michelle이 이기기가 더 어려운 규칙을 정했다. Michelle은 비우세적인 손만 사용하고 또 장갑을 끼는 것에 동의하였다. 또 공을 던지기 전에 3초를 세는 것도 동의했다. 정신사회 FOR에 따라 Michelle은 Alex가 준비가 되면 다른 아이들과의 실제적 그룹상황에서의 실행도 하여야 한다.

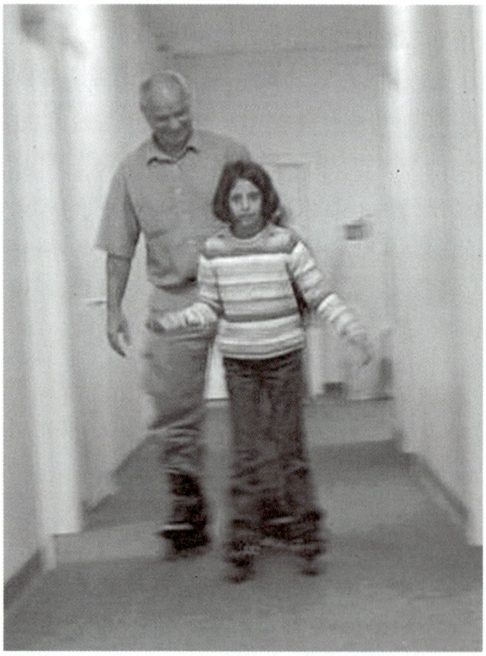

그림 9-5 놀이활동은 중재가 일어나는 환경과 아동의 발달 수준에 일치한다.
(Photograph courtesy of Joseph A. Werner, OTR.)

그룹활동

그룹은 자연적으로 특별한 활동을 형성한다. 예를 들어, 아이들은 같이 놀이를 하고, 젊은 성인들은 같이 스포츠를 하러가며 보통의 성인들은 같이 저녁식사를 하러 간다. 그룹은 우리 삶의 중요한 부분이다. 작업치료사는 활동에 대한 전문적인 기술을 사용하여 그룹 활동을 효과적으로 사용한다. **활동 그룹**은 합의된 결과를 얻기 위해 다양한 과제에 참여하는 사람들의 집합체이다. 치료적 상황에서 활동그룹은 치료적 목표, 그룹의 목표, 개인적인 참여 목표를 가진다. 활동은 그룹기능과 목적의 중심이 된다. 예를 들어, 활동그룹이 놀이 활동이 목적이면 활동은 모든 사람들의 재미와 즐거움을 고려해야 한다. 작업치료사는 연령에 적절한 사회적 상호작용 기술의 향상과 특정한 수행 기술의 발달을 위해 치료적 도구로써 활동 그룹을 사용한다.

상황 9-10 Alex *(계속)*

생태문화 FOR

Michelle이 Alex에게 적절한 활동 그룹을 구성하기 위한 기본적 FOR로 생태문화 이론을 선택하였다면, 활동 설정의 각 요소들을 주의 깊게 살펴봐야 한다. 상황에 대한 분석은 다음의 요소를 포함하고 있다:

1. 누가 참여하는가: Michelle은 Alex의 치료적 목표 달성을 촉진하기 위한 활동 그룹의 아이들을 선택할 것이다. (Michelle은 활동 그룹에 참여하는 아이들 각각을 고려한

활동 설정을 해야 한다.)

2. 활동그룹에 참여하는 아이들의 목표와 가치: Michelle은 활동그룹에 참여하는 아이들 개개인의 치료적 목표를 고려하고 모두에게 같은 활동을 사용하여야 한다. 또한 특별히 선택된 활동의 특성과 아이들의 가치를 고려해야 한다.
3. 어떠한 과제가 수행되는가: Alex의 나이와 성별을 고려하여 활동을 선택할 때, Michelle은 Alex의 이점과 제한점을 고려해야 한다.
4. 왜 그 과제가 수행되는가 (행위에 대한 동기와 감정): Michelle은 Alex가 선택한 특별한 활동과 관련한 Alex의 (다른 아이들도)동기와 감정을 고려해야 한다. 예를 들어, Connect Four 게임이 한 아이가 너무 어려워하고 단지 치료사가 원해서 참여만 하는 것이라면 그 게임은 적합하지 않다.
5. 상호작용을 결정하는 스크립트는 무엇인지: Michelle은 활동그룹간의 상호작용 규칙을 만들고 다른 아이들이 명확히 확인하기를 바란다. 또한 규칙이 깨지는 것의 중요성과 규칙을 유지함에 따른 보상을 확립해야 한다.

운동획득과 정신사회 FOR

Alex의 목표에서, Michelle은 Alex가 한 주에 한 번 다른 아이들과 같이 치료할지 결정해야 한다. 같은 성별의 아이들과의 그룹 활동을 결정했다; 이 연령대의 아이들의 성별은 좋아하는 활동을 결정한다. Michelle은 그룹의 촉진자로써의 역할을 알고 있다. 그녀는 아이들의 개인적 목표를 달성하고 의미있는 방법으로 의사소통하는 것을 장려할 활동을 주의 깊게 선택해야 한다. 그녀가 고른 게임 중 하나는 Connect Four이라는 보드게임이다. 그녀는 디스크를 방에 뿌린 후 스쿠터 보드에서 게임을 할 수 있는 아이들에게 적용하였다. Alex의 운동 목표는 스쿠터 보드에서 신체를 움직이고, 손을 뻗고, 디스크를 조작하는 것이다. Alex의 정신사회 목표는 두 아이들과 상호작용하는 것이고 또한 Michelle과 상호작용하는 것이다. 경쟁적인 게임은 Alex에게 자신의 좌절감에 대해 의사소통할 기회를 제공한다.

핵심정리 (Here's the Point)

- 이론간에 겹치는 부분들이 있다. 몇 가지 이론은 같은 개념을 공유하고 가설들이 양립한다.
- 평가와 목표 설정 후 모든 중재는 이론적 견지가 일관되어야 한다. 중재 계획은 최적의 실행과 유용한 연구와 일관되어야 한다.
- 중재 도구를 선택할 때, 치료사는 자신의 특별한 지식, 전문성과 각각의 도구 사용에 대한 기술에 대해 고려해야 한다.

능동적인 학습

Maria에 대한 고찰:

배경: 마리아는 10개월을 채우고 태어났고 출산과 관련한 합병증 없었다. 18개월이 될 때까지 부모님은 어떤 걱정도 없었다. 마리아는 잘 먹고 잘 자고 잘 놀며 부모님에게 다소 애교를 부리며 상호작용을 하여 부모님의 사랑을 받았다. 마리아는 부모님과 살며 가족의 유일한 아이이다. 그녀의 아버지는 건설 노동자로 일하며 어머니는 가사일을 한다. 가족들은 2개 국어를 사용하지만 집에서는 스페인어를 우선적으로 사용한다. 마리아는 현재 3살이며 자폐증 진단을 받았고 대동작, 미세운동 기술 지연이 의심되어 포괄적인 평가를 위해 작업치료 의뢰를 받았으며 부모님은 사회성 결여와 언어 발달을 걱정하고 있다.

부모님의 관점: 마리아의 어머니는 마리아가 싫어하는 어떠한 질감과 테이블위에서 놀이(Play-Doh, finger painting)를 할 때 자주 짜증을 내는 것에 대해 말했다. 또 마리아는 모래에서 노는 것을 좋아 했다; 그러나, 대부분의 시간을 집에서 인형놀이, 비디오 시청으로 보냈다. 마리아의 부모님은 마리아의 행동을 면밀히 살펴본 결과 집중 시간이 짧다고 했다. 마리아는 어떠한 자조관리 활동도 하지 않았다. 마리아의 아버지에 따르면 마리아는 발끝으로 걷고 흥분하면 손을 찰싹찰싹 거렸다. 마리아는 부모님이나 다른 어른들이 간단한 지시를 하면 반응을 하였다 (손가락을 입에 가져가, 그만, 인형 치워). 대화 할 때 두어 가지 단어만 사용하였으며 부모님이나 다른 아이들과의 놀이에 참여하지 않았다. 마리아의 부모님은 마리아의 자조 기술 향상과 부모님과 친구들과의 사회적 기술 향상을 위해 도움을 요청했다.

초기평가: 마리아는 방을 걸어다녔고 다양한 물건들을 쳐다보고 만졌다. 치료사나 부모님과 눈맞춤을 하지 않았다. 작은 테이블의 의자에 앉으라고 하자 그렇게 했다. 소리가 나는 장난감을 제시하자 마리아는 장난감을 쳐다보았지만 만지거나 집으려는 어떠한 노력도 하지 않았고 치료사와 눈맞춤도 하지 않았다. 그러나, 장난감을 치우자 아이는 혼란스러워했고 낑낑거리는 소리를 냈다. 이러한 소리는 치료사가 3조각으로 된 퍼즐을 테이블 위에 올려두자 바로 멈추었다. 마리아는 조각들을 치우고는 조각들을 공중에서 휙휙 흔들었고 다시 가져가려는 시도는 하지 않았다. 마리아는 운동 모방을 하려는 어떠한 움직임도 하지 않았다.

1. 수행의 이점과 결함은 무엇이며 자폐증 진단을 받은 마리아에게 예상되는 행동은 무엇인가? 26장을 참조: 보다 많은 자폐증에 대한 정보를 위한 자폐증 스펙트럼 장애
2. 자폐증을 가진 아이와 가족들에 대해 무엇을 알고 있는가?

3. 평가를 위해 어떠한 접근, 이론을 사용하여 가이드를 할 것이며 그 이유는 무엇인가?
4. 기술, 작업, 환경을 평가하기 위해 어떠한 사정을 사용할 것인가?
5. 당신이 오직 부분적인 정보만 가지고 있을 때 치료의 목표는 무엇인가?
6. 이러한 목표는 기술획득, 작업, 환경을 포함하고 있는가? 그것들의 우선순위는 어떻게 되는가? 왜 그러한 순서가 되는가?

요약(Summary)

이 장은 이론의 사용 과정과 FOR을 중재에 적용하는 과정을 소개하고 설명하고 있다. Alex의 예시를 들어 이론을 어떻게 실행하는지 보여주고 있다. 이론과 FOR의 개념 소개 후 작업치료 평가와 중재과정을 이론이 어떻게 가이드하고 정보를 주는지 설명하고 있다. 이 장의 대부분은 이론과 FOR이 중재 계획과 실행을 어떻게 가이드 하는지에 초점을 맞추고 있다. 치료사는 선별과 추가적인 평가에 적절한 이론적 접근을 사용하여 중재계획 설정에 가이드를 하고 있다. 한 이론적 접근이 선택되면 치료사는 아이들의 요구와 선택한 이론에 부합하는 치료 목표를 세운다. 다음으로 이론적 접근을 사용하여 작업치료 중재 도구를 어떻게 적용할지 정의한다. 마지막으로 치료사는 중재동안에 아이들이 놀이를 잘 할 수 있도록 활동을 통합하고 놀이 활동을 수정한다.

장난감 상자에는 무엇이 더 있나?

이론을 실행에 적용하는 것은 중요하다; 이론은 사정과 중재를 가이드 한다. 우리가 사용하는 이론을 실험하는 것 역시 중요하다.

Ikiugu, M, N.(2010). Mosey의 추론법을 사용하여 작업치료실행 모델을 분석하고 비평. Occupational Therapy in Health Care, 24, 193-205

Ikiugu은 작업치료사가 실행에 사용할 수 있는 이론에 대한 이해의 증가에 대한 중요성을 제시하였다.

Lee,J.(2010). 최적의 실행을 성취: 작업에 초점을 맞춘 실행 모델과 관련한 근거의 논평. Occupational Therapy in Health Care, 24, 206-222.

Lee는 작업에 초점을 맞춘 3가지 다른 실행모델에서 사용한 근거를 검토하였다.

Kielhofner, G.(2009). 작업치료 실행의 개념적 기초 (4th ed.). Philadelphia: FA Davis.

개념적 기초 4판은 "작업치료의 개념적 기초는 서비스의 실행에 있다."란 주제에 초점을 맞추고 있다 (p. vii). 저자는 많은 개념적 실행 모델과 각 이론을 실행에 적용한 예를 싣고 있다.

참고문헌

Bandura, A. (1977). *Social learning theory*. Englewood Cliffs, NJ: Prentice-Hall.

Bandura, A. (1986). *Social foundations of thought and action: A social cognitive theory*. Englewood Cliffs, NJ: Prentice-Hall.

Bandura, A. (1997). *Self-efficacy: The exercise of control*. New York: W.H. Freeman.

Baum, C. M., and Christiansen, C. (2004). Occupation-based framework for practice. In C. Christiansen, C. M. Baum, and J. Bass-Haugen (Eds.), *Occupational therapy: performance, participation, and well-being* (3rd ed., pp. 242–259). Thorofare, NJ: Slack.

Bernheimer, L. P., Gallimore, R., and Kaufman, S. Z. (1993). Clinical child assessment in a family context: A four-group typology of family experiences with young children was developmental delays. *Journal of Early Intervention, 17*, 253–269.

Bernstein, N. (1967). *Coordination and regulation of movements*. New York: Pergamon Press.

Bloomquist, M. L. (1996). *Skills training for children with behavior disorders: A parent and therapist guidebook*. New York: Guilford Press.

Bowlby, J. (1969). *Attachment and loss* (Vol. 1). New York: Basic Books.

Bronfenbrenner, U. (1979). *That quality of human development: Experiments by nature and design*. Cambridge, MA: Harvard University Press.

Bruce, M. A., Borg, B., and Bruce, M. A. (2002). *Psychosocial frames of reference: Core for occupation-based practice* (3rd ed.). Thorofare, NJ: Slack.

Bruininks, R., and Bruininks, B. (2005). *Bruininks-Oseretsky Test of Motor Proficiency* (2nd ed.). San Antonio, TX: Psychological Corporation.

Bundy, A. C. (1997). Play and playfulness: What to look for. In L. D. Parham, and L. S. Fazio (Eds.), *Play in occupational therapy for children* (pp. 52–66). St. Louis: Elsevier Mosby.

Carr, J. H., and Shepherd, R. B. (1987). *A motor relearning programme for stroke* (2nd ed.), Rockville, MD: Aspen Systems.

Coster, W., Deeney, T., Haltiwanger, J., and Haley, S. (1998). *School function assessment*. San Antonio, TX: Psychological Corporation.

Dunn, W. Brown, C., and Youngstrom, M. J. (2003). Ecological model of occupation. In P. Kramer, J. Hinojosa, and C. B. Royeen (Eds.), *Perspectives in human occupation: Participation in life* (pp. 222–263). Philadelphia: Lippincott, Williams, & Wilkins.

Erhardt, R. P. (1982). *Developmental hand dysfunction: Theory, assessment, treatment*. Laurel, MD: Ramsco.

Erikson, E. (1959). Identity and the life cycle. *Psychological Issues, 1*, 1–171.

Fisher, A. G. (2006a). *Assessment of Motor and Process Skills. Vol. 1: Development, Standardization, and Administration Manual* (6th ed.), Fort Collins, CO: Three Star Press.

Fisher, A. G. (2006b). *Assessment of Motor and Process Skills. Vol. 2:*

User manual (6th ed.). Fort Collins, CO: Three Star Press.

Gallimore, R., Coots, J., Weiser, T., Garnier, H., and Guthrie, D. (1996). Family responses to children with early developmental delays. II: Accommodation intensity and activity in early and middle childhood. *American Journal on Mental Retardation, 101,* 215–232.

Gallimore, R., Weisner, T. S., Bernheimer, L. P., Guthrie, D., and Nihira, K. (1993). Family responses to young children with developmental delays: Accommodation activity in ecological and cultural context. *American Journal on Mental Retardation, 98,* 185–206.

Gallimore, R., Weisner, T. S., Kaufman, S. Z., and Bernheimer, L. P. (1989). The social construction of ecocultural niches: Family accommodation of developmentally delayed children. *American Journal on Mental Retardation, 94,* 216–230.

Garbarino, J. (1989). An ecological perspective on the role of play in child development. In M. N. Bloch and A. D. Pellegrini (Eds.), *The ecological context of children's play.* Norwood, NJ: Ablex Publishing Corporation.

Gentile, A. M. (1987). Skill acquisition: Action, movement and neuromotor processes. In J. H. Carr, R. B. Shepherd, J. Gordon, A. M. Gentile, and J. M. Held (Eds.), *Movement science: Foundations for physical therapy in rehabilitation* (pp. 93–154). Gaithersburg, MD: Aspen.

Gentile, A. M. (1992). The nature of skill acquisition: Therapeutic implications for children with movement disorders. In H. Forssberg, H. Hirschfeld, and International Council of Sport Science and Physical Education. *Movement disorders in children: International Sven Jerring Symposium, Stockholm* (pp. 31-40). New York: Karger.

Goodgold-Edwards, S. A., and Cermak, S. A. (1989). Integrating motor control and motor learning concepts with neuropsychological perspectives on apraxia and developmental dyspraxia. *American Journal of Occupational Therapy, 44,* 431–439.

Gresham, F. M., and Elliott, S. N. (2008). *Social Skills Improvement System*—Rating Scales Minneapolis, MN: Pearson Assessments.

Haley, S. M., Coster, W. J., Ludlow, L. H., Haltiwanger, J. T., and Andrellos, P. J. (1992). *Pediatric Evaluation of Disability Inventory (PEDI). Version 1.0.* Boston: New England Medical Center and PEDI Research Group.

Haugen, J. B., and Mathiowetz, V. (1995). Contemporary task-oriented approach. In C. Trombly (Ed.), *Occupational therapy for physical dysfunction* (4th ed., pp. 510–527). Philadelphia: Lippincott, Williams, & Wilkins.

Hinojosa, J., and Blount, M. L. (Eds.), (2004). *The texture of life: Purposeful activities in occupational therapy* (2nd ed.). Bethesda, MD: American Occupational Therapy Association.

Hinojosa, J., and Kramer, P. (1998). Evaluation—Where do we begin? In J. Hinojosa and P. Kramer (Eds.), *Occupational therapy evaluation: Obtaining and interpreting data* (pp. 1–15). Bethesda, MD: American Occupational Therapy Association.

Ideishi, R. I. (2003). The influence of occupation on assessment and treatment. In P. Kramer, J. Hinojosa, and C. B. Royeen (Eds.), *Perspectives in human occupation: Participation in life* (pp. 278–296). Philadelphia: Lippincott, Williams, & Wilkins.

Kamm, K., Thelen, E., and Jensen, J. I. (1990). A dynamical systems approach to motor development. *Physical Therapy, 70,* 763–775.

Kaplan, M., and Bedell, G. (1999). Motor skill acquisition frame of reference. In P. Kramer and J. Hinojosa (Eds.), *Frames of reference for pediatric occupational therapy* (2nd ed., pp. 401–429). Philadelphia: Lippincott, Williams, & Wilkins.

Kramer, P., and Hinojosa, J. (1999). Structure of the frame of reference. In P. Kramer and J. Hinojosa (Eds.), *Frames of reference for pediatric occupational therapy* (3rd ed., pp. 3–22). Baltimore: Lippincott, Williams, & Wilkins.

Kramer, P., and Hinojosa, J. (2004). Activity synthesis as a means to occupation. In J. Hinojosa and Blount (Eds.), *The texture of life: Purposeful activities in occupational therapy* (2nd ed., pp. 136–158). Bethesda, MD: American Occupational Therapy Association.

Kramer, P., and Hinojosa, J. (2005). Philosophical and theoretical influences on evaluation. In J. Hinojosa, P. Kramer, and P. Crist (Eds.), *Occupational therapy evaluation: Obtaining and interpreting data* (2nd ed., pp. 19–36). Bethesda, MD: American Occupational Therapy Association.

Law, M., Baptiste, S., Carswell, A., McCall, M. A., Polatajko, H., and Pollock, N. (1994). *The Canadian Occupational Performance Measure* (2nd ed.). Toronto, Canada: Canadian Association of Occupational Therapists, ACE.

Levine, M. (1987). *Developmental variation and learning disorders.* Cambridge, MA: Educators Publishing Service.

Luebben A. J., Hinojosa, J., and Kramer, P. (1999). Legitimate tools of pediatric occupational therapy. In P. Kramer and J. Hinojosa (Eds.), *Frames of reference for pediatric occupational therapy* (2nd ed., pp. 27–40). Baltimore: Lippincott, Williams, & Wilkins.

Mosey, A. C. (1970). Three frames of reference for mental health. Thorofare, NJ: Slack.

Mosey, A. C. (1986). *Psychosocial components of occupational therapy.* New York: Raven Press.

Mosey, A. C. (1996). *Applied scientific inquiry in the health professions: An epistemological orientation* (2nd ed.). Bethesda, MD: American Occupational Therapy Association.

Mosey, A. C. (2001). Course handouts, New York University, New York.

Olson, L. J. (1999). Psychosocial frame of reference. In P. Kramer and J. Hinojosa (Eds.), *Frames of reference for pediatric occupational therapy* (2nd ed., pp. 323–375). Philadelphia: Lippincott, Williams, & Wilkins.

Parhma, D. L., and Primeau, L. (1997). Play and occupational therapy. In D. L. Parhma and L. S. Fazio (Eds.), *Play in occupational therapy for children* (pp. 2–21). St. Louis: Elsevier Mosby.

Perr, A. (2004). Range of human at activity: self-care. In J. Hinojosa and M. L. Blount (Eds.), *The texture of life: Purposeful activities in occupational therapy* (pp. 397–413). Bethesda, MD: American Occupational Therapy Association.

Reed, K. L., and Sanderson, S. N. (1999). *Concepts of occupational therapy* (4th ed.). Philadelphia: Lippincott, Williams, & Wilkins.

Reilly, M. (1974). Play as exploratory learning. Beverly Hills, CA: Sage.

Reynolds, C. R., and Kamphaus, R. W. (1992). *Behavior Assessment System for Children.* Circle Pines, MN: American Guidance Service, Inc.

Sabari, J. (1991). Motor learning concepts applied to activity-based intervention with adults with hemiplegia. *American Journal of Occupational Therapy, 45,* 523–530.

Sayeed, Z., and Guerin, E. (2000). *Early years play: A happy medium for assessment and intervention.* London: David Fulton.

Schmidt, R. A. (1991). Motor learning principles for physical therapy. In M. J. Lister (Ed.), *Contemporary management of motor control problems: Proceedings of the II STEP conference* (pp. 49–63). Alexandria, VA: Foundation for Physical Therapy.

Schoen, S. A., and Anderson, J. (1999). NeuroDevelopmental Treatment frame of reference. In P. Kramer and J. Hinojosa (Eds.), *Frames of reference for pediatric occupational therapy* (2nd ed., pp. 83–111). Philadelphia: Lippincott, Williams, & Wilkins.

Searles, H. F. (1960). *The nonhuman environment.* New York: International Universities Press.

Skard, G., and Bundy, A. C. (2008). Assessment of play. In L. D. Parham and L. S. Fazio (Eds.), *Play in occupational therapy for children* (pp. 71-94). St. Louis: Elsevier Mosby.

Takata, N. (1974). Play as a prescription. In M. Reilly (Ed.), *Play as exploratory learning* (pp. 209–246). Beverly Hills, CA: Sage.

Vygotsky, L. S. (1978). *Mind in society: The development of higher psychological processes.* Cambridge, MA: Harvard University Press.

Vygotsky, L. S. (1983). School instruction and mental development. In R. Grieve and C. Pratt (Eds.), *Early childhood development and education* (pp. 263–269), New York: Guilford Press.

Weinstock-Zlotnick, G., and Hinojosa, J. (2004). The issue is: Bottom-up or top-down evaluation: Is one better than the other? *American Journal of Occupational Therapy, 58,* 594–599.

Zeitlin, S. (1985). *Coping inventory.* Bensonville, IL: Scholastic Testing Service.

생태문화적 이론: 아동의 일상적인 문화 10

(Ecocultural Theory: Everyday Cultures of Children)

세계의 서로 다른 많은 생활

Gwynnyth Llewellyn

"만약 당신이 완벽한 세상에 있다면 리모콘을 사용하는 것처럼 하루를 빠르게 진행 시킬수도 있고 되감기를 할 수도 있을 것이다. 예를 들어, 당신이 리모콘 버튼을 눌러서 원하는 날짜를 선택할 수 있을 것이다., "

— *Craig, 10세*

개론

목적

1. 아동의 일상에서 아동의 수행에 영향을 미치는 수행요소와 환경적 구조들을 확인할 수 있다.
2. 아동이 수행하는 일상생활의 참여에 영향을 미치는 다양한 요소들에 대해 설명할 수 있다.
3. 생태학적 이론에 대해 설명하고 이것이 작업치료수행과 어떤 연관성을 가지는지 확인한다.

서론 (Introduction)

아이가 둘이 있는 두 가정이 모두 같진 않다. 무수히 많은 상황과 이유들이 존재하기 때문에 작업치료사가 서비스를 제공하기 위해서는 이러한 요인들을 모두 반영해야 한다. 이 단원에서는 일반 가정의 일상에 영향을 미치는 요인에 대해 설명한다. 25년 이상 발달해 온 **생태문화적 이론**에 대한 설명은 아동의 생활에 대한 설명에 불을 밝혔다. 생태문화적 이론은 아동의 발달에 대한 다차원적 이해를 도우며 그들의 기능과 활동을 도와줄 치료사가 아동의 환경을 반영한 평가와 치료에 대한 계획을 세우고 적용하는데 활용될 수 있다.

아동의 환경
(Children in Context)

아동은 다양한 형태와 범위의 성격과 성향을 가진다. 가족 또한 다양한 형태와 크기, 양상을 가진다. 전형적으로 가족의 생활 스타일은 다양한 요소와 전통적인 문화와 민족성에 영향을 받는다. 예를 들어, 다양한 문화적 요소들은 아동의 유아기 시절부터 아동의 생활에 영향을 미친다. 아동은 태어나서부터 독립하는 그때까지 활동에 영향을 받게 된다. 아동이 가장 처음 주방에서 샌드위치를 만들거나 주스를 부어 먹으며 주방을 엉망진창으로 만들면, 독립성을 중요하게 생각하는 가족들은 그 상황을 즐거워하거나 응원한다. 그러나 아동의 독립성보다 의존에 대해 더 가치를 느끼는 다른 문화에서는 의존하는 아동에 대해 더 가치를 높게 이해할 수도 있다. 여기에 있는 아이는 조부모를 도와 시장을 보거나 방청소를 하며 어린 동생을 돌보기도 한다 (그림 10−1).

전통적 문화와 믿음에 대한 이해와 반영은 다문화적 사회의 특징이다. 민족성이나 문화적 배경에 대한 서로 다른 점에 대한 이해는 사회적으로 더 문화적인 감각과 믿음과 가치에 대한 반영이 이루어진다. 서로 다른 점에 대한 이해는 아이가 있는 가족의 요구에 따라 건강관리 부분에서 크게 나타난다. 이것은 문화가 반영된 중요한 문화적 문제이다. **문화적 활동**은 그 수행이 가족들의 상호작용에 의해 발생하며, 일상적으로 개인의 일상적인 생활에서도 잘 반영된다. 작업치료에서 이러한 일상에 대해 기본적인 일상생활활동과, 수단적인 일상생활활동 이라는 용어로 설명한다. 아동의 작업 수행은 문화적 배경을 바탕으로 가정,

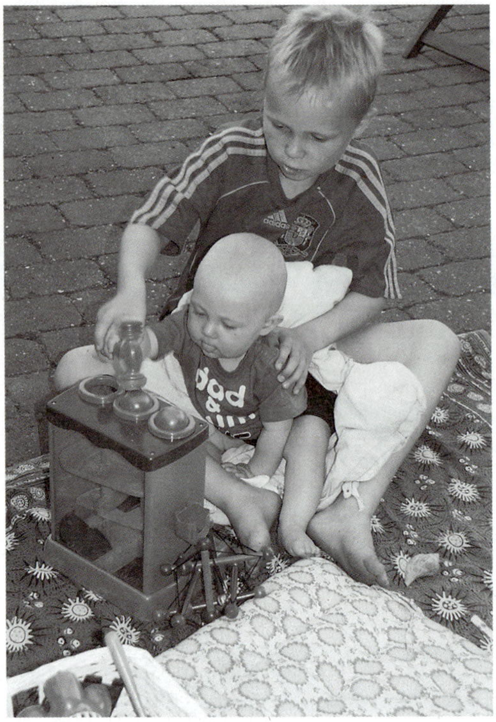

그림 10−1 문화는 더 어린 형제 자매들을 돕는 것처럼 아동 돕기를 종종 권장하고 보상하기도 한다. *(Photograph courtesy of Lise Hostrup)*

학교 지역사회에서 일어난다. 뿐만 아니라 아동의 과제와 행동 또한 그들의 가족범위, 학교, 이웃들과의 환경에서 발생하게 된다. 이것은 일상생활의 형태가 문화적 영향을 바탕으로 하고 있기 때문이다. 매일의 일상은 "생태학적 환경을 바탕으로 어떤 욕구와 어떤 실행 사이의 타협을 반영하여 나타난다"고 하였다 (Gallimore &Lopez, 2002, p.72s).

다음의 예시는 초등학교 저학년 아동의 수행에서 나타나는 문화적 환경의 영향에 대해 잘 설명하고 있다: 1학년 담임선생님들은 아동들이 신발끈을 묶을 수 있는 기능을 가지고 있다고 생각하지만, 모든 아동들이 그 수행이 가능한 것은 아니다. 왜? 작업치료사들은 모든 아동들이 신발끈을 묶을 준비가 되어 있다고 생각하지 않으며 모든 아동들이 수행을 위한 기술을 배울 발달적 성숙이 이루어져 있다고 보지는 않는다. 때때로 발달적 성숙은 여아와 남아 사이에서도 차이가 발생한다. 즉, 여아는 소근육 운동과 운동계획능력에 있어 남아보다 조금 더 성숙하게 되고 그래서 기능적으로 더 잘하는 것처럼 보이기도 한다. 이것이 가능한 예시이다.

두번째 예시로 가능한 것은 아동의 부모들은 신발끈을 묶는 것과 같은 활동에 아동이 의존적일 수 있다고 생각한다. 더 정확히 말하면, 신발끈을 묶는 것은 부모의 역할이

며 아직 어린 아동이 수행해야 할 활동이 아니라고 생각하는 것이다. 이러한 예시는 신발끈을 묶는 것은 엄마의 역할이라고 생각하는 문화와, 아동의 역할이라고 생각하는 문화에서 확연하게 차이가 날 것이다. 이 행동에 대한 문화적 관점의 토론은 가족의 문화와 민족적 문화의 서로다른 관점에 대해 설명하는 좋은 예가 될 수 있다.

그러나 아동은 발달적, 문화적, 또는 민족적인 범주여서 다른 존재가 아니다. 세 번째 예시는 아직 신발끈을 묶지 못하는 아동이 학교생활을 시작하면서 가족의 문화와 서로 다른 민족적 문화를 경험하게 된다. 모든 가족이 하나의 문화와 믿음, 가치를 가지는 것은 아니다. 그리고 서로 비슷한 문화와 가치를 믿기도 한다. 이것은 아동이 가족들과 함께하던 일상에서 떠나 새로운 문화에 대해 경험하게 된다는 것이다. 그리고 이것이 문화적 민족적 그룹에 전부는 아니다.

어떤 한 가족에 대한 예시를 들면, 아동의 신발끈 묶는 활동이 엄마의 역할이라고 생각하는 가정에서는 이 업무가, 더 나이 많은 형제의 과제일 수도 있다; 그리고 이것은 다르게 말하면 엄마가 신발끈 묶는 과제에 대한 교육 대신 찍찍이로 되어 있는 신발을 구입하여 아동이 이 과제를 수행할 필요가 없도록 할 수 있다. 그리고 독립성에 대해 중요하게 생각하는 다른 가정에서는 아동이 혼자서 스스로 신발끈을 묶을 수 있도록 더 쉬운 방법이나 과정을 아동에게 가르치고 수행하도록 독려할 수 있다. 마지막으로 가족 구성원 한명의 도움이 필요하다고 생각하는 또다른 가정은 특별한 다이어트나 운동이 필요한 장애 아동의 수행을 휘해 그 수행을 도와줄 가족 구성원을 통해 수행을 위한 더 쉬운 기회를 가질 수 있다고 생각한다. 이러한 예시들은 문화적 차이를 가진 모든 가정에 대한 예시는 아니다. 그리고 이러한 수행 환경의 차이는 아동의 수행에도 영향을 미친다 (Weisner, 2002)

핵심정리 (Here's the Point)

- ▶ 아동이 가정, 학교, 지역사회에서 수행하는 과제들은 다양한 환경과 문화에 영향을 받는다.
- ▶ 모든 가정과 가족이 같은 문화적 그룹과 같은 가치, 견해를 가지는 것은 아니다. 지역적 생태학은 아동기의 과제 참여에 영향을 미친다. 그리고 가족과 학급, 이웃은 서로 다른 문화를 가지고 있다.
- ▶ 매일의 일상은 아동과 가족들의 문화와 환경적 형성에 공헌한다.

아동의 삶에 대한 인간, 환경, 세팅 (People, Context, and Settings in Children's Lives)

아동은 가정의 일부이며 이것은 지역사회의 일부이다. 지역사회들은 지리적 위치, 사회경제적 환경, 문화적, 인구학적 특징, 사회구조와 정책구조에 따라 달라진다. 신발끈 묶는 이야기를 예로 들어보면, 목장에 살고 있는 아이의 경우 카우보이 부츠를 신는 일이 많기 때문에 신발끈 묶는 법을 늦게 배우게 될 것이며 이것은 아동의 학습기술이 느려서 그런 것이 아닐 것이다.

30년 전 Bronfenbrenner (1979)가 제안한 모델이 바로 생태학적 모델이다. 생태학적 모델은 아동을 바라보는 견해가 아동을 둘러싸고 있는 4가지 상관관계에 있는 요인이라고 했다 (표 10-2). 가장 중심에 있는 요인은 **미시체계**(microsystem)으로 이것은 아동이 가장 밀접하게 연관되어 있는 가정환경, 부모, 형제와 자매가 해당된다. 다음 요인은 **외체계**(exosystem)로 이것은 거대한 사회적 환경에 속한다–즉, 아동을 둘러싸고 있는 사회적 문화적 구조

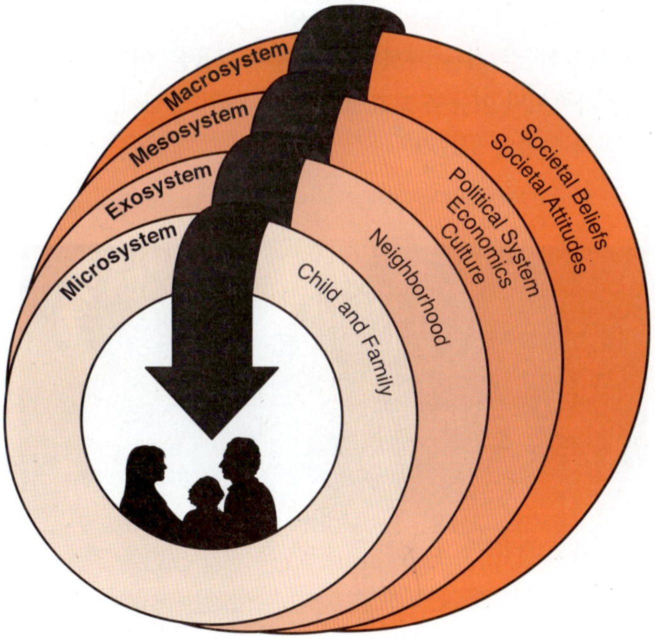

그림 10-2 Bronfenbrenner의 적응 이론. 가장 가운데 원은 마이크로시스템으로 아동의 가장 가까운 영향을 미치는 존재이다. 엑소시스템은 더 큰 사회적 체계이다. 사회문화에서 다루어지는 관습과 믿음의 범주이다. 4가지의 원형은 상호관계와 상호작용을 하며 영향을 끼친다. 미 모델의 모든 수준은 소아 작업치료에 적합하고 필수적이다.

로 이웃과 학교가 이에 속한다. 그리고 미세체계와 외체계를 포괄하는 가장 포괄적인 **거시체계**(macrosystem)는 아동이 살고 있는 문화적 환경을 이야기 하는 것으로 아동과 가족이 살고 있는 문화적 특성이다. 이것은 사회적 문화로 아동의 태도와 믿음을 형성한다. Bronfenbrenner에 의하면 중심 요소와 거시체계는 서로 상호작용하며 상관성을 가진다고 했으며 거시체계의 영향을 연결시켜주는 요인이 **중간체계**(mesosystem)라고 했다. 모든 수준의 요인들은 아동 작업치료에서 중요한 요소로 고려되어야 한다. 아동의 측면에서 이러한 시스템은 발달에 중요한 요인으로 치료사에게 확인될 수 있다.

Bronfenbrenner의 개념적 이론은 아동이 살고 있는 환경에서 사람과, 환경, 그리고 세팅의 중요성에 대해 아동의 성장과 발달에 환경이 관여하는 것을 이야기 한다. 그의 모델은 아동의 삶에 있어 다양한 환경 층에 대해 설명하고자 하는 것이다. 결과적으로 아동과 아동의 가족들은 환경의 중요성에 대해 다음과 같은 생각을 할 수 있다.

사진에서 어린 아이가 바람이 부는 길에 혼자 서 있다(그림 10-3). 그의 주변에서 어른도 다른 친구도 없다. 아동은 혼자 외롭고, 적막하다. 신체적 안전감과, 안전, 음식, 사랑과 용기를 주고 배움의 기회를 주어야 할 어른은 어디에 있는가? 아동의 부모는 어디 있는가? 그리고 아이를 보호할 수 있는 사회적 규범이나 규율은 어디에 있는가? 가족이나 아동을 보호할 수 있는 어떤 경제적, 정책적, 사회적 상황이 있는가?

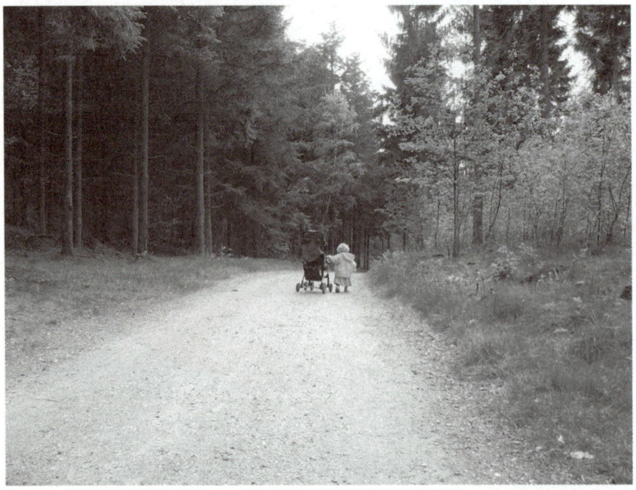

그림 10-3 사진의 아이를 보고 어떤 생각이 드는지, 불안하다고 생각하는건 아닌지? *(Photograph courtesy of Gudrun Gjesing.)*

이러한 사고 실험에서 우리는 아이의 가족에 대한 생각없이 아이를 생각할 수 없다는 것을 상기시킬 수 있다. 아동의 세상에서 가장 중심은 미시체계의 부모와 형제, 자매, 가족과 가정이다. Bronfenbrenner의 이론을 적용시켜보면, Bronfenbrenner의 미시체계인 아동의 가족은 외로운 아동에게 가정이라는 가장 필수적인 부분인 것이다. 현재의 가장 중심은 아동의 부모와 가족 가정이다. 그럼 다음으로 영향을 주는 외체계는 무엇인가? 이웃과 학교, 운동장, 공원과 같은 사회적 구조는 가족과 가정을 위한 주요한 지지체계로 이것이 바로 외체계 이다. 가장 외부 체계인 거시체계는 지역사회에서 아동의 발달과 가족에게 영향을 미치는 주요한 사회적 상황인 문화, 경제, 사회적 요인들이다. 가정의 발달과 성정에 영향을 미치는 거시체계와 중심인 미시체계와 외체계를 연결해주는 것이 바로 Bronfenbrenner의 중간체계인 것이다.

우리는 가족의 일부인 아동에 대한 그림을 가지고 있으며 이것들이 서로 밀접하게 연결되어 있다는 것을 알고 있다. 이것은 아동을 생각할 때 아동을 둘러싸고 있는 생태학적 배경인 가족과 부모, 가정, 이웃, 학교를 제외하고는 생각할 수 없다는 것이다. 게다가 아동은 문화와 경제 정책적 배경 속에서 놀고 배우고 살아가는 존재임에 틀림이 없다.

문화와 문족성에 상관없이 아동의 발달에 대한 주요 관점을 생각하는 이론들도 있다. Super와 Harkness (1997), Weisner (1984), Gallimore 등 (1989)은 다음과 같은 특징을 이야기 했다.

- 가족과 지역사회의 생활과 일 주기
- 건강과 인구통계학적 특성
- 성별과 연령의 분포
- 아동의 과제와 업무, 학교생활, 아동관리 등
- 가족구성원의 역할 (엄마, 아빠, 형제 등)
- 지역사회 가족 지지체계의 정보와 자원 네트워크
- 보호와 보호활동에 대한 모델의 이질성

아이들의 적극적인 참여는 그들이 만든 세상에서 좋은 결과를 만들어 내고 그것은 또 그 세상에 영향을 받는다. 그들의 세상에 대한 이해를 통해 작업치료사는 더욱 더 효율적인 평가과정을 수행할 수 있다. 미국작업치료사 협회에서 제시한 작업치료사를 위한 수행체계 (OTPF)에서 이야기 하듯이, 환경적 요소와 환경적인 면은 아동의 세계를 이해하기 위한 좋은 측면이다. 여기에서 이야기 하는 환경적 요소에는 인간을 둘러싼 사회문화적, 물리적, 인간적, 영적, 가상적 환경을 모두 포함하고 있다. 이러한 민족적

임상조언 Practice Wisdom

모든 환경에 대한 고려

아이를 치료할 때 활경을 고려하는 것은 굉장히 쉬운 일이다. 예를 들어, 학교에서 아동을 치료하는 사람이라면 환경이 아동의 작업 수행과 과제활동에 얼마나 환경이 많은 영향을 미치는지 더 잘 알 수 있을 것이다. 그러나 아동의 학교생활과 과제 완수에 가장 많은 영향을 미치는 환경은 집과 가정 같은 환경일 것이다. 이것에 대한 정보는 아동이 살고 있는 장소와 아동이 상호작용하는 모든 환경이 이에 속하며, 이것들은 아동을 위한 의미있는 치료계획에 반영될 수 있을 것이다.

측면에 대한 반영은 아동의 세계를 탐험하고 이해하는데 도움을 준다. 다음 장에서는 문화적 이론이 서로 다른 지역에 살고 있는 아동들을 이해하고 평가하는데 얼마나 많은 도움을 주는지 잘 설명하고 있다.

핵심정리 (Here's the Point)

- **Bronfenbrenner의 생태학적 모델은 사람과, 환경, 그리고 세팅이 왜 아동에게 영향을 미치는지 잘 보여줄 수 있는 모델이다.**
- **Bronfenbrenner의 생태학적 모델은 아동을 둘러싸고 있는 가장 가까운 미시체계와 외체계가 있으며, 그것보다 더 큰 문화, 경제, 정책과 같은 거시체계로 이루어져 있으며 이것들은 중간체계를 통해 서로 연결되어 있다.**
- **Bronfenbrenner의 관점은 아동을 둘러싸고 있는 이 환경의 체계를 고려할 수 있도록 해준다.**

생태문화 이론 (Ecocultural Theory)

생태문화 이론은 많은 문화에서 아이들의 발달을 자신이 속한 독특한 문화적 사회 내에서 자신들이 선호하는 미래의 어른으로의 역할을 어떻게 지지하는지에 대한 이해로부터 발생하였다. 이 이론은 **생태학**과 **문화**라는 개념으로부터 함께 가져와서 이름지어졌다 (Gallimore, Weisner, Kaufman, & Bernheimer, 1989). 생태학은 Brofenbrenner에 의한 것이 여기서 많이 사용되는데, 가족과 환경에 대해 설명을 하고 "가까운 가족의 연결과 아이 돌보기와 관련한 외적인 이벤트 (국가경제 정책, 관료적 규제와 기타 등등)"을 강조하고 있다 (Gallimore et. al., 1989, p. 217). 생태문화 이론은 또한 문화적 개념을 포함하고 있다. 예를 들어, 익숙함, 평범함, 공동체 구성원이 당연하다고 생각하며 참여하는 활동, 동질성, 실제적인 것, 공동체 문화의 정의 등이 있다.

생태문화 이론은 그 지방에서의 합리적인 행동에 참여하는 개인의 생각에 기초하며, 이러한 생각은 문화심리학과 문화적 의미의 모델로부터 나온다 (D' Andrade, 1986; Shweder, 1991). **지역에 따른 합리적** 행동은 지역적으로 발생하여 그들의 독특한 지역 환경내에서 적응, 발달, 성장된 개인이 공유하는 개념이다. 간단히 말하면, 개인은 자신의 사회에서 매일의 사회 문화적 관습에 따르고 반응한다. 이러한 관습은 매일의 일과의 습관적인 부분이다. Gallimore and Lopez (2002)에 따르면: "그들은 의무나 필요가 아닌, 오래된 장갑에 더 익숙하다. 가끔 익숙함으로 인해 속이 다 들여다 보인다. 어떠한 알림 없이 일이 일어난다. 많은 미국 교외의 사회에서 가족 저녁시간을 보낸다" (p. 71S). 그들의 추가적이 보고에 따르면, "비록 샘플이 적지만 하루의 일과를 구성하고 유지하는 것은 가족, 학교, 임상의 모든 사회적 그룹에 있어 힘든 일이다" (Gallimore and Lopez, 2002, p. 70S).

매일의 일과를 실행하고 유지하는 것은 작업치료와 관련한 것이라 할 수 있다. 사실, OTPF (AOTA, 2002)에 따르면, "작업치료사와 보조치료사가 '일상생활 활동' 의 의미와 범위를 표현하기 위해 광범위하게 사용하는 용어가 작업이다" (p.610). 습관은 OTPF에서 정의하길, 특별하고 자동적인 행동; 일과는 매일의 생활을 구성하는 활동이나 과제의 순서를 말한다 (AOTA 2008). 작업을 구성하는 습관과 일과는 일상생활의 환경이나 이전부터 형성되어온 지역적으로 합의된 행동 내에서 발달한다. 예를 들어, 10대들은 바쁘지 않은 시기인 여름에는 늦게까지 깨어 있곤 한다. 이러한 청소년들은 다음날 일어날 때도 습관이 형성되는데 일어나서, 샤워, 식사, 커피를 하기에 충분하도록 적어도 한 번 누를 수 있게 일찍 알람을 설정한다. 이러한 일과는 가족의 환경에서 수용할 수 있어야 한다. 왜냐하면 아버지가 커피를 끓이고 아침을 준비하기 때문이다. 이러한 일과를 무너뜨리는 어떠한 일이 발생할 때 작업치료가 필요하게 된다. 그리고 지역 환경 내에서 이러한 일과를 고려하는 것이 작업치료사에게 중요하다.

생태문화 이론과 매일의 일상

사회 문화적 관습은 매일의 일과에 그들이 하는 방식이 당연한 것으로 반영되어 있다; 그러므로 이러한 일과의 특질을 인식하는 것이 어려울 수 있다. 우리는 아이들이 그 자신들의 가족들이 서로 다르기 때문에 각각 다른 세상에 살고 있다고 언급한 바 있다. 즉, 몇몇 아이들은 같은 거리에서 다른 문화 속에서 산다고 할 수 있다. 왜냐하면, 다른 이웃, 다른 학교 교육, 의도하는 바가 다른 치료적 환경으로 인해 매일의 일과가 다르기 때문이다. 즉, 각각의 환경은 고유한 매일의 일과가 있으며 이러한 것은 서로가 다르다. 이러한 생태문화 접근을 이용하면, 아이들의 발달적 위치에서 아이들의 삶에 대해 생각해 볼 수 있다. Super and Harkness (1997)는 아이들이 훌륭한 성인이 될 수 있도록 기술, 행동, 태도, 가치에 대한 학습을 할 수 있도록, 도와주는 활동과 과정이 일어나는, 공간과 장소를 설명하기 위해 이 용어를 만들었다.

가정에서는 저녁식사, 설거지, 숙제, 독서와 같은 일과가 있다. 학교에서의 일과는 교내, 교외 활동 뿐 아니라 개인이나 학급참여 활동이 있다. 이러한 매일의 일과는 문화적 믿음과 각자의 환경에 퍼져있는 가치로부터 발달하며 사회적 문화적 관습에 영향을 받는다.

능동적인 학습

가족의 매일의 문화와 아이들의 다름을 이해하기 위한 다른 방법은 다음의 실험에 대해 생각해 보는 것이다: 친구의 집에서 처음으로 잠을 잤던 순간을 생각해 보라. 친구의 가족들은 당신의 가족들과 같은 방식으로 하였는가? 가족의 생활을 위해 필요한 무수한 일상의 과제를 위한 일과가 같은가? 예를 들어, 친구 가족들의 잠 잘 때 일과는 무엇인가? 당신 집에서의 일과와 유사한가? 부분이나 전체가 다른 점이 있는가? 이러한 질문을 하는 것은 "아이들의 눈"으로 보는 가족문화의 관점에 대해 상상하는 것을 도와준다.

아이들은 다른 아이들이 다른 세상에 살고 있다는 것을 배울 필요가 없는 어린 나이에 학습을 한다. 아이들은 자기 가족들의 익숙한 매일의 일상이 다른 가족들의 매일의 일과와 다르다는 것을 배운다. 즉, 자기 가족의 매일의 문화는 친구 가족의 문화와 다르다는 것을 경험하게 된다. 그리고 유사한 문화, 윤리적 배경이나 사회적 그룹으로부터 가족들이 그러하다는 것을 배우게 된다. 다른 사람들의 삶에 간섭을 하는 성인은 다양한 가족생활에 대한 생각을 필요로 하게 한다.

일상의 문화와 일과를 보다 잘 이해하기 위해 특별한 환경을 조절하는 생태학, 문화적 요소를 이해하는 방법이 필요하다. 아이들의 일상의 문화를 이해하는 방법을 아는 것은 그들의 세상에서 도전적인 과제를 충족하기 위해 아이와 가족을 수용하는 것이다.

가족의 삶속에서 매일의 문화

모든 가족들이 직면한 문제들에 생태문화 이론이 제안하는 것은, 조화되고 의미 있는 가족의 매일 일과와, 지속성의 구성이다 (Gallimore, Weisner, Bernheimer, Guthrie, & Nihira, 1993). 생태문화 이론에서 이것을 **가족 프로젝트**라고 한다. 이 이론은 그들의 생태문화에 적합한 가족 환경을 만들기 위한 개인적 가족적 일을 제안한다. 가족의 생태문화 창조는 사회적 부재에서 발생하지 않는다; 둘러싸고 있는 생태학적 문화적 영향의 형성하고 누그러뜨린다.

증명하라!

가족의 거처에 대한 연구

Schneider, Wedgewood, Llewellyn, and McConnell (2006)는 장애를 가진 청년을 돌보는 가족에게 가족의 거처에 대해 질적연구를 실시하고 이야기 했다. 사춘기는 모든 유아 발달의 역동적 기간이지만, 아이가 심각한 장애를 가지고 있을 때 독특한 성질을 갖는 것으로 알려졌다. 집중적인 인터뷰를 사용해서 장애가 있는 경우와 없는 경우, 자식과 부모의 사이의 관계에 대한 문제를 확인하였다. 부모는 청소년기의 자녀들이 성장할수록 더 많은 어려움을 겪으며 자신들이 더 늙어간다는 사실이 그들을 힘들게 한다는 것을 발견하였다. 연구자들은 그러한 상황에 대처하기 위해 가족에서 사용되는 세 가지 전략을 제시하였다: 너무 많은 참여에서 일부 구성원을 보호하고 가족의 시간을 분할하여 가족 활동에서 다른 사람을 참여합니다. 이러한 최소한의 변화는 연속성이 부족하다. 이 제한에서 가족은 지지자 및 서비스 코디네이터 역할을 맡는다. 그러나 이러한 상황은 가족은 그들이 원하는 부가적인 상황을 포기해야했지만 지금은 그 세 번째 전략이 된다. 연구자들은 "이 가족이 직면하는 만만치 않은 작업은 그들을 효과적으로 동시에 내부 및 외부의 문제를 해결하고 바람직한 거처를 마련할 수 있는 방법을 달성하는 것입니다 (p.934).' 하고 기록하고 있다. 그들은 각각의 가족 일상의 독립성과 외부 시스템에 의해 좌우되는 능력을 이해함으로써 치료사의 중재가 유효하며 좋은 결과를 얻는 것을 보여주기 위해 필요하다.

매일의 일과에서 가족은 자녀의 활동과 발달을 형성하고 조직한다. 일상의 가족 일과는 스트레스와 평정상태가 지속되며 이러한 것은 가족에게 의미가 있고, 믿음, 가치, 목표에 부합한다. 지속가능한 일과를 세우기 위해 가족들은 대립하는 상황이나 요구에 균형을 맞춰야 한다. 일상에서 조직되고 지속되는 중심과제는 **가족 적응**이라 불리는 과정을 통해 이루어진다 (Gallimore, et al., 1993).

가족적응은 스트레스 상황에 대한 반응이 아니다; 매일의 가족생활에서 중심과제이다. 생태문화 이론은 가족간에 공통적인 모습이 있더라도 가족들은 다른 목표, 가치, 믿음을 가진다고 제시한다. 또한 가족들은 환경적 요소, 자원, 제약이 다르다. 어떤 가족에게 긍정적으로 여겨지는 자원(예를 들어, 대가족)이 다른 가족에게는 제한 사항으로 여겨질 수 있다. 이러한 설명은 외관상 유사한 상황의 왜 가족의 결정이 다르고 환경이 다른지 보여준다(Gallimore et al., 1989). 즉, 생태문화 이론은 가족의 일상을 중심으로 두고 어떻게 일상을 지속하고 가족 구성원에게 의미를 두는지 보여준다.

가족 프로젝트의 중요한 특징은 가족이 주도적인 역할이라는 것이다. 가족은 문제 상황에 적극적으로 반응하고 자신의 지리적, 인구학적, 경제적 환경 내에서 기회를 만든다. 가족 적응은 일상의 **환경적 압박**을 변화하거나 누그러뜨린다 (가정환경, 사회적 환경, 이웃환경). 아이들의 경험은 가족 주도성과 환경적 상황에 영향을 받아 형성된다 (Gallimore & Lopez, 2002). 아이들을 중심으로 가족들을 이해하는 것을 Bronfenbrenner's의 생태학적 모델에서 말하면, 가족을 "어려운 상황에서의 불행한 피해자" (Gallimore, Goldenberg, & Weisner, 1993, p. 542)로 생각할 수 있지만, 이것은 진실이 아니다.

Huang의 가족처럼 각 가족들은 자신들 가족들만의 개별적인 관점을 만들고 나아간다. 각 가족들만의 문화에서 아이들의 발달이 다르게 진행되는 것을 이해하기 위해 가족의 일상의 생태문화적 경험을 탐구하는 것이 필요하다. 또한 아이들이 마주치게 되는 다른 교실이나 이웃과 같은 "문화"에 대한 탐구도 필요하다. Gallimore and colleagues (Gallimore et al., 1989; Tharp & Gallimore, 1989)의 활동환경 개념은 이러한 과제를 시작하기 위한 분석 단위를 제공한다.

상황 10-1 Kao, Huang과 그녀의 가족: 가족 활동

Huang의 가족 구성원은 7명이다. 가장 어린 Kao는 14개월이다. 그녀는 12~23세의 사촌들보다 어리다. Kao는 다른 아이들에 비해 조용한 아이이다. Kao는 발달장애를 가지고 있다. Kao의 가족은 온 가족이 다 같이 있을 때 Kao가 밝아진다고 하였다; Kao는 관심 받는 것을 좋아한다. 할머니와 하루 종일 같이 있을 때 Kao는 주변의 환경에 관심이 적어진다. huang의 가족은 작은 과일, 야채 매장은 시드니 서쪽에 가지고 있다. Kao의 어머니는 대부분의 시간을 그곳에서 계산원으로 일한다. Kao가 가족들에게 하는 것처럼 고객들에게 반응할거라 생각하고 Kao의 어머니는 Kao를 직장으로 데려갔다. Kao는 고객들에게 밝았고 고객들고 Kao에게 따뜻하게 대했다. Kao는 고객들에게 웃음을 지어보였는데, 특히 자주오고 Kao에게 웃음을 지어주고 반응을 봐주는 나이 많은 여성에게 더욱 그러했다.

활동 설정에 대한 이해 (Understanding Activity Settings)

생태문화 이론의 생태문화적 효과에 대한 제안은 일상의 일과에 대한 **활동 설정**으로 조절된다. 활동설정은 생태학적 문화적 환경을 포함한다; 일상의 독특한 문화적 환경을 이해하기 위한 분석의 단위를 제공한다 (Gallimore, Goldenberg, & Weisner, 1993). Gallimore et al. (1993)는 "아이들의 활동 설정은 일상의 구조이고 의도적인 상황이 아니다; 가족 생활의 가정과 가족의 부분이다: 식사준비, 저녁식사, 설거지, 잔디 깍기, 차 수리, TV시청, 취학 준비, 아이와 어른의 상호작용을 위한 일상적인 준비" (p. 539).

아이의 세계에 활동환경의 개념을 적용하는 것은 아이들이 부딪히는 가족생활, 학교생활, 방과 후 이웃과의 놀이, 주말의 레저나 스포츠 활동과 같은 일상의 일과에 대한 설명을 할 수 있다. 일상을 둘러싸고 있는 활동환경은 생태학적 문화적 특질이다. 10대 때를 다시 생각해 보면, 오전 활동 환경은 아버지와 아침 일찍 일어나서 일과를 같이 하고, 사촌들과 목욕이나 샤워를 하며 부모님이나 아이들과 시간을 보낸다.

능동적인 학습

당신이 시간을 보내는 익숙한 몇 가지 활동들에 대한 간략한 설명을 하여라. "대학 강의실", "공부하는 장소", "주말에 아침식사를 하는 카페"에 대해서도 설명을 하여라.

가정, 학교, 이웃들과의 매일의 활동에 발달과 학습을 위한 많은 기회가 있다. 성인이나 청소년에 대한 사회적 모방 학습을 조절(청소년 때를 다시 생각해 보면 아버지가 했던 것을 모방한다)하거나 특별한 사회문화적 과제에 이미 능력이 있는 사람에 의해 "교육"을 받는 것들이 있다. 아이와 어른이 상호작용하는 매일의 활동 환경은 사회적 학습 조절을 위한 많은 기회를 제공한다 (Gallimore et al., 1993). 예를 들어, 아이와 같이 과자를 만드는 것은 과자 반죽을 만들기 위해 숟가락을 사용하는 것을 아이가 모방학습을 할 수 있게 하고 오븐을 안전하게 사용하는 것을 가르칠 수 있게 한다.

사려 깊은 교육 기회는 아이의 환경에서 어른들에 의해 만들어진다. 한 가지 익숙한 예는 매일 운전을 하는 동안 신호등 불 색의 이름을 말해 주고, 붉은 색은 "정지", 초록색은 "진행"이라고 설명하는 것이다. 활동은 가정, 학교 이웃과의 관계 속에서 생태학적 문화적 시스템을 반영한다. 아이들이 참여하는 활동은 그들의 독특한 사회의 생태문화적 변수를 반영한다. 중요한 점은 활동이 "객관적 특징"(보고, 만지고, 들을 수 있는)을 가지고 있지만, 신발끈 종류의 예처럼, 활동에 참여하는 사람들의 객관적 의미(중요하거나 상징하는 것)는 객관적 특징으로부터 결정되는 것이 아니다. 독특한 환경에서 신발끈의 유형의 의미가 어떻게 사회적으로 구성되는지에 대한 이해가 필요하다.

즉, 일과를 구성하는 일상생활과 활동은 객관적인 것과 주관적인 것의 조합이다. 치료사는 아이들과 가족들에게 영향을 미치는 외부적 요소와 같은 사회적 환경에 대한 주의가 필요하다. 그러한 노력은 독특한 아이들과 가족들이 만드는 객관적, 주관적 특징을 반영한 자신들의 생태문화적 환경에 대한 이해로 이어진다. 이것은 활동의 단위와 같은 활동 환경의 개념으로 우리를 이끈다. 활동환경을 명확히 정의하여 우리의 관찰에 초점을 맞추어 아이들의 일상 문화의 다양성을 명확히 볼 수 있는 창을 만든다.

활동환경은 5가지 요소를 가지고 있으며 분석에 열려있다 (Gallimore, Goldenberg, & Weisner, 2003):

1. 참여하는 사람은 누구인가
2. 두드러진 사회문화적 가치와 믿음
3. 활동 자체의 과제적 요구와 조작
4. 과제 참여의 목적이나 동기(왜 그러한 과제를 하는가)
5. 아이의 참여를 형성하고 억제하는, 참여자의 행동을 위한 스크립트 (활동에 어떻게 의미를 부여하는가)

스크립트라는 용어는 행동이나 말에 관한 생각이나 아이디어를 말한다 (Mattingly & Garro, 2000). Gallimore et al. (1989)은 아이를 가진 사람들, 그들이 하는 것, 그들이 하는 것이 왜 생태학과 문화의 표현인지 보고하였다.

핵심정리 (Here's the Point)

- ▶ **모든 가족들이 직면한 적응문제는 가족 프로젝트로 의뢰된 매일의 가족 일과에 부합하며 의미 있고 지속성 있는 구성이다.**
- ▶ **조직적이고 지속적인 매일의 일과는 "가족 적응"이라 불리는 과정을 통해 일어난다.**
- ▶ **아이들 간의 다른 점에 대한 이해는 그들의 일상 경험에 대한 이해를 필요로 한다.**
- ▶ **아이들의 사회적 학습은 매일의 활동에 대한 참여에서 일어난다.**
- ▶ **아이들과 함께하는 일은 아이들의 매일의 활동에 대한 객관적, 주관적 특징에 대한 이해가 필요하다.**

활동 환경과 작업치료수행 (Activity Settings and Occupational Therapy Practice)

작업치료사는 많은 아동 전문가들처럼 발달 지연 아동의 발달적 감각을 증진시켜줄 수 있다고 믿는다. 이것은 꽤 간단해 보인다. 참여시킬 과제에는 아동이 학습할 수 있는 인지, 의사소통, 운동, 감각과 같은 기회가 제공되어야 하며, 초기 아동기부터 매일의 일상에서 치료적 활동이 제공되고 치료적 일상을 적용할 수 있어야 한다. 그러나 이것은 작업치료사와 다른 건강전문가의 의견이 가족의 일상과 항상 맞아 떨어지지 않을 수도 있으며 이해하기 어려울 수도있다.

가족의 문화는 가치나 참여가 획일적이지 않다. Galli more의 연구진들이 (1993) 기록한 "반대로: 가족의 활동수준이 문화기능을 나타내주며 이것은 그룹내 변수가 있을 수 있다" 사회문화적 법률적 배경안에서 가정은 우리 자신과는 다르며, 이것은 믿음과 가치를 바탕으로 한 일상적인 패턴의 손쉬운 결정과는 다르다. 사회문화적 배경에서 유사한 것으로 보이는 가족의 변수를 인정하여 더 높은 수준의 과제에 도전한다. 따라서 우리는 가족의 가치와 수행에 균형을 맞추어 각 가족의 활동을 설정하고 기능을 수정하여 수행을 하거나 사회문화적, 법적, 가치, 믿음에 기초한 가족의 일상을 추정해서 수행할 수 있다.

마찬가지로 문화그룹 내에서 가족의 활동의 기능이 가지는 다양성에 대해서는 가족의 활동그룹에 대해 문화 집단에 걸쳐 공통적인 가치를 가지는 것이 아니다. 학교교육에서 중요한 것은 다문화 사회의 많은 문화집단에 의해 공유되는 하나의 문화기능이다. 그러나 가족의 변화가 가지는 가치는 매일의 일상에서 서로 다른 방식으로 표현된다. 그것은 가족이 가지는 믿음과 계획에 의해 의존하며, 그들이 사용할 수 있는 자원을 활용하여 가족 구성원이 요구에 적절한 믿음과 가치를 실현할 수 있도록 만들어 주는 것이 필요하다.

작업치료에서 사용하는 활동세팅을 위한 분석은 생태문화 이론에서 나타난 3가지 주요 영역에서 중요한 의미를 얻을 수 있다. 다음에서 제공되는 것을 이해할 수 있다:

1. 가족의 일상 (그들에 의해 추가되거나 추가되지 않을 수 있다)
2. 문화를 반영한 활동 설정 (상호적인 중제 방법)
3. 생태학과 문화적 특면에서의 작업치료 실시

가족의 일상

첫번째 영역은 가족과 아동의 발달에 중요한 일상과 관련된 환경에 대한 생각이다. 생태문화적 이론은 다양한 측면에서 아동의 가족에 대한 사회문화적 배경과 밀접한 일상생활에 대해 이해하게 해주며, 아동을 위한 치료적 프로그램 개발과 적용이 가능하게 해준다. 이것은 아동과 가족이 직접 실행하고 적용할 수 있는 치료적 수행을 적용하게 해준다.

치료를 위한 수행자들과 연구자들은 발달지연아동과 장애아동을 위해 부모가 수행할 수 있는 가정프로그램을 개발하였다. 생태문화적이론은 Bernheimer 와 Keogh (1995)에 의해 제시되었다. 이 프로그램의 이름을 가족을 중심으로 한 중재라고 부르지만, 이것은 가족의 일상생활에 대해 반영하지 못한다. Gallimore, Bernheimer, 과 Weisner (1999)이 제시한 것도 중재와 가족의 일상이 불일치 하는 것을 보여준다. 아동을 돌보는 보호자와 아동이 함께 발란스를 맞추는 것이 간단한 것만은 아니다. 치료사가 생각하는 동안 양쪽 부모와 아동의 흥미를 반영한 일상을 적용한 운동 프로그램이 필요하다. 보호자는 가족과 끝없이 공유하기 위해 방해가 되지 않아야 한다. 한 아버지는 이렇게 언급하였다 "아이들과 함께 한발로 서서 하는 활동을 즐겁게 진행하기 위해 얼마나 많은 생각을 해야하는지 아세요?" Beth의 이야기가 다음의 상황에 나와 있다.

상황 10-2 Beth : 가족의 요구에 대한 엄마의 균형

Smith의 가족은 12살 된 Jodie와 Josephin 이라는 쌍둥이 딸과 3살인 John이 있다. 두 딸은 뇌성마비이다. Beth는 그 아이들의 엄마이며, 두 딸이 아픈 것으로 인해 그녀는 일찍부터 많은 의학적 중재와 치료를 받고 있었다. 현재 그녀의 가족들은 많은 부분을 Josephin에 맞추어 이루어진다. Beth에 의하면 그녀가 독립적으로 생활할 수 없는 것이 신체적 장애로 인한 것이라고 한다.

Beth는 가족의 일상에서 주요한 책임에 대해 이야기하며 Josephin이 가족들과 함께 많은 시간을 놀고자 한다고 이야기 한다. Beth와 그의 가족들은 Josephin을 위해 가족의 최우선 목표를 충족시킬 수 있는 활동을 발견하였다. Beth는 Josephin에 대해 모든 가족의 욕구를 충족시킬 수 있는 라이프스타일을 만드는 것이 가장 중요한 방안이라고 하며 다음과 같이 이야기 했다:

나는 Jodie의 욕구에 대해 잘 알고 있다. 그는 단지 3살이기 때문에 이것은 그리 어렵지 않다. 그들의 필요를 인식하지 못한 것이 아니기 때문에 당신이 할 수 있는 일을 한다. 나는 Josephin을 위해 더 많은 치료를 받게 해주고 싶다. 그래서 나는 John이 태어났을 때는 아무것도 하지 않았지만, 지압을 배웠다. 그리고 나에게 휴식을 주었지만 그걸 누릴 수 없었다.

항상 더 할 수 있지만 치료와 일사적인 삶 사이에 균형을 맞추어야 한다. 치료를 더 받고 싶지만 그러면 일상적인 삶은 더 부족할 수 밖에 없다. 이러한 균형은 부모가 결정한다. 언어치료는 가장 많은 시간을 차지하는 주요사항으로 그녀는 가장 많은 시간을 보낸다. 이것은 많은 시간을 치료에 보내지만 결코 쉬운 일이 아니며 충분하지도 않다. 그래서 언어치료는 지금 실시하며 언어치료를 쉬는 시간에는 다른 아이들과 함께 시간을 보낸다.

시간이 흐르고, Beth와 그 가족들은 아주 많은 시간의 치료 서비스를 경험하게 된다. 초기 치료 서비스가 뇌성마비 아동을 위한 병원 프로그램이었다면 집에서 어린 아이들을 위한 가정관리 프로그램이 함께 추천된 것이다. Josephin은 학교에서 이루어지는 학교치료 프로그램도 시작했다. Beth와 그의 남편은 학교에서 실시되는 치료 프로그램을 위한 의사소통 책과 미팅을 실시하고 교육을 받았다. 그녀는 Josephin의 자세, 휠체어이용과 같은 부분에 초점을 맞추어 치료를 받고 있으며, 작업치료를 통한 손기능 향상, 언이치료를 통한 의사소통 향상을 위한 치료를 실시하고 있다. Beth는 다음과 같이 슬퍼했다.

치료사들은 특정 분야에 맞추어 치료를 실시하고 중요한 영역에 대해 중재를 제공하고 있지만 진정으로 아이의 삶과 가족의 삶에 대해 이해하지 못한다. 우리아이들은 어떻게 다른 사람들과 함께 해변에 갈 수 있나요? 휠체어를 타고 어떻게 수영을 할 수 있나요? 전문 치료사들도 이것에 대해 대답하지 못한다.

Beth의 가장 큰 후회는 작업치료사에게 시간이 흐를수록 지속적으로 의논하고 Josephin을 위한 방안에 대해 설명하지 못한 것이다.

그들은 어떤 연령에 적절한 것을 제공하는데 실패했다. 나는 적절한 시기에 알맞은 제안을 하지 못했다. 반면 우리는 우리의 역할을 발견할 수 있었다. 여러날 동안 오디오테잎 이야기를 들을 수 있었다. 그러나 우리는 오디오테입을 듣는 동안 불안해 했으며, 가족들도 적응하기 힘들어 했다. 그녀는 텔레비전 보기를 좋아하지 않았으며, 그녀는 잘 볼 수 없었다. 최근 학교에서 컴퓨터를 배우기 시작했으며 컴퓨터를 사용해서 노는 것을 즐겨했다.

이 가정에서 볼 수 있듯이, Josephin의 요구에 따른 일상생활의 수행은 모든 가족들의 일상생활과 일치하기 어려우며 이것은 아주 큰 부분이라는 것을 알 수 있다. 그러나 Beth는 가족들의 요구를 반영하여 좋은 활동을 고르기에 즉각 노력하였다. 그녀는 지속적으로 Josephin이 할 수 있는 활동을 찾고 가족들과 함께 긍정적으로 수행할 수 있는 일상생활을 만들기 위해 노력할 것이다.

Beth의 관점에서 보면, 치료사들은 오랜 시간동안 서로 다른 문화에 초점을 맞추었다. 그들의 목표는 손기술, 이동성, 의사소통과 같은 각각의 영역에서 더 높은 수준의 기능을 성취하는 것이다. 반면에 Beth와 그 가족들은 가족들의 삶과 Josephin의 삶이 조화롭게 이루어질 수 있으면서 Josephin의 기능이 증진되길 기대한다 (그림 10-4).

이 간단한 Beth가족의 소개를 통해 우리는 생태 문화의 적합성이 가족의 삶에 얼마나 중요한지 알 수 있다. 이러한 적합성은 가족의 주요한 목적, 믿음, 가치가 반영된 것으로 가족들의 삶에 의미있는 가치를 부여하고 모든 가족의 요구를 충분히 반영할 수 있어야 한다. 의미있고 가치있는 가족들을 위한 중재의 효과는 치료사의 가치를 반영하여 목표와 활동을 증진시킬 수 있게 된다.

가족들의 일상에 적합한 중재가 주어진다면, 가족들은 중재에 참여적이며 적용을 즐거워할 수 있다. 그래서 때때로 관절가동범위 훈련 및 근력증진을 위해 다채롭게 변화를 주며 치료를 적용할 수 있다. 그러나 수행이 시간과 장소, 사람이 더 필요하게 된다면 더 많은 변화가 보여질 수 있을 것이다. 그리고 이것은 더 많은 가능성과 지속성을 떨어뜨리게 될 것이다.

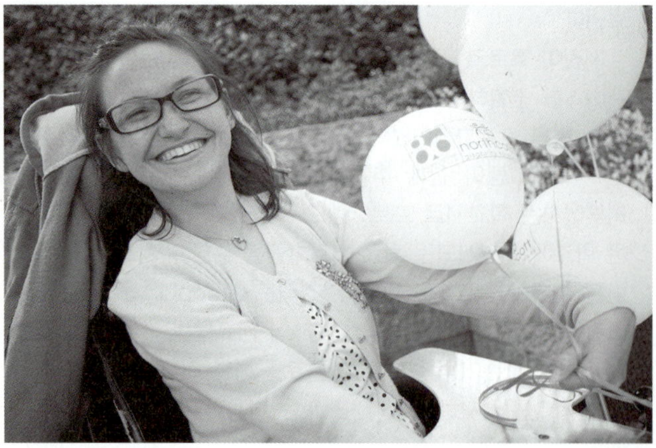

그림 10-4 작업치료사는 Jodie와 Josephine처럼, 가족의 매일의 문화에 대해 이해하고 일해야 한다. *(Photograph courtesy of Northcott Disability Services, Parramatta, New South Wales, Australia.)*

생태문화적 이론은 중재를 위한 가족, 가정, 놀이 환경에 대한 반영이 아주 중요하다. 그리고 이것은 현재의 환경에 대한 충분한 이해가 필요하며 여기에는 생태학적 시스템과 문화적 시스템을 제대로 이해할 수 있어야 한다. 작업분석 이론의 틀을 적용하는 것은 우리가 생태학과 문화적 개념을 이해하고, 그것을 치료적으로 알맞게 적용하는 것에서 시작한다.

문화를 반영한 활동 적용

지금까지는 생태문화 이론의 개념을 바탕으로 가족들에 대한 견해에 대해 이야기 했다. 그러나 여기에서는 학교와 학급이 포함된 환경적 개념을 포함한 이론의 적용에 대해 이야기 해보려 한다. 생태문화 이론의 두 번째 영향은 학교와 학급의 생태학적 측면과 문화적 측면의 이해를 바탕으로 한 활동의 분석이 중요하다 (예, Gallimore & Goldenberg, 2001; Stigler, Gallimore, & Hiebert, 2000). 이것은 아동과 가족들과 함께 일하는 작업치료에서 중요한 측면이며 아동의 학교생활과 이웃사촌, 지역사회를 바탕으로 한 문화에서 일하기 위해 필요하다. Joy의 이야기가 나와 있는 상황을 통해 아동과 가족의 일상과는 다르게 세팅되어 있는 문화에 대한 관찰을 할 수 있을 것이다.

작업치료수행을 위한 생태학적 측면과 문화적 측면

생태문화 이론을 적용하기 위한 실현가능성을 위해서 작업치료의 생태학적 측면과 문화적 측면을 이해해야 한다.

상황 10-3 Joy와 Angus

Joy는 3명의 아들이 있다. 16세, 13세 8세 Angus가 그 아들이다. Joy는 Angus가 다운증후군임을 알고 있으며 그의 가족들도 그렇게 생각한다. 그녀는 이렇게 회상했다.

기본적으로 우리는 출생 시 그에 대해 모든 것을 알고 있었다. 그는 모든 부분에서 느렸다. 그가 다른 장애아이들과 함께 있을 때, 나는 아이들의 행동을 관찰하고 나쁜 행동을 따라 하지 않길 바랬다. 나는 그에게 장애가 없는 좋은 롤모델을 만들어 주고 싶었다. 우리는 그에게 최선을 다했으며 그래서 매일 노력했다. 그가 태어났을 때 누군가가 "다른 아이들이 자라는 동안 영원히 당신과 함께 있을 거예요. 당신은 행운아예요" 라고 했다. 나는 그를 독립적으로 만들 것이다.

Angus가 유치원에 갔을 때 그는 그가 독립적인 존재가 되길 바라는 많은 사람들 틈에 쌓여 있었다. Joy의 가족들은 Angus와 그의 팀이 정상적인 발달과정을 배우고 자라길 바라며 좋은 중재 서비스를 일찍부터 받기 원했다. 여기서 Joy는 조기 중재 치료사를 통해 Angus의 치료와 관리서비스를 관찰할 수 있었다.

Angus는 현재 길 끝에 위치하고 있는 공립학교에 다니고 있다. 그의 형제들은 지역 교구 학교에 다니고 있으며, 학교에서는 Angus에 대해 인정하지 않는다. 학급에서는 12시간 동안 보조선생님에 의해 관리되고 있지만 그것이 잘 이루어지지 않았다.

학교는 모든 것이 장애를 가진 아동이 가지고 있던 것과는 다른 문화를 가지고 있다. 첫날부터 선생님은 Joy에 대해 이야기 했고 Angus가 학급에 적응할 수 있도록 노력하며 특수학급에서 공부할 수 있는 기회를 마련하였다. Joy는 그의 위치에서 Angus를 위한 "어리석은 이유"에 대해 해결하고 싶어했다. Joy는 문화 충돌의 극복을 위한 노력에 기쁨을 표현했다. Joy는 지속적으로 일상에 대해 배울 수 있을 것을 기대했다. 그녀는 기대하는 행동을 배우기를 원하며 귀찮을 수도 있지만 가족들의 활동에서 Angus에게 적합한 교육을 수행하고 싶어 했다.

Angus의 관점에서 그의 조기 중재와 가족들의 문화에 대해 생각한다면, 중요한 것은 매일에서 나타나는 아동의 정상적 발달을 위한 기회가 환경에 의해 지지가 된다. 현재는 학교에서의 생활이 가장 중요하다. 학교에서의 문화는 그가 초기에 경험했던 치료와는 반대였다. 학교의 분위기는 그를 무시하고 하찮은 존재로 생각하며 그의 엄마는 끊임없이 아들이 학교생활에서 함께 공부하고 적응할 수 있게 해달라고 요구하였다. 이 이야기를 통해 우리는 아동이 일상에 참여하기 위해 서로 다른 문화 속에서 어떤 걱정이 발생할 수 있는지 알 수 있었다.

작업 세팅을 위한 5가지 요소는 작업치료와 실행을 위한 분석을 도와준다.

치료사가 아동과 가족을 위해 제공하는 과제는 현재 아동의 일상에서 즉각적으로 필요한 활동을 바탕으로 목적적이며 가치와 믿음을 반영한 것이다. 너무 길게 장애아동의 부모가 치료적 활동과 그들의 삶에 대한 균형에 대해 이야기 한다. 비슷하게 학교 선생님은 치료사에 의해 제시된 활동과 매일 학급에서 이루어지는 활동의 균형을 맞추는 것을 어려워 한다.

생태문화 이론의 적용 가능성을 이야기하기 위해서는 작업치료수행에 관련된 생태학적 측면과 문화적 측면을 이해하는 것이다. 그리고 작업치료수행을 위한 5가지 요소를 바탕으로 한 이론의 분석을 실시하는 것이다.

다음 상황을 통해 다양한 문화속에서 수행과 일상의 균형을 맞추어 나가는 방법에 대해 이야기하게 될 것이다. 상황에 내포된 다양한 환경에 영향을 미치는 생태학적 측면에 대해 살펴보자.

능동적인 학습

상황 10-4의 Harriet와 Vincent의 이야기를 읽자. 그 다음 그의 일상과 당신이 알고 있는 아동을 위해 생각해 보자. 아동이 경험해야할 활동과 일상에 대해 분석하고, 다음에 대해 생각해보자:

1. 활동을 하는 동안 누가 필요한가?
2. 무엇이 문화적으로 가장 중요한 가치와 믿음인가?
3. 이 상황에서 과제를 완수하기 위해 중요한 활동을 조절할 수 있는 것은 무엇인가?
4. 어떤 행동양식이 활동의 참여를 가져올 수 있는가?
5. 참여를 위해 가지는 목적이나 동기는 무엇인가?

아동과 그 가족이 가지고 있는 환경적 세팅에 대해 생각하고 있다. 일단 각각의 문제에 대해 잘 생각해보고 상황에서 나오는 아동의 환경에 대해 잘 생각하고 연결해서 생각할 수 있다. 최대한 아동과 그 가족이 경험하는 매일의 문화적 활동과 비슷해야 한다. 당신은 아동에게 적합한 일상과 문화적 세팅에 가장 밀접한 활동을 생각하고 적용한다.

상황 10-4 Harriet and Vincent: Navigating Everyday Cultures

Vincent는 4살이다. 그는 매주 바쁘다. 월요일은 지역의 유치원에 간다. 화요일, 수요일, 목요일에는 집에서 수 킬로 떨어진 장애 아이들을 위한 특별한 중재 교실에 참석한다. 금요일에는 옆 도시에 자폐증 아이들을 위한 유치원의 특별 수업에 참석한다.

Vincent는 2살 때부터 지역사회 유치원에 참석했다. 어머니 Harriet은 이웃의 추천으로 유치원을 선택했다. 그녀가 센터를 방문했을 때 많은 교육적 장난감이 있었고 실내외 공간은 넓고 깨끗했으며 아이들에게 제공되는 음식도 훌륭했다. 또한 친근하고 붙임성 있는 직원들을 좋아했다. 그리고 아이들의 그룹은 너무 크지 않았다.

처음에 Vincent는 유치원에 가는 것을 좋아하는 것처럼 보였다. 비록 다른 아이들과 놀지는 않았지만 장난감에 마음을 빼앗겼다. 6개월 후 욕구불만이 커졌고 구석에 앉기 시작했다. 가족들이 집에서는 베트남어만 쓰기 때문에 처음에 어머니는 Vincent의 부족한 영어실력에서 온 행동이라고 나무랐다. 집에서, Vincent는 조용하지만 달가운 아이이다; 부모님과 할머니와 이야기를 하며 다른 사람들을 귀찮게 하지 않고 혼자 조용히 논다.

그 후에, 어머니는 유치원에서 Vincent의 행동을 걱정하였고 유치원 선생님으로부터 Vincent에 대한 관찰과 정보를 얻어 소아과에 데려갔다. 소아과 의사는 Vincent를 자폐증으로 진단하였다.

그 후 Vincent의 일상의 문화는 가정과 유치원에서 추가적인 2가지 환경까지 확대되었다. 첫 번째는 주에 3번 참석하는 장애아동을 위한 특별한 조기 중재 교실이다. 수업의 교과과정은 Vincent의 반 아이들 모두가 자폐로 진단되지 않았지만 자폐증 아이의 요구를 충족시키기 위한 교육이다. 휴식과 점심시간, 자유 놀이 활동 동안 Vincent와 그룹의 아이들은 장난감, 장비, 놀이 공간을 학교의 다른 아이들과 공유하였다.

우리가 찾은 Vincent의 또 다른 환경은 자폐증 아이들을 위한 특별한 유치원에 금요일에 참석하는 것이다 (그림 10-5). 이 수업의 교과과정은 어린 자폐증 아이들을 위해 특별히 고안된 특별학교의 수업과 유사하다. 처음에 어머니는 이러한 2가지 "특별한" 환경을 허락하기 싫었다. 그녀의 설명에 따르면,

수업엔 오직 장애 아이들만 있었다. 나는 아이가 좀 더 장애를 가지게 되는 것이 싫다. Vincent는 매우 어리고 나는 아이가 좀 더 정상 아이처럼 되길 원한다. 나는 아이가 정상인 아이들과 더 놀면 아이가 더 정상이 될 것이라고 생각했다. 나는 아이가 집에서 한 두가지 장난감을 가지고 조용히 놀거나 하루 종일 컴퓨터를 하는 것이 정상이 아니라는 것을 알지 못했다. 나는 컴퓨터를 할 때 아이가 흥미가 있고 밝아 보였다.

우리는 Vincent가 4가지 다른 매일의 문화를 어떻게 보내는지 이해할 수 있다. 첫 번째는 가족과 집에 있는 것인데 Vincent를 위한 사랑으로 가득 차 있지만 어려움이 있다.

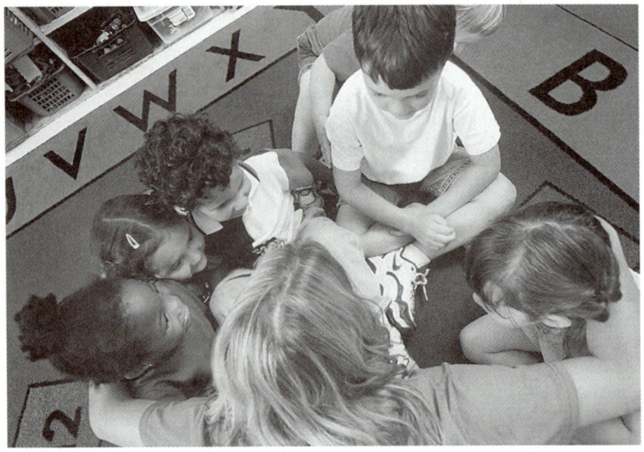

그림 10-5 장애가 있는 아이와 없는 아이들의 문화적 일상은 학교생활을 포함한다. *(Photograph © Corbis.)*

일반적으로 아이에게 주는 사랑과는 다른 방식으로 Vincent의 요구를 이해해야 한다. Vincent는 단지 라운지에 남겨진 장난감이 아닌 천천히 흔들기와 모두의 방식이 아닌, 지지, 도움, 구성, 자신의 프로그램을 원한다.

두 번째 문화는 지역사회 유치원이다. 지역사회 유치원이 단점을 가지고 있지만 어머니는 Vincent와 다른 아이를 위해 매우 중요하다고 느끼고 있다. 어머니에 의하면,

이 유치원은 단지 아이들의 놀이와 관련해 있다. 정상이고 외향적인 아이들에게는 아주 좋을 것이지만, 수줍음을 타거나 잘 참여하지 못하는 아이에게는 적합하지 않다. 그들은 Vincent처럼 특별한 도움이 필요한 아이는 어떻게 도울지를 모른다. 선생님 또한 너무 많은 아이들을 돌본다; 만약 그들이 어떻게 해야 할지 알더라도 그것을 해야 할 시간이 없다. Vincent는 거기서는 수동적이지만, 지금은 고립되어 있지 않다.

어머니는 Vincent를 거기에 두었다 왜냐하면,

여기서 다른 아이들을 볼 수 있고, 혼자 서는 것을 배울 수 있다. 지금 내가 거기서 기대하는 것은 아이가 다른 아이들보다 더 나아지는 것이 아니다.

Vincent의 두 가지 다른 문화는 특별학교에서의 조기 중재 교실과 자폐증 아이들을 위한 유치원 수업이다. 이러한 환경은 유사한 교과과정 구성으로 인해 많은 공통점이 있지만 그들은 같지 않다. 생태문화 이론은 Vincent의 경험과 같은 이러한 경험이 다름을 예상한다.

활동환경 분석은 치료사와 다른 사람들이 아이들이 스스로 찾는, 다양한 매일의 문화의 미묘하고 분명한 차이를 이해하도록 돕는다.

핵심정리 (Here's the Point)

▶ **치료사가 아동과 그들의 가족을 위해 제공한 과제는 아동이 살고 있는 일상에서 중요한 활동, 목표, 믿음, 가치에 대해 즉각 깨닫게 해준다.**

▶ **활동수행을 위한 분석은 치료사에게 가정, 학교, 놀이공간에서의 환경과 같은 생태학적 개념과 문화적 개념의 측면을 이해시킨다.**

요약(Summary)

생태문화적 이론은 생태학적 개념(예를 들어, 아동과 가족의 상호연계)과 문화적 개념(예를 들어, 가족, 일상적인 일, 그룹에서 일어나는 일)을 포함하고 있다. 생태문화적 이론이 예측하듯이, 생태문화의 개념이 가족, 가정과 서로 다른 목표, 가치, 믿음을 가지지만 이것이 각 문화에서 일상생활과 비슷한 개념을 가진다. 다른 사람의 삶에 개입하여 우리는 가족의 삶을 위한 방안을 다시 한번 언급해 준다.

생태문화적 이론은 일상생활의 일과와 일치하고, 의미있고 지속할 수 있는 구성의 모든 가족들의 목적에 중심을 둔다. 이러한 지속적이고 조직적인 일과의 중심과제는 가족적이라고 불리는 가정으로 인해 발생한다. 생태문화적 이론은 가족의 일상을 둘러싸고 있는 환경적 요소 (예를 들어, 사람, 가치, 믿음, 요구)의 조합으로 매일의 활동을 설정한다. 가정, 학교, 이웃들과의 매일의 일과에서 아이들은 학습과 발달을 이루어 낸다. 그들을 둘러싸고 있는 환경적 요소와 매일의 활동을 분석함으로써 작업치료사는 다음과 같은 것을 배운다.

- 가족들의 일상적인 일과 (할 수 있는 것과 적용할 수 없는 것)
- 어떻게 문화를 반영하여 설정하는지(치료와 어떻게 협력할 수 있는지)
- 작업치료수행을 위한 생리학적 측면과 문화적 측면

장난감 상자에는 무엇이 더 있나?

생태문화적 이론의 틀은 가족의 환경내에서 아이들의 총체적인 관점을 제공한다. 아이들의 삶의 중요한 측면으로써 가족을 다른 자원으로 이용이 가능하다.

http:// www. familycenterdcare.org/

family centerd care (가족 중점 관리)협회는 국제적인 비영리 조직으로 가족과 환자, 건강관리 전문가, 교육자, 정책가와 함께 일하고, 가족 중심의 치료를 실행하고 이해하는데 도움을 준다.

참고문헌

Bernheimer, L. P., Gallimore, R., and Kaufman, S. Z. (1993). Clinical child assessment in a family context: A four-group typology of family experiences with young children with developmental delays. *Journal of Early Intervention, 17,* 253–269.

Bernheimer, L. P., Gallimore, R. G., Weisner, T. (1990). Ecocultural theory as a context for the Individual Family Service Plan. *Journal of Early Intervention, 14,* 219–233.

Bernheimer, L. P., and Keogh, B. K. (1995). Weaving interventions into the fabric of everyday life: An approach to family assessment. *Topics in Early Childhood Special Education, 15,* 415–433.

Bronfenbrenner, U. (1979). *The ecology of human development.* Cambridge, MA: Harvard University.

D'Andrade, R. (1986). Afterward. In R. D'Andrade and C. Strauss (Eds.), *Human motives and cultural models* (pp. 225–232). Cambridge, MA: Cambridge University Press.

Gallimore, R., Bernheimer, L. P., and Weisner, T. (1999). Family life is more than managing crisis: Broadening the agenda of research on families adapting to childhood disability. In R. Gallimore, L. P. Bernheimer, D. L. MacMillan, D. L. Speece, and S. Vaughn (Eds.), *Developmental perspectives on children with high-incidence disabilities* (pp. 55–80). Mahwah, NJ: Lawrence Erlbaum Associates, Publishers.

Gallimore, R., and Goldenberg, C. (2001). Analyzing cultural models and settings to connect minority achievement and school improvement research. *Educational Psychologist, 36,* 45–56.

Gallimore, R., Goldenberg, C. N., and Weisner, T. S. (1993). The social construction and subjective reality of activity settings: Implications for community psychology. *American Journal of Community Psychology, 21,* 537–559.

Gallimore, R., and Lopez, E. M. (2002). Everyday routines, human agency, and ecocultural context: Construction ad maintenance of individual habits. *OTJR- Occupation Participation and Health, 22*(suppl 1), 70S–77S.

Gallimore, R., Weisner, T., Bernheimer, L., Guthrie, D., and Nihira, K. (1993). Family response to young children with developmental delays: Accommodation activity in ecological and cultural context. *American Journal of Mental Retardation, 98,* 185–206.

Gallimore, R., Weisner, T. S., Kaufman, S. Z., and Bernheimer, L. P. (1989). The social construction of ecocultural niches: Family accommodation of developmentally delayed children. *American Journal on Mental Retardation, 94,* 216–230.

Mattingly, C., and Garro, L. C. (Eds.). (2000). *Narrative and the social construction of illness and healing.* Berkeley and Los Angeles: University of California Press.

Rone-Adams, S. A., Stern, D. F., and Walker, V. (2004). Stress and compliance with a home exercise program among caregivers of children with disabilities. *Pediatric Physical Therapy, 16,*140–148.

Schneider, J., Wedgewood, N., Llewellyn, G. and McConnell, D. (2006). Families challenged by and accommodating to the adolescent years. *Journal of Intellectual Disability Research, 50,* 926–936.

Shweder, R. (1991). Cultural psychology: What is it? In R. Shweder (Ed.), *Thinking through cultures. Expeditions in cultural psychology* (pp. 73–112). Cambridge, MA: Cambridge University Press.

Stigler, J. W., Gallimore, R., and Hiebert, J. (2000). Using video surveys to compare classrooms and teaching across cultures: Examples and lessons from the TIMSS video studies. *Educational Psychologist, 35,* 87–100.

Super, C. M., and Harkness, S. (1997). The cultural structuring of child development. In J. Berry, P. R. Dasen, and T. S. Saraswathhi (Eds.), *Handbook of cross-cultural psychology, 2nd ed., Vol. 2* (pp. 3–29). Boston: Allyn & Bacon.

Tharp, R. G., and Gallimore, R. (1989). *Rousing minds to life: Teaching, learning, and schooling in social context.* Cambridge: Cambridge University Press.

Weisner, T. (1984). A cross-cultural perspective: Ecocultural niches of middle childhood. In A. Collins (Ed.), *The elementary school years: Understanding development in middle childhood* (pp. 335–369). Washington, DC: National Academies Press.

Weisner, T. S. (2002). Ecocultural understanding of children's cultural pathways. *Human Development, 45,* 275–281.

제 11 장

11

문화적 역량
(Cultural Competence)

역할이 다를 때

Maureen H. Fitzgerald

"어떻게 세사미 거리(Sesame street)에 갈 수 있는지는 아무도 모른다.
– Candy, 12세

개론

목적

1. 문화를 정의하고 유용하게 사용되는 작업적 치료 실행에 대한 개념을 서술한다.
2. 문화적 적응의 3가지 유형을 서술한다: 일반 문화, 이종 문화 간, 특정 문화.
3. 아동과 그들의 가족을 포함하여, 다른 사람과 상호작용의 영향을 주는 당신이 가지고 있는 암묵적 지식을 정의내린다.

서론 (Introduction)

어떤 면에서 우리는 다른 모든 인간을 좋아한다. 어떤 면에서 우리는 일부의 다른 인간들을 좋아한다. 어떤 면에서 우리는 우리와 다른 인간은 전혀 좋아하지 않는다.

Kluckhohn and Murray(1953)

위에 인용문은 문화에 대한 중요한 점을 강조하고 있다. 첫째로, 생물학적으로 우리는 본질적으로 다른 인간을 좋아한다. 둘째, 문화적으로 우리는 우리와 다른 몇몇 사람들을 좋아한다. 셋째, 인간으로서 우리는 많은 면에서 독특하다. 인용문은 어떤 것들은 보편적이고, 어떤 것들은 상대적이며, 어떤 것들은 한 종류의 것이라는 것을 제시한다.

이 장은 어떻게 우리가 다른 일부의 사람들을 좋아하는가에 대한 것이다. 그것은 문화(공통적인 가치와 믿음)와 일부의 교차문화 이슈를 중심으로 다룬다. 우리는 문화적 차이의 효과를 살펴봄으로써, 독자들이 그들 자신의 문화와 행동, 믿음에 관한 그것의 영향력을 더 잘 이해할 수 있을 것이라 바란다.

상황 11-1 Anna: 문화 이해의 학습

Anna는 중앙아시아에서 학군내 아이들에게 서비스를 제공하는 교육 팀의 신입 작업치료사로 고용되었다. 그녀의 마음속에는 9세 아프리카계 미국인소년이 기억나는 경험이다. 그 당시에, 그는 그와 비슷한 교육을 위한 특수교육을 하는 다른 학교로 전학했다. 그가 있는 학교에서, Lloyd는 작업치료사가 있는 특수교육 컨설턴트로부터 간헐적인 순회 서비스를 받을 수 있었다. 새 학교는 Lloyd가 이전에 다니던 곳과는 매우 달랐다.

그곳은 유치부에서 3학년까지의 학생만 있는 매우 작은 학교였는데 : 3개의 특수교육 교실도 이 건물 내에 있었다. 학교는 도시 안쪽으로부터 여러 마일 더 가야하는, 외곽에 위치해 있었다. 대부분의 직원들이 젊고, 경험도 적었으며, 백인이었고, 중산층에 매우 최선을 다하려 했다. 학교에 오는 대부분의 아이들은 백인이었지만, 사회경제적으로 매우 낮은 위치였기 때문에 학교 직원들과는 달랐다.

Lloyd의 어머니가 처음 특수교실에서의 배치에 관해 매우 흥분했었지만, 조(team) 별로 학교에 온 첫 모임 이후 몇 주 후에는 매우 화가 났었다. 특수교육 코디네이터로부터의 몇몇 시도에, 그녀는 마침내 그녀가 본 문제점을 분출했다. 그녀가 직원에게 말하기를 "당신은 싸우지 말라고 가르칠 수 없어. 나는 식당 창문으로 봤어. 그가 싸울 수 없다면 10세 전에 죽고말거야"

젊고 미숙한 팀은 조용히 앉아있었다. 그들의 각자는 뭔가 잘못 됐다는 인식을 하지만, 그들은 그것을 해결하는 방법은 몰랐다. Lloyd는 그를 모욕한 소년을 그때 때릴 수 없었지만, 그는 스스로 방어할 필요가 있는 동네에서 살았다. 현명하고 나이든 흑인여성인 특수교육코디네이터가 모임을 인계받았다. 사투리로, 그녀와 Lloyd의 어머니는 의미 있는 대화에 참여했다. 다른 직원들은 그들의 언어를 이해할 수는 없었지만 정중하고 조용하게 앉아있었다.

회의가 끝났을 때, Lloyd의 어머니는 확실히 안도했다. 그녀는 서서 웃으며 팀 리더의 손을 악수하고 직원에게 감사를 표했다. Lloyd의 어머니가 집에 간 후, 그 팀 리더는 그녀의 젊고 강하고 문화적으로 순수한 직원의 하루를 돕는 "실제 일"을 시작했다. 그녀가 설명하기를, Lloyd가 학교에서 싸우지 않아 좋았다고 했다. 그러나 그녀는 또한 그에게 언제 싸워도 되는지 구별하는 가르침의 중요성을 설명했다.

그것은, 특수교육환경의 혜택에 더불어, Lloyd가 환경에서 어떻게 받아들여지는 행동을 스스로 할 것인지를 배우는 중요한 교육기회였다. 특수교육 코디네이터의 현명한 말은 Anna와 동료들에게 교육적인 경험이었다. 그녀가 말하길 "당신이 가르칠 수 있는 가장 좋은 것은 Lloyd가 학교에서 나와, 집이나 거리에서 다르게 행동해야 한다는 것이다. 아이일 때 그가 정말 배워야 할 것은 어떻게 그 차이를 구별하느냐는 것이다."
팀원들은 불현듯 생각이 떠오르게 되어 이해되었다.

능동적인 학습

Lloyd의 엄마와 특수교육 코디네이터는 아주 중요한 점들을 교환한다. 그것들에 대해 생각해보자.

1. 특수교육코디네이터가 진짜로 듣고 있다면; 그녀가 말할 때 Lloyd 어머니의 언어를 사용했다. 그녀는 다른 직원은 무시한 채로, Lloyd어머니의 말에만 집중하고 있다. 당신이 Lloyd어머니라고 상상해보라. 특수교육코디네이터와의 이런 교류를 어떻게 느끼겠는가? 이제 Lloyd에 관해 지배적인 전문 인력이 보고하는 말을 듣는 다른 방식의 회의를 상상해 보라. 이 회의에서 어떤 기분이 드는가? 두 상황에 대한 역할 놀이는 매우 도움이 되고 매우 흥미롭다.
2. 그 회의의 결과는 Lloyd로 하여금 환경 속에서 단서를 잡아 그에 따라 행동을 변화하도록 돕도록 계획했다. Lloyd의 행동을 단순히 수정하는 계획과 비교하여 그 계획의 이행에 관해 동료와 토론해보라.

상황 11-2 Anna: 문화적 단서에서의 혜택

몇 년 후, 그때까지는 소아 작업치료사인 Anna는 인디언 보육 센터에서 근무를 하였다. Anna는 어린아이와 일하는 것에 대해 자신감을 보였다. 그녀가 교실에 갔을 때, 그녀가 처음 한 일은 이아와 함께 바닥에 앉는 것이었다. 그녀는 아이들에게 책을 읽어주고, 놀았다. 아이들은 종종 그녀의 무릎 위에 앉았다. Anna를 포함하여 아이들 모두는 즐거운 시간을 보내는 것처럼 보였다.

매우 짧은 시간 내에, Anna는 무언가 잘못되었다는 것을 분명히 알아차렸다. 그녀는 설명했다; "당시에 나는 그것이 무엇인지 알아차릴 수 없었다. 그것은 단지 내가 바디랭귀지와 언어적 의사소통의 부족만으로 어른들이 좋아하지 않았다는 것은 분명했다.

Anna는 비언어적 메시지에 주의를 기울이고 어른들을 불편하게 하고 심지어 화를 내도록 하는 것이 무언인지 이해하기 위해 노력했다. Anna는 약간의 비판적인 반성적 사고를 하였다. 그녀는 가끔씩 자연적 실험을 시도하고, 그녀의 행동과 관찰 사람들의 반응에 대해 조정했고, 무엇이 어른들을 그렇게 만드는지 알아내기 위해 노력했지만 아이들이 아니었고 불편했다. 결국 스텝멤버 중 한 명은 Anna의 "마음은 올바른 곳에 있었다"는 것을 재인식시키고 무엇이 일어났는지 설명하기 위해 그녀를 점심식사에 데려갔다. Anna는 그녀 스스로 문제를 해결하지 못했을 것이다. 사실 Anna의 경험은 단순히 매우 다른 문화에 의해 그녀가 상황을 악화시키게 행하게 된 것이었다.

점심식사를 하면서 현명하고 친절한 스텝멤버는 일반적으로 인디언들이 친척 아이들을 만지는 것을 금지시하며 아이들과 신체적 접촉을 하지 않는다는 것을 설명했다.

능동적인 학습

당신은 제시된 것과 같은 상황에서처럼 분명히 당신이 잘못 알고 있었던 것을 알지만 그것이 뭔지 몰랐던 경험이 있는가? 학급내의 소집단의 상황으로 설명하라. 당신은 그것을 알아냈는가? 어떻게? 결과는 무엇인가?

주어진 예시 글에서 보여지듯이 Anna는 문화적 지식을 알려준 "현명한 여성"에게 도움을 받았다. 당신은" 문화적 가이드"를 갖는 특권을 가져본 적이 있는가? 그것에 대해 말해보라.

문화 (Culture)

문화는 학습하고 세상을 지각하고 적응하는 방법을 공유하는 추상적인 개념이다. 문화는 사회나 대중의 신념, 가치, 태도 그리고 특성 행동을 반영한다.(Fitzgerald, Beltran, Pennock, Williamson, & Mullavey-O' Byrne, 1997; Fitzgerald, Mullavey-O' Byrne, Clemson, & Williamson, 1996). 즉, 문화는 주어진 사회집단의 무엇이 "정상"의 가치와 옳고 그름을 정의한다; 문화는 몇몇의 일부 사람들과 같은 사람들에 의해 만들어진다.

정의는 연구자와 실무자들이 문화의 개념에 의미를 주는 것을 따른다. 그럼에도 불구하고, 문화에 대한 정의는 하나 뿐만이 아니다; 그것은 분명히 "사회관행의 맥락에서 이해"되어야 할 것이다. 유심론자들은 문화는 마음속 무언가를 제안하는 것이라고 정의한다. 반대로, 유물론자의 정의는 인간과 환경사이의 관계와 적응, 인간의 능력, 작업치료사들에게 특히 중요한 2가지 아이디어에 관심을 둔다.

그림 11-1의 삽화는 생물학적, 심리학적, 사회문화학적 그리고 환경의 요소들 사이의 복잡한 관계 속에서의 적응을 보여준다 (Fitzgerald 1984, 2001). 이 모델은 이러한 요소가 전체의 일부이며 하나의 변화는 다른 변화를 연상시킬 수 있다고 제안한다. 사실, 우리는 지속적인 상호관계에서 한부분이 시작하거나 끝나는 위치를 말할 수 없다.

핵심정리 (Here's the Point)

- **문화는 인식하는 양식들을 배우며 나누고 세상에 적응하는 것을 말한다.**
- **문화는 신념, 가치, 태도 그리고 사회 또는 인구의 행동이 반영된다. 그 신념의 대부분은 암묵적이다.**
- **문화적 차이는 있을 수 있지만 항상 그런 것은 아니다.**
- **때때로 분명한 문화적 유사성들이 명백한 차이가 있는 것보다 더 다루기 어렵다.**

문화적 학습 "규율" (Learning Cultural "Rules")

아이들은 문화의 "규율"(즉, 행동규칙)을 알고 태어나지 않았다. 오히려, 아이들은 문화적 본질의 능력을 가지고 태어났다. 문화적 본질이 되기 위해서는 그들을 문화적 의미가 있는 방식으로 가르쳐야 한다. 아동기의 목적 중 하나는 교육, 관찰, 모방과 시행착오를 통해 문화적 유능함을 배우는 것이다. 놀이를 통해 문화적 능력의 발달이 많이 일어난다 (그림 11-2).

사회화는 아이가 태어나면서 (또는 그 이전에) 시작되지

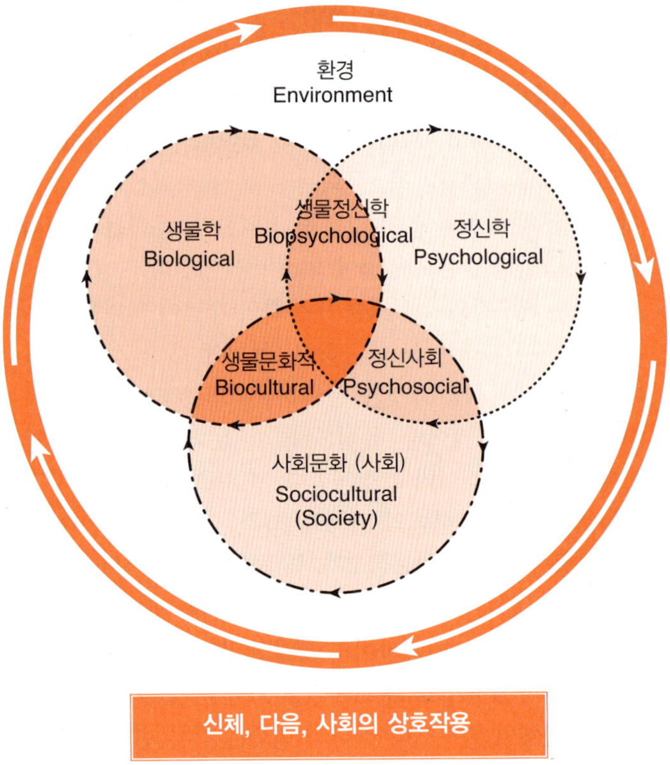

그림 11-1 신체, 마음, 사회의 상호작용. 이 모델은 생물학, 정신학, 사회문화, 환경적 요인에 복잡한 관계를 설명한다. 이것은 전체에 대한 부분적 요소와 다른 것을 변화시키는 요인들에 대하 보여준다. 사실, 우리는 모든 요인들의 상호작용에 의해 어디서부터 시작인지 끝인지 이야기할 수 없다. [Adapted with permission from Fitzgerald, M. H. (2001). Gaining knowledge of culture during professional education. In J. Higgs & A. Titchen (Eds.), *Practice knowledge and expertise in the health professions* (pp. 149–156). Oxford: Butterworth Heinemann.]

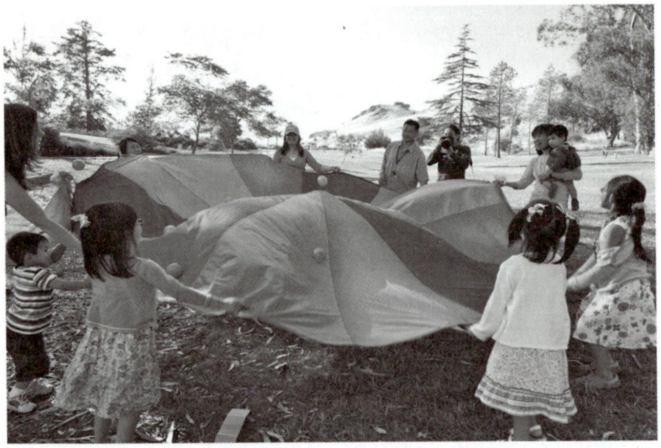

그림 11-2 아이를 가르치는 가장 좋은 방법은 다양한 상황에서 행동하는 방법을 그들에게 가르쳐 주는 것이다. *(Photograph courtesy of Art Hsieh.)*

만 그 과정은 일생동안 지속된다. 사회화는 행동에 대한 기대와 가르쳐진 문화 둘 다 변화하는 전환점에 의해 특징지어진다. 예를 들어, 아이들은 어디서나 잠들 수 있지만 아이들이 성숙해지면서 그들은 특정 시간에 특정한 장소에서 잠들 것이다. 언제, 어디서 그리고 누구와 함께 (예, 부모, 다른 형제자매, 또는 혼자) 그들은 잠들며 무엇이 정상적이거나 허용되는지의 문화적 믿음과 기대를 반영한다. 아이들이 학교를 가게 되면, 행동규칙은 눈에 띄게 복잡해진다. 그 규칙은 더 이상 가족의 시야에만 의존하지 않는다. 수많은 이행, 대부분의 유사한 발달이정표 (예, 사춘기, 졸업)는 아동기에 발생한다.

문화적 학습은 일생 전반에 걸쳐 다른 문화의 사람들 사이에 가장 빈번하게 발생하는 가장 분명한 사실을 통해 유지된다. 한 문화가 또 다른 다른 문화를 비교하여 반대되어 있는 경우, 양측은 "다른 것"뿐 아니라 자신의 문화와 단체를 학습하게 된다. 사실, 인류학자들은 "타인"을 연구하는 이유 중 하나는 자신과 자신의 문화에 대해 학습할 수 있기 때문이다. 사람들이 자신과 타인을 이해하기 시작함으로써, 그들은 차이를 다루는 데 많은 능력을 갖게 된다. 그들은 중요함과 무의미함의 차이를 구분하는 것을 배운다.

문화적으로 중요한 것과 무의미한 것의 차이를 구별하는 능력은 치료사에게 중요하다. 차이의 지각은 치료사의 평가 및 판단에 영향을 미친다; "정상"과 "비정상"을 정의하는 방법; 어떤 종류의 중재 계획이 영향을 미칠지; 자연스러운 치료적 상호작용을 어떻게 정의하는지(예, 클라이언트 중심은 특정한 문화적 배경을 내포한다).

차이와 마찬가지로, 유사성 또한 잘못 알고 있을 수 있다. Anna가 인디언보호구역에 있었을 때, 그녀는 네살배기들과의 상호작용은 거의 모든 것이 유사할 것으로 잘못 알고 있었다. Anna는 때때로 "동일한 것처럼 보이는 것"이 실제로 오해에 불과하다는 것을 배워야 한다.

명백한 지식 VS 암묵적인 것

사람들이 특정문화에 기반한 신념이 확고할 경우, 그들은 그 신념을 진리로 생각할 수도 있다. 그들이 *"진실"* 또는 "옳음"이라는 이유를 알지 못하더라도 그들은 단순히 그것을 "알고 있다"고 말한다. 문화적 신념과 지식은 종종 무언의 **암묵적**인 것이다. 신념은 그들이 미심쩍게 여겨 터놓고 말하지 않는 한, 아직 암묵적으로 남아있다. Anna의 네살배기들과의 놀이에 대한 신념은 "현명한 여성"이 시험삼아 묻기 전까지 암묵적인 것이었다.

신념을 명쾌하게 만드는 것은 숲을 보기 위해 나무를 보라는 속담과 같다. 가끔 물러남에서, 개개인은 그들의 신념, 가치, 추정, 예상이 다른 모든 사람들과 또 다른 사람들이 같지 않다는 것을 인식하게 만든다. 물러남으로 개개인은 그것이 그렇지 않을 때와 상당한 차이가 있다는 것을 볼 수 있게 된다. 그 자각 중 하나인 신념은 그들이 차이를 만듦으로써 발생하는 문제를 해결하는 전략을 개발할 수 있다.

Anna는 인디보호구역에 갔을 때 많은 것들이 다를 것으로 예상했었다. 사실 Anna가 그 곳에 간 이유 중 하나는 문화가 아동의 행동에 미치는 영향을 이해하기 위한 것이었다. 그녀와 4살배기들과의 놀이는 그녀가 가지고 있는 암묵적 신념 중 일부가 문화적으로 잘못된 "탈선"이었다. 그녀는 그녀의 신념에 너무 갇혀 있었다. 그녀는 숲을 볼 수 있도록 나무 뒤에서 그녀를 도와주는 현명한 여성이 필요했다. 우리가 상호작용하는 사람들의 문화가 다르다는 것을 알게 되면, 우리는 문화적 이슈에 대해 보다 조심할 수 있을 것이다. 우리는 과거에 보았거나 유사한 상황을 이해한다고 생각하면 쉽게 "탈선"한다. 문화적으로 능숙한 치료사는 항상 문화와 관련하여 철저히 하고 있다. 그들은 대부분의 상황에서 문화적 요소를 알고 있다.

사회의 안팎으로 다른 문화

어떤 문화 내에서 연령, 성별, 사회 경제적 상황, 직업역할, 능력 그리고 장애와 같은 요인으로부터 상당한 편차가 발생하게 된다. 따라서 문화가 함께 사회를 보유하는 동안, 그것은 또한 끊임없이 변화한다. 예를 들어, 서로 다른 세대의 사람들은 밀접한 관련이 있는 것들에 대해 서로 다른 신념을 보유하고 있다. 그것은 사회 전반뿐만 아니라 사회공동체 안에서 문화적 차이가 있음을 의미한다.

문제는 더 복잡하게 되어, 사람들은 다른 문화에서 유래하지 않은 필요하지 않은 것을 보거나 듣고 있다. 그들의 차이는 인종보다는 문화일 수도 있다. 문화와 민족성 사이의 차이에 대해 호주 텔레비전에서 상업적 광고로 나오고 있다. 광고에서 식료품 쇼핑을 하는 백인여성은 커피통로에서 잘생긴 흑인남성과 맞닥뜨리게 된다. 그녀는 그와 대화를 하려고 "커피가 유래된 곳에서 왔는지?" 그에게 묻는다. 그는 영국 지방의 발음으로 대답한다."무슨 뜻인가? 슈롭셔지역에서?" 그다음 장면은 정원에서 친구에게 커피를 마시며 그녀의 이야기를 들려주는 여자를 보여준다.

물론 이 광고가 특정 종류의 커피를 더 많이 판매하려는 것이 목적이지만, 이 광고를 통해 우리가 사람들의 겉모습으로 그들의 문화를 추측하고 있음을 알려준다. 그 광고는 또한 상투적인 문화에 대한 호주인들의 상황을 유머러스하게 보여주고 있다. 그 광고는 명백한 차이가 항상 중요하지 않다는 것이 요점이다.

핵심정리 (Here's the Point)

- **아동기의 목적 중 하나는 교육, 관찰, 모방과 시행착오를 통해 문화적 유능함을 배우는 것이다.**
- **문화적 신념과 지식은 종종 무언의 암묵적인 것이다.**
- **신념은 그들이 미심쩍게 여겨 터놓고 말하지 않는 한 아직 암묵적으로 남아있다.**
- **사회 전반뿐만 아니라 사회공동체 안에서 문화적 차이가 있다.**

문화역량의 세 가지 모형
(Three Forms of Cultural Competence)

문화적 능력은 치료사들과 다른 사람들이 보다 효과적인 방법으로 일할 수 있도록 허용한다. 문화적 능력은 3가지 양식을 가진다: 일반적인 문화, 특정한 문화 그리고 이종문화. **일반적 문화**는 모든 인간은 문화적 존재라는 것은 단지 행동을 보고 행하고 소리를 듣고 인식하는 것이다. 일반적인 문화적 능력을 갖는 것은 현대 다문화 사회에서 작업치료의 일상적인 관행에 있어서 절대적으로 중요하다 (Fitzgerald, 2000).

일반적인 문화적 능력은 모든 인간에 초점을 맞춘 반면, **특별한 문화적 능력**은 *특정 사회*에서 적절하고 의미 있는 방식으로 기능하는 것을 의미한다. **이종문화간의** 능력은 사람들이 문화적 유능한 방식으로 문화를 통해 사용할 수 있게끔 한다. 이제 문화적 능력을 이러한 유형의 관점에서 심도있게 보도록 하자.

특정 문화의 역량

문화의 특정한 능력은 특정문화의 규칙을 아는 것과 관련있다. 그것은 충분한 문화적 지식과 적절한 문화 청사진을 갖는 것이 그 문화를 구성원이 "통과"하는 것을 의미한다 (Goffman 1959, 1963). 특정문화 능력을 가진 사람은 그 사회의 진정한 구성원이거나 가공의 인물일 수 있다 (Fitzgerald, 2000). 문화적 부적절한 행동을 떠올리는 손상을 입은 어린이와 어른에 대한 작업치료의 목적 중 하나는 문화의 특정적 기능을 다시 얻도록 도와주는 것이다. 즉, 치료사들은 그들이 기능하는 모든 문화적 양상 속에 능력을 접하는 Lloyd의 많은 것을 도와야 한다.

Lloyd 엄마는 학교직원과 함께 Lloyd를 방문하는 동안 괴로운 이유 중 하나는 Lloyd가 문화적으로 접하지 못한 것과 문화적으로 접한 것을 알 수 있었기 때문이다. 사실 직원이 생각을 조정하지 않았다면, Lloyd의 문화적인 무능력을 잘 도왔을 것이다. Lloyd의 경우에서는, 이것이 심각한 결과가 잠재되어 있었다. 대부분의 경우 상황은 그렇게 드라마틱하지 않다. 그럼에도 불구하고, 사회화과정 한 부분으로서의 작업치료는 문화적으로 무능력한 한 사람을 사회화 시키는데 잠재력을 발휘한다. Lloyd의 치료에 대한 목표가 가족 중심적이지 않고 문화적으로 알려지지 않았다면 마지막에 Lloyd는 화나고 혼란스러우며 무반응적이고 또 다시 팀이 의도한 것과는 정반대였을 것이다.

Anna가 인디언아이들과 함께한 놀이는 문화적으로 부적절한 행동을 떠올리게 하는 잠재력이 있었다. 마찬가지로 Anna는 가치 있는 문화적 교훈을 얻었는데 그것은 같은 일족의 일원이 될 수 있는 사람을 접촉하는 것은 부적절하다는 것이다. 그리고 누가 같은 일족이 될지를 말하는 것은 쉬운 일이 아니다.

이종 문화간 역량

현대사회의 문화적 다양성이 증가함으로써 작업치료사와 같은 의료전문가들은 문화 범위에서부터 민족적 배경에 이르는 사람들과 협의하게 될 것이다. 자신의 문화 안에 다른 문화에서 온 사람들과 모두 적절하게 상호작용할 수 있는 것은 비우세적 문화에서 태어난 아이들을 위해 특히 중요하다. Lloyd와 함께 일한 직원들은 Lloyd가 배경적 단서를 읽고 그 단서에 대한 자신의 선택과 행동을 돕는 자료의 중요성으로 이것을 인식해 왔다.

치료사들은 그들이 광범위한 고객과 성공적으로 일을 하려면 문화적 역량을 발전시켜야 한다. 더 나아가서, 역동적인 문화와 문화적 그룹을 아우르는 범위 안에 주어진 다양성은 아이와 가정에 제공되는 "문화적 요리책" 같은 것이 될 수 없다. 문화적 역량에 가장 중요한 구성 요소는 문화가 모든 상호관계에서 화재가 된다는 인식이다.

차이가 큰 경우 인식되고, 그렇지 않은 경우 그것은 단지 그 상황의 일부가 되었을 때 주요 문화와 시기를 고려해야 한다는 것이다. 의료적 인류학자들은 건강과 질병 그리고 문화와 교차 문화적 관점으로부터의 치유를 이해하기 위해 그들의 전문가적 삶을 헌신한다 (그림 11-4). 의료 인류학자이자 정신과 의사인 아서 클레이만은 이 분야에서 가장 영향력 있는 학자 중 하나이다. 1970년대 그는 건강, 질병, 장애 그리고 치유를 이해하고자 하는 실무자들에게 도움을 주는 탐구방법인 **설명적 모델** (Kleinman, 1980; Klein man, Eisenberg, & Good, 1978)의 개념을 소개했다.

설명적 모델은 문화적 지각과 반응에 대한 다양한 질환과 장애문화인식의 가장 주요한 역할을 해왔다.

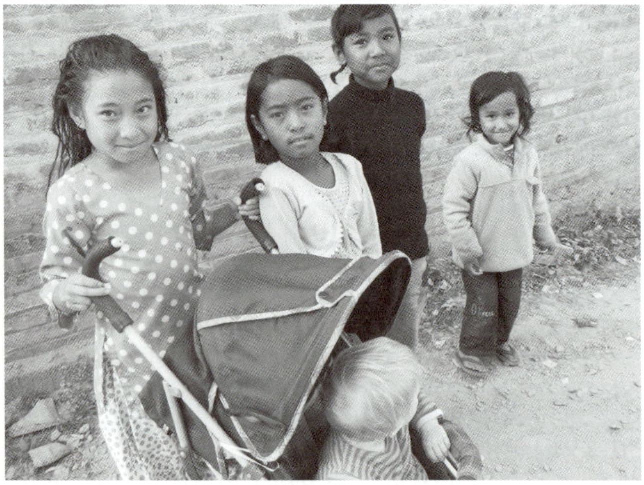

그림 11-3 모든 연령과 문화적 배경에 대해 어린이들은 공통된 언어를 공유할 수 있다 *(Photograph courtesy of Gudrun Gjesing.)*

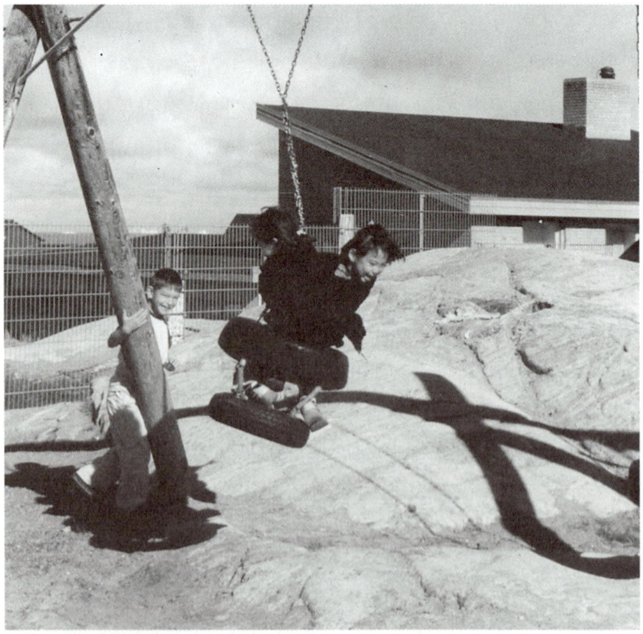

그림 11-4 모든 나라의 아이들은 공통적인 어떤 것들을 나눈다 *(photograph courtesy of Gudrun Gjesing).*

이것은 작업치료의 활동에 포함된다 (e.g., Clemson, Fitzgerald, & Mullavey-O'Byrne, 1996, 1999; Daley & Weisner, 2003; Fitzgerald, 1992; Fitzgerald, Mullavey-O'Byrne, & Clemson, 1997; Gray, 1995; Krefting, 1991). 클라인맨의 모델은 종종 사람 또는 질병의 에피소드 중심으로 보여진다; 그것이 작업치료사가 가지는 가장 큰 매력 중 하나이다.그것은 물리적 변화와 감정 상태의 뭔가 잘못된 흔적(질환 또는 질병)뿐만 아니라 원인에 대한 신념, 그것을 어떻게 하고, 해당 작업의 결과가 무엇인지 평가하는 것을 포함한다. 설명적 모델은 질병 및 장애의 관점에서 사람의 경험을 이해하는데 도움이 된다. 그들은 치료사들이 교차된 문화적 관점에서 질환과 장애에 대한 사람들의 반응을 이해하는데 도움을 준다.

일반적인 문화의 역량

현대 사회의 문화적 다양성의 증가로 인해, 사람들은 생각과 일생생활에 문화적 의식을 통합하는 것이 유용하고 중요하다는 것을 점점 알아가고 있다. 더 나아가, 특히 다른 문화권 사람들의 상황을 포함한 결과에 더 만족한다. 다른 배경의 실행은 배경에서 배경으로 다른 문화를 대표한다.

신념과 실행의 규율은 학교와 지역사회, 병원에서 다르다. 문화를 재인식 하는 것은 병원 소아 화상 병동 및 학교 놀이터 등 다양한 상황에서 찾아볼 수 있다.

문화는 다른 전문가들이 아이와 가족들과 함께 상호작용할 때 중요하다 (Fitzgerald, 2001). 문화적 능력은 의료진, 물리치료사, 간호사, 사회복지사, 클라이언트, 부모, 교사 그 외 아이와 함께하는 다른 이들을 포함하여 효과적인 의사소통에 효과적이다.

일반적인 문화 능력은 작업치료사에게 있어 역량이 아니라 문화적 능력 처리 과정에 있어 반드시 필요한 최종단계이다. 문화와 인간에 대해서 배울점은 항상 있다. 그 규율은 항상 변화하고 있다.

문화적 역량을 받아들이는 것은 작업치료사들의 "문화 마비"를 예방하는 지속적인 발달과정의 한부분이다. 문화적 마비는 사람들이 문화의 문제를 알고 있지만 그것에 대해 어떻게 해야할지 모르기 때문에 발생한다. 그들은 아무것도 하지 않음으로 인해 발생하는 실수를 두려워한다. 사람들이 이해할 수 없는 문화적 기반의 차이가 있다고 생각한다면 문화적 마비도 일어날 수 있다.

일반적 문화 능력에 대해 "옳은"방법이 없다는 것을 받아들여야 한다. 그 문제를 해결하는 방법에는 여러 가지가 있지만, 일부는 다른 것들보다 더 있는 걸로 받아들여지고 있다. 그것은 또한 다른 문화의 차이에 대해 우리가 그들을 다룰 수 있도록 위협하거나 더 크게 볼 수 있도록 재인식하는 것에 관한 것이다. 다른 사람을 이해하려고 시도하는 것은 자신의 문화적 가치관과 신념을 제쳐두는 것을 의미하지 않는다.

상호작용은 만약 누군가 포기하거나 불만족 한다면 성공적인 것이 아니다. 그래서 모든 사람들이 그 결과로 반드시 완전한 만족함을 의미하지는 않지만, 한사람은 지나친 타협이라고 느낄 것이다. 가장 확실한 것은 치료가 모든 것을 타협할 수 없다는 것이다.

"현실의 협상"을 찾아내는 것은 그들의 차이에 귀 기울이고 모두가 동의하고 가능한 한 상호 만족할 수 있는 동의의 발판을 제공하는 것이다. 가끔 그것은 다른 사람의 상황(정보를 주거나, 조정하거나, 협상하는)의 해결을 돕기 위해 차이를 받아들이는 것을 의미한다(그림 11-5). 그것은 다른 치료사에게 아이 또는 가족을 의뢰해야 할 수도 있기 때문이다.

치료사들은 새로운 배경의 규율의 학습을 받아들여할 필요가 있다. 또한 그들은 자신들의 문화를 "눈높이에 맞춰" 보지 못할 때 받아들일 수 있어야 한다. 그들은 필요하지 않거나 모든 사람들을 따라 얻게 되는 -문화적으로 다르거나 유사한 사람들- 그리고 그들은 모든 아이와 가족들과 함께 일하는 기술들은 갖고 있지 않을 것이다. 치료사들의 기본적 의무는 모든 참가자들이 문화적 가치와 문화적 요소와 차이점이 해결될 수 있는 방법을 이해하려고 노력하는 것이다. 차이를 조정하려는 시도 없이 다른 치료사에게 아이 또는 가족을 간단히 넘기는 것은 문화적으로 유능한 전문가의 특징이 아닌 "책임회피"이다.

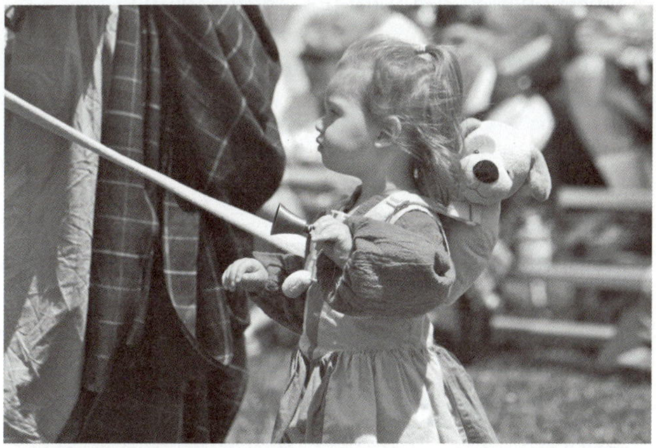

그림 11-5 문화적으로 유명한 치료사에게는 다른 사람을 이해하고 "오는 형태"를 받아들이는 능력이 필요하다. *(Photograph courtesy of Art Hsieh.)*

문화 일반적인 의미에서 감각은 요소에 있고 배우기를 열망하는 그 아이가 기억하는 것과 약간 같다; 기꺼이 위험을 감수하는; 그리고 깨어진 규칙을 알았을 때 사용된 모든 주의들 (그리고 그들이 그러지 않았을 때). 그 아이는 세계에 대해 배울 수 있는 방법으로 자연스러운 경험을 시도하는 것들을 통해 시도한다. Anna는 기꺼이 그 아이를 받아들였다. 뿐만 아니라 그녀가 보육센터에서 아이들과 바닥에 엎드려 하는 놀이로, 어른들로부터 주의를 받았다.
그리고 그녀는 주의를 알 수 없었을 때 질문을 하였다.

치료사는 문화적 문제를 분별하는데 사용하는 전략에 대해 생각하려고 할 때, "열중"을 할 수 있다. 그들은 종종 전략을 예측 한다: 문화를 찾고, 문화에 대해 이야기하고, 문화와 교류한다. 이것은 그들이 비판적이고 직면하는 가치이기 보다는 좋고 잠재적으로 유용한 전략이다. 즉, 이러한 전략들은 유효성 및 특별성을 판단하는 중요한 분석의 대상이 되어야 한다.

문화 집단 내의 변화도 문화에 대한 지식의 관점에서 이해하는 것이 중요한 자세이다. 사람들이 사용하는 가장 유용한 전략 중 하나는 종종 시간이 오래 걸린다: 사람들은 심지어 아동의 참여를 요구하기도 한다.

핵심정리 (Here's the Point)

- **문화의 일반적인 능력은 다른 행위 또는 소리가 아닌 인간 능력의 종류로 문화가 시작된다.**
- **문화의 구체적인 능력은 특정 사회에서 적절하고 의미 있는 방식으로 기능할 수 있는 것을 의미한다.**
- **문화의 능력은 사람들이 문화적 유능한 방식으로 문화를 통해 사용할 수 있게 해준다.**
- **문화의 역량은 과정이 아니라 최종의 상태이다.**

요약(Summary)

문화에 대한 이 챕터는 행동을 위한 규칙에 대해 배우고 그리고 이러한 규칙을 언제 다룰 수 있는지 배울 것이다. 이러한 차이가 큰 경우, 인식 그리고 문화적으로 적절한 방식을 선택해 그 차이를 해결하는 전략을 찾고 존재와 문화에 대해 실천되어야 한다.

이 장에서 문화, 가정, 민족 (문화 건설)에 대해 삽화로 시작된다. 그것은 때로는 차이가 중요하고 때로는 그들이 아니라는 것을 표시한다. 문화적으로 유능한 연습자는 상호작용의 문화적 문제를 식별하고 처리하는 기술과 지식을 가지고 있다. 문화적으로 유능한 연습자는 가정, 가치, 그리고 믿음의 모든 상호작용에 영향을 미칠 가능성이 있다. 문화적으로 유능한 연습자는 이러한 문화의 차이점의 이점을 극대화하고 잠재적인 어려움을 최소화하기 위해 아동과 그들의 가족이 함께 작용해야 한다.

문화적으로 유능한 치료사는 문화적 지식과 기술을 포함하여 새로운 지식과 기술의 습득을 누리는 평생의 학습자이다. 문화적으로 유능한 연습자는 모호함과 함께 편안함을 다룬다. 모든 상황에서, 특히 문화의 교차적 상황에서 문화적 문제를 다루는 것은 삶이 매우 흥미롭고 도전적이며 때로는 매우 실망적일 수 있다.

좌절감에서 도전으로의 변화는 문화적 유능한 연습자의 특징이다. 문화적으로 유능한 연습자는 "너무 열심히"인 이런 상황에 문화가 중지되지 않는다. 대신 문화적으로 유능한 연습자는 도전을 한다. 이러한 도전에 참여하는 것은 작업 능력의 보건 전문가의 특징이다.

이러한 가능성을 받아들일 수 있는 능력 또한 유능한 치료사가 되는 부분이다. 유능한 치료사는 "나는 실수를 했다"라고 하지만 이러한 잘못된 어떠한 상황에서조차 배울 수 있다.

문화적으로 유능한 보건 전문가는 또한 일반적으로 작업 능력 전문가이며; 두 가지 측면으로 연결되어 있다 (Fitzgerald, 2002). 이러한 연결은 동일한 기본 기술과 전략을 포함하기 때문이며, 전문적인 능력으로서 치료사는 기술적 능력을 더 지녀야 한다.

장난감 상자에는 무엇이 더 있나?

Leavitt, R. (2010). Cultural competence: A lifelong journey to cultural proficiency, Thorofare, NJ: Slack.

책 표지에서 "증가된 지식과 인식, 태도를 개선하고 매일 문화적 역량을 실시하기 위해 필요한 기술을 제공하는 종합적인 이론과 실천적인 접근을 제공한다. 물리 치료 및 사회 과학 모두의 배경의 범위와 참여자 그룹과 함께 Dr. Ronnie Leavitt은 설정의 다양한 실용적인 응용 프로그램을 탐구하려고 증거 기반 텍스트를 제공한다. 문화능력 하나는 특정 집단에 비해 오히려 배워야 할 특별한 고려 사항을 논의하기로 문화적인 능력을 해결한다. 또한 토론은 문화적 능력에 관한 문화적 역량과 정부의 정책을 측정하는 방법으로뿐만 아니라 문화적 기능을 나타내는 방법과 다른 이론가이다."

Lynch, E. W., and Hanson, M. J. (2004). Developing cross-cultural competence: A guide for working with children and their families (2nd ed). Baltimore, MD: Paul H. Brookes Publishing Co.

뒷면 커버에서 "아이들과 다양한 문화 유산의 가족과 함께 작업을 위한 실질적인 조언을 제공한다. 자신의 인종, 문화, 언어적 배경을 가진 통찰력으로, 이 저자는 사람들의 신념, 가치, 그리고 행동에 다른 문화의 영향에 대한 지혜를 제공한다. 그들의 지식은 전문가가 중재 서비스의 다양성을 포용하고 다양한 문화의 사람들과 존중하고 효과적인 상호 작용을 촉진하는 방법을 배울 수 있다."

Perez, M. A.,and Luquis, R. R. (Eds.). (2008). Cultural competence in health education and health promotion. San Francisco: Jossey-Bass.

이 교과서는 Pérez (건강과학, 캘리포니아 주립 대학 프레즈노 캠퍼스)와 Luquis (건강교육, 펜실베니아 주립 대학, 해리스 버그)가 민족적, 사회적 요인이 지역 의료의 실천에 어떻게 영향을 미치는지 검토 13장을 컴파일. 이들은 보완 대체 의학, 영성, 노화 및 성적 취향 등의 건강, 격차, 통신, 건강, 신념 체계, 교육 전략 및 주제 문화의 영향에 대처한다. 참여자는 건강 과학, 교육, 노년, 간호학에서 미국에서 다양한 집단으로 활용한다.

Tseng, W.-S., and Streltzer, J. (2008). Cultural competence in health care. New York : Springer.

저자는 이론적 기초와 임상 응용 사이의 균형을 제공한다. 따라서 이 책은 지식을 제공함으로써 학생과 의학의 실무자 및 관련 건강 과학 문화 능력의 격차를 해소하기 위한 것이 되고, 미국이 아니라 문화적인 능력으로 세계적으로뿐만 아니라, 도움이 될 것으로 다양한 인종과 문화적 배경을 가진 환자의 문화 관련 의료를 위해 필요한 기술을 설명한다.

참고문헌

Chiang, M., and Carlson, G. (2003). Occupational therapy in multicultural contexts: Issues and strategies. *British Journal of Occupational Therapy, 66*, 559-567.

Clemson, L., Fitzgerald, M. H., and Mullavey-O'Byrne, C. (1996, 20-21 September). Can anybody hear us: Stories after a stroke. Paper presented at the *Expanding the Picture: NSW Association of Occupational Therapists 9th Annual State Conference* (p. 34). Ballina, NSW Australia.

Clemson, L., Fitzgerald, M. H., and Mullavey-O'Byrne, C. (1999). Family perspectives following stroke: The unheard stories. *Topics in Stroke Rehabilitation, 6*, 60-77.

Daley, T., and Weisner, T. S. (2003). "I speak a different dialect": Teen explanatory models of difference and disability. *Medical Anthropology Quarterly, 17*, 25-48.

Edgerton, R. B. (1992). *Sick societies: Challenging the myth of primitive harmony*. New York: The Free Press.

Fitzgerald, M. H. (1984). *A review and critique of the literature on menstrual beliefs*. Unpublished MA thesis, University of Hawaii, Honolulu, HI.

Fitzgerald, M. H. (1992). Multicultural clinical interactions. *Journal of Rehabilitation, April/May/June*, 1-5.

Fitzgerald, M. H. (2000). Establishing cultural competency for health professionals. In V. Skultans and J. Cox (Eds.), *Anthropological approaches to psychological medicine* (pp. 184-200). London: Jessica Kingsley.

Fitzgerald, M. H. (2001). Gaining knowledge of culture during professional education. In J. Higgs and A. Titchen (Eds.), *Practice knowledge and expertise in the health professions* (pp. 149-156). Oxford: Butterworth Heinemann.

Fitzgerald, M. H. (2002, 23-28 June). Culture competency and professional competency intertwined. Paper presented at the *13th WFOT World Congress of Occupational Therapists*, Stockholm, Sweden.

Fitzgerald, M. H., Beltran, R., Pennock, J., Williamson, P., and Mullavey-O'Byrne, C. (1997). *Occupational therapy, culture and mental health*. Sydney: Transcultural Mental Health Centre.

Fitzgerald, M. H., in collaboration with E. Samuel and L. Phillips. (2001). *Whisper of the mother: From menarche to menopause among women in Pohnpei*. Westport, CT: Bergin & Garvey.

Fitzgerald, M. H., Mullavey-O'Byrne, C., and Clemson, L. (1997). Cultural issues from practice. *Australian Occupational Therapy Journal, 44*, 1-21.

Fitzgerald, M. H., Mullavey-O'Byrne, C., Clemson, L., and Williamson, P. (1996). *Enhancing cultural competency*. Sydney, Australia: Transcultural Mental Health Centre.

Fitzgerald, M. H., Williamson, P., and Mullavey-O'Byrne, C. (1998). Analysis of therapist definitions of culture. *Physical and Occupational Therapy in Geriatrics, 15*, 41-65.

Goffman, E. (1959). *The presentation of self in everyday life*. New York: Anchor Books.

Goffman, E. (1963). *Stigma: Notes on the management of spoiled identity*. New York: Simon & Schuster.

Gray, D. E. (1995). Lay concepts of autism: Parents explanatory models. *Medical Anthropology, 16*, 99-118.

Hahn, R. A. (1995). *Sickness and healing: An anthropological perspective*. New Haven, CT: Yale University Press.

Kleinman, A. (1980). *Patients and healers in the context of culture: An exploration of the borderland between anthropology, medicine, and psychiatry*. Berkeley: University of California Press.

Kleinman, A., Eisenberg, L., and Good, B. (1978). Culture, illness, and care: Clinical lessons from anthropological and cross-cultural research. *Annals of Internal Medicine, 88*, 251-258.

Kluckhohn, C., and Murray, H. A. (Eds.). (1953). *Personality in nature, society, and culture*. New York, NY: Knopf.

Krefting, L. (1991). Explanatory models in brain injury rehabilitation: An aid to communication with family caregivers. *Canadian Journal of Occupational Therapy, 58*, 26-32.

Marshall, M. (1996). Problematizing impairment: Cultural competence in the Carolines. *Ethnology, 35*, 249-263.

Press, I. (1997). The quality movement in U.S. health care: Implications for anthropology. *Human Organization, 56*, 1-8.

Shweder, R. A. (2003). *Why do men barbecue? Recipes for cultural psychology*. Cambridge, MA: Harvard University Press.

van Meijl, T. (2000). The politics of ethnography in New Zealand. In S. Jaarsma and M. A. Rohatynskyj (Eds.), *Ethnographic artifacts: Challenges to a reflexive anthropology* (pp. 86-103). Honolulu: University of Hawaii Press.

12 미국에서의 소아 작업치료
(Pediatric Occupational Therapy in the United States)

이해 법률, 정책 및 실행 규정

Patricia L. Davies

"산타의 순록이 항상 비행하는 것은 아니다. 때때로 그들은 버스를 타거나 걷기도 한다."

—Tatum, 4세

개론

목적

1. 학교, 개인 연습, 병원 (즉, 입원 환자, 외래 환자, 신생아 집중 치료) 및 조기 중재 : 다음과 같은 환경에서 미국 어린이 작업치료 실행에 대한 정책과 규제의 효과를 설명한다.
2. 다양한 환경에서 제공되는 작업치료 서비스의 주요 차이점과 유사성을 설명한다.

서론(Introduction)

각각의 치료사가 똑같이 생각하지 않을 뿐 아니라 그들의 임무 및 자금과 관련되어 미국의 법률과 규정이 광범위하게 차이가 있기 때문에 학교와 개인 연습에 모두 작업치료 서비스를 받는 아이가 다른 각각의 환경에서 중재를 받게 된다. 따라서, 작업치료의 최상의 실행은 정책과 규제의 효과에 대해 분명히 이해하는데 따라 달라진다.

이 장은 규정과 관련한 다양한 소아 작업치료 환경에 관해 생각할 수 있도록 고안되었다. 미국에서는 몇 가지 중요한 연방법뿐만 아니라, 제 3의 단체 지급자들이 많은 실행을 지시한다. 예를 들어, 학교에서 조기 중재 환경에서 제공되는 서비스는 2004 (IDEA, 2004)의 장애인 교육 개선 법을 준수해야 한다. 마찬가지로, 메디케이드와 민간 보험은 병원과 외래진료소에서의 실행을 안내한다. 이러한 법률과 규정은 평가 및 중재 서비스에 대한 구조를 제공하며 그 결과가 적절한지를 결정한다.(즉, 자금의 본질과 관련하여) 우리는 나중에 좀 자세하게 IDEA뿐만 아니라 메디케이드 및 민간 보험을 정책과 규정에 관한 예를 보여줄 것 이다.

공립 학교에서의 작업치료 (Occupational Therapy in Public Schools)

학교에서의 작업치료 서비스는 1975년 모든 장애인 법(EHA)의 제정으로 추진되었다. 이 공법은 개정 검토 및 5~7년마다 재인가 되었다. 1990년에 EHA는 장애인교육강령 (IDEA)로 개명되었다. IDEA의 최신 재신임은 2004년의 장애인교육향상강령 (IDEA, 2004)으로 작업치료 중재의 조직을 제공하고 미국학교환경 속에서 서비스 대책의 합법적인 면을 정의한다. IDEA는 4가지 섹션으로 나뉘어진다. 3세부터 21세를 위한 학교에서의 정부 서비스라는 특정 섹션은 파트B이다. 파트B의 서비스를 받기 위해서, 학생들은 특수교육을 받을만한 자격을 갖춰야 하고 한번 자격이 있다고 보여지면 그들이 인가받은 학교, 대안학교, 사립학교에 다닌다 해도 서비스를 받을 자격이 있다고 여겨지게 된다. 만성이나 심각한 병을 앓고 있는 어린이는 IDEA의 파트 B를 통해, 집에서 학교와 관련된 서비스를 받을 수도 있다.

학교에서 작업치료 서비스는 기초서비스가 아니라 "관련 서비스"로 여겨진다. **"관련 서비스"**는 IDEA에서 장애를 지닌 어린이가 특수교육이나 기초서비스로부터 혜택받는 모든 발달상의 레크리에이션 치료, 재활상담, 사회직무를 포함한 관련서비스이다. 학교로의 이동도 관련서비스라고 여겨진다 (IDEA, §602 [26] [A]).

개별 교육프로그램과 팀

파트 B는 특수교육을 받는 모든 어린이들이 **개별화 교육프로그램** (IEP)을 가져야 한다고 규정한다. IEP는 어린이 교육프로그램이 무엇이며 어디에서 일어날 것이며 그것에 필요한 팀구성원과 자료들은 어떤 것들인지를 결정한다. IEP를 돕는 팀은 어린이의 부모와 어린이(적절한 발달상의 단계에 있는), 최소 1명의 일반교사, 최소 1명의 특수교사, 지역교육 에이전시 대표 1사람 (LEA), 평가결과를 설명할 수 있는 개인 1명, 어린이에 대한 특수전문가적 지식을 갖고 있는 사람들로 구성된다. 이 마지막 핵심인물들은 관련서비스의 전직원을 포함한다 (IDEA §614 [d] [1] [B]).

서비스에 대한 평가와 기준

IEP는 팀에 의해 만들어진 평가결과를 기초로 한다. 비록 등록된 평가가 학교마다 다양하더라도, 평가내리는 원리는 파트B에 명시되어 있다. 1997년과 2004년의 평가는 다양한 평가도구와 전략들이 어린이에 대한 타당한 기능적, 발달적, 학술적 정보를 모으기 위해 사용되어 왔다 (IDEA, §614 [b]). IEDA는 장애와 관련되어 있다고 의심되는 모든 면에서 어린이를 평가해야 한다고 지시한다. 따라서 평가는 복합적 학문이고 복합적 양상을 띤다.

학생들의 최초평가는 특수교육을 받을 자격이 있는지를 결정한다. 그 자격이 있다는 것은, 학생이 IDEA에 의해 정의된 **'장애'**가 있어야 한다는 것이다 (§602 [3]). 그러나 IDEA 1997년 변경안에 따르면 평가에 대한 강조는 진단에서 기능적 수행에 이르기까지 이동해 왔다. 최초의 평가는 아이가 "일반교육 프로그램에서 관계하고 더 나아져가는 것"을 가능하게 프로그램 계획을 짜도록 도움을 주어야 한다 (IDEA, §614 [b] [2] [A] [ii]).

평가는 필요한 서비스를 제공하는 팀이나 진단팀, 아동연구팀이라 불리는 다른팀에 의해 완성되어 진다. 평가를 하는 팀은 학군에 의해 결정된다.

IEP는 최초 평가 결과를 기초로 한다. IEP는 학생들이 교육적, 기능적 수행단계, 교육적 요구, 서비스와 관련된 요구, 다른 추가 사항이나 교육목표에 도달하기 위해 요구되는 개선점을 포함하고 있다. 또한 중등과정 후의 변화계획이 16세 초에 요구된다. 특수교육서비스를 받는 학생들은 최소 3년마다 재평가된다.

작업치료사들은 학교에서의 평가 자료들을 모으기 위해 많은 방법을 사용하는데 학생을 관찰하기, 선생님이나 부모, 학생, 다른 직원들 인터뷰하기, 관찰 기록 검토, 공식적 등록, 표준 평가와 같은 것들이 있다. 비록 일부 학군과 지역이 서비스 적격성을 결정하기 위해 표준화된 테스트의 실행을 요구하지만, 그 외 많은 지역은 문제 해결 평가 과정쪽으로 기울고 있다. Clark과 Coster (1998)는 문제 해결과정을 다음과 같이 설명하고 있다.

1. 문제를 정의하기 (기대와 어긋나는 행동)
2. 모순되는 행동에 대한 가능한 이유 결정하기 (발전적 가설)
3. 가설을 검증할만한 정보모으기 (도움되는 다른 자료 모으기, 등록된 평가)
4. 학교에서 학생행동을 강화시키는 어떤 변화가 있어야 하는지 결정하기 위해 평가결과 이용(문제점을 제거하거나 최소화하기 위한 계획 세우기)

문제 해결을 기반으로 하는 평가처리과정은 작업치료 중재 계획이 교육적으로 타당한 결과에 맞추어 계획되어지도록 만든다. 표준평가 테스트가 아이들 능력 정보에 대한 중요한 자료가 된다면, 그 후 작업치료사들은 교실 환경, 교실 생태학, 생활 양식에 대한 부가적 정보들을 모은다. 사실 많은 학교들이 학생의 교육환경과 직접적으로 관련된 커리큘럼 평가의 사용을 고려하고 있다 (Clark과 Coster (1998)).

치료 계획, 목표, 목적

특정결과를 확인하는 측정 가능한 연간목표는 IEP의 중요한 부분이다 (IDEA §614 [d] [1] [A] [i] [II]). 파트 B에 따르면 모든 팀 구성원들이 학생의 학술적 기능적 목표를 발전시키기 위해 협력하는데 각 팀 구성원들은 학생기록카드에 목표 도달해가는 향상을 기록해야 하고, 만약 팀에서 목표도달을 위해 더 많은 작업치료사 필요하다고 결정되면 빈도, 기간, 서비스 장소등을 결정한다 (Clark, Polichino, & Jackson, 2004).

작업치료 중재는 학군에 의한 지역교육기준 또는 IEP 목표에 근거하여 행해야 한다. 반면에 치료사들은 때때로 공식적인 중재계획을 쓰는데, 공식적인 계획법으로 명시되어 있거나 설명되어있지 않다.

일부 학군은 계획을 세우는 절차가 있지만 많은 수의 학군에서는 이것을 치료사의 재량에 놓아둔다. 계획은 치료사들에게 로드맵의 한 방법을 제공하는데 각 세션이 끝난 후 기록해 두는 것은 중요하다. 이 필기노트는 치료사들이

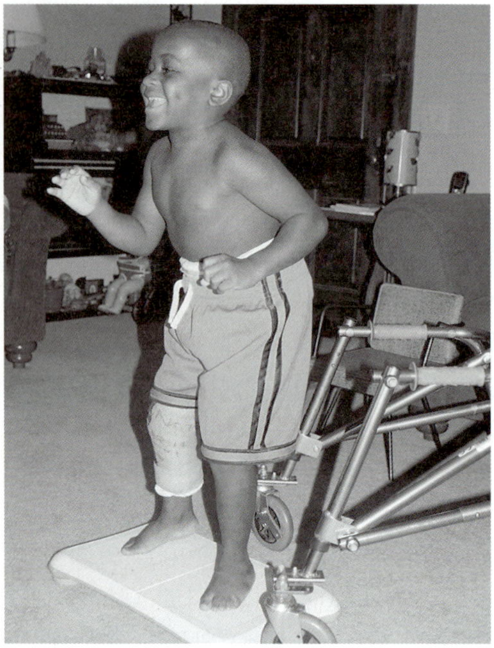

그림 12-1 보조공학은 장애가 있는 학생의 기능적 능력을 유지하거나 증가시키도록 만들어진 다양한 기구들을 포함한다. *(Photo graphcourtes of LAUREE)*

그것을 기억하게 하고 성공적, 비성공적 결과를 보여준다. 노트필기는 특히 제공되어진 치료 서비스에 대한 학교와 가정사이의 조정사건에 매우 중요하다. 미국작업치료협회의 윤리코드는 기록문서가 이행한 서비스와 획득한 결과를 정확하게 반영해야 한다고 명시하고 있다(Scott, 2003).

1997년 이후 IDEA에 의해 명시된 작업치료 서비스의 변화들

1997년과 2004년 IDEA개선은 장애가 없는 또래 친구들과 함께 일반교육에 참여하는 것을 강조했다. 사실 IEP 팀에서 학생들이 일반교육 환경에서 시간을 보내야 한다고 결정하면, 그 팀은 IEP문서상으로 그 결정사항을 정당화시켜야 한다. 일반교육에 향한 관점은 비차별 포괄에 대한 작업치료사들의 철학으로 지속되고 있고, 특히 작업치료사들은 평가와 중재가 다양한 정황에 참여하도록 하고 작업참여를 촉진해야 한다 (Hansen & Hinojosa, 2004). **포함된** 참여는 1차적 목표이자 작업치료 평가와 중재로서 학생의 자연적 환경 (교실, 체육관, 식당)속에 가능하다면 자주 일어나야 한다.

이 접근방법은 학생들로 하여금 그들에게 요구되는 환경에서 여러 전략을 배우게 된다. IDEA는 학교 활동에서 참여하도록 하는 **보조공학**의 이용을 강조한다. 보조공학은 장애가 있는 학생의 기능적 수용력을 유지 또는 증가시키는 고안 도구 생산시스템을 포함하고 있다 (TRAIDA &

IDEA)(그림 12-1). 학교에서 작업치료 실행자들은 평가, 중재와 관련하여 보조공학을 제공하는 전문가로서 행동한다. 그래서 기구 (컴퓨터, 의사소통시스템)의 다양한 타입에 대한 지식과 학생이 효과적으로 배우고 의사소통 하도록 하기 위해 공통적으로 사용된 소프트웨어는 학교에서 일하는 치료사들에게 중요하다.

상황 12-1은 1학년 교실에서 7세 Anthony에게 제공된 작업치료중재를 보여주고 어떻게 파트 B의 직무들이 도울 것인지를 설명할 것이다. Anthony는 아스퍼거 증후군으로 진단되었고, 그의 학교생활 참여는 비슷한 진단을 받은 많은 아이들이 학교생활에 유사한 양상을 보인다.

상황 12-1 Anthony: 학교에서 "최고의 실행"을 보여주다

Anthony는 다른 아이들이 어려워하는 몇몇의 활동들을 매우 잘한다. 반대로 당연히 할 것 같은 어떤 활동들은 매우 힘들어 한다. 예를 들면 Anthony는 책 읽는 것을 정말 즐기는데 사실 그의 읽기 능력은 그의 학년수준보다 우위에 있다. 그는 어른과 1:1로 매우 잘 의사소통할 수 있지만 학급 친구들과는 가까운 관계로 발전하지 못했다. 쉬는 시간에 친구들과 노는 대신에, 그는 대개 혼자 책을 읽거나 혼자 논다 (그림 12-2).

Anthony는 감각처리에 문제가 있다는 결과로 나온 드문 행동을 많이 한다. 예를 들면 그는 소리에 매우 민감해서 시끄러운 학교 식당에서 무언가를 먹는 것은 그에게 어려운 활동이다. Anthony는 점심을 먹으려 식당에 갈 때, 귀를 막고 주먹을 꽉 쥐고서 이를 간다. Anthony는 "가렵기" 때문에 새 옷을 입는 것을 좋아하지 않고 또한 못먹는 아이템을 입에 넣는 습관이 있다. 예를 들면, 그는 일상적으로 수업시간에 연필 끝을 씹고 때때로 옷깃이나 소매부분을 씹는다.

특히 오후에 어려운 활동에서 주의력을 유지하는 것은 자주 좌절하고 행동으로 표출하는 Anthony에게는 어려운 일인데, 그가 연필을 잡는 방법 때문에 글자를 쓰는 것은 어렵다. 공을 잡는 것은 거의 불가능하고 이것은 그가 체육관에서 쉬는 시간에 공놀이에 참여하지 않는 한 이유이다.

학교에서 Anthony의 작업치료사는 그의 학교 선생님과 밀접하게 일을 한다. 그들은 함께 IEP에서 정한 그의 목표를 이루도록 Anthony에게 여러 전략들을 확인해 왔다. 첫 번째, 그들은 쓰는 것과 관련된 교실 활동에서 Anthony를 돕고 싶었다. 그들은 그의 잡기능력을 향상시키기 위해 펜슬그립을 시도했고 무겁게 눌러 진하게 쓰도록 카본 종이를 시도했다.

또한 보조교실로 장편글쓰기 과제를 받아쓰도록 했다. 교사와 치료사는 Anthony의 실행능력을 촉진하기 위해 일상수업도 실험하고 Anthony가 상쾌할 상태인 아침에 어려운 활동들을 계획했는데 그들은 학급에서의 수행유지를 위해 어려운 활동 사이를 휴식하는 것으로 오후에 훈련시켰다 (식물에 물주기, 물고기 밥주기 같은). 그들은 Anthony에게 카운트다운 시계를 줘서 일을 마치려면 얼마나 시간이 흘러야 하는지 보여주었는데 그 시계는 보조공학의 한 모형이었다.

그 후 교사와 치료사는 Anthony가 자신의 감각반응을 조절하도록 전략을 발달시켰다. 식당에서 소음이 덜 들리도록 벽과 마주보고 앉게 하고 여전히 소음이 너무 크면 귀마개를 시도했고 수업하는 동안 무설탕 껌을 씹도록 했다. 교사와 치료사가 발전시킨 모든 전략들은 Anthony뿐만 아니라 교실안의 모든 아이에겐 이용 가능하게 만들었고, 교사는 단순한 전략으로 많은아이들을 학습하게 하는 변화에 놀라워 했다. 처음에 교사가 Anthony를 관찰할 때는 옷깃을 씹어대거나 점심시간에 귀를 막는 것이 비일상적 행동으로 부정적 틀에 Anthony가 있었지만, 교사에게 (다른아이들과 Anthony에게도) 아스퍼거 증후군과 감각처리의 어려움에 대한 정보를 제공하자 Anthony를 더 잘 이해하게 됨으로써, 그들은 성공적인 학교 생활을 위해 새 전략을 발전시키고 필요사항을 수정할 수 있었다.

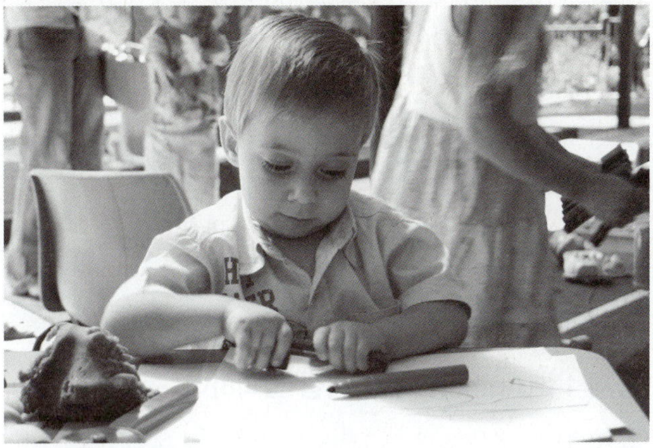

그림 12-2 감각예민은 어떤 아이들에게는 분주한 교실에서 도망치게 하도록 할 수 있고 혼자 놀게 할 수도 있다. *(Photograph courtesy of Northcott Disability Services, Parramatta, New South Wales, Australia.).*

Anthony가 특수교육을 받을만 했고, 학교생활에 어려움이 있었다는 것은 필요한 서비스가 있다는 것을 의미했으므로 Anthony의 서비스는 IDEA의 파트 B에 준수하여 제공되었다. 비록 Anthony가 특수교육학생으로 간주되었고 치료서비스를 받았지만, 일반 교육수업에 참석했고 더 나아가 파트 B를 받지 않는 동안 그가 받은 작업치료 서비스는 직접서비스라기보단 담임선생님과의 상담을 통해 제공받았다.

학교에서 받은 서비스는 Anthony가 작업치료 서비스를 매주 받았던 사립실행기관에서의 중재와는 많이 달랐다. 이 서비스에 관한 건 뒤에서 읽게 될 것이며 Anthony가 받았던 특수교육서비스의 지금은 IDEA로부터 받았고 사립기관과는 다른 출처였다.

능동적인 학습

상황 12-1 학교에서의 Anthony와 학교환경에서의 중재목표와 특성 자료를 리뷰하라. 혼자 또는 친구와 함께 Anthony에 대한 중재 계획 활동을 만들어라. 아래의 내용을 포함시켜서 문제에서 Anthony의 어려움에 관한 가설화한 이유를 기록하라.

목표를 이루기 위해 어떤 것이 더해지고 있는가? 각각의 중재에서 Anthony가 IEP목표를 이루도록 하는 활동/적용/전략을 고려하라. 각각의 수정에서 최초의 중재가 효과적이지 않았다면 행해졌던 수정/적용/전략을 고려하라.

Anthony의 중재계획

팀 IEP 목표 : Anthony는 기록 관찰에 의한 측정으로 모든 학생을 위한 수업동안 수업 중 과제의 80%를 완성할 것이다.

문제의 원인 :

중재 1 : (Anthony에게 직접 협의하여)

수정 1 :

중재 2 : (Anthony의 선생님과 협의하여)

수정 2 :

학교에서의 작업치료 서비스 제공

IDEA 파트B를 위한 자금

IDEA 원리 중 하나는 모든 적절한 아이들은 무료 적합 공교육(FAPE)을 받을 자격이 있다는 것이다. "무료"란 말은 가족이 지불하는 것 아니라 공공기금에 의해 후원되는 것을 의미한다. IDEA자금은 지역마다 분산되어 각 학교와 에이전시(예, 사립학교)에 차례차례 제공된다.

IDEA외의 기금

학교에서의 대부분 작업치료 서비스는 IDEA 파트 B에 의해 자금이 지원되고 이때 학생들은 특수교육에 대한 자격이 있어야 한다. 그러나 학교는 "특수반 입실 전 서비스"라 불리는, 초기중재서비스를 지원하기 위해 IDEA자금의 15%까지 사용할 수 있다. 다른 서비스들은 다른 "자격 갖춘 사람"에게 다른 출처를 통해 제공된다. 예를 들어, 일부 서비스는 섹션 504로 알려진 시민권법을 통해 인도된다. 여전히 다른 서비스들은 제 3자 보험에 청구되고 이러한 출처는 다음에 설명될 것이다.

특수반 입실 전 서비스는 특수교육이나 관련 서비스가 필요하다고 확인되진 않았지만, 성공적인 학습에 필요한 얼마의 지원이 필요한 일반교육환경 속 학생을 지원하는 초기확인과 예방을 포함하고 있다 (Clark et al., 2004; IDEA §614 [f]). 이런 서비스는 특수교육과 그 후 다른 더 집중적인 서비스에 대한 요구를 최소화한다. 특수반 입실 전 서비스를 제공하는 작업치료사는 서비스를 제공하거나 교실담당직원과 상담하거나 도와주면서 아이와 직접적으로 협의하거나 평가한다. 학교는 초기중재서비스가 딱 들어맞는 반응중재계획(RTI)사용을 시작하는 곳이다. RTI 방법은 학업성취나 학업성취에 문제가 있을 수 있는 학교에서 행동문제를 보이는지, 학생들을 초기에 식별한다. 배열된 RTI 프로그램은 최초에 필요하다고 평가한 1단계에 중재를 제공하고 중재에 대한 반응과 학생의 진보를 토대로 중재강도를 적용한다 (학습장애에 관한 국가협력위원회, 2005).

Section 504 특수교육이 필요없는 일부의 학생들은 1973년 재활강령(RA) 섹션 504로 알려진 시민권법을 통해 작업치료 서비스 (그리고 그 외 다른 자원)을 받을 수 있다. 섹션 504의 시민권법 하부 파트 D의 사무는 일반 공교육 시스템에 의해 운영된다 (Miller & Newbill, 1998; Smith & Patton, 1998). 섹션 504는 유치원, 초등, 중등학교를 지원하고 IDEA보다 더 넓은 "장애"의 정의를 사용한다. 섹션 504는 다른 연방기금을 받는 에이전시에 의한 차별을 금지하고 있다 (학교급식기금, IDEA프로그램, 운송, 그 외 프로그램; Clark et al., 2004; Miller & Newbill, 1998; Smith & Patton, 1998).

학생이 주된 생활에 한계가 있는 장애를 지녔다고 식별되면, 특수교육을 받을 필요가 없다고 해도 그 학생은 섹션 504에 의해 보호와 서비스를 받을 자격이 있다(Smith & Patton, 1998). 예를 들어, 휠체어를 사용하지만 학습장애가 없고 특수교육이 필요하지 않은 골형성 부전증 환자가 있다.

최근까지 섹션 504는 대부분의 부모가 이것을 잘 모르고 학교직원도 섹션 504에 대한 규정을 교육 받지 않아 기금서비스를 거의 사용하지 않았지만 (Smith & Patton, 1998), 이제는 실행운동 때문에 학교가 섹션 504의 요구에 더 자주 응대하고 있다 (Miller & Newbill, 1998; Smith & Patton, 1998). 섹션 504를 통해 제공되는 서비스는 학생의 학교나 학년간에 중요하게 작용할 것이다. 학교측은 학생을 위한 상당한 숙박시설을 준비해야 하고 학생은 준비된 숙박시설이 들어간다. 때때로 다른 환경아이와 협의해야 하는 작업치료사들은 (예, 외래 환자) 일반 교육을 받는 아이의 섹션 504 중재계획을 세워야 한다.

제 3자 보험지불 IDEA의 2004 개정은 파트 B에 요구되는 서비스 비용을 위해 메디케이드나 다른 공공보장혜택을 이용한다 (IDEA §612[a] [12). 학교는 또한 부모가 동의하면 부모의 민간 보험 수익에 접근할 수 있고, 부모 측 요구사항이 있을 때 비용을 지불하기 위해 파트B 기금을 사용할 수도 있다 (예, 같이 지불하거나 금액 공제).

공립학교에서의 작업치료중재를 충족시키기 위한 메디케이드와 민간보험의 자금사용은 적절한 서비스를 제공하기 위한 "의료"기금 사용을 의미하며 하나의 도전을 보인다. 치료사들이 관련된 법과 규정을 이해하는 것은 규정을 준수하고 서비스를 현명하게 제공하여 가족들에게 자금 사용의 이행을 이해시키기 위해 중요하다.

핵심정리 (Here's the Point)

- IDEA의 파트B는 특수교육을 받는 모든 아이들에게 IEP (개별화 교육 계획)가 있어야 한다고 명시한다.
- IEP는 어린이교육프로그램이 무엇이며, 어디에서 일어날 것이며, 그것을 수행하기 위해 어떤 팀구성원들과 자원이 필요한지를 결정한다.
- 특정결과를 확인할 수 있는 측정가능한 연간 목표는 IEP의 중요한 한 부분이다.
- 1997년과 2004년의 개정된 IDEA는 장애 없는 또래 아이들과 함께 일반교육에 참여하는 것을 강조하고 있다. IEP팀에서 학생들이 일반교육환경에서 시간을 보내야한다고 결정하면, 그 팀은 IEP문서상으로 그 결정사항을 정당화해야 한다.
- IDEA원리 중 한 가지는 모든 아이들이 무료의 적합한 공교육 (FAPE)을 받을 자격이 있다는 것이다. 대부분의 학교에서 행해지는 작업치료 서비스는 IDEA의 파트B에 의해 자금을 얻고 이것은 서비스를 받는 학생이 특수교육에 적합해야 한다.
- 학교는 특수교육이 필요하진 않지만, 성취를 위한 자원이 필요하다고 식별된, 일반교육 학생의 지원을 포함하는 특수반입실전 서비스를 후원하기 위해서, IDEA기금의 15%까지 사용할 수 있는 선택권이 있다.
- 특수교육을 받을 필요가 없는 일부의 학생들은 1973년 재활강령(RA) 섹션 504로 알려진 시민권법을 통해 서비스를 받을 수 있다.
- IDEA 2004 개정은 파트 B에 필요한 서비스 비용을 지불하도록 학교가 다른 민간 보험혜택이나 메디케이드를 사용할 수 있다고 언급하고 있다.

민간 외래 환경에서의 작업치료 (Occupational Therapy in Private Outpatient Settings)

학교가 미국 어린이들에게 주된 작업치료제공자인 동안에는, 그들의 지시사항은 "교육적으로 적절한 서비스"의 제공이다. 학교에서, 서비스보다는, 많은 어린이들은 외래클리닉이나 민간치료환경에서 상보적인 서비스를 받는다. 가정에서 민간 차원으로부터의 서비스를 추구하는데에는 여러 이유가 있는데 그들이 학교에서 받길 원하던 서비스를 자격이 안되어 못받아 가거나 학교밖의 문제를 해결하기 바라는 마음에서 민간 서비스를 추구할 수도 있고 아이에게"라벨"이 주어지는 것을 피하고 싶어서일 수도 있다. (예, 진단되는 것)

사설 클리닉의 목적은 아이와 가족에게 교육훈련과 재활서비스를 제공하는 것이다. 일부의 사설치료는 작업치료사만 고용하지만 큰 시설이나 특정진단이 아이에게 주는 곳에서는 물리치료사, 언어병리학자, 심리학자들을 고용하기도 한다. 일부의 사설 클리닉은 특정 진단을 가진 아이들 (예, 자폐 또는 뇌성마비)에게 서비스를 제공하는데, 다른 사설 클리닉은 특정 중재접근 (예, 감각통합치료)을 특성화한다. 사설 치료로부터 바라던 결과가 학교에서의 아이수행력에 관련된 반면에 이런 결과들 또한 다른 또래 역할주인공이나 작업 활동 (예, 옷입히기 놀이 등)에 관계되어 있다.

사설클리닉에서의 치료계획, 목표 그리고 목적

사설클리닉에서의 평가와 중재계획은 일반적으로 가족과 치료사간에 타협하게 된다. 평가는 가족이 묘사한 어린아이의 어려움을 그대로 하여 형성된다는데, 그것은 관찰과 인터뷰도 포함하지만 일반적으로 표준화된 평가가 중요한 역할을 한다. 평가결과로 중재목표를 알리고 이것은 가족과 치료사 사이의 타협을 명쾌하게 결정한다. 가족들이 목표와 목적에 대한 일반적 부분을 결정하는 반면에, 치료사들은 어떤 진보가 일어났는지 명쾌하게 구별하게끔 도와준다 (그림 12-3).

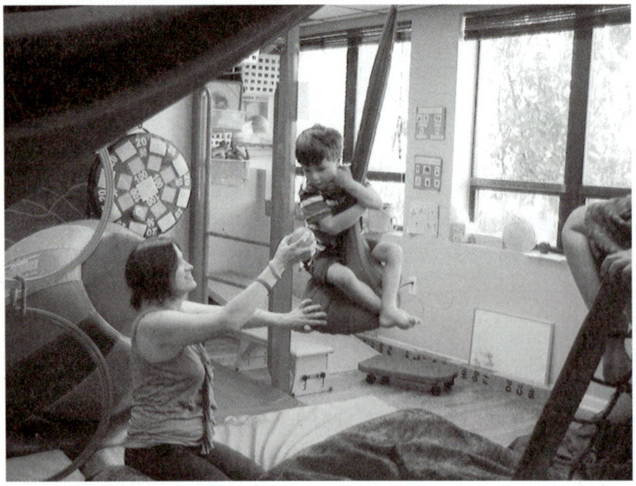

그림 12-3 사설치료에서의 치료사들은 치료가 놀이하는 것처럼 보이는 데 목표가 작업수행에 맞춰져 있다.

중재의 이행

사설 치료사들이 사용하는 중재접근은 클리닉에 의존하며 다양한다. 사설 클리닉에서 중재가 제공된 가장 많은 수는 직접적인 치료이다. 그것은 치료사가 아이와 직접적으로 협의한다는 것을 의미한다 (그림12-4). 치료는 종종 자연스럽게 개선하고 일반적 목표 및 문제를 제기하거나 최소화하는 것이고 새 기술을 아이에게 제공하는 것이란 것을 의미한다.

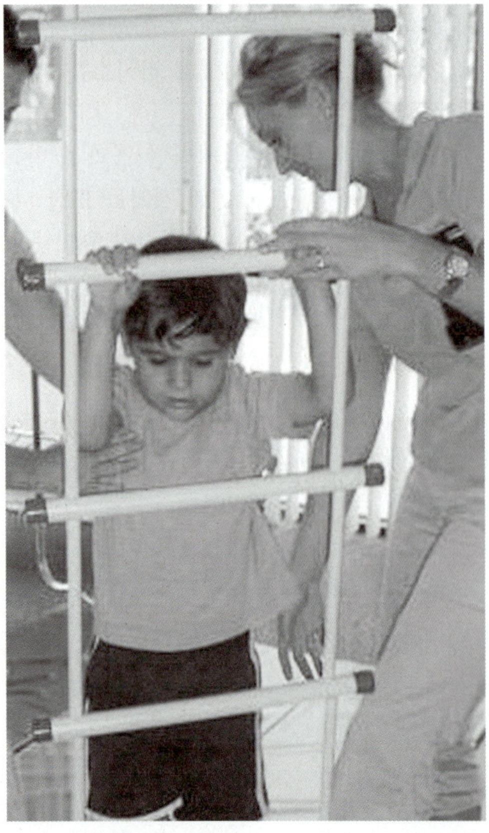

그림 12-4 로프 사다리를 오르는 것은 운동 기술능력을 시험하고 근육 저항을 주는데 이 기술은 자세와 힘의 발달을 촉진시키는데 유용하다.*(Courtesy of Joseph A. Werner, OTR.)*

중재의 본질은 서비스의 자금을 주는 제 3자 지불인이 의학적으로 꼭 필요한 요구와 일치한다. 많은 사설치료클리닉은 "체육관"이라고 알려진, 특성화된 방을 가지고 있는데 이곳에는 중재를 제공할 때 필요한 도구들이 있다. 부모들은 또한 추가적인 사설치료를 집에서 하도록 하기도 하고 치료사들이 아이의 학교선생님과 함께 주기적으로 상담을 하기도 한다. 사설 클리닉에서 아이들은 실용적이고 목표도달에 꼭 필요하며 경제적으로도 이룰 수 있는 만큼, 가능한한 자주 서비스를 받는다.

서비스의 기간은 보험이 자금의 출처일 때는 특정 보험회사가 배상하는 세션의 수에 달려있고 또는 가족에 의해 적절하게 여유가 있을 만큼이다. 미국 작업치료협회의 윤리코드는 치료의도와 실제로 일어나는 일에 대한 정확한 기술과 계획을 포함하여 모든 서류를 명시(요구)하고 있다 (Scott, 2003).

사설 치료를 위한 자금

사설치료의 자금은 종종 가족에 의해 지불되는데 치료사의 지불 포커스와 목표성취를 위한 부모로 크게 달라질 수도 있다. 그러나 치료를 받을 수 있는 아이들의 수는 제한적이다.

사설 클리닉에서 어떤 치료 자금은 정부와 제 3자 지불자로부터 나오고 중재의 본질과 그것을 뒷받침하는 기록은 지급자에 대한 요구를 반영할 필요가 있다. 메디케이드와 민간보험을 위해서, 중재와 기록은 의학적으로 꼭 필요한 서비스를 반영해야만 한다. 메디케이드와 민간 보험자를 포함한 제 3의 지급자는 보통 형식적인 최초서면 평가와 3~6개월 마다의 진행기록을 요구한다. 목표와 목적은 전형적으로 평가되고 이 스케줄에서 업데이트 된다.

능동적인 학습

외래환자환경에 대한 자료를 다시 읽어보라. 혼자 또는 함께 외래클리닉에서의 Anthony를 위한 중재계획모형이 될 몇가지 활동들을 만들어 봐라. 다음 사항을 포함시켜라. 최소 2가지 활동과 목표개선을 위한 개선안을 발전시켜라. 왜 많은 계획들이 그렇게 다른지 설명해보라.

상황 12-2 Anthony : 사설클리닉에서의 중재

우리가 상황12-1에서 만났던 7세 소년, Anthony는 학교에서 서비스 받는 것과 더불어 사설작업치료클리닉에서 주마다 서비스를 받는다. 치료를 시작하기 전에 Anthony의 가족은 치료사와 함께 목표를 세웠다. Anthony의 부모님은 시끄러운 환경속에 있기, 훨씬 더 디양한 옷 입기, 머리감기와 같이 감각적 어려움을 나타내는 활동에 그가 좀 더 편안해지길 바랬다.

Anthony 부모님의 다른 목표는 향상된 소동작 기술, 대동작 기술, 학교에서의 활동 (예, 쓰기와 스포츠)과 일상생활 (예, 옷입기)였다. 마지막으로 그의 부모님은 Anthony가 어떤 친구도 없다는 것을 염려했다. 그들은 그가 필요한 사회적 스킬들을 발전시키고 학교친구와 이웃친구들과 노는 것에 관심과 능력을 갖길 바랬다.

Anthony가 클리닉에 왔을 때 작업치료사들은 스윙을 포함한 감각활동과 강한 압력을 주는 활동을 시작했다. 감각통합 이론의 틀은 주의깊게 선택한 감각경험이 아이들로 하여금 자기조절하도록 도울 것이라는 클리닉의 제안으로 포함되었다. 연필이나 옷을 씹는 것과 관련된 어떤 문제들을 해석하기를, 치료사들은 낮은 감각처리를 반영하는 것이라 했는데 치료사들은 그래서 음악악기를 불고, 비눗방울을 불고, 빨대로 액체를 빨아들이기와 같은 구강위치에 상당한 감각 입력을 주는 활동을 계획했다.

작업치료사들은 Anthony를 근육과 전정기관의 자세와 근력을 향상하기 위해 계획한 활동을 하도록 참가시켰다. 이런 활동은 동물 걸음걸이 걷기, wheelbarrow 경기, 흔들리는 판위에서 타겟에 콩주머니 던지며 서있기, 장애물코스를 통과하여 스쿠터보드타기가 있다.

치료사는 Anthony에게 소근육조작을 요구하는 활동들 (예, 작은 조각 연결하기 게임)에 참여하도록 했다. 감각통합 이론은 그가 자기규제를 하도록 하는 것과 더불어 몸이 어느 곳에 있는지, 어떻게 몸의 부분이 다른 부분과 연결되어 있는지를 알게 한다고 제시했다.

향상된 사회스킬과 놀이에 대한 목표를 위해, Anthony는 한달에 2번 그룹 작업치료 세션을 하게되었다. 그 그룹에서는 같은 나이의 소년 4명이 사회기술을 촉진하는 놀이활동에 참가한다. 또 치료사들은 Anthony의 부모님이 바라던 우정을 경험하고 나누길 위해 이웃아이들과 함께하는 활동들을 계획하게 수행하게끔 도왔다.

클리닉에서의 Anthony에 대한 중재본질은 학교에서 제공했던 것과는 많이 다르다. 클리닉 중재는 치료사들이 그의 부모님뿐만 아니라 Anthony도 직접적으로 협의하는 것이다. 그건 또한 실용적이니 어려움에 해결책을 주는 것 (예, 보상적 접근) 보다는 근본적 문제 (예, 복원적 접근)을 목표로 삼는 것이다.

Anthony의 중재계획 2

문제범위:

목표:

치료활동 1:

어려움을 증가시키기 위한 개선안:

어려움을 감소시키기 위한 개선안:

치료활동 2:

어려움을 증가시키기 위한 개선안:

어려움을 감소시키기 위한 개선안:

핵심정리 (Here's the Point)

▶ 사실클리닉에서의 평가와 중재는 일반적으로 가족과 치료사 사이의 협의로 이뤄진다.

▶ 평가는 가족에 의해 설명된 아이의 본질적 어려움을 토대로 만들어진다.

▶ 중재접근은 클리닉마다 다양하다. 중재의 많은 수가 직접적 치료이다.

▶ 사설치료의 자금은 종종 가족에 의해 지불되는데 치료사의 중재포커스와 목표성취를 위한 부모에 의해 크게 달라질 수 있다.

가정에서의 초기중재
(Early Intervention in the Child's Home)

IDEA는 이 장 첫부분에서 설명한 학교를 기분으로 하는 서비스를 명시할 뿐 아니라 3세까지의 어린이와 가족을 위한 초기중재를 지원한다. 초기 중재 서비스는 IDEA의 Part C를 통해 제공된다.

Part C는 장애와 관련한 1, 2번째의 문제점에 대한 예방을 강조한다 (John, 1994). Part C 는 서비스가 환경적 본질에 제공되어야 한다고 가정 하에, 아이가 주로 참여하는 다른 사회환경(예, 낮 돌봄)에도 제공되어야 한다고 주장한다. 작업치료와 함께 Part C를 통해 다른 서비스도 제공되는데 보조공학, 청각학, 초기확인, 가족교육, 가족상담, 가정방문, 건강서비스 (예, 간호, 영양관리), 진단을 위한 의료서비스와 평가, 물리치료, 심리학 서비스, 서비스 코디네이션, 사회업무, 특수교육, 언어치료, 수송, 시각 서비스를 포함한다 (IDEA 632 [4] [E]).

서비스에 대한 평가 기준

작업치료사들은 Part C에서 심사와 평가처리에 공통적으로 관련되어 있지 않다. Part C에서 각 지역은 발달지연과 장애의 위험에 있는 아이를 확인하기 위한 심사를 이용해서 포괄적인 아이찾기 시스템을 발달시키도록 요구받고 있다. 또한 장애로 판명된 아이들을 위한 시기적절한 평가도 제공하도록 요구받았다. Part C의 섹션 636 (a)에 따르면, 최초의 평가는 다음과 같아야 한다.

1. 아이의 필요에 맞는 서비스 확인을 위해 아이의 요구와 특이강도에 대한 복합 원리적 평가.

상황 12-3 Beth : 병원에서 집으로 간 것이 커다란 조정이다.

Beth는 Tom과 Gina Frank의 둘째아이로, 임신 27주만에 태어났는데 기관지 연하곤란이 진행되어 호흡장애로 발달하였다. Beth는 그녀가 태어난 병원의 신생아집중치료실 (NICU)에서 5개월을 보냈고 4개월 동안은 호흡기에 의존했다. 그녀는 모자란 임신기간 13주 정도인 3달 가량을 병원에 있다가 퇴원했는데 가사모니터, 산소 호흡기, 위관과 함께 집으로 갔다.

Beth와 그녀의 가족은 Part C의 초기 중재 서비스에 적절했고 복합원리적 평가팀은 그 가족의 일상에서 첫 번째 필요한 점이 섭식, 옷 입히기 놀이였기 때문에 서비스 코디네이터로서 작업치료사가 결정했다.

작업치료사는 Frank의 집에 주당 1회 1시간 방문했고 첫미팅에서 가족이 그녀를 어떻게 키워야 할지 설명했다. 그들이 말하길, Beth는 사람들 속에 있는 걸 좋아하고 얼굴표정, 눈마주침, 소리를 통해 의사소통을 잘 한다고 했다. Beth는 가족의 웃음에 같이 웃고 울었을 때는 쉽게 그쳤다.

Tom과 지나는 특별히 Beth의 섭식문제를 걱정했는데 Beth가 퇴원할 때 병원에서 받은 일반 젖병을 잘 빨지 못했다. Frank 가족은 그 상황이 너무 걱정스러웠는데 Beth가 충분한 영양을 받지 못해 몸무게가 늘지 않았기 때문이다.

또한 Tom과 지나는 그녀에게 필요한 엄청나 양의 의료적 케어에 압도감을 느꼈는데 지나는 그녀의 2세 아들 제레미를 걱정했다. 그녀는 여동생의 최소의 도움을 받긴 했지만 도움을 줄 수 있는 다른 가족이나 친구들은 없었고 그 외 인간관계적 면이나 재정적인 면에서도 어려움이 있었다.

최초의 방문 후에, 초기 중재의 1차적 목표는 일시적 위탁을 통해 지원, 도움받을 수 있도록 Frank 가족을 부모그룹과 연결하는 것이었다. 모든 사람들은 이것이 우선순위라 생각했는데 그 이유는 Frank 가족이 더 많은 도움을 받을 때까지 다른 문제를 알지 못했기 때문이다.

가족의 자유시간을 늘이고 일상생활에 스트레스를 덜 받도록 작업치료사들이 옷을 갈아입히고 목욕하기를 돕기 시작했고, 섭식이 주된 우선순위가 되었을 때는 병원에서 외래환자 작업치료 서비스를 받았는데, 병원 치료사들은 섭식에 포커스를 두어서 초기 중재 치료사들은 다른 영역의 일을 강조해서 도왔다. 그러나 병원방문에 문제가 생기면서 초기중재치료사와 그녀가 필요시에 병원 후 인력과 상담하도록 요청했다.

또한 Frank 가족은 Beth와 어떻게 놀아야 하는지에 대해 매우 관심을 가졌고, 가능하다면 Beth와 그녀의 오빠인 제레미에게도 재미있는 타입의 활동에 무엇이 있는지 제안받고 싶어했다.

집에서 초기중재 세션의 1차적 포커스는 Frank 가족과 함께 협의하는 것이었고, Frank 가족이 발전시켜야 할 기술 (예, 옷 입히기, 목욕시키기)을 익힐 때는, 작업치료사가 먼저 보여주고 Tom과 지나가 그 활동을 하도록 했다. 이런 세션의 목표는 Beth를 더 자신있고 효율적으로 돌보게 되길 바라는 Frank 가족의 요구에 맞추는 것이었는데, Frank 가족이 Beth를 돌보는데 있어 더 능숙해졌기 때문에, 그들은 Beth와 제레미 둘 다 함께하여 즐거운 활동에 좀 더 시간과 에너지를 가지고 참여할 수 있었다 (그림 12-5).

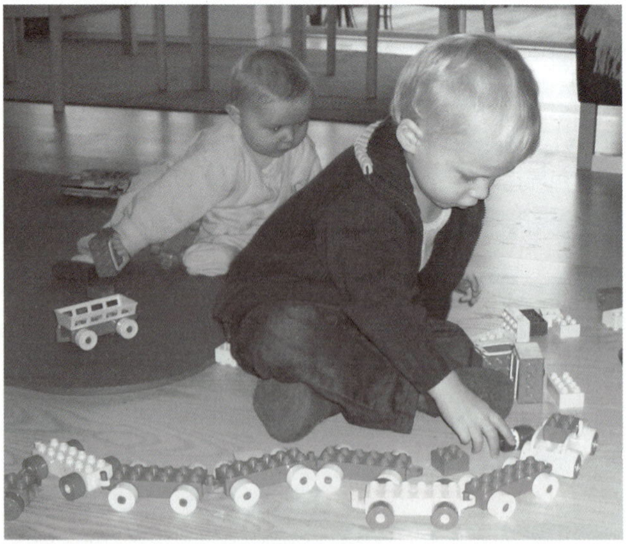

그림 12-5 가정에서 치료를 하고 가족들의 요구에 포커스를 맞추는 것은 모든 가족 구성원의 긍정적인 참여를 촉진할 수 있다. *(Photograph courtesy of Gudrun Gjesing.)*

2. 아이의 발달적 요구에 맞는 가족의 능력을 향상시킬 서비스와 자원의 확인을 위해 근원, 우선사항, 문제점에 대한 가족이 직접한 평가

바라던 평가

Part C는 진실된 가족중심의 중재에 대해 고민한다 (Rosin et al). 그래서 초기중재 서비스는 부모, 보호자, 형제, 집에 살고 있는 식구들로 확대한 가족에 대한 정의로 우선사항을 반영하는 문제점과 결과에 초점을 두고 있다.

매우 어린아이의 가족이 일어나고 있는 모든 일, 해야 하는 중요한 결정에 의해 다소 압도될지도 모르기 때문에, 초기 중재팀의 중요역할은 그들과 그들 아이에게 가장 중요한 중재목표를 확인하도록 안내하는 것이다. 가족은 아이의 상태에 대해 배워야 할 수도 있고 일상업무 수행을 익히고 도구선택에 도움이 필요할 수도 있다. 먹는 것과 섭식에 문제가 있는 아이를 위해 음식을 선택해야 할 수도 있다-우리가 예시문에서 본 것과 같이.

Part C에서 서비스 코디네이터는 각 가족에게 알맞은 서비스를 맡는다. 서비스 코디네이터는 계획의 배치와 이행, 부모의 서비스 접근 돕기, 다른 에이전시와 인력 연결하기, IDEA Part B로의 이동을 쉽게 하기 같은 일에 책임지고 일한다. 코디네이터는 일반적으로 아이나 가족의 요구에 가장 알맞은 전문가로부터 뽑거나 작업치료사들이 종종 그 역할을 하기도 한다.

개별가족서비스계획 (IFSP)

초기중재서비스를 받고 있는 아이들과 가족들을 위한 공식적인 서류는 개별화 가족 서비스계획인데, 이것은 어떤 서비스가 어디에서 일어날 것이며 누가 그들에게 제공할 것인지를 정하는 IEP와 같다. IFSP는 또한 아이들의 운동근육, 인지, 의사소통, 사회정서적 기능, 적응기능에 대한 현재 상태의 진술과 가족에서의 근원, 우선순위, 문제점에 관한 진술을 포함한다. IFSP의 중요부분과 중재계획의 중요부분을 구성하는 가족의 필요는 함께 만든 바라던 결과와 우선사항이다. 목표달성을 위해 필요한 빈도, 기간, 방법을 포함한 특정 서비스의 설명도 IFSP의 목록위에 있다.

IDEA Part C를 위한 자금

Part C를 통한 서비스 자금은 지역이 가족에게 무료로 제공되거나 요금이 부과되는 정책을 특성화시켜야 한다하더라도 지역마다 다양하다(IDEA §632 [4][B] and §635 [c][2)[A][ii][H]). 모든 지역은 아이찾기와 사정, 평가에 무료 서비스를 제공해야 한다. 장애아동의 출산 시 적절한 공교육까지 무료제공을 요구하는 법이 지역에 있다면, 가족은 어떤 서비스에도 돈을 낼 필요가 없다. Part B에서 제공되는 서비스와 같이, Part C의 지역에서도 서비스는 공공보장혜택이나 민간보험혜택으로 배상된다. 공보험이나 사보험이 자금제공처일 때는, 서비스의 제공이 보험정책의 요구로 변화가 생길 수도 있다.

병원에서의 작업치료
(Occupational Therapy in Hospitals)

병원은 의학적으로 작업치료 서비스가 아이들에게 연결되어 있는 주요 제공처이다. 병원에서 치료받는 아이들은 급성, 아급성, 만성의 상태가 있는데 아이들 상태의 본질적인 면은 병원내에서 받는 치료의 타입과 치료받는 위치에 영향을 준다. **급성**은 빠르게 도달하거나 단기간에 지속되는 것(예, acute leukemia, acute respiratory illness)이고, **만성**은 오랜시간동안 지속되는 것(예, 근육 괴사, CP)이며, **아급성이**란 용어는 급성과 만성 사이(예, 아주 작은 효과로 해결하는 머리상태)를 말한다. 아이들이 vital function이 감시가 필요하거나 특수기구가 필요할 때 특수병동에 입원하거나 위독한 케어 병동에 입원한다. 특수치료 병동이 종양학, 화상외과, 정형외과를 포함하는 반면 NICU는 위독한 치료병동의 한 예이다.

급성상태의 아이들은 침대옆에서 서비스를 받고 아급성 상태의 아이들은 병동에서 서비스를 받으며 만성 상태의 아이들은 일반적으로 집에서 외래 클리닉으로 와서 치료받는다. 이 섹션에서는 병원에서의 3가지 환경에 대한 작업치료실행이 설명되는데 그것은 입원, 외래, NICU 작업치료이다.

병원에서의 치료를 지시하는 규정과 원리

병원의 평가, 중재, 기록에 대한 중요한 원리는 병원에서의 승인을 준수해야 하는 것이다. 연합위원회(TJC)와 재활시설승인위원회(CARF)는 둘 다 승인 기관이다. TJC (공식적으로 건강관리기관 승인 연합위원회로 알려진 [JCAHO])는 연방규정을 준수하는 건강관리시설을 평가하는 기관이다. CARF는 재활시설의 품질을 보장하기 위한 기준을 기초로 하고, 상담승인과정을 이용하는 기관이다. 병원에서 서비스를 제공할 때, 서비스는 기준을 준수해야 하기 때문에 승인기관에 대한 규정과 정책을 이해하

는 것은 중요하다.

또한 승인기관의 목적을 준수하기 위해, 치료는 서비스 자금의 본질에 관한 우선순위와 요구사항을 따라야 한다. 공공보험(예, 메디케이드) 또는 민간 보험은 병원을 기반으로 한 서비스 자금의 가장 흔한 자금처이다.

일반적으로 보험사의 요구사항에 대한 준수는 다음의 서비스제공의 제출된 서류를 통해 알 수 있다. 처음의 지불이 거부되었다면, 치료사들은 추가서류를 제공함으로써 뒤바뀐 결정을 찾아낼 것이다. 일부 경우에서, 제 3의 지불자가 서비스에 대한 지불을 거부한다면 아이의 가족이 지불해야 할 수도 있다.

기록은 시간을 많이 소비하지만, 많은 것이 정확하고 효과적인 기록에 의존한다. 제3의 지불자에게 받아들여지는 서류의 필요성을 이해하고 있는 치료사들은 좀 더 쉽게 그들의 서비스 자금을 가질 수 있다. 치료사들이 보험사에 관한 규정과 정책을 이해하도록 여러 자료들이 있는데 이 장 마지막의 Toy box List를 보면 잘 알 수 있다.

병원이 의료관리 제공을 목표로 하기 때문에, 의사가 팀장이고 모든 치료 서비스는 아이의 의료적 관리를 지지해야 한다. 모든 입원과 외래 의료시설에서 작업치료 서비스는 특정문제나 상태에 대한 평가로부터 위탁받거나 처방받아 시작된다. 서비스 기준은 서비스 지불처의 우선순위와 위탁 또는 처방간의 협의로 결정된다.

입원환자 작업치료

누가 아프고 다쳤는지에 대한 아동 입원 환자 서비스는 병원 많은 곳에서 발견되는데: 일반병동, 트라우마/주요 의료 센터, 어린이 병동이 있다. 급성과 아급성 입원환자 서비스의 1차적 목표는 아이의 의료적 기능을 안정화시키는 것이다. 작업치료중재는 1차적 의료목표를 돕고 고정, 섭식, 감각환경조절과 관련되어 있다. 아이가 심하게 아프면 목표는 하루하루의 활동들(예 놀이, 학교과제)과 관련된다. 그럼에도 불구하고 놀이와 사회상호작용에 계속 참여하는 것은 이런것들이 치유에 도움이 되기 때문에 상당히 중요해진다. 연구들도 병원 환경에서의 놀이중요성을 지지한다 (Prove it 참고). 이와 마찬가지로 그것을 시행하자마자 대부분의 학령기 아동은 멀리 동떨어지는 게 싫어 학교로 돌아간다는 것이다.

입원환자 중재의 계획과 실행

평가와 치료는 의사의 처방과 협의해야 한다. 처방은 resting hand splint 또는 특별히 사용하는 컵과 스푼처럼 기구이름과 같이 특정적일 수 있다. 때때로 최적의 작업치료 서비스의 대비책은 가장 최신의 치료서비스와 도구에 대해 잘 알고 있는 치료사와 아이의 의학적 상태 치료에 관해 더 잘알고 있는 의사간 협의를 요구한다. 치료사가 더 최신이고 더 적절한 기구나 이용가능한 중재가 있다고 생각한다면 의사와의 대화를 통해 시작하는 것은 치료사에게 달려있는 문제이다.

입원환경에서 받는 작업치료기간은 병원생활의 기간에 달려있다. 아이의 상태가 중재의 빈도와 특정위치를 결정한다. 급성환자는 대체로 매우 짧게 머무르고 작업치료사는 평가를 위해 아이를 방문하는 것이 한번으로, 퇴원 후 추적조사 계획을 발전시킨다.

여러 주 동안 입원해서 빠르게 회복하는 아급성 상태의 아이는 (예, 외상성 뇌손상) 하루에 한 두번 가능한 한 자주 치료를 받는다. 반대로 암이나 당뇨병 치료를 위해 입원한 아이는 단지 1주일에 한번만 작업치료사를 만날것이다.

평가와 중재는 병실에서 일어날 수 있고 아이가 치료를 위해 병원안에 있는 치료실에 방문할 수도 있다. 병원안의 치료클리닉은 이전에 설명했던 사설 클리닉과 매우 비슷

! 증명하라!

병원에서의 놀이

병원에서 시간을 보내고 호흡장치에 의존하고 있는 아이들이 많은 교육기회를 놓치고 적절한 놀이 활동도 하지 않고 있다고 느낀다는 것이 보고되었다 (Noyes, 2000).
다른 연구에서는 백혈병으로 1주일에 2번씩 치료받고 있었던 아이들이 건강에 문제없는 같은 연령의 아이들보다 놀이활동에 많이 참여하지 못했다 (Gariepy & Howe, 2003). 게다가 암을 앓고 있는 아이들이 하는 놀이활동의 다양성은 건강의 문제가 없는 아이들과 비교하면 줄어들어 있다. 이 연구에서는 암으로 치료중인 아동들에게서 분위기와 놀이유형간의 연관성이 나타났다. 특히 이런 아이들은 화가 났을 때, 더 혼자 놀았고 행복하면 다수가 하는 그룹놀이에 좀 더 참가했다 (Gariepy & Howe, 2003). 병원환경에서 소아환자에게 놀이활동을 이용하는 것은 또한 스트레스를 감소시키는 것으로 나타났다 (Mathiasen & Butterworth, 2001; Woon, 2004). 또 다른 연구에서 퇴원하는 120명의 아동을 설문조사 했더니 모든 연령의 아이들이 병원에 머무르는 동안 놀이활동하는 것이 가치있는 일이라 답하였다고 보고되었다 (Lindeke, Nakai, & Johnson, 2006). 총체적으로 이런 연구들은 병원에 있는 동안 유지되는 아동의 놀이참여가 중요하다는 것을 보여준다.

해보이지만 사실 병원안의 치료 클리닉은 다음에 설명할 외래 환자 서비스의 장소이기도 하다.

의사, 간호사, 작업치료사, 많은 다른 전문가들이 아이를 위한 팀을 구성하는데 2~3가지 예를 들어, 영양사, 물리치료사, 언어병리학자, 호흡기관련 치료사 등이 있다. 팀멤버 사이에서 환자차트에 적힌 필기와 서면기록을 통해 일어나는 대부분의 의사소통은 비판적 정보를 빨리 찾아내기 위해 간결하고 정확하게 적혀야 한다.

신생아 집중치료실 (NICUs)

NICUs는 입원환자 치료의 특수한 예다. NICU는 출산예정일보다 빨리 태어났거나 심하게 아파서 의료치료가 필요한 신생아에게 치료를 제공하는 매우 특수한 병동이다.

NICU에서 일하는 작업치료사들은 이 연약하고 미성숙한 신생아들에게 관한 꼭 필요한 의료 특수 교육이 요구되고, 상대적으로 신입 치료사들은 NICU에 참여하는 일이 드물다. NICU는 주요 의료센터 안에 위치하고 신생아들은 필요시에 특수시설같은 병동으로 이동된다 (Hunter, 2005; Pettett, Sewell, & Merenstein, 2002). NICU의 총체적 목표는 안정화인데; 감염과 호흡기 관련 고통과 같은 급성질병과정의 역전 그리고 만성적이고 쇠약한 결과의 최소화이다 (Carter, 2002). NICU에서 일하는 작업치료사들은 가족들을 집으로 가도록 이동수단을 준비해주고 이후의 발전적 결과를 최적화하면서 아기와 가족들이 병원상황에 적응하는 것을 돕는다 (Vergara, 2002). 맨 뒤의 Toy box List를 보면 NICU치료에 대한 자료들이 있다.

상황 12-4 Beth: 집중 치료실에서의 중재

Beth가 입원했던 NICU는 "개별 발전지원 치료적 접근"을 사용했다 (Als et al, 1986). 이것에 관한 더 많은 정보가 필요하면, 뒤에 나오는 '지혜를 행하라' 칸을 보면 된다. 환경의 개선은 훌륭한 신생아 치료에 중요한 부분이었다. 밝은 빛과 지속되는 소음이 있는 NICU에서의 아기들은 잠재적으로 매우 과한 자극속에 있었는데 특히 중앙신경계가 완전히 발달하지 못한 미숙아들에게는 더 그랬다.

간호사와 작업치료사가 함께 일하면서 Beth를 위해 조용한 환경을 만들었는데 밝은 빛은 차단하고 소음을 줄이기 위해 가능하면 많이 그녀를 유리로 닫혀진 작은 방에 있도록 했다.

대부분의 미숙아들처럼 Beth도 자연스럽게 굴곡되는 자세를 취하지 못해서 치료사들은 그녀가 요람에 오래 남게 되었을 때 굴곡되도록 하기 위해서 그녀를 감싸도록 했다. 이런 굴곡자세는 Beth가 깨어있을 때는 민첩하고 잘때는 더 잘 자도록 도와주었다. 완전히 깨어있다가 잠드는 순환 속에서 자기 규제가 촉진되었고, Beth가 자기규제를 더 잘 하게 되자, 치료사들은 감싼 것을 느슨하게 하고 일정시간 동안 상대적으로 똑바른 자세로 두기 시작했다. Beth가 손과 팔로 물체를 치기 시작하자, 작업치료사들은 부드러운 탄력 물질에 엄지를 손바닥 밖으로 내고 물체를 잘 잡을 수 있도록 손을 고정시켰다. 작업치료사들은 또한 섭식에 중요역할을 했다.

Beth가 인공호흡장치 없이 스스로 호흡하자마자, 작업치료사들은 입으로 음식을 받아들이도록 하기 위해 구강자극을 시작했다. 입에 무엇을 넣지 않았던 아기들은 종종 접촉에 과민해서 구강섭식이 불쾌한데, 작업치료사들은 장갑손가락, 특수브러쉬, 입 안쪽과 바깥쪽 접촉을 강화하는 고무 젖꼭지를 사용했다. 매우 조심스럽게 일했기 때문에 베스를 과하게 자극하지 않았다.

인공호흡기를 제거하고 1주일 후에 팀은 구강섭식을 시도했지만, 섭식도중에 Beth가 스트레스를 받고 혈중 산소가 줄어드는게 보여졌다. 삼킴에 문제가 있다고 생각하고 치료사는 개선된 바륨삼키기라고 불리는 삼켜지는 음식이나 액체의 궤도를 보여주는 VFS기술 테스트를 요청했다. 테스트의 결과는 구강무체계 (즉, 삼키기 위해 혀를 잘 움직이지 못하여 액체를 마시기 힘든), 지연된 삼킴반사 (기도를 닫음으로써 자동삼킴을 선행하는), 기도흡인 (액체가 기도와 폐로 스며드는)였다. 의사는 섭식을 위해 위관을 처방했다. 치료사는 최종적으로 Beth가 입을 통해 음식을 섭취할 것을 알고 있었기 때문에 구강자극을 계속해서 했다. 그녀의 구강이 덜 민감할수록 좀 더 입으로 음식을 쉽게 받아들였다. 사실 Beth가 병원에서 퇴원하기 전에, 그녀는 병으로 얼마간의 액체를 안전하게 먹었다.

퇴원이 다가옴에 따라, 팀은 (작업치료사, 간호사, 물리치료사) Frank 가족과 밀접하게 협의하여 Beth의 의학적 필요를 이해하도록 돕고 그녀의 일상 보살핌을 위한 팁을 가르쳐주었다. 그들은 초기중재서비스와 외래환자 클리닉으로의 추적검사를 권유했다. 외래환자 클리닉의 방문권유는 삼킴과 섭식에 대한 문제 때문이었다.

임상조언 Practice Wisdom

NICU에서 일하기

신생아 집중치료실에있는 아기의 가족에게는 상호작용함에 있어 여러 이유로 특별한 주의가 필요하다 (Vergara, et al., 2006). NICU에 있는 아기의 의학적 상태는 잘 알려져 있지 않기 때문에 결과도 불확실하다. 두번째로는 NICU의 환경은 매우 기계적이고 가족구성원들에게 낯설다. 아기가 가족 구성원과 분리되어 있는 것 같은 느낌이나 노동과 복잡한 이동 후 어머니에 대한 의료상태와 같이 다른 요인들이 스트레스로 작용하고 위기상황을 만들 수도 있다. 작업치료사들은 가족의 상황과 문화적 신념에 민감하게 대응함으로써 NICU에서 치료받고 있는 가족과 아기에게 최선의 서비스를 할 수 있다. NICU에서 일하는 것은 아기와 NICU 환경에 대한 위험에 대처하도록 특별 교육이 필요하고 슬픔반응, 사회구조, 귀속, 가족이 잘 사는 것과 관련된 환자에 대해 작업치료사가 잘 알고 "최상의 실행"을 제공하는 것이다 (Vergara et al., 2006).

외래환자 작업치료

외래환자 작업치료 서비스는 단기 또는 장기간의 케어를 포함한다. 단기케어는 일반적으로 Beth와 그녀의 가족에게 일어났던 것처럼 입원치료로 퇴원한 후 추적검사와 관련되어 있다.

추적검사와는 대조적으로 장기간의 케어는 재활을 말하기도 한다 (청소년 류머티즘 관절염이나 뇌성마비같은 만성 상태의 아동). 특정상태의 아동에 대한 평가의 일부 특수 서비스는 외래환자에 기초하여 제공된다 (학습 조절과 장애가 있는 아동에 대한 클리닉이나 섭식 클리닉). 당신은 사설 외래 클리닉에서의 Anthony 케어에 대해 예시문 12-2에서 읽었는데; 그는 외래 환자 클리닉에서 그의 아버지가 결정하고 의사가 지원한 서비스를 받았다.

병원외래환자시설에서의 중재 이행하기

외래환자치료는 최초의 평가와 그 후의 주기적 중재 또는 추적검사와 관련되어 있다. 서비스는 위에서 설명했던 사설 클리닉의 제공과 많이 비슷하다. 중재 구역은 다수의 아동들이 동시에 받을 수 있는 넓은 치료실(체육관)일 수도 있고, 개인별 방으로 작을 수도 있다. 공간의 선택은 세션에서 세션까지 다양하고 아동과 중재활동의 본질적 필요에 의해 정해진다 (그림 12-6).

외래 작업치료의 전체기간 (즉, 세션의 수)은 서비스 자

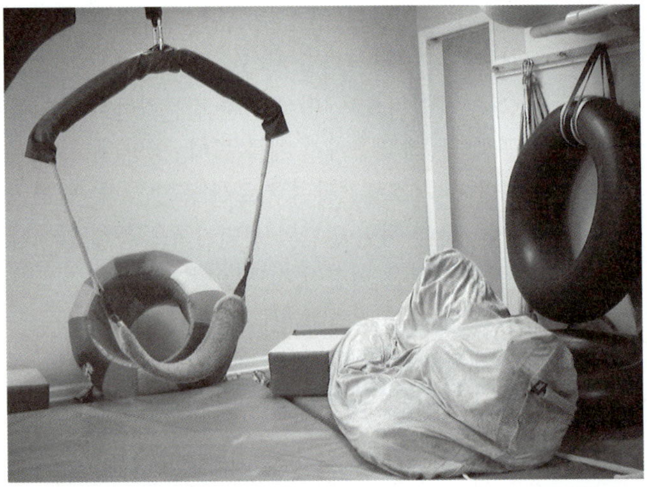

그림 12-6 외래환자 클리닉은 그것의 디자인에서도 엄청 다양한데, 이것은 감각통합처리과정 이론의 틀을 사용하는 어린아동을 위해 만들어진 것이다.

금을 주는 제 3의 지불자에 의해 결정되기도 한다. 많은 보험 회사들은 3개월이나 연간 특정 방문 횟수로 제한이 있다.

외래환경에서 일하는 작업치료 팀은 일반적으로 입원환자팀보다는 작고 사설클리닉에서의 탐과 비슷하다. 그러나 팀 구성원간의 의사소통은 얼굴을 마주한 미팅을 압도하는 서면 의사소통을 하여 입원환자 클리닉과 많이 비슷하다. 치료사들은 의사와 아이와 관련된 다른 에이전시에 빈번한 기록을 보내야만 한다. 팀구성원으로서 가족의 역할은 외래환자 시설간에 현저하게 다른다. 어떤 가족은 사설클리닉에서처럼 활동적으로 중재와 이행세션에 참여하고 또 다른 가족은 입원환자 클리닉에서처럼 계획과 이행에서 떨어져 있기도 한다.

상황 12-5 Beth: 외래환자 치료

Beth와 그녀의 부모는 그들이 의사와의 약속으로 병원에 갔을 때 작업치료를 위해 외래환자방문을 예약했었다. 치료사는 최적의 방법을 찾기 위해 다른 젖꼭지의 사용과 자세를 실험했다. 지나와 Tom은 가정에서의 구강섭식과 구강자극을 계속하도록 격려받았다. 퇴원 후 2달 안에 Beth는 두 번째 개선된 바륨삼킴테스트를 했는데, 기도흡입은 더 이상 관찰되지 않았다. 의료팀은 구강섭식을 증가시키고 Beth가 충분한 영양분을 구강으로 섭취할 때 튜브를 제거하기 위해 튜브섭식은 감소시켜 나갈 것을 권했다. Beth는 몇 주 후 그 목표가 이뤄졌을 때, 외래 환자 작업치료 서비스를 퇴원했다. Beth는 그녀의 미성숙한 탄생의 결과로, 매우 심각한 문제가 많았다. 결과적으로는 두 명의 작업치료사와 많은 다른 전문가들에게 보여질 때 의견이 일치했다. 균일한 서비스의 추천과 의견들의 혼합이

가족에게 중요하게 작용했다. 다른 한편으로는 그들의 실행해야 할 "치료활동들"의 수와 정보로 압도되는 위험요소도 있었다. 가족에게 우선순위를 협의하고 가족과 함께 Beth의 참여를 촉진하는데 있어 치료사들이 절대적으로 중요했다.

기밀성을 위한 병원의 요구사항

2003년에 병원들은 환자의 정보와 관련하여 프라이버스와 기밀의 책임을 위해 법에 의해 명시되었다. 관계있는 공공법은 1996년의 건강보장 용이와 책임법, 공법 104-191이다. (http://aspe.hhs.gov/ admnsimp/pl 104191.htm) 이 법은 그것의 머리글자로 된 단어인, HIPAA로 자주 언급되는데 HIPAA정보, 규정, 명시는 미국 건강과 인간 서비스 웹사이트에서 찾을 수 있었다(http://www.hhs. gov/ocr/hipaa/). HIPAA는 어떤 의학적 정보도 먼저 밝힐만한 법적 보호자, 부모, 아이로부터의 허용을 요구하고 있기 때문에, 환자에 대한 건강관리전문가들의 의사소통에 영향을 미친다.

HIPPA규정에 의해 지배되는 의사소통의 타입에는 세션이 끝난 후에 대기실에서 부모와 이야기 하는 것과 다른 환자의 이름이 보이도록 차트를 쥐고 있는 것, 시설 밖으로 환자의 개인정보와 건강정보가 있는 서류를 옮기는 것이 포함된다. 예를 들어, 아동의 학교에서 열린 개별평가계획 미팅을 위해서라 해도 작업치료사는 모든 정보에 대한 보도나 공표를 금해야 한다. HIPAA는 또한 아이에게 제공하는 작업치료에도 영향을 미친다. 예를 들어, 그룹 작업치료에 참여하는 모든 아이들에 대한 모든 부모의 허락을 구하지 않으면 그룹치료를 제공하기 어려울지도 모른다는 것이다.

요약(Summary)

아이에게 제공하는 작업치료 서비스의 특성, 한계, 내용은 자금의 출처에 의해 결정된다. 지금은 특정목적과 법적명령, 신뢰성 체계를 반영하기 때문에 작업치료사가 그들이 일하는 시설에 관한 법률과 목적을 이해하는 것은 중요한 일이다.

많은 소아 서비스는 IDEA를 통해 자금이 지원된다. 이 서비스는 대략 아이의 연령을 반영하여 2가지 카테고리로 나뉘는데: 학교를 기반으로 하는 서비스와 초기 중재이다.

IDEA를 통해 학령기 아동에게 제공되는 서비스는 학업성취에 필요한 지원과 특수교육을 받는 품질을 보장하기 위함이다. 초기중재로 서비스를 받는 매우 어린 아이들은 가정이나 지역사회 환경에서 치료를 받는다. 초기중재서비스는 장애와 연관있는 1,2차적 문제들의 예방을 강조한다.

병원은 급성, 아급성, 만성 상태의 모든 연령 아이들에게 서비스를 제공하는 2번째 주요 제공처이다. 병원은 큰 기관에 의해 승인되어야 하는데; 그래서 치료 서비스는 이런 기관의 기준에 맞아야만 한다. 치료서비스는 또한 서비스 자금을 주는 공공보험이나 민간보험의 요구사항들을 준수해야만 한다.

서비스의 작은 비율은 사설 외래환자 환경에서 차지한다. 이런 것은 보험에 의해서나 가끔 가족에 의해 자금이 지불된다.

Anthony와 그의 가족들이 학교와 사설 클리닉에서 다른 작업치료 경험을 했던 것처럼, 우리는 다양한 환경에서 제공되는 서비스의 차이를 이해해야 한다. 우리는 우리의 계획을 조정할 수 있도록 아이와 가족에 관련된 다수의 제공자에 관해 알 필요가 있다. 그것은 우리가 최상의 중재를 실행하고 일어날 수 있는 어떤 갈등에 대해서도 보호하기 위해서, 아이와 가족과 의사소통하는 것에 우리의 책임이 있다. 궁극적으로 우리의 목표는 Anthony와 Beth 같은 아이를 그들의 일상활동에 더 많은 기능을 할 수 있게 되어 더 이상 우리 서비스의 필요가 없도록 도와야 한다.

장난감 상자에는 무엇이 더 있나?

작업치료에 영향을 미치는 공립학교 시스템에서의 법률 및 규정

http://www.cec.sped.org/

이 사이트는 뛰어난 어린이를 위한 위원회의 홈 페이지이다. 아이들을 위한 교육 서비스에 영향을 미칠 법률에 대한 최신 정보를 제공한다.

http://www.ideapractices.org/

이 사이트는 뛰어난 어린이를 위한 위원회가 후원한다. 페이지 상단에서 법률과 규정 또는 전문 개발 리소스를 선택하는 탭 메뉴가 있다. 이 아이디어 법률 및 규정에 대한 정보를 제공하는 새로운 웹페이지를 열 수 있다. 인덱스가 변경되거나 하는 경우 새로운 개정이 제공 될 경우, 이 정보의 이용 가능성은 여전히 활성화 되도록 링크가 홈페이지에 제공된다.

http://www.ed.gov/policy/speced/leg/edpicks.jhtml?src=ln

이것은 미국 교육부의 웹 사이트에 있다. 이 링크는 IDEA 규정 및 재활법에 대한 링크를 제공하는 페이지로 이동한다.

http://nichcy.org

장애 아동을 위한 국립 보급 센터의 홈 페이지. 이 웹 사이트는 (A)IDEA. 미국의 특수 교육 법에 대한 정보를 제공. (B)학습부진아 대책(장애아동에 관련) 교육 방법. (C) 연구 기반 정보.

제 504호

Miller, L., and Newbill, C. (2006). Section 504 in the classroom: How to design and implement accommodation plans (2nd ed.). Austin, TX: Pro-Ed.

이 책은 제 504의 설계 및 구현을 작성하는 예가 포함되어 있다. 이것은 제 504조 계획을 개발하는 내용을 제공한다. 또한 계획을 수립하고 학생의 자격을 평가하는 방법에 대한 정보가 포함되어, 계획에서 고려되고 평가되어야 하는 거주시설과 수정의 방법을 알려준다.

Smith T. E. C., and Patton, J. R. (1998). Section 504 and public schools: A practical guide for determining eligibility, developing accommodation plans, and documenting compliance. Austin, TX: Pro-Ed.

이 책은 제 504조의 법적 측면을 커버하고 법적 조치를 방지하기 위해 자격에 대한 의사 결정을 문서화에 대한 정보를 제공한다. 또한 자격의 결의 양식과 교직원이 학생의 자격에 대한 판단을 할 때 사용해야 할 지침의 예를 보여준다. 제 504조, 하위 항목 D는 부록으로 인쇄되어져 있다.

Heyward, S. M. (1992). Access to education for the disabled: A guide to compliance with Section 504 of the Rehabilitation Act of 1973. Jefferson, NC: McFarland & Company.

이 책은 커버에 제 504조 관련 소송의 목록이 포함되어 있다.

http://www.504idea.org/504resources.html

이 페이지에서는 제 504조 관련 내용이 기록되어 있다. 홈페이지에는 장애학생을 위한 교육 협의회, 출자 회사의 연락처 정보를 제공한다. 교육자를 위한 제 504조 & IDEA 교육 및 자원, 9801 Anderson Mill Rd.. Ste. 230, Austin, TX7850: telephone: 512-219-5043.

http://www.ed.gov/about/offices/list/ocr/504faq.html

이 페이지의 목차는 제 504조. 장애 아동의 교육에 대한 내용들이 담겨있다. 이 사이트는 시민의 권리에 대해 알려준다. 1-800-421-3481; 팩스 : 202-245-6840 전화: 정보는 미국 교육부 시민의 권리를 위한 사무실, 고객 서비스 팀 550 제 12회 세인트 워싱턴 DC 20202 110. 연락처; TDD : 877-521-2172; 이메일 : OCR@ed.gov

http://www.cde.state.co.us/cdesped/504Info.htm

이 사이트에는 부모를 위한 교육자 및 관리자를 위한 지침 및 제 504조, IDEA및 ADA의 비교에 대한 정보를 제공한다. 이 사이트는 콜로라도 교육부가 후원하고 있다. 팩스 : 303-830-0793 전화 303-866-6000: 연락처 정보는 교육 주정부 빌딩, 201 Colfax Ave, Denver, CO 80203-1799; telephone 303-866-6000: 팩스: 303-830-0793.

제 3의 지분자에 대한 정책과 법률

http://www.cms.hhs.gov/

이 페이지에는 메디케어 및 메디케이드 서비스 관련 정보를 제공한다. ICD 공급자와 진단 코드에 대한 정보도 있다. 공공 어린이 프로그램도 포함되어 있다.

http://www.ahip.org/

이 사이트는 미국 건강보험(AHIP)에 대한 정보를 제공한다. 이것은 1300개의 보험 회사를 대표한다. 보험 회사의 모든 사이트가 링크되어 있다.

http://www.ahip.org/

이 페이지에는 보험 급여의 신청 기업에 팁을 제공한다. 가장 중요한 점은 보험 회사와의 모든 연락처를 담당할 개인이나 부서를 선택하는 것이다. 이것은 클라이언트에서 사용되는 일반적인 보험 회사에 대한 지식이 필요하다. 청구사항 중 하나가 거부되었을 경우 서비스 거부된 이유를 파악하기 위해 전문가의 의견을 구한다. 특히 청구 범위의 상황을 확인하는 것이 중요하다.

신생아 중환자실 관리에 대한 정보

Gardner, S. L., and Godson, E. (2002). The neonate and the environment: Impact on development. In G. B. Merenstein and S. L. Gardner (Eds.), Handbook of neonatal intensive care (5th ed., pp. 219-282). St. Louis: Elsevier Mosby.

터치와 미각 등의 감각 발달을 중시하고 사회적 요구에 대처하기 위한 미숙아 중재에 대해 설명

Goldson, E. (Ed.). (1999). Nurturing the premature infant: Developmental interventions in the neonatal intensive care nursery. New York: Oxford University Press.

전문가와 부모를 위한 NICU에서 할 수 있는 비 의료 개입 (예, 마사지)

Kenner, C., and McGrath, J. M., (2004). Developmental care of newborns & infants: A guide for health professionals. St. Louis: Elsevier Mosby (National Association of Neonatal Nurses).

학제적 관점에서 가족 중심의 과학적 근거 기반 의학의 포괄적인 범위 (예를 들면, 간호, 의료, 작업치료, 교육)

Pinch. W. J. E. (2002). When the bough breaks: Parental perceptions of ethical decision-making in the NICU. Lanham, MD: University Press of America.

조사 결과 및 NICUs 부모의 경험과 인식을 조사하고, 전향적 연구의 의미. 윤리적인 고위험 신생아를 위한 의사 결정과 NICUs의 역사적 발전에 대한 문헌 포함.

Vergara, E. R., and Bigsby, R. (2004). Developmental and therapeutic interventions in the NICU. Baltimore, MD: Paul H. Brookes Publishing Co.

작업치료사에 의해 쓰여진 독특한 관점 제공. NICU 관리를 위한 개요, 목적, 다양한 케이스 제공. 매일 수행가능한 운동에 대한 지침을 제공

참고문헌

Bundy, A. C. (2002). Assessing sensory integrative dysfunction. In A. C. Bundy, S. J. Lane, and E. A. Murray (Eds.), *Sensory integration: Theory and practice* (2nd ed., pp. 169–198). Philadelphia: FA Davis.

Carter, B. S. (2002). Introduction. In G. B. Merenstein and S. L. Gardner (Eds.), *Handbook of neonatal intensive care* (5th ed., pp. xix–xx). St. Louis: Elsevier Mosby.

Clark, G. F., and Coster, W. J. (1998). Evaluation/problem solving and program evaluation. In Jane Case-Smith (Ed.), *Occupational therapy: Making a difference in school system practice: A self-paced clinical course.* Bethesda, MD: AOTA Press.

Clark, G. F., Polichino, J., and Jackson, L. (2004). Occupational therapy services in early intervention and school-based programs. *American Journal of Occupational Therapy, 58*, 681–685.

Gariépy, N., and Howe, N. (2003). The therapeutic power of play: Examining the play of young children with leukaemia. *Child: Care, Health & Development, 29*, 523–537.

Hansen, R. H., and Hinojosa, J. (2004). Occupational therapy's commitment to nondiscrimination and inclusion. *American Journal of Occupational Therapy, 58*, 668.

Heyward, S. M. (1992). *Access to education for the disabled: A guide to compliance with Section 504 of the Rehabilitation Act of 1973.* Jefferson, NC: McFarland & Company.

Hunter, J. G. (2005). Neonatal intensive care unit. In J. Case-Smith (Ed.), *Occupational therapy for children* (5th ed., pp. 688–670). St. Louis: Elsevier Mosby.

Individuals with Disabilities Education Improvement Act of 2004 Pub. L. No. 108-446). 20 U.S.C. §1400 *et seq.*, 118 Stat. 2647 (2004).

Johnson, L. J. (1994). Challenges facing early intervention: An overview. In L. J. Johnson, R. J. Gallagher, M. J. La Montagne, J. Jordon, J. Gallagher, P. Hutinger, and M. Karnes (Eds.), *Meeting early intervention challenges* (2nd ed., pp. 1–12). Baltimore: Paul H. Brookes Publishing Co.

Lindeke, L., Nakai, M., and Johnson, L. (2006). Capturing children's voices for quality improvement. *The American Journal of Maternal Child Nursing, 31*, 290–297.

Mathiasen, L., and Butterworth, D. (2001). The role of play in the hospitalization of young children. *Neonatal, Paediatric & Child Health Nursing, 4*, 23–26.

Miller, L., and Newbill, C. (1998). *Section 504 in the classroom: How to design and implement accommodation plans.* Austin, TX: Pro-Ed.

National Joint Committee on Learning Disabilities. (2005). *Responsiveness to intervention and learning disabilities: Concepts, benefits and questions.* Alexandria, VA: Author.

Niehues, A. N., Bundy, A. C., Mattingly, C. F., and Lawlor, M. C. (1991). Making a difference: Occupational therapy in public schools. *Occupational Therapy Journal of Research, 11*, 195–209.

Noyes, J. (2000). Ventilator dependent young people had unnecessarily prolonged time in hospital resulting in educational and social exclusion. *Journal of Advanced Nursing, 31*, 15.

Pettett, G., Sewell, S., and Merenstein, G. B. (2002). Regionalization and transport in perinatal care. In G. B. Merenstein and S. L. Gardner (Eds.), *Handbook of neonatal intensive care* (5th ed., pp. 31–45). St. Louis: Elsevier Mosby.

Rosin, P., Jesien, G. S., Whitehead, A. D., Begun, A. L., Tuchman, L. I., and Irwin, L. (1996). *Partnerships in family-centered care: a guide to collaborative early intervention.* Baltimore: Paul H. Brookes Publishing Co.

Scott, J. B. (2003). *Reference guide to the occupational therapy code of ethics* (2003 edition). Bethesda MD: AOTA Press.

Smith, T. E. C., and Patton, J. R. (1998). *Section 504 and public schools: A practical guide for determining eligibility, developing accommodation plans, and documenting compliance.* Austin, TX: Pro-Ed.

Technology-Related Assistance for Individuals with Disabilities Act of 1988 (P.L. 100-407). 34 C.F.R. Secs. 00.16.

Vergara, E. R. (July 8, 2002). Infants in the NICU. *OT Practice*, 8–13.

Vergara, E. Anzalone, M., Bigsby, R., Gorga, D., Holloway, E., Hunter, J., et al; 2005 Neonatal Intensive Care Unit Task Force. (2006). Specialized knowledge and skills for occupational therapy practice in the neonatal intensive care unit. *American Journal of Occupational Therapy, 60*, 659–668.

Woon, R. (2004). Hospital play therapy: Helping children cope with hospitalization through therapeutic play. *Singapore Nursing Journal, 31*, 16–19.

제 13 장

13

캐나다에서의 소아 작업치료
(Paediatric Occupational Therapy in Canada)

평등권에 기초한 임상

Patty Rigby and Shone Joos

> 너무 빨리 운전하지 마라. 그렇지 않으면 폭발할 것이다, 왜냐하면 이 차는 오직 19 실린더만을 가지고 있기 때문이다.
>
> *—Joe, 3세 9개월*

개론

목적

1. 작업치료 서비스가 영향을 미친 방법을 포함하여 캐나다에서의 보건의료와 사회서비스에 대한 역사적인 배경에 대해 설명한다.
2. 아동, 가족, 그리고 작업치료 서비스의 제공에 영향을 미친 주요 연방 그리고 주의 법률을 기입한다.
3. 작업치료 임상과 인가를 위한 설명방법을 포함하여 캐나다 전역 관련 법규와 온타리오주에서 규제된 보건전문직법에 대해 설명한다 (예, 치료동의, 서비스 투명성, 문서화, 그리고 환자 의사소통).
4. 사례를 기반으로 한 상황을 이용하면서, 연방의 그리고 주의 법률에 의해 작업치료 임상에 어떠한 영향을 미쳤는지 기술한다.

서론 (Introduction)

캐나다의 작업치료는 많은 정부법과 지역법에 의해 규제되고 있다. 본 장은 아동과 가족들을 위해 제공되는 서비스에 대한 캐나다 규칙 정보를 제공한다. 이는 캐나다 작업치료사들의 서비스 제공에 영향을 미치는 정부 및 지역 규칙에 대한 깊이 있는 이해를 하는데 도움이 될 것이다. 또한 정책과 서비스 향상을 위한 규칙과 주장에 관심이 있는 독자들에게 도움이 될 것이다. 본 장의 첫 번째 섹션은 인간 권리, 보건 의료, 교육, 그리고 사회 서비스 규칙에 초점을 맞추었다. 후반 부분에서는 보건 직업으로 규정된 작업치료에 초점을 맞추었다. 캐나다 법이 아동과 청소년 및 그들의 가족들이 있는 작업치료 임상에서 어떻게 적용되는지에 대해서는 사례 연구들을 사용하여 설명할 것이다.

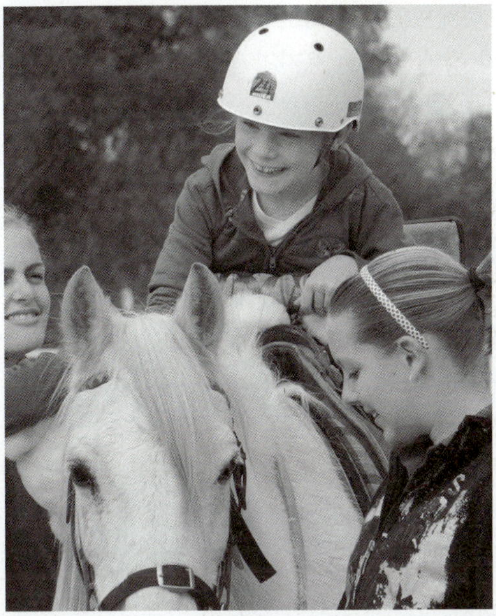

그림 13-1 장애를 가진 모든 사람들이 접근 가능한 보건 의료, 교육, 고용, 이동, 그리고 사회 활동의 참여에 대한 평등권은 캐나다의 모든 주를 통틀어 지역법에 명시되어 있음 *(Photograph courtesy of Northcott Disability Services, Parramatta, New South Wales, Australia.)*

캐나다 법의 적용
(Application of Canadian Law)

본 섹션에 인간 권리, 보건 의료, 교육, 그리고 사회 서비스에 관한 주요한 정부 및 지역 규칙이 기술 및 설명되어 있다. 아동, 청소년 및 가족을 대상으로 일하는 작업치료사들은, 병원, 교육 기관 및 지역사회의 작업치료 임상에서 잠재적인 역할에 영향을 미치는 이러한 규칙에 대해서 반드시 알아야 한다.

인간 권리

모든 캐나다인들은 권리와 자유의 캐나다 헌장(캐나다 정부, 1982)에 따라 기초적인 자유와 민주적인 권리를 보장받는다. 헌장의 15 섹션에서는 인종, 종교, 출신 국가 또는 출신 민족, 피부색, 성별, 연령, 또는 신체적이나 정신적 장애에 상관없이 모든 캐나다인은 평등권을 가진다는 것에 대해 설명하고 있다. 이것은 지역법이나 지역 계획에 의해 차별되는 것을 막는다. 즉, 신체적 또는 정신적 장애를 가진 사람들은 동등한 기회가 보장되고, 그들의 요구는 수용되어야만 한다 (캐나다 정부, 2005c). 장애를 가진 모든 사람들이 접근 가능한 보건 의료, 교육, 고용, 이동, 그리고 사회 활동의 참여에 대한 평등권은, 캐나다의 모든 주를 통틀어 지역법에 명시되어 있다 (그림 13-1). 각 지역에는 장애를 가진 사람들과 관련된 법률을 포함한 국내 인간 권리 법률 이행을 모니터하는 책임을 가지는 인간 권리 위원회가 있다.

사회 개발부에 있는 장애 사건 사무소 (ODI)는 캐나다인들에게 장애에 관해 교육하고, 장애를 가진 사람들이 어떻게 정부 정책과 계획을 향상시키도록 할 수 있는지에 대해 상담하는 책임을 맡고 있다. 지난 십년 간 캐나다 정부는 장애를 가진 사람들의 완전한 포용을 돕기 위해 광대한 정책을 펼쳐오고 있다; 장애를 가진 사람 포용하기 2004 (캐나다 정부, 2004) 보고서에 상당한 성과가 나타나 있다.

이러한 법과 정책들은 장애인보호법(미국 사법부, 1990)과 같은 목적을 가지고 있고 유사한 결과를 이루어내고 있다 (이 법에 대한 좀 더 많은 정보를 위해서는 12장: 미국에서의 소아 작업치료를 참고하기 바람). **온타리오주 장애인 보호법** (온타리오 정부, 2001)은 온타리오에 있는 장애를 가진 사람들에 대한 방해물을 확인하고 제거하며 막기 위한 계획을 세우기 위해, 병원 및 학교 위원회뿐만 아니라 지역 및 지방정부에 요구하는 최초의 정식 지역 규칙이다. 캐나다에 있는 작업치료사들은 장애를 가진 클라이언트와 그들의 가족들의 삶을 향상시키기 위해 이에 대한 지식 그리고 유사한 규칙에 대해 알고 있는 것이 중요하다.

임상에 영향을 미치는 보건의료

캐나다가 미국과 다르고, 여러 면에서 영국과 호주와 유사한 점은 지역적으로 책정된 의료보험안을 가진 보편적인 의료보험제도를 도입하고 있다는 것이다. **캐나다 보건법**(캐나다 정부, 1985)은 지역적으로 균등하게 보건의료 서비스를 보장한다. 의료보장법의 5가지 기준은 다음과 같다(캐나다 정부, 2005a):

- 지역적인 의료보험안 행정
- 병원과 의사에 의해 제공되는 의학적으로 필수적인 모든 서비스에 대한 포괄적 보험
- 표준적인 용어와 상태를 통해 공공 보건 보험에 대한 보편적인 자격 제공
- 개인이 캐나다를 여행할 때 보건의료 서비스 적용 가능
- 보건의료 서비스는 접근이 용이하고, 재정적 또는 다른 장해에 의해 방해받지 않음

비록 몇몇 의료 서비스와 다른 보건 서비스를 도입하는 데 있어서 정치적 논쟁의 소지가 있을지라도 모든 지역은 캐나다 보건법의 기준과 조항들을 따라야만 한다.

이 법에서 "보장되는 보건 서비스"는 건강 유지, 질병 예방 또는 손상, 질병, 장애를 진단하거나 치료하기 위해 "의학적으로 필요"하다고 간주되고 있는 보건 서비스라고 명시하고 있다. 여기에는 숙박, 식사, 약물, 그리고 모든 의학적 그리고 수술적 장비와 병원 치료, 주치의, 간호, 나머지 보건 서비스가 포함된다 (캐나다 정부, 2005a). 이것이 아동과 가족들에게 의미하는 것은 별도의 비용부담 없이, 아동의 보건과 삶의 질을 위해 작업치료와 같은 보건 전문가들에 의해 제공되는 다양한 보건 의료 서비스를 받을 수 있다는 것이다 (그림 13-2). 공적으로 책정된 작업치료 서비스는 전형적으로 병원, 재활 센터, 보건 클리닉, 가정 의료, 그리고 학교 시스템에서 아동과 가족들에게 적용가능하다. 아래의 상황 13-1은 Shira에 관한 것으로, 미숙아로 태어난 아동이나 후에 신체적 장애를 진단받은 아동이 있는 가족이 어떻게 작업치료를 포함한 보건의료 서비스를 받을 수 있는지 설명하는데 도움이 된다.

캐나다 보건법의 2번째 섹션에서는 폭넓은 보건의료 서비스인 너싱홈에서의 의료, 성인 거주 의료 서비스, 그리고 가정 의료 및 이동성 보건의료 서비스에 대해 규정하고 있다 (캐나다 정부, 2005a). 이러한 서비스들은 지역 프로

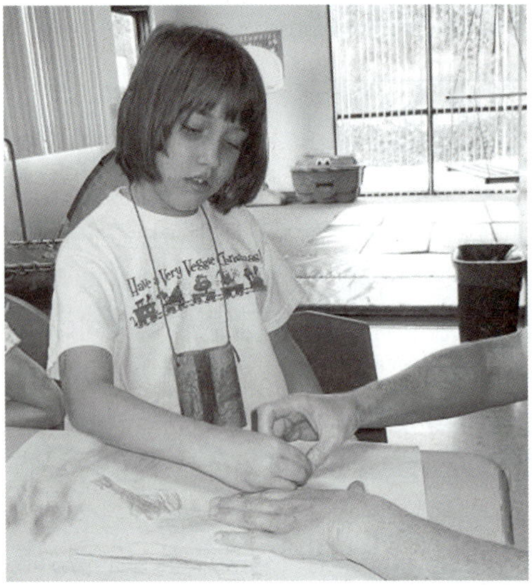

그림 13-2 아동과 가족들은 별도의 비용부담 없이 아동의 보건과 삶의 질을 위해 작업치료와 같은 보건 전문가들에 의해 제공되는 다양한 보건 의료 서비스를 받을 수 있음.*(Photograph courtesy of Joseph A. Werner, OTR)*

그램에 따라 사용자가 요금을 부과할 수도 있다. 그러나, 전형적으로 대부분의 가정 의료와 이동성 보건의료 서비스들은 의학적으로 필수적인 것으로 여겨지고 보장을 받는다. 더욱이, 지역 보건의료 보험안은 **보조 장비 프로그램**과 같은 서비스 자금을 제공할 수도 있다.

지역 정부 계획에 의해 제공되는 부가적인 보건 상 이익의 범위, 적용 범위, 그리고 수령인 부류는 지역에 따라 매우 다양하다. 게다가, 작업치료 서비스는 비영리 목적의 에이전시, 보험 회사로부터 자금을 융통받는 에이전시, 보조 기술 판매 회사, 그리고 사적으로 운영되는 작업치료 제공자들을 통해 접근가능하다. 아래에 제시된 상황 13-1: Shira는 한 가족이 6년 동안 Shira를 위해 7가지 다양한 작업치료 서비스에 어떻게 접근했는지에 대해 설명하고 있다. 대부분의 서비스는 병원과 아동 재활 센터의 클리닉에서 제공되었고 온타리오주의 아동 및 청소년 서비스(OMCYS)에 의해 공적으로 자금 지원을 받았다. 학교 기반 서비스를 제공받는 가정 의료 작업치료사는 OMCYS에 의해 지원되는 반면, 보조 기술 판매 회사에서의 작업치료사는 휠체어 판매 일을 담당하였다.

상황 13-1 Shira: 조산아를 위한 OT 서비스

Shira는 저체중으로 태어난 조산아이다. 태어나서 첫 2년 동안, 그녀와 부모님은 출생 후 입원기간 동안 그리고 퇴원 후 병원의 신생아 추후검사 클리닉에서 잡힌 외래 작업치료 서비스에 따라 병원에 속한 작업치료사들로부터 식사하기, 목욕하기, 자세 변경하기와 같은 집중적인 작업치료 서비스를 포함하여 연속의 공적으로 책정된 서비스를 받았다. Shira가 18개월이 될 때까지 신체적 손상과 발달 지연이 명백히 지속되었고, 경직성 사지마비 유형의 뇌성마비 진단을 받았다. 그렇기 때문에 계속적인 재활 서비스를 위해 지역의 아동 재활 센터로 의뢰되었다.

재활 센터에서 Shira와 가족은 보건 의료 팀으로부터 작업치료와 물리치료를 포함하여 치료 서비스를 받았다. 작업치료 서비스는 재활 센터에 있는 전문 클리닉에서도 받았다. 이 때 자세 변경하기 및 이동하기, 식사하기 그리고 의사소통 기술에 초점을 맞추었다.

Shira가 5살이 될 때까지, 그녀의 기능 수준은 대운동 기능 분류 체계 (GMFCS; Palisano 등, 2003) 3단계였고, 이동성에서의 나은 독립성을 위해 전동 휠체어가 필요하였다. 재활 센터의 자세 클리닉에서 계획이 잡혔다. 클리닉 작업치료사는 보조도구 프로그램 (ADP) 위임자로서 (Box 13-1 참고), Shira의 휠체어 자세 시스템 변화에 대한 처방과 Shira의 요구와 능력에 가장 적합한 전동 휠체어의 종류 및 부속품을 처방하는 권한을 그녀에게 주었다. 지역 보조 기술 판매 회사에서 일하는 작업치료사 또한 클리닉 계획에 참여하였고 클리닉 작업치료사에 의해 처방된 유형과 적합한 모델의 휠체어를 Shira와 가족들에게 설명해주었다. ADP는 전형적으로 휠체어와 자세 시스템 가격의 75%를 보상해준다. 클리닉 작업치료사는 또한 나머지 25%의 금액에 대해 온타리오의 부활절 필 협회로부터 자금 지원을 받을 수 있도록 Shira의 부모님을 도왔다.

Shira가 1학년에 들어갈 때 그녀는 근처 학교로 통합되었다. 지역의 가정 의료 작업치료사는 학교를 기반으로 한 작업치료 서비스 제공을 시작하였다. 작업치료사는 학교의 접근성과 편의시설을 평가하였고 Shira의 요구에 맞도록 욕실과 컴퓨터 책상에 대한 구조적 변화를 권고하였다. 이러한 변화와 필요한 장비를 위한 자금지원은 학교에 대한 지역 교육부에서 받았다.

Shira가 1학년에 들어가기 전 봄에, **확인, 배치 및 검토 위원회** (IPRC) 회의가 개최되었고, Shira는 학교생활의 75%에 대해 개별적인 교육 보조 (EA)를 받아야만 한다는 권고가 내려졌다. 1학년 동안 작업치료사는 Shira에 대해 화장실 사용, 휠체어 옮겨앉기 그리고 수업을 위해 컴퓨터로 접근하기와 같은 활동 시 도움을 위해 EA 훈련을 받았다. 아동 재활 센터에 있는 의사소통 클리닉에서 일하는 작업치료사는 음성 인식 의사소통 도구(VOCA)를 주문하였다. 이 작업치료사는 Shira와 부모님, 그리고 학교 직원들에게 VOCA의 사용법에 대한 훈련을 실시하였다. 이 도구에 대한 자금 조달 또한 ADP 프로그램을 통해 가능하였다.

BOX 13-1

보조도구 프로그램

온타리오에서 보조도구 프로그램은 온타리오주 보건 및 장기간 의료 (OMHLTC)에 의해 관리되고, 장기간 신체장애를 가진 사람을 위한 개인화된 보조도구 구매를 위해 자금을 제공한다; 여기에는 휠체어와 이동 도구, 전문적인 자세 시스템, 그리고 시각적 및 의사소통 도구가 포함된다 (http://www.health.gov.on.ca/english/public/program/adp/adp mn.html). 장비는 단지 스포츠, 직업 또는 학교를 위해서만은 요구되어질 수 없다. 작업치료사는 ADP 위임자가 되기 위해 지원하고 훈련을 받으며, 이것은 클라이언트의 특정한 요구에 접근하고 적절한 장비를 처방할 수 있도록 해 줄 것이다. 유사한 프로그램들이 대부분 지역과 지방에 존재한다.

교육

캐나다의 모든 아동은 12학년 동안 유치원 교육을 받을 권리를 가진다. 교육은 지역적 의무이며, 교육의 지역적 직무는 학교에 대한 정책과 기준 및 교육과정 지침을 확립한다. 선출된 학교 위원회가 학교를 관리하며 지역 상황에 대해 지역 정책을 적용시킨다. 캐나다는 교육에 대한 높은 기준이 있으며 1인당 공교육 소비가 세계 선두주자이다 (캐나다 정부, 2005b).

지적, 신체적 또는 다양한 장애 및 행동적 또는 의사소통 장애와 같은 특수한 요구를 지닌 아동은 학교에 참석하고 학교 경험에 대해 충분히 이득을 볼 수 있도록 특수 교육 프로그램 또는 서비스를 받게 한다 (그림 13-3). 앞의 Shira에 대한 상황와 곧 나올 Suhail에 대한 상황은 두 명의 학생이 학교에 참석할 수 있도록 해 주는 서비스 유형에 대해 설명해준다. 온타리오에서, 학생들은 IPRC에 의

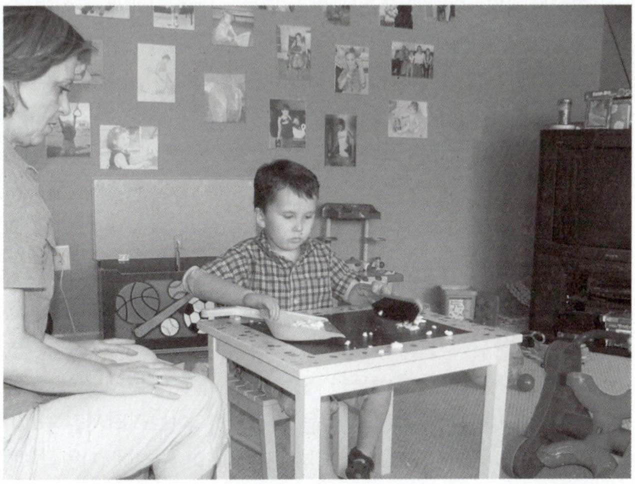

그림 13-3 신체적 장애와 같은 특수한 요구를 지닌 아동은 학교에 참석하고 학교 경험에 대해 충분히 이득을 볼 수 있도록 특수 교육 프로그램 또는 서비스를 받게 함*(Photograph courtesy of Pediatric Prosthetics).*

해 특수하다는 것이 공식적으로 확인 되어져야만 한다 (Box 13-2 참고). Shira의 경우에, 성공적인 학교생활을 위해 무엇이 필요한 지 확인하기 위해 Shira가 1학년에 들어가기 전 IPRC 회의가 개최되었다.

BOX 13-2
IPRC

지역 교육부는 특수한 요구를 가진 학생들에 대한 프로그램과 서비스를 보유하고 있다. 전형적으로, 특별한 학생들의 요구는 IPRC 회의에서 확인되어진다. 학생들의 부모님/보호자의 서면 요청서가 접수되면, 학교장은 그 학생을 IPRC에 의뢰해야만 한다. IPRC는 그 학생이 특수한 요구를 가지고 있는지 아닌지를 결정할 것이고, 가지고 있다면 어떤 유형의 교육적 배치가 적절한지를 결정할 것이다. 학교장 또한 부모/보호자에게 서면 통보를 할 수 있고, 학생을 IPRC로 의뢰할 수 있다. 16세 이상의 학생뿐만 아니라 부모/보호자는 IPRC 회의에 참석할 권리가 있고, IPRC가 학생의 요구와 적합한 특수 교육 프로그램 그리고/또는 서비스에 대한 제안을 요청할 수 있다. 이러한 토론에 기초하여 IPRC는 학생을 위해 적절하다고 고려되는 특수 교육 프로그램과 서비스를 추천할 수 있다.

온타리오 교육법 (온타리오 정부, 1990a)과 규칙은 특수한 학생들에게 특수교육 프로그램과 특수교육 서비스를 제공하기 위해 학교 위원회를 조성하였다. 특수한 학생들의 확인과 배치를 위한 절차들은 규칙 181/98에 제시되어 있다 (온타리오 정부, 2005a). 이 규칙은 또한 학생의 확인과 배치의 정기적인 검토와 확인 그리고/또는 배치 결정에 대한 부모/보호자 미동의에 따른 항의에 대한 내용도 제공한다.

특수한 요구를 가진 아동이 질적인 교육에 참여할 수 있고, 자신들의 가정과 지역사회에 있는 수업에 통합되는 것을 보장하기 위한 유사한 정책과 절차들은, 다른 지역에도 존재한다. 일반 수업에서 요구들이 완전하게 수용되지 않는 학생들을 위해, 특별한 자원 지지를 위한 수업, 특수 교육 수업 또는 특수학교 (예, 청각 장애 또는 시각장애 아동 또는 신체적 그리고/또는 발달 장애를 가진 아동을 위한 학교) 배치에 대한 선택권의 범위가 고려되어진다. Suhail의 경우에, 그는 학교 배정 시 선생님으로부터 도움을 받았다.

각 지역교육부는 특수한 요구를 가진 아동에 대한 계획과 의사결정 과정에 부모님을 참여시키는 것을 **공식화**하고 있다.

상황 13-2 Suhail: 전환 계획

Suhail Manji는 발달장애를 가진 17세로 밴쿠버에 있는 고등학교에 진학하였다. 초등학교에 다니는 동안 Suhail은 개별화 교육 계획(IEP)에서 확인된 개별적인 요구에 맞도록 적용되고 변형된 일반 수업에 통합되었다. 그는 고등학교에서 자신이 속해있는 일반 반의 보조 교사로부터 지원을 받았고 지원 교실에서 과제에 대해 공부하였다. 그리고 개인적인 요구에 맞도록 개별화된 특별한 훈련을 통해 생활 기술들을 배웠다.

Suhail이 15세로 10학년이 되던 때 전환 계획이 시작되었다. 그 해 초가을에 IEP가 잡혀있는 동안, Manjis는 Suhail이 고등학교 졸업 후 특수한 직업 훈련을 통해 보호 환경이든 경쟁 환경이든 직업을 찾았으면 좋겠다는 소망을 밝혔다. 또한 그가 발달지연을 가진 다른 청년들과 함께 그룹 홈에서 독립적으로 생활하기를 희망했다. 브리티시컬럼비아주 교육부는 여러 요구를 지닌 학생들을 위한 직업/생활 전환이라는 이름으로 학교에 대한 지원 지침을 발전시켰다 (브리티시컬럼비아주 교육부, 특수 프로그램 지부, 2001). 이 지침에 지원할 때, Suhail의 학교에 있는 교육팀은 Suhail을 위해 희망 있는 내일을 위한 대안 계획세우기 (PATH)에 Suhail의 부모님을 참여시켰다 (Pearpoint, O'Brien, & forest, 1993). 그들은 그곳에서 Suhail의 전환 욕구 및 욕구를 위해 필요한 자원과 서비스에 대해 토론하였다. 그는 직업 평가를 위해 많은 역할을 하고 있는 작업치료사에게 의뢰되었다.

Suhail은 10학년 동안 직업 탐색에 참여하였고 사무실 또는 소매점에서 일하는 것에 가장 큰 흥미를 느꼈다. 그 이후로 Suhail은 학교 도서관에서 책 반납을 돕고, 큰 소매점 저장고에서 일하면서 구조화된 직업 경험을 쌓고 있다. 또한 학교에 있는 작업치료사는 통학 시 대중교통 이용, 식료품 쇼핑, 학교에서 점심 준비하기와 같은 Suhail의 지역사회 생활 기술을 발달시키는 프로그램도 시행하고 있다. Suhail은 이러한 기술들을 연습하기 위해 자신의 보조 교사와 함께 한다.

Suhail의 부모님은 발달 장애를 가진 아동의 많은 다른 부모님들과 마찬가지로 브리티시컬럼비아 정부가 자금 조달을 직접적으로 제공해주어서 그들이 원하는 서비스와 자원을 확인할 수 있고 이러한 서비스와 자원을 어디서 어떻게 얻을 수 있는지 선택하고 싶어 한다. Manjis는 무슨 자원을 어디서 획득해야 하고, 특수한 요구에 맞도록 어떻게 체계화시킬 수 있는지에 대해 아들의 작업치료사와 상담하기를 원한다.

부모가 참여하는 방법은 지역마다 다양하다. 그러나, 부모 참여가 아동의 성공적인 학교생활에 중요하다는 믿음은 같다 (지역사회 생활을 위한 브리티시컬럼비아 협회, 2005; 서스캐처원주 교육부, 1997). 몇몇 지역사회에서 상황 13-2의 Suhail에서 설명된 것처럼 부모가 아동의 IEP를 세우는 데에도 참여한다. 그의 부모 또한 학교에서 그의 전환 요구와 성인기로 전환하는데 필요한 자원을 확인하는 것을 도왔다.

부모는 아동의 교육, 건강, 안전에 대한 결정을 할 권리가 있다. 몇몇 지역에서 부모 자문위원회와 학교교육 위원회가 부모에게 특수한 학생들에 대한 장기간 교육 프로그램 계획에 영향을 미칠 수 있는 기회를 제공하였다.

대부분의 캐나다 지역에서, 특수한 요구를 가진 학생들에 대해 학교에서 작업치료 서비스가 제공된다. 학교에 기초한 작업치료사들은 학생들이 학교와 관련된 작업들을 최적으로 수행할 수 있도록 해 준다. 학교에 기초한 작업치료사들에 의해 제공되는 서비스들은 평가, 상담, 프로그 계획, 진단 보조, 그리고 치료 및 장비 선택, 적응이 포함된다 (크리티시컬럼비아 정부, 2001; 온타리오 정부, 2000a). 전형적으로 학교에 기초한 작업치료 자금은 지역 보건부에서 나오며, 병원, 아동 재활 센터 또는 가정 의료를 통해 시행된다. 지역 자금 조달은 다양한 장애 그룹에 대해 전적으로 결정된다. 예를 들어, Shira에 대한 학교에 기초한 작업치료 서비스는 아동 재활 센터를 통해 시행되었다. 왜냐하면 그 서비스는 신체장애를 가진 아동은 지역의 아동 재활 센터에서 시행되기로 계약이 되어있었기 때문이다.

행동 장애 또는 발달 장애를 가진 아동과 같은 몇몇 군에 대한 작업치료 자금은 사회부 및 지역사회부 또는 아동부와 가족부 서비스에서 나온다. Suhail의 경우에서, 브리티시컬럼비아 주의 아동 및 가족 서비스는 지역의 가정 의료 기관을 통해, 발달 장애 아동에 대한 학교에 기초한 작업치료 서비스를 계약하였다. 몇몇 지역사회에서 자금은 교육부를 통해 지역 학교로 직접 지원된다. 임상가들은 각자의 지역 내 지침을 확인하고 익숙해질 필요가 있다.

학교 작업치료사의 역할은 매우 다양하다. 병원이나 아동 재활 센터의 작업치료는 학생들의 방문수와 방문 시간이 매우 제한적일 수 있다. 그렇기 때문에 작업치료사는 평가와 상담 서비스에 초점을 맞춰야만 한다 (예, 손상 또는 수술 후 재활에 따른 학교로의 복귀). 이러한 작업치료 서비스는 교육 팀에 의해 매우 전문화된 것처럼 보일 수 있다. 그리고 작업치료사는 학생의 특수 장비와 기술을 어떻게 사용하는지에 대해 교직원을 훈련시키는 것이 기대되어진다. 예를 들어, Shira의 경우에, 작업치료사는 일차적으로 휠체어 관리와 이동하기, 화장실 사용하기 및 새로운 VOCA 사용을 어떻게 하는지에 대해 교직원들을 훈련시키는데 초점을 맞추었다.

학교에 기초한 또 다른 작업치료사는 전형적으로 특수한 요구를 가진 학생 한 명 이상을 보기 위해 몇몇 다른 학교를 정기적으로 방문한다. 이러한 작업치료사는 학교 팀 또는 학생의 담임교사와 상담하고 조언을 해 줄 수 있고, 선생님이나 보조 교사가 학생과 함께 할 수 있는 치료 프로그램을 제공할 수 있다. 때때로 작업치료사는 또한 학생과 함께 치료 프로그램을 시행할 것이다. 예를 들어, Suhail의 학교 작업치료사는 8주 동안 매주 특수한 지역사회 생활 기술을 훈련시켰고, 이러한 기술에 대해 제공하는 프로그램에 대해 보조 교사가 감독하였다.

특수한 학생들의 기술적 요구는 캐나다에 있는 학교에서 지원되고 전형적으로 지역 교육부 내에서 특수한 프로그램에 의해 자금이 지원된다. 또한 장애를 가진 학생들이 접근하기 쉬운 학교를 만들기 위한 위원회도 있다. 가족들은 일반적으로 적어도 가까운 한 개의 학교가 특수한 요구를 가진 학생들에게 접근하기 쉬울 것이고, 교육적 요구를 채워줄 수 있는 자원이 충분할 것이라고 기대할 수 있다 (온타리오 인간 권리 위원회, 2004). 온타리오에서, 장애를 가진 온타리아인 법은 장애를 가진 사람에 대한 방해물을 확인하고 제거하며 막기 위한 매년의 접근 계획을 마련하기 위한 학교 위원회를 필요로 한다 (온타리오 인간 권리 위원회) (Box 13-3 참고).

BOX 13-3
SET-BC

브리티시컬럼비아에서, 브리티시컬럼비아 특수 교육 기술 CAOT 프로그램은 학교에서 신체장애 또는 시력 손상이 있는 학생들이 참여, 의사소통 및 학습을 하는데 도움이 될 수 있도록 과학 기술을 대여해준다 (http://www.setbc.org). 이 프로그램은 또한 과학 기술을 위한 평가, 훈련 및 기술적 지원에 대한 자금도 지원해준다. 작업치료사는 특수한 과학 기술이 필요한 학생들에 대해 평가하고 훈련을 제공하는 SET-BC를 위한 상담가로 일할 수 있다. 학교 작업치료사는 특수 장비를 요청할 수 있고 담당 학생을 위해 SET-BC로부터 상담을 해줄 수 있다.

사회 및 지역사회 서비스

아동과 가족들을 위한 사회 복지와 지역사회 서비스는 전형적으로 각 지역에 있는 특수부의 관할권 아래 있다. 온타리오를 예를 들어, 아동, 청소년 및 가족들을 위한 아동 발달 서비스를 확실하게 하기 위해 2003년에 아동 및 청소년 서비스부가 조성되었다. 이 부서는 아동 및 가족 서비스 법과 보육법을 이행해야하는 책임이 있다. 아동 및 가족 서비스 법(온타리오 정부, 1990b)은 아동 발달, 아동 복지 및 아동과 가족 중재 서비스의 자금 조달을 담당한다. 이 법은 또한 아동 복지 기관의 운영과 발달 지연 그리고/또는 행동 장애를 가진 아동을 위한 주거 프로그램 시행을 관리한다. 보육법(온타리오 정부, 2002a)은 전체 지역의 사설 및 공공 아동 의료 기관의 자금지원과 허가, 아동 의료 프로그램에 대한 기준 마련을 담당한다.

캐나다의 연방, 지역 및 지방 정부는 지난 십년 동안 학습과 아동 의료 프로그램 및 서비스를 확장시키고 향상시키고 있는 초기 아동 발달 협정을 보유하고 있다. 이것의 창시는 작업치료 서비스, 지역사회 및 가족에 기초한 아동 의료 센터, 유치원, 그리고 보육원을 포함한 아동 의료의 질을 향상시키고 있다. 부모 지지 또한 부모 교육 및 훈련, 의뢰서비스와 같은 것들을 발달시키고 있다 (캐나다 정부, 2009). 연방 정부는 자금을 지역 및 지방 정부로 양도하여 지역적 요구에 맞도록 프로그램이 강화되거나 발달될 수 있도록 한다. 이는 작업치료 서비스와 초기 아동 발달에 대한 연구를 위한 많은 새로운 기회를 만들어내고 있다. 작업치료사는 아동 및 가족과 관련된 건강 증진에 대한 역할을 할 수 있다 (초기 아동 발달 협정에 의해 가능해진 혁신적인 서비스의 예시는 상황 13-3에서 설명됨: 지역사회 세팅에서의 보건 증진 제공).

상황 13-2 지역사회 셋팅에서의 보건 증진의 제공

Claire는 온타리오에 있는 대도시에서 근무하는 작업치료사이다; 그녀는 지역사회 보건의료 센터 (CHC)에서 일한다. 이 센터는 지역사회에 거주하는 사람과 가족들을 위한 1차적인 보건 의료 및 보건 증진 프로그램을 제공하는 비영리 기관이다. Claire가 참여하고 있는 많은 프로그램 중 하나는 3년을 주기로 다양한 지역사회 기관들이 주민들과 함께 하는 아동 학대 방지 프로젝트이다.

Claire는 사회 공동주택에 있는 어린 아동을 키우는 가족 그룹과 함께 조력자 역할을 하고 있는 것이 즐겁다. 가족들이 우정을 쌓고 자신들의 지역사회를 더욱 살기 좋은 곳으로 만드는데 도움이 되는 기술을 배우는 것을 돕는다. 지역사회 구성원들은 다함께 자신들이 일하고 싶어 하는 것들을 확인한다. 여름에, 거주 가족들과 기관 봉사자들은 주거 캠프 세팅을 위해 1주일 동안 힘을 쏟는다.

Claire는 지역사회 조성을 돕고 관련된 일을 해결하며 지역사회 기관과 자원들을 연결시켜 주기 위해 한 달에 한 번씩 어린 아동을 키우는 여성들을 만난다. 거주자들은 학교, 지역 경찰서, 보건 기관, 아동 복지 기관, 그리고 공공 주택과 같은 지역 내 다양한 서비스에 대해 익숙해졌다. 가족들은 폭력, 학대, 육아, 약물, 가족계획, 인종 차별, 영양, 아동 의료, 서비스에 대한 격리 및 방해와 같은 일들을 경험할 수 있다. 이 과정은 고밀도, 고위험 지역에서 매우 낮은 수입으로 어린 아동을 키우며 살아가는 사람들에 대한, 공식적 및 비공식적 지지를 제공하는 지역사회의 판단력을 키우는데 도움을 줌으로써, 가족과 전문가 모두에게 이득으로 여겨진다.

현재 Claire는 여성 그룹이 소규모기업을 세우는 것을 돕기 위한 모임을 진행 중이다. 어머니들은 요식업과 수공예품 판매를 원한다. 그들은 사업 모델을 발달시키는 일을 하고 있다. 이 그룹은 Claire와 함께 회의를 해 오고 있고 수공예 프로젝트 시간을 위해 아기돌보기 모임을 만들고 있다. 이 그룹은 수공예품과 직접 만든 빵을 다가오는 몇 개월 내에 판매할 계획을 가지고 있다. 이 프로젝트를 위한 자금 지원은 일차적으로 지역의 아동 복지 기관에서 제공된다. 작업치료사는 이러한 다기관 프로젝트에 참여하는 조력자들 중 한 사람에 불과하다.

능동적인 학습

시나리오: David는 8월에 6살이 되는 자폐 아동이다. 부모님은 도시로 이사를 하였고 David가 집 근처 학교로 진학하기를 원한다. David의 부모님은 또한 David가 2학년에 적응하는데 도움이 될 수 있도록 작업치료 서비스를 받기를 원한다. David는 매우 낮은 의사소통 능력을 가지고 있으며 자신의 요구가 충족되지 않을 때 매우 좌절한다 (예를 들어, 과자나 음료를 원할 때 충족되지 않을 경우 물어뜯을 것임). 이전에 David를 가르친 작업치료사는 David가 전자 의사소통 장치를 사용하는 것을 배우면 이득이 될 것이라고 제안하였다.

1. David가 당신의 지역사회 내에 있는 학교에 통합될 수 있을까? 당신의 지역사회에서 자폐와 다른 행동 장애를 가진 아동을 위한 학교 배치에 대해 어떤 결정이 내려져야 하는지 학습하고 토론한다. 당신의 지역사회 내

에서 자폐 아동을 위해 공적으로 자금이 지원되는 작업 치료 서비스에는 무엇이 있는지 알아본다. 당신의 지역 사회에서 어떤 정부 기관이 학교에 기초한 작업치료 서비스에 대해 자금을 지원해주는지 알아본다. 당신의 주 또는 지역 내에서 지역사회마다 자폐 및 다른 행동 장애를 가진 아동을 위한 작업치료 서비스의 이용도가 다양한가? 만약 불일치하다면, 자폐 아동을 위한 작업 치료 서비스에 대한 차이점을 토론한다.

2. David의 부모님은 전자 의사소통 장치에 대해 David가 어떻게 접근할 수 있는지 그리고 사용법을 어떻게 훈련받을 수 있는지 알고 싶어 한다. 당신의 지역사회에서, 의사소통 장치에 대해 누가 David를 평가하고 누가 이 장치의 사용법을 훈련시키는가? 어떤 정부에서, 어떤 정부 기관이 이러한 서비스에 대해 지원하는가? 작업치료사와 David의 가족이 의사소통 장치를 사용할 수 있는 과정에 대해 기술한다.

핵심정리 (Here's the Point)

▶ 모든 캐나다인들은 인종, 종교, 출신 국가 또는 출신 민족, 피부색, 성별, 나이, 또는 신체적이나 정신적 장애에 상관없이 기초적인 자유와 민주적인 권리를 보장받는다. 캐나다인 보건 의료 시스템은 모든 가족들이 공공 보건 의료에 접근할 수 있도록 보장해준다. 여기에는 병원, 보건의료 센터 및 재활 센터, 가정, 그리고 보육원과 같은 지역사회 세팅에서의 작업치료 서비스가 포함된다.

▶ 학교 작업치료가 포함된 많은 특수 프로그램과 서비스들은 특수한 요구를 지닌 학생들이 학교에 참석하고 학교 경험을 잘 할 수 있도록 하기 위해 제공된다.

▶ 보건 증진은 작업치료의 중요한 역할이다. 캐나다의 몇몇 작업치료사들은 보건을 증진시키고 질병, 손상 및 장애를 예방함으로써 건강한 지역사회를 만드는데 중점을 둔다.

규제된 보건 전문가로서의 작업치료 (Occupational Therapy as a Regulated Health Profession)

대부분의 캐나다 지역에서 작업치료 임상은 지역 법률에 의해 규제된다{몇몇 예들은 온타리오에 있는 규제된 보건 전문가 법(Regulated Health Professions Act[RHPA]) (http://www.e-laws.gov.on.ca/html/ statutes/english/elaws_statutes_91r18_e.htm)과 앨버타에 있는 보건전문가법 (HPA)에 나타남 (앨버타 보건 및 건강, 날짜 없음)} 앨버타, 브리티시컬럼비아 및 온타리오 같은 몇몇 지역에서는, 이러한 법률이 다양한 보건 전문가들을 아우르는 "우산" 법으로 표기되어있다. 또한 각 전문가들 고유의 법에 대해 명시되어 있다(예, 온타리오에서의 작업치료법, 1991)(온타리오 정부, 2002b). 다른 지역에서의 규제 법률은 각 전문가들에게 구체적이다(예, 매니토바주의 작업치료사 법[1985])과 작업치료사 규칙 49/86 [매니토바 정부, 2005]). 이러한 차이에도 불구하고 캐나다의 법률은 구조와 내용이 꽤 유사하다.

규제 법률은 일차적으로 국민을 해로운 것으로부터 보호하기 위해 만들어졌지만 또한 질적인 의료를 촉진시키고 전문가가 국민에 대한 책임이 있다는 것을 보장해준다. 이러한 법률 유형은 직권남용의 정의를 내리고, 민원을 해결하기 위한 일반적인 규칙을 정해주며, 규제된 보건 전문가들에 대한 임상 기준을 마련해준다. 또한 질 높은 전문가들이 작업치료사로써 임상에서 일할 수 있다는 것을 확실하게 하기 위해 "작업치료사"라는 명칭의 사용을 규제한다. 규제된 보건 전문가 각각에 대해, 임상의 범위 또한 법률에 정의되어있다. 예를 들어, 브리티시컬럼비아 지역에서 작업치료사의 임상 범위는 "작업수행과 보건을 유지, 회복 또는 강화하기 위해 작업 수행을 평가할 수 있고 사람과 환경 상태를 수정할 수 있다"라고 기술되어 있다 (브리티시컬럼비아 정부, 2004).

규제된 법들 또한 이 법률에 명시되어 있다; 규제된 각 보건 전문가들에 대해 구체적으로 나타나 있으며 필수 능력이 없는 사람에 의해 수행되었을 경우 해로움의 위험이 나타날 수 있는 과정에 대해 정의 내려져 있다(온타리오의 작업치료 대학 [COTO], 2000). 온타리오에서의 예를 들어, 작업치료사들의 권한에 대한 규제된 법이나 한정된 활동 영역이 없다. 그러나, 이러한 법들은 의사, 이러한 규제된 법에 대한 권리를 만드는 사람과 같은 또 다른 전문가들에 의해 작업치료사에게 권한을 줄 수 있다.

국민들이 안전하고 적당한 임상을 위한 규제로부터 이득을 얻는 동안, 전문가들 또한 규제 기관 (예, 전문대학)의 확립과 관리를 통해 전문가 신용과 더불어 이득을 본다. 캐나다에는 10개의 지역 규제 기관이 있다. 각 대학은 그 지역에서 일하는 모든 작업치료사들을 위해 지방자치단체 규칙, 윤리, 규제 및 임상 기준을 포함하여 공통의 구조를 제공한다 (작업치료를 위한 지역의 규제 기관 목록을 위해서는 http://www.otworks.com/otworks_page.asp?pageID=739 참고바람). 대학은 또한 등록, 능력 지속, 민원 심사, 징계 처분, 그리고 전문가 명칭의 보호에도 책임을 맡고 있다 (앨버타 작업치료사 협회, 2005).

대부분의 지역 규제 기관들은 작업치료사가 그 지역에서 일하기 위한 등록을 하기 위해 캐나다 작업치료 협회(CAOT) 면허 시험에 합격할 것을 요구한다. CAOT 면허 시험은 캐나다에 있는 작업치료 임상에 들어간 모든 사람들이 임상 상황에서 이론 및 적용된 지식과 직업적 행동에 대해 쓰인 기준에 대해서 최소한으로 적합할 수 있도록 보장해준다 (CAOT; 2009).

전문가 관리는 국민, 전문가 및 고용주에 대해 많은 양의 책임을 명시하고, 임상에 많은 영향을 미친다. 현재 캐나다 전역에서 받아들이는 임상 기준은 "캐나다 작업치료사를 위한 필수적인 수행능력, 2번째 판"이다 (COTO, 2003). 이 문서는 캐나다 전 지역의 윤리적이고 안전하며 효과적인 작업치료 임상을 위해 요구되는 지식, 기술 및 능력들을 지정하고 있다. 초보 수준에서 기대되는 적당한 임상 또한 정하고 있다. 이러한 수행능력에는 임상 지역 및 영역과 관련된 입법과 규제 사항의 고수와 지식이 포함된다 (COTO, 2003). 이것에는 보건 의료 동의 법, 적절한 사법, 정신 건강 법, 그리고 특수한 임상에 영향을 미치는 다른 법률 또한 포함된다.

전문대학 또한 정보 동의, 임상의 투명성 그리고 클라이언트 기록을 규제한다. 이러한 각 영역에 대한 자격과 아동과 가족들이 함께하는 작업치료 임상에 어떻게 영향을 미치는지에 대한 내용은 다음 섹션과 상황 13-4의 Evan에 대한 내용에서 세부적으로 나와 있다.

정보 동의

보건 의료 동의를 위한 자격은 대부분의 지역 법률에 서술되어 있고, 캐나다 전역에서 자격의 특징과 내용은 유사하다. 작업치료사는 평가와 치료를 포함한 모든 서비스에 대해 정보 동의를 구하고 기록할 필요가 있다. 클라이언트가 진행될 행동에 대해 자발적으로 허가를 할 때 동의가 얻어진다 (Hobson, 2001). 작업치료사는 클라이언트에게 무슨 치료가 제공될 것이며 이득, 위험성, 대안이 무엇인지에 대한 충분한 정보를 제공해야만 한다 (COTO, 2008). 치료사는 이러한 동의를 구두로 그리고 임상기록지 또는 동의서를 사용하여 서면으로 작성할 수 있다.

아동의 경우에, 보통 부모님/법적 보호자가 아동을 대신하여 정보 동의를 제공한다 (캐나다 소아 협회[CPS] 생명윤리 위원회, 2004). 아동의 동의를 얻기 위해 작업치료사는 상황에 대한 아동의 이해 정도를 평가하고 아동이 발달적으로 자신의 상태에 대해 적절히 인식할 수 있도록 돕기 위해 임상적 판단을 사용할 필요가 있다; 아동은 평가와 치료 세션 동안 무엇을 기대하는지 말할 필요가 있다; 그리고 아동이 참여하기 원하는 것에 대한 표현을 할 필요가 있다 (소아 생명윤리 위원회의 미국 지부, 1995). 아동의 반대에도 불구하고 치료가 이루어져야 하는 경우 또한 그 상황에 대해 아동에게 설명 해야만 한다 (소아 생명윤리 위원회의 미국 지부, 1995). 동의를 제공해야 하는 아동에 대한 법적 연령은 지역이나 지방에 따라 차이가 있다. 어떤 지역에서는 특정 연령이 정해져 있지 않고, 이러한 경우에는 "아동의 이해 능력과 판단 능력"에 따라 결정된다 (캐나다 소아 협회 [CPS] 생명윤리 위원회, 2004).

임상의 투명성

동의를 얻는 것은 **임상의 투명성**을 보장하는 데 도움이 되고, 법률을 관리하는 2번째 지도 원칙이다. 임상의 투명성에는 클라이언트의 의료에 있어서 누가 그리고 무엇이 포함될 것인지에 대한 명확함, 개방, 철저한 의사소통이 수반된다 (COTO, 1999). 여기에는 클라이언트에 대한 작업 치료 역할과 작업치료사의 능력에 대해 명확하고 정확하게 말하는 것이 포함된다. 상황 13-4에서, Evan을 위해 서비스를 제공하는 첫 번째 작업치료사는 한 번 방문하여 주간보호 직원들에게 상담을 제공한 자신의 역할에 대해 Evan의 부모님에게 명확하게 설명하고 있다. 기대되는 것들을 분명하게 말하는 것 또한 중요하다. 그래서 클라이언트들은 자신들이 작업치료 서비스를 통해 서비스 의뢰

상황 13-4 Evan: PDD를 동반한 취학 전 아동

Evan은 $3\frac{1}{2}$세의 남자 아이로 온타리오주 이토비코크에 있는 주간 보호에 전 일제로 다니고 있다. Evan은 전반적 발달 장애 (PDD) 진단을 받았다. Evan의 주간 보호 제공자는 그의 언어 및 사회 발달 지연에 대해 염려하고 있다 (Box 13-4 참고). Evan의 주간 보호 일을 하는 사람은 그가 한 동안 앉아서 몸을 흔들 것이며, 종종 가상놀이를 위한 장난감보다 자신의 손이나 실 한 가닥의 움직임에 좀 더 집중하는 모습을 보인다고 기록하고 있다 (자폐증에 대한 좀 더 많은 정보는 26장: 자폐 범주성 장애에서 찾을 수 있음).

토론토 지역사회 (CLT)는 상담을 위해 다수의 전문가들을 제공해줄 수 있다: 직원과 부모를 위한 교육뿐만 아니라 자료 교사, 유아 교육 컨설턴트, 작업치료사, 그리고 행동 컨설턴트. CLT는 Evan을 위한 적절한 프로그램에 대한 지원을 제공하기 위해 연락을 취하였다. CLT의 유아 교육 컨설턴트는 주간

보호 제공자와 만남을 가졌고 Evan의 감각 및 놀이에 대한 작업치료 상담을 포함한 다양한 제안을 제공하였다.

단 하나의 상담 방문을 하기 위해 재정을 지원하는 작업치료사는, 주간보호환경에서 Evan을 만나고 오전에 관찰로 시간을 보내며 그의 주간보호직원과 상담을 하며 Evan의 프로그램을 위한 특정 사항들을 추천한다. 작업치료사는 또한 작업치료 서비스를 더욱 제공해줄 수 있는 다른 지역사회를 기반으로 한 기관과의 접촉을 Evan의 부모님에게 추천을 한다. 이 회사에서, Evan과 그의 가족은 작업치료 상담, 사회사업개입, 사회기술설계그룹, 그리고 부모교육과 훈련을 위해 적합할 것이다.

Evan은 2차 지역사회기관의 작업치료사에 의해 가정에서 볼 수 있다. 이 작업치료사는 가족에 의해 목표에 초점을 맞춘 중재 프로그램 설정과 평가를 통해 더 많이 완수할 수 있다. 지방 정부나 기관으로의 개인기부자금으로써 Evan의 가족에게 이 서비스를 받기 위한 비용은 지불되지 않는다. Evan의 부모님은 또한 그들의 가정에서 Evan을 위한 집중행동중재(IBI) 프로그램과 언어치료를 제공하기 위한 다른 두개의 회사와도 조정이 되었다.

BOX 13-4
온타리오주에서의 주간보호

온타리오주에서의 주간보호는 1990년 보육법, R.S.O. 아래 온타리오주 아동청소년서비스부에서의 면허 취득이 요구된다 (온타리오주 정부, 2002a). 이 법률 아래 직원은 조기 아동교육에서의 전문화된 훈련과 함께 전문가들을 포함해야 한다. 주간보호자금은 온타리오주 아동청소년서비스부와 주간보호가 있는 도시로부터 온다. 주간보호에서는 특별한 도움이 필요한 아동을 위한 특별한 방침이 없는 반면, 특별한 도움이 필요한 아동을 포함하여 지지하기 위한 직원, 기구, 장비, 그리고 서비스들이 유용한 자원들이 있다 (Beach, Friendly, Ferns, Prabhu, & Forer, 2009). 내각은 특별한 도움이 필요한 아동들이 그들의 또래가 있는 지역사회주간보호서비스에 통합되기를 장려한다. 이 서비스는 도의 비용공유를 통해 투자되며 가족들에게 비용요구사항을 전달하지 않는다 (온타리오주의 정부, 2002a).

영역과 받게 될 서비스, 서비스 모델, 누구와 정보를 공유해야 할 지, 서비스 시간, 서비스의 지불인과 같은 무엇을 얻을 수 있는지 알 수 있다 (COTO, 2003). 작업치료사는 이러한 정보를 클라이언트의 이해 수준에 적절하게 제공할 필요가 있다.

정보 동의를 얻는 것과 임상의 투명성을 제공하는 것은 클라이언트와 가족, 다른 보건 전문가, 그리고 그 외 포함되는 사람들 (예, 선생님)에 대한 효과적인 의사소통의 한 부분이다. 클라이언트는 비밀유지의 수준이 형식으로 유지될 것인지, 누구와 정보를 공유할 것인지, 어떻게 할 것인지 알아야만 한다. 또한 임상가가 서비스 제공 규정의 서면 기록을 보관하는 것이 필요하다는 것을 이해해야만 한다. Shira의 경우, 재활 센터에 있는 작업치료사는 전자 임상 기록을 병원 컴퓨터 데이터베이스에 보관했다. 더욱이 모든 평가 내용이 기록되었고 가족들에게 제공되었다.

13-4 상황에서, 다양한 서비스제공자들은 분열과 중복을 줄이기 위하여 가정에서 Evan과 그의 가족을 위한 그들의 서비스 조정에 마주하게 된다. 이 가정을 기반으로 한 서비스 제공은 그들이 함께 평가 결과들을 공유하고, 중재계획을 조정할 수 있도록 Evan의 가족들과 함께 조정할 수 있었다. 이 전략은 수많은 이점을 가져왔다. 첫째로, 이것은 Evan의 부모님의 시각과 바램들이 반영되고 존중될 수 있도록 도움을 줄 수 있었고 또한 그들이 원하는 것처럼 의사결정에도 참여할 수 있었다. 둘째로, 기관에서 중재를 위한 그녀의 평가 결과들과 권유사항들을 공유할 때 작업치료사가 그녀의 대학의 요구조건들, 임상의 투명성, 개인정보보호, 그리고 환자기록을 다루는 것을 가능하게 하였다. 셋째로, Evan을 위한 중재 프로그램의 조정하기 위해 주간보호와 Evan을 포함하여 CLT 팀과 함께 평가 결과들과 중재 전략들을 공유하기 위해 서비스 제공자들은 가족과 그들의 기관으로부터 허가를 구할 수 있었다. 조정 서비스들은, 수행하는 동안, 제한된 자원의 이용에 더욱 효과적이고 효율적일 것이며 더 나은 결과를 가져올 것이다.

환자기록

운영하는 대학들은 또한 작업치료 서비스의 문서화를 규제한다. 환자기록의 목적은 의사소통, 클라이언트 관리계획, 법적인 문서, 그리고 질적인 감독을 보증하기 위해서이다. 문서화는 정확하고, 적시에, 순차적인 방법들에 의해 기록되어야 한다. 문서화는 오직 사실과 작업치료사의 개인적인 지식들을 가지고 이루어지는 관찰들이 객관적으로 기록되어야 한다. 또한 각각의 작업치료사는 환자의 정보에 대한 문서화의 개인정보를 보호하고 안전하게 다루어야 할 책임을 가진다. 이것은 Suhail의 차에서 그녀의 학교를 기반으로 한 작업치료 이동의 환자의 기록과 같은 가정이나 학교 방문 시, 특히 중요하다.

표 13-1 ● 주의 개인생활보호법

주	개인건강정보 규제 법규
브리티시컬럼비아 (British Columbia)	• 개인정보보호법 (PIPA) • 정보의자유및개인정보보호법 (FOIPPA)
퀘백 (Quebec)	• 공공기관과 개인정보보호에 의한 문서 열람 접근에 관한 법 • 민간 부문에서 개인정보보호에 관한 법
알버타 (Alberta)	• FOIPPA • 건강정보법 (HIA) • 개인정보보호법 (PIPA)
뉴브런즈윅 (New Brunswick)	• 개인정보보호법
온타리오 (Ontario)	• FOIPPA • 개인건강정보보호법 (PHIPA)

캐나다의 개인정보보호 사무실 (2005b). 지방/토지 개인 정보 보호 법률, 강독 사무실 및 정보기관 Retrieved October 1, 2009 from http://www.priv.gc.ca/resource/prov/index_e.cfm.

이 문서화와 관련하여 여기에 두 가지 연방법이 있다: 개인정보보호법과 개인정보보호 및 전자문서법(PIPEDA)(캐나다의 개인정보보호 정책위원회, 2005a). 지침서에는 언제 또는 누구에게 공개될 수 있는지 정부수집과 보호에 대해 설정되어 있다. 13-4 상황에서, CLT의 작업치료사는 진행 전에 주간보호로 Evan의 가정방문을 위해 허가를 요청하기 위해 Evan의 부모에게 전화하도록 요구되었다. 작업치료사는 또한 주간보호직원과 함께 정보공유에 대해 가족의 동의를 얻어야 한다. 게다가, Evan의 두 번째 작업치료사는 더 많은 권유사항들에 대한 이해가 필요할 때 첫 번째 작업치료사에게 이야기하기 위해 Evan의 가족으로부터 허가를 위한 요청이 제정법에 의해 요구되었다.

법률은 또한 필요하다면 이 정보가 올바른지 그리고 그들의 개인적 정보로의 접근을 개인에게 허가한다. Quebec과 British Columbia는 개인적 정보와 관련하여 대체로 PIPEDA와 유사한 그들의 고유법을 발전시켰다. 또한 Alberta, Saskatchewan, Manitoba, 그리고 온타리오주에서는 보건의료제공자들과 다른 보건의료기관들에 의한 개인건강정보의 공개, 수집 및 사용에 관한 법률을 특별히 통과시켰다. 이 규칙들은 개인건강정보가 개인정보보호,

표 13-2 ● 아동, 청소년, 그리고 가족들과 함께 작업치료 임상을 가이드하기 위한 온타리오주 관련법들

OT 적용 법	설명
정신건강법	• 정신건강서비스의 허가 규제 • 사람들이 정신병원으로의 비자발적인 입원의 규제를 포함하여 사람들이 정신과 시설로 입원하는 방법 대한 결정 • 정신건강서비스 이용자와 제공자의 권리와 책임의 명시 • 정신과 기록의 기밀과 전문의, 경찰, 평화의 정의와 검토 이사회와 관련된 조건 지정
보건의료동의법	• 다양한 시설에서 사람들이 관리 또는 치료받는 방법에 관한 법규와 결정 방법은 그들의 관리에 의해 이루어진다. • 치료를 받아야하거나 거절할 수 있는 조건들에 대한 명시 (COTO, 2008).
대리결정법	• 누군가가 그들의 개인적인 관리 또는 특성에 관한 치료 결정이 정신적으로 불가능할 때 무엇을 할지 안내한다. • 정신적으로 "불가능한" 사람을 위해 의사결정자를 지정할 수 있는 방법을 기술한다("대리의사 결정자들" 그리고 대리인의 능력) (COTO, 1998).

비공식적으로 안전하게 보장될 수 있도록 발전되어왔다. 표 13-1은 이 법률에 관한 목록이다.

또한 여기에는 작업치료사가 정신건강영역과 같은 법률의 영향력에 대해 확실하게 이해할 수 있는 임상의 특정 영역들이 있다. 다양한 주에서의 정신건강법(Alberta, Yukon, 그리고 온타리오주와 같은)은 작업치료 임상과 문서화, 특히 이 영역에서 일을 할 때 적용된다. 예를 들어, 온타리오에서는 정신건강법, 보건의료동의법, 그리고 대리결정법을 포함하여 다양한 관련법들이 있다. 표 13-2는 이 법들에 대한 설명이다.

규제된 직업에 작업치료사들은 클라이언트가 의미를 가질 수 있도록, 그들의 결정된 목표로 다가갈 수 있도록 클라이언트를 책임져야 한다. Evan의 작업치료사는 Evan의 부모와 함께 그들이 Evan과 작업치료 서비스를 위한 초기 목표와 우선순위를 인식하는데 도움을 줄 수 있도록 캐나다작업수행측정(COPM; Law et al., 1998)을 사용하였다. Evan의 부모님은 다음과 같은 목표들을 확인하였다: (1) Evan은 화장실을 사용한 뒤에 자신의 바지를 끌어올릴 수 있다; (2) Evan은 식사시간에 식사도구를 사용할 것이다; (3) Evan은 크레용의 색깔을 학습할 것이다. 이 접근의 유형은 그들의 선택이 고려된 작업들에 의하여 치료사가 그들의 클라이언트의 요구에 충족된 방향에 초점을 맞추어 명확히 제공된다.

게다가, 작업에 초점을 둔 관리하기 위한 클라이언트 중심의 접근은, 임상에 있어 조기에 설정된 필요한 규제들과, 주 그리고 법에 부합하여 보장될 것이다. 클라이언트 중심의 접근은 그들의 고유 생활, 클라이언트 의사결정 장려, 클라이언트의 바램과 요구들의 강조, 그리고 그들의 선택이나 우선순위 그리고 가치 존중을 위해 전문가로써 클라이언트를 바라보고 강조한다. 또한 이것은 클라이언트의 지지와 그들의 삶에서 독립적으로 그리고 개인적인 조절을 성취하기 위해 발전되어야 할 기술들을 도와주기 위한 것들을 포함한다. 클라이언트 중심의 임상에 대한 주요 개념과 원칙들은 작업치료 임상의 캐나다 기준들, 주의 대학전문 위법행위 규제, 윤리 그리고 적용가능한 법(보건의료동의법과 같은)과 관련된 사례법을 근거로 한 것이다.

협상하기 위하여 작업치료사를 위한 많은 법률과 규제들과 함께, 이것은 작업치료 임상에서 체계적 접근법이 왜 중요한지에 대해 명확히 보여준다. 접근법은 클라이언트 의사결정과 자기-효능이 가능해야 하며 클라이언트의 가치, 장점, 그리고 우선순위들을 지지하고 존중해야 한다(Fearing & Clark, 2000). 캐나다임상과정체제(CPPF)는 일반적인 체제이며 이것은 다양한 실무배경에서의 적용이 가능하게 한다 (Craik, Davis, & Polatajko, 2007). 다음의 8가지 행동들은 작업치료과정을 안내해 줄 것이다:

1. 도입/시작
2. 단계 설계
3. 접근/평가
4. 동의-목표와 계획
5. 임상 계획
6. 감독/수정
7. 성과평가
8. 결론/종결

한 사람의 임상을 안내하기 위한 CPPF와 같은 접근법의 적용은 관련법, 윤리, 그리고 접하게 되는 필수적인 임상기준들을 보장하기 위하여 어느 작업치료사에게도 용이하게 도움을 줄 것이다.

능동적인 학습

캐나다에서는, 작업치료사들에게 요구되는 필수적인 역량과 임상 기준이 제시되어 있다. 이 기준들과 역량들은 작업치료에서 주의 제정된 그리고 규제된 조건들을 준수하고 지식을 증명하는 것을 포함한다. 이것은 보건의료동의법과 관련된 개인정보보호법을 포함한다.

시나리오: 당신은 가정관리기관에서 작업치료사로 일하고 있다. 당신은 당신의 지역병원의 신생아집중치료실(NICU)에서 집으로 퇴원한 Jade Ellis라는 조산 아동에게 의뢰를 받았다. 당신은 그녀가 NICU에 있는 동안 Jade와 그녀의 가족과 함께 일을 한 작업치료사로부터 관련된 작업치료 기록들을 얻고 싶을 것이다.

1. Jade의 병원을 기반으로 한 작업치료로부터 관련된 작업치료 기록을 복사하는데 허가를 얻기 위해 당신의 권한 내에서 무엇을 해야 합니까? 당신이 수행할 절차를 설명하세요.
2. 작업치료 평가와 치료 동의와 관련하여 당신의 주에서는 어떠한 실행 기준들이 있습니까? Jade와 그녀의 가족에게 작업치료 서비스 제공을 위해 Jade의 부모님으로부터 동의를 얻기 위하여 당신이 어떻게 할 것인지 설명할 수 있도록 당신의 파트너와 역할놀이를 해보세요(평가와 중재를 포함하여).

핵심정리 (Here's the Point)

▶ 보통 아동의 모든 작업치료 서비스에 대한 정보 동의를 제공하는 사람은 아동의 부모 또는 법적 보호자이다. 또한 작업치료는 평가 또는 중재 시간 동안 아동이 기대해야 하는 것이 무엇인지 대한 설명에 의하여 아동의 동의를 얻는다.

▶ 작업치료사들은 그들의 역할, 역량, 그리고 아동이나 청소년에게 제공하는 서비스에 어떤 것들이 포함되는지 부모 또는 보호자와 명확하고 정확하게 의사소통을 해야 한다.

▶ 캐나다 전역의 작업치료사는 개인정보가 비공식적으로 은밀하고 안전하게 지켜질 수 있도록 아동 그리고 그들의 가족에게 작업치료 서비스의 문서화를 통제하는 주의 법규를 인식하여야 한다.

요약(Summary)

캐나다에서 아동, 청소년, 그리고 가족들과 함께하는 작업치료 임상은 주 그리고 연방 정책과 법에 의해 큰 영향을 받는다. 이 장은 작업치료사에게 법안의 핵심 부분의 개요와 함께 그들의 임상을 어떻게 적용할 것인지 제공한다. 본 장에서 언급된 것처럼, 작업치료사가 임상의 기준, 정보동의, 임상의 투명성, 그리고 개인정보보호 법안을 포함하여 그들의 전문성을 위해 주의 규제 법안 그리고 요구조건들에 대해 학습하는 것은 매우 중요하다. 상황은 캐나다 법이 작업치료 서비스를 포함하여 아동과 그들의 가족을 위한 보건의료, 교육, 그리고 사회적 서비스에서의 자원들과 서비스의 큰 폭에 어떠한 것들을 제공하는지 실례를 보여주기 위해 제공되었다. 작업치료는 정보의 후원 시스템의 작업, 서비스와 자원들을 위한 그들의 자격, 그리고 작업치료가 가족이 그들의 요구사항들을 충족할 수 있도록 도울 수 있는 방법에 대한 이해로 가족들을 이끄는데 매우 중요한 역할을 한다. 또한 작업치료사들은 지지, 연구, 그리고 정책발전과 갱신을 포함한 위원회의 참여를 통하여 보건, 교육, 사회서비스, 그리고 사법에서 규제 및 정책 변화에 영향을 주는 위치로 자리 잡을 것이다.

장난감 상자에는 무엇이 더 있나?

임상가를 위한 출처들

캐나다 작업치료협회 (CAOT)

http://www.caot.ca

작업치료사들의 전문적 수행을 돕고 보조하는 작업치료 서비스, 수행, 뉴스, 네트워킹과 같은 정보를 제공하는 주요 단체. 게다가 캐나다 작업치료 협회는 국가 자격인증 시험을 담당하고 있다. 캐나다에서 일하고 싶어 하는 작업치료사의 능력과 수행을 위해 당국의 등록을 실시하고 이 시험에 합격해야 한다.

알버타 작업치료 대학

http://http://www.acot.ca/

알버타에 있는 작업치료 정규 과정은 윤리적인 작업치료 서비스를 제공하고 수행할 능력을 함양시킬 책임을 가진다.

온타리오 작업치료 대학

http://www.coto.org

공공의 이익을 보호하고 건강하게 온타리오 작업치료사의 지속적인 능력 향상과 지원을 통해 복지를 향상시킨다.

캐나다 보건국

http://www.hc-sc.gc.ca

캐나다인의 건강과 안전에 직접적인 영향을 미치는 법률의 많은 부분을 관리하고 규정을 적용한다. 또한 건강에 관련한 지침을 해석하고 법률과 규정을 정비한다.

캐나다 정보에서 운영하는 사회개발부에 속해 있는 장애 문제 부서 (ODI)

http://www.sdc.gc.ca/en/gateways/nav/top_nav/program/odi.shtml

캐나다 교육부에서 관리하며 정부의 정책과 프로그램 개선을 위해 장애를 가진 사람들과 함께 운영한다.

부모를 위한 출처들

온타리오의 아동과 청소년 서비스부

http://www.children.gov.on.ca/htdocs/English/index.aspx

이 사이트는 온타리오 정부의 지원서비스 및 프로그램, 자금 출처, 취득 서비스 신청에 대한 정보를 작업치료사와 가족들에게 매우 용이하고 다양하게 제공한다.

아동관리

http://www.caringforkids.cps.ca/whensick/TreatmentDecisions.htm

이 사이트는 아동, 어린이 및 청소년에 대한 정보가 포함되어 있다. 자녀에 대한 치료결정을 내릴 때 부모에게 조언을 제공한다. 또한 자녀의 건강관리를 위한 의료팀과 의사결정에 참여하는 부모를 돕는다.

작업치료 찾기 (캐나다 작업치료협회에 의해 운영되는 웹사이트)

http://www.otworks.com/otfinder.cfm

이 사이트는 부모들이 특별한 치료가 필요한 아이들을 위해 그들이 사는 지역사회 내에서 작업치료 서비스를 확인하는데 유용하게 사용된다.

작업치료 업무 (캐나다 작업치료협회에 의해 운영되는 웹사이트)

http://www.otworks.ca/otworks_page.asp?pageid=681

웹사이트 : www.otworks.ca 작업치료에 대한 유용한 정보를 소비자에게 제공. 작업치료 서비스와 중대에 대한 증거를 제공하고 연구결과를 살펴볼 수 있도록 특정 웹페이지에서 링크를 제공. 작업치료 연구자들은 특정 집단에게 효과적인 치료를 제공할 수 있는 정보를 확인하기 위해 함께 활용할 수 있다.

참고문헌

Alberta College of Occupational Therapists (ACOT). (2009). Professional Registration. Retrieved September 27, 2009, from http://www.acot.ca/pages/Professional_Registration.

Alberta Health and Wellness. (n.d.). *Health Professionals Act.* Retrieved September 27, 2009, from http://www.health.alberta.ca/documents/Health-Professions-Act.pdf.

American Academy of Pediatrics Committee on Bioethics. (1995). Informed consent, parental permission, and assent in pediatric practice. *Pediatrics, 95,* 314–317.

Association of Canadian Occupational Therapy Regulatory Organizations. (ACOTRO). (2003). *Essential competencies of practice for occupational therapists in Canada – 2nd edition.* Retrieved November 16, 2009, from http://www.cotbc.org/resources.php.

Beach, J., Friendly, M., Ferns, C., Prabhu, N. and Forer, B. (2009). *Early childhood education and care in Canada 2008–8th edition.* Retrieved January 29, 2010, from http://www.childcarecanada.org/ECEC2004/index.html#toc.

British Columbia Association for Community Living. (2005). *Social policy positions: Individualized funding policy.* Retrieved September 27, 2009, from http://www.bcacl.org/index.cfm?act=main&call=A25CB152.

British Columbia Ministry of Education, Special Programs Branch. (2001). *Career/life transitions for students with diverse needs: A resource guide for schools.* Retrieved September 27, 2009, from http://www.bced.gov.bc.ca/specialed/docs/moe_clt_resource_rb0144.pdf.

Canadian Association of Occupational Therapists. (2009). CAOT Certification Examination. Retrieved November 16, 2009, from http://www.caot.ca/default.asp?pageid=424.

Canadian Heritage. (2009). *Guide to the Canadian Charter of Rights and Freedom.* Retrieved September 27, 2009, from http://www.pch.gc.ca/pgm/pdp-hrp/canada/frdm-eng.cfm.

Canadian Mental Health Association, Ontario. (2009). Mental Health Act. Retrieved October 16, 2009, from http://www.ontario.cmha.ca/legislation.asp?cID=6991.

Canadian Paediatric Society (CPS) Bioethics Committee. (2004). Treatment decisions regarding infants, children and adolescents. *Paediatrics & Child Health, 9,* 99–103. Retrieved November 16, 2009, from http://www.cps.ca/english/statements/B/b04-01.htm#Decision-making%20capacity.

College of Occupational Therapists of Ontario. (2000). *Guideline on the controlled acts and delegation.* Retrieved September 27, 2009, from http://www.coto.org/pdf/Controlled_Acts.pdf.

College of Occupational Therapists of Ontario. (2003). *Essential competencies for occupational therapy practice in Canada. Second edition.* Retrieved November 16, 2009, from http://www.coto.org/pdf/Essent_Comp_04.pdf.

College of Occupational Therapists of Ontario. (2003). *Professional responsibilities within a climate of managed resources.* Retrieved September 27, 2009, from http://www.coto.org/pdf/Climate_Managed_Resources.pdf.

College of Occupational Therapists of Ontario. (2008). *Standards for consent.* Retrieved November 16, 2009, from http://www.coto.org/pdf/COTO_Standards_Consent_2008.pdf College of Occupational Therapists of Ontario. (1999). *Promoting quality practice: Transparent practice,* February 1999. Retrieved November 16, 2009, from http://www.coto.org/practice/caseStudy-QP0299.asp.

Craik, J., Davis, J., and Polatajko, H. (2007). Canadian practice process framework. In E. Townsend and H. Polatajko (Eds.), *Enabling occupation, II: Advancing an occupational therapy vision for health, well-being and justice through occupation* (pp. 229–246). Ottawa, ON: CAOT Publications ACE.

Fearing, V., and Clark, J. (2000). *Individuals in context: A practical guide to client centered practice.* Thorofare, NJ: Slack.

Government of British Columbia. (2004). *Revised statutes and consolidated regulations of British Columbia.* Retrieved September 27, 2009, from http://www.bclaws.ca/Recon/content/site?id=freeside&xsl=/Recon/template/toc.xsl/group-A/.

Government of British Columbia. (2008). *Special education services.* Retrieved September 27, 2009, from http://www.bced.gov.bc.ca/specialed/ppandg.htm.

Government of Canada. (1982). *Canadian Charter of Rights and Freedoms.* Retrieved January 29, 2010, from http://laws.justice.gc.ca/en/charter/#garantie.

Government of Canada. (1985). *Canada Health Act R.S. c.C-6.* Retrieved February 10, 2005, from http://laws.justice.gc.ca/en/C-6/index.html.

Government of Canada. (2004). *Advancing the inclusion of persons with disabilities.* Retrieved September 27, 2009, from http://www.hrsdc.gc.ca/eng/disability_issues/reports/fdr/2008/page00.shtml.

Government of Canada. (2009). *Federal/provincial/territorial communiqué on early childhood development: Shared framework for reporting on progress in improving and expanding Early Childhood Development (ECD) programs and services.* Retrieved September 27, 2009, from http://www.ecd-elcc.ca/eng/ecd/ecd_sharedframe.shtml.

Government of Manitoba. (2005). *The Occupational Therapists Act of Manitoba.* Retrieved November 16, 2009, from http://www.cotm.ca/aboutDrop/actRegs_c.html.

Government of Ontario. (1990a). *Education Act.* Retrieved September 27, 2009, from http://www.elaws.gov.on.ca/html/statutes/english/elaws_statutes_90e02_e.htm.

Government of Ontario. (1990b). *Child and Family Services Act, R.S.O. 1990, c.C.11.* Retrieved January 29, 2010, from http://www.e-laws.gov.on.ca/html/statutes/english/elaws_statutes_90c11_e.htm.

Government of Ontario. (2000a). *Standards for school boards' special education plans.* Retrieved January 14, 2010, from http://www.edu.gov.on.ca/eng/general/elemsec/speced/iepstand/iepstand.pdf.

Government of Ontario. (2000b). *A guide to the substitute decisions act*. Retrieved January 14, 2010, from http://www.attorneygeneral.jus.gov.on.ca/english/family/pgt/pgtsda.pdf.

Government of Ontario. (2001). *Ontarians with Disabilities Act*. Retrieved January 10, 2005, from http://www.e-laws.gov.on.ca/DBLaws/Statutes/English/01o32_e.htm.

Government of Ontario. (2002a). *Ontario statutes and regulations: Day Nurseries Act*. Retrieved September 27, 2009, from http://www.e-laws.gov.on.ca/html/statutes/english/elaws_statutes_90d02_e.htm.

Government of Ontario. (2002b). *Ontario statutes and regulations: Occupational Therapy Act, 1991*. Retrieved November 16, 2009, from http://www.e-laws.gov.on.ca/html/statutes/english/elaws_statutes_91o33_e.htm.

Government of Ontario. (2005). *Highlights of Regulation 181/98*. Retrieved January 14, 2010, from http://www.edu.gov.on.ca/eng/general/elemsec/speced/hilites.html.

Health Canada. (2004). *Canada Health Act –overview*. Retrieved September 27, 2009, from http://www.hc-sc.gc.ca/hcs-sss/medi-assur/cha-lcs/overview-apercu-eng.php.

Hobson, S. (2001). Informed consent: Do you have it? *Occupational Therapy Now*. Retrieved November 16, 2009, from http://www.caot.ca/otnow/sept01-eng/sept01-consent.cfm.

Law, M., Baptiste, S., Carswell, A., McColl, M., Polatajko, H., and Pollock, N. (1998). *Canadian occupational performance measure*. Ottawa, ON: CAOT Publications ACE.

Office of the Privacy Commissioner of Canada. (2005a). *Privacy legislation in Canada*. Retrieved October 16, 2009, from http://www.priv.gc.ca/index_e.cfm.

Office of the Privacy Commissioner of Canada. (2005b). *Provincial/territorial privacy laws, oversight offices and government organizations*. Retrieved July 3, 2005, from http://www.priv.gc.ca/index_e.cfm.

Ontario Human Rights Commission. (2004). *Guidelines on accessible education*. Retrieved September 27, 2009, from http://www.ohrc.on.ca/english/publications/accessible-education-guide.shtml.

Organization for Economic and Cooperative Development. (2006). *OECD Education: Education at a glance 2006*. Retrieved November 16, 2009, from http://www.oecd.org/dataoecd/52/1/37392733.pdf.

Palisano, R., Rosenbaum, P., Walter, S., Russell, D., Wood, E., and Galuppi, B. (1997). Development and validation of a gross motor function classification system for children with cerebral palsy. *Developmental Medicine and Child Neurology, 39*, 214–223.

Pearpoint, J., O'Brien, J., and Forest, M. (1993). *Path: A workbook for planning positive future: Planning alternative tomorrows with hope for schools, organizations, businesses, families*. Toronto, ON: Inclusion Press.

Saskatchewan Education. (1997). *Planning for action: An implementation handbook for Equity in education: Our children, our communities and our future*. Retrieved January 29, 2010, from http://www.education.gov.sk.ca.

US Department of Justice. (1990). *Americans with Disabilities Act. Public Law 101-336, 42, U.S.C. 12101*. Retrieved September 27, 2009, from http://www.usdoj.gov/crt/ada/adahom1.htm.

제 14 장

14

영국에서의 소아 작업치료
(Paediatric Occupational Therapy in the United Kingdom)

아동의 보건과 법제에 초점을 둔 임상

Dido Green과 Carolyn Dunford

> [이 규칙은] 당신이 만약 코를 후빈다거나 누군가를 죽이거나 강도질을 하는 것과 같이 나쁜 일을 할 경우, 당신은 지옥에 가야한다.
>
> *—Ellie, 11세*

개론

목적

1. 작업치료 임상에 주는 영향을 포함하여 영국의 주요법에 대해 설명한다.
2. 보건의료-, 사회서비스-, 그리고 교육-기금 작업치료 서비스를 비교한다.
3. 제공된 고객, 고용주, 그리고 임상 모델을 포함하여 영국에서 소아 작업치료사들에 의한 실용적인 중재과정을 설명한다.

서론 (Introduction)

작업치료에서 최상의 임상은 임상에서의 규제와 정책의 효과에 대한 명확한 이해에 달려있다. 이 장에서는 영국의 다문화 사회에서 소아 작업치료 셋팅의 임상에 관하여 이끌어 도와줄 수 있도록 계획해준다. 영국은 잉글랜드, 스코틀랜드, 웨일스, 그리고 북아일랜드 네 개의 지방으로 이루어지며 각각은 중심 정부의 개발능력을 근거로 하여 각자 조금씩 다른 규칙과 규제들을 가진다.

아동에게 영향을 미치는 법률의 개요 (An Overview of Legislation Affecting Services to Children)

필수적인 보건, 사회, 그리고 교육 서비스는 영국에서는 무료로 제공된다. 많은 주요 법률 문서들은 아동을 위한 서비스 규정을 정의하는데 도움을 준다: 1989년과 2004년 아동법, 2003년 주택법 (재정과 기타조항들), 1981년 교육법 (스코틀랜드), 그리고 1996년 교육장애차별금지법. (주요 정부 법안과 법률의 세부항목이 제시되어 있는 표 14-1을 보아라.) 게다가 문서화는 이 법률의 적용을 지지하는 특질에 법안의 구현 특히 국제기능장애건강분류 (ICF) (세계보건기구 [WHO], 2001)와 아동권리국제연합협약 (국제연합, 1989)에 현저히 기여한다. 이러한 국제문서화들은 법적인 제약보다 임상윤리를 위한 체제를 제공한다.

두 개의 아동법은 보건 및 사회서비스 아래 아동 그리고 청소년의 복지가 중요시 여겨지는 "가족-중심관리"와 같은 철학을 명시한다. 법률은 정부에 의한 조달 및 관리되는 **국제건강서비스** (NHS) 내에서 보건의료를 위한 안건이 정립된다. 유사하게, 1978년에 출판된 Warnock 보고서는 **특수교육**이 요구되는 아동들을 위해 교육제공에서 큰 변화를 가져왔다 (SEN; 교육 내에서 장애로 언급되는 우선된 용어; **스코틀랜드에서의 교육 필요에 대한 기록이라 부르는**). Warnock 보고서에는 초기 담당자와 함께 모든 아동들의 전체 통합을 기대하지만, 후에 일부 전문 시위 시설에 대한 필요성을 인식하는-주류 시설의 특수교육이 요구되는 아동의 통합이 보고되고 있다.

정부 "백서"와 법안들은 법적 구속력이 아니라 표준을 제공하며 그것들은 종종 법안들에 포함된다. 예를 들어, 2008년 7월 백서에서 "모두를 위한 보건의료"는 **학습장애**를 가진 사람들을 위한 의료서비스의 접근 권한에 대한 독립적인 문의가 공개되었다 ("학습장애"라는 용어는 다른 나라에서 사용되는 "지적장애" 또는 "정신지체"와 유사한 말로 영국에서 주로 사용된다). 모두를 위한 보건의료는 "보편적으로 공정하고 동등하게 접근가능하고 효과적인 보건의료"로 학습장애를 가진 사람들에게 제공할 수 있는 권장사항을 만든다 (보건의료부, 2008). 결과로, 지적손상 그리고/또는 도전적인 행동을 가진 사람들에게 적절한 의료관리를 받을 수 있도록 보장하기 위해 추가적인 자원들이 투입되기 쉽다.

정부 규정의 이행에 대한 책임시설은 교육부로 현재 대체된 아동, 학교와 가족들을 위해 새롭게 형성된 정부 부서 (DCSF)에서 크게 NHS, 사회서비스, 그리고 교육으로 나누어진다. 작업치료 서비스는 전통적으로 NHS (대부분의 소아 작업치료사들이 고용되는) 또는 사회서비스에 의해 유지된다. 아주 적은 수의 치료사들은 교육을 통하여 직접적으로 고용되고, 현재는 DCSF (작업치료사들의 대학, 소아 작업치료사들의 국제연합, 2003)를 통한다. 그러므로 치료사들은 교육에 영향을 미치는 직접적인 어려움이 아닌 장애 (특별한 도움이 요구되는)를 가진 아동들에 대한 보건과 복지의 도움에 대한 책임을 가져왔다. 그것은, 치료사들이 아동이 교육시설에 접근할 수 있게 도와주고 NHS에서 신체적 결함 또는 정신적 질병/장애로 인한 학습장애를 위한 간접적인 보건에 대한 도움에 대한 반응으로 교과과정을 제공한다.

게다가 모든 서비스 제공을 통제하는 국가 법률은, **작업치료사들의 대학** (COT)에서 직업에 대한 철학을 정립한다. COT에서는 작업치료사를 위한 직업 그리고 교육기준의 정립에 대한 책임을 가진다. COT는 영국을 통하여 정부방침과 관련하여 국가적으로 그리고 국제적으로 직업에 대해 설명하고 상담한다. COT는 평가, 중재, 그리고 서비스 모델에 대하여 가족의 신뢰, 가치, 그리고 요구사항들을 우선순위로 두어 클라이언트-중심의 임상을 채택한다 (COT, 2000). 이러한 측면에서, 영국의 작업치료사들은 진단중심의 서비스를 이끄는 진단 모델링에 기초를 둔 분류체계통합의 서비스 제공을 위한 행정적 압력에도 불구하고 의료 및 서비스가 필요할 때 개개인의 문제해결에 근거하여 고려한다.

공식적으로 소아 작업치료사들의 국가협회 (NAPOT)로 알려진 아동, 청소년 그리고 가족에 대한 COT 전문가는 700명 이상의 구성원들로 이루어져 있고, COT 내에서 가장 전문적인 부분이다. 그러나, 회원은 자발적이며 개인에 의한 투자가 이루어지며 소아 작업치료사만 모두 소속되어 있지는 않다. 아동, 청소년 그리고 가족 전문가는 회의를 조직하며, 저널을 발간하고 지역의 집단들을 지지한다.

표 14-1 ● 아동과 청소년을 위한 서비스에 영향을 미치는 주요 정부의 법안과 법률

법안/법률	년	주요정책	서비스 발달에 미친 영향	작업치료 영향에 미친 영향
			복지국가를 위한 기초	
국제보건서비스법 (스코틀랜드)	1946 (1947)	모든 보건의료 무료제공	국제건강체계 내에서 의료제공과 1948년 NHS 성립을 이끔	규정된 작업치료사들은 공영기관들에 기초를 두고 보건을 위한 주의 관료의 책임을 지닐 것이다.
국제보험법	1946	사회보험과 연금 확립	보살핌이 필요하거나 무직의/장애를 가진 사람들을 위한 재정적인 지원을 제공	장애수당자격에 대한 결정에 참여할 수 있도록 인가된 작업치료사들
주택법 (재정 그리고 갖가지 조항)	1946	값싼 임대시설의 제공을 위한 공영주택(협의회)확립	개인 그리고 공영 주택시설들 사이에서 자택 소유권에 대한 구별 형성	확정된 다양한 보조금과 통제 기구들은 주택유형에 따른 주택의 적합성을 위해 적용되었다.
교육법 (스코틀랜드)	1946	5세에서 16세까지의 아동들을 위한 무상 (의무)교육 확립	초기 (유아 그리고 나이가 어린 아동)부터 중등 그리고 고등/이상의 교육까지 교육체계의 구조를 정립	초기 문서화는 특별한 도움이 요구되는/장애를 가진 아동들을 위한 서비스가 명시되지 않았다.
			최초의 법 이후의 변경	
장애시설보상	XX		장애아동이나 가족을 위한 보조금 지원 방법 검사	주택의 적합성과 평가 제공
NHS 현대의 그리고 신뢰할 만한 백서	1997	보건서비스재구축과 함께 모든 보건서비스제공을 안내하기 위한 임상관리를 소개하는 NHS의 근대화	보건전문가들은 그들의 영역에서 가장 좋은 임상 관리와 증거-기반의 임상을 따라야 한다고 명시되었다. 대기 목록 및 시간의 감소에 대한 강조는 또한 수행 측정으로 정립되었다. 더 많은 자치 1차의료는 빈곤과 가난한 보건 영역으로 확인되는 보건행위영역을 대상으로 장려할 수 있는 일선보험을 위해 확립되었다.	더 많은 임상 연구가들에 대한 발전의 지지, 임상에서 내적인 그리고 외적인 검토와 결과 측정에 사용
아동국제서비스 체계	2001	보건서비스 제공의 질과 서비스 평정	아동 그리고 청소년들에게 보건과 사회적 관리의 제공을 위한 국가핵심기준을 설정	서비스 전달을 위한 최소한의 "황금 기준들"의 발전(평가와 중재 절차들을 포함)
아동법	1989	아동의 복지보호	특히 사회서비스 관리가 요구되는 아동의 감독을 위해 만들어진 지침서들	치료사가 장애 아동의 안전성과 보호를 보장하기 위하여 숙박, 교육, 그리고 여가 시설들을 평가할 수 있도록 결정됨
주택법 (재정 그리고 갖가지 조항)	2002/2003	지역사회장비서비스 (CES)	설립공동장비관리와 보건과 사회서비스의 더 큰 통합	장비의 유지 및 분배를 위해 확립된 NHS의 공동 업무와 사회서비스를 제공하는 작업치료사들

(계속)

표 14-1 ● 아동과 청소년을 위한 서비스에 영향을 미치는 주요 정부의 법안과 법률 (계속)

법안/법률	년	주요정책	서비스 발달에 미친 영향	작업치료 영향에 미친 영향
정신보건법	1983	정신질환을 가지고 있는 사람들의 보건요구에 부응하기 위해	허가, 관리, 그리고 정신적 질환을 가진 환자들의 치료를 다루는, 그들의 자산관리와 기타 관련된 문제들	치료사들은 지역사회시설들에서의 퇴원을 위해 독립적인 생활과/또는 안전성을 위하여 요구되는 도움의 수준을 결정하기 위한 부모들의 평가를 포함한다고 명시되어 있다.
교육법 (스코틀랜드)	1981	1978년 Warnock 보고서에 의해 권유된 바와 같이 주류 시설들에서 특수교육이 요구되는 아동들의 통합을 명시	특수교육요구 (SEN)되는 아동들을 위한 제공에 대한 명시	이들은 SEN을 통해 이루어져야 하므로 보조 도움 또는 학교 적응을 충족시키기 위해 제공하지는 않는다. 추가적인 치료평가가 요구되는 장애학생들을 위해 서면 정보로의 접근의 증가와 교육과정으로의 접근의 증가, 학교 구내로의 접근의 증가를 포함한다.
교육법 장애차별법	1996/1995		LEAs에서의 새로운 의무 배치와 학교들: 다른 사람들보다 덜 호의적인 장애 학생들을 치료하고 또래 비장애 학생들과 비교하여 많은 불이익을 받지 않도록 보장하기 위한 합리적인 조정을 취함	대다수의 치료사들은 LEAs가 아닌 NHS에 의해 지속적으로 고용되어 있고, 그러므로 누군가에 대한 어떠한 평가와 같은 규정이 있으며 중재에 대한 지지는 모호하게 남아있다.
특수교육요구와 장애법안	2000	특히, 학교 구내와 교과과정으로의 접근성과 관련하여 주류 학교에서의 교육을 가능하게 하기 위한 SEN을 동반한 아동의 권리강화	LEAs는 부모님에게 SENs에 대한 조언을 제공하고 학교와 LEAs의 분쟁을 해결하기 위해 필요함 학교에서는 부모에게 아동과 학교에 요청 법정평가를 인가할 수 있는SEN 제공이 이루어지는 곳에 대한 정보전달이 요구됨 SEN 제공 "명시"를 필요로 하는 임상에서의 SEN 코드 설정의 강화와 SEN이 요구되는 모든 아동들을 위한 자원 분배에서의 명확한 안내를 제공 적당한 시간에 대한 SENCO의 제공에 대한 역할의 안내와 학교를 통한 SEN 조정을 지지함	
보건과 사회관리 (지역사회보건과기준법)	2003	더 나은 보건을 위한 기준들	잉글랜드와 NHS에서 명시하는 것들을 통하여 높은 질적인 수준의 보건의료를 위한 기초 설정은 부모와 보건의료전문가들 모두를 위한, 대망에 다다를 수 있을 것이다.	영향력을 가지는 외과적 대기 목록에 중점을 두고 특히, 정형외과에 근무하는 작업치료사들을 위한 의료진로에 영향을 미친다. 또한 서비스에서의 대기시간들에 영향을 미칠 것이다.

아동법	2004현재 의회에서 최종판독을 통한 진행	아동과 청소년을 위한 성과에 대한 공유된 모습(C&YP)	아동위원회, 아동이사회, 그리고 공용, 개인 간의 파트너쉽, 자발적인 서비스 확립 아동 위탁 형성	다양한 관리 라인들과 함께, 설정을 통해 일을 하도록 요구되는 작업치료사에 대한 참작, 치료전달을 위한 한정된 경계 조건들보다, 임상설정을 통해 아동의 요구를 충족시킬 수 있는 더 크고 창의적인 계획의 기회를 제공
그 외 임상 현장에 영향을 미치는 정부의 보고들				
국가서비스체계	2000 –현재	아동이 사는 곳에 높은 질적인 의료로의 공정한 접근	결합/관절 장비 저장소들, 주택적응, 휠체어 제공, 그리고 치료중재와 치료를 위해 제공되는 장비 제공	
13–24세 청소년들을 위한 완화의료	2001	생명을 위협하는 질환을 가진 청소년들을 위한 기회 제공	정서적인 가치를 고려한 의사 결정을 포함한 청소년들과 심리적인 지지 교육의 중요성과 고용 기회와 같은 성인 서비스로의 더 나은 전환으로의 필요성 부모와 청소년들과의 의사소통 평범한 기회들에 대한 갈망	
모두를 위한 보건의료: 학습장애를 가진 사람들을 위한 보건의료로의 접근으로의 독립적인 문의	2008	학습장애 (지적손상)를 가진 사람들을 위한 보건의료로의 동등한 접근	정서적인 가치를 고려한 의사 결정을 포함한 청소년들과 심리적인 지지 교육의 중요성과 고용 기회와 같은 성인 서비스로의 더 나은 전환의 필요성 부모와 청소년들과의 의사소통 평범한 기회들에 대한 갈망	학습장애 아동들이 정보를 얻고, 접근하고 보건영역을 통한 적절한 의료 보장하기 위한 학제간 교섭 (예, 당뇨와 자폐를 동반한 아동은 적절한 의료와 투석의 지원에 대한 중재를 받아야 한다.)

상황 14-1은 영국에 사는 청소년, Paul의 이야기를 보여준다. Paul의 이야기는 그의 특별한 요구에 따라 지원을 받은 환경과 이러한 서비스가 법적 변화에 따라 어떻게 변할 지에 대해서 설명한다. Paul의 이야기는 함께 일하는 서비스 제공자들의 중요성을 설명하고, 법적인 문서에 반영되는 서비스 제공의 변화에 대한 부분도 이야기 한다 (그림 14-1).

상황 14-1 Paul: 다양한 치료사들에 대한 문제점

Paul은 15살이고, 지금의 교육법이 채택되기 전에 태어났다. Paul은 뇌성마비로 많은 SEN과 심각한 학습장애, 사회적 의사소통의 문제를 가진다. **교육법 (1981)**은 **지역교육기관 (LEA)**이 Paul에게 교육적 환경과 커리큘럼을 제공하도록 한다.

Paul이 아주 어렸을 때, 전문가 전학령기 서비스를 제공하는 **아동발달센터** (CDC)에 참석했다. 5살에, 그는 지역 내에 있는 심각한 학습장애를 가진 아동을 위한 특수학교로 전학을 갔다. (주요 교육 환경에 아동의 포함기준을 제공하던 교육법의 변화는 많은 특수 학교가 문을 닫았다). Paul이 어렸을 때, 특수학교는 SEN을 가진 아동을 교육하는 데 가장 효과적인 방법으로 여겨졌다.

저학년 동안, Paul은 다양한 전문가 및 **지역보건의료센터**에 참석했다. 그는 보조기구, 보완대체 의사소통기구 (AAC)를 받기 위한 평가를 포함하여 많은 평가를 받았다. 이 때, 의사소통 장비는 전문화된 영역이었기 때문에, 중앙집권화 된 지급은 유용하지 않았고, 운동 조절, 언어, AAC 장비에 대한 의사소통은 같은 시설 내에서 다 이루어지지 못했다. 언어와 인지 능력을 포함한 아동의 운동 능력에 대한 정의는 보조 의사소통 장비를 처방하는데 필수적이고, 따라서 Paul은 유사한 평가를 많이 받았다. 이러한 평가들은 Paul과 가족을 주기적으로 만나지 않은 치료사들에 의해 이루어졌다.

Paul이 6살 때, 기능적인 이동성을 못하였다는 근거가 되었다. 접근성과 주택관련 업무를 책임지는 사회서비스작업치료사 (SSOT)는 그의 집을 방문했다. 집은 화장실 사용, 샤워, 이동을 위한 경사로, 계단 리프트, 승강기가 있었다. (Manual handling 법은 25kg, 56b 이상의 환자를 들어올리는 것은 제한한다). 더욱 가구, 자세장비, 목욕장비등을 최적화하기 위해 SSOT는 가구와 장비 개조와 관련된 평가와 훈련을 담당하는 NHS에서 일하는 작업치료사와 물리치료사와 일했다.

Paul이 14살 때, 움직임 유지와 향상을 위해 일하는 물리치료사는 지역보건센터에 근무하는 전문 작업치료사를 만났다. Paul은 그의 몸통과 하지근육을 스트레칭하기 위해 사용하는 prone stander에 서기를 거부하여, 기형이 생기기 시작했다. 게다가 Paul은 만지거나 운동을 하려할 때 크게 위축되고 스트레스를 받았다. 이에 따라 더 이상 보조를 받고자 하지 않았다. 부모님과 함께 Paul의 치료 기록을 검토했을 때, 전문 작업치료사는 접촉에 대한 Paul의 불편함은 오랫동안 지속되었음을 알았다; 이러한 불편함은 많은 다른 문제의 원인이 되는 것 같았다. 물리치료사와 일하는 작업치료사가 물리치료 환경에서 접촉에 대한 Paul의 어려움을 언급하면서부터 Paul은 이동성 향상과 활동 참여 향상을 보였다.

몇 년 동안, Paul은 많은 시설에서 다른 작업치료를 받았다. 이것은 물리치료와 언어치료도 마찬가지였다. 이러한 치료사들이 함께 일하기 위해 노력하면서도, 항상 협력하기 위한 시간을 가지지 않았다. 게다가 Paul의 가족은 그들의 이야기와 요구를 여러 번 말해야 하고, 문제 또는 질문을 정확하게 누구와 의논해야 하는지 몰랐다. 현재의 법은 다양한 분야를 포함하여 보건 의료 전문가들이 더욱 단일된 접근을 하는 것으로 보인다. 안타까운 것은 많은 "Paul"들이 받는 서비스가 점차 비슷해진다는 것이다. 감사하게도, 서비스는 많이 통합되었다.

핵심정리 (Here's the Point)

- ▶ 작업치료내에서 가장 좋은 임상은 임상의 규정과 정책의 효과를 명백하게 이해하는 데 달려있다.
- ▶ 많은 문서는 영국의 아동을 위한 서비스 제공을 규정한다. 이들은 의료, 사회 서비스, 교육을 반영하고, 영국의 네 나라에서 조금씩 다르다.
- ▶ COT는 환자 중심 임상의 철학을 채택했다.
- ▶ 법은 장애를 가진 아동과 청소년을 위한 시설과 서비스 향상을 위해 지속적으로 갱신한다.

법과 법률 (Laws and Acts)

영국의 치료는 법과 정책에 의해 크게 넓어졌다. 건강관리, 사회서비스, 교육을 지배하는 법은 역사를 이해하는데 가장 중요하다. 몇몇 법은 아래에서 간단하게 설명되고, 더욱 많은 설명은 표 14-1에 있다.

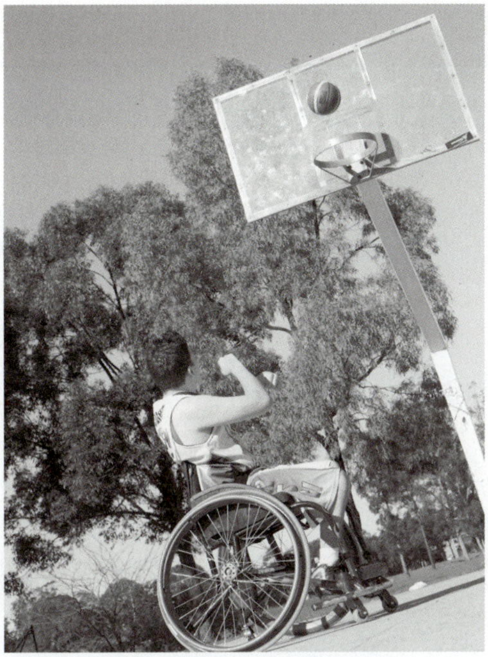

그림 14-1 Paul과 같은 십대들을 정부에서 제공하는 만큼의 작업치료 서비스를 제공받는다. *(Photograph courtesy of Miriam Moreira.)*

상황 14-2 Paul: *(계속)*

Paul의 이야기는 의료, 사회복지, 교육이 분리된 "낡은 시스템" 내에서 서비스 제공의 어려움에 관한 예를 제공한다. 가정에서 사용하는 의사소통 장비, 개조된 가구와 장치처방에 대해 정부의 다른 파트에 일하는 치료사들이 실시하는 반복된 평가들이 "낡은 시스템"의 비효율적인 예이다. 효율적인 접근은 복잡한 의사소통, 혼란의 경우가 줄어든다.

중앙 시스템에서, Paul의 가족은 전문가들이 다른 기관에서 일하더라도 Paul의 과거력에 대해서 반복하지 않아도 된다. 특히 작업치료는 효율적인 서비스는 낡은 시스템에서는 2~3명의 작업치료사 대신, 1명의 작업치료사와 일하게 된다 (즉, NHS에 기초한 하나, 다른 지역사회 서비스, 세 번째는 의료와 교육 세팅).

영국의 법과 역사의 한 편

"국가의 건강은 국가의 재산이다 (Bevin, 1944)."

2차 세계대전 이후, 영국은 1948년 NHS의 제정을 지지하는 복지국가로 발전했다. 1946년 국가보건서비스법은 영국의 서비스와 완전히 일반 과세로 자본이 투자되도록 재정을 정의하였다. 특정 치과와 처방청구는 1952년에 소개되어졌다. 스코틀랜드는 1947년 5월 특별제정으로 보상범위가 정해졌다.

NHS의 제정과 더불어 사회 법률은 부의 재분산을 목표로 제정되었다. 이는 빈곤과 질병 때문에 불가피한 것으로 여겨졌다. 1946년 국가보험법을 포함한 이러한 법은 사회보험과 연금보험; 1946년 주택법, 1944년 교육법을 제정하였다. 이러한 법과 사회구조는 현재와 같이 유지되었다.

1976, 1981년 교육법은 특별한 도움이 필요한 아동의 교육에 필수적이었다. 1976년 법은 장애아동도 교육받을 권리가 있음을 명시했다. 1981년 법은 LEA에 아동의 교육 필요성을 정의하고 책임을 명시하고, 아동의 교육적 요구와 이러한 요구들이 어떻게 수용될 지에 대해 정리하였다. SEN을 재정의하는 임상의 새로운 코드는 1993년 교육법에 따라 1994년 9월에 집행했다. 이는 신체적, 정서적, 또는 학습장애를 가진 아동의 필요에 따른 학교와 LEAs의 책임에 대한 자세한 부분을 다룬다.

하지만, 통합 서비스는 특히 재정 분배 부분에서 여전히 문제가 있다. 어려움은 몇몇 가족에게서 지속되고, 전문가와 표준 건강, 교육, 사회 서비스의 복잡한 도움이 요구되는 아동들이 특히 그러하다. 표 14-2는 낡은 시스템에서 장애아동 가족에게 비춰지는 다양한 서비스 제공자들을 설명한다. Paul과 함께하는 각각의 서비스 제공자들의 역할은 예에 설명되어졌다. 대중교통, 제공되는 서비스, 관리 경로의 중요성 관점에서 레일과 튜브맵을 사용하여 설명될 수 있다. 그림 14-2는 아동이 가는 곳과 그들이 만날 사람들, 팀과 서비스 사이의 관계, 몇몇 중심지의 위치를 설명한다. 이 그림은 의사소통 요구에 대해 지원을 받기 위한 Paul의 이동을 보여준다.

표 14-2 ● 서비스 제공자와 Paul의 역할

서비스 제공자	설명/전형적인 역할	Paul의 역할
일반임상가 (GP)	기본적인 의료관리를 제공하고 전문제공자들과 일차적으로 접촉한다.	Paul의 GP는 그의 의학적 그리고 보건에 필요한 사항들, 최신 예방접종의 보장, 필요하다면 2차, 그리고 3차 서비스로의 의뢰와 같은 모든 측면들을 관리한다.

(계속)

표 14-2 ● 서비스 제공자와 Paul의 역할 *(계속)*

서비스 제공자	설명/전형적인 역할	Paul의 역할
아동발달센터 (CDC)	보건의료에 대한 관할 그리고 전문 (지역의) 시설주택종합팀과 때때로 학령전기를 강조하는 교육전문가들	CDC에 근거를 둔 작업치료사는 장비와 전략들에 대해 조언하기 위해 보육과 가정에서 간접적인 지원을 제공한다 (예, 사용을 위해 환경에 의존하는, 사회적 서비스 또는 학교에 의해 제공되는, 전문가 좌석 추천).
보건센터	특별한 도움이 요구되는 아동을 포함하여 주거 치료사가 있는 지역 기관 그리고 의료 임상가들	Paul의 지역보건센터 (Paul의 GP와 함께)는 현재 그의 치료사들과 소아과 의사가 있는 CDC와 통합되어 있다.
관할병원	가끔 일반적인 의료/외상을 위한 소아병동이 포함되어 있다.	Paul이 입원이 필요하거나 (예, 흉부감염) 응급관리가 요구될 때 (예, 액체흡인) 그에게 일반적인 의료관리를 제공한다.
지역병원	전문병동과 더 복잡하거나 드문 의료/외과적 조건들에 충족시키는 전문가들을 포함한다. 소아외래환자시설은 종종 병원과 가까운 곳이거나 전문가 아동센터에 있다.	Paul의 발꿈치 건은 지역병원에서 치료받았다.
사회서비스부	지역협회제공. 사회서비스부는 특별한 도움이 요구되는 아동들의 등록을 유지한다. 사회서비스부에서 일을 하는 작업치료사들은 장애가 있는 사람들에게 지역사회의 접근과 주택에 대한 정보를 추천 및 제공한다. 최근에는, 여러 독립적인 협회에서 특히, 아동과 그들의 가족에게 서비스를 제공할 수 있는 작업치료사의 고용을 시작하였다.	SSOT는 Paul의 집을 평가하고 접근을 향상시킬 수 있는 경사로, 그 외의 것들을 추천한다.
특수학교	지역협회에 의해 장애아동들을 위한 1차적인 그리고 2차적인 학교가 운영된다 (1982년 교육법에서는 여러 특수학교들을 폐쇄하였다; 학습장애가 없는 대부분의 학생들은 현재 주류 학교에 참석한다; 보건전문가들은 요구되는 것처럼 치료와 충고를 제공하였다. 일반적으로 자치구당 하나의 주류 학교에서는 접근이 가능했다). 어떤 아동이든 "학교선택"에 참여할 수 있지만, 실제로 많은 오래된 학교에서는 휠체어를 쉽게 적응시키기 어렵다).	Paul은 학습 그리고/또는 신체적인 장애를 가진 아동들을 위한 1차적인 그리고 2차적인 특수학교에 참석한다.
대체의사소통센터	아동의 언어 또는 쓰기 의사소통을 위한 부가적인 그리고 대안적인 의사소통장치들 (AAC)을 위한 전통적인 접근은 일상으로의 참여에 충분하지 않다. 최근에 영국교육 의사소통과 기술협회(BECTA)는 의사소통평가 프로젝트 (CAP)를 통해 전문가 평가를 통한 평가와 도움들을 조달하고 있다. BECTA에서의 최근 검토에서는 중앙집권화 된 출처로부터 지원되는 기금과 함께 지역 그리고 전문가 센터들을 합병하였다.	Paul은 그의 초기 AAC 장치를 전문가 3차 언어 그리고 언어센터로부터 제공받았다 (2차 지역 센터에서는 의사소통을 증진시키기 위해 낮은-기술 시스템을 권유받았으며 그의 의사소통에 대해 조언하였다).
휠체어 서비스	휠체어 서비스는 관할 그리고 지역 수준 내에서 유지되고 있으며 NHS에서의 제공을 통해 작동된다.	Paul은 관할 그리고 지역 수준, 각각에서 전문휠체어와 기준에 대한 평가와 제공을 받았다.

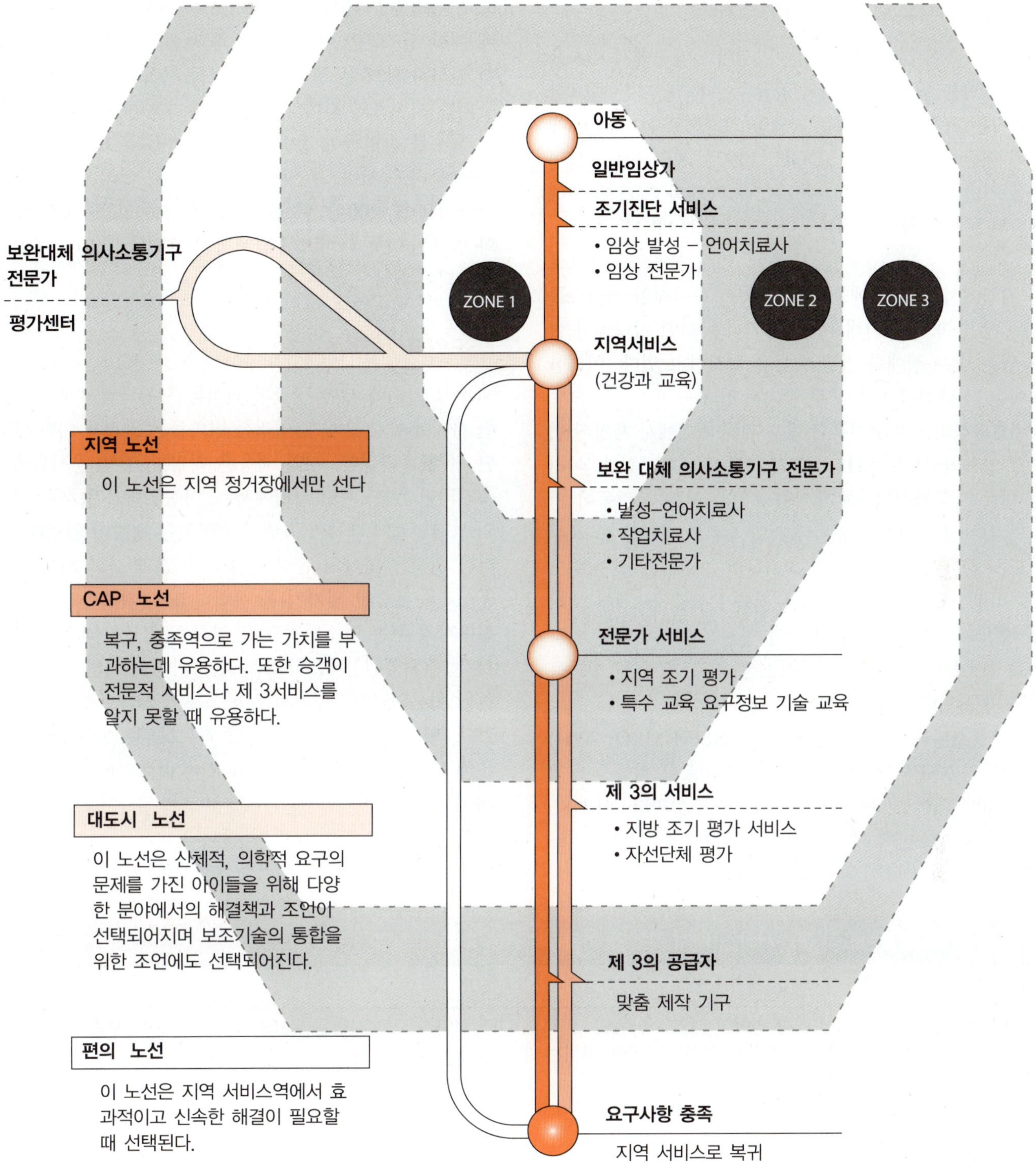

그림 14-2 관리에 대한 보안 대체 의사소통기구 (AAC) 경로. 이 체계적인, 현저한 지도는 아동과 그들이 필요로 하는 것들 사이의 다양한 경로를 보여준다. 전형적인 센터들을 따라가 보면 장애 아동을 위한 전문화된 보건과 교육서비스가 제공된다. AAC, 보안대체의의사소통; EAT, 기술을 위한 조기평가; GP, 일반 (의료) 임상가; MDT, 다양한 팀; SALT, 발성–언어 치료사; SEN IT, 특수 교육 요구 정보 기술. *(Modified with permission from Simon Judge, Surrey, 영국.)*

효율적인 시스템: 국가서비스체계

Paul의 가족이 경험한 것과 같이, 서비스 제공에서 비효율성은 개혁을 위한 단 하나의 공급자이다. 또 다른 중요한 공급자는 가족이 살고 있는 지역을 기반으로 한 서비스 제공에 대한 불평등이었다 (DOH, 1997). 지리학적인 불평등을 기반으로 한 하나의 예시는 NAPOT와 COT에 의해 출간된 문서에 삽화로 실려있다 (COT와 NAPOT, 2003). 그 문서는, "두 배로 혜택받지 못한" 이란 제목으로 풍요로운 지역에서 협응 장애를 가진 아동이 즉각적인 서비스를 받은 반면, 평가를 위해 4년이나 기다린 어떤 지역에서 살고 있는 같은 장애를 가진 아동을 묘사하고 있다. 이러한 차이는 "신데렐라 서비스"로 알려져 있다.

비효율성과 불평등성은 정립을 위해 의회에서 제정된 법으로 인도되었으며 NHS 정책과 작용을 변화시켰다. 이러한 법들은 국가서비스체계(NSFs), (a) 모든 사람들이 지역의 위치에 관계없이 높은 질적인 수준의 관리를 받을 수 있도록 하는 것; (b) 국가의 최소한의 기준들을 설정;하고 (c) 서비스 모델 범위를 정하는 것을 목표로 둔 정부 백서로 정립되었다 (즉, 진단 절차와 헌신적인 서비스를 위한 의료 경로들). NSFs는 또한 시스템-을 근거로 한 성과들의 평가를 위한 계획을 포함한다.

아동청소년과 산모 서비스를 위한 NSF(HMSO, 2004)는 아동의 NSF와 강조되는 기준들과 의료를 위한 논리적인 근거에 대한 첫 번째 5가지 기준을 포함한다. 이 NSF는 아동과 청소년이 그들 지역의 의료센터에서 10년 전략으로 계획되었다고 기술하고 있으며 서비스의 보장 (보건에 대한 강조뿐만 아니라 교육과 사회의료의 필요성에 대한 인식과 함께)은 서비스 제공자들 사이에서의 협력이 요구되는 서비스와 같이; 무엇이 이용가능한가 보다는 그들의 요구를 반영하여 정립되었다. 성과들은 조심스레 관리되어야 하고 서비스는 증거를 기반으로 하여 통합되어야 한다 (DOH, 2004). 목표에 대한 요약과 잉글랜드의 NSF와 연관된 아동 서비스의 잠재적인 영향은 표 14-3 DPTJ 제시되어 있다.

NSF의 지역 적용

NSF의 기준에 대한 몇몇의 변화들은 영국의 4개의 국가들 사이에서 존재하며, 이러한 변화들은 완결에 대한 다양한 단계를 가진다. 지역 적용은 다양한 전략 문서들에서 촉진되어 왔다. 어떤 지역에서는, 아동위탁을 통하여 아동의 보건의료에 대하여 특별히 제공하는 경향이 있었다. 이러한 위탁은 하나의 관리부 아래, 보건과 사회 서비스 제공 (교육 포함한 몇가지)을 통합하였고, 가족을 포함하여 전문가의 수는 감소되었다. 작업치료는, 전통적으로 사회서비스 (지역권한)와 NHS 관리 사이에서 배분되었고, 그것은 아동의 위탁 내에서 서비스를 통합함으로써 안내되었다. 더 효율적인 접근은 아동과 그들의 가족들에게 덜 유해하게 보여진다 (Joseph Rowntree Foundation, 2001).

표 14-3 ● 잉글랜드의 국가서비스 체계 목표와 아동서비스에 미치는 효과

국가서비스 체계 목표	효과
특별한 도움의 전체 범위에 대한 명확한 정의와 아동의 자기-효능감, 사회적, 그리고 다른 기능적인 기술들에 미치는 효과	개인적인 필요와 부합된 목표와 목적들과 함께 포괄적인 평가
효과적인 성과와 공평성을 제공하기 위한 작업치료처럼 적합한 자원중심서비스를 위한 과정	임상의 유효성과 임상 관리를 증진시키기 위한 서비스의 정기적인 감사. 임상연구에 대한 격려
서비스센터에서 아동과 가족과 함께 아동과 가족과의 효과적이고 협력된 팀-작업 수행	아동 그리고 가족-친화의 문서화 그리고 의사소통
서비스의 합동 작업의 향상, 형식주의적인 절차의 감소와 접근의 용이성	서비스의 통합과 합병, (예, 새로운 아동 위탁)
더욱 포괄적인 아동과 성인 정신보건서비스 (CAMHS)	CAMHS의 역할 확장
불평등성의 감소와 빈손한 아동을 도움	자금 재배분
접근 시간 (대기목록)을 포함하여 아동의 서비스 질 향상	임상 관리와 증거-기반 실행
NSF 전달을 위한 근로인구의 발전	지식과 기술 정의 변경을 위한 의제 직원 발전을 지지하기 위한 체제

상황 14-3 Joy와 Angus

Joy는 3명의 아들이 있다. 16세, 13세 8세 Angus가 그 세 아들이다. Joy는 Angus가 다운증후군임을 알고 있으며 그의 가족들도 그렇게 생각한다. 그녀는 이렇게 회상했다.

기본적으로 우리는 출생 시 그에 대해 모든 것을 알고 있었다. 그는 모든 부분에서 느렸다. 그가 다른 장애아이들과 함께 있을 때, 나는 아이들의 행동을 관찰하고 나쁜 행동을 따라하지 않길 바랬다. 나는 그에게 장애가 없는 좋은 롤모델을 만들어 주고 싶었다. 우리는 그에게 최선을 다했으며 그래서 매일 노력했다. 그가 태어났을 때 누군가가 "다른 아이들이 자라는 동안 영원히 당신과 함께 있을 거예요. 당신은 행운아예요" 라고 했다. 나는 그를 독립적으로 만들 것이다.

Angus가 유치원에 갔을 때 그는 그가 독립적인 존재가 되길 바라는 많은 사람들 틈에 쌓여 있었다. Joy의 가족들은 Angus와 그의 팀이 정상적인 발달과정을 배우고, 자기가 바라며, 좋은 중재 서비스를 일찍부터 받기 원했다. 여기서 Joy는 조기 중재 치료사를 통해 Angus의 치료와 관리서비스를 관찰할 수 있었다.

Angus는 현재 길 끝에 위치하고 있는 공립학교에 다니고 있다. 그의 형제들은 지역 교구 학교에 다니고 있으며, 학교에서는 Angus에 대해 인정하지 않는다. 학급에서는 12시간 동안 보조 선생님에 의해 관리되고 있지만 그것이 잘 이루어지지 않았다.

학교는 모든 것이 장애를 가진 아동이 가지고 있던 것과는 다른 문화를 가지고 있다. 첫날부터 선생님은 Joy에 대해 이야기 했고 Angus가 학급에 적응할 수 있도록 노력하며 특수학급에서 공부할 수 있는 기회를 마련하였다. Joy는 그의 위치에서 Angus를 위한 "어리석은 이유"에 대해 해결하고 싶어했다. Joy는 문화 충돌의 극복을 위한 노력에 기쁨을 표현했다. Joy는 지속적으로 일상에 대해 배울 수 있을 것을 기대했다. 그녀는 기대하는 행동을 배우기를 원하며 귀찮을 수도 있지만 가족들의 활동에서 Angus에게 적합한 교육을 수행하고 싶어했다.

Angus의 관점에서 그의 조기 중재와 가족들의 문화에 대해 생각한다면, 중요한 것은 매일에서 나타나는 아동의 정상적 발달을 위한 기회가 환경에 의해 지지된다. 현재는 학교에서의 생활이 가장 중요하다. 학교에서의 문화는 그가 초기에 경험했던 치료와는 반대였다. 학교의 분위기는 그를 무시하고 하찮은 존재로 생각하며 그의 엄마는 끊임없이 아들이 학교생활에서 함께 공부하고 적응할 수 있게 해달라고 요구하였다. 이 이야기를 통해 우리는 아동이 일상에 참여하기 위해 서로 다른 문화 속에서 어떤 걱정이 발생할 수 있는지 알 수 있었다.

NSF와 장애아동

장애아동과 그들의 가족의 관심사는 NSF에서 특별한 인식을 가진다. 그들의 주요 사건은 외부준거집단 (ERG), 정부에 의한 과제 효력의 설정과 보건부에 의한 관리에 의하여 설정되었다. 아동의 NSF를 위한 ERG는 건강전문가들, 장애 아동, 그리고 가족들로 이루어진다. 아동과 가족들은, 이해할 수 있도록 모두 평범하고 분리된 사건을 가진다. 사건들은 Box 14-1에서 보는 것과 같이 아동과 청소년에 의해 확인된다; 그들의 아동을 위한 가족들의 기대는 Box 14-2에 있다. 유사한 사건들은 "너는 듣고 있니?" (Turner, 2003)라는 제목의 Welsh 프로젝트에서 광범위한 범위의 장애를 가진 105명의 아동들과 청소년들에 의해 설명되었다. 이 연구는 그것을 증명하기 위해 더욱 완벽하게 토론하였다.

각각의 국가를 위한 NSFs가 부드럽고 다양하게 조작되어온 반면, 몇 가지 공통점을 모두 해결한다:

- 가입, 파트너쉽 그리고 참여
- 조정된 다양한기관 서비스들
- 확인, 진단, 그리고 가족 환경 내에서의 아동의 요구에 대한 평가
- 초기 중재
- 불평등에 맞서기와 가족의 지지
- 전환 (아동에서 어른으로의 서비스를 포함)
- 치료들 (특히 대기시간과 지형적 경계에 따른 불평등)
- 장비와 적응
- 복잡한 그리고 지속적인 보건이 필요한 그리고/또는 삶-제한 조건들을 가진 아동을 위한 제공

아동법 (2004)은 특별히 아동 서비스에 대한 NSF에 의해 정확히 서술된 원칙들을 적용한다. 아동법 내에서 시각의 표현은 유래되었는데 이는 부분적으로, 정부상담백서, 모든 아동들의 문제 (HNSO, 2003)로부터, 영국의 모든 아동들 (장애를 가진 아동들만이 아닌)과 청소년들의 관심에 대한 조사를 바탕으로 하였다. 이것은 계획, 위임, 그리고 중복되는 것을 감소시키고, 여러 전문 분야에 걸친 작업을 향상시키기 위한 것과 같이, 서비스 전달의 통합을 고무시키는 것을 목표로 두고 있다. 아동법은 게다가 교육에서 보건과 복지를 제공하는 광범위한 학교의 개념으로 소개되었다.

BOX 14-1
장애아동과 청소년의 NSF 외부 작업 집단에 의해 명시된 사건들

장애 아동과 청소년이 원하는 것:

- 그들의 삶에 관해 결정할 때 경청하기
- 같은 연령대의 친구들을 가지고 비슷한 경험들 공유하기
- 그들의 연령대와 같은 비장애 아동처럼 같은 활동들 수행하기 (예, 쇼핑, 영화보러가기, 등산하기, 청소년과 스포츠 클럽에 참여하기, 풋볼게임 하러가기)
- 방과후 활동에 참여하는 기회 가지기
- 괴롭힘이나 왕따로부터 안전해지기
- 삶을 즐길 수 있는 충분한 돈을 가지고 돈을 소비하는데 조절하기
- 그들에게 편견이 없는 사회에서 생활하기

BOX 14-2
장애아동과 청소년의 NSF 외부 작업 집단에 의해 명시된 기대사항들

장애를 가진 아동이나 청소년의 위원 가족들은 그들의 아동이 다음과 같은 것을 하기를 기대한다:

- 그들 최상의 잠재력에 다다르기
- 초기 진단과 중재/지지 받기
- 자발적인 구획 서비스와 효율적인 제정법으로의 동등한 접근
- 스포츠, 문화, 종교, 그리고 여가시설과 활동으로의 동등한 접근
- 장애에 따른 추가적인 비용을 충족시킬 수 있는 자원과 충분한 수입 가지기
- 평범한 가족 생활을 지지할 수 있는 높은 수준의 그리고 적합한 주택 가지기
- 그들에게 영향을 미치는 결정들에 관해 주장하고 경청하기
- 모든 형태의 공공 교통수단으로의 접근이 가능하기

핵심정리 (Here's the Point)

▶ 건강보험에 적용되는 법률, 사회서비스, 그리고 교육은 역사의 맥락에서 최고로 인식되었다.

▶ NHS는 2차 세계대전 이후 영국의 복지로부터 진화되었다. 그것은 보험, 연금, 주거, 그리고 교육이 제공되는 사회적 법률에 의해 보완되었다.

▶ 서비스로의 접근에서 불평등성뿐만 아니라 서비스 제공에서의 비효율성은 (a) 모든 사람들의 거주 위치에 관계없이 높은 수준의 의료로 접근 가능; (b) 국가최소기준들의 설정; 그리고 (c) 서비스모델 정의 (즉, 전용 서비스와 진단 절차를 위한 의료 경로)와 같이 계획된 현재 NSF를 위한 중요한 조종자였다.

▶ 장애아동과 그들의 가족의 관계는 NSF에서 특별한 인식을 가진다.

▶ 아동의 위탁은 하나의 관리기관과 가족과 관련된 전문가들의 감소 아래, 사회, 보건, 그리고 교육제공의 통합을 위해 몇몇 영역에서 발전되어 왔다.

▶ 모든 백서를 위한 새로운 보건의료는 "보편적으로 공정하고, 학습장애를 가진 사람들을 위한 효과적인 보건의료와 동등한 접근"을 규정한다.

증명하라!

당신은 경청하고 있습니까?

Tuner (2003)은 광대한 범위의 장애를 가진 105명의 Welsh 아동과 청소년들의 견해와 의견들을 보고하였다. 참여자들은 경청하고, 이야기하고, 이해하고 존중되기를 원했다. 그들은 직원의 태도와 행동 그리고 경력이 매우 중요하다고 하였다. 그들은 특히 그들의 상태와 유용한 치료들, 그리고 역할에 대한 이해와 직원들의 책임에 대한 더 넓은 이해가 제공되는 첫 번째 직접적인 정보에 가치를 두었다. 이 청소년들의 의견은 국제 기능, 장애, 건강 분류에서 우려된 표현과 일치하였다 (WHO, 2001).

영국에서의 작업치료 임상 (Occupational Therapy Practice in the United Kingdom)

법 이외의, 영국 내에서 작업치료 임상은 COT의 기본적인 가족-중심의 신뢰와 4개의 국가의 다양한 민족 형성에 영향을 미친다. 이 다양한 공헌자들은 중재 과정의 특성뿐만 아니라 작업치료 서비스를 받을 작업치료 임상이 어디에 위치하는지, 이 서비스들이 어디로 전달되는지 영향을 준다.

중요하게, 영국의 작업치료 일은 일차적으로 환자보호의 책임을 가지는 보건전문협의회 (HPC)에 등록되도록 요구된다. 모든 초기 등록자들 (다양한 국가에서 면허를 받은 영국으로 이사 온 개개인을 포함하여)을 위한 최소한의 요구조건들과/또는 검사는 COT와 함께 설정된다.

작업치료사들의 임상은 어디에서 이루어지는가?

NAPOT (현재 CYPF)의 데이터베이스에서 300명의 치료사들 (대략 구성원의 1/3)의 무작위 추출은 영국에서 아동을 위해 일하는 치료사의 거의 57%를 보이며 CDCs의 NHS 또는 아동과 청소년 서비스에 의해 고용되었다. 많은 서비스들은 하나 이상의 셋팅이 운영된다. 대부분 24%는 그들이 학교를 기반으로 할 뿐만 아니라 교육 (즉, 그들은 NHS의 지원을 받는다)에서도 반드시 고용된다고 진술하였다. 사회서비스 확립, 개인 연습, 독립적인 구획, 그리고 자선 또는 다른 일자리를 포함한 다른 셋팅들은 다양한 고용기관을 통한 치료사의 업무 구성 비율과 차이점을 가진다 (Howard, 2002). 교육-특정기관에서 근무하고 있는 치료사들은 정부부서 아래 운영되는 것만이 아닌 학교의 독립적인 구획에서도 고용되는 경향이 있다. 다양한 장소에서 일하는 나머지 사람들은 불행히도 여러 전문 분야의 팀과 지역사회 자원에 일부 제한된 접근을 가진다.

정부의 현대 프로그램 아래 NHS의 최근 혁신전략은 변화를 위한 의제를 가져왔다. 이 프로그램의 하나의 목표는 동등하게 일하는 것에 동등한 보수를 주는 것이다. 이 프로그램의 결과로 모든 NHS 직업 설명에 적용된 6가지 주요 차원들로부터 공통된 설명들을 설정하는 지식과 기술 체계(KSF)의 발달이었다. KSF는 임상정부와 질적인 의료 적용, 그리고 보수의 증가를 지지할 수 있는 특정직업 요구조건들의 세부화하였다. KSF는 또한 임상관리를 증진시키기 위한 졸업 후 훈련의 지속적인 참여에 대한 자격을 위하여 요구조건과 함께 직원의 지속적인 전문 발전 (CPD)을 위한 HPC의 권유사항들을 지지한다.

새로운 계획에 교육과 사회 서비스의 결합과 효율적인 보건시스템을 포함한 반면, 조직 시스템은 아직 확립되지 않았다. 매우 소수의 소아 작업치료사들만이 LEAs 또는 독립적인 학교에 의해 직접적으로 고용되었다. 일반적으로, CYPF는 특수교육이 필요한 젊은 학생들과 관련된 권유사항들을 제공한다. COT의 전문하위구획은 또한 법적 서비스로 (NHS 그리고 사회서비스)부터 치료사들이 부모 또는 사립학교에 의해 고용된 독립적인 (사적인) 작업치료사들의 권유사항을 동의하지 않을 때 법적인 설명을 제공한다 (McElderry, 2002).

영국에서 아동과 가족들에게 서비스를 제공하는 곳은 어떤 기관이 있는가?

아동의 연령과 발달단계는 그들이 요구하는 서비스 유형에 현저한 영향을 미친다. 그러므로 다양한 기관/부서들이 다양한 연령대의 아동을 위한 서비스를 제공하는 것은 놀라운 일이 아니다. 즉, 보건, 교육, 사회서비스의 관련된 기여는 초기에 걸쳐 변화한다.

영유아들

각 구획의 CDCs (NHS 기관들)는 일반적으로 특별한 보건의료가 요구되는 영유아들을 지지한다 (표 14.2). CDCs는 여러 전문 분야에 걸친 서비스를 직접적으로 제공할 수 있거나 다른 1차의료센터 (예, 건강검진제공센터)와 밀접한 연관이 있는 전문가들을 고용한다. CDCs와 관련하여, 또한 아동과 성인 정신보건서비스 (CAMHS)와 일차보건센터는 장애를 가진 아주 어린 아동들을 지원할 수 있다. 작업치료사는 종종 아동의 놀이를 증진시키는데 조언을 주거나 특정 장비를 아동의 가정에서 적용하기 위하여 놀이집단에서 어린아동들을 방문하는 이러한 기관에 고용된다 (그림 14-3).

능동적인 학습

당신은 지역사회에서 사회서비스 작업치료사로서 일하고 있다. 당신은 이분척추증으로 최근에 병원에서 퇴원한 신생아 Noah를 위해 의뢰되었다. 당신은 병원에서 Noah 와 그의 가족들과 함께 일한 작업치료사로부터 관련된 작업치료 보고서를 얻고 싶을 것이다. 당신은 보고서의 복사본을 얻기 위하여 허가받을 권한을 가지기 위해 요구되는 것들에는 어떤 것이 있는가?

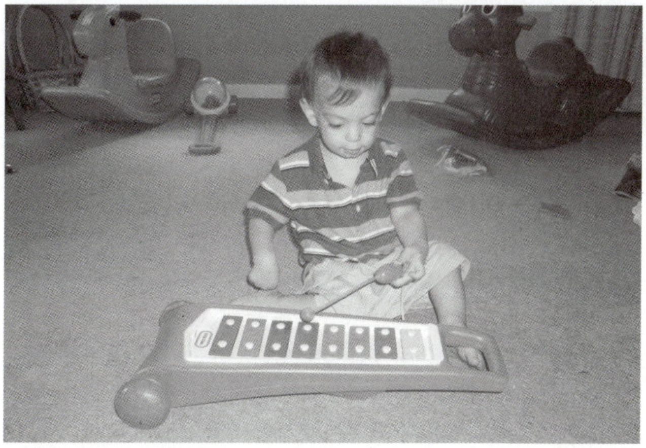

그림 14-3 영국에서는, 영유아와 그들의 가족은 CDCs를 통해 서비스를 받으며, 종종 그들의 집에서도 제공받는다. *(Photograph courtesy of Angie Carter)*

취학 전 아동들

CDCs에서의 작업치료 일은 대개 가정 셋팅 또는 적절할 때 보육 셋팅 내에서 장애를 가진 취학 전 아동과 함께 이루어진다. CDC 치료사들은 종종 탐색적인, 상징적인, 기능적인, 사회적인, 그리고 운동놀이기술과 같은 독립성을 위한 기술발달을 지지하기 위하여 특수 중재를 제공한다. 그것을 증명하라! 특성은 CDCs 연구를 설명하고 서비스는 그곳에 제공된다.

취학 아동들

아동들은 영국에서 5살까지는 법적으로 학교에 가는 것을 요구받지 않지만 보육원의 3-4세 아동들은 많이 참석한다. 이 중 몇몇은 교육부와 사적인 다른 기관들에 의해 운영된다. 초등학교는 유아 (5-7세)로 나눌 수 있으며, 또한 주요 1단계로 알려져 있으며, 2학년 (8-10세)은 또는 주요 2단계로 알려져 있다. 대다수의 학생들은 11세에 (주요 3단계) 중등학교에 입학한다.

학교는 국가 교과과정에서 의무화되며 영국의 각각의 국가 역시 고유의 교과과정을 지니고 있다. 국가 교과과정은 아동들이 어떤 시간에 도달해야하는 성취 목표가 설정된다. 아동이 수업의 기준과 비교하여 이 목표의 성취가 불가능하다면, 그들은 특수교육요건 그리고 표 14-4의 개요와 같은 임상코드단계를 고려하여 적용해야 한다.

영국의 교육은 16세까지 의무적이고 심각한 학습 또는 신체적인 어려움을 가진 아동들은 19세까지 학교에 다닐 수 있다. 대학 (중등학교시설 게시)의 범위는 신체적, 사회적, 또는 정서적인 어려움을 가진 아동들이 독립적으로, 작업경험, 대학교, 또는 다른 과정들을 위해 준비할 수 있도록 하는데 유용하다. 그러나 복잡한 통합 의료가 소아 병원을 기반으로 한 서비스에서 최적으로 제공될 때 예외는 있을 것이다. 그렇다 해도, 젊은 성인은 즉시 가능한 성인 서비스로 전환될 수 있다. 전문교육자원이 필요하지 않는 아동들은 대학입학시험 준비를 위해 16세에 6번째 대학으로 옮길 수 있을 것이다.

증명하라!

CDCs의 신화

잉글랜드의 CDCs에서 작업치료에 대한 조사에서는 담당 그리고 임상에서 사용되는 중재 유형과 범위 그리고 인력과 관련된 몇 가지 정보들이 제공되었다 (Nicholson, 2001). 이 조사는 아동발달센터에서 어떻게 다양한 임상 업무가 이루어지는지를 강조하였다. 비록 대부분의 CDCs는 그들의 적용이 취학 전 아동에게 중점을 두고 널리 이루어졌지만, 모든 치료사들이 취학 전 아동과 함께 오로지 이 센터들에 근거를 둔 것은 아니었으며 제공되는 중재를 위한 기준 또는 의료 경로가 같은 것도 아니었다. 이 센터에 근거를 둔 치료사들의 대다수 (79%)는 더욱 일반적인 평가들과 진단, 조언, 또는 조기 중재 서비스와 같은 어린 아동의 치료 제공과 관련하여 전문적인 기술 또는 특수 중재가 제안되었다. 이 센터의 많은 아동들은 아동들이 많이 경험하는 수행의 제약을 해결하기 위해 설계된 자원과 함께, 뇌성마비 또는 발달협응 장애에 대한 진단 상태로 분류되었다.

상황 14-3 Paul: *(계속)*

임상코드에 의해 설명되는 과정은 Paul이 2세 때 학교에 입학할 때 시작된다. Paul과 관련된 모든 전문가들은 시작할 때 그들의 현재 역할과 미래에 중재할 것들, 교과과정의 적응, 또는 전문시설/장비에 대해 보고서를 준비하였으며 이것은 교육자원과 교과과정으로의 접근을 위하여 Paul이 최상의 이점을 보장받을 수 있도록 제시하였다. 그의 부모로부터 동의를 구함에 따라, SEN의 보고서는 적용되었다. 이것은 학습 그리고 신체적으로 어려움을 가진 아동들을 위한 특수학교에서의 Paul의 참석을 지원하였다. 그의 SEN은 매년 검토되었으며 개별화교육계획 (IEP)이 만들어졌다. Paul이 11세에 중등교육으로 전환될 때, 그는 더 세분화된 IEP 검토를 받을 수 있었다.

누가 작업치료를 받는가?

영국에서 소아 작업치료사로 일하고 있는 McElderry (2000)는 신생아와 그들의 가족, 학습 또는 신체장애를 가진 아동들, 그리고 정신보건이 요구되는 성인들과 같은 다른 이들을 포함하여 다양한 그룹을 대상으로 넓게 서비스를 제공하였다. 그러나, McElderry는 후자 두 그룹은 작업치료사의 주요 고객들로 구성되어 있다고 언급하였다.

영국에서 소아 작업치료 통합은 무엇인가?

McElderry (2000)는 여러 요소들을 포함하여 영국에서 소아 작업치료사의 역할에 대해 기술하였다: 의뢰, 평가, 그리고 중재. 이 과정은 요소들 사이에서 역동적인 상호교환이 통합된다 (Hong, 1997). NSF (NHS, 1999)에 의해 요구됨으로써, 임상에 근거를 둔 이론과 접근들은 세계보건기구 ICD-10에 의해 개발된 질병손상분류에 영향을 미쳤다 (WHO, 1992).

표 14-4 ● 특수교육이 요구되는 아동들을 위한 임상의 교육 코드

단계/이름	책무	일반적 설명
1단계	학교	아동의 선생님은 학교 참여의 여러 측면에서 문제를 확인하고 우려하며 이것들을 부모와 학교 특수교육요건조정가 (SENCO)와 함께 토의한다. 아동의 성과는 관리되고 검토된다.
2단계/학교활동	학교	검토에서 매우 적은 성과 또는 성과를 보이지 않았다면, 개별화교육계획은 자녀의 교사와 SENCO와 함께 매우 긴밀히 짜여진다.
3단계/ 학교활동	학교	학교에서는 아동의 요건이 학교의 교과과정과 맞출 수 없으면 학교 밖에서 작업치료사 또는 전문조언교사와 같은 전문가를 투입하려 한다. 이 전략들은 아동의 개별화교육계획과 통합된다.
4단계/특수교육 요건에 대한 평가	공용학교와 LEA	문제가 발생하면, LEA는 시간표 설정과 함께 법적인 사정을 실시한다: ● 1-6주 : 특수교육요건에 대한 평가의 필요성 고려 ● 7-16주 : 평가하기, 아동의 교육과 관련하여 모든 전문가들로부터의 보고서 요구 ● 17-18주 : 대신 제안된 진술 또는 메모 초안 ● 19-26주 : 보고서 완료 총 26주
5단계/특수교육 요건 (SEN)에 대한 보고서	공용학교와 LEA	LEA는 관리와 검토에 대한 준비와 함께 SEN을 중점화하였다. 메모 초안에서는 현재 학교 제공 내에서 아동의 요구를 충족시킬 수 있을 때 중점이 되어왔다.
상소	부모, 학교, 그리고 LEA	부모는 만약 그들이 SEN/메모 초안에 규정된 조항에 동의하지 않을 경우 LEA에 의해 지역 구획 설정에 호소할 수 있다.

임상에서의 특수교육요건코드. 런던: 교육기술부, 2001

작업치료사는 "상위-하달식" (예, 아동과 가족-중심의 임상), 그리고 "하위-상달식" (예, 감각통합, 보바스 개념 [신경발달치 료(NDT)], 생체역학모델) 접근을 모두 사용한다. 상위-하달식 모델에서 강조한 활동과 동기에 대한 작업 특성은 발전된 성과와 작업 결합을 측정하기 위한 도구로써 개념적으로 그리고 임상적으로, 인기를 얻었다 (Dunford et al., 2005; Law et al., 1994). 소아 작업치료 임상에 관한 Kelly의 보고서에서는 치료사들이 하위상달식 모델에서 이동해오기를 제안하는데, 그 이유로 그들은 기능과 특별한 상태, 또는 구성요소기술 사이의 접촉이 최상의 간접적 방법이라 믿기 때문이다. 그러므로 손상, 장애, 그리고 참여의 관련된 기여들을 이해하기 위하여 아동의 발달을 위한 아동, 과제, 환경 사이의 상호작용의 탐색을 위한 이동이 필요하다 (예, Bronfenbrenner, 1977; Keogh & Sugden, 1985; Sugden & Chambers, 2005).

영국에서 "생태발달학적인" 접근을 사용하는 경향은 10장에 제시되어 있는 생태문화이론과 동등하다. 그러나 전자의 경우, 강조는 아동의 가능성, 과제요건들, 그리고 배경의 역동적인 상호작용이 위치되도록 한다 (반드시는 아니지만 사회적인 것을 포함; Keogh & Sugden, 1985).

분리된 기술들 (예, 운동과 지각)은 상위하달식 그리고 하위상달식 접근 모두에 대한 요소이다. 그러나, 하위상달식 접근들은 기술의 증진, 기능 향상을 위한 더 나은 기술로의 전환 가정에 초점을 두는 경향이 있다. 분리된 기술의 측정은 특히 효과를 증명하려는 서비스 제공자들을 위한 수단뿐만 아니라 1990년대에 특히 인기가 있었다. 이 방법은 해석하는 것이 비교적 간단하였다 (예, 페그끼우기 속도향상, 손기술의 영향, 한 사람의 셔츠 단추끼우기, 기술이 향상하는 동안 표준검사들을 이용한 측정, 기능적 이점으로 이어질 손기술의 향상).

작업을 근거로 한 모델을 향한 미묘한 전환에도 불구하고, Kelly (2004b)의 조사에서 응답한 대다수 (75%)는 신경발달과 이론처리정보에 큰 영향을 미칠 것이라 하였고; 응답자의 30%가 행동 모델에 의존하였으며 2%가 심리모델을 이용하였다 (Kelly, 2004b). 그러나 몇몇의 임상 모델은 다른 곳보다 어떤 임상 셋팅에서 더 쉽게 적용하는데 그것은 작업치료를 찾는 이유가 종종 셋팅들이 다양하기 때문이다 (Berry & Ryan, 2002; Kelly, 2004a, 2004b).

예를 들어, 사회서비스에서 일을 하는 치료사는 Sanderson (작업을 통한 적응, 1983) 또는 Kubler-Ross (1969, 1982) 그리고 Reed의 작업에서의 중재와 그들의 평가를 근거로 하여 더 쉽게 접할 수 있다. Howard (2002)는 인간작업모델 (MOHO)을 보고하였고 작업을 통한 적응 (Reed & Sanderson, 1992)은 NHS에서 주로 쉽게 사용된 모델이었다. 그러나, 응답자의 오직 14%와 7%만이, 각각, 기입되었다.

상황 14-4 Paul: *(계속)*

수 년에 걸쳐 작업치료사로부터 검토되어온 Paul은 여러 접근들을 다양한 시간에 채택하였다. 초기 모델은 신경발달과 최대한의 이동성과 최소한의 기형을 고려한 적합한 착석 제공을 위한 생체역학적인 접근에 초점을 두었다. 또한 목표들은 초기 입력을 위한 근본적인 동기를 부여하지 못했으나 이것의 목표는 놀이와 학습을 위한 강화된 기회들에 대한 효과였다. Paul의 의사소통에 대한 도움이 더욱 명백해지면서, 중점은 그가 의사소통의 장애를 극복하는데 도움을 주기 위한 보조 기술로 전환되었다.

Paul이 성장하면서, 그의 학교기반 작업치료사들은 적응행동들을 격려하기 위한 그들의 접근이 더욱 절충되었다. 동시에, 사회서비스에서 일을 하는 치료사들은 참여와 접촉에 대한 그의 부정적인 반응을 다룰 수 있도록 환경적인 장애물들이 최소화하여 제공되었다.

능동적인 학습

Harry는 1월에 6살이 된다. 그는 세 살 이후 특수유치원을 다녔다. 그의 부모님은 현재 Harry가 그의 집 가까이에 있는 이웃 학교에 다니기를 원한다. Harry의 부모님은 또한 Harry가 학교에서 작업치료 서비스를 받기를 원한다. Harry는 휠체어에 적응하였고 인공호흡장치에 의존한다. 그는 본질적으로 비언어적이고, 비록 그가 공식적인 IQ 검사를 받지는 못했지만, 그는 상당한 지적장애를 가지고 있다.

1. Harry가 지역사회 내 그의 지역 학교에 통합될 수 있을까? 당신의 지역사회 내 상당한 장애를 가진 아동을 위한 학교 위치에 대한 결정을 어떻게 내렸는지 배우고 토의해 보아라. 당신의 지역사회 내에서 공식적으로 지원이 되는 어떠한 작업치료 서비스가 상당한 장애를가진 아동을 위해 제공되었는지 알아보아라. 공식적으로 지원이 되는 작업치료 서비스를 특수 그리고 효율적인 교육 내에서 학교 셋팅에 어떻게 적용하였는지 확인하여라. 지역사회에 걸쳐 다양한 상당한 장애를 가진 아동들을 위한 작업치료 서비스가 있는가? 만약 차이가 있다면, 상당한 장애를 가진 아동들을 위한 작업치료 서비스에 관한 차이를 토의하여라.
2. Harry의 부모님은 Harry가 새로운 휠체어를 얻을 수 있도록 도와주기를 원한다. 당신의 지역사회에서, Harry의 휠체어를 위해 누가 접근할 것인가? 작업치료사와 Harry의 가족이 새로운 휠체어를 획득하여 사용하는 과정에 대해 설명하여라.

핵심정리 (Here's the Point)

- 영국에서 아동과 함께 일하는 대부분의 작업치료사들은 NHS에 의해 고용된다. 치료사들은 다른 기관들에 의해 고용되지만 아주 적은 수가 주의 학교에 의해 직접적으로 고용되고 독립적인 임상은 학교에 근거를 둔다.
- 다양한 기관들/부서는 다양한 연령대의 장애아동들을 위해 서비스 제공을 이끈다.
- 각각의 구획에서 CDCs는 취학 연령 전에 아동들을 지지한다.
- 표준수업과 비교하여 국가 교과과정에서의 목표 설정의 성취가 어려운 취학 아동들은 특수교육요건들에 대해 고려되어왔다. NHS에 고용된 작업치료사는 아동의 보건/의료적 요구들과 관련하여 교육시설들과 자원들로의 접근을 지지한다.
- 학교는 5세에서 16세까지 의무화되지만 심각한 학습 또는 신체 장애를 가진 아동들은 19세까지 학교에 다닐 수 있다.
- 넓은 범위의 아동은 작업치료 서비스를 받지만, 학습 또는 신체 장애를 가진 아동들과 정신보건이 요구되는 성인들은 작업치료의 주요 고객으로 구성된다.
- 작업치료는 "상위-하달식", 그리고 "하위-상달식" 접근을 모두 사용한다.

요약(Summary)

아동의 요건들은 모든 정부의 법률의 중심에 있다. 소아작업치료사는 합법적으로 그리고 윤리적으로 가장 효과적(예, 증거-기반의)이고 효율적인 치료적 중재를 제공할 의무가 있다. 이 장에서는 현재 영국의 작업치료사들이 이 원칙들에 충족하기 위한 노력에 의한 과정을 설명하였다.

이 장은 영국에서의 관리되는 임상의 주요 법안과 법률에 대한 기술을 포함한다. 뇌성마비 아동인 Paul을 위한 중재 사례에서, 변화하는 법들이 임상에 가져온 변화를 설명하였다. 변화에 대한 의제는 여러 부가적인 요소들로 소개되어 왔으며 이것은 임상에 지속적인 변화를 가져왔다. 이것들은 치료사들의 임상적 역량에 대한 증명을 위한 중요한 요건들뿐만 아니라 임상, 관리, 그리고 NHS에서의 연구 경력을 통한 성과 체계의 재구성, 임상을 위한 지식과 기술 체계를 포함한다.

소아 작업치료사는 여러 배경 중, 전적으로 또는 여러 전문 분야에 걸친 또는 학문분야에 관련 있는 팀의 한 부분으로 일한다. NHS와 사회서비스들은 작업치료의 주 제공자이다. 이것들은 몇몇의 세부사항들– 치료사들의 지역에서 다양한 교육서비스들의 연결 방법에 대한 복잡성으로 설명되어 왔다.

지속적이고 전문적인 발전이 관리되는 새로운 지침서들은 증거–기반의 임상과 임상 관리를 증진시키기 위한 졸업 후 훈련에서 지속적인 참여에 대한 규정 자격을 만들었다. 특별한 도움이 요구되는 아동을 위한 서비스 제공은 중앙 그리고 지역 정부의 권유사항과 법률의 지속적인 갱신을 요구하는 동등한 진화 과정을 가지고 있다.

장난감 상자에는 무엇이 더 있나?

교육을 지지하는 영국 기반의 기관들과 장애아동과 그들의 가족을 위한 참여

가족과 접촉, www.cafamily.org.uk
장애아동의 가족을 위한 영국자선단체로 아동의 의료상황과 관련하여 지원 그리고 조언을 제공한다.

통합운동장애재단, www.dyspraxiafoundation.org.uk
통합운동장애에 대처하고 이해할 수 있도록 돕는 영국 자선단체로 또한 발달협응장애(DCD) 아동들을 포함한다.

가족기금, www.familyfund.org.uk
심각한 장애아동의 가족들을 위한 (가능한) 도움을 줄 수 있는 기금과 조언, 그리고 지원 제공을 목표로 둔 단체이다.

취약한 x염색체집단, www.fragilex.org.uk
취약한 x염색체 증후군의 진단을 받은 아동의 가족들에게 즉시 개인적인 지원을 제공하기 위해 부모에 의해 설립된 기관으로 지역에서의 조사와 인식을 높이기 위한 사보 그리고 정기적인 회의를 갖는다.

편마비도움, www.hemihelp.org.uk
편마비 아동에 의해 접하는 어려움들에 대한 공공의 그리고 전문적인 인식의 증가뿐만 아니라 편마비 아동과 그들의 가족을 위한 지지와 정보를 제공하는 기관이다.

소망재단설립, www.make-a-wish.org.uk
생명에 위협적인 의료적 상황을 가진 아동들의 소망을 부여하기 위한 목표로 설립된 단체이다.

근이영양증 캠페인, www.muscular-dystrophy.org
모든 근이영양증과 관련된 상태에 초점을 둔 영국의 단체이다. 이곳은 이 상황에 처한 사람들에게 임상, 의료, 연구, 그리고 정서적 지원을 제공한다.

MENCAP. www.memcap.org.uk
학습장애(지적장애)를 가진 사람들과 그들의 가족들 그리고 도우미들과 함께 일하는 영국 최고의 단체이다. 이들은 더 나은 기회와 그들 삶의 긍정적인 변화를 위한 캠페인뿐만 아니라 주거, 고용, 그리고 여가 활동들을 포함하여 지지 및 충고를 제안한다.

MIND, www.mind.org.uk(and young MIND, www.mind.org.uk)
정신질환을 경험하는 모두의 삶을 증진시키기 위하여 일하는 잉글랜드와 웨일즈의 최고의 정신보건단체

국가자폐집단, www.nas.org.uk
자폐스펙트럼장애를 가진 사람들과 그들의 가족을 위해 지지 및 충고를 제안하는 영국 최고의 단체이다. 이 기관의 하위집단에서는 기금에 관여하고 자폐 그리고 관련 질환을 가진 아동의 치료 및 진단에 대한 연구를 지지한다.

SCOPE. www.scope.org.uk
뇌성마비를 동반한 사람들의 요구에 초점을 둔 영국장애기관이다.

별빛아동재단, www.starlight.org.uk
많이 아픈 아동들과 그들을 사랑하는 사람들의 정신을 격려시키는 이벤트나 서비스, 혁신적인 프로그램들을 제공한다.

숙련된 아동, www.whizz-kidz.org.uk
영국의 장애아동에게 조언 및 주문 제작된 휠체어, 세발자전거, 그리고 다른 특별한 운동장비, 휠체어 훈련, 정보들을 제공한다.

참고문헌

Berry, J., and Ryan, S. (2002). Frames of reference their use in paediatric occupational therapy. *British Journal of Occupational Therapy, 65*, 420–426.

Bevan, A. (1944). *A National Health Service*, Parliamentary Speech. London: HMSO.

Bronfenbrenner, U. (1977). Towards an ecology of human development. *American Psychologist, 32*, 513–531.

Children Act. (1989). London: HMSO.

Children Act. (2004). London: HMSO.

College of Occupational Therapists. (2000). *Code of ethics and professional conduct for occupational therapists.* London: Author.

College of Occupational Therapists, National Association of Paediatric Occupational Therapists. (2003). *Doubly Disadvantaged: Report of a survey on waiting lists and waiting times for occupational therapy for children with developmental coordination disorder.* London: Author.

Department of Health. (1997). *NHS modern and dependable (The Kennedy Report)*. London: HMSO.

Department of Health. (2003). *Every child matters – Green paper.* London: HMSO.

Department of Health. (2007). *National Service Framework for Children Young People and Maternity Services: Core Standards.* London: HMSO.

Department of Health. (2008). *Healthcare for all: Independent inquiry into access to healthcare for people with learning disabilities.* London: HMSO.

Dunford, C., Missiuna, C., Street, E. C., and Sibert, J.R. (2005). Young children's perceptions of the impact of developmental coordination disorder on activities of daily living. *British Journal of Occupational Therapy, 68,* 207–214.

Education (Scotland) Act. (1981). London: HMSO.

Education Disability and Discrimination Act. (1996). London: HMSO.

Hong, C. S. (1997). Occupational therapists' assessment practices with children who have disabilities. *British Journal of Therapy and Rehabilitation, 4,* 123–128.

Housing (Financial and Miscellaneous Provisions Act). (1946). London: HMSO.

Housing (Financial and Miscellaneous Provisions Act). (2003). London: HMSO.

Howard, L. (2002). A survey of paediatric occupational therapists in the United Kingdom. *Occupational Therapy International, 9,* 326–343.

Joseph Rowntree Foundation. (2001). *The views and experiences of young people who use assisted ventilation.* London: JRF.

Kelly, G. (2004a). Paediatric occupational therapy in the 21st century: A survey of UK practice, part III. *NAPOT Journal, 8,* 5–8.

Kelly, G. (2004b). Paediatric occupational therapy in the 21st century: A survey of UK practice, part IV: Techniques used. *NAPOT Journal, 8,* 17–19.

Keogh, J. F., and Sugden, D. A. (1985). *Movement skill development* (Fig. 4-1). New York: Macmillan.

Kübler-Ross, E. (1969). *On death and dying.* New York: Macmillan.

Kübler-Ross, E. (1982). *On death and dying* (2nd ed.). London: Tavistock.

Law, M., Baptiste, S., Carswell, A., McColl, M. A., Polatajko, H., and Pollock, N. (1994). *The Canadian Occupational Performance Measure* (3rd ed.). Toronto, Ontario: CAOT Publications ACE.

McElderry, F. C. (2000). A guide to occupational therapy with children. *Current Paediatrics, 10,* 67–71.

McElderry, F. C. (2002). Working with local education authorities. *NAPOT, 6,* 4–5.

NHS. (1999). *Clinical governance, quality in the new NHS.* Bristol, England: National Health Service Executive.

Mental Health Act. (1983). London: HMSO.

Nicholson, J. (2001). Survey of occupational therapy in English child development centres, part 1: Staffing and caseloads. *NAPOT Journal, 5,* 15–19.

Office for National Statistics. (2004). *The health of children and young people.* London: Author.

Reed, K. L., and Sanderson, S. N. (1992). *Concepts of occupational therapy,* (3rd ed.). Baltimore, MD: Lippincott, Williams, & Wilkins.

Sugden, D., and Chambers, M. (2005). Models of intervention: Towards an eco-developmental approach. In D. Sugden and M. Chambers (Eds.), *Children with developmental coordination disorder* (Chap. 10). London: Whurr Publications.

Turner, C. (2003). *Are you listening? What disabled children & young people in Wales think about the services they use.* Cardiff: Children First Team.

Warnock Report. (1981). London: HMSO.

World Health Organisation. (1992). *ICD-10 classification of mental and behavioural disorders.* Geneva: Author.

World Health Organisation. (2001). *International classification of functioning, disability, and health.* Geneva: Author.

제 15 장

호주에서의 소아 작업치료
15

(Paediatric Occupational Therapy in Australia)

다문화주의 정책 승인

Chris Chapparo

"내가 이 캥거루를 집으로 어떻게 데려갈까? 나는 알고 있어, 접어서 가져 갈거야!"

– *Sammy, 3세*

개론

목적

1. 호주의 장애아동과 가족들의 인권과 관련한 주요 입법과 정책에 대해 설명한다.
2. 아이들과 그 가족들에게 인종, 민족성, 국가, 발생, 성별, 부부의 지위, 장애에 대한 차별로부터 자유를 주기 위해 법안에서 작업치료 서비스 제공에 요구하는 것을 설명한다.
3. 보건과 교육의 영역에 대한 작업치료 프로그램의 적용과 설정에서 아이들과 가족들의 문화적 정체성과 언어에 영향을 주는 법안의 영향에 대한 인식
4. 산업과 보건, 아동보호 법률이 작업치료 서비스 공급자에게 건강과 아이들의 안전, 가정의 돌봄을 보장하기 위해 요구하는 명백한 행동을 설명한다.
5. 책임 있고 아이들을 존경하며 가족의 사생활에 대한 치료서비스의 의사소통을 위한 요구를 설명한다.

서론 (Introduction)

이 장은 장애를 가진 호주의 아이들과 가족들을 위한 건강과 교육, 작업치료 서비스 제공을 위한 입법 원리를 설명하고 있다. 이 부분은 미국, 캐나다, 영국에서도 준거법으로 사용하고 있으며 다른 장에 부합한다.

서비스 제공의 입안이 분명하지 않더라도 치료사의 시행에 권한을 부여하고 제약을 결정하는데 매우 중요하다 (Barbara & Whiteford). 15-1의 상황처럼 작업치료 서비스 제공의 입법과 정책 환경은 복잡하다. 입법은 해외 법률에 영향을 받아 *보건, 교육, 장애*, 인권과 같은 용어를 정의하고 있으며 매일의 실행을 명확히 하고 가이드하기 위한 정책을 형성하다. 호주에서 입법의 주요관점은 아이들과 그 가족들을 위한 보건과 교육에 대한 작업치료 서비스의 제공이며 보호 (아이들, 가족, 치료사의 복지와 안전)와 참여 (아이들과 가족들은 다른 사람들처럼 매일의 삶에 같은 수준으로 참여할 수 있는 범위)를 주요 논점으로 한다.

호주 연방 법률은 약간의 차이점을 가지고 있는 두 지역과 6개의 주의 입법 발의에 지지를 받는다. 이 장은 호주의 법률 적용에 관한 예시를 강조하고 있는데 연방 법률과 한 곳의 주, New South Wales에서의 예를 들고 있다. 이 장에서는 작업치료 서비스 적용 동안 아이와 치료사 간의 직접적인 상호작용을 지지하는 입법의 복잡성에 대해 강조한 상황을 사용한다. 이것은 호주의 학교교육과 건강관리 구조에 대한 소개로 이어진다. 핵심 법안으로부터 나온 원리는 원칙을 형성하고 인권, 다문화주의, 산업 보건과 안전, 사생활과 사생활 보호를 포함하고 있다. 예시는 입법 원리가 아이들의 작업치료 실행에 어떻게 적용되는지 보여준다. 많은 입법 논의들은 뉴질랜드와 같은 선진국과 유사하다 (Fraser, Molzen, & Ryba, 2005; www.minedu.govt.nz). 독자들은 자신의 특정한 지역, 지방, 국가적 환경에 따른 법안을 비교하고, 입법에 대한 지식을 적용하여 아이와의 치료적 상호작용을 가이드하는데 도움을 받을 수 있다.

상황 15-1 호주법에 의한 작업치료의 예

Sarah는 시드니에 있는 작업치료사다. 그녀는 주립 초등학교에서 도움이 필요한 아이들에게 상담과 직접적인 중재를 제공한다. 아이들의 장애 범위는 지적장애, 시각, 운동, 언어 손상 뿐 아니라 학습과 행동장애까지 다양하다. 아이들은 다양한 문화적 배경을 가지고 있다.

최근 Sarah는 Jeremy라는 아이를 보기로 요청했는데, Jeremy는 교실에서의 행동과 글쓰기에 도움이 필요하다고 선생님이 생각한 8세 아이이다 (그림 15-1). Jeremy는 학급활동에 참여를 거부하기 시작했으며 "학교 공포증"의 징후를 보였다. Jeremy는 학교 일과에서 언어적, 사회적인 면에서 어려움이 커진 뒤 자폐증 스펙트럼이라고 진단을 받았다. Sarah는 Jeremy의 선생님과 만났으며 부모님은 Jeremy의 평가와 학교 프로그램에서의 개인적인 치료 중재를 허락하였다. 학교 수업 후 Sarah는 Jeremy와 다른 아이들을 치료실에서 보았는데 천장에 특별한 치료 장비를 달아서 사용하였다. Sarah는 Jeremy의 수업환경을 보았고 글쓰기를 돕기 위해 책상과 의자의 구조적 수정을 하였다. 선생님, 학교 정신과 의사, Jeremy 부모님, Sarah는 학교 과제에 대한 Jeremy의 반응 형성을 강화하기 위한 행동 프로그램을 만들었다. Sarah는 정기적으로 선생님과 부모님을 만나 제리미의 진행상황과 더 나아간 목표에 대해 논의를 했다. Sarah는 학교측으로부터 Jeremy의 일반교실 참석을 지지하기 위해 추가적인 자원으로 사용하기 위한 Jeremy의 능력과 어려움에 대한 구체적 정보의 제공을 요청받았다. 여기에는 글쓰기, 읽기, 특화된 컴퓨터 소프트웨어를 사용하여 Jeremy가 친구들과

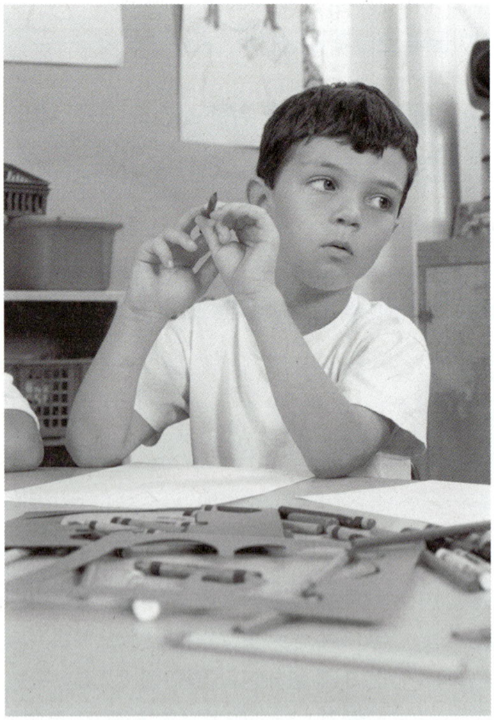

그림 15-1 호주의 법률과 정책은 제레미와 같은 아이들이 다른 친구들과 동일한 학교교육에 참여할 수 있는 기회를 제공한다. *(Photograph © Corbis.)*

의 교실 활동에 참여할 수 있도록 하는 것이 포함되어 있다.

Jeremy가 학교에서 작업치료 서비스를 받고 그러한 서비스를 받을 수 있게 해주는 법안과 정책이 있다. 다음에서 다루는 원칙은 Jeremy의 안전을 다루고 다른 아이들과 같은 수준의 학교 활동 참여 기회를 보장한다.

1. Jeremy는 장애 (자폐증)를 진단 받은 아이이기 때문에 Sarah의 지위는 자신이 살고 있는 주 New South Wales의 Australian Disability Discrimination Act (1992) 뿐 아니라 the Disability Services Act(1993)에도 명시 되어 있다. 이러한 법안은 Jeremy가 학교생활에서 다른 아이들과 같은 참여의 기회를 받도록 요구하고 있다.
2. 치료기간에 Sarah와 Jeremy가 사용하는 장비와 신체적 활동은 New South Wales Occupational Health And Safety Act (2000)의 표준 설정을 안전하게 따를 것을 요구한다. Jeremy의 능력과 어려움에 대한 기록은 평가와 중재동안 이루어지고 Jeremy에 대한 정보를 부모님이나 다른 사람과 의사소통하는 방법은 New South Wales Privacy and Personal Information Protection Act (1998)에 명시되어 있다.
3. Jeremy는 Sarah 혼자만 보지 않는다. 치료는 다른 아이들과의 집단 안에서 이루어져야 한다. Sarah가 제리미에게 말하는 방식과 신체적인 핸들링은 New South Wales Children and Young Persons (Care and Protection) Act (1998)에 명시 되어 있다. Jeremy의 학교 환경을 변화하기 위한 Sarah의 건축적 구조적 제안의 효력은 Australian Standard AS1428: Design for access and mobility and the Building Code Australia에 부분적으로 보장되어 있다.

호주아이들 : 건강과 교육적 이슈
(Australia's Children: Issues of Health and Education)

최근에 호주에는 15세 이하의 아이들이 대략 4백만 정도 있고, 전체 인구의 1/5(19%) 정도다(그림 15-2) (Australian Bureau of Statistic, 2006). 이러한 많은 아이들이 성장하면서 겪는 것은 이전에 출생한 아이들과는 매우 다르다. 아이들은 편부, 편모, 양부, 양모, 혼합된 가정에서 자라는 비율이 늘고 있다. 아이들은 가정 밖의 아동 관리 기관에서 하루의 대부분을 보내고 있다. 아이들의 부모들은 나이가 많아지고 그 가족들의 구성원은 적어지고 있다. 주립학교의 대략 25%의 아이들이 영어가 아닌 언어권이다 (New South Wales Department of Education and Training, 1998).

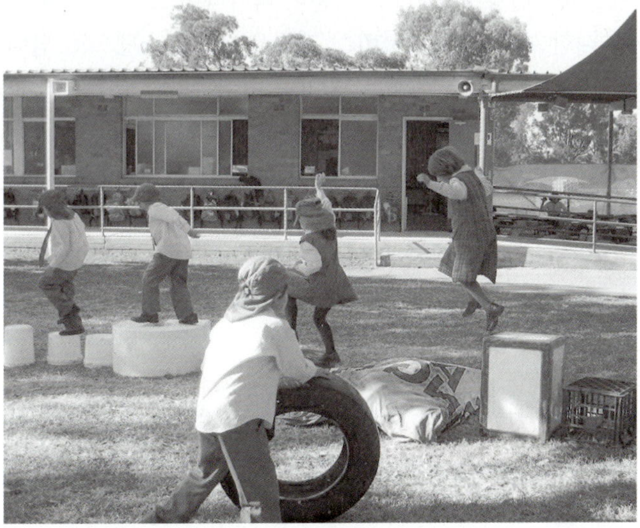

그림 15-2 호주 인구의 1/5인 아이들 *(Photograph courtesy of Sydney Playground Project.)*

아이들의 건강관리와 치유

모든 아이들과 그 가족들은 공개적인 재정지원 의료에 대한 권리가 있다. 호주의 보건 서비스는 보편적인 시스템으로 조직되어 있는데, 공적이거나 사적인 부분의 보건 서비스 제공자들이 모여 있으며 다양한 자금과 다음과 같은 규제 매커니즘에 의해 지지를 받는다.

- 광범위한 국가 개발 정책, 규제, 자금에서 주요한 역할을 하는 *호주 정부*
- *주, 지역, 지방정부*는 보건 전문가들의 규정을 포함하여 대부분의 건강 관리자들과의 직접적 관계를 유지하기 위한 공중보건 서비스의 적용과 관리에 주요한 책임이 있다.
- *호주 의료 협회*나 호주 연방과 주 작업치료 협회 같은 전문적인 의료 관리 기구. 예를 들어, 호주 작업치료 협회는 승인 프로그램(AccOT)을 가지고 있는데, 정부의 기대에 대한 반응으로 만들어 졌으며, 보건 전문 협회는 회원들의 실행 표준에 대한 높은 수준의 책임을 명시하고 있다.

- *영리, 비영리 기구*와 자원봉사 기관. 개인 병원은 주나 지역에 의해 인가되며, 일부 규제력은 건강보험 혜택을 받을 병원을 허락하는 연방 정부에 의해 유지된다.

인간의 권리신장과 형평성을 위한 법률, 모든 호주 사람들에게 주어지는 국가 보건 관리 재정시스템의 목표, 그들의 개인적 상황과는 무관함, 수용할 수 있는 가격이거나 무료의 보건관리 접근에 근거하여, 재정과 의료 적용과 관련한 실질적으로 사적인 부분을 포함하여 사람들의 선택을 허용한다. 모든 사람들은 지역에 상관없이 공공 병원에 접근할 수 있어야 한다; 서비스는 임상적으로 적절한 기간과 임상적 요구에 근거하여야 한다. 호주는 몇 가지 전문화된 병원을 가지고 있는데 소아와 신생아 관리에 헌신적이다. 아이들에 대한 서비스는 작업치료를 포함하는데 정부와 개인 건강 보험에 재정 지원을 받으며(http:// www.medicare.gov.au/about/whatwedo/health-system/index.jsp), 작업치료사는 다른 보건 관리 제공자들이 부과받는 것과 같은 건강 규정 법규를 따른다.

보건, 발달, 복지의 다양한 측정에서 호주의 아이들은 잘 다루어지고 있다 (Australian Council for Educational Research, 2001, 2004; Ministerial Council on Education, Employment, Training and Youth Affairs [MCEETYA], 2000. 그러나, 보건, 교육, 복지의 다른 영역에서는 관심사의 원인을 준다(AIHW, 2002: Australian Council for Educational Research, 2001).

어린 시절의 증가하는 행동적, 발달적, 정신적, 건강 수준, 사회적 문제(AIHW 2006) 특히 낮은 사회 경제적, 토착적 배경의 아이들의 보건 사망률이 급속한 사회 변화와 관련하여 관심사가 되고 있다(Australian Bureau of Statistics, 2006b; Australian Council for Educational Research, 2001). 장애를 인식한 아이들의 비율은 증가하고 초등교육을 2차적인 교육문제보다 주요하게 다룬다 (Angus et al., 2003; Australian Bureau of Statistics; Louden et al., 2000; Stanley, 2001).

호주 어린이들의 교육

다른 많은 나라들과 유사하게 호주의 법률은 학교를 준비하는 유치원 아이들을 비롯한 모든 아이들 10~13세 초등학생과 고등학교 교육을 의무화하고 있다. 많은 아이들이 3세부터 유년 교육 프로그램을 시작하지만 정식 의무 교육은 대부분 5세부터 시작한다.

학생들은 16세가 되는 고등학교 입학 4년 후 특별한 기술이나 직업교육 코스, 취업을 위해 떠날지 선택을 할 수 있다. 대부분의 학생들이 고등학교를 마치고 마지막 해에 규정대로 정규 주 시험을 치르고 전반적인 성적이 나온다. 성적은 적성을 가이드하고 학교교육의 마지막 2년을 넘어 누적된 학업 성취를 다양한 대학과 직업교육협회 등록 허가를 위해 사용한다.

모든 학교들은 나라에서 지정한 8가지 학습 영역을 제공한다: 영어, 수학, 사회와 환경, 과학, 예술, 제 2외국어, 과학 기술과 개인 발달, 건강과 신체적 교육 (www.studyinaustralia.gov.au, 2004). 장애를 가진 아이들에게는 4가지 기술 영역이 더 추가된다.

- 의사소통
- 참여
- 개인 관리
- 운동

작업치료 서비스는 모든 영역에서 성공적인 결과를 얻기 위해 특별히 설정된 서비스를 지지한다 (New South Wales Department of Education and Training, 2004). 국가적 성취의 벤치마크가 있지만, 6개주와 2개 지역에서 Commonwealth of Australia을 설립하여 책임 있는 서비스 제공을 하였다. 이 장에서 the New South Wales의 다양한 법률, 정책, 원칙이 실행에 어떻게 적용되는지에 대한 예시가 넓게 실려 있다.

New South Wales는 아이들을 위한 추가적인 요구를 하고 있는데 보건 시스템이나 개인 건강 제공자들을 통한 신생아 집중 치료, 지속적인 의료, 발달, 작업치료, 주 정부나 개인 자금에 의한 조기중재 서비스를, 출생부터 6세의 아이들에게 제공하고 있다. 아이들이 정규 교육과정에 들어설 때 "건강"에 대한 어려움이 나타나면 그 서비스 제공에 대한 책임과 보건서비스 제공은 교육시스템으로 넘어간다. 예를 들어, 근이영양증이나 뇌성마비와 같은 특별한 건강 장애를 가진 아이들은 재건 수술과 광범위한 수술 후 치료 서비스가 교육 외적으로 필요할 수도 있다. 교육을 위한 재정은 주나 민간자금 기관에 의해 제공되기도 한다. 작업치료사는 학교를 다니는 나이의 아이들을 위한 서비스 제공과 관련한 교육시스템 정책과 보건 둘 다에 자신들이 걸치고 있음을 인식한다.

핵심정리 (Here's the Point)

- **보건과 교육에 대한 호주 법안은 동일한 입법에서 발생하였다.**
- **실행의 원리와 표준은 호주 보건 교육 부처의 서비스 적용**

정책과 핵심 법안으로부터 나왔다.

- **법률은 치료사의 실행에 제한사항을 결정한다.**
- **보건, 교육, 사회 서비스에 영향을 주는 호주 법률은 보호와 참여를 목표로 한다.**

호주아동과 가족의 건강과 교육적 서비스를 위한 주요 법률과 정부정책

(Core Legislation and Legislative Principles Governing Health And Education Services for Australian Children and Families)

호주의 법률은 국제연합의 협정과 조약에 근거하여 아이들과 그 가족들을 위한 보건, 교육 서비스의 적용 원리를 형성한다. 북미권 나라들과는 다르게 아이들과 가족들에게 특별한 절차와 서비스 (P.L. 108~446, 2004)가 주어지며 연방과 주정부는 핵심법률의 범위를 제정하였고, 서비스 제공의 광범위한 원칙이 만들어졌다. 이러한 원칙은 인권, 다문화주의, 형평성, 포용, 참여, 접근, 안전, 사생활을 포함한다. 이러한 원칙으로부터 법안의 의향을 설명하는 실행의 표준과 정책은 서비스를 전문적으로 제공하는 단체에 의해 발생하였다. 이러한 기구는 작업치료가 책임 있는 전문가에 의해 소비자와 사회에 광범위하게 시행되어야 한다고 제안한다. 책임감에는 치료사의 주의와 아이와 가족들의 관계를 변화시키는 지속적으로 변화하는 입법에대한 검토가 필요하다. 광범위한 원칙은 작업치료사의 책임과 실행의 표준을 결정하는 대부분의 정책과 교육 법안, 보건을 다음에 싣고 있다.

법률

The Commonwealth Human Rights and Equal Opportunity Commission은 아이들과 가족들을 인종, 민족, 국가적 기원, 성별, 부모의 지위, 장애의 차별로부터 보호하고 참여를 기본으로 하여 형성된 국가적 인권 법률에 대한 책임이 있다. 국가에서 개인 간의 법률 정도를 예를 들어, 다른 사람들과의 관계, 보건과 교육 치료 서비스 적용의 관계는 테이블 15-1에 설명되어 있다.

입법의 주요한 부분은 작업치료 서비스 제공은 다음을 포함한다는 것이다. *The Equal Opportunity Act, 1984; Disability Persons Act, 1986; Australian Disability Discrimination Act, 1992; Disability Services Act,*

표 15-1 ● 아이들과 가족들의 위한 작업치료 서비스 적용에 대한 관계와 입법의 예시

법안	작업치료 서비스 제에 대한 관계
국제법-The International Bill of Right	모든 사람은 자유롭고 동일한 위엄과 권리를 가지고 태어났다. 그들에게는 이성과 양심이 부여되었고 형제의 정신으로 다른 사람을 대한다 (Universal Declaration of Human Rights. United Nations General Assembly, 1948) The International Bill of Rights consists of the Universal Declaration of Human Rights, the International Covenant on Economic, Social and Cultural Rights and the International Covenant on Civil and Political Rights (Office of the High Commissioner for Human RIGHTS, 1996). 인간의 권리에 대한 국제적 조약이 호주, 뉴질랜드를 포함한 132개국에서 승인되었고 인간의 인권을 합법적이고 도덕적 의무로 수용하게 되었다 (Barbara & Whiteford, 2005). *치료사는 사람의 위엄과 권리를 유지하는 방식으로 아이들과 그 가족들과 상호작용 하도록 기대된다.*
호주 (연방)법 - The Australian Disability Discrimination Act 1992	이 법안은 국제 인권 선언으로부터 유래됐다. 장애를 가진 사람들의 삶 전체를 보호하고 진보시키기 위한 것이다. 치료사가 장애를 가진 아이들과 일을 하는 것은 이러한 법률 내에서 규정지어 진다.
주 법 - The New South Wales (NSW) Privacy and Personal Information Protection Act 1998	이것은 호주 장애 차별법안으로 나온 주 법률의 한 가지 예시이다. 사생활 기준, 서비스 제공에서 개인적인 정보를 다루는 규칙을 규정한다. 이 법률은 다른 서비스 제공자와 같이 아이와 그 가족들의 세부적인 토론의 규정을 제공하며, 아이와 가족들에게 다른 서비스 제공자를 의뢰하며 아이와 가족들에 관한 기록이나 보고서를 분배한다 (Lawlink Nsw, 2002).

Australia, 1993; Disability Standards in Education, 2005; and Disability Act, Australia, 2006.

Sarah와 Jeremy의 이야기에서처럼 (상황 15-1) 아이들과 가족들을 위한 치료 서비스는 복잡한 법률과 정책 내에서 이루어진다. **입법은 법률**을 만드는 행위를 말하는 반면 정책은 정부에 의해 제안되거나 적용된 원리나 행동처럼 정의가 조금 명확하지 않다 *(The New Shorter Oxford Dictionary, 1993)*. 정책변화는 입법보다 빠르다. 보건과 교육제공자로서 일하는 작업치료사는 서비스 제공의 관점에서 만들어진 높은 수준의 정책 내에서 일하고 있다는 것을 알게 된다 (Barbara & Whiteford, 2005). 방법적인 면에서 사람들은 자신들의 사회가 정부의 법 아래 놓여 있기를 원하다. 법은 정책을 변화시키고 정책은 행동이나 서비스 적용 방식을 변화시키는데 이것은 법이 의도하는 것이 표현된 것을 가정한 것이다.

법률의 취지는 항상 정책이나 법령을 다루는 것이 아니다. 예를 들어, 호주의 법률과 정책은 장애를 가진 아이들의 정규교육 환경에서 인권을 확립하는 것이다. 그러나, 장애를 가진 아이들의 교육은 여전히 어려운 상황에 놓여 있고 다음의 3가지 이슈가 교차하고 있다. 우리의 매일의 삶에서의 사회적 관점을 법률로 해석하는 복잡한 과정의 반영, 법률에서 정책으로, 정책에서 조례로: 기본 원리, 정책, 전문가의 실행:

1. *원리.* 장애를 가진 아이들은 건강관리에 대한 권리, 정규 사회환경의 참여, 정규교육 환경("인권"): 호주와 다른 나라에서 법률과 정책(원칙)은 동등한 기회의 법안을 지지하여 많은 상황 (직장, 가정, 보건, 교육)에서 소수그룹 (민족과 장애)의 권리를 보호하기 위해 존재한다.
2. *정책.* 장애를 가진 아이를 지지하는 비용은 정규 사회와 교육 환경에서 중요하다 ("방책"). 많은 장애를 가진 아이들은 보건과 교육에 특별한 요구를 가지는데, 경제적 지원에서 자유로움과 대부분의 아이들이 확장된 자원으로부터 이익을 얻을 것이라고 주장하는 몇몇의 저자들에 의해 의심의 여지가 있다 (MacRae, 1996).
3. *전문적 실행.* 특정한 보건과 교육 환경, 많은 아이들과 그 가족들에게 큰 이익을 주는 보건과 교육 서비스 제공의 인식("유효성") (McRae, 1996). 장애를 가진 아이들을 위한 법안의 마지막 가치는 작업치료사처럼 개인적 서비스 제공자에 의해 실행되는 법률의 의도가 얼마나 진실한가에 근거한다.

법률이 있다는 것은 시작이다. 법률을 안다는 것은 충분하지 않다. 매일의 실행에서 법을 행하는 것과 가치를 내면화 하는 것, 평등권에 대한 자세, 가장 좋은 전문적인 실행을 하는 것이 요구된다 (Chapparo & Ranka, 1997). 표 15-2는 장애를 가진 아이들에게 치료 서비스를 제공하는 법안의 몇 가지 예시를 보여준다. 이 법률은 장애를 가진

표 15-2 ● 장애를 가진 아이들을 위해 평등한 서비스 제공을 원칙으로 하는 국가 입법의 예시

법안	목적
Disability Services Act (1986, Amendment 1991)	장애를 가진 사람들에게 사회 편의시설과 지원 서비스에 접근성을 제공하기 위함 • 모든 장애를 가진 사람들은 호주 사회의 다른 모든 구성원처럼 같은 권리를 가지고 있다. • 리스트에는 장애를 가진 사람들을 위한 서비스와 프로그램 실행과 설계와 관련한 충족이 필요하다.
Human Rights and Equal Opportunities Act (1986)	인종이나 성별에 대한 불법적인 차별에 반대한다.
Disability Discrimination Act (1992)	인간의 권리와 기회의 평등에 관한 법령의 확장은 사람이나 장애와 관련한 사람에 대한 차별을 불법으로 본다. • 장애에 대한 정의 • 장애를 가진 사람들에 대한 정의 • 장애를 가진 사람들과 관련한 것들에 대한 정의 • 차별에 대한 정의 ◦ 다른 사람들에 대한 불공평으로부터 장애를 가진 사람들에게 차이를 요구할 때 직접적인 차별은 발생한다. ◦ 간적접인 차별은 모든 사람에게 동일한 것을 요구하지만, 불평등과 특별한 상황에서 비합리성을 가지고 있다.

모든 아이들이 보건 관리, 정규 학교교육, 특수 교육, 작업치료와 같은 관련 서비스를 통해 보건, 교육, 다른 사회서비스에 접근할 수 있게 해준다.

연방 법률과 함께 호주의 주는 특별한 보건과 교육적 요구가 필요한 아이들의 흥미를 보호하기 위한 보완 입법 또한 통과시켰다 (예시를 확인해라, www.comlaw.gow.au /ComLaw/Legislation/). 주의 복지부와 교육부, 현장교육은 연방과 주 법령 초기 원칙에 부합한 자신들의 실행에 책임을 가진다. 교육자원과 보건, 자신들의 인식에 대한 개별주의 인식 때문에 국가 간에 장애를 가진 아이들에 대한 정책과 절차에 차이와 높낮이가 있다.

Box 15-1는 장애를 가진 아이들이 차별없이 교육에 참여할 수 있도록 교육과 훈련을 제공하는 의무에 대한 예시를 담고 있다. 학교나 지역사회를 위해 부당한 어려움과 특별한 도움이 필요한 아이들을 배제하는 법률이 여전히 있지만 (Box 15-1), 법적 효력의 균형은 변화한다. 학교는 장애를 가진 아이들을 위해 적절한 서비스를 제공하거나 수용하지 못하는 이유에 유효한 법안을 요구하고 있다. 작업치료사가 핵심적으로 참여하는 서비스 제공 영역은 아이들의 능력과 기능수준, 최적의 수행을 지지하기 위한 학교환경의 평가이다.

추가적인 법안은, 정책은 서비스의 제공을 위한 표준을 만든다. 예를 들어, *Disability Standards for Education* (2005)의 설정은 교육 제공자에게 합법적으로 적용 가능한 표준이고, 장애 차별법(DDA)에 부합하며, 서비스 제공자의 의무를 명확히 한다. 이러한 표준은 장애를 가진 아이들과 가족들의 유치원 교육부터 성인 교육 지역사회 프로그램까지 적용된다. 입안된 표준은 작업치료사와 같은 서비스 제공자에 의해 사용되고 아이들과 가족들을 위해 법에 맞는 전문적인 실행으로 사용되길 기대된다. New South Wales의 정책 *"Putting Children First"*은 장애를 가진 아이들과 관련한 정책이 어떻게 비전 (사회가 원하는 목적), 인간의 인권 (목적 달성을 위해 어떠한 것이 일어나야 하는지), 법률의 실행을 위한 원리(목적을 어떻게 달성하는지)를 어떻게 강조하는지에 대한 한 예이다:

> *이 정책의 핵심은 아이들을 우선으로 하는 서약이다 [비전-사람들이 원하는 것은 무엇인가], 그리고 그들의 가족과 사회 내에서 지지를 한다. [인권법-무엇이 일어나야만 하는지]. 이것은 지지와 방편을 입안하여 장애를 가진 아이들과 청소년들이 가족 내에서 지지를 받고 있고 가족에서 시작하여 범위가 확장되며 (친척, 친구, 보호자), 전문적인 서비스 제공자(의사, 선생님, 치료사), 지역사회 기구 (지역사회 교통, 자원봉사, 레크리에이션 조직)의 지지를 의미한다[어떻게 이러한 것이 일어나야만 하는지] (New South Wales Department of Ageing, Disability and Home Care, 2002, p. 5).*

작업치료 수행의 법적 적용

이 장의 이번 파트에서 법률 개요는 호주 아이들과 가족들을 위한 사회정의 제공을 시도하는 것이다. 사회정의는 모든 사람은 동등한 가치와 권리를 가지지만 그러한 권리를 얻기 위해 다른 수단을 사용한다 (그림 15-3). 인간의 권리를 지지하는 호주 법률과 정책은 아이들과 가족들에게 보건, 교육, 사회 환경에서 작업과 사회적 정의를 지지하기 위한 기초로써 치료사들이 자신의 실행에 사용할 수 있다.

개인적 견지에서 모든 작업치료사들은 법률과 정책이 의도하는 바를 합법적으로 실행에 옮겨야 한다. 이 장의 목적,

BOX 15-1

장애인 차별 금지법 (DDA)

제 22조, 교육 (장애를 가진 아이들의 차별없는 교육 참여를 보장)

- 사람의 장애나 다른 사람과 관련한 장애를 기반으로 교육적 당국이 차별하는 것은 불법이다.
  - 학생으로 허가되지 못하거나 거부되는 것:
  - 학생으로 승인이 준비된 상황
- 교육당국이 학생의 장애나 학생과 관련한 장애로 차별을 하는 것은 불법이다.
  - 학생의 접근을 무시하거나 제한하여 교육당국에 의한 이익을 제공받는 것
  - 학생을 쫓아낸다;
  - 다른 어떠한 손상을 학생에게 입히는 것
- 이 장에서는 특별한 장애를 가지거나 가지지 않은 학생을 위해 일차적이거나 전체적인 교육협회 설립 허가의 사안에서 사람의 장애에 따라 차별을 하는 것이 불법이라고 하지 않았다. 장애에 기반하여 사람을 차별하는 것은 불법이 아니다. 왜냐하면 사람의 장애에 따라 특별한 방식으로 제공되는 이점을 요구하고 부적절한 곤란 없이 교육당국에 의해 제공되지 않는다 (NSW Anti-Discrimination [Amendment] Act 1994).

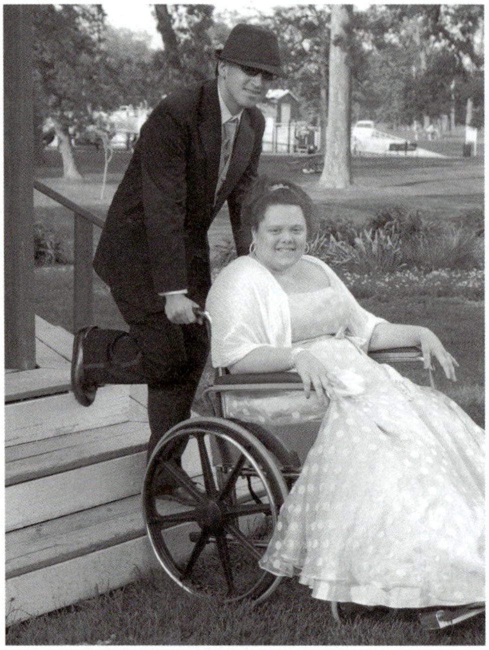

그림 15-3 사회정의는 모든 인간이 살아가는데 필요한 수단과 물질을 동등하게 가질 권리를 주장하는데 중점을 둔다. 장애를 가진 십대는 또래와 어울리는 다양한 활동은 즐기기를 가능하게 해준다. *(Photograph courtesy of Angie Carter.)*

(1990), 호주 작업치료사 Fullwood는 장애를 가진 아이들과 가족들의 권리를 위해 일찍부터 지지를 하였고, 현재의 보건과 교육 법률의 핵심인 4가지 원리로 요약된다.

- 사회 정의
- 형평성의 기회
- 구분하지 않기
- 인종차별 않기

상황 15-2 사회정의

Jane이 레크리에이션 체조 프로그램에 등록하려할 때, 지도자는 그것을 거부했다. 그는 Jane의 다운 신드롬이 "그녀는 체조를 적절하게 하지 못할 것이다."는 것을 의미한다고 느꼈다. 프로그램 제작자는 Jane의 능력이 다른 사람들보다 떨어진다고 평가하였고, Jane의 지역사회 서비스에 대한 권리를 거부하였다. Jane의 가족은 Jane의 체조프로그램 참여에 대한 논의를 위해 프로그램 제작자와 약속을 잡았고 Jane이 필요로 하는 도움을 주기로 하였다. Jane의 작업치료사 Sarah도 만나기로 하였다.

이러한 원리들은 각각 다음에 설명되어지고, 장애를 가진 아이들의 부모님에 의해 인식되어진 불화의 예시를 설명한 시나리오가 있다.

사회정의 *원리: 모든 사람들은 동등한 가치를 가진다* (Internatinal Bill of Rights). 이 선언의 사회적 정의의 관념과 치료 실행의 요구는 각 개인의 권리를 반영하는데 이용 가능한 자원과 서비스를 공유한다.

동등한 기회 *원리: 모든 사람들은 동등하게 대우 받을 권리를 가진다* (Human and Equal Opportunity Act). 어떠한 아이들이나 가족들도 차별대우를 받을 수 없다. 규칙, 학교에서의 상황, 보건, 다른 사람들 보다 서비스를 받기 어려운 아이들이나 가족들도 그렇다. 동시에 동등한 기회는 위험을 인지하는 동안 선택을 허용하는 것을 의미하며 뒤이은 성공의 가치나 실패가 주어진다.

상황 15-3 동등한 기회

William은 유치원에 다닌다. 그는 바퀴가 달린 워커를 사용하여 걸을 수 있다. 그러나, 교실에서는 스쿠터를 앉아서 돌아다는 것을 좋아하는데 스쿠터가 더 빠르기 때문이다. 학교를 가게 되면서, 치료사는 걷는 기술을 증가시키기를 요청했고 William은 교실에서의 모든 과제에서 워커를 사용하였다. William의 엄마는 워커가 그를 느리게 만들어 다른 아이들과 보조를 맞추지는 것을 막는다고 하였다. 그녀는 이러한 요청이 학교활동에서 그의 친구와의 참여에 불필요한 제한을 부과하는 것이라고 하였다. William의 신체적 능력의 향상과 관련하여 치료사는 William이 학교생활을 하는데 다른 아이들보다 더 어려운 상황을 설정하였다. Sarah는 William이 학교에서 해야하는 것과 William에게 가장 가치 있는 사회적 활동을 설정하였으며 그룹에 포함되는 것을 최고로 여겼다. Sarah는 William의 치료사, 선생님, 부모님에게 이러한 매일의 활동과 시간을 가지도록 하였고 William의 신체적 능력 형성을 위해 필요한 워커 사용과 바닥에서의 스쿠터 사용의 허용은 조절되었다.

비분류와 비분리 *원리: 사람들은 장애로 그룹 지어지거나 식별되어지지 않는다* (New South Wales Disability Discrimination Act). 장애를 가진 아이들은 진단 특징에 따라 분류되어 왔다. 이러한 것이 교육 서비스상에서 적어지기는 하였지만 (McRae, 1996), 진단에 따라 수행의 어려움을 분류하는 것은, 작업치료사 같은 전문적인 과정이나 보건 서비스에 정보를 보내는데 여전히 쓰이는 방식이다.

비분류(Noncategorisation)는 아이들과 가족들이 한 개인으로 보고 그들의 능력과 개성을 표현할 수 있는 완전한 기회를 보장해 준다.

원리: 아이들은 다양한 사람들과의 접촉을 원한다 (New South Wales Disability Discrimination Act). 인종차별은 신체적인 구분이다. 부분적으로 신체적인 연대감이 포함되며 참여, 상호작용, 상호의존성, 선택, 다양성이 포함된다.

상황 15-4 비분리와 비분류

Megan은 3~6학년이 복합적으로 구성된 특별 학급에 출석한다. 평가 동안 Sarah는 Megan의 학급의 누구도 정규 수업을 듣는 아이들과 쉬는 시간이나 점심시간에 같이 놀지 않는 것을 발견하였다. 아이들은 다른 사람들이 특별하거나 제한이 있는 아이들이라 여기는 자신들의 그룹에 머물고 자신들끼리만 놀았다. Sarah는 Megan의 학급 선생님과 다른 세 학년의 선생님과 주에 2번 아이들이 다 같이 운동장에서 통합된 그룹 활동을 할 수 있는 방법을 논의 하기위해 만남을 가졌다. 활동은 "두 사람이 짝을 지은 활동"에 기초하여 형성되었으며 Megan의 학급 아이들은 정규 학습의 아이들과 팀이 되었다. 활동은 언어적 기술과 협응력이 요구되는 신체적 구성 과제이다 (그림 15-4). Sarah와 선생님은 지시적인 역할을 하기보다는 아이들 사이에서 상호작용하며 모방할 수 있도록 하여 활동에 참여할 수 있게 감독을 하였고, 아이들이 서로 놀이를 할 수 있게 되면 서서히 빠져 나왔다.

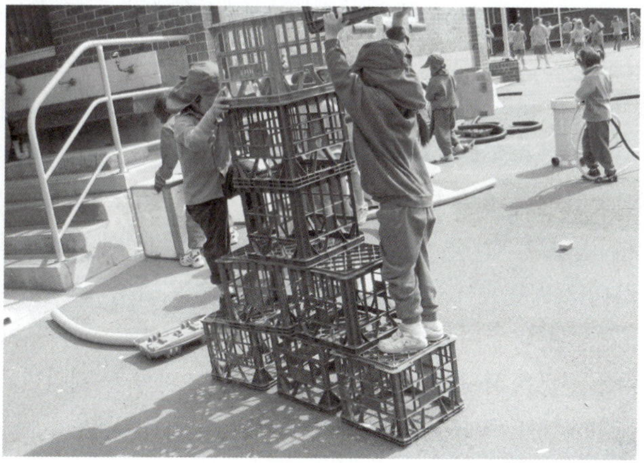

그림 15-4 구조적인 과제는 Megan과 같은 아이들이 운동장에서 다른 친구들과 함께 놀이를 할 수 있는 간단한 운동활동이다. *(Photograph courtesy of Sydney Playground Project.)*

임상조언 Practice Wisdom

아이들을 위해 대안적인 활동을 만들 때

보조기나 이동 보조기구, 의사소통과 기억력 보조도구, 시각 촉진 카드, 치료사의 주의와 같은 개인적 상황에 맞는 전략을 고려해야 한다:

- 법률과 정책은 직/간접적인 차별을 정의한다 (인권)
  - 제안된 중재가 포용에 방해가 되는가? 아니면 가능한가? (형평성과 기회의 평등)
  - 제안된 중재가 장애를 아주 부각하는가? (장애 차별법)
  - 아이, 가족, 다른 보건 전문가, 선생님이 중재 제안에 참여하는가? (장애서비스법)
- 제안된 대안을 수행하는데 요구되는 자원과 그것이 미래에도 유지 가능한지 (부당한 어려움; 장애차별법)
- 아이들의 장애를 포함하고 통합하는 개인적 관점에 법률과 정책을 보다 반영하여 해결책을 만들어야 한다 (전문가의 수행).

다문화주의

많은 사회에서 호주 법률은 사람의 현대적 가치를 표현하며, 태도의 변화에 맞게 수정된다 (Westling & Fox, 2004). 주요한 변화는 지난 40년 동안 일어났는데 호주 사회가 다양한 문화적 배경의 개인적 권리에 둔 가치이다.

유럽인들이 정착하기 전인 1788년, 호주 원주민과 토레스 해협의 섬 주민들은 호주 대부분의 지역에 거주하였다. 적응력이 강하고 창의적인 호주 토착민들은 복잡한 사회 시스템을 가지고 있으며 매우 발달한 전통을 가지고 있다. 유럽인들인 토착민들을 추방하고 대신 정착하였지만 (http://www.dfat.gov.au/aib/history.html, 2004), 그들의 문화는 오늘날까지 원주민과 토레스 해협의 섬사람들의 교육과 보건 서비스에 주요한 영향을 미치며 남아 있다. 국제법에 따르면 "사람들"이라는 말의 사용은 명확한 주체성이 있는 조직된 사회를 인정한다 (Centre for Human Rights, 1997). 학교정책은 목적의식을 가지고 고유문화의 인식을 모든 서비스 제공자들과 지지한다 (Board of Studies New South Wales, 1999; New South Wales Department of Education and Training, 1998).

아이들과 가족들에게 제공되는 서비스의 법률과 정책은 지금은 200개 이상의 문화로 급속하게 변화하는 사회 문화를 수용하여야 한다. 법률은 동화되기보다 다문화주의라는 앞선 국가 원칙을 반영한다. 다문화주의는 많은 문화의 사람으로 구성된 사회 이상으로 인식된다. 이것은 인권, 적법, 다양한 문화의 가치의 반영을 목표로 한 문화 다양성에 대응하는 공공정책이다 (New South Wales Department of Education and Training, 1998). 다문화주의정책으로부터 나온 두 가지 원칙의 예는 다양한 문화적 배경을 가진 아이와 가족을 다루는 작업치료사들간의 상호작용 스타일을 결정한다:

- 모든 개인과 공공 협회는 호주 내의 다른 사람들의 문화, 언어, 종교를 존중하고 수용하며 제도적으로 합법적인 범위에서 영어를 모국어로 한다 (Ethnic Affairs Commission Act, 1997).
- "모든 문화적 언어적 다양성은 인정되고 디자인, 프로그램의 적용, 기회는 주어져 문화적 정체성을 표현한다" (Multicultural Education and Training Policy Implementation Plan, 2001).

상황 15-5 가족의 의사소통을 위한 다문화주의의 최적화

Sarah는 학교 정신과 의사로부터 진의 평가를 요청 받았다. Jin은 한국 가정에서 새로 정착해 온 아이이다. Sarah의 평가는 부모님과 아이의 서비스 요구에 관한 정보를 얻기 위한 것이 한 부분을 차지하고 있다. 부모님은 한국에서처럼 대화를 점점 편안하게 하였고 Sarah는 정보를 얻기 위해 수준 높은 분석 서비스를 찾아 그녀가 Jin에게 요구하는 것을 설명하였다. 분석을 통해 부모님이 받았던 것을 확인하였다:

- 자신들의 문화적 역할과 일과 내의 가정에서 Jin의 수행을 설명할 수 있는 기회
- 그녀가 Jin을 어떻게 도울지 결정하는데 도움을 줄 수 있는 충분한 정보
- Jin의 학교에서 어려움과 능력에 대한 이해를 가족이 할 수 있게 도울 수 있는 충분한 정보
- 학교와 지역사회에서 그들에게 어떻게 접근할지에 유용한 정보
- 그들이 의문을 가지고 있을 때 그녀가 학교에 있는 동안에 어떻게 접근할지에 관한 정보
- 그녀가 Jin과 가족들에 대해 얻은 모든 정보를 조절하고 접근할 수 있게 가르치는 것
- Jin에 대한 보고서의 복사본에 관한 선택 (영어, 한국 또는 둘 다)

작업치료 수행을 위한 다문화주의 법률적용

상황 15-5는 Ethnic Affairs Commission Act에 입각하여 작업치료사의 평가 시행의 환경내에서의 해석을 설명하고 있다.

산업보건과 안전

법률의 한 가지 중요한 부분은 아이들과 가족들의 산업 보건과 안전(OHS)과 관련한 작업치료 실행의 효과이다. 호주의 각각의 주와 지역은 그들만의 OHS 법률을 가지고 있다. 모든 주에서 공통적인 법률은 변수의 범위에 관한 케어의 의무에 대한 관심이다. 그들의 케어에서 사람들의 보건과 안전을 보장하기 위한 명확한 행동을 서비스 제공자에게 기대하고 있다. 모든 보건, 교육 종사자들은 이 법률 아래 있으며 OHS 법률의 위반은 범법행위이다. OHS 법률은 작업치료를 받는 아이들을 불필요한 신체적, 정신적, 화학적 위험에 노출시키지 않도록 하고 있다.

OHS 법률은 보건과 교육 환경 정책의 범위에서 결정된다. 예를 들어, *Occupational Health And Safety Act* (2000)에 따르면, 교육부는 아이들이 학교에 있는 동안 보건과 안전상의 위험에 노출되지 않도록 해야 한다. 예를 들어, 호주의 높은 피부암 발생률의 관점에서 선크림을 바르고, 실외 활동 동안 모자를 착용하고, 팔이나 목을 보호하기 위한 옷을 입는 것은 학교의 케어의무의 한 부분이다 (School Uniforms in New South Wales Government Schools, 2004).

차별방지법은 일찍부터 고려되었고 학생들의 불평등에 영향을 주는 유니폼 정책의 실행에 융통성을 가지고 있다. 치료사는 많은 "유니폼에 대한 선택사항"이 아이들과 부모님의 민족, 종교적 믿음에 적합하고 장애를 가진 사람들은 학교 유니폼의 독특성을 요구한다. 균등한 기회의 입법은 유니폼 모든 연령, 성별, 인종, 체격의 아이들에게 가능하고 학교생활에서의 안전과 활동참여를 가능하게 하였다. 학교생활에 어려움을 요청 받은 치료사는, 법, 실현가능여부를 명심하고 옷을 수정하거나 다른 유니폼을 제안할 때 차별에 대한 이슈를 생각하여야 한다.

작업치료 수행을 위한 산업보건과 안전 법률적용

상황 15-1에서 매달려 있는 장비를 이용한 신체적 활동을 포함한 Jeremy의 작업치료 중재를 보았고, 치료사는 책상과 의자의 수정을 제안하였다. 추가적으로 Jeremy의 학급에서 프로그램 참여는 긍정적인 피드백을 통하여 특별한 행동을 변화시키기 위해 설계되었다. 이러한 활동을 수행

하기 위해 사용한 절차는 OHS 법률에 따른 것이다. 예를 들어, Jeremy의 치료사는 손상 없이 활동에 참여하기 위한 Jeremy의 최소한의 능력을 절적한 평가로 결정하였다. 장비는 목적에 적절하고 활동은 미리 계획되고 방어적 목적으로 사용되었으며 모든 순간 적절한 감독을 하였다. 추가적으로 OHS 법률은 치료적 활동 수행에 참여를 시키기 위한 특별한 교육을 치료사가 받도록 하고 있다. 이것은 건축상의 수정을 제안, 감각, 정신과, 행동치료에 참여하는 치료사는 이러한 치료를 효과적으로 수행할 수 있는 특별한 교육을 받아야 한다는 것이다. 학교와 임상에서 케어의 의무를 태만히 하는 예는 다음에 싣고 있다.

- 충분한 안전 시스템과 장비 감독의 실패
- 적절하게 교육하기 위한 스텝의 부재
- 안전한 장비를 획득하고 유지하는데 실패
- 본질적으로 위험한 활동으로부터 아이들을 보호하는데 실패

사생활 보호

아이들과 가족들에 대한 정보에 대한 적문적인 서류작성은 작업치료 서비스에서 기대된다. 치료기록의 주요한 목적은 내용과 치료서비스 과정의 기록, 면화의 기록, 다른 사람들이 이 정보를 요구할 때를 위함이다. 환자의 기록은 법적문서이며 정확하고 객관적인 정보를 포함하고 있다. 치료사는 아이와 가족들을 포함하여 다른 전문가들, 다른 기관, 다른 지역사회 구성원과 구두나 전자적인 의사소통을 한다. 여기의 모든 의사소통은 법적으로 비밀과 사생활이 보장되어야 한다.

특별한 아이와 가족들의 상황과 관련한 모든 사람들이 요구하는 비밀과 사생활은 보장된다. The Federal Privacy Act (1988)은 개인의 정보를 보호하기 위한 호주의 국가법이다. 호주의 주나 지역의 다른 법률도 추가적인 법안을 가지고 있다 (http://www.privacy.gov.au/aboutprivacy/). 10 National Privacy Principles에서는 반드시 따라야만 하는 법안을 만들었다. 그 원리는 정보의 수집, 사용, 정보공개, 정보의 질과 정확성에 대한 주의, 수집된 정보의 열람과 정보의 이용, 개인정보에 접근하는 권한, 개인적 정보의 해외 유출에 대한 보호와 익명의 인물에게 정보 제공과 같은 정보를 다루는 표준을 제공한다 (New South Wales Privacy and Personal Information Protection Act). 모든 사람들이 자신들과 자신들의 가족에 관한 보건, 교육 정보에 접근할 권리가 있지만 정규 권리가 아니다. 어떠한 정보가 손실을 발생할 수 있는 특정한 정보라고 간주되면 정보는 다른 방식으로 변경된다.

작업치료수행을 위한 사생활 보호 법률의 적용

호주의 NWS에서 작업치료는 New South Wales의 작업치료사를 위한 민족적 행동의 표준을 감독할 책임이 있다 (http://www.otnsw.com.au/otansw/membership.php). 호주 작업치료 전문가들은 실행의 방식에 있어 전문적, 윤리적, 도덕적으로 그들이 전문적인 접촉을 가지거나, 개인의 지위나 상황 사회적 환경에 관계없이 어떠한 사람에게도 절충된다. 호주 작업치료의 윤리적 코드는 생명윤리의 원칙과 의무불이행, 정직, 공정, 비밀유지, 정의, 존경, 자율성에 기반한다. 윤리의 코드를 구성하는 성명은 작업치료사와 학생들의 모든 실행에 투명한 가이드로써 행동을 지향한다. 윤리적 코드의 성명은 대체되지 않고 이 장에서

상황 15-6 James: 기록의 권리

James는 인간 서비스 부서의 직업훈련 프로그램에서 중증도에서 높은 정도의 도움이 필요한 퇴학생들과 일을 하는 작업치료사이다: 노화, 장애, 자택간호 (ADHC). 그는 Bruce와 작년부터 일을 하였고, 대우가 좋은 작업장에 입사하기 위해 필요한 직업 기술 발달을 돕고 있다. Bruce는 고등학교 11학년에 뇌손상을 입었다. 그는 6개월 동안 재활을 하였고, 대부분을 신체적 능력의 회복에 시간을 보냈다. 그리고 학습과, 행동, 감정 조절 능력에 어려움이 남아 있다. 그는 학교로 돌아왔고 가족들이 개인적으로 고용한 가정교사와 교육부의 지원을 받는 학급 도우미의 도움으로 11학년과 12학년을 마쳤다. James는 ADHC를 통해 Bruce의 직업기술 훈련 프로그램의 수행을 기록을 작성하였다. Bruce는 수행을 잘 하였지만 그의 목표를 쉽게 달성하지 못하면 우울해 하거나 화를 내었다.

Bruce는 ADHC를 포함한 그의 개인적 기록에 접근하고 싶었다. Bruce는 그의 파일에 그의 손상과 수행에 관련하여 무엇이 기록되었는지 궁금해 했다.

Bruce는 ADHC에 있는 개인적 정보에 접근할 일반적인 권리를 가지고 있다. Bruce는 그의 기록을 볼 수 있으며 기록을 하고, 복사를 할 수 있으며, 설명을 요구할 수 있다. 그러나, ADHC는 Bruce의 건강과 안전에 위협이 되거나 다른 사람의 건강과 안전에 위협이 되는 것처럼 다른 이슈로 Bruce의 접근을 거절할 수 있다. Bruce와 같이 훈련을 받는 사람들로부터 얻어진 정보는 정신분석의사, 사회사업가, 그의 작업치료사의 정보를 포함하며 그 정보는 어떤 형식으로든지 Bruce에게 유용하다.

설명된 법률이나 성명에 의해 절차적 적용이 되며 명확하게 언급되지 않은 다른 사회적 권리는 무시한다 (http://www.ausot.com.au/inner.asp? pageid=119).

능동적인 학습

호주 법률은 아이들과 가족들의 케어를 위해 치료사에게 정책과 실행의 가이드 정규적 업데이트를 요구한다. 다음의 2가지 학습 활동은 독립적으로 해야 하고 본질적인 법률 학습보다는 업데이트된 정보에 어떻게 접근하는지에 대한 학습을 한다. 모든 법률과 정책, 지방 정책은 공적으로 기록되고 그것에 영향을 받는 사람들에 의해 쉽게 접근할 수 있다.

1. 법률과 실행의 가이드는 입법에 의해 재고되고 업데이트 된다. 정책과 실행의 표준은 법률에서 나오며 지속적으로 업데이트되며 수정된다. 법률의 업데이트나 추가사항이 있다면 확인하라. 그리고 당신의 실행 영역과 관련해 이 장에서 언급된 표준을 확인하라.
2. 이 장은 학령기 아이들을 위한 법률 가이드 실행에 초점을 두고 있다. 유아나 학령기 아이들의 위한 실행을 가이드하는 다른 정책이 있는가? 아이들이 청소년으로 넘어갈 때 무슨 일이 일어나는가; 서비스를 가이드하는 법률과 정책은 무엇인가? 당신이 찾은 것을 보라.

핵심정리 (Here's the Point)

▶ 작업치료사는 그들의 실행에서 개인적 사회정의의 원칙에 입각하여 장애를 가진 아이들과 가족들의 인권을 보호하는 법의 의도를 적법적으로 반영하여야 한다.

▶ 법률을 작업치료실행에 반영하는 것은 호주의 현대 인권법의 중심에 높여있는 4가지 원리를 시도하는 노력으로 이루어진다.

- **모든 사람은 동등한 가치를 가진다 (사회정의).**
- **모든 사람은 동등하게 대우받을 권리를 가진다 (평등권).**
- **사람들은 구분되어 있지 않고, 개인적 특성이나 장애에 따른다 (사람을 구분하지 않는다).**
- **사람은 사회의 모든 구성원과 상호작용할 권리를 가진다 (인종차별 금지).**

▶ 호주의 법률은 인권을 지지한다.

▶ 호주의 법률은 다문화주의를 지지한다.

▶ 이러한 법률은 아이들과 가족들의 인종, 민족, 국가기원, 성별, 부모지위, 장애, 사회적 생활에 참여를 지지하기 위한 그들의 선택에 근거한 차별로부터 보호를 기반으로 한다.

▶ 산업보건과 안전에 관한 법률은 치료활동은 안전하고 물리적 인식이 가능하고 아이들의 복지와 정신적 건강을 요구한다.

▶ 사생활과 사생활 보호는 치료사의 서비스를 문서화하고 의사소통 방식에 대한 통제 법률이다.

▶ 호주의 아이들의 보건, 교육, 복지를 충족하는 효력은 중첩된다.

▶ 법을 정책이나 실형에 반영하는 것은 복잡하다.

작업치료와 효과적인 수행을 위한 입법안과 정책적 적용
(Applying Legislative Principles and Policy to Occupational Therapy Practice and the Effects on Practice)

Barbara and Whiteford (2005)는 많은 치료사들이 "비전"과 관련한 정책의 표현을 하고 있지만 실행에서 이러한 비전을 달성하기 위해 분투하고 있다. 호주의 법률과 표준 정책은 아이를 평가하는 다른 서비스 제공자와 치료사의 전문적 실행의 특질이 따를 것을 요구하며 변화를 요구한다. 그리고 보건, 사회, 교육환경에서 프로그램을 실행하고 지지한다:

- *적절한 보건관리로의 접근.* 모든 아이들은 보건 서비스를 받아야 한다.
- *적절한 공공교육으로의 접근.* 장애를 가진 어떠한 아이들도 교육에서 소외되어서는 안 된다.
- *동일한 원칙에서 참여.* 장애를 가진 아이들은 장애를 가지지 않은 다른 아이들처럼 입학, 참여, 교육시설의 사용, 치료서비스를 받아야 한다.
- *합리적인 판단.* 판단, 결정, 행동은 장애를 가진 아이들이 지역사회의 생활이나 교육에 다른 아이들처럼 참여할 수 있어야 한다.
- *착취, 학대, 무시로부터 보호*
- *연령,* 5~15세의 아이들은 법적으로 교육을 받도록 되어 있다. 장애를 가진 아이들은 출생과 동시에 조기 중재를 받을 수 있으며 나이가 초과하더라도 재정지원을 하는 만큼 학교에 머물 수 있다.
- *적법절차.* 모든 호주인들은 아이, 부모, 학교, 지역사회 서비스 제공자들이 프로그램이 자신들의 요구를 충족시키지 못했다면 공정한 청문회의 권리를 가진다.
- *기록의 비밀유지.* 법률은 아이와 가족과 관련한 모든 기록과 문서의 비밀유지와 부모의 접근허용을 요구한다.
- *부모 (보호자) 참여.* 부모의 참여와 의사결정의 공유는 아이에게 제공되는 모든 서비스에 포함된다.

- *정당하지 않은 고난.* 만약 제안을 한 후, 서비스 제공자가 보건이나 교육표준에 동의하지 않는 것은 불법이 아니다. 후에 모든 평가나 조사를 설명하는 것은 서비스 제공자의 불공정한 고난이라고 간주된다.
- *위엄과 존엄성의 유지.* 아이와 가족들의 존엄성과 위엄은 모든 과정에서 유지되어야 하고, 지역사회의 나머지 부분에 대한 권리도 일관되어야 한다.
- *불평의 권리.* 제공된 서비스가 보건이나 교육표준에 위반되면 아이와 부모님은 인권과 장애 차별법, 평등권에 따라 불만사항에 대한 권리를 발의할 수 있다.

호주 법률은 아이들을 위한 서비스, 서비스 제공의 유형, 교육서비스를 위한 선택사항 모두에 영향을 미치며 그 상위에 있다.

상황 15-7의 예는 초기에 설명된 대부분의 법률, 정책, 표준규정이 지역유치원에 등록한 근육 질환을 가진 아이를 지지하기 위한 공평성과 접근성에 초점을 맞춘 작업치료 평가의 결과를 어떻게 향하는지 보여준다.

작업치료 서비스의 요구도 증가

20년 동안 법률의 변화는 장애를 가진 학생들에 대한 인식 비율의 극적인 증가와 동반하였다 (New South Wales Public Education Inquiry, 2001). 증가는 2차교육보다 1차교육에서 두드러졌고, 많은 설명에서 장애를 가진 아이들의 많은 수를 제시하였다 (Stanley, 2001; Wing &

상황 15-7 Lachlan: "합법적" 작업치료 서비스 제공: 종합적으로

Lachlan과 Sam은 6세 쌍둥이고 유치원에 다니기 시작했다. Lachlan은 하루 중 대부분을 휠체어 매뉴얼을 사용하였고 나머지는 보조기를 착용하였다 (그림 15-5). 그가 다닐 학교를 선택할 때 그의 이동성이 문제가 되었다. 비록 New South Wales 교육부가 그들의 지역에 상대적으로 가까운 유치원을 접근가능하게 유지하였지만, Lachlan과 Sam의 부모님은 둘을 같은 지역 유치원(카톨릭)의 같은 반에 등록시키고 싶어 했다. Lachlan의 부모님은 이미 형성된 그의 어린 시절 교우관계를 통해 사회관계를 지속하는 우선권을 주었다.

조기 중재 서비스를 통해 차별금지를 지지한 결과 Lachlan의 작업치료사 Sarah는 Lachlan이 입학하기 전에 환경적 접근에 초점을 둔 검사의 수행을 요청 받았다. 다음에 따라오는 것은 Sarah의 보고서에서 발췌한 것인데 몇 가지 법안과, 정책, 원리를 그녀의 실행과 권고에 어떻게 고려했는지 설명해준다.

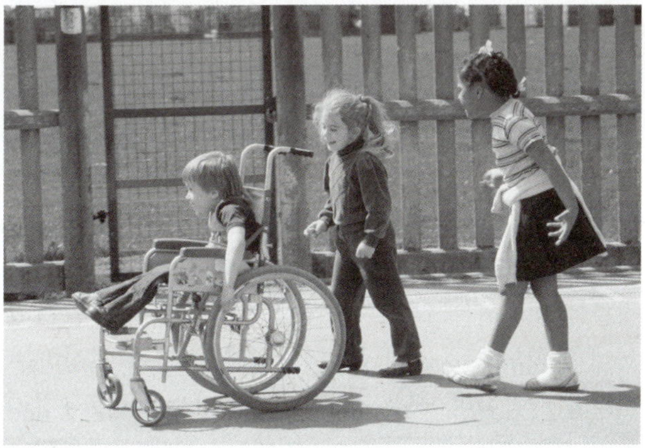

그림 15-5 Lachlan 같은 유치원 아이들은 이동성에 대해 다양한 대안이 필요하다. *(Photograph © Jennie Woodcock; Reflections Photolibrary/ CORBIS.)*

이 보고서에서 권고하는 것은 학생, 부모님, 조기중재 치료사, 유치원 직원들과의 협의와 도움으로 작성된 것이다. 보고서는 Lachlan과 그의 부모님을 위해 모든 면에서 포괄적인 참여에 대한 지지를 단계적으로 설명하고 있고, 모든 학생들과 선생님들이 학교 내에서 이득을 볼 수 있도록 하고 있다. 권고사항은 다음과 같은 고려를 포함한다:

- *Disability Discrimination Act 1992*
- *Disability Standards for Education 2005*
- *Building Code of Australia*
- *Occupational Health and Safety*
- *Australian Standard AS1428.1 (1998). Design for access and mobility-Part 1: General requirements for access-new building work.*
- *Australian Standard AS1428.3 (1992). Design for access and mobility-Part 3: Requirements for children and adolescents with physical disabilities*
이것은 초기 보고서이다. 접근을 위한 요구조건은 Lachlan의 신체적 요구가 바뀔 때마다 매년 검토되어야 한다.

다음에 따라오는 권고사항은 Sarah의 보고서를 포함하고 있으며 Lachlan의 정규 수업을 포함하여, 지원을 해주는 부모님, 학교선생님과 의료진과 어떻게 효과적으로 협력하는지 보여준다.

학교에 제공되어야 하는 환경적 접근을 위한 권고사항

- 전동휠체어의 제공 (근육질환 클리닉에 자금 협상)
- 시멘트 길 (A로 표시된 지역)이 잔디를 가로질러서 있어야 하고 시멘트 운동장이 있어야 한다.
- 교실에 경사로가 설치되어야 한다 (AS 세부항목은 자세히)
- 화장실 내부 문과 틀이 제거되어야 한다.
- 화장실 왼편에 아래로 내려간 레일이 있어야 한다 (AS 상세한 품목).

- 1학년 화장실 내부 공간을 넓혀야 한다 (AS 상세한 품목).
- 높이조절 책상이 제공
- 적절한 타원형으로 위로 휘어진 경사로 (AS 상세한 품목).
- 음료수를 마시기 위한 기구 제공

부모가 제공할 수 있는 권고사항

- 2.5cm의 발판이 교실에 제공
- 삽입형 화장실
- 학교까지의 교통수단
- 자동차에서 의자까지의 이동수단

과제 수행을 위한 신체적 보조 권고사항

- 휠체어를 밀어 올리고 내려오는 슬로프 표면과 잔디면
- 보조기를 신고 벗기 위한 도움
- 휠체어 팔걸이 제거와 제 위치로 돌리기

임상조언 Practice Wisdom

스콜스주에서 통합과 포함을 도울 수 있는 몇 가지 제안

보고서에서 발췌되어 상황 15-7에 실린 내용은 현재의 법률이 신체적 장애를 가진 아이를 지지하기 위해 학교의 물리적 환경을 변화시키는 권고에 어떻게 사용되는지 보여주고 있다. 그러나, 물리적 환경의 변화는 학교환경에서 장애를 가진 아이들을 보장해주지 못한다. 장애를 가진 아이가 학교, 가정이나 지역사회 환경에 있을 때 이 장에서 설명한 것처럼 일관되게 법이 의도한 대로 지지받지 못하고, "무책임"하다고 생각된다. 책임감 있는 포용의 특징은 아이들이 우선한다고 가정하는 것이다; 유연함과 선택의 범위 제공; 전문가 교육; 모든 아이들의 요구를 충족하는 환경 보장.

치료사의 결정을 돕기 위한 가이드가 있는데 학교의 사회문화적 환경의 지원이 장애를 가진 아이들을 위한 포괄적 기회를 지지하는 정도이다. 모든 평가와 선별에서 가치 있는 정보를 얻는 것이 요구되고 의문 사항은 진행하는데 최고의 방법이다. 다음은 의문사항의 몇 가지 예인데 선생님이나 다른 치료사들과 이야기할 때 사용할 수 있다.

아이들이 정규수업 교실에 갈 수 있도록 학교가 단계를 밟고 있습니까?

예를 들어, 당신은 어떠한 지원 (도움이나 자원)이나 중재(교수전략)가 필요한지 요청할 수 있다. 중재(교수나 치료 전략)의 범위는? 정규 교실을 위해 지원되는 자원(사람, 장비, 서비스)은 무엇인지?

치료사와 선생님은 아이의 시각에서 손실이나 이익이 될 것에 대한 질문을 통해 중요한 정보를 얻는다. 예를 들어, 어떠한 것이 아이들이게 이익이 될 것인가? 아이들을 위한 작업적 역할의 이익은 학생 (교육적 이익), 친구, 학교구성원 (사회문화적, 정서적 이익)이란 말을 통하거나 자기관리 (신체적, 정서적, 안전상의 이익)를 통해 얻는다. 대안적으로 정규교실 환경에 "생활"할 기회가 없는 아이들의 위험은 무엇인지 질문할 수 있다.

때때로 아이들의 선생님은 지지를 하지만 넓은 사회문화적 환경의 학교는 그렇지 않다.

그러한 상황에서, 학교가 지원에 적극적인 정책을 취하도록 요청을 하여야 한다. 그리고 학교가 정책을 가지고 실행하여 긍정적인 직원과 학생의 개성과 다양성을 지지한다.

Potter, 2002). 보건과 교육적 결과에 대한 설명의 증가 (Angus et al., 2003; Ministerial Council for Education, Employment, Training and Youth Affairs, 1999; Van Kraayenoord et al., 2001), 아이들의 보건과 교육 프로그램의 증가는 이전 세대의 아이들의 수보다 더 많아졌음을 인식하였다(Prigg, 2002). *그 결과 작업치료 서비스에 대한 요구, 특히 학령기 아이들에 대한 조기 치료에 대한 요구가 증가하였다.*

아동에게 제공되는 서비스의 종류

정부가 장애를 가진 사람들 (예를 들어, New South Wales Disability Service Act, 1993)에게 교육, 보건 서비스를 제공하는 원칙은 장애를 가진 사람들이 그들의 사회에 통합되고 증가된 독립성을 경험하도록 보장하는 서비스를 제공하며, 모든 삶이 같거나 가능한 한, 규범과 행동이 사회에서 가치 있으며, 지역사회에서 최대한의 물리적, 사회적 통합을 경험하도록 한다 (Dempsey, 2005; McRAE, 1996). 법률은 패러다임의 변화에 공헌하며 치료사는 지난 10년 동안 장애서비스를 "프로그램"에서

"지지"로 제공하도록 요청을 받는다 (Leake et al., 1995).

포용은 중심 개념이다. 특화된 서비스와 프로그램을 정규 사회 서비스로 제공하는 것은 실제적인 포용을 실현하고 유지한다. 개인교육프로그램(IEP)과 개별적 가족 지원계획(IFSP)(Giangreco, Dennis, Edelman, & Cloninger, 1994)은 호주에서 장애 법률과 규정 제정을 위해 시도된 조기 중재의 지지과정과 규정의 예시이다. 사람들의 야외 프로그램을 지지하는 재정에 대한 아이디어는 장애를 가진 사람들의 위한 입법자와 서비스 제공자에게 기발한 아이디어였다 (Hagner, 2000).

사람들의 야회 활동을 지지하는 패러다임은 젊은 사람들과 아이들의 삶으로 점차 옮겨가서 중요하게 되었다. 치료 서비스의 공통적인 목표는 집에서 학교까지 가는 것, 초등학교에서 고등학교로 가는 것, 마지막으로는 학교에서 직장으로 가는 것이다. 다음의 상황은 이러한 패러다임의 변화를 설명하고 있는데, 어린 아이의 가정 중심 지역사회 조기교육 프로그램 서비스 결정과, 다른 학교 과정의 "목표", 학교에서 일터로 옮겨간 젊은 남자에 대한 예시이다.

건강과 교육서비스 제공을 위한 선택사항

이전 법안 개요에 따라, 작업치료 서비스를 제공하는 범위는 아동과 가족에게 실시될 수 있었다. 교육적 환경은 특수학급부터 일반 가정까지 모든 범주 안에서 교육적 서비스를 받을 수 있어야 한다. 건강적 측면에서 아동은 건강

상황 15-8 Sheilagh: 가족중심의 계획

Sheilagh는 두 살 반이다. 18개월 동안, 가족중심의 계획을 유지하고 있다. 그녀와 부모님은 치료와 가정에서의 특수교육 서비스에 참여한다. 1990년 초에는 New South Wales 정부는 정책을 발표하고 조기 중재 서비스를 위한 가족 중심의 계획을 지지하였다 (McRae, 1997). 다음의 최고의 실행 가이드라인 (Treloar, 1997)에 따르면 Sheilagh의 부모님은 중재팀과 정기적인 IFSP 만남 동안 치료 목표를 결정하였다.

Sheilagh의 최근 IFSP 만남에서 그녀의 신체적 정신적 능력, 자조관리 기술에서의 목표와 향상이 논의되었다. 그녀의 부모님과 서비스 제공자들은 그녀의 진보상황에 즐거웠고 가정 중심의 지역 조기 교육 프로그램에 참여하는 것으로 계획을 변경하였다. 그녀는 주에 2번 장애를 가진 아이들을 촉진하는 훈련에 등록하였다. Sheilagh는 지속적으로 가정과 센터에서 치료서비스를 받았다. 치료의 초점은 신체적, 인지적, 자조기술의 발달인데 그녀의 능력 내에서 지지를 받아 학교 환경에서 전략적인 수행을 하는 것이다. 예를 들어, 다른 아이들과 소풍을 위해 특화된 스트롤러를 제공하는 것을 포함한다. 선생님과 보조자에게 들고 다루는 원리를 가르치고 적절한 의자와 앉기 시스템을 가르쳐 그녀가 다른 아이들과 같은 수준으로 활동하고 시각의 발달과 모든 아이들과 선생님이 사용하는 신호체계를 사용할 수 있게 한다. Sheilagh에게 친구나 다른 사람들의 사회적 접근을 허용한다.

상황 15-9 Bruce (계속)

Bruce에 대한 정보는 상황 15-6에 설명하였다. 학교로부터 작업장에 등록하는 것과 훈련하는 것은 장애차별법과 장애서비스법에 의해 유사하게 지지받는다. 이 법은 장애를 가진 사람이 다른 젊은 친구들처럼 공정하게 직업을 가질 수 있게 해준다 (Dyke, Leonard, & Bourke, 2007; Shepherd, 2007). 종업원을 돕기 위한 접근은 Commonwealth Departments of Families, Community Services, and Indigenous Affairs (FaCSIA)와 Employment and Workplace Relation (DEWR)에 의해 균일하게 적용된다.

추가적으로 주와 지역은 장애로 인해 학교를 떠난 사람들을 돕기 위한 서비스를 제공하는데 직업적 선택사항에 접근하기 위해 필요한 기술을 얻게 해준다. 예를 들어, New South Wales에서 법률에서 유래한 정책이나, 규칙과 관련한 규정 아래서 학교를 떠난 Bruce는 직업 훈련 프로그램에 등록할 수 있으며, 2년간의 프로그램 비용과 서비스는 ADHC에 의해 지원된다. 이것은 중증도의 도움이 필요한 사람들에게 초점을 맞추며 그들이 고용될 수 있도록 훈련과 지원을 한다. 비분류와 비인종차별의 원리처럼 Bruce는 열린 직업 환경 내에서 직업기술 훈련의 기회를 얻었다. Bruce는 또한 직업역할과 기능을 위한 트레이닝과 독립심 형성에 관한 작업치료를 매일 받았다. 예를 들어, 그가 현재 오전 프로그램에 참여하고 있으면, 제시간에 대중교통 이용하기 같은 것이 치료 초점이 된다. 초기 평가 후 그의 학교 기록에 대한 접근 허가를 포함하여, Bruce와 그의 가족은 직업계획을 결정한다. 그는 자신이 고른 직업과, 이해를 지지하는 집중적인 기술 훈련에 참여한다. 여기에는 예산관리 이동수단 사용, 사회적 기술, 시간엄수, 작업장에서의 행동이 포함된다. Bruce가 목표로 한 영역의 기술을 완성하면 작업에 참여하고 산업파트너의 이해 하에 직업생활을 시작한다. 도움을 받는 작업환경에 놓여 있으므로 작업치료 초점은 직업기술 훈련에서 직장생 활스타일을 형성하는 훈련으로 넘어간다. 여기에는 자동차 면허 획득, 레저, 피트니스, 건강관리가 포함된다. 가정과 지역사회의 지속적인 지지는 젊은 사람들을 위해 학교에서 직장으로의 긍정적 지지를 형성하였다 (Dyke, Leonard, & Bourke, 2007).

에 대한 서비스와 치료적 서비스를 가정과 지역사회뿐만 아니라 특수센터에서까지 받을 수 있어야 한다. 법안의 기초는 아동이 작업치료 서비스를 받지 못하게 되었을 때 일반사회에서 그들의 통합과 포함을 제한하는 것이다.

핵심정리 (Here's the Point)

- **호주의 입법과 정책은 작업치료 수행에 많은 측면에서 양향을 미친다.**
- **장애를 가진 아동과 어린이들을 위한 서비스 제공은 법과 정책에 따라 지속적으로 변해왔으며 서비스를 제공받는 아이들의 증가와 질적 향상을 원하는 가족들의 증가로 점차 향상되고 있다.**
- **서비스의 제공은 살고 있는 지역과 환경적 요소에 의존하며 상호작용한다.**
- **아동의 요구와 필요에 맞춘 서비스 제공은 전체적인 영역에 걸쳐 이루어져야 하며 최소한의 환경도 무시되어서는 안된다.**

증명하라!

통합교육 효과

- 연구에서 학교의 문화가 최근의 믿음과 실행에 대한 실현과 변화가 가장 충실하게 이루어진다고 보고했다 (Carrington & Elkins, 2002)
- 심한 장애를 가진 아동들은 통합교육 시간 동안 아주 많은 시간을 비슷한 장애를 가진 아이들과 학교 학급에서 보내고 있다 (Hunt, Farron-Davis, Beckstead, Curtis, & Goetz, 1994).
- 통합교육을 실시했을 때 정상적인 아동과 발달지연을 가진 아동들 모두 동료에 의한 상호작용이 높은 수준에 있다. 이것은 통합교육이 정상아동들의 상호작용 기술 향상에도 영향을 미친다고 이야기해주는 것이다 (Guralnic, Connor, Hammond, Gottman, & Kinnish, 1996).
- 가족들은 지역사회와 정규학교에서 실시하는 활동에서 가진 중재적 효과를 더욱 선호한다 (Bruder, 2001; Dunst, 2001).

입법과 정책의 실현과 변화에 대한 지지
(Advocating for Implementation and change in Legislation and policy)

장애아동과 가족을 위한 서비스 제공은 입법과 정책적 측면에서 어떤 형태를 가지는가? 2가지 방안으로 제안된다: 전문가적 측면과 개인적 측면. 전문가적 측면에서, 작업치료사들은 많은 변경방법들과 정책 전개를 갖고 있다. 로비의 핵심을 결정하는 것은 아이들의 치료 서비스와 정책적 비평, 지식의 적용과 같은 부분이다. 정책적 측면에서 아동과 가족의 편이를 중점적으로 고려하여 정책 변화를 이끈다 (Barbara & White ford, 2005). 개인과 전문가적 자율성을 바탕으로 호주의 정책이 진보되고 긍정적으로 변화될 수 있도록 많은 사람들이 힘써야 한다.

정책 검토에 대한 기여는 계속 진행중인 입법부의 변화에 대한 요구를 아이들과 가족들을 대신하여 강조할 수 있다. 개인적 그리고 전문적인 자율성, 자치성을 이용하여 입법부의 변화 또는 입법부의 남용을 보고할 수 있다.

능동적인 학습

다음의 두 가지 학습활동은 그룹으로 수행할 수 있는 최고의 과제이다. 인권침해가 작업치료 서비스를 통해 극복할 수 있는 방법에 대해 논의하고, 당신이 어떻게 아동을 위해 법을 적용할 수 있을 것인지 작업치료사의 역할을 수행해 본다.

1. 유치원에서 부분적으로 요리시간과 미술시간에 자폐아동인 Trevor를 참여시켜주지 않고 그 이유가 "Trevor가 그 활동을 좋아하지 않으며 원치 않는다"고 했다. 이것은 과거 다른 자폐아동을 본적있는 선생님의 견해이다. 이것은 매일 아동이 받을 수 있는 활동을 선택할 수 있게 하고 있지만 Trevor는 그 기회조차 아이들과 똑같지 갖지 못하고 있다. 이 경우 어떻게 개인의 인권을 침해받지 않으며 동등한 기회와 장애인에 대한 차별을 줄일 수 있을까? 이 유치원 관계자들에게 어떻게 설명할 수 있을 것인가? 그리고 모든 유치원 활동에 아동이 참여해서 증가될 수 있는 것은 무엇인가?
2. Tom은 심한 언어장애와 편측 마비를 가진 아동이다. 그의 학교에는 언어장애와 신체 장애 아동을 위한 K-2SSP학급이 있다. 그는 규칙대로라면 언어장애 또는 편마비로 분류된다. 이런 상황에서 제일 중요한 문제는 무엇인가? 이러한 문제를 해결하고 변화시키기 위해 어떤 제안을 할 수 있으며 어떻게 Tom과 의사소통하며 왜 할 것인가?

요약(Summary)

이 단원을 간단하게 정리하자면, 장애아동과 그 가정을 위한 호주의 법과 제도에 대한 이야기 이다. 정책적 적용은 환경적 측면 중 건강관리와 교육서비스 부분에 특히 잘 이루어져 있다. 이 단원에서 다루고 있는 전체적인 맥락은 주와 지역 사이의 입법적 차이를 바탕으로 작업치료 서비스가 다르게 적용될 수도 있다.

이 단원은, 우리가 살아가고 있는 이 사회속에서 어떻게 법이 만들어졌는지의 견해에서 법에 대한 개념을 제공하고 있다. 20년 전에 만들어진 법은 장애 아동과 그 가족들의 사회적 측면에서 법의 기초를 제공하였다. 입법과정에서 추구하는 요구들은 작업치료사와 그 외 서비스 제공자들이 아동과 가족이 지역사회에서 요구되는 것에 대해 간주하고 있다. 많은 법률들이 장애 아동과 그 가족들이 성공적으로 가정과 지역사회 안에서 프로그램에 참여하고 살아갈 수 있도록 지지하고 있다. 그러나 현재의 입법들이 장애 아동과 그 가족을 완벽하게 지지하기에는 어려움이 있다.

즉, 개인의 권리와 동등한 기회는 모든 아이들과 가족들에게 공평하게 모든 프로그램에서 하나도 빠짐없이 참여할 수 있다는 뜻을 가진다. 아이들은 더 이상 교육, 건강, 지역사회 프로그램, 치료, 학교 등 그 어디에서도 동등한 기회를 가질 수 있다는 것이다. 건강과 교육에 대한 서비스는 법을 실현하기 위한 좋은 방안으로 서로 협력하여 이루어져야 한다.

이상적으로 치료사와 그 외 서비스 제공자들은 사람과 전문적 분야의 변화를 겪게 된다. 그들은 법과, 도덕 전문가적 측면을 이해하고 아이들에게 서비스를 제공한다. 치료사와, 아동, 가족은 모두 의견을 모아 함께 이야기하며 법적으로 작업적 동등함을 보장받아야 한다. 그리고 마침내 지역사회의 모든 사람들과 함께 장애아동과 그 가족들은 함께 살아갈 기회를 가질 수 있게 되는 것이다.

이 단원에서 가장 중요한 것은 장애 아동과 그 가족들을 위한 법정 부분을 바탕으로 작업치료사들이 이루어 낼 수 있는 것들이다. 법률과 재정은 단지 시작일 뿐이다. 우리는 이러한 법률에 대한 지식을 바탕으로 매일의 생활에서 사람들이 필요로 하는 것을 발견할 수 있어야 하며, 그것을 수행할 수 있어야 한다.

장난감 상자에는 무엇이 더 있나?

가족의 지지와 리더쉽 발달 협회

http://www.family-advocacy.com/indexl.php? view=the%20reading%20room

통합교육을 받고 있는 가족구성원들에게 유익함

Queensland (퀸즐랜드) 장애아동 부모모임

http://www.qppd.org/Issues.htm

퀸즐랜드 전역에 있는 장애아동 부모와 가족들을 위한 광범위한 네트워크 망으로 부모들에게 유용한 웹사이트.

인권, 평등기회 위원회

http://www.hreoc.gov.au/disability_right/index.html

교육적 기회에 대한 불평등함에 대한 사례 조사와 법률적 판례 제공

advocacy for inclusion

http://www.ourcanberra.com/AdvocacyForInclusion-Canberra.html

장애를 가진 Sarah들에게 유용한 정보를 제공하고 교육과 긍정적인 지지를 제공

장애정보와 의사소통 변화

http://www.dice.org.au/

이 웹사이트에서는 지역사회, 치료, 교육 분야에서 장애아동 부모에게 유용한 정보가 풍부하다.

호주의 장애를 가진 사람들

http://www.pwd.org.au/

뉴사우스 웨일즈에 사로 있는 모든 장애인들을 위한지지, 불만, 권리, 서비스 제공을 위한 조직

공공의 이익옹호센터

http://www.communitybuilders.nsw.gov.au/getting_organised/people/piac.html

통합교육의 기회를 잘 찾아볼 수 있게 하며 법과 관련된 정보를 제공

장애를 가진 학생들을 위한 호주 네트워크

http://www.answd.com/ANSWD%20Who%20are%20we.html

장애를 가직 학생들의 고등교육을 지지

뉴사우스 웨일즈주의 다문화 장애 아동지지 협회

http://www.mdaa.org.au/

이 홈페이지는 뉴사우스 웨일즈주의 영어를 하지 못하는 문화를 가진 사람들 (NESB) 중 특별한 사람들을 지지하기 위한 곳. 이곳은 다문화 가정의 장애인들과 그 가족을 지지하고 보호하고 권리를 찾아주기 위한 목적

지역사회 자원 유닛 (Qld)

http://www.cru.org.au/links.htm

이 웹사이트는 지역사회 자원관리 (CRU)를 위한 곳으로 1987년 퀸즈랜드의 장애인 가족, 전문가 사람들을 위해 만들어 졌다. 장애를 가진 사람들과 가족들의 진실된 지지를 도움

참고문헌

Angus, M., and Olney, H. (2001). *Our future: Report of a survey of Australian government primary school principals.* Sundbury, Victoria: Australian Primary School Principals Association.

Angus, M., Olney, H., Selleck, R., Ainley, J., Burke, G., Caldwell, B., and Spinks, J. (2003). *Resourcing Australian primary schools: A historical perspective.* Camberwell, Victoria: Australian Council of Education Research.

Australian Bureau of Statistics. (1989-2001). *Schools, Australia.* Catalogue No. 4221.0. Canberra: Author.

Australian Bureau of Statistics. (2006a). *Population by age and sex, Australian states and territories.* Catalogue No, 3201.0. Canberra: Author.

Australian Bureau of Statistics. (2006b), *National Aboriginal and Torres Strait Islander health survey, 2004-05.* Catalogue No. 4715.0. Canberra: Author.

Australian Council for Educational Research. (2001). *National benchmark results: Reading, writing and numeracy, Years 3–9.* Victoria, Australia: ACER Cunningham Library.

Australian Council for Educational Research. (2004). *National report on Australian schooling.* Victoria, Australia: ACER Cunningham Library.

Australian Department of Foreign Affairs and Trade, (n.d.), Australia in brief. Retrieved from www.dfat.gov.au/aib/history.html.

Australian Institute of Health and Welfare. (2002). *Australia's Health: The eighth biennial health report of the Australian Institute of Health and Welfare.* Canberra: Author.

Australian Institute of Health and Welfare. (2004). *Children with disabilities in Australia.* Canberra: Author.

Australian Institute of Health and Welfare. (2006). *Australia's Health 2006.* AIHW Catalogue No. AUS 73. Canberra: Author.

Barbara, A., and Whiteford, A. (2005). The legislative and policy context of practice. In G. Whiteford and V. Wright-St. Clair (Eds.). *Occupation & practice in context* (pp. 332–348). Sydney: Elsevier.

Board of Studies New South Wales. (1999). *K-6 syllabus.* Sydney: Author.

Bruder, M. B. (2001). Inclusion of infants and toddlers: Outcomes and ecology. In M. J. Guralnick (Ed.), *Early childhood inclusion: Focus on change* (pp. 203–228). Baltimore: Paul H. Brookes Publishing Co.

Carrington, S. B., and Elkins, J. (2002) Comparison of a traditional and an inclusive secondary school culture. *The International Journal of Inclusive Education, 6,* 1–16.

Centre for Human Rights. (1997). *Human rights: The rights of indigenous peoples fact sheet No. 9.* (rev. 1). Geneva: Author.

Chapter 9: The inclusion of students with disabilities. In *Public Education Inquiry NSW, 2001.* New South Wales: Department of Education. Retrieved from www.pub-ed-inquiry.org/reports/final_reports/04/Chapter9.html.

Cole, P. (1999). The structure of arguments used to support or oppose inclusion policies for students with disabilities. *Journal of Intellectual & Developmental Disability, 24,* 215–225.

Commonwealth of Australia. (1992). *Disability Discrimination Act 1992, No 135 of 1992.* Canberra: Australian Government Printing Service.

Commonwealth of Australia. (2005). *Disability standards for education.* Retrieved from www.deewr.gov.au/.../Disability_standards_for_education_2005_pdf.pdf.

Dempsey, I. (2005). Legislation, policies and inclusive practices. In P. Foreman (Ed.), *Inclusion in action* (pp. 35–65). Sydney: Thompson.

Department of Education, Science and Training. (2004). *National safe schools framework.* Canberra: Department of Communication, Technology and the Arts.

Dunst, C. J. (2001). Participation of young children with disabilities in community learning activities. In M. J. Guralnick (Ed.), *Early childhood inclusion: Focus on change* (pp. 307–333). Baltimore: Paul H. Brookes Publishing Co.

Dyke, P., Leonard, H., and Bourke, J. (2007). *Issues paper related to ARACY workshop: Leaving school: Maximising participation and life outcomes in youth with an intellectual disability transitioning from secondary school to adult life.* Australian Research Alliance for Children and Youth. Retrieved from http://www.aracy.org.au/index.cfm?pageName=publications.

Ethnic Affairs Commission of New South Wales. (1998). *NSW Charter of principles for a culturally diverse society: 1979.* New South Wales: New South Wales Government.

Farrell, P. (2000). The impact of research on developments in inclusive education. *International Journal of Inclusive Education, 4,* 153–162.

Fraser, D., Moltzen, R., and Ryba, K. (Eds.) (2005). *Learners with special education needs in Aotearoa New Zealand* (3rd ed.). Southbank, Victoria: Thomson, Dunmore Press.

Fullwood, D. (1990). *Chances and choices. Making integration work.* Sydney: McLennan and Petty.

Giangreco, M. F., Dennis, R. E., Edelman, S. W., and Cloninger, C. J. (1994). Dressing your IEP's for the general education climate. *Remedial and Special Education, 15,* 288–296.

Guralnick, M. J., Connor, R., Hammond, M., Gottman, J. M., and Kinnish, K. (1996). Immediate effects of mainstreamed settings on the social interactions and social integration of preschool children. *American Journal on Mental Retardation, 100,* 359–377.

Hagner, D. (2000). Supporting people as part of the community: Possibilities and prospects for change. In J. Nisbet and D. Hagner (Eds.), *Part of the community: Strategies for including everyone* (pp. 15–42). Baltimore, MD: Paul H. Brookes Publishing Co.

Hunt, P., Farron- Davis, F., Beckstead, S., Curtis, D., and Goetz, L. (1994). Evaluating the effects of placement of students with severe disabilities in general education versus special classes. *Journal of the Association for Persons with Severe Handicaps, 19,* 200–214.

Kauffman, J. M., Bantz, J., and McCullough, J. (2002). Separate and better: A special public school class for students with emotional and behavioural disorders. *Exceptionality, 10,* 149–170.

Kilham, C. (2001). Depictions of disability: A way with words. *Australian Journal of Early Childhood, 26,* 26–32.

Leake, D., James, R., and Stodden, R. (1995). Shifting paradigms to natural supports: A practical response to a crisis.

In O. Karan and S. Greenspan (Eds.), *Community rehabilitation services for people with disabilities* (pp. 20–37). Boston: Butterworth-Heinemann.

Lindsay, G. (2004). Inclusive education: A critical perspective. In J. Wearmouth, T. Glynn, R. C. Richmond, and M. Berryman (Eds.), *Inclusion and behaviour management in schools: Issues and challenges* (pp. 265–285). London: David Fulton Press.

Louden, W., Chan, L., Elkins, J., Greaves, D., House, H., Milton, M., et al. (2000). *Mapping the territory: Primary students with learning difficulties: Literacy and numeracy.* Canberra, Department of Education Training and Youth Affairs.

Maag, J. (2004) *Behaviour management: From theoretical implications to practical applications*. San Diego: Singular Publishing Group.

McRae, D. (1996). *The integration/inclusion feasibility study.* New South Wales: New South Wales Department of School Education, Special Education Directorate, Sydney.

McRae, D. (1997, September). *The early intervention coordination project in NSW: An evaluation.* Unpublished report.

Ministerial Council for Education, Employment, Training and Youth Affairs. (1999). *National goals for schooling in the twenty first century.* Melbourne: Curriculum Council.

Ministerial Council for Education, Employment, Training and Youth Affairs. (2000). *National report on schooling in Australia.* Melbourne: Curriculum Council.

New South Wales Department of Aging, Disability and Home Care. (2002). *Putting children first.* New South Wales: Author.

New South Wales Department of Education and Training. (1998). *Learning in a culturally diverse society: The multicultural education and training policy for New South Wales.* New South Wales: New South Wales Department of Education and Training, Multicultural Programs Unit.

New South Wales Department of Education and Training. (2000). *Disability criteria.* New South Wales: Author.

New South Wales Department of Education and Training. (2001). *Multicultural education and training policy implementation plan.* New South Wales: New South Wales Department of School Education.

New South Wales Department of Education and Training. (2004). *Domains and focus areas. Students with disabilities in regular classes.* New South Wales: Author.

New South Wales Department of Education and Training. (2004). *Funding support. Students with disabilities in regular classes.* New South Wales: Author.

New South Wales Department of Education and Training. (2004). *School uniforms in New South Wales government schools.* New South Wales: Student Welfare Directorate, New South Wales Department of Education and Training.

New South Wales Government. (1993). *NSW Disability Discrimination Act.* New South Wales: Author.

New South Wales Government. (2000). *Occupational Health and Safety Act No. 40.* New South Wales: Author.

New South Wales Public Education Inquiry. (2002). *Report of the independent inquiry into public education in New South Wales.* New South Wales: New South Wales Government.

Nisbet, J., and Hagner, D. (2000). *Part of the community: Strategies for including everyone.* Baltimore, MD: Paul H. Brookes Publishing Co.

OT Australia. (2001). *Code of ethics.* Retrieved from http://www.ausot.com.au/inner.asp?pageid=119.

OT Australia. (2005). *AccOT program.* Retrieved from http://www.ausot.com.au.

OT Australia NSW. (2010). Retrieved from http://www.otnsw.com.au/otansw/membership.php.

Prigg, A. (2002). Experiences and perceived roles of occupational therapists working with children with special learning needs during the transition to school: A pilot study. *Australian Occupational Therapy Journal, 49,* 100. In Shepherd, D. (2007). *Overview of policy and service delivery options for students with intellectual disability as they transition from secondary school to adult life.* Retrieved from http://www.aracy.org.au/index.cfm?pageName=publications.

Privacy Act. Canberra: Australian Government, Office of the Privacy Commissioner. Retrieved from http://www.privacy.gov.au/aboutprivacy/.

Stanley, F. (2001). Child health since federation. In Australian Bureau of Statistics, *Year Book Australia 2001.* No 83. Catalogue No. 1301.0. Canberra: Government Printer.

Study in Australia: Australian school system. Canberra: Australian Government. Retrieved from www.studyinaustralia.gov.au.

The Australian health care system: Medicare Australia. Canberra: Australian Government. Retrieved from http://www.medicare.gov.au/about/whatwedo/health-system/index.jsp.

The NSW Privacy and Personal Information Protection Act 1998. New South Wales government. Retrieved from www.lawlink.nsw.gov.au/lawlink/privacynsw/.

Treloar, R. (Ed.). (1997). *Partners: Recommended practices in family-centred early childhood intervention.* New South Wales: Ageing and Disability Department.

Van Kraayenoord, C., Elkins, J., Palmer, C., Rickards, F., and Colbert, P. (2000). *Literacy, numeracy and students with disabilities.* Canberra: Department of Education Training and Youth Affairs.

Westling, D., and Fox, L. (2004). *Teaching students with severe disabilities.* Upper Saddle River, NJ: Merrill Publishing.

Wing, L., and Potter, D. (2002). The epidemiology of autistic spectrum disorders: Is the prevalence rising? *Mental Retardation and Developmental Disability Research Review, 8,* 151–161.

중재 과정의 개요 (Overview of the Intervention Process) 3

2008년에, BOSE와 Hinojosa는 뉴욕에 작업치료사의 질적인 연구 실습이 가능한 학교를 설립했다. 슬프게도 그들은 "치료사들은 협동에 대해 감사를 표했음에도 불구하고, 선생님들과 그들의 매일의 상호작용은 어려움에 의해 끝마치게 되었으며, 공동으로써 좀처럼 보이지 않았다. 치료사들은 협동에 있어서 어려움으로 시간과 책임감 있는 선생님이 부족했다. 그러나, 동등한 선생님들과 상호작용하는 것이 효과적인 협동에 필요한 그들의 능력의 발전을 저해했을 때, 전문가들로서 그들 스스로의 치료사들의 개인적인 견해들을 명백하게 보여준다."라고 말한다.

이 결과는 대부분 20년 먼저, Niehuse, Bumdy, Mattingly, 그리고 Lawor(1991)이 협동하는 팀 멤버로서 효과적으로 증진될 수 있는 새로운 스킬을 배우고, 그들의 다른 역할들을 보기 위해 학교에서 작업치료사 실습을 시도했다는 사실에 특히 우울해하고 있다.

지금 이 도전이 모든 학교에서 그들이 연습하는 것에서 모든 전문적인 내용이 지는 않지만, 치료사들의 새로운 시대가 결정할 일이다.

이 단원 3에서는, 독자들은 중재로 구성된 다양한 사실들에 대해 배울 것이다. 거의 항상, 아이들과 함께 일하는 치료사들은 팀에 부분이다. 16장은 소아 치료팀이 팀에서 당신의 몫을 해내기 위한 가이드라인을 제공한다.

작업치료사들은 그들이 내일 일하는 것에서 환경이 되는 것보다 그들 스스로 매일 일하는 것을 찾는 것이 거의 일반적인 환경들이다. 치료사들의 새로운 시대는 새로운 실습장 안에서 그들이 기술들을 사용할 수 있는 '박스에서 벗어나라' 즉, 고정관념에서 벗어나라고 불릴 것이다.

전문가는 의학적인 환경에서 강한 뿌리들을 가질 것이고, 일반적인 실습생들(US에서 가장 많은 수)의 매우 많은 숫자들이 학교에서 공부한다. 17장을 보면, 최근에 생겨난 실습지의 서비스들은 작업치료사들이 한 역할을 가져야만 하는 환경에 사회적인 베이스를 가진다고 설명한다.

단원 3 또한, 중재 과정의 중요한 면인 골 세팅과 평가에 관한 소개가 포함되어 있다.

18장에서는 사정(평가), 측정, 그리고 평가는 평가 과정의 재검토를 제공하고,

평가를 선택하는 방법과 어떤 평가 도구들의 재검토의 설명이 포함되어 있다. 19장에서는 골세팅에서 필수적인 정보들을 보여주고, 평가 결과, 내용, 그리고 희망하는 결과들을 측정하여 가능성을 가지는 목표를 설정한다. 목표는 그들의 장거리여행을 위한 지도를 제공하는 중재 과정의 단 하나의 가장 중요한 부분일지도 모른다.

이 부분에 있는 마지막 3개 장들은 중재의 기초들을 설명한다. 아이들, 가족 또는 선생님의 환경과 요구에 따라, 작업치료사들은 가장 적절한 서비스 (아이들에게 직접적으로, 또다른 사람이나 상담적인 모델 이내에 있는 사람들을 통해 간접적으로)를 제공하기 위한 그들의 스킬을 변화시킨다. 정보를 기반으로 하는 것은 실습의 다양한 문화들을 위해 문화의 중요한 부분들에서 얻어지고, 독자들은 전문적인 문화의 하나로, 아동과 직접적으로 일할 때, 그리고 매우 다른 전문적인 문화에서 다른 사람들을 통해 간접적으로 일하거나, 팀 멤버들과 상의할 때 치료사들이 일한다는 것을 깨달을 것이다. 작업치료사들은 항상 직접적인 서비스 제공자로서의 한 역할을 가질 것을 의심하지 않는다. 20장은 직접적인 중재, 그것이 아동작업치료에서의 참여뿐만 아니라 기술발전을 다루기 위한 전략을 제공한다. 그러나, 때때로 아이들은 직접적으로 감독할 수 있는 한 명의 치료사보다 더 많은 실습이 필요하다. 보통의 치료사는 하나의 프로그램을 디자인하고, 또 다른 한명의 치료사, 한명의 치료보조사, 또는 평범한 한명의 양육자에 의해 지휘되어지는 것을 요구할지도 모른다. 치료사의 역할은 치료 프로그램이 가능한 가장 좋은 방법으로 관리되는 것을 보장하고 요구사항이 바뀐 아이들을 충족시키기 위한 프로그램을 적용시키기 위해 다른 사람들과 일하는 것이다. 21장에서는 간접적 중재, 그것은 치료적 기술들을 가르치기 위해 요구되는 기량들을 통해 독자들을 이끈다.

상담은 작업치료사들을 위한 또다른 특별한 기술이지만, 아직 실습을 통해 배우고 개선되어야만 하는 하나이다. 상담은 22장에 잘 설명되어 있다: 상담가들은 문제를 해결하기 위해 기술들의 학습을 촉진시킴으로써 그들 자신의 작업들이 더 나아지게 하기 위해 다른 전문가들 또는 가족들을 도와준다.

단원 3를 마치면서, 독자들은 특별한 상황들을 어떻게 고려하는지, 흔히 아이들의 눈으로 보는 것, 작업적 수행을 실행하는 것과 그런 상황들의 지식이 어떻게 작업치료 중재를 알리는지 이것이 단원 4의 주제이다.

참고문헌

Bose, P., and Hinojosa, J. (2008). Reported experiences form occupational therapists interacting with teachers in inclusive early childhood classrooms. *American Journal of Occupational Therapy, 62,* 289–297.

Niehues, A. N., Bundy, A. C., Mattingly, C. F., and Lawlor, M. C. (1991) Making a difference: Occupational therapy in the public schools. *Occupational Therapy Journal of Research, 11,* 195–211.

제 16 장

16

아동 치료 팀 접근
(Pediatric Therapy Teams)

팀 접근은 얼마나 다양한 시야를 가지고 있는가?

Barbara Hanft, Jayne Shepherd, and Jo Read

> 만약 당신이 득점을 하고 다른 팀을 응원한다면, 당신의 코치는 아마 화가 날 것이다.
>
> –*Francesca, 6세*

개론

목적

1. 각각의 그룹에서 개별적으로 구성된 팀의 특성을 설명한다.
2. 팀의 기능과 발전 모델에 대해 기술한다.
3. 팀의 임무와 구성원 개인의 의견이 팀의 상호작용에 어떻게 영향을 미치는지 설명한다.
4. 아동 팀이 초기 중재, 학교, 의학적 팀에서 작업치료사의 일반적인 업무에 대해 설명한다.
5. 가족이 팀의 핵심인 이유를 설명하고 치료사의 액션에 어떻게 영향을 미치는지 기술한다.
6. 개별적 역할과 기능이 팀의 발전적 구성과 상호작용에 어떻게 영향을 미치는지 설명하고 의사소통 전략과 팀의 의사결정에 대해 이해한다.
7. 아동 팀이 일반적인 어려움과 해결방안에 대해 제시한다.

서론 (Introduction)

작업치료사는 팀과 협력한다. 적어도 아동 팀은 아동과 가족 치료사가 포함된다 (때로는 선생님 또는 아동 양육자가 포함됨). 그러나 대부분의 팀이 아주 복잡하거나 15명 정도로 구성된다 (7장: 성인기로의 이행 참고).

팀의 구성원들은 각각의 전문적 지식, 수행 역할, 다른 특성을 가지고 있다. 이러한 개인성은 다양한 학습 스타일, 대처전략, 교육배경, 라이프스타일, 전문적 규칙에서 비롯된다. 그러면 왜 전문가들은 혼자 일하지 않고 팀을 이루어 일하는 것일까? 가장 첫 번째 이유는 전문가와 가족이 함께 협력할 때 의미있는 아동 케어를 제공할 수 있으며, 중재를 통해 가족, 지역사회, 학교에서의 참여를 최대한으로 이끌어낼 수 있기 때문이다 (Hanft & Shepherd, 2008; Jackson, 2007). 아동과 그 가족은 다양한 어려움에 직면하게 되고 이를 해결하기 위해 전문가 팀에게 "가족, 학교, 지역사회에서의 전체적인 해결방안"을 요구한다 (Lamorey & Ryan, 1998, p.310).

이 장에서는 아동과 그 가족에게 작업치료 서비스를 제공하는 아동 전문가를 위한 아래의 3가지 질문에 대한 답을 구하고자 한다.

- 팀이란 무엇인가?
- 팀은 어떻게 일하는가?
- 어떻게 하면 작업치료사가 아동 팀과 효율적으로 협력할 수 있는가?

아동 팀의 전체적인 목적은 아동과 가족에게 효과적이고 증거에 기반한 중재를 제공하는 것이며, 팀의 전문가는 개인적 소신을 가지고 팀의 역할에 책임감을 가져야 한다. Maples (1987)는 팀이 아동과 가족에 필수적인 서비스와 목적을 협응하기 위해서는 협력적으로 일한다는 동의를 구해야 한다고 말했다. 이 말은 간단하게 들리지만 굉장히 어려운 일이다.

팀 구성원 개인이 아동과 가족을 의미있는 작업을 참여하도록 성공적으로 지지하기 위해서 무엇을 어떻게 해야 하는가? 개인과 팀의 역할과 책임감에 대한 평가와 반영은 목표 지향적, 협력적, 협조적인 팀워크 형성을 위한 첫 번째 단계이다 (Shepherd & Hanft, 2008a; Wiggins & Damore, 2006). 또한 팀의 비전과 임무에 영향을 주는 법적, 재정적, 물리적, 사회적, 문화적 배경에 대해서도 고려해야 한다. 미국, 영국, 호주의 임상에서 법적, 재정적 측면은 12장에서 15장에서 이미 논의하였다. 그러므로 이 장에서는 생략하겠다.

이 장에서는 작업치료사와 작업치료과 학생이 임상에서 팀으로 일하는 데 있어 도움을 주기 위해 네 부분으로 나누어 설명하였다. 첫째, 팀의 특성이다. 어느 팀에서도 나타나는 일반적인 팀의 특성과 기능적인 팀 모델을 요약하고, 팀의 상호작용에 영향을 주는 구성원 개인적 소신과 팀의 임무는 무엇인지 설명하였다. 두 번째, 작업치료사가 흔히 일하고 있는 세팅인 초기 중재, 학교, 의학팀 등 아동 팀에 대해 설명하고, 아동뿐만 아니라 가족은 팀의 핵심이라는 것을 강조하였다. 세 번째 초점은 팀의 과정과 구성에서 의사소통과 의사결정 전략과 팀의 발전적 실행과 상호작용에 영향을 주는 개인적 역할과 기능은 무엇인지 논의하였다. 마지막으로 아동 팀에서 일하면서 겪을 수 있는 어려움과 해결할 수 있는 전략에 대해 몇 가지 소개하였다.

팀 접근의 특성 (Characteristics of Teams)

간단히 말해, 팀은 개인의 조직화된 시스템이며 함께 일하는 것에 동의하고 특별한 목적을 공유하며 상호보완적인 기술을 가지고 책임감을 가져야 한다 (Johnson & Johnson, 2008; Katzenbach & Smith, 2003). 팀은 의료, 교육, 지역사회 배경 안에서 서비스를 제공한다는 공동의 목적을 가지고 있다. 팀은 비전과 임무, 의사결정 방법, 법적 위임, 선택권, 서비스에 대한 정보를 공유하고, 가정, 학교, 지역사회 세팅에서 아동의 참여와 기능을 증진시키기 위해 환경적 배경을 고려하여 효율적으로 사용할 수 있다 (Giangreco, 2000; Hunt, Soto, Maier, & Doering, 2003). 아동 작업치료사는 장애를 가진 아동과 가족을 위해 건강관리와 교육적 서비스 제공하는 데 있어 팀의 구성원으로 일한다.

같은 목적을 공유하는 팀은 많은 특징을 가지고 있다. **팀의 특성**은 구성원의 지식과 기술의 이용 가능성뿐만 아니라 함께 일하는 시간의 양도 나타낸다 (함께 일하는 스타일). 이러한 특성은 아동, 가족과 함께 효율적으로 일하기 위해 건강관리와 교육 팀이 어떠한 기술과 지지를 제공할 것인가에 대해 결정하는 것을 돕는다 (Giangreco, 2001a; Shepherd & Hanft, 2008b).

팀 구성원 개인은 각기 다른 경험, 흥미, 전문가적 배경, 개인적 태도를 가지고 있으며 이는 특별한 아동, 가족과 함께 일하는 팀의 능력과 효율성에도 기여한다 (Friend & Cook, 2007; Shepherd & Hanft, 2008b). 팀은 특수한 상황에서 특별한 가족과 일하기 위해 충분한 자격을 갖추어야 한다. 팀은 아동과 가족에게 적절한 중재를 제공하기 위해 도움이 필요할 수 있다. 팀의 구성원이 2개 국어를 사용하거나 보조공학 전문가 자격을 가지고 있다면, 이에 대한 정보가 필요할 때 팀 외부로 추가적인 자원이나 상담을 요청할 필요가 없다. 그러나, 상황에 따라 도움이 필요할 수 있다. 건강관리 팀이 수술과 관련된 부분을 상의하기 위해서는 아동의 학교 선생님과 상담이 필요할 수 있다.

결합력 있는 팀의 특성

팀원들의 상호작용, 액션과 관련된 아래의 특수한 특성을 가질 때, 팀원들은 결합력있는 팀이 되고 공동의 목표를 달성하기 위해 함께 일하게 된다 (그림 16-1). (Bailey, 1984; DeBoer & Fisster, 1995; Hanft & Shepherd, 2008b; Snell & Janey, 2006):

- 구성원의 정의
- 신뢰와 일체화
- 목적의 공유
- 지속적인 의사소통과 상호작용
- 수행에 있어 예의 지키기
- 리더쉽

상황 16-1 Hannah의 이야기 : 가족과 학교생활

Hannah는 10살이며 동물들, 걸 스카웃, 전화로 얘기하기, 가족의 애완동물 래브라도 리트리버와 놀기를 좋아한다. 그녀는 다른 사람에게 그녀자신을 소개하는 첫 번째 사람이며, 항상 시도하거나 새로운 무언가를 찾는다.

Hannah는 어머니와 아버지, 13살 언니 Savannah, 그리고 유치원생인 5살의 어린 남동생 Hank와 교외 지역의 2층짜리 집에 살고 있다. 가족은 3명의 자녀들과 함께 두 부모는 맞벌이를 하기 때문에 매우 바쁜 일정을 가지고 있다. 아빠는 건설회사 감독으로 매일 오전 5시에 출근하시고, 엄마는 공공기관 행정 보조원으로 9시부터 5시까지 일을 한다. 아이들은 방과 후 그들의 교회가 후원하는 스카우트, 스포츠, 청소년 활동들을 한다.

학교에서는 그녀가 5학년 친구들에게 뒤쳐지지 않도록 열심히 공부시키고 동기부여를 항상 시켜준다. 그녀 부모의 요구에 따라, 읽기와 수학에서 그녀의 학습장애에 대한 지원 서비스를 유치원때부터 일반 교육 수업까지 받고 있다. 게다가 그녀는 T8-9 레벨 척수막탈출증, 시지각 문제, 그리고 도구 관리와 쓰기 작업의 어려움과 관련된 교육, 건강, 그리고 이동을 위해 작업치료와 물리치료를 받는다. 파트타임 보조사는 특별한 교육으로 Hannah의 화장실 이용과 학급일들을 도왔다.

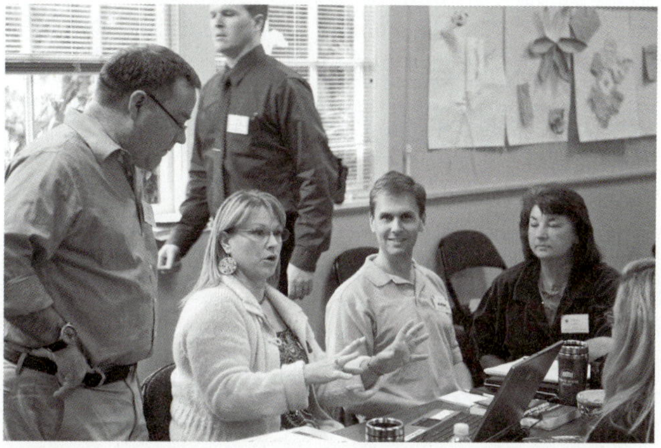

그림 16-1 결속력있는 팀은 서로를 보완하는 기술과 특수한 목적의 공유, 치료 접근 시 쉽게 동의하는 능력을 가지고 있다. *(Photograph courtesy of Art Hsieh.)*

이러한 여섯 가지 특성은 Hannah와 15명의 같은 반 친구, 부모님, 언니 Savannah, 남동생 Hank의 관계를 설명한 상황 16-1에 소개하였다.

멤버쉽의 정의

팀은 공동의 목표를 달성하기 위해 전문가적이고 개인적인 지식과 경험을 공유하고 함께 협력해야 한다. **협력적인 아동 팀**은 아동 삶의 매일, 매주의 활동을 가이드하는 부모 또는 보호자, 다양한 분야의 전문가들이 함께 구성되어야 한다 (그림 16-2). 아동은 점차 자신이 필요로 하는 것과 원하는 것을 의사소통하는 방법을 배우게 되고, 청소년이 되면 팀의 구성원이 된다.

확장된 팀 구성원은 아동 팀의 구성원보다 빈번하게 아동을 만나고 중요한 정보를 제공하는 가족, 친구, 전문가

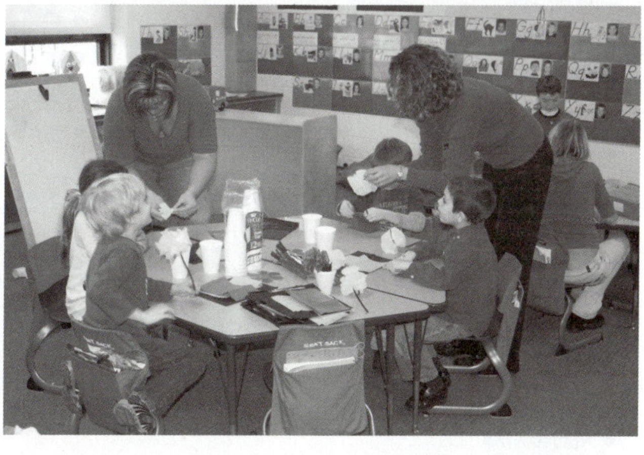

그림 16-2 선생님과 치료사는 아동 팀 안에서 서로 협력해야 한다 *(Photograph courtesy of Angie Carter).*

를 말한다. 아동이 성장할수록 팀의 구성원은 변하게 된다: 새로운 팀의 구성원과 확장된 팀 구성원은 아동과 가족의 필요성을 채우기 위해 끊임없이 의견을 교환해야 한다 (Giangreco, 1996, 999). (7장 "팀의 핵심인 가족"에서 이미 논의하였다) 표 16-1은 작업치료 임상에서 중요한 영역인 팀 접근과 관련하여 협력적이고 확장된 팀의 구성원을 설명하였다.

상황 16-2 Hannah의 이야기 *(계속)*

5학년 때, 개별화 교육계획 (IEP)을 실행하는 기본바탕으로 그녀의 부모, 교육 그리고 서비스 제공에 관련된 사람들로 구성되었다. Hannah의 협력팀의 전문회원은 그녀의 담임교사, 파트타임 보조교사, 특수교육지원 교사, 작업치료사 및 물리치료사를 포함한다. 확장 (연장)팀은 학교 방과 후 그녀의 할아버지가 Hannah를 보살펴주고, 정기적으로 그녀의 성장과 발달에 그녀의 척수수막류의 상태를 검토할 의사 (정형외과, 신경과 및 소아과 의사)가 포함되어 있다.

Hannah가 내년 중학교 (6학년)에 들어갈 때, 그녀 자신의 흥미와 희망을 충족할 수 있도록 협력팀원들은 검토 (고려)해 볼 것이다. 그녀의 작업치료사와 물리치료사는 6학년 첫 6주에서 8주 동안 Hannah가 새로운 학교생활에 적응할 수 있도록 돕기 위해 협력팀 구성원으로 집중적인 서비스를 제공할 것이다. 그 목표가 달성된 경우, 작업치료사 및 물리치료사는 그녀가 중학교생활에 성공적으로 적응 (참여)할 수 있도록 계속 Hannah의 확장 (연장)팀의 일환으로 주기적인 추적관찰을 제공하는 협력팀의 일원으로 자신들의 역할을 할 것이다.

팀 구성원 사이에 신뢰와 일체성

결합력 있는 아동 팀에서 가족과 전문가는 다른 사람의 관점과 공헌을 이해하고 존중해야 한다. 아동과 가족의 목표를 달성하기 위해 적극적으로 다른 사람의 의견을 수용하고, 팀 전체의 이익을 위해 다른 구성원을 지지해야

상황 16-3 Hannah의 이야기 *(계속)*

Hannah가 5학년 초에 쓰기과제를 따라가지 못했을 때 담임선생님은 Hannah의 어머니에게 전화해서 특수교사와 작업치료사를 요청했다. 5학년 교육과정에 어느 정도의 쓰기과제가 있는지에 대해 담임선생님의 말씀을 들으면서 작업치료사는 Hannah가 빠르고 정확하게 쓰는 것을 어렵게 하는 조작능력과 근력에 대해 인지했다. 작업치료사는 2주 동안 2가지 방향의 시도를 제시했다. (1) 경사진 책상과 Hannah가 쓰기를 하는 동안 펜을 잡을 때 손목에 안정성을 제공해주는 외부장치를 제공하고 (2) Hannah의 어머니와 워드프로세싱 훈련을 위한 시지각 기술에 대해 평가하기 시작했다. 특수교사도 동의하고 함께 특수 키보드와 소프트웨어 프로그램을 시험해 볼 것을 제안했다.

표 16-1 ● 3가지 임상영역에서 팀 멤버의 확장과 협력: 의학, 초기 중재, 학교

			학교	
의학적	초기 중재	전학령기	초등학교와 중학교	고등학교
가족과 아동은 항상 팀 접근의 구성원으로 참여한다. 보모나 형제자매, 조부모 역시 팀 접근의 구성원으로 협력한다.				
• 신생아학 • 소아과의사 • 신경외과의사 • 정형외과의사 • 신경학자 • 영양사 • 간호사 • 작업치료사 • 물리치료사 • 언어치료사 • 치료적 레크리에이션 전문가 • 사회복지사 • 병원교사 • 심리학자 • 물리요법사	• 서비스 코디네이터 • 작업치료사 • 물리치료사 • 언어치료사 • 사회복지사 • 교육적 전문가 • 시청각 전문가 • 소아과의사 • 신경학자 • 다른 의학적 전문가	• 교사 • 초기아동 특수교사 • 보조교사 • 물리치료사 • 언어치료사 • 양호선생님 • 전학령기 코디네이터 • 의학적 전문가	• 교사 • 특수교사 • 보조교사 • 물리치료사 • 언어치료사 • 양호선생님 • 진로상담사 • 사회복지사 • 의학적 전문가	• 학생의 부모 (청년기의 결정에서 중요함) • 교사 (일반적 교사와 특수교사) • 코디네이터 • 고용주 • 지역사회서비스단체 • 직업재활 상담사 • 작업치료사 • 물리치료사 • 진로상담사 • 양호선생님 • 의학적 전문가

한다. 특수한 목적의 달성을 위해 함께 일하는 팀은 상호작용과 상호의존을 통해 강한 네트워크를 만들어야 한다(Dettmer, Thurston, & Dyck, 2004).

목적을 공유하기

팀의 구성원은 아동의 이점과 필요성에 대한 이해를 공유하고, 어떻게 가족, 학교, 지역사회에서 아동의 참여를 증진시킬 것인가에 대해 의사소통해야 한다. 팀 구성원은 아동이 발달적으로 적합하고 의미있는 작업에 참여하기 위한 중재방법을 선택하기 위해 서로의 의견을 교류한다(Hanft & Place, 1996). 팀이 공동의 결과에 도달하기 위해서는 개별적으로 자신의 업무에 치중하기 보다는 서로 협력하고 상호 의존하여야 한다(Case-Smith, 1998; Katzenbach & Smith, 2003).

상황 16-4 Hannah의 이야기 *(계속)*

Hannah의 협력팀은 5학년 말에 그녀의 개별화 교육계획(IEP)을 개선시키기 위해 만났을 때, 중학교 특수지원교사는 협력팀 토론에 합류했다. 그녀는 Hannah가 얼마나 자주 중학교에서 작업치료를 받아야 하는지 물었다. 작업치료사는 "작업치료를 얼마나 자주 제공할지에 대해 이야기하기 전에 또래와 6학년 교육에 참여하는 Hannah를 도와주는 우리의 목표를 확인하자. 그 다음에 그녀가 작업치료를 필요로 하는지와 팀 목표를 달성하기 위해 제공 방법을 추천할 수 있다."대답했다. 팀은 Hannah와 그녀의 부모님과 함께 중학교에 가는 그녀를 위한 그들의 관심사 두 가지에 대해 토론을 시작했다. 첫 번째는 Hannah가 정기적 (규칙적)으로 친구들과 함께 스쿨버스를 타야하는 것과 두 번째로 방과 후 클럽에 참여하고 학업 성적 유지할 때 도움이 필요하다는 것에 대해 부모의 우려 (걱정)이 있었다. 작업치료사는 Hannah가 학교생활과 관련된 3가지 수행기술 영역 중 교육, 사회참여, 놀이 (여가)에서 도움을 줄 수 있는 일들에 집중하고 있다.

여러번 의사소통하고 상호작용하기

공식적인 의사소통 방법에는 회의, 팀평가, 공동치료, 노트를 통한 경과 검토, 관찰과 토의가 있다. 비공식적인 방법에는 아동과 가족이 그들의 목표에 도달하도록 돕기 위해 팀 구성원들이 함께 시간을 사용하는 자발적인 대화와 토론이 있다. 이메일과 보이스 메일과 같은 방법을 이용하는 것도 팀 구성원 사이의 비공식적 연결이라 할 수 있다(Swinth, 2008).

상황 16-5 Hannah (Hannah)의 이야기 *(계속)*

Hannah의 작업치료사 역시 지역 곳곳의 15개 다른 학교에 있는 10명의 협력팀 중 한 멤버였다. 작업치료사가 모든 Hannah의 팀 미팅에 참석할 수 없었기 때문에 그녀의 관찰에 도움이 되는 다른 방법을 발견했다. 때때로 그녀는 팀 회의 전에 Hannah의 협력팀 리더인 담임선생님과 이야기했고 때로는 팀 회의 동안 선생님을 위해 팀 의사소통 기준으로 그녀의 의견을 적었다. 팀이 토론하는 동안, 더 많은 정보가 필요했다면, 선생님은 작업치료사와 함께 특별한 질문들을 이메일로 보냈다.

팀 역할 수행에 있어 예의 지키기

규칙적인 만남을 통해 팀 구성원의 관계를 형성하고 역할을 지지하며 불필요한 의견충돌을 막을 수 있으므로 공식적, 비공식적 의사소통 라인은 일찍 논의되어야 한다. 공동의 목표에 도달하기 위한 과정에서 규칙적인 만남은 팀의 핵심과제이다. 팀 구성원은 공식적이고 비공식적으로 함께 일하고, 아동과 가족이 적절한 목표와 결과에 도달하기 위해 의견과 전략을 고안하여 팀을 지지하고 이끌어나가고 서로의 관계를 형성한다. 팀은 다른 구성원과의 상호작용을 통해 조직화된 전략을 발전시켜 나간다(Shepherd & Hanft, 2008c).

상황 16-6 Hannah (Hannah)의 이야기 *(계속)*

Hannah와 함께 일을 하기 위해 임명된 새로운 특수교사가 왔을 때 작업치료사는 선생님의 일을 하는 첫 주에 자신을 소개하기 위해 찾아왔다. 작업치료사는 선생님의 예전 학교임무와 그가 이전에 작업치료사와 같이 일을 했던 적이 있는지에 대해 물었다. 선생님이 "네, 15년 동안 나는 신체장애를 가진 학생들을 담당했어요."대답했다. 작업치료사는 그가 학생들과 작업치료사가 함께 어떻게 일을 했는지에 대해 이야기하기 위해 선생님을 초대했다. 그녀는 Hannah와 다른 팀원들에게 서비스를 제공하는 방법을 논의하기 전에 선생님이 작업치료사와 함께한 이전 경험을 이해하기를 원했다. 새로운 선생님이 참석한 첫 미팅에서 팀리더는 모든 멤버들에게 자신을 소개해달라고 말했고, Hannah의 장점 중 한 가지를 공유하고 그들이 현재 그녀와 함께 노력하고 있는 영역 (분야)에 대해 물었다.

리더십

작업치료사는 일반적으로 팀에서 평가자나 서비스 제공자로서 참여하고 팀의 리더, 매니저, 감독자로서 일한다. "팀의 성공을 위해서 리더의 역할이 중요하다"(Ress, 1991, p.13). 성공적인 팀의 리더는 아동과 가족에게 질적인 서비스를 제공하기 위해 팀의 비전을 큰 그림으로 그리며, 팀 구성원에게 함께 일하고자 하는 동기를 부여한다. 리더는 개인 또는 그룹 구성원의 가능성을 변화시키고, 전체적인 행동을 긍정적인 방향으로 이끌며, 넓은 범위에서 의사결정을 증진시키는 능력을 가진다 (Bloom, 2004). 작업치료사는 팀의 리더가 아닐지라도 긍정적으로 의사소통하고 상호작용하는 기술을 가져야 한다.

팀에서 지도와 관리 사이에 구분이 있다 하더라도 아동중재 팀 (Sashkin & Sashkin, 2003)의 임상에서 구성원들은 화목하게 지내야 한다. 한 사람이 매니저 팀의 리더를 함께 맡는 경우도 있고, 두 사람이 맡는 경우도 있다.

상황 16-7 Hannah의 이야기 *(계속)*

Hannah 팀에, 작업치료사는 그녀가 선생님과 학교생활을 편안하게 할 수 있도록 돕기 위한 새로운 팀 인원과 중요 계획을 소개(발표)하였다. 작업치료사는 또한 지도를 제공할 수 있다:

- 중재전략을 재평가하기 위해 필요한 경우, 신속하게 팀 토론을 하고 Hannah의 목표를 향해가는 진전 과정에서 탭을 유지
- Hannah의 중재계획에 관련된 현재 저널기사, 논문 연구, 작업치료 문헌으로부터 증거기반 공유
- 신속한 토론과 팀 미팅 동안 결정 공유

표 16-2 ● 효과적인 팀 접근을 위해 필수적인 의사소통과 상호작용

필수적 기술	예시
시작: 그룹의 문제 해결과 목표를 찾기 위한 방법이나 아이디어를 제안한다; 새로운 아이디어 제시	*"우리가 어떻게 해야 할지에 대해 논의할 시간입니다. 우리가 추구하는 것이 무엇인지에 대해 이야기 해봅시다."*
정보찾기: 믿을만한 정보나 관련있는 요소를 바탕으로 질문한다.	*"중학생을 위한 효과적인 중재법에 대한 지식을 가지고 있는 분 없나요?"*
정보주기: 팀의 과제에 적절한 개인적 경험이나 믿을만한 정보, 관련된 요소를 제공한다.	*"저는 미국작업치료학회지에서 자연스런 환경에서 조기 중재 적용에 관한 논문을 읽었어요. 저자는 일상생활에서 가족을 지지하기 위해 우리의 전문적 지식을 사용하여야 한다고 강조했지만 우리 팀의 치료에서는 그 점이 부족한 것 같아요."*
견해 주기: 팀에 적절한 신뢰나 견해를 제공한다.	*"Tara의 경과를 검토할 필요성이 있습니다. 평가 도구에 대한 정보를 우리에게 제공해 주세요. 얼마의 기간이 지난 뒤 경과를 평가하나요?"*
뚜렷하게 설명하기: 팀이 고려하는 것의 의미, 이해, 진술한다.	*"당신의 의미가 무엇이고 언제 이야기하였나?"*
정교하게 하기: 이전의 의견을 바탕으로 예시를 제공하거나 확장시키고, 추가적인 정보를 제공한다.	*"Raynelle에게 코너 의자를 제공할 것을 제안합니다. 그녀는 다른 아동과 같은 눈높이를 유지하기 원합니다. 코너의자에 앉으면 다른 사람을 보며 이야기 하는 것이 수월해질 것입니다."*
조정하기: 다양한 아이디어를 제시하고 명확하게 하고 함께 제안한 활동과 아이디어를 시도한다.	*"우리는 이 주제에 관해 10분 이상 사용하였어요, 이제 다음 주제를 검토하는 것이 어떠한가요?"*
결정하기: 팀이 나아갈 방향에 대해 질문하고 그룹의 목표를 논의한다.	*"이 주제에 대해 논의합시다: 그림그리기를 배우기 위해서는 기본적인 소근육 운동 기술의 발달이 필요하다는 것을 학교 선생님에게 인식시키기 위해서는 어떠한 도움이 필요할까요?"*
평가하기: 의사결정이 이루어졌는지, 실행했는지에 대해 체크한다.	*"이 전략이 좀 더 쉬운 글쓰기 방법이라고 확신하십니까?"*
요약하기: 새로운 주제의 논의에 앞서 핵심 요소와 필수적인 실행단계에 대해 검토한다.	*"최종 평가를 위해 모든 구성원들은 10일 오전 10시에 모여주세요"*

매니저는 일반적으로 평가/사정, 문서화, 스케줄과 회의 관리를 담당한다. 아동 팀의 매니저는 팀 구성원 관리의 책임감을 가져야한다. 매니저나 관리자는 팀 구성원의 수행도 평가, 임금 협상 (임금인상, 승진)개인의 업무 수행이 분명한 성과를 보이지 않았을 때의 처벌 (감봉, 강등)을 담당한다.

다학적인 팀 접근에서 임상적 지휘는 전문성을 가진 구성원이 담당하고, 팀의 관리와 리더쉽은 학문적 배경을 간주하지 않고 강한 조직력과 동기부여 기술을 가진 개인이 담당한다. 매니저는 "우리의 권리를 위해 무엇을 할 것인가?"라 질문하고, 리더는 "우리가 무엇을 하는 것이 올바른가?"하고 질문한다. 두 시각 모두 중요하며, 리더와 매니저의 역할은 팀 기능의 효율성을 위해 중요하다. 결합력 있는 팀에서 구성원은 팀의 가치를 재인식하고 인간관계와 의사소통 기술을 공유해야 한다. 표 16-2에 효과적인 팀 접근을 위해 필수적인 의사소통과 상호작용을 설명하였다.

기능적인 팀의 모델

기능적인 팀은 가족/전문가 협력의 특성에 따라 서비스를 제공하기 위한 다양한 학문 간의 상호작용이라는 용어로 기술할 수 있다.

팀의 전문가 구성원들과 상호작용

역사적으로 팀 구성원의 상호작용은 다음의 용어로 기술되었다: 다학제적인 (multidisciplinary), 학문제휴적인 (interdisciplinary), 학문교류적인 (transdisciplinary). **다학제적인 모델**은 이차세계대전 이후 병들고 장애를 가진 수많은 아동과 성인에게 다양한 분야의 전문가들이 필요하다는 것을 알게 되면서부터 발전되었다. 다학제적인 팀은 아동과 가족의 서비스를 나누어 제공한다; 보통 설명된 팀의 정의로는 접근하지 않는다 (예, Katzenbach & Smith, 2003). 다학제적인 접근에서 평가와 중재서비스는 "다른 전문가와 가족과 중재에 대한 정보를 공유하거나 비교하는 상호작용이 적다" (Maples, 1987, p.145). 전전문가들이 결과나 추천방법을 통합하려는 시도 없이, 각자의 원리에 따라 기록지를 작성하였고, 그 결과 과장된 중재, 목표의 혼란, 부모와의 직접적인 갈등이 야기되었다 (Bagnato & Neisworth, 1991). 다학제적인 "팀"은 다른 사람과의 상호작용과 협응을 최소화하려는 의학적 세팅에서 여전히 이루어지고 있다.

학문제휴적인 팀은 각각 다른 원칙을 가진 전문가들로 구성된다; 가족과 팀 구성원이 함께 팀을 이루지만 전문가의 의견이 가장 우선시된다. 학문제휴적인 팀은 일반적으로 재활과 학교세팅에서 나타나며, 정기적인 회의를 가지고 공식적인 경로와 의사소통으로 정보를 교환하고 논의한다는 특징이 있다 (Bagnato & Neisworth, 1991; Friend & Cook, 2007). 각자의 전문적 소신을 바탕으로 아동을 평가한 후에 중재 계획을 발전시키기 위해 협의하고 정보를 공유한다. 가족의 동의를 구하지만, 전문가는 자신의 역할과 관련된 부분에만 책임감을 갖는다. 성공적으로 상호작용하기 위해 학문제휴적인 팀은 다른 사람과의 차이점을 수용하고 인식한다. 의학적 세팅이나 교육기관에서 일하는 팀은 다음의 내용을 인지하라:

- 기술의 차이점을 수용
- 접근법의 차이를 수용
- 모든 것을 알고 있다고 자만하지 않기
- 다른 사람에게 도움과 지식을 청할 수 있는 능력
- 다양한 상황에서 자연스러운 토론 (Hayden, Frederick, Smith, & Broudy, 2001; Howard, 1982)

학문교류적인 모델은 팀 의사소통 원리를 우선시 하고, 팀의 내적 구성원으로서 전문가와 가족 모두를 고려한다. 그러나 학문교류적인 모델에서 가족은 자신의 참여도를 결정하고, 의사결정의 중심이 된다 (Rainforth & York-Barr, 1997). 학문교류적인 모델의 또 다른 특징은 가족에게 제공하고 가르치기 위해 적용하는 중재 계획의 책임성을 공유한다는 것이다. 모든 구성원의 계획의 진행에 대해 책임이 있고, 팀의 원리를 거스르는 직원의 발전은 역할의 공유와 팀 발달에 비판적이다 (Bagnato, 2007; Kuhlman, 2010).

학문교류적인 모델은 높은 수준의 의사소통과 상호작용 기술이 필요하며, 이는 많은 시간을 함께 일하는 안정된 팀에게 나타난다. 구성원들은 다른 사람의 역할과 역할 전개에 대해 끊임없이 상담하고 논의한다. 아동 팀에서 학문교류적인 모델은 대부분 조기 중재프로그램이나 전학령기 세팅에서 나타난다.

가족/ 전문가의 상호작용

팀 기능의 두 번째 접근은 가족/전문가 협력의 특성에 초점을 맞추는 것이다 (Dunst, Hamby, Trivette, Raab, & Bruder, 2000; McBride, Brotherson, Joanning, Whiddon, & Demmit, 1993; Turnbull, Turbiville, & Turnbull, 2000). 1950년에서 1960년대, 아동의 치료적 서비스 제공 시 각광받았던 전문가 중심의 서비스를 시작으로 집과 지역사회에서 아동과 가족에게 서비스를 제공

표 16-3 ● 가족-전문가 파트너십의 모델

모델	가족의 관점	가족의 의사결정	가족 지지
	↓ *가족의 지지와 의사결정에 초점을 맞추기* ↓		
집단적 강화 1990년→21세기	가족의 삶과 관점이 팀 치료와 지지의 중심; 영향력은 분배되고 모든 역할은 균등하다.	가족은 언제 어디서 어떻게 내적 자원을 활용할 것인지에 대해 결정해야 한다.	가족의 이점과 능력은 공식적, 비공식적 자원과 서비스인 중재 적용 시 고려되어야 한다.
가족중심 1980년대	가족구성원의 걱정과 필요성이 고려되야 한다.	전문가는 리더쉽 10할을 수행하기 위해 부모를 지지해야 한다.	비공식적지지 네트워크, 지역사회 자원, 전문적 서비스
가족초점	가족구성원은 자신들이 아동의 발달과 직접적으로 연관되어 있다는 것을 인식해야 한다.	가족과 전문가는 서로 합의해야 한다.	가족의 선택과 전문적 서비스 사용을 증진시킨다.
가족연합	가족의 자원은 아동의 목표 성취에 도움을 준다.	전문가는 가족들에게 자신의 계획을 설명하고 피드백을 받는다.	가족은 홈 프로그램을 적용한다.
전문가중심 1960년-1970년	서비스는 가족의 일상/문화와 분리되어 아동에만 초점을 맞춘다.	전문가는 목적을 기록하고 가족의 찬성을 얻어야 한다.	모든 서비스는 가족을 위해 제공된다.
	↑ *전문가적 의사결정과 부모 훈련에 초점 맞추기* ↑		

Data from McBride, S., Brotherson, M., Joanning, H. Whiddon, D., and Demmit, A. (1993). Implementation of family-centered services: Perceptionsof families and professionals. *Journal of Early Intervention, 17* (4), 414–430; and Turnbull, A., Turbiville, V., and Turnbull, R. (2000). Evolution of family-professional partnerships: Collective empowerment as the model for the early 21st century. In S. J. Meisels and J. P. Shonkoff (Eds.), *Handbook of early childhood intervention* (2nd ed., pp. 630–650). New York: Cambridge University Press.

함에 있어 생태학적 관점까지 포용하는 현재의 가족 중심 모델에 이르기까지 5가지 모델이 진화되었다.

최근 생겨난 집단적 **역량강화 모델** (Turnbull et al., 2000)은 가족 중심 팀의 원리에서 발전되었고, 팀에서 발생한 일의 결정에 있어 가족과 전문가 사이의 동등한 역할과 힘의 분배를 강조한다. 집단적 역량강화 모델에 대해 덧붙이자면 공식적인 서비스 시스템뿐만 아니라, 비공식적인 지역사회의 자원과 네트워크를 평가하기 위해 가족을 관리하는 것에 초점을 맞춘다. 궁극적으로 환자 (아동 팀에서 가족과 아동)의 의지가 아닌 팀의 모든 구성원이 협력하고 동등한 힘을 갖게 된다.

5가지 모델이 가족의 관점을 어떻게 지지하며 아동 중재의 의사결정에 있어 전문가가 어떤 역할을 하는지 다음 장의 표 16-3에서 설명하였다.

- *집단적 강화 모델 (가족중심모델의 확장):* 가족의 이점과 능력은 치료의 초점이 되고, 전문가는 아동을 위해 필요한 지역사회 자원을 가족에게 소개한다.
- *가족 중심 모델:* 팀은 가족이 원하고 요구하는 서비스와 지지를 제공하고, 비공식적 가족 네트워크와 지역사회 자원은 목적 달성을 위한 가족 능력의 이점으로 활용된다.
- *가족-초점 모델:* 가족과 전문가는 가족에게 필요한 것이 무엇인지 정의하기 위해 협력한다; 가족은 전문가 연결 서비스를 받으며 용기를 얻는다.
- *가족 연합 모델:* 가족은 자신들에게 이익이 된다면 전문가가 추천하는 중재 적용을 지지한다.
- *전문가 중심 모델:* 전문가들은 본인의 원칙에 따라 아동과 가족의 욕구를 결정한다.

팀의 임무와 비전

비전과 **임무**는 상호보완적이며 팀 구성원의 상호작용과 실행을 가이드한다. 비전은 개인 또는 팀이 그들의 실행을 통해 성취하고자 하는 것이 무엇인지를 보여준다. "비전은 어둠속에서 목적지의 방향을 비추어 안내하는 등대와 같다" (Mapes, 2010). 임무는 개인 또는 팀이 비전에 도달하기 위해 무엇을 해야 하는지를 설명하는 실행계획이다 (Richardson, 1996). 임무는 미래의 비전을 위해 지금 성취해야 하는 것이 무엇인지를 인식하는 것이다.

팀 구성원의 실행과 상호작용은 팀을 이해하고 비전과 임무를 조직화하는 것에서부터 시작한다 (Chandler, 1995). 팀 구성원은 클라이언트에게 새로운 기회를 제공하기 위해 왜 함께 일하는지, 지식과 경험을 어떻게 공유하는지에 대한 공동의 생각을 가진다. 예를 들어, Hannah의 팀은 모든 학생들이 학생의 등급과 능력에 적절한 일반적인 교과과정에 참여할 수 있도록 도와야 한다는 전체적인 비전을 공유하고 있다. 그들의 임무는 학생에게 교육이 필요하다는 것을 인식시키는 것이다. Hannah는 자신의 이점과 약점이 무엇인가를 찾아냈고, 이점을 통해 세운 계획을 적용하고 발전시켜 학교생활에 참여하고 새로운 기술의 발달을 촉진시켰다.

비전과 임무는 최근의 구성원이 새로운 구성원에게 물려주는 것이 아니며, 팀의 구성원이나 책임자의 의견없이 관리자나 감독자에 의해 발전되는 것 또한 아니다. 이러한 이유로 팀의 구성원은 매일의 실행에서 불협응이나 잘못된 결과를 근거로 함께 성취하고자 하는 바가 무엇인지에 대한 다른 비전을 제시할지도 모른다 (Hall & Hord, 2006; Hanft & Shepherd, 2008).

이러한 문제점은 이장의 마지막에서도 논의할 것이다. 모든 구성원은 특별한 경험, 지식, 신뢰를 바탕으로 개인적, 전문가적 기대를 한다. 아동 팀에서 작업치료사는 "내 학생의 성공적인 학교활동 참여를 돕겠다" 또는 "특별한 도움이 필요한 아동을 위해 모든 부모님을 지원하겠다"와 같이 개인적 욕구를 포용할지도 모른다. 실현가능한 개인적 실행 계획은 "감각 식이가 필요한 아동을 위해 감각처리에 대한 지식을 선생님과 공유하자" 또는 "가족이 아동의 행동을 이해할 수 있도록 자연스러운 환경에서 사용할 수 있는 기능 평가 프로토콜을 개발한다." 등이 있다.

핵심정리 (Here's the Point)

▶ 결합력 있는 팀은 여러 가지 중요한 특징을 가지고 있다; 신뢰와 정체성; 목적의 공유; 지속적인 상호작용과 의사소통; 수행에 있어 예의 지키기; 리더쉽

▶ 기능적인 팀은 가족과 전문가가 협력하고, 서비스 제공을 위해 얼마나 다양한 방법으로 상호작용하였는가에 달려있다.

▶ 공동의 비전과 임무에 따라 팀 구성원들은 상호작용하고 실행한다.

아동 팀 접근
(Pediatric Teams)

특별한 도움이 필요한 아동과 그 가족은 유아기에서 유치원, 초등학교, 중학교, 고등학교에 이르기까지 의학적, 교육적 팀의 구성원이 된다. 가족은 팀의 구성원으로서 역할, 목적, 상호작용과 의사소통 스타일, 매너를 공유할 것이다. 다양한 팀에 속했던 가족의 경험은 다음 팀의 신뢰와 정체성에도 영향을 미친다. 아동 팀의 일반적인 세팅은 다음과 같다.

- 의학 (예: 신생아 중환자실, 급성기 관리, 재활, 외래환자 치료)
- 조기 치료
- 학교 (유치원, 초등학교, 중학교, 고등학교, 직업훈련/준비)

아동 팀의 환경적 영향

아동 팀은 다른 사람에게 영향을 주는 각 개인들로 구성되고, 아동과 가족의 작업수행뿐만 아니라 다양한 환경적 요소에 영향을 받는다. 팀의 상호작용에 영향을 주는 다양한 환경적 요소에 대해 고려하는 것은 중요하다. 개인적, 시간적, 물리적, 사회적, 문화적 배경뿐만 아니라 법적, 재정적 영향은 작업치료사의 업무에 영향을 준다.

법적, 재정적 영향

법적 재정적 요인은 아동과 가족에게 어떻게 서비스를 제공할 것인가에 대해 영향을 미친다. 팀은 장애를 가진 유아, 어린이, 소년에게 조기 중재프로그램을 통해 서비스 제공을 시작하며, 1975년 연방 정부의 법 재정으로 공립학교에서도 제공되었다. 장애아 교육법 (education for handicapped Act)(P.L. 94.142)이 처음 재정되었고, 후에 장애아 교육법 (Individuals with Disability Education Act, IDEA)으로 개정되었다 (12장. 미국 아동작업치료에 대한 논의를 참고하라). IDEA는 유아, 어린이, 청소년을 위한 중재 계획을 발전시키기 위해서는 가족구성원과 다방면의 전문가가 협력하는 것이 중요하다고 강조했다.

모든 법은 지역에 상관없이 그들이 시행하였나 하는 사법권을 중요시하며, 팀과 전문가가 어떠한 평가와 중재를 제공하였는지가 영향을 미친다. 법은 서비스 제공의 기준을 제공한다(예. 누구를 위한 서비스인가, 중재계획에서 무엇을 고려해야 하는가, 평가와 중재를 제공하는 제한 시간, 서비스에 불만을 가지는 부모를 위한 중재 방법). 2004년에 개정된 장애인 교육법 (IDEA 2004; P.L. 108-446)은 조기 치료와 특수교육에 대한 조항을 추가하고, 법의 적용을 위한 정책과 방법을 발전시켰다.

미국의 또 다른 법인 낙오아동방지법(No Child Left Behind; NCLB)이 2001년 통과되었고, 이는 유치원에서 고등학교에 이르기까지 모든 학생(장애 여부에 상관없이)이 교육의 내용을 성취 하도록 한다는 내용이다. IDEA와 NCLB는 학교 근거 팀이 특수교육이 필요한 학생을 어떻게 평가하고 중재할 것인가에 영향을 미쳤다. 일반적인 교사가 팀의 중심 구성원이 되었고, 특수교육이 필요한 학생은 일반적인 표준시험에도 참여해야만 했다.

미국의 의료 현장에서 아동과 관련해 메디케이드 (Medicaid)와 합동위원회 (Joint Commision)와 제 3 정당 지불인 (third-party payers)이 정한 기준은 아동에게 무슨 서비스가 의료적으로 필요한지, 팀 구성원들이 얼마나 자주 고객들을 치료할 수 있는지, 어떻게 서비스를 기록해야 하는지, 얼마나 자주 팀이 모여야 하는지에 대해 정한다. 예를 들어, 재활 세팅에 있는 아동에 대한 변상은 아동이 적어도 매일 3시간의 치료를 견딜 수 있을 때 제공된다. (예, 작업치료, 물리치료, 언어치료, 치료적 레크레이션). 아동이 너무 아프거나 치료를 자주 받는 것을 거부한다면, 지원금은 중단되고 아동이 작업치료 서비스로부터 이득을 받는다 하더라도 병원에서 퇴원해야 한다. (12장에서 15장 자세한 내용과 국가특성상 정보를 참고해라.)

국가에 상관없이 소아과 세팅에서, 전문기관 (예, 미국 작업치료 협회, 호주 작업치료), 학교 시스템에서 윤리 규범과 사업 (예, 병원, 클리닉)은 팀 구성원들이 어떻게 서비스를 제공하는지 안내해준다 (AOTA, 2005; Kornblau & Starling, 2000). 만약에 가족 구성원들, 전문가들, 그리고 관리자들이 중재 계획에 대한 서로 다른 견해를 가지고 있다면, 치료사들은 그들의 행위를 정당화하기 위해서 법적 문서, 재정적 고려, 윤리 규범을 사용해야 할 지 모른다.

개인적 시간적 배경

개인적 배경은 팀 구성원의 나이, 성별, 사회경제적 지위, 교육과 관련하여 팀의 실행에 영향을 미칠지도 모른다 (AOTA, 2008). 시간적 배경은 가족과 전문가 구성원의 삶의 주기; 아동의 불리한 조건을 이해; 아동의 현재 건강과 발달상태; 아동과 가족이 팀과 상호작용하는 년, 월, 일의 시간 등 시간의 범위와 관련이 있다.

팀의 구성이 변하거나 아동이 성장해서 나이가 들어감에 따라 또 다른 개인적, 시간적 배경이 중재를 제공하는 데 영향을 미칠 것이다. 팀은 처음 아동의 발달 상태를 논의하고 부모와 중재 방법을 선택할 때, 팀 구성원 모두와 아동의 개인적, 시간적 배경을 고려해야 하며, 이는 지지와 아동의 다음 상황에 영향을 미칠 수 있다. 만약 팀이 의과 학위를 받고 대학교수인 할아버지와 함께 일한다면, 초등교육만 받았고, 자원이 제한적이며 양육하는 아이가 3명인 어린 부모와는 용어의 선택과 추천 방법이 다를 수 있다. 이 두 보호자는 중재 과정에서 원하는 정보가 같지 않을 수 있으며, 가족의 지지와 아동에게 도움이 되는 서비스에 대한 생각이 다를지도 모른다.

물리적, 사회적, 문화적 배경

팀은 아동과 가족에게 서비스를 제공함에 있어 물리적, 사회적, 문화적 배경을 고려해야 하고, 법적 윤리적 기준 내에서 실행해야 한다 (Shepherd & Hanft, 2008a).

물리적 배경은 환경적 접근성, 공간 특성 (학교 세팅 안 어디서 중재를 제공할 것인가– 카페테리아, 강당, 화장실, 교실; 공간의 크기), 감각적 특성 (사물이나 과제의 빛, 음향, 재질, 시각 자극, 촉각, 고유수용성 감각, 후각, 전정감각적 특성)을 반영한다 (AOTA, 2008). 또한 가구, 사물, 도구, 보조도구, 지형, 식물, 동물의 형태와 양도 의미한다. 팀의 만남과 기능에 있어 물리적 배경은 팀에 직접적인 영향을 미치며, 아동과 팀이 함께 일할 때 물리적 배경이 가장 큰 영향을 미친다. 물리적 배경은 아동을 위한 작업수행을 촉진시키거나 제한하며, 사물의 공간적 조직은 환경을 유용하거나 (집의 코트 벽장) 쓸모없게 만들기도 한다 (학교 캐비닛의 코트걸이나 병실안의 욕실 문 뒤).

상황 16-8 Raj의 팀: 사회문화적인 측면 고려하기

Raj는 외자식으로 부모님이 20년 전에 인도에서 이민을 왔고 현재 큰 도시에서 의류 상점 체인을 소유하고 계신다. 사고 전에는 Raj도 그의 부모님도 미국에서 병원에 입원해 본 적이 없다. 의료 환경이 익숙하지 않으며 서양 의학의 개념들이 Raj와 그의 가족에게는 생소하다. Raj의 부모님들 중 한 분은 그가 사고난 이후로 매일 적어도 12시간을 함께하며 Raj에게 식사를 제공한다 (그림 16-3). Raj의 부모님들은 하루 24시간 동안 Raj와 함께 할 인도에서 온 사설 간호사를 고용했다. 사설 간호사는 Ayurvedic 약을 사용하고 Raj에게 기억력 증진과 각성을 위해 bacopa라는 허브를 주는 것이 작업치료사의 관심이 되었다. Raj는 Rudraksha 구슬을 착용하고 있으며

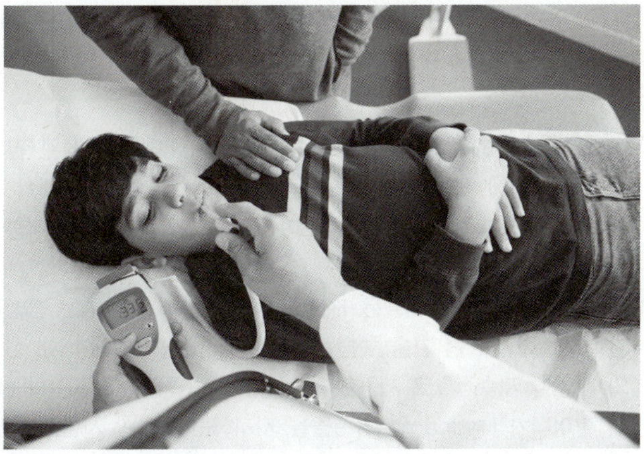

그림 16-3 Raj의 부모는 Raj가 의학적 처치를 받을 때 참관하는 것을 중요하게 생각한다.
(Photograph © Timothy Tadder/Corbis)

사설 간호사가 Yogi를 하도록 자극한다. 작업치료사는 Raj의 의사에게 이러한 돌봄에 대해 알려줄 필요가 있다는 것을 알았지만, 가족들이 Raj를 위해 대체 의학을 제공하는 것도 가족의 선택이라는 것을 확인했다. 작업치료사는 Raj를 위한 적합한 중재에 관한 문화적인 믿음의 중요성을 인정했고, 인도의 의학과 종교적인 문화에 대한 문헌을 요청했고 읽었다. 그녀는 역시 Raj의 연하장애에 대해 적절한 농도의 음식을 제공하도록 가족과 협력했다. 의사는 Raj가 제공받은 허브에 대해 알았고 Raj가 병원에서 제공받는 서양의학 약을 보충해준다는 것을 가족과 동의했다.

팀의 조직과 상호작용을 위한 **사회적 배경**은 아동과 가족이 상호작용하고 이용가능한 사람의 수를 포함한다. 가족구성원, 또 다른 보호자, 교육과 건강관리 전문가, 동료의 기대, 역할, 일과는 팀의 사회적 배경에 공헌한다(AOTA, 2008). 몇몇의 전문가는 짧은 기간 (1학년 담임선생님, 베이비시터) 관계하고, 다른 전문가는 오랜 기간(학교 교장선생님, 형제자매) 관계한다. 환경내에서 사람의 개인적 특성(건강, 장애 상태, 조직, 기질, 대처 능력과 유연성)과 그룹의 형태 (과외활동, 큰 집단 대 작은 집단, 동성 대 이성)는 사회적 배경과 충돌한다.

팀의 구성과 상호작용에 있어 문화적 배경은 가족, 팀, 세팅, 사회적 그룹의 신뢰, 가치, 관습, 활동 패턴, 태도, 기대를 포함한다. 이 배경은 행동기준, 사회적 역할 기대, 일과를 결정할지도 모른다. 문화 역시 재료, 사물, 도구, 장비의 형태와 이용가능성에 영향을 준다. 학교나 의학적 센터의 문화는 문 앞으로 걸어갈 때 인식하게 된다.

상황 16-8에서는 사회적 문화적 배경이 대도시 고등학교에 다니고 있는 16세 축구선수인 Raj의 아동 팀에 어떤 영향을 미치는지 보여준다. Raj는 자동차사고로 왼쪽 대뇌반구의 뒤통수엽과 관자엽의 손상으로 외상후 뇌손상 진단을 받았으며, 왼쪽의 편측 무시와 실어증을 앓고 있다. 의학적 처치 후에도 감염과 발작 등 여러 합병증을 가지고 있다.

팀 상호작용에서 설명

팀 구성원으로서 작업치료사는 리더쉽을 발휘하였다. Raj의 이야기에서 작업치료사는 그의 가족과 개인 간호사에게 Raj의 문화적 배경에 대해 인지할 수 있도록 상호작용하였다. 그녀는 팀의 다른 구성원들에게 Raj의 가족과 개인 간호사에게 제공받은 의학과 실행에 대한 정보를 전달함으로써 자신의 신뢰와 정체성을 유지하였고, 또한 가족에게 팀 구성원의 중재방법에 대한 정보를 제공하였다.

팀의 핵심인 가족

부모와 중요한 보호자는 아동 팀의 핵심이고, 그들은 아동의 삶에 있어 연속적인 사람이며, 아동의 과거와 현재의 발달적 이점과 필요성에 대해 가장 잘 알고 있는 사람이다(Turnbull & Turnbull, 2000). 팀은 그들의 실행에 있어 물리적 상황을 인식한다. 그러나, 팀이 전문가 집단이라는 개념을 지나치게 강조하다 보면, 팀의 핵심인 가족과 함께 일하는 것을 쉽고 대충 생각하게 된다. 팀의 개념을 확장하여 생각하고, 아동에게 서비스와 지지를 제공하기 위해 다른 분야의 전문가, 가족 구성원, 지역사회 전문가들과 협력하면 아동의 교육, 레저, 직업 활동에서도 성공적인 참여를 이끌어낼 수 있다.

현재 팀 구성원과 그들이 제공하는 서비스에 대한 가족의 이해와 반응은 이전 팀 경험에 의해 영향을 받는다. 아래의 임상상식에서는 아동과 가족의 이전 팀 경험에 대해 이해하는 데 도움을 주는 핵심 질문을 소개하였다.

작업치료사와 다른 전문가들은 도움을 주기 위해 무엇을 어떻게 치료할 것인지, 누가 가족/아동에게 서비스를 제공하고 지지할 것인지에 대해 결정할 때 가족의 의견을 존중해야 한다(Turnbull, 2010). 가족 구성원은 아동의 건강, 사회적, 교육적 서비스, 팀의 참여도를 조정하기 때문에 아동의 성장과 발달은 전적으로 가족 구성원에게 달려있다. 그러므로 이러한 특성을 고려하여 팀의 중재 방법을 가이드 하여야 한다. Hannah의 이야기, 상황 16-9에서는 팀의 협력에서 가족의 중요성을 설명하고 있다.

상황 16-9 Hannah의 가족: 팀의 핵

Jon과 Betsy는 둘째 아이, Hannah의 도착을 기대하고 있으며 첫째 딸의 출산보다 더 기대하고 있으며 그들은 지역 병원 분만실을 새로운 가족이 사용하기로 계획했다. Hannah는 조산으로 수막과 척수가 노출된 상태로 제왕절개를 통해 태어났다. "꿈"의 출산은 한 의료 응급센터에서 산산히 부서졌다. 새로 태어나는 아기를 사적으로 소개하고자 했던 것이 Hannah가 신생아 중환자실에서 3개월 넘게 분투하면서 진행중인 공적인 사건이 되었다. 그녀에게 필요한 의료적인 절차는 믿기 어려울 만큼 복잡했다. Jon과 Betsy는 Hannah에게 일어나는 상황을 이해하고 Hannah의 의료적인 돌봄에 대한 결정을 내리기 위해 의료진의 지식과 전문기술에 의지했다.

Hannah의 첫 3개월 동안, 그녀 가족 팀의 핵심 구성원은 부모님, 신생아학자, 신경과 의사, 신생아 중환자실 간호사, 작업치료사, 물리치료사였다. 신생아 중환자실 환경에서 Hannah의 핵심팀은 그녀를 매일 지켜봤고 간호사들은 작업치료사가 하루 1번 신생아 중환자실을 방문하는 동안 서비스를 제공했다. 처음에는, 작업치료사들이 간호사들과 Jon과 Betsy와 함께 일하는 것에 중점을 두었고 피부 궤양을 방지하기 위해서 특히 그녀의 척수 수술 후 밴드가 움직임을 제한 할 때 Hannah를 다시 자세잡기 (reposition) 하도록 하였다. 수술 후에, 작업치료사는 Jon과 Betsy가 Hannah와 함께 움직이고 먹고 놀이하는 방법을 배우도록 도왔다. 중요한 목표는 Hannah에게 안정된 감각 경험과 발달에 적합한 놀이를 제공하여 신생아 중환자실에서 조산아들이 의료적인 처치를 받으며 겪는 과도한 감각을 저항할 수 있도록 하는 데 있다.

모든 핵심팀 구성원들은 Hannah의 회복을 촉진하는 방법과 발달적으로 필요한 기술을 습득하기 위해 돕는 방법에 대해 정보와 시범을 지속적으로 제공했다. Hannah의 팀 구성원이 확대되어 할머니가 Hannah와 가족들을 지지하는 중요한 사람이 되었다. 그녀는 다르고 분명한 질문을 했고 Hannahm와 Betsy, Jon이 제공하는 돌봄에 대한 긍정적인 평가를 했다. Hannah의 확대된 다른 팀 구성원은 신장 감염으로 신장학자가 일주일간 매일 서비스를 제공하는 경우를 제외하고는 매일 한 번씩 만났다.

Jon과 Betsy는 팀 구성원들을 확인했고 Hannah의 돌봄에 대한 그들의 판단을 신뢰하였다. Hannah의 팀은 Hannah가 의료적으로 안정이 되고 그녀의 부모님이 Hannah를 집으로 데려갈 수 있도록 충분히 의학적 지식을 아는 것에 목표를 공유했다. 작업치료사는 발달적으로 적합한 활동과 Hannah를 위한 자세취하기(positioning) 방법들을 설명했으며, 가족들에게 친근한 언어로 대화하여 Jon과 Betwy가 그들의 딸을 돕는 방법을 이해하도록 도왔다. 팀 구성원들은 주기적으로 서로서로 체크하여 정보를 공유하고 서로서로의 중재 권고를 이해하고 도와주었다.

가족의 리더 따르기

팀은 가족에게 도움을 준 후에, 아동의 결과에 대한 정보를 제공하고, 특수한 결과에 도달하기 위해 필요한 중재 전략에 맞추어 논의한다. 또한 팀의 중심 구성원과 확장된 구성원의 역할을 설명하고 직접적인 중재 서비스와 상담 서비스를 함께 제공한다 (Hanft & Pilkington, 2000). 이러한 논의는 다음의 질문에 대한 답을 얻을 수 있게 한다: 치료 계획을 세우고 적용하기 위해서 몇 명의 전문가들이 필요한가? 전문가들은 아동의 부모는 작업치료와 그 외의 치료들을 가능한 많이 받고싶어 한다고 생각하지만, 이는 사실이 아닌지 모르며, 그러므로 가족의 선호를 반영해야 한다.

상황 16-10은 태어나자마자 중환자실에 머무른 Hannah의 가족에게 원하는 서비스의 강도와 기간에 대해 질문하였고 질문에 대한 가족의 생각은 무엇인지에 대해 소개하였다.

임상조언 Practice Wisdom

팀의 전문지식에 관해 가족에게 물어볼 중요한 질문들

소문뿐만 아니라 예전의 경험들은 당신 가족들이 기대하는 것을 당신이 겪는 새로운 경험으로 알려준다. 예전의 경험들은 (그들만의 또는 다른 분들의) 일어나려는 것들과 유사하기도 하고 다르기도 하다. 경험들은 긍정적이기도 하며 부정적이기도 하다. 처음에 부모님을 만났을 때, 우리는 현재 팀과 함께 하면서 부모의 기대에 대해 이해하기 위해 다음의 질문을 물어본다.

- 누가 당신의 가족과 아동을 돌보았습니까? 무엇이 지난 팀 서비스였고 서비스는 어떠했습니까? 당신의 아동은 작업치료를 받았습니까?
- 과거 팀에서 당신이 받은 서비스에서 어떤 점이 좋고 싫었습니까?
- 팀은 당신이 결정하도록 어떻게 도왔으며, 당신 가족의 라이프스타일에 맞는 중재를 하였습니까?
- 당신은 비슷한 팀의 다른 이의 경험에 대해 이야기를 들었습니까?
- 현재 당신의 팀으로 누가 되었으면 합니까?

상황 16-10 Hannah의 집으로 복귀

Hannah가 신생아 집중치료실에서 집으로 복귀한 지 3개월 후에 Bety와 Jon은 그들의 집에서 가족이 되기 위해서 그들만의 시간을 가졌다. Hannah는 안정된 상태이고 그녀는 몸무게 점점 늘어나고 다리를 서서히 움직이기 시작했다. 엄격한 신생아 집중치료실의 훈련을 받은 후, Betsy는 Hannah의 움직임들을 전문적으로 관리 없는 곳에서 보살피기를 원했다. 그녀는 엄마로서 시간을 갖지 못한 것에 죄책감을 느끼고 있었다. 그리고 그녀는 아이와 남편 모두의 신체적, 정서적 요구를 처리하는 방법을 학습하는 시간을 가져가고 싶어 했다. 솔직히, 존과 베시는 신생아 집중치료실의 확장된 수많은 다른 전문가들로 인해 압도되었고, 그들이 다시 집에 오기는 원치 않았다. 그들은 병원에서 작업치료사를 만났고 그녀에게 지난 2달 동안의 지속해왔던 것을 "중단"하라고 이야기를 들었다. 이런 병원 작업치료사의 지지를 통해, 존과 배시는 그들의 지역 중재 프로그램으로부터 도움을 받아서 계획을 했다.

조기 중재 프로그램 서비스 담당자는 가족들과 언제든지 연락을 했고, 지난 2달동안 부모들과도 연락을 했다. 배시는 그녀의 딸이 가족을 삶으로 돌아오도록 할 수 있는 다른 방식을 시작했다. Hannah는 거의 7개월 동안 새로운 팀을 존과 배시와 함께 만들었다. 미숙아 교육가, 작업치료사, 물리치료사, 서비스 코디네이터, Hannah의 소아과의사. 소아 집중치료실의 팀 멤버였던 사람이 2명 (소아과 의사, 정형외과 의사)는 지속적으로 이 팀에 포함되었다.

팀 상호작용의 해설

Hannah의 병원 작업치료사는 모든 팀 구성원을 이끌었고, 지역사회 기반의 조기 중재 코디네이터에게 Hannah의 조기 중재 계획에 있어서 가족의 필요를 전달하는데 우위를 점했다. 병원 작업치료사와 조기 중재 서비스 코디네이터는 가족과 의사소통을 계속할 수 있도록 하며 2달 단위로 그들의 의견을 반영시켜왔다.

아동의 성장에 따라 진화하는 팀

아이가 성장할수록 팀의 관점과 구성도 가족과 아동의 욕구를 기초로 변화한다(그림 16-4). 가족과 아동은 팀의 의견을 듣고 싶어 하고, 부모님들은 아이가 성장함에 따라 다양한 서비스 시스템에서 새로운 프로그램에 참여하는 것이 옳은 것인가 대해 주기적으로 질문한다 (Turnbull et al., 2010). 모든 팀 구성원은 특별한 도움이 필요한 아동과 그 가족을 위해 팀 구성원의 진화에 대해 인지해야 한다. 중심 팀과 확장된 팀의 역할이 겹치는 경우에는 서비스와 지지를 협력하고 공동의 목적 달성을 위해 함께 일할 수 있도록 특별한 주의가 필요하다.

아동의 기술이 향상될수록 더 이상 치료서비스가 필요하지 않거나, 같은 강도의 치료서비스가 필요한 경우가 생길 수 있다. 팀은 치료의 시작에 앞서 서비스의 퇴원과 중단에 대한 정보를 제공하여 부모가 준비할 수 있도록 해야 한다. 작업치료를 시작한다면 "치료의 목적은 아이의 미래에 치료가 필요하지 않도록 하는 것입니다" 라고 이야기하고, 치료가 성공적이었고 특별한 문제점이 없다면 퇴원할 수 있도록 한다 (Hanft & Shepherd, 2008b). 동시에 부모와 아동은 또 다른 도움을 요청할 때 치료의 필요성을 인식할 수 있게 된다. 이러한 인식을 통해 부모는 아이가 새로운 발달적 과제 (여성 위생 관리, 좀 더 큰 학교로 전학, 새로운 보조도구 사용)를 수행하거나, 아동의 의학적 기능적 상태가 변하였거나, 새로운 환경에 적응하는 데 많은 시간을 소비하게 된다면 치료를 요구한다. 치료의 연속과 아동 삶의 안과 밖에서의 팀 서비스는 아동과 가족이 스스로를 지지할 수 있도록 도와준다.

상황 16-11을 보면 Hannah의 성장에 따라 그녀의 환경과 작업 중재에 대해 학교 근거 작업치료 팀과 병원 근거 작업치료 팀이 어떻게 그들의 의견을 공유하였는지 보여주고 있다. Hannah의 중심 팀 구성원과 확장된 팀 구성원 사이의 지속적인 의사소통은 Hannah가 목표를 달성하는 데 있어 중요한 요인으로 작용하였다.

작업치료사는 팀의 구성원들이 아동과 가족에게 영향을 주는 다양한 요인을 고려하도록 이끌 수 있다. 각 아동이 가진 다양한 배경과 활동에 대한 정보를 수집하고 다른 구성원에게 의미 있는 중재나 추천 방법에 대한 정보를 교류한다. 작업치료사는 아동의 작업 수행, 활동과 환경의 요

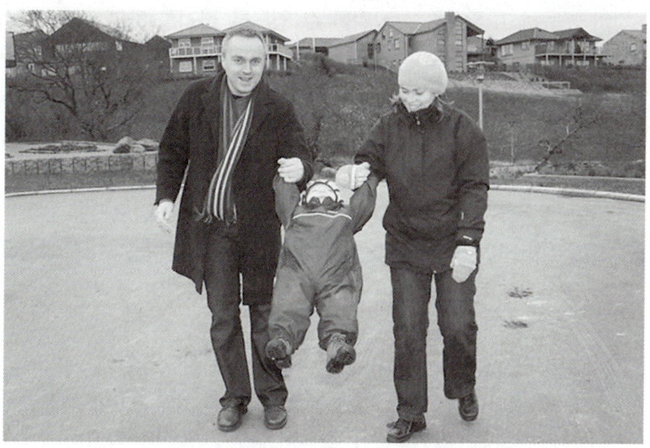

그림 16-4 아이가 어릴수록 가족은 일상적인 활동에서 많은 시간을 함께 보낼 필요가 있다.
(Photograph courtesy of Gudrun Gjesing.)

구, 다른 환경에서의 수행 패턴을 검토하여 팀의 구성원들에게 중요한 정보를 제공한다 (Frolek-Clark, 2008).

상황 16-11 Hannah의 팀 멤버: 그녀의 삶의 안과 밖

Hannah가 유치원에 갔을 때, 선생님과 오후에 Hannah를 돌봐주는 베이비씨터는 협력하는 팀에 추가되었다. 공식적인 유치원 프로그램에서 일하는 작업치료사는 Hannah가 척추클리닉에 가는 것을 가족들에게 말했으며, 그들을 위해 클리닉을 추천해 주고 팀 내의 정보를 공유해 주었다.

병원에 재활팀에 있는 작업치료사는 클리닉에 다니는 아이들을 대상으로 한, 치료 목적의 승마재활 프로그램이 있는 지역의 레크레이션 프로그램을 찾아주고 컨설트 해주었다. 신체적인 부분에 대한 어려움을 Hannah의 학교 후 활동을 같이 나눌 수 있는 이분척추증을 가진 아이들의 경험이 있는 학교 작업치료사를 컨설턴트 해주었다.

6개월간 팀에서 Hannah를 분석한 결과로는 Hannah가 문제가 있다는 것을 즉시 인식하지 못했지만, Hannah의 학교생활에서 어울리데 많은 문제를 가지고 있었다. 학교 작업치료사의 따르면, 재활전문의가 평가한 결과 척추견인증후군으로 여름에 수술을 추천한다고 했다.

아동의 자기-지지를 증진시키기

아동은 자신이 성장하고 팀의 구성원이 됨에 따라 자신의 교육적, 개인적 욕구를 지지하는 방법을 배워야한다 (Shepherd & Hanft, 2008c). 작업치료사와 다른 전문가들은 아동이 중재 선택에 대한 정보를 받아들이는 방법을 학습할 수 있도록 자기-지지를 지원한다(Colorado Department of Education, 2008). 아동 역시 집, 학교, 지역사회 활동에 참여하기 위해 어떠한 활동을 할것인가에 대해 학습한다(그림 16-5). 9세가 되면 대부분의 학생들은 중재 계획 미팅에서 자신들이 역할이 무엇인지 알게 된다. 자기 결정과 지지에 대한 교육과 지원으로 아동은 능동적인 팀의 구성원이 되어간다. 자신의 장애를 이해하면서 다른 사람에게 어떻게 설명해야 하는지 알게 되며, 자신의 성공을 돕는 일이나 학교에서의 필요성이 무엇인지에 대해서도 질문하는 법을 배운다(Levine, 2005). 이 장의 마지막의 박스를 보면 학생의 학습 방법의 이해와 중재 의사결정에서의 참여를 돕는 방법에 대해 소개하였다.

팀 구성, 가족의 참여와 중재의 관점은 아동이 중학교에 입학하면서 급격히 변화될지도 모른다. 이 시기 아동은 팀 구성원의 누가, 원하는 서비스와 추천방법은 무엇인지를 결정하는 것을 돕기 시작한다. 청소년의 지위, 교육과정, 건강과 기능 상태, 개인적인 목표가 변하거나 이행될 때, 건강관리 팀은 청소년들의 필요성을 지지하기 위해 선택과 기회를 주는 것이 필요하다. 팀에서 작업치료사로서 클라이언트의 자기-지지를 향상시키는 것이 중요하다.

상황 16-12는 Hannah가 중학교에 입학하면서 작업치료 중재의 관점이 어떻게 변하였는지를 보여주고 있다.

상황 16-12 Hannah팀: 중학교에 포커스를 맞추다.

Hannah의 초등학교에 작업치료사는 그녀가 스스로 휠체어 이동이 가능하고, 우세손으로 읽을 수 있도록 필기를 하고 도구 (가위, 크레용 그리고 반죽)를 사용할 수 있도록 도움을 주는데 중점을 주었다. Hannah가 중학교에 들어가면서 그녀의 학교 팀은 그녀의 팀에 누가 들어와야 하는지 그녀에게도 의견을 구했다. Hannah는 그녀의 신체적 교육을 해주는 선생님과 방과 후에 그녀의 활동을 도와주는 그녀의 여동생이 팀에 들어오기를 원했다. 그리고 그녀의 중학교 작업치료 프로그램은 신체적인 부분에 초점을 맞추고 그녀가 학원과 사회에서 역할을 다하여 참여할 수 있도록 했다.

작업치료사는 Hannah가 계단을 오르내릴 수 없기 때문에 교실의 위치나 라커의 위치도 조절할 수 있는 카운셀러와 함께 일했다. Hannah는 필기노트가 필요하거나 긴문장의 단어의 사용을 모를 때는 "scrible" (같은 반의 또 다른 학생)의 도움을 받았다.

Hannah 나이의 가장 큰 관심사는 그녀의 개인적인 외모를 가꾸는 것이다. 그녀의 작업치료사는 학교에서 그녀의 신체적, 사회적 그리고 문화적 문제를 고려하고, 확실한 전략으로 그녀가 화장실을 사용하는데 도움을 주고, 그녀의 월경주기 위생을 관리하고, 체육복을 갈아입을 수 있도록 도움을 주었다. 그녀의 언니는 효율적으로 그녀가 어떤 화장실을 선택해야 가장 좋을지에 대해 선택하여 도움을 주었다.

팀 상호작용 해설

팀은 Hannah가 중학교로 잘 가서 적응할 수 있도록 목표를 잡았다. Hannah의 요구에 따라 팀이 새로 구성되었다. 그리고 가족과 전문가 팀 멤버들은 지속적으로 의사소통을 하여 Hannah가 성공적으로 중학교 환경에 적응할 수 있도록 도움을 주는데 결정적인 역할을 했다. 작업치료사는 Hannah가 중학교를 와서 처음 몇 달만 참여를 하였으며, 다음에 Hannah가 컴퓨터실에 대한 도움을 청할 때까지 다시 참여하지 않았다. 그녀가 고등학교를 들어갈 때, 학교 선생님과 Hannah 스스로가 고등학교 적응을 위한 방학 트레이닝에 대해 요청을 했을 때 작업치료사에게 도움을 청했다.

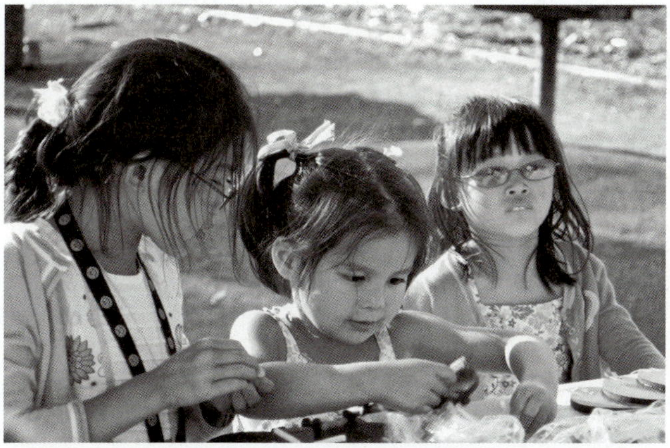

그림 16-5 아동은 집, 학교, 지역사회에 참여하기 위해 어떻게 활동해야 하는지 학습한다. (Photograph courtesy of Art Hsieh.)

핵심정리 (Here's the Point)

➤ 아동 팀은 집, 학교, 지역사회에서 아동의 참여를 향상시키기 위해 아동, 가족, 그 외의 중요한 보호자를 지지한다.

➤ 아동 팀 구성원은 다른 구성원에게 영향을 주며, 반대로 다양한 배경적 요소에 의해 영향을 받는다: 법적, 재정적, 개인적, 시간적, 물리적, 사회적, 문화적 요소

➤ 가족은 아동 팀의 핵심이다. 가족은 아동의 삶에 있어 변하지 않는 인물이며, 아동 과거와 현재의 발달적 이점과 필요성에 대해 가장 많은 지식을 가지고 있기 때문이다.

➤ 가족의 선호는 반드시 반영되어야 한다. 전문가들은 부모들이 가능한 많은 서비스를 받기 원한다고 생각하지만 항상 그렇지 않다. 팀은 가족의 리더가 되어 이끌어야 한다.

➤ 아동이 성장할수록 아동과 가족의 욕구에 기초하여 팀의 관점과 구성을 변화시킨다.

➤ 작업치료사와 팀의 구성원들은 아동이 스스로 중재의 필요성을 느끼도록 정보를 제공하고, 아동이 자기-지지를 향상시킬 수 있도록 도와주어야 한다.

팀 접근의 과정과 실행
(Team Process and Operations)

각 개인이 모여 결합력 있는 팀을 이루기 위해서는 구성원은 분명히 정의하고, 구성원은 다른 전문가를 존중하며, 특수한 목적에 도달하기 위해서 여러 번 상호작용하고 의사소통해야 한다. "협력은 모든 구성원의 의식적인 노력 없이는 이루어질 수 없다"(Shepherd & Hanft, 2008b, P. 75). 팀의 실행 시 구성원은 일과 역할을 수행하기 이전에 책임감에 대해 공유해야 한다.

능동적인 학습

작업치료과 학생들은 종종 조별과제를 수행한다. 조별과제는 팀으로 함께 일하는 경험을 제공하므로 중요하다. 조별과제를 함께 수행하는 동기와 표 16-4의 체크리스트를 작성해 보자. 당신은 팀에서 어떠한 일을 하고 있는가? 팀의 기능을 향상시키는 데 방해가 되는 요소는 없는가?

표 16-4 ● 효과적인 그룹의 특성을 결정하기 위한 자가 평가

팀 기능의 척도	우리는 어떻게 해야 할까? 유익한 도움	적합성	우리의 이점	나아갈 방향과 개선사항
구성원의 정의				
• 팀 구성원은 자신의 역할을 인지한다.				
• 우리 팀은 모든 구성원을 지지하기 위한 표준화된 구성과 윤리를 가지고 있는가?				
신뢰와 정체성				
• 구성원들은 자신의 생각을 분명하게 밝히고 질문에 자유롭게 대답한다.				
• 반대되는 관점과 비판적인 느낌은 거부하거나 보복 없이 표현한다.				
목적의 공유				
• 모든 구성원은 아동과 가족을 돕기 위한 동공의 비전을 가진다.				

(계속)

표 16-4 ● 효과적인 그룹의 특성을 결정하기 위한 자가 평가 *(계속)*

팀 기능의 척도	우리는 어떻게 해야 할까? 유익한 도움	적합성	우리의 이점	나아갈 방향과 개선사항
• 팀의 일에 대해 분명한 기대를 가지면 역할과 목적은 도달 가능하고 실현 가능하다.				
의사소통과 상호작용의 진행				
• 팀워크는 실행하고 성취할 수 있는 수준이다.				
• 의사결정은 유연성을 가지며 과제에 적합한 방법을 사용한다.				
실행의 단일화				
• 우리 팀은 의사결정과 문제 해결을 위해 일방적인 견해를 사용하여 처리한다.				
• 구성원은 전문적 지식과 흥미를 가지고 과제에 참여하고 그룹의 과제를 완성하는데 책임감을 가진다.				
리더쉽				
• 리더는 구성원들이 팀 과제에 참여하고 책임감을 가질 수 있도록 지지한다.				
• 팀의 리더쉽은 그룹의 목적과 과제에 적절하다.				

작성자: ______________________ 작성일: __________

지지적인 팀의 상호작용

팀의 구성원으로 참여하는 것은 팀의 리더만큼이나 중요하고, 팀의 비전과 임무는 팀의 구성원들이 얼마나 서로 상호작용하는가에 달려있다. 지지적인 팀 상호작용은 그룹 관계를 형성하고 팀의 결속력에도 공헌한다. 다음은 팀 상호작용에 필요한 행동이다.

- *격려:* 다른 구성원에게 친근하고 따뜻하게 대하라: 다른 사람의 의견에 칭찬하라: 다른 사람의 공헌을 수용하고 동의하라
- *존중:* 다른 사람의 의견을 수용하고 격려한다; 팀 구성원들의 토론과 활동을 증진시켜 서비스에 반영한다.
- *어려움 나누기:* 부정적인 느낌을 없애기 위해 유머를 사용하고, 다른 의견을 내세우는 구성원과도 협력한다.
- *표준화된 구성:* 전형적인 팀 실행 방법을 설명하고 시간 안에 완수할 수 있도록 격려한다.
- *중재:* 의견충돌의 상황에도 양쪽이 다 유리한 의견을 찾을 수 있도록 다른 관점의 의견을 조정하고 반대의 의견을 가진 구성원도 함께 협력할 수 있도록 돕는다.

팀의 리더의 노력만으로는 긍정적인 상호작용을 도출할 수 없으며, 팀의 구성원 모두가 참여해야 아동과 가족을 지지하고 효과적인 서비스를 제공할 수 있다. 모든 팀의 구성원은 긍정적인 의사소통과 인간관계 기술을 사용하여 효과적인 팀의 기능을 증진시키도록 노력해야 하며 그 결과 아동과 가족은 원하는 목표에 도달할 수 있다(Knowles, Holton, & Swanson, 2005; Knowles & Knowles, 1959). 표 16-2를 참고하라: 팀의 효율성을 위해 필수적인 의사소통과 인간관계 기술을 설명하였으며, 결합력 있는 팀의 모든 구성원은 다른 사람과 끊임없이 상호작용한다.

상황 16-3에 소개한 팀 토론에서는 17세의 아스퍼거 진단을 받은 Jimmy와의 미팅에서 팀 구성원들이 어떻게 긍정적인 의사소통과 상호작용 기술을 사용하는지 보여주며, 이로 인해 그의 부모님은 미팅의 결과를 학교 계획에 반영하였다. Jimmy의 학교 계획은 변화된 목표를 반영하여 독립적인 일상생활활동과 미래의 직업활동을 준비하는 것으로 수정된다 (그림 16-6). 팀은 정보를 수집하고 팀의 논의사항을 가이드하기 위해 MAP/COACH 과정을 사용하였다.

활동 계획 만들기 (Making Action Plans; MAP)는 학생이 꿈, 목표를 성취할 수 있도록 능력을 지지하는 구조화된

상황 16-13 Jimmy의 팀: 학교로부터 일로 나갈 계획

14살에 고등학교를 들어갈 때, Jimmy는 꼭 필요한 팀을 가지고 있었다. 그녀와 부모님들, 배우는 것과 배우는 것에 어려움을 가진 아이들을 가르쳐본 경험이 있는 특수학교교사, 작업치료사, 작업치료보조사, 다른 특수교사 한 명을 더 포함한다. 매년 다른 일반 교사들이 같이 팀에 합류한다. 이번 년도에는 방학교사는 모자를 쓰고 있다. 그 결과 안정적인 멤버쉽이 구성되며, Jimmy의 팀멤버들은 강한 결속력이 생기고 상호간의 이해심이 생긴다. 그리고 Jimmy의 안정적인 미래를 위한 비전을 생각한다. MAP 과정을 통해 Jimmy와 팀멤버들은 긍정적인 관계를 유지하고 열려있는 의사소통을 하며 모든 사람을 이해하고 지지할 수 있는 계획을 만든다.

Jimmy의 교육 계획은 자신의 프로그램이 자신이 학위를 취득하고 돈을 벌면서 자신의 삶을 살 수 있도록 수정되었다. Jimmy의 새 교육프로그램을 시행하기 위해서, 작업치료사와 직업선생님은 학교에서 스킬을 배울 수 있도록 했고 COTA는 작업의 역할을 보고 코치를 했다.

팀멤버들은 격주로 Jimmy의 작업 경험에 대해서 같이 의사소통을 하였다. 판단이 필요할 때 팀이 함께 일을 하였으며, 필요로 하는 것을 서로 공유할 것을 확신하면서 일을 했다. 케비넷을 만드는 기계 가게에서 학기에서 프레임 만드는 일을 한 후에, Jimmy는 지방 대학교의 목공품 프로그램에 입학하기를 희망했다.

팀 상호작용 해설

Jimmy와 그의 팀은 공유 목적으로 개발하고 집단의 전문적인 지식을 발전시켰다. Jimmy가 스스로 자신이 어른으로 살아가고 능력을 배우기 위해 지원해줄 계획을 시행했다.

과정이다 (O' Brien & Pearpoint, 2003). MAP의 질문과 질문에 따른 Jimmy의 대답은 Box 16-1에 나타내었다.

팀 발전 단계

팀이라 불리는 전문가 그룹의 집단은 자동적으로 만들어지지 않는다. 사실, 팀은 구성원들이 함께 공부하고 실행하면서 발전의 단계를 거치게 되고 진보한다. 다음에 소개되는 팀의 발전 단계는 Tuckman (1965)에 의해 처음 기술되었고, Tuckman & Jensen (1977)이 수정하여 지금까지 널리 사용하게 되었다 (Egolf, 2007). 처음 팀이 만들어졌다면, 각 구성원은 팀의 발전단계를 파악하는 것이 필요하다: 형성기, 스토밍, 평가기, 수행기, 휴식기. 각 단계에서 심사숙고하고, 목적적으로 서로 상호작용한다면, 생산성 있고 창조적인 팀을 구성할 수 있다.

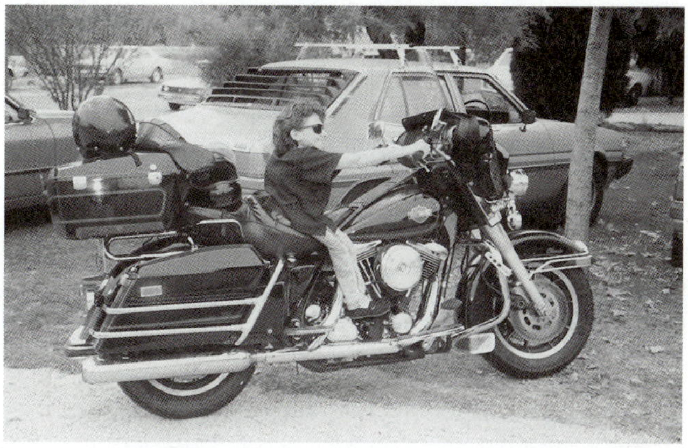

그림 16-6 어린 시절 Jimmy, Hannah, Raj의 모습을 보고 이 아이들이 미래에 무슨 일을 할 것인가에 대해 예언하는 것은 불가능하다. *(Photograph courtesy of Jo Ragen.)*

형성

처음 팀이 성립되거나 소집되었을 때(상황: 학교기반 실행), 구성원들은 "형성기"라는 시작 단계를 경험하게 될 것이다. 교육 팀에서 작업치료사는 학생, 구성원, 실행의 변화가 있는 새로운 학년을 맞이하게 된다. 이전에 이미 같이 일한 경험이 있다 하더라도 팀은 새롭게 발전의 단계를 밟아야 한다. 형성기 동안, 구성원은 수용되는 행동, 상호 존중과 개인적 지식, 함께 일하며 지켜야할 규칙은 무엇인가에 대해 탐색한다. 모든 팀은 다양한 분야의 확장된 팀 구성원에 대해 인식하고, 자신의 역할과 전문적 지식의 영역을 정의하며, 공식적, 비공식적 의사소통 기회를 탐색해야 한다. 아동 팀은 아동과 가족이 선택한 목표와 그에 적절한 중재 방법을 찾기 위해 대화하는 시간을 자주 가져야한다. 팀 발전의 형성기는 많은 열정, 긍정관, 에너지를 쏟아야 한다는 특성이 있다.

스토밍

형성기 다음으로 팀은 스토밍 단계로 이행하며, 이 단계는 아동과 가족의 이익을 위해 어떠한 일을 하는 것이 옳은 것인가에 대한 답을 찾기 위해 구성원들 각자가 도전하게 되는 시기이다. 일반적으로 팀의 구성원은 이 단계 동안 어려움을 경험하지만, 피할 수 없는 갈등의 성공적인 타협과 관리는 팀의 생산성과 효율성을 위해 필수적으로 이루어져야 한다. 갈등 해결의 기본 원리(Fisher & Brown, 1988; Fisher & Ury, 1981; Ury, 1993)를 표 16-5에 요약하였다.

스토밍 단계 동안, 팀 구성원은 효과적인 의사소통 방법 대신에 토론 시 혼자 말하거나, 다른 사람의 의견을 부정하거나, 다른 사람의 업무에 불만을 표현하는 등의 문제 행동을 보일 수도 있다. 만약 팀 구성원이 이 단계를 예상하지 못하고 현재의 기회를 이해하지 못한다면, 팀에 대한 강한 환멸감이 나타날 수 있다. 스토밍 단계에 대해 인정하는 것이 불편할 수 있지만. 팀 구성원은 그들의 에너지를 평가기에 쏟을 수 있도록 견해의 차이점을 인정하고 불필요한 행동을 관리하는 방법을 찾아야 한다. 표 16-6에 팀 구성원의 문제 행동에 대처하는 전략을 제안하였다.

표준기

스토밍 단계의 어려움을 극복한 뒤에 이 단계에 들어서게 되며, 스토밍 단계 동안 서로의 차이점을 인정하고 함께 일하는 데 초점을 유지하는 방법에 대해 터득하게 되었을 것이다. 이 단계 동안 팀은 효과적인 의사결정과 문제해결 전략에 대해 발전시킨다. 팀의 구성원은 갈등의 상황이 유지되지 않도록 주의하고 차이점을 인정하고 창조적인 해결법에 다가가기 위해 노력해야한다. 아동이 성장함에 따라 아동의 환경도 변하므로 다양한 세팅을 경험시키고, 아동이 경험하는 법적, 사회적, 문화적 배경에 따라 구성원의 실행도 변화한다.

수행기

앞선 3단계를 거치게 되면, 팀은 생산적, 창조적 단일체로서 기능하는 능력을 성취한다. 구성원들은 그들의 일에 만족감을 가지고 긍정적인 관계를 즐기게 된다. 이 단계에서

BOX 16-1

Jimmy의 맵: 일과 독립적인 삶을 위한 팀의 비전

Jimmy의 꿈은 무엇인가?

- 수업에 포함하고 고등학교 졸업장을 취득하는 것
- 자신의 나이 친구를 가지는 것
- 자신이 정말 좋아하는 일을 가지는 것
- 일과 정부의 혜택을 통해 스스로 재정적인 지원을 받는 것
- 건강하고 안전하게 지내는 것
- 부모에게 의존하지 않고 독립적으로 살고 아파트를 갖는 것
- 자신의 삶에서 행복해지는 것

무엇을 Jimmy는 가장 싫어하는가?

- 폭력적인 행동으로 고등학교에서 쫓겨나는 것
- 열심히 하지 않아서 고등학교에서 쫓겨나는 것
- 자신의 꿈을 이루는 것을 실패하는 것
- 연방 정부 또는 주정부의 자금 지원의 자격이 되지 않는 것
- 건강보험이 없는 것
- 재정 또는 이동할 곳이 없어서 가족과 함께 지내는 것
- 자신이 도전하거나 힘을 쓰지 않아서 천한 일을 하는 것
- 다른 사람들에게 친절하거나 너무 믿는 것을 이점으로 작용할 때 (성적 또는 재정적 이점)
- 사람들이 자신의 이점을 인식하지 못하고 오직 장애인으로 보는 것

누가 Jimmy이며 그는 무엇을 좋아하는가?

- 11학년이며, 아들, 형제, 사촌, 친구
- 컴퓨터, 비디오게임, 건물모델을 좋아한다.
- 다른 사람을 기쁘게 하기 위해 열심히 하려고 한다.
- 지리와 목재상을 좋아한다.
- 떨어진 물건들을 가지고 오는 것과 그것들을 함께 다시 넣어주는 것을 좋아한다.

무엇이 Jimmy의 이점, 선물, 재능인가?

- 11학년에서 B또는 C를 받는 학생이다.
- 과제를 하기 위해 컴퓨터를 사용하고 그랑 의사소통하기 어려워하는 경우 컴퓨터를 사용한다.
- 스스로 좋아하는 것과 싫어하는 것을 안다.
- 다른 것으로 동기부여가 있으며, 받아들이기를 좋아한다.
- 독립적인 일상생활가능
- 욕실과 차를 청소하고, 진공청소기를 돌리는 것에 능숙하다.
- 기계를 매우 잘 다루고 손을 잘 사용한다.

Jimmy의 요구와 도전은 무엇입니까?

- 일생생활활동: 공공장소에서 자위행위
- 비일상생활활동: 요리나 세탁장비를 사용하는 동안 안전하지 않다; 운전 가능하지 않거나 또는 대중교통 근처에 사는 것; 자신의 돈을 관리하는 경험이 적은 것
- 일: 이전 직장의 경험이 없는 것; 직업적으로 그가 하고싶은 일과 할 수 있는 일을 확신, 확신 않는 것
- 교육: 학교에서의 언어적 의사소통을 위한 증가된 작업 요구들을 나누는 것
- 사회 참여: 자신을 모르는 다른 사람들에게 효율적으로 자신의 요구를 전달하는 것: 물질적인 것을 추구하는 것, 정보 교환, 관계 유지하는 것에 어려움.

팀은 사람들과의 갈등을 해결할 수 있고, 복잡한 문제를 해결하기 위해 함께 일하는 것의 장점이 무엇인지, 함께 일함으로써 혁신적인 중재법을 이끌어낼 수 있다는 것을 인지한다. 앞선 세 단계에 구성원에 대한 배려가 생성됨으로써 수행기에 도달할 수 있다.

휴식기

성숙기에서 팀 구성원은 함께 일함으로써 목적을 달성하고 학교 근거 팀을 해산하거나, 몇 일이 지난 뒤 다시 소집되기도 한다. 특정한 학생의 팀은 휴식을 취하기도 하지만 교육 팀은 다음 학년의 시작을 위해 여전히 일을 한다. 다음 팀의 구성원은 선생님과 치료사가 다시 임명되었을

표 16-5 ● 갈등을 피하고 원하는 결과를 얻기 위한 기초 원리

원리	원하는 결과
문제로부터 사람을 떨어뜨려 놓는다.	관계는 일의 관점으로부터 분리시켜 형성한다.
다방면적인 해결방법을 발전시킨다.	각 집단을 위해 타협하고 이익을 얻는다.
지위가 아닌 뜻이 맞는 흥미에 초점을 둔다.	가식적인 태도는 줄어들고 서로의 흥미는 증가한다.
해결을 위한 객관적인 기준과 표준에 동의한다.	개인적 수행을 평가하기 위한 기준 설립, 증거에 기반한 훈련 가이드 출판

Adapted from Fisher, R., & Ury, W. (1981). Getting to yes: *Negotiating agreement without giving in*. New York: Penguin Books.

표 16-6 ● 팀 행동

어려움	대처 전략
독점자: *지나치게 논의함; 다른 사람의 이야기를 듣지 않음; 자신의 소신과 전문가적 원칙에만 몰두함*	• 특별한 영역보다 아동 전체에 초점을 맞추도록 격려하고 중재 계획을 세우는데 모든 사람에게 기회를 제공한다. • 능동적으로 듣고, 바꾸어 말하고, 요약하는 의사소통 기술 훈련 방법을 제공한다.
자신의 경험만 주장: *무엇을 해야 하는 지에 대해 항상 다른 사람보다 많이 알고 있다고 생각함; 마지못해 다른 사람의 의견을 받아들임; 남 탓을 함*	• 상황이나 문제에 대해 모든 구성원들이 긍정적인 기여를 인정한다. • 매년 각 팀 구성원에게 전문적 발달 목표를 촉진시키고, 일의 영역과 관련하여 피드백을 제공한다.
아이디어 방해자: *전략과 아이디어를 부정하고 자신은 어떠한 기여도 하지 않으려 함*	• 다방면적인 전략의 향상을 위해 브레인 스토밍을 한다. • 아이디어를 부정하는 구성원들이 모인 소그룹을 해체시킨다.
비관주의: *부정적인 결과, 기회 대신 문제, 결손만 보는 경향이 있음*	• 팀과 개인적 성취를 축하한다. • 문제에 이전에 "아동/가족에게 도움을 주기 위해 어떠한 기회가 제공되어야 하는가?"에 대해 질문한다.
불평자: *처음에는 일의 과중에 대해 불평하지만 다른 사람의 도움을 수용하거나 자기 스스로 조직하려 하지 않음*	• 팀의 실행과 업무 부하를 검토하는 주기적 회의를 연다. 각 구성원에게 무엇을 해야 하는지에 대해 질문하고 제안한다. • 불평자가 원하는 것을 모든 구성원에게 의견을 물어 의사 결정하도록 한다.
방랑자: *혼자 일하는 것을 좋아함, 만나기 어려움, 팀의 실행과 결정에서 뒤에 물러나 있음*	• 팀 실행에 기여하지는 않지만 혼자서 수행할 수 있는 임무를 부여한다. • 모니터와 동료의 조언을 통해 기술과 지식을 연마하는 기회를 가질 수 있도록 격려한다.
주제와 벗어난 이야기: *적절한 토론을 유지하기 어렵거나 과제를 지속하지 않음*	• 업무 스케쥴이 끝난 이후에 만나도록 한다. • 중재계획을 주기적으로 검토하고 회의록에 변화된 내용을 기록하도록 한다.

Adapted from Eitington, J. (1989). *The winning trainer*. Houston: Gulf Publishing Company.

때 상당한 변화가 생길 수 있다.

휴식기는 팀 목표 달성에서 모든 구성원의 기여도에 대해 인정하고 팀의 실행과 상호작용에 대해 반성하는 시간이다. 또한 팀의 목표 달성을 축하하고, 학생, 가족과 이별의 인사를 나누는 시간이다. 선생님, 장애를 가진 학생과 그의 부모는 친숙하고 신뢰를 쌓은 치료사와의 작별에 불안한 마음을 가질 수 있다. 이러한 상황을 인식하여 곧 새로운 치료사와 만날 것임을 알리고, 이행기 동안의 정보를 제공하여 안심시켜야 한다.

가족 중심 팀에 참여할 준비를 하고 있다면, 모든 팀은 정상 발달과정과 관련하여 "성장통"을 경험할 수 있다는 것에 대해 명심해야 한다. 또한 팀 발달 단계 특성에 대한 이해를 바탕으로 팀 구성원과 신뢰를 형성하고 팀의 잠재력을 최대화할 수 있는 방향으로 일하는 능력을 쌓아야 한다. 팀 발달의 5단계에 따라 팀은 진화하고, 각 단계의 중요 과제를 해결하고자 하는 팀 구성원 전체의 노력으로 특별한 상호작용

표 16-7 ● 팀 형성의 단계

팀의 발전 단계	단계의 특성	전략
형성: 시작	• 서로의 전문가적 지식을 존중한다. • 전문가적 영역과 역할을 정의한다. • 의사소통을 위한 공식적, 비공식적 기회를 탐색한다. • 높은 열정, 긍정, 에너지가 필요하다.	• 모든 구성원은 팀의 목표와 구성을 인식하기 위한 회의에 참여한다. • 팀 구성원의 기대와 경험에 초점을 두어 토론한다. • 처음에는 참여에 거부하는 구성원이 있을 수 있다는 것을 인식한다. • 팀 전체의 진화를 위한 관점을 기억한다.
스토밍: 경쟁과 갈등	• 팀 구성원 개인은 전문가적 역할 수행 시 (아동 평가와 중재 시) 어려움을 겪을 수 있다. • 팀 구성원은 팀의 실행과 개인적인 역할을 설립함에 있어 대립하게 되어 효과적인 의사소통기술을 사용하지 못할 수 있다.	• 문제와 그 주변 상황도 볼 수 있도록 노력한다. • 다른 사람의 의견을 적극적으로 듣도록 격려한다. • 갈등에 직면했을 때 예의를 지키고 문제 해결과 갈등 해소를 위한 조언을 제공한다. • 스토밍 단계는 편안하지 않는 상황이지만 정상적인 과정이며 팀의 발전을 위해 필수적이라는 사실을 기억하라.
표준: 협상	• 팀 구성원은 다른 구성원의 장점을 이해하고 함께 일하는 법을 배운다. • 차이점을 해결하기 위한 방법을 만들고 평가한다. • 공동의 임무와 서비스를 받아들인다.	• 팀의 의사결정 과정에 위험부담을 줄이기 위해 자신의 견해를 분석한다. • 의견의 불일치는 생길 수 있는 것이라 인정하고 자유롭게 의견을 내세울 수 있도록 한다. • 팀의 비전과 목적을 종종 재인식한다.
수행: 생산성	• 기능적인 팀은 창조적이고 능률적이다. • 팀워크를 통해 상호 만족감을 가지고 긍정적인 관계를 발전시켜 나간다. • 팀은 갈등을 해결한다. • 구성원의 자신의 전문가적 지식을 바탕으로 아동과 가족의 문제를 해결하고자 노력한다.	• 팀의 성과를 축하하고 기록한다. • 팀 구성원 모두의 창조적인 문제 해결을 촉진시킨다. • 질적인 상호작용을 유지한다. • 활동과 아이디어가 부진하거나 촉진될 때의 원인을 찾아낸다.
휴식: 완성 & 검토	• 팀은 함께 일하고 어느 정도의 기간 동안 또는 프로그램이 끝날 때 쯤(학년기 말), 목표를 성취한다. • 우리가 성취한 것이 무엇이고, 새로운 조직을 만든다면 무엇이 필요한지 검토하는 시간을 갖는다.	• 팀의 성공과 관계형성을 축하한다. • 팀이 해결하지 못한 문제와 새로운 클라이언트에게 서비스를 제공할 때 무엇이 필요한지에 대해 논의 한다. • 새로운 팀과 팀 구성원을 구성하기 위한 계획을 세운다. • 사회적 비공식적 관계를 유지하는 방법에 대해 고려한다.

* Stages first identified by Tuckman (1965) and Tuckman and Jenson (1977).

전략을 사용하게 된다. 표 16-7에서는 형성기, 스토밍기, 표준기, 수행기, 휴식기를 요약하여 팀 형성의 핵심 전략을 설명하였다.

핵심정리 (Here's the Point)

▶ 효율적인 팀 접근을 위해서는 인간관계 및 의사소통 기술이 필요하고, 개인, 가족, 팀의 목표 달성을 위해 팀 구성원은 서로의 역할과 일을 존중하고 기꺼이 도와주어야 한다.

▶ 지지적인 팀 상호작용은 팀 구성원이 결합력을 가지고 관계를 형성하는 것이다.

▶ 팀의 구성원이 함께 공부하고 실행함으로써 팀은 다음의 단계로 발전한다: 형성기, 스토밍, 표준기, 수행기, 휴식기

팀에서 일하기 위한 도전사항

(Challenges to Working on Teams)

팀워크는 각 단계에서 어려움을 갖는다. 수행기의 성숙한 팀도 새로운 구성원이 추가되는 내부적인 이유와 다른 세팅에 있는 팀이나 의견이 상이한 탐과의 상호작용이 요구될 때 어려움을 경험한다. 또 다른 어려움은 관리자, 입법자, 책임자의 기대에 맞추어 치료를 구성하고 일의 스타일을 수정해야 할 때 나타난다. 이러한 어려움은 앞선 상황

상황 16-14 Raj 팀의 도전 : 다른 팀과 작업하기

Raj가 집으로 돌아와 학교로 돌아가 그의 부상에서 충분히 회복할 때, 그의 친구, 가족, 교사 모두가 그의 복귀를 축하했다. 그는 TBI인 학생으로 신속하게 특별한 교육을 받을 자격이 발견되었다. OT를 기반으로한 학교는 의료 및 OT 보고서에 의해 특수교육 자격 회의해서 발표된 중요한 역할을 하였다. Raj의 부모는 그가 학교로 돌아가고, 생활이 정상으로 돌아갈수 있다고 믿었다.

Raj의 학교 기반팀에는 그의 학교 작업 및 기타 활동 조정에 대해 관리자, PT, OT의 의무를 할당 학습장애, 학생의 교사 및 학교 심리학자가 그의 장애교육을 가르치게 포함되어 있다. 이 팀은 몇 년 동안 함께 일했고, 과거에 많은 학생들을 도왔다. 그들은 Raj에 대한 교육 계획을 수립 할 준비로서, 자신의 가장 큰 문제는 자신의 부모가 재활 및 교육 환경에 중재 구별 도움이 될 것이라고 밝혀졌다.

가족은 당연하게도 미국 연방 법률에서 위임된 학교를 기반으로 팀의 명시적 사명을 인식하지 않았다: 학생이 교육의 기회에서로 완전히 가능한 혜택을 동료들과 일반교육 과정에 참여할 수 있는지 확인한다. Raj의 재활팀은 모든 환경에서 작동하는 특정기술 개발을 포함하되, 학교에 국한되지에 초점을 맞추었다. Raj가 재활세팅을 떠났을 때, 그의 부모는 학교가 그가 받을 수 있는 연방 법률에 따른 권리로 "재활팀 중단된 부분 따기"에 대한 책임이 "그가 필요한 모든 것" 이 될 것이라고 말했다. 재활팀은 무의식적으로 학교 기반팀과 학교의 위임의 폭이 좁은, 교육적으로 관련 초점을 준비하지 않은 가족 구성원 간의 갈등의 무대를 설정했다.

자신의 IEP 회의에 준비하여, Raj와 그의 가족은 학교 기반팀과 만났다. 그들은 Raj한테 교육적 목표가 뭐냐고 물었을 때, 그의 부모는 OT 학교에 원하는 것이 서면 자료를 검색하고 소리내어 읽어 음성 인식 소프트웨어 및 고속 컴퓨터와 Kurzweil의 시스템을 사용하기를 원하는 것으로 나타났다. 게다가 그들은 그의 손에 능력을 향상시키고 강화시키기 위해 OT에게 일주일에 3번~4번을 원했다. 그 서비스와 Kurzweil 시스템이 그에게 적합하지 않다고 알려졌을 때, 그들의 첫 번째 반응은 학교가 그가 법적으로 권리가 있는 서비스를 그에게 제공하는 것을 피하기 위해 시도한 것이다. 회의의 톤은 긍정적이고 편안한 상태로 변경되었다. 팀은 자신의 IEP에 대한 교육 및 상담 목표의 대부분에 원칙적으로 동의할 수 있었지만, Raj가 자신의 사인을 하는 방식에는 동의가 없었다.

불일치를 해결하기 위해, OT는 학교 및 가정 보건 기관을 통해 해결하여 Raj 치료의 요구 중 하나를 식별하는 책임을 명확하게 하기 위해 재활팀에 가족을 넣어야 한다. 모두가 동의하면 호출은 다음주로 잡힌다.

회의 중에, 두 명의 OT는 교육적 목적은 무엇인지, 없는지, 명확하게 할 수 있었다. 그리고 그의 부모는 요청된 서비스가 자신의 학교 프로그램의 범위 내에서 아니라는 것을 명확하게 이해했다. Raj는 간단하고, 컴퓨터에 그의 생각을 넣는 유형의 키보드를 사용였고, 저렴한 스크린 리더는 이미 학교와 가정에서 사용하였다. 학교 기반팀은 목표와 Raj의 학교에서 받을 서비스를 완성할 수 있었고, 그의 부모는 외래 기관에서 확보하는데 필요한 어떤 서비스 명확히 하였다.

팀 상호작용에 대한 논의

교육적으로 적절한 치료의 정의에 관한 Raj의 부모와 자신의 학교팀 구성원 사이의 오해는 학교 기반팀과 의료 또는 재활 설정의 해당 사이의 불일치의 일반적인 원인이다. 학교 기반의 OT는 이러한 질문을 해결하기 위해 지원팀에서 주도적인 역할을 할 수 있도록 준비해야 한다.

상황 16-15

조기 헤드 스타트 교실에서 3살인 Kassie가 나는 놀고 싶다고 외쳤다. Kassie는 그녀의 휠체어 안에서 활동 중간에 바로 말하고, 다른사람에게 무엇을 해야하는지 말한다. 학교는 9월에 열었고, Kassie를 3개월 전에 반에 배치했다. 그녀는 하나의 세팅에서 다른 것으로 이동할 때 새로운 기술의 일반화가 어려웠다. 그녀의 사회기술은 또한 그녀의 동료뒤에 있고 그녀는 그녀의 운동 및 이동성 장애가 그녀의 활동을 방해할 때 쉽게 좌절하였다. Kassie는 낮은 에너지와 낮은 자세 안정성 때문에 일상생활활동이 의존적이다. 그녀는 조작 능력 (잡기와 놓기), 힘과 지구력, 작업이 변할 때 적응 능력의 문제 때문에 유치원의 재료를 사용하는 것이 어려웠다.

그녀의 조기 헤드 스타트 프로그램에 대한 Kassie의 핵심팀은 그녀의 어머니, 그녀의 담임 교사와 교실 보좌관, 프로그램 디렉터, OT 및 PT가 있다. 조기 헤드 스타트 팀은 Kassie의 사전 학습 준비 및 언어 능력 개발을 위한 교육 과정 및 지침을 수정하는 Kassie의 헤드 스타트 교사인 유아 특수 교육 교사를 포함했다.

Kassie는 그녀가 그녀의 조기 헤드 스타트 교실에 참여하기 위해 조기 헤드 스타트 장소에서 OT 및 PT 서비스 를받습니다. 공립학교 OT인 Mina는 그녀가 유치원 학습자료를 사용하는 데 도움을 주기 위해 일주일에 한 번 그녀의 교실에서 Kassie를 본다. PT는 그녀가 그녀의 휠체어 이동과 조종에 초점을 맞추고 있다. 게다가, Kassie의 지연의 일부로서 소스 감각처리 장애를 개인 OT인 Kent가 확인했다. Kent는 자신의 병원에서 Kassie와 그의 세션의 감각통합 프레임 워크와 전문장비를 사용하여 1대1 치료를 제공했다.

어느 아침, Mina는 감각통합 기술을 사용하지 않는 이유를 묻는 Kassie의 어머니로부터 전화를 받았고 Kent처럼 1대1 치료를 제공하는 대신 교실 내에서 Kassie와 함께 한다고 했다. 그녀는 그녀의 아이가 정말 학교에서 OT를 받을 수 없음에 우려를 나타냈고, 다른 접근 방식이 Kassie를 혼동 수 있음을 암시했다. 그녀는 Kent가 사용하던 것과 거의 동일한 프로그램을 구현하기를 Mina에게 물었다.

병원과 학교 설정이 Kassie에 대한 보완이 아닌 모순이라 이에 상응하는 중재를 제공할 수 있음을 이해한 Mina는 Kassies 학교 팀의 다음 회의에 참가하기 위해 어머니와 Kent를 격려했다. 회의에서, 학교 팀은 그녀의 모터와 체력 문제가 교실 작업을 수행하면서 그녀의 기능을 방해할 때 교육 환경에서 Kassie의 많은 문제가 좌절에서 비롯됨을 설명했다. 접합제를 적용하는 작업인 이젤에 그림그리기, 마카로니, 땅콩, 콩같은 작은 물체 놓기등과 같은 정기적으로 유치원 교실에서 사용하는 것에 Kassie는 매우 어려워했다. 개인 치료사인 Kent는 그녀의 헤드 스타트 프로그램의 맥락에서 Kassie를 관찰하고 그녀의 동료들과 함께 협력하여 제공하는 학습의 기회가 훌륭하다는 것을 깨달았다. 학교 팀은 Kassie의 집중과 조작 기술을 촉진하기 위해 Kent에게 일부 감각통합 전략을 배웠다. 가장 중요한 것은, 그들은 모두 3살이 더 성공하기 위해 교실에서 Kassie에 대해 물리적 장벽의 일부를 해결하고 예술 활동을 적용하는 방법에 대해 함께 참고했다.

Commentary on Team Interaction

학교기반 OT Mina와, 개인 OT Kent는 Kassie가 친숙한 학습 환경에서, 새로운 기술과 행동을 실천하는 학교 프로그램의 기회를 제공하는 방법을 이해하는 것이 중요하다고 이해했다. Mina는 두 치료가 Kassie의 어머니와 이야기하고 목표를 공유하는 것을 명시하는 방법을 찾음으로써 리더쉽을 보여주었다.

에서 설명하였다. 앞서 소개한 Hannah와 그의 가족은 신생아 중환자실에서 초기 중재 프로그램, 초등학교, 중학교, 고등학교까지 Hannah가 성장함에 따라 매번 팀이 바뀌었다. 새롭게 환경이 바뀔 때 마다 팀은 새로 구성되었고, Hannah의 부모님 (Hannah와 언니도 함께)을 만나 Hannah를 위한 목표를 수정하였다. 효과적인 팀 상호작용의 또 다른 어려움은 구성원들이 공공의 목적을 공유하지 않거나 중재 전략이 다를 때 나타난다.

팀은 언제 공공의 비전을 공유하지 않는가?

팀의 일반적인 어려움은 다른 세팅에서 일하는 전문가와 역할과 책임감을 논의할 때 나타난다. Raj 팀 구성원들은 상황 16-14에 나타낸 바와 같이 재활 후 프로그램이 학교생활까지 연결되도록 하는 것이 어렵다고 호소하였다.

작업치료사는 언제 중재에 대해 의견을 달리하는가?

효과적인 팀의 실행에 또 다른 어려움은 상황 16-15에 소개한 것처럼 아동이 개인적, 공적으로 2명의 작업치료사에게 치료를 받고 있고, 두 작업치료사의 접근법과 추천 방법이 다를 때이다 (12장. 미국 작업치료의 어려움에 대한 논의를 보라).

능동적인 학습

1. 아동 팀에 참여할 때 당신의 개인적 예상을 분명히 하라.
   a. 당신이 생각하는 이상적인 아동 세팅은 어떠한가?
   b. 아동을 의미 있는 작업에 성공적으로 참여시키기 위해서 작업치료사는 어떻게 해야 하는가?
   c. 팀의 다른 구성원은 누가 있으며 그들의 역할은 무엇인가?
   d. 긍정적인 팀의 상호작용을 위해 어떠한 노력을 할 것인가?
2. 옆의 친구와 논의해보자.

핵심정리 (Here's the Point)

▶ 아동 중재팀의 리더와 구성원으로서 작업치료사는 가족, 아동, 동료에게 기여해야한다.

▶ 팀이 겪는 일반적인 어려움은 다른 세팅에서 일하는 확장된 팀 구성원과 역할과 책임감을 위한 기대를 협력하는 것이다.

▶ 효율적인 팀 실행의 또 다른 어려움은 아동이 개인적인, 공적인 작업치료를 모두 받고 있고, 그들의 접근법과 추천 방법이 다를 때 나타난다.

요약 (Summary)

아동과 그 가족들에게 서비스를 제공하는 팀 접근은 임상에서 오래 동안 이루어져왔다. 이 장에서는 원문과 상황 적용을 통해 어떻게 아동 팀이 효과적으로 함께 일할 수 있는지에 대해 논의하였다. 중요한 개념은 장애를 가진 아동을 돕기 위해 가족과 전문가들이 함께 협력해야 한다는 것이다. 결합력 있는 아동 팀은 상호작용과 실행에 있어 6가지 특별한 특성을 가지고 있다: 구성원의 정의, 신뢰와 일체화, 목적의 공유, 의사소통과 상호작용의 진행, 수행에 있어 예의 지키기, 리더쉽.

장난감 상자에는 무엇이 더 있나?

- *다음 사이트에서 팀 모임과 문제해결을 위한 기준을 만들기 위해 학교기반의 팀 경험에 대해서 제시한다.*
  http:www.circlcofin clusion.org/english/demo/kckpreschool/index.html.
- *다음 사이트에서는 아동돌봄환경을 포함한 팀 모임의 중대한 특징을 제시한다.*
- *다음자료는 학교환경에서 근무하는 아동 팀에게 학생의 자기결정과 중재의 참여를 지원하는 법을 지도한다.*
  - All Kinds of Minds: Understanding Differences in Learning (Mel Levine) http://www.allkindsofminds.org/sa/schoolsAttuned_ProgramProcess.aspx
  - *Connecting to Success Training Manual* (E-mentoring programs) http://ici.umn.edu/ementoring/manual.html
  - Levine, M. (2005). *Ready or not, here comes life.* New York: Simon and Schuster.
  - National Dissemination Center for Children with Disabilities. (2002). *A student's guide to IEPs.* Retrieved on 3-1-10 at http://www.nichcy.org/products/pages/default.aspx?productid=7018.
  - National Dissemination Center for Children with Disabilities. (2002). *Helping students develop their IEPs, 2nd ed., Technical assistance guide.* Retrieved on 3-1-10 at http://www.nichcy.org/products/pages/default.aspx?productid=6596.
  - Porter, S., Freeman, L., and Griffin, L. (2000) *Transition planning for adolescents with special health care needs and disabilities: Information for families and teens.* Boston: Institute for Community Inclusion, Children's Hospital UAP. Retrieved 3-1-10 at http://www.communityinclusion.org/article.php?article_id=100.
  - Wood, W. M., Test, D. W., Browder, D., Algozzine, R. F., and Karvonen, M. (1999). *Self-determination curriculum materials.* Charlotte, NC: Self-Determination Synthesis Project. (Available online at: www.uncc.edu/sdsp/home.asp.)

참고문헌

American Occupational Therapy Association. (2005). Occupational therapy code of ethics (2005). *American Journal of Occupational Therapy, 59,* 639–642.

American Occupational Therapy Association. (2008). Occupational therapy practice framework: Domain and process (2nd ed). *American Journal of Occupational Therapy, 62,* 625–683.

Bagnato, S. (2007). *Authentic assessment for early childhood intervention.* New York: Guilford Press.

Bagnato, S. and Neisworth, J. (1991). How can teamwork be effective? In S. Bagnato and J. Neisworth (Eds.), *Assessment for early intervention: Best practices for professionals* (pp. 14–35). New York: Guilford Press.

Bloom, P. (2004). Leadership as a way of thinking. *Zero to Three, 25,* 21–26.

Chandler, B. (2005). Anything changed around here lately? The change process in public education. *School System Special Interest Section Quarterly, 12,* 1–4.

Colorado Department of Education. (2008). *Team Planning Tool for Student-Focused Planning* Retrieved 2-28-10 from http://www.nsttac.org/products_and_resources/evaluationtoolkit/studentfocusedplanning/colorado%20transition%20institute%202008%20team%20planning%20tool.doc.

Dettmer, P., Thurston, L. and Dyck, N. (2004). *Consultation, collaboration, and teamwork for students with special needs* (5th ed.). Boston: Allyn & Bacon

Dillon, M., Flexman, C., and Probeck, L. (1996). *Examining the role of the occupational therapist and the educator in the transition planning process.* Unpublished master's research project, Virginia Commonwealth University, Richmond.

Dunst, C. J., Hamby, D., Trivette, C. M., Raab, M., and Bruder, M. B. (2000). Everyday family and community life and children's naturally occurring learning opportunities. *Journal of Early Intervention, 23,* 151–164.

Egolf, D. (2007). *Forming storming norming performing: Successful communication in groups* (2nd ed). Lincoln, NE: iUniverse, Inc.

Eitington, J. (1989). *The winning trainer.* Houston: Gulf Publishing.

Fisher, R., and Brown, S. (1988). *Getting together: Building relationships as we negotiate.* New York: Penguin Books.

Fisher, R., and Ury, W. (1981). *Getting to yes: Negotiating agreement without giving in.* New York: Penguin Books.

Friend, M., and Cook, L. (Eds.). (2007). *Interactions: Collaboration skills for school professionals* (5th ed.). Boston: Allyn & Bacon.

Frolek Clark, G. (2008), Getting into a collaborative school routine. In B. Hanft and J. Shepherd, (Eds.). *Collaborating for student success: A guide for school-based occupational therapy* (pp. 105–138). Bethesda: AOTA Press.

Giangreco, M. F. (2001a). Interactions among program, placement, and services in educational planning for students with disabilities. *Mental Retardation, 39,* 341–350.

Giangreco, M. (1996). *Vermont Interdependent Services Team Approach (VISTA).* Baltimore, Paul H. Brookes Publishing Co.

Giangreco, M. F. (2001b). *Guidelines for making decisions about IEPs.* Montpelier, VT: Vermont Department of Education. Retrieved February 19, 2005, at http://www.uvm.edu/~cdci/iepservices/pdfs/decision.pdf.

Giangreco, M. F., Prelock, P., Reid, R., Dennis, R., and Edelman, S. (2000). Roles of related services personnel in inclusive schools. In R. Villa and J. Thousand (Eds.), *Restructuring for caring and effective education: Piecing the puzzle together* (2nd ed., pp. 360–388). Baltimore: Paul H. Brookes Publishing Co.

Giangreco, M. F., Edelman, S., Nelson, C., Young, M. R., and Kiefer-O'Donnell, R. (1999). Improving support service decision-making: Consumer feedback regarding updates to VISTA. *International Journal of Disability, Development and Education, 46,* 463–473.

Hall, G., and Hord, S. (2006). *Implementing change: Patterns, principles and potholes* (2nd ed.). Boston: Pearson Education.

Hanft, B., and Pilkington, K. (2000). Therapy in natural environments. *Infants and Young Children, 12,* 1–14.

Hanft, B., and Place, P. (1996). *The consulting therapist.* San Antonio, TX: Therapy Skill Builders.

Hanft, B., Rush, D., and Shelden, M. (2004). *Coaching families and colleagues in early childhood.* Baltimore: Paul H. Brookes Publishing Co.

Hanft, B., and Shepherd, J. (2008a). 2..4..6..8.. How do you collaborate? In B. Hanft and J. Shepherd (Eds.), *Collaborating for student success: A guide for school-based occupational therapy* (pp. 1–34). Bethesda: AOTA Press.

Hanft, B., and Shepherd, J. (2008b). Reframing perspectives about collaboration. In B. Hanft and J. Shepherd (Eds.), *Collaborating for student success: A guide for school-based occupational therapy* (pp. 191–226). Bethesda: AOTA Press.

Hayden, P., Frederick, L., Smith, B., and Broudy, A. (2001). *Tasks, tips and tools for promoting collaborative community teams: Collaborative Planning Project for Planning Comprehensive Early Childhood Systems.* Denver: University of Colorado. Retrieved February 28, 2010, from http://www.nectac.org/~pdfs/topics/inclusion/TasksTipsTools.pdf.

Howard, J. (1982). The role of the pediatrician with young exceptional children and their families. *Exceptional Children, 48,* 316–322.

Hunt, P., Soto, G., Maier, J., and Doering, K. (2003). Collaborative teaming to support students at risk and students with severe disabilities in general education classrooms. *Exceptional Children, 69,* 315–340.

Individuals with Disabilities Education Act (IDEA) Improvement Act of 2004, Public Law No. 109-8-446.

Jackson, L. (Ed.). (2007). *Occupational therapy practice in schools and early childhood settings* (3rd ed). Bethesda, MD: AOTA Press.

Johnson, D., and Johnson, E. (2008). *Joining together: Group theory and group skills* (10th ed). Boston: Allyn & Bacon.

Katzenbach, J. R., and Smith, D. K. (2003). *The wisdom of teams: Creating the high-performance organization.* New York: Harper Collins.

Knowles, M., and Knowles, H. (1959). *Introduction to group dynamics.* NY: Association Press.

Knowles, M., Holton, E., and Swanson, R. (2005). *The adult learner: The definitive class in adult education and human resource development* (6th ed.). Woburn, MA: Butterworth-Heinemann.

Kornblau, B., and Starling, S. (2000). *Ethics in rehabilitation: A clinical approach.* Thorofare, NJ: Slack.

Kuhlman, M. Transdisciplinary teams: An evolving approach in rehabilitation. University of Texas Medical Branch at Galveston. Retrieved February 18, 2010, from http://www.utmb.edu/pmch/GSO/Evolving_Approach_to_Rehabilitation.htm.

Lamorey, S., and Ryan, S.(1998). From contention to implementation: A comparison of team practices and recommended practices across service delivery models. *Infant-Toddler Intervention, 8,* 309–331.

Levine, M. (2005). *Ready or not, here comes life.* New York: Simon and Schuster.

Mapes, J. Foresight first. Retrieved February 28, 2010, from http://www.jamesmapes.com/articles/01_foresight-first.htm.

Maples, G. (1987). Early intervention: Some issues in cooperative teamwork. *Australian Occupational Therapy Journal, 34,* 145–151.

McBride, S., Brotherson, M., Joanning, H., Whiddon, D., and Demmit, A. (1993). Implementation of family-centered services: Perceptions of families and professionals. *Journal of Early Intervention, 17,* 414–430.

No Child Left Behind Act of 2001. P.L. No. 107–110, 115 Stat. 1425 (2002).

O'Brien, J., and Pearpoint, J. (2003). *Person centered planning with MAPS and PATH: A guide for facilitators.* Toronto: Inclusion.

Rainforth, B., and Your-Barr, J. (1997). *Collaborative teams for students with severe disabilities* (2nd ed). Baltimore: Paul H. Brookes Publishing Co.

Rees, F. (1991). *How to lead work teams.* San Diego, CA: Pfeiffer & Company.

Sashkin, M., and Sashkin, M. (2003). Leadership that matters: The critical factors for making a difference in people's lives and organizations' success. San Francisco: Berrit Koehler.

Shepherd, J., and Hanft, B. (2008a). Team faces and spaces. In B. Hanft and J. Shepherd (Eds.), *Collaborating for student success: A guide for school-based occupational therapy* (pp. 35–72). Bethesda: AOTA Press.

Shepherd, J. and Hanft, B. (2008b). Teamwork versus the Lone Ranger. In B. Hanft and J. Shepherd (Eds.), *Collaborating for student success: A guide for school-based occupational therapy* (pp. 73–104). Bethesda: AOTA Press.

Shepherd, J., and Hanft, B. (2008c). Conflict happens: Negotiate, collaborate, and get over it. In B. Hanft and J. Shepherd (Eds.), *Collaborating for student success: A guide for school-based occupational therapy* (pp. 169–190). Bethesda: AOTA Press.

Snell, M., and Janney, R. (2005). *Collaborative teaming* (2nd ed.). Baltimore: Paul H. Brookes Publishing Co.

Swinth, Y. (2008). Collaboration in action: The nitty gritty. In B. Hanft and J. Shepherd (Eds.), *Collaborating for student success: A guide for school-based occupational therapy* (pp. 139–168). Bethesda: AOTA Press.

Swinth, Y., Hanft, B., DiMatties, M., Handley-More, D., Hanson, P., Schoonover, J., and Rushing-Carr, C. (2002). School-based practice: Moving beyond 1:1 service delivery. *OT Practice*, September 16, 12–16.

Tuckman, B. (1965). Developmental sequence in small groups. *Psychological Bulletin, 63*, 348–399.

Tuckman, B., and Jensen, M. (1977). Stages of small groups revisited. *Group and Organizational Studies, 2*, 419–427.

Turnbull, A., Turbiville, V., and Turnbull, R. (2000). Evolution of family-professional partnerships: Collective empowerment as the model for the early 21st century. In S. J. Meisels and J. P. Shonkoff (Eds.), *Handbook of early childhood intervention* (2nd ed., pp. 630–650). New York: Cambridge University Press.

Turnbull, A., and Turnbull, R. (2000). *Families, professionals, and exceptionality: Collaborating for empowerment* (4th ed.). Upper Saddle River, NJ: Prentice-Hall.

Turnbull, A., Zuna, N., Hong, J., Hu, X., Kyzar, K., Ohremski, S., Summers, J. Turnbull, R., and Stowe, M.. (Jan–Feb 2010). *Knowledge-to- action guides: Preparing families to be partners in making educational decision. Exceptional Children, 42*, 42–53.

Ury, W. (1993). *Getting past no: Negotiating your way from confrontation to cooperation.* New York: Bantam.

U.S. Department of Justice. (1997). Commonly asked questions about child care centers and the Americans with Disabilities Act. Retrieved February 28, 2010, at http://www.ada.gov/childq%26a.htm.

Wiggins, K., and Damore, S. (2006). "Survivors" or "friends"? A framework for assessing effective collaboration. *Teaching Exceptional Children, 38*, 49–56.

제 17 장

17

떠오르는 임상 영역들에서의 서비스
(Services in Emerging Practice Arenas)

작업치료사들은 여기에서 무엇을 하는가?

Winifred Schultz-Krohn
With contribution by Nancy Rushford and kerry Thomas

> 신께서는 야수를 먼저 만드셨지만 그것들을 좋아하지 않으셨다.
> 그래서 다시 인간을 만드셨다.
>
> — *Graham, 7세*

개론

목적

1. 작업치료 임상에 대한 지역사회 기반과 지역사회 기초 프로그램을 분류하라.
2. 떠오르는 임상 영역들에서의 작업치료 프로그램들을 개발하기 위해 필요한 단계를 요약하라.
3. 작업치료사들을 위한 잠재적인 떠오르는 임상 영역을 확인하라. 떠오르는 임상 영역에서의 서비스

서론(Introduction)

소아 작업치료사 (OTs)들의 대다수는 학교와 병원에서 서비스를 제공한다. 작업치료사들의 서비스가 아동이나 청소년들에게 유용할 수 있는 다른 영역들도 많이 있지만 실제적으로 그러한 서비스는 제한적이다. 작업치료사 직업은 많은 영역들에서 참여를 불러일으키는 독특한 위치를 차지하지만 소아 작업치료사들은 학교 중심과 병원 중심의 임상에만 국한되어 있으며 환경을 통한 참여의 목표를 달성하기에도 어렵다 (Dunst et al., 2001; Hanft & Pilkington, 2000; Sheldon & Rush, 2001)

작업치료사의 하나의 역할은 작업적 추구에서의 참여를 방해하거나 제한하는 영역을 확인하고 조사하는 것이다. 아동과 청소년들에 대한 채워지지 않는 작업적 수행 요구들은 집과 학교, 그리고 병원 밖에 많은 곳에서 목격되어 질 수 있다. 모든 잠재적인 떠오르는 **임상 영역**의 목록은 이 장의 제한점들 내에서는 논의되어지기 어렵다: 새롭게 요구되어지고 떠오르는 임상의 장소로는 더욱 일상적인 장소들이 있다. 임상의 이러한 잠재적인 영역들 각각은 세상으로 참여하는 아동이나 청소년들의 능력에 영향을 미친다. 이러한 것들은 지역이나 하나의 나라의 국한된 문제가 아니다; 그것들은 도처에 산재해 있다. 단지 TV를 켬으로써 우리는 작업적 수행이 삶에서 중요한 사건으로 도전받게 된 아동을 볼 수 있다.

이 장에서는 첫째로 어떻게 작업치료사들이 새로운 지역에서 임상을 개발할 것인가를 논의할 것이다. 이러한 작업을 완수하기 위해서 요구되어지는 단계들이 정의되어지고 다이어그램화 된다. 전체적인 과정은 집이 없는 쉼터 내에서의 아동에게 작업치료를 제공하는 프로그램의 개발을 적용하는 것을 묘사함으로써 이루어진다. 이러한 특징적인 프로그램은 집이 없는 이들과 대학 사회들 둘 다에 제공함으로써 학생들을 위한 작업장 배치를 개발했다. 두 번째 프로그램은 자연적인 재해에 대응하는 떠오르는 개발중인 임상에 대해서 논의되어진다. 우리들은 동시에 떠오르는 임상 영역들에 대해서 논의할 것이고 그것들이 왜 작업치료에 적합한 영역인지, 그리고 작업치료 서비스들이 그러한 세팅에서 무엇이 통합되어질 수 있는지 논의할 것이다.

작업치료 서비스들을 제공하면서 임상가들은 첫째로 서비스가 제공되어지는 배경과 환경에 대해서 이해하고 있어야 한다. 이것은 개인과 사회 둘 다에 제공되어지는 우선순위 요구들 그리고 영향을 인지하고 설명하는데 도울 것이다. 직업의 기초들은 전통적인 환경이나 새로운 영역들에서 제공되어지는 서비스들에 대해서 언급하지 않는다. 전통적인 세팅에서 서비스가 제공되어질 때에는 보통 배달을 촉진시키는 구조나 지지기반들이 존재한다. 그러나, 새롭게 떠오르거나 생소한 세팅에서 서비스가 전달되어지는 상황에서는 구조나 지지는 종종 매우 부실하거나 없다.

떠오르는 임상 영역들에서의 작업치료 서비스 개발

(Developing Occupational Therapy Services in Emerging Practice Arenal)

지역사회는 아동과 청소년들의 작업적 수행을 향상시키는 작업치료 시행자들에게 수많은 기회를 제공한다. 직업 이점은 적절한 환경에서 참여를 불러일으키는 능력에서 보여진다. 작업적 추구들에서의 참여는 고립되어지지 않을 수 있으며, 물리적 사회적 환경들 내에서 놓여진다(AOTA, 2008). 이것은 작업치료 전문가들이 전통적인 세팅들을 살펴보고 어떻게 하면 동일한 영역들에서 작업적 수행을 촉진시킬지를 고려해보도록 하게 한다. 이러한 개념을 채우는 것은 작업치료는 작업에의 참여를 통해서 사람의 건강과 참여를 증진시킨다는 정의 하에 놓여진다(AOTA, 2008, p. 626). 지역사회는 클라이언트의 진단에만 관련되어진 것이 아니라 클라이언트의 작업적 욕구들과 환경적 지지 그리고 도전 그리고 클라이언트의 문화, 나이 그리고 성별과 같은 배경적 요소의 교차점을 반영하는 창조적인 작업치료 서비스를 제공할 많은 기회를 제공한다. 떠오르는 임상영역에서 적절한 작업치료 서비스를 제공하기 위해서는 첫째로 지역사회 내에서 위치한 클라이언트의 독특한 요구들을 치료사가 알아차리는 것을 요구하며 서비스들의 전망을 지지하거나 도전받게 할 수 있는 힘들과 상호작용할 것을 고려한다.

지역사회 기반 서비스

역사적으로 **지역사회에 기초한 서비스**들은 기준이었다. 이러한 모델에서 서비스들은 종종 작업치료사를 전문가로 배치시켰다; 서비스를 받는 이들에게 프로그램 하에서 운동 조절의 약간의 기회를 주는 비록 작업치료 프로그램이 지역사회에서 제공되어질지라도 지각된 조절은 중재를 결정하고 제공하는 작업치료사들의 몫이다.

지역사회 기반 서비스들의 개념은 작업치료는 구체적인 요구를 충족시키기위해 지역사회에 통합되어져야 한다는

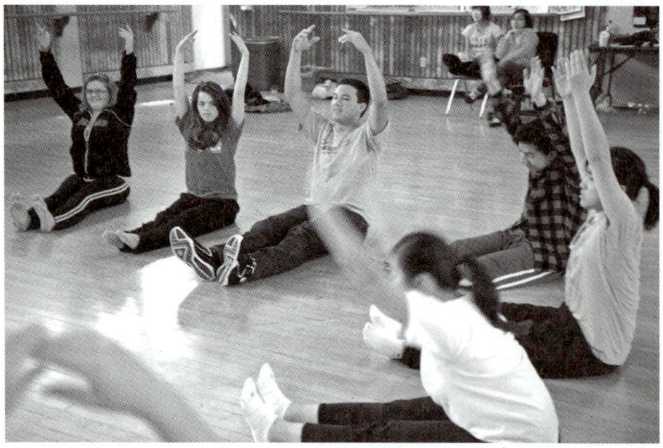

그림 17-1 댄스 프로그램은 청소년들을 위한 혁신적인 지역사회 기초 작업치료 중재일 수 있다. *(Photograph courtesy fo Art Hsieh)*

것을 인지한다 (Wittman & Velde, 2001). 서비스를 받는 이들은 서비스 전달의 종류와 중재의 초점, 그리고 의도된 결과의 종류를 결정한다 (Elliot, O'Neal, & Velde, 2001). 전통적인 초점은 작업에서의 안녕과 참여의 증진이다 (그림 17-1). 중요한 것은 장애는 서비스들의 수용 전에 요구되어지지 않으며 서비스 전망의 첫 번째 초점이 아니다. 지역사회 기반 서비스에서 지각된 조절은 치료사들의 몫이 아니라 서비스 수용자들의 몫이다. 작업치료의 전문가들은 수용자들의 요구된 결과들을 충족시키기 위해 이용되어진다.

아래의 상황은 지역사회 기초 그리고 지역사회 기반 서비스들 사이에서의 차이점을 강조한다. 아동의 상황들 둘 다는 가족들이 식사하는 것을 어렵게 하는, 낮은 구강 운동기술들을 동반한 특징적인 발달적 지연을 가진 아동들의 상황이다.

상황 17-1 지역사회 기초 그리고 지역사회 기반 서비스들의 대조

상황 1 : 지역사회 기초 서비스

작업치료사 Susan은 뚱뚱한 아동들을 위한 건강 캠프의 일환으로 여름 캠프에 고용되었다. 그녀의 역할은 체중조절과 관계되었다. 서비스를 시작하기 이전에 Susan은 체중조절에 관한 최근 문헌을 검토했으며 체중 감량을 위한 운동이나 활동들을 검토했다. 그녀는 지속적인 활동의 감소가 문헌에서 강조되어지는 부분이라는 것을 발견했다. 그녀는 그리고 나서 '댄스, 댄스, 혁명'이라는 비디오 게임을 이용한 신체적 활동 프로그램을 개발했으며 작은 단위 그룹 세션으로 하루에 20분 동안 두 번에 걸쳐서 캠프의 모든 아동들이 이 프로그램을 사용하도록 스케줄을 잡았다. Susan은 캠프에 참가한 모든 아동들과 그룹들에 그들의 능력에 따라서 그것들을 적용시켰으며 작은 그룹당 그에 적합하게 댄스, 댄스, 혁명 프로그램의 수준을 결정했다. Susan은 그녀의 프로그램이 캠프에 참가한 아동들의 요구를 충족시킬 것이라고 자신했다. 지역사회에 대한 그녀의 견해는 그러한 세팅에서의 전달된 서비스와 캠프에 위치되어졌다.

상황 2: 지역사회 기반 서비스

또 다른 작업치료사 Linda는 뚱뚱한 아동들을 위한 캠프 커뮤니티인 다른 여름 캠프에 고용되어졌다. 그녀는 지역사회 모델을 사용하면서 프로그램의 개발을 접근했다. 그녀는 첫 번째로 비만을 언급하는 전문 저널을 포함한 체중 조절에 관한 문헌과 화제들을 조사했다 (Blanchard, 2006). Linda는 또한 캠프에 참여하는 모든 부모들과 캠퍼들에게 최근의 식사 습관들과, 전형적인 주의 식료품 구입 내역, 신체적 활동들에 대한 관심들, 그리고 아동들이 살고 있는 곳에 있는 공원의 위치에 대한 질문지를 발송하였다. 그녀는 작업치료사 서비스는 지역사회에서 이용 가능한 지지들에 따라, 가족 시스템과 캠프 세션 동안 시작되어질 체중감량을 위한 것등을 혼합하는 것이라고 개념화하였다. Linda는 특별히 부모들에게 가족의 일과들과 그들이 이번 캠프에 참여하면서 가지게 된 희망들에 대한 정보를 요구했다. 그녀는 이러한 정보를 식사 조절을 위한 선택사항들을 개발하는 것과 아동들이 집으로 돌아가기 전까지 캠퍼들을 위한 건강한 습관들을 지지하는 신체적 활동들에 대한 참여에 이용했다. 부모들과 아동들은 이러한 옵션들이 집에서도 실행 가능하다는 것을 인지했다. Linda는 그녀의 접근을 규정지지 않았을 뿐만 아니라, 활동수준과 식사에 관련된 건강한 습관들을 지지하는 몇가지 선택사항들과 옵션을 부모들에게 선택하도록 제시했다. 이러한 것들을 적용함으로써 캠프 프로그램이 시작되었고 부모들과 아동들을 이러한 제안들이 집에 갈 때까지 지속하기는 것이 쉽다는 것을 알았다. Linda는 캠프 세션이후에 아동이 돌아갈 이웃들과 캠프와 가족들로서 지역사회를 검토했다. 이러한 방식으로 그녀는 어떻게 그녀의 중재가 건강한 삶의 스타일의 결과를 지지하는 이러한 흥미로운 시스템들의 복합체를 가장 적합하게 할까? 를 고려했다.

상황 17-1의 두 가지 상황들에서는 지역사회 기초와 지역사회 기반 서비스들의 지각된 조절의 인식과 위치가 명백히 대조적이다. 이 장에서 떠오르는 분야에서 임상의 기초를 세우기 위해서는 지역사회 기반 모델의 서비스들이 가장 적합하다고 제안한다. 서비스의 종류, 양, 그리고 초점을 인식하는 지역사회기반 모델은 서비스를 받는 이들에 의해서 관리되어진다. 중재의 초점은 그들의 인지된 요구들을 충족시키기 위해 서비스를 받는자들에 의해서 선택되어진다. 지역사회 기반 모델은 명백히 서비스는 가족의 문화적 예상들을 반영할 뿐만 아니라, 지역사회 환경 또한 인정하는 생태학적 이론에 해당되어진다. 비록 이상의 상황들 둘 다 모두가 체중 감량이라는 즉각적인 목표를 충족시키는 잠재력을 가지고 있긴 하지만, Linda에 의해서 적용되어진 접근은 부모가 초점을 인지하고, 결과를 희망하는 지역사회 기반 모델을 반영한다. 이러한 지역사회 기반 모델은 부모의 권위를 인정하고 역할을 지지한다 (Schultz-Krohn, 1997). 또한 중재에 영향을 미치는 부가적인 외부의 힘을 인정한다.

지역사회 기반 모델을 사용하면서 부가적인 지지는 많은 연방의 기금 수여에 의해서 가능해진다. 최초의 단계로부터의 지역사회의 참여는 단순히 조언의 패널로서가 아니라 요구들에 대한 확인과 결과에서 중요한 과정에 대한 결정, 환경에 가장 적합한 중재의 결정에 있어서 중요하다. 이러한 능력에서 지역사회 구성원들은 기부 계획의 형태에서 중요한 결정권자로서 공헌한다. 성공의 가능성은 지역사회의 활동적인 참여가 과정의 모든 단계동안 이루어질 때 더 크다 (Suarez-Balcazar, Martinez, & Casa-Boyts, 2005).

지역사회 기반 서비스를 개발하기 위한 과정

지역사회 기반 서비스의 개발은 구체적인 단계를 획득함으로써 고려되어진다. 그림 17-2는 지역사회 기반 서비스를 개발하기 위해 요구되어지는 3가지 단계들을 보여준다. 비록 이러한 과정이 선형적인 것으로 보여질 수 있지만, 과정의 실제는 본성적으로 원형에 가깝다.

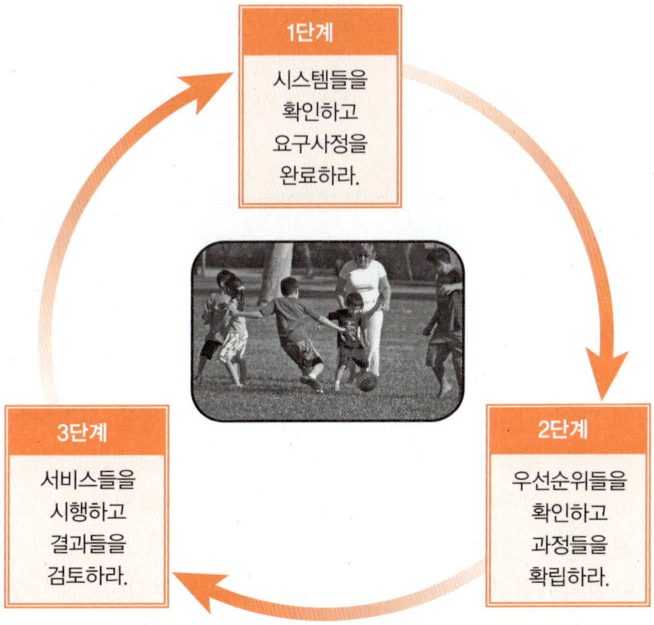

그림 17-2 지역사회기반 서비스 개발을 위한 3가지 단계들
(Photograph courtesy of Arthur Hsieh.)

1 단계 : 시스템을 인식하고 요구 사정을 완성하라.

요구 사정은 문헌 고찰과 클라이언트와의 토론을 시작하기 이전에 잠재적인 요구들을 이해하는 것을 포함한다 (Finlayson, Baker, Rodman, & Herzberg, 2002). 요구 사정의 전체적인 의도는 작업적 수행을 불러일으키기 위한 채워지지 않는 서비스들, 지지들, 그리고 기회들을 포함하지 않는다. 작업치료사가 클라이언트의 요구들을 이전의 추측을 가지고 지역사회에 들어가게되면 특징적인 기회들이 놓쳐질 수도 있고 서비스의 이점이 감소되어서 제공되어지게 된다.

최근의 문헌 검토는 작업치료사에게 이전의 유사한 상황에서 벌어졌거나 과거의 상황에서 적절했던 서비스나 중재 방법들에 대한 이해를 제공한다. 부가적으로 문헌은 종종 구체적인 개인의 그룹에 대한 잠재적이며 채워지지않는 욕구들의 영역에 작업치료사를 언급하며, 작업치료사들을 통해서 채울 것을 요구한다. 결론적으로 문헌 검토는 미래의 조사나 고려사항들에 대한 영역들을 지적할 수 있다.

종종 작업치료 문헌의 검토는 떠오르는 임상 영역에 대한 구체적인 정보를 나타내지 않는다. 예를 들어, 집이 없는 이들에 대한 작업치료 서비스의 결과를 검토하는 문헌들은 제한적이다. 이러한 새로운 영역에 대해서 이미 제공되어지는 직업에서의 문헌 검토는, 이러한 대상자들에게 수행되어질 수 있는 작업치료 서비스에 대한 힌트를 제공한다. 예를 들어, 작업치료사는 투옥되어 있는 청소년들과 함께 하는 프로그램을 만드는 것에 흥미를 느낄 수 있다. 여기에서 심리학과 사회적 다른 문헌들의 검토는 이러한 젊은이들이 직면하는 많은 화제들을 언급하며 사정과 평가 둘 다에서 고려되어질 만한 유용한 생각들을 언급한다. 작업치료 문헌과 다른 전문가들의 문헌 둘 다를 검토함으로써 작업치료사는 작업적 요구들을 언급하는 이전의 노력들과 시도들을 알 수 있게 된다. 그러한 지식은 서비스를 바로 지시하지는 않지만 지역사회 구성원들과 논의를 끌어내는 데 도움을 준다.

작업치료에서 최선의 임상은 이론에 의한 것이다. 따라서, 문헌 검토와 관련하여서 새로운 프로그램의 영역에 대한 당신의 진입을 지지하는 이론들의 검토는 매우 중요하다. 작업 기반 이론들은 적합한 조직화된 매너와 개념화된 잠재적인 서비스들을 조망하는 방법을 임상가들에게 제공한다. 예를 들어, Model of Human Occupation (MOHO; Kielhofner, 2002)은 각각의 가족들과 집이 없이 살아가는 청소년들의 욕구에 대한 이해를 돕는다. 쉼터는 청소년들을 포함한 모든 아동들에게 요구되어질 것이며 항상 부모들에 의해서 돌봐져야 할 것이다. 이것은, 선택은 내리거나 흥미를 추구하는 청소년들의 기능을 제한할 것이다. 어떻게 이론이 떠오르는 영역들에서의 임상을 알리는지에 대한 또 다른 예는, 환경이 특히 작업적 수행에 영향을 미치는 양육 보호 시스템에서의 아동들에 대한 서비스를 제공하는 복잡성을 치료사들에게 제공하는 Ecology of Human Performance (EHP)의 사용이다 (Dunn, Brown, & McGuigan, 1994; Paul-Ward, 2009).

집이 없는 쉼터 가족들과 상호작용의 한 예를 사용함으로써 가족 유대를 증진시키는 식사시간 동안 가족들이 모두 함께 앉지 못하는 상황과 같이 충족되지 못하는 요구들은 간단할 것이다. 또는 사정이 문제에 대한 체계적인 접근을 요구하는 가족 보전의 미통합과, 사회적 참여의 예와 같이 복잡한 요구들을 충족시키지 못할 수도 있다. 복잡한 과제들에 접근하고 분석하는 작업치료사들의 기술은 떠오르는 임상 영역들에 대해서 가치가 있을 것이다.

떠오르는 임상 영역들에서의 작업치료 서비스를 시작할 때에 임상가들은 종종 클라이언트들의 요구들과 기술들, 클라이언트의 작업적 수행에 영향을 미치는 환경, 그리고 문화적/사회적 예상과 같은 상호적인 시스템들에 직면한다 (Elliot et al., 2001). 이러한 시스템들은 지지적이거나 자양분이 되는 형태로 상호작용하거나 경쟁하거나 손상을 입히기도 한다. 예를 들어, 투옥된 청소년들에게 제공되어지는 소아작업치료 서비스는 아래의 시스템을 고려하여야 한다.

- 소년 법정 시스템
- 청소년들에 대한 지역사회의 기대
- 청소년들에 대한 사회적 지지나 지지의 부족
- 투옥된 청소년들

단지 투옥된 청소년들의 요구와 기술을 고려하는 것이 지역사회 기반 서비스를 반영하지는 않는다. 이러한 시스템들을 고려함으로써 작업치료사는 소년 법정 시스템이 외부 지역사회로부터나 투옥된 청소년들로부터의 매우 다양한 안건들을 가진다는 것을 알게 된다 (Javaherian & Hewitt, 2007).

상호작용 시스템 그리고 그러한 시스템들의 관계들을 확인하는 과정은 지역사회 구성원들과 함께 완수되어져야 한다. Bronfenbrenner (1986)는 가족 기능에 영향을 미치는 다양한 상호작용 시스템들을 설명했다. Bronfenbrenner의 모델의 세부사항들은 10장에 나타나 있다: 생태학적 이론. 그러나, 이 모델은 뒤에 논의되어지는 새롭거나 특이한 세팅에서의 소아 작업치료 서비스들에 대한 전망을 소개한다.

상황 17-1의 지역사회 기반 프로그램의 예는 아래의 시스템들을 설명하는데 유용할 것이다:

1. *Microsystem* : 아동과 가족 구성원, 그리고 가족의 거주 환경을 포함한다. 부모와 사촌들, 집 환경 그리고 아동간에서의 상호작용들이 고려되어진다. 예를 들어, Linda는 가족에 일과에 가장 적합한 활동이나 식사를 선택할 수 있도록 하였다.
2. *Exosystem* : 아동과 가족에게 영향을 미칠 수 있고 거기에 더하여서 지역사회 기반 서비스들에 영향을 미치는 사회적 제도상의 구조들의 영향력을 고려한다. 우리의 예에서 Linda는 그러한 인접한 공원에 대한 이용가능성에 대한 지역사회 옵션이 고려되어진 중재를 통해서 지역사회에서의 참여를 지지했다.
3. *Macrosystem* : 어떻게 작업치료 서비스가 문화적으로 가지고 있는 행동들과 다양한 역할들에 따른 문화적 예상들의 습관과 일과를 불러일으킬 수 있을지를 반영한다. Linda의 예에서 그녀는 프로그램을 개발하지 않았고 아동과 부모들이 최근의 습관과 일과를 대신에 자신의 것을 따라올 것이며, 비만 아동들을 위한 건강한 라이프스타일을 지지하기 위해 수정할 것을 선택할 것이라 예상했다.
4. *Mesosystem* : 이상의 수준들에서의 복잡한 상호작용들을 반영한다. 10장에서 말한 바와 같이: 시스템들과 그것들의 상호작용들에 대한 고려인 생태학적 이론은 어떤 중재가 효과적일 때 매우 중요하다. Linda는 문화적 예상들, 최근의 가족 식사 습관, 그리고 안전한 공원의 지역사회 이용가능성 또는 운동을 위한 지역에 대한 사정이 비만 아동의 생활스타일을 발전시키는 결과를 불러일으키기 위해 어떻게 잘 상호작용할지를 고려했다.

다양한 시스템들과 그들의 영향력들 사이에서의 상호작용은 각각의 클라이언트들에게 동등하게 적용되어져선 안된다. 작업치료사의 역할은 놀이에서 시스템들을 확인하고는 것이며, 아동과 각각의 다른 것들에 대한 그것들의 잠재적인 영향력을 검사하고, 클라이언트의 작업적 수행에 대한 각각의 시스템들의 영향력과 중요성을 사정하는 것이다. 각각의 다른 것들에서의 시스템의 영향력을 확인하는 치료사의 능력은, 문제해결 과정에 포함되어진 기득권자들에 대한 지역사회기반 접근을 사용함으로써 크게 촉진되어질 수 있다. 토의 안에서 포함되어진시스템들은 임상 영역들에 의해서 결정되어질 것이다. 예를 들어, 집이 없는 아동은 장남감과 놀이 기회들에서의 부족에 매우 관련되어질 것이다. 대조적으로, 최초의 양육자들의 초점은 모든 가족들이 거처할 곳에 대한 문화적 기대에 더욱 밀접히 맞추어질 것이다. 아동-삶 전문가는 아동의 견해에 쉽게 대응하는 거처를 논의할 것이고, 사회복지사는 양육자들의 의견에 동의할 것이다. 지역사회 구성원들은 또한 이러한 가족들이 영구히 거처할 수 있는 쉼터의 목표에 동의한다. 관련되어진 모든 욕구들을 충족시키기 위해서 모든 수준의 시스템은 고려되어져야 한다.

거기에서 첫단계는 요구 사정과 시스템 확인인데, 이것은 위험 속에서 작업적 수행의 측면들에 대한 광범위한 그림을 제공할 것이며, 어떻게 환경과 배경이 그들의 수행에 영향을 미칠지에 대해서 정보를 제공할 것이다. 이러한 단계는 어떤 프로그램에서건 바탕을 세우는데 중요하다.

능동적인 학습

이 장의 막바지에서 작업치료 서비스가 포함됨으로써 이익을 일으킬 수 있는 떠오르는 임상 영역들의 목록을 볼 수 있을 것이다. 이러한 영역들 중 하나는 국제 입양 병원이다. 당신 스스로의 그러한 프로그램을 개발하는 계획을 세우는 시간을 가져보아라. 이러한 활동을 통해서 지역사회 의료 기관 내에서 거쳐하는 진료와 지역사회 거주자들에게 주어지는 몇 개의 월별 진료들의 하나를 고려해보라.

1. 문헌 검색을 위한 단계를 설정할 수 있는 몇 가지 질문들을 형성하라. 당신의 과정에 도움이 될만한 어떤 다른 영역들이 문헌에 있는가? 당신에게 이러한 환경에서 최선의 임상을 제공하기 위해 이해하도록 요구되어지는 것은 무엇인가?
2. 어떻게 당신은 당신이 설명하도록 요구되어질 수 있는 다양한 시스템을 정의하는가? 당신에게 작업치료 사정과 이러한 환경에서의 추후를 위한 지역사회 기반 프로그램을 개발하기 위해 포함되어질 필요가 있는 기득권자는 누구인가?
3. 이러한 세팅에서 작업치료사로서 당신에게 주어지는 잠재적인 역할은 무엇인가? 이러한 임상에서 참여되어져야 될 것 같은 다른 영역들은 무엇인가?

2 단계 : 우선순위들을 확인하고 과정들을 확립하라

요구 사정에 이어서 이러한 특징적인 프로그램에서의 우선순위들은 이러한 요구들을 충족시키는 잠재적인 방법들로 확인되어져야 한다 (Fazio, 2001). 이러한 과정은 구체적인 클라이언트 결과들에 대한 목표들을 설정하는 것과 유사하다. 그러나, 여기에서의 우선순위는 당신의 문헌 고찰과 당신이 참여했던 시스템 확인 과정들을 통해서 당신이 모았던 제반사항들의 부산물이며 프로그램이다. 이러한 점에서는 명확한 결과들이 확립되어져야하지만, 최초의 과정은 덜 구조화되어지고 결과도 프로그램의 초기에 잘 개발되어지지 않는다. 작업치료 임상가는 변화하면서 진화하는 우선순위와, 요구되어지는 과정들에 종종 직면하는, 떠오르는 임상 영역에서 제공하는 서비스들에 참여한다. 예를 들어, 성인기로 전환을 지지하는 보호 프로그램을 불러일으키는 서비스들을 제공한다면, 당신은 청소년들의 돈관리 기술을 발전시키는 프로그램을 개발하는데 초점을 맞출 것이다. 제공되어진 서비스들 과 같이 새로운 욕구들은 채워지지 않을 수도 있고, 청소년들의 정규적인 의학적 그리고 치과적 체크 등을 스케줄화하는 기본적인 건강 관리 기술들을 개발하여 청소년들을 돕는 것이나, 청소년들이 은행과 같이 기본적인 시스템을 신뢰하도록 돕는 것을 제공하는, 새로운 과정의 확립을 요구한다 (Paul-Ward, 2009). 떠오르는 임상 영역에서의 작업치료 서비스들을 제공하는 것의 부분으로서 도전과 흥분은 종종 최소의 요구 사정의 부분이 아니며 충족되지도 않는다. 이것은 작업치료사들에게 시스템의 복잡성에 대해서 유연하게 주의 깊을 것을 요구한다.

프로그램을 위한 우선순위들을 설정하는 것과 과정들을 확인하는 것은 환경적 요구와 지지들을 이해하는 작업치료사와 클라이언트간의 협력과 협상을 요구한다. 몇몇 임상 영역에서도 클라이언트에 의해 확립된 목표들은 전문가인 작업치료사들과 함께 했을 때 더욱 성공적이었다. 한 예는 소년 법정 시스템으로부터 의뢰된 청소년들을 위한 주거 프로그램에서 제공되어진 작업치료 서비스들이다 (Javaherian & Hewitt, 2007). 작업치료사들은 어떻게 레저추구에서의 활동적인 참여가 자존감을 지지하는지와 그들이 거주하는 시설의 정원을 청소년들이 계획하고 조직하고 유지하는 곳에서 어른들과 소녀들이 함께 우선순위를 정하는데 협력할지에 대한 지식을 사용한다. 비록 몇몇의 청소년들은 프로그램에 참여에 정규적일 수도 있지만 그들은 모두 참석했고 모두 보상받았다. 주별 목표들은 의도된 과정들을 달성하기 위한 수단으로 확립되어진다. 이러한 과정들은 의도된 목표에 대한 진보의 체계적인 체크를 가능하게 한다.

3 단계 : 서비스들을 실행하고 결과들을 검토하라

서비스가 시작되어지면 체계적인 검토과정이 서비스 전달의 도전과 이익들을 확인하기 위해서 놓여져야 한다. 요구

사정과 함께 시작하는 것은 매우 중요하며 일단 우선순위들이 확인되어지면 검토 과정은 종종 부가적인 요구들을 확인하고, 우선순위들과 의도된 과정들을 재확인한다. 작업치료에서의 다른 많은 과정들과 같이 이 과정은 반복적이다.

서비스들의 시작 시 과정들을 사정하기 위한 계획을 세우는 것을 필수적이다. 작업치료사는 종종 프로그램의 의도된 과정들에 도달하기 위해서 중간단계의 목표들을 세운다. 중간 단계를 설정하는 것은 필요한 중재를 조정하는 기회를 제공한다. 예를 들어, 소년 법정 시스템에서부터 거주 프로그램까지 의뢰된 청소년에 대한 의도된 결과는 자존감과 자아정체성을 향상시키는 것이었다. 작업치료사는 주별로 과정을 모니터하면서 목적들을 개발했고 요구되어진다면 중재를 조정했다. 유사한 방법으로 떠오르는 임상 영역들에서의 제공된 프로그램들은 최초에 확립된 결과를 충족시키기 위한 필수적인 조정을 하는 부가적인 모니터를 요구한다. 주의깊은 모니터 과정에서 부가적인 과정들이나 요구들은 확인되어질 수 있다.

핵심정리 (Here's the Point)

▶ 지역기반 서비스들은 과정의 모든 측면에서의 지역사회 구성원들을 포함하며 그들은 의미 있는 방법으로 일을 한다.

▶ 떠오르는 임상 영역들에서 성공적인 작업치료는 다중의 시스템들과 그것들 사이의 상호작용에 의존한다.

▶ 떠오르는 임상 영역들에서의 지역기반 서비스들을 개발하는 것은 치료사들에게 아래와 같은 것들을 요구한다.

- 고려되어져야만 하는 시스템들을 확인하라.
- 요구 사정을 완료하라.
- 우선순위들을 확인하고 적절하고 의미있는 과정들을 확립하기 위해서 기득권자들과 함께하라.
- 부가적인 요구들이 확인되어질 수도 있으며 우선순위를 재조정하고 중재를 수정하고, 과정들을 끊임없이 모니터하고 요구되어진다면 개정하기 위하여 서비스를 시행하고 경험을 통해서 배워라.

집이 없는 쉼터에서의 작업치료 서비스의 전달

(Delivering Occupational Therapy Services in a Homeless Shelter)

떠오르는 영역에서의 작업치료 서비스들의 전달을 위한 지역사회 기반 모델을 창조하는 과정을 설명하기 위해서 우리들은 노숙자 쉼터에서 가족들 내에서 학생들을 위한 작업치료프로그램을 개발하고 조정했던 저자의 경험을 들을 것이다. 그 프로그램은 2000년 여름에 시작되었다. 최초의 요구 사정, 프로그램 계획, 과정들의 개발, 그리고 상태의 검토는 여기에 나타나있다. 프로그램은 지난 10동안 계속되어져 왔으며 쉼터에서의 다양한 요구들로 확장되어졌다. 지역 대학의 작업치료 학생들은 쉼터에 거주하는 가족 구성원들을 위한 옷을 모은다거나 쉼터에 거주하는 아동들과 청소년들을 돕기 위해 가방이나 학용품등을 모으는 다양한 활동들을 해왔다. 회원으로서 나는 이 쉼터에서의 몇몇 학생들 프로젝트를 관리해왔다. 그림 17-2에서 묘사된 과정은 가족 쉼터와 대학에서의 작업치료 프로그램 간에 연결을 확장하는 것으로 시작되었다.

시스템을 확인하고 요구들 사정을 완료하라.

우리들의 첫 번째 단계는 요구와 서비스, 그리고 노숙자 아동들과 어른들에게 제공되어진 중재들에 관해서 알려진 것들을 결정하기 위한 문헌 고찰을 시작하는 것이다. 고찰된 문헌에는 노숙자 아동들과 청소년들이 직면하는 관심사들의 복합체를 이해하기 위한 작업치료, 사회 심리학, 사회 사업가, 사회학 그리고 간호학 등을 포함하는 몇몇의 전문 조사들이 포함되어졌다. 우리들은 이러한 문헌 검토를 위해서 아래의 질문지들을 사용했고 그것들은 다른 떠오르는 임상 영역들을 검토하는데 가이드로서 사용되어질 수 있을 것이다:

1. 이러한 잠재적인 임상 영역에 관한 문헌들로부터 무엇이 알려졌나?
2. 이러한 임상 영역에 작업치료의 직업이 가져갈수 있는 기술은 무엇인가?
3. 작업치료 서비스의 전망으로 가지고 어떤 과정이 가능한가?
4. 이러한 임상 영역에서 어떤 장기간의 단기간의 상호작용들이 가능한가?

이러한 프로그램 안에서 이러한 질문지들은 노숙자 쉼터에서 살고 있는 아동들과 청소년들이 직면하는 요구들에 대한 이해를 위한 기초를 제공한다.

노숙자 아동들과 청년들의 요구들

문헌에 대한 광범위한 검사를 시작하는 것은 우리들이 큰 그림을 그리게 해준다. 문헌으로부터 우리들은 노숙자 인구에서의 그 그룹의 대다수가 아동들과 청소년들로 이루어진 노숙자 가족이 빠르게 증가하고 있다는 것을 배운다 (Ringwalt, Greene, Roberson, & McPheeters, 1998; Turner, 2004). 우리들의 프로그램 초기에 노숙자 인구의 40%이상이 노숙자 가족으로 확인되어졌으며 노숙자 아동들과 청소년들이 대략 400,000에서 900,000명이 이른다는 것을 알게 되었다 (Turner, 2004). 문헌 고찰은 또한 노숙자 아동들과 청소년들의 요구들이 사실 발달적 성장과 건강 보호 관심에서부터 스트레스, 우울증, 그리고 불안에 이르기까지 다양하다는 것이 보여주었다 (Bassuk & Rosenberg, 1990; Coll, Bucker, Brooks, Weinreb, & Bassuk, 1998; Masten, Miliotis, Graham-Bermann, Ramirez, & Neeman, 1993; Rafferty & Shinn, 1991; Rascoria, Parker, & Stolley, 1991).

우리가 배운 다른 사실에는 집이 없는 어린 청소년들이 더욱 발달이 지연된다는 것과 건강상태가 좋지 않다는 것, 집이 있는 아동들보다 더 높은 수준의 불안을 보인다는 것이었다. 게다가, 학령기의 노숙자 아동들은 더 높은 수준의 스트레스, 우울증, 그리고 불안을 나타냈다 (Schmidt, Wanger, & Menke, 2001; Zima et al., 1999). 부가적으로 집이 없는 학령기 아동들은 비록 교육적 요구가 확인되어지더라도 특별한 교육적 지지를 덜받을 것으로 보여졌다 (Zima, Bussing, Forness, & Benjamin, 1997; Zima, Wells, & Freeman, 1994). 노숙자 아동들과 어른들은 종종 학교 참석 문제들, 가족들의 빈번한 이동으로 인한 학교의 변화들 그리고 학교에서의 교육관계의 문제들을 겪었다 (Zima et al., 1994, 1997, 1999). 이것은 종종 우울증과 불안의 결과로 이어졌으며 낮은 수준의 좌절 인내력, 제한된 결정 기술, 낮은 수준의 과제 지속등이 나타났다.

문헌 고찰의 시행은 우리들에게 전반적인 노숙자의 환경과 노숙자 아동들과 청소년들의 요구들 거기에 더하여서 작업치료 서비스들이 그들의 요구들을 충족시키는데 도움을 줄 수 있을까에 대한 이해를 높여주었다. 이러한 정보들의 대다수는 작업치료 전문서적들에서 나오는 것이 아니라, macrosystem에서의 문헌들로부터 구해진다.

microsystem과 exosystem 수준들에서의 노숙 화제들을 검사하는 문헌 고찰로 돌아가서, **노숙**에 직면하게 된 청소년들은 필수적으로 약물 오남용, 보호되지 않는 성관계, 그리고 우울증 등 위험 행동의 증가를 경험하게 된다 (Ensign & Santeli, 1997; Rew & Horner, 2003; Saade & Winkelman, 2002). 자존감과 우울증의 수준은 노숙기간이 더 길어질수록 성인기에 더 변화한다 (Saade & Winkelman, 2002). 집이 있는 성인들과 노숙자 성인들을 비교했을 때 가족 스트레스의 수준과 부모와 같은 수용과 지지의 거부나 더 낮은 수준이 나타났다 (Choi & Synder, 1999; Dadds, Braddock, Cuers, Elliott, & Kelly, 1993). 게다가, 아동이나 청소년기에 노숙을 하게 되었을 때에 조사는 성인기에도 노숙을 하게될 때보다 더 큰 위험을 가지게 된다고 조사는 알려준다(Turner, 2004).

우리들은 또한 노숙에 관한 화제는 심각한 빈곤으로 확장된다는 것을 배웠다 (Schmidt et al., 2001). 집의 잃음은 아동의 안녕에 영향을 미칠 수 있는 가족 통합성에 손상을 입힐 수 있다 (Lindsey, 1998; Schultz-Krohn, 2004a; Vandewater & Lansford, 1998). 노숙의 아동들은 그렇지 않은 아동들보다 더 높은 수준의 불안을 호소하며 문제에 대응하기 위해 사용하는 방법들에 대한 부정이나 거부들을 나타낸다 (Schmidt et al., 2001). 일반 아동들은 노숙 아동들보다 더 그들의 부모들과 대화하는 반면에 노숙 아동들은 어려움 상황에 직면했을 때 더욱 거부하려고 한다. 게다가, 노숙 아동들은 그들의 문제들을 해결하기 위해 노력하는 전략을 가지려고 하지 않는다. 이러한 정보는 이러한 그룹의 작업적 요구들과 문제의 복잡성 둘 다에 대한 이해를 제공한다.

문헌의 이러한 집단들에 대한 이해는 노숙 아동들이나 청소년들과 일하게 되었을 때 작업치료의 잠재적 역할을 고려하는 기초를 제공한다. 예를 들어, 우리들은 노숙 아동들과 성인들은 더욱 우울증을 경험할 수 있다는 것을 안다; 최근에 우울증이나 스트레스를 경험하는 아동들과 청소년에게 사용되어진 작업치료 서비스들은 노숙자 쉼터에서 이용되어질 수 있다 (Davidson, 2005a; Nelson & Condrin, 1987; Schutz, 2003). 능력과 숙련에 기여하는 작업에의 참여는 노숙으로 인한 청소년들과 아동들의 스트레스나 우울증의 유해한 효과들로부터의 완충기로서 작용한다 (McColl, 2002). 게다가 연방, 주, 지역사회의 지지에 대한 조사는 노숙 아동들과 청소년들에게 잠재적인 요구들을 이해하기 위한 더 큰 환경적 프레임워크를 제공하도록 돕는다. 이러한 인구들의 요구들과 화제들에 대한 기본적인 이해가 활성화되어지면, 문헌고찰의 다음 단계는 노숙자 쉼터에서의 서비스들의 전망을 언급하는 작업치료 문헌의 검사이다. 따라서, 여기에서 문헌은 일과 관련되어지고 다른 임상 영역들에서의 이전에 기초한 떠오르는 임상 영역의 틀을 제공한다. 그러나, 보호는 새로운 지역에 대한 문헌의 직접적인 적용이 취해져야 한다. 예를 들어, 노숙자 아동들과 성인들의 작업적 요구들이 고려되어졌을 때 문헌 고찰은 노숙자 성인들의 요구를 충족시키기 위해 고안되어진 작업치료 프로그램들을 포함한다. 이러한 정보는 직접적으로 적용가능하진 않지만, 어떻게 서비스가 제공되어질 수 있는지에 대한 한 예로서 제공되어진다.

작업치료의 직업은 몇 년 동안의 노숙자 쉼터에 참여를 옹호하지만, 서비스들의 대다수는 재정적인 기술을 불러일으키거나 개인적 목표들을 설정하고 충족하거나 지역사회 참여를 개선시키는 것과 같은 작업적 요구들을 언급하는 성인들에게 제공되어진다 (Davis & Kutter, 1998; Finlayson, Baker, Rodman, & Herzberg, 2002; Herzberg & Finlayson, 2001; Kavanaugh & Fares, 1995; Mitchell & Jones, 1997; Mosby, 1996; Schultz-Krohn, Drnek, & Powell, 2006, Tryssennaar, Jones, & Lee, 1999). 몇몇 저자들은 아동을 포함하는 노숙자들에게 제공하는 서비스들에 더하여서 독특한 현장 경험을 제공하기 위해 만들어진 작업치료 서비스들이 묘사되어졌다 (Drake, 1992; Heubner & Tryssenaar, 1996). 다른 저자들은 초점으로서 손글씨와 시운동 기술들의 아동기 작업을 가진 노숙 아동들의 묘사적인 정보를 제공했다 (Schultz-Krohn, Boerner, Dinh, & Phelan, 2008; Schultz-Krohn & Richardson, 2002).

문헌의 검토는 노숙과 관련된 화제들에 대한 이해의 기초를 제공한다. 아동들이나 성인들의 기본적인 발달 요구와 기회를 언급하는 문헌들은 이 독특한 그룹의 잠재적인 요구를 고려하기 위한 노숙에 대한 이용 가능한 정보들로 통합되어진다.

이러한 전반적인 과정은 당신의 독특한 흥미의 영역들과 비슷하다. 비만 아동들을 위한 건강 프로그램을 개발하는 것에 관심이 있는 작업치료사는 비만에 대한 미국 작업치료 협회에 의해서 발행되어지는 논문과 성인들에 대한 중재 프로그램에 대한 문헌을 검토함으로써 도움을 얻을 수 있다 (Blanchard, 2006; Schmelzer, 2006). 예를 들어, 비만을 가진 아동들을 위한 작업치료사에 의해 개발되어진 새로운 캠프 프로그램은 문헌 고찰에서 Lifestyle Redesign Program Well Elderly Study에서부터의 정보들을 포함한다 (Clark et al., 1997). 비록 비만 아동들을 위한 캠프 프로그램이 바로 노인들을 위한 프로그램과 연관되어지지는 않지만, 그 과정은 유사한 특성을 가진 떠오르는 임상 영역들에서의 새로운 프로그램을 구성하는데 도움을 준다. 예를 들어, 타겟이 되는 그룹의 특성을 잠재적인 요구들과 검사하는 것은 과정의 시작이다. 고려되어진 다양한 시스템들에는 비만을 가진 아동들의 요구들, 건강한 삶의 스타일에 대한 지역사회 지지 및 도전, 그리고 그러한 요구들을 충족시키기 위한 작업치료의 역할 등이 포함된다. 노인들을 위한 작업에 기초한 라이프스타일의 디자인 프로그램의 원리들은 어떻게 서비스가 비만 아동들을 위해 고안되어진 캠프 프로그램으로 전달될지에 관한 기초들을 제공한다.

이론 기초의 개발

떠오르는 임상 영역들에서 계획을 세움에 있어서 당신의 작업을 작업치료 이론들과 이론의 틀에 위치시키는 것은 매우 중요하다. 이론의 틀이나 모델에 기초한 작업의 목적들은 구체적인 그룹의 요구들과 중재를 위한 가이드를 제공하고 구체적인 그룹의 요구들에 초점을 맞추는 것이다. 9장 '이론에 기초한 중재의 설립' 에서 논의되어진 바와 같이 치료사들은 종종 사건들을 설명하고 치료적 도구들에 대한 선택을 가이드하며 환경들을 수정하고 사건들과 그들의 중재들의 과정들의 사이에서의 관계를 예측하기 위해 다양한 이론들을 사용한다. 여기 제시되어진 프로그램 하에서 최근의 작업에 기초한 모델들은 모델들이 제공하는 노숙자 쉼터 가족 내에서의 제공되어는 서비스들에 대한 최선의 가이드를 제공한다는 것을 고려하여 검사하였다. 지역사회 기반 중재를 사용하는 것과 더 큰 지역사회에 참여하지 못하는 경험을 하는 가족들이 많다는 것을 인식함으로서(Menke & Wanger, 1997; Thrasher & Mowbray, 1995) 우리들은 인간 행동의 생태학 (Dunn, Brown & McGuigan, 1994)과 인간 작업모델 (Kielhofner, 2002)을 포함하는 이러한 임상 영역에 적합한 작업의 모델을 결정한다. 모델 둘 다는 문화적 예상들에 대한 영향력과 생태문화적 접근과 함께 작업수행에 대한 영향력을 인식한다.

인간 수행 생태학 (EHP)에서 인간과 환경과의 관계는 인간의 행동과 과제 수행에 영향을 미칠 수 있다는 것을 인정한다 (Dunn, Brown, & McGuigan, 1994); 생태문화적 틀과 매우 밀접히 일치하는 가정이 책에서 사용되어졌다. 과제 수행은 차례로 인간에게 영향을 미치고 환경에 영향을 미친다. 이러한 모델은 종종 성공적인 중재 과정들에 핵심 요소가 되는 적절한 환경을 창조하는 정신 건강 세팅들에서의 작업치료 임상을 성공적으로 적용해왔다 (Brown, Rempfer, & Hamera, 2002; Brown, Tollefson, Dunn, Cromwell, & Filion, 2001). 몇몇 저자들은 자기 유용감을 확고히 하고 다른 이들과의 상호 연결을 개발하며 지지적인 환경을 창조하는데 필수적인 요소들로서 소속감을 스며들게 하는 것이 중요하다는 것을 인지했다 (Herth, 1996; Rebeiro, 2001). 작업치료 중재에 대한 가이드로서 EHP 모델을 사용함으로써 치료사들은 노숙자 쉼터 내에서의 수용과 아동들과 청소년들 간 믿음을 만들고 접촉하는 기술과 능력을 강조하며 성공적인 작업 수행을 위한 부가적인 역할들과 일과들을 개발하는데 아낌없는 지지를 제공하는 안전한 환경을 창조할 수 있었다.

인간작업모델 (MOHO)은 인간적 동기들과 습관들 그리고 행동의 패턴들, 그리고 수행하는 인간의 능력을 이해하는 개념적 모델을 제공한다 (Kielhofner, 2002). MOHO와 관련되어진 용어들은 아래와 같다:

- *의지* : 행동에 참가하는 선택
- *습관화* : 행동의 패턴이나 습관들
- *개인적 능력* : 수행에 대한 개인적인 주관적 경험; 자기 사정에 의한

이러한 3가지의 상호작용 변수들은 작업적 행동을 생산한다. 이러한 모델은 아동의 최근의 기술들과 새로운 기술들을 불러일으키는 능력들을 이해하는 방법을 제공한다. 아동의 기술들이나 개인적 능력들은 독립적이지 않으며 선택과 습관들에 의해 혼합되어진다. 쉼터는 이전의 습관들이나 일과들이 개인적 선택에 의해서가 아니라, 쉼터 규칙들에 의해서 바뀌어지는 아동들과 청소년들을 위한 새로운 세팅이다 (Schultz-Krohn, 2004a). 이러한 부가되어진 일과와 행동의 영향은 변경된 개인적 능력의 결과를 일으킬 수도 있다.

9장에서 본 바와 같이 작업치료 이론을 바탕으로 한 임상은 필수적이다. 노숙자 쉼터 프로젝트를 위해 선택되어진 이러한 2가지 작업 기초 모델들은 서로 지지적인 것처럼 보여진다; MOHO는 선택과, 습관, 그리고 기술을 설명하는 수단으로서 제공하며, EHP는 환경의 효과와 사람의 능력 간의 상호작용을 설명한다. 각각은 노숙에 직면해 있는 아동들과 성인들의 독특한 요구들을 고려하는 잠재적인 작업치료 서비스들을 조망하는 방법들을 산출했다.

McColl (2002)은 매우 스트레스를 많이 받을 수 있는 상황에서의 작업의 이익들을 설명했다. 작업적 참여는 삶의 측면에서 숙달을 훈련할 수 있는 기회를 제공함으로써 매우 스트레스적인 상황에서의 전환을 제공한다. 노숙이라는 상황에 직면한 아동들과 청소년들은 종종 전환이나 숙달 훈련들의 기회가 제한된다. 작업적 습관들의 개발은 작업적 참여의 또다른 이득이다. 지지적인 습관들과 습관 훈련은 아동들과 청소년들에게 기술의 숙달을 얻는 것과 과도한 노력없이 기술을 적용하는 것과 같은 체계를 제공한다.

생태문화적 이론 (Lowe & Weisner, 2004) 떠오르는 임상 영역에서 서비스를 제공할 때 작업적 참여를 불러일으키기 위한 부가적인 지지를 제공한다. 이 이론은 서비스들은 단지 하나의 요구만이 충족되지는 않았다는 느낌을 수용자들이 가지게 해야한다고 설명한다. 서비스들은 클라이언트들에게 의미 있고 문화적으로 배치된 작업들에서의 참여를 지지하는 기술과 습관을 확립하는데 초점을 맞추어야 한다. 이러한 접근은 떠오른 임상환경을 포함하는 모든 세팅들에서 적용되어져야 한다. 예를 들어, 쉼터에 살고 있는 아동들과 청소년들의 여가 추구들을 개발하는 것은 문화적 기대들에 더하여서 자원들과 흥미들에 대한 주의 깊은 고려를 요구한다. 이러한 아동들과 청소년들이 노숙의 상황에 있고, 그들의 친척들도 매우 제한된 경제적을 가진다는 사실은, 종이접기나 밧줄과 같은 매우 적은 장비만을 사용하는 여가 추구를 작업치료사들이 고려하기를 요구한다. 우리들은 우리들의 요구된 과정들에 적합한 작업적 참여의 개념을 우리들의 이론 기초에 더하였다.

시스템과 요구들 사정에 대한 토의

문헌 고찰에 이어 다음 단계는 서비스의 다양한 수용자들에 대한 요구 사정을 시작하는 것이다. 이러한 과정 동안 제공되어질 수 있는 잠재적인 작업치료 서비스들이 설명된다. 노숙자 쉼터 가족에서 제공되어질 수 있는 잠재적 서비스들을 고려했을 때, 최근 서비스들에 대한 세심한 이해가 제공되어져야 하며, 이러한 쉼터의 임무가 필수적이다. 토의는 쉼터에서의 최근 요구들과 압박들을 탐구한다. 쉼터의 이사장과의 최초의 대화 동안 요구되어지는 작업치료 서비스들의 넓이가 명확해진다. 이 장은 작업치료 프로그램이 어떻게 쉼터에서 적용될 수 있을지에 대해서 기꺼이 토의했지만, 쉼터에는 수근관증후군이나 수부 문제들을 가진 사람들이 좀처럼 없다고 언급했다. 작업치료 서비스에 대한 이사장의 관점에서는 수부 치료는 제한적이었다. 토론에서 쉼터의 아동들, 청소년들 그리고 가족들에 대한 잠재적인 작업치료 서비스들이 제공되어질 수 있다는 것을 확인했다. 이러한 세팅에서의 요구들의 넓고 다양한 요구를 탐구하는 것으로 제공되어진다.

요구 사정은 이전 10장에서 논의되어진 바와 같이, 상호작용 시스템에 대한 이해를 포함한다: 생태문화적 이론과 그림 17-3에서 확인됨. 각각의 시스템은 떠오르는 임상 영역의 구성원으로서 특징과 예상들은 인지되어져야 한다. 이전에 이해되어졌거나 고려되지 않았던 기술이 구체적 시스템에서는 포함되어지지 않을 수도 있다. 우리가 확인했었던 3가지 상호작용 시스템들은 쉼터, 대학, 그리

고 지역사회이다. 사회적 예상들과 행동적 제한 사항들에 더하여서 쉼터의 물리적 제한 사항들은 요구들 사정들이 포함되어지는 요소들이다. 마찬가지로, 작업치료 학생들의 이용가능성 그리고 여름 동안에서만 가능한 작업치료사의 감독은 제공되어지는 서비스들의 종류와 양을 제한하는 제한점이다. 지역사회의 특징들과 예상들은 또한 요구들 사정에서 고려되어져야 하는 중요한 변수들이다. 노숙자 쉼터에서의 아동들과 성인들의 대다수는 전통적으로 학교에 가야 할 기간 동안 학교에 참석한다. 인근의 학교 지구는 9월부터 5월말까지 학교 참석을 불러일으키는 허가를 제공한다. 여름 동안 조직화된 활동들이나 쉼터와 지역의 지역사회의 관심 없이는 아동들과 청소년들은 제한되어진다. 각각의 상호작용 시스템의 특징들과 예상들은 그림 17-3에서 나타나 바와 같이 떠오르는 임상 영역에서의 서비스들을 시작하는 할 때를 고려한다.

시스템의 특징들은 2가지 기본적인 영역들로 나누어진다: 자원들과 제한 사항들. 자원들은 기술과 능력들뿐만 아니라 다른 자원들과의 시스템 연결성도 포함한다. 제한 사항들은 외부적 힘에 더하여서 내부적으로 조직화된 제한 사항들에 의한 시스템 내의 제한 사항들을 포함한다. 각각의 시스템에 대한 자원들과 제한 사항들에 대한 이해는 특징들의 틀을 짜고 떠오르는 임상 영역에서의 시스템의 관계와 상호작용을 가이드하는데 사용되어진다. 예를 들어, 노숙자 쉼터에서의 작업치료 서비스들을 제공하기 위한 요구들 사정이 시작되어질 때 대학의 자원들은 여름 동안의 과정을 완수하기 위해 필요로되어지는 작업치료학생들을 포함하며 교수단은 지역사회 연결들을 돕는 감독자 협력자 그리고 시행자로서 기꺼이 역할할 것이다. 대학 시스템 내에서의 제한 사항들은 여름으로 한정되어진 작업장 배치와 작업장에서의 계약상의 요구사항들이 포함된다. 대학의 특징들, 노숙자 쉼터, 그리고 지역사회는 요구들 사정 동안 확인되어져야 하고 고려되어져야 한다.

각각의 3가지 시스템들의 예상들 또한 요구 사정에서 확인되어져야 하고 혼합되어져야 한다. 시스템의 예상들은 2가지 관점들로부터 토의되어질 수 있다: 예상되어지는 결과들과 잠재적인 기회들. 예상되어지는 결과들은 최소의 과정들이 프로젝트나 프로그램에서 지속적인 상호작용을 요구한다는 것을 언급한다. 프로젝트에 대한 참여를 계속하는 시스템을 위해서 명확한 결과들은 요구들이 충족되어졌는지를 결정하는 시간 프레임을 가지고 언급되어져야 한다. 잠재적인 기회들은 시스템이 떠오르는 임상 영역에서 참여일 때 상호작용과 이득들에 대한 기대를 나타낸다. 묘사되어진 것과 같이 프로그램의 개발을 사용함으로서 기대되어진 이사장과 쉼터에 살고 있는 가족들에 의해서 확인되어진 결과는 여름 동안의 아동들에 대한 조직화된 프로그램이다. 작업치료 서비스를 받는 쉼터에 의해서 확인되어진 잠재적인 기회는 아동에게서 향상된 행동을 불러일으키는 프로그램이다.

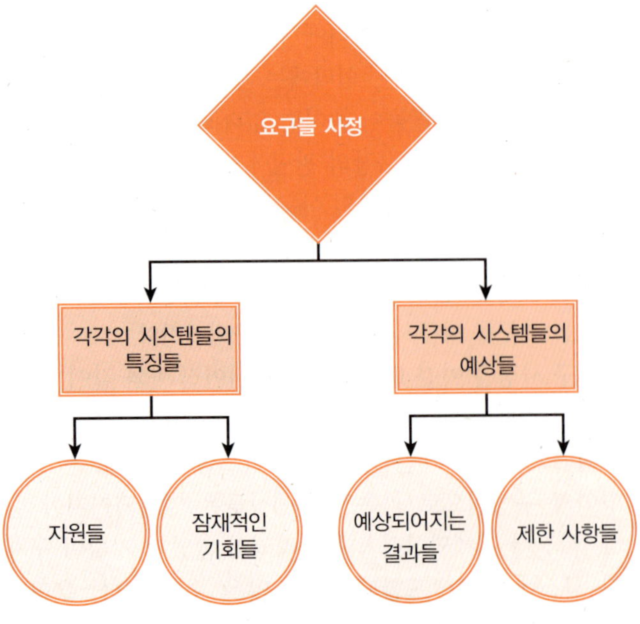

그림 17-3 지역사회 기반 서비스들 개발을 위한 3가지 단계들.

우선순위들을 확인하고 과정들을 확립하라.

각각의 상호작용 시스템의 특징들과 예상들이 고려되어져야 할 뿐만이 아니라, 토의를 통해서 이해관계자들 사이에서의 우선순위도 매겨져야 한다. 만약 사정이 작업치료사들에 의해서 충족되어지지 않는 첫 번째 요구들을 나타낸다면, 서비스들의 잠재적인 이익은 제한적일 것이다. 최초에 이사장은 작업치료 서비스들은 단순히 수부손상을 가진 이들에게 제공되어진다고 생각했으며 쉼터에서의 서비스에서 작업치료는 제한적일 것이라고 추측했다. 일단 작업치료 서비스 분야에 대한 이해를 하고 난 뒤 이사장은 작업치료 서비스들이 어떻게 쉼터에 살고 있는 아동들과 청소년들의 요구들을 충족시킬지를 이해했다.

쉼터는 매일 저녁 부모들이 다양한 모임들에 참석하는 동안 숙제 센터로써 공간을 마련하였다. 비록 지역사회 봉사자들이 숙제 센터를 감독했지만, 아동들이나 청소년들에 대한 어떠한 제공되어지는 직접적인 도움은 없었다. 아동들과 청소년들에 대한 지지에 대한 가장 큰 요구는 자원봉사자들이 지속적으로 지키기 어렵고 아동들과 청소년들의 대다수가 학교에 가지 않는 여름에 오는 것이었다.

토의에서는 이러한 점에서 공통의 이득에 관한 화제가 가장 적합하다. 이러한 개념은 시스템들사이에서의 예상되어지는 결과들과 잠재적인 기회들의 배정을 반영한다. 새로운 임상 영역으로 들어갈 때 공통의 이득들을 확인하는 것은 협력과 협동을 확립하는 것을 돕는다. 떠오르는 임상 영역들에서의 서비스들을 제공하는 것은 모든 부분들이 서비스의 이득을 얻는 것을 요구한다. 쉼터는 작업치료 학생들의 트레이닝 장소가 되는 것에 흥미를 가졌다. 이것은 이전에는 쉼터에서 이용가능하지 않았던 전문적 도움이 생긴다는 것을 의미한다. 대학에서 얻을 수 있는 잠재적인 이득은 최초의 계획 단계를 탐구할 수 있는 것이다. 대학 작업치료 프로그램은 최근의 지역사회 서비스들의 확장에 관심이 있었다. 잠재적인 학생들의 견습기간과 전문가-학생 연구 프로젝트 둘 다 가족 쉼터에서 예상되어진다. 게다가 새로운 세팅에서의 아동들과 성인들에 대한 심리사회적 요구들에 대응하는 작업치료 학생들의 기회 제공은 지역사회에 대한 서비스의 대학 목표를 충족시키는 것이었다.

임상에서의 서비스들의 제공은 작업치료사에게 어떻게 하면 모든 시스템에서 이득이 되는 서비스를 제공할 수 있을까를 고려할 것을 요구한다. 이것은 지속적인 상호작용과 성장을 가능하게 한다. 예를 들어, 새로운 세팅에서 아동들과 청소년들에 대한 서비스를 제공하면서 아동들과 청소년들은 서비스들로부터 이득을 받지만 치료사들 또한 어떻게 세팅을 이로울 수 있을지를 고려해야만 한다.

서비스들의 시행과 결과들을 검토하라

작업치료 견습기간 프로그램은 2000년 여름에 시작되었다. 견습기간에는 아동들에 대한 작업치료 서비스를 제공할 뿐만이 아니라 성인들을 위한 구체적인 도움을 제공할 책임이 있었다. 중재는 보통 그룹의 형태로 제공되어졌다. 이전에 언급된 다면적인 이론적 틀을 사용하면서 2가지 개념들이 중재 그룹을 고안하면서 사용되어졌다: (1) 지지적이고 양육적인 구조와 환경 (Rebeiro, 2001) 그리고 (2) 기본적인 기술들을 습관들로 전환시킬 기회의 창조(Rogers, 2000). Rebeiro (2001)는 의미있는 일과들을 불러일으키는 지지적인 환경의 이점들을 설명했다. 작업치료 그룹들은 체계적인 긍정적 지지를 제공하며 새로운 기술을 배울 기회를 제공함으로써 최근의 기술을 사용하는 성공을 불러일으킬 수 있다. Rogers (2000)는 기술 발전에 이르는 요구와 습관의 형성을 언급했다. 이것은 세팅들과 상황들 전반에 걸쳐서 적용되어지는 기술들을 요구한다. 중재 서비스들은 그룹을 넘어서 확장되며 견습생들이 기술을 연습하도록 아동들과 청소년들에게 시도할 수 있는 쉼터에서의 상호작용들을 포함한다. 많은 부모들은 또한 기술들이 습관으로 전환되어지는 것을 촉진시키는 시도들을 제공한다. 상황 17-2는 이러한 점을 설명하는 한 예이다.

상황 17-2 의자를 집어 넣고 습관화시키기

노숙자 쉼터에서 어린 아동들의 그룹은 부모들이 쉼터로 돌아올 시점인 늦은 오후에 개최되어졌다. 그룹은 언제나 식사 장소/일반적인 모임 장소에서 개최되었다. 아동들은 견습생들과 함께 모든 아동들이 도착할 때까지 테이블에 앉아 있도록 요청받았다. 일단 모든 그룹이 모여지면 모든 아동들은 일어서서 의자를 테이블 속으로 집어넣었다. 이것은 쉼터에서의 규칙이었다. 정확하게 의자를 집어넣는 기술은 작업치료 그룹들에 의해서 가르쳐질 뿐만이 아니라 부모들이나 스태프들에 의해서 강화되어졌다. 이것은 기술이 습관이 되도록 햇다. 기술들이 습관으로 전환되어졌을 때 그들은 완수하는데 더 낮은 에너지 소비를 보엿고 따라서 에너지를 다른 활동들이나 작업들에 배정하는 것이 가능해졌다 (Rogers, 2000).

아동들과 청소년들은 나이에 따라서 다음과 같이 그룹되어진다:

- 그룹 1은 4-6세
- 그룹 2는 7-11세
- 그룹 3은 12세 이상

그룹들은 아동들과 청소년들이 모두 그룹세션에 올수 있도록 한 주 몇 번의 스케줄을 잡았다. 모든 연령들을 위한 그룹들은 결정을 내리는 기술들과 문제해결 능력들을 불러일으키는 것에 초점을 두었다.

그룹 1

그룹 1은 4-6세의 아동들에게 학교 준비 기술들을 개발하고 확장하는 기회를 제공하는 데 초점을 두었다. 그룹 세션 동안에 언급된 기술들은 기본적인 학문적 지식들을 넘어 학교 수행에서 중요한 사회적 기술들에 초점을 두었다. 이것들에는 차례지키기, 듣기 기술들, 자원들의 분배 등을 포함됐다 (그림 17-4). 비록 견습생들은 학문적 수행에 대한 지지를 제공했지만 다양한 시스템들 내에서의 상호작용들을 지지하면서 쉼터 환경과 학교에서 요구되어지는 기술들의 연습을 아동들에게 제공하는 사회적 기술

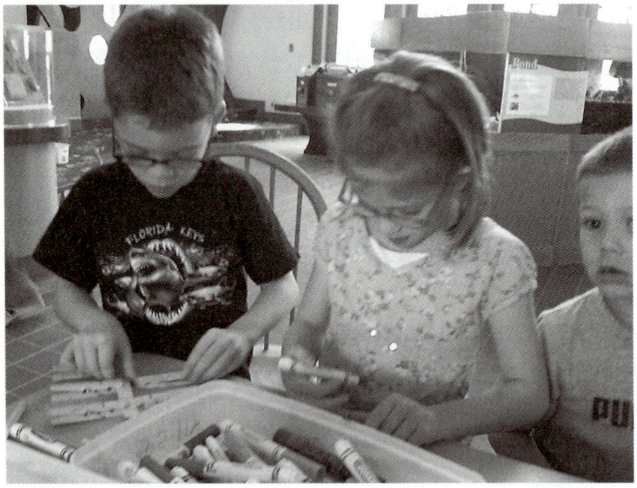

그림 17-1 댄스 프로그램은 청소년들을 위한 혁신적인 지역사회 기초 작업치료 중재일 수 있다(*Photograph courtesy fo Art Hsieh*).

들에 초점을 두었다.

세팅들을 넘어서는 이러한 기술들의 전환은 세션에서 시행된 기술들에 대한 정보를 부모들과 스태프들에게 알려줌으로써 길러졌다. 의식적인 노력으로 작업치료사들과 견습생들에 의해서 긍정적 행동의 명백한 언급이 이루어졌고, 세션 이후 행동으로 연결되어졌다. 예를 들어, 자원을 분배하는 개념은 첫째로 언어적으로 확인되어졌고 프로젝트 동안 접착제를 공유한다거나, race car 게임 동안 작은 플라스틱 차를 공유하거나, 노래를 부르는 동안 드럽을 공유하면서 실행에 옮겨졌다. 이러한 자원 분배의 개념은 부모들과 스태프들에게도 촉구되어졌으며 그들이 또한 아동들에게 칭찬하거나 강화해주기를 요청했다. 이러한 예는 환경과 기술을 습관으로 전환시키는 기회가 어떻게 중재 서비스들에 통합되어지는 보여주는 것이다. 게다가 이러한 습관의 개발을 촉진시키는 의미있는 활동 사용의 예시이다. 진보 노트에는 자원분배에서의 긍정적 변화가 기록되어졌고 자원을 강탈하려고 하는 싸움이 적어졌다.

그룹 2

그룹 2는 7-11세의 아동에게 서비스를 제공하였다. 그룹의 근본적인 개념들은 확고한 환경을 제공하는 것에 대한 요구와 기술을 습관으로 전환시키는 다면적인 기회들을 제공하는 것을 고려했다. 그룹들은 종종 동료 상호작용 기술들과 의사결정 기술들 그리고 투쟁 해결책을 찾는 것에 초점을 두었다. 이러한 기술들은 어떠한 사람도 원하지 않는 게임을 하는 의사결정과 같은 다양한 매체를 사용함으로써 불러일으켜졌다. 의사결정 기술을 촉진시키기 위해 사용되어진 전략은 행동 전에 멈추고 상황에 대해서 생각해보게 하는 것이었다. 아동에게는 상황에 대한 가능한 두가 선택사항들이 있다는 것을 확인하게 하였고 그리고 나서 2가지 선택사항들을 사정하게 했다. 예를 들어, 어떤 아동들을 카드게임을 하기를 원했고 몇몇의 아동들이 농구를 하기를 원한다면, 아동들에게는 어떻게 공정히 활동을 선택할지를 결정하기를 요청했다. 개별적인 활동들에 참여하는 작은 그룹의 아동들에게는 선택사항을 제공하지 않았다. 목표는 문제해결 능력과 투쟁 해결을 찾는 기술을 개발하는 것과 기술을 연습함으로써 투쟁을 피할 수 있도록 하는 것이었다. 아동들은 종종 첫째로 하나의 활동에 참여하기를 결정하였고, 만약 첫 번째 활동 이후에 다른 활동을 할 수 있는 시간이 허락한다면, 나머지도 완수하는 것으로 결정을 내렸다. 둘 다의 활동을 할 수 있는 시간이 허락하지 않는다면 다음 중재 이후 다른 활동에 참여하는 것으로 결정을 내렸다. 이러한 과정은 아동들이 동료 간에 상호작용을 하도록 도왔으며 의사결정 기술을 불러일으키는 것도 도왔다.

문헌은 노숙을 경험한 많은 아동들이 문제 상황을 피하거나 부정하며 거부한다고 언급했다 (Schmidt et al., 2001). 결정을 내리는 기술들과 그다음 결정을 시행하는 것은 부모와 스태프들과 함께 작업치료 중개 그룹에서 연습되어졌다. 이것은 기술이 습관으로 전환되기 위한 기술 연습의 다면적인 기회를 제공했다. 의사결정과 투쟁 해결 기술들에 대한 습관 형성은 쉼터에서의 아동의 생활을 지지하기에 매우 중요했다. 사람들의 다면적 그룹들의 참여는 아동들이 다양한 환경 수준에서 그들의 기술을 사용하게 했다. 부모들은 종종 몇몇 그룹 세션들에 어떻게 아동들을 참여시킬지에 대한 의견을 말하며 의사결정 기술을 돕기 위해 강조와 언어적 시도를 한다.

그룹 3

그룹 3은 쉼터에 살고 있는 청소년들의 요구를 충족시키기 위해 고안되어졌다. 확인 독특한 요구는 의사결정과 문제해결 기술에 참여하는 기회를 제공하는 것이었다. 쉼터에서 생활하는 동안 모두는 나이나 성숙에 비해서 의존적이었으며 모든 단계에서 부모에 의한 감독을 요구되어졌다. 이러한 규칙은 제한 요인으로서 청소년들에 의한 잠재적인 문제들을 피하기 위한 것이었다.(Schultz-Krohn, 2004a). 이러한 과정은 이전 장에서 언급된 MOHO나 EHP와 같은 클라이언트 중심의 모델들로부터 개발되어졌다. 이러한 과정은 잠재적인 도전들이 예상되어지는 청소년들을 강화시키고 도전들에 직면하기전에 해결책을 개발하기 위해 고안되어졌다. 예상되는 문제해결 과정의 핵심요소는 다음과 같았다:

1. 수행되어지는 작업이나 활동 확인하기
2. 작업/ 활동 수행을 위해 요구되어지는 환경적 특징들을 확인하기. 이것은 작업/활동에의 참여를 위한 필수적인 장비들을 포함한다.
3. 환경이나 요구되어진 목적에 위치하는 작업/활동에의 참여에 대한 잠재적인 안전 위험요소들이나 도전들 확인하기
4. 이러한 위험요소들이나 도전들에 대한 해결책 개발

상황 17-3은 의사결정과 문제해결 기술을 촉진시키기 위해 사용되어지는 운동을 설명한다.

상황 17-3 결정내리기와 타코

쉼터에 살고 있는 모든 거주자들에게 식사가 제공되어졌지만, 많은 청소년들은 스낵이나 간단한 음식을 원했다. 다른 음식들을 만들기를 원하는 제안들 이후 모든 그룹들을 대상으로 타코를 만드는데 대한 동의를 구하기 위해서 이전에 설명된 의사결정 과정들이 사용되어졌다. 청소년들은 몇 가지 다양한 음식들을 포함하여 요구되어질 수 있는 장비나 재료들이 무엇인지 확인하기를 요청받았다. 그것들은 단단한 껍질 콘 옥수수들, 콩들, 쌀, 그리고 고기가 필요하다고 가이드했다. 그리고 나서 그것들은 필요한 조리기구들을 가이드햇고 어떻게 타코를 준비해야 할지에 대해서도 가이드했다. 부엌 스태프들에 의해서도 제안된 재료들도 고려되어졌다. 이러한 활동에 부모들과 쉼터 스태프들도 논의할 것을 작업치료사들에 의해서 제안되어졌다.

청소년들은 이러한 도전들을 충족하기 위한 전략들에 따라 잠재적인 위험과 해로운 것들을 확인하도록 가이드되어졌다. 그들은 타코가 가능하지 않다면 그에 대한 수용 가능한 대안을 확인하도록 요청받았다. 이것은 다시 이전에 활동 수행에서 행해졌던 문제해결에 그룹에 참여하게 하였다. 부드러운 옥수수 가루를 결정하는 것의 예는 단단한 껍질의 콘옥수수에 대한 수용 가능한 대안이 될 수 있었다. 이러한 과정은 의사결정과 문제해결의 기술들을 불러일으키기 위해 사용되어졌다.

이후의 그룹들에서 이러한 전략들을 사용할 반복적인 기회들을 통해서 청소년들은 예상 가능한 문제해결에서 점점 더 능숙해졌다. 예상되는 문제해결과정을 완수하는 것은 종종 한 시간의 전체적인 그룹 세션과 이후의 그룹 세션의 활동의 실행을 요구한다. 이것은 이러한 기술들을 연습하기 위한 가이드된 지지를 제공에 대한 요구를 반영한다. 이러한 기술들을 연습할 기회는 부모들과 쉼터 직원들에게도 그룹 과정들을 알려줌으로써 확장되어진다.

결과들에 대한 검토

최초의 단계에서 언급된 과정들이 충족되어지고 경험은 부가적인 요구들에 대한 견습 프로그램의 재개정에 대한 확인되어진 기회를 제공한다. 이사장, 견습생, 그리고 지지하는 전문가 멤버들 사이에서의 토의는 최초의 여름 견습 프로그램은 성공적이었다고 결정내렸다. 견습 프로그램은 쉼터 운영을 방해하지 않고 아동들과 청소년들에게 제공되어졌다. 부가적인 이득은 쉼터 운영에 제공되어진 지지였다. 청소년들과 아동들과 함께 개발함으로써 의사결정과 문제해결 기술들이 향상되었고 싸움이 적어졌으며 쉼터 직원들에 의한 훈련활동들이 적어졌다. 프로그램은 성공적으로 작업장에서의 요구사항들을 완수했으며 경험을 묘사하는 선도적인 회의에 대한 동의를 산출했다. 동의는 수용되어졌고 최초의 예상들을 초과하는 과정들을 반영했다.

쉼터 직원을 조절하는 직접적인 책임이 있는 이사장과 쉼터 매니저는 종종 쉼터에 살고 있는 아동들과 청소년들에게 어떻게 작업치료 서비스가 이로울 수 있는지를 언급했다. 이러한 서비스들의 이점에 대한 반영 이후 학생들 중 한 명에게 하나의 직장 자리가 요청되어졌다. 이것은 작업치료사에 의해서 제공되어지는 서비스들의 광범위함을 보여주고 난 후 서비스들에서의 아동들과 청소년들이 받는 이점들을 확인시켜준 것이다. 견습기간에 참여한 학생들은 약 1년 동안의 쉼터에서의 직장을 약속받았다. 불행히도 쉼터에서의 제한된 예산은 전형적인 봉급들보다 낮은 봉급들을 약속했고 또 다른 작업치료사를 고용할 수는 없었다.

이후 두 번째 여름에 다시 견습 프로그램이 시작되었고 예산은 다시 견습으로의 작업치료사에 대해서 편성되어졌지만 봉급은 여전히 시장에서의 일반적이 봉급보다 낮았다. 2단계 프로그램은 여름 동안에서 제한적으로 운영되어졌으나, 제공되어지는 서비스는 사실상 활장되어졌다. 이전에 언급되어졌던 그룹들에 더하여서 견습생은 여름 견습기간 동안 세 번에 걸쳐서 일주일 동안의 캠프를 개최했고 쉼터의 청소년들에게는 더 어린 캠프참가자들에 대한 감독의 책임을 가지고 선배 상담자의 역할이 주어졌다. 상담자로서 종사하기 전에 청소년 그룹들은 청소년들이

캠프에 참가하면서 맞닥뜨리거나 예상되어지는 가능한 도전들을 확인하기 위해 예상적인 문제해결 방법을 사용했다. 이러한 과정은 이후 성공을 불러일으키는 지지적이고 조절된 환경 안에서 행동에 대한 그들의 계획을 스스로 정하도록 하였다.

캠프에 참여한 아동들은 기술들을 습관으로 전환시키기 위한 수많은 기회들을 제공받았다. 이것은 견습 작업치료사와 상담자들에 의해서 불러일으켜졌다. 이러한 경험의 결과는 투쟁 해결, 의사결정, 그리고 동료 상호작용에서의 향상된 기술들로 증명되어졌다. 다양한 상황에서의 기술의 연습과 적용의 반복적인 기회를 통해서 기술은 사용하고 적용하는 것이 더욱 쉬어졌다.

후속 조치

이러한 협력적인 지역기반 프로젝트의 과정들은 지난 몇 년 동안 다듬어졌다. 쉼터는 인턴들이 여름 동안 세 번에 걸친 일주일 간의 작업치료 여름 캠프를 감독하는 것에 더하여서 아동들과 청소년들 그리고 부모들에 대한 그룹별 그리고 개인적 세션들을 제공할 것을 기대한다. 쉼터는 작업치료 인턴들에게 부가적인 교육적 기회들과 훈련을 제공함으로써 매년 여름 작업치료 인턴들에 대한 지지를 제공한다. 쉼터는 계속적으로 직원으로서 작업치료사를 지지할 기금을 찾고 있지만 경제적 화제들로 인한 기부의 감소로 인해서 자금이 충분치 않다.

대학은 이러한 프로젝트에 대한 과정들을 개정해왔으며 2000년 여름의 조사 연구 이후로 쉼터에서 전문가들과 학생들 둘 다 이러한 독특한 세팅에서 조사에 참여하는 독특한 기회의 제공을 계속해서 해오고 있다. 몇몇의 학생들이 쉼터에서의 가설 프로젝트를 완수했으며 쉼터와 대학에서의 작업치료 프로그램간의 더욱 강한 관계를 불러일으켰다. 쉼터에서의 작업치료사를 고용하는 부가적인 결과를 성취하지는 못하였지만, 이러한 협력적인 프로젝트의 이러한 결과를 충족시키기 위해서 방법들이 찾아지고 있다.

이러한 설명은 노숙자 쉼터에서의 아동들과 청소년들에 대한 떠오르는 임상 영역들에서 어떻게 작업치료 서비스가 제공되어질 수 있는지를 묘사하는데 사용되어진다. 지역사회 기반 방법들에 대한 참여의 과정은 쉼터와 대학에서의 작업치료 프로그램간의 비전을 공유하고 의사소통을 열어주는 지지적인 방법이다. 이러한 쉼터에서 서비스를 제공하는 추진력은 쉼터에서 살고 있는 아동들과 청소년들 요구와 작업적 추구들에 참여할 기회를 받을 만한 가치가 있다는 것에 대한 인식으로부터 얻어진다.

핵심정리 (Here's the Point)

- **문헌고찰 이후 알려진 작업치료사는 작업치료 서비스들의 준비에 영향을 미치는 중요한 상호작용 시스템들을 확인하는 과정이 시작할 수 있다. 세부적인 요구들 사정이 모든 관계자들과 함께 수행되어진다.**
- **서비스 전달을 위한 최초의 계획을 가이드하는 개념적 모델과 이론의 틀의 선택은 필수적이다. 모델은 어떻게 작업치료 서비스들이 확인되어진 요구들을 충족시키기 위해 시행되어질 수 있으며 서비스를 조직화하는데 도울 수 있는지에 대한 틀을 제공한다.**
- **요구들 사정에 공헌할 수 있는 각각의 이점들과 제한 사항들을 가진 다양한 상호작용 시스템들을 확인하라. 떠오르는 임상 영역에서의 작업치료 서비스들의 적용은 사정 과정에서 확인되어진 요구들을 충족시키는 상호작용 시스템들의 이점을 이용하는데 초점을 둔다.**
- **모든 관계자들은 프로그램의 예상되어진 과정들과 우선순위들의 명확한 접합을 발전시키기위한 협력을 요구받는다. 타켓 자료들이 확인되어져야 하며 관계자들에 의해서 동의되어져야 한다.**
- **과정들을 검토하는 과정 동안 부가적인 요구들을 포함하지 않는 것은 일반적이다. 이러한 요구들에 대한 대처는 상호작용적 과정의 부분이다.**

자연적 재해와 아동: 떠오르는 임상의 영역
(Natural Disaster and Children: An Emerging Area of Practice)

Nancy Rushford와 Kerry Thomas에 의해서 기고되어졌다.

자연적 재해는 지구상에서 증가하고 있다. 2008년 한해에만 235,000명 이상의 사람들이 죽었고 214백만명이 영향을 받았다 (Rodriguez et al., 2009). 자연적 재해는 인간을 포함한 광범위한 영역에 영향을 미쳐서 사회의 기능에 중대한 문제를 일으킨다 (International Strategy for Disaster Reduction, 2009). 어떤 자연적 재해 영향이든 그것이 얼마나 재앙적일 지는 위험과 취약점에 대한 인구의 수준에 달려있다 (International Federation of Red Cross and Red Crescent Societies, 2000).

상황 17-4 응급 대응

2007년 11월 태풍 Sidr가 방글라데시의 남쪽 연안을 덥쳤으며 총 30개 구를 걸쳐서 8.3백만명의 영향을 미치는 광범위한 손상을 일으켰다. 연안에 살고 있던 3백만명 이상의 사람들이 조기에 피난했다. 약 3300명의 사람들이 목숨을 잃은 것으로 추정된다. 수명이 실종됐으며 수천명의 사람들이 그들의 집과 재산, 생계를 잃었다.

9살의 Chaitali는 물이 다가오는 소리를 기억했고 그녀의 아버지와 어머니보다 큰 물의 벽을 보았다. 그들은 과일들과 그들의 재산들을 보관했던 창고의 지붕에 매달렸었다. Chaitali의 아버지는 과일 판매상이었고 자신의 매장도 가지고 있었다. Chaitali는 그녀가 파도에 휩쓸렸을 때 그녀의 아버지와 오빠를 시야에서 잃어버렸다. 그녀는 주 도로를 따라서 수영을 해야했고 안전하게 떨어진 가지에 매달렸고 안전한 곳으로 은행을 따라 올라갔다. 그녀는 태풍이 부는 동안 집으로부터 떨어진 금속성 지붕 아래의 거처를 발견했다. Chaitali는 다음날 아침 일찍 발견되어졌다. 그녀는 그녀의 부모들이 그녀를 집으로 데려주기를 기다렸다. 그녀는 그녀의 마을이 태풍에 의해서 쓸려진 것을 이해하지 못했다.

낮은 소득의 국가들과 가난한 사람들은 매우 심하게 재해에 의해서 영향을 많이 받는다: 특히 여성, 아동들, 노인들, 장애를 가진 사람들에서 그것을 심하다. Chaitali의 경우에서처럼 그녀의 취약성을 증가시키는 몇 가지 요소가 있다 (예: 가난, 집과 위치의 질, 조기의 경고/준비의 부족). Chaitali의 나이와 타인에 대한 의존성은 그녀를 특히 위험에 취약하게 만들었다 (Save the Children, 2008).

재해와 아동들

다음 10년 동안 아동들의 취약성은 증가할 것으로 예상되어지며 175백만명의 아동들이 재해나 기후변화에 의해서 영향을 받을 것으로 예상된다 (Save the Children, UK, 2007). 이러한 아동들은 그들의 건강, 안전, 그리고 보안에 대한 압도적인 위협에 직면하게 된다. 재해 이후 그들은 특히 분리, 학대, 착취 그리고 배제등이 취약해진다 (Save the Children, 2007). 장애를 가진 아동들은 이러한 환경에서 더욱 위험에 처한다.

상황 17-5 재해가 덥친 이후

군용의 응급 막사는 Chaitali와 그녀의 어머니, 또한 300명 이상의 다른 이들에 대한 임시적인 집을 제공한다. 그것은 매우 불편하며 사람들로 포화되어진다. 땅은 축축하며 농장은 어지러져 있다. 나무도 가게도 설비의 어떤 종류도 존재하지 않는다. Chaitali는 캠프안에서의 친구들과 시간을 보낸다. 그곳은 그녀가 처음 구해져서 도착한 캠프이다. 자원봉사자들은 그녀의 어머니가 음식과 담요, 신선한 옷을 얻으러 간 사이 그녀를 보호한다. 시간이 지남에 따라 학교와 같은 공간이 만들어졌고 여가활동을 위한 시간도 마련되었다. Chaitali는 친구를 사귀었고 여기가 안전하다고 생각하게 되었다. 그러나, 어두워지면 Chaitali는 막사로 돌아가야 했다. 그녀의 어머니는 어두워질 때까지 다 쓰러진 집에 갔다가 돌아왔다. 그녀는 Chaitali에게 일단 어두워지면 화장실이 급하더라도 막사를 벗어나선 안된다고 말했다.

재해에서의 아동 보호

모든 아동들은 아동의 권리에 대한 유엔 회의에서 언급되어진 생존과 발달에 대한 권리를 가진다 (UNICEF, 1989). 그들의 보호와 도움에 대한 접근성, 기본적인 서비스들, 그리고 완전한 발달을 성취하기 위한 기회의 동등성 등을 보장하는 것이 매우 중요하다 (Save the Children, UK, 2007; UNICEF). 재해 위험 감소, 응급 대처, 그리고 회복은 정부, 다측면의 기관들, 기부자들, 지역사회들, 보호자들 그리고 가족들을 포함하는 공식적 비공식적 객채들을 포함하는 다영역의 그리고 다측면적 접근을 포함하는 재해 관리 사이클의 부분이다 (응급대처, 회복, 그리고 예방/완화). 재해 이후 아동보호와 안전한 공간만을 제공하는 것은 충분치 않다.: 거기에는 여전히 집으로 돌아가기 위한 많은 문제들이 있다. 아동들을 돕기 위해서는 그들의 삶의 몇가지 조절을 해야하며 아동의 장기간 안정성과 보안을 보장하기 위해 모든 사람들이 인근의 환경에 대한 계획에 참여해야 한다 (Bartlett, 2007). 비록 아동의 권리들이 회의들이나 협정들 그리고 국가 법률을 통해서 정해졌고 아동에 초점을 둔 기관들이 많은 성취들 (예: 아동 친화 공간의 확립, 아동들의 그들의 가족들에 재통합, 필수 건강의 회복과 교육 서비스들, 상담 제공)을 이루었지만 지역과 국제적인 기관들, 정부 기관들 그리고 지역사회에는 여전히 아동들과 그들의 보호에 관해서는 부족하다 (Bartlett, 2007).

작업치료사들의 역할

Chaitali와 같은 아동들은 트라우마와 재해로부터의 회복에 대한 요구를 가지며 아동 초점의 국제적 비정부 기관들(INGOs)은 이러한 요구들에 대처하는 가장 우세한 팀이다. 작업치료사는 주로 작업적 참여에 대한 초점을 통해서 다양한 세팅에서 아동의 건강과 발달을 촉진시키는 일을 한다: 그러나, 그러한 적문적 특정 지식들과 기술들이 아동에 초점을 둔 프로그램과 활동을 포함한 재해에 대한 다분야적이며 다측면적인 반응에 얼마나 기여할 수 있을 지에 대해서는 잘 알지 못한다. 이러한 작업의 분야에 참여한다는 것을 알고 있는 치료사들 중 몇몇은 작업치료사로서 일하기 보다는 프로젝트 사무관, 구조와 발전적인 근로자, 또는 상담자로서 참여해 왔다. 그리고 그들은 일반적으로 조국을 떠나 국제 기구의 전문가로서 재해를 당한 지역사회를 좀처럼 떠나지 않는다. 그와 마찬가지로 필수적인 역할에는 지역 대응자와 구성을 돕는 것, 트레이닝 그리고 지역 스태프와 자원봉사자들의 조정팀 등이 포함된다 (Thomas & Rushford, in press).

작업치료의 전통적인 영역외에도 이러한 임상가들은 그들의 지식과 기술을 가지고 지역사회 발전과 역량 건설에 공헌하고 있다. 그들은 다양한 흥미들이나 이해관계자에 의해 표현되어지는 재해에 영향을 받은 지역사회에 대한 지역사회 서비스들을 건설하고 있다 (Thomas & Rushford, in press). 이러한 과정은 이전의 이 장에서 언급되어졌던 어디에서 어떻게 대해서 지역사회가 결정하는 방법과, 전달되어지는 서비스들이 무엇을 목적으로 하는지에 대한 작업치료 원리들과 접근법들이, 지역사회에 통합되어지는 지역사회 기반 서비스 모델과 유사하다. 이것은 클라이언트 (개인, 그룹 또는 지역사회)가 약간만 작용하거나 서비스 그자체에 대한 조절을 할 수 없는 전문가에 의한 지역사회 기초 서비스들과 대조적이다.

지역사회 기반 서비스들이 이 장에서 언급되어진 다양한 예들에서 언제나 똑같지 않다는 것을 아는 것은 중요하다. 지역사회 기초 그리고 지역사회 기반 서비스들의 개념은 다양한 클라이언트 중심의 정도와 클라이언트 또는 이해관계자들의 조절 그리고 참여를 반영하는 참여의 연속체에서 작용한다. 이러한 연속체는 지역사회 기초 그리고 지역사회 기반 서비스들 내에서 존재할 뿐만이 아니라 특정의 환경에 따르는 다양한 참여의 정도, 조절 그리고 소유권이 있을 수 있는 지역사회 기반 서비스 그 자체 내에서도 존재한다.

연속체 말미의 한부분에서 클라이언트와 서비스 간의 관계는 서비스/기관과 견해를 표현할 기회를 가지지 못한 정보의 의사소통 하에서 센터를 이끈다. 그것은 공동의 화제에 대한 고려를 가진 상담단계를 통해서 진행되어지지만, 과정과 피드백에 대한 이해 내에서 의사결정을 공유하는 것을 포함하는 진정한 파트너쉽과 진행되는 과정이나 피드백 매커니즘 없이, 그리고 궁극적으로 지역사회가 결정을 내리고 예산을 조정하며 진행하거나 프로젝트하는 힘을 가지기 위해서, 치료사들이 인도하는 곳으로 클라이언트나 구매자/지역사회를 조정하기를 통해서 이루어진다. 참여의 다양한 수준은 다양한 환경에서 적절하며 하나는 다른 것보다는 필수적이지 않다. 많은 상황들에서 참여는 환경과 요구들의 변화에 따라서 이상의 시간을 포함한다.

지역사회 기반 서비스를 개발하는 것은 참여적인 과정이다. 과정의 모든 단계들에서 이해관계자들과 어떻게 효과적으로 일하는 것을 배우는 것은 매우 중요하다. 작업치료 문헌 외부에서는 참여적인 과정들의 촉진에 대한 자원과 가이드들이 매우 많으며 Schultz-Krohn의 3가지 단계 각각에 대한 구체적인 목표들에 대한 타당한 특징적인 전략들과 테크닉들을 설명하는 많은 것들이 있다. 이러한 자원들의 많은 것들은 지역사회 개발과 참여적인 학습과 행동(PLA)의 우산 아래에서 분류되어진다.

능동적인 학습

1. 당신이 일하는 곳 내에서 다양한 작업장이나 임상 환경들을 고려하라. 클라이언트/ 지역사회/ 그리고 서비스/ 기관 사이에서 무슨 관계들이 있는가? 이러한 관계는 어떤 방식으로 클라이언트-치료사 관계와 유사하거나 유사하지 않은가?
2. 상황 17-1에서 Susan과 Linda는 그리고 참여 연속체에 따라서 그들의 각각의 지역사회들을 위치시켜라. 어떤 방식으로 Linda의 중재는 지역사회의 프로젝트나 과정으로 될 수 있었는가? 어떻게 Linda는 이러한 전환을 촉진시켰는가?

아동 친화적 공간: "치료를 위한 공간"

아래의 케이스 시나리오는 작업치료사에게 떠오르는 임상 영역으로서 복잡한 상황 (재해)을 표현한다. 그것은 재해 반응과 아동에 초점을 둔 중재들의 관점에서의 회복을 표현하며 어떻게 지역사회 기반 서비스가 외부적 작용자 또는 전문가들의 솔선으로서 시작할 수 있었는지 나타내지만, 지역적 파트너쉽과 지역사회에 의한 그리고 소유의 서비스나 프로그램을 되기 위한 참여를 통해서 전개되었다. 그 케이스 시나리오는 Schultz-Krohn의 지역사회 기반 서비스를 개발과 실행 가능하며 바람직하며 지속적인 프로그램들을 개발하기 위해 지역사회들과 파트너를 이뤄 포함되어졌던 복합체들의 일부를 조명한다.

치료를 위한 공간은 아동 친화적 공간의 개발과 조절에서 포함된 작업치료에서 트레이닝되어진 도움과 개발 임상가의 경험에서 우선적으로 기초한 복잡한 케이스 시나리오이다. 아동 친화적 공간들은 재해에 영향을 받은 지역사회내에서 안전한 영역들 (예: 학교, 텐트, 캠프 내에서 열린 공간, 지역사회 센터)에 세워지도록 고안되어진다 (Save the Children, 2008; World Vision International, 2005). 그것들은 아동들의 요구들과 권리들에 대항하는 많은 NGOs의 핵심적인 프로그램이며 응급 교대와 회복 작업이 일반적이다. 재해 이후 응급과 회복 단계 둘 다에서 아동 건강을 목표로 하는 프로그램들과 활동들은 아동 친화적 공간의 일반적인 특징이다. 단순히 건강을 전달한다기 보다는 건강한 장소들을 창조하기 위해 함께 일하는 지역사회들의 역량을 건설하는 것을 돕는 것이다.

여기에서 조언자/ 작업치료사는 재해에 의해 영향을 받은 아동의 건강과 안녕을 지키기 위한 지역적 파트너들의 역량을 건설하는 것을 돕기 위해 그녀의 지식과 기술들을 사용한다. 작업적 관점의 가치는 지역적 배경들과 요구들을 통해서 걸려진 것들로서 조망되어진다. 그러나, 이러한 케이스 연구는 떠오르는 영역에 작업치료 서비스들을 전달하는 것에 목표로 한 것과는 구별되어진다. 자원이 적은 환경에서 숙련된 작업치료사들은 종종 실행 가능성이 없거나 지속적이지 못한 서비스들을 전달한다.

시스템들을 확인하고 요구들 사정을 완성하라.

재해의 첫날부터 계속해서 발생한 혼란들은 영향을 받은 지역들에 접근하는 것이 사실상 불가능하다는 것을 의미한다. 효과적인 신념은 요구의 실제적인 사정에 기초하여야 하며 실행을 시작하기 전에 요구들을 확립하는 공식적 조사 없이는 실행하는 것이 불가능하다. 대신에 우리들은 응급상황에서는 효과에 대한 우리들의 이해에 의존한다: 죽음과 신체적 손상을 다루는 것; 전염성의 질환들의 위험; 가용한 물과 음식의 부족 또는 이러한 것들에 대한 감소된 접근; 환경적 노출; 그리고 심리학적 스트레스 상황.

상황의 응급 현실은 이전에 문헌 고찰을 통해서 설명된 요구 사정들과 시스템 확인을 통한 첫 단계를 취하는 것을 방해한다. 그러나, 이전의 재해의 다른 세팅에서의 경험과 문헌에서의 친숙성은 영향을 받은 인구들에 대한 즉각적인 중재/조망에 대한 가이드를 제공한다.

영향을 받은 지역 외부의 사람들로서 우리들은 즉시 지역의 파트너와 연락을 취해서 이전에 준비되어진 행동을 취한다. 이것은 분리되어지고 동반되어지지 못하거나 가족을 잃어버린 것으로 확인되어지는 아동들을 확인하고 신체적 보호와 쉼터, 기본적인 음식, 물, 영양, 옷, 침구, 그리고 건강보호하는 것을 의미한다. 이것은 달성하기 쉬워보이지만 혼란과 공포로 가득찬 상황에서 아동은 쉽게 간과되어지기에 매우 어렵다.

첫 주 이후 외부의 전문가들과 팀이 들어가는 것이 가능해진다. 우리들은 우선적으로 지역의 파트너 기관과 공조한다. 이것은 (1) 정부나 군의 기관들에 의해서 모여진 협력 모임으로 재해에 대응하는 그들의 관계를 강화시키며 (2) 아동 초점의 요구들 사정을 취하는 기술적 도움을 제공한다. 이러한 경우 요구들 사정은 수행되어지는 모든 생존에 대한 영역들로 특화되어진다. 조사는 무수한 기관들에 의해서 수행되어지며 그들사이의 협력은 필수적이다. 특히 특별한 요구를 가진 아동들 예를 들어, 장애를 가진 아동을 확인하는 것은 성취하기가 더욱 어렵다; 점차적으로 이런 아동들은 프로그램에서 배제되어진다.

지역기관을 통해서 일하는 것은 우리들의 선호하는 접근이 지역의 능력과 지속성을 건설하기 위한 것이라기 보다는 법적인 요구사항들에 의해서이다. 또한 언어의 이유나 환경적 이해의 이유가 실제적인 이유이다.

응급의 최초의 기간이 지나면 지역의 기관과 협력하여 요구 사정들을 통하여 더 많은 것들이 발생할 수 있다. 이해관계자들의 확인과 시스템의 분석은 필수적이며 이전 장에서 언급되어졌던 접근과 함께 지속적이다. 그러나, 빠른 배치와 요구의 긴급은 많은 것들이 지역에서 발생한다는 것과 관계들이 이해관계자들이 장면을 확인하고 도착함으로써 형성되어진다는 것을 의미한다. 지역적 국제적 이해관계자들을 확인하는 것과 시스템들의 확립은 협력적인 모임에 참여를 통해서 촉진되어진다. 노력들은 즉시 지역적 응급에 대응하는 견해들을 가지고 연결을 불러일으키며 더 장기간의 회복과 발달에 대한 서비스가 지역적으로 더욱 친숙하고 지속적으로 일어날 수 있도록 한다.

인도주의자 도움과 발달 시스템은 매우 복잡한 것이며 많은 실행자들과 다중의 수준에서 작용한다. 파트너쉽을 확립하는 것은 중요한 화제이지만 이러한 시스템 내에서의 자원들과 제한 사항들에 대한 이해와 효과적인 협력은 또 다른 것이다. 아동 요구들에 대한 모임은 분변하게 특별한 음식, 약, 옷가지, 보호자, 장난감, 그리고 다양한 것들을 요구한다.

우선순위를 확인하고 과정을 확립하라.

우선순위들을 확인하고 과정들을 확립하기 위해 이해관계자들과 일하는 것은 아래와 같은 것들을 나타낸다: 일반적인 국제 보고와는 달리 방글라데시의 태풍 생존자들은 매우 활동적이었으며 서로에게 도움을 주었다. 생존자들에게 필수적인 것은 조사와 구조뿐만이 아니라 구해진 사람들을 병원으로 보내는 것과 안전한 곳을 마련해주는 것이다. 사람들을 인근의 지역사회로 가능한한 가까이 안전하게 모으는 것을 보장하는 것은, 생존자들의 연결에 중요하며 사람들의 재산과 그들의 소유권을 보호하는 것을 보장한다. 이것은 또한 가족들과 여성 그리고 아동들을 포함하는 생존자들의 수와 상태를 확인하기 시작하는 것을 돕는다. 그러나, 그들이 분산되어져 있으면 질병과 복지와 관련된 위험요인들이 발생한다. 그렇기에 우선순위는 지역의 이용가능한 자원들과 공급들을 사용하고 과정의 일부분으로 젊은이들의 동참을 포함하여서 체계적인 방법으로 기본적인 요구들을 고려하고 대응하기 위하여 도움자들, 건강 노동자들, 생존자들을 원조하는 것이다.

자원들과 지지들을 지역적 요구들과 매칭하는 것을 보장하는 핵심 전략들은 아래와 같다: (1) 자원들과 지지들의 확인과 분배를 위한 국제 기구간 다영역 부서들 간 연결을 만드는 것과 (2) 재해 반응과 회복을 위한 생존자들의 참여를 우선순위화 하는 것이다. 이 이후 전략은 단순히 원조의 수혜자로서가 아니라 지식, 기술들, 그리고 재해 반응과 회복에 공헌할 수 있는 중요 자산으로서 그러한 것들을 시작하고 검토함으로써 아동들과 다른 지역사회 멤버들을 포함하는 것을 의미한다. 이러한 전략은 그 자체로서 문화적이고 환경적으로 적절한 중요 중재들이며 생존자들이 그들의 환경들에 대한 몇몇 조절들을 다시 획득하는 것을 돕는다.

수와 요구들이 더욱 명료해지고 응급상황이 완화되어지면서 우리들은 구체적인 행동들에 대한 도움을 할 수 있게 된다. 이것은 의학적 치료에 대한 접근성과 영향을 공급을 촉진시키는 것과 같은 적절한 보호와 양육을 제공함으로서 Chaitali와 같은 학생들을 보장하는 것을 의미한다. 그리고 그 안에는 확인 그리고 등록 그리고 가족 추적, 과정들에 대한 스크리닝과 재통합, 재해로부터 영향을 받은 지역 내에서의 안전한 공간들을 아동 친화적 공간으로 배정하는 것 등이 포함된다. 아동 친화적 공간들의 설립은 아동에게 압도적인 상태에 놓인 아동에게 도움을 제공하고 치료와 회복에 가장 중요한 요소로 알려진 안정과, 구조, 정상상태, 통일성의 감을 제공한다 (World Vision International, 2005). 대부분의 이해관계자들은 응급상황들에서의 아동들의 보호를 위한 구체적인 국제적 요구사항들을 인식하고 있지만, 많은 이들이 이 분야에서 이러한 것들을 시행할 수 있는 지에 대해서는 잘 알지 못한다. 국제적인 조언자들에 의하면 지역의 파트너와 협력함으로써 우리들은 이러한 과정들을 촉진시키고 도울 수 있도록 되어질 수 있다.

우선순위들을 확인하고 과정들을 설립하기 위해서 이해관계자들의 일하는 것의 핵심적인 측면은 진행적인 모니터링과 평가의 체계를 설립하는 것이다. 이전에 언급되어졌던 것과 같이 지역사회 기반 서비스들을 개발하는 과정은 미래의 행동들을 알려주는 결과들을 검토하는 것과 같이 순환적이며 반복적이다. 그러나, 지역사회 기반 서비스들로부터의 중요한 차이는 검토가 한 단계에서 일어나지 않고 구조화된 피드백과 학습의 과정들의 부분들로서 정기적으로 일어난다는 것이다. 재해에 영향을 받은 환경들에서의 궁극적인 목표가 주로 프로그램들에 대한 지역 소유권인 곳에서 구성들은 교육을 지지할 장소를 요구하며 프로그램들이 문화적으로 그리고 환경적으로 적절할 것을 보증한다. 프로그램과 프로그램의 수행의 성공 둘 다는 이러한 과정에 참가자로서 참여한 이해관계자들과 함께 모니터되어지고 평가되어진다. 이것은 일반적으로 개발 영역에서 주로 사용되어지는 참여민주주의 프로젝트 조정 사이클과 일치한다.

서비스들의 시행과 결과들의 검토

우리들의 주요 작업들중 하나는 지역사회 창조와 효과적인 아동 친화 공간들의 운영을 돕는 것이다. 우리들은 노력을 촉진시킬 수 있는 실제적인 가이드라인을 제공한다. 이것은 작업치료에서의 나의 기반지식이 이러한 과정에서 매우 효과적이며 실제적인 자산인 것이다. 실제적인 가이드라인들은 아동 안전 영역들을 설립하는데 기본적인 물리적 요구사항들과 조절하거나 도울 수 있는 기준들 그리고 기본적인 사정과 어떻게 특별한 요구들을 가진 아동들을 확인하고 조정할지에 대한 아동보호 고려사항들, 어떻게 놀이, 교육적 그리고 치료적 활동들의 다양성을 개발하고 실행할지에 대한 전문가 지원의 연결을 만드는 것, 활동들에 대한 무료나 지역적으로 이용가능한 자원들을 사용하는 방법, 그리고 기본적인 프로젝트 조정을 포함한다. 우리들은 조직화를 통해서 스태프들과 봉사자들에 대한 세션을 제공하는 트레이너들을 훈련시킨다. 트레이너에 대한 훈련은 집이나 학교환경에서 기본적인 재활 기술들을 적용하면서 클라이언트들과 그들의 부모들과 일했던 작업치료사로서의 사용하였던 기술이다. 그러나, 이러한 기술은 그룹들과 지역사회들과 일하는 것을 포함하는 차후의 지역사회 개발과 지역사회 기반 재활 경험들을 통해서 강화되어진다.

이러한 몇몇 경우들에서 특징적인 궁핍의 영역들에서는 특히 이러한 아동들이 함께 놀고 배우고 자랄 수 있는 공간들과 프로그램을 포함하는 아동친화적 공간들은 장기간의 추진을 통해서 만들어진다. 지역사회 아동보호 센터들과 유사하게 그것들은 지역사회 멤버들과의 협력으로써 조정되어진다. 우리들은 작업치료 서비스들을 세우지는 않는다. 그러나, 가늠자적인 측면에서 나는 지역 환경들과 의미있는 방법들에서의 요구들로부터 걸러진 나의 작업적 관점들에 대한 방법을 볼 수 있었다:

- 회복과 건강 그리고 안녕을 촉진시키는 수단으로서 의미있는 작업들에서의 아동들의 참여에 대한 중재의 초점 강화/촉구
- 스태프와 자원봉사들의 트라우마와 손실로부터의 참가, 참여 그리고 치료를 촉진시키기 위한 작업의 치료적 사용의 측면에서의 기술들과 능력을 개발하는 것을 위한 도움
- 지역사회가 장애를 가진 아동들을 포함하여 모든 아동들의 참여를 더욱 지지하기 위한 환경의 수정에 대한 전략들을 세우는 것을 도움
- 건강의 측면에서의 아동의 작업들과 트라우마 회복을 돕기 위한 지역의 자원들 사용과 확인

결론

치료를 위한 공간은 지역사회 개발과 능력 향상의 원리들에 의해서 지지되어지는 지역사회 기반 과정들에 대한 작업적 관점의 적절성을 나타낸다. 이러한 특징적인 경우에서의 서비스 확립은 작업치료와 정확하게 일치하지는 않지만 지역적 환경과 요구를 통해서 걸러진 작업적 관점의 증거이다. 이러한 경우에서는 봉사자들과 지역사회 노동자들은 계속적인 외부적 지지와 함께 아동친화적 공간들이 효과적으로 운영될 수 있도록 도움을 준다. 열악한 자원 환경들에서 지역사회 기반 서비스들은 종종 지역사회의 참여 수준이 높아야 하며 전문가들에 의해서 만들어지고 시행되는 것보다는 주인의 관점에서 지역사회가 작용하기를 요구한다.

비록 이러한 경우에서 사람들은 작업치료사들도 아니며 구체적으로 작업치료 서비스를 전달하지도 않지만, 그들은 재해로부터 아동 발달과 다른 응급을 위한 실제적 기술을 얻고 회복을 촉진시키는 활동들을 시행하고 검토한다. 열악한 자원들과 재해에 영향을 받은 지역사회들에서 이러한 것들은 생명구조와 지역사회 건설 노력에 중요하다. 이러한 방법으로 재해로 영향을 받은 환경에서 작업적 관점의 가치는 설명되어진다 (Thomas & Rushford, in press). 그리고 클라이언트-작업치료사 상호작용들의 특징들과 유사하게 이러한 지역사회 기반 서비스 전달의 모델의 성공은 관계형성 능력에 달려있다. 이러한 2가지 방법의 학습과 개발은 또한 아동들의 권리들과 안녕을 위하는 프로그램의 준비와 회복 양육을 가이드하는 능력과 지역적 역량을 건설하는 접근법의 핵심에 놓여있다.

핵심정리 (Here's the Point)

▶ 떠오르는 임상 영역들에서의 작업 치료의 개발은 임상 영역의 부분에 의해서 지시되어질 것이다. 그것은 재해 원조에서 이 장에서 전체적인 그림은 유지되지만 언급된 모델의 수정을 요구하는 것으로 묘사되어진다.

▶ 재해 상황에서의 협력적인 파트너쉽, 지역적 네트워크, 그리고 역량 확립과 같은 개발 접근법들을 고려하고 사용하는 것은 장기간의 능력과 지역의 사람들, 조직들, 그리고 지역사회들의 탄력성을 건설하는 기회들을 제공한다.

▶ 핵심적인 이해관계자들과 지역 주민들의 활동적인 참여는 아동 친화적 공간들을 통해서 운영되어지는 것들을 포함하는, 적절하고 효과적이며 실현가능한 프로그램들을 수행하는데 근본적인 것이다. 체계들에 대한 모니터링과 평가는 문화적으로 그리고 환경적으로 적절한 프로그램들과 계속적인 학습을 지원하는 프로그램의 시작이 확립되어지는 것을 요구한다.

▶ 대상자 중심의 작업치료 과정들과 유사하게 그들이 원하는 정도와 참여가능한 정도에 대한 활동들의 조정과 계획에 아동들이 참여하는 것은 핵심적이다.

▶ 작업의 치료적 사용은 매우 가치있을 수 있지만 지역적 전통, 문화, 그리고 환경, 언어의 이해를 통해서 조정되어져야 한다.

떠오르는 임상 영역들에 대한 생각들
(Thoughts on Emerging Practice Areas)

미국 작업치료 임상 체계 (AOTA, 2008)는 작업의 참여가 개인의 선택과 개개인들이 건강과 안녕을 증진시키고 경험할 수 있는 기회를 가지는 작업의 참여를 통해서 이루어

져야 한다고 지적한다. 따라서, 개개인들이 작업의 참여와 작업 선택에서 방해될 때는 작업치료사의 역할이 매우 중요하다. 이러한 것에 대한 이해는 임상가들이 무수한 영역들에서 작업치료가 영향을 미칠 수 있는 기회와 요구를 확인하게 해준다. 아래에는 작업치료사들이 시작할 수 있는 몇 가지 떠오르는 임상 영역들이 있다. 더 많이 있을 수 있지만 더 이상 가이드되어있지 않다. 이것들은 어떻게 작업치료사들이 참여를 촉진하고 지지할 수 있는지와 세부적인 다른 사항들에 대한 간단한 예이다.

- *자연적 재해들.* 아동들과 청소년들은 자연적 재해들이 그들의 물리적 환경들을 파괴하고 잠재적인 손상을 입히거나 그들이 사랑하는 이들을 빼앗아갔을 때 그들의 삶은 돌이킬 수 없게 변화한다는 것을 알았다. 비록 다른 전문가들은 그러한 경우에 포함되어지지는 않지만, 리포트들은 개인적 그리고 가족의 일과들이 지지되어질 때 대처가 향상된다는 것을 지적한다 (Vigna, Hernan dez, Paasch, Gordon, & Kelley, 2009). 재해 원조 세팅들에서의 작업치료는 스트레적인 경험들을 감소시키기 위한 작업적 추구들을 위한 지지적 환경을 창조하는데 초점을 둔다 (McColl, 2002; Rebeiro, 2001). 재해 원조 노력들의 기초는 종종 일상적인 작업이 다시 가르쳐질 수 있도록 물리적 환경을 복구하는데 초점을 맞춘다. 재해 원조 노력들에서 작업치료는 놀이를 위한 아동의 안전한 공간을 창조하는 것과 같은 기본적인 작업적 일과들로 돌아가는 기회들을 제공한다. 부가적으로 서비스들은 스트레스의 해로운 효과들을 완화시키는 작업적 참여를 불러일으킨다. 작업치료의 역할은 원조 노력외에도 재해 준비, 재해 반응, 그리고 재해 회복으로 확장되어진다 (Scaffa et al, 2006; Strzelecki, 2006). 이러한 역량에서 작업치료 임상가는 재해 이후와 회복 단계 동안 즉각적으로 아동들과 일하는 작업치료사는 그들의 상태에 따른 준비를 함으로써 재해가 되풀이되는 상황에 직면할 수 있는 아동들과 청소년들을 준비시킬 수 있다.
- *양육 보호 시스템.* 양육 보호시스템으로 들어가는 아동들과 청소년들은 개발적 위험 (예를 들어, 빈곤, 무시, 학대)들에 이미 많이 노출되어져 있다. 그들의 환경을 개선하고 몇 가지 문제들을 해결하기 위한 방법들은 애착장애들과 같은 다른 것들을 발생시킬 수도 있다. 아동기 정신 건강의 영역 내에서 작업치료의 기술들은 이러한 것과 다른 것들을 해결하기 위해서 고안되어진 중재 프로그램의 기초를 형성한다. 양육 보호 세팅에서의 아동을 최초 장소 동안에서 하는 작업치료는, 건강을 지지하고 양육된 아동들의 스트레스를 감소시키는데 이익이 된다. 양육 보호 장소내에서 작업치료사는 발달적 상태를 모니터하는데 잠재적인 역할을 가진다. 양육 보호 시스템을 계속해서 참여하는 아동들은 작업치료 전문가에 의해서 언급되어진 부가적인 도전들에 직면하게 된다. 양육 보호 시스템에서의 청소년들의 구체적인 요구는 그들이 시스템의 밖으로 나가는 것으로 확인되어진다 (Paul-Ward, 2009). 종종 양육 보호시스템에서의 청소년들은 지역사회에서의 성인 역할을 떠맡기 위한 요구들에 적합하지 않다. 식사 준비, 집안 청소, 옷정리, 예산짜기, 직업탐색, 시간조절 기술들과 같은 기본적인 기술들이 장기간 동안 양육 보호시스템에서 잘 개발되어지지 않는다. 성인으로서 독립성을 획득하기 위한 기술들의 양육은 작업치료 전문가에 의해서 처리되어질 수 있다.
- *아동기 트라우마.* 중재의 이러한 영역은 최근에 약간 관심받고 있다. 일반적으로 사회사업가들과 심리학자들의 영역에서 몇몇의 작업치료사들은 심리적 그리고 신체적 트라우마를 경험하였던 아동들과 일하고 있다. 신체적 오용과 부모로부터 떨어진 아동들은 작업치료적 서비스의 요구가 명백하다 (Davision, 1995). 서비스들은 아동들의 요구들에 대응하기 위해 제공되어지지만, 부가적인 작업치료는 빈곤과 아동 학대를 일으키는 부모의 경험들과 같은 환경적 스트레스 요인들을 확인하기 위하여 요구되어진다. 중재는 예방과 중재 둘 다에 초점을 맞춘다. 발달적으로 지연된 아동들에게 학대의 사례가 높은 비율로 나타나며 아동과 가족들 간의 관계의 발전을 지지하기 위한 작업치료사에 의한 서비스가 필요로 되어진다 (Stewart, 2008). 그러나, 아동기 트라우마는 가족 내에서 보여질 수 있는 신체적 또는 심리적 학대로 확장된다. 작업치료사들은 더 이상 가족 안에 존재하지 않는 거리의 아동들에게도 서비스를 제공하지만, 위험 속에서 그들의 생존을 지키며 살아가는 거리에서의 사나운 현실들의 삶에 직면한다 (Kronenberg, 2005). 멕시코와 과테말라에서 작업치료 서비스는 의미있고 생산적인 작업들을 창조하기 위해서 거리의 아동들을 돕도록 고안되어졌다. 이러한 아동들의 많은 이들이 그들의 입으로 가솔린을 넣었다가 불을 내뿜는 것과 같은 수입을 위한 위한 활동들에 참여한다 (p. 271). 돈을 벌기 위한 실상은 불을 내뿜는 것 대신에 저글링은 하는 것과 같이 무시되어져야 할 것이 아니라 대체 되어야 하는 것이다.
- *소년 법정 시스템.* 소년 법정 시스템에서의 아동들과 청소년들은 지역사회에서 받아들여질 수 있는 작업적

수행을 촉진시킬 수 있는 작업치료 서비스들로부터 이득을 얻을 수 있다. 지역사회에 의해서 지정된 습관들과 일과들은 소년 법정 시스템에서의 아동들과 청소년들이 일할 때 구체적으로 발전시키고 지지해야 한다. 종종 작업적 추구들과 기회들은 소년 법정 시스템 안에서 청소년들과 아동들이 제한되어진다 (Javaherian, & Hewitt, 2007). 작업치료 서비스들은 활동의 기회를 고안하고 계획하고 실행하여서 삶의 중요한 기술들을 세우도록 한다.

- *국제 입양.* 국제입양은 성취하기가 점점 더 어려워지고 있지만, 많은 커플에게 해결책으로 계속적으로 사용되고있다. 아동들은 모국으로부터 입양되어지고 사랑스러운 집에서 살고있지만, 다른 문화와 전통으로 어려움을 겪을 수도 있다. 그들이 입양되어지는 생활 환경에 따라서 그들은 매우 잘 될 수도 있고 참여가 일상생활에의 참여가 어려울 수도 있다. 도전적인 상황이 발생했을 때, 빈약한 아동과 입양부모들간의 관계는 뒤틀려질 수도 있다. 작업치료 서비스들은 결속을 향상시키고 관계들을 강화시키는데 초점을 둠으로써 부모와 아동 간의 상호작용을 지지하는 것에 이들이 될 수 있을 것이다 (Schultz-Krohn, 1997; Schultz-Krohn & Cara, 2000; Stewart, 2008).
- *피난 캠프들.* 피난 캠프들에서의 작업은 정치적-사회적 시스템 수준에서의 작업치료사들의 작업의 좋은 예이다. 다른 상황들에서와 마찬가지로 피난 캠프들에서의 아동들은 그들의 삶이 매우 피폐해진다: 이러한 아동들은 많은 정신적 상처를 주는 사건들을 경험할 수도 있다. Algado와 Burgman (2005)는 Gjakova나 Kosovo에서 어떻게 작업치료 서비스가 아동들을 위해서 고안되어졌는지를 설명한다. 아동들은 전쟁의 상처를 경험했다. 많은 아동들이 한번 전투 이후 다가올 죽음을 기다리는 것을 경험했으며 그들 도시에서의 고통, 대량 학살, 황폐을 목격했다고 언급했다. 작업치료는 6-12세의 학령기 아동들의 감정적 트라우마에 대처하기 위한 기회를 제공하기 위해서 작업치료사들에 의해서 훈련되어진 선생님들과 지역사회 기반 모델들을 사용했다. 프로그램의 초점은 점토나 그들의 경험이 담겨진 이야기들과 같은 놀이나 표현적 매체들의 사용이다. 아동들이 그들 자신을 생존자로서 확인하는 것과 상처를 입었던 경험들을 표현함으로써 중재의 과정의 통해서 이득을 볼 수 있다.
- *아동기 건강과 비만.* 필수적으로 연결되어지지는 않지만, 건강은 모든 아동들의 목표이다. 아동기 비만은 최근에 전염병과 함께 중요하게 고려되는지 조사와 임상적 노력의 초점이다. 프로그램들은 무엇이 비만을 일으키며 그것에 대응하기 위해서는 어떻게 하는 것이 최선인지를 조사하는 것이다. 그리고 아동의 건강과 몸무게에서의 위험은 작업적 수행과 참여에 안좋은 영향을 미치기에 작업치료가 필요가 영역이다. Dwyer (2009) 등은 2차적 행동과 연결되어지고 이러한 영역내에서 작업치료의 역할을 지시하는 아동기 비만에 대한 문헌들을 검토했다. 거기에 더하여서 비만과 건강보호 불일치는 운동을 위한 안전한 지역사회 영역들에 대한 제한과 높은 가격으로 인해서 영양적으로 좋은 스낵들에 제한을 받는 도시 내에서의 아동들을 설명했다 (Cahill & Suarez-Balcazar, 2009). 지역사회 기반 요구들 사정과 작업치료 서비스들의 전망은 또한 혜택을 받지 못한 아동들과 청소년들을 위한 학교 프로그램들에서의 안전한 공원과 건강한 음식들에 대한 접근을 포함한다.

능동적인 학습

첫 번째 활동적인 학습운동에서 당신은 국제 입양 클리닉 내에서의 작업치료 프로그램이 포함되어지는 다양한 시스템들 내에서의 이해관계자들을 고려할 것을 요청받는다. 이상의 리스트 목록에서 어떻게 프로그램들이 다양한 이해관계자들의 그룹들이 제안되어졌는지를 시간을 들여 고려해보라. 그리고 우선순위들과 목표들을 분류하고 적용해보라. 당신의 리스트를 만들어보라: 다른 것들보다 당신의 흥미를 이끄는 하나의 영역들이 있는가?

요약(Summary)

떠오르는 임상 영역들에서 작업치료 서비스들의 확장은 작업적 불공평에 대응하기 위한 전문가적인 하나의 방법이다 (Townsend & Wilcock, 2004). 작업적 불공평들은 작업적 소외, 작업적 박탈 그리고 작업적 불균형이 일어나는 상황들로서 설명되어진다 (p. 75). 작업치료의 전문가는 계속적으로 활용되어진다.

장난감 상자에는 무엇이 더 있나?

작업치료사를 위한 새로운 실습지가 위치한 몇몇의 장소가 있다. 소아들에게 명확하게 모두 적용되어지는 것은 아니지만, 모두 그렇게 될것이라고 일부사람들은 설명해왔다.

Occupational therapy without borders: Learning from the spirit of survivors (Kronenberg, F., Algdo, S. S., and Pollard, N. [2005] Edinburgh: Elsevier)

이 책은 다양한 국제적이고 비전통적인 세팅들에서 작업치료 서비스의 사용을 설명한다. 이것은 생존자들의 발언들을 포함하고 전반적인 관점에서 치료를 고려하기 위해 작업치료사들을 격려한다.

Occupational therapy in community-based practice settings (Scaffa, M. [2001]., Philadelphia: FA Davis)

지역사회 세팅들에 반하여 작업치료 서비스들의 통합을 다루고 서비스들을 시작하기 위한 방법의 설명이 포함된다.

Culture and occupational therapy: Meeting the challenge of relevance in a global world. (Iwama, M. [2007]. Occupational Therapy International, 14, 183-187)

문화적인 기대들의 이내에 있는 기능을 위한 작업치료의 필요성과 그들의 클라이언트들의 필요성을 설명한다. 새로운 실습 장소를 고려할 때, 문화적인 기대들은 평가 요구사항에 포함되어야만 한다.

Occupational deprivation: global challenge in the new millennium (Whiteford, G. [2000]. British Journal of Occupational Therapy, 63, 200-204)

이 글은 중재가 타당함을 보여주기 위해 진단 따른 문제를 예견하고, 서비스를 제공하기 위한 하나의 이유로써 작업적 박탈에 따른 문제를 고려하기 위해 작업치료사를 격려한다.

An occupational perspective of health (2nd ed.) (Wilcock, A. A. [2006] Thorofare, NJ: Slack)

이 책은 건장증진과 웰빙과 작업적 참여를 연결하기 위한 필요성을 보여준다. 새롭고 최근에 생겨진 세팅들에서 작업치료 서비스들이 타당함을 보여주기 위한 내용들을 제공한다.

참고문헌

Algado, S. S., and Burgman, I. (2005). Occupational therapy intervention with children survivors of war. In F. Kronenberg, S. S. Algado, and N. Pollard (Eds.), *Occupational therapy without borders: Learning from the spirit of survivors* (pp. 245–260). Edinburgh: Elsevier.

American Occupational Therapy Association (AOTA). (2008). Occupational therapy practice framework: Domain and process (2nd ed.). *American Journal of Occupational Therapy, 62*, 625–683.

Bartlett, S. (2007). *Making space for children. Planning for post-disaster reconstruction with children and their families.* Save the Children Sweden. South and Çentral Asia Region. Tsunami Rehabilitation Program, Chennai: India. Downloaded 7.1.2011 from http://mena.savethechildren.se/Documents/Resources/Making%20Space%20for%20Children%20(ENGLISH).

Bassuk, E., and Rosenberg, L. (1990). Psychosocial characteristics of homeless children and children with homes. *Pediatrics, 85*, 257–261.

Blanchard, S. A. (AOTA). (2006). AOTA's Societal Statement on obesity. *American Journal of Occupational Therapy, 60*, 680.

Bronfenbrenner, U. (1986). Ecology of the family as a context for human development: Research perspectives. *Developmental Psychology, 22*, 723–742.

Brown, C., Rempfer, M., and Hamera, E. (2002). Teaching grocery shopping skills to people with schizophrenia. *The Occupational Therapy Journal of Research, 2* (Suppl 1), 90S–91S.

Brown, C., Tollefson, N., Dunn, W., Cromwell, R., and Filion, D. (2001). The Adult Sensory Profile: Measuring patterns of sensory processing. *The American Journal of Occupational Therapy, 55*, 75–82.

Cahill, S. M., and Suarez-Balcazar, Y. (2009). Promoting children's nutrition and fitness in the urban context. *American Journal of Occupational Therapy, 63*, 113–116.

Choi, N. G., and Synder, L. J. (1999). *Homeless families with children: A subjective experience of homelessness.* New York: Springer.

Christiansen, C. H. (1999). Defining lives: Occupation as identity: An essay on competence, coherence, and the creation of meaning, 1999 Eleanor Clark Slagle lecture. *American Journal of Occupational Therapy, 53*, 547–558.

Clark, F., Azen, S. P., Zemke, R., Jackson, J., Carlson, M., Mandel, D. and Lipson, L. (1997). Occupational therapy for independent-living older adults: A randomized controlled trial. *Journal of the American Medical Association, 278*, 1321–1326.

Coll, C., Buckner, J., Brooks, M., Weinreb, L., and Bassuk, E. (1998). The developmental status and adaptive behavior of homeless and low-income infants and toddlers. *American Journal of Public Health, 88*, 1371–1374.

Dadds, M. R., Braddock, D., Cuers, S., Elliott, A., and Kelly, A. (1993). Personal and family distress in homeless adolescents. *Community Mental Health Journal, 29*, 413–422.

Davidson, D. (2005a). Psychosocial issues affecting social participation. In J. Case-Smith (Ed.), *Occupational therapy for children* (5th ed., pp. 449–480). St. Louis, MO: Elsevier Mosby.

Davidson, D. (2005b). Physical abuse of preschoolers: Identification and intervention through occupational therapy. *American Journal of Occupational Therapy, 49*, 235–243.

Davis, J., and Kutter, C.J. (1998). Independent living skills and posttraumatic stress disorder in women who are homeless: Implications for future practice. *American Journal of Occupational Therapy, 52*, 39–44.

Drake, M. (1992). Level I fieldwork in a daycare for homeless children. *Occupational Therapy in Health Care, 8*, 215–224.

Dunn, W., Brown, C., and McGuigan, A. (1994). The ecology of human performance: A framework for considering the effect of context. *American Journal of Occupational Therapy, 48*, 595–607.

Dunst, C. J., Trivette, C. M., Humphries, T., Raab, M., and Roper, N (2001). Contrasting approaches to natural learning environment interventions. *Infants and Young Children, 14*, 48–63.

Dwyer, G., Baur, L., Higgs, J., and Hardy, L. (2009). Promoting children's health and well-being: broadening the therapy perspective. *Physical & Occupational Therapy in Pediatrics, 29,* 27–43.

Elliot, S., O'Neal, S., and Velde, B. P. (2001). Using chaos theory to understand community-built occupational therapy practice. *Occupational Therapy in Health Care, 13,* 101–111.

Ensign, J., and Santelli, J. (1997). Shelter-based homeless youth: Health and access to care. *Archives of Pediatrics & Adolescent Medicine, 151,* 817–823.

European Commission. (2004). *Tools for mainstreaming disability in disaster risk reduction: Project cycle management. Guidance Note 5.* http://www.proventionconsortium.org/themes/default/pdfs/tools_for_mainstreaming_GN5.pdf).

Fazio, L. S. (2001). *Developing occupation-centered programs for the community.* Upper Saddle River, NJ: Prentice-Hall Health.

Finlayson, M., Baker, M., Rodman, L., and Herzberg, G. (2002). The process and outcomes of a multimethod needs assessment at a homeless shelter. *American Journal of Occupational Therapy, 56,* 313–321.

Hanft, B. E., and Pilkington, K. O. (2000). Therapy in natural environments: The means or end goal for early intervention? *Infants and Young Children, 12,* 1–13.

Herth, K. (1996). Hope from the perspective of homeless families. *Journal of Advanced Nursing, 24,* 743–753.

Herzberg, G., and Finlayson, M. (2001). Development of occupational therapy in a homeless shelter. *Occupational Therapy in Health Care, 13,* 133–147.

Heubner, J., and Tryssenaar, J. (1996). Development of an occupational therapy practice perspective in a homeless shelter: A fieldwork experience. *Canadian Journal of Occupational Therapy, 63,* 24–32.

International Federation of Red Cross and Red Crescent Societies. (2000). *Risk reduction. Disaster preparedness training programme.* www.ifrc.org/Docs/pubs/disasters/resources/corner/dp-manual/Risk.pdf.

International Strategy for Disaster Reduction (ISDR). (2009). *UNISDR terminology on disaster risk reduction.* www.unisdr.org.

Javaherian, H., and Hewitt, L. (2007, August 13). In the clinic: At-risk youth: An opportunity to grow. *OT Practice, 12,* 7–9.

Kavanagh, J., and Fares, J. (1995). Using the Model of Human Occupation with homeless mentally ill clients. *British Journal of Occupational Therapy, 58,* 419–422.

Kielhofner, G. (Ed.) (2002). *A model of human occupation: Theory and application* (3rd ed.). Baltimore, MD: Lippincott, Williams, & Wilkins.

Kronenberg, F. (2005). Occupational therapy with street children. In F. Kronenberg, S. S. Algado, and N. Pollard (Eds.), *Occupational therapy without borders: Learning from the spirit of survivors* (pp. 261–276). Edinburgh: Elsevier.

Lindsey, E. W. (1998). The impact of homelessness and shelter life on family relationships. *Family Relations, 47,* 243–252.

Lowe, E., and Weisner, T. S. (2004). "You have to push it—who's gonna raise your kids?" Situating child care in the daily routines of low-income families. *Children and Youth Services Review, 26,* 143–171.

Maston, A., Miliotis, D., Graham-Bermann, S., Ramirez, M., and Neeman, J. (1993). Children in homeless families: Risks to mental health and development. *Journal of Consulting and Clinical Psychology, 61,* 335–343.

McColl, M. A. (2002). Occupation in stressful times. *American Journal of Occupational Therapy, 56,* 350–353.

McMillan, D. W. (1996). Sense of community. *Journal of Community Psychology, 24,* 315–325.

Menke, E. M., and Wagner, J. D. (1997). The experience of homeless female-headed families. *Issues in Mental Health Nursing, 18,* 315–330.

Mitchell, H., and Jones, D. (1997). Homelessness: A review of the social policy background and the role of occupational therapy. *British Journal of Occupational Therapy, 60,* 315–319.

Mobsby, I. (1996). A guide to the responsibilities of occupational therapists and their managers in regard to homeless people who use their services. *British Journal of Occupational Therapy, 59,* 557–560.

Nelson, R. R., and Condrin, J. L. (1987). A vocational readiness and independent living skills program for psychiatrically impaired adolescents. *Occupational Therapy in Mental Health, 7,* 105–113.

Paul-Ward, A. (2009). Social and occupational justice barriers in the transition from foster care to independent adulthood. *American Journal of Occupational Therapy, 63,* 81–88.

Powers, J. L., and Jaklitsch, B. (1992). Adolescence and homelessness: The unique challenge for secondary educators. In J. H. Stronge (Ed.), *Educating homeless children and adolescents: Evaluating policy and practice* (pp. 115–131). Newbury Park, CA: Sage.

Rafferty, Y., and Shinn, M. (1991). The impact of homelessness on children. *American Psychologist, 46,* 1170–1179.

Rebeiro, K. L. (2001). Enabling occupation: The importance of an affirming environment. *Canadian Journal of Occupational Therapy, 68,* 80–89.

Rescoria, L., Parker, R., and Stolley, P. (1991). Ability, achievement, and adjustment in homeless children. *American Journal of Orthopsychiatry, 61,* 210–220.

Rew, L., and Horner, S. D. (2003) Personal strengths of homeless adolescents living in a high-risk environment. *Advances in Nursing Science, 26,* 90–101.

Ringwalt, C. L., Greene, J. M., Robertson, M., and McPheeters, M. (1998). The prevalence of homelessness among adolescents in the United States. *American Journal of Public Health, 88,* 1325–1329.

Rodriguez, J., Vos, F., Below, R., and Guha-Sapir, D. (2009). *Annual disaster statistics review 2008. The numbers and trends. CRED.* www.cred.be/sites/default/files/ASDR_2008.pdf.

Rogers, J. (2000). Habits: Do we practice what we preach? *Occupational Therapy Journal of Research, 20*(Suppl.), 119S–137S.

Saade, R., and Winkelman, C. (2002). Short and long-term homelessness and adolescents self-esteem, depression, locus of control and social supports. *Australian Journal of Social Issues, 37,* 431–446.

Save the Children UK. (2007). *Legacy of disasters: The impact of climate change on children.* Save the Children UK. http://www.savethechildren.org.uk/en/docs/legacy-of-disasters.pdf.

Save the Children. (2008). *In the face of disaster: Children and climate change.* London: International Save the Children Alliance.

Scaffa, M. E., Gerardi, S., Herzberg, G., and McColl, M. A. (2006). The role of occupational therapy in disaster preparedness, response, and recovery. *American Journal of Occupational Therapy, 60,* 642–649.

Schmelzer, L. (2006, Sept 11). An occupation-based camp for healthier children. *OT Practice, 11,* 18–23.

Schmidt, C. L., Wagner, J. D., and Menke, E. M. (2001). The interconnection of childhood poverty and homelessness: Negative impact/points of access. *Families in Society, 82*, 69–77.

Schultz, S. (2003, Sept 8). AOTA continuing education article: Psychosocial occupational therapy in schools. *OT Practice, 8*, CE-1–CE-8.

Schultz-Krohn, W. (1997). Early intervention: Meeting the unique needs of parent-child interaction. *Infants and Young Children, 10*, 47–60.

Schultz-Krohn, W. (2004a). The meaning of family routines in a homeless shelter. *American Journal of Occupational Therapy, 58*, 531–542.

Schultz-Krohn, W. A. (2004b). ADLs and IADLs within school-based practice. In Y. Swinth (Ed.), *Occupational therapy in school-based practice. Online course: Elective Sessions* (Lesson 10). www.aota.org.

Schultz-Krohn, W., Boerner, A., Dinh, H., and Phelan, M. (2008). Handwriting without tears—A short term intervention for children living in a homeless shelter. *Journal of Occupational Therapy, School, & Early Intervention, 1*, 271–282.

Schultz-Krohn, W., and Cara, E. (2000). Occupational therapy in early intervention: Applying concepts from infant mental health. *American Journal of Occupational Therapy, 54*, 550–554.

Schultz-Krohn, W., Drnek, S., and Powell, K. (2006). Occupational therapy intervention to foster goal setting skills for homeless mothers. *Occupational Therapy in Health Care, 20*, 149–166.

Schultz-Krohn, W., and Richardson, P. K. (2002). Visual motor skills in homeless children. *Occupational Therapy in Health Care, 16*, 15–28.

Sheldon, M. L., and Rush, D. D. (2001). The ten myths about providing early intervention services in natural environments. *Infants and Young Children, 14*, 1–13.

Simmons, D. F. (2005). Adolescent development. In A. Cronin and M. B. Mandich (Eds.), *Human development and performance throughout the lifespan* (pp. 215–245). Thomson Delmar Learning.

Stewart, K. B. (2008). Outcomes of relationship-based early intervention. *Journal of Occupational Therapy, Schools, and Early Intervention, 1*, 199–205.

Strzelecki, M. (2006, March 6). Deconstructing disaster. *OT Practice, 11*, 14–17.

Suarez-Balcazar, Y., Martinez, L. I., and Casas-Byots, C. (2005). A participatory action research approach for identifying health service needs of Hispanic immigrants: Implications for occupational therapy. *Occupational Therapy in Health Care 19*, 145–163.

Thomas, K., & Rushford, N. (in press). *Disaster and development: An occupational perspective.* Oxford: Elsevier.

Thrasher, S. P., and Mowbray, C. T. (1995). A strengths perspective: An ethnographic study of homeless women with children. *Health & Social Work, 20*, 93–101.

Townsend, E., and Wilcock, A. A. (2004). Occupational justice and client-centered practice: A dialogue in progress. *Canadian Journal of Occupational Therapy, 71*, 75–87.

Tryssenaar, J., Jones, E. L., and Lee, D. (1999). Occupational performance needs of a shelter population. *Canadian Journal of Occupational Therapy, 66*, 188–196.

Turner, S. (2004). *Homeless in America: How could it happen here?* Farmington Hills, MI: Gale Group.

UNICEF. (1989). *Convention on the rights of the child.* http://www.unicef.org/crc/.

Vandewater, E. A., and Lansford, J. E. (1998). Influences of family structure and parental conflict on children's well-being. *Family Relations, 47*, 323–330.

Vigna, J. F., Hernandez, B. C., Paasch, V., Gordon, A. T., and Kelley, M. L. (2009). Positive adjustment in youth post-Katrina: The impact of child and maternal social support and coping. In K. E. Cherry (Ed.), *Lifespan perspectives on natural disasters: Coping with Katrina, Rita, and other storms* (pp. 45–64). New York: Springer Science.

Wilcox, D. (1994). *The guide to effective participation. Partnerships online.* http://www.partnerships.org.uk/guide/index.htm.

Wittman, P. P., & Velde, B. P. (2001). Occupational therapy in the community: What, why, and how. *Occupational Therapy in Health Care, 13*, 1–5.

World Vision International. (2005). *Child friendly spaces in crisis situations.* http://www.worldvision.org.uk/upload/pdf/What_is_a_Child_Friendly_Space.pdf).

Zima, B., Bussing, R., Bystritsky, M., Widawski, M., Belin, T., and Benjamin, B. (1999). Psychosocial stressors among sheltered homeless children: Relationship to behavior problems and depressive symptoms. *American Journal of Orthopsychiatry, 69*, 127–133.

Zima, B., Bussing, R., Forness, S., and Benjamin, B. (1997). Sheltered homeless children: Their eligibility and unmet need for special education evaluations. *American Journal of Public Health, 87*, 236–240.

Zima, B., Wells, K., and Freeman, H. (1994). Emotional and behavioral problems and severe academic delays among sheltered homeless children in Los Angeles County. *American Journal of Public Health, 84*, 260–264.

제 18 장

18

사정, 측정 그리고 평가
(Assessment, Measurement, and Evaluation)

왜 나는 모두가 나에게 기대하는 것들을 할 수 없을까?

Chris Chapparo

"책이 당신에게 읽힌다면 완벽한 세계가 될 수 있을 것입니다.

— *Brian, 9세*

개론

목적

1. 사정, 측정, 그리고 평가 사이를 정의하고 분류하라.
2. 사정, 측정 그리고 평가의 목적을 설명하라.
3. 평가 과정에 대한 환경의 영향을 설명하라.
4. 사정, 측정, 그리고 평가에서의 상향식 그리고 하향식 접근들의 차이점을 설명하라.
5. 검사들, 사정들 그리고 측정들에 적용된 용어들을 정의하라.
6. 적절한 기구들, 검사들, 구체적인 클라이언트 그룹을 위한 스케일들을 확인하면서 사정 도구들과 측정 도구들의 지식을 적용하라.

서론(Introduction)

이 장에서는 작업치료사들과 협력하며 치료 서비스를 받는 아동들과 가족들의 요구들 및 이점들을 확인하는 과정인 평가를 다룰 것이다. 10장에서 이미 다루어진 생태환경학을 통해서 독자들은 이미 아동을 설명함에 있어서 이것을 어느 정도 인지하고 있을 것이며 아동의 기능들이 가지는 다양한 생태적 위치를 인지하고 있어야만 한다. 이 장에서는 아동들을 사정함에 있어서의 사용되어지는 도구들과 검사들, 환경적 스케일들, 작업적 수행들을 사정하는 도구들에 초점이 맞추어질 것이다. *사정, 측정* 그리고 *평가*는 치료사들에게는 친숙한 개념들이다. 이 장에서 여러분은 이러한 용어들이 어떻게 다른 지에 대해서 학습할 것이다. 우리들은 작업치료사들에 의해서 아동들을 사정하는 도구들, 검사들, 그리고 스케일들에 대해서 토의할 것이며 이러한 도구들과 임상에서의 그것들의 적용에 대해서 정의할 것이다. 아동들을 사정함에서의 하향식 그리고 상향식 접근들도 또한 토의되어 질 것이다.

사정, 측정 그리고 평가의 정의 (Defining Assessment, Measurement, and Evaluation)

불행히도 *사정, 측정, 그리고 평가*에 대한 용어들은 문헌상에서 매우 혼동적으로 사용되어져 왔다. 이 장에서의 목적에서 우리들은 작업치료 실행체계 2판 (OTPF-Ⅱ; American Occupational Therapy Association[AOTA], 2008)에서의 정의들을 사용할 것이며 그 세부내용은 다음과 같다:

사정은 몇 가지 알려진 목표나 목적에 연관된 정보를 모으는 것이다. 이러한 개념 하에서 **검사**하는 것이 포함되어 지며 검사는 사정의 특별한 형태인 것이다. 검사들은 표준화된 방법 안에서 시행되어질 수 있도록 고안된 사정들이다. 즉, 모든 검사들은 사정의 범주에 포함되어질 수 있으나, 모든 사정들이 검사의 범주에 포함되지는 않는다. OTPF-Ⅱ에 따르면 사정은 평가의 과정 동안에서 사용되어지는 특별한 도구들 또는 기구들을 포함한다(AOTA, 2005, p. 663). 검사의 전통적인 예는 심리사들에 의해서 대상자의 IQ를 측정하는 데 사용되어지는 지능검사인 반면에 사정은 표준화되어진 것이나 표준화되어지지 않은 것들 둘 다이다. 표준화되어지지 않은 사정의 한 예는 교실 안에서나 휴식기간 동안의 학교 운동장에서의 아동들에 대한 치료사들의 임상적 관찰들이다.

측정은 몇몇 신체적 대상들의 특성 또는 특징들을 결정하는 과정으로 언급된다. 우리들이 측정할 때 우리들은 일반적으로 대상이 얼마나 큰지, 빠른지, 무거운지, 뜨거운지, 먼지, 긴지 또는 똑바른지에 대해서 몇 가지 표준화된 도구들을 사용한다. 표준화된 도구들에는 rulers, thermometer, speedmeters, goniometers, protractors 또는 pressure gauges등이 있다. 좀더 세부적인 측정시에는 대상자의 태도, 선호도, 의견 또는 심리적 성향 (예를 들어, 성격, 학습 스타일, 스트레스, 삶의 질, 직업 만족도, 리더쉽 스타일 등)에 대한 측정 스케일, 질문지들, 설문조사 방법 등이 표준화된 도구들로서 사용되어진다.

평가는 3가지 용어 중 가장 복잡하고 최종적이 용어이다. 평가란 본래 가치의 개념이다. OTPF-Ⅱ에 따르면, 평가란 중재에 필요한 자료들의 획득과 해석 과정이다. 이것에는 평가 과정과 결과에 따라 계획하기와 문서화하기 등이 포함된다 (AOTA, 2005, p. 663). 치료사들이 아동의 운동기술들을 평가할 때, 보통 점수는 아동의 운동 기술 수행에 따라서 책정된다. 치료사들이 몇 가지 서비스에 대한 기술, 태도 또는 적격성 등을 평가할 때, 그들은 신뢰할 만한 측정과 사정이 행해졌는가에 대한 가치성, 적절성, 우수성 또는 타당성에 대한 판단을 내린다. 다양한 관점에서 평가는 "이 아동이 필요로 하고 원하는 것에 대해서 어떻게 할 것인가?", "왜 이 아동은 기대되어지는 것들을 할 수 없는가?", "평가에서 나타난 결과들이 언제 어려움으로서 확인되어질까?"등과 같은 질문에 대한 답변의 과정으로서 여겨진다. 임상적용이 진정으로 가족 중심 내지는 환자 중심으로 이루어질 때 "어떻게 매일의 가족들, 교실, 그리고 아동보호센터에서의 아동의 일상들, 그들이 맞닥뜨리는 역할들, 그리고 습관들이 지속적으로 이루질 수 있도록 할 것인가?"라는 또 다른 과제가 나타난다.

OTPF-Ⅱ에 따르면, 평가과정에는 작업 프로파일(occupational profile) 그리고 작업수행분석(analysis of occupational performance)이 포함된다. 작업프로파일에는 아동과 가족뿐만이 아니라 그들의 요구들, 문제점들, 그들의 작업 영역에서의 수행에 대한 관심 등이 포함된다. OTPF-Ⅱ에서 언급되어진 내용을 보면, 작업수행분석에는 작업적 수행을 지지하거나 억제하는 요소들에 대해서 관찰하고 측정하며 질문하는 도구들과 스케일들을 사용함으로써 얻어진 정보들을 수집하고 해석하는 과정들이 포함되어진다(AOTA, 2008). "전체적인 평가와 관련하여서 작업치료사들의 숙련된 사정 결과에 대한 해석은 클라이언트의 작업 수행에 영향을 미치는 이점들과 제한점들에

대한 명확한 그림을 제공할 것이다."(p. 649)

평가는 중재 과정에서 매우 중요한 부분이다. 여러 가지 것들 사이에서 평가는 작업치료사들의 중재가 무엇을 포함할 것인지, 그러한 것들이 아동에게 타당한 지를 결정할 것이다. 평가는 중재가 효과적인지 아닌지에 대해서도 결정할 수 있을 것이다. '평가'와 '사정'이라는 용어는 때때로 서로 교환적으로 사용되어지지만, 실제로 평가는 좀 더 폭넓은 용어이다. 평가는 사정을 시행하고 결과물들을 해석하며 사정의 결과에 기초한 중재에 적용된 가설들을 설정하는 것들이 포함된 과정이다(Mulligan, 2003). 사정은 아동들이 가지는 어려움들과 그러한 어려움들의 원인이 되는 것이 무엇인지를 결정하기 위한 도구들이나 절차들의 체계적인 시행이다(Stewart, 2002). "즉, 우리들이 거리를 측정하고, 우리들이 학습을 사정하며, 우리들은 일련의 몇 가지 기준들에 따라서 평가한다. 이러한 3가지 용어들은 확실히 서로 밀접히 연관되어져 있지만, 아이디어나 과정들이 연관되어져 있긴 하지만 분리시켜서 판단하고 사용하는 것이 유용할 것이다."(Kizlik, 2007, para. 7)

장소 그리고 참가자들은 사정, 측정 그리고 평가에서 핵심적인 요소이다. 사정이 이루어지는 **장소**는 하나 또는 그 이상의 다양한 환경(병원이나 지역사회 건강 센타, 학교 교실, 가정 환경, 지역 내 놀이시설 또는 매우 다양한 상황과 같은)에서 이루어 질 수 있다(그림 18-1). 장소는 사정의 종류나 수집되어지는 정보의 종류에 따라 정해진다. 예를 들어, 최초에는 학교 교실, 학교 체육관 그리고 학교 운동장 근처가 사정 관찰을 위한 중요한 장소일 것이다.

참가자들 또한 매우 다양하다. 치료사와 아동외에도 사정, 측정 그리고 평가는 가족, 학급동료 그리고 다른 전문가들(소아과의사, 언어 병리학자, 물리치료사, 심리학자)과 같은 다른 참가자들도 포함될 수 있다. 장소에 따라서, 참가자들은 수집되어지는 정보들의 종류와 영역들을 결정한다. 예를 들어, 아동이 학교에서 어려움을 가진다면

상황 18-1 John의 이야기: 외상성 뇌손상의 영향력에 대한 사정 관점

John은 호주의 대도시 근교에 살며 5학년인 10살된 아동이다. John은 수학과 과학에 관심을 보이는 일반적인 학생이다. 그는 농구와 축구 그리고 테니스, 수영, 우표모으기, 자전거타기, 가족들과 캠핑가기, 친구들과 노는 것을 좋아한다. 그는 정기적으로 DVD를 보며 컴퓨터 게임도 즐긴다. 일주일에 한번 그는 보이스카웃 활동에도 참여한다. John은 사교적이며 외향적이고 감수성이 강하며 호기심이 많다. 그는 그의 동네에 사는 5명의 친구들과 가까우며 그의 학급에 있는 다른 2명과도 친하고 근교에 사는 보이스카웃 멤버 한 명과도 친하다.

John은 그의 부모들과 여동생 두 명 그리고 애완견과 함께 살고 있다. 이 가족은 교외의 주택단지에 있는 방 네 개짜리의 단독주택에 살고 있다. 그 단지 내에는 인도가 없으며 오직 지역 공원 내에 자갈길이 있다. John의 어머니는 고등학교 생물학 선생님이며 그의 아버지는 일반 건설 노동자이다.

가족들은 그리스계 기독교 집안이며 양쪽 부모와 아동은 2개 국어를 쓰고 있다. John의 아버지는 그의 가족들이 살고있는 그리스에서 호주로 15세 때 이민을 왔다. John의 아버지는 그의 민족적 뿌리에 매우 밀접히 연결되어 있으며 지역 내 그리스인 협회에 활동적으로 참여하고 있다. John의 어머니는 호주에서 태어났다. 그녀는 같은 도시 내에 살고 있는 1명의 여동생이 있으며 그녀의 다른 가족들(부모들 그리고 2명의 남형제들)은 다른 도시에 살고 있다. 양쪽 부모들은 지역내 교회에 정기적으로 주일마다 참가하고 있으며 3명의 아이들 모두는 주일 학교에 참가하고 있다. 3명의 아이들 모두는 그리스인 협회에서 매주 토요일 아침에 운영하는 그리스어 수업에 참여하고 있다.

2주 반 전쯤부터 John은 학교에서 자전거를 타며 돌아오던 중 버스에 치여서 외상성 뇌손상 증세가 지속되고 있다. 그는 헬멧을 쓰지 않았었다. John은 지역내 아동 병원으로 이송되어졌다. 그의 GCS (Glasgow Coma Scale) 점수는 응급실 도착시 6점이었다. 그는 응급실에 도착한 후 삽관되어지고 안전화되어지고 난 뒤 아동 집중케어센터(ICU)로 전환되어졌다. 뇌자기공명영상(MRI)에서는 왼쪽 이마엽에서의 광범위한 축삭의 전단변형과 큰경질막하 혈종이 나타났다. 방사선사진에서는 John이 또한 그의 왼쪽 넙다리뼈에서의 골절이 있는 것으로 나타났다.

John은 ICU에서의 5일 동안 의식이 없었다. NG (nasogastric tube) 튜브는 그의 영양분 섭취형태가 지속되는 동안 계속 차고 있었다. 사고 후 6일 째 되는 날 그의 의식은 돌아왔으나 침착하지 매우 못했고 흥분된 상태였으며 GCS 점수는 9점이었다. 10일 째 되는 날 John은 관을 제거했다. ICU에서의 초기 회복기간 동안 신경과 전문의는 John의 오른쪽 편에서의 전반적 약화와 높은 근육 긴장도를 보고했다. 그가 일단 의식이 돌아오자, 단기 기억력과 두 단계 이상의 지시수행 그리고 시간, 장소, 사람에 대한 지남력에 대한 어려움을 호소했다. 게다가 그는 감정적으로 억제적이지 못했으며 쉽게 좌절하는 경향을 보였다. 그가 원하거나 이해하기를 원한 것들이 기억할 수 없을 때 그는 욕을 하거나 고함치는 경향을 보였다. 이러한 점에서 John은 옷입기, 목욕하기, 기능적 이동 그리고 먹이기 등과 같은 그의 자조활동 전반에서 의존적이었다.

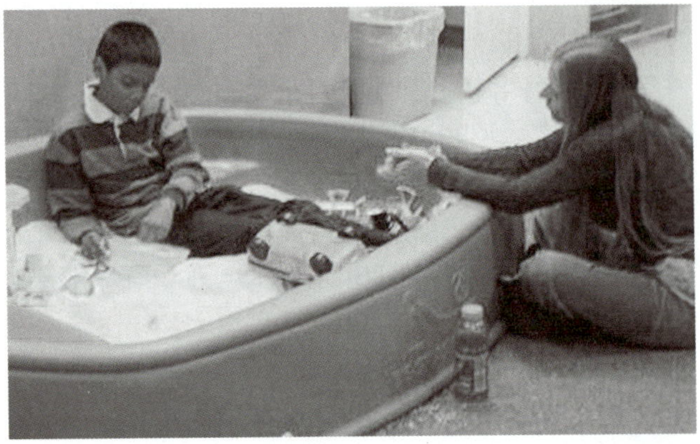

그림 18-1 장소와 참가자들은 사정, 측정 그리고 평가에서 중요한 요소이다(*Photograph courtesy of Joseph A. Werner, OTR*).

선생님들은 꼭 필요한 참가자이다. 어린 아동에게 옷입기가 중요한 문제라면 **참가자들**에는 선생님과 부모들이 평가에 포함되어져야 한다.

작업치료사들은 수행에서의 환경의 가치를 명확히 판단한다 (Letts, Rigby 그리고 Stewart, 2003). 따라서, 환경은 때때로 사정, 측정 그리고 평가에서 중요한 대상이다. 그러한 의미에서 환경은 과정에서 참가자가 되게 된다.

이 장에서 우리는 John이라는 지속적인 뇌손상을 가진 10살 아동을 살펴볼 것이다. 상황 18-1는 사정, 측정 그리고 평가에서의 장소와 참가자들에 대한 고려사항을 묘사한다.

핵심정리 (Here's the Point)

- ***사정***은 요구된 목표 또는 결과와 관련된 정보들을 수집하는 특징적인 도구들의 사용을 의미한다. John에게 사용된 두가지 의학적 사정 도구들에는 GCS와 MRI 등이 있었다.
- ***측정***은 몇 가지 신체적 대상을 결정하는 특성이나 영역들에 관한 과정이다. John의 경우에서 측정 과정은 그의 상태에 관한 관한 정보를 모으는 과정에서 GCS와 MRI를 사용하였다.
- ***평가***는 "클라이언트가 하기를 원하거나 요구하는 것과 클라이언트가 할 수 있거나 했었던 것, 그리고 건강과 참여에 대해 지지하는 것 또는 장벽들로서 작용하는 요소들을 확인하는 것 등을 결정짓는 과정이다. 평가는 종종 정규적 또는 비정규적으로 클라이언트와 관련된 모든 관계 요소들에서 발생한다."(AOTA, 2008, p. 649) John의 경우에서는 치료팀이 그의 부모에게 질문을 함으로써 포괄적인 사회적 정보들을 획득했다.

사정, 측정 그리고 평가의 기능들
(Functions of Assessment, Measurement, and Evaluation)

평가 과정은 기초선을 확립하는 것과 계획을 세우고 아동이나 가족들에서의 변화를 기록하는 것, 서비스의 적격성을 확보하는 것, 프로그램의 효율성을 결정하는 것 그리고 근거 중심의 임상치료를 개발에 공헌하는 것 등을 포함하는 다양한 기능들을 제공할 수 있다. 이러한 기능들 각각은 후에 다루어질 것이다. 사정들의 선택은 평가의 목적을 반영한다. 측정은 어떻게 기술들, 능력들 그리고 기능들이 정량화되는지에 영향을 미친다.

중재의 기초선 확립하기

기초선을 세우는 것은 중재의 시작점을 정하는 것이다. 그리고 중재의 기초선은 복잡성에서 다양할 수 있다. 매우 기본적인 수준에서는 치료사들은 아동들의 문자를 쓰거나 숫자들을 쓰는 능력이나 시지각 테스트로서 글씨쓰기에서의 어려움의 잠재적 원인들을 이해하기 위한 시운동 통합 기술들의 검사로서 *Children's Handwriting Scale* (CHES; Phelps, Stempel, and Speck, 1984)을 사용할 수도 있다. 이러한 도구들은 기본적인 기술들의 기초선을 설정할 수 있다. 더 광범위한 수준에서는 치료사들은 아동의 학교에서의 전체적인 수행을 이해하기 위한 *School Function Assessment*(SFA; Coster, Deeney, Haltiwanger and Haley, 1998) 또는 *School Assessment of Motor and Process Skills*(School AMPS; Fisher, Bryze, 그리고 Atchison, 2000; Fisher, Bryze, Hume 그리고 Griswood, 2005)들을 시행한다.

John의 경우에는 치료사들은 그의 사회적 기능과 자조활동, 그리고 운동기술들의 기초선을 정하기 위해서 *Pediatric Evaluation of Disability Inventory*(PEDI; Haley, Coster, Ludlow, Haltiwanger 그리고 Andrellos, 1992)를 사용할 수 있다. 비록 PEDI가 7세까지의 아동에게 쓸 수 있도록 고안되어졌지만, 그의 회복의 초기단계에서는 적절히 사용되어질 수 있다. 치료사들은 또한 *Dynamic Occupational Therapy Cognitive Assessment for Children*(DOTCA-Ch; Kats 그리고 Paraush, 2004)과 같은 인지 사정도 사용할 수 있다.

중재의 기초선을 설정하기 위해 검사는 변화에 민감해야 하며 흥미의 타임프레임 내에서의 변화에도 민감해야 한다. 행동적 또는 수행적 변화에 충분히 민감하지 못하다면, 중재에서의 아동들 또는 가족에서의 변화를 재사정에서 잡아내지 못할 수도 있다. 검사에서의 시간에 따른 변화에 대한 민감성에 관한 정보는 일반적으로 검사 매뉴얼이나 그것의 심리측정학적 도구들에 실려 있다.

계획세우기

계획 또한 다면적이다. 이전에 언급된 글씨쓰기 검사는 개인적 임상상황인 일대일 중재에서 공헌할 수 있다. 동등한 사정으로서 학교 프로그램의 기초를 제공하는 개별화된 교육 계획(Individualized Education Plan;IEP)의 개발이 사용되어질 수 있다. 학교에서 시행되어지 중재는 교사나 치료사에 의해서 관리감독된 학급 도우미에 의해서 시행되어질 수 있다. 반면에 *Canadian Occupational Performance Measure*(COPM; Law, Baptisete, Carswell, McColl, Pollock), *Perceived Efficacy and Goal Setting System*(PEGS; Missiuna, Pollock, Law, Walter 그리고 Cavey, 2006) 또는 *Children's Assessment of Participation and Enjoyment and Preferences for Activities of Children*(CAPE/PAC; King et al., 2005)등은 협력적인 목표 설정과 부모와 양육자들과 함께 중재계획을 세우는데 도움을 줄 수 있다. 치료사 그리고 양육자들은 그러한 협력적인 목표설정에 따른 계획 시행에 가장 중요한 사람이다. 중재는 학교나 가정의 하나 이상의 환경에서 시행되어질 수 있다. 이러한 경우에 평가 과정은 이러한 환경에 맞게 중재계획을 고안하도록 적용되어져야 한다.

변화와 중재 효율성 문서화

이상에서 언급되어진 바와 같이 치료사들은 클라이언트의 임상적 상황에서의 진보나 변화에 대한 문서화를 위해서 변화에 민감한 검사나 스케일등을 사용해야만 한다. 진보가 더욱 느린 경우에는 작은 변화도 감지할 수 있는 민감성이 높은 검사를 사용해야만 한다. 치료사들은 진보가 매우 빠를 것으로 예상되어지거나 뇌손상을 가진 아동이 급성기에 재활단계에 있을 때 회복의 단계를 모니터하기 위해 *Functional Independence Measure for Children*(WeeFIM; Deutsch, Braun, 그리고 Granger, 1996)을 사용할 수 있다. 그러나, 더 많은 항목과 변화에 대한 더 높은 민감성을 가진 PEDI(Haley et al., 1992)가 뇌성마비 사지마비 학령기 아동의 변화를 추적하기 위해서는 더 나을 수 있다.

유사하게 몇 가지 스케일들은 특정 진단에 적합하게 고안되어져 있기 때문에 치료사들은 특정 진단에 맞는 스케일들을 사용할 필요가 있다. 예를 들어, *Juvenile Arthritis Self-Report Index*(JASI; Wright, Law, Crobie, Goldsmith 그리고 Dent, 1994), *Childhood Health Assessment Questionnaire*(CHAQ; Singh, Arthreya, Fries 그리고 Goldsmith, 1994) 또는 *Juvenile Arthritis Quality of Life Questionnaire*(JAQQ; Duffy, Arsenault, Duffy, Paquin 그리고 Strawczynski, 1997)가 Juvenile Idiopathic Arthritis로 진단받은 학령기 아동의 기능적 수준의 시간에 따른 변화를 모니터하기에는 더욱 적절하다.

임상조언 Practice Wisdom

환경에서의 관찰

좋은 심리측정학적 사정자료가 있다고 할지라도, 우리가 알기를 원하는 것을 정확히 측정하지 않는 한 중재계획이나 변화에 대한 측정에서의 적절한 기초가 되지는 않는다. 집중적인 중재 코스에 참가하고 있던 Anders 라는 어린 소년을 치료했던 경험이 있는 치료사의 말을 들어보자. 전체적인 중재 코스는 5일 동안으로 목표를 달성하도록 세팅되어졌다. Anders와 그의 어머니는 그가 자전거를 타는 것으로 목표를 설정했다. Anders는 Dyspraxia를 의미하지는 않지만 Sensory Integration and Praxis Tests(SIPT)에서의 의미있는 낮은 정도의 점수를 받아 감각통합장애가 있는 것으로 보여졌다. 검사 점수는 그러했지만 그러한 것들은 Anders이 자전거를 타는 능력과 그러한 상황에서의 기록된 측정할 만한 객관적 지표들을 묘사하지는 않았다. 따라서, Anders의 사정은 치료사가 직접 그가 자전거를 타는 모습을 관찰할 때까지 끝나지 않았다.

Anders와 그의 어머니는 자전거를 가지고 코스에 참가했다. Anders가 자전거에 앉자 마자 중요한 문제의 원인이 명확해졌다. Anders는 그가 자전거를 얻었을 때 보다 6inch 정도 키가 자랐다. 그가 자전거를 타는 법을 배우지 않았기 때문에 부모들은 자전거의 좌석이나 손잡이 높이 등을 조정해야 한다는 것일 생각하지 않았었다. 따라서, Anders의 첫 번째 목적이었던 자전거를 타고 싶다는 것은 감각통합치료가 아닌 렌치에 의해서 충족되어졌다. 특정 상황에서는 표준화된 평가도구가 치료사의 관찰을 대체할 수는 없으며 관찰이 배제된 상황에서의 목표는 불확실할 수 있다.

서비스의 적격성 결정

사정 스케일의 또 다른 일반적 목적은 공적자원이나 사적 보험에 의해서 시행되어진 작업치료서비스의 적격성을 결정하는 것이다. 적격성은 그 시스템 내에서의 항목과 행해진 시스템 체계에 달려있다. 교육이나 건강보호 자원에서는 제한적일 수 있으나, 검사 점수들은 종종 서비스 기금에서의 적격성을 결정함에 있어서 종종 중요한 수단으로 사용되어진다. 예를 들어, *Peabody Developmental Motor Scales, second edition*(PDMS-2; Folio, and Fewell, 2000)이나 Bayley Scales of *Infant and Toddler Development, Third Edition*(Bayley-Ⅲ) *Motor Scale Kit*(Bayley-Ⅲ; Bayley-Ⅲ; Bayley, 2005)에서의 매우 낮은 점수들은 만약 운동에서의 문제점들이 아동들의 교육적 수행을 방해하는 것이 확인이 되어진다면, 그들이 참여하고 있는 유치원에서의 초기 중재 서비스로서 치료적 서비스를 받을 자격이 된다는 것을 의미한다.

때때로, 작업치료사들은 아동의 다른 서비스의 적격성 여부를 결정하기 위해 검사를 하기도 한다. 예를 들어, 작업치료사들은 *Vineland Adaptive Behavior Scales* (VABS; Sparrow, Bella, and Cicchetti, 1987), *Hawaii Early Learningn Progfile*(HELP; VORT Corporation, 1995), 또는 *Developmental Profile 3*(DP3; Alpern, 2007)등을 들 수 있다. 이러한 사정 도구들은 전반적인 발달상의 관점들을 제공해주기 때문에 그 점수들은 아동에 대한 추가적인 서비스 배정이나 학교에서의 특별한 교육 도움을 받기에 적합한지를 판명하는데 교육 팀에 의해서 사용되어질 수 있다.

프로그램 효용성 결정

치료사들은 서비스들의 이익이나 자원들의 효율적 사용에 관해서 증거를 제공하기 위해 검사들이나 스케일들을 사용한다. 아동의 향상은 프로그램 평가 전체 내에서 보여지지 않을 수도 있지만 이것은 프로그램에 대한 전반적인 정보를 제공한다. 예를 들어, 치료사들은 일상생활 과제들 속에서 기능적 향상을 위해 고안되어진 프로그램의 전반적인 효용성을 평가하기 위해 중재 전과 중재 후에 Wee FIM을 시행한다. 중재 초기에는 자폐증을 보이는 아동들에게 사회적 기술들을 가르치는 것을 전반적으로 관찰하기 위해 치료사들은 *Trandisciplinary Play-Based Assessment, Second Edition*(TPBA2; Linder, 2008)이나 *Child-Initiated Pretend Play Assessment* (ChIPPA; Stagnitti, 2003; Stagnitii, and Unsworth, 2004)등을 사용한다.

프로그램 평가의 또다른 측면은 프로그램에 대한 제 삼자 만족에 관한 요구이다. 사정 도구들(일반적인 질문지들)은 또한 서비스에 대한 클라이언트나 가족들의 만족에 관한 정보들을 가져다 주며 추가적으로 서비스가 개발되어져야할 영역이나 더욱 더 많은 자원이 요구되어지는 영역들에 대한 정보를 제공한다. 종종 치료사들은 만족 정보를 획득하기 위해 그들이 소유한 질문지들을 개발한다. 이러한 것들은 합리적으로 보여질 수 있으며 질문지들은 요구를 확립하거나 완료되어지기 매우 어려운 클라이언트 만족을 나타내기 위해서 사용되어진다.

치료사들은 그들이 그들의 소유한 만족 측정을 개발하려고 한다면 출판된 자원 (*Occupational therapy assessment; An annotated Index*(Asher, 2007), *Measuring occupational performance: Supporting best practice in occupational therapy*(Law, Baum, & Dunn, 2005) 또는 Measuring health: A guide to rating scales and ques tionnaires (McDowell, 2006)을 인용해야 하며 전문가들의 가이드를 구해야 한다. 또 다른 측면으로는 클라이언트와 부모의 만족을 평가하기를 원하는 치료사는 *Measure of Processes of Care* (MPOC; King, Kertoy, King, *Law, Rosenbaum* 그리고 Hurley, 2003)이나 *European Parent Satisfaction Scale about Early Intervention* (EPASSEI; Lanners and Mombaerts, 2000)을 사용할 수 있다.

조사

사정 도구들은 중재가 효과적인지 또는 중재가 다른 것들보다 효과적인지 등을 보여주기 위한 결과 측정으로써 사용되어질 수 있다. 예를 들어, PEDI는 뇌성마비 아동들에게 주로 사용되어지는 특정한 접근법(예를 들어, Neuro developmental Treatment [NDT])의 효용성을 평가하고 옷입기 트레이닝에서의 NDT의 효과를 결정하기 위해서 사용되어질 수 있다. 평가도구가 이러한 방식으로 사용되어질 때 작업치료분야에서의 근거 기반 중재에 기여할 수 있다. 조사 영역에서 사용되어지는 검사나 스케일들은 구성 타당도 (American Educational Research Association, American Phychological Assciation, 그리고 National Council on Measurement in Education, 1999)와 같은 적합한 측정 특성들을 가진 권위있는 것이어야 한다. 신뢰도와 타당도는 이 장의 뒤에 언급되어진다.

목적에 의해서 분류되어진 사정

명백히, 검사들과 스케일들은 수많은 기능을 제공한다. Rogers 와 Holm(1989)는 그들의 목적에 따라 4가지의 범주들로 나누었다.

1. 예언적인
2. 구별적인
3. 묘사적인
4. 평가적인

또한, 검사는 하나 이상의 영역에서 합법적으로 사용되어질 수 있다면, 하나 이상의 범주에 포함되어질 수도 있을 것이다.

예언적인 사정은 예상되어지는 미래의 수행에 대한 정보를 제공한다. 예를 들어, 유치원 내에서의 낮은 수준의 시운동 통합 기술을 보여주는 이전의 조사는 아동이 학교에서의 2년 동안 활자화된 결과 기술들에서 어려움을 보일 것이라는 신뢰할만한 예측자로서 고려되어질 수 있다(Cornhill and Case-Smith, 1996; Daley, Kelley, and Krauss, 2003). 따라서, 5세 아동의 Developmental Test of Visual Motor Integration(VMI; Beery and Beery, 2004)에서의 낮은 점수는 7세 때의 낮은 쓰기 능력을 의미할 수 있는 것이다.

구별적인 사정은 수행을 잘하지 못하는 아동이 그들의 동료들과의 관계에서도 잘하거나 못하는 것을 확인하는데 사용되어진다. 구별적인 사정은 아동이 특정한 영역에서 다른 일반적인 그룹(전형적인 발달단계에 놓인 아동들)에 비해서 아동의 수행을 비교하여서 얼마나 앞서나갈지 뒤쳐질지를 구별하기 위해 사용되어진다. 예를 들어, 연령-수준별 점수를 산출하는 VMI는 시운동 통합기술에서 연령-수준에서 수행하는 아동들과 연령 수준 이하에서 수행하는 아동들을 구별할 것이다. Motor-Free Test of Visual Perception-Third Edition(MVPT-3; Colarusso and Hammill, 2003), Test of Visual Perceptual Skills-Third Edition(TVPS-3; Martin, 2006), 또는 Developmental Test of Visual Perceptual Skills-Second Edition(DTVP-2; Hammill, Pearson, and Voress, 1993)은 아동의 운동 시지각 기술 수행을 그들 나이의 정상적인 아동들과 비교하는데 사용되어질 수 있을 것이다.

묘사적인 사정은 아동의 장점과 단점과 같은 특정영역에서의 아동의 상태를 간략히 결정하는 것이다. 세밀한 운동에서의 지연이 예상되어지는 아동은 Bruininks-Oseretsky Test of Motor Proficiency, second edition(BOT-2; Bruininks and Bruininks, 2005)과 같이 연령대별 세밀한 운동 기술의 평균치를 제공하며 세밀한 운동기능 수행에서의 장점과 단점을 나타내는 평가에 의해서 사정되어질 수 있다. BOT-2를 이러한 방식으로 사용함으로써 구별적이고 묘사적인 사정 둘 다가 이루어질 수 있다.

평가적인 사정은 변화의 감지 목적으로서 검사의 다중의 시행을 포함한다. BOT-2의 경우, 아동의 세밀한 운동 기술을 평가하기 위해 중재 프로그램의 12전과 프로그램 내 6주경 그리고 프로그램이 종료되어지고 난 뒤에 시행되어진다.

핵심정리 (Here's the Point)

- **평가 과정은 적격성의 결정이나 중재계획을 세움에 있어서 기초선을 설정하거나 진보와 변화에 대한 문서화 작업 등의 다양한 목표들을 가질 수 있다.**
- **사정 결과들은 아동의 진보를 사정하기 위해서나 서비스의 기금에 아동의 적격성, 그리고 조사의 기초로서 사정하기 위해 사용되어질 수 있다.**
- **사정 도구들은 많은 기능들을 제공한다. Rogers와 Holm (1989)는 그것들의 목적에 따라 예언적인, 구별적인, 묘사적인, 평가적인 등의 4가지 범주들로 그것들을 그룹화했다.**

사정, 측정, 그리고 평가에서의 배경의 영향
(Impact of Context on Assessment, Measurement, and Evaluation)

목적에 더하여서, 우리가 평가 과정에 접근하는 방법은 관련되어진 많은 배경적인 요소들에 의해서 결정되어진다(Law & Baum, 2005). 평가과정을 고려하는 기초로서 환경문화적 임상적 틀을 사용함으로써 우리들은 아동이 기능하는 수많은 환경 범위들에서 사정과 측정을 고려할 필요가 있다는 것을 알게 된다. 환경에 대한 고려사항에는 치료환경, 타입 그리고 시설, 법률적 정책적 논쟁들, 그리고 기금의 결정권자들에 기초한 임상적 실행에서의 임상 모델들과 같은 다른 여러 가지 요소들이 포함된다.

임상 모델들에 대한 적합성

임상 모델들의 초점은 상황에 따라 다양하게 상향식 또는 하향식 접근으로 이루어질 수 있다(Case-Smith, 2002). 작업적 수행과 역할들, 습관들, 시간 사용, 흥미들 또는 일과들에 대한 고려로서 시작된 임상 모델들과 이론들은 거의 **하향식 접근**으로 귀결된다. 사정과 중재에서의 하향식 모델 접근들의 예로서는 Model of Human Occupation (MOHO; Kielhofner, 2002), Occupational Adaptation (OA; Schkade and McClung, 2001), Person Environment Occupational Performance Model (PEOP; Christiansen and Baum, 1997), 그리고 Canadian Model of Occupational Performance and Engagement(CMOPE; Townsend and Polatajko, 2007) 등이 있다.

기능적 결점들의 원인들을 설명하고자 시도하는 임상적 모델들은 사정과 평가에서의 **상향식 접근**과 일치한다. OTPF-Ⅱ관점(AOTA, 2008)에서 봤을 때 이것은 세부적인 클라이언트 요소들(신체 구조 또는 기능적 수준)과 수행 기술들의 고려사항들을 포함한다. 하향식 접근들과 관련되어진 임상 모델들이나 이론들의 예로서는 Sensory Integration(SI; Ayres, 1980), Neurodevelopmental Treatment(NDT; Bobath, 1990), Rood's Sensorimotor Approach(McCormick, 1996; Trombly, 1996), Wilbarger Deep Pressure and Proprioceptive Technique(DPPT; Wilbarger and Wilbarger, 1991, 2002) 그리고 Motor Relearning(Carr aqnd Shepherd, 2003)등이 있다.

다양한 치료환경들은 그들의 최초의 접근법으로서 이러한 광범위한 임상 모델들을 하나 또는 그 이상 선택하게 할 수 있다. 이러한 상황에서 당신은 당신의 치료환경 배경 내에서 적합한 전체적인 평가과정을 개발할 필요가 있을 것이다. 많은 환경들은 당신이 각각의 접근법들을 사용함으로써 당신의 평가를 꾸밈에 따라 사정과 중재에 대한 하향식 그리고 상향식 접근법들의 사용을 번갈아가며 쓰게 할 것이다.

시설의 종류

특징적으로 다양한 목적과 초점으로 인해서, 다양한 시설들의 종류들에는 그들이 참여하는 사정, 측정, 그리고 평가 활동들이 다양하게 나타난다. 예를 들어, 학교에서부터 직장으로 전환을 준비하는 성인에 대한 학교 프로그램에서 시행된 평가 프로파일은 같은 사정과정을 거쳤다 할지라도, 당뇨로 인해 내원한 지적장애를 가진 청년들에게 이용된 평가 프로파일과는 다르다.

심지어 시설들의 종류들(개인적 치료, 재활센터, 지역사회 건강 센터, 급성 보호 병원, 초기 중재 센터) 내에서도 초점과 철학은 다르다. 이것은 치료 환경들이 채택한 구체적인 임상 모델들에 관한 초기의 설명과 일치한다. 예를 들어, 하나의 개인적 치료는 감각통합장애를 가진 아동들에 초점을 맞출 수 있으나 다른 형태들은 행동적 문제들을 가진 아동들을 대함에 있어서 그들의 고객이 요구하는 서비스에 대한 지불이 가능한 기금의 종류에 따라서 행해진 사정에 대한 접근이 이루어진다. 초기 중재 센터는 뇌성마비 아동이 학급에 있는 동안에는 학습 활동을 수행할 수 있도록 Conductive Education 접근법을 사용하면서 아동들과 부모들과 함께 가족 중심의 접근법을 사용할 수도 있을 것이다. 각각의 이러한 시설들 내에서 적용되어진 사정 접근은 각각의 프로그램들에서의 이론적 철학적 기초들을 반영한다.

이러한 차이점들을 반영함으로서 평가와 구체적인 사정 도구들을 사용하는 접근은 아동들이 일상생활에서 직면하게 되는 도전들이 비슷하다 할지라도, 매우 다양하게 나타나게 될 것이다.

법적 그리고 정책적 화제들

개별적인 지역들 내에서 정부의 모든 수준의 법률들은 위원회와 전문가 집단에 의해 채택된 규정들과 국제 수준의 프레임워크(*International Classification of Functioning, Disability and Health*[ICF; World Health Organization, 2001])들과 함께 치료사에 의해 선정된 사정, 측정 그리고 평가의 종류들에 영향을 미친다. 예를 들어, 주 법률에는 초기 중재 서비스에 적합한 점수의 범주를 결정해 놓음으로써 당신의 의도와는 다를 수도 있다. 유사하게 전문가 집단 위원회는 작업치료사들이나 언어치료사들에 의해서 시행되어질 수 있는 사정 도구(그리고 평가)들을 구별해 놓았다.

예를 들어, 위원회나 다른 전문가적 규제 집단은 오직 언어치료사들만이 시행할 수 있는 바륨 삼킴 사정들과 그 이후에 이어지는 섭식과 삼킴 문제에 대한 중재들을 정할수도 있다. 이러한 경우에 작업치료사들은 일상생활에서의 섭식이나 삼킴을 사정할 수 없다. 또 다른 예로서는, 작업치료사들에 의해서 행해질 수 있고 작업치료 보조사들에 의해서 행해질 수 있는 사정, 측정 그리고 평가의 종류들 사이에서의 역할 도해이다. 작업치료 보조사들은 표준화된 검사들을 시행하거나 임상적 관찰을 하도록 훈련받았으며 시행하지만, 그것의 점수를 매기거나 주어진 배경 안에서 해석하는 역할은 작업치료사들의 몫이다. 임상에서의 법적 프레임워크들은 12장과 15장에 걸쳐서 미국, 캐나다,

영국, 호주의 경우에 따라 더 자세히 논의되어질 것이다.

미국의 작업치료사들의 사정, 측정, 그리고 평가 절차들에 영향을 미치는 정부 법률의 한 예로 연방정부법률사항들에 의해서 권한이 주어진 작업치료사들의 임무는 학교 체계 내에서 장애를 가진 아동들이 통합되어지도록 하는 것이다. *Education for All Handicapped Children Act of 1975*(PL 94-142)과 이후 Individuals with Disabilities Education Act(IDEA, 1990)과 같은 미 연방 법안은 공공 교육 시스템이 최소한의 제한적 환경 안에서 장애를 가진 학생들이 무료의 적절한 교육을 받도록 정하고 있다. 작업치료사들은 장애를 가진 아동들(*Individuals with Disabilities Education Amendments of 1990*)에 대한 서비스와 관련지어져서 중요하게 고려되어지고 있다. PL 94-142와 이후 IDEA에 의해서 정해진 개별화된 교육 계획(IEP)은 학생들에 대한 치료와 교육에 대한 청사진을 제공한다 (AOTA, 1997). *NO Child Left Behind Policy*로 알려진 소아 사정에 영향을 미치는 미 연방 법안의 한 부분은 학교 분야에 대한 학교에 등록된 학생들의 학문적 수행에 대한 세부적인 정보를 제공하는 것을 요구한다. 이것은 많은 스케일의 표준화된 성취 검사의 완료를 통해서 얻어진다. 미국, 캐나다, 영국, 그리고 호주에서의 법률에 대한 추가적인 정보는 12장과 15장에 걸쳐서 나타난다.

기금 결정권자

건강 보호와 교육 기금에 권리를 가진자들의 늘어남은 평가과정들과 중재에 대한 비용이 증가함을 의미한다. 따라서, 임상가들은 조심스럽게 사정 도구들을 선별해야 하며 클라이언트와 전문가들간에서의 검사들의 수와 빈도를 제한해야 할 필요가 있을 것이다. 예를 들어, 건강보호 세팅 안에서 전 체계적인 결과 측정인 WeeFIM이나 PEDI가 사용되어졌을 때, 각각의 팀원들은 하나의 복합적인 점수로서 공헌하기를 기대받는다. 몇몇 제 3의 지불자들은 그들이 지불하거나 하지 않거나 포함하는 검사의 종류나 검사들을 상술하고 있다.

몇몇 시설들이나 시스템들 안에서의 비교적 적은 수의 치료사들은 사정에 영향을 미칠 수 있다. 학교시스템에서 종사하는 치료사들은 매우 높은 상담건수나 특정 아동들을 보기 위한 기금에 의한 방문 수를 제한받을 수도 있다. 이러한 상황 둘 다 모두는 치료사가 시행할 수 있는 사정 도구들의 종류나 양에 영향을 끼칠 수 있다. 유사하게, 병원에 내원할 수 있는 기간은 활동들과 관련된 사정에 임상가가 관여된 것에 기초하여서 병원 기간의 양이 결정된다. 모든 치료사들은 전문가적이고 책임있는 사정, 측정, 그리고 중재 활동들을 사용할 권리를 가진다(예를 들어, 클라이언트가 이 세팅 안에서 하기를 요구하거나 원하는 것들을 할 수 있을까요? 와 같은 질문에 답하는 것). 서비스의 기간이나 양이 제한적일 때 치료사들은 그들의 고려사항들 속에서 특별히 심사숙고 해야한다.

핵심정리 (Here's the Point)

- **평가과정은 클라이언트로서 아동과 가족들에게 영향을 받을 뿐만 아니라 환경적 특성에 의해서도 강하게 영향을 받을 수 있다. 하향식 접근에 의한 임상적 모델은 아동의 작업수행, 역할들, 습관들, 흥미들, 활동들, 환경적 영향들, 일과들, 그리고 사회참여에 초점을 맞춘다. 하향식 접근은 신체 기능들과 구조들, 클라이언트 요소들, 그리고 수행기술들에 초점을 맞춘다.**
- **임상 모델들 그리고 치료사가 일하는 시설의 종류들 둘 다는 당신이 사용할 사정 도구들에 영향을 미칠 수 있다.**
- **정부 법안과 임상의 전문가적 견해들은 치료사에 의한 사정, 측정, 그리고 평가활동, 치료사들에 의해 제공되어지는 서비스들의 종류들, 그리고 기금이 주어지는 치료 서비스의 종류들에 영향을 미친다.**
- **평가과정은 사정 초점을 지시할 수 있는 기금으로서 기금 출처에 영향을 받을 수 있으며 클라이언트 관계에 이용가능한 시간에 영향을 줄 수 있다.**

상향식과 하향식에서의 사정, 측정, 그리고 평가
(Assessment, Measurement, and Evaluation in Top-Down and Bottom-up)

클라이언트 보호에 대한 접근들

이전에 언급되어진 바와 같이, 치료사들은 임상의 상향식 또는 하향식 모델들을 사용함으로서 사정과정에 접근할 수 있다(Weinstock-Zlotnick and Hinojosa, 2004). 각각의 모델들은 아래에 서술되어진다.

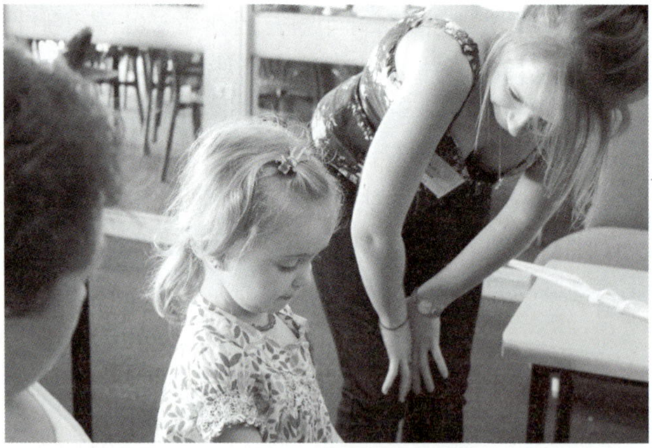

그림 18-2 치료사는 아동의 이점과 약점을 배우기 위해서와 작업적 수행에서의 아동의 노력을 지지하는 환경이 얼마나 잘 되는지를 알기위해서 사정, 측정, 그리고 평가를 사용한다 *(Photograph courtesy of Sara Mitchell).*

하향식 접근법

하향식 접근법은 사용하는 치료사들은 OTPF-Ⅱ에 의해 정의되어진 작업의 영역들 (AOTA, 2008) 내에서 그들 자신을 위치시킴으로써 시작되어진다. 이러한 것들에는 부모들이나 선생님들, 또는 다른 이들에 의해서 초기 의뢰 시 의심스럽다고 확인되어진 특정 관심의 영역들이 속한 일상생활활동이나 참여 (예: 옷입기, 놀이)와 같은 비교적 넓은 범위의 영역들이 포함되어질 것이다.

치료사는 아동의 장점과 단점을 알기 위해서나, 환경이 아동의 작업적 수행에 도움이 되는지를 알기 위해서, 사정, 측정, 그리고 평가를 사용한다(그림 18-2). 활동이나 과제에서의 수행의 문제가 확인되어지면, 치료사는 문제의 원인을 확인하고자 한다(예: 집기근력, 친구들에 대한 감정이입, 잘 정리되어지지 않은 옷장에서 보여진 수행패턴에서의 어려움, 접근하기 어려운 교실이라는 환경과 같은 물리적 환경의 조절 측면의 어려움, 특정한 진단에 대한 고정관념을 가진 선생님과 같은 문화적 환경의 측면에서의 어려움). 중재는 사정, 측정, 그리고 평가과정에 의해서 확인되어진 문제들을 줄이거나 대체함으로써 넓은 범위에서의 아동의 기능을 향상시키도록 고안되어진다.

하향식 사정들은 아동과 부모들 내지는 양육자들에 의해서 중요하다고 여겨진 것들을 결정짓는 그들의 환경 내에서의 아동의 참여에 대한 전반적인 견해와 초점을 취한다(Coster and Khetani, 2008). 그러한 초점은 ICF의 활동들과 참여들의 수준에 배열되어지며 (WHO, 2001) 클라이언트와 가족중심 접근에 맞추어진다(DeGrace, 2003). Burke(1997)에 따르면, 이러한 접근법을 사용하는 치료사들은 아동들의 의학적 진단들이나 신체적 결점에 덜 관심을 가진다. 그들은 아동들의 매일의 생활 역할들과 참여에 더 많은 관심을 보이는 아동들과 부모들과 상호작용한다. Trombly(1993)는 하향식 사정들을 사용하는 작업치료사들에게 개별적인 작업적 수행의 논점에 첫 번째 초점을 두어야 한다고 조언한다.

상향식 접근법

상향식 접근을 사용하는 치료사들은 참여를 방해하는 수행기술들과 클라이언트 요소들을 관찰하면서 시작한다. 이러한 것들은 아동이 경험할 수 있는 많은 문제점들을 설명할 수 있는 특정한 결점들을 잡아내기 위해 고안되어진 검사들과, 스케일들의 시행을 통해서 완수되어진다. Trombly(1993)는 상향식 접근을 매우 간결하게 요약했는데 "상향식 접근은 성공적인 작업수행이나 기능의 필수요건이 여겨지는 근력과 관절가동범위, 균형, 그리고 기타등등의 기능의 요소들의 결점에 초점을 맞춘다."였다(p. 253). OTPF-Ⅱ는 수행 기술들(감각, 지각, 운동/실행, 감정적 조절, 인지, 사회/언어)과 클라이언트 요소(신체구조 와 기능)들을 측정하는 사정들을 포함한다(AOTA, 2008).

상향식 접근을 사용하는 치료사들은 아동에게 나타나는 문제점들이나 진단들에 의한 검사들을 선택한다. 예를 들어, 활동 요구들을 조직화하는데 도전에 직면한 상태를 보이는 것과 같이 교실에서의 세밀한 운동 과제들이나 물리적 교육에서 어둔함을 보이는 아동들은 감각통합장애를 가진 것으로 예측되어질 것이다. 이러한 아동에게는 *Sensory Integration and Praxis Tests*(Ayres, 1989)가 주어질 것이다. 만약 아동이 교실안에서나 버스 안 또는 집안에서 활동에서의 참여와 과제 수행을 방해할 정도의 소리나 촉각에 과민반응을 보인다면, 그에게는 *Snsory Profile* (Dunn, 1999)이 역시 주어질 것이다. 발달과 운동 사정들(예: Bayley-Ⅲ 또는 PDMS-2)도 주로 상향식 접근을 사용하는 치료사들에게 사용되어진다. 최상의 임상은 상향식 결과들과 그들의 일상생활의 환경하에서 아동의 참여에 대한 전체적인 그림을 획득할 수 있는 작업적 수행과 환경을 통합하는 것이다. 중재는 사정, 측정, 그리고 평가 과정을 통해서 확인되어진 참여를 방해하는 손상들을 개선하도록 고안되어진다.

상향식 접근의 기본적인 신념은 운동적, 심리적, 감정적, 인지적 또는 사회적 기술들의 회복이 모든 일상의 작업들에서의 아동의 기능에 긍정적 영향을 끼칠 수 있다는 것이다(그림 18-3). 예를 들어, 고립된 손가락 움직임과 손 안 조작활동의 기능을 회복한 아동은 글씨 도구를 사용하고

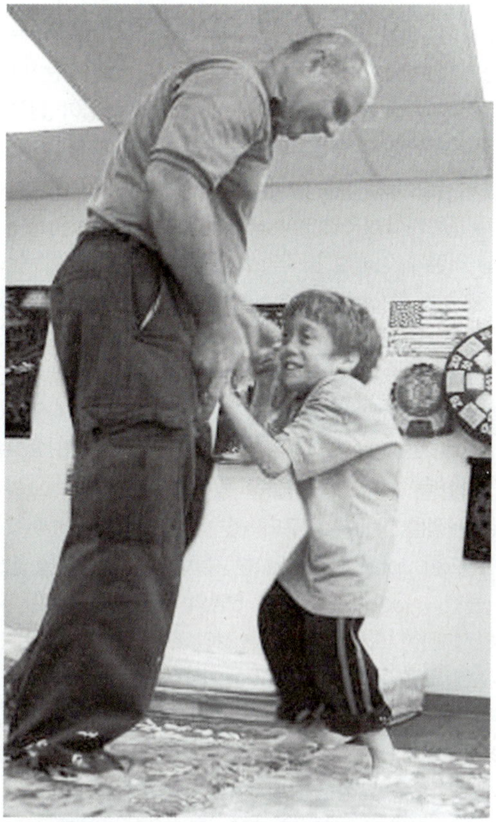

그림 18-3 아동의 균형과 운동 화제들을 돕기 위해서 비누거품을 묻혀놓은 매트에서 아동과 춤을 추고 있다.

그림을 그리거나 셔츠의 버튼을 채우는 등의 세밀한 운동 과제들을 성취할 것이라고 기대되어질 수 있다. 중재는 전통적으로 이러한 일상생활 작업들에 대한 적용을 포함하면서 수행 기술 수준에서 시작한다.

상향식 사정들은 작업치료 임상에서 보다 더 일반적이며 전통적인 치료적 모델에 적합하다. Burke(1997)는 아동의 특정 병리적 상태에 집중하면서 표준화된 절차들을 따르며 아동과 부모들에게 더 작은 빈도의 질문을 던지며 아동이나 부모와 상호작용하는데 시간을 덜 보내는 상향식 의학적 모델을 사용하는 임상가들을 발견하였다. 상향식 사정들은 아동의 전체적 조망보다는 기술들이나 작업적 수행 요소들에 더 초점을 맞추어서 사정하는 경향이 있다. 그러한 것들은 주로 ICF(WHO, 2001)의 신체 구조와 기능(손상)수준에 초점을 맞춘다. 게다가, 상향식 사정에서의 항목들은 아동의 관점에서 의미있지 않은 환경에서 주로 시행되어지며 종종 의미있는 일상의 환경들을 배제한다. 상향식 사정들의 예로서 종종 PDMS-2와 TVPS-3가 아동들에게 사용되어진다.

상향식 또는 하향식: 어떤 접근을 선택해야 하는가?

상향식 그리고 하향식 접근들은 모든 방법에서 차이가 있는 것이 아니라 그것을 쓰는 근본적인 방법에서 차이가 있다. 하향식 접근을 사용하는 치료사들은 상향식 접근을 사용하는 치료사들에 의해서 사용되어지는 도구들과 같은 것을 사용하지만, 그것을 쓰는 시기에는 차이가 있다. 상향식 접근을 사용하는 치료사는 수행기술들과 클라이언트 요소들을 사정하거나, 측정하거나, 그리고 평가함으로 인해서 시작하지만, 하향식 접근을 사용하는 치료사들은 보통 끝 부분에 사용한다.

뇌성마비로 인한 편마비증세를 보이는 아동을 평가하고자하는 상향식 접근을 사용하는 치료사는, 마비된 측의 상지에 대한 삼각 기능과 운동 기술(예: 잡기 근력, 관절가동범위, 근긴장도, 경직의 정도)들을 사정하고 측정하며 그리고 평가하면서 시작을 한다. 아동에게 감각이 없으며 손에서의 수의적인 폄이 없다는 것이 발견되어지면, 치료사는 아동이 모든 양측 활동에서 어려움을 가질 것이란 것을 예측할 것이다. 그 이후에는 치료사는 일반적으로 아동이 모든 양측 과제들에서 팔을 사용하는 것이 가능하도록 하는 장기 목표를 가지고 마비된 팔과 손의 사용과 기능을 증진시키는 중재 프로그램을 시작할 것이다. 아래에 소개된 John에게는 상향식 접근법이 적합하지 않다.

상향식 또는 하향식 접근의 한 부분으로서 사정, 측정 그리고 평가를 위하여서 수행기술들을 사정하거나 측정하

상황 18-2 John의 이야기 *(계속)*

작업치료사는 John과 함께 하는 다 영역의 재활 팀 중의 한 명의 일원이다. 팀의 당면한 관심사는 그의 어머니와 행동적 연속성이다. 팀은 John의 경직을 줄이는 것과 관절가동범위를 유지하는 것 그리고 그의 오른쪽 편의 근력을 늘리는 것으로 인해서 그의 오른쪽 손의 움직임과 기능적 사용을 늘이고자 하였다. 그들은 John의 행동적 파열과 단기기억 문제점들을 언급하고 그가 일상생활에서의 조절을 다시 얻을 수 있도록 계획을 세웠다. John은 그의 손상들이 생명을 위협할 수준이었으며 밀접한 모니터링을 요구했기에 ICU에 있었다. 치료 팀은 그와 함께할 시간이 적었으며 그들의 무모한 목표를 내원 재활기간 동안 그에게 적용되어졌다. 병원 팀은 상향식 접근을 취하였다. 작업치료사는 John의 침상에서의 자세를 모니터하였고 그의 손상 받은 손과 발에 foot drop splint와 resting hand splint를 적용하였으며, John의 부모와 함께 그의 생일이나 사회적이나 발달

적으로 중요한 날을 챙겼다. John과 함께 한 작업치료사는 그의 흥분의 정도와 단기기억능력, 시간, 장소, 사람에 대한 지남력을 모니터했다.

반면에 하향식 접근을 사용하는 치료사는 John과 그의 부모들에게 친숙한 과제나 가까운 미래에 일어날 작업들 (예 : 활동들과 관련된 놀이, 자조활동 과제들)과 관련된 발달적 또는 작업적 과제들을 처음으로 결정했다 (Larson, 2004; Law, 2002). 작업치료사는 그에게 자연스러운 환경에서의 관찰과 John과 그의 가족들이 성취하기를 원하는 우선순위들과 목표들에 대한 인터뷰, 친숙한 검사들을 시행함으로써 이에 대한 사정, 측정 그리고 평가활동들을 완료했다. 그녀의 몇몇 평가들은 의심할 여지없이 John의 손상된 팔과 손의 사용에 초점이 맞추어져 있지만, 그 치료사는 또한 John이 성취하기를 원하는 특정 작업에서의 수행기술들(예: 사회적, 인지적, 신체적)과 John의 수행을 촉진시키거나 방해하는 환경적 방법들도 사정하는데 주의를 기울였다. 그녀의 중재는 모두 친숙한 환경에서 수행되어졌다. 그러나, 특정 타겟 기술들은 작업적 수행을 촉진시키는 환경과 클라이언트에게 중요하다고 확인되어진 영역들에서 결정되어졌다(Trombly, 1993; Weinstock-Zlotnick and Hinojosa, 2004).

손상 후 17일이 지난 시점에 John은 ICU에서 활동적인 재활 프로그램이 시작되어지는 내원 센터로 전환되어졌다. John과 가족들의 요구들과 목표들에 대한 고려사항은 그의 재활 프로그램 계획에 매우 중요하였다. 내원 다영역 팀은 하향식 접근을 선택하였다. 비록 그들은 John이 수행해왔고 도전받는 수행기술들을 확인하였지만, 그들은 그의 부모가 제공하는 다른 정보들의 세부사항들도 경청하였다. 가족들은 John이 집으로 돌아가기를 기대하고 있었다.

전문가 팀은 John은 아마도 보조장비와 다른 수정들이 필요할것이라고 인식했지만, 적어도 초기에는 그의 부모들이 이러한 상황을 어떻게 이해할 것이며 어떻게 느낄지 확신할 수 없었다. 재활 팀은 또한 John의 손상이 그의 가족들의 일과들과 역할들, 그리고 습관들에 어떻게 지속적으로 영향을 미칠지 알지 못했다. John의 요구들을 보호하고 그가 행복하고 활동적인 10살로 복귀하기 위해서는 많은 시간과 인내 그리고 자원들이 필요했다. 잠재적으로 John의 요구들은 그의 가족들의 욕구들과 일과들, 역할들, 그리고 습관들을 방해했다. John과 그의 가족은 그러한 사정을 통해서 요구되어진 정보들만 제공할 수 있었다.

팀은 또한 John과 관련된 친구들이나 동급생들을 정보를 얻기를 원했다. John과 가까운 5명의 소년들은 새로운 John을 조정하기 위한 도움을 요구할 것이다. 동시에 그들은 John의 힘든 재활과정 동안의 중요한 동기부여가 될 수 있었다. John의 부모의 허가 아래서 재활 팀은 또한 그의 학교 선생님과 보이스카웃 리더와 접촉하였고 그가 재활에 참여하고 있는 동안 동참해 줄 것을 요청하였다. 그의 선생님과 보이스카웃 리더는 또한 그의 회복과 재활기간 동안 또 다른 지지와 성취의 원천을 제공했다.

기 위해 사용되어지는 도구들은, 기능의 광범위한 영역들을 검사하는 도구들보다 더 일반적이다. 그것들은 기능의 매우 구체적인 영역들을 타켓으로 삼고 있기 때문에 통계적으로 개발되어지고 정당화되어지기가 더 쉽다. 소아 치료사들에 의해서 주로 사용되어지는 사정 도구들의 몇 가지는 다음과 같다:

- PDMS-2
- BOT-2
- VMI
- *Movement Assessment Battery for Children, Second Edition*(MABC-2; Henderson and Sugden, 2007)
- *Melbourne Assessment of Unilateral Upper Limb Function*(Johnson, Randa ll, Redddihough, Oke, Bryt, and Bach, 1994)
- *Test of Visual-Motor Skills-Revised*(TVMS-R; Gradner, 1997)
- DTVP-2
- *Sensory Profile*
- TVPS-3
- MVPT-3

작업적 수행 영역들에서의 참여의 기능에 대한 사정과 측정은 관찰과 인터뷰에 의존되어진다. 종종 관찰과 인터뷰를 통해서 참여를 검사하는 표준화된 도구들의 증가된 숫자들도 이용가능해진다. 하향식 기능에 대한 사정이 가능한 도구들의 목록의 일부는 표 18-1에 나타나 있다.

상향식 또는 하향식 접근에 따라서 가장 최적의 세팅이 제안되어진다. 예를 들어, 하향식 접근은 전통적인 의학 모델이 사용되어지는 장소에서 쉽게 적합하다(Burke, 1997). 국소적인 손상(예: 골절)이나 중재에 있어서 구체적인 접근이 요구되어지는 수술, 그리고 중재가 특정적인 움직임을 목표로 할 때(예: 손목 또는 팔꿈치에서의 굴곡과 신전) 단기간의 병원 재원기간일 경우가 그러하다.

반면에 하향식 접근은 환경이 가장 중요한 세팅(예: 집, 학교, 지역사회, 놀이터, 공공 이동수단)에서 적합하다. 발달장애들을 가진 아동들은 학교 버스를 타고 학교를 가거나 지역사회에서의 수영 스쿨에 참석하는 것과 같이 그들이 일상적으로 수행하는 것의 모든 부분들에 영향을 미칠 수 있는 광범위한 문제점들을 가지고 있다. 그러나, 몇몇

표 18-1 ● 하향식 기능 사정을 위한 도구들

이름	저자	구성 영역	대상 나이	적용 방법	점수	완료시간
Canadian Occupational Performance Measure(COPM)	Law te al., 1998	자기관리(이동, 사회생활활동), 생산적인 활동(가사활동, 학교), 그리고 여가 (정적 그리고 동적 오락, 사교)	출생– 노년	클라이언트 또는 아동의 부모들의 리포트	클라이언트/부모의 아동이 할 수있는 활동에 대한 만족도, 중요도	45분
School Function Assessment (SFA)	Coster, Deeney, Haltiwanger, and Haley, 1998	6가지 일반적 영역들에서의 아동의 참여 정도: 교실, 운동장, 등교, 화장실, 교실이동, 그리고 점심시간	5–14세(학령연령)	학교 선생님과의 인터뷰	참여에서의 극심한 제한에서부터 전체적인 참여까지	30–60분
Pediatric Evaluation of Disability Inventory (PEDI)	Haley, Coster, Ludlow, Haltiwanger, and Andrellos, (1992)	3가지 영역들로 구성되어지며: 기능적 기술들, 양육자 도움, 그리고 수정(변경) 양육자 도움과 수정 척도들에는 자조활동, 이동, 그리고 사회적 기능 항목들이 있다.	6개월– 7.5세	부모/양육자 인터뷰	아동이 활동을 수행할 수 있는 지를 네/아니오로 답변	30–60분
School Assessment of Motor and Process Skills (School AMPS)	Fisher, Bryze, and Atchison, 2000; Fisher, Bryze, Hume, and Griswold, 2005	선생님에 의해서 지정된 교실 안 활동들에서의 3가지 활동들의 수행 정도; 16개 운동 그리고 20개 처리 기술들	학령기 아동	4가지 척도에서의 아동의 능력의 질	관찰에 근거한 사정	선생님과의 30분 인터뷰 그리고 아동에 대한 1시간의 관찰
Functional Independence Measure and Functional Independence Measure for Children (FIM and WeeFIM)	Uniform Data System for Medical Rehab, 1999; Deutsch, Braun, and Granger, 1996; Sperle et al., 1997	6개 영역들에서의 아동들에게서 요구되어지는 도움에 따른 장애의 정도 측정: 자조활동, 방광조절, 이동성, 보행, 의사소통, 그리고 사회 참여	WeeFIM : 6개월–7세	FIM : 7세–노인	건강전문가에 의한 관찰에 기초에 의해 수행 각각의 항목들은 7점 척도로 구성됨	15분

(계속)

표 18-1 ● 하향식 기능 사정을 위한 도구들 *(계속)*

이름	저자	구성 영역	대상 나이	적용 방법	점수	완료시간
Activities Scales for Kids (ASK)	Young, 1996; Young, Williams, Yoshida and Wright, 2000; Plint et al., 2003; Pencharz et al., 2001	개인적 보호, 옷입기, 먹기와 마시기, 잡다한 활동, 보행, 계단, 놀이, 이동 그리고 서기 기술들과 같은 영역들에서의 30항목들을 포함한 신체적 장애 측정	5–15세	아동 자가 리포트	5점 서수식 척도로 구성됨	첫 번째 타임에는 30분. 그 이후부터는 10분
Child Health Questionnaire(parent version: CHQ-PF or child version: CQF-CR)	Landgraf, Abetz, and Ware, 1996; Gorelick et al., 2003, Sung et al., 2003	아동들의 신체적 심리사회적 안녕을 측정하기 위해 고안됨 CHQ-PR 98, 50 또는 28항목의 3가지 버전을 가짐 CHQ-CF는 87항목의 한 가지 버전을 가짐	5세 이상	부모에 의해 작성되어지거나 (CHQ-PF) 아동에 의해서 작성되어짐(CHQ-CF)	4점 서수식 척도로 항목들의 점수가 매겨짐	버전에 따라 15–45분
Adaptive Behaviour Assessment System(ABAS)	Harrison and Oakland, 2000	DSM-IV에 의해서 구체화된 10 영역들에서의 적응 행동의 수준을 평가한다: 의사소통, 기능적 교육, 건강, 그리고 안전, 자조활동, 자기방향, 사회성, 일, 지역사회 사용, 집안활동, 그리고 여가	학교 버전: 5–21세 성인 버전: 16–89세	부모나 선생님 리포트	등급화된 척도	30분
Vineland Adaptive Behavior Scales(VABS	Sparrow, Balla and Cicchetti, 1987	일상생활활동, 인지, 놀이, 언어 그리고 사회적 수행능력의 영역들에서의 장애를 가진 아동의 적응 행동들을 평가	출생–18세	부모, 선생님, 또는 건강 전문가 리포트	각각의 항목당 3점 척도	20–30분
Child-Development Inventory(CDI)	Ireton, 1992; Montgomery et al., 1999	8개 영역들에서의 발전 측정: 사회적, 자가도움, 대운동, 소운동, 표현성 언어, 언어 이해, 문자, 그리고 숫자. 또한 일반적인 발달 척도가 포함된다.	15개월–6세	부모 리포트	네/아니오 척도	20–30분

표 18-1 ● 하향식 기능 사정을 위한 도구들 *(계속)*

이름	저자	구성 영역	대상 나이	적용 방법	점수	완료시간
Pediatirc Interest Profiles(PIP)	Henry, 2000	3가지 척도들로 구성되어진다: Kids Play Survey(KPS); Pre-Teen Play Survey(PPS); 그리고 Adolescent Leisure Interest Profile(ALIP) PIP 스케일들은 아동의 놀이 흥미들에 대한 쉽고 빠른 측정을 위해 만들어졌다.	KPS : 6-9세 PPS : 9-12세 ALIP : 12-21세	아동 자가 리포트	나이에서의 놀이//여가에 적합한 활동들에서의 참여와 흥미에 대한 질문에 대한 아동의 답변	KPS 그리고 PPS는 15분 ALIP는 30분
Home Obsevation for Measurement of the Environment (Revised Edition) (HOME)	Bradley and Caldwell, 1988; Bradley, Rock, Caldwell, and Brisby, 1989	아동의 인지적, 사회적 그리고 감정적 발달에 이용가능한 아동의 집안 환경에서의 도움과 자극을 질적 양적으로 설명하고 구분한다. 3가지 버전이 있다: infant, preschool, middle childhood	출생 – 13세	부모 양육자, 또는 집 환경에 대한 전문가	인터뷰, 그리고 자연스러운 관찰	2시간
Children Helping Out: Responsibilities, Expectation and Support(CHORES)	Dunn, 2004	집안 과제 수행	6-11세	부모 또는 양육자 리포트	각각의 과제: 네/아니오 그리고 도움의 수준: 7점 척도가 요구되어지며: 부가적으로 과제의 중요성과 아동의 과제수행에 대한 만족에 대한 부모가 6점 척도로 등급을 매김	30분
Environment Rating Scales (ERS)	Harms, Clifford, and Cryer, 1998; Harms, Cryer, and Clifford, 1990; Harms and Clifford, 1989; Harms, Jacobs, and White, 1996	일련의 4가지의 척도들로 구성: (1) Early Childhood Environment Rating Scale Revised Edition(ECERS-R); (2) Infant and Toddler Environment Rating Scale Revised Edition (ITERS-R) (3) Family Child Care Environment Rating Scale Revised Edition (FCCERS-R)	ITERS-R : 유아에서부터 30개월까지 ECERS-R : 유치원에서부터 학령전 아동까지, 2.5세부터 5세까지 FCCERS-R : 유년기부터 학령기까지	훈련된 임상가	요구된 환경, 공간, 그리고 가구의 비치, 개인적 보호 일과들, 듣기와 말하기, 활동들, 상호작용, 프로그램 구조, 그리고 부모와 스태프의 7가지 측면에서의 등급화	1-2시간

(계속)

표 18-1 ● 하향식 기능 사정을 위한 도구들 *(계속)*

이름	저자	구성 영역	대상 나이	적용 방법	점수	완료시간
		(4) School Age Care Environment Rating Scale (SACERS) ESRs는 아동 보호 또는 교실 환경에서의 다양한 측면들에 초점을 맞춘 7가지 세부 하위 척도들로 구성됨: 공간 그리고 가구의 배치, 개인적 보호 일과들, 듣기와 말하기, 활동들, 상호작용, 프로그램 구조, 그리고 부모들과 스태프들	SACERS : 학령기 아동들을 위한 그룹케어프로그램: 5–12세			
Child Occupational Self Assessment(COSA)	Keller et al., 2005	정체성과 능력	8–13세	아동 리포트	4점 척도	10–20분
Children's Assessment of Participation and Enjoyment/Preferences for Activities of Children(CAPE/PAC)	King et al., 2004	학교 활동들 외의 활동들에 대한 선호도 참여, 그리고 향유	6–21세	아동 리포트	각각의 활동: 네 또는 아니오 7점 그리고 5점 척도(CAPE) 3점 척도(PAC)	30–45분(CAPE) 15–20분(PAC)
Pediatric Activity Card Sort(PACS)	Mandich et al., 2004	활동들에서의 참여 (놀이를 포함한)	5–14세	인터뷰	각각의 활동: 네 또는 아니오 그리고 5가지 중요한 활동들과 5가지 호감이 가는 활동들을 확인한다.	20–25분
Classroom Assessment Scoring System(CLASS)	La Paro, Pianta, and Stuhlman, 2004; Bridget et al., 2005	일반적인 학년에 따른 교실안에서의 질적인 지지의 3가지 넓은 영역들을 설명: 감정적지지, 교실 조직화, 그리고 도구적 도움 학생들의 성취와 발달과 연관된 가르침의 11영역을 포함 : 긍정적인 분위기, 부정적인 분위기, 교사 민감성, 학생 관점 관련사항, 행동 조절, 생산성, 도구적 학습 체제, 발달 개념, 피드백의 질, 언어 모델링 그리고 교육 초점	3가지 버전: preschool–3학년; upper elementary(4–6학년; 그리고 secondary (7–12학년)	치료사들, 임상가들, 선생님 그리고 연구자들에 의해서 완성되어질 수 있다.	교실에서의 임상가에 의한 11 영역에 대한 관찰과 측정	30분–1시간
School Setting Interview (SSI)	Hemmingsson et al., 2005	학생–환경 적합성	10세 이상 청소년	인터뷰	4단계의 척도	40분

표 18-2 ● 능동적 학습: 뇌성마비를 가진 학령기 아동

장애물	당신이 판단하기에 장애물이 될 수 있는 행동을 관찰한다.	행동에 대한 잠재적 요소와 사정의 영역
행동적 장애물	아동은 교실에서 질문을 받았을 때 아동의 책상에 쿵소리를 내며 부딪치기도 한다.	요소 : 교사의 질문들에 대한 집중과 반응을 얻기위한 노력 사정 : 의사소통 장비에 대한 접근
사회적		
신체적		
인지적		
태도적		
영적		
정서적		
경제적		
환경적		

과제들, 활동들, 그리고 능력들은 특정적 세팅에서는 치명적일 수 있으나 다른 영역들에서는 영향을 덜 받을 수도 있다.

때때로, 특정적 환경에서 가장 방해가 되는 것들은 치료사가 처음으로 목격한 화제나 요소가 아닐 수도 있다. 예를 들어, 뇌성마비 아동이 명백히 손상받은 부분은 근긴장도와 능동적 관절가동범위이지만, 아동의 기능을 가장 방해하는 요소는 행동적, 사회적, 태도적, 영적, 정서적, 경제적 또는 환경적 요소일 수 있다. 아동이 그들의 삶에서 가장 오랜기간 동안을 보내는 세팅은 하향식 접근에서 사정, 측정, 그리고 평가하여 그들의 역할들을 확인하는 곳은 더욱 유사하다. 하향식 접근은 쉽게 가족 중심, 클라이언트 중심, 그리고 작업적 수행에 관점에 적합하다 (Christiansen and Baum, 1997; Dunn, 2000; Edwards, Millard, Praskac and Wisniewski, 2003; Schemm, 2003).

능동적인 학습

각각의 영역들에서 아동의 기능을 방해할 수 있는 것들을 표 18-2의 빈칸에 채워넣으시오. 표 18-2의 가장 윗줄은 예시로서 채워져 있다.

비록 시작되어야 하는 곳을 알고 있더라도 어려워 보일 수 있는데 OTPF-Ⅱ는 체계적인 접근법을 제시한다. 작업의 영역들에는 총 8개의 영역이 있다: 일상생활활동, 도구적 일상생활활동(IADL), 휴식과 수면, 교육, 일, 놀이, 여가, 그리고 사회적 참여(AOTA, 2008). 가이드로서 OTPF-Ⅱ를 사용함으로서 치료사는 아동에게 문제가 되는 일상생활 일과들과 활동들을 알기 위해서 아동의 작업적 프로파일(작업력 그리고 경험, 일상생활 패턴, 흥미들, 역할들, 습관들, 가치들, 그리고 요구들)을 먼저 확인한다. 그후 치료사는 일상생활과 작업체의 참여를 촉진시키는 요인들과 장애가 되는 요인들을 확인하기 위한 작업수행분석을 완료한다. 이러한 것들은 중재계획의 기초가 된다.

접근법들의 제한점들

상향식 그리고 하향식 접근법들 둘 다 제한점을 가진다. 상향식 평가 접근에서의 하나 중요한 제한점은 기본적인 기술들(예: 균형 분배)과 연관된 수행에 대한 정보 획득이 잘되지 않는다는 위험이다. 하나의 세팅에서 특정적인 방법으로 움직이거나 상호작용 할 수 있는 것이, 아동이 일반적으로 다른 세팅에서도 그것을 할 수 있다는 것을 보장하지는 않는다. 게다가 상향식 접근을 사용하는 임상가들은 절차적으로 일관된 방향으로 나아가기 때문에 그들은 부모들이나 다른 양육자들에게 질문을 던지거나 그들과 상호작용하는데 시간을 잘 소비하지 않는다. 따라서 상향식 접근을 사용하는 치료사들은 작업수행과 관련된 이해가 없다거나 클라이언트나 가족들 우선순위들을 반영하지 않는 중재 결과에 목표를 맞춘다거나 가족 및 다른 클라이언트들과의 관계를 그다지 중요하지 않게 되는 위험을 가진다(Burke, 1997; Edwards et al., 2003). 이러한 접근법이 치료사가 치료하는 클라이언트와 환경에 적절하게 되려면, 그 치료는 수행 기술들과 환경에서의 클라이언트 요소들 그리고 작업에 통합되어져야 한다.

또 다른 화제는 치료사들이 자신은 손상이 기능에 어떻게 영향을 미칠지 안다고 생각하는 것인데, 이러한 믿음은 기능이 실제로 향상되었는지 아닌지에 대한 체크를 못하게 할 수도 있다. 이러한 임상은 적어도 잘못된 정보의 2가지 정반대되는 패턴들의 결과를 일으킬 수 있다. 첫째로, 몇몇 아동들은 손상을 무시하고 그들이 기술적으로 할 수 없었던 것을 성취한다. 둘째로, 자연적 상태에서 사소하게 나타나는 몇 가지 손상들은, 그들의 손상수준에서 가능할 것이라고 여겨졌던 것들을 못하게 하는, 예상했었던 것 보다 더 큰 효과를 가질 수 있다. 이러한 오류가 나타나지 않도록 할 책임은 치료사에게 있다.

하향식 접근에서의 사정 또한 제한점들을 가진다. 하나는 최종의 기능을 목표로 하는 표준화된 사정들의 수가 비교적 적다는 것이다 (Law, 1998; Weinstock Zlotnick 그리고 Hinojosa, 2004). 비록 구조화되어지지 않은 관찰과 인터뷰도 강력한 도구이지만, 사람에 적용하고 그것들을 해석하는 데는 숙련된 관찰과 인터뷰 기술을 가지기에는 시간이 걸리며 경험이 필요하기에 그다지 좋지 않다. 사정자의 편견을 큰 영향을 주지만, 그것은 종종 인식되어지지 않는다. 상향식 접근의 또 다른 제한점은 종종 상향식 접근에 비해 클라이언트에 대한 중재를 제공하거나 사정하기에 시간이 많이 걸린다는 것이다. 마지막으로, 오직 하향식 접근만을 사용하는 것은 작업에서의 전체적이고 숙련된 참여를 방해하는 수행기술들과 클라이언트 요소들을 확인하지 않을 수 있다는 것이다. 그들의 편견을 배제하고 작업수행에 대한 확실한 이해를 얻기 위해서는 사정에 대한 접근에서의 치료사의 숙련도가 매우 중요하다.

John의 사례에서 본 바와 같이 평가과정에서의 상향식 그리고 하향식 접근들은 그의 시간과 환경에서의 그의 요구들에 의해서 결정되어진다. 상향식 접근은 바로 생명이 위협받고 있는 상태인 그가 ICU에 있는 시간에 그리고 복잡한 사정이나 중재를 하기에 환경이 받쳐주지 않을 때 적용되어진다. 하향식 접근은 그가 다른 보호 환경으로 이동되어졌을 때 적절하다. John을 위해서는 이러한 접근법들의 조화가 그가 그의 사회적 네트워크와 일과들, 활동들, 그리고 환경들로 재통합되는데 매우 중요하다.

핵심정리 (Here's the Point)

▶ 하향식 평가 접근법은 아동과 그의 부모들과의 인터뷰를 통해서 그들의 관점과 우선순위들을 파악하고, 아동의 강점과 요구들을 구별하고, 어떻게 하면 그의 일상적인 작업들을 완수할 수 있는 그들의 환경으로 참여하게 도와줄 수 있을지를 결정하기 위해서 아동기 작업과 참여를 검사함으로써 시작된다.

▶ 상향식 접근은 작업수행에 영향을 미치는 클라이언트 요소들과 수행 기술들에 초점을 맞춤으로써 평가 과정이 시작된다. 상향식 사정은 아동의 관점에서는 의미있지 않을 수도 있고 의미있는 일상의 환경들과는 다른 고안되고 표준화된 환경에서 종종 시행되어진다.

▶ 접근법의 선택은 당신이 치료하는 임상뿐만이 아니라 아동과 부모의 요구들과 관점들, 우선순위들, 그리고 목표들에 의해서 정해진다.

검사들, 도구들, 그리고 척도들의 선택 (Selecting Tests, Instruments, and Scales)

어떠한 접근, 환경 또는 목표, 사정, 측정 그리고 평가 활동이든 언제나 적어도 하나의 검사나 척도의 시행을 포함한다. 소아 평가들의 범위들과 타켓은 복잡한 것에서부터 단순한 것 그리고 일반적에서부터 구체적인 것에 이르기까지 다양하며(Burtner, McMain and Crowe, 2002; Chu and Hong, 1997; Rodger and Ziviani, 2006) 목적으로 하는 영역들, 기술들, 능력들, 그리고 기능들 또한 다양하다. 최선의 검사나 검사세트를 결정하는 것은 아동들과 가족들과 함께 일하는 작업치료사들에게는 중요한 임상 기술이다.

어떤 중재가 시행되어야할지 결정하기 위해 검사나 척도들이 사용되어질 때마다 치료사들은 그들이 질문을 던질려고 시도하는 것들이 정확한 질문인지를 고려하며 다시 뒤돌아본다. 일반적인 질문들로는 "이 아동에게 필요로 하고 원하는 것이 무엇일까?" 와 "왜 안돼?"등이 있다. 환경과 특징적인 기능과 관련된 더 구체적인 질문도 있을 수 있다. 구체적인 질문에 대한 답은 아동과 양육자들의 현재와 기대하는 상황에서의 가장 큰 차이점들을 만드는 기능이나 활동이다. 검사들과 사정 도구들은 명백히 중재 과정에 중요하다. 질문에 대한 해답은 아마도 중재 과정에서의 가장 중요한 부분이다. 이상적으로는, 떠오른 질문에 대한 답은 팀(아동, 부모/ 양육자들, 그리고 친숙한 전문가들을 포함하는)에 의해서 찾아져야 한다. 일단 질문이 던져지면 가장 이상적인 검사들과 사정 도구들이 선택되어져야 한다.

검사들, 도구들, 그리고 척도들의 종류들

어떤 검사이든지 하나의 방법으로 범주화되어질 수 있다. 가장 일반적인 3가지는 절차적 기준의 정밀성, 참고 그룹의 점수, 그리고 형식이다.

절차적 기준의 정밀성

검사들을 범주화시키는 가장 일반적인 방법은 아마도 시행과 관련된 정밀성의 정도에 의한 것이다. 이러한 범주는 시행에 대한 이전에 확립된 표준화된 프로토콜과 지시사항들을 가진 표준화된 사정들과 비공식적으로 치료사에 의해 개발되어진 체크리스트들에서 항목들의 점수로 분류되어진다(Anastasi and Urbina, 1997; Case-Smith, 1997; Hon, 1996, 1997).

표준화된 검사들은 이전에 설명된 방법으로 정확히 시행되어져야만 하는데 그렇지 않을 경우, 그 점수는 아동의 능력들을 잘못 표기하게 되거나 잘못 해석하게 된다(Anastasi and Urbina, 1997; Stern and Dutton, 1998). 표준화된 검사들은 언제나 정확한 절차들과 지시사항들에 대한 매뉴얼을 포함한다. 매뉴얼은 또한 사정의 적절한 사용과 그것의 개발과 표준화 그리고 그것의 신뢰도와 타당도에 대한 증거들을 포함한다(Asher, 2007). 검사 항목들에서의 아동의 수행은 원 점수로서 알려진 점수들에 따라 구체적인 영역별로 검사자에 의해 검사되어진다. 테스트에서의 아동의 수행을 잘 완성시키기 위해서는(예 : 아동의 수행을 참고 정상 그룹 또는 테스트의 표준화된 샘플들과 비교하기 위해서는) 원점수를 표준화점수로 환산시켜야 한다. 검사자는 이러한 표준화된 점수들을 계산하기 위해서는 매뉴얼에 포함된 표들을 사용한다(Nunnally and Berstein, 1994).

표준화된 점수들은 몇 가지 형식으로 기록되어질 수 있다: 가장 일반적인 형태는 평균으로부터의 표준 범주들(Z scores)이나 퍼센트, 또는 나이에 따른 값이다(Benson and Schnell, 1997; Mulligan, 2003). 표준화된 점수들의 전체적인 이해와 기록된 것은 점수들과 관계된 기본적인 통계학의 지식을 요구한다. 표준화된 검사들의 일반적인 예들로는 BOT-2, MABC-2, PDMS-2, VMI, MVPT-3, 그리고 TVMS-R등이 있다. 표준화된 검사들과 관련된 용어들의 정의는 주로 표 18-3에 있다.

표준화된 사정들의 정반대 편에는 치료사들에 의해서 만들어진 **비공식적인 검사**들이 있다. 치료사들은 종종 특정적인 요구를 충족시키거나 그들이 표준화된 사정들을 증대시키기를 원하는 상황에서 표준화된 도구에 접근할 수 없을 때 비공식적인 도구들을 창조한다(Hong, 1996). 이러한 것들에는 예를 들어, 아동의 수행을 그들의 동무들과 비교하기 위해서 어떠한 공식적인 수단도 없을 때 체크리스트나 구조화되어지지 않은 관찰들이 포함된다. 그것들은 신뢰도나 타당도의 증거는 가지고 있지 않다. 따라서, 비공식적인 검사에 의해서 얻어진 정보는 검사자의 관찰과 아동의 수행을 해석하는 데에만 유용하다. 편견이 들어갈 확률은 매우 높으며 종종 부모나 선생님이 치료사의 리포트의 질을 평가할 방법이 없기 때문에 문제를 인식하지 못할 때도 있다. 비공식적인 검사들은 기금에 대한 자료나 아동이 행한 객관적인 진보를 문서화하는 공식적인 목적에는 적합하지 않다.

점수화 참고

검사들과 스케일들을 분류화하는 가장 일반적인 다른 방법은 자원이나 참고, 점수들의 해석에 의한 것이다. 이러한 영역에서 가장 일반적인 검사들의 형태는 평균 참고와 기준 참고이다.

평균 참고 검사들은 아동의 수행이 표준 샘플들과 같은 더 큰 단위의 그룹이나 샘플과 비교되어지는 것이다. 표준 샘풀이 일반적으로 자연적 상태에서 매우 다양한 일반적인 인구들로부터 산출된다(Asher, 2007). 종종 조사자들이 평균 참고 검사를 개발하고 있을 때 가장 어려운 점은 성별과 지정학적 위치, 민족성 그리고 사회경제적 상태등과 같은 다양한 변수들을 반영하는 평균적인 그룹 샘플을 구성하는 것이다. 평균 참고 검사들은 검사자에 의해 점수화된 항목들로 구성되어진다. 그 점수들은 일반적으로 하나나 그이상의 전체적인 점수들을 산출하는데 더해진다. 전체적인 점수들은 개발되어질 당시의 큰 샘풀들에서 얻어진 점수와 비교되어진다(Long, 2004). 평균 참고 검사들은 일반적으로 구체적인 시행 절차들에 대한 매뉴얼을 포함한다. 평균참고 검사들의 예로서는 주로 아동을 사정하는데 사용되어지는 BOT-2, MABC-2 그리고 PDMS-2등이 있다.

기준 참고 검사들 또한 점수화되어지는 항목들과 하나나 그이상의 전체적인 점수들을 산출하기 위해 합해지는 항목들로 구성되어져 있다. 그러나, 이러한 전체적인 점수

표 18-3 ● 표준화된 검사와 관련된 용어들

용어	정의
Normal curve/ distribution	일반적이고 종 모양형태이며 커브의 중간이 가장 큰 숫자를 의미하며 중심으로 좌우 대칭인 형태이다. 중간 값은 커브의 중심에서 나타난다.
Raw score	표준화된 점수로 전환되기 전에 아동이 얻은 점수
Norms	특정 인구학적 특징들을 가진 개개인들의 반복된 검사 수행
1. Normative sample	표준화된 그룹
2. Development norms	발달 과정을 반영하는 표준화된 그룹 점수들; 종종 나이대별로 개인의 수행이 정상 샘플들과 비교되어진다.
3. Mental age	정신 수준 기능에 기초한 표준화된 샘플들
4. Grade equivalents	교육 수준 차이에 따라 수행 예상들에 기초한 표준화된 샘플들
Measures of central tendency	
1. Mean	모든 점수의 합에 케이스의 숫자로 나눈 평균값
2. Mode	가장 자주 나타나는 점수
3. Median	모든 점수들을 배열했을 때 가장 중간값
Measures of variability	
1. Standard deviation(SD)	평균 값으로부터의 항목 점수 거리. 정상커브에서 구분되어지는 영역들, 커브의 중심점에서 시작하여, 평균값이나 중심적 경향으로부터 벗어난 점수들을 다시 세분하여 나누어짐. 커브의 68.26%는 ±1 SD의 영역내에 있으며; ±2 SD는 커브의 95.44%와 동일하다; 그리고 ±3 SD는 커브의 99.72%와 동일하다. 기호는 $\Sigma 2$ 이다.
2. Variance	중심값으로부터 떨어진 각각의 점수들이 얼마나 떨어져 있는지를 의미
3. Range	점수 그룹 내에서 가장 낮거나 높은 점수들
Correlation	두 변수들 간의 관계정도. 인과관계가 아니라 관련을 의미한다.
Correlation coefficient	두 변수들 간의 연관성이나 관계의 정도를 지시하는 숫자상의 지표. 연관성의 범위는 +1.0에서 −1.0까지이다. 하나의 변수에서 아동의 점수가 높게 나타났을 때 다른 것들도 같이 높게 나타난다면 positive correlation coefficient가 있다고 봄. 하나의 변수에서 점수가 높게 나타나나 다른 면에서는 낮은 점수가 나타날 시에는 negative correlation coefficient 있다고 봄. 기호는 r.
Level of significance	이것은 결과들에 영향을 미칠 수 있는 가능성을 의미한다. 낮은 수준의 레벨은 결과에 대한 낮은 수준에 영향을 의미한다. 0.05이상의 수치는 결과에 대한 100분의 5이하의 확률로 영향을 끼칠 수 있다는 것을 의미한다. 기호는 p이다.
Error if measurement	실제적인 아동의 점수(알지 못한)와 관찰된 점수 간의 차이. 고안된 검사를 사용함에 있어서 다양한 편견과 비기능으로 인해서 발생한다.
Item bias	일반적인 인구와는 차이를 보이는 그룹들에 대한 검사 항목의 상대적 어려움
Rater bias	표준화되지 못하거나 일관적이지 못한 절차들 그리고 검사 시행 시 검사 매뉴얼의 프로토콜을 따르지 못했을 때 발생할 수 있는 측정자에 의한 오류. 이것은 검사 상황에서의 관찰자/평가자 효과이다.
Standard error of measurement	부절적하거나 우연한 사건들이나 측정 시 오류를 원인들로 인한 결과로 인해서 점수들이 편향되어지게 나타나는 것. 개별적인 점수들의 신뢰도를 나타내며 SEM으로 표기되어진다.

표 18-3 ● 표준화된 검사와 관련된 용어들 *(계속)*

용어	정의
Standard error of estimate	대상자의 표준 점수에서 오류의 여지나 예측 타당도의 정도. 검사의 타당성을 의미하며 SE로 표기되어진다.
Percentile score/rank	아동에 대한 점수를 뒤에 산출된 아동들의 퍼센테이지로서 기록된 것, 스케일에서의 아동의 원점수
Standard score	평균값으로부터 거리의 관점에서 아동의 점수를 표현하는 획득된 점수. 표준점수는 아래와 같이 기록되어질 수 있다:
1. z score	표준치의 평균값으로부터 표준편차를 사용함으로써 표현되어지는 아동의 점수. 이것은 평균 ±1 SD로 표현된다.
2. t score	아동의 점수가 표준화된 그룹의 평균 값이 50으로 나타나고 표준편차가 ±10으로 표준화되어진다(50±10으로 표현되어진다.)
3. stanine	1에서 9까지의 범위로 분포하고 평균값이 5이고 ±2 SD가 나오는 점수 (5±2로 표현되어진다.)

들의 해석은 평균적인 참고 그룹들의 수행보다 출판되어진 조사에 의한 기준에 기초하여 행해진다(King-Thomas and Hacker, 1987). 기준 참고 검사들은 일반적으로 표준화된 사정들보다 덜 딱딱하다(Anastasi and Urbina, 1997). PEDI, HELP 그리고 VABS는 소아 작업치료사들에 의해서 종종 사용되어지는 기준 참고 검사들의 예이다.

형식

검사와 사정 도구들은 또한 형태에 의해서 분류화되어질 수 있다. 아동에 대한 대부분 검사들의 형태는 아동이 수행하고 검사자가 점수화하는 일련의 구체적인 과제들로 구성된다. BOT-2, MABC-2 그리고 PDMS-2는 수행에 기초한 검사의 예이다. 수행에 기초한 검사들은 종종 더 선호되어지지만 그러한 검사들이 그 당시에 아동의 수행을 잘 파악했는지를 감정하는 것이 매우 중요하다. 그러한 것들이 다른 환경에서의 수행을 반영하지 않을 수도 있고 다른 시기에도 반영되지 않을 수도 있다. 이러한 결점들은 일반적으로 측정 통계치의 표준 오류의 사용으로 산출된다. 대부분의 수행에 기초한 검사들은 상향식 접근과 관계되어진다.

검사들은 또한 자가 또는 부모 리포트 형식을 사용한다. *Child Development Inventory*(CDI: Ireton, 1992), DP3 그리고 Sensory Profile은 부모 리포트 형태이다. *Children's Assessment of Participation and Enjoyment/Preferences for Activities of Children* (CAPE/PAC)과 *Pediatric Activity Card Sort*(PACS; Mandich, Polatajko, Miller and Baum, 2004)는 아동 리포트 척도의 예이다. 부모 리포트는 질문에 대한 행동이나 기술들이 오직 부모에게만 의존해야 하는 상황에서 평균적인 수행이나 행동을 반영하는데 유용하다. 예를 들어, 부모는 엄격히 오르거나, 뛰거나, 그리고 색칠하는 것과 같은 기술들을 리포트하고 놀이에서의 그들의 아동을 관찰할 수 있다. 부모들은 그들의 아동의 학교에서의 사회적 상호작용에 내밀히 관여하지 않을 수 없으며 사회적 능력의 부모 리포트를 만들면서 더욱 의문점이 많아질 수 있다. 부모 리포트를 사용하는 것은 아동의 발달, 기술들, 그리고 행동에 대한 질문들에 답하는 것이 고려되어져야 한다. 대부분의 아동 그리고 부모 리포트 도구들과 척도들은 하향식 접근에 적합하다.

다른 일반적인 형태들은 인터뷰(예: SFA, PEDI), 체크리스트들, 그리고 구조화되거나 구조화되어지지 않은 관찰(예: School AMPS[Fisher, Bryze, and Atchison, 2000; Fisher, Bryze, Hume, and Griswold, 2005])등을 포함한다. 인터뷰들은 다량의 정보를 제공할 수 있지만, 숙련된 기술이 필요하다. 구조화되거나 약간의 구조화만 된 형태를 사용하는 것은 관심 영역에서의 충분히 자세한 정보를 신참 치료사들이 얻는 데 도움을 준다. 체크리스트들은 완료하기에 단순하고 빠르지만, 그들의 내용은 표면적인 측면이 있다. 그것들은 부가적으로나 더욱 자세하게 사정이 필요한 영역들을 결정하는 스크리닝에 적합하다(Coster and Khetani, 2008). 수행의 관찰은 개별적인 환경내에서의 수행에 관한 깊이 있는 정보를 제공할 수 있지만 환경들 내에서의 일반화되어지는 정보를 제공하지는 않는다. 관찰들과 인터뷰들은 시간을 소비할 수 있으며 평가과정을 계획할 때 고려되어져야 하는 편견을 내포할 수도 있다.

시행을 위한 환경

사정을 분류화하는 또 다른 방법은 그것들이 시행되어지는 환경에 따라서이다. 대중적으로 3가지 타입이 있는데: (1) 일과들에 기초한 접근, (2) 장소 사정들 그리고 (3) 생태학적 목록들.

McWilliam(1992)과 Long(2004)는 둘 다 아동을 일상적인 일과들과 활동들의 환경에서 평가해야 한다고 하는 일과들에 **기초한 접근**의 옹호자이다. 따라서, 일과에 기초한 접근들은 특징적으로 가족 중심의 계획 과정들에 유용하다. 일과 중심의 접근들은 전통적으로 작업의 전체적인 수행에 초점을 맞추기 때문에 가족 중심의 계획 과정들의 부분에 적합하다. School AMPS 와 같은 척도들이 그러하다.

장소 사정들 (Stewart, 2002)은 사정에 팀 접근을 가능하게 하는 다양한 전문가들에 의한 아동의 관찰을 포함한다. 장소 사정들은 초기 중재 프로그램에 가장 일반적이다. 사정 사정들은 그것들이 다양한 전문가들에 의해서 다중의 검사를 받아야 하거나 다중의 같은 질문을 가지는 부모들의 경우에 장려되어진다. 그러한 접근에서는 한 명의 팀 멤버가 부모나 아동과 상호작용하고 자료를 나타내고 다른 멤버들이 관찰하는 동안 사정을 시행한다. 그러한 사정 이전에 팀은 획득되어질 필요가 있는 정보를 결정해야 하고 그것이 어떻게 잘 획득되어질이지 부모나 아동과 누가 가장 상호작용을 잘할지를 결정해야 한다.

구체적인 도구들은 아동에게서 기대되어지는 기술들이나 요구들과 중재 과정의 목표에 따라서 정해진다. 상향식 또는 하향식접근에서의 사정 둘 다 이러한 사정 환경 내에서 사용되어진다. 장소 사정들의 목적들은 통합되어지고, 아동에 대한 전체적인 그림을 얻고자 하는 것과 영역들에서의 기술들과 능력들의 상호간 관계를 검사하고자 하는 것이다 (Long, 2004). 장소 사정들은 또한 일과 중심의 접근을 사용할 수 있다. TPBA2는 일과들 중심의 접근을 사용하는 장소 사정의 한 예이다.

생태학적 목록들은 환경에서의 아동의 수행이나 그들의 관점에서부터의 가족 일과들에서의 계속성에 관한 것들을 배우기 위한 또 다른 수단이다. 생태학적 사정들은 어떻게 잘 아동이 특징적인 환경/상황에서 요구들을 충족시킬 것인지나 아동이나 가족들의 수행을 환경이 잘 지지해줄 것인지를 고려한다.

생태학적 목록들의 한 예는 구체적인 연령대의 아동 보호 세팅들에서의 환경의 질을 사정하는데 사용되어지는 일련의 4가지 관찰 척도들인 *Environment Rating Scales* (ERS)를 포함한다: *Early Childhood Environment Rating Scale Revised Edition*(ECERS-R:Harms, Clifford, and Cryer, 1998), *Infant and Toddler Environ ment Rating Scale Revised Edition*(ITERS-R: Harms, Cryer, and Clifford, 1990), *Family Child Care Environ ment Rating Scale Revised Edition* (FCCERS-R: Harms and Clifford, 1989) 그리고 *School Age Care Environment Rating Scale* (SACERS: Harms, Jacobs, and White, 1996). ESRs는 공간 그리고 가구 배치, 개인적 보호 일과들, 듣기와 말하기, 활동들, 상호작용, 프로그램 구조 그리고 부모들과 스태프들, 수행기술들의 조화, 패턴들, 그리고 다양한 환경들 내에서 수행에 영향을 미치는 배경들을 포함하는 아동보호나 교실 환경에서의 다양한 측면들에 초점을 맞추는 7가지 하위 항목들로 구성되어져 있다. 이러한 하위 항목들에서 수집된 정보는 프로그램의 질을 검토하거나 프로그램들의 환경의 질을 나타내는 점수를 배정하는데 사용되어진다.

또 다른 학교 환경 안에서 사용되어질 수 있는 생태학적 사정의 한 예는 *Classroom Assessment Scoring System* (CLASS: La Paro, Pianta, and Stuhlman, 2004; Bridget, Hamre, Mashburn, Pianta, Locasle-Crouch, and Paro, 2005)이다. 이것은 교실 안에서의 학생과 선생님간의 상호작용의 질을 관찰하고 사정하는 시스템이다. CLASS는 학생들의 학문적 성취와 유년기와 저학년 기간동의 사회적 능력들에 공헌하는 지시적 그리고 사회감정적 상호작용들을 측정한다. CLASS는 일반적으로 학년들내에서의 3가지 광범위한 교실 질의 영역들을 묘사한다: 감정적 지지, 교실 조직화, 그리고 지시적 지지. 각각의 영역들 내에는 학생들의 성취와 발달과 관련된 교실 질의 특징적인 몇 가지 범주들이 있다.

능동적인 학습

John의 사정의 이전의 설명들에 기초하여서 산출되어지는 정보의 종류가 무엇이라고 생각했는가? 취해지는 접근들은 무엇인가? 당신이 앞선 섹션에서의 묘사되어졌던 것들을 생각해보고 이러한 요소들에 대한 각각의 도구의 이점과 단점을 고려하였을 때 당신의 생각들이 조직화될 수 있을 것이

상황 18-3 John의 이야기(계속)

John과 그의 부모와 일하면서 작업치료사는 하향식 접근을 사용하며 표준화된 COPM과 WeeFIM을 시작했다. 그것들은 John과 그의 부모들의 중재에 대한 우선순위와 목표들, John의 최근의 기능 수준들에 대한 정보를 제공했다. 구조화된 그리고 구조화되어지지 않은 관찰과 인터뷰에는 표준화된 사정들이 추가되었다. 평가의 결과들이 아래와 같다:

- 일단 음식이 잘려져 있으면 왼손을 가지고 먹기 위해 포크와 컵을 사용하는 것이 가능: 과제가 이루어지기 위해 과도한 시간이 요구되어지며 관찰이 필요
- 독립적으로 일어나며 침대 주위로 이동할 수 있으며 침대의 사이드로 옮겨가는 것도 가능
- 침대에서 화장실로 이동하기 위해 중간 정도의 도움이 요구됨 (약 10미터; 30feet)
- 화장실 활동에서 도움이 준비되어지는 것이 필요 (손을 씻거나 밑을 닦는 것)
- 대부분의 샤워활동을 독립적으로 하지만, 욕조에서 나오고 들어갈 때나 왼쪽의 어깨와 발을 씻을 때 안전을 위한 누군가가 필요
- 옷을 벗을 때 단계적인 지시가 필요하고 처음에 오른쪽 편에 옷을 입는 것을 기억시켜줘야 하는 도움 필요; 과제에 대한 다시 상기시키는 존재 필요
- 단기 기억 능력 어려움들, 감정적 무능력, 낮은 참을성, 그리고 비억제적인 행동이 대부분의 과제를 완수하는 것을 방해하며 특히, 5분 이상 지속되는 것이 그렇다.
- 오른쪽 상지와 하지의 증가된 근긴장도와 약화는 자조활동과 이동을 방해
- John은 공 던지고 받기와 텔레비전에서 테니스 시청하기에 흥미를 보임
- John은 그의 친구들이 그가 병원에 있는 동안 그들과 어울리기 위해 방문해 주기를 원함
- John은 그의 집 방에 있는 포스터를 병원으로 가져와 그의 병실에 붙여주기를 요청함
- John의 부모들은 John이 가능한 많은 것들을 John 스스로 할 수 있기를 원함.

부모와 논의를 거치면서 팀은 팀의 몇몇 멤버들에 의해서 계획되어진 중재에서의 문제 목록을 산출했다. 포함되어진 문제들을 아래와 같다: 오른편의 약화, 기억력 손상, 그리고 행동적 폭발; 먹는 것, 화장실 행동, 샤워하는 것에서의 어려움; 학교 재통합, John의 손상에 대한 잠재적인 타인들(학급 동료와 친구들)의 반응; John이 그의 이전의 흥미들과 취미들에 다시 참여할 수 있는가에 대한 것; 집에서의 John에 대한 가족들의 보호하는 능력.

중재에 대한 하향식 접근과 조화를 이루면서 팀은 요구되어지는 구성적인 기술들을 다루며 광범위한 영역들에 초점을 맞추었다. 작업치료사들은 잠재적인 샤워실과 집 현관의 조정이 요구되어지는 시점에 집 사정을 완수하였다. 치료사는 직접적으로 John의 자조활동 과제들 (예: 양치하기, 옷과 얼굴 씻기, 머리카락 빗질하기, 침상 움직임, 대소변 조절, 화장실 출입)과 그가 즐겼던 보드게임들에 초점을 맞추었다. John이 의미있는 일상 작업들에 참여하고 그의 행동들에 결과에 대한 책임을 지게 됨으로써 그의 행동은 점차적으로 향상되었다.

재활 팀은 사회복지사들과 함께 시작하면서 John이 학교로 돌아가면서 맞닥뜨릴 수 있는 요구되어지는 그의 삶의 역할들에 대한 구체적인 요구들을 배우기 위해 John의 학교를 방문했다. 팀 간호사와 심리사는 John의 학급 동무들 (John의 부모의 동의 하에)에게 무슨일이 있어날지 뇌손상은 언제 발생할 수 있는지 그들이 직면하게 될 것은 무엇인지 등을 설명했다. 물리치료사들은 John의 움직임을 촉진시키는 것과 오른편의 약화와 경직성에 초점을 맞추었다.

John에게 중요한 것으로 확인되어진 2가지 것들은 그의 친구들과 보이스카웃 모임에 참여하는 것이었다. 재활 팀과 John의 부모들은 John이 그것들에 참여할 수 있도록 두 번의 보이스카웃 모임을 병원에서 개최하도록 했다. John의 부모들은 John의 친구들 중 한 명이 방과 후에 John을 방문할 수 있도록 그의 5명의 친구들의 부모들과 함께 방문 목록을 작성했다. John의 두 명의 여자 형제들은 그를 차례로 방문했고 그와 함께 컴퓨터게임을 했다. 팀은 John이 어느 정도의 시간 동안 집에서 있을 때까지 그리고 새로운 일과들을 창조할 기회를 가질 때까지 그의 가족들의 일과들의 지속성을 전체적으로 사정할 수는 없었다.

다. 표 18-4는 당신의 생각을 조직화하는데 도움을 줄 것이다. ●

최선의 검사, 기구, 또는 척도의 선택

사정에 의해 나타난 결과들을 놓는 것이 가장 중요하기 때문에 검사들과 기구들, 그리고 척도들이 양질의 정보를 산출하는 것이 중요하다. 타당도와 신뢰도는 검사와 척도들과 관련되어서 가장 흔히 나오는 용어이다(Kielhofner, 2006; Stern and Dutton, 1998). 검사들로부터 얻어진 정보가 타당한지 신뢰할말한지는 꼭 보증되어져야만 한다. 첫째로, 검사 개발자(때에 따라서는 연구자)는 검사가 심리학적으로 타당한지(일반적으로 통계적으로)에 대한 증거를 제공해야만 한다. 둘째로, 검사를 시행하는 검사자는 그들이 그것들을 적절히 사용한다는 것을 보장하여야 한다.

표 18-4 ● 능동적 학습: 선택된 사정 도구들의 이점 및 약점

	COPM		WeeFIM	
	이점	약점	이점	약점
절차의 엄격성				
점수 참고				
사정 형식				
사정 환경				
획득되어진 정보와 자료의 종류				
신뢰도				
타당도				
변화에 대한 대응성				
임상적 사용				
신뢰도				

치료사들은 언제나 검사 매뉴얼에서 구체적으로 기술된 지시사항을 잘 따랐을 때 검사 결과에 대한 증거가 존재하고, 그것들은 진실이며 재생산되어질 수 있다는 것을 잘 알 필요가 있다. 표준화되어지고 평균 또는 기준 참고 검사들을 통해 얻어진 정보는 언제나 검사 매뉴얼이나 저널 기사들로 제시되어진다. 따라서, 증거가 기꺼이 이용가능해지면, 언어는 때때로 통계학이나 검사 개발에 대한 지식이 없는 치료사에 대한 이상의 설명을 제공하기 위해서, 그것을 기록하기 위해, 사용되어진다. 검사의 심리측정학적 정당성에 대한 증거에 대한 이해는, 당신이 결과들을 자신감있게 제시하기 위해서 결과를 정확하게 지속적으로 해석하는데 필수적이다.

표 18-5 ● 신뢰도와 관련된 용어들

용어	정의
내적 일관성	검사의 항목들이 다른 것들과 연관되어진 정도; 검사 항목들 사이에서의 동질성의 정도
교대형태 신뢰도/동형 신뢰도	교대 또는 동형 검사의 사용은 표준화된 점수들 사이에서의 상관 관계들을 얻기 위한 형태이다; 주어진 동일한 시점에 동일한 검사들을 시행했을 때 각각의 검사는 항목의 동일성을 가진것이라고 예측되어진다. 이러한 종류의 신뢰도는 쓰여진 사정들에 적합하다 (예: 수학 검사들).
반분 신뢰도	동질성 계수를 보는 방법이다. 이것은 1개의 평가도구 또는 검사를 한 피험집단에게 실시한 다음, 그것을 적절한 방법에 의해 두 부분의 점수로 분할하고 이 분할된 두 부분을 독립된 검사로 생각해서 그 사이의 상관을 계산하는 방법이다.
공분산 절차들	반분 검사들의 평균; KR20 또는 KR21로 표현되어진다; 검사의 모든 항목 사이에서의 반응 일관성의 측정
검사-재검사 신뢰도	검사의 반복성은 다른 개별적인 시행이라 할지라도 유사한 점수들을 가진다. 다른 상황에서의 같은 대상에 대한 같은 검사의 두 번 시행사이의 점수 안정성. 검사 시행 사이의 시간은 도구에 의존할 것이지만 종종 1~2 주 정도이다. 또한 시간적 신뢰도라고 언급되어진다.
측정자내 신뢰도	동일 인물에 의한 두 번의 같은 항목들의 시행 사이에 접수 일관성
측정자간 신뢰도/ 관찰자간 신뢰도	두 번의 시행에서 지속적으로 검사 항목들을 점수를 매기는 두 명의 다른 사람의 기능

신뢰도

신뢰도는 구성, 특징, 또는 기능을 지속적으로 측정하기 위한 검사의 항목들의 기능이다. 또다른 용어는 종종 시간적 안정성으로 사용되어진다. 신뢰도는 상관관계(예: Spearman, Pearson, intraclass correlation), 또는 r 통계치로서 −1.0에서 +1.0사이에서 표현되어진다. 수용적인 가치는 검사자가 사정을 주고있는 이유에 의존한다. $r \geq 0.90$의 가치는 일반적으로 가장 상관관계로서 받아들여지며 중요한 결정이 결과에 의해서 내려질 때 필수적이다. $r = 0.80$의 가치는 많은 사용들에서 받아들여진다. 낮은 가치들은 검사 점수들이 재생산 되어질 수 없을 수 있는 위험을 증가시킨다. 신뢰도에 대한 증거는 많은 형태들 (예: 내적 지속성, 검사–재검사 신뢰도, 검사자간 신뢰도) 로서 취해진다. 표 18–5는 신뢰도와 관련된 용어들을 정의한다.

타당도

검사 점수가 타당한지를 결정하는 단순하거나 간단한 방법은 없다 (표 18–6에 나와있는 타당도와 관련된 용어의 정의를 참고하라). 타당도는 증거의 다양한 원천들과 증거를 산출하는 다양한 방법들에 의존한다 (Downing, 2003). 타당도에 대한 동시대의 개념들 하에서 검사는 특징적인 구성을 측정하는 증거를 제공하는 것으로 나타난다. 이것은 구성 타당도라 한다(American Educational Research Association, American Psychological Association, and National council on Measurement in Education, 1999; Messick, 1989, 1995). 구성 타당도의 증거는 검사의 항목들이 함께 작동가능하게 되고 적절히 재현되며 구성을 하도록 연구자들을 통해서 만들어진다(Downing, 2003).

Standard of Educational and Psychological Measurement(1999)는 타당도를 위한 5가지 별개의 증거의 원천을 제시한다: 검사 내적 증거, 다른 변수들과의 관계 증거, 그

표 18–6 ● 타당도와 관련된 용어

용어	정의
안면 타당도	척도의 항목들이 검사의 목적과 측정하고 목적하는 변수들을 잘 나타내는지에 대한 것. 그것은 객관적이고 저자나 주제에 대한 전문가에 의한 일반적 판단에 기초한다. 구성 타당도와 달리 안면 타당도는 이론적 기초를 요구하지는 않는다. 이것은 타당도의 가장 기본적인 형태이다.
내용 타당도	기구의 항목들의 대표성 또는 적절한 샘플링; 측정하고자 하는 목적을 얼마나 잘 검사가 측정하는가; 평가하고자 하는 목적에 대한 고려 아래에서 특징이나 특성의 시야; 일반적으로 영역의 전문가들에 의해서 얻어지며 문헌과 관련된 깊은 검토에 기초한다.
준거 타당도	외적 준거가 현상을 측정함에 있어서 검사의 측정의 정확성을 비교한다.; 측정되어진 것을 검사 점수가 얼마나 잘 반영하는지. 준거 타당도의 종류에는 예언 타당도와 동시 타당도가 있다.
동시 타당도	새로운 검사를 제작하였을 때 기존의 타당성을 보장받고 있는 검사와의 유사성 또는 연관성에 의하여 타당성을 검증받는 방법이다
예언 타당도	피검사자의 미래의 행동이나 특성을 얼마나 정확하게 예언하는가를 나타내는 정도
구성 타당도	흥미의 이론적 구성을 검사가 얼마나 잘 측정하는가. 구성 타당도에는 수렴 타당도 발산 타당도, 구별 타당도 등이 있다.
수렴 타당도	하나의 구성이 유사하다고 여겨지는 구성들과 연관되어지는 정도. 하나의 특징이나 구성을 측정하는 2가지 검사들의 동의의 정도를 의미한다.
발산 타당도	하나의 구성이 관련이 없거나 다르다고 여겨지는 다른 구성들과의 연관되어지지 않는 정도. 관련이 없거나 다른 현상을 측정하는 2가지 다른 검사들이 사이의 동의의 정도
구별 타당도	알려진 차이점들을 가진 두 그룹의 참가자들 간을 구별하는 검사의 기능 (예: 임상적으로 정상인 그룹과 진단을 가진 그룹들)
임상적 타당도	검사가 얼마나 잘 미래의 수행과 건강 보호 결과를 예측하는 점수를 내느냐에 관한 것; 예측 타당도와 연관되어진다.
임상적 시설의 변화에 대한 대응성	기간, 완수되어지는 시간의 관점에서 도구의 유용성, 점수 형태 그리고 항목들의 복잡성

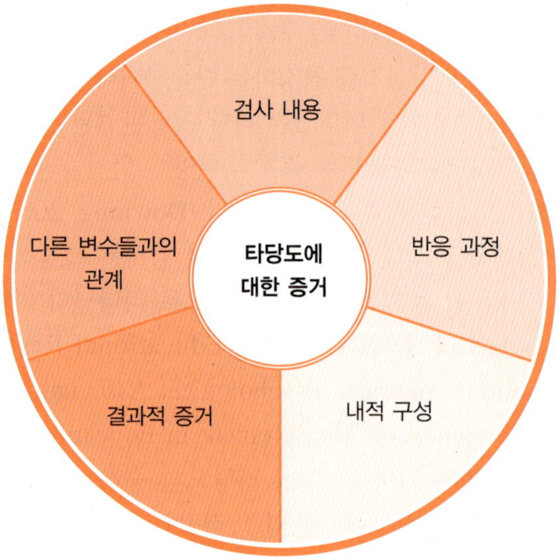

그림 18-4 구성 타당도 증거의 원천 : 검사 내용 증거, 반응 과정 증거, 내적 구성 증거, 다른 변수들과의 관계 증거, 그리고 결과적 증거. 그것들은 일반적인 타당도 기준이나 모든 측정에서의 규준으로서 기능한다.

리고 결과로서 일어나는 증거 (그림 18.4 그리고 표 18-7)(Goodwin, 2002). 그것들은 일반적인 타당도 영역 또는 모든 측정의 기준으로서 작용한다. 함께 취해졌을 때 5가지 요소들은 점수 해설과 사용을 정당화하는 다양한 그리고 내적으로 관련된 타당도 문제점들에 대한 답변을 제공한다(Cook and Beckman, 2006).

비록 구성 타당도는 언제나 타당도에서 중요한 형태로 여겨지지만 과거에는 타당도의 증거의 3가지 구별되는 영역들로 3가지 있었다: 내용, 준거, 구성 타당도(그림 18-5)(American Psychological Assciation, American Educational Research Assciation, National Council on Measurement in Education, 1985). 구성 타당도에 대한 설명은 주로 통계학적 분석에 의해 행해진다 (예: 요인분석, 기본적인 요소 분석). 몇 가지 검사 매뉴들은 여전히 세가지 전통적인 타당도의 종류를 사용하는 심리측정학적 기구들을 논의한다. 그러나, 오래된 검사들이 재개정되어지고 새롭게 개발되어지면서 그것들은 1999 Standards of Educational and Psychological Measurement에서의 나온 규정들을 따르게 되었으며 구성 타당도에 대한 단일의

표 18-7 ● 검사의 구성 타당도를 확립하기 위한 증거들의 종류

1999 STANDARDS OF EDUCATIONAL AND PSYCHOLOGICAL MEASUREMENT에 명시된 구성 타당도를 위한 증거의 종류	1985 STANDARDS OF EDUCATIONAL AND PSYCHOLOGICAL MEASUREMENT 에 명시된 타당도의 전통적 종류들	질문에 답변을 시도하는 타당도 증거의 종류
검사 내용 증거	구성 타당도 증거	항목들 그리고 형태들, 내용 영역을 포함하는 검사의 내용의 범위는 무엇인가?
반응 과정 증거	구성 타당도 증거	의도된 구성에 적합한 검사의 개별적 완수의 수행이나 반응의 종류의 범위는 무엇인가?
내적 구성 증거	구성 타당도 증거	구성에 대응하는 검사항목들 사이에서의 관계의 범위는 무엇인가?
다른 변수들과의 관계증거	규준 관련 증거 (동시 그리고 예측 타당도)	검사 점수들과 검사가 연관되어지거나 예측할 것이라고 예상되어지는 다른 변수들 사이의 관계의 범위와 종류는 무엇인가?
	구성 타당도 (수렴, 발산, 그리고 구별 타당도)	검사 점수들과 검사가 연관되어지거나 예측할 것이라고 예상되어지는 다른 변수들 사이의 관계의 범위와 종류는 무엇인가? 그리고 알려진 차이를 가진 두 집단이 검사를 취했을 때 차이가 나타나는가?
검사의 결과들		검사를 행했을 때 예상되어지는 이득의 범위는 무엇인가? 예상되어지지 않은 부정적 또는 긍정적 이익들의 범위는 무엇인가?

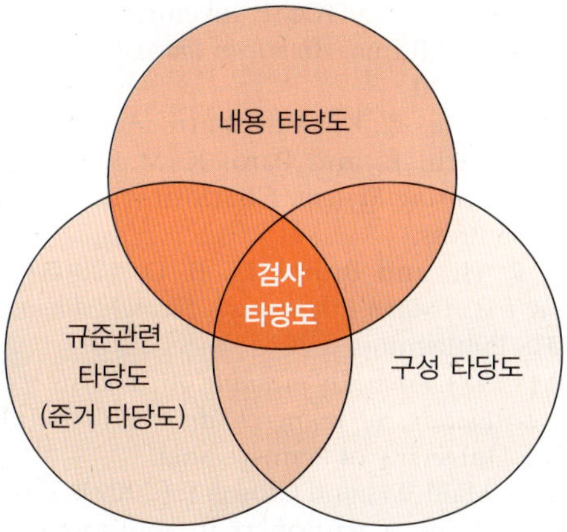

그림 18-5 전통적인 검사 타당도의 3가지 부분

견해를 취하게 되었다.

또 다른 검사, 기구, 또는 척도들의 구성 타당도에 대한 증거를 산출하는 접근은 Rasch Measurment Models (RMM)이다. RMM은 잠재적인 특징 (인간의 기능으로 언급되어지는)의 수준 사이에서의 전망되는 관계를 설계하는 잠재적인 특징 모델이며 측정 어려움이나 위치 항목으로 알려진)을 위해 사용되어지는 항목들이다 (Bond and Fox, 2007). 인간 능력과 항목 어려움 둘 다는 log-odd나 logits의 용어들로 측정되어지며 같은 체계에 따라서 위치되어진다 (Smith, 1992). 측정 절차는 사람들에게 검사의 일부분으로 사용되어진 항목들의 독립성을 측정하는 기능을 제공하며, 역으로 검사를 완수하는 응답자들의 표본으로부터의 독립적으로 산출되어진 항목 어려움의 측정을 제공한다. RMM에 의해 산출된 3가지 기준은 검사의 구성 타당도 (단일 차원성, 계층적 규칙, 다양한 항목 기능)에 관한 중요한 정보를 제공한다 (Wright and Linacre, 1998).

핵심정리 (Here's the Point)

▶ 사정 도구들은 어떻게 그것들이 시행될지 (표준화된 또는 비공식적), 그것들의 참고 (평균, 기준) 또는 그것들의 시행 형태 (수행에 기초; 부모, 아동, 또는 자가 리포트; 관찰)에 기초해서 특징지어진다.

▶ 구체적인 사정 도구들의 선택은 이러한 검사특징들의 조합에 의존한다. 사정 도구들의 시행을 위한 환경은 임상 세팅의 기능일 수 있거나 치료사에게 달려있을 수도 있다.
둘 다의 접근은 전체적인 평가 목표에 의해서 정해진다.

▶ 사정 도구들의 현명한 사용은 도구에 대한 엄격한 지식을 요구한다; 2가지 중요한 심리측정학적 자산들이 고려되어져야하는데 신뢰도 (구성을 모순없이 측정하는 도구)와 타당도 (이론과 연구에 의해 고안되어지고 구성을 측정하는 도구) 이다.

요약(Summary)

이 장은 소아 작업치료 사정, 측정, 그리고 평가를 전반적으로 살펴보았다. 검사는 검사자가 "아동이 그가 요구하고 원하는 것을 할 수 있을까? 안 된다면 왜 안돼?"라는 질문에 답하는 과정이다. 사정 도구들은 두드러진 특징들과 다양한 측정 방법들에 의해서 분류화되어진다. 평가 과정에서의 상향식 하향식 접근들은 대조적이다. 검사들, 도구들, 그리고 척도들은 주로 아동과 부모들과 함께 일하는 치료사들에 의해서 사용되어진다. John의 이야기는 사정 결정들과 평가 과정들과 관련하여 강조된 추론으로써 이 장을 통해서 소개되어졌다. 신뢰도와 타당도는 소아 클라이언트에게 최선의 검사나 사정을 확인하기 위한 수단으로서 묘사되어졌다. 단일 측면의 개념과 타당도 증거의 원천들로서 구성 타당도는 언급되어졌다. 검사와 사정 도구들을 위한 구성 타당도 증거의 원천으로서 Rasch Measurement Model이 소개되어졌다.

장난감 상자에는 무엇이 더 있나?

작업의 모든 영역과 참여에 관한 관련되어 있는 평가에 대한 리뷰와 측정과정에 대해서 포괄적으로 기술하였음.

작업의 모든 영역과 참여에 관한 관련되어 있는 평가에 대한 리뷰와 측정 과정에 대해서 포괄적으로 기술하였음.

포괄적 평가에 모든 관점에서 기술: 판별, 평가, 재사정과 재평가. 작업치료사와 작업치료사보조에 대한 역할 포함.

포괄적 평가에 모든 관점에서 기술: 판별, 평가, 재사정과 재평가. 작업치료사와 작업치료사 보조에 대한 역할 포함.

ICF-CY는 ICF전체 내용과 아동이나 어린이와 관련된 사례를 포함하고 있다. 신체기능과 구조, 활동제한, 참여제약과 환경적 요소와 관련되어 있는 것들의 문제를 기술할 수 있는 일반적 언어를 제공함

ICF-CY는 ICF전체 내용과 아동이나 어린이와 관련된 사례를 포함하고 있다. 신체기능과 구조, 활동 제한, 참여 제약과 환경적 요소와 관련되어 있는 것들의 문제를 기술할 수 있는 일반적 언어를 제공함.

참고문헌

Alpern, G. D. (2007). *Developmental Profile 3*. Los Angeles, CA: Western Psychological Services.

American Educational Research Association, American Psychological Association, and National Council on Measurement in Education. (1999). *Standards for educational and psychological testing*. Washington, DC: American Psychological Association.

American Occupational Therapy Association. (1997). *Occupational therapy services for children and youth under the Individuals with Disabilities Education Act*. Bethesda, MD: American Occupational Therapy Association, Inc.

American Occupational Therapy Association. (2005). Standards of practice for occupational therapy. *American Journal of Occupational Therapy, 59*, 663–665.

American Occupational Therapy Association. (2008).Occupational therapy practice framework: Domain and process (2nd ed.). *American Journal of Occupational Therapy, 62*, 625–683.

American Psychological Association, American Educational Research Association, and National Council on Measurement in Education. (1985). *Standards for educational and psychological testing*. Washington, DC: American Psychological Association.

Anastasi, A., and Urbina, S. (1997). *Psychological testing*. Upper Saddle River, NJ: Prentice Hall International.

Asher, I. E. (2007). *Occupational therapy assessment: An annotated index*. Bethesda, MD: American Occupational Therapy Association, Inc.

Ayres, A. J. (1980). *Sensory integration and the child*. Los Angeles, CA: Western Psychological Services.

Ayres, A. J. (1989). *Sensory integration and praxis tests*. Los Angeles, CA: Western Psychological Services.

Aytch, L. S., Castro, D. C., and Selz-Campbell, L. (2004). Early Intervention Services Assessment Scale (EISAS): Conceptualization and development of a program quality self-assessment instrument. *Infants & Young Children, 17*, 236–246.

Bayley, N. (2005). *Bayley Scales of Infant Development–Third Edition (BAYLEY-III) motor scale kit*. San Antonio, TX: Harcourt Assessment/Psychological Corporation.

Beery, K. E., and Beery, N. A. (2004). *The Beery–Buktenica developmental test of visual–motor integration with supplemental developmental tests of visual perception and motor coordination and stepping stones age norms from birth to age six: Administration, scoring and teaching manual*. Minneapolis, MN: NCS Pearson, Inc.

Benson, J., and Schnell, B. A. (1997). Measurement theory: Application to occupational and physical therapy. In: J. Van Deusen & D. Brunt (Eds.), *Assessment in occupational therapy and physical therapy* (pp. 3–24). Philadelphia: WB Saunders.

Bobath, B. (1990). *Adult hemiplegia: Evaluation and treatment*. London, UK: Heinemann.

Bond, T. G., and Fox, C. M. (2007). *Applying the Rasch Model: Fundamental measurement in the human sciences*. Mahwah, NJ: Lawrence Erlbaum Associates.

Bradley, R. H., and Caldwell, B. M. (1988). Using the HOME inventory to assess family environment. *Pediatric Nursing, 14*, 97–102.

Bradley, R. H., Rock, S. L., Caldwell, B. M., and Brisby, J. A. (1989). Uses of the HOME inventory for families with handicapped children. *American Journal on Mental Retardation, 94*, 315–330.

Bridget K. Hamre, B. K., Mashburn, A. J., Pianta, R. C., Locasle-Crouch, J., and Paro, K. M. (2005). *Classroom Assessment Scoring System*. Charlottesville, VA: University of Virginia Press.

Bruininks, R. H., and Bruininks, B. D. (2005). *Bruininks–Oseretsky Test of Motor Proficiency—Second Edition*. Shoreview, MN: AGS Publishing.

Burke, J. P. (1997). *Frames of meaning: An analysis of occupational therapy evaluations of young children*. Philadelphia: PENN Libraries, University of Pennsylvania.

Burtner, P., McMain, M., and Crowe, T. (2002). Survey of occupational therapy practitioners in south-western schools: Assessments used and preparation of students for school-based practice. *Physical and Occupational Therapy in Pediatrics, 22*, 25–38.

Carr, J. H., and Shepherd, R. B. (2003). *Stroke rehabilitation: Guidelines for exercise and training to optimise motor skill*. New York: Butterworth–Heinemann.

Case-Smith, J. (1997). Pediatric assessment. *OT Practice, 2*, 24–29, 31, 33.

Case-Smith, J. (2002). *Occupational therapy for children*. St. Louis, MO: Mosby.

Christiansen, C. H., and Baum, C.M. (1997). *Occupational therapy: Enabling function and well-being*. Thorofare, NJ: Slack.

Chu, S., and Hong, C. (1997). A review of assessments used in paediatric occupational therapy. *British Journal of Therapy and Rehabilitation, 4*, 228–233.

Colarusso, R. P., and Hammill, D. D. (2003). *Motor-Free Visual Perception Test—Third Edition*. Novato, CA: Academic Therapy Publications.

Cook, D. A., and Beckman, T. J. (2006). Current concepts in validity and reliability for psychometric instruments: Theory and application. *American Journal of Medicine, 119*, 166.e7– e16.

Cornhill, H., and Case-Smith, J. (1996). Factors that relate to good and poor handwriting. *American Journal of Occupational Therapy, 50*, 732–739.

Coster, W. (1998). Occupation-centered assessment of children. *American Journal of Occupational Therapy, 52*, 337–344.

Coster, W., Deeney, T., Haltiwanger, J., and Haley, S. (1998). *School function assessment*. San Antonio, TX: Psychological Corporation.

Coster, W., and Khetani, M. A. (2008). Measuring participation of children with disabilities: Issues and challenges. *Disability and Rehabilitation, 30*, 693–648.

Daley, C. J., Kelley, G. T., and Krauss, A. (2003). Relationship between visual-motor integration and handwriting skills of children in kindergarten: A modified replication study. *American Journal of Occupational Therapy, 57*, 459–462.

DeGrace, B. W. (2003). Occupation-based and family-centered care: A challenge for current practice. *American Journal of Occupational Therapy, 57*, 347–350.

Deutsch, A., Braun, S., and Granger, C. (1996). The Functional Independence Measures (FIMsm Instrument) and the Functional Independence Measure for Children (WeeFIM Instrument): Ten years of development. *Critical Reviews in Physical and Rehabilitation Medicine, 8*, 267–281.

Downing, S. M. (2003). Validity: On the meaningful

interpretation of assessment data. *Medical Education, 37*, 830–837.

Duffy, C. M., Arsenault, L., Duffy, K. N. W., Paquin, J., and Strawczynski, H. (1997). The Juvenile Arthritis Quality of Life Questionnaire—development of a new responsive index for juvenile rheumatoid arthritis and juvenile spondyloarthritides. *The Journal of Rheumatology, 24*, 738–746.

Dunn, L. (2004). Validation of the CHORES: A measure of school-aged children's participation in household tasks. *Scandinavian Journal of Occupational Therapy, 11*, 179–190.

Dunn, W. (1999). *The sensory profile*. San Antonio, TX: Psychological Corporation.

Dunn, W. (2000). *Best practice occupational therapy: In community service with children and families*. Thorofare, NJ: Slack.

Edwards, M. A., Millard, P., Praskac, L. A., and Wisniewski, P. A. (2003). Occupational therapy and early intervention: A family-centered approach. *Occupational Therapy International, 10*, 239–252.

Fisher, A. G., Bryze, K., and Atchison, B. T. (2000). Naturalistic assessment of functional performance in school settings: Reliability and validity of the School AMPS. *Journal of Outcome Measurement, 4*, 504–522.

Fisher, A. G., Bryze, K., Hume, V., and Griswold, L. A. (2005). *School AMPS: School version of the Assessment of Motor and Process Skills* (2nd ed.). Fort Collins, CO: Three Star Press.

Folio, R., and Fewell, R. (2000). *Peabody Developmental Motor Scales–2*. San Antonio, TX: Psychological Corporation.

Gardner, M. F. (1997). *Test of Visual-Motor Skills–Revised*. Seattle, WA: Special Child Publications.

Goodwin, L. D. (2002). Changing conceptions of measurement validity: An update on the new standards. *Journal of Nursing Education, 41*, 100–106.

Gorelick, M. H., Scribano, P. V., Stevens, M. W., & Schultz, T. R. (2003). Construct validity and responsiveness of the Child Health Questionnaire in children with acute asthma. *Annals of Allergy, Asthma, and Immunology, 90*, 622–628.

Haley, S. M., Coster, W. J., Ludlow, L. H., Haltiwanger, J. T., and Andrellos, P. J. (1992). *Administration manual for the Pediatric Evaluation of Disability Inventory*. San Antonio, TX: Psychological Corporation.

Hammill, D. D., Pearson, N. A., & Voress, J. K. (1993). *Developmental Test of Visual Perception* (2nd ed.). Austin, TX: Pro Ed.

Harms, T., and Clifford, R. M. (1989). *The Family Day Care Rating Scale–Revised*. New York: Teachers College Press.

Harms, T., Clifford, R. M., and Cryer, D. (1998). *Early Childhood Environment Rating Scale–Revised*. New York: Teachers College Press.

Harms, T., Cryer, D., and Clifford, R. M. (1990). *Infant/Toddler Environment Rating Scale–Revised*. New York: Teachers College Press.

Harms, T., Jacobs, E., and White, D. (1996). *School Age Care Environment Rating Scale*. New York: Teachers College Press.

Harrison, P., and Oakland, T. (2000). *Adaptive Behavior Assessment System*. San Antonio, TX: Psychological Corporation.

Hemmingsson, H., Egilson, S., Hoffman, O., and Kielhofner, G. (2005). *A user's manual for the School Setting Interview Version 3.0*. Chicago, IL: MOHO Clearinghouse.

Henry, A. D. (2000). *Pediatric interest profiles: Surveys of play for children and adolescents*. San Antonio, TX: Therapy Skill Builders.

Henderson, S. E., and Sugden, D. A. (2007). *Movement Assessment Battery for Children, 2nd Edition (MABC-2)*. San Antonio, TX: Harcourt Assessment/Psychological Corporation.

Hocking, C. (2001). Implementing occupation-based assessment. *American Journal of Occupational Therapy, 55*, 463–469.

Hong, C. S. (1996). The use of non-standardized assessments in occupational therapy with children who have disabilities: A perspective. *British Journal of Occupational Therapy, 59*, 363–364.

Harms, T., Clifford, R. M., and Cryer, D. (1998). *Early Childhood Environment Rating Scale–Revised*. New York: Teachers College Press.

Harms, T., Cryer, D., and Clifford, R. M. (1990). *Infant/Toddler Environment Rating Scale–Revised*. New York: Teachers College Press.

Harms, T., Jacobs, E., and White, D. (1996). *School Age Care Environment Rating Scale*. New York: Teachers College Press.

Harrison, P., and Oakland, T. (2000). *Adaptive Behavior Assessment System*. San Antonio, TX: Psychological Corporation.

Hemmingsson, H., Egilson, S., Hoffman, O., and Kielhofner, G. (2005). *A user's manual for the School Setting Interview Version 3.0*. Chicago, IL: MOHO Clearinghouse.

Henry, A. D. (2000). *Pediatric interest profiles: Surveys of play for children and adolescents*. San Antonio, TX: Therapy Skill Builders.

Henderson, S. E., and Sugden, D. A. (2007). *Movement Assessment Battery for Children, 2nd Edition (MABC-2)*. San Antonio, TX: Harcourt Assessment/Psychological Corporation.

Hocking, C. (2001). Implementing occupation-based assessment. *American Journal of Occupational Therapy, 55*, 463–469.

Hong, C. S. (1996). The use of non-standardized assessments in occupational therapy with children who have disabilities: A perspective. *British Journal of Occupational Therapy, 59*, 363–364.

Hong, C. S. (1997). Occupational therapists' assessment practices with children who have disabilities. *British Journal of Therapy and Rehabilitation, 4*, 123–124, 126–128.

Hong, C. S., and Howard, L. (2002). *Occupational therapy in childhood*. London, UK: Whurr Publishers.

Ireton, H. (1992). *Child Development Inventory*. Minneapolis, MN: Behavior Science Systems, Inc.

Johnson, L. M., Randall, M. J., Reddihough, D. S., Oke, L. E., Bryt, T. A., and Bach, T. M. (1994). Development of a clinical assessment of quality of movement for unilateral upper-limb function. *Developmental Medicine and Child Neurology, 36*, 965–973.

Katz, N., and Parush, S. (2004). *Dynamic Occupational Therapy Cognitive Assessment for Children (DOTCA-Ch)*. San Antonio, TX: Pearson Assessments.

Keller, J., Kafkes, A., Basu, S., Federico, J., and Kielhofner, G. (2005). *A user's guide to Child Occupational Self Assessment Version 2.1*. Chicago, IL: MOHO Clearinghouse.

Kielhofner, G. (2002). *Model of Human Occupation: Theory and practice*. Baltimore, MD: Lippincott, Williams, & Wilkins.

Kielhofner, G. (2006). Developing and evaluating quantitative data collection instruments. In: G. Kielhofner (Ed.), *Research in occupational therapy: Methods of inquiry for enhancing prac-*

tice (pp. 155–176). Philadelphia: FA Davis.

King, G., Kertoy, M., King, S., Law, M., Rosenbaum, P., and Hurley, P. (2003). A measure of parents' and service providers' beliefs about participation in family centred services. *Children's Health Care, 32*, 191–214.

King, G., Law, M., King, S., Hurley, P., Rosenbaum, P., Hanna, S., Kertoy, M., and Young, N. (2005). *Children's Assessment of Participation and Enjoyment and Preferences for Activities of Children (CAPE/PAC)*. San Antonio, TX: Harcourt Assessment/Psychological Corporation.

King-Thomas, L., and Hacker, B. (1987). *A therapist's guide to pediatric assessment*. Boston: Little, Brown and Company.

Kizlik, B. (2007). Measurement, assessment, and evaluation in education. Retrieved December 14, 2007, from the ADPRIMA website: http://www.adprima.com/measurement.htm.

Landgraf, J. M., Abetz, L., and Ware, J. E. (1996). *The Child Health Questionnaire (CHQ) user's manual*. Boston: The Health Institute, New England Medical Centre.

Lanners, R., and Mombaerts, D. (2000). Evaluation of parents' satisfaction with early intervention services within and among European countries: Construction and application of a new parent scale. *Infants and Young Children, 12*, 61–70.

La Paro, K. M., Pianta, R. C., and Stuhlman, M. (2004). Classroom Assessment Scoring System (CLASS): Findings from the pre-k year. *Elementary School Journal, 104*, 409–426.

Larson, E. A. (2004). Children's work: The less considered childhood occupation. *American Journal of Occupational Therapy, 58*, 369–379.

Law, M. (1998). *Client-centred occupational therapy*. Thorofare, NJ: Slack.

Law, M. (2002). Participation in the occupations of everyday life. *American Journal of Occupational Therapy, 56*, 640–649.

Law, M., Baptiste, S., Carswell, A., McColl, M., Polatajko, H., and Pollock, N. (1998). *Canadian Occupational Performance Measure manual*. Ottawa, ON: CAOT Publications ACE.

Law, M., and Baum, C. (2005). Measurement in Occupational therapy. In: M. Law, C. Baum, and W. Dunn (Eds.), *Measuring occupational performance: Supporting best practice in occupational therapy* (pp. 3–20). Thorofare, NJ: Slack.

Law, M., Baum, C., and Dunn, W. (2005). *Measuring occupational performance: Supporting best practice in occupational therapy*. Thorofare, NJ: Slack.

Letts, L., Rigby, P., and Stewart, D. (2003). *Using environments to enable occupational performance*. Thorofare, NJ: Slack Incorporated.

Linder, T. W. (2008). *Transdisciplinary Play-Based assessment, (TPBA) second edition (TPBA2)*. Baltimore, MD: Paul H. Brooks.

Long, T. (2004). Assessment of human performance across the lifespan. In: A. Cronin & M. B. Mandich (Eds.), *Human development & performance throughout the lifespan* (pp. 390–409). Clifton Park, NY: Thomson Delmar Learning.

Mandich, A., Polatajko, H., Miller, L., and Baum, C. (2004). *Pediatric activity card sort*. Ottawa, ON: CAOT Publication ACE.

Martin, N. A. (2006). *Test of Visual Perceptual Skills (Non-Motor)-3*. Hydesville, CA: Psychological and Educational Publications.

McCormick, G. L. (1996). The Rood approach to treatment of neuromuscular dysfunction. In: L. W. Predretti (ed.), *Occupational therapy: Practice skills for physical dysfunction* (pp. 377–400). St. Louis, MI: Mosby.

McDowell, I. (2006). *Measuring health: A guide to rating scales and questionnaires*. New York, NY: Oxford University Press.

McWilliam, R. A. (1992). *Family-centered intervention planning: A routines-based approach*. San Antonio, TX: Therapy Skill Builders.

Messick, S. (1989). Validity. In: R. Linn (Ed.), *Educational measurement* (pp. 13–104). New York: American Council on Education & Macmillan Publishing Company.

Messick, S. (1995). Validity of psychological assessment: Validation of inferences from persons and performances as scientific inquiry into score meaning. *American Psychologist, 50*, 741–749.

Missiuna, C., Pollock, N., Law, M., Walter, S., and Cavey, N. (2006). Examination of the Perceived Efficacy and Goal Setting System (PEGS) with children with disabilities, their parents, and teachers. *American Journal of Occupational Therapy, 60*, 204–214.

Montgomery, M. L., Saylor, C. F., Bell, N. L., Macias, M. M., Charles, J. M., et al. (1999). Use of the Child Development Inventory to screen high-risk populations. *Clinical Pediatrics, 38*, 535–539.

Mulligan, S. (2003). *Occupational Therapy Evaluation for Children: A pocket guide*. Philadelphia: Lippincott, Williams, & Wilkins.

Nunnally, J., and Bernstein, I. (1994). *Psychometric theory*. New York: McGraw-Hill.

Pencharz, J., Young, N. L., Owen, J. L., and Wright, J. G. (2001). Comparison of three outcomes instruments in children. *Journal of Pediatric Orthopedics, 21*, 425–432.

Phelps, J., Stempel, L., and Speck, G. (1984). *The Children's Handwriting Evaluation Scale: A new diagnostic tool*. Dallas, TX: Texas Scottish Rite Hospital for Crippled Children.

Plint, A. C., Gaboury, I., Owen, J., and Young, N. L. (2003). Activities scale for kids: An analysis of normals. *Journal of Pediatric Orthopedics, 23*, 788–790.

Rodger, S., and Ziviani, J. (2006). *Occupational therapy with children: Understanding children's occupations and enabling occupation*. Oxford, UK: Blackwell Publishing.

Missiuna, C., Pollock, N., Law, M., Walter, S., and Cavey, N. (2006). Examination of the Perceived Efficacy and Goal Setting System (PEGS) with children with disabilities, their parents, and teachers. *American Journal of Occupational Therapy, 60*, 204–214.

Montgomery, M. L., Saylor, C. F., Bell, N. L., Macias, M. M., Charles, J. M., et al. (1999). Use of the Child Development Inventory to screen high-risk populations. *Clinical Pediatrics, 38*, 535–539.

Mulligan, S. (2003). *Occupational Therapy Evaluation for Children: A pocket guide*. Philadelphia: Lippincott, Williams, & Wilkins.

Nunnally, J., and Bernstein, I. (1994). *Psychometric theory*. New York: McGraw-Hill.

Pencharz, J., Young, N. L., Owen, J. L., and Wright, J. G. (2001). Comparison of three outcomes instruments in children. *Journal of Pediatric Orthopedics, 21*, 425–432.

Phelps, J., Stempel, L., and Speck, G. (1984). *The Children's Handwriting Evaluation Scale: A new diagnostic tool*. Dallas, TX: Texas Scottish Rite Hospital for Crippled Children.

Plint, A. C., Gaboury, I., Owen, J., and Young, N. L. (2003). Activities scale for kids: An analysis of normals. *Journal of Pediatric Orthopedics, 23*, 788–790.

Rodger, S., and Ziviani, J. (2006). *Occupational therapy with children: Understanding children's occupations and enabling occupation*. Oxford, UK: Blackwell Publishing.

Rogers, J. C., and Holm, M. B. (1989). The therapist's thinking behind functional assessment. In C.B. Royeen (Ed.), *American Occupational Therapy Association (AOTA) self-study series—Assessing Function*. Rockville, MD: AOTA.

Schemm, R. (2003). Occupation-based and family-centered care: A challenge for current practice. *American Journal of Occupational Therapy, 57*, 347–350.

Schkade, J., and McClung, M. (2001). *Occupational adaptation in practice: Concepts and cases*. Thorofare, NJ: Slack.

Singh, G., Arthreya, B., Fries, J., and Goldsmith, D. (1994). Measurement of health status in children with juvenile rheumatoid arthritis. *Arthritis and Rheumatism, 37*, 1761–1769.

Smith, R. M. (1992). *Applications of Rasch measurement*. Chicago, IL: MESA Press.

Sparrow, S., Balla, D., and Cicchetti, D. (1987). *The Vineland Adaptive Behavior Scales*. Circle Pines, MN: American Guidance Service.

Stagnitti, K. (2003). *The development of a child-initiated assessment of pretend play*. Doctoral thesis, School of Occupational Therapy, Faculty of Health Sciences, La Trobe University, Bundoora, Victoria, Australia.

Stagnitti, K., and Unsworth, C. (2004). The test-retest reliability of the Child-Initiated Pretend Play Assessment. *American Journal of Occupational Therapy, 58*, 93–99.

Stern, K., and Dutton, R. (1998). Assessment selection. In J. Hinojosa, P. Kramer (Eds.), *Evaluation: Obtaining and interpreting data* (pp. 127–143). Bethesda, MD: American Occupational Therapy Association, Inc.

Stewart, K. B. (2002). Purposes, processes, and methods of evaluation. In J. Case-Smith (Ed.), *Occupational therapy for children* (pp. 190–213). St. Louis, MO: Mosby.

Sung, L., Greenberg, M. L., Doyle, J. J., Young, N. L., Ingber, S., Rubenstein, J., et al. (2003). Construct validation of the Health Utilities Index and the Child Health Questionnaire in children undergoing cancer chemotherapy. *British Journal of Cancer, 88*, 1185–1190.

Townsend, E. A., and Polatajko, H. J. (2007). *Enabling occupation II: Advancing an occupational therapy vision for health, well-being, & justice through occupation*. Ottawa, ON: CAOT Publications.

Trombley, C. (1993). The issue is: Anticipating the future: Assessment of occupational function. *American Journal of Occupational Therapy, 47*, 253–257.

Trombly, C. A. (1996). Rood approach. In C. A. Trombly (Ed.), *Occupational therapy for physical dysfunction* (pp. 437–445). Baltimore, MD: Williams & Wilkins.

Uniform Data System for Medical Rehabilitation. (1999). *Functional Independence Measure (FIM)*. Buffalo, NY: State University of New York at Buffalo.

Uniform Data System for Medical Rehabilitation. (1999). *Functional Independence Measure for Children (WeeFIM)* (Outpatient version 5.0). Buffalo, NY: State University of New York at Buffalo.

VORT Corporation. (1995). *HELP for preschoolers assessment and curriculum guide*. Palo Alto, CA: author.

Weinstock-Zlotnick, G., and Hinojosa, J. (2004). The issue is: Bottom-up or top-down evaluation: Is one better than the other? *American Journal of Occupational Therapy, 58*, 594–598.

Wilbarger, J., and Wilbarger, P. (2002). Wilbarger approach to treating sensory defensiveness and clinical application of the sensory diet. Sections in alternative and complementary

제 19 장

19

가능성을 표현할 수 있는 목표세우기
(Setting Goals That Express the Possibilities)

우리가 어디로 가고 있는지 모른다면,
우리가 언제 도착할지 어떻게 알 수 있겠는가?

Steve Park

"내 목표는 점심시간이나 휴식시간까지 깨어있는 것이다."

– P.J., 9세

개론

목적

1. 가족과 아이들의 일상적인 삶 속에서 목표설정과 결과평가 과정을 설명할 수 있다.
2. 가족-중심적 시각으로 단기목표와 장기목표의 특징을 구별할 수 있다.
3. 목표설정과 결과평가 과정의 각 요소의 특징을 요약하여 서술할 수 있다.
4. 가족-중심적 시각에서 목표와 결과를 효과적으로 기록하기 위한 구체적인 지침을 확인할 수 있다.

서론(Introduction)

위성위치확인시스템(GPS)은 삶에서 우리가 어디를 가고 있는지 결정해주지 못한다; 우리가 매일매일 경험하게 되는 일들을 미리 결정할 수 있는 프로그램도 없다. 우리는 GPS를 설정하여 목적지에서 무엇을 하고 어떻게 가는지 뿐만 아니라 우리가 가고자 하는 곳을 결정한다. 게다가 우리가 우선적으로 가고자 하는 곳에 대한 지식을 바탕으로 언제 도착할지도 결정한다! 대체로, 우리는 매일 우리의 삶의 돌아보며, 먼 미래나 가까운 장래에 달성하기 원하는 것들을 계획한다.

우리는 의미 있는 것들이 무엇이고, 우리가 무엇을 달성하기를 원하는지, 우리가 무엇을 원하는지를 결정한다. 비록 우리가 낯선 곳을 여행할 때 삶에서 의미 있는 경험들을 하기는 하지만 우리 일상에서 대부분의 경우, 우리는 우리가 어디를 갈지를 계획하고 갈 것인지를 결정한다. 우리가 아동이나 가족에게 서비스를 제공할 때 유사한 과정(더 공식적인)이 존재한다. 만약 중재결과가 아이들과 가족들의 일상생활에서 의미 있고 적절하다면 목표설정과 결과평가는 결정을 하기 위한 서비스 준비과정에서 필수적인 과정을 대표한다 (Wallen and Doyle, 1996). 게다가 참여자들은 "가족과 아동에게 서비스를 제공하는 사람은 가족을 중심으로 하는 케어를 제공해야 하는 것에 책임감을 가져야 한다. 즉, 중재계획을 적용하고 디자인하는데 있어 가족의 우선순위와 스타일을 존중해야한다는 것이다"(Dunn, 2000, P. 1). 이 장에서 **가족**이라는 용어는 지속적인 감정적인 약속을 공유하는 사람들의 모임을 말한다; **부모**는 생물학적관계와 상관없이 아이에 대한 우선적인 책임감을 가지는 사람을 말한다. 이러한 면과 관련하여, 이 장에서는 목표설정과 결과평가 과정을 "디자인" 하는데 초점을 두고 있으며, 가족-중심 관점의 필수적인 특징과 욕구를 설명하고 4개 요소들 내에서의 과정을 듣고 있다: 가족의 관심에 대해 듣기, 현재 참여자 확정, 의미 있는 목표설정, 가족중심의 결과평가.

환경 속에서의 목표, 목표설정, 결과평가 (Goals, Goal Setting, and Outcome Evaluation in Context)

목표설정-미래에 달성할 수 있는 '상황' 을 확인-은 일상적인 삶에서 일반적으로 일어나는 일이다. 이러한 일상적인, 매일의 경험들은 가족-중심의 목표설정의 원리들을 인식하기 위한 기초로 제공되며, 클라이언트와 함께 협동하여 목표를 어떻게 설정하고 평가하는지 배우게 한다. 그러나 이는 이러한 과정이 당신의 친숙하고 일상적인 삶에서 멀어진다는 것을 의미하며 당신이 아이와 가족과 함께 만든 전문적인 관계 안에서만 존재한다. 따라서 이러한 과정은 당신이나 당신의 목표에 관한 것이 아니라 그들의 일상적인 삶을 위한 가족과 아이들의 목표라는 것을 이해하고 유의해야 한다는 것이다. 그 안에 변화가 있는 것이다.

일상적인 삶에서 목표

지금부터 앞으로의 우리 삶의 꿈을 위해 며칠에 걸쳐 무엇을 달성할지 결정하는 것부터 다가오는 달에 우리의 목적을 확인하는 것까지 우리들 대부분은 우리가 무엇을 달성하고자 하는지 고민한다. 우리가 며칠에서 몇 주 동안 우리 계획을 고민할 때, 우리들 중 대부분은 세탁물이 다 되었을 때, 월간 영수증이 지불되었을 때, 주말장보기가 완료되었을 때와 같은 성취감을 느낀다. 비록 우리가 하루의 끝이나 주일의 끝에 모든 일을 성취하기 위해 몇 번씩 도전을 느끼지만 이러한 매일 매일의 일은 일반적으로 우리의 능력 안에 있다.

다음 며칠이나 몇 주를 내다보는 일에서, 우리는 몇 달에서 몇 년이 필요하며, 우리의 능력을 재정의하고 개발하기 위해 우리에게 필요한 잠재적인 성취를 고려한다. 즉, 우리는 미래의 목적을 위해 적극적인 학습과정에 참여해야 한다. 예를 들어, 해외휴가를 준비하기 위해서 기본적인 외국어문장을 학습할 때 시간을 투자할 필요가 있으며 3개의 공주머니로 저글링을 배울 때 부단한 노력을 해야 한다. 몇 년 후의 우리의 삶의 고려해보면, 우리는 성공적으로 학교를 마치고, 외국어를 유창하게 말하고, 이상적인 직업을 갖고, 또는 부모가 되기를 열망한다 (성취는 일반적으로 이전을 달성을 기반으로 한다).

가끔 우리는 뉴욕 브로드웨이 극장에서 스타가 되거나 월드컵 결승전에서 결승골을 넣는 것 같은 실제로 일어날 것 같지 않은 공상적인 시나리오를 생각한다. 우리의 일상적인 삶에서 모든 계획, 목적, 열망, 꿈들은 목표와 관련되어 있으며, *주일의 마지막에 할 일과 미래의 기발한 꿈 사이의 약간의 차이를 만든다* (Park, 2009). 아동과 가족을 위한 서비스를 제공해 줄 때 목적과 관련하여 무엇을 고려하여야 하는가?

서비스 환경 내에서의 목표

아동과 가족에게 서비스를 제공하는 환경 내에서 **목표**는 가능성의 표현이며(Bundy, 1991), 아동과 가족에 가까운 미래에 잠재적인 성취를 할 수 있는 무엇인가를 나타내는 이미지이다. 따라서 목표는 가능성으로 인해 잠재적으로 이룰 수 있는 것이며 비현실적이어서는 안 된다. 그들은 이루기 위한 노력과 학습, 어느 정도의 시간이 요구되며(Park, 2009), 그들은 지정된 시간의 틀 안에서 기대되는 능숙함의 표준을 반영한다(Locke and Latham, 2002). 일상적인 삶에서 목표는 잠재적인 성취의 다양한 형태를 나타낸다– 현실적인 것부터 엉뚱한 것까지, 지금부터 먼 미래까지 성취를 위해. 서비스를 제공할 때 목표는 아동과 가족이 일반적으로 한 주에서 한 달 이내의 가까운 미래에

표 19-1 ● 목표: 서비스 환경과 일상적인 삶의 비교

일상적인 삶의 특징	시간의 틀	서비스 환경의 특징
목적/계획 • 하기 즐겁거나 완전히 할 수 있는 일 • 며칠 또는 몇 주 내로 성취할 수 있는 것 • 실현가능한 가능성을 반영 • 비교적으로 완료하기 "쉬운" • 성취를 위한 결단력이 요구 • 현재 능력 내에서 • 학습이 요구되지 않음	여기, 지금	**계획** • 클라이언트의 달성이 아닌 서비스 제공자의 행동을 반영– 중재, 계획 • 단기와 장기목표를 달성하기 위한 클라이언트를 돕는 계획 • 학습을 포함하지 않은 적용을 위한 계획이 필요
목적/목표 • 개발을 위한 능력이나 학습을 위한 일 • 몇 주 또는 몇 달 내에 달성하기 위한 • 현실적인 가능성 • 성취를 위한 노력과 시간이 요구 • 성취는 먼 미래의 희망이나 목적으로 통합	가까운 미래	**단기목표** • 가까운 미래를 위한 현실적인 가능성 • 목표를 설정하는 사람한테 의미 있고 주안점을 두는 특정한 것 • 달성을 위해 클라이언트의 노력과 시간이 필요 • 단기목표는 장기목표를 위한 "단계"
목적/목표 • 개발을 위한 능력이나 학습을 위한 일 • 능숙해지기 위한 노력 • 1–2년 내에 달성하기 위한 • 현실적인 가능성 • 성취는 이전의 성취를 기반으로 함 • 성취는 희망의 달성을 이끌어 냄	먼 미래	**장기목표** • 먼 미래에 현실적인 가능성 • 사실상 전반적인 경향 • 단기목표의 달성을 반영하는 성취 • 일반적으로 중재의 끝에 기대되는 결과를 반영
희망과 욕구 • 삶의 희망과 열정 • 책임지는 역할 • 1년 또는 10년 내에 달성가능한 일 • 현실적인 가능성 • 가까운 또는 먼 미래에 목적에 따른 일과 확인을 위한 영감	먼 미래	**희망과 욕구** • 미래에 대한 열망 • 단기와 장기목표에 따른 일과 확인을 위한 영감 • 중재 후 삶의 반영하는 경향
기발한 공상 • 불가능한 욕구나 백일몽 • 실현가능한 것보다는 공상적인 • 실현될 것 같지 않은 • 대부분의 사람들이 믿기 어려운 • 사람들을 위한 영감		**비현실적인 기대** • 실현될 것 같지 않은 • 의미 있는 단기, 장기목표를 확인하는 열망과 희망

달성할 수 있도록 현실적인 가능성을 가지고 있는 것으로 더욱 제한적으로 정의한다. 따라서 서비스 제공을 위한 목표는 잠재적인 "비현실적인 꿈이나 상대적으로 너무 쉬운 일보다는 단기적인(그러나 명확한) 달성"을 반영하는 경향이 있다 (Park, 2009, P. 107).

게다가, 목표는 가까운 미래에 영향을 주기 위해 여기 그리고 현재 모든 사람들의 관심에 초점을 두고 있는 지속될 수 있는 책임을 반영한다. 그녀가 목표는 "네가 하기 원하는 무엇이며, 그것을 얻기 위해서 하는 일"이라고 언급하였을 때 정말 십대들은 그것을 바로 받아들였다 (Forneris, Danis, and Scott, 2007, p. 107). 표 19-1은 일상적인 삶과 서비스 환경 사이의 목표 특성을 비교한 것이다.

목표설정과 결과평가 과정을 위한 단계를 설정하는 것을 이 장에서 보여주는데, 몇 가지 중요한 설명이 필요하다:

- 목표는 아동과 가족을 위한 잠재적 성취를 나타내는 것이지 서비스를 제공하는 참여자의 행동을 말하는 것이 아니다(Bundy, 1995; Giangreco, Dennis, Edelman, and Cloninger, 1994). 가족-중심의 목표를 보장하기 위해 그들은 아동이나 가족에게 의미 있고 관련있는 일상적이고 매일의 활동에서 경험할 수 있는 아동이나 가족의 미래를 보여준다.
- 목표는 예측이다. 최선의 "지시"는 아동, 가족, 임상가, 교사, 보조교사, 조부모, 형제자매를 포함은 모두를 포함하며 아동의 일상생활에서 다른 중요한 사람도 포함한다. 따라서 목표설정과 결과평가의 과정은 임상가의 중요한 영역이지만 독점되어서는 안 된다.

표 19-1은 의미 있는 가족-중심의 목표의 필수적인 면을 나열하였다(Dole, Arvidson, bryne, Robbins, and Schasberger, 2003; hull et al., 1996; McWilliam et al., 1998; Park, 2009; Turnbull et al., 2006).

전통적으로 목표는 아동에 대해서 전적으로 초점을 맞추었으며(Rosenbaum, King, Law, King and Evans, 1998), 부분적으로 분리된 기술의 발달이 아동과 가족의 일상생활에 관련이 없거나 적을 수 있다. 유아가 4번의 시도 중에 3번을 손끝쥐기를 통해 3개의 블록을 쌓을 수 있다. 또는 아동은 4번의 시도 중 2번을 눈을 감은 상태에서 한 쪽 발로만 서서 30초 동안 균형을 유지할 수 있다. 와 같은 목표는 문서기록에서 찾을 수 있다. 현재 아동과 가족 서비스에 대한 전문가들은 목표는 아동과 가족이 있는 일상적인 매일의 생활 안에 들어 있어야 한다고 주장한다– 부모나 형제자매와 함께 있거나 혼자 있는 집, 주말이나 방과 후 놀이친구; 학교, 운동장, 교실; 탁아소에서 잠자거나 먹거나 놀이시간; 여름방학이나 교과프로그램(Bernheimer and Kwo호, 1995; Srisham-Brown, Pretti-Frontczak, Hemmeter, and Ridgley, 2002; McWilliam et al., 1998; Pretti-Frontczak and Bricker, 2000; Squires and Bricker, 2007; Turnbull, Turnbull, Erwin, and Soodak, 2006). 가장 중요한 점은 목표는 대상의 잠재적인 성취가 아동과 가족이 그들의 일상적인 생활에 성공적으로 극복할 수 있도록 도움을 줄 수 있을 때 높은 타당도과 신뢰도를 가진다는 것이다 (그림 19-1) (McWillaiam et al., 1998; Pretti-Frontczak and Bricker, 2000).

BOX 19-1

의미 있는 가족중심 목표의 필수요소

목표는 :

- 아동을 포함하여 아동과 함께 하는 사람에게도 의미 있어야 한다.
- 아동과 가족의 우선순위, 가치, 경험과 일치해야 한다.
- 아동이나 가족의 일상에서 직접적인 연관성을 가져야 한다.
- 일상의 활동과 생활에서 아동과 가족의 참여환경 안에서 만들어야 한다.
- 아동과 가족의 미래에 기대되는 일상의 경험, 적절하고 개관적이며 주관적인 성격을 포함하여야 한다.
- 달성을 위한 노력이 요구된다. 그렇지만 달성할 수 있는 수준이어야 한다.
- 아동과 가족의 능력, 힘, 자원을 고려해야 한다.
- 아동의 위한 가족의 장기적인 목표에 대한 직접적인 관련성을 반영해야 한다.

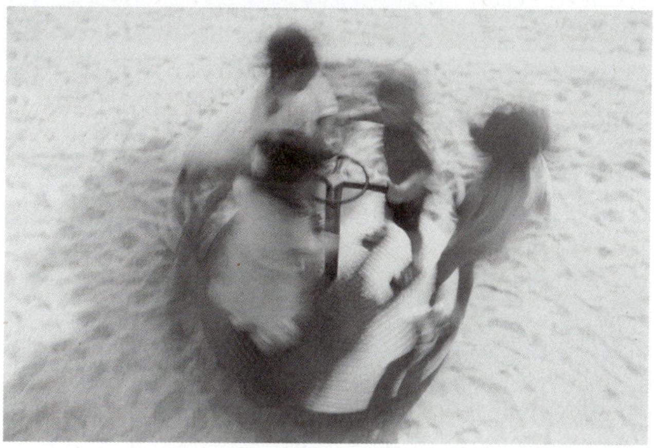

그림 19-1 친구들과 운동장에서 노는 것과 같은 일상적인 환경 내에서 포함될 때, 동료와 함께하는 사회적 상호작용을 포함하는 목표를 개발하는 것은 아주 의미 있다.

아동의 목표:
유아는 탁아소에서 다른 아동과 함께 놀며 협력적으로 장난감을 공유하기 시작한다(예를 들어, 짜증내지 않고)

유아는 소란 없는 잠자리를 위해서는 지속적으로 도움이 필요하다.

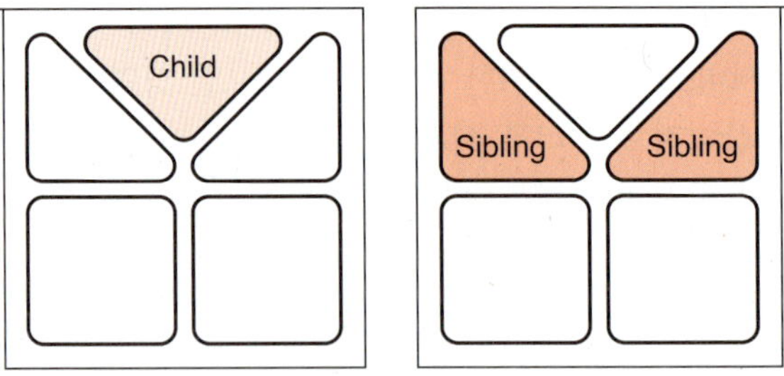

형제자매의 목표:
가장 큰 형은 점심 때 집에 가는 길에 탁아소에서 유아를 데리고 가고, 제 시간에 집에 도착하는 것에 지속적으로 책임감을 가진다.

자매는 집에서 저녁에 유아와 같이 놀고 유아를 조용히 시키고 놀이시간에 같이 노는 것에 만족감을 느낀다.

부모의 목표:
엄마는 주말에 유아와 같이 놀이시간을 갖도록 하며 유아를 위한 양아버지의 제한에 따르기도 하며 재미있게 놀려고 한다.

양아버지는 평일 저녁에 유아를 안전하게 목욕시키며 그 일에 만족감을 느낀다.

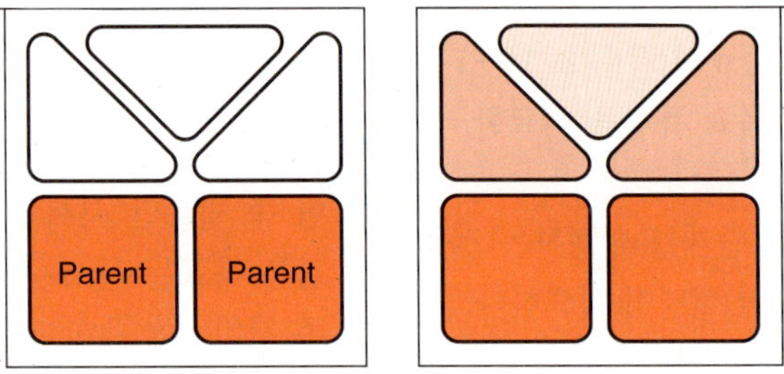

가족의 목표:
가족은 일주일 동안 평일 아침에 만족하며 이따금씩 좌절을 경험하더라고 아동이 정시에 스쿨버스를 탈 수 있도록 해준다.

가족은 주말에 근처 공원에서 소풍을 즐기며 공원의 다른 아이들과 재미있는 놀이를 할수 있도록 한다.

그림 19-2 가족과 아이들을 위한 목표. [Bailey, D.B., Simeonsson. R.J(1988). Family assessment in early intervention. Columbus: Merrill Publishing에서 수정하고 Park, S.(1988-2008). Client-centered, goal-oriented outcome evaluation in occupational therapy[course manual]. Bradford-on-Avon. UK: Harrison Training, 에서 목표 예시 참고함]

임상가들은 대부분 부모들과 일을 하기 때문에 목표는 아이들 보다는 부모들의 잠재적인 성취에 포커스가 맞추어졌다(Bailey and Simeonsson, 1988). 따라서 목표는 부모를 위한 가능성의 표현을 설명할 것이다 게다가 목표는 형제자매의 잠재적인 성취를 반영할 것이며(Hanft, Burke, and, 1996) 모든 가족 구성원들의 일상을 만족시킬 수 있는 잠재적인 것들을 반영하여 가족 전체에 포커스가 맞춰질 것이다 (Bailey and Simeonsson, 1988). 그림 19-2는 아동뿐만 아니라 가족구성원들이 어떻게 목표에 포함될 수 있는지 사례를 제공하고 설명하고 있다.

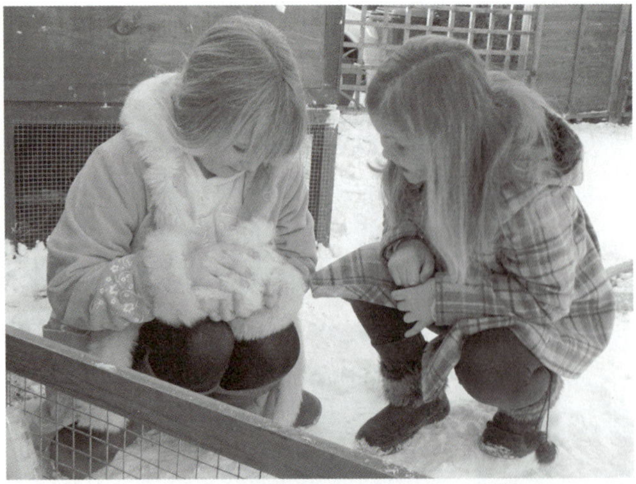

그림 19-3 일상생활의 맥락에서 목표를 설정하는 것은 아이들을 일상생활 속에서의 변화와 일과에 참여하는데 도움을 준다.

아동 (그리고 사실은 어른)은 친숙한 환경 내에서 친숙한 활동에 참여할 때 가장 잘 배울 수 있다 (Hull, Capone, Giangreco, and Ross-Allen, 1996). 게다가 일상의 환경 속의 목표는 일상에 참여함으로써 목표달성을 위해 자연스럽게 일에 참여할 수 있는 더 많은 기회를 아동과 가족에게 제공할 것이다 (그림 19-3) (McWilliam, 1992; Pretti-Frontzak and Bricker, 2000; Turnbull et al., 2006).

도움이 되는 지침은 만약 목표가 가정에서, 학교에서, 또는 지역사회에서 아동이나 가족의 일상적인 날의 친숙한 환경에 놓여 있는 것이 아니라면, 그것들은 대부분 아동이나 가족에게 아무 상관없는 것이다. McWilliam과 그의 동료들이 주장하기를: "목표나 전략이 일반적인 가정이나 학교, 일반적인 장소에서 일반적인 물건들과 일반적인 보호자 (부모, 선생님)에게서 일어날 수 있는 중재와 같은 방법으로 기술된다면 그들은 가족에게 도움이 된다" (pp. 78-79).

목표와 결과: 가족-중심의 접근

목표설정과 결과평가 과정은 가족-중심접근에 기초하고 있으며, 그 점에서 임상가들은 가족전체-아동, 부모, 형제자매, 조부모, 다른 가족-뿐만 아니라 선생님을 포함한 아동의 삶에 포함된 다른 중요한 사람들의 욕구나 요구에 따라 안내해준다 (Bazyk, 1989; Burke, Schaaf, and Hall, 2008). 특히, 임상가들은 가족의 구성원이 된다-주요 결정권자나 가장으로서 가족의 행동을 결정하도록(Mc Gonigel and Gaeland, 1988). 결과적으로 목표(성취의 의미)는 아동과 가족, 임상가, 그리고 다른 주요 구성원들이 협력하여 설정해야 한다 (Bailey, 1987).

임상가들은 과정을 촉진해주며, 사정, 중재, 평가과정 동안 가치 있고 통합적인 요소를 가진 아이를 경험하고 이해하는 가족을 동등하고 완전한 참여자로 본다 (Beckman et al., 1996; Stineman, Morningstar, Bishop, and Turnbull, 1992). 공유하고 알릴 수 있는 의사결정이 필수적이다: 부모는 그들의 아동과 가족을 위해 우선순위와 전문지식과 경험을 공유할 수 있는 전문가이지만, 반면에 임상가는 비슷한 서비스를 받고 있는 다른 아동과 부모에 대한 경험과 전문지식을 공유하는 전문가이다(Bazyk, 1989; Beckman et al., 1996; Rosenbaum et al., 1998). 그러한 공동작업의 결과, 부모는 다양한 관점의 정보들을 토대로 가족과 아동을 위한 현명한 결정을 할 수 있다 (Bazyk, 1989; Beckman et al., 1996).

목표설정이 광범위하게 강조되는 동안에는 가족이 포함되지만, 평가결과나 과정에 대한 모니터링에서는 가족의 참여하는 것을 덜 강조하게 된다 (Minke and Scott, 1993; Winton, 1996). 그럼에도 불구하고, 아동, 부모, 그리고 다른 주요 참여자들은 결과를 평가하는 시간이 오면 중요한 역할을 담당하게 된다. 결국, 아동과 부모는 목표 성취(또는 안 되는)의 완전한 의미를 경험하는 대부분이다. 이런 이유로, 가족-중심 접근에서 목표는 협력적으로 설정하여야 하며 아동, 부모, 그리고 다른 참여자들과 협력하여 평가해야 한다.

사정, 중재, 평가를 하는 동안 부모와 다른 참여자가 다양한 단계에 참여하기를 원하는 것을 깨닫는 것은 중요하다 (M Gonigel and Garlanf, 1988). 일부 부모들(또는 다른 사람들)은 의사결정 과정이 이루어지는 동안 완전히 참여하며 모든 최종결정을 한다; 어떤 부모들은 목표를 토론할 때는 완전히 참여하지만 중재옵션을 제안하는 동안에는 참여가 최소화된다; 어떤 부모들은 임상가와 달리 부분적으로 또는 완전히 다른 의사결정을 한다 (Hemphry and Case-Smith, 2005). 가족-중심 접근을 진정으로 적용하기 위해서는 아동, 부모, 그리고 다른 참여자를 참여하도록 조정해야 한다. 그러나 이는 만약 그들이 완전한 참여를 선택하지 않았다면, 이것은 가족과 아동을 위해 무엇이 최선인지를 결정하고 과정을 조절하기 위해서 임상가가 승인을 주지 않는다는 것을 기억하는 것이 중요하다. 모든 노력을 아동과 가족에게 다른 선택을 제안하도록 하며 항상 그들의 관점을 탐색하고 확인된 옵션들 사이에서 선택을 위한 기회를 제공한다.

서비스 환경 내에서 결과평가와 목표설정

목표는 아동과 가족이 살아가고, 사랑하고, 배우고, 일하고 노는 일상적인 생활 내에서 잠재적인 성취를 반영한다. 그러나 목표를 설정하고 결과를 평가하는 과정은 일반적으로 초기 중재, 초등이나 중등교육, 또는 소아 입원환자 재활과 같은 조직화된 환경들 내에서 일어난다. 그러한 환경들 내에서, 비슷한 과정이 발생한다: 요구, 관심, 문제를 확인하고, 우선순위가 정립되고, 목표에 동의하고, 계획이 개발되고, 기간을 정하고, 중재가 적용되고, 과정을 모니터링하고 결과를 평가한다.

비록 과정은 비슷하지만 어떻게 문제를 정의할 것인지, 중재옵션이 실현 가능한지, 결과를 어떻게 평가할 것인지와 같은 구체적인 결정은 조직화된 서비스의 제공에 의해서 영향을 받으며(Lawlor and Mattingly, 1998), 결국 지역, 국가, 연방의 요구에 의해 영향을 받는다. 단순한 실례: 목표를 존중하는 서비스 제공자는 같은 개념에 대해 언급하는 다른 용어를 사용한다. 예를 들어, 미국에서는 교육적 환경 내에서(국가 또는 연방의 규제에 대해), **목적**(objective)이라는 용어는 네덜란드나 다른 나라의 소아재활분야에서 사용하는 **단기목표**(short-term goal)이라는 용어와 동일하다- "큰" 성취에 이르는 단계는 "작은" 성취와 관련이 있다 (Box 19-2).

게다가, 연락, 국가, 또는 지방 규제의 해석을 토대로 한 지침을 정립한 조직은 각 조직에 대한 결과평가와 목표설정의 "행동규칙"을 구체화한다. 그러므로, 이 장에서 가족-중심 관점으로부터 목표설정과 결과평가에 대해 초점을 맞추고 있지만, 과정은 서비스가 제공되는 환경에 따라 딱 맞출 필요성이 있다.

우리가 어디로 가고 싶어 하는지 우리는 알고 있으며, 일상적인 활동과 삶에서 가족과 아이들에게 의미 있는 목표를 정립시키고 있다. 우리가 거기에 어떻게 도달하지? 목표를 설정하고 결과를 평가하는 과정은 다음을 나타낸다.

능동적인 학습

당신은 스태프 회의를 위해 20분 정도 프리젠테이션을 준비하라는 요구를 받았다. (a)가족-중심 목표의 필수적인 특징; (b)목표와 아동과 가족의 일상적인 삶의 연결; (c)가족과 아동과 공동으로 목표와 결과를 평가하는 목표 개발의 중요성. 파워포인트를 사용하고, 모든 구성원들에게 적절한 슬라이드 프리젠테이션을 만들어라(15장이 넘지 않도록).

BOX 19-2

성취의 연속성을 나타내는 용어의 비교

서비스는 같은 개념을 말하는 다른 용어를 사용한다. 일반적이긴 하지만 "작은" 성취의 연속은 "큰" 성취를 이끌어낸다

짧은 기간 연속:	↔	**장기간 이끌어 내는 것:**
단기목표		장기목표
목적		목표
목적		목적
부차적인 목표		높은 수준의 목표
대상		목적
가까운 목표		먼 목표
단기 목적		장기목표

핵심정리 (Here's the Point)

- 아동, 가족, 임상가는 목표설정을 직접 경험한다-대부분의 사람들이 그들의 생활에서 일상적으로 겪게되는.
- 의미 있는 목표는 그들이 살아가고, 사랑하고, 배우고, 일하고, 노는 일상적인 활동 속에서 아동의 가족의 참여 속에서 잠재적인 성취를 반영한다.
- 가족과 아동에게 속한 목표는 임상가의 성취가 아니라 그들의 잠재적인 성취를 반영한다.
- 협력하여 목표를 설정하기 위해서는, 임상가는 가족과 아동의 구성원이 되어야 한다- 가장과 우선결정권자로 가족에게 봉사하는 팀의 구성원.
- 가족과 아동과 협력하여 목표를 설정하는 것은 오직 과정의 한 단면이다; 임상가는 결과를 평가할 때 또한 협력이 필요하다.

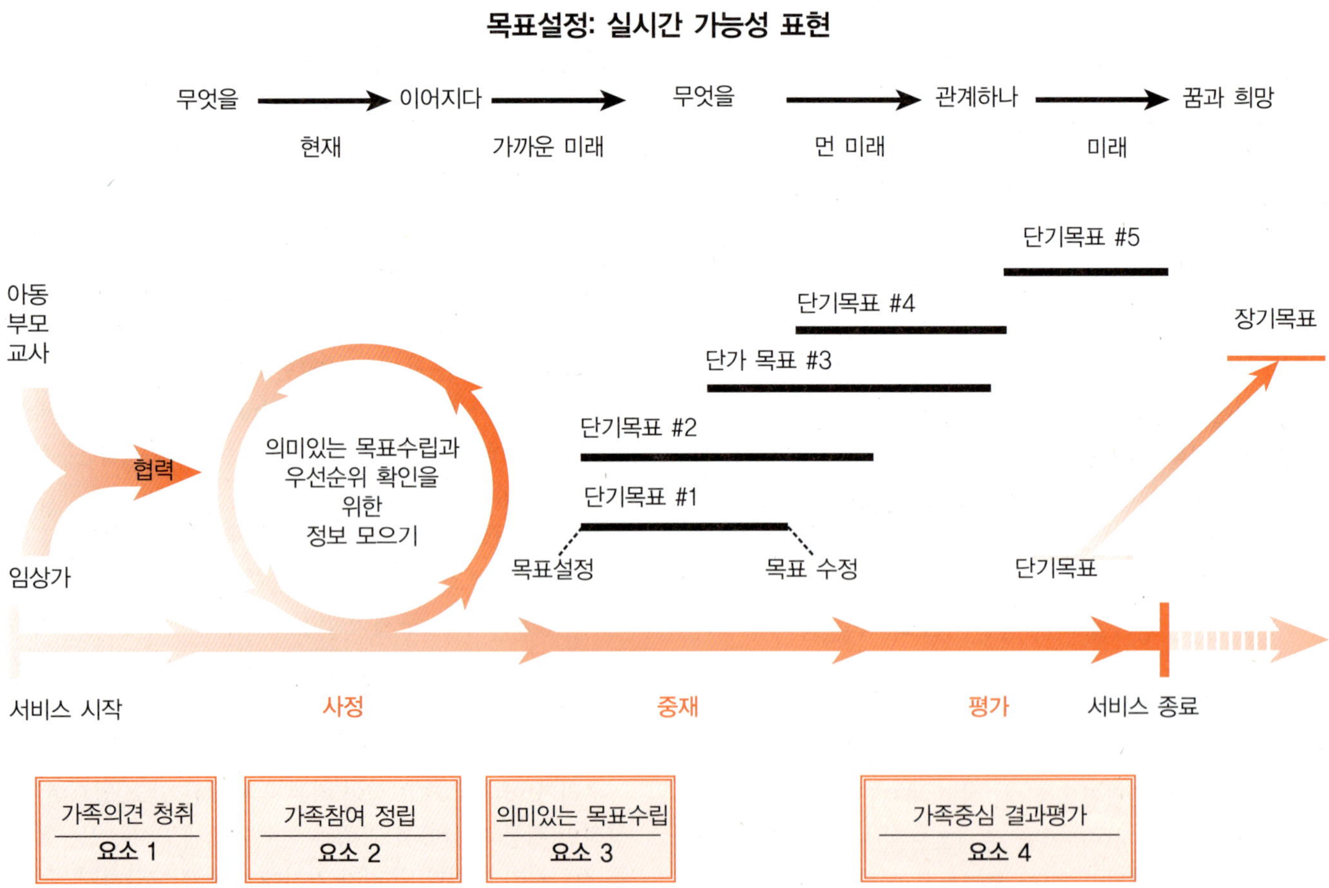

그림 19-4 목표설정과 결과평가는 가족중심 중재를 제공하는 전체 과정 속에 포함된 4개 요소로 구성되어 있다.

협력: 목표설정과 결과평가
(Collaboration: Setting Goals and Evaluating Outcomes)

가족-중심 접근을 염두에 두고, 목표를 설정하고 결과를 평가하는 것은 4가지 요소로 구성되어 있다.

1. 가족의 관심을 듣는다.
2. 현재 참여자를 확인한다.
3. 의미 있는 목표를 설정한다.
4. 가족-중심 결과를 평가한다.

결국, 의도는 아동과 부모와 다른 주요한 참여자의 관심을 확인해야 한다는 것이다 (또한, 문제점, 딜레마, 어려움, 걱정); 일상적인 활동에 아동과 가족의 현재 참여를 통해 그들의 관점을 재정의하고 명확하게 해라; (요구 또는 욕구, 우선순위, 열정, 욕구, 목표, 열망과 같은)실제적인 목표에 대한 관심을 이해하고 우선순위를 매겨라; 중재를 지속하고, 목표가 달성되면 끝내고 평가해라 (Dunst, Trivette, and Deal, 2003; Park, 2009). 전체 과정은 그림 19-4에 그림으로 그렸다.

비록 요소들은 순차적으로 나열되지만 실제로는 부분적으로 처음 3개는 상당한 부분이 겹친다. 게다가 사정과 중재는 이 다이어그램에서 선으로 표현되고, 각 요소는 포괄적이고 진행되는 사정과 중재 과정 속에 내재되어 있다 (이 장에서는 설명하지 않았다).

가족의 관심을 듣는다: 무엇이 중요한지를 발견하다.

과정에서 중요한 점은 (요소 1) 당신은 아동, 가족, 다른 참여자들의 관심을 발견하는데 초점을 맞춰야 한다는 것이다. 이것은 단지 아동과 부모만 말하는 것이 아니라는 것을 유념해야 한다. 가족의 가치 (가족의 문화적 배경에 따라 발생하는)에 따라 대가족구성원들은 아동의 일상생활에서 각자 중요한 역할을 하고 있다 (Voltz, 1994). 따라서 이러한 구성요소들은 아동, 가족, 그리고 다른 중요한 참여자들의 관점이 *무엇인지를* 우선 파악하는 것을 수반한다. 당신의 전문가적인 관점은 뒤로 제쳐두는 것이 필요하다; 다른 것에서도 마찬가지다. 귀 기울이는 것이 당신의 첫 번째 책임이다.

관심을 알아내기 위한 가장 일반적인 방법은 아이들과 대부분의 시간을 보내는 어른과 대화를 하는 것이다- 일반적으로 집에 있는 부모들과 학교의 선생님들이 될 것이다. 필수적으로, *아동이 어떻게 하고 아동의 삶에서 중요한 사람들이 그들의 시간을 어떻게 사용하는가? 그리고 그들의 주요한 관심사는 무엇이고, 살아가고, 사랑하고, 학습하고, 일하고 노는데 그들의 시간을 어떻게 사용하는가?* 에 대한 이해가 필요하다. 이런 것들을 발견하는데 있어 일상에 관한 질문은 시작을 위한 좋은 방법이다. 부모들은 일반적으로 모든 가족들을 보살피는 일상을 유지하고 창조하기 위해 노력하기 때문이다 (Bernheimer, Gallimore, and Kaufman, 1993; Bernheimer and Keogh, 1995; McWilliam, 1992).

중립적 관점(예를 들어, 아동이나 가족에게 잘못된 무엇인가를 찾기를 원한다는 어투)에서 시작하는 것은 부모들이 그들의 일상적인 삶에 관해 이야기 하도록 하며 그들이 선택한 격려하는 부분이나 낙담시키는 면에 대한 부분들을 공유하게 한다. 당신의 관심은 무엇인가요? 또는 당신을 무엇을 원하세요? 라는 질문(또는 비슷한 질문)으로 시작하지 마라. 중요하기는 하지만 이러한 질문들은 가족이 경험한 도전이나 어려움에 대해 대답을 좁히는 경향이 있다. 한 부모는 그녀가 처음 시작했을 때 다음과 같은 것이 좋았다고 말했다:

> *전문가는 지속적으로 나에게 나의 "요구"가 무엇인지를 물었다. 나는 뭐라고 대답해야 할지를 몰랐다. 나는 그들에게 "이봐요, 나는 당신이 무엇을 이야기하고자 하는 것인지 모르겠어요. 그래서 내가 아침에 일어나서부터 잠들 때까지 무슨 일이 일어났는지를 다 이야기 해줄게요. 아마도 그게 도움이 될 것 같네요"(Bernheimer et al., 1993, p.267).*

관심에 대한 문제를 확인하기 위해, 가족의 일상(하루, 일주일, 한 달, 한 계절)에 대해 이야기하도록 부모를 설득하고, 아동에게 가치 있는 활동, 가족에게 가치 있는 활동을 공유하는데 초점을 맞추어라(Cohn, Miller, and Tickle-Degnen, 2000; Humphry and Case-Smith, 2005). 아침에 출근할 준비를 하거나, 학교를 마치고 집에 도착하거나, 가족과 식사를 하거나, 잘 준비를 하는 것과 같은 가족의 일상에 초점을 두고 일상적인 활동에 아동의 참여와 관련된 어떠한 것들이라도 확인하도록 체계적으로 도움을 주어라. 아동과 어떻게 어울리는지 또는 가족의 일상에 어떻게 영향을 주는지, 가족의 일상이 아동에게 어떻게 영향을 주는지를 포함한다(Bernheimer et al., 1993; McWilliam, 1992).

가족의 일상을 탐색하는 동안, 당신은 그들의 일상을 차지하고 있는 구체적인 매일의 활동을 확인하도록 가족을 도울 수 있다. 가족 또는 아동을 위한 도전을 생각하고, 바라는 도전의 우선순위를 확인하는 것이다 (Park, 2009). 중재가 일상생활의 "현시점"에만 초점을 맞춘다면 클라이

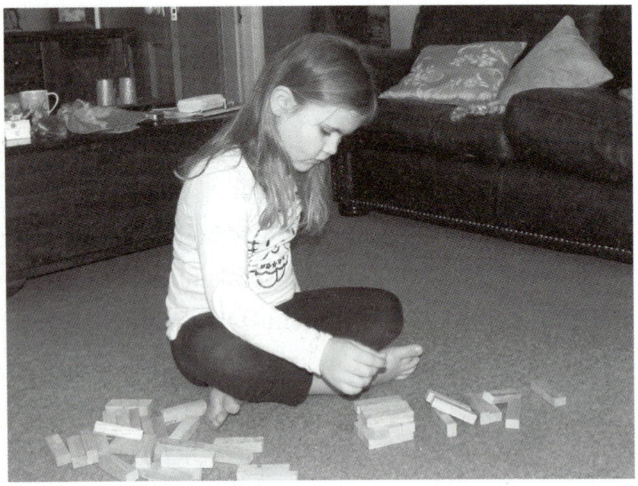

그림 19-5 간단하고 일반적인 활동에의 참여는 아동과 그들의 부모들이 일상생활에서 의미를 표현하도록 한다 *(Photo courtesy of Saphir Davies).*

언트의 이득은 더 멀어지고, 관심에 목표를 두면 조속히 해결될 것이다. 따라서 그들의 삶의 경험에 초점을 맞춘다면 당신의 클라이언트에게 더 잘 제공하게 될 것이다. 마지막으로, 모든 일상에서의 활동과 일상을 탐색해야 한다-대부분의 일상에의 참여와 노력들은 아동과 가족에게 그들의 삶에서 의미를 표현하고 만들 수 있는 잠재력을 지니게 할 것이다 (그림 19-5)(Crabtree, 2000).

선생님과 교육 스태프, 아동의 삶에서 중요한 성인들은 정보를 위한 또 다른 중요한 자료이다. 학교에 도착하고, 자유 시간에 놀고, 구조화된 활동에 참여하고, 화장실을 사용하고, 식사를 하고, 하루 동안 떠나는 것과 같은 교육적 일상이나 수반되는 기대에 대한 토론(McWilliam, 1992)은 아동의 교육적 활동이나 일상과 관련될 수 있는 목표를 정립하는 것을 반드시 하게 할 것이다(Bundy, 1991).

아동의 삶에서 어른들과 말하는 것이 중요하기도 하지만 아동의 관점을 이끌어 내는데 있어서도 필수적이다. 비록 어린 아동에게 도전이 될지라도 그들의 욕구를 확인하기 어렵다는 것을 찾을 수 있으며 현실적인 가능성을 가진 것으로 바꾼다 (Missium and Pollock, 2000). 아동과 가족 전문가들은 아동의 시각으로 하는 것을 추천한다 (Sturgess, Rodger, and Ozanne, 2002; Tam, Teachman, and Wright, 2008; Wallen and Doyle, 1996). 게다가 아동의 흥미와 욕구에 대해 구체적인 중재활동은 더 열정적이게 하고 목표성취에 대해 더 많은 노력을 기울인다 (Grisham-Brown et al., 2002;Szente, 2007). 당신을 돕기 위해 방법을 재인식함으로써 아동의 관심과 우선순위를 이끌어낸다(표 19-3).

BOX 19-3

아동의 우선순위를 확인하기 위한 공식적인 사정방법

Canadian Occupational Performance Measure (COPM)(M. Law et al., 2005)
관심과 이슈에 대한 사람들의 관점을 이끌어내기 위해 구체적인 일상활동과 우선순위를 포함하여 만들어진 인터뷰 사정. 7세 이상의 아동에게 적절함

Children's Assessment of Participaation and Enjoyment(CAPE) and Preferences for Activities of Children(PAC)(King et al., 2004)
일상생활활동의 참여에 대한 아동의 지각과 선호도를 탐색하기 위해 만들어진 2가지 사정도구. 6세 아동에서 21세까지가 적절.

Paediatric Activity Card Sort(PACS)(Mandich et al., 2004)
지금 현재 잘하는 활동, 원하고 요구하고 또는 하는 것을 기대하는 활동에 아동의 참여 프로파일을 확인하기 위해 만들어진 사정도구. 4-14세 아동에게 적절

Pediatric Interest Profiles(PIP)(Henry, 2008)
아동 또는 청소년에게서 직접적으로 정보를 모으기 위해 만들어진 놀이와 여가에 대한 흥미와 참여의 3가지 프로파일. 6-9세 아동 (Kid Play Profile), 9-12세 아동 (Preteen Play Profile), 12-21세 아동 (Adolescent Leisure Interest Profile)이 적절.

Perceived Efficacy and Goal Setting System (PEGS)(Missiuna, Pollock, and Law, 2004)
가정, 학교, 지역사회 환경을 위해 필수적인 24가지 과제에 대한 아동의 지각을 포착하기 위해 만들어진 사정도구

의지는 아동, 부모 또는 선생님들이 당신이 우선이라고 믿는 무엇에 대해 동의를 구하지 않고 고려하는 것을 확인하는 것이다(Dunst et al., 2003). 게다가, 많은 단어로 구성되어 있는 *"중재를 위한 당신의 목표는 무엇입니까?"*라는 첫 질문은 추천하지 않는다 (Park, 1988-2008). 그러한 질문은 실제적인 목표의 우선순위를 만들고 확인하기 위해 당신이나 부모, 다른 참여자들이 확인할 수 있는 더 많은 정보를 가지고 있을 때 적절하며, 부분적으로 정보는 목표성취를 지지하기 위한 재료이며 현재의 지원이라고 간주한다(Law, Baptiste, and Mills, 1995;Sumsion, 2006).

관심을 이끌어낼 때 다른 관점이 분명 존재할 것이고, 모든 사람의 관점은 다 저마다의 가치를 가지고 있다. 이러한 다른 관점들은 아동, 가족 구성원일 때 더 명확하며, 참여자들이 모두 그들의 사람이나 전문가의 가치를 반영

하는 그들의 관점을 공유하는 것을 포함한다(Bailey, 1987). 결론적으로 중재를 위한 우선순위나 중요성에 관한 다른 관점들을 공유하는 것은 아동, 부모, 선생님, 다른 사람들에게 일반적이지 않은 것은 아니다(Missiuna, Pollock, Law, Walter, and Cavey, 2006). 예를 들어, 중재를 위해 우선순위를 선택하라고 할 때, 초등학생들은 자조나 여가활동을 확인하는 경향이 있고 반면에 부모들은 인쇄나 그림과 같은 학문적 활동을 우선시 하며(Missiuna and Pollock, 2000) 선생님들은 부모들보다 학교에서의 사회화나 행동을 우선시 한다(Pollock and Stewart, 1998). 다른 경우에는(일반적이지는 않지만), 가족과 임상가들은 중재를 위한 목표, 우선순위, 관심에 대한 다른 관점들을 공유한다. 비록 이것이 쉽지 않고 도전적인 과정이라 할지라도 이러한 차이점을 인식해야 하며(정말로 포용하고), 협상하고, 해결해서 서로 간에 수용할만한 해결책에 도달해야 한다. 가족은 우선권을 가져야 하고, 임상가들은 아동과 가족의 우선순위와 관심에 대해서 그들의 관점을(꽤 견고하고 단단한) 재구성할 필요가 있을 것이다(bailey, 1987).

현재의 참여 확립: 활동과 일상에 초점 맞추기

클라이언트의 관심에 귀를 기울이는 것(요소 1)은 현재의 참여를 확립하는 것(요소 1)과 종종 동시에 일어난다. 따라서 당신은 또한 매일의 활동과 일상에서 그들의 관심에 대해서 아동과 가족의 현재 참여, 수행, 경쟁, 능력의 정도를 확립할 필요가 있다(Hull et al., 1996). 목표가 아동과 가족의 일상의 삶에서 의미 있고, 적절하고, 실현 가능성이 있을 것이라는 것을 위해, 당신은 (또는 다른 사람들은) 아동과 가족의 능력과 재능(결점에 주안점을 두지 않고)을 강조할 수 있는 아동과 가족의 일상의 삶에 대한 깊은 이해를 해야만 한다. 어떤 목표의 달성을 지지해줄 수 있는 아동과 가족의 장점은 무엇인가?(Bernheimer and Keogh, 1995; Squires and Bricker, 2007) 만약 이 질문에 대답을 하지 못한다면, 당신은 적절한 목표를 확인하기 위한 충분한 정보를 가지고 있지 못하다는 것일 것이다. 목표(또는 중재계획)는 아동과 자족의 현재 능력을 활용해야 하며 (Bailey, Winton, Rouse, and Turnbull, 1990; Stineman et al., 1993), 더 복잡하고 다양한 일상적인 삶의 활동에서 아동과 가족의 참여를 확대하도록 터를 닦아야 한다 (Hull et al., 1996).

전에 기술한 바와 같이 목표설정은 진행적이고 포괄적인 사정과 중재계획 과정 내에 포함되어 있어야 한다. 현재의 참여를 확립하기 위해 필요한 더 많은 정보들은 인터뷰, 관찰, 그리고 표준화된 사정들을 통해서 얻을 수 있을 것이며 특히, 아동의 일상 속에서 자연스러운 환경 내에서 관찰을 통한 방법들을 통해 얻을 수 있을 것이다. 부모와 다른 사람들에게 귀를 기울이는 것 또한 관심을 이해하는 주요한 방법이며, 가정, 학교 운동장, 교실과 같이 아동과 가족의 자연스러운 환경에서 시간을 보내는 것, 매일의 활동에서 아동과 가족을 관찰하는 것 또한 그들의 관심을 명확하게 알아보기 위한 것이다(Bundy, 1991; Wintoon, 1996).

상황 19-1 Donah의 이야기: 클라이언트의 관심에 귀를 기울이고 현재의 참여를 확립하라.

Donah는 2학년이고 쉬는 동안 대부분 혼자 시간을 보내며 다른 학생들과 어울리도록 운동장 모니터를 통한 응원에도 불구하고 벤치에 앉아 있다. 그녀의 아버지는 학교에서 하루에 대해 Donah에게 질문한 후 친구들과의 관계 결여에 대해 걱정하였고 그녀가 항상 어떻게 느낄지에 대해 걱정하였다 (이것이 가족의 우선적인 관심이 되었다). Donah의 아버지는 당신에게 그의 딸이 학교친구들과 관계를 발전시켜나가고 혼자 남겨진 기분을 느끼지 않기를 바란다고 말하였다 (의미 있는 단기목표를 통한 아동에 대한 그의 장기목표이다). 이것이 장애를 경험한 아동의 부모에게 있어 일반적인 것이라는 것을 유념해라 (Cohn et al., 2000; Lovitt and Cushing, 1999) 그리고 또한 교육적 환경 내에서 사회적 기능이 차지하는 중요성을 반영한다 (Turnbull et al., 2006).

Donah가 휴식하는 동안 당신이 관찰을 했기 때문에 당신은 그녀의 부모님의 관심의 우선순위와 관련하여 Donah의 현재 참여에 대한 정보를 알아야한다. 때때로 그녀가 줄넘기를 하며 놀고 있는 반친구들 곁을 맴돌기는 하지만 쉽게 참여를 하지 못하고 그저 바라보기만 한다(명심해라: 투자를 위한 긍정적 특징). 당신은 또한 Donah가 힘들어하는 대운동 협응이 요구되는 활동을 하는 동안 구조화된 반친구들의 활동을 보면서 알아내야 한다(왜 그녀가 운동장에서 하는 게임에 참여하기 싫어하는지 이유 중 하나라는 것을 명심해라). 본래 당신은 명확하게 반영할 수 있고 의미 있는 변화를 가져올 수 있는 실현가능한 목적인 목표를 확인하기 위해 아동의 현재 참여에 대한 당신의 이해와 가족의 관심의 우선순위와 관련된 정보를 만들어내야 한다.

유의사항 : 비록 Donah와 그녀의 아버지, 그리고 선생님이 다른 희망과 관심을 나누고 있지만, 오직 하나의 우선적인 관심에 대해서만 이 케이스 스터디에서 예로 들어볼 것이다.

현재의 참여는 아동과 가족의 관심의 우선순위를 명확하게 이해할 수 있게 한다. 상황 19-1는 이러한 일반적인 상황을 보여준다.

이러한 관심에 대해 현재 참여를 이해하기 위한 시도와 관심에 대해 주의를 기울임으로써 당신은 더 많은 정보들을 깨닫게 될 것이다. 관리하기 위한 한 가지 방법은 3가지 목록을 일반화 시키는 것이다 (Bundy, 1991):

- 아동과 가족이 이미 할 수 있는 활동
- 아동 또는 가족이 하기 위해서 잠재적으로 학습할 수 있었던 활동
- 아동과 가족이 하기에 실현 가능성이 없는 활동

첫째, 이미 할 수 있는 활동 목록은 긍정적 접근을 촉진시키고 *여기 아동과 가족이 할 수 있는 활동이 무엇이고-다음 단계는 무엇인가?*를 확인하며 둘째, 누구나 확인할 수 있는 잠재적으로 학습할 수 있었던 목록은 엄청나게 길고, 현실적으로 평가가 필요하다는 것이 가장 중요하며 "즉각적인" 중재에 대해 우선순위가 될 것이다 (1년보다는 다음 몇 주나 몇 달). 셋째, 실현가능성이 없는 목록에 있는 아이템들은 아동, 부모, 다른 사람들을 촉진할 수 있으며 기대를 재평가해야 할 것이다. 이 목록에 있는 아이템들은 부모들 사이 세 의견 차이가 가장 많이 나타나며 임상가들은 가치의 차이를 깨닫고 열린 마음으로 토론해야 한다는 것을 유념해야 한다.

*현재 참여*를 확인해야 하는 또 다른 이유는 결과를 평가하기 위해 신용할 수 있는 과정을 사용한다는 것을 확인하기 위해서이다. 결과를 평가할 때 가장 기본적인 원리는 사람들이 시작할 때와 끝내야 할 때를 명확하게 정립해야 한다는 것이다: 문제는 임상가들이 사람들의 현재 요구 또는 문제에 대한 직접적인 연결과 같은 기록 없이 목표를 문서화할 때 존재한다(Gallagher and Desimone, 1995; Nijhuis et al., 2008). 따라서 각각의 목표와 직접적으로 관련이 있는 구체적인 매일의 일상과 활동에서 아동 또는 가족의 현재 참여는 확립하고 문서화하여야만 한다(Park, 1998-2008). 그렇게 하는 것은, 목표가 될 수 있는 관심의 일상 또는 특정한 각 활동과 관련된 무엇의 가장 중요한 부분을 붙잡을 수 있는 "정시에 스냅 샷"을 시각화한다. 그리고 간결하지만 세세한 매너로 각 "정시에 스냅 샷"을 문서화하고, 매일의 활동과 일상에서 아동 또는 가족의 참여의 동등성과 확장을 보여줄 수 있는 요약상황을 제공한다 (McWilliam, 1992). 중요한 기록: 아동이 "틀린"것을 문서화하는 것과 아동 (또는 가족)이 왜 그랬는지 확인하는 것이 안 되는 것은 확인된 활동 또는 일상에 참여하기 위한 특정한 "도전"을 경험하는 것이다-이러한 정보 또한 문서화되었다. 요점은, 무슨 일이 정말로 일어난다면 정확하게 평가할 것이며 임상가는 또한 아동 또는 가족이 각 목표와 관련하여 시작한 것이 *무엇이든* 문서화한 것이다.

의미 있는 목표설정: 단기 달성 확인하기

아동과 부모의 관심에 귀를 기울이는(요소 1) 동시에 현재 참여를 확인하고(요소 2), 목적을 유념해라-할 수 있는 무엇과 직접적으로 관련이 있고, 의미 있는 단기목표로 전환할 수 있는, 현재 참여에 관해 우선적으로 처리해야 하는 관심에 대한 좋은 이해를 해야 한다(요소 3). 게다가, 할 수 있는 무엇(단기목표)은 또한 장기목표와 직접적으로 관련이 있으며 가족에 의해 공유되는 가치 있는 삶의 결과와도 관련이 있고, 종종 개인적으로 의미 있는 활동, 건강과 안녕의 달성, 자율성 획득, 우정을 유지하는 것, 확실한 고용, 창의적인 활동 즐기기, 지역사회 시민되기와 같은 것을 중심으로 하기도 한다(Giangreco et al., 1994; Lovitt and Cushing, 1999;McWilliam, 1992). 그러한 상호관계가 존재한다는 것을 확실하게 하기 위해, 당신은 질문을 할 수 있다: *아동과 가족에게 있어 이 단기목표의 가장 중요한 점은 무엇입니까? 만약 단기목표를 달성하게 된다면, 아동과 가족에게 장기목표의 중요성은 무엇입니까?*

목표를 설정할 때, 모든 것은 그들의 발달에 기여한다. 당신(그리고 다른 임상가들)은 목표를 개발해서는 안 되며, 아동과 가족에게 제안해야 하는 것이다. 아동과 가족이 포함되지 않았을 때, 그들은 중요하다고 믿지는 않는 목표에 동의할 것이다, 그리고 그렇게 하는 것은 목표달성을 위한 투자가 되지는 않을 것이다 (Bailey, 1987). Bailey와 Simeonsson(1988)이 적절하게 기술하였는데: "가족이 가치를 두는 체계와 협력하여 목표를 확장하는 것은 목표를 수행하고 가족의 수용 정도를 결정할 것이다"(p. 236). 게다가, 아동과 가족의 삶에서 가장 의미 있는 단기목표는 가장 높은 우선순위를 받게 될 것이다 (Turnbull et al,, 2006).

정식으로 목표를 설정하기 위한 준비가 되었을 때 팀 (당신과 일하는 임상가뿐만 아니라 아동, 부모, 선생님, 다른 주요 참여자)과 당신은 가까운 미래에 아동과 가족을 계획해야 하며, 무엇을 할 수 있는지에 대해 상상하는 능력은 가능성의 표현을 기록하도록 할 수 있을 것이다. 목표를 세우기 위한 시도를 하기 전에, *당신은 질문하였을 것이다. 이 목표의 달성과 관련하여 구체적인 특성은 무엇인가? 그리고 아동과 가족의 관점에서의 단어 또는 문장은 이러한 특성을 잡아내는가?* (Squires and Bricker, 2007). 게다

가, 무엇을 할 수 있는지에 대한 상상력은 정확하게 관찰할 수 있는 것들에 대해 한정할 수 없다(임상가들 사이에 목표에 대한 일반적인 가능성). 무엇을 할 수 있는지는 그들의 지각과 느낌을 포함하여 아동과 가족에게 있어 가장 중요한 매일의 일상과 활동에 대한 참여의 특정한 면을 나타낼 수 있다.

부모들은 그들의 아이들이 만족감을 느낄 수 있고, 일상의 삶에 참여를 통해 기쁨을 얻을 수 있다는 희망을 표현한다(Cohn et al., 2000). 그러므로, 만약 부모들이 아이들의 느낌에 대해 걱정하고 있다면, 매일의 활동과 일상에 참여에 대한 느낌은 목표에 포함하는데 적절하다. 그렇게 하기 위해 아동과 가족에게 현재 참여와 느낌에 대해 공유하기 위해 질문해라, 그들이 희망하는 지각과 느낌은 관심이 있는 각각의 특정한 활동이나 일상과 관련하여 미래에 가능할 것이다.

아동과 가족의 욕구를 결과를 평가하기 위해, 후에 사용하는 문서화된 원고로 옮기는 것은, 어떤 용어의 조작을 요구한다. 유념해라, 아동과 가족인 목표를 세울 때 참여하지만, 목표에 우선순위를 매긴 문서에 대한 책임은 Donah의 이야기에 계속하여 나온 임상가에게 있다 (McWilliam, 1992).

상황 19-2 Donah의 이야기*(계속)*

당신은 Donah의 아버지를 더 탐색해야 하며, 그의 관점에서 의미 있는 학교에서 더 많은 친구들과 지내는 것을 명확하게 하는 것을 찾아야 한다. 만약 그의 딸이 휴식하는 동안 다른 친구들과 함께 놀고 있다면 그는 매우 행복할 것이다, 그러나 그는 또한 그의 딸이 그녀의 반친구들과 우정을 쌓기 위한 능력을 개발할 수 있기를 희망한다. Donah의 선생님은 같은 의견이다: Donah가 휴식시간 동안이나 다른 자유 시간에 그녀의 친구들과 함께 한다면 그녀는 기쁠 것이다. 당신은 또한 Donah의 관점을 찾아야한다; 만약 휴식시간 동안 그녀가 친구들과 함께 놀기를 원한다면 당신이 질문하였을 때, 그녀가 *예, 나는 친구들과 함께 노는 것을 가장 원한다고 대답하였다.* 당신은 휴식시간 동안 Donah의 경험에 계속 주의해야 한다. Donah, 그녀의 아버지, 선생님의 관점에서 "우수한" 놀이는 무엇으로 구성되는가? Donah가 그녀의 반친구들과 어떻게 노는지에 대한 것은 중요한가? 휴식시간 동안 그녀가 경험한 것들은 의미 있는 사회적 관계를 형성하는 것을 나타내는가?

요점은 무엇으로부터 명확한 변화를 나타내는 무엇을 할 수 있는지에 대한 중요한 특성을 확인하는 것이다. 가장 명확한 것은 Donah가 휴식시간 동안 반친구들과 시간을 보낼 것이라는 것이다. 그러나 Donah, 아버지, 선생님의 희망을 완전히 붙잡을 수 있는가? 만약 Donah가 반친구들과 휴식시간을 보낸다면, 그녀의 경험의 특성은 무엇인가?

- *협동하여 놀기.* 그러나 이는 Donah에게 모험인가? 아니다. 구조화된 놀이시간 동안 그녀는 괜찮다; 게다가, 협동하여 노는 것은 그녀와 아버지의 우선순위였다.
- *다른 사람과 함께 노는 것을 즐기기.* 예, 이것은 그녀와 그녀의 아버지에게 중요하며 그녀의 현재 참여와 직접적으로 관련되어 있다– 즉, 그녀는 휴식시간 동안 그녀의 시간을 즐기지 못하였다. 게다가 Donah는 친한 친구를 좋아하며 다른 사람들과는 즐기지 못하였다.
- *다른 사람들과 놀이 시작하기.* 이것은 그녀의 현재 참여의 한 단면과 직접적으로 관련이 있다– 그녀는 다른 사람들과 놀이를 시작하지 못하였다.
- *휴식시간 동안 대운동 협응이 필요한 게임 하기.* 아니요, 그녀의 아버지와 Donah의 관심사가 아닙니다. 게다가, 이는 임상가의 이야기 같다. 중요하다: 당신의 전문적인 추론으로 아동 또는 가족의 관점을 무시하지 마라–아동과 자족에게 가작 의미를 가질 수 있는 특성에 초점을 맞추어라.

Donah의 목표를 마무리하기 전에 고려하여야할 2개의 다른 중요한 점이 있다: 목표의 환경과 순서이다. 잠재적인 목표는 Donah의 일상적인 삶의 환경속에서 한다는 것을 유념해라. 학생들은 초등학교에서 쉬는 시간을 가지고, 아동들은 학교에서 우정을 쌓고, Donah의 아버지와 학교가 기대하는 것이다. 따라서 목표는 Donah의 매일 매일의 삶과 관련이 있어야 하며 학교에 다니는 동안 목표를 달성하기 위해 Donah에게 많은 기회가 주어진다.

그러나, 당신은 또한 Donah가 우정을 키울 수 있도록 하는 아버지의 장기목표에 따라 목표의 순서를 어떻게 할 것인지 고민할 필요가 있다. Donah의 아버지가 Donah는 학교에서 다른 친구들과 함께 어울리면 좋겠다고 말한 것을 기억해라. 그러나 이는 처음에 Donah에게 너무나 버거울 것이다. 아마도 당신은 휴식시간 동안 Donah가 자신이 선택한 친구들과 함께 상호작용을 시작하는데 초점을 맞추는 것으로 목표를 시작할 수 있다(짧은 시간 내에 달성하기 위해), 그리고 휴식시간 동안 학생들(필요한 친구가 아닌)과 놀이하는 것에 참여하는 것을 시작하는 것으로 목표를 둘 것이다 (긴 시간 내에 달성할 수 있는). 따라서 첫 번째 목표는:

- *일주일 동안,* Donah는 휴식시간 동안 그녀가 선택한 반친구들과 상호작용 (아마놀이)을 시작한다.

두 번째 목표는:

- *일주일 동안,* Donah는 그녀가 좋은 친구라고 확인한 반친구들과 함께 휴식시간을 보내는 것을 즐긴다.

세 번째 목표는:

- *일주일 동안,* 나는 휴식시간 동안 학생들과 놀이를 하는 것에 참여하는 것을 시작하고 그들과 놀이하는 것을 즐긴다.

전문적인 특수용어는 없다는 것을 알려라; 목표는 가족이 이해할 수 있는 사용하는 용어로 문서화해야 한다 (McGonigel, Kaufmann, and Jihnson, 1991; Turnbull et al., 2006). Donah와 관련된 결과평가와 목표설정에 대한 문서는 표 19-4에 있다.

BOX 19-4

목표설정과 결과평가에 대한 문서

장기목표: Donah와 그녀의 아버지, 그리고 선생님은 Donah가 학교에서 의미 있고 만족할만한 우정을 쌓기를 바란다.

현재 참여	단기목표	가족-중심결과
단기목표 가족-중심 결과도 나는 휴식시간 동안 혼자서 시간을 보내며, 벤치에 앉아 있다. 다른 학생들과 함께 참여하기 위한 운동장 모니터의 권유에도 불구하고 **날짜:** 9월 20일	일주일 동안, Donah는 휴식시간 동안 그녀가 선택한 친구들과 상호작용을 시작한다. **평가날짜:** 11월 20일	지난 일주일 동안, Donah는 두 명의 친구들과 접촉을 시작할 수 있는 3번의 기회가 있었다. 비록 그녀가 함께 놀지는 못하였지만, 그녀의 아버지와 선생님은 Donah가 구조화되지 않은 시간에 친구들을 찾기 시작한 것에 대해 기뻐하였다. **날짜:** 11월 22일
Donah는 휴식시간 동안 함께 놀 친한 친구가 없다. **날짜:** 9월 20일	일주일 동안, Donah는 그녀가 친하다고 확인한 친구들과 쉬는시간을 즐긴다. **평가날짜:** 2월 1일	Donah는 쉬는시간에 지속적으로 친구들과 시간을 보내고 친구들을 찾는데 시간을 보냈다. Donah는 학교에서 놀 수 있는 친한 친구들이 생겨서 행복하다고 말했다. **날짜:** 2월 4일
휴식시간 동안 Donah가 친구들과 함께 시간을 보내지만, 친한 친구들이 도와준다면 학생들이 놀고 있는 무리에 참여하는 것을 시작할 수 있다. **날짜:** 2월 15일	2주 동안, Donah는 쉬는 시간에 학생들과 놀이를 하는데 참여하는 것을 시작하고 그들과 노는 시간을 즐긴다. **평가날짜:** 4월 15일	Donah는 두 번의 기회에서 쉬는 시간에 학생들 무리에 스스로 참여하였다. 그러나, 친한 친구 없이 재미가 없었다고 하였다. 여전히, Donah의 아버지는 그녀가 다른 친구들과 상호작용을 시작하였다는 것에 기뻐하고 우정을 쌓아가기 위한 능력을 키울 수 있다는 것을 믿는다. **평가날짜:** 4월 16일

목표의 기간과 순서

각각의 의미 있는 단기목표가 정해지고 문서화됨에 따라 목표가 달성되는 것을 확인하고 문서화해야 한다면 목표를 평가하기 위한 구체적인 날짜를 결정해야 한다. 모든 것의 입력과 이용가능한 모든 정보들을 기초로 가장 좋은 추측을 해야 한다. 때때로 목표는 기간을 너무 의욕적으로 잡거나, 또는 비현실적으로 설정하기도 한다. 단기간 내에 (1년이 아닌, 일주일에서 한 달) 달성된 목표를 확인하는 것은 관리하기 쉬운 것이라는 것을 명심해라 (Park, 1998-2008). 목표를 달성하기 위한 기간을 짧게 정하는 것은 만약 과정이 발생한다면 모든 사람들이 더 쉽게 확인하기 위해서이다(Szente, 2007). 또한, 같은 학년으로, 장기간 동안 달성하기 위한 단기목표를 계획하는 것은 쉬운 것부터 복잡한 순서로 목표순서를 세워야한다(Lignugaris/Kraft, Marchand-Martella, and Martella, 2001). 단기

목표는 쉽게 결과평가가 가능하지만, 어떤 부모들은 더 미래지향적일 수 있고, 3–6개월을 지난 앞을 보는 것을 선호할 수 있다 (Lawlor and Mattingly, 1998). 따라서 단기목표는 아동을 위한 부모의 장기목표와 관련하여 정해야 한다.

마지막으로, 목표는 절대적으로 정하는 것이 아니라 융통성이 있어야 한다(McWilliam, 1992). 어떤 목표는 수정할 수도 있고 심지어 버릴 수도 있다. 아동, 부모, 선생님, 그리도 다른 사람들은 의미 없거나 적절하지 않은 목표를 재고할 수 있으며, 특히 변화를 위한 아동과 가족의 능력에 대한 더 현실적인 이해를 바탕으로 중재과정을 만들 수 있다 (Park, 2009). 그것 자체로 목표설정 과정은 충분히 융통성이 있을 필요가 있다.

목표 문서화와 현재 참여

문서화된 목표는 3가지 요소를 포함해야 한다: 특정 환경에서 일상의 활동에 참여하는 사람(*또는 가족*) (Park, 2009).

사람. 목표를 설정하는데 있어 사람은 목표 안에서 확인해야 한다. 예외는 없다– *영아, 유아, 미취학아동, 아동, 청소년, 십대, 학생, 어머니, 아버지, 형제자매, 가족, 보호자, 환자, 서비스* 사용자와 같이 서비스 제공자에 의해 사용되는 용인된 용어나 이름으로 항상 사람을 확인해야 한다.

매일의 삶의 활동 또는 일상. 문서화된 목표는 실행할 수 있으며 기대한 특성을 기술하고 특정한 매일의 활동이나 일상에서 참여의 다음단계를 기대하였다. 일상 또는 활동에서 아동 또는 가족의 어떤 참여의 특성을 요구하는가? 현재에서 미래까지 어떤 것들이 다른가? 무엇이 달라질 것으로 기대되는가? 아동 또는 가족의 관점으로부터 의미 있고 명확한 변화는 무엇을 나타내는가? 솔직하게 무엇을 할 수 있는가의 명확한 서술을 하는 것은, 목표는, 현재의 무엇에서부터 변화하기를 기대하는 가장 중요한 특성을 반영한다. 특성(주요 단어)은 평가를 위한 목표달성을 위해 명확하게 정립하였고 합의되어야만 한다(Squires and Bricker, 2007). 게다가, 더 나은 기술, 더 나은 목표는 중재와 모니터 과정을 안내하는데 사용될 수 있다(Bundy, 1995).

다른 중요한 고려사항은 특정한 매일의 일상이나 활동에 아동과 가족의 참여에서 변화의 중요성을 예상할 수 있다는 것이다. 아동과 가족이 시작하기 전에 고려해라, 참여의 다음 과정을 마음속에 떠올리도록 해라. 변화의 중요성, 주어진 자원 (장애물), 변화의 잠재성, 예상되는 기간은 어떤가? 특정 활동의 과정을 예상할 수 없을 때 (만성적이고, 퇴행적이고 변화가 심한 아동에게서 흔히 일어나는 데), 단기목표는 아동의 현재 참여의 유지를 반영할 수 있다 (Park, 1998–2008; Wallen and Doyle, 1996).

특수성이 문서화된 목표에서 요구되는 특성이기는 하지만 (예상되는 결과를 이해하기 위해서 당신은 충분한 정보가 필요하다), 수행의 정확성 또는 기간, 빈도, 비율에 초점을 두는 것(목표를 더 구체적으로 만드는 전형적인 방법)과 같은 특성을 강화하기 위한 시도는, 예상되는 결과의 중요하고 질적인 특성을 반영할 수 없을 것이라는 것을 경계해라(Bailey & Simeonsson, 1988). 목표를 구체적으로 하는 것에 초점을 두는 것이, 목표를 설정하는 사람의 예상되는 질적인 경험에 초점을 두는 것보다 낫다는 것은 아동과 가족에게 의미 없는 결과가 아니라 “정량화할 수 있는” 목표를 고려하라는 것이다 (Bailey and Simeonsson, 1988).

환경. 아동 또는 가족이 활동 또는 일상에 참여할 수 있도록 하는 상황을 기술할 수 있을 것이다. 환경적 정보는 누가, 어디서, 언제 또는 얼마나 긴 기간 동안 포함되는지와 같은 것들이 포함되고, 묘사의 정도가 매우 다양할 것이다. 목표가 아동과 가족의 일상의 삶에 내재되어 있다는 것을 기억하고, 목표는 목표가 달성될 수 있는 중요한 환경적 요소의 설명을 포함한다 (Giangreco et al., 1994; Lignugaris/Kraft et al., 2001).

게다가, 부모들은 주어진 환경에서 그들의 아동이 살고, 사랑하고, 학습하고, 일하고 노는 것을 희망한다. 예를 들어, 목표가 10대들을 위한 화폐업무를 관리하는 것이라면, 학교에 있는 카페, 또는 도심에 있는 거대 상점, 지역의 이웃 상점으로 특징지을 수 있는가? 또한, 환경은 목표를 구분 짓는데 사용할 수 있으며, 복잡하지 않은 것에서 복잡한 순서로 나눌 수 있다(달성)(Park, 2009). 환경적 요구의 증가에 따라 향상된 기술은 증가된 복합성을 뛰어넘기 위해 요구된다; 따라서 참여의 기대되는 다음 단계를 정립하기 위해 환경을 정립하는 것이 중요할 것이다.

문서화된 목표를 위한 이러한 원리들에도 불구하고 최종적으로 쓰여진 것은 최소한의 중요한 점들일 것이다 (Bailey et al., 1990). 과정은 문서화의 실마리가 되고, 아동과 가족과 협조적, 긍정적, 신뢰적, 보완적 파트너쉽을 갖는 것은 매우 중요한 점일 것이다(Summers et al., 1990). 게다가 이런 일이 일어나지 않는다면, 목표를 문서화하는 일은 아동과 가족들에게 아무 의미가 없을 것이다.

표 19-2는 "참여의 규칙"을 요약한 것이며, 목표를 문서화하였을 때, 허용할 만하고 탐탁치않은 어법의 예를 포함한다.

결과평가 목표 달성 돌아보기

각자의 목표는 지명된 날짜에 돌아보지만 이것이 문서화된 목표를 그 전까지는 선반에 넣어두라는 의미가 아니다. 모든 단기목표는 중재, 모니터 과정을 안내하는 것과 관련이 있으며 모든 사람들이 계획에 대한 책임이 있다는 것을 유념해라(Turnbull et al., 2006). 지정한 날짜가 되면, 모든 중요한 사람들(예를 들어, 아동, 부모, 선생님, 형제자매, 보호자)은 목표가 달성되었는지 여부를 결정하는데 포함될 것이다(Bailey and Simeonsson, 1988; Park, 2009; Squires and Bricker, 2007).

모든 정보가 사용된다는 것은 임상가에 의해 "객관적"인 것으로 간주되지는 않는다. 가족에 의해 제공되는 정보의 신뢰도와 관련하여 임상가들 사이에 관계가 계속되지만, (Bernheimer et al., 1993) 목표가 달성되었는지 확인하기 위해 일상의 활동을 하는 동안 아동과 가족을 관찰하는 것을 임상가에게 적절하지 않다. 게다가, 목표 달성은 아동과 가족이 경험하는 개인적인 사건이며 임상가에 의한 객관적인 사건은 아니다. 따라서 아동과 가족의 입력은 목표달성을 평가하기 위한 필수적이고 타당한 방법이다.

목표달성 평가는 아동과 가족의 관점을 포함하며, 목표가 달성되었는지에 대한 그들의 의견을 이끌어 낸다 (Bailey et al., 1998; Barnett, Bell, and Carey, 1999; Minke and Scott, 1993). 게다가, 결과를 평가할 때 아동과 가족에 대한 결과의 의의는 측정하고 문서화하여야 한다.

결과를 문서화 하기 위한 당신의 마지막 책임은 질문에 대한 필수적인 답변과 같은 모든 관련정보를 포함한다: *목표가 달성되었나요?* 만약 목표를 달성하였다면, 모든 치료사들은 문서화된 결과를 문서화된 현재 참여와 목표를 비교할 것이고 같은 결론에 도달할 것이다 (Park, 2009).

상황 19-3 Donah의 이야기 *(계속)*

Donah의 각각의 목표에 대한 재평가 날짜가 되고, 각 목표가 달성되었다면, 당신은 구체화시키기 위해(문서화) 모든 주요한 참여자(Donah, 아버지, 선생님)의 입력을 찾아야한다. 당신과 그녀의 선생님이 쉬는시간 동안, Donah를 관찰을 하는 동안, 결과를 평가하는데 필요한 모든 정보들이 제공되지는 않을 것이다. 특히, Donah가 쉬는시간 동안 그녀의 시간을 정말 즐긴다면 그리고 그녀가 학교에서 가장 친한 친구와 있다고 생각한다면 그것을 위해서 당신은 또한 Donah와 그녀의 아버지로부터 입력되는 정보를 찾을 필요가 있다. 게다가 목표달성의 명확함은 견고하게 정립해야 한다. 그가 그녀의 딸이 우정을 쌓고 유지하기 위한 능력을 향상되고 있다고 믿고 있고, 그의 믿음이 Donah에게 중요하다. 따라서 세 번째 목표가 달성되지 않았다 하더라도 (Donah는 쉬는시간 동안 학생그룹에 참여하지만 즐기지는 못한다) Donah가 그녀와 그녀의 아버지에게 의미 있는 진전을 보이고 있다는 증거는 계속 보이고 있다.

핵심정리 (Here's the Point)

- 목표설정과 결과평가는 4가지 요소로 이루어진 협력적인 과정이다: 가족에게 귀 기울이기, 현재 참여 확인하기, 의미 있는 목표설정하기, 가족-중심 결과 확인하기.
- 아동과 가족의 관심과 우선순위에 귀를 기울이는 것을 의미 있는 목표를 설정하기 위해 필수적인 것이다.
- 의미 있는 목표를 설정하기 위해 임상가들은 그들의 우선적인 관심에 대한 관계 속에서 아동과 가족의 현재 참여를 이해해야만 한다. 또한 실현가능하고 잠재적인 단기목표의 달성과 비현실적인 것과의 차이를 이해해야만 한다.
- 단기목표를 설정하는 것은 아동과 가족의 장기목표를 감안해야만 하며 각 단기목표는 아동과 가족과 연관성이 있어야만 한다.
- 목표는 달성을 위한 기간이 필요하며 팀을 위한 최선을 반영한다.
- 목표설정은 융통성 있고 역동적인 과정이다-어떤 목표도 고정적으로 설정되어서는 안 된다.
- 문서화하는 동안 각 목표는 아동 또는 가족, 일상과 활동에 대한 참여의 의미 있는 기술, 그들의 참여하는 환경을 반영해야만 한다.
- 각 목표에 대한 평가 결과는 아동과 가족에 의한 팀 과정이며 모든 중요한 참여자들로부터의 입력을 포함한다.

표 19-2 ● 목표를 문서화 시킬 때 규칙

규칙	예
광범위하지 않게 구체적으로 • 구체적 활동과 일상에 참여하는 아동과 가족을 삽화로 나타내어라 • 포괄적 상황은 안된다 (Giangreco et al., 1994; McWilliam et al., 1998).	**현재 참여** *전학령기 아동은 주간 보호센터에서 화장실 가고 싶다는 표현 없이 실수를 한다.* **목표: 없음** *더 이상 실수를 하지 않는다.* **목표: 있음** *그가 화장실을 가고 싶을 때 실수하기 전에 선생님에게 지속적으로 신호를 보낸다.*
그러나 그렇게 구체적이지 않게 • 너무 구체적이지 않도록 • 자세하지만 너무 자세하지 않도록 일상에 자리한 목표를 위한 기회를 제한하지 않도록 (McWilliam, 1992)	**현재 참여** *가정에서 식탁에 모여앉아 가족이 식사를 할 때 아동을 전반적으로 고려하고; 부모들이 변화가 많고 행복해하지 않는다.* **목표: 없음** 아동은 작은 완두콩을 먹고 **목표: 있음** 가정에서 부모와 식탁에서 가족식사를 한다.
하나의 활동 또는 일상에 초점을 • 단지 하나의 활동 또는 일상을 목표의 초점으로 한다 (Giangreco, 1994) • 변화에 대한 민감함을 줄여줄 수 있는 목표 안에 다른 일상과 활동을 포함한다	**현재참여** *아동은 잠자리에 들고/나가고, 화장실 들고/나가고, 욕실에 들고/나가는 데 아버지로부터 많은 도움을 받는다.* **목표: 없음** *아동은 독립적으로 이동을 할 수 있다.* **목표: 있음** *아동은 스스로 잠자리에 들고/나갈 수 있다* 유의: 추가적인 목표는 다른 활동에 맞출 필요가 있다.
가장 중요한 특성을 반영 • 느낌을 포함한 중요한 특성은 아동과 가족의 관점으로부터 쓰여지고 포함될 수 있다.	**현재참여** *10대는 시내로 가는 버스 타는 것이 줄어든다, 그녀는 자신이 하는 일에 대한 자신감을 느낄 수 없다.* **목표: 없음** *십대는 독립적으로 버스를 탈 수 있다.* **목표: 있음** *10대는 독립적으로 시내로 가는 버스를 타고 그녀의 그런 행동이 자신감을 느낀다.*
과도한 참여를 반영할 수 있다. • 때때로 단지 활동의 시간을 정립하는 것만으로 충분하지 않을 때도 있다; 목표는 시간을 지난 능숙함을 반영할 필요가 있다.	**현재참여** *비록 부모에 의한 요구일지라도 십대는 학교 점심을 준비할 때 종종 실패하기도 하며, 부모들이 영양가 없다고 하는 다른 음식이나 과자를 선택할 수 있다.* **목표: 없음** *십대는 영양가 있고 만족스러운 학교점심을 준비한다.* **목표: 있음** *십대는 그와 부모의 만족을 위해 한 달 동안 영양가 있고 만족스러운 점심을 지속적으로 준비할 수 있다.*
가장 최고의 잠재력을 반영 • 목표를 달성하기 위해 노력할 필요가 있으며;이러한 노력은 예정된 시간 내에 최고의 잠재력을 나타낼 수 있다.	**현재참여** *엄마는 아이가 놀이 그룹에서 노는 것이 쉽지 않음을 느끼고, 다른 부모들에게 아이가 어떻게 놀아야 하는지 모른다는 것을 공유한다.* **목표: 없음** *엄마는 아이를 위해 활동을 하는 것에 대한 정보를 얻는다.* **목표: 있음** *엄마는 놀이그룹에서 아동이 노는 것에 대해 편안함을 느낀다.*

(계속)

표 19-2 ● 목표를 문서화 시킬 때 규칙 *(계속)*

규칙	예
적극적 목소리 사용 • 단어는 사람들이 하는 것, 약속하는 것, 참여하는 것, 또는 느끼는 것을 기술한다.	**현재참여** *체육교육수업 후, 학생들은 종종 신발을 거꾸로 신거나 양말 뒤꿈치가 위로 올라오기도 한다.* **목표: 없음** *양말이랑 신발을 신을 수 있다* **목표: 있음** *아무 도움이나 문제없이 학생은 학교에서 필요 시 양말과 신발을 지속적으로 정확하게 신을 수 있다.*
일상의 삶에 포함하기 • 아동 또는 가족의 매일의 삶 속에 포함된 목표 • 만약 자연스러운 환경 속에서 연습할 기회가 주어지지 않는다면 대부분 관련된 목표일 수 없다 (McWilliam et al., 1998)	**현재 참여** *십대는 지역상점에서(주인을 잘 아는) 물건을 구매할 수 있지만 근처의 큰 슈퍼에서 물건을 구매하는 것을 염려된다.* **목표: 없음** *십대는 화폐게임을 하는 동안 정확하게 잔돈을 거슬러 구매할 수 있고 달성에 만족을 느낀다.* **목표: 있음** *십대는 한 달에 몇 번 정도 큰 슈퍼에서 스스로 물건을 줄 수 있다.*
모두가 이해하기 • 모든 사람들은 각 목표를 이해한다. • 각 목표는 간단하고 명료해야 한다. • 전문적인 용어의 사용은 피해라 (Giangreco et al., 1994; McWilliam et al., 1998).	**현재참여** *학교가 끝날 때 십대는 바닥에 대해 불만을 말한다; 그녀가 바닥/다리를 검사할 때, 발적이 있었다; 십대는 피부손상의 위험이 있다는 것을 깨달았다.* **목표: 없음** *십대는 휠체어를 타는 동안 욕창을 예방할 수 있다.* **목표: 있음** *십대는 엉덩이 부분에 명확한 발적 없이 학교에서 휠체어를 안전하게 타고 다닐 수 있다.*
능력이 아니라 참여에 초점을 두어라 • 가지고 있는 능력의 변화 (예, 신체, 인지, 심리적)는 아동에게서 반영될 수 없다/일상에서의 아족의 참여; 능력이 아닌 참여를 목표의 초점으로 의도해야 한다.	**현재참여** *집에서 학교까지 엄마랑 같이 갈 때 아동은 낯선 사람과 부적절한 대화를 하고 멈춘다.* **목표: 없음** *아동은 사회적 인식을 개발할 수 있다.* **목표: 있음** *집에 가는 길에 아동은 엄마가 만족할 수 있는 방식으로 낯선사람과 상호작용할 수 있다.*
임상가가 아니라 아동 또는 가족에게 초점을 두라 • 가지고 있는 목표는 임상가가 무엇을 할지가 아니라 아동 또는 가족이 무엇을 달성할 것인지에 초점을 맞춰라. • 가지고 임상가의 계획을 포함하지 말라 (Giangreco et al., 1994).	**현재참여** *엄마는 그녀가 아들을 목욕시키는 것에 대해 두려움을 가지고 있고, 다칠 것이라고 믿고 있다고 말했다; 그녀는 그를 목욕시키지 않을 것이며 남편도 그렇게 하기를 요구했다.* **목표: 없음** *스태프는 그녀가 안전하고 정확한 방법으로 아들을 목욕시키는 것을 가르쳐 줄 것이다.* **목표: 있음** *엄마는 일주일 동안 매일 스스로 그녀의 아들을 안전하게 자신감을 가지고 목욕시킬 수 있다.*
적극성에 초점을 두어라 • 목표는 아동 또는 가족이 무엇을 할 수 있고 느낄 수 있는지에 초점을 두어라 • 행동의 감소에 지나치게 초점을 두지 말라	**현재 참여** *미취학 아동은 울고, 장난감을 던지고 자유놀이 시간이 끝난 후 정리 시간이 시작되면 선생님에게서 벗어나려고 시도한다.* **목표: 없음** *아동은 자유놀이 시간이 끝난 후 화를 내며 던지지 않을 것이다.* **목표: 있음** *아동은 학교에서 지내는 동안 자유 시간에서 구조화된 시간으로 자연스럽게 옮겨갈 수 있다.*

목표: 없음: 부적절한 문장을 반영. **목표: 있음:** 용인할만한 문장을 반영

From Park, S.(1998-2008). Client-centered, goal oriented outcome evaluation in occupational therapy[course manual]. Bradford-on-avon, UK: Harrison Training, with permission and additional sources as noted.

능동적인 학습

1. 당신은 목표설정과 관련한 작업치료 문서의 특성을 재평가하는 것을 해야 한다. 당신이 확실하게 원하는 것을 문서 안에서 표현할 수 있는 가족-중심의 목표에 대한 10개 정도의 필수적인 특성을 포함하는 체크리스트를 만들어라.
2. 당신이 만든 체크리스트를 사용해라. 당신의 기준에 대해 다음 목표들을 각각 비교해라. 당신의 기준에 부합하거나 부합하지 않는 경우, 각 목표에 대해 구체적으로 확인해라.
   a. 아동이 왼손으로 글을 쓰고 오른 손으론 책을 고정하여 10분 안에 그의 교양 책의 한 페이지를 완성한다.
   b. 유아가 그의 부모가 만족할만한 방식으로 적절한 수저를 사용하여 식사시간에 참여할 수 있다.
   c. 10대는 학교에서 체육시간이 끝나고 나면 의자에 앉아 있는 동안 양말과 신발을 신을 수 있다.
   d. 유아는 장난감을 가지고 놀고 앉아 있을 수 있다.
   e. 매일 아침 학교 가는 길에 아동은 접근하는 차를 살펴보는 것, 집에서 학교까지의 교차로에서의 안전을 포함하는 안전 예방조치를 따른다.
   f. 아동은 낮잠을 잔 후 양말과 신발을 신고 침착하고 행복하게 행동한다.
   g. 아동은 사진에 적절한 사물을 맞출 수 있다.
   h. 유아는 자유놀이에서 고민없이 모임활동으로 바꿀 수 있다.
   i. 공원에 가족소풍을 갔을 때, 10대는 조절할 수 있고 수용할 수 있다.
   j. 아버지는 아동이 저녁에 잠자리에 들 준비하는 것을 도와주고 그렇게 하는 것에 자신감을 가지도록 도와준다.
3. 필요에 따라 목표를 다시 쓰는 것은 당신이 가족-중심 문서에서 확인한 필수적인 특성을 더 명확하게 반영한다.

요약(Summary)

문서화된 목표가 중요하지만 그것은 단지 도전하고 포함된 과정의 최종적인 결과물을 나타낼 뿐이다. 실제로 문서화된 목표를 확실하게 만들어준 많은 강조와 노력은 구체적이고 측정할 수 있다. 많은 경우에 최종 결과물에 대한 이러한 집중은 아동과 가족에 대한 목표의 무의미성을 감소시킨다. 당신은 과정 전체에서 당신의 노력에 초점을 맞춤으로써 아동과 가족에게 더 잘할 수 있을 것이다. 즉, 협력하는 가족-중심 접근은 웅대한 꿈과 가장 일반적인 욕구를 갈망하는 아동과 가족을 지지한다 (Park, 2009). 그러한 접근은 살고, 사랑하고, 배우고, 일하고, 노는, 매일매일의 일상과 활동에 아동과 가족의 참여에서 의미 있고 중요한 변화의 잠재적인 달성을 나타낼 수 있는 목표를 이끌어 낼 것이다.

장난감 상자에는 무엇이 더 있나?

가족 중심 목표설정과 결과평가를 위한 추천 도서

- Bernheimer, L. P., and Weisner, T. S. (2007). "Let me just tell you what I do all day": The family story at the center of intervention research and practice. *Infants & Young Children, 20*, 192–201.
- Bailey, D. B., and Simeonsson, R. J. (1988). *Family assessment in early intervention*. Columbus: Merrill Publishing. [particularly Chapter 11–Considerations in Developing Family Goals]
- Bailey, D. B., Winton, P. J., Rouse, L., and Turnbull, A. P. (1990). Family goals in infant intervention: Analysis and issues. *Journal of Early Intervention, 14*, 15–26.
- Bernheimer, L. P., Gallimore, R., and Kaufman, S. Z. (1993). Clinical child assessment in a family context: A four-group typology of family experiences with young children with developmental delays. *Journal of Early Intervention, 17*, 253–269.
- Bernheimer, L. P., and Keogh, B. K. (1995). Weaving interventions into the fabric of everyday life: An approach to family assessment. *Topics in Early Childhood Special Education, 15*, 415–433.
- Giangreco, M. F., Dennis, R. E., Edelman, S. W., and Cloninger, C. J. (1994). Dressing your IEPs for the general education climate: Analysis of IEP goals and objectives for students with multiple disabilities. *Remedial & Special Education, 15*, 288–296.
- Grisham-Brown, J., Pretti-Frontczak, K., Hemmeter, M. L., and Ridgley, R. (2002). Teaching IEP goals and objectives in the context of classroom routines and activities. *Young Exceptional Children, 6*, 18–27.
- Hanna, K., and Rodger, S. (2002). Towards family-centered practice in paediatric occupational therapy: A review of the literature on parent-therapist collaboration. *Australian Occupational Therapy Journal, 49*, 14–24.
- Pretti-Frontczak, K., and Bricker, D. (2000). Enhancing the quality of individualized education plan (IEP) goals and objectives. *Journal of Early Intervention, 23*, 92–105.
- McWilliam, R. A., Ferguson, A., Harbin, G. L., Porter, P., Munn, D., and Vandiviere, P. (1998). The family-centeredness of individualized family service plans. *Topics in Early Childhood Special Education, 18*, 69–82.
- Wallen, M., and Doyle, S. (1996). Performance indicators in paediatrics: The role of standardized assessments and goal setting. *Australian Occupational Therapy Journal, 43*, 172–177.

아동의 우선순위를 확인할 수 있는 표준화 된 사정 도구를 얻을 수 있는 인터넷 사이트 목록

Canadian Occupational Performance, measure, 4th ed. (COPM) (M. Law et al., 2005)

- www.caot.ca
- www.aota.org
- www.ausot.com.au

Children's Assessment of Participation and Enjoyment (CAPE) and Preferences for Activities of Children (PAC) (King et al., 2004)

- www.pearsonpsychcorp.com
- www.pearsonpsychcorp.com.au
- www.psychcorp.co.uk

Paediatric Activity Card Sort (PACS) (Mandich et al., 2004)

- www.caot.ca

Pediatric Interest Profiles (PIP) (Henry, 2008)

- www.moho.uic.edu

Perceived Efficacy and Goal Setting Systems (PEGS) (Missiuna, Pollock, and Law, 2004)

- www.pearsonpsychcorp.com
- www.pearsonpsychcorp.com.au
- www.psychcorp.co.uk

참고문헌

Bailey, D. B. (1987). Collaborative goal-setting with families: Resolving differences in values and priorities for services. *Topics in Early Childhood Special Education, 7,* 59–71.

Bailey, D. B., McWilliam, R. A., Darkes, L. A., Hebbeler, K., Simeonsson, R. J., Wagner, M., et al. (1998). Family outcomes in early intervention: A framework for program evaluation and efficacy research. *Exceptional Children, 64,* 313–328.

Bailey, D. B., and Simeonsson, R. J. (1988). *Family assessment in early intervention.* Columbus: Merrill Publishing.

Bailey, D. B., Winton, P. J., Rouse, L., and Turnbull, A. P. (1990). Family goals in infant intervention: Analysis and issues. *Journal of Early Intervention, 14,* 15–26.

Barnett, D. W., Bell, S. H., and Carey, K. T. (1999). *Designing preschool interventions: A practitioner's guide.* New York: Guilford Press.

Bazyk, S. (1989). Changes in attitudes and beliefs regarding parent participation and home programs: An update. *American Journal of Occupational Therapy, 43,* 723–728.

Beckman, P. J., Newcomb, S., Frank, N., Brown, L., Jennifer, S., and Barnwell, D. (1996). Preparing personnel to work with families. In D. D. Bricker and A. H. Widerstrom (Eds.), *Preparing personnel to work with infants and young children and their families: A team approach* (pp. 273–293). Baltimore, MD: Paul H. Brookes Publishing Co.

Bernheimer, L. P., Gallimore, R., and Kaufman, S. Z. (1993). Clinical child assessment in a family context: A four-group typology of family experiences with young children with developmental delays. *Journal of Early Intervention, 17,* 253–269.

Bernheimer, L. P., and Keogh, B. K. (1995). Weaving interventions into the fabric of everyday life: An approach to family assessment. *Topics in Early Childhood Special Education, 15,* 415–433.

Bernheimer, L. P., and Keogh, B. K. (1995). Weaving interventions into the fabric of everyday life: An approach to family assessment. *Topics in Early Childhood Special Education, 15,* 415–433.

Bundy, A. C. (1991). Writing functional goals for evaluation. In C. B. Royeen (Ed.), *School-based practice for related services. AOTA self study series.* Rockville, MD: American Occupational Therapy Association.

Bundy, A. C. (1995). Assessment and intervention in school-based practice: Answering questions and minimizing discrepancies. *Physical & Occupational Therapy in Pediatrics, 15,* 69–88.

Burke, J. P., Schaaf, R. C., and Hall, T. B. L. (2008). Family narratives and play assessment. In L. D. Parham & L. S. Fazio (Eds.), *Play in occupational therapy for children* (2nd ed., pp. 195–215). St. Louis, Mo.: Elsevier Mosby.

Cohn, E., Miller, L. J., and Tickle-Degnen, L. (2000). Parental hopes for therapy outcomes: Children with sensory modulation disorders. *American Journal of Occupational Therapy, 54,* 36–43.

Crabtree, J. (2000). What is a worthy goal of occupational therapy? *Occupational Therapy in Health Care, 12,* 111–126.

Dole, R. L., Arvidson, K., Byrne, E., Robbins, J., and Schasberger, B. (2003). Consensus among experts in pediatric occupational and physical therapy on elements of individualized education programs. *Pediatric Physical Therapy, 15,* 159–166.

Dunn, W. (2000). Best practice philosophy for community services for children and families. In W. Dunn (Ed.), *Best practice occupational therapy: In community service with children and families* (pp. 1–9). Thorofare, NJ: Slack.

Dunst, C. J., Trivette, C. M., and Deal, A. G. (2003). *Enabling and empowering families: Principles and guidelines for practice.* Newton, MA: Brookline Books.

Forneris, T., Danish, S. J., and Scott, D. L. (2007). Setting goals, solving problems, and seeking social support: Developing adolescents' abilities through a life skills program. *Adolescence, 42,* 103–114.

Gallagher, J., and Desimone, L. (1995). Lessons learned from implementation of the IEP: Applications to the IFSP. *Topics in Early Childhood Special Education, 15,* 353–378.

Giangreco, M. F., Dennis, R. E., Edelman, S. W., and Cloninger, C. J. (1994). Dressing your IEPs for the general education climate: Analysis of IEP goals and objectives for students with multiple disabilities. *Remedial & Special Education, 15,* 288–296.

Grisham-Brown, J., Pretti-Frontczak, K., Hemmeter, M. L., and Ridgley, R. (2002). Teaching IEP goals and objectives in the context of classroom routines and activities. *Young Exceptional Children, 6,* 18–27.

Hanft, B., Burke, J. P., and Swenson-Miller, K. (1996). Preparing occupational therapists. In D. D. Bricker and A. H. Widerstrom (Eds.), *Preparing personnel to work with infants and young children and their families: A team approach* (pp. 115–134). Baltimore, MD: Paul H. Brookes Publishing Co.

Henry, A. D. (2008). Assessment of play and leisure in children and adolescents. In L. S. Fazio and L. D. Parham (Eds.), *Play in occupational therapy for children* (pp. 95–193). St. Louis, MO: Elsevier Mosby.

Hull, K., Capone, A., Giangreco, M. F., and Ross-Allen, J. (1996). Through their eyes. Creating functional, child-sensitive individualized educational programs. In R. A. McWilliam (Ed.), *Rethinking pull-out services in early intervention: A professional resource* (pp. 103–119). Baltimore, MD: Paul H. Brookes Publishing Co.

Humphry, R., and Case-Smith, J. (2005). Working with families. In J. Case-Smith (Ed.), *Occupational therapy for children* (5th ed., pp. 117–159). Edinburgh: Elsevier Mosby.

Ilott, I. (2004). Evidence-based practice forum—Challenges and strategic solutions for a research emergent profession. *American Journal of Occupational Therapy, 58*, 347–352.

King, G. A., Law, M., King, S., Hurley, P., Rosenbaum, P., Hanna, S., et al. (2004). *CAPE/PAC manual: Children's assessment of participation and enjoyment and preferences for activities of children.* San Antonio, TX: Psychological Corporation.

Law, M., Baptiste, S., Carswell, A., McColl, M. A., Polatajko, H., and Pollock, N. (2005). *Canadian occupational performance measure.* Toronto: Canadian Association of Occupational Therapists.

Law, M., Baptiste, S., and Mills, J. (1995). Client-centered practice: What does it mean and does it make a difference? *Canadian Journal of Occupational Therapy, 62*, 250–257.

Lawlor, M. C., and Mattingly, C. F. (1998). The complexities embedded in family-centered care. *American Journal of Occupational Therapy, 52*, 259–267.

Lignugaris/Kraft, B., Marchand-Martella, N., and Martella, R. C. (2001). Writing better goals and short-term objectives or benchmarks. *Teaching Exceptional Children, 34*, 52–58.

Locke, E. A., and Latham, G. P. (2002). Building a practically useful theory of goal setting and task motivation: A 35-year odyssey. *American Psychologist, 57*, 705–717.

Lovitt, T. C., and Cushing, S. (1999). Parents of youth with disabilities: Their perceptions of school programs. *Remedial & Special Education, 20*, 134–142.

Mandich, A., Polatajko, H. J., Miller, L., and Baum, C. (2004). *Paediatric activity card sort.* Ottawa, ON: Canadian Association of Occupational Therapists.

McGonigel, M. J., and Garland, C. W. (1988). The individualized family service plan and the early intervention team: Team and family issues and recommended practices. *Infants & Young Children, 1*, 10–21.

McGonigel, M. J., Kaufmann, R. K., and Johnson, B. H. (1991). *Guidelines and recommended practices for the individualized family service plan* (Guides–Non-Classroom No. 300-87-0163, MCJ-113793). Chapel Hill, NC : National Early Childhood Technical Assistance System.

McWilliam, R. A. (1992). *Family-centered intervention planning: A routines-based approach.* Tuscon, AZ: Communication Skill Builders.

McWilliam, R. A., Ferguson, A., Harbin, G. L., Porter, P., Munn, D., and Vandiviere, P. (1998). The family-centeredness of individualized family service plans. *Topics in Early Childhood Special Education, 18*, 69–82.

Minke, K. M., and Scott, M. M. (1993). The development of individualized family service plans: Roles for parents and staff. *Journal of Special Education, 27*, 82–106.

Missiuna, C., and Pollock, N. (2000). Perceived efficacy and goal setting in young children. *Canadian Journal of Occupational Therapy, 67*, 101–109.

Missiuna, C., Pollock, N., Law, M., Walter, S., and Cavey, N. (2006). Examination of the Perceived Efficacy and Goal Setting System (PEGS) with children with disabilities, their parents, and teachers. *American Journal of Occupational Therapy, 60*, 204–214.

Missiuna, C., Pollock, N., and Law, M. C. (2004). *PEGS: The perceived efficacy and goal setting system.* San Antonio, TX: Harcourt Assessment.

Nijhuis, B. J. G., Reinders-Messelink, H. A., de Blécourt, A. C. E., Boonstra, A. M., Calame, E. H. M., Groothoff, J. W., et al. (2008). Goal setting in Dutch paediatric rehabilitation. Are the needs and principal problems of children with cerebral palsy integrated into their rehabilitation goals? *Clinical Rehabilitation, 22*, 348–363.

Park, S. (1998-2008). Client-centered, goal-oriented outcome evaluation in occupational therapy [course manual]. Bradford-on-Avon, UK: Harrison Training.

Park, S. (2009). Goal setting in occupational therapy: A client-centered perspective. In E. A. S. Duncan (Ed.), *Skills for practice in occupational therapy* (pp. 105–122). Edinburgh: Churchill Livingstone.

Pollock, N., and Stewart, D. (1998). Occupational performance needs of school-aged children with physical disabilities in the community. *Physical & Occupational Therapy in Pediatrics, 18*, 55–68.

Pretti-Frontczak, K., and Bricker, D. (2000). Enhancing the quality of individualized education plan (IEP) goals and objectives. *Journal of Early Intervention, 23*, 92–105.

Rosenbaum, P., King, S., Law, M., King, G., and Evans, J. (1998). Family-centered service: A conceptual framework and research review. *Physical & Occupational Therapy in Pediatrics, 18*, 1–20.

Squires, J., and Bricker, D. D. (2007). *An activity-based approach to developing young children's social and emotional competence.* Baltimore, MD: Paul H. Brookes Publishing Co.

Stineman, R. M., Morningstar, M. E., Bishop, B., and Turnbull III, H. R. (1993). Role of families in transition planning for young adults with disabilities: Towards a method of person-centered planning. *Journal of Vocational Rehabilitation, 3*, 52–61.

Sturgess, J., Rodger, S., & Ozanne, A. (2002). A review of the use of self-report assessment with young children. *British Journal of Occupational Therapy, 65*, 108–116.

Summers, J. A., Dell'Oliver, C., Turnbull, A. P., Benson, H. A., Santelli, E., Campbell, M., et al. (1990). Examining the individualized family service plan process: What are family and practitioner preferences? *Topics in Early Childhood Special Education, 10*, 78–99.

Sumsion, T. (2006). The client-centered approach. In T. Sumsion (Ed.), *Client-centered practice in occupational therapy: A guide to implementation* (pp. 19–28). Edinburgh: Elsevier.

Szente, J. (2007). Empowering young children for success in school and in life. *Early Childhood Education Journal, 34*, 449–453.

Tam, C., Teachman, G., and Wright, V. (2008). Paediatric application of individualised client-centered outcome measures: A literature review. *British Journal of Occupational Therapy, 71*, 286–296.

Turnbull, A. P., Turnbull, R., Erwin, E. J., and Soodak, L. C. (2006). *Families, professionals, and exceptionality: Positive outcomes through partnerships and trust* (5th ed.). Upper Saddle River, NJ: Merrill Publishing.

Voltz, D. L. (1994). Developing collaborative parent-teacher relationships with culturally diverse parents. *Intervention in School & Clinic, 29*, 288–291.

Wallen, M., and Doyle, S. (1996). Performance indicators in paediatrics: The role of standardized assessments and goal setting. *Australian Occupational Therapy Journal, 43*, 172–177.

Winton, P. J. (1996). Family-professional partnerships and integrated services. In R. A. McWilliam (Ed.), *Rethinking pull-out services in early intervention: A professional resource* (pp. 49–69). Baltimore, MD: Paul H. Brookes Publishing Co.

제 20 장

20

직접 중재
(Direct Intervention)

오늘은 어떤 놀이를 할까요?

Zoe Mailloux and Susanne Smith Roley

> 엄마, 내가 이렇게 입고 있을때 [어깨망토, 가면, 가죽야상] 내 이름은 마르타가 타니이다.
>
> *— Marta, 5세*

개론

목적

1. 소아 작업치료의 방법과 놀이의 중요성을 설명한다.
2. 소아 작업치료 발달의 영향으로 신경 가소성의 기여를 설명한다.
3. 작업치료사의 임상적 추론을 깊이 새기며 참고문헌의 다양한 틀의 방법을 확인한다.
4. 참고문헌의 3가지 주요한 틀을 비교하며 대조한다: 감각통합, 신경발달적 치료법, 인지/기술 설립 접근
5. 소아 연습에서 예제를 참고하며 이러한 틀을 각각 적용한다.
6. 작업치료의 안과 밖의 발달된 참고문헌의 다양한 틀을 사용하며 묘사하고 케이스를 통합된 것을 사용하며 복잡한 케이스의 중재를 적용하고 묘사한다.

서론(Introduction)

소아 작업치료 중재는 아동과 그들의 가족의 요구와 갈망에 따라 중요하게 변할 수 있다. 전문적인 실행의 전체적인 영역과 과정(domain and process)내에서 (AOTA, 2008), 작업치료 실무자들은 다양한 이론, 참고문헌의 틀을 사용하며 개개인 인구와 조직에게 기술과 서비스를 제공한다. 작업치료의 초점은 어떠한 방법을 사용하는것과 관계 없이 일상생활의 참여를 통해 아동과 가족의 건강과 웰빙 혜택을 주는 중재를 제공하는 것이다. 이 장의 목적은 일반적으로 작업치료사에 의해 고용된 어떤 치료의 뼈대에서 예제를 사용하여 장애를 가진 어린이의 삶을 위한 기본 사항 및 작업 중심의 성과 모두를 해결하며, 직접적으로 개입하는 방법을 보여주고 있다. 그 목적은 소아과에서 작업치료 실행의 포괄적인 개요는 제공되지 않는다. 오히려 그들은 신중하게 젊은 환자와 그들의 가족에 대한 개별적인 치료 프로그램을 개발하며 치료사의 사용 목적과 우선순위를 강조한 예제를 제공하는 것이다.

치료의 설립

(The Foundations of Therapy)

치료시간 동안 아이는 "직접적으로" 즐거운 느낌의 방법에 끌린다: 숙달되고 성공과 밀접하게 관련된 것에 도전하며 아동에게 필요한 기술과 능력을 얻는 것을 도와준다. 그러나 "재미"는 일반적으로 힘든 일의 개념과 연관되어 있지 않으며, 그래서 놀이처럼 보이는 치료가 필요하거나 중요하다고 여기기가 더 어렵다.

상황 20-1 Rico: 나는 여기에서 지낼 수 있나요?

Rico는 그의 첫 작업치료 세션의 놀이방에 들어가서 엄마의 옆을 떠나려니 조금 주저했다. 즉시 그는 밝은 색깔 매트와 그네와 공을 보았고 그의 표정은 변화되었다. 그는 또 다른 한 개의 소설 속 장난감에서 다른 것을 먼저 하는 것을 원하거나 실행 하는건 결정하지 못했다. Rico의 작업치료사는 마틴이며 그에게 그네를 튕기면서 타는 가능성을 제공했으며, Rico는 Martin을 향해 말했다. "여기에서 지낼 수 있어?"

감각 통합 이론 및 원리에 의해 가이드하는 소아 작업치료사에 대한 장기적인 딜레마는 가장 매력적인 것과 효율적인 치료는 재미가 있어야 한다는 것이다.-그것은 놀이 같다. 모든 소아 치료를 하는 동안 놀이에 기반을 두며 놀이는 치료과정에 적극적으로 자녀를 참여시키며 관심과 계속적인 동기를 유지하는 중요한 매체이다. 그 세션은 단순한 놀이처럼 나타날 수 있지만 그것이 독창성 지식, 그리고 의미있고 개별적으로 적절한 치료 활동을 계획하고 구현하는 기술의 큰 협상을 필요로 하기 때문에 이것은 도전을 요한다.

신경가소성 이용

왜 놀이처럼 보이는가? 아동은 즐겁고 의미있는 치료를 왜 해야 하는가? 즐거움과 적극적인 참여는 신경가소성을 발달시키는데 중요한 구성요소이다. 신경가소성의 발달은 발달하는 과정에서 발생하는 두뇌의 신경 연결의 변화를 말한다. 우리는 아동의 머리 조절을 향상 되는 것이 정기적인 변화라고 보며 보호자의 미소에 반응하고 자신의 첫 단어를 말한다. 신경가소성의 발달은 다양한 신경 연접의 발달을 이끄는것이 경험과 참여 했을 때 인생의 초기에 제일 크게 발달한다. 활동의 즐거움은 초기의 신경가소성에 따라 전형적인 초기 발달과 참여를 유도하며, 동기를 부여하기 위해서 필수적인것이다. 아동은 보호자가 들어오는 발자국의 소리와 연결하여 유치원 아동은 소리 "아"와 함께 문자 "A"를 연관해서 배운다. 이러한 연결은 몇몇 연결된 가이드의 경험이 생활 전반에 걸쳐서 강화되고 경험이 없게 되면 다른 손실이 일어날 수 있다.

치료에서 우리는 환경 내 경험에서 오는 발달신경 시스템의 반응을 활용한다. 이 영역에서 조사되어 증명된 것은 뇌손상과 질병으로부터 회복은 어려우며, 학습과 기억력의 기본은 경험에 의존하는 신경가소성에서 제공된다(Begley, 2007; Greenough, 1996; Merzenich, 2008, Nelson et al., 2005; Rosenzweig, and Bennet, 1996; Suomi, 1997). 뇌와 중추신경계의 변화는 뇌손상으로 공격이 되면 일반적으로 역동적인 **신경가소성**이 나타난다; 그 뇌의 변화는 손상에 반응한다. 반응적인 신경가소성은 또한 기회 또는 경험이 결핍되거나 매우 제한적인 경우도 있다. 이런 상황은 인지 결핍 또는 쇠퇴와 연관되어진 변화이다(Diamond, Ingham, Johnson, Bennett, and Rosenzweig, 1976). 소아 작업치료사는 신경가소성의 증거 기반으로 개념을 지지하며 어린 신경계의 기능적 변화에 기여할 수 있는 중재를 해야 한다(그림 20-1).

치료사는 유아와 아동과 함께 일하며, 특별한 기술을 습득하여 의미를 제공하는 것보다 더 매일매일 일어나는

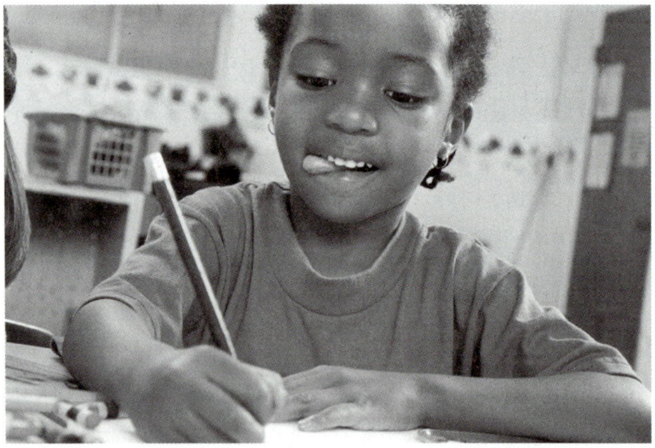

그림 20-1 글씨쓰기와 같은 것은 여러 번 연습을 통해서 잘 조정될 수 있는 기술이다; 이것은 경험에 기반한 신경가소성의 근거이다.

임상조언 Practice Wisdom

감정, 자발성과 놀이

Peyton 등. (2005)은 감정, 자발성과 놀이 사이의 연결을 연구하였다; 그러나 신경 메커니즘은 불분명 하였다. 신경 활동성이 증가되었고 대뇌피질 혈액 부피가 증가된 것으로 나타났다. 그래서 이 저자는 일상적으로 감각 운동 활동 대 놀이를 하면 대뇌피질, 혈액 부피 변화가 발견될 수 있다는 가설을 세웠다. (1) 미발달의 시각, 운동과 언어적 일 (2) 친숙하고 일상적인 일 (3) 새롭고 즐겁고 자발적인 일을 비교를 하였다. 3명은 새로운 통합 활동을 하였는데 전두엽과 두정엽의 대사작용이 많이 커졌으며 다른 2명은 변화가 기록되지 않았다.

감각통합중재 방법은 놀이의 방법으로 새로운 활동을 포함하여 원칙대로 사용하였다. 그 활동은 예정되어 있지 않았지만 감각, 운동과 실행에 도전이 도입되는 중간에 발생하였다. 이 연구가 제안하는 것은 계획과 집행기능과 감각 운동 통합의 증가를 이끌며 전두엽과 두정엽 활동이 증가될 것이라는 것을 중재의 양식을 보여주었다.

경험으로 뇌발달과 신경가소성을 연구한다. 매일 일어나는 경험은 다양한 시스템에 발달의 경로로 환경적 영향과 두 사람의 참여가 필요하며 감정, 인지, 운동, 감각, 사회성과 사회적 스트레스를 대처하는 것과 연관되어지니 신경심리학과 면역학의 조절이 포함된다 (Kramer, 1992). 그러므로 소파에 오르기 위한 연습은 18개월짜리는 명확한 신체적 기술이 필요하지만, 균형과 평형감각과 역량과 성취가 유아의 감각에 영향을 미칠 것이다. 이 실행은 성취를 하면 칭찬해주는 통찰력이 있는 보호자가 포함되어야 하며 사회성은 더 강화될 것이다. 중재는 우리 모두 타고난 신경가소성을 활용하며 발달을 잘 지지하여 환경에서 잘 도출하여 발달에 긍정적인 영향을 준다. 종종 이러한 환경들은 상호작용과 참여의 기회를 많이 주며 "많은 자극을 주는"것이 필요하다.

다양한 환경

Kramer(2002)는 "환경" 이란 다재다능한 것이라고 제안하였다; 개념은 이 책을 기반으로 환경문화적 이론의 틀과 일관된다. 예를 들어, 이전 예제에서 유아는 자신의 연령과 날짜에 관한 경험을 보면 그의 보호자를 포함한 사회적, 문화적 환경 내에서 신체적 환경과 상호작용하는 것을 경험했다. 다양한 환경은 Kramer의 말에서 강조하는 것은 우리에게 도전을 계속적으로 제공하는 것이다. 따라서 전반적인 발달에 영향을 주는 것을 결합하여 적응을 요구하는 스트레스의 양과 질이다. 그러므로 환경의 영향을 이해하며 치료사는 환경과 다양한 상황의 여러 요소를 적절히 만들어야 한다 (AOTA, 2008). 발달의 복잡한 분석을 포함하는 다양성이 있으며, 질병의 지식의 광범위한 범위, 장애 및 기타 요소에 의해 발달을 저해할 수 있기에 비판적 사고가 필요하다. 이것은 그때 치료이다. 실제로 중재는 쉬워 보이거나 "즐기자"로 나타나며 임상적 의미가 이끄는 것은 효과적인 중재는 복잡하다.

치료와 발달

왜냐하면 아동은 여전히 발달하며 기술과 역량을 습득하고 성취할 수 있는 잠재력이 있으며 재능을 완전히 예측할 수가 없다. 그들의 신체적 발달은 단시간에 눈에 보이는 것 이상 변화가 있다. 뼈 성장과 같은 변화와 기초를 이루는 감각, 운동, 인지와 생리학적인 기능의 발달이 동시에 일어나며 근력이 증가된다. 이 기능은 새로운 아동 작업의 근거가 되며 극도로 "유연"하며 적응적이다. 이 기능의 발달은 아동의 삶에 있어 사회적 환경, 감정, 신체 감각에 높은 의존을 보인다. 예를 들어, 아동은 정상 신경근과 생화학 시스템을 적절한 경험의 결핍의 영향 또는 불리한 경험에 노출 되어서 좋지 않게 발달할 수 있다. 반대로 아동은 초기에 적절한 기회가 제공되는 경우 예상치 못하게 기술과 능력이 발달함에도 불구하고, 이 시스템 내 비효율적이거나 비정형적인 기능의 장애가 있을 수 있다. 발달의 과정이 변할 수 있는 가능성은 초기 발달에서 가장 강력하다(Diamond and Hopson, 1999): 4장은 초기 중재 운동의 토대에 관한 양식이다: 초기 중재뿐만 아니라 대부분 다른 중재 프로그램은 성장과 발달 단계가 여전히 능동적인 아동을 위한 것이다. 신경계의 발달과 변화가 있을 가능성의 인식은 발달적 신경가소성이 지난 50년 넘게 건강 프로그램과 교육의 영향이 크다 (Nelson, 2000; Shonkoff, 2000). 그러므로 많은 소아 작업치료 중재 프로그램은 어린 아동의 새로운 작업고용 지지를 위해 수행기술과 수행패턴의 기초를 세우는데 초점을 맞춘다. 중재는 어린시절에 걸쳐 각 발달단계로 인한 다양한 도전을 충족시키기 위해 유아기에서 청소년기를 통해 변화한다 (그림 20-2).

모든 작업치료 중재는 배경 내에서 개인의 능력과 기술, 흥미 사이의 역동적인 상호작용에서 나타난다. 기초가 되는 기능과 구조를 개발하고 그들이 더욱 성숙하고 확립될 경우에도 아동기와 청소년기에 성공적으로 참여하기 위해 필요한 즉각적이고 지속적인 기술을 해결하기 위해 필요하다.

소아를 치료하는 치료사는 각 아동을 위한 대부분 개별에 맞는 접근과 최상의 신중한 선택으로 임상적 추론과 비평적 사고를 지지하는 지식과 기술에 의존한다. 아동, 가족, 보호자와 다른 팀의 인원과 관련해서 치료사와 몇몇 경우 작업치료 보조는 프로그램의 목적과 원인을 찾고, 세팅의 중재 접근으로 인한 도구를 계획할 것이다. 모든 소아 작업치료 프로그램을 위한 궁극적인 목표는 어린시절의 작업을 통해 작업 안에 성공적인 참여를 촉진시키는 것이다 (Crepeau, Cohn and Schell, 2003).

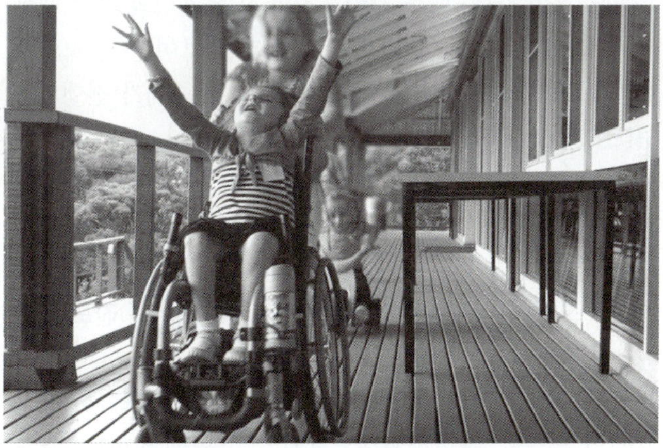

그림 20-2 직접적 중재는 다양한 아동을 포함한다. 이 소녀들은 실제로 장소에 간다.

핵심정리 (Here's the Point)

- **소아 작업치료의 발달 경로는 아동 작업에 영향을 받고 아동의 능력을 믿고 지지함으로써 역동적인 신경가소성과 발달의 원칙을 믿는다**
- **개개인 아동 뿐만아니라 다양한 환경과 아동이 참여할 수 있는 상황을 고려해야 한다. 각 상황은 성공적인 상호작용을 지지하고 자신에게 도전한다.**
- **작업치료는 아동이 자연 발달 경로에 영향을 받는 것에 초점 맞추며, 아동을 그들의 작업에 참여하도록 지지한다.**

작업치료 중재의 지원 참고의 이론과 틀

(Theories and Frames of Reference Supporting Occupationnal Therapy Intervention)

작업치료사는 그들의 임상적 수행을 이끄는 근거를 발전시키고 이론적인 틀의 넓은 영역을 사용할지라도, 이 세션에서 임상적 추론 진행을 증명하는 목적을 위한 중재 접근의 몇몇 예를 보여준다. 포함: 감각 통합, 신경발달적 치료와 인지 또는 "상-하" 접근, 이 참고의 틀은 일반적으로 소아 작업치료와 환자의 요구에 달려 있으며 보완하는 방법을 결합하여 종종 사용된다.

각각의 이론이나 참고의 틀은 다음에서 정보가 요약되어 있다:

- 접근법에 대한 주이론가나 창시자
- 새로운 참고문헌
- 기능영역의 일반적 접근
- 접근법의 독창적인 특징
- 주요 환경, 장비와 자재
- 아동기 작업에 기여하는 접근법의 방향
- 접근 방식을 위한 근거
- 작업치료 실행의 틀과 관계된 접근 방법

이러한 요약은 다음에서 사용되는 각 접근에 대한 간략한 배경을 제공하기 위한 것이다. 치료사는 다양한 틀을 적용하고 배우게 되며 준비된 것을 사용하고 접근하는 것이 중요하다는 것을 인정하며 편차가 생기는 것과 이유를 인식해야 한다.

감각 통합

정의: 감각 통합은 신경생물학적인 것과 작업 이론의 틀에서 학습과 행동에 기초가 되며 운동능력과 주요 감각을 개선하고 이해하는 원칙의 목적과 컨셉을 포함한다. Ayres는 "감각-연결"의 손상이 숨겨져 있다는 것을 알고 아동과 성인이 함께 사용하기 위해 치료를 만들었다. 일반적으로 자폐증 아동들에게 포함되는 행동과 학습의 어려움이 있는 아동에게 다양하게 적용된다.

창시자/주 이론가(s): A Jean Ayres, PhD, OTR, FAOTA Seminal References: Ayres, A. J.(1972); Ayres, A. J.,(2005)

일반적인 영역의 평가

- 시지각
- 촉각구별
- 전정/고유수용성 기능
- 자세조절
- 실행
- 감각 민감성(예, 감각 방어, 중력 불안장애)
- 환경적 감각 조건과 실행 요구

접근의 특징 구별

- 촉각, 고유수용성과 전정감각을 특별히 집중하여 감각적 환경의 평가와 수정
- 치료는 놀이의 상황 내에서 제공된다.
- 치료적 활동의 순서가 정해져 있지 않다.
- 아동은 치료적으로 상호작용을 능동적으로 이끌며 선택하는 것을 돕고 치료에 능동적으로 참여한다.
- 치료사와 아동은 활동/상호작용의 구성을 협력한다.
- 치료사는 조심성있게 주의깊고 민감하게 아동의 능력을 잘 봐야하며 활동하는 동안 영향을 주며 적정수준의 관심, 각성을 유지한다.
- 치료사는 신중하고 일관되게 "바로 도전"을 제공하는 수정된 활동을 한다.
- 초점 집중력은 작업 수행의 적응적인 반응이 연결된 행동의 조직과 실행 자세-눈 조절, 자기 조절을 말한다.

환경/장비/자재

- 안전하게 흔들고 움직이고 점프, 충돌할 수 있는 충분히 넓은 공간을 깐다.
- 장비의 유연한 배열
- 정지된 장비를 포함하여 촉각, 고유감각, 전정감각 느낌을 제공하는 장난감 및 장비의 유용성
- 조용하며 고요한 지역의 융통성

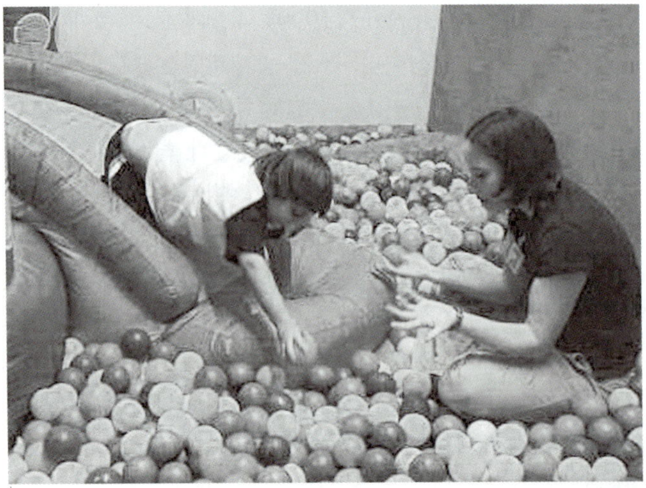

그림 20-3 Ayres의 감각통합에서는 아이의 측면에서 적극적인 참여성을 중요하게 여긴다.

- 적응 노트를 도출

어린시절 작업에 기여: Ayres는 환경에 도전하는 적응 반응을 만들어내는 적극적인 참여를 강조하며 "사용을 하기 위해" 감각 통합을 강조하였다(1972). 그녀는 지금 우리가 부르는 *작업*을 설명하는데 이 언어를 사용한다. 감각통합 접근 방법은 중력 불안, 부족한 자세 인식과 안정성, 행동의 혼란 그리고 실패에 대한 가능성을 포함하여 감각-기반의 불편을 최소화하면서 기초 능력과 성공에 대한 기회를 극대화 한 놀이를 아동에게 적극적으로 참여하도록 한다 (그림 20-3).

접근방식의 근거: 감각 통합 접근의 유효성과 관계되어 출판된 것이 70편 이상 된다; 그러나 방법론의 일관성 부족은 결과의 해석에 영향을 미친다. 출판된 연구는 일부 연구 효과를 보여 주며, 다른 사람은 명확한 유효성의 부족 때문에 문제에 접근하며 함께 혼합된 결과를 보여준다. 노력은 효과를 조사하기 위한 방법으로 표준화된 중재가 진행되고 있다(Parham, Cohn, Spizer, Koomar, et al., 2007).

*Ayres의 감각 통합*은 지금 등록되어 있는 용어이다. 감각 통합 중재는 Ayres의 감각 통합 척도의 정확도가 표시되어 있다 (Parham et al., 2007; Parham et al., in press). 중요한 것은 척도에 명시된 구조 요소는 진보된 훈련, 적절한 평가방법과 도구, 보호자 교육을 제공하고, 전문화된 공간에 치료 제공에 필수적인 장비를 포함하여 전문적인 연습을 포함하여 이 방법의 사용을 말한다. 진행 원칙은 상황 내에서 증가된 적응의 목표를 향하여 감각-기반 중재의 제공에 필수적인 10개의 대화형 요소를 설명한다.

신경발달적 치료(NDT)

정의: NDT는 기능적 수행 향상을 위해 아동의 자세와 움직임을 손으로 만지면서 지도하는 치료 방법이다 (Barthel, 2008). 이 방법은 뇌성마비를 가진 아동을 위해 1940년에 의사 Karel과 Berta Bobath에 의해 고안되었다(Bobath, 1948).

창시자/주 이론가(s): Karl과 Berta Bobath

Seminal References: Bobath, B. (1948); Bobath, B., and Bobath, K (1962); Bobath, B. (1967); Bobath, K. (1980)

일반적인 접근 영역

- 자세 조절
- 신경근계 기능
- 운동 패턴/반응
- 자세 메커니즘과 조절
- 근력/긴장도
- 관절가동범위
- 공동의 근육 패턴

접근의 구별되는 특징

- 특별한 손치료 기술은 정상적인 움직임 패턴을 촉진하고 비정상적인 반사와 움직임 패턴과 강직을 억제한다.
- 치료사는 아동의 운동 반응과 "조절의 키 포인트"를 기초로 하여 중재를 가이드 한다.
- 치료적 활동은 아동의 파트를 수동적인 것과 능동적인 움직임 둘 다 포함한다.
- 기초적인것/ 발달적인 움직임 패턴과 순서화에 집중한다.

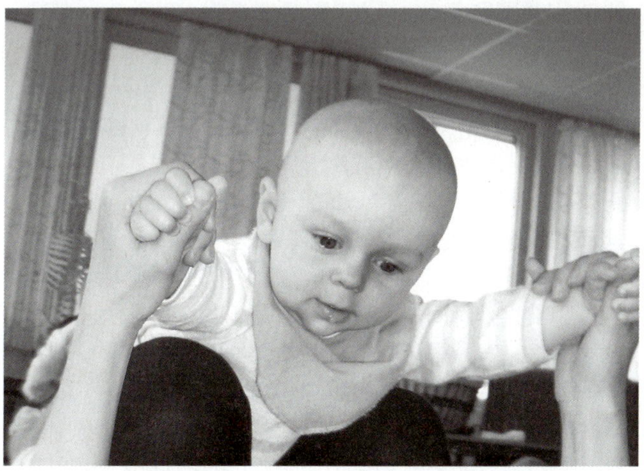

그림 20-4 신경발달치료 (NDT)와 같은 접근법의 사용은 움직임 패턴과 기본적 운동조절의 발달을 이끌어낼 수 있다.

- 일상 생활을 이끄는 접근에 이어지는 것의 결핍에 대한 우려가 실제 생활을 설정하여 더 많은 기능적인 임무를 포함하는 접근방식을 적용한다.

환경/장비/자재

- 공, 긴 베개, 등
- 거울
- 등산 기구(계단 포함)
- 돗자리를 깐 영역

어린시절 작업에 기여: NDT 접근은 물리치료와 의학으로부터 처음 나왔기 때문에 작업에 초점을 맞추지 않고 처음에 적용한다. 그러나 이 접근의 적용은 작업치료사가 기본 자세조절 방법의 명확한 표현과 작업 수행을 만족하고 성공적으로 효율적인 움직임 패턴에 기여할수 있게 이끈다 (그림 20-4). 최근에 NDT의 적용은 작업-중심 활동 내 효율적인 움직임 패턴을 지지하는 기능적인 접근과 관계 있다.

접근의 근거: 감각 통합의 틀은 NDT 연구에서 방법론의 투명도의 부족에 의해 지연되었다. 효과에 대한 증거가 공통 관심사로 제기된 결과, 일반화에 대한 문제가 혼합되어 있다. 몇몇 연구에서 관절가동범위가 증가된 것이 발견되었다 (Butler and Darrah, 2001)

인지 또는 "상-하" 접근

정의: 일상적인 작업 수행(CO-OP)에서 인지 지남력은 어려운 수행 운동-기반 기술을 가지고 아동을 위한 치료적인 치료 접근이다.

창시자/주 이론가(s): Missiuna, Law, Mandich, Polatajko, Pollock

Seminal References: Missiuna, C., Mandich, A., Polatajko, P., and Malloy-Miller, T.(2001);Polatajko, H. J., Mandich, A. D., Missiuna, C., Miller, L.T., Macnab, J., and Malloy-Miller, T. (2001); Law, M., Missiuna, C., Pollock, N., and Stewart, D. (2005)

일반적 평가 영역

- 사용되어진 인지 전략의 효율성
- 작업과 환경 사람과의 상호작용과 지식 사용, 아동의 동기부여에 관한 평가를 포함한 역동적인 수행 분석 (작업 수행)
- 상태, 필요조건과 환경의 자원

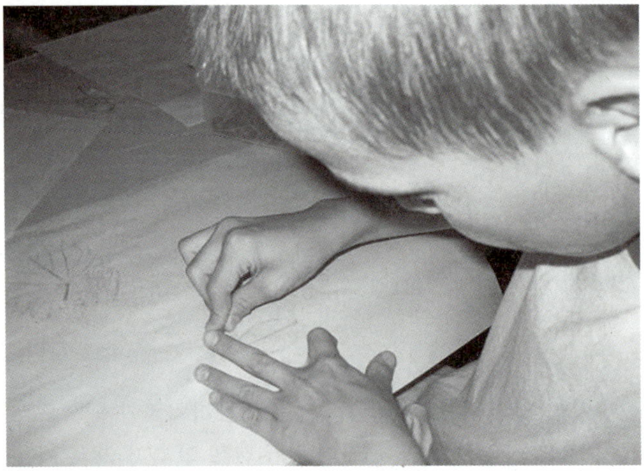

그림 20-5 직접적으로 종이와 연필을 사용한 활동은 학업에 필수적인 소운동 기술을 향상시키는 하나의 접근법이다.

접근의 구별되는 특징

- 인지 전략의 아동의 전범위를 강조
- 치료사는 아동에게 정제된 전략과 평가와 사용하는 것을 돕는다.
- 아동-중심 문제 해결
- 아동을 선택한 목표에 참여시키기
- 기초 기술보다 오히려 작업의 수행에 초점 맞춘다.
- 습득한 기술의 일반화를 강조

환경/장비/공급

- 일상생활의 물건과 환경
- 학습 측정기준
- 발달한 적절한 물질
- 카드 분류
- 활동과 전략
- 적응 도구와 보조기기

어린시절 작업에 기여: 상황에 참여하는 과정을 통해 아동은 끊임없이 변화하는 환경과 매일 상호작용을 통해 복잡한 기술 증가로 발달한다. 인지적 접근을 사용하는 치료사들은 아동의 관점과 중재를 제공하는 결정된 목표가 포함되는것과 밀접하게 집중하며 일상생활, 교육, 일, 놀이, 사회 참여와 같은 다양한 작업 영역을 수행하는 것을 직접적으로 향상시킨다 (그림 20-5).

상황 20-2 Cody: 오늘 어디로 비행기를 조종할 수 있나?

감각 통합 틀

Cody는 원기 왕성한 7살 소년이며 과거에 그의 작업치료사는 Jenny였으며, Cody는 자신의 신발과 양말을 떨어뜨리거나 그에게 숨거나 치료실 문을 통해 도망갔다. "오늘은 무엇을 하며 놀까? Cody?" 제니가 물었다. Cody는 장비의 조각사이를 달리고 잠깐 점프를 멈추거나 오르고 길을 따라 빙글 돌았다. 방 안에 무거운 긴 베개를 휘두르고 큰 방을 가로질러 걷는 것을 제니는 잠깐 동안 보았다. "와우, 이것은 무거워-나를 도와줄 강한 남자가 필요해." 제니는 크게 말했다. Cody는 멈춰서 제니를 보며 말했다. "그건 쉬워요. 내가 할 수 있어요" Cody는 방을 가로질러 장비의 큰 조각을 밀쳐내고 제니를 도우러 왔다. 그는 그의 에너지로 무거운 그네를 밀쳐내고 열심히 노력했고 Cody는 또한 과제에 집중을 했고 천천히 내려가서 그가 무엇을 원하는지에 대해 이야기를 시작했다. 이것은 단지 삼촌이 날으는 것처럼 747만큼 큰 것이다. 머리 위에 매달려 있는 고리 각 끝에 줄을 잡고 주변에 긴 베개를 휘두르며 잡는 자세를 제니가 Cody를 도와줬다. 곧 휘두르는 것이 안정되었고 Cody는 점프하며 긴 베개 일부에 걸쳐 있고 줄을 붙잡았다. 계획, 시간 또는 스스로 흔들 수 있도록 필요한 순서화 기술을 가지고 있지 않았다. 제니는 그 움직임을 따라 Cody의 팔이 자연스레 움직이고 흔들 수 있도록 하였다. "우리는 이 날개에 더 빙빙도는 장치를 한다" 그녀는 말했다. Cody는 제니의 도움으로 간헐적이고 부드럽게 밀어서 그의 팔이 움직이도록 흔들면서 추진할 수 있었다. "우리는 어디로 날아가니, Cody?" 제니는 물었다. "알래스카" Cody는 말했다. "오, 그거 재밌군" 알래스카에서 볼 수 있는 흥미로운 것이 여러 가지가 있다. 그러나 Cody는 앞서서 보았다. "저기 눈보라다!" Cody는 줄과 함께 급격히 움직이는 것에 반응했다. 그의 몸은 좌우로 흔들렸고 균형을 유지하기 위해 열심히 노력했다. 제니는 좋은 날씨와 거칠거칠함을 통하여 "날기"를 통해 흔드는 것을 Cody에게 도움을 주었다. 그들은 알래스카에 도착했을 때 결심하였다. 음식과 공급의 일부가 떨어지는 것을 사용할 수 있는 탐험가와 과학 캠프 아래에 있을 것이라 제안했다. Cody는 '그의 비행기 조종'을 계속하는 동안 제니는 다양한 크기와 중량의 콩 봉지를 가져들고 공중 투하에 사용할 수 있도록 좋은 대상을 찾을 수 있는지 방 주변을 둘러보는 것을 Cody에게 물었다. Cody는 골판지 상자와 양동이와 타이어 내부 튜브의 쌍을 지적했다. 제니는 Cody 주변에 대상을 배치하고 "과학 정거장"을 타겟으로 가상 공급 다발을 던지는 것을 시도한다. 때때로 Cody는 자신의 무릎을 세우거나 서서 흔드는 것을 "멈춘다" 다음 치료 세션에 제니는 Cody의 엄마에게 집에서 할 수 있는 다양한 활동을 제안했다. 제니는 학교에서 Cody를 위한 가능한 대안적인 좌석 배치를 논의하고 Cody의 교실을 방문하였다.

접근을 위한 근거: Polatajko 등(2001)은 발달적 협응 장애를 가진 아동을 위한 인지적 접근과 관련하여 소수 인원으로 예비 연구와 단일 주제 연구로 기대할 수 있는 결과를 연구했다. 연구는 인지적 접근을 적용을 하였고, 작업수행을 도전하여 인지 전략의 발달이 증가되는 것과 (Sangster et al., 2005) 아동의 목표설정을 알려주는 활동에 자신의 능력을 인식하며 다양한 장애를 가진 아동의 능력을 보여준다 (Missiuna et al., 2006).

중재 접근의 적용 원칙 (Applying the Principles of Intervention Approaches)

중재 특정 접근 방식과 관련된 원칙에 대해 배우는 것은 한 가지이다. 그들 행동을 보는 것은 매우 다른 것이다. 다음 삽화에서 우리는 당신이 작업치료 실행에 맞닥뜨린다면, 당신이 그들을 각각 설명하며 삶에 대한 접근법을 가진다.

표 20-1 ● 치료의 촉진, 목적과 영향 - Cody

치료의 촉진	목적과 영향
Cody가 스윙을 설정할 수 있도록 권장	Cody는 생산적인 활동을 시작하는데 문제점이 있었다. 제니는 Cody가 더 집중하고 조직화 하는 것을 도우며 감각 경험을 특별하게 선택할수 있다는 것을 알았다. 이 경우에 그녀는 옮기고 스윙을 설정할 수 있도록 도우며 "무거운 작업"을 첫 번째로 그에게 권장하였다. 이것은 자신의 고유감각 시스템을 활성화하면 종종 평온하며 정리가 된다. 제니는 또한 Cody가 스윙과 같은 전정 시스템을 활성화하는 움직임 활동을 즐겼으며 이것은 그를 장소 장비의 조각에 관련된 것이며 따라서 다른 요구에 협력할 수 있는 기회를 준다. Cody는 선택된 감각 경험이 시작되고 참여되는 것을 돕는 것을 제공하며 활동의 참여를 권장한다. 이 컨셉은 집과 학교에서 Cody를 위한 다른 상황에 적용될 수 있다. 그의 부모님은 그가 교실에 들어갈 때 더 집중할 수 있도록 도우며 활기있는 감각 운동 놀이 활동을 위한 학교가기 전 각각의 날에 운동장에 15분 보내도록 허락하였다. 그들은 그가 활동 휴식이 필요할 때마다 사용할 수 있는 가정에서 자신의 출입구에 턱걸이 바를 설치하였다. 게다가 "시작하고 참여할 수 있도록" Cody를 도우며 그는 균형, 공 기술, 필기와 협력적인 스포츠 활동을 위한 협응의 개발을 더 할 수 있는 기회를 준다.
스윙 움직임을 하기 위해 펌핑 활동과 함께 Cody를 돕는다.	Cody는 스윙 움직임을 하기 위한 그의 행동에서 양손의 협응과 계획, 타이밍과 순서화에 문제가 있다. 상상의 "de-icing" 행동일지라도 적절한 운동을 만들기 위해 Cody를 도우며 제니는 과제에 성공적인 느낌과 몰두해 있는 Cody를 돕는다. 이러한 지원은 자체적이고 자기 강화적인 즉, 자신을 더 독립적으로 나아가는 것을 도와준다. Cody는 원숭이 바를 가로지르는 것과 운동장의 그네를 뛰는것과 같은 많은 다른 놀이 활동의 계획된것과 비슷한 양쪽으로 하는 순차적인것, 시간이 정해진 행위를 하는 것이 필요할 것이다. 의미있는 과제의 성공적인 느낌은 또한 그의 환경 안에 숙달된 그의 감각을 강화하고 Cody의 자아존중감을 증진시킬지도 모른다.
"거친 날씨를 통해 나는것"의 아이디어를 소개한다.	Cody는 그가 "알래스카"를 거짓으로 날면서 그네를 타는 놀이 활동을 계속하면서 흥미를 보여주었다. 제니는 Cody가 자세 조절, 균형과 바로서기/평형 반응의 기술이 발달되는 것이 필요하다는것을 안다. 그가 타는 속도와 매끄러운 것을 변화하여 제니가 이러한 배경의 움직임을 더 개발하고 변화를 조절하는 Cody의 능력에 도전하고 촉진시킨다. Cody는 책상에서 글을 쓰는 동안 자전거를 타는것과 같은 더 많은 활동 과제를 주는 것 뿐만 아니라 그의 자세를 조정하며 유사한 자세 조정을 만드는 것이 필요할 것이다.
과학센터에 공급팩을 떨어뜨리는것의 상상의 게임을 제안한다.	Cody의 균형, 자세조절과 운동 계획 뿐만아니라 재미있는 목표 게임을 향상시킬수 있는 힘의 양 정도의 능력과 눈 손 협응을 사용할수 있다. "계획된 액션 장면"의 이 타입에 향상되는 능력은 축구에 패스를 위해 노력을 다하는 것과 같은 운동장에서의 활동이 Cody에게 도움을 줄 것이다. Cody는 쓰고 자르는 것과 같은 섬세한 과제에서 눈-손 협응을 증진시키는 것을 돕는다.
교실 좌석 수정에 대한 제안	제니는 움직임 활동을 위한 기회를 가지는 것을 도우며 Cody에게 많은 것을 배웠다. "바로" 좌석의 해결책을 찾고, 예를 들어, 부풀어진 쿠션, 치료 공, 의자 다리에 걸쳐 뻗어지는 치료밴드의 조각은 감각의 종류를 Cody에게 제공하고 있으며, 그는 그의 의자에 등을 기울이며 유지하는 것이 필요하거나 교실의 부족으로 그에게 파괴적인 것을 요구할지 모른다.

첫 번째, 당신은 Cody를 만나면 치료사가 운동계획과 자기조절이 증가되는 그의 요구를 충족시키기 위해 감각 통합을 선택한다. 그 후 Trina와 그녀의 치료사는 발달의 이정표에 달성하고 자세를 향상시키도록 신경발달적 치료의 사용을 실례로 명확히 할것이다. 마침내, Tanesha와 그녀의 치료사는 Tanesha의 목표를 충족시키기 위하여 인지적 접근을 사용한다. Cody의 작업치료 프로그램은 감각 통합 중재 접근의 적용을 증명한다. 예를 들어, Cody는 스포츠와 게임과 사회적 상호작용을 위한 놀이 기술과 개인의 공간 인식과 전환하는 능력이 필요하며, 그의 책상을 정리하고 필기하는 것과 같은 학급 업무와 함께 노력하는 어린이인지도 모른다. 제니는 Cody의 치료 세션을 가이드하는 감각통합 접근의 모든 핵심 원칙의 적용을 증명한다. Cody는 어리며 그의 평가 결과는 지역사회, 학교, 집에서 성공적인 참여를 위한 그 나이에 맞는 능력의 발달이 필요한 기본적인 운동계획 기술들, 감각 지각이 상당한 어려움을 준다는 것을 보여주었다. Cody의 작업치료 프로그램은 따라서 신경계 안에 기초 진행의 발달을 촉진하도록 특별

상황 20-3 Trina: 공으로 놀자

신경발달적 치료 접근

Trina는 아름다운 24살의 여자로 그녀의 엄마 Sara, 그녀의 아버지 Joe, 그리고 그녀의 3살 많은 언니, Maria와 함께 살고 있다. Trina의 부모님은 그녀가 가족들과 함께 테이블에서 먹고 앉을 수 있고 그녀의 쿠션으로 언니와 같이 놀며 모든 영역에서 가능할 정도로 발전하기를 원한다. Sara는 매우 어렵게 임신을 했고 26주 동안 누워 있었다. 30주에 Sara는 일찍 노동을 경험했고 Trina는 2개월 일찍 조산으로 태어났다. 분만하는 동안 많은 수의 합병증과 Trina의 삶의 첫 몇 주는 그녀와 그녀의 가족은 매우 스트레스를 받았다. Trina는 이 시간 동안 의학적 역행의 숫자를 경험했고 6주보다 더 NICU가 남아있었다.

Trina가 집에 왔을때 Sara와 Joe는 스트레스를 상당히 경험했다. Maria는 밤에 여러 번 깨고 더 많이 들러붙어서 떨어지지 않았다. Sara는 그녀의 가족에게 생활에 정착하고 그녀의 새 아기를 좋아하려고 노력했다. 그녀는 어려운 임신과 분만과 같은 것을 통하여 안심이 되었고, 가족은 이제 Trina가 집에 있을 때 뒤로 모든 것을 넣을 수 있다고 기대하였다.

그러나 Trina는 몇 달 뒤 이 시간에 새로운 걱정거리가 생겼다. 그녀는 Maria와 같은 방법으로 그녀의 머리를 드는 것을 유지하는 능력의 발달이 안되었고 Sara가 집을 때 뻣뻣한 것 같았다. Trina가 13개월 지난 시간에 그녀는 소아 신경외과에 의뢰하였다. 18개월의 나이에 Trina는 뇌성마비 진단을 받았다. Trina는 그녀의 팔과 다리 둘 다 비대칭적이고 그녀의 오른팔과 다리가 증가된 긴장도 때문에 관절 가동범위가 감소되었는 것이 보여졌다.

Leslie 소아 작업치료사는 신경발달 치료 틀을 포함한 중재 접근의 다양한 특별한 훈련을 하였다. 그녀는 Trina와 Sara와 함께 일을 하기 위해 일주일에 이틀을 Trina의 집에 갔다. 24개월에 Trina는 이 자리에 있게 된 후 독립적으로 앉기가 가능해지고, 최소한 촉진을 주면, 그녀의 등과 배 위에서 둘 다 구를 수 있었다. 오늘날 Sara는 치료용 볼을 가로질러 그녀의 배에 Trina를 놓기 위해 치료사의 명령에 따라 오게하며 자세 조절점을 그녀의 엉덩이에 그녀를 유지하는 방법을 Leslie가 보여주었다. 그녀는 적당한 양의 지지를 제공하며 Trina의 향상된 구르기 능력은 치료활동에서 이어지는 방법과 관련이 있다고 Leslie는 Sara에게 말했다. Leslie는 앉아있는 Trina에게 치료용 볼로 그녀의 옆에서 옆으로 앞에서 뒤로 움직였다. Trina는 움직일 때 낄낄거리면서 즐거워하며 웃었고 이완되면서 그녀는 움직였다. 잠시 후에, Leslie는 Trina에게 그녀의 배에 구르면서 촉진하였고 그녀의 앞에 Trina의 손 밖으로 공을 앞으로 가져왔다.

Leslie는 Sara가 Trina의 손으로 공을 앞으로 가도록 그녀의 체중을 지탱하기 위해 그녀의 앞에 와서 하도록 격려해주며 이 행동을 도와주도록 Sara를 격려해준다. 이 활동을 하는 동안 Leslie는 Trina의 몸통을 조절하고 부드럽게 움직이게 촉진하며 그녀의 손을 놓는다. 그녀는 Trina의 반응을 관찰하고 그녀의 손에 체중을 지지하고 그녀의 어깨 거들, 몸통, 골반이 대칭적인지 관찰한다. 이후 Trina는 준비 활동을 잘 받아들이고 Leslie는 그녀가 네발로 체중지지를 잘 할 수 있는 방법을 결정하여 그녀의 엉덩이를 지지하며 Trina가 네발기기 자세로 볼 위를 왔다갔다 할 수 있게 한다.

이전에 Trina의 머리는 이 자세로 아래로 매달려 있고 그녀는 그녀의 상지와 다리를 통해 똑같이 체중지지를 하지 못했다. 지금 그녀는 그녀의 손, 무릎, 발 사이에 조금은 잠근상태에서 머리를 드는 것을 유지한다. Leslie는 그녀의 머리를 들고 그녀의 체중을 이동하는 Trina의 능력은 앞으로 기어가고 후에 걷기까지 중요한 단계인 것을 Sara에게 설명한다. Leslie는 웨지 형태에 Trina를 놓고 그녀에게 화려한 장난감을 잡고 유지하라고 Sara를 요청한다. Trina는 Sara의 목소리와 그녀를 보기위해 고개를 들어 가져오며 흥미있어 했다. Leslie는 엎드린자세에서 그녀의 움직임을 촉진시키기 위해 Trina의 엉덩이와 몸통을 그녀의 손을 두고 다시 전략적으로 하였다. Leslie와 Sara는 Trina가 옆으로 조금 구르기 시작하고 Sara와 장난감을 향해 그녀의 손을 뻗는것을 보고 둘 다 놀라워했다. Trina가 뻗을 때 그녀는 "ma" 라고 소리를 만들었다. 그 때 Leslie와 Sara는 둘 다 "저거 봤어?"라고 말했다.

한 디자인의 접근을 강조한다. 표 20-1은 기능을 위한 영향과 기초를 이루는 근본적 이유를 강조하며 Cody의 작업치료 세션의 특별한 요소의 예를 제공한다. 표 20-2는 기능을 위한 영향과 기초를 이루는 근본적 이유를 강조하며 Trina의 작업치료 세션의 특별한 요소의 예를 제공한다. 표 20-3은 기능을 위한 영향과 기초를 이루는 근본적 이유를 강조하며 Tanesha의 작업치료 세션의 특별한 요소의 예를 제공한다.

표 20-2 ● 치료적 촉진, 목적과 의미 - Trina

치료적 촉진	목적과 의미
Leslie는 Trina를 치료 공에 앉히고 그녀를 옆에서 옆으로 앞에서 뒤로 부드럽게 움직인다.	발달하기 위해 기능적인 움직임 패턴과 발달 단계를 성취하며 아동은 중력 중심을 포함하여 자세의 변화에 반응할 수 있도록 요구된다. 중요한 초기 움직임 패턴은 중력을 대항해 목과 머리를 신장시켜 유지하는 것과 같은 "항중력" 활동이 포함된다. Leslie는 Trina가 공에 앉아있는 동안 머리와 목의 신장을 촉진한다. 그녀는 또한 몸통 늘리는 것을 촉진시키고 자세를 높게 지지하면서 외측으로 체중 이동을 한다.
Leslie는 그녀의 복부에 Trina를 뒤집고 그녀의 앞에 Trina의 손으로 공을 앞으로 가져와서 공이 앞으로 갈 때 그녀의 체중을 지지한다.	손의 보호 신전은 중요한 초기 반사이다. 보호 신전은 Trina와 함께 Leslie의 치료 때문에 자세 근육의 대칭적인 활성화가 더 발달이 된다. Trina는 그녀의 팔과 몸통을 통해 대칭적인 체중지지가 현재 시작이 된다. 이 활동을 하는 동안 Leslie는 최적의 움직임 패턴과 대칭적이며 Trina의 몸통과 어깨의 안정화를 보장하며 주의깊게 관찰한다.
Leslie는 Trina를 네발로 체중을 지지할 수 있게 엉덩이를 더 잘 지지하고 네발기기 자세로 움직였다.	이후 Trina는 앉기를 마스터하고 구르기를 하며 그녀의 손을 지지를 하며 체중을 지지하고 머리/목 신전이 더 잘 되는것을 보여주었고, Leslie는 Trina를 앞으로 움직였고 네발기기로 앞으로 디딤돌처럼 네발기기 자세를 유지하였다. 공 활동처럼 Leslie는 그녀의 손과 Trina의 엉덩이, 몸통과 어깨의 근위부 영역에 필요한 안정성과 함께 균형 움직임을 돕고 Trina의 움직임을 가이드 하였다. 이 자세로 Trina는 첫 번째 단계를 촉진하고 그녀는 Trina의 이 자세에 부족한 것은 손으로 만지면서 촉진하여 결국에는 앞으로 나아가는 활동을 하고 최대한 지지를 할 것이다.
Leslie는 딱딱한 웨찌에 Trina를 놓고 그녀를 화려한 인형을 유지하게 Sara에게 요청한다.	그녀에게 최근 발달된 기술과 함께 하며 머리/목 신장과 체중지지와 체중 이동을 하며 Trina는 몇몇 뻗는 활동을 시작하는 것을 두려워한다. Leslie는 Trina를 안전하게 놓고 지지된 자세와 시각적 동기와 마음을 끄는 인형을 제공한다. 초기에 촉진을 하고 Trina는 그녀의 판 팔이 체중을 지지하여 인형에 손을 뻗고 자유롭게 외측으로 체중 이동을 시작한다. 그녀의 주변세계의 다른 물체와 인형과 함께 놀고 탐험하고, 찾는 것이 더 나아질 것이며 Trina를 위해 발달이 된 새로운 문을 열기 시작할것이며 체중 지지, 체중 이동, 대칭적인 것과 안정성이 증가된다.
Leslie는 그녀가 Trina의 지지의 양을 오른쪽으로 하며 그녀의 치료활동이 이어지게 된 것을 Sara와 관계있는 방법으로 Trina의 증가된 구르기 능력이라 생각된다고 Sara에게 말한다: 그리고 Leslie는 중요한 단계로 앞으로 기기와 후에 걷게 되는 그녀의 체중을 이동하고 머리를 들고 유지하는 Trina의 능력을 Sara에게 설명한다.	NDT접근을 할때 어린 아동을 사용이 되고 부모님과 간병인이 관련되는 것이 중재의 성공의 중요한 양상일 것이다. 좋은 움직임 패턴과 자세를 지지를 하고 보호자는 아동을 움직이고 유지하는 상태에서 강화될 수 있다. 반면에 보호자는 치료사에게 예상될 수는 없고 그들은 비적응된 자세와 그들의 아동의 움직임 패턴을 피하고 치료사의 소개된 활동이 이어지도록 중재 프로그램이 강회되고 지지될 수 있다. 그 자세와 움직임이 더 잘 이해가 되면 그들의 아동은 기능적인 운동성이 중요할 것이며 그들은 방법에 따라 제안이 될 지 모르며 환경이 수정되고 적응 장비를 위한 요구가 이해될 가능성이 높을지 모른다.

상황 20-4 Tanesha: 너는 얼마나 높은 곳에 도달할 수 있니?

인지 또는 "상-하" 접근

Tanesha는 그녀의 학교 첫날 입고 있는 새 자켓과 신발을 자랑스러워했다. 상냥하고 행복한 12살의 그녀는 약간 불안했지만 중학교에 입학하고 활기가 찼다.

Tanesha의 작년 초등학교 때 그해 여름 전에 심각한 교통사고에 말려들어 떠들썩하였다. Tanesha는 손목 손상과 더불어 외상성 뇌손상을 경험했다. 그녀는 입원하여 재활치료 2달 후에 학교 1달을 놓쳐 버렸고 작업치료를 포함한 다양한 서비스의 지원과 함께 학교로 천천히 들어갔다. IEP팀은 그해 마지막에 만나서 그녀가 가을에 중학교를 다녔을 때 Tanesha는 작업치료 상담의 혜택을 누릴 수 있을 것이라고 결정하였다.

Tanesha는 학교 첫 주의 마지막에 작업치료사인 Veronica와 함께 만나는 기회를 가지게 되었고, 비록 그녀는 그녀의 새 학교에 대해 여전히 열심히 하고 있지만 그녀는 주말에 들렀을 때 더 퇴보되었고, 그녀는 Veronica가 그녀와 이야기를 하려 할 때 아래를 내려봤다. Veronica는 그녀에게 이번 해에 학교에서 몇 가지를 함께 도와주는 것이 필요할지 모른다고 생각하며 Tanesha를 요청했다.

Tanesha는 작업치료사인 마리솔을 최종 학교에서 알게되었다고 언급했다. 그들이 말하고 있는 동안 Veronica는 몇몇의 채색된 분할자와 라벨링 머시인과 함께 노트북을 가져왔다. Tanesha는 그녀가 기대되어진 것보다 더 열심히 학교를 다녔다고 말했고 Veronica는 행동을 시작했다. 그녀는 그녀의 오른쪽에 있던 의상 한 벌과 그녀가 원하는 방법으로 머리를 하고 학교를 가기 위해 준비하는 시간이 2시간 걸렸다. 다른 소녀의 몇몇은 우아하게 손톱을 바르고 메이컵을 하기 시작하는데 Tanesha는 자신을 위해 그런것들을 할 수 없을거라고 생각하였다. 그녀는 또한 학급에서 학급으로 얻는것이 힘들었고 그녀는 작업에서 쓰면서 유지하는데 힘들다고 Veronica에게 말했다.

Veronica는 학교에서 더 쉽게 할수 있도록 도와주며 장소안에서 몇 가지를 할 수 있을 때까지 일주일에 1번 그들을 만난다고 Tanesha에게 말했다. 처음 몇 세션 동안 Veronica는 Tanesha에게 Canadian Occupational Performance Measure (COPM)(Law et al., 1998)을 하였고 그녀가 더 쉽게 할수 있게 그녀에게 말해주었다. 학교가기 전과 체육수업과 다른 치장하기 활동 등 그녀 머리를 관리하는데 문제점이 많았다.

Veronica는 Tanesha의 몇 수업을 관찰했고 그녀의 대학에서 똑바로 걷는 것을 보았다. 그녀는 또한 Tanesha의 엄마와 그녀의 선생님이 Tanesha의 날에 우선적으로 완성된 그림 활동을 하고 만났다. 그녀는 관찰했고 정보를 수집했다. Veronica는 Tanesha의 열정을 고려하고 있는 것들에 대하여 자세히 알고 특히 관심이 갔다. 그녀는 또한 Tanesha를 위해 그들의 기대에 선생님은 유연성 있는 방법으로 몇몇 시간을 보낼 수 있게 결정하였고 지지를 하거나 방해가 되는 Tanesha의 가족-삶의 상황에 그녀를 성공적인 학교의 참여를 하게 한다. 초기 정보가 수집된 후와 평가 기간에 Veronica는 Tanesha 그녀를 위한 창조적인 도전의 어떤 것과 그 자신의 성능을 더 인식하는 것을 도왔다. 예를 들어, Tanesha는 수업중에 그녀의 작업 페이지를 찾기 위해 매우 오랜 시간에 그녀의 숙제를 복사하는 것을 실현했다. 그녀는 그녀의 숙제의 내용에 좀 더 노력하며 이 과제를 하는 것에 시간을 사용하는 것을 실현하였고 그녀는 Veronica가 가져온 것과 동료가 메모를 한 것에 심지어 관심이 있었으며 조직툴을 사용하는 것에 흥분하였다. Veronica는 과제 완성을 보다 쉽게 하기 위해 다양한 전략을 수정하고 개발하도록 Tanesha를 도왔다.

Tanesha는 Veronica와 함께 몇 년 동안 일해서 많은 새로운 기술을 발전시켜 자존심을 표현했다. 그들은 때때로 만나서 서로서로 함께 확인하면서 변했고 주마다 방문했다. Tanesha는 그녀 자신에 대해 더 많은 것을 느꼈다고 말했지만 그녀는 여전히 그녀가 원했던 방법으로 그녀의 머리를 하기를 원했다. 베로티카는 좀 더 이 이슈를 탐험했고 그녀는 Tanesha의 손목 약화가 아직 문제인 것과 그녀의 머리를 고치는 것이 필요했고 그녀의 모션을 지지할 수 있는 작은 스플린트를 만들어야 하는 것을 발견하였다. Veronica는 유행하는 스포츠에서 볼 수 있는 나일론 스플린트를 Tanesha에게 선물을 했고, 그녀의 머리를 고정하고 유지하는 것에 많은 도움을 주는 것을 보았을 때 더 기뻤으며 노력하는 것에 기뻤다. "지금 너의 머리의 뒤를 잡을 수 있겠니, Tanesha?" Veronica는 물었다. Tanesha는 웃으면서 말했다. "나는 하늘만큼 높이 도달할 수 있어요!"

표 20-3 ● 치료적 촉진, 목적과 의미 - Tanesha

치료적 촉진	목적과 의미
Veronica는 만약 올해 학교에서 어떤 것을 함께 도움을 요구할지 모른다는 생각을 한다고 Tanesha에게 요청하였다.	인지적 접근은 개인의 견해적 가치와 아동-중심 접근이다. Tanesha의 중재가 시작되는 것이 준비가 되면 Veronica는 챠트를 검토하고 미리 OT와 함께 이야기를 하였다. 그녀는 곧 정상 궤도에 시작할 Tanesha에 대해 충분히 알고 싶었고, 참여와 그녀 자신만의 치료 프로그램에 참가하고 갖추어지기 시작하여 Tanesha를 이끄는 방식으로 신뢰를 구축하기 시작했다.

표 20-3 ● 치료적 촉진, 목적과 의미 – Trina(계속)

치료적 촉진	목적과 의미
Veronica는 Tanesha에게 COPM을 하였다: 그녀가 어떤 것을 더 쉬운 방법으로 하길 원한다고 말했다: 그녀의 교실에서 조금 관찰했고 교정에서 그녀가 이동하는것을 보았다: 그녀의 어머니와 그녀의 선생님을 함께 만났다.	Veronica는 그녀의 가족과 교육하는 직원과 Tanesha의 우선순위와 환경의 자원과 요구사항에 Tanesha의 도전을 포함한 요구를 결정한 인터뷰와 관찰과 평가를 사용하였다. 이 직원은 환경적 배경 안에 Tanesha의 능력의 작업 현상을 이해하는 것을 Veronica가 도와주었다.
Veronica는 Tanesha에게 과제완성을 보다 쉽게 하기위해 다양한 전략을 수정하고 개발하고 창조적인 도전을 하기 위한 어떤 것과 자신만의 현상을 좀더 인식하는 것을 도와주었다.	역동적인 행동분석은(Polatajko, Mandich, and Martini, R., 2000)이 상황을 치료하는 전략을 개발하고 방해가 되는 현상을 확인하여 인지 접근을 사용하는 상-하적 이론의 틀이다. Veronica는 진행에 장소와 방법을 확인하는 것을 도와주었고 Tanesha의 작업 현상은 정체가 되었다. Tanesha는 그녀 능력의 더 많은 지식을 얻었다. 그녀는 그녀 자신을 위한 목표를 설립하도록 더 능동적인 파트너와 발전할 수 있게 참가하고 학교에서 더 성공적이도록 수정 전략을 사용하였다.
Veronica는 그녀의 머리를 성공적으로 관리하는 것을 도와주었고 스플린트를 Tanesha에게 선물하였다.	인지 접근을 적용하였을 때 작업치료사는 실제-생활 상황에 아동 실행기술을 돕는 것에 노력한다. 적응된 장비와 보상 방법을 사용하여 개인이 여분 도움 없이 발달할 수 없으며 작업 수행을 지지할 수 있다. Veronica의 집중도로 스플린트를 패셔너블하게 만들고 과정에 동기를 부여하고 Tanesha에게 투자하는 것을 지지하여 그녀의 욕망을 반영하였다.

상황 20-5 Li: 당신은 영웅이나 구원투수인가요?

참고의 틀과 이론의 다양성의 통합

Li는 그에게 인형을 제공하고 그에게 미소를 짓고 무릎을 굻은 치료사에게 알리기 전에 그의 주위를 살펴보고 방을 둘러보았다. 그의 청각에 손상 때문에 그는 그녀의 목소리를 듣지 못했다. 그녀는 "놀이"라는 단어를 쓰고, 그의 아버지가 의미를 알려준 "행복"이라는 구별하기 어려운 기호에 응답하였다.

Jolie라는 치료사에게 처음에 전화를 받고 Li의 부모님은 그의 먹는 것과 운동과 사회성 기술을 도와주는 서비스를 시작하고 작업치료 평가를 얻기를 원하는 것을 알았다. Li의 부모님은 그가 달팽이관 임플란트를 가지고 있을지라도 Li는 목소리나 일반적인 환경적 소리에 응답하지 못한다고 알려줬다. 그는 태어난 이후 발달적으로 지연을 보였다. 지금 6살이며 그는 의사소통에 초점을 맞춰 특별한 교육을 받는다. 그는 안면 마비와 위장 튜브로 식사를 한다. 그는 유아기 이후부터 물리치료와 언어와 말하기 치료를 받는다. 비록 추천을 해줘도 아직 작업치료를 받지 않았다.

Li의 부모님은 가족의 정보를 포함한 다양한 설문조사를 Li의 부모님에게 완성하였다: 의학, 발달과 교육 역사; 감각 반응; 그리고 일상생활 활동과 일상의 능력과 관심 그들은 검토를 위해 치료사 보고서와 교육 중요한 의학적 정보의 복사와 학교로부터 작업 샘플과 필기한 것을 가져왔다.

Li의 병력은 자주적-방향결정과 자기-돌봄, 의사소통, 움직임에 지연은 긍정적이었다. 그의 인지 능력의 반면에 그의 심각한 의사소통 결핍 때문에 그의 나이 기대 이하로 평가가 어려웠다. 그는 느리게 식사를 하고 그의 몸이 뻣뻣하게 유지되고 부족한 머리 조절과 얘기를 제어하는 게 어려웠다. 3~5살 때 그는 그의 엄마의 오랜 병상생활과 그의 아버지의 긴 노동시간 때문에 그의 할머니와 함께 살았다. 그의 엄마는 그에게 수화를 사용하여 의사소통 하는 방법을 아직 배우지 못하였고 그는 그녀에게 공격적이였고 멀리하였다. 그는 종종 어딘가에 갈 준비 또는 치장하였다.

가족들 식사와 같은 일상생활 돌보는 것의 참가에 수동적이거나 저항을 하였다. 치료사 Jolie는 사회반응 스케일과 적응행동 스케일-학교와 운동 능숙의 Bruininks-Oseretsky Test의 일부 신경근육 기능의 임상적 관찰, 실행 테스트와 감각통합의 일부가 포함된 평가의 다양성을 실시하였다. 그의 아버지는 기본적으로 기자였고 언어적 지시가 필요한 사람은 테스트를 위해 통역자로 행동하였다. 평가의 그 결과 전경 배경, 시각구성과 시각운동능력과 촉각구별과 전정-고유수용성 인식, 형태와 공간의 의식 회전을 포함하며 감각-기초 측정이 매우 낮은 점수로 밝혀졌다. Li는 항중력과 자세 조절, 반응, 머리의 협응,

목과 눈 조절을 포함한 운동 조절이 어렵다: 균형 반응; 변하는 움직임: 안정화와 운동성 패턴: 섬세한 운동 조절, 그는 집행 기능 계획을 포함하여 실행이나 운동 프로그래밍이 어렵다. 그의 적응 능력은 전형적인 범위 아래와 일상생활 기술인 그의 독립성에 영향을 미친다. 그는 다른 사람과 노는 것에 관심이 제한적이었고 사회적 기술도 부족하다. 그는 종종 그의 어머니와 때때로 그의 아버지와 할머니께 화를 내고 고분고분하지 못했다.

작업치료는 가족과 함께 상담을 위한 30분이 일주일 마다 추가되었고 1:1 2주에 45분 세션을 추천받았고 다른 전문인과 교육 직원이 포함된다. 중재계획은 그의 감각 손실과 감각 지각 결핍, 부족한 자가조절, 운동조절, 실행과 적응과 자기-돌보는 기술, 먹기와 식사하기, 사회적 기술과 농담하기를 위한 보상 전략을 포함되었다. 집, 학교와 지역사회를 위한 활동과 적응을 위한 것이 추천되었다. 창조적인 목표와 목적이 포함된 작업치료의 의향이 분명히 진술되었다:

- Li와 그의 가족을 위한 건강한 삶의 방식을 촉진한다.
- 매일매일 능동적인 놀이가 포함이 되는 일상과 패턴을 설립한다.
- 보호자와 함께 그의 관계를 유지한다.
- 그의 감각 운동과 문제-해결 능력을 증진시킨다.
- 감각 대체와 적절한 지각 인식을 통한 사회적 환경에 접근하여 수정한다.
- 미래의 무능력한 상태에 다른 참여자와 서로 다른 어린시절 활동에 참여 결핍과 분리를 방지한다.

"슈퍼맨 또는 파이어맨?" Jolie는 Li에게 망토와 모자를 선물로 줄 것을 요청했다. Li는 파이어맨 모자를 붙잡았고 그것을 입는 동안 그는 집에 있는 색상을 자르고 앉았다. 치료사는 물호스를 들고 있는 파이어맨의 사진을 그에게 보여줬다. 그녀는 "집"을 향했고 경사 매트의 상단에 테이프와 매트의 길이대로 줄을 배치했다. 그녀는 Li에게 매트 위를 올라가라고 일으키며 그녀에게 "집을 지켜라"했다. 그는 표면이 불안정해서 균형잡는 것을 어려워했고 그는 그의 복부로 기어가기 시작했다. Jolie를 그에게 네발로 가도록 보조했고 초기에 그의 동의 하에 그를 도와줬다. 꼭대기에 다다랐을 즈음 그는 집을 붙잡았고 치료사는 위치해있고 그를 아래로 끌어내렸다. 그는 집을 돌려놓기 위해 다시 달렸고 이때 보조없이 네 다리로 천천히 나아갔다.

Jolie를 다음 번에 경사 스티퍼를 만들었고 맨 꼭대기 네 다리를 위치해서 그를 지속시켰고 그리고나서 그녀에게 "집"을 주며 서 있었다. 큰 베게는 이 때 그를 점프할 수 있게 했다. 그는 다시 했고 이때 Jolie는 제공을 하여 바닥에 그의 발이 닿을 수 있을 때까지 공중그네 바를 잡고 유지하도록 제공을 하였다. 그녀는 그가 서기 자세를 지속하도록 그를 안정성있게 도왔다. Li는 그가 달린 것에 흥분해 했고 그의 어머니를 활동에 끌어당겼고 이때 그의 엄마는 경사매트 꼭대기에 "집"에 손을 대고 있었다.

Li의 엄마는 초기에 그 세션에 참가하는 것에 대해 부끄럽고 주저했다. Jolie를 또 다른 파이어의 모자를 그녀에게 건넸다. 리는 심란한것 같아 다시 앉혔다. Jolie는 어른과 아이가 있는 집을 그렸고 종이를 선물했다. 그는 매트 상단에 그것을 놓고 달려가서 색칠을 하고 그의 엄마에게 달려가서 "엄마, 더" 하고 신호 보냈다. Li는 더 높은곳을 올라가길 요구했고 그들 셋은 함께 경사매트 주변 장비를 쌓아 지속시켰다. 그가 피곤해 할 때 그의 엄마는 그의 이름을 쓰는 것을 실행했고 함께 그림을 그렸고 촉각풀에 그를 앉혔다.

이 시간 동안 치료사는 물과 가벼운 식사인 5가지 다른 음식을 배열했다. Li는 테이블로 와서 어떤 것도 엎질러짐 없이 세 개의 컵에 물을 따랐다. 그의 엄마와 Jolie는 앉았고 그는 적은 양을 한 모금 따랐고 그들은 마셨다. 반면에 Jolie와 그의 엄마는 적은 양의 식사를 즐겼고 그는 음식에 관심을 보였다. 그는 그들과 함께 노는것이 우선이 되지 못했지만 그는 3개의 다른 부드러운 음식의 맛을 보았다. 그는 삼키지 않았다. 그는 치료의 끝에 하라는 지시 없이 그의 손을 씻고 말렸으며 스스로 양말, 신발과 자켓을 입었다.

다음 치료 세션에 Jolie는 이 활동을 통해 작업을 하는 목표 영역만큼 집에서 놀이를 리와 그의 어머니가 계속적으로 하는 방법을 제안하였다. Jolie는 그녀가 그들에게 했던 것처럼 각 기호를 모방한 언어 병리학자와 Li가 제공받은 것을 사용하는 기호목록을 분배하였다.

Jolie는 교사와 직원과 함께 주당 30분을 상담하는데 보냈고 다른 언어 병리학자, 물리치료사와 적응 신체 교육 교사가 포함된 서비스 제공자들이 관련되었다. 그의 학교 환경에 적응된 것들이 포함되었다:

- 적어도 15분 동안은 학교 방과 후에 운동장에서 논다.
- 규칙적인 활동 나누기, 앉은 자세 과제 동안 필수적으로 주의를 기울인다.
- 초과 과제의 압박 없이 시간 안에 그의 작업을 완성하고 진행한다.
- 스포트라이트가된 작업 영역
- 긍정적인 강화
- 방향과 일정을 위한 시각단서
- 활동을 완성하는 동안에 움직임에 대해 유연성
- 휴식의 중요성, 휴식은 다른 결과 또는 작업의 실수로 인해 떠날 수 없으며 그의 일의 중요한 부분이다.
- 그는 근력강화 활동과 섬세한 운동 조작으로 그의 책상으로 접근한다.

한달 동안 두 개인 세션은 청각 장애가 있는 개인을 위한 지역사회 모임이 제공되었다. 가족 중 하나 이상의 수를 Jolie와 리를 동행하였다. Jolie는 그에게 다른 사회 이벤트와 더 활동적인 게임을 하는 동안 그를 보조했고 먹는 동안 참여할 수 있도록 그의 능력을 촉진하였고 어느 영역에서든 아동과 놀 수 있고 화장실과 같은 주변을 지향하였다. Li는 흥미있는 활동을 포함하고 더 독립적일 수 있는 방법을 제안하고, 지역사회 리더와 그의 부모님에게 제안하였다.

Li의 작업치료 프로그램은 단일 중재 세션 안에 창조의 다양한 틀의 적용을 보여줬다. 예를 들어, Li는 청각장애와 지역사회 결핍을 가진 아동이다. 그는 효과적으로 그들과 함께 의사소통을 할 수 없었고 그의 부모님으로부터 장기적으로 떨어져 있었기 때문에 애정결핍의 위험성이 있었다. 그는 감각결손과 감각지각 결핍뿐만 아니라 운동 조절

표 20-4 ● 치료적 촉진, 목적과 의미 – Li

치료적 촉진	목적과 의미
슈퍼맨 또는 파이어맨	친숙한 것과 비친숙한 요소를 포함한 작업–관계 있는 놀이–기초 활동과 함께 치료 세션을 시작한다. 이웃의 다른 아동과 함께 집에서 이 놀이 테마로 그가 지속하도록 그의 엄마에게 보고되었다.
만약에 망토 또는 모자를 원하는지 묻는다	Li는 가상 놀이와 관념화하는 것에 어려워했다. 그에게 소품을 제공하며 그는 다른 소품의 지원을 받아 테마놀이 상상을 시작할 수 있다. Jolie는 사진과 함께 추가 소품을 제공하였고 그것은 Li를 테마와 함께 머무르고 다른 활동의 작업을 계속한다.
파이어맨 모자를 제공한다	그는 그 활동의 자신만의 아이디어를 가져올 수 있고 그것을 선택할 수 있기 때문에 동기 부여가 된다. 이것은 자아 존중감을 촉진하고 의미있는 활동으로 미래를 보장한다.
경사 올라가기	Li는 근력, 지구력, 기민성과 양측 협응이 부족하다. Jolie는 Li에게 움직임을 시작하기 위해 신경발달적 치료의 촉진을 제공하는 것을 사용하였다. 일단은 그가 더 안전하고 능숙해지기 시작을 하였고 그녀는 너무 쉽게 하거나 너무 어렵지도 않은 새로운 운동에 도전을 제공하여 그의 관심을 유도하였다. 그녀가 어디에 어떻게 그가 움직이고 있는지 그를 보조하고 그의 관절에 고유수용성 감각과 촉각을 입력시켜 제공하였고 운동과제를 주는 동안 그의 능력을 높이기 위해 움직이는 것이 필요하다
불안정한 표면에서 균형잡기	항중력 움직임과 자세 조절을 향상시킬 때 안정성이 증가한다
집, 성인과 아동의 그림을 그린다	세션 안에 Jolie는 Li에게 그의 섬세한 운동 조절을 향상시키도록 기회를 제공하였다. 그는 복사된 모양과 그의 이름을 쓰고 엎드려서 팔꿈치를 구부리는 동안 그릴 수 있다. 다른 시간에 그녀는 특별한 쓰기 테크닉과 그의 능력을 증진할수 있는 도구를 포함하였다
경사로 내려오기	중력의 감각과 전정–고유수용성 시스템의 활성화를 증가시키는 것을 제공한다
베개로 점프하기	심부 압력 촉각과 신체 인식을 향상시키는 고유수용성 감각을 증진시킨다
공중그네바를 쥐고 유지하기	쥐기근력과 관절 안정성을 위한 기회로 체중지지를 제공한다
게임에 그의 엄마를 포함시킨다	Li는 그의 엄마와 함께 그의 기쁨을 나누는 흥미를 보여준다. 그녀는 그녀의 질병에 대해 우울해했고 그녀 아동으로부터 분리하는 것과 그에게 의사소통하는데 불안정하였다. 그녀가 행복해 하는 동안 그녀 행동보다 그녀의 아들과 함께 상호작용 하는 것을 다른 사람이 더 두려워했다. 그녀의 아들과 함께 선택을 하는 지속적인 놀이 활동에 그녀를 포함시키며 그들의 관계는 고쳐가기 시작했다. Jolie와 Li를 그녀의 몇몇의 신호를 보여줬을 때 오히려 그녀는 그들에게 배우려는 생각이 없었고, 그녀는 게임의 한 부분을 했었고 알려고 노력했다. 그는 행복했고 다음 세션에 동기부여되었고 그의 엄마는 그의 기술을 보고 자랑스러웠다.
식사하기와 마시기를 위한 사회적 시간	Jolie는 적절하게 가벼운 식사를 준비했고 사회적 분위기와 휴식의 상황을 제공하였다. 적절한 음식을 사용하고, 그녀는 다양한 음식을 그에게 보여줬고, 그들과 함께 먹으면서 사로잡는 것의 가능성을 제공하였다.
손 씻기와 옷입기	자연스런 변화의 상황에 졸리는 작업수행과 Li가 더 독립성을 얻기 위한 기회를 제공하여 일상생활 기술에 그녀의 지식을 사용하였다. 치료 세션의 상황에 자기–돌봄 과제의 독립성을 증가시키는 기회를 주고 독립적인 일상에 이러한 활동을 허락하였다. 집, 학교와 지역사회 환경의 장소에 비슷한 일상에 놓아 두어도 생활할 수 있다.

과 운동 프로그래밍에 문제가 있었다. 그의 자기-돌봄, 사회성과 놀이 기술이 지연되었다. 지역사회와 학교, 집에서 그의 참여가 어려웠다. 중재는 일상생활의 수행, 상호작용, 의사소통과 문제 해결뿐만 아니라, 실행 기술과 운동, 감각 지각 기술, 그의 청각 결손을 위해 보상적인 감각을 수반하는 것을 제공되었다. 치료사는 다양한 방법을 사용하여 다양한 세팅으로 중재를 제공하였다. 그녀는 지구력, 근력강화, 생체 역학 그리고 애정 사회적 기술, 의사소통 능력과 건축 기술, 개인적으로 Li에게 중재를 제공하였다. Jolie는 또한 그의 보호자와 지역사회 프로그램의 중재를 제공하였다. 감각 통합, NDT와 인지적 접근은 이 챕터에서 하이라이트였고 이러한 것들은 참고의 특별한 틀을 사용한다. 그녀는 환경, 장비, 활동과 상호작용 스타일의 그녀의 지지적인 선택으로 그녀의 임상적 추론을 사용하였다. 표 20-4는 Li의 작업치료 세션의 특별한 요소의 예가 제공되었고 기능을 위한 의미와 기초를 이루는 근본적 이유가 하이라이트이다.

능동적인 학습

각각의 3가지 타입의 중재-NDT 감각 통합과 인지적 접근-다음 이슈에 제안된 활동이 제공된다:

- 앉고 서기할 때 넘어지다
- 숙제를 완성하고 쓰기의 어려움
- 친구와 함께 노는 것을 유지할 수 없음: 어리거나 나이많은 아동을 선호
- 부족한 조직화 기술: 하루 동안 필수적인 것을 하는 것을 잊어버리고 어떤 것을 잃어버림
- 큰 소음 또는 그룹을 받아들이지 못함: 다른 사람들과 함께 접촉하는 것을 피한다
- 전형적인 놀이 활동의 두려움: 집에 있으면서 컴퓨터 하는 것을 선호한다

핵심정리 (Here's the Point)

▶ 참고의 다양한 이론과 틀은 소아 작업치료를 사용하였다. 결정적인 것은 배경, 실행 환경과 아동과 가족 둘의 요구는 전문적인 훈련이 영향에 미칠 것이다.

▶ 여기에 보여지는 이론은-감각 통합, NDT와 인지 또는 "상-하"접근-서로 한정되지 않았다. 그들은 각각 다른 중점인 반면에 그들은 작업 안에 아동의 계획을 촉진하고 보충하는 방법으로 사용되었다.

▶ 이 이론은 작업치료에 아동과 함께 직접적인 중재로 가이드하는 이론의 배열을 다 덮을 수는 없다. 그 학생은 자신만의 임상적 추론 진행을 포함하여 다른 사람을 탐험함으로써 장려가 된다.

요약(Summary)

소아 작업 실행은 발달하는 동안 경험이 변하여 생각이 서술되어 진다-세팅의 다양성 안에 작업이 증진되며-건강과 참여의 경로가 향상될 것이다. 유아기, 아동, 가족, 또는 그룹이 서비스를 찾음에도 불구하고 작업치료사 접근은 현존하는 연구와 직업내외의 지식, 비판적 사고와 임상적 추론 기술, 다양한 이론, 참고의 틀과 테크닉을 사용한다. 이들은 적절하게 다양한 설정을 사용되며 필요하고 원하는 작업과 공동-작업에 참여를 통해 건강증진과 사회참여의 목적을 위해 일반화할수 있는 기술이 의도된다. 어린 시절의 놀이는 즐거움과 학습하고 다른 사람과 함께 보낸 시간에 대한 동기를 지원하는 일반적인 맥락이다.

장난감 상자에는 무엇이 더 있나?

신경가소성에 대한 더 많은 것을 알아보기 위해서는 아래와 같은 자료들을 이용할 수 있다.

Begley, S. (2007). *Train your mind, change your brain.* New York: Mind and Life Institute, Ballantine Books.

신경과학과 불교 사이의 획기적인 협력이라는 제목으로 한 비평가는 개인과 세계의 대한 과학과 중재적 이해의 교차점을 제안하였다고 하였다.

Diamond, M., and Hopson, J. (1999). *Magic trees of the mind: How to nurture your child's intelligence, creativity, and healthy emotions from birth through adolescence.* New York: Plume.

아동의 뇌가 환경적 영향에 물리적으로 어떻게 반응하는지를 밝히기 위한 지난 10년 간의 경험적이고 과학적인 연구를 설명하고 있다-그리고 부모와 전문가들이 연구를 어떻게 이용할 수 있는지

Filley, C. M. (2001). *Neurobehavioral anatomy (2nd ed).* Boulder, CO: University Press of Colorado.

명확하게 씌여진 신경해부학 교과서

Haggard, P., Rossetti, Y., and Kawato, M. (2008). *Sensorimotor Foundations of Higher Cognition: Attention and Performance XXII.* New York: Oxford University Press.

이것은 집중과 수행협회의 2006년 보고서이다. 책은 인지의 감각 운동적 기초 개요에 대한 4개 섹션으로 구분되어 있다; 인지, 감각, 행동의 연결; 인지요약; 4개 섹션으로 구분되어 있다.

참고문헌

AOTA. (2008). Occupational therapy practice framework 2nd Edition. *American Journal of Occupational Therapy, 62,* 625–688.

Ayres, A. J. (1972). *Sensory integration and learning disabilities.* Los Angeles: Western Psychological Services.

Ayres, A. J. (1979). *Sensory integration and the child.* Los Angeles: Western Psychological Services.

Barthel, K. A. (2010). A frame of reference for Neuro-Developmental Treatment. In P. Kramer (ed.), Frames of Reference for Pediatric Occupational Therapy, Third Edition, pp. 187–233. Philadelphia, PA: Lippincott, Williams, & Wilkins.

Begley, S. (2007). *Train your brain, change your mind.* New York: Mind and Life Institute, Ballantine Books.

Bobath, B. (1948). The importance of the reduction of muscle tone and the control of mass reflex action in the treatment of spasticity. *Occupational Therapy and Rehabilitation, 27,* 371–383.

Bobath, B. (1967). The very early treatment of cerebral palsy. *Developmental Medicine and Child Neurology, 9,* 373–390.

Bobath, K. (1980). *A neurophysiological basis for the treatment of cerebral palsy.* Philadelphia: JB Lippincott.

Bobath, B., and Bobath, K. (1962). An analysis of the development of standing and walking patterns in patients with cerebral palsy. *Physiotherapy, 48,* 3–12.

Butler, C., and Darrah, J. (2001). Effects of neurodevelopmental treatment (NDT) for cerebral palsy. *Developmental Medicine and Child Neurology, 43,* 778–790.

Crepeau, E. B., Cohn E. S., and Schell, B. B. (2003). Occupational therapy practice. In: E. B. Crepeau, E. S. Cohn, and B. B. Schell (Eds.), *Willard and Spackman's occupational therapy* (11th Ed., pp. 27–45). Philadelphia: FA Davis.

Diamond, M., and Hopson, J. (1999). *Magic trees of the mind: How to nurture your child's intelligence, creativity, and healthy emotions from birth through adolescence.* New York: Plume.

Diamond, M. C., Ingham, C. A., Johnson, R. E., Bennett, E. L., and Rosenzweig, M. R. (1976). Effects of environment on morphology of rat cerebral cortex and hippocampus. *Journal of Neurobiology, 7,* 75–86.

Greenough, W. T., Black, J. E., and Wallace, C. S. (1987). Experience and brain development. *Child Development, 8,* 539–559.

Law, M., Baptiste, S., Carswell, A., McColl, M., Polatajko, H., and Pollock, N. (1998). *The Canadian occupational performance measure* (3rd ed.) Toronto, Ontario, Canada: CAOT Publications ACE.

Law, M., Missiuna, C., Pollock, N., and Stewart, D. (2005). Foundations for occupational therapy practice with children. In J. Case-Smith (Ed.), *Occupational therapy for children* (5th ed., pp. 53–87). St. Louis, MO: Mosby.

Merzenich, M. M. (2008). Cortical plasticity contributing to child development. In: J. L. McClelland and R. S. Siegler (Eds.), *Mechanisms of cognitive development: Behavioral and neural perspectives.* Florence, KY: Psychology Press.

Missiuna, C., Mandich, A., Polatajko, P., and Malloy-Miller, T. (2001). Cognitive orientation to daily occupational performance (CO-OP): Part 1: Theoretical foundations. *Physical and Occupational Therapy in Pediatrics. 20,* 69–81.

Missiuna, C., Pollock, N., Law, M., Walter, S., and Cavey, N. (2006). Examination of the perceived Efficacy and goal setting System (PEGS) with children with disabilities, their parents, and teachers. *American Journal of Occupational Therapy, 60,* 204–214.

Nelson, A. J., Juraska, J. M., Musch, T. I., and Iwamoto, G. A. (2005). Neuroplastic adaptations to exercise: Neuronal remodeling in cardiorespiratory and locomotor areas. *Journal of Applied Physiology, 99,* 2312–2322.

Nelson, C. A. (2000). Neural plasticity and human development: The *role of early experience in sculpting memory systems. Developmental Science, 3,* 115–130.

Parham, L. D., Cohn, E. S., Spitzer, S., Koomar, J., Miller, L. J., Burke, J. P., Brett-Green, B., ... Summers, C. A. (2007). Fidelity in sensory integration intervention research. *American Journal of Occupational Therapy, 6,* 216–227.

Parham, L. D., Smith Roley, S., May-Benson, T., Koomar, J., Brett-Green, B., Burke, J. P., Cohn, E. S., ... Schaaf, R. C. (in press). Development of a fidelity measure for research on effectiveness of *Ayres Sensory Integration®* intervention. *American Journal of Occupational Therapy.*

Peyton, J. L., Bass, W. T., Burke, B. L., and Frank, L. M. (2005). Novel motor and somatosensory activity is associated with increased cerebral cortical blood volume measured by near-infrared optical topography. *Journal of Child Neurology, 20,* 817–821.

Polatajko, H. J., Mandich, A., and Martini, R. (2000). Dynamic performance analysis: A framework for understanding occupational performance. *American Journal of Occupational Therapy, 54,* 65–72 .

Polatajko, H. J., Mandich, A. D., Missiuna, C., Miller, L. T., Macnab, J., and Malloy-Miller, T. (2001). Cognitive orientation to daily occupational performance (CO-OP): Part 3: The protocol in brief. *Physical and Occupational Therapy in Pediatrics, 20,* 107–123.

Rosenzweig, M. R., and Bennett, E. L. (1996). Psychobiology of plasticity: Effects of training and experience on brain and behavior. *Behavioral Brain Research, 78,* 57–65.

Sangster, C. A., Beninger, C., Polatajko, H., and Mandich, A. (2005). Cognitive strategy generation in children with developmental coordination disorder. *CJOT, 72.*

Schaaf, R. C., Schoen, S., Smith Roley, S., Lane, S., Koomar, J., and May-Benson, T. (2009). A frame of reference for sensory integration. In P. Kramer and J. Hinojosa (Eds.), *Frames of reference for pediatric occupational therapy* (3rd ed., pp. 99–186). Baltimore, MD: Lippincott, Williams, & Wilkins.

Shonkoff, J. (2000) Science, policy, and practice: Three cultures in search of a shared mission. *Child Development, 71,* 181–187.

Suomi, S. J. (1997). Early determinants of behaviour: Evidence from primate studies. *British Medical Bulletin, 53,* 170–184.

제 21 장

21

간접적 중재: 치료기법들 교육
(Indirect Intervention: Teaching Therapeutic Techniques)

작업치료사가 모든 것을 할 수 없다.

Stacey E. Szklut

> 속옷 없이 정글짐에 오르지 마라.
>
> *— Emily, 6세*

개론

목적

1. 간접 중재의 3가지 수준을 설명한다.
2. 간접 치료 접근법의 사용을 지원하는 연구를 요약한다.
3. 간접 중재를 사용하여 실행 계획을 만들기 위한 모델을 개발하고 설명한다.
4. 간접 중재 모델이 성공하기 위해 필요한 구성 요소를 식별한다.

서론(Introduction)

작업치료사는 일상생활에서 사람의 참여를 촉진하기 위해 노력하고 있다 (AOTA, 2008). 그러나 진정한 참여는 일상생활 환경에서 아이들과 상호작용을, 직장 성인과는 전략 중재를 사용해야 한다. 치료는 오히려 아이와 직접 중재를 제공하는 것보다 다른 개인을 통해 작동하기 때문에 우리는 부모, 교사, 그리고 간접적 다른 성인에 의해 구현된다.

간접 중재는 부모, 교사, 및 기타 성인에서 크게 의존하기 때문에, 성공을 확인하기 위해 아이의 일상생활의 주요 구성원을 포함하는 것에 따라서 활동을 개발하고, 유연하고 협력적인 팀 접근방식 그리고 의미있는 목표와 중재계획을 수립하는데 있다. 물론, 간접 중재 접근 방식의 형태와 같은 아동의 독특한 이점과 문제, 동기, 그리고 욕망에 대한 이해로 시작하고, 상황에 자녀가 참여하는 문화, 그리고 자녀가 필요로 하고 달성 하고자 하는 작업.

상황 21-1 Justin: 자녀에게 너무 많은 사랑의 치료를 하나요?

Justin은 유치원 때부터 치료를 받아 지금은 2학년에 있다. 그가 치료를 시작했을 때 Justin은 모든 새로운 활동을 두려워하고 불안 했다. 그는 다른 사람과 참여하는 사회적 상황에서 자신의 어머니 다리 뒤에서 숨을 것이다. 그의 운동 협응은 부족했었고, 그리고 Justin은 환경을 통해 이동 시 자주 걸려 넘어졌다. 그는 미세운동 작업을 계획하고 실행하려 할 때 움직임과 작품에 대한 열정에도 불구하고 Justin은 자주 좌절했다. 그의 어머니와 유치원 교사 모두가 가치와 자부심을 가져 Justin의 감각 발전에 대해 걱정했다.

현재, Justin 그의 목표를 만들 수 있도록 도움을 주고, 이러한 목표를 달성하기 위한 활동에 의욕적으로 참여하고, 직접적인 치료 활동을 한다. Justin은 치료사와 함께 각 세션을 펼쳐 방법이 결정된다. 그는 치료 환경과 활동을 설정하는 도움 그리고 문제 해결에 적극적이며 위험을 감수할 의지가 있다. 그는 점점 더 도전적인 작업에서 성공적이고 치료 세션 동안 Justin은 기쁨과 성취감을 경험한다. 지난 2년 동안 그는 치료 시간에 기대와 직접적인 중재로 상당한 이익을 만들었다.

Justin의 직접 중재와 함께 큰 성공을 이루었다. 그러나, 그의 부모와 그의 작업치료사의 기대 반대로 Justin은 절대 작업치료에서 퇴원하고 싶지 않았다. 그는 성공적으로 제한된 환경에서 느낌을 외부 지원에 의존이 "치료사-의존"되었다. 치료사와 의존관계도 바람직하게 지속된다. 따라서 Justin은 환경 조절 치료이외의 상황에서 감각능력을 개발해야 한다. 이것을 달성하는 한 가지 방법은 가정과 사회에서 가장 심각한 압박이 자신의 새로운 능력을 굳히는데 특히 관련 있기 때문에 간접 중재에서 직접으로 전환부터 하는 것이다.

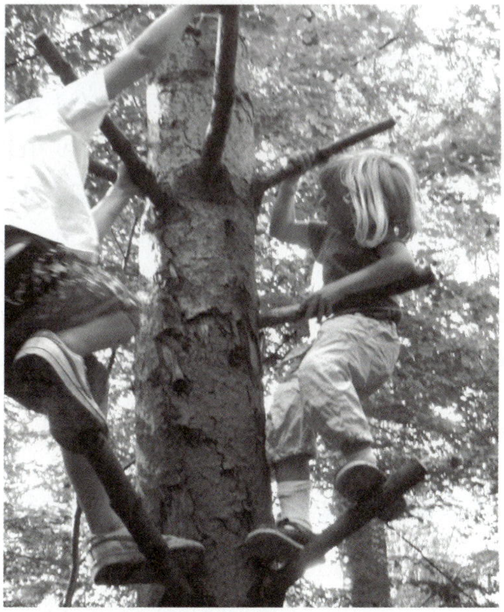

그림 21-1 아동을 위한 목표는 그들의 일상에서 가능한 자신감 있고 능숙할 수 있도록 치료하는 것이다.

직접 중재와 함께 Justin이 점프와 야구할 때, 스윙하는 법에 자신감을 가지고, 아트 프로젝트에서 자유롭게 만들고, 앞으로 재주 넘기를 하고, 읽기 쉬운 짧은 단락을 작성했다. 직접 치료 컨텍스트 이외 그는 주변 친구와 체육 시간에 놀 때 긴장감이 남아있다. 그는 자전거 타기나 공놀이를 피하였다. 환경 변화에 참여 했을 때 그는 자신의 일상이나 계획을 적응할 수 없는 불안과 저항이 될 수 있다. 그는 집에서 자주 학교일에 대해서 울고 그의 숙제를 통해 붕괴되었다.

직접 치료 참여를 통해 Justin은 느낌과 성공을 배웠지만 그의 일상 생활 환경에 아직 일반화되지 않았다. 우리가 Justin을 간접 중재에서 직접적으로 변환하는 도움으로 우리는 먼저 자신의 고유의 도전과 이점, 능력, 인식, 그리고 욕망을 고려해야 한다. 우리는 어떻게 해야 실제 개발 능력을 강화하는가? Justin을 돕는 하나의 핵심은 그를 지원하는 치료 관계를 유지하고, 그를 돕고, 아직은 그를 독립적으로 개발하도록 권장하는 것이다.

Mosey (1981)는 다음과 같이 치료관계의 필수적인 측면을 강조: 교감을 수립 공감을 하고, 다른 지역 사회의 참여로, 자신의 가능성 사용을 잘 알고 있고 다른 사람들을 안내하는 능력은, 작업 요법의 기술을 보여준다. 장애가 있는 어린이도 참여하여 도전을 할 수 있다. 그들은 다른 아이와 같은 열망을 가지고 있다: 친구들의 기여에 대한 인식의 기회를 가지고 있다 (그림 21-2). 간접 중재에서 직접적으로 이동하는 것은 새로운 관계인 치료사와 한 아이의 삶에서 중요한 역할이 보호자 사이에서 설치되어야 한다. 보호자는 Justin이 자신의 참여와 성공을 확장하기 위해 지역사회 내에서 새로운 기술을 사용하는데 도움과 책임질 것이다.

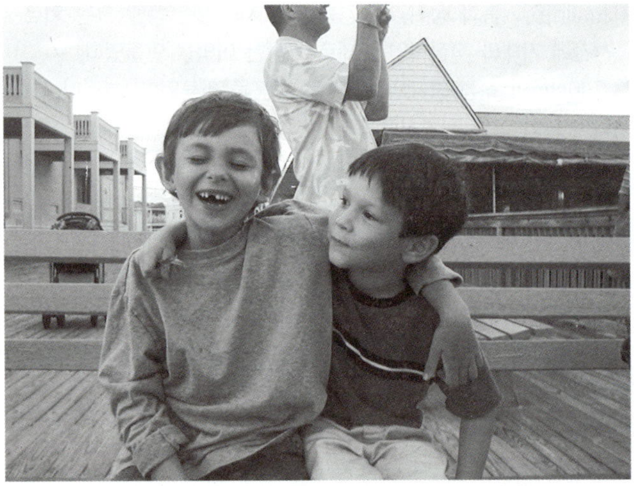

그림 21-2 장애를 가진 어린이들은 참여나 도전을 할 수 있으며 그들은 다른 아이와 동일한 욕망을 가지고 있다: 그들은 친구하고 원인에 대한 인식의 기회를 가지고 있다.

간접 중재에 접근 (Approaches to Indirect Intervention)

간접 중재에서 치료사는 아동과 어려움을 해결하기 위해 직접 일하지 않는다. 오히려 아동 주위의 한 명 또는 더 많은 사람들을 통하거나 같이 일한다. 그들은 함께 목표를 개발하고 성공적인 참여를 촉진하여 작업 및 환경을 적응하고 계획 합니다. 그러나 교사는 종종 계획에 기본적 도움이 된다.

간접서비스는 다양한 방법으로 시행될 수 있으며 각 아동에 따라 선택된 접근방법은 개인, 환경, 문화 요인에 따라야 한다. 이 장에서는 3가지 간접적인 중재를 구현하는 방법을 구별한다. 발견한 도구는 모니터링, 특수 교육 및 코치, 자주상담이 있다. 3단계는 표 21-1에서 간단하게 비교된다.

이 장의 초점은 주로 성격에 상의되지 않은 간접 중재에 있다. 그러나 간접 중재의 종류는 항상 상호 베타적이지만은 않다. 상담의 주제로 22장에서 제시되어 있다.

모니터링

모니터링은 시간이 지남에 따라 아이의 발달에 대한 검사를 참고하거나 중재를 구현하는 다른 성인의 접근법을 모니터링한다. 그러나 장기 모니터링은 자녀에게 제공되는 간접적인 서비스의 본질을 촬영하지 않는 지켜보는 것으로 해석할 수 있다.

작업치료사가 중재를 제공하는 어른 사이의 관계에 따라 그들 모니터링 부정하거나 긍정적으로 해석할 수 있다. 부모 또는 교사가 치료사에 의해 판단이 나쁘다면 모니터링의 처벌적으로 보일 수 있다. 훌륭한 치료사의 조건은 중재를 구현하는 어른 사이의 관계에 따라 달라진다. 이에 관계없이 모니터링이 자녀 또는 성인에게 제공하는 중재

표 21-1 ● 간접 중재 및 각 관련된 주요 작업 수준

간접 중재 수준	주요 작업
모니터링	시간이 지남에 따라 아이를 관찰 및 추적
특별 지시	아이의 요구에 부응하기 위해 구체적인 절차를 고안하고, 팀 작업 후, 특정 작업의 성능을 관찰
코치	가르치기 쉬운 순간의 문맥 또는 코치의 핵심 내용 내에서 코치로서 자녀의 삶에서 중요한 사람들을 지원

* 간접적인 중재의 성공적인 단계는 이전 단계에서의 과제를 포함한다는 것을 유의해라.

수행 여부의 구현하기 위한 올바른 방법은 없다. 모니터링은 아이 또는 도구자의 기술을 일정한 간격으로 관찰하고 치료사와 같이 공식적으로 일어날 수 있다. 모니터링은 치료사와 부모 또는 자녀의 현재 기능, 또는 추가 교육이나, 지원 도구자의 요구에 대한 치료사를 제공하기 위해, 교사 간의 의사 소통을 통해 비공식적으로 일어날 수 있다.

특수지시

특수지시라는 용어는 치료사들이 차례로, 아동의 1일 작업과 환경의 맥락에서 구현하는 것과 보호자의 간단한 교육 절차를 교육에서 역할을 설명한다 (Childress, 2004). 특별 지침은 의도된 결과가 충족되는 것을 보장하기 위해 모니터링이 포함된다 (Childress, 2004). 성공적인 특수지시는 자녀의 요구를 부모가 편하게 충족시킬 수 있게끔 도와줌으로써 간접적으로 부모와 자식의 관계를 향상시킬 수 있다 (Bruder, 2000). 이전 소품문에서 특별지시로 돌아가는 것은 그가 직접 치료 이외에 희망하는 활동이 간접적인 치료 모델에 전환에 적절한 수단이 될 것이다.

특별한 명령을 구현할 때, 치료사는 아이의 특정 발달에 적합한 기술들이 또 다른 성인을 직접 가르치고 있었다. 예를 들어, Justin 그는 고르지 않은 표면 및 보도에 대한 균형과 조정에 대해 자신이 불확실하기 때문에 아마도 자신의 동네에서 자전거를 타고 갈 수 없다. 치료사는 Justin의 자신감과 자전거를 타고 가는데 가장 필요한 기술을 습득하는 방법을 결정하기 위해, 그와 그의 가족은 작업 후 자신의 동네에서 타는 시도를 하는 Justin을 관찰할 수 있었고, 특별지시 접근법을 사용하였다.

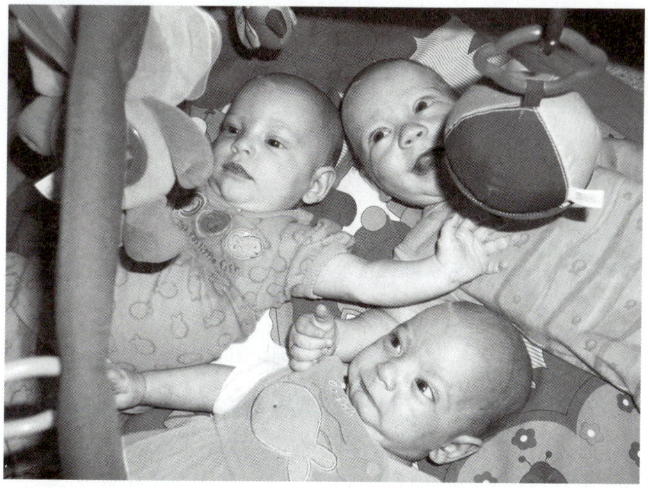

그림 21-3 모니터링은 비공식적으로 할 수 있다. 이 세 쌍둥이의 엄마는 작업치료사와 정기적인 전화통화를 하였다.

치료사보다 성공적인 참여를 위한 전략을 수립하는데 도움이 될 수 있었다. 특수 지시에서 부모는 장난감, 활동 또는 경험을 보고 그것과 같은 것이 성공적인 참여를 지원 또는 기술 개발에 적용할 수 있는 방법을 찾고 배울 수 있다. 예를 들어, 주변에 다른 어린이가 많이 없는 경우, 평평한 표면에서 연습을 시작한다.

Suden과 Henderson (2007)은 **환경 중재**라는 부족한 협응 어린이를 위한 특별 지시 교육 모델을 제안했다. 이 모델은 아이들이 더 숙련될 수 있도록 일상생활 환경에서 함께 하도록 다양한 일을 권장한다. 모든 보호자는 목표를 인식하고 활동 참여하고 있다. 따라서 어린이는 특정 운동 기술을 수정하고 자동화하기 위해 많은 기회를 제공하고 있다. 이 환경을 기반으로 중재 모델은 간접 작업치료 서비스를 필요로 하는 모든 어린이 응용프로그램에 대한 조정 문제를 대한 협응 능력 문제가 있는 어린이 해석할 수 있다.

코칭

코칭은 보호자들이 일상 상황에서 중재를 수행하기 위해 이념을 지원하는 다른 간접 중재 방식이다. 코칭은 초기 학습자와 서비스 전문가의 중심의 이동에 중재, 조기 중재에서 코칭은 보호자들이 일상의 맥락에서 중재를 수행하기 위해, 사용의 철학을 지원하는 다른 간접 중재 방식이다.

코칭은 초기 학습자 중심의 서비스 전문가 중심의 이동에 중재되어 도움이 되었다. 아이를 코치하는 아이의 삶에서 중요한 사람들을 지원하는 것이었다. 이 순간은 아이가 관심을 갖고 있으며 새로운 기술을 습득, 작업하면 하루 종일하고 다양한 환경에서 발생한다.

서비스의 직접적인 모델인 치료사는 이러한 기회를 많이 그리울 것 같다. 코치는 Justin뿐만 아니라 그의 가족을 위해 일한다. 코치는 또한 모니터링 및 특수 지시를 포함한다.

코칭은 치료사와 중재자 사이뿐만 아니라 아동과 중재자 사이에도 일어날 수 있다. 즉, 치료사는 부모 또는 교사를 코치하며 차례차례 아동을 코치한다. 다른 성인을 코치하는 치료사는 종종 상담의 형태로 참여하며 협력적 상호관계의 가장 중요한 역할은 여기에 적용되는 상담과 밀접한 관련이 있다. 훌륭한 상호관계를 정립함에 따라 "치료사 코치"와 시행자 (우리가 "부모 코치"로 부를 수 있는, 심지어 이 사람은 교사, 조부모, 보좌관 등이 될 수 있다)는 아동에 대한 더 많은 이해를 요구한다. 치료사 코치는 아동의 독특한 장점과 도전, 일상생활, 그리고 주어진 상황에 대한 전형적인 반응과 같은 것을 배운다. 부모 코치는 환경적 적응과 활동뿐만 아니라 부분적인 발달적 어려움의 영향과 발달에 관한 지식을 얻는다 (그림 21-4).

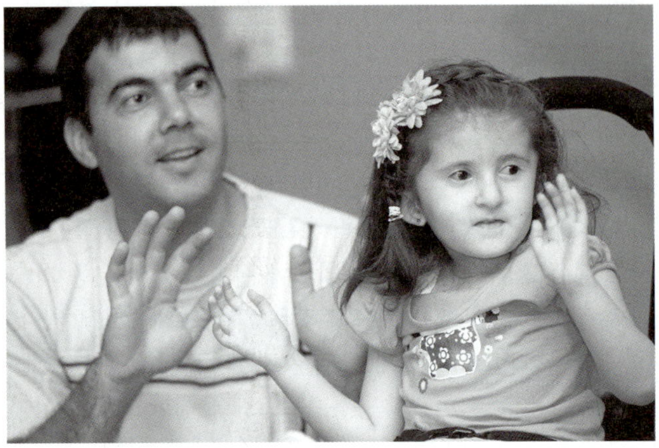

그림 21-4 부모 코치는 환경적 적응과 활동뿐만 아니라 부분적인 발달적 어려움의 영향과 발달에 관한 지식을 얻는다.

코칭 팀과 함께 하는 것은 의미 있는 목표를 확인할 수 있다. 그들은 특별한 일상생활기술(예, 양치질하기) 또는 지역사회 활동(예, 야채가게 가기)을 목표를 둘 수 있다. 과제에 참여하는 아동과 부모 코치를 관찰하는 동안, 치료사 코치는 시도하는 무엇인가와 과거에 하였던 일에 대한 정보를 모은다. 문제해결에 참여함으로써 코칭 팀은 아동과 부모 코치가 수행할 수 있는 협력적 전략을 만들어낸다.

치료사 코치의 역할은 일하는 것이 아니라 전략형성과 문제해결에 부모 코치를 이끌어 주고부모 코치를 위한 기회를 만들어 주는 것이다. 부모 코치의 역할은 코칭의 장소와 시간을 다양하게 하는 것을 통해 가르칠 수 있는 시기를 만들어주고 아동의 새로운 개발능력을 확장시키는 것이다. 그래서 아동은 기술을 일반화시킬 수 있다 (Bruder and Dunst, 2000).

중재의 간접적 모델의 사용

치료적 기술을 관리하는 다른 사람들에게 성공적으로 도움을 주기 위해서 참여하고 있는 전형적인 환경 내에서 아동의 기능을 보는 관점이 필수적이다. 이것은 아동의 자연발생적 환경으로 언급된다. 자연발생적 환경은 장애인교육법 [IDEA]의 파트 C에서 "장애를 가지고 있지 않은 아동의 친구를 위한 자연적이고 일반적인 환경"으로 정의하고 있다 (2004). 자연발생적이라는 용어가 초기 중재임상가들 위해 개념화되었지만, 모든 연령대 아동들과의 작업을 통해 확장될 수 있다. 최근 미국 교육법 하에서 (IDEA 2004) 이것은 최소한의 제한적 환경으로 불리며, 중재를 위한 최상의 실습표준을 고려해야 한다는 것이다. 중재의 간접적 모델을 사용은 다양한 자연발생적 환경에서 아동이 엑셀을 할 수 있는 상황을 확인하는 것을 통해 아동이 성공적이 될 수 있도록 지원한다. 환경적 조화가 효과적인 학습에 적절하지 않거나, 성공적 참여를 촉진하기 위해 주요한 개인과 함께 일한다. 아동의 자연발생적 환경 내에서 간접적 중재의 우리모델 포함으로써 우리는 목표 획득과 효과를 증가시킬 수 있다.

학교환경 내에서 최소한 제한적 환경이라는 정의 아래에서의 작업은 정규반에서 성공적인 포함을 유지하기 위한 서비스 공급의 최소한 제한적 단계를 사용하도록 한다. 모니터링접근법을 사용할 때, 작업치료사의 역할은 장점과 단점의 독특한 패턴을 확인하기 위한 교사지원을 통해 아동의 성공을 확신하도록 하는 것이며, 아동의 최근 능력에 대한 교육과정에 적응하기 위한 활동 협의를 하는 것이다.

가끔, 모니터링은 협의가 교실 내에서 아동이 완전히 성공할 수 있도록 충분한 지원을 제공하지 못하는 것을 드러낼 수 도 있다. 치료사는 특별지시의 간접적 모델을 위해 움직일 수 있으며 특별한 기술을 개발하기 위한 과정에서 교사를 교육해야 한다 (그림 21–5). 위 상황에 나온 Sam이 약한 인내력과 일관성 없는 글 때문에 글을 쓰는 것을 계속하고자 할 것이며, 교실 내에서 그에 대한 다른 관찰은 교사에 의해 수행되는 특별한 전략을 개발하기 위해 정당하게 만든다. 소운동과 시각운동발달에서 작업치료사의 훈련은 손힘의 약화와 방향감각의 약화를 포함하는 수행요소 기술의 지연을 확인하는데 도움을 줄 수 있다.

치료용 찰흙을 이용한 손 준비운동과 같은 특별한 기술은 손힘을 발달시키기 위해 제안할 수 있다. 정확한 글쓰기를 격려하기 위한 언어적, 시각적 큐를 연습할 수 있다. 치료사는 반에서 몇 주 동안 문자학습그룹 또는 소운동 학습그룹 운영과 같이 교사를 위한 모델링을 통해 학습과 수행을 지지할 수 있다. 특별지시의 모델을 사용하는 교사와 일하는 혜택은 교사의 기술 확장으로 인해 과정을 위한 발달적 기술을 지지하는데 도움이 될 수 있다.

조기 중재에서 치료사는 가정의 자연발생적 환경 내에서 아동과 함께 일하곤 했다. 초기에, 치료사는 아동에 대해 알게 되고, 마지막으로 직접적 중재를 시작할 것이다. 그러나 부모가 과정의 능동적 부분이 아니라면, 치료적 소득은 단기간으로 제한적일 것이며 치료사는 가정에 있을 것이다. 중재의 코칭모델은 부모와 함께 하는 효과적 방법이며 하루 동안 가르칠만한 때에 학습을 고취하기 위한 간단

상황 21-2 Sam: 쉽게 글쓰기

Sam의 교사 Wiltshire는 Sam의 훌륭한 독창성과 서류에서 생각을 얻는 그의 능력의 차이 때문에 확인하였다. 반에서 Sam에 대한 관찰과 Wiltshire와의 논의에서, 작업치료사는 글쓰기의 기술에서 Sam의 성공을 지연시키는 목록을 작성하였다. 그것은 의자에 앉아 있는 것의 어려움을 포함한다; 나쁜 자세; 불편한 연필 쥐기; 엉성하며 읽기 어려운 글씨. 논의를 통해, 적응의 가능성의 윤곽을 잡고 더 나은 글씨쓰기 자세를 돕기 위한 작은 의자를 Sam에게 제공하고 책상을 돌려 그가 더 쉽게 칠판을 응시하도록 하며, 연필쥐기 폼과 더 큰 선이 그려진 종이를 사용한다. 치료사와 교사는 만약 이러한 적응이 성공적이고 더 나은 성공을 위해 그것을 조정하게 하는 것을 위해 공식적이고 비공식적인 의사소통을 할 것이다.

지속적인 논의를 통해, 이러한 적응은 전반적으로 도움이 되지만 Sam은 저녈시간에 여전히 버둥거리고 있다. Wiltshire가 그들의 경험을 공유하기 위해 아동을 위한 시간으로 저녈글쓰기의 우선적인 목표를 확인한다면, 치료사는 Sam이 그의 독창적 장점을 강화하기 위해 저녈시간에 글쓰기 대신에 그림을 그리도록 하는 것을 허락할 수 있다.

한 전략을 확용하고 확인하는데 도움을 준다. 예를 들어, 부모는 목욕, 식사, 잠자리준비와 같은 많은 일상적인 과제에 대해 어려움에 주목할 수 있다; 치료사는 가족을 위한 해결책의 발달에서 부모를 코칭함으로써 도움을 줄 수 있다. 아래 상황에서 치료사는 일상생활을 불필요하게 어렵게 만드는 일반적인 일상과제의 환경에서 일어날 수 있는 문제점을 Lauren의 가족과 문제를 해결하기 위해 일한

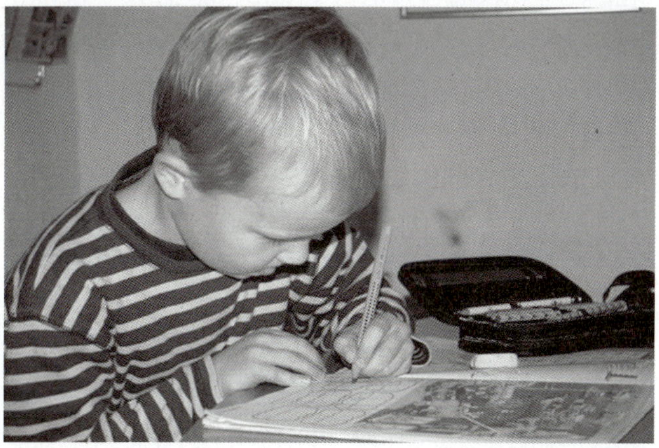

그림 21-5 Sam과 같은 아동은 과제에 글쓰기 대신에 그림그리기를 통해 자신의 독창성을 발전시킬 수 있도록 도움을 받을 수 있다.

상황 21-3 Lauren: 매일의 과제를 쉽게 만들기

Paula는 Lauren과 그의 엄마와 함께 일하는 작업치료사이다. Paula의 관찰과 아동과 하는 직접적인 일, 엄마의 기술과 연결된 것은 Lauren이 가진 규제의 어려움을 확인하도록 한다. 간섭주의자와 부모의 목표는 동일이다 – 삶을 쉽게 만들고 상호작용에 덜 어려움을 느끼도록 하는. 엄마와의 문제해결을 통해, Paula는 Lauren을 조용하게 하고 혼란스럽게 하는 패턴을 확인하였다. 예를 들어, 엄마는 Lauren을 단단히 싸고 노래를 불렀으며 이 시간에 가장 조용했다. 그러나 엄마는 Paula에게 우유를 먹일 때 꽤 혼란스러워졌다. Lauren이 먹는 것을 관찰하는 동안 Paula는 의자가 그녀에게 너무 높으며 엄마는 빠르게 말하였다. 긍정적인 성공에 초점을 맞추는 것으로 엄마는 Paula가 더 많은 도전적 과제에 조용한 전략을 쌓을 수 있도록 도움을 주었다.

Paula는 높은 의자에 아기를 감싸 안는 방법으로 문제를 해결하기 위해 엄마를 격려하였으며 엄마는 아이의 양쪽에 대고 담요로 안는 것을 제안했다. 엄마는 먹는 시간이 편안하지 않기 때문에 그녀가 불안하다는 것을 깨달았을 때, 그녀는 조용한 목소리로 노래를 부르는 것을 사용하는 것으로 그녀의 접근을 조정하기 시작하였으며 아기가 더 조용하게 느끼고 더 성공적으로 참여할 수 있도록 도와주었다.

다–효과적인 코칭은 통합적인 계획을 만들기 위해 부모와 치료사 둘 다의 정보와 경험의 결합이 필요하다 (그림 21–6). 능동적 문제해결에 부모의 참여는 독립적인 전략을 만들고; 다른 과제를 수행하는 것과 더 비슷하다.

핵심정리 (Here's the Point)

- 간접적인 중재는 직접적인 중재보다 하나 또는 그 이상의 멤버들의 작업을 포함한다. 이 접근방법을 사용하는 것은 팀결정이다.
- 간접 중재는 다른 형태들을 취한다 : 모니터링, 특별한 지시와 코치.

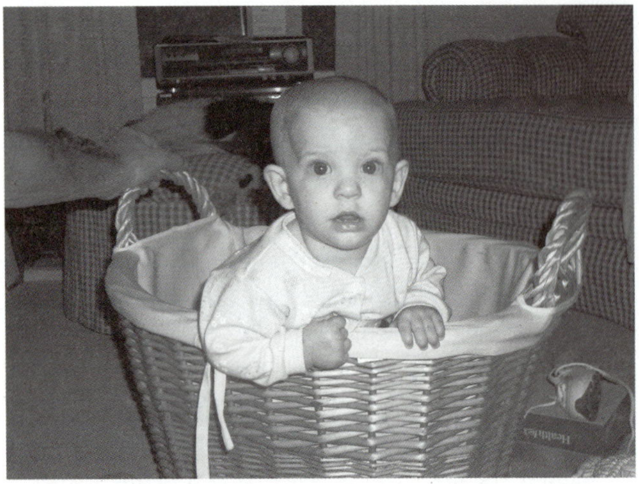

그림 21-6 Lauren과 같은 아이들의 어머니들은 아이들을 작은 공간에 두거나 포대기 천으로 싸맬 때, 더 안정감을 느끼고, 덜 짜증내는 것을 알았다.

임상조언 Practice Wisdom

성공적인 코치를 위한 가이드 원칙들

- 코치는 항상 자발적이고 협조적이어야 된다.
- 변화를 향해 작은 단계를 가져라.
- 가르치는 사람들은 새로운 것으로 넘어가기 전에 기술들을 마스터 한것에 확신을 가져라.
- 계속적인 격려와 지지를 제공해라.
- 상황을 분석하고 문제를 함께 해결 해라.
- 계속적인 향상을 촉진하기 위해 결과를 함께 되돌아 본다.

Adapted from Rush, D., Shelden, M., and Hanft, B. (2003).
Coaching families and colleagues: A process for collaboration in natural settings. Infants and Young children, 16, 33-47.

간접서비스를 지원하는 연구 (Research Supporting Indirect Service)

간접적인 서비스를 지지하는 연구조사를 설명하기 전에, 사용된 서비스 전달 모델에서 전문용어의 많은 불일치들이 일어나는 것을 명확히 하는 것은 중요하다. 연구들 가운데 간접적인 서비스와 상담을 위한 제공된 정의들은 완전히 달랐다. 이러한 이유로, 독자들은 그 리서치를 유의해서 읽는 것과 조사자들에 의해 제공되어진 즉각적으로 받아들이는 라벨에 반하는 것과 같은 중재에 참석하는 것에 용기를 얻었다.

간접적인 중재를 지원하는 연구와 작업치료에 협력은 오직 소수의 연구에서만 찾을 수 있다 (Davies and Gavin, 1994; Dreiling and Bundy, 2003; Dunn, 1990; Kemmis and Dunn, 1996). Kemmis와 Dunn은 입증했다. 기능적인 교실 목표들의 다양성에 긍정적인 결과를, 작업치료사와 선생님들이 매주 협력상담 접근이라고 부르는 학교를 통해서 만날 때. 그들은 특별한 목표를 발견했고, 교정적이고 보상적인 중재전략들을 창조했으며, 성공을 위한 기준을 만들었다(성공적인 코칭 접근 방법의 요소들. 이 장에서 설명되어진 것들과 같이). 그 2가지는 아카데미, 일상생활동작, 커뮤니케이션, 사회화, 놀이를 포함하는 교실 기능과의 관련된 수행영역들이 목표가 되었다. 그들은 협조적인 중재의 디자인을 위해 매주 60분을 바치고 목표의 63%가 만나는 것을 찾았다. 상담의 중재 안으로, 보충과 보상, 중재, 둘 다 평등하게 성공적이었다. 아카데미 목표에 맞춰져있었을 지라도 선생님들이 더욱 많이 보상적인 전략을 선택하였다. 이 연구의 하이라이트들은 성공적인 코칭 관계의 긍정적인 영향으로 치료사들의 중재 방법들을 확인했고, 어떤 선생님이 더 능숙한 느낌으로 목표를 잡는지 였다.

미취학 아동에 대한 직접치료와 상담의 비교에서 연구자들은 두 접근법이 다 아동에게 적용시 이점이 있으며, 결과에 대한 유의한 차이는 없다고 하였다. (Davies and Gavin, 1994; Dreiling and Bundy, 2003). Davies 와 Gavin은 직접적인 중재를 발달지연 아이들에게 모니터링과 상담모델을 사용했고, 비교했다. 이러한 연구는 아이들이 개인적 치료를 받는 것은 모토스킬들을 약간의 비율을 일반적으로 예상했던것 보다 더 많이 얻는다고 알아내고 또한, 상담에서 그 아이들 그룹 중재 프로그램은 비슷한 일반적인 발달 곡선을 가지고, 그룹들의 명확한 차이들은 없었다는 것도 알아냈다.

Dreiling과 Bundy (2003) 또한 컨설테이션 모델을 비교했다. 직접적인 것과 간접적인 중재 , 약간의 운동손상을 가진 미취학 아동들에 의한 조사 목표였다. 그 연구는 한 학년을 통해 실시되었고, 목표 성과 규모는 변화기록이 사용되었다. 모든 어린이들은 그들의 목표 목적을 향해 이익을 얻었고, 그룹간 중요한 차이는 없었다. 이 연구는 상담적인 치료의 간접 모델은 미취학 어린이들을 위해 매우 효과적일 수 있다는 것을 나타낸다. 두 그룹들의 적절한 기술들의 연습의 향상된 기회들로부터의 이득처럼, 간병인의 도움이나 매일의 일과 안으로 활동들을 통해 박혀진 것이다 (상담/코칭). Dreiling 과 Bundy는 사실의 노트를 만들었는데, 이 연구에서 포함하는 팀 상호작용과 팀워 상담은, 직접 간접 모델들을 사용하였다.

최근 연구들은 아이들의 진단과 요구의 다양성을 위해 간접 중재의 효과를 지지한다 (Kashinath, Woods, and Goldstein, 2006; Novak et al., 2007). Novak (2007) 등은 긍정적인 결과에 뇌성마비를 가진 아동들을 위해 특별한 지시를 사용했다. 첫 방문에서, 치료사와 부모들은 협조적으로 목표를 확인하고, 발전시키고, 달성 규모를 발전시키고, 중재 전략들과 홈 프로그램을 위한 치료적인 활동들을 논의했다. 치료사들은 특별한 테크닉들을 입증하였고, 질적인 진전을 부모들에게 보여 주었다. 짜여진 홈 프로그램은 프로그램을 위해 가이드라인과 같이 발전되었다. 두 연속적인 방문자들, 1달과 3달 후에, 부모들 홈프로그램을 시행하는 것은 부모들이 지지했다. 마지막 회기는 홈프로그램의 성공을 평가하기 위해 6개월 후에 시행되었다. 긍정적인 변화들은 독립적인 셀프케어 스킬들과, 상지 조절의 질 등, 부모들에 의한 목표들과 같이 가장 흔하게 확인된 영역에서 일어났다.

Kashinath와 동료들은 이 장에서 정의되어 왔던 특별한 지시를, 자폐를 가진 미취학 아동들의 부모에게 사용했다. (Kashinath, Woods, and Goldstein, 2006). 부모들은 매일의 일과의 맥락 내에서 티칭 트레이닝을 받았다. 그들은 목표 일과에서 2가지 티칭 전략을, 그들 아이들의 대화의 목표들을 연설하기 위해, 배웠다. 이 연구에서 모든 부모들은 이러한 다른 일과들에 전략들과 환경들을 일반화하는 능력들이 발전했다. 그들은 유익한 중재를 감지했고, 긍적적인 결과들은 아이들의 대화결과로 증언되었다.
이 연구들은 간접 중재의 사용을 지지한다.

흥미롭게도, 그들은 중재의 특별한 모델이 부모들과 아이들의 삶에 중재자로서 중요한 어른들보다 덜 중요할 수도 있다고 제안한다. 게다가, 그들은 발전하는 목표는 간병인에게 의미가 있고, 아이들의 일상 일과들을 적절히 지지하는 강력한 긍정적인 결과들을 나타낸다.

핵심정리 (Here's the Point)

▶ 간접중개 접근의 연구지지 사용은 찾아볼 수 있다. 작업치료와 다른 문학들 모두 포함해서.

▶ 간접 접근은 아이들이 그들의 목표에 도달하기 위해 지지하는 것에 효과적이다. 그리고 아이들은 그들 삶에 중심에 있는 부모들과 다른 어른들과 같은 사람들을 포함한다.

▶ 코칭과 특별한 지시는 아이들의 삶에 중심이 되는 어른들과 목표들이 협조적으로 발전되었을 때 더 강한 긍정적인 결과를 낼 수 있다.

간접 중재에서 중요한 사람 (The Important People in Indirect Intervention)

간접적인 중재 모델에서 작업치료사들은 함께 일하고 다른 다양한 사람들을 통해 고려되어져야 한다. 물론, 아동은 중재의 최고의 수혜자이며 필요로 하고, 아이들의 특성은 전략들을 시행할 때 결정적 고려사항이다. 그러나 그 중재를 실행하는 어른들의 필요와 특성은 똑같이 중요하다. 아이들과 실행자들 모두 환경과 완수해야만 했던 활동들에 의해 영향을 받았다. 그러므로, 제약들과 조약자들은 활동과 관련 있었고, 환경은 명쾌하게 고려되어야 된다.

아동의 내적인 요소들은 아이들의 대인관계 스킬, 대화 스킬, 동기, 그리고 능숙한 느낌 등 기능적인 레벨을 포함한다. 가치, 흥미, 인생 경험은 아동의 본성을 구성하고, (AOTA, 2008) 중재 계획의 발달에 영향을 미친다. 아동들의 지각 스킬들은 활동에 참여하는 동기에 강력히 영향을 미칠 수도 있다 (Case-Smith, 1996; Willoughtby, King, and Polatajko, 1996). 그러므로, 이것은 아이들의 참여에 욕구와 열정, 힘을 얻기 위해 중요하다.

치료사가 아동과 친근하지 않다면, 아동의 자연 환경들 내에 관찰들은 아이들의 능력들에 대해 파악하는데 쓸모가 있을 수도 있다. 만약 치료사 계획들에 사용하는 특별한 설명 또는 중재의 코칭 모델, 아동의 직접 관찰은 중요하게 될 것이다. 그러나 간병인들과의 논의는 전체적인 중재 계획에 틀이 될 내적인 요소들을 발견하는데 필수적이다.

중재의 측면에 사람을 이해하기 위해, 소아 작업치료사들은 중재의 실행자들 같이 아동에게 감정투자를 했던 사람들의 특성들과 요구를 인식해야 한다. 이런 개인적인 것들은 아동의 매일의 삶의 부분에 중요하고, 모델링에서 아이들의 참여와 기능에 중요한 역할놀이를 할 수 있다. 이러한 많은 특성들은 아동과 팀 워킹의 직접적인 부분이 될 수 있다. 팀과 어떻게 수행하는지 아는 것은 간접 중재에서 결정적인 기술이다. 팀에 더 많은 정보들은 16장: "아동치료 팀 접근"에서 찾을 수 있다. 표 21-2 리스트 사람들은 중재의 간접 모델을 실행할 수 있거나, 아동의 발달과 참여에 영향을 끼칠 수 있는 사람들이다.

능동적인 학습

상황지시에 제시된 것처럼 Tustil을 배려하라. 표 21-2을 보고 직 · 간접적인 중재를 시행함에 있어 누가 중요한 사람이 될 것인가?

이런 모든 특성들을 수행하는 것은 효과적인 팀 상호작용 기술을 요구할 것이다. 이것이 성공적인 간접 중재 실행을 하는 팀에 협조적으로 도움을 줄 수 있는 핵심 요소이다.

- 아동과 중재자들에게 적성과 실재 능력의 느낌을 발전할 수 있게 치료적인 공동 목표를 가져라.
- 아동의 능력과, 카핑 스타일, 적응력, 동기, 욕구들을 평가하고 확인해라.
- 아동의 목표와 기대를 입증해라.
- 가족 문화와 가치를 이해해라.
- 아동이 필요로 하는 기능에 환경을 확인해라.
- 아동이 터득할 수 있는 타당한 활동들과 특별한 과제를 확인해라.
- 액션 계획을 짜라; 타탕한 성과를 위해 필요로 하는 수정안 검토를 해라.
- 진전을 포함하는 모든 것을 확인하고 메모해라.
- 성공을 축하해라.

핵심정리 (Here's the Point)

- **효과적인 간접 중재를 시행하기 위해, 치료사는 아동의 인생에서 중재전략을 수행할 수 있는 핵심 인물을 확인해야 한다.**
- **간접 중재를 고려할 때, 치료사는 중재를 실행할 어른들의 요구와 특성, 환경의 특징을 알아야 한다.**
- **간접적인 중재를 고려할 때, 치료사는 중재를 실시하는 어른들의 요구도와 특성을, 그리고 중재가 시행되는 환경의 특징에 대해 알고 있어야만 한다.**
- **아동과 팀에 작업 발전과 성공적인 간접 중재 접근 실행은 팀 기술들과 적극적인 협력을 요구한다.**

활동계획 세우기
(Creating a Plan of Action)

간접 중재는 기능의 발전과 매일에 과제에 독립성을 강조한다. 아동이 환경과 격려, 내부와 외부로의 지지에 다양성을 사용하기 위해서, 행동계획은 기존 네트워크 지지에 기반을 두는 것이 중요하다. 그러나, 아이들의 능력을 확인하기 위해 촉진하는 것과 그들의 문제를 해결하는 것 또한 확신과 일반화하는 기술을 향상시키기 위해 중요하다(Price and Miner, 2007).

효과적인 간접 중재는 부모와 간병인 사이에 전문적인 협력을 수반한다. 제공자들은 각각 팀의 동일한 멤버이다(그림 21-7). 협조적인 관계들은 믿음, 존경 그리고 각각의 멤버에 약속과 팀워크를 기반으로 한다(Education

표 21-2 ● 아동의 생활에서 중요한 사람들

의학	학교	지역사회
간호사	교장	직계가족
치과의사	학교간호사	대가족 (친척포함)
안과의사	학교심리상담사	이웃사람
심리전문가	학교작업치료사	학교 및 활동 동료
물리치료사	학교물리치료사	동료 가족
작업치료사	학교언어치료사	베이비시터
언어치료사	학습전문가	코치
사회복지사	학습보조	활동지도자
초기 중재 전문가 담임교사	음학교사	도서관사서
	미술교사	집근처 가게직원
	체육교사	미용실직원
	카페근로자	
	휴직교사	
	관리인	

Counts, 2000).

각각의 가족의 독특한 우선순위와 충족하기 위해, 팀들은 독특하고 다양한 대단한 목표들을 만들었다(Mailloux et al., 2007). 가족의 인생, 일, 놀이는 사회의 세계를 밝히는 중요한 도구이다. (Cohn, 2000; Gillian, 2004). 궁극적으로, 목적과 욕구는 필요가 있다. 강한 행동 계획은 긍정적인 의지와 협력, 유연한 접근, 격려는 성공적인 간접 중재와 의미있는 변화와 연결지어진다.

상황 21-4 Justin의 행동 계획

Justin은 특별한 행동 계획을 설정했다. 이것은 그가 얻기 원했던 기술의 발전 목록과 다른 환경에서 이러한 스킬들의 통합 하는 것을 위한 증가하는 계획을 수반한다. 예를 들어, Justin의 한 목표는 야구공을 치는 것이다. 직접 치료 행동 계획은 연설하는 것을 포함한다. 배트를 고정하는 기술 요소, 스탠스를 조정하는 것, 그리고 공을 치는 것.

그 행동 계획은 연관되어 있는데, 직접에서 간접 치료로 이동하는 것은 그가 이러한 스킬들을 넓은 범위의 사람들과 입증하는 것을 시작하기를 요구했다. 치료사는 공놀이를 하기 위해 그의 엄마와 여동생을 초대하기 시작했다. 그는 이전에 미리 연습을 해봤었다. 그 다음, 그녀는 다른 치료를 받은 아동과 세션을 계획했다.

이러한 기술은 다양한 개인이 함께하는 직접적 치료환경에 적절하며 계획은 그가 아버지와 함께 놀거나 친구와 함께하거나 많은 친구들과도 놀 수 있는 편안하고 자연스러운 환경, 뒷마당으로 바꿀 수 있다. 이러한 환경의 성공에 따라 Justin과 그의 가족은 친한 이웃들과 함께 게임을 계획할 수 있었다. Justin의 궁극적인 목표는 지역사회에 있는 농구 동호회팀에 참여하는 것이며 활동계획은 이러한 활동이 가능하도록 하는 점진적 단계에 초점을 맞추어야 한다.

표 21-3은 Justin의 예후를 관찰할 수 있는 간단한 차트를 나타낸다.

능동적인 학습

직접적이고 간접적인 중재에 관해 알고 있는 것을 통해 각 접근법에 대한 장·단점의 차트를 개발하여라. 아동이 참여할 수 있는 다양한 환경뿐만 아니라 팀과 가족, 아동을 고려하여 차트를 개발하여라.

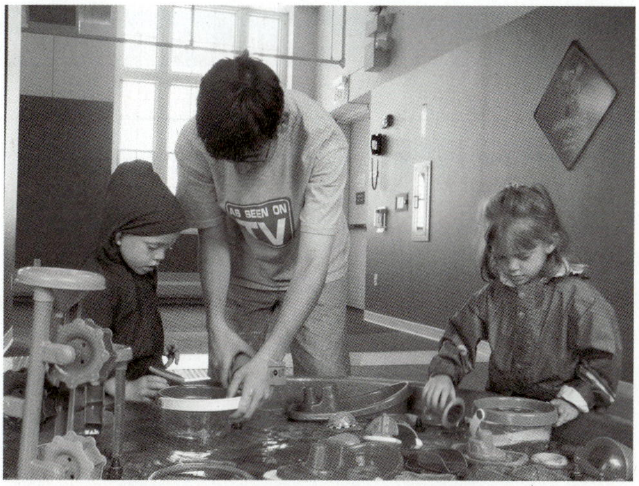

그림 21-7 형제자매는 아동 작업치료팀의 필수적인 요소이다.

임상조언 Practice Wisdom

효과적인 팀 문제해결의 단계

- 목표를 선택해라.
- 장애들을 확인하고 분석해라.
- 기술을 강화하기 위해 창조적인 전략들을 개발해라, 기능을 촉진해라, 장애물을 제거해라. (전략들은 현실적이어야 된다. 그러나 너무 빨리 아이디어를 버리지 마라).
- 전략을 선택하고 실행해라.
- 결과를 평가하고 계획에 적용해라.

핵심정리 (Here's the Point)

▶ 활동계획을 창조 하는 것은 간접 중재의 중대한 부분이다. 왜냐하면 이것은 목표를 정의하고, 참여하는 사람들을 확인하고, 목표를 향해 이르는 단계의 증가를 밝히기 때문이다.

▶ 효과적인 활동 계획은 가족과 다른 팀 멤버들 만큼 목표와 아동의 능력을 고려할 것이다.

▶ 활동 계획은 단계, 반응, 단점을 분명히 한다.

▶ 계획의 협력과 적응은 성공을 보장하는 필수적인 것이다.

요약(Summary)

이 장에서의 중점은 일상 생활에서 더욱 효과적으로 아이들의 참여를 돕기 위해서 간접 중재를 사용하는 것이었다. 작업치료 중재를 위한 한 가지 옵션으로서, 간접 중재 서

표 21-3 ● Justin 의 목표 차트

목표	많은 도움	약간의 도움	스스로
방망이를 정확하게 잡는다.			
옆으로 마주선다.			
티에 두고 공을 친다.			
던지는 공을 친다.			

비스는 일상의 맥락 내에서 중재 수단으로서 제공할 수 있다. 또는 다음의 직접 중재를 이행하는 것이다. 작업치료사들의 간접 중재 내에 역할은 모니터링, 특별한 지시, 코칭을 통한 간병인들을 촉진하는 것이다. 간접 중재는 아동들의 자신감을 촉진해서 윤택한 삶과 집과 학교, 사회에서의 참여의 필요성에 욕구를 지지한다. 이것은 각각 팀 구성원 들에게 확인된 이슈, 문제해결, 목표설정, 중재 실행등을 통해 전문지식을 기여하는 권한을 줄 수 있다.

장난감 상자에는 무엇이 더 있나?

DDRS Inc. (Developmental Delay Rehabilitation Services), http://www.ddrsny.com/Service-list/special-instruction.html

조기 중재를 위해 IDEA part C에서 약술한 특별 지시의 간단한 정의를 제공한다. 필수적인 요소는 포함한다: 계획되고 디자인된 학습 환경과 활동, 다양한 발달영역에서 아동의 기술획득을 증진시킬 수 있도록 가족에게 제공되는 기술과 정보.

Sugden, D., and Henderson, S. (2007). *Ecological intervention for children with movement difficulties.* London, England: Harcourt Assessment.

ABC평가도구에서 움직임에 대한 치료 동반자로서 Sugden과 Henderson은 생태학적 중재라고 부르는 특별지시에 대한 방법을 요약 기술하였다. 이 모델에서 움직임코치는 설정한 운동과제의 획득을 촉진하기 위한 특별전략으로 가능한 많은 사람들을 훈련시킨다. 기술획득은 환경 속 학습참여를 통해 촉진시킬 수 있다.

참고문헌

American Occupational Therapy Association. (2008). *Occupational therapy practice framework: Domain and process, 2nd edition.*

Bruder, M. (2000). Family centered early intervention: Clarifying our values for the new millennium. *Topics in Early Childhood Special Education, 20,* 105–115.

Bruder, M., and Dunst, C. (December 1999/January 2000). Exploring learning opportunities for infants and toddlers in natural environments: A chance to reconceptualize early intervention. *Zero to Three,* 34–36.

Bundy, A. (2002) The process of planning and implementing intervention. In Bundy, A., Lane, S., and Murray, E. (Eds.), *Sensory Integration: Theory and practice, 2nd edition.* (pp.211–226). Philadelphia, PA: FA Davis.

Case-Smith, J. (1996). Planning and implementing services. In Case-Smith, J., Allen, A., and Pratt, P. (Eds), Occupational Therapy for Children, 3rd edition. St. Louis, MO: Mosby.

Case-Smith, J. (2007). Deriving practice implications from this issue's sample of pediatric occupational therapy research literature. *American Journal of Occupational Therapy, 61,* 375–377.

Childress, D. (2004). Special instruction and natural environments: Best practices in early intervention. *Infants and Young Children, 17,* 162–170.

Christiansen, CH, Clark, F., Kielhofner, G., and Rogers, J. (1995). Position paper: Occupation. *American Journal of Occupational Therapy, 49,* 1015–1018.

Cohn, E. (2000). Parent perspectives of occupational therapy using a sensory integration approach. *American Journal of Occupational Therapy, 55,* 285–294.

Davies, P., and Gavin, W. (1994). Comparison of individual and group: Consultation treatment methods for preschool children with developmental delays. *American Journal of Occupational Therapy, 48,*155–161.

Dreiling, D., and Bundy, A. (2003). A comparison of consultative model and direct-indirect Intervention with preschoolers. *American Journal of Occupational Therapy, 57,* 566–569.

Dunn, W. (1990). A comparison of service provision models in school based occupational therapy services: A pilot study. *The Occupational Therapy Journal of Research, 10,* 300–319.

Education Counts. (2000). *Summary Report: Scoping project on integrated effective service provision for children and young people with physical disabilities. ISBN: 0-477-04797-1.* http://www.educationcounts.govt.nz/publications/special_education/15734. Accessed 2-12-08.

Finston, P. (1990). Parenting plus: Raising children with special health needs. New York, NY: Dutton.

Gillian, K. (2004). The meaning of life experiences: Application of a meta-model to rehabilitation sciences and services. *American Journal of Orthopsychiatry, 74,* 72–88.

Gillian, K., Tucker, MA., Baldwin, P., Lowry, K., LaPorta, J., and Martens, L. (2002). A life needs model of pediatric service delivery: Services to support community participation and quality of life for children and youth with disabilities. *Physical & Occupational Therapy in Pediatrics, 22,* 53–77.

Hanft, B., and Pilkington, K. (2000). Therapy in natural environments: The means or end goal for early intervention? *Infants and young Children, 12,* 1–13.

Humphries, R. (2002). Young children's occupations: Explicating the dynamics of developmental processes. *American Journal of Occupational Therapy, 56,* 171–179.

Humphries, R., and Wakeford, L (2006). An occupation-centered discussion of development and implications for practice. *American Journal of Occupational Therapy, 60,* 258–267.

Individuals with Disabilities Education Act. (2004). U.S. Code of Federal Regulations. http://idea.ed.gov/.

Jaffe, E., and Epstein, C. (2003). A consultative approach to occupational therapy practice. In Crepeau, E., Cohn, E., and Schell, B. *Willard & Spackman's Occupational Therapy,* Philadelphia, PA: Lippincott, Williams, & Wilkins.

Kashinath, S., Woods, J., and Goldstein, H. (2006). Enhancing generalized teaching strategy use in daily routines by parents of children with autism. *Journal of Speech, Language & Hearing Research, 49,* 466–485.

Kemmis, B., and Dunn, W. (1996). Collaborative consultation: The efficacy of remedial and compensatory interventions in school contexts. *American Journal of Occupational Therapy, 50,* 709–717.

Kielhofner, G. (2008). *Model of human occupation.* Philadelphia, PA: Lippincott, Williams, & Wilkins.

Kielhofner, G. (2009). *Conceptual foundations of occupational therapy, 4th edition,* Philadelphia, PA: FA Davis.

King, G. (2004). The meaning of life experiences: Application of a meta-model to rehabilitation sciences and services. *American Journal of Orthopsychiatry, 74,* 72–88.

King, G., Law, M., King, S., Rosenbaum, P., Kertoy, M., and Young, N. (2003). A conceptual model of the factors affecting the recreation and leisure participation of children with disabilities. *Physical and Occupational Therapy in Pediatrics, 23,* 63–90.

Law, M. (2002). Participation in the occupations of everyday life: Distinguished scholar lecture. *American Journal of Occupational Therapy, 56,* 640–649.

Mailloux, Z., May-Benson, T., Summers, C., Miller, LJ., Brett-Green, B., Burke, J., Cohn, E., Koomar, J., Parham, D., Roley, S., Schaaf, R., and Schoen, S. (2007). Goal attainment scaling as a measure of meaningful outcomes for children with sensory integration disorders. *American Journal of Occupational Therapy, 61,* 254–259.

Morvitz, E., and Motta, R. (1992). Predictors of self esteem: The roles of parent-child perceptions, achievement and class placement. *Journal of Learning Disabilities, 23,* 72–80.

Mosey, A. (1981). *Occupational therapy: Configuration of a profession.* New York, NY: Raven.

Newman, L. (2006). *Facts from NLTS2: General education participation and academic performance of students with learning disabilities.* Menlo Park, CA. SRI International. www.nlts2.org/fact_sheets/nlts2_fact_sheet_2006_07.pdf. Accessed 2-20-08.

Novak, I., Cusick, A., and Lowe, K. (2007). A pilot study of the impact of occupational therapy home programming for young children with cerebral palsy. *American Journal of Occupational Therapy, 61,* 463–468.

Price, P., and Miner, S. (2007). Occupation emerges in the process of therapy. *American Journal of Occupational Therapy, 61,* 441–450.

Raciocot, L., and Shelley, L. (2000). *Parental perceptions of early intervention: A survey of parents for a Northeastern early intervention center.* A research paper presented at the Annual Meeting of the Northeastern Educational Research Association.

Rea, P., McLaughlin, V., and Walther-Thomas, C. (2002). Outcomes for students with learning disabilities in inclusive and pull-out programs. *Exceptional Children, 68,* 203–222.

Rush, D., Shelden, M., and Hanft, B. (2003). Coaching families and colleagues: A process for collaboration in natural settings. *Infants and Young Children, 16,* 33–47.

Salend, S. (2001). *Creating inclusive classrooms: Effective and reflective practices.* Upper Saddle River, NJ: Prentice-Hall.

Segal, R. (2004). Family routines and rituals: A context for occupational therapy interventions. *American Journal of Occupational Therapy, 58,* 499–508.

Stewart, K. (2006). *Natural environments or naturalistic learning opportunities: What is the evidence in early intervention?* Boyer Children's Center, www.boyercc.org/docs/print/EBPflyerNEfinaldraft3.doc.

Sugden, D., and Henderson, S. (2007). *Ecological intervention for children with Movement Difficulties.* London, England: Harcourt Assessment.

Willoughby, C., King, G., and Polatjko, H. (1996). A therapist's guide to children's self esteem. *American Journal of Occupational Therapy, 50,* 131.

22

상담
(Consultation)

잠깐 이야기할 수 있을까?

Jennie Brentnall and Anita C. Bundy

"모든 것은 밖에서 보다 안에서 얻는 것이 쉽다.

—John, 8세

개론

목적

1. 직접적 중재와 모니터링과 같은 서비스 전달의 다른 모델에서 상담을 구별할 수 있다.
2. 공동상담을 정의하고 전문적인 상담과 구별할 수 있다.
3. 고객이 가진 해결책을 적용하고 개발하고 문제를 확인하고 설명을 촉진하기 위한 공동상담의 요점을 적용할 수 있다.
4. 공동상담의 효과성에 대한 연구중심의 근거를 기술할 수 있다.

서론(Introduction)

일반적으로 만성질환 장애아동의 학부모와 교사는 일상생활활동과 직업에서 매일 발생하는 문제에 대한 해결책을 찾는 동기가 있다. 그들은 치료에 자신과 어린이들이 할 수 있는 최고의 인생을 만드는 것을 추구한다. 그들은 작업치료사에게 넓은 범위의 '일상적인 어려움' 의 도움을 위해 찾아간다. 그들은 일반적으로 그것을 변경하고픈 동기가 있지만, 정확하게 어떻게 변경하고, 그것에 대해 해결할 지 확신은 없다.

작업치료사는 질병 및 장애에 영향을 주는 전문가들이다. 그들은 일반적으로 발생한 문제와 유용한 전략의 지식을 가지고, 고객에게 자신의 전문 지식을 주고 도움을 제공할 수 있다. 작업치료사는 직접 중재, 간접 중재 (즉, 모니터링, 특수교육, 코칭) 그리고 상담을 포함한 중재의 범위를 제공한다.

직접 중재를 제공할 때, 작업치료사는 아이와 함께 직접 일을 하지만, 그들은 가족과 교사에 대한 간접적인 이점을 염두해 두고 있다 (직접 중재 20장 참고). 간접 중재는 가족과 교사의 교육과 함께 작업치료사가 작업에 직접 중재하는 것이 아이에게 도움이 된다. **상담가**는 아이(예: 교사와 부모)와 관련된 사람에게 서비스를 제공한다는 점에서 직접 및 간접 중재를 구분한다. 이 서비스는 부모 또는 교사의 이익과 간접적으로 부모나 교사가 아동의 구조 활동이나 환경을 이해하는 방식에 대한 변경을 통해 아이는 이익을 누릴 수 있다. 이러한 방법으로, 학부모와 교사와의 협의를 통해 어린이의 기술, 능력, 작업 수행 및 참여를 향상시킬 수 있다.

상황 22-1 Jake: 단계 만들기

Sonya는 그녀의 동반자, 10살 난 아들 Jake와 6살 된 딸 Anthea와 대여 건물에 살고 있다. 그녀는 올해 3번째 태어날 아이를 기다리고 있다. 가족은 새로운 아이가 태어났을 때 주를 이동한다. 그들은 전에 이 마을에 살고 있고, Jake는 현지 학교에 다닌다. 그들은 2개의 서로 다른 주에 거주하고 Jake는 3개의 다른 학교에 다닌다. Sonya는 특히 규율 때문에 그 세 학교 다 만족되지 않았다. 그녀는 첫 번째 학교에서 Jake의 경험이 최상이었다고 느끼며, 그녀는 그가 지금은 학문에 관심을 갖게 되길 희망한다.

Jake는 교실로부터 도움을 교사의 주당 1일과 보좌관의 주당 3일의 지지를 받는다. 보좌관이 근처에 살고 그녀 또한 다른 학생과 모든 시간을 함께 학교에서 일하기 때문이다. 그녀는 Jake의 가족을 알고 가까운 지역의 센터로 여행을 하고 지지하고 Jake를 봐준다.

Jake는 상상력과 활기 넘치는 어린 소년이다. 그러나, 그는 자존감 및 사교 능력이 부족하다; 그는 또한 잠이 부족하다. 그의 공격적인 행동은 그가 약물에 배치되는 결과이다. Jake의 어려움의 대부분은 그가 5살 때 뇌동정맥기형의 출혈로 인한 뇌손상의 결과이다. 가장 밀접하게 관련된 문제가 간질(약물 치료와 관리), 대뇌 피질의 시각 장애, 집중력 부족, 그리고 충동 조절 부족이다.

작업치료사인 Jacqui는 Jake가 마지막 학교에서 서비스를 받았기 때문에 Jake의 가족이 지역에 들어왔을 때 일반적으로 인정되는 작업치료를 추천했다. 직접 중재에서 Jacqui는 비전을 보완하기 위해 교실에서 Jake와 함께 청각과 촉각단서를 사용했다. 간접 중재에서 Jacqui는 Jake가 다른 학생들에게 적절한 대응을 할 수 있도록 교실에서 보조하기 위한 전략을 가르치고 있다. 상담에서 Jacqui는 Jake(집중 장애 학생)가 할당된 작업을 통해 작업하도록 활성화 전략을 만드는 일을 한다. 또한 Sonya가 Jake가 어려움을 발생했을 때 충족할 수 있도록 가정교육을 함께 자문했다.

상담의 모형
(Models of Consultation)

상담은 여러 종류가 있다. 전문가 상담은 일반적으로 경험있고, 모델에 관한 설명을 단시간에 제공한다. 그러나 이 장에서는 협력적인 상담 요법의 응용에 초점을 맞추고 있다. 공동상담 틀이 일관성이 있는지는 그것이 지속 가능한 일상의 개발과 많은 맥락이 어린이들과 그들의 가족, 교사, 친구 기능을 촉진한다는 점에서 뒷받침 된다.

말할 때 사람들은 종종 포괄적인 용어인 '상담' 을 사용하기 때문에 상담의 2가지 유형의 차이점을 이해하는 것은 중요하다. 청취자 상담의 여러 유형이 있다는 것을 알고, 상황 또는 전문적인, 협력적인 상담의 초점 여부를 좋은 질문을 하여 분별할 수 있어야 한다.

전문적 상담

상담가의 전문적인 상담에서 고객은 '구매' 하는 입장이다. 문제를 진단하고 계획, 구현 및 해결책을 평가하고 그들은 특별히 맘에 둔 서비스를 제공하거나 또는 그들은 상담가로 활동할 수 있다. 상담가는 조언을 통해 자신의 전문성을 보여준다. 차례로, 고객은 상담가의 권고에 따라 상담가가 개발한 해결책을 준수하는 것으로 예상된다. 상담가들은 합의 결과 달성을 위한 주요 책임 (Schein, 1999)을 가진다.

작업 요법의 전문적인 상담의 몇 가지 예이다.

- *전문가 평가* (예: 'ADHD를 가진 학생' 으로 그룹에 대한 평가 요구, 자녀와 함께 진단 평가를 완료 또는 수행)
- *프로그램 설계* (예: 교실에서 사용하기 위해 필기 프로그램을 설계). 상담가들은 그들의 임상 전문지식 또는 변경을 관리하고 프로그램을 설립하는 것을 돕고 있다.
- *프로그램 전달* (예: 모든 1학년 선생님이 좋은 운동개발 서비스에서 직원). 이것과 직접적인 중재의 차이는 프로그램이 간접적으로 교실에서 아이들의 이익이 직원에 대한 지식 향상하는 것을 목표로 한다는 것이다.
- *프로그램 성과 평가.* 상담가가 조직 외부에 또는 공정하게 원하는 때, 내부에 있다.(예: 대학 강사가 심각한 행동 문제가 있는 아동의, 가족 일상의 향상된 지속 가능성을 대상으로 새로운 중재를 평가 계약)
- 특정한 고객의 경우, 동료에게 *사례상담* (예: 경험이 풍부하고 능숙한 OT는 '또 하나의 의견' 을 제공한다)

능동적인 학습

Edgar Schein는 [협력적인] 상담을 처리하는 이론에 대해 언급하는 사회 심리학자이다. 그는 이 장에서 내용에 대한 상당한 영감을 제공했다. Schein 상담의 여러 가지 중요한 원칙들을 정의했다. 첫 번째는, '항상 도움이 되려고' 했다.

- 당신이 문제가 접전되었으며 누군가가 도움이 되지만 실패되려던 시간을 생각해보시오.
- 왜 도움되지 않는 '도움' 이 있죠?
- Schein는 상담가로 '도움이 되는' 의미에 대해 간략하게 이야기하시오.

협력적 상담

협력적인 상담은 서비스 제공의 유형이며 간단하지 않은 부속물이다. 협력상담의 전제는 문제를 정의하는 과정. '해결책' 대로 중재 결과에 대해 중요하다는 것이다. 새로운 지식, 이해, 그리고 그들이 식별이 아니라 구체적인 해결책을 개발하고, 상담가보다 (즉, 서비스 프로그램) 그 문제를 해결하기 위한 기술을 개발, 학부모와 교사의 상담가 전문 결과이다. 공동으로 상담함으로써 지식을 자신의 레퍼토리에 추가, 정말 학부모와 교사가 지식과 기술을 개발하고 상담가 자신의 삶에서 전문가 고객에서 배울 수 있는 양방향 과정이다.

상담 협력(또는 프로세스)모델은 공동상담 고객과 상담가가 문제를 정의하고 식별, 테스트, 구현 및 해결책을 평가하는 과정에서 함께 작동한다는 점에서 전문적인 모델과 다르다. 공동협력 안에, 고객은 자신의 문제와 해결책 모두; 그들이 상담가 힘을 빌리지 않는다 (Schein, 1999).

공동협력은 정의된 활동보다 좀 더 틀림없는 구내에 기초가 되었다. 치료사의 구체적인 활동은 중재의 고객 맥락의 기대와 필요에 다양하게 의존될 것이다 (Villeneuve, 2009). 치료사들은 공동협력 행위를 특정하게 의도함과 함께 기대하던 결과를 달성하도록 사용한다 (그림 22-1). 공동협력 사이클은 치료사들의 믿음과 의도와 함께 시작되었다. 그런데 그것은 새로운 피드백과 형성을 이끌었다. 그리고 그 사이클은 다시 순환이 시작되었다.

공동협력과 전문협력 사이의 주요한 차이점은 고객과 협의의 규칙이다. 공동협력에서 치료사는 전문적인 상담을 통해서 고객이 갖고 있는 "문제"와 "해결 방법"을 가지게

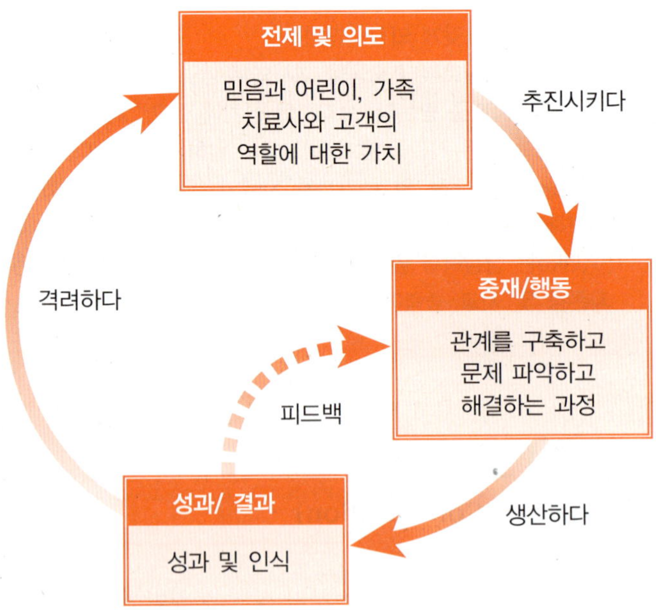

그림 22-1 협력적 자문의 순환.
협력적 자문의 순환은 치료사의 신념과 의도에서 시작하여 결과적으로 중재로 완수한다. 이런 행동들은 결과물을 만들어내고 피드백과 새로운 전제의 형성으로 이어지며 순환이 다시 시작된다.

된다(Schein, 1999). 부모 또는 선생님이 알 수 없는 문제와 해결방법에 대한 인식은 중재에 관련한 환자의 행동의 참여와 의지를 촉진시킨다.

협력이 일어나기 위해서는 상담자와 고객 둘 다 그들이 문제 확인과 문제해결을 위해 독특하고 소중한 기여를 만들 수 있다는 것을 이해해야 된다. 상담자는 고객에게 상당한 시간이 소요된다고 격려해야 한다. 의견이 전문지식과 상호작용하도록 부모와 선생님과 협력한다. 기회와 지지를 주면서 고객은 문제를 수정하고 해결을 기여하도록 그들의 전문적인 지식을 사용할 것이다. 상담자의 전문적인 과정은 관계를 촉진한다 (Lee and Guck, 2000).

고객의 전문지식은 공동상담으로 파악하면 가족중심 실행이다 (예: Dunst 외, 2000) (가족중심의 관행도 공동상담이외의 중재에 적용할 수 있으며, 협력상담은 자동으로 가족중심으로 되지 않는다). 다른 고객 중심의 사례와 마찬가지로 공동상담은 고객이 모든 성공적인 중재에 중심인 것을 인식한다. 학부모와 교사가 아프거나 장애를 가진 아이와 일상 생활의 구체적인 경험 결과에서 사회 문화적인 맥락에서 존재한다. 협력적인 상담은 고객이 기능 문제를 정의하고 적극적으로 식별하고 그들의 개인적인 문맥에 맞게 중재를 구현하는데 도움이 되는 신념이다. 고객은 그들이 자신의 삶에 맞는 방식으로 어려움을 해결하기 위해 고려해야 할 중요한 중요한 치료를 사용하는 능력이 있다. 그들이 문제를 완벽하게 이해하기 때문에 중재가 성공되어 있다면 가족중심의 실천과 마찬가지로 고객이 중재를 결정한다.

공동협의에 참여할 경우에도, 상담가들은 전문가 역할을 하도록 유지한다. 전문 지식은 중요한 지식과 기술을 제공하고 보완 서비스를 모집하기 위해 상담을 하는데 도움이 된다. 그러나, 상담전문가는 전문가와 협력자 역할 둘 다를 동시에 할 수는 없다. 그들이 한 역할에서 다른 역할을 할 때는 위험성이 존재한다.

능동적인 학습

Schein가 언급한 또 다른 중요한 상담의 원칙은 '오직 고객이 문제와 해결책을 소유하고 있다' 였다. 작업치료사와 어머니 사이에 상담을 설명하는 다음과 같은 시나리오를 읽고 난 후 질문에 대한 답변 수행.

시나리오 : Ellen은 Imelda와 함께 상담했다. 3살 난 아들이 있는 Jorge의 어머니는 2년 전에 머리 부상을 경험했다. Jorge는 걷고, 말을 조금 하고, 그러나, 그는 인지 한계와 감각 처리 문제가 모두 있다. 이전 Jorge의 향후 계획 모임에 Ellen과 대화에서, Imelda는 다음과 같은 문장을 만들었다:

"도와주세요. 당신이 회의에서 Jorge와 나를 위해 말할 필요가 있어요."

"당신은 전문가이므로 당신이 학교에서 누구보다도 더 Jorge를 이해합니다."

"영어는 잘하지 않습니다. 난 정말 이들 전문가 모두에 의해 위협당하는 겁니다."

"내 아들이 너무 많은 요구를 하고 있습니다. 나는 그들이 내 말은 듣지도 않을 것을 압니다"

- 왜, Ellen 이멜다가 요청하는 이유는 무엇인가? 일을 이야기로 받을 수 있을까?
- Ellen은 이멜다가 무슨 요구를 않는다면, 당신은 결과를 어떻게 생각하는가? 이멜다에 대한 것인가? 엘렌을 위한?
- 어떻게 Ellen, 이멜다 문제를 소유하고 이해할 수 있을까?

핵심정리 (Here's the Point)

- **상담 전문가는 평가, 프로그램 설계 또는 명확한 성과를 제공한다. 고객이 갖고 있는 문제와 해결방법을 촉진한다.**
- **협력적인 상담은 문제를 정의하는 과정은 중재의 결과로서 중요하다. 해결방법이 도출되는 것만큼 전문가의 전문지식은 특별한 해결방법의 개발보다는 고객이 갖은 문제를 해결하려는 기술과 이해와 정보를 부모와 선생님에게서 얻어내야 한다.**
- **협력적인 상담은 가족 / 교실에서 / 고객 중심으로 치료와 많이 비슷한 과정 중심이다.**

협력상담의 과정
(The Process of Collaborative Consultation)

협력의 의미는 함께 일하는 것이다 (그림 22-2). 치료사가 그 문제를 고치려고 시도하는 것보다, 부모와 교사가 발달기술을 확인하도록 하기 위함이, 장기적으로 전체와 함께, **공동협력** 커플이 함께 일하는 것이, 좀 더 효율적이다 (Schein, 1999). Schein은 도움과 공동협력 또는 과정 협력은 비슷한 뜻을 가진다고 설명했다. 그러므로 공동협의를 위해 필요로 하는 기술은 직접적 그리고 간접적 조정에 사용되는 기술로부터 다르다. 그래서 경험치료는 공동협의와 초보치료자가 이 전문기술을 배움으로써 분명하게

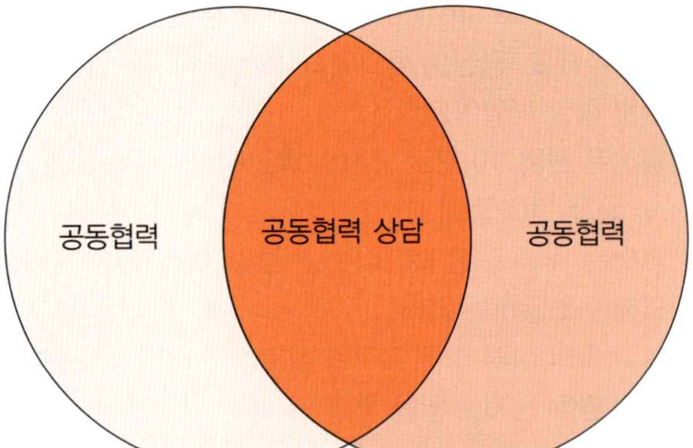

그림 22-2 협력적인 상담. 협력적인 상담은 결국에는 이러한 문제를 "고정"하기 위한 시도보다는, 문제를 해결하고 확인하기 위한 기술을 개발하는 것은 부모와 선생님을 위해, 장기적으로 효과적이고 능률적이라는 것을 전제로 한다.

필요한 기술을 발달시킬 수 있어서 전문가가 필요하지 않다.

공동협의가 관계에 기초의 과정 이후, 상담자가 하는 또는, 하는 것으로부터 그만 두는 모든 것이 조정이다. 모든 단어나 행동은 상담자가 효과를 알고 있는지 아닌지에 관해 때때로 긍정적인 또는 부정적-관심 없는 효과를 가진다. 상담자는 그들의 행동과 행동에 대한 결과에 책임을 가져야 한다(Schein, 1999). 그렇기에, 상담자는 그들의 조정을 토대로 관계를 공유한다. 그들은 문제지향적(개인적 또는 책임지는 것보다 오히려) 접근을 입증한다. 상담자의 행동에 의존하면서, 부모나 교사는 조정 또는 방어적이거나 저항력있게 변하도록 되는 활동적인 역할을 사로잡거나 가진다. 그것 때문에 상담자 문제 확인과 문제해결을 위해 그들 환자의 기술이 발달하도록 지지한다.

Schein(1999)와 Krehbiel and kroth,(2000)에 따르면, 공동협의의 중요한 측면은 포함한다.

- 고객을 참여시키기
- 당신이 모르는 것을 의식하기
- 문제해결 촉진과 가능성 만들기
- 미래를 생각하기 위한 고객이 준비하기
- 고객에 대한 과정 전체를 조절하기

고객을 참여시키기

고객이 중재를 갖고 있다면, 그들이 적극적으로 과정에 참여해야 한다. 적극적인 포용은 질문을 듣고, 가능한 중재 뒤에 이유를 설명하고, 고객이 모든 조치에 대해 선택 정보를 제공하여 추진된다 (Krehbiel and Kroth, 2000).

상황 22-2 Jake: 무엇인가를 진실로 만들 수 없다고 생각하기 때문이다.

Jacqui는 Jake의 엄마, Sonya와 만났고 Sonya는 그녀에게 중요한 일이 뭔지 얘기했다. Jake 또한 강조 대안, 시각 도움, 특정 목표를 위한 계획과 개발에 적극적으로 참여하고 격려한다. 예를 들어, Sonya와 Jacqui는 최초의 대화 중 하나에, Sonya 언급: "그가 마지막 학교에서 중단되었던 것은 Jake의 잘못이 아니다. 학교는 단지 그들이 나를 집으로 보냈기 때문에, 그를 처리하는 방법을 모르는 그들이 해야 했다. 학교에 내가 없으면 그들이 모든 시간을 관리하는 것을 배운다. 난 그냥 집에서 모든 공휴일에 그를 얻었지만, 그는 학교에 가야 한다. 여기서 다른 일을 해야 하고, 아기가 나올 때는 없다. 최대한 학교에서 모든 시간을 실행, 보내야 한다."

Jacqui는 "당신은 당신이 집에서 항상 Jake 있을 때 해야 할 모든 균형을 하는 것이 어려운, 그게 새로운 아기와 더욱 어려울 것이다." 이렇게 하려면, Sonya 대답 : "나는 Jake와 함께 문제가 없다. 그 사람을 관리하는 방법을 알고 그리고 그가 젊은애들하고 잘 논다. 그는 자기 동생을 가르치고 사랑하는, 난 그냥 그가 그립다. 얼마나 학교 생활에 대해 걱정하는데, 그는 아마도 따라 잡을거다. 그리고 그는 다른 아이들을 그리워한다. 모든 공휴일마다 그는 나에게 질문을 한다. 언제 그가 학교로 다시 갈 수 있는지를.

이 경우에 간단한 반사 문장은 Sonya 그녀의 일상이 되지 않았음이 명확치 않으며, 심지어는 Jake의 행동. Sonya는 그녀의 초점은 Jake가 그의 학문과 사회적 잠재력에 도달하는 기회를 가졌는지 확인에 있던 것을 명확하게 한다. 또한 그녀는 아들이 회사를 즐길, 그는 잘한 일을 매우 알고 있었다. 이것은 찬성하거나 그들을 취소하기로 인정하고 존중하면서, 의견 차이를 하고, 고객의 시각과 감정이입이 포함되어 있다. 상담가들이 들었는지 명확히 하는 반사적인 청취는 목표를 지원하는 기술이다.

진실한, 존경심 그리고 공감할 수 있는 반응은 고객 참여 유지를 위한 중요한 스킬이다.

이것은 의견의 차이에 대한 가치와 인정을 포함하며 그들에 대한 지지나 무시가 아니라 고객의 관점에 대한 강조를 포함한다. 깊이 생각하는 경청을 하는 상담가는 그들이 들은 것을 명확하게 하는 이 기술은 그들의 목표를 지지한다.

알지 못하는 것을 인식하기

상담가가 무엇을 더 할 수 있는지에 대한 아이디어를 가지고 있지만, 모든 고객의 상황은 독특하고 상담가들도 상황의 전체를 이해할 수 없다. 상담의 주요 전제는 치료 관계의 초기에, 고객이나 상담가도 완전히 필요한 것을 이해한다는 것이다 (Schein, 1999). 고객은 뭔가 하지 않을 권리 또는 만족을 하는 것이다. 이해 : 그들은 문제의 증상이 있다. 그들은 문제가 정확히 무엇인지 모름 : 하물며 그것을 해결하는데 필요한 것도. 상담가가 문제의 일부 측면을 이해 수 있지만, 그들은 거의 전체 맥락을 알 수 없다. 상담의 과정은 문제와 그것을 둘러싸는 모든 것의 상호이해를 구축과 함께 시작한다.

필연적으로, 학부모와 교사가 인식하는 문제가 상담가가 인식되는 것과 동일하지 않다. 예를 들어, Jacqui가 생각한 것과 Jake를 학교에서 집으로 보낸 Sonya를 위한 가장 큰 문제는 그가 그녀의 일상을 방해하는 것이다. 그러나, 경청을 통해서 Jacqui는 Sonya의 우선순위는 Jake의 학업 및 사회 개발 이라는 것을 깨달았다. 협력과 존중의 정신으로 가치, 고객 '관점'이 중요하다. 또한, 고객의 맥락에서 자신들의 문제에 대한 본질적인 부분이다. 전문가들은 (대부분의 사람들처럼) 자신 전부터 신념이나 지식에 맞는 어떤 심리하는 경향이 있을 수 있다. 도움이 예민한, 그러나, 동시에 많은 클라이언트의 요구를 충족하기 위해 압력, 건강 그들이 충분한 시간이 없다고 생각된다. 장기간에 대한 고객 참여, 상담가들은 상황과 관점을 완전히 이해해야 한다 (Schein, 1999).

상담가는 종종 잘못, 그들이 가정에서 어떻게 알고 구별할 수 있어야 한다. Schein (1999) 더 많은 상담가들이 고객의 문제를 이해하게 된 것, 더 중요한 건, 그들이 이해하고 가능성을 실현하는 것이다. 자신의 무지에 액세스할 수 있다. 고객의 행동, 경험, 감정, 지식, 의견, 그리고 의미에 대한 개방. 과거, 현재, 그리고 '사실'의 이해를 미래 건설. 그 자체를 질문의 행위와 상호 탐험을 장려하고 상담가와 고객이 문제의 더 큰 이해와 잠재적으로 유용한 동작을 얻을 수 있는 결과이다 (Schein, 1999).

특별한 경청을 하는 상담가 (Krehbiel and kroth, 2000)는 특히 이전의 그들의 신념과 반대되는 것에 대해서 느낌, 경험에 대한 고객의 표현에 대해, 명확한 지점 또는 변화에 대한 지시들일 수 있다.

능동적인 학습

Schein이 옹호한 중요한 상담의 원칙은 "당신의 무지에 액세스할 수 있다."이다. 즉, 당신이 실제로 당신이 가정에서 어떻게 알고 있는 것을 구별하는가. 다음과 같은 시나리오를 읽고 질문에 대한 답변을 동료와 상의하기 바란다.

시나리오: Dee는 Angela, 전반적 발달 장애 7살 Johnny, 선생과 OT 상담가이다. Angela가 교실에서 Johnny의 행동에 의해 좌절, 그리고 Dee를 위한 전화 메시지를 남겼다. 메시지의 일부이다. "Johnny가 내 교실에서 속하지 않는다."

- Dee에 대한 무지의 잠재적인 소스를 식별한다. 당신은 교사가 그녀의 메시지에 어떤 의미가 있다고 생각하는가?
- 어떻게 Dee 그녀의 무지에 액세스할 수 있을까? Dee 그녀의 무지에 액세스하려고 하지 않을 경우, 어떻게 할 수 있는가?
- 당신이 누군가와 말을 정확히 이해하거나 완전히 오해했다는 것을 알아 내셨습니까? 동료와 이야기를 공유할 수 있다. 무슨 일이 있었는지를?

문제해결 촉진과 가능성 만들기

공동 협력에서 치료사의 역할은 해결책을 제공하는 것보다 가능성을 나타내기 위해 더 있다. 상담가는 문제해결 과정에서 전문가여야 한다. 그러나, 그들은 문제를 해결해야 한다. 상담가는 고객이 테스트 아이디어를 파악하고 해결책을 평가, 원인, 가설, 자신의 문제를 식별할 수 있도록 안내하고, 결과를 평가한다. 해결책은 명백한 것으로 보이는 경우, 의미와 대안에 대해 생각하는 상담가 및 고객을 장려에 더 유용하다. 그리고 최대의 효과 상담, 학부모와 교사들은 앞으로 새로운 문제를 직면했을 때, 프로세스가 액세스할 수 있도록 유지하는 프로세스를 배울 수 있어야 한다.

아이디어와 해결책이 함께 발생하는 경우 협력의 장점은 극대화된다. 필연적으로 이러한 해결책은 한 개인에 의해 만들어질 수 있는 것보다 크다. 당신이 장을 통해 Jake에 대한 자세한 내용을 읽은 상태로 예를 볼 수 있다. 상담가가 실수로 "오른쪽" 또는 "더 나은"로 대체 해결책을 제시하면 프로세스가 아래로 내려간다. 조심하시오.

미래를 생각하기 위한 고객이 준비하기

협력상담은 가장 일반적인 의미에서, 고객은 처리 및 미래의 문제를 방지하기 위한 준비를 할 수 있다. 상담가의 목적은 미래나 고객에 대한 답변을 제공하지 않는다. 상담가들은 단순히 그들이 앞서 생각하도록 클라이언트의 인식을 올린다. 상담가는 동시에 전문가와 공동 단독을 모두 가정할 수 없다는 인식을 해야 한다 (Krehbiel and kroth, 2000).

그들은 고객이 의사 결정을 위한 준비를 도와 경험과 교육과 정보의 공유에서 발생하는 주의 조언을 제공하는 경우, 상담가와 전문가 단독으로 단계할 수 있다. 그러나 전문가 역할을 가정 상담가들은 지식과 그들이 만들고 있는 가정의 한계를 실현해야 한다.

이러한 공유, 또는 효과적인 시간 "가르치기 쉬운 순간은" 고객 스스로 문제 (krehbiel 및 kroh, 2000)을 키우는 시간이다. 그들은 구체적인 전문 지식의 혜택을 필요로 할 때 그 고객이 자주 표시된다. Sonya, Rob, 그리고 Jacqui 간의 공동 회의에서 일어난 것처럼 된다.

과정 전체를 조절하기

상담 목표는 고객 자신의 문제를 해결하기 위해 고객 참여를 동반한 기술을 습득하는 것이다. 그들은 또한 미래의 변화를 만들기 위한 자신의 가능성을 보고 시작한다. 협력자인 상담자는 적어도 고객이 스스로 무엇을 하는지 강조하고 도움으로 새로운 아이디어와 솔루션을 제공하기 위해 같이 생각한다.

독립적으로 문제를 해결하는 기술 습득 이외에, 환자가 필요할 때 능력을 다른 도움으로 사용하여 개발해야 한다. 예를 들어, Sonya의 주요 관심사 중 하나는 Jake가 학문에 처지는 것이다. Sonya는 그녀가 효과적인 개별지도 교사라 느끼지 않았고, 그녀의 아들과 함께 그 역할을 떠나고 싶지 않았다. 그러나 Jacqui와 이야기를 한 후에 Sonya는 그녀가 또 하나의 다른 개별지도 교사라는 것을 깨달았다. 환자가 핵심 기술을 획득하여 그 기술에 자신감이 있을 때, 그들은 더 현명하고 다른 사람에게 도울 준비가 되어있다. 따라서, 공동 작업 상담자의 도움을 구하고 팀워크의 가치가 상승된다.

경험이 많은 교사이지만, 그것은 환자의 모두 중요한 세부적인 요소들, 기본 가정, 또는 무의식적인 생각과 행동을 반드시 보게 되는 것은 아니다. 따라서, 과정 내내 상담을 추정하고, 무의식적인 생각과 행동을 제공한다. 설명을 하지 않으면 이들은 오해와 의존을 이어질 수 있다. 생각 피드백은 환자 자신의 행동 결과를 인식할 수 있다. 물론 피드백은 존중하고 유용한 방식으로 제공해야 한다.

상황 22-3 Jake: 전문적인 지식을 제공할 수 있는 시간

Rob은 Jake가 단순히 수업에서 행동이라고 확신하지만, Sonya는 뭔가가 그의 폭발을 일으키는 것 같았다. 그들은 그녀의 질문을 Jacqui에게 물었다. 그녀의 전문지식에 기초해서 Jacqui는 Jake의 좌절의 원인이 그가 알고 있는 것과 그가 알고 있는 것을 다른 사람에게 보여주는 것의 차이에 의해 일어난다고 제안했다.

이 전문가의 의견을 공유, Jacqui는 그녀가 타이밍 그녀의 전문가 의견을 제공하는 좋은 것을 판단 및 정보 그녀의 환자의 요청에 응답했다. 환자의 역할은 그들이 문제를 명확히 할 수 없는 경우와, 환자 문제의 지표 인식에 공유하라는 질문을 하고 아이디어를 있을 수 있는 관계를 구축한다. 제공된 전문 지식을 가지고, Jacqui는 정보가, 시간에, 그 순간에, 특정 상황에서 얼마나 유용하게 결정되는지, Sonya와 Rob에게서 작동하도록 한 걸음 물러서서 생각하였다. 그녀의 의견이 잘못될 수 있으며, 그것이 올바른 경우일지라도, 그녀의 전달은 수용성에 영향을 줄 것이다.

핵심정리 (Here's the Point)

- **도움은 클라이언트가 자신의 문제를 해결하는 기술개발을 돕는 것을 의미한다. 공동상담은 그들이 일상생활에서 발생하는 문제를 식별하고 해결하기 위해 자신의 기술을 구축할 수 있도록 하는 방식으로 학부모와 교사, 작업치료사를 포함한다.**
- **경험 상담은 공동상담 안에서 반드시 능숙하지 않아도 되고, 초보자 치료법에서 그들의 명쾌하게 배우는 과정에서 발달할 수 있다**
- **협력은 관계를 기반으로 해서 모든 상담의 행동이나 중재를 삼간다.**
- **공동상담의 핵심 전제는 치료 관계의 초기에 환자나 상담도 완전히 필요한 것을 이해한다는 것이다.**
- **중요한 것은, 상담자로서 당신은 맥락에서 문제를 완전히 평가할 수 없을 것이다.**
- **자신의 문제를 파악하는 과정을 통해 상담 지표 환자를 검증 원인, 식별 가능성, 아이디어를 테스트 해결의 가능성을 검사하고, 결과를 평가 한다.**
- **상담의 역할은 질문을 할 수 있도록 관계와 공유 아이디어를 구축하고 그들은 문제 자체를 명확할 수 없는 경우에도 환자 문제의 지표를 알고 있어야 하는 것이다.**

➤ 공동상담은 그녀, 그 자신의 잠재력을 바꿈으로써 결과적으로 깨닫게 될 것이다.
➤ 과정에서 근본적인 피드백을 공손하게 도와준다.

공동협의의 어려움 (Difficulties in Collaborative Consultation)

공동상담은 강력한 과정이지만 마법은 아니다. 중재의 모든 형태와 마찬가지로, 몇몇 어려움이 흔히 있다. 이러한 어려움 중에는 다르게 생각하도록 요청되어지는 것이다. 예를 들어, 우리는 환자가 누구이고 누가 어떤 요구의 우선순위 결정에 대해 다시 생각해야 한다. 우리는 또한 중재의 목적이 무엇인지와 자신도 모르게 대상자가 된 사람을 고려해야 한다.

고객은 누구인가?

행정상, 아이들은 소아 작업치료 서비스의 환자로 간주되고 추천이 접수되며, 서비스에 대한 자격은 아이의 특성에 근거하여 결정된다. 아직 공동상담을 직접 받는 아이와 함께 일하는 개인이 있다 (예를 들어, 부모님과 선생님). 다른 개인이 공동상담에 즉각적인 환자이기 때문에, OT는 (및 기타) 아이가 그 또는 그녀가 권리이다. 서비스를 모두 받을 것인지에 대한 우려일 수도 있다. 아이들은 부모와 교사가 "더 나은" 부모 또는 그들을 위해 교사가 될 수 있도록 중재의 간접적 수혜자이다 (그림 22-3). 공동상담 전제는 이 모델이 직접 또는 간접적으로 중재 및 장기적으로보다 효율적으로 아이들을 위한 효과적인 것이다. 주제에 관한 연구는 이러한 경우에 제안한다 (Barnes and Turner, 2001; Dunn, 1990). 상담에 대한 연구의 합성에 대한 상담 경험적인 증거에 대한 섹션에서 표 22-1를 참고하라.

무엇에 대해 알지 못하는 고객

때때로 다른 사람보다 아이나 환자는 자신도 모르게 상담 중재에 수령인이 된다. 예를 들어, 함께 의사와 교사가 수업 자료를 가르치거나 기술을 변경하기로 결정했을 때, 교실의 다른 아이들이 영향을 받는다. 따라서 의사와 교사는 동시에 많은 요구에 균형을 잡아야 한다.

누구의 요구가 우선입니까?

일상생활 활동은 문화적으로 결정되기 때문에, 많은 OT는 본질적으로 개인적 의견에 영향을 받는다. 종종 그들은 어떻게 아동과 그들의 가족, 교사, 및 기타 서비스 제공업체보다 문제 및 해결에 대해 다른 견해를 가진다 (Bailey, 1996). 마찬가지로 가족, 교사, 및 서비스 제공업체는 서로 다른 견해를 가졌을지도 모른다. 종종 공동상담이 동시에 개인의 팀과 함께 일하고, 환자를 여길지도 모른다. 따라서 각 고객의 관점을 이해하고, 그의 요구에, 특정 동작에 의해 제공의 인식하는 것이 중요하다. 공동상담은 자신의 신념에 반영, 자기 인식, 그리고 그들은 주어진 시간에서 회의를 하여 무엇을 원하는지 파악해야 한다.
예를 들어, Jake의 상황에 계속된다.

중재의 목적은 무엇인가?

만성 질환의 장애부모 및 교사들과 어린이, 직면하는 문제에서 종종 오랫동안 "해결"을 유지하지 않는다. 기본 질병이나 장애는 자주 치료할 수가 없다. 그리고 전환은 정기적으로 발생하는 새로운 기술 개발이 지속적으로 요구되며, 또한, 어린시절의 새로운 도전이 끊임없이 발생한다 (예를 들어, 학교 안에서 학교교육 단계와 새로운 수업 사이) 공동상담의 핵심 전제는 그것은 문제해결 그들을 위해 보다 자신의 문제를 파악하고 해결하여 환자를 참여하는데 보다 효과적이라는 사실이다. 치료사의 기술, 자원은 그들 자신의 문제를 해결할 수 있다. 문제해결 능력, 현재

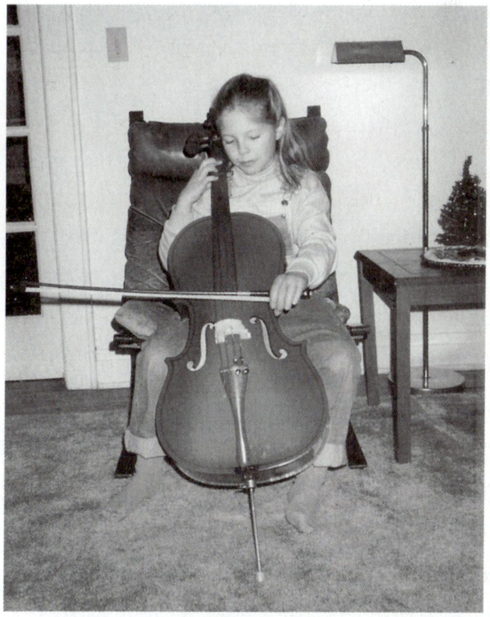

그림 22-3 공동상담은 선생님과 부모님이 아이들을 도와 위험을 넘길 수 있다, 이 경우 원하는 작업에 참가하고 간접적인 수익자 중재를 할 수 있다. 경우에, Kare 그녀의 보조기를 착용할 때 첼로를 연주할 수 있다 (소아 보조기의 사진).

상황 22-4 Jake: 전문적인 것을 제공하지 못하는 시간

Sonya 보고서는 Jake가 학교를 다닐 수 없어서 그의 집으로 보내야 하는 문제가 있지만, 또 다른 구성원인 Rob은 다른 관점을 가지고 있다. Rob의 보고서에는 Jake가 집에서 그 행동을 통제하는 법을 충분히 일관성 있게 주지 않은 문제가 있다고 본다.

Jake는 문제해결을 볼 필요가 있고 Sonya, Rob 둘 다 아니다. 그녀는 좌절과 원천 모두 깨달아야 한다. 앞서 언급했을 때 Jacqui는 행동 문제가 그가 신경 손상으로 인한 억제불능과, 함께 알고 있는 걸 표현할 수가 없음을 함께 Jake는 좌절감의 발현이라고 생각했다.

Jake의 좌절감을 그녀의 전문가 의견에서는 과소평가했다. 그녀는 그렇게 Jake가 폭발을 억제하기 위해 없는 시간을 동의하고, 예방 및 관리 결합이 필요하다고 생각한다. Rob은 그녀보다 Jake의 가능성을 더 낙관적으로 본다. 그녀의 지지와 함께 그 자신이 몇몇의 전략을 처리, 방치하고 유능하게 말해야 한다고 생각한다 (Sonya와 남편이 어른 Jake의 폭발을 제어하기 위한 책임이 있다 고 생각하는 경향이 있다.)

그러나 이러한 전문가 원근법은 오직 부분적으로 명확하다고 의심하면 안된다. 그리고 Jacqui는 전문가의 자세로 당연하게 생각하길 Rob 과 Sonya는 멀리해야 한다. 마찬가지로, 변경사항은 가정이나 학교에서 행동 관리계획이 동일한 정당, 또는 다른 소원을 구현하는 데 필요한 Sonya의 전망에 필요로 하는 것을 보고 바꾼다. 모두가 문제에 동의하고 그것을 해결하기 위한 제안을 기여하는 공동 접근 방식은, 모든 사람의 요구를 고려하기 위해 권장한다. 당신은 Jacqui가 참여된 공동상담 사례를 읽고 Sonya와 Rob은 생각 사이의 격차를 줄였다.

의 문제를 개발하는 과정에서 부수적으로 해결할 수도 있다. 이와 같은 일이 발생하면, 그것은 경험 학습을 촉진, 관계를 구축하도록 도와, 미래의 문제를 방지할 수 있다 (schein, 1999).

무엇을 피해야한다 하는 것은 개인 문제에 대한 해결책에 초점을 맞추고 있다. 개인을 돌볼 때, OT는 종종 전문가의 역할로서 부추긴다. 그들은 도움이 잘못되어 가고 있는 건지 "참고"하고, 즉시 문제를 "해결"하기 위해 노력하는 환자의 요청을 듣는다. 여러 상황에서 이 방법은 성공에 의해 강화되며 모두 만족한다. 문제가 해결되고 클라이언트는 퇴원한다. 그들의 결말이 지어지지 않는 단 하나의 문제들을 모두 저지하여 기초가 되게 한다. 다른 것보다 하나의 일어난 문제점을 보고 철저하게 결심하여 과정 안에서 의존의 순환을 할지도 모른다. 반면에 그들의 위치는 둘 다 개인적인 중재를 만나 겨냥을 했을지도 모른다. 공동 또는 상담을 겨냥한 것은 아니다.

어떤 환자는 치료의 다른 기대가 있다면?

기대 치료법이란 아버지는 종종 사회에서 중재를 지도하길 기대한다. 상담을 고려한 경우에도 가능성 이미지는 전문가 상담이다. 추가로, 특히 초기 중재에서, 진단 및 시스템의 새로움이 익숙하지 않은 경우, 가족은 꺼려하고 동등한 수준의 전문가와 교전 능력을 느낄 수 없다(Miller, 1994). 이러한 기대의 전부 방어적인 아닌 방식으로, 상담과 함께 매력적인 책임을 수락하고, 공동상담 관계를 수립에서 가족을 방지할 수 있다.

부모님처럼, 많은 교사들은 이전에 경험과 직접중재 서비스를 기대왔다. 다른 어린이, 누군가가 교실 밖으로 어려움과 "수정" 그는 문제가 아주 매력이다. 문제가 있는 학생일 것이라는 개념이 가득한 교실로 바쁜 교사를 위한 것이다. 예를 들어, 필기 장애학생을 위한 서비스 제공의 기본 모델에 관한 질문에 응답 52 교사의 '교사의 대다수 (57.7%)은' 풀 아웃 방식은 최고였다. [다음] 생각 "상담 교실 (13.5%)의 학생과 상담하기 반면에, 몇몇 연구자들은 공동상담에 종사하고 있다. 교사는 서비스 제공의 다른 모델보다, 모델에 대한 자세한 긍정적인 것을 보고 있다. 환자는 이전 경험, 입소문, 자신의 필요에 가장 잘 충족될 방법에 대한 인식에 따라 발생한다.

OT는 무엇에 대한 기대와 함께 왔다. 그들의 일반적으로 치료는 자신의 선입견에 대한 대안을 인식하지 않는다. 심리 치료사가 상담에 급하게 뛰어온 경우, 환자들은 "실제 치료" 또는 그들이 그들에 대해 아는 게 없어, 간섭을 받아 압력 되는 것을 얻게 되지 않는다는 것처럼 느낄 수 있다. 그들은 공동상담이 자신의 요구사항을 충족하기 위해 어떻게 지나가는지 모르기 때문에, 그것은 그들은 저항할 것으로 기대하는 것이 합리적이다. 이것은 전반에 걸쳐 정기적으로, 중재의 시작 부분에서 목표와 기대의 상호이해 확립의 중요성을 강조하고, 언제든지 상황이 불편할 수 있다.

당신은 전문가의 역할로 '유혹'하고 있다?

이상적으로, 서비스 제공의 선택은 특정 상황, 환자 및 가족 환경 설정, 연구 및 증거, 법률 및 서비스에 대한 정책 및 사용할 수 있는 리소스에 많은 도움이 될 것이다 라는 것에 OT의 임상 추론에 의해 영향을 받는다. 또한, 전문가의 역할에 익숙한 공동치료 상담과 달성 결과에 자신의 기

상황 22-5 Jake: 중재를 위한 길을 선택하다

Jacqui는 그녀의 중재에 선택의 여지가 있다. 그녀는 간접적 중재나 전문가의 상담에 관여할 수 있다. 그 역할, 설정을 통해 Jake의 행동을 개선하기 위한 해결을 제공한다. 간접 중재에, 그녀는 Rob이 편안한 느낌일 때까지 그들과 함께 이러한 해결과 실천을 구현하기 위한 구체적인 기법을 Sonya가 가르쳐줄 것이다. 그러나 Jacqui는 그녀가 팀 식별 / 세련과 해결, 개발에 의하여 과정을 촉진하는 공동상담 결정 문제와 미래 문제해결 과정을 배웠다.

Jacqui는 그녀의 무지에 접근하여 시작한다. 그녀는 Jake의 행동 문제의 원인을 생각한다. 그녀의 신념은, Sonya와 Rob의 관찰과 Jake와 토론, 기타 서비스 업체에서 보고서 및 인수, 뇌 부상으로 다른 아이들과 함께 경험과 토론을 기반으로한다. 그녀는 그들이 특정 사건을 보고했을 때, Sonya와 Rob의 정보로 그들의 신념을 알리기 위해 사용하는 것에 대해, Jake의 행동의 원인과 기능에 대해, 어떤 의미에 대해 가정을 만들었다. 그녀는 다른 팀 구성원 의해서 다른 견해를 가지고 왔다. 질문 방법이다.

Jacqui는 Rob와 공동상담에 종사, 그들은 함께 그들의 관찰과 신념을 탐험한다. 특히 Jacqui 그는 Jake의 이점으로 생각에 대해 대화를 한다. Rob이 수업 시간에, Jake가 자신의 두 작업을 더 인식하게 된다. 다음 주에, 그의 신념과 평소 의식적으로 인식하고, Rob은 더 정보를 관측하고 자신의 가정에 도전하기 시작한다. 그는 Jake가 그의 이전 학교에서 보고서에 기초하여 행동 문제가 있는 것으로 알고 있다. 그를 짜증나게 하는 것은 Jake가 가까이에 있는 물체를 잘 이해할 수 있는 능력을 시범보이는 수업을 할 때, 참석하지 않는 것이다.

간섭은 새로운 방향을 걸린다. Jake의 폭발은 여전히 고의적으로 회피와 같이 보이지만, 그는 토론에 사려 깊은 의견을 기여 (때로는 너무 열심히) 열심히 Jake를 알려준다. 전문 비전 클리닉에서 입력과 함께, 그들은 확대 출력의 크기 (속도 개선 피질 시각 장애가 발생할 수 있다) 줄일 수 있다. 그럼에도 불구하고, Jake는 자신의 충동과 이성을 제어하는 자신의 무능력을 악화시킨다. 그는 Jake 영상 작업에 참석할 것이라는 높은 등급의 기대와 함께 어려움을 겪고 있다.

Jacqui가 대화에 불쑥 끼어들어 명시된 문제를 Jake가 연설을 했다면 그의 행동 – 그녀와 남편이 나 또는 Jake의 비전과 기본 문제를 실현하거나 Jake의 매우 강력한 청각 메모리를 평가하지 않았을 수 있다. Rob은 그의 잠재 의식, Jake의 기대 또는 자신의 교실에서 무슨 일이 일어났는지의 인식을, 개발을, 깨닫지 않을 수 있다. 이 문제를 소유하지 않고, 그는 또 다른 관찰과 개인적인 비판으로 그의 가르침에 대한 의견을 기각할 수 있다. 그는 그들을 주소로 그가 직면하고 있는 문제 또는 기술과 자원을 식별하는 기술을 개발하지 않을 수 있다. Jake의 행동은 Rob의 도움이 필요, 차이들과, Sonya와 Rob의 신념은 가까이에 있다.

여 가치를 투쟁할 수도 있다 (Bose and Hinojos, 2008 Niehues, Bundy, Mattingly, and Lawlor, 1991). 서비스 제공의 선택은 그러므로 자주 상담자의 친숙하고 환경 설정에 따라 달라진다 (Bayona, Maxdougall, Tucker, Nich, and Mandich, 2006 Dunn, 1990).

작업치료사는 일반적으로 직접, 간접, 상담 서비스의 조합을 구현한다. 전용 상담 서비스를 제공하는 의무 경우에도 그들은 전문가의 역할에 단계를 찾는다(Bayond et al., 2006). 직접 서비스가 보람이다. 각각의 문제는 신속하게 해결되며, 환자는 문제가 있는 것으로 만족하고 "해결" 및 치료사들이 편안한 지역 이외의 통제 또는 단계를 포기하지 않아도 된다. 그들이 직접 중재를 사용하는 것처럼 그들은 법안이 "최상"의 외부 표준에 대한 자신의 성능을 알 수 있다고 생각되면, 의사들은 그들이 만든 기여를 참고하라. 서비스가 공동 작업을 하는 것이지만, 장기적으로 그것은 환자에 만족하고 효율적이다.

핵심정리 (Here's the Point)

- **공동상담, 치료사는 여러 클라이언트 수 : 아이, 교사 또는 기타 교실 직원 및 부모 공동상담 또한, 가족이나 교실에서 상담자들이 상담 과정에서 고려해야 할 필요가 무언가를 다른 아이에 영향을 줄 수 있다.**
- **공동상담은 자신의 신념에 반영, 자기 인식, 그리고 그의 요구에 그들이 어떤 주어진 시간에서 만나기로 식별해야 한다.**
- **공동상담의 기본 전제는 치료사의 능력이 그들이 발생하는 등 문제를 "해결"을 위해 노력보다, 자신의 문제를 해결할 수 있는 지식, 기술 및 자원을 고객에게 제공하는데 사용되는 것이다.**
- **부모, 교사, 또는 다른 환자가 기대하는 상황에서 "전문가" 치료사 그들은 상담자의 역할을 다시 해볼 수 있도록 할 수 있다.**

상담 결과
(The Outcomes of Consultation)

상담 및 환자가 협력 관계를 구축하고, 환자는 "도움" 상황이 만족을 향상 원하는 결과를 건설을 제공했을 때, 이 개선 효과에 사용되는 과정은 추가 결과의 달성에 중요하다.

공동상담은 종종 장애에 의해 부과된 제한에도 불구하고 성능 아이를 극대화하기 위해 "인간 환경"의 측면 (즉, 태도, 신념, 상호 작용) 수정에 초점을 맞추고 있다. 같은 상담은 종종 아이의 요구에 다른 연구원이 상담 목표의 광범위하게 걸쳐 효과가 좋다 (Case–Smith and Cable, 1996). 더 많은 지원 환경 (Dunn, 1988) 을 만들어 가장 효과적으로 해결할 수 있을 때 서비스 제공 최고의 모델로 간주된다. 시간이 지남에 따라 협력 관계는 참가자들이 새롭고 더 긍정적인 가능성을 볼 수 있도록, 아이와 상황의 (Lee and Guck, 2000) 전망과 발전을 위할 수 있다.

능력을 키우고 그것에 대해 오는 공동 관계(Dunst et al., 2000)의 중요한 결과 때, 환자 및 상호 능력의 가정에서 환자를 움직인다(Lee and Guck, 2000). 환자가 적극적인 참여를 통해 기술을 습득하고 환경에 상담과 다른 긍정적인 피드백을 받을 때, 그들은 더 많은 능력을, 느낌을, 차례로 추가 협력을 요청한다. 따라서 공동상담의 귀중한 결과는 더 협력을 지원하기 위한 여러 소스로부터의 의견이다.

상황 22-6 Jake: 결과

일단 Jake의 시각 어려움의 범위와 그들이 좌절하고 그가 피곤케 하는 학위를 인정한 Rob, 그는 순회 비전 지원 교사와 더 긴밀하게 협력하기 시작했다. 공동상담과 Rob의 경험에 그들은 Rob의 어려운 학업 문제에 대한 해결, 번호와 함께 확인하고 그를 더 지원하는 선생님의 서비스를 사용하는데 지지했다.

서비스 제공업체 및 시스템의 관점에서, 상담 인력의 효과적이고 효율적으로 사용한다. 지원보다는 학생의 통합에서 떨어진다. 부모의 능력을 개발하고 공동 작업 및 커뮤니케이션을 향상시킨다.
그러나, 상담 중재보다는 적은 시간이 소요되지 않는다.

핵심정리 (Here's the Point)

- **더 많은 지원 환경이 아동의 기능에 큰 차이를 만드는 것이다. 공동상담 상황에 특히 효과적이다.**
- **공동상담은 치료사와 부모님, 선생님과 함께 직접적으로 협력한다.**
- **환자가 관여한다고 느낄 때, 적극적으로 참여하고 있으며, 전체 과정을 이해하고, 그들은 자신의 미래의 문제를 분석하고 해결할 수 있는 기술을 습득 가능성이 더 높다.**

상담에 대한 경험적 증거
(Empirical evidence for consultation)

경험적으로, 작업치료의 상담 결과에 대한 연구는 표 22–1에 명시된 바와 같이 긍정적인 효과를 보였다. 직접 서비스 연구 다수의 서비스 제공에서 "최고" 따라서 가장 바람직한 것을 일반적으로 개최되는 신념에도 불구하고, 직접 중재 간접적으로 중재하거나, 상담사 사용 여부를 장애 어린이를 위한 유사한 결과로 하는 것이 좋다 (Davies and Gavin, 1994; Dreiling and Bundy, 2003; Dunn, 1990; Scott, 1997). 또한, 질적 연구는 이해 관계자는 만족 상담에 혜택을 볼 수 있는 것으로 나타났다 (Reid, Chiu, Wehrmann, and Naseer, 2006; Wehrmann, Chiu, Reid, and Sinclair, 2006).

OT의 공동상담에 종사하고 있다는 교사는 필요한 다른 영역이 충족되어 있다고 보고 있다. 논문은 항상 상담의 필요성 작업 요법 및 지역의 도메인 내에 인식된 영역을 포함한다 (Barnes and Turner, 2001; Dunn, 1990). 불행히도, 작업 요법의 중재에 대한 증거의 대부분과 마찬가지로, 이 육체의 증거와 함께 많은 어려움이 있다. 이것들은 다음과 같다.

- 보고된 대부분의 연구는 연구 사이에 또는 문학 실천 사이의 비교를 활성화, 상담, 운영, 정의를 제공하지 않는다. 연구의 대부분은 여기에 인용된 할 일을 작가가 "상담" "코칭" 또는 다른 것으로 분류가 있을 수 있고 호출하는 것이 좋다. 그들이 '상담' 이라고 하는 것은 여기에 설명하는 "공동상담" 모델과 일치하는 것이 좋고, 더 많은 "전문가 상담"과 일치 결과에 중재 빈도와 강도를 관련된 연구가 있다.

표 22-1 ● 1990년 이후 소아 작업치료의 상담 보고서

REFERENCE	STUDY DESIGN AND AIM	INTERVENTION	PARTICIPANTS	OUTCOMES
Goodman,Papp, Hawkins,and Welch (2009)	예비시험-사후시험 "통합 작업치료 서비스를 문서화하고 설명하기 위해" 비제어 연구 (p.162)	두 유치원 교실에서 7개월 동안 주당 2일(-직접 및 간접 서비스의 범위) 하나의 경험이 작업치료사에 의해 작업치료를 완벽하게 통합	저소득 도시 지역에서 두 통합 유치원 수업의 학생 (n=12)과 장애없는 학생 (n=25)	모든 아동은 표준 참고된 소운동시험에서 기대 이상으로 성숙 향상되어 소운동과 읽고 쓸줄 아는 기술의 향상이 함께 나타났다. 장애 학생의 하위집단은 소운동과 읽고 쓸줄 아는 시험을 가장 어려워하고 상대적으로 덜 향상했다.
Wehrmann,Chiu, Reid, and sinclar (2006)	두 부분 "학교 기반 작업치료 서비스 제공에 관한 정책 입안자, 자금제공자 및 서비스 기관에 대한 권고 사항을 개발하기 위해" 회고, 포커스 그룹 (표적집단)연구 (p.227)	"작업치료 학교 기반의 상담" (OTSBC) : 작업치료는 평가를 완료하도록 만든다, 계획을 발전시키기 위해 교사와 "협력"은 전략에서 교사 훈련, 및 자원을 권장	토론토,온타리오,캐나다에 있는 OTSBC 서비스에 의해 본 91명의 아동과 관련된 이해 관계자 (사례 관리자, 교사, 작업치료사, 부모)	각 이해 관계자 그룹과 초기 탐구 포커스 그룹 (EFGs)에서 참가자들은 만장일치로, OTSBC 서비스가 어린이들의 수행에 이익이 된다고 보도했다. 그들은 작업치료 중재, 팀 접근 방식, 학생의 수행 변화에 선도적인 학교 환경과 관련된 요인을 설명했다. 그들은 또한 학생의 특징, 학교 시스템 및 변화를 저해 서비스 전달 과정을 설명했다. 마지막으로, 그들은 서비스가 서비스를 향상시키는 것이 조기 식별, 더 잦은 서비스, 팀 구성원 간의 의사 소통 향상과 건강관리를 해결하고 학교 시스템에 문제가 향상될 수 있도록 제안했다. 각 이해 관계자 그룹 (탐구 포커스 그룹 (EFGs)에 참가한 사람)의 대표와 이후 참가자 행동 기반의 포커스 그룹은 이러한 발견과 작업치료 및 기타 이해 관계자 사이의 협력 개선을 위해 만들어진 권장 사항을 지원한다.
Reid,Chiu,Sioncl air,Webhrmann, and Naseer (2006)	예비시험-사후시험에 비제어 연구 "OTSBC의 결과에 영향을 미치는 요인을 파악 ... [그리고] 이 학생의 교사들이 OTSBC 서비스 제공 절차에 대한 방법에 만족할 결정" (p.217) OTSBC(Occupational Therapy School-based Consultation): 작업치료 학교 기반 상담	"작업치료 학교기반의 상담" (OTSBC) : 위에서	토론토, 온타리오, 캐나다에서 OTSBC 서비스에 의해 본 소운동의 어려움을 겪는 91명의 초등학생. 발달 지연 또는 신체적 장애를 가진 학생들은 제외	교사 평가 COPM 수행능력 향상 (1.50) 및 만족도 평균(1.92), 점수 2점의 COPM 저자 표준에 의해 통계적으로 의미하지만, 임상적으로 중요하지 않다. COMP 수행능력 점수의 증가가 더 큰 것을 (다중 회귀에 의한) 발견 했을 때 (1) 초기 COPM 성능 점수는 낮았다 (2) 교사의 인식 하위척도 점수는 컸다. (3) 교사 구현 하위척도 점수가 높았다; (4) 공립학교의 학생이었다. (별도 학교 비교). 마찬가지로, COPM 만족 점수의 증가가 컸을때 (1) 초기 만족도 점수는 낮았다; 그리고 (2) 교사 구현 점수는 높았다. 작업치료 서비스와 교사 만족도는 교사 구현 점수와 관련이 있다.

(계속)

표 22-2 ● 1990년 이후 소아 작업치료의 상담 보고서 *(계속)*

REFERENCE	STUDY DESIGN AND AIM	INTERVENTION	PARTICIPANTS	OUTCOMES
Bayona, McDougall, Tucker, Nichols, and Mandich(2006)	학교 보건 지원 서비스 (SHSS)의 충실도 및 결과의 예비시험 -사후시험, 비제어 연구	평소 관리: 목표를 공동으로 설정한 후, 작업치료가 아이를 평가하고 교사와 부모 전략 개발 및 진행 상황을 모니터링 한다. 두 유치원 교실에서 7개월 동안 주당 2일 (-직접 및 간접 서비스의 범위) 하나의 경험이 작업치료사에 의해 작업치료를 완벽하게 통합한다. 학년에 자녀 당 50-10 방문 (직접대면하거나 전화를 통해), 일반적으로 제한. 매월 매주 5와 1/2 개월 동안 평균에 걸쳐	소운동의 어려움을 보인 런던 미들섹스, 온타리오, 캐나다에 학교 보건 지원 서비스 (SHSS)의 두 지역에서 작업치료를 위해 본 5~8세의 23명의 어린이	대부분(의 86 %)의 치료사들은 최소한 몇 가지 직접적인 치료를 사용했다. 어린이의 서면 및 도구의 사용이 크게 향상되었지만, 소운동 능력의 변화가 크지 않았다. 치료사는, 평균, 적당히 성공적인 중재를 평가하였다. 많은(71 %) 치료사가 치료에 가장 큰 장벽으로 부족한 세션으로 생각하였다. 교사와 부모는 적어도 서비스의 측면에는 만족한다고 보고했다. 치료자의 절반 (51%)은 부모가 상당한 장벽으로 권장을 통해 다음과 같이 고려되지 않는다. 많은 교사 (26% 대 70%)의 중재 이후 아이를 개별 전략으로 사용하고 이들은 상담 이전보다 더 효과적으로 볼 수 있었다. 교사는 약간의 서비스에 만족하지만 일반적으로 무관심 했다.
Dreiling and Bundy (2003)	무작위가 아닌 학부모와 취학 전 직원에게 상담 대 직접/간접적으로 치료를 받는 학생들에게 결과를 검사, 그룹 비교 연구	작업치료의 일반적인 관행에 따르면 1. 직접 간접 중재 (1명의 치료사) : 3 분의 1 주, 9명 학생 사이의 분할 2. 상담 (2명의 치료사) : 한 학교의 각 교실에서 주 하루 (반나절 근무일), 더 필요한 부모와 함께 취학 전 팀 및 시간이 한 달 동안 반나절	12개의 유치원 교실에서 3명의 작업치료사 중 하나에 의해 본 대운동이나 소운동, 시각운동이 지연된 22명의 취학전 아동	직접 간접 치료사가 다른 2명의 치료사보다 학생 당 이상의 목표를 설정하지만 충족 또는 (목표 달성 스케일링에 의해 측정) 초과 목표 비율에 그룹 사이에 큰 차이가 없다. 다른 2명의 치료사보다는 학생. 목표 설정의 유형의 대부분은 각 그룹에 대해 유사한 것으로 보고되었다. 그 중재 유형을 설정해도 달성 목표의 유형에 영향을 미치는 것은 아니다. 상담하는 치료사는 초기에 팀원들과 신뢰를 쌓고 설립하고 설정하고 기대를 검토며 더 많은 시간을 보냈다. 중재의 끝을 향해, 더 많은 시간에 지속적으로 전략을 평가하고 수정했다.
Barnes and Turner (2001)	치료사와 교사 간의 협력을 설명하고 학생 결과로 협력 팀 관행을 관련 회고 설문 조사	평소 연습	40명의교사, 무작위로 선택된, 장애의 범위가 한 학군의 40개의 학교에서 16명의 작업치료사에서 서비스를 받은 2~15년 된 학생	교사와 치료사가 예정된 모임보다 자주 및 학교 주위로 비공식적으로 협력하길 원했다. 그러나, 어려웠다. 교사 및 치료사 더 협력할 때, 교사는 작업치료로 학생들의 목표 달성에 더 많은 공헌을 하도록 인식하였다. 팀 회의, 검토 진행, 개발 목표에 보낸 더 많은 시간이 적은 달성 목표와 관련되었다. 그러나, 더 잦은 모임도 목표 달성에 큰 인식하고 작업치료의 기여와 관련되어 있었다.

Scott (1997)	회고, 상담을 비교 설명하는 설문 조사, 직접 치료하고, 교사와 교사보조 자기 인식 효율성에 직접적인 치료	보고 중재로 보는 형성된 그룹과 평소 연습. 1. 직접 : 교사와 짧은 상호 작용과 학생과의 작업치료 중재 2. 상담: 선생님, 상담자, 학생 간의 의사소통	30명의 공립학교 교사와 30명의 교사 보조는 보조 기술을 사용하여 심한 장애를 가진 학생들과 함께 작업하고 작업치료를 받는다.	중재별로 교사 또는 교사 보조 중의 학생들과 적응 변화를 사용하여 인식 효과 사이에 차이를 찾을 수 없다 (직접 또는 상담). 교사 및 치료사 / 연구자들은 직접적인 치료 및 상담의 정의를 다르게 했다. 교사는 치료사, 교사, 그리고 직접적인 치료와 교사와 치료사 간의 상담으로 상호작용을 받아서 같은 학생 간의 상호작용을 표시한다. 대부분의 교사와 거의 모든 교사보조는, 비공식적인 협력을 포함하여 적응력 변화의 사용에 작업치료에서 서비스 교육 및 직원 개발 워크샵 훈련을 받고 보고했다.
Kemmis and Dunn (1996)	"[탐구] 공동 중재의 성공의 성공 [SIC] 교육 환경에서와 의사 – 교사 상담 선택" 을 설명하는 비제어 연구 (p.710)	상담: 상담자와 교사 사이에 주간 60분 회의는 목표를 설정하고 교사 구현 중재 전략을 개발하기 위해	4명의 작업치료사를 통해 8개 공립학교의 9명의 교사와 감각 처리 부족으로 5살에서 9살의 학생 10명의 컨비니언스 샘플 (편의에 의해 선택된 표본)을 모집했다.	교사-치료사가 커플로 더 자주 치료를 하기 보다는 보상 중재를 사용한다. 대부분의 중재는 학업 성적 목표를 해결. 일부 치료사 사이의 성공(목표를 성취한 비율의 수)에 상당한 차이가 있었다.
DaVies and GaVin (1994)	물리 및 작업치료의 효과를 조사하기 위해 일치하는 그룹 비교 연구는 개별적으로 상담하여 그룹에 비교하여 전달	1. 개인 치료: 4명이 30분(두명의 작업치료사, 두명의 물리치료사) 각 세션 2. 그룹/상담: 교사 참여 두 번의 30분 (한 명의 작업치료사, 한 명의 물리치료사) 전체 수업 세션 및 교사의 서비스 교육	대운동이나 소운동 지연을 포함하여 발달 지연된 18명의 취학 전 학생 (하지만 뇌성 마비, 그리고 시력이나 청력 장애는 아님)	치료 설정에 따라, 대부분의 작업치료 그룹 세션 교실에서 실시되었다. 그러나 대부분의 물리 치료 그룹 세션 병원에서 실시되었다. 모두가 참여하고 교실에서 같은 활동을 포함시키는 것이 좋다. 두 그룹은 크게 치료사에 의해 준수하고 표준 평가에 대한 학부모가 보고하고 모두 대운동과 소운동 기술이 (그룹 사이에 차이가 없음) 향상되었다.
Dunn (1990)	아동과 성인 결과 모두에 직접적인 서비스 및 상담 중재를 비교하는 무작위 시험연구	1. 직접 서비스 2. 상담 주당 각 60분	특수 교육 프로그램에서 발달 지연된 12명의 취학전 학생과 두 유치원 어린이들, 그들의 작업치료사와 교사	그룹 간의 달성 자녀의 IEP 목표 비율에 큰 차이가 없다. *IEP(Individualized Educational Programme): 개별화 교육 프로그램 교사는 작업치료가 더 자주 상담 상태에서 이러한 목표 달성에 기여하는 것을 보고했다. 그들은 또한 중재 끝에 더 긍정적인 태도가 나온다고 보고했다. 아이들의 직접 서비스 조건에 비해 필요보다 넓은 범위의 상담 중재에서 해결되었다.

OT, 작업치료사. *전문가(expert) 상담이 공동(collaborative) 상담과 분리되어진 상담중재의 특성이 불충분하게 설명되어졌기에, 저자는 상담(consultation)이라는 중재의 범위에 관해 설명한 출판물을 여기에 같이 수록하였다.

† 동일한 아동을 대상으로 한 단일연구의 다른 관점으로 보고한 두 개의 논문이 있다.

- 결과에 중재의 빈도와 강도를 관련된 약간의 연구가 있다. 심리 치료사는 치료와 한정된 자원에 대한 수요 사이의 예인선 전쟁 임상을 얼굴로 연동을 이해하는 것은 어떠한 중재 접근 방식에 대해 매우 중요하다.
- 작은 샘플 크기하거나 약한 연구 설계와 연구의 우위가 있다. 몇 가지 연구가 무작위 있으며, 많거나 없거나 부적절한 통제를 했다.
- 대부분의 연구 결과의 일반화를 제한, 몇 가지 임상 및 서비스를 포함하고 있다.
- 몇 가지 연구는 치료 "성실" (즉, 의도로 중재가 배달된 여부)와 "준수" 평가 (예: 즉, 환자와 고객이 공동으로 근무 여부와 같은 간섭이 얼마나 접수되었는지)
- 수많은 다른 결과의 조치는 연구 간의 비교를 방해, 중재의 성공 여부를 평가하는데 사용된다. 거의 (즉, 멀게) 전달되었다. 어떤 중재를 인식하지 못하는 중재의 효과를 측정하는 연구자가 없다.
- 상담의 광범위하고 지속적인 혜택이 있을 수 있다. 한다고 보고해도 불구하고, 혼자 상담의 일반화 또는 장기 성과에 대한 연구는 다른 중재와 비교하거나 없다.
- 비용 혜택 분석은 실시되지 않았다.

더 자세한 연구는 작업치료의 공동상담에 필요하다. 이 연구는 구체적으로 이러한 한계를 해결하기 위해 필요하다.

핵심정리 (Here's the Point)

▶ **상담에 대한 연구는 본 서비스 제공 모델이 직접 중재하는 만큼이나 효과가 있다는 것을 나타낸다. 그러나, 연구는 "복합적"이다.**

▶ **공동상담은 전문가의 상담을 통해 상담가에 의해 선호되는 몇 가지 증거가 있지만, 협력상담의 원칙에 더 충실하여 보고하는 것이 연구에 필요하다.**

요약(Summary)

공동상담에서 "도움"은 지식, 이해, 그리고 아이들과 함께 자신의 역할을 해결하는데 필요한 기술을 발전시키기 위해 환자와 함께 노력하는 것이다. 즉각적으로 문제를 해결하기 보다는 협력상담가들이 자신의 기술을 적용하는 것이 낫다. 공동상담에 적용된 기술은 별개의 형태지만, 직접 및 간접 서비스 모델에 사용하여 보완한다.

공동상담의 특징은 과정이다 (Lee and Guck, 2000; Schein, 1999). 상담가들은 이해하고 상황을 개선하기 위해 협력적인 촉진 관계를 구축해야 한다. 전문적인 내용을 사용할 때 구조화된 전문가보다는 협력을 하는 방법이 자문을 구할 때 더 힘을 부여한다.

공동상담과 구조 관계 및 도움말은 환자의 기술과 환자 자신의 역할에 효과적인 감정을 개발할 수 있다. 환자가 상담가를 보면 전문가들인 그들이 지시하거나 이끌어 가는 것 같아도 그들이 지배하고자 하는 것은 아니다. 환자 또한 상담가가 그들의 지도자 역할을 하거나 따르도록 하는 것을 포기하는 것을 원하지 않는다. 특히 관계가 초기일 때 주요 교섭 시점에 환자는 상담가의 기대와 반응을 시험할 수 있다.

공동상담가:

- 그들을 중재할 때 관계가 발전하면서 도움이나 손해가 될 가능성이나 환자 자기 자신만의 효능, 낙관론 그리고 문제해결 방법을 이끌어내는 모든 일이 있다는 것을 인식해야 한다.
- 환자는 동료와 감독자가 적극적일 때 참여한다.
- 그들이 모르고 있는 무엇과 그들이 억측을 만들어내고 있는 것을 의식한다.
- 문제해결을 촉진하고 가능성을 만들기보다는 조언과 해결책을 제공한다.
- 환자에 의해 제기된 주소가 앞날의 계획을 지원하기 위해 정보를 제공하고 정보를 유용하게 선택할 수 있도록 처벌 없이 허락한다.
- 환자가 자신의 능력을 극대화하고 현명하게 다른 사람을 위해 일할 수 있도록 하는 과정과 기술을 발전시킬 수 있도록 돕는다.

작업치료에서 이론 및 경험적 증거에 대한 상담은 성장할 수 있는 기반이 된다. 공동상담 가족 또한 지난 몇 년간 작업치료 지원 증가를 반기고 있다. 환자 중심의 실행 관련 분야의 원칙과 일치한다. 공동상담은 "도움"과 "환자" 자신의 정의를 넓혀가고 환자와 상호작용을 위해 광범위한 기술을 발전시키기 위한 치료사에 도전한다. 이 장에서는 기술과 지식 모두를 발전시키기 위한 기초를 제공하고 있다.

장난감 상자에는 무엇이 더 있나?

Hanft, B., and Shepherd, J. (2008). Collaborating for student success: A guide for school-based occupational therapy. Bethesda, MD: AOTA Press.

이 책은 추천할 수 있는 책, 워크시트, 표, 그림, 이용할 수 있는 양식에 대한 7개장으로 구성되어 있다. 그것은 효과적인 상담에 대한 실제적인 이슈를 검사한다 (예, 계획짜기, 적용할만한 지지 획득, 갈등해결). 중재에 대한 반응과 조기중재 서비스의 사례와 설명을 제공한다.

참고문헌

Bailey, D. B. (1996). An overview of interdisciplinary training. In D. Bricker and A. Widerstrom (Eds.), *Preparing personnel to work with infants and young children and their families* (pp. 3–22). Baltimore, MD: Paul H Brookes Publishing Co.

Barnes, K. J., and Turner, K. D. (2001). Team collaborative practices between teachers and occupational therapists. *American Journal of Occupational Therapy, 55*, 83–89.

Bayona, C., McDougall, J., Tucker, M., Nichols, M., and Mandich, A. (2006). School-based occupational therapy for children with fine motor difficulties: Evaluating functional outcomes and fidelity of services. *Physical and Occupational Therapy in Pediatrics, 26*, 89–110.

Bazyk, S., Michaud, P., Goodman, G., Papp, P., Hawkins, E., and Welch, M. A. (2009). Integrating occupational therapy services in a kindergarten curriculum: A look at the outcomes. *American Journal of Occupational Therapy, 63*, 160–171.

Bose, P., and Hinojosa, J. (2008). Reported experiences from occupational therapists interacting with teachers in inclusive early childhood classrooms. *American Journal of Occupational Therapy, 62*, 289–297.

Case-Smith, J., and Cable, J. (1996). Perceptions of occupational therapists regarding service delivery models in school-based practice. *Occupational Therapy Journal of Research, 16*, 23–44.

Davies, P. L., and Gavin, W. J. (1994). Comparison of individual and group/consultation treatment methods for preschool children with developmental delays. *American Journal of Occupational Therapy, 48*, 155–161.

Dreiling, D. S., and Bundy, A. C. (2003). A comparison of consultative model and direct-indirect intervention with preschoolers. *American Journal of Occupational Therapy, 57*, 566–569.

Dunn, W. (1988). Models of occupational-therapy service provision in the school-system. *American Journal of Occupational Therapy, 42*, 718–723.

Dunn, W. (1990). A comparison of service provision models in school-based occupational-therapy services: A pilot-study. *Occupational Therapy Journal of Research, 10*, 300–320.

Dunst, C. J., Trivette, C. M., and Snyder, D. M. (2000). Family-professional partnerships: A behavioral science perspective. In M. J. Fine and R. L. Simpson (Eds.), *Collaboration with parents and families of children and youth with exceptionalities* (2nd ed., pp. 27–48). Austin, TX: Pro-Ed.

Hammerschmidt, S. L., and Sudsawad, P. (2004). Teachers' survey on problems with handwriting: Referral, evaluation and outcomes. *American Journal of Occupational Therapy, 58*, 185–192.

Kemmis, B. L., and Dunn, W. (1996). Collaborative consultation: The efficacy of remedial and compensatory interventions in school contexts. *American Journal of Occupational Therapy, 50*, 709–717.

Krehbiel, R., and Kroth, R. L. (2000). Communicating with families of children with disabilities or chronic illness. In M. J. Fine and R. L. Simpson (Eds.), *Collaboration with parents and families of children and youth with exceptionalities* (2nd ed., pp. 155–176). Austin, TX: Pro-Ed.

Lee, S. W., and Guck, T. P. (2000). The family with a chronically ill child. In M. J. Fine and R. L. Simpson (Eds.), *Collaboration with parents and families of children and youth with exceptionalities* (2nd ed., pp. 257–276). Austin, TX: Pro-Ed.

Niehues, A. N., Bundy, A. C., Mattingly, C. F., and Lawlor, M. C. (1991). Making a difference: Occupational therapy in the public schools. *Occupational Therapy Journal of Research, 11*, 195–211.

Reid, D., Chiu, T., Sinclair, G., Wehrmann, S., and Naseer, Z. (2006). Outcomes of an occupational therapy school-based consultation service for students with fine motor difficulties. *Canadian Journal of Occupational Therapy, 73*, 215–224.

Schein, E. H. (1999). *Process consultation revisited: Building the helping relationship*. Reading, MA: Addison-Wesley.

Scott, S. (1997). Comparison of service delivery models influencing teachers' use of assistive technology for students with severe disabilities. *Occupational Therapy in Health Care, 11*, 61–74.

Villeneuve, M. (2009). A critical examination of school-based occupational therapy collaborative consultation. *Canadian Journal of Occupational Therapy, 76*, 206–218.

Wehrmann, S., Chiu, T., Reid, D., and Sinclair, G. (2006). Evaluation of occupational therapy school-based consultation service for students with fine motor difficulties. *Canadian Journal of Occupational Therapy, 73*, 225–235.

Whitworth, J. (1994). The shortage of occupational and physical therapy personnel in the schools: Implications and actions. *American Journal of Occupational Therapy, 48*, 367–370.

단 원

아동의 삶에 영향을 미치는 소아 질환

4

(Pediatric Conditions and Their Impact on the Lives of Children)

내가 신입 치료사였을 때, 나 (저자, Sheelly Lane)는 조산으로 인해 밝혀진 문제점들을 모른 채, 6개월된 아이를 입양한 엄마를 만나 믿을 수 없는 경험을 하였다. 엄마는 그녀의 딸이 움직이는 방식에 무언가가 이상하다는 것을 알고 있었지만, 그것이 무엇인지는 확신하지 못하였다. 그녀의 딸이 10개월이 되었을 때, 마침내 그녀가 확신하는 주치의에 의해 신경과 전문의에게 의뢰하였다. 내가 처음 그들을 봤을 때 아기는 11개월이었고, 엄마는 아기가 뇌성마비라는 말을 들었을 것이라고 생각했다. 나는 그들을 신경운동 발달 지연이 있는 아동들을 위한 조기 치료 프로그램에서 보았다. 불행하게도, 엄마는 뇌성마비라는 진단을 알지 못하였다; 그녀는 단지 약간의 운동지연이 있다는 것만 들었다. 몇몇 조기 치료세션 이후에, 엄마는 내가 하고 있는 치료, 그녀가 집에서 하고 있는 것, 그리고 우리가 왜 이런 활동들을 하는지에 대해 질문을 하였다. 나는 내 의견에 대해 이렇게 말하기 시작하였다. "그럼, 뇌성마비 아동들에게는..." 그 다음에 나는 엄마로부터 아주 멍한 표정을 볼 수 있었다. 그 이후에 그녀는 뇌성마비가 무엇인지 물었고; 그녀는 그 용어에 대해 들어보지 못했고, 그녀의 딸에게 어떻게 적용되는지도 알지 못했다. 그녀는 뇌성마비가 전염성인지도 물어보았다.

작업치료사는 의학적 상태와 진단들이 기능에 미치는 잠재적 영향을 이해해야 한다. 왜냐하면, 그들은 종종 자신이 부모, 아동 관리자, 교사, 그리고 아동에게 중요한 사람들에게 아동의 상태에 대해 설명해야한다는 것을 발견한다. 사실, 많은 치료사들은 의학적 세계와 가족과 교사들의 일상 세계를 연결하는 다리를 제공하는 중요한 역할을 한다고 믿는다. 그러한 역할을 충실히 하기 위해서, 치료사들은 의학적 상태가 작업수행과 참여에 미치는 영향을 모두 알고 있어야 한다– 특정 의학적 상태가 반드시 특정한 부정적인 결과를 야기시킨다는 가정 없이.

이 장에서 생태문화 이론의 틀은 우리에게 아동들을 그들이 생활하고 참여하는 지역사회 구성원들과 공유하는 의미, 신념, 가치, 관습의 측면에서 바라보라고 지시한다. 완벽한 관점을 위해, 치료사들은 아동과 가족들에게 영향을 미치는 정치적, 물질적, 경제적 환경에 대해 평가해야 한다. 이러한 것들을 특정한 아동과 가족의 의학적 상태와 정보들과 결합하는 것은 치료사들에게 의학적 상태가 작업과 활동의 참여에 미치는 영향을 이해할 수 있도록 할 것이다.

단원 4에서, 아동들의 작업적 참여에 영향을 미치는 일반적인 의학적 상태들이 조사되었다: 삼킴 장애, 지능 장애, 태아기 물질 노출에 따른 발달, 감각처리와 신경운동 학습 장애, 자폐 스펙트럼 장애, 정신 건강 질환, 학습 장애, 시각와 청각 시스템에서의 특정한 감각 결손 (화상, 절단, 외상성 뇌손상).

그러나, 발달과 의학적 상태들은 헤아리기에 너무 많아서, 이 장에서는 한가지씩 설명하고자 한다. 이 책의 한 장 분량으로는 아동기의 모든 의학적 상태들과, 의학적 상태들이 아동과 가족에게 영향을 미치는 다양한 방법에 대한 견지를 제공하지 못한다. 그러므로, 독자들은 수많은 염색체 비정상으로 인한 신체적, 정신건강, 또는 인지 장애에 대한 자세한 설명들을 발견할 수 없을 것이다. 그러나 독자들은 인지, 정신건강, 운동 장애가 잠재적으로 아동들의 일상생활에 미치는 영향에 대한 일반적인 지식을 얻을 수 있을 것이다. 사려깊게 고려되어진 경우에는, 이러한 정보들이 비슷한 상태에 있는 아동들에게 적용될 수 있을 것이다. 예를 들어, 독자는 다운 증후군 아동이 학습할 수 있다는 정보를 찾고 있다면, 지능 장애가 일상생활 수행에 어떻게 영향을 미치는지 알 수 있을 것이다. 특정한 질환에 대한 더욱 구체적인 정보를 찾기 위해, 독자들은 다른 자원들을 찾아보기 바란다.

가능한 한, 우리는 비슷한 결과를 가져오는 장애들의 특성에 따라 질환들을 그룹화하였다. 예를 들어, 학습 장애와 지적 장애는 모두 학습에 어려움을 초래하기 때문에 그 2가지를 연결하였다. 뇌성마비와 발달 협응장애는 모두 운동 장애를 초래하기 때문에 그 2가지를 연결하였다. 그리고, 비록 의학적 질환들을 "확실한" 분류로 나누었다고 확신하더라도, 지적 장애, 시각 장애, 신경운동 결손과 같은 질환들은 종종 겹쳐지는 것이 사실이다. 예를 들어, 시각 장애가 있는 아동이 지적 장애도 있을 수 있고, 뇌성마비 아동들은 종종 삼킴과 먹기 장애를 가진다. 그래서, 이러한 질환들을 분리된 독립체로 읽더라도, 쉽고 명확하게 나타나기 위해 이러한 형태로 제시하였다. 작업치료사들은 장애가 아동기 작업에 참여하기 위한 아동의 능력에 미치는 영향을 포함하여, 특정한 환자를 이해하기 위해 필요한 다양한 정보들을 모두 모으기 위한 임상적 추론을 사용하는데 유능해야 한다.

의학적 질환들은 기술 수준과 능력 결함으로부터 관찰되는 경향이 있다. 발달적 질환들은 종종 손상 (저하된 신체 기능)을 야기시킨다. 즉, 장애 (원하는 활동들은 하는데 어려움)를 초래한다. 인지 또는 운동 제한을 야기하는 아동이 가지고 있는 특정한 질환을 이해하는 것은 우리가 그들의 일상생활에서 경험하기 쉬운 어려움들의 특성을 이해하고 아동이 성장함에 따라 이러한 제한점들이 어떻게 진행될지 예상할 수 있게 한다. 그리고 우리는 질환의 심한 정도가 장애 수준을 예견하는 좋은 지표가 되지 못한다는 것을 기억해야 한다. 예를 들어, 심한 뇌성마비 아동이 자신의 질환 수준에서 기대되는 것보다 더 많은 것을 할 수 있을 것이다; 이 아동이 참여할 작업들은 의학적 질환에 따른 기능이 모두가 아닐 것이다. 그러므로, 아동의 진단에 대해 한다는 것은 아동이 작업치료가 필요한지에 대한 정보만 제공할 뿐이다. 그 이외의 정보들은 수행, 배경과 환경, 활동 요구, 작업 영역의 모든 패턴들은 아는 것으로부터 얻을 수 있다 (OTPF).

읽으면서 당신은 우리 저자들이 자료들을 조직화하기 위해 약간 다른 접근들을 사용했다는 것을 알아차릴 것이다. 예를 들어, 25장: 신경운동 장애, 신경운동 장애의 평가와 중재에 관한 개관이 이 장의 마지막에 제시됨, 반면 26장: 자폐성 스펙트럼 장애, 29장: 시각과 청각 장애, 저자들은 이러한 개념들을 특정한 문제점들에 초점을 두고 제시하였다. 다른 접근들은 그 장의 독특한 내용들을 반영한다. 또한 읽으면서, 이전의 장에서 읽었던 내용들에 대한 지식을 잊지 말아라. 단원 1과 단원 2에 설명된 아동기의 활동과 역할을 지속적으로 참고하라–그리고 모든 아동들은 다르다는 것을 기억하라– 비록 그들이 동일한 질환, 같은 나이, 같은 성별, 또는 같은 민족적 배경에 있더라도. 단원 4는 비록 그 접근들이 단원 3에서 제시된 것들과 다소 다르더라도, 각 질환에 대한 평가와 중재에 관한 간단한 가이드라인을 제공한다. 일반적인 작업치료 과정에 대한 더욱 자세한 설명을 위해서는 단원 3을 계속해서 참고하라.

제 23 장

23

식사, 삼킴 장애와 태아기 물질 노출로 인한 장애

(Disorders of Eating and Feeding, and Disorders Following Prenatal Substance Exposure)

왜 내 아기는 먹지 않을까요?

Shelly J. Lane

> 나는 6000주 동안 항생제를 먹어야 했다.
>
> *—Joe, 4세*

개론

목적

1. 삼킴 과정에 기초가 되는 기술을 설명하라.
2. 아동기에 삼킴과 식사 장애의 개념을 정의하고 설명하라.
3. 태아기 물질 노출이 어떻게 아동의 발달 지연 위험에 영향을 미치는지 설명하고, 가족의 구성원으로써 아동의 요구를 평가하라.
4. 삼킴과 발달에 영향을 미치는 환경적 (물리적, 문화적) 요인과 아동 요인들에 대한 이해를 적용하라.

서론 (Introduction)

아동들이 직면할 수 있는 의학적 질환에 대한 이해를 하기에 앞서, 이 장에 2가지 의학적 질환이 간단하게 설명되어져 있다: 삼킴과 식사 장애, 태아기 물질 노출. 이 둘은 이 장의 모든 부분에 광범위하게 적용되어진다. 삼킴, 식사 장애는 신경운동 장애에서 지적 장애의 범위까지 많은 다른 장애들과 함께 발견될 것이다. 이러한 각 질환에 대한 정보를 이 장에 싣지는 않았다. 태아기 물질 노출은 이 장에 제시된 많은 장애들을 뒷받침할 것이다. 그러므로 감각처리 장애, 학습 장애, 지적 장애, 신경운동 장애 아동들은 태아기 물질 노출을 경험했을 것이다. 독자들의 지식기반을 위해 태아기 물질 노출에 대한 기초지식들과 그로 인한 영향들에 대해 제시하였다. 당신은 Jonah와 Raymond를 소개받을 것이고, 그들의 상황는 내용, 질환이 작업과 활동에 미치는 영향에 초점을 맞춰 당신을 안내할 것이다. 이후의 장에서도 많은 다른 질환들에 대한 정보를 설명할 것이다.

핵심정리 (Here's the Point)

▶ 의학적 질환은 복합적이다; 그것은 다면적 양식으로 이해해야 하고, 작업참여 배경에서 관찰되어야 한다.

▶ 무수히 많은 의학적 질환이 겹쳐져서 아동기 발달상에 나타날 것이고, 그것은 평가과정과 중재에 영향을 미칠 것이다.

삼킴과 식사 장애
(Disorders of Feeding and Eating)

삼킴과 식사 장애 기전의 개요
(Overview of Feeding and Eating Mechanics)

삼킴과 식사는 배고픔에서 시작하고, 배고픔 신호가 뇌에서 받아들여지면, 유아나 아동은 보호자에게 음식 요구에 대한 의사소통을 한다. 음식을 제공함에 있어 보호자의 반응은 아동의 발달 나이에 맞아야 한다. 예를 들어, 3개월 아기의 울음은 보호자가 부드럽고, 편안한 음성으로 젖병이나 모유수유를 통해 배고픔의 요구를 충족시켜줄 것이다. 아장아장 걷는 아동은 배고픔의 신호를 투덜거리거나 다소 짜증을 내는 행동으로 나타낼 것이고, 보호자는 행동에 대한 적절한 목소리로 ("오, Mariss가 배가 고프구나.") 반응하며, 식사를 준비하는 동안 핑거 푸드를 준다.

음식 섭취는 생명 유지를 위한 필요뿐만 아니라, 삼킴 경험에 상응하는 양육의 필요, 그리고 고통이나 불편함을 제거하는 역할을 한다는 사실은 오래전부터 받아들여졌다. 음식에 대한 물리적 요구와 편안함을 위한 사회적, 정신건강 요구들의 결합은 삼킴과 식사 장애가 아주 복잡하다는 한 가지 이유이다. 양육자가 없거나, 음식에 관련된 고통이나 불편함을 경험한다면, 그 아동은 미래에 음식을 거부하는 것을 배우게 될 것이다 (Bernstein, 1978; Gagan, Cupoli와 Watkins, 1984). 삼킴과 식사에 관련된 감정적인 측면은 여기에 시작하는 Jinah의 상황에 잘 묘사되어 있다.

상황 23-1 Jonah 아동과 강한 유대관계에 있는 사람이 먹이기

Jonah의 할머니는 Jonah가 6개월일 때 삼킴 클리닉에 데려갔다. Jonah는 의뢰되었을 당시에 비위장관 (NG tube)를 삽입하고 있었다. 할머니는 Jonah가 튜브를 삽입하지 않고 먹을 수 있게 되기를 간절히 바랐다. Jonah의 아버지는 비위장관을 삽입할 수 없었기 때문에 먹이기에 참여하지 않았다. 할머니는 아빠가 Jonah에 관련된 일에 잘 참여하지 않는다고 하였다; 할머니는 만약 Jonah가 입으로 먹을 수 있게 된다면, 아빠가 Jonah의 관리 부분에 더욱 참여하게 될 것이고, 그의 아들을 더 잘 알게 될 것이라고 생각했다.

Jonah는 생각지 않게 임신이 된 경우라서, 태아기 동안의 관리가 아주 적었다. Jonah는 열 달을 다 채우고 태어났지만, 그의 어머니는 출산과정과 관련된 심각한 의학적 합병증을 가졌다. 출산과정 동안 그의 엄마의 의학적 관리 요구 때문에, Jonah는 장시간 산소결핍 상태였다. Jonah의 엄마는 출산이후 바로 죽었고, Jonah와 그의 누나는 할머니와 아빠의 보호를 받게 되었다.

Jonah의 구강운동 문제 때문에 구강삼킴은 실현가능하지 못했다.

초기 평가에서 Jonah는 촉각에 의한 구강 감각 과민반응으로 인해 발생하는 심한 깨물기 반사를 나타내었다; 빨기는 어렵고 비효과적이었다. 게다가, Jonah의 신체의 근긴장도는 아주 낮았고, 머리조절을 전혀 할 수 없었다. 깨물기 반사가 나타나면, Jonah의 자세는 심한 비대칭 긴장성 경반사와 함께 아주 심한 신전자세가 된다. 항상이라고는 말할 수 없지만, 할머니가 보기에 Jonah가 이런 상황이 되면 아주 고통스러워하는 것 같았다.

삼킴 단계

실제적인 식사과정은 구강기 (종종 구강준비기로 알려짐)부터 시작한다 (Rogers와 Senn, 2008). 이 단계에서, 고형식은 삼킴 준비를 위해 씹혀져 식괴를 형성한다. 이 과정에서 혀, 입술, 턱의 절적한 협응과 적절한 감각처리와 인식이 요구된다. 액체도 구강준비기 동안 식괴를 형성하고, 형성된 식괴는 삼킴의 다음단계인 삼키기로 넘어간다.

삼키기는 3가지 하두 단계로 구성된다. 구강이동, 인두이동, 식도이동 (Eicher, 2007 (그림 23-1). **구강이동 단계**는 음식이나 액체 식괴를 구강의 앞에서 뒤쪽으로 옮기는 움직임을 포함한다. 이 움직임은 혀로 시작되고 삼킴 반응을 일으킨다.

인두이동 단계의 삼킴은 식괴가 목의 뒤쪽부분에 물리적 접촉을 일으키면서 발생한다. 삼킴을 시작하기 위해서는 구강과 인두 구조의 복합적으로 협응된 상호작용이 필수적이다. 왜냐하면 인두는 음식과 공기, 2가지가 지나는 길이기 때문이다. 삼키는 동안 음식이 성공적으로 식도로 이동하기 위해 호흡을 멈춰야 한다. 이 단계는 연구개가 상승함으로써 음식이나 액체가 비강으로 들어가는 것을 방지하는데 결정적인 비강을 닫고, 음식이 후두로 들어가는 것을 방지하는 성문을 닫는 과정을 포함한다. 후두 보호는 혀의 기저부에 의해 보조되는데, 후두구를 닫는 것을 돕는다. 중요한 것은, 후두가 인두와 기도 사이에 위치하고 성태를 포함한다는 것이다. 기도는 기관지와 연결되고 공기를 폐로 이동시킨다. 이러한 협응된 상호작용이 없으면, 사래 (액체가 후두로 들어가 성대 아래로 내려가 기도와 폐로 들어감)가 발생할 수 있다. 이것은 Jonah의 경우였다.

> **상황 23-2 Jonah** *(계속됨)*
>
> Jonah가 액체를 입으로 성공적으로 삼킬 수 있을 지 결정하기 위해 바륨 비디오 투시진단법(VF)을 시행하였다. VF는 삼킴 과정에 대한 방사선 사진을 제공했다. Jonah의 VF는 액체에 사래들림과 후두가 효과적으로 보호되지 않음으로써 액체를 입으로 섭취하기 위한 구강운동 기술이 없다는 것을 나타냈다.

식도이동 단계에서는, 음식이나 액체가 함께 모인 식괴가 식도에서 위로 내려간다. 식도 이동은 이러한 움직임을 해야 한다. 음식이 식도로 들어가면, 호흡이 회복되고, 정상적인 리듬이 재확립된다.

음식이 위에 접근하면, 상부 식도 괄약근은 닫혀있고 하부식도 괄약근도 닫혀 있으나, 음식이 식도에서 위로 이동할 수 있도록 순간적으로 이완되어야 한다 (그림 23-2는 입에서 위까지의 음식 이동경로와 삼킴을 포함하는 구강구조를 나타낸다). 삼키는 사이에 하부 괄약근이 닫혀있을 때, 식도 내압의 증가는 이 장의 후반부에 논의될 반사를 방지하는데 중요한 요소이다 (Roger 와 Senn, 2008).

삼키기는 태아가 자궁 내에 10주 정도 되었을 때부터 관찰된다 (Miller 등, 2003). 태아의 삼키기는 양수 양을 조절하는데 중요하다고 생각되어진다. 이것은 위장관 성숙

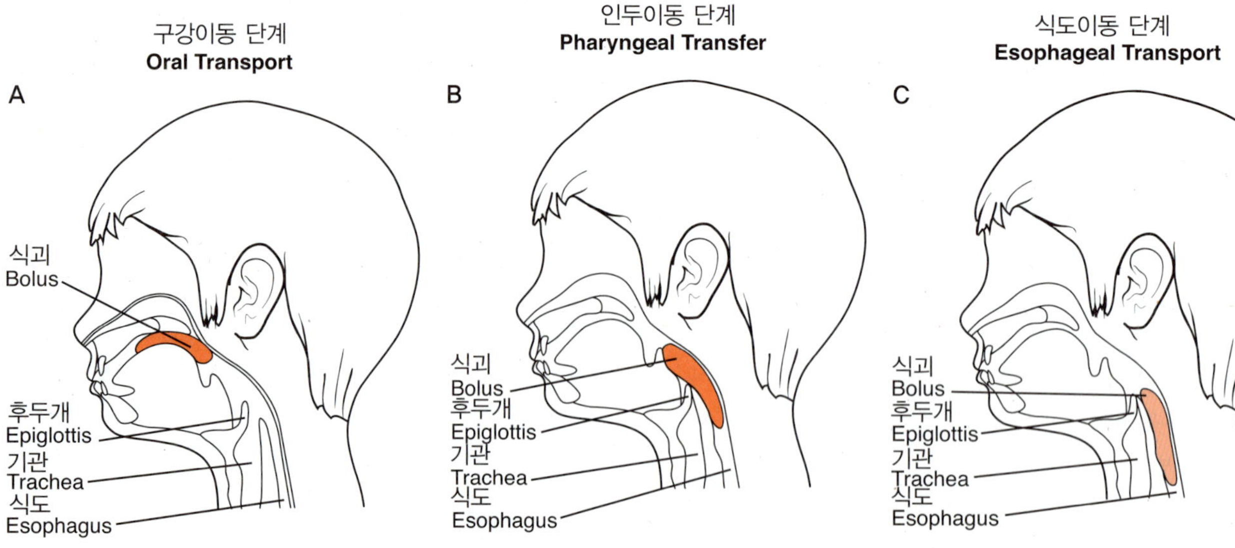

그림 23-1 삼킴 단계. A, 구강이동 단계. B, 인두이동 단계. C, 식도이동 단계

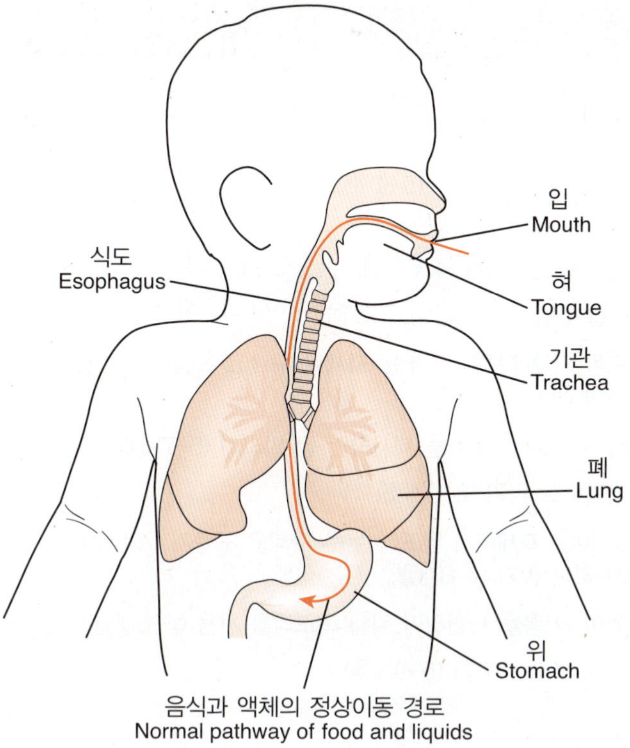

그림 23-2 삼킴에 관여하는 구강구조와 입에서 위까지 음식물의 이동 경로. 후두가 닫혀 있지 않다면, 음식물이 기도로 들어가 사래들림이 발생한다.

과도 연관이 있다 (Ross와 Nijland, 1998). 게다가, 자궁 내 발달은 혀를 컵 모양으로 만드는 것 (즉, sucking을 준비하기 위해 혀를 둥글게 만다)이 28주에 발달하고 혀의 suckling 움직임은 18~28주 사이에 발달한다 (Rogers와 Senn, 2008).

빨기, 삼키기, 호흡하기 사이의 협응은 임신 32주 이전에는 최소화되어 있다. suckling 리듬은 32주 이후에 점차적으로 안정되어지고, 이것을 빨기/삼키기 협응이라고 한다. 그리고 빨기, 삼키기, 호흡하기 사이의 성공적인 상호작용은 조산아의 신경학적 성숙을 나타내는 지표로 제시될 수 있다 (Gewolb 등, 2001). 한 번 빨고 한 번 삼키는 비율은 임신 40주에 보여진다; 유아가 성장할수록, 2~3번 빨고 한 번 삼키는 능력으로 발달한다. 성숙된 빨기, 삼키기, 호흡하기 협응은 빨기 리듬의 유지로 특징지어지고, 속도가 증가하고, 빨기/삼키기 비율이 커지고, 한번 빨 때 많은 양을 빨게 된다 (Mizuno와 Ueda, 2003). 이러한 3가지 기전의 협응 발달에서 예측 가능한 것은 이 과정이 학습되거나 경험 기반이 아니라 전형적인 발달부분이라는 것이다 (Gewolb 등, 2001).

삼킴과 발달과정의 연관성

다른 발달 기술들과 병행하는 전형적인 삼킴 기술의 주요 발달과정을 아는 것이 중요하다; 삼킴과 식사기술은 외부와 단절된 상태에서 발달하지 않고 머리와 체간조절과 같은 것들과 연관이 있다. 이것처럼, 더욱 진보된 삼킴기술은 머리조절의 획득과 함께 나타난다; 더 나은 혀 조절은 입으로 물체를 탐색하는 것과 함께 나타난다. 이것은 당신이 삼킴과 식사 어려움을 평가하고 중재계획을 세울 때, 아동에게 전반적으로 어떤 일이 일어나고 있는지, 아동이 그들의 환경과 어떻게 상호작용하고 있는지 알기 원한다는 것을 의미한다. 삼킴과 나이에 연관된 운동발달 기술들의 발달과정은 표 23-1에 제시되었다.

핵심정리 (Here's the Point)

➤ 삼킴과 먹기는 배고픔과 목마름과 같은 신체 내부 신호로부터 시작된다. 초기 발달 단계에서는, 최적의 삼킴과 먹기 패턴을 위해 보호자와 유아 모두가 암시를 주고 해석할 수 있어야 한다.

➤ 유아와 아동의 암시에 대한 보호자의 반응은 유아나 아동의 발달 수준에 적합해야 한다.

➤ 삼킴과 먹니는 다단계 과정이다.
- **구강: 씹고, 음식이나 액체 식괴를 형성**
- **인두: 삼킴**
- **식도이동: 음식을 인두에서 위로 움직임**

➤ 성공적인 삼킴과 먹기 기술을 위해 필요한 기술들은 다른 발달 과정에 있는 기술들과 함께 나타난다.

삼킴과 먹기 장애의 정의
(Defining Feeding and Eating Disorders)

삼킴과 먹기는 아동기에 필수적인 기술일뿐만 아니라 가족에게 필수적인 활동이다; 대부분의 가정에서 먹기는 신체적, 사회적 중요성을 가진다 (그림 23-3). 그러므로, 이 과정의 손상은 신체적, 심리적 건강에 중요한 영향을 미친다. 이 장에서 사용되는 삼킴과 먹기 장애는 아동이 음식이나 액체를 입 안에 넣고 조작하고 삼키는 능력을 방해받는 것이다. 그것은 작업치료사들에 의해 일상생활 활동으로 간주되어지고, 사회적 참여뿐만 아니라 건강과 웰빙을 위해 중요하다. 비록 삼킴 장애가 신체 구조와 기능에 중요한 영향을 미치는 것으로 생각되지만, 삼킴 장애를 사회

표 23-1 ● 삼킴과 운동 기술의 발달과정

삼킴 발달과정	대운동/미세운동 기술의 예시
기능적인 sucking과 suckling (출생)	엎드린 자세에서 머리 들기 (1-4개월)
입으로 물체를 탐색하기 시작 (3-4개월)	손을 벌렸다 오므리기 (3-4개월); 흔들리는 장난감 (딸랑이) 쥐기
숟가락으로 입술을 건드리면 입을 열음 (4-5개월)	전완으로 엎드리기 (4-6개월); 손으로 음식 쥐기
sucking pattern을 사용해 퓨레 음식을 먹음 (5개월)	물건을 한손에서 다른 손으로 옮기기 (4-6개월)
흘리지 않고 액체 음식 먹는 기술 향상, 길어진 빨고/삼키기 과정 (6개월)	엎드린 자세에서 바로 누운 자세로 구르고 독립적으로 앉기 (6-8개월)
혀의 외측움직임과 턱의 대각선 움직임 시작 (6개월)	행동 모방하기; 음식을 제시하면 입 벌리기 (5-7개월)
측면 혀의 움직임과 대각선 턱 운동의 태초 사용 (6개월)	손가락으로 먹기 (6-8개월)
크래커나 쿠키를 혼자 먹음 (7개월)	바로 누운 자세에서 엎드려 누운 자세로 구르기 (7-8개월); 지지 없이 앉기 (7-8개월)
혀 끝부분으로 숟가락을 깨끗이 빨아먹음 (4-8개월)	옹알이; 기쁨을 표현하기 위해 목소리를 사용 (4-6개월)
약간 흘리면서 시피컵 사용해서 마심 (7-12개월)	손가 무릎으로 기기 (6-9개월)
부드럽거나 걸쭉한 음식을 깨물어 먹거나 씹음 (8-10개월)	잡고 일어서기 (9-12개월)
더욱 딱딱한 음식을 조절된 양상으로 깨물기와 회전하며 씹기(10-12개월)	약간의 보조를 받아 걷기; 소리와 행동을 모방하기 (10-14개월)

Data from Carruth and Skinner, 2002; Case-Smith and Humphrey, 2005; Glass and Wolf, 1998; Boyse, 2007.

적 참여에 미치는 영향을 이해하는 것도 중요하다. 이 장에서 사례로 제시되었던 Jonah는 심한 삼킴 장애의 예시를 잘 보여주고, 그의 신체적 심리사회적 건강에 중요한 영향을 미칠 가능성을 가지고 있다.

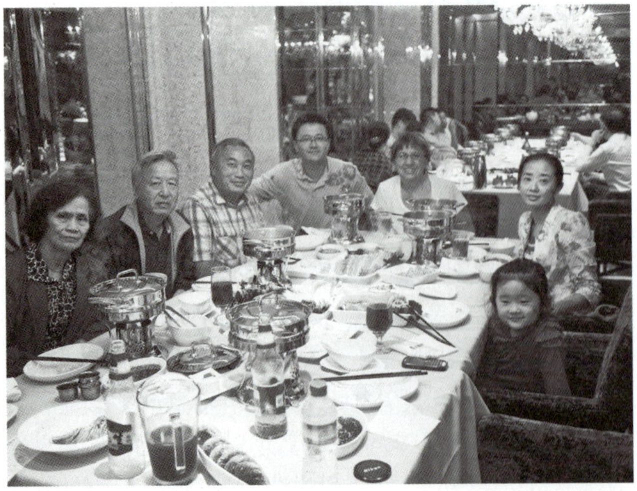

그림 23-3 대부분의 가족에게 먹기는 사회적 중요성을 가진다. *(사진은 Art Hsieh의 허가를 받았음)*

삼킴 장애

삼킴 장애는 발달장애가 있는 아동뿐만 아니라 전형적으로 발달하고 있는 아동에게서도 발견된다 (Mackay, Morgan과 Bernstein, 1992; Melvin, Wright와 Goddard, 1997; Rudolf와 Link, 2002; Sullivan 등, 2000). 이러한 장애의 발생률은 전형적인 아동들에서 25%, 의학적인 문제가 있는 아동들에게서 70% 범위로 보고되고 (Rudolf와 Link, 2002; Lindberg, Bohlin과 Hagekull, 1991), 심한 장애가 있는 아동들에서 90%로 보고된다 (Dahl, Thommessen, Rasmus와 Selberg, 1996; Reilly, Skuse와 Poblet, 1996). 그러므로, 먹기와 관련된 문제점들은 취학전 아동들에게는 아주 일반적이다. 먹기에 문제가 있는 몇몇 아동들은 실제적인 먹기와 삼킴기전에 문제가 없는 반면에, 신경운동 장애를 가진 아동들은 감각, 운동 측면에서 삼킴에 방해를 받게 된다. 삼킴 장애의 일반적인 특성은 이러한 장애를 소아 작업치료 분야에서 만나게 될 가능성이 높다는 것을 의미한다.

Rudolf와 Link (2002)는 아동에게 삼킴 장애를 야기하는 문제점들에 대한 전반적인 목록을 설명하였다. 여기에는 가난, 감각 과민반응, 구비 구조의 구조적 기형, 빨기-

표 23-2 ● 먹기, 삼키기, 영양, 성장에 어려움을 미칠 가능성이 있는 소아

소아 질환, 결핍, 영향	삼킴과 관련해 봐야할 것	삼킴과 영양에 미치는 효과
신경학적 문제		
뇌성마비	빨기, 삼키기 저하, 머리와 체간 조절 부족, 반사, 사래들림	영양 섭취 부족, 성장 장애, 감염율 증가
외상성 뇌손상	뇌손상과 운동결손 정도에 의존하지만 경직, 실조증 또는 진전을 봐야 함	감소된 음식 섭취로 인한 체중감소, 반사, 삼킴 어려움
선천적 이상 증후군		
다운증후군	저긴장, 부적절한 입술 다물기, 빨기, 혀 앞으로 내기 저하	전반적 발달 지연, 지속적인 카타르 (염증), 질환 반복
척추이분증	빨기, 삼키기에 문제가 있고, 구토, 구강 감각 과민반응, 위장관 문제가 있음	음식을 입 밖으로 흘릴 수 있음, 삼킴 동안 불안한 앉기 자세, 영양 섭취 부족
구순/구개열	구강 빨기 저하, 섭취 저하, 비강 역류, 숨막힘과 구토, 과도한 공기 흡입	느린 체중증가, 먹기에 영향을 미치는 심리적 또는 감정적 문제
프래더윌리 증후군	유아기 동안 낮은 근긴장도; 이후에 식탐이 가해지고 지속적으로 음식을 찾음	비만, 소치증, 애나멜 결핍, 충치 발생
피에르 로빈 이상증후군	기도 폐쇄, 기관 삽입이 필요할 것임	보조적인 튜브 식이가 필요할 수 있음
내분비 장애		
갑상선 저하 (아동기 또는 청소년)	쉰 목소리, 삼킴 저하, 정신지체	성장지연, 뼈와 치아 성장 지연
갑상선 항진 (신생아-그레이브즈병)	그레이브즈병인 엄마에게서 태어난 아이	먹기 문제, 구초, 설사
당뇨병(타입 1)	혈당을 모니터하고 저혈당이나 고혈당 신호를 주의함	감시 (과일, 단백질, 빵 섭취)
위장관 장애		
위식도 반사	사래들림, 반응성 기도 질환의 위험요인 증가, 기도의 부분적 또는 전체적 닫힘	먹기 싫어함, 삼키기 싫어함, 폐렴 재발
보조적인 튜브 식이 또는 의존	구조적 기형으로 튜브가 삽입될 수 있음, 구강으로 먹을 수 없거나, 입으로 충분한 영양을 얻을 수 없음	구강 식이, 구강 자극 식사시간 상호작용 지속
짧은 장 증후군	수술 이후, 비경구 영양 시행	"실제" 음식으로 진행, 전당 제한, 저지방, 저당 식이
대사 장애		
페닐케톤뇨증 (PKU)	출생 시 검사, 페닐알라닌 제한 식이	큰 아동은 식이제한을 따르는 것을 어려워하고, 음식을 훔치기도 함
저장 장애		
무코다당증 (헐러 증후군)	작은 키, 정신지체 진행, 간과 비장 비애, 부어오른 입술	운동과 정신 기술의 악화는 먹이에 영향을 미침
자궁 내 성장지연		
TORCH (톡소플라즈마증, 매독, 풍진, 거대세포바이러스 [CMV], 헤르페스 바이러스)	다섯 가지 TORCH감염은 소두증, 수두증, 정신지체, 또는 뇌손상과 같은 비슷한 결손을 야기함	정신지체나 뇌 손상의 정도에 따라 미치는 영향이 다양함

표 23-2 ● 먹기, 삼키기, 영양, 성장에 어려움을 미칠 가능성이 있는 소아 *(계속)*

소아 질환, 결핍, 영향	삼킴과 관련해 봐야할 것	삼킴과 영양에 미치는 효과
태아 알콜 증후군	구개열, 낮거나 약한 근긴장, 약한 빨기	출생 후 성장이 느리고, 작고, 쉽게 지침
임신 주수에 비해 작거나 조산아	구강 근육의 미성숙, 기관지 폐형성 장애 발생 위험 높음, 산소호흡기와 삼킴 튜브가 필요한 의학적 합병증	잠이 많이 오고, 지구력 감소, 구강 식이를 아주 싫어함
만성 질환		
낭포성 섬유증	빨기, 삼키기, 호흡하기 협응 문제, 폐 문제	높은 칼로리 요구
기관지 폐형성 장애	빨기 저하, 호흡하기, 빨기, 삼키기 협응 어려움, 액체 제한, 음식 부피에 대한 낮은 인내력, 약물	많은 음식이 요구되지만, 아동들보다 적게 먹음, 호흡이 증가되고 피로에 취약함
인지 또는 행동 제한		
정신지체	삼킴 어려움은 지연 정도에 따라 다양할 것임	다양함
자폐	강박증이 있을 것이고 구강 감각이 예민함	매일 같은 시간에 먹거나 제한된 음식 식이
환경적 영향		
태아 물질 노출	산만함, 협응 저하, 감각 방어	비효율적인 빨기와 체중 증가 부족, 먹기를 지속하기 어려움
심리사회적		
성장 문제	빨기, 씹기, 삼키기 문제, 구강 감각 과민반응, 다른 재질에 대한 예민함	체중 증가와 성장이 정상 수준이 아동들보다 느림

Reprinted with permission from Porr. S., and Rainville, A.(Eds.), Pediatric occupational therapy: A systems approach(pp. 385–387). Philadelphia: FA Davis.366

삼키기-호흡하기 비협응, 대사/염색체 장애, 감염, 증후군, 알러지가 포함된다. Jonah는 빨기-삼키기-호흡하기 비협응과 감각 과민반응을 나타낸다. 그는 신경운동 장애도 있으며, 음식과 액체를 입으로 안전하게 받아들일 수 없다. 표 23-2는 아동을 삼킴 장애의 위험요인에 노출시키는 무수히 많은 소아과 질환들을 포함하고 있다. Lowman과 Lane (1999)은 연관된 문제점들과 삼킴과 영양에 미칠 수 있는 효과들에 대해 설명한다. 경기 장애와 같은 질환을 위한 약물사용도 식욕과 맛에 영향을 줌으로써 삼킴에 영향을 미칠 수 있다.

Arvedson (2008)은 삼킴과 먹기 장애를 구분지었다. 삼킴 장애나 **연하곤란**은 구강에서 식도 삼킴 단계까지의 삼킴 과정의 단계에서 발생할 것이다. 삼킴 과정의 타이밍과 협응이 사래들림이나 액체 또는 음식이 기도로 들어가는 것을 방지하는데 중요하다는 것을 알아냈다. 먹기 장애는 광범위하고 음식 거부, 먹기나 식사시간 동안의 행동적 문제, 딱딱한 음식 선호, 스스로 먹기에 필요한 발달과업 획득 실패를 포함할 것이다.

"먹기 장애"의 *진단은 정신질환 진단 및 통계편람 (DSM-Ⅳ-TR;* 미국 심리학 협회 [APA], 2000)의 기준에 기초한다. 이것이 아주 광범위하기 때문에, 다소 혼란스러울 수도 있다. DSM-Ⅳ-TR은 "유아기나 초기 아동기의 먹기 장애"를 6세 미만에 시작해 1달 이상의 기간 동안 먹고, 체중을 유지하는 것이 어려운 상태로 정의한다. 여기에 음식 섭취와 소화와 관련된 기술의 방해, 체중 증가가 힘든 증상; 성장 장애; 빨기 어려움이나 빨고 삼키기 어려움; 입 안에서 음식을 모으기 어려움; 먹는 동안 기침하기 (Grag, 2003), 구강 자극 혐오, 사래들림, 식도염 (Rudolf와 Link, 2002)이 포함된다. 만약 특수한 의학적 진단 (예를 들어, 위식도 반사 장애 [GERD])이나 정신건강 진단 (예를 들어, 반추 장애)이 있으면, 그 아동은 먹기 장애 진단을 받지 않을 것이다.

위-식도 반사 장애

GERD는 특수한 먹기 장애의 한 예이고, 유아의 역류 장애의 결과이다 (Hymen 등, 2006). 역류는 구토와 다르다. 구토는 소장, 위, 식도, 음식을 위에서 힘 있게 배출하게 하는 횡격막을 포함하는 중추신경계 반사를 포함한다. **역류**는 음식과 액체를 위에서 식도와 입으로 역류시키는 불수의적 움직임이고, 유아에서는 일반적이지 않고 다른 합병증들과 동반되었을 때만 문제가 된다. 역류로 인해 조직 손상이나 염증을 유발하였을 때, GERD로 간주된다; 적어도 하루에 2번씩, 3주 이상 지속될 때 의학적 질환이 된다 (Hyman 등, 2006).

GERD는 성장 문제, 폐색성 질식, 반응성 기도 질환, 사래들림, 다른 먹기 또는 삼킴 장애들과 관련이 있을 수 있다. 종종 유아가 성장함에 따라 반사가 자발적으로 향상되기도 한다. 자세 변화 (먹을 때 유아를 왼쪽에 두거나 엎드린 자세로 먹임 (Corvaglia, Rotatori, Aceti와 Faldella, 2007)와 음식의 점성을 높이는 것 (Chao와 Vandenplas, 2007; Wen키, Schneider, Scheele, Silny, Heimann과 Skopnik, 2003)이 수행을 향상시키기 위해 필요하다.

핵심정리 (Here's the Point)

- **DSM-Ⅳ-TR은 유아기나 초기 아동기의 먹기 장애를 먹지 못하고 적어도 한달 이상 체중변화가 없는 것으로 정의하였다.**
- **먹기 장애는 신체적, 심리사회적, 그리고 의학적 문제점들과 공존할 것이다.**

삼키기와 먹기의 배경 (The Context of Feeding and Eating)

이 장에서 계속해서 제시되는 생태문화적 기초와 일관되게, 삼키기와 식사는 삶의 배경 내에서 일어난다; 아동이 자라는 문화에 영향을 받고, 이러한 기술들은 모든 환경들을 통해 통합되고, 아동이 상호작용하는 사람들 모두를 포함한다. 먹기는 신체 능력이 필요하지만, 사회문화적 측면도 가진다 (그림 23-4).

보호자와 유아 상호작용

Daveis와 동료들 (2006)은 삼킴 장애를 분류하는 현재의 시스템이 삼킴 시 부모와 아동의 파트너십을 설명하지는 못한다고 하였다. 게다가 삼킴에 영향을 미칠 수 있는 배경 요인을 장애의 기준에서 종종 배제되었다. 먹기에 영향을 미칠 수 있는 배경적 요인의 예로는 식사가 규칙적으로 제공되지 않거나 음식이 부절절함; 음식 섭취 조절을 위한 보호자의 지나친 요구; 보호자의 정신 건강 장애; 너무 많거나 너무 적은 보호자의 지지; 발달 기술을 위한 부적절한 영양 EH는 부적절한 질감의 음식 제공과 같이 상당히 혼란스러운 환경을 포함한다. 예를 들어, 만약 배경적 요인이 주로 작용하여, 보호자가 음식을 심하게 제한한다면, 먹기 장애라는 진단이 부적절 할 것이다. 대신에, Davies와 동료들은 보호자와 아동 사이의 먹기 장애에 관한 기준을 제시하였다 (p 414); 이 장애는 DSM-Ⅳ-TR에서는 찾을 수 없지만 고려해볼 만한 가치가 있다. Davies 등은 이 진단에 관한 5가지 기준을 제안하였다.

1. 아동이 발달 과정과 문화적, 하위문화적 규범에 맞게 먹을 수 없다.
2. 성장 장애, 음식 민감성 또는 선택성과 같은 특징이 있는 아동. 이 기준은 적절한 영양 섭취와 성장을 보이지만 튜브 식이나 의학적 중재, 부모와 아동 사이의 계속되는 상호작용 어려움, 또는 부모가 아닌 보호자와의 상호작용을 하는 경우를 포함한다.
3. 아동의 공격성 또는 분열성 행동, 부모의 회피 또는 부적절한 자기조절, 먹기 과정에 관한 아동의 선택에 대한 보호자의 강요, 음식과 먹기에 관한 부적절한 자세, 식사시간에 대한 지지나 체계를 제공하는데 어려움, 아동의 단서에 대한 반응의 부족, 적절한 식사와 스낵을

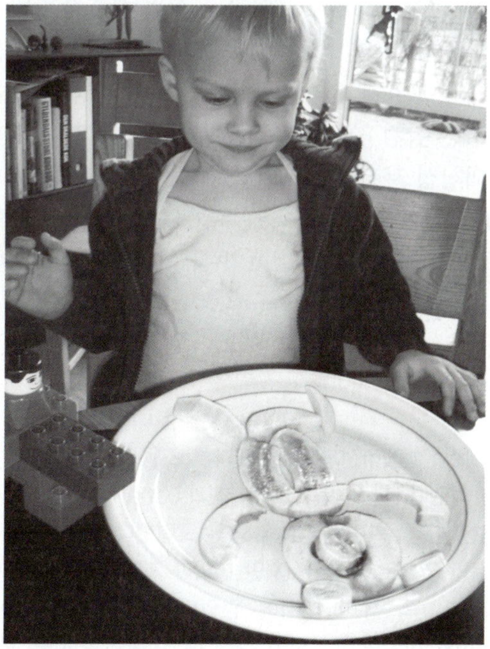

그림 23-4 삼키기와 먹기는 매일의 삶의 배경 안에서 일어나고 아동이 상호작용하는 모든 사람들을 포함한다. 스트레스가 없고 재미있는 환경에서 삼키기/먹기 과정을 시작하기에 완벽하다.

상황 23-3 Jonah *(계속)*

튜브 식이를 하는 동안 할머니가 하는 것을 관찰 한 것과 그녀의 보고에 따라 치료사는 먹기 시간 동안의 상호작용이 두 사람 모두에게 스트레스적이라고 결론내렸다. 할머니는 튜브 끼우기를 불안해 하였고, 비록 적절히 관리하더라도 종종 튜브를 끼우기 위해 몇 번의 시도를 해야 했다. NG 튜브가 삽입에 따른 Jonah의 반응은 구토와 숨막힘이었고 튜브가 끼워지면 그는 지치게 되었다. 그러므로 먹기가 시작되면 할머니는 좌절하고 Jonah는 잠이 들었다. 전체과정이 즐겁지 않고 긍정적인 보호자-유아 상호작용을 촉진하지 못하였다.

제공하는데 어려움과 같은 특징을 포함하는 상호작용이 먹기 과정 동안에 나타난다.

4. 6세 이전에 발병
5. 1달 미만의 기간

먹기와 삼키기를 아동과 보호자 사이의 상호작용의 배경에서 평가하는 이러한 독특한 접근은 문제행동을 상호작용의 2가지 측면에서 인식한다. Jonah는 *DSM-Ⅳ-TR*에 따라 삼킴 장애 진단을 받았고, 계속되는 상황에서 볼 수 있을 것이지만 부모와 아동 사이의 먹기 장애 또한 고려되어진다.

Chatoor (2002)는 신생아와 유아기의 삼킴 장애는 통제 상태와 보호자와의 상호작용과 연관이 있다고 하였다. 그러므로 신생아는 먹기에 필요한 각성상태의 획득과 유지가 어렵기 때문에 먹지 못할 것이다. 신생아가 유아기로 접어들면, 삼킴 장애는 유아가 사회적 상호작용을 나타내지 못하고 부적절한 성장과 영양의 신호를 보이는 것과 같은 유아와 보호자 사이의 친밀성 부족의 영향을 받는다. Chatoor는 삼킴 장애가 음식 거부, 감각 민감성, 의학적 상태, 외상성 사건들과도 연관이 있다고 하였다.

Chatoor (2002)와 Davies 등 (2006)의 진단 분류는 아동 문제뿐만이 아니라, 보호자-유아 상호작용 문제에 관한 연구를 촉진하였다. Chatoor는 "음식 섭취 조절은 유아의 보호자와의 감정교류와 밀접한 관련이 있다. 보호자와 유아가 서로 잘 교류하지 못한다면, 유아의 먹기와 성장은 어려울 것이다"라고 하였다 (Chatoor, 2002, p167). 보호자의 상호작용은 부적절하거나 부정적인 교류 또는 비협조적 상효작용으로 특징지어질 것이다. 보호자는 그들의 아동에게 규칙적인 식사와 스낵을 주는데 실패할 것이고 배고픔이나 포만감의 단서에 대해 적절히 반응하지 못할 것이다. 보호자와 부적절한 관계를 가지는 유아는 불안정한 애착을 나타낸다; 안았을 때 껴안지 않으려고 한다; 무기력하거나, 축처지거나 저긴장의 가능성이 있을 것이다. 그들은 공격적이거나, 파괴적이거나 불순응적일 것이다.

좋지 않은 보호자-아동 상호작용의 문제는 아동에게 부적절한 단서 제공과 반응 때문일 수도 있다. 예를 들어, Jonah에서 보았던 것처럼 먹기를 아주 어렵게 만드는 신경운동 문제를 가진 아동의 경우에, 보호자는 좌절하고 음식 섭취에 걱정을 할 수 있다. 이러한 먹기 과정 동안의 준비하는 것에 대한 긴장 자체만으로도 먹기 문제를 야기할 수 있다. 구강 감각 민감성이 있는 아동은 가슴이나 젖병 젖꼭지를 싫어하고, 보호자에게는 "난 당신을 좋아하지 않아요."라는 단서를 제공할 수도 있다.

상황 23-4 Jonah *(계속)*

Jonah는 텔레비전과 집안의 다른 소음으로부터 떨어진 주방에서 먹었다. 할머니는 그녀 자신과 Jonah를 위해서 평화롭고 조용한 환경을 만들기 위해 항상 노력했다. Jonah는 종종 먹는 동안 옆으로 기울어지지만 머리가 지지된 채로 반 기울어진 상태로 그의 유아 의자에 앉았다. 이 자세에서 할머니는 Jonah와 마주보거나 옆에 앉을 수 있었다. 식사를 위해 튜브가 위치하고 나면, 조용한 환경과 그의 자세가 보호자-아동 상호작용을 가능하게 하였다. 할머니가 Jonah를 마주보고 앉을 수 있기 때문에 그를 제압하지 않는 눈 마주침이 가능하였고, 이는 의사소통의 기초가 될 수 있다. 그렇지 않으면, 할머니가 Jonah의 옆에 앉아, 부드럽게 말하거나 그의 손이나 팔을 마짐으로써 그가 할머니가 옆에 있다는 것을 알게 하였다. 모든 준비와 환경이 상호작용을 지지할 가능성이 있다. 그러나, NG 튜브의 삽입은 Jonah에게 아주 피곤한 것이고, 조용한 환경에서 Jonah는 항상 식사 때마다 잠을 자게 된다.

표 23-3 ● 삼키기/먹기의 물리적 환경

물리적 환경 측면	삼키기/먹기의 결과
아동이 ***어디서*** 먹게 될지	아동 주위의 현재 환경이 아동이 먹기/삼키기 능력에 영향을 주고, 보호자와 아동 사이의 잠재적 상호작용에 영향을 미친다.
아동이 ***어떤*** 자세를 취하게 될지, 적절한 자세를 위해 어떤 것이 고려될지	자세는 성공적인 먹기를 위해 중요하다. 치료사는 최적의 소화를 촉진하기 위해 아동의 머리와 목의 자세를 정렬할 필요가 있는지; 체간이 안정적이고 머리를 지지할 수 있는지; 팔과 손이 먹기나 삼킴과정을 보조할 수 있도록 위치하였는지; 골반과 하지가 최적의 앉기를 할 수 있도록 위치하였는지 결정할 필요가 있다.
식사시간 중 ***어떤 것들이*** 환경에 영향을 주고 있는지 (예를 들어, TV가 켜져 있는지?)	감각환경은 먹기/삼키기를 돕거나 방해할 수 있다. 혼란스럽거나 어지러운 감각환경은 제압하고, 산만하게 만들거나 괴롭게 만들어 먹기/삼키기를 지지하지 못한다. 반대로, 환경이 너무 조용하여도 먹기를 하는데 필요한 각성수준을 지지하지 못한다.
누가 아동과 함께 먹고 있고 누가 아동을 먹이고 있는지	종종 먹기 장애가 있는 아동은 보호자의 필요에 따라 정규적인 가족 식사 시간 이외에 먹여질 수 있다. 하지만, 먹기의 사회적 측면과 상호작용은 식사시간의 즐거움에 중요할 수 있다. 반대로, 아주 산만한 아동에게는 아주 사회적인 식사시간이 역효과를 줄 수도 있다. 아동 개개인의 필요와 과정이 고려되어야 한다.

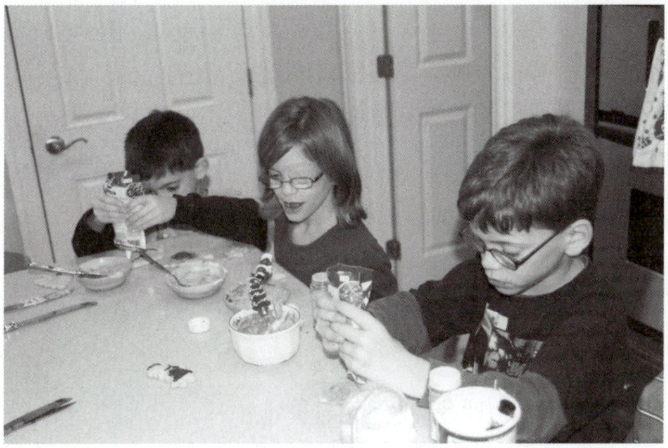

그림 23-5 삼키기와 먹기 과정은 이러한 작업이 이루어지는 사회적 환경에 영향을 받는다 *(사진은 Angie Carter의 허가를 받았음).*

임상조언 Practice Wisdom

점심식사 클럽

점심식사 클럽은 점심시간에 최소제한 환경에 있지만 끊임없는 소리와 예기치 않은 소음을 어떻게 다루어야 할지 모르는 아동들을 위한 해결 방안으로 능숙한 치료사가 고안해 낸 해결 방법이다. 이 치료사와 그녀의 동료들은 학교에서 몇몇 아동들을 합류시켰고, 특별한 집중이 요구되는 아동을 "개인적인 점심식사 방"에 일주일 동안 매일 참여하게 하였다. 그들은 음악을 틀고, 웃고, 농담을 하고, 모든 아동들에게 특별한 집중력을 많이 제공하였다. 점심식사 클럽에 초대되는 것은 학교에서 부러워하였고, 거기서 많은 친구관계를 맺을 수 있었다.

물리적 환경

물리적 환경에 대한 고려는 먹기과정을 이해하는데 아주 중요하다. Jonah의 할머니가 이렇게 약한 아이를 어떻게 잘 먹일 수 있는지 생각한 결과 그가 기능할 수 있는 환경을 만들기 위해 노력하였다. 표 23-2은 물리적 환경이 아동의 삼킴과 먹기에 어떻게 영향을 미치는지 보여준다.

문화적 환경

앞에서 언급되었듯이, 삼킴과 먹기 과정은 아동에게만 국한된 것이 아니라, 아동에게 중요한 다른 사람들도 관여하게 된다. 아동이 먹기를 하는 다양한 환경에서 관여하게 되는 이웃, 보호자, 친구, 그리고 다른 사람들은 작업이 일어나는 물리적,감각적, 시간적, 사회적 환경에 관여하게 된다 (그림 23-5). 가족의 문화적 규범과 기대는 먹기와 삼키기의 모든 측면에 기여하고 성공적인 평가와 중재 접근에 영향을 미친다. 문화는 음식의 형태와 양, 아동이 언제, 어디서 먹게 될지, 누가 아동을 먹일지, 먹기 과정이 어떻게 일어날지에 영향을 준다. 이러한 문제점들에 대한 정보를 얻기 위해 질문을 하는 것이 가족들을 참여하도록 하기 위해 먹기 프로그램의 첫 번째 단계가 될 것이다.

능동적인 학습

당신의 문화가 아닌 다른 문화의 음식에 대해 찾기 위해 인터넷 검색을 몇 분 동안 하여라. 이러한 음식들이 당신의 식이와 어떻게 관련 있는지 생각하라. 이러한 음식들을 아동에게 먹이라고 보호자에게 추천할 수 있겠는가?
당신은 이러한 문화적 차이를 어떻게 해결할 것인가?

지금, 다시 인터넷 검색을 하여 이 음식의 먹기 문화에 대한 정보를 찾아라. 예를 들어, 다음의 질문들을 고려하라.

- 누가 언제 먹을지에 대한 절차가 있는가?
- 그 음식이 어떻게 제시되어야 하는지에 대한 절차가 있는가?
- 어떤 것이 "아기"음식을 구성하고, 언제 유아가 "식탁"음식으로 전환하는지에 대한 가이드가 있는가?
- 이 문화적 그룹 내에서 삼키기와 먹기에 대한 문화적 측면에 대해 또 다른 어떤 것을 찾을 수 있는가?

최종적으로, 뇌성마비, 입술과 혀를 협응하는데 어려움이 있는 아동이 병으로 마시기를 하는데 이러한 문화적인 것들이 어떻게 영향을 미칠지 고려하라. 딱딱한 음식 재질을 견디지 못하는 것과 같은 감각 예민함이 있는 걸음마 아동의 삼킴과 먹기에 어떻게 영향을 미치는가?

상황 23-5 Jonah *(계속됨)*

평가과정 동안 Jonah와 할머니의 상호작용에서, 치료사는 그나 구강 감각 과민반응을 나타낸다고 결론지었다. 입술이나 입에 어떠한 구강 자극의 제시에도 Jonah는 잘 풀리지 않을 정도로 강한 깨물기 반사를 경험하였다. 할머니는 깨물기 반사가 종종 Jonah를 속상하게 만든다고 생각하였기 때문에 그의 얼굴이나 입 만지기를 되도록 피하려고 하였다. 치료사는 할머니와 Jonah가 상호작용하는 것을 관찰하였고, 할머니가 Jonah에게 부드럽게 말하며 웃어주면 눈 맞춤을 하는 것을 알아냈다. 할머니는 어떠한 불편함의 표시도 없도록 그의 손을 잡고 부드럽게 다리나 팔을 만졌다. 하지만 그녀가 그의 뺨을 만지려고 하면 찡그리며, 깨물기 반사를 보이고 비대칭 경반사 자세로 변하였다. 할머니는 종종 그의 잇몸을 문지르려고 할 때도 이러한 반응을 보인다고 하였다.

핵심정리 (Here's the Point)

▶ 삼킴과 먹기에 영향을 미치는 배경적 요인에는 문화, 인간, 물리적 환경들이 포함된다.
▶ 보호자는 삼킴과 먹기 기술 발달에 중요한 영향을 미친다.
▶ 먹기에 고려되는 물리적 환경에는 환경 내에서 이루어지고 있는 활동들뿐만 아니라 아동이 어디서 어떻게 먹는지, 누가 함께 있고, 누가 함께 하지 않는지가 포함된다.
▶ 문화적 요인은 먹기와 삼키기에 아주 중요한 틀이다.
▶ DSM-Ⅳ-TR이외에, 먹기는 다양한 배경에 영향을 받고, 그 모든 것들이 고려되어져야 한다.
- 보호자-유아 배경은 먹기 동안 보호자와 유아 사이에 두가지 방법으로 영향을 주는 상호작용이다; 보호자와 유아 모두 이 배경에 기여한다.
- 물리적 배경은 삼킴과 먹기 과정에 영향을 미칠 수 있는 물리적 환경의 모든 측면을 반영한다.
- 문화적 배경은 아동과 가족이 참여하는 광범위한 문화이다.

먹기의 감각, 운동 측면
(Sensory and Motor Aspects of Feeding)

부적절한 먹기를 초래할 수 있는 특수한 특징의 아동은 감각과 운동 측면 모두에서 평가될 수 있다. 예를 들어, 유아와 아동은 혀와 턱 움직임의 저하로 인해 음식을 뺨과 잇몸사이에 "포켓" 처럼 넣을 것이고, 그 결과 뺨과 잇몸사이에 음식이 "끼이게" 될 것이다 (Yokochi, 1997). 반대로, 음식 포켓팅은 감각 반응저하와 입 옆에 음식물이 묻은 것에 대한 인식 부족을 반영할 것이다. 먹기 장애의 문제해결 측면에서, 치료사는 2가지 측면에서의 문제를 고려해야 한다.

구강 감각 처리

음식 거부와 선택은 다른 질환들에서 비교적 일반적인 특징이다. 특히 자폐 (Schrenck, Williams와 Smith, 2004)와 신경학적 장애 (Reilly, Skuse와 Poblete, 1996; Schwarz 등, 2001; Staiano, 2003)의 경우에 그러하다. Wolf와 Glass (1992)와 Rudolf와 Link (2002)에 따르면, 구강 감각 과민반응은 기관 삽입이나 폐 석션 구강 자극이 없이 장기간 튜브피딩을 하거나, 신경학적 질환에서 보여지는 것과 같이, 감각 전달체계 손상으로 장기간 구강 경험 부족으로 해로운 초기 구강 경험이 야기된다고 하였다. Jonah로 돌아가서 그가 나타내는 구강 감각에 대한 예민함은 무엇 때문일지 생각해보아라.

환경에서 과민반응이나 반응저하는 다른 사람들에게 "보이지 않기" 때문에 감각 문제는 보호자-유아 모두에게 독특한 어려움이 된다. 감각 예민함을 이해하지 못하는 보호자는 아동의 행동을 이해하지 못할 것이다; 먹기 과정에 참여하지 않는 다른 어른들은 아동과 보호자 행동 모두를 잘못 해석할 것이다. 감각처리에서 보호자-아동 상호작용까지의 모든 단계에서 설명되지 않는다면, 이러한 감각 문제들은 보호자와 아동 사이의 계속해서 해결되지 않는 문제가 될 것이다. 먹기와 삼킴에 관련된 감각 예민에 관한 중재에 대한 제시는 중재 부분의 표 23-4에 나타나 있다.

구강 운동 문제

일반적으로 다른 신경운동 장애와 연관되어 나타나는 구강 운동 문제들은 먹기 과정에 어느 한 부분, 모든 부분에 관여할 수 있다. 그러므로, 문제들은 빨기 반응의 발달, 음식이나 액체 식괴를 형성하는 능력, 식괴를 입 뒤쪽으로 이동하기, 삼키기를 시작하고 마치는 것에서 보일 것이다. 바륨 삼킴 기법을 사용해, Jonah가 구강 운동 문제가 있다는 것이 밝혀졌다. 구강 운동 기능장애는 종종 비정상 반사(Jonah에서 보이는 깨물기 반사와 같은 것)와 함께 나타난다. 뇌성마비와 다른 신경학정 장애 아동에서 보여지는 비정상적인 근긴장도는 구강 기전에 영향을 미칠 수 있다. 2차적이지만 임상적으로 중요한 목과 체간의 비정상적인 근긴장도는 자제 조절에 부정적인 영향을 미칠 수 있다. 머리와 체간 정렬은 안전하고 기능적인 먹기에 중요하다.

빨기/삼키기/호흡하기 기전이 완전히 성숙하지 않은 조산아의 삼키기는 특정한 어려움을 나타낸다. 조산아는 호흡을 정지하고 있는 동안 반복적으로 빨고 삼키는 경향이 있는데 이는 이 과정의 미성숙 때문이다 (Hanlon, Tripp, Ellis, Flack, Felley와 Ahoesmith, 1997). 구강운동 문제는 먹기 과정을 시간낭비와 스트레스로 만들 수 있다. 보호자의 초점은 아동의 적절한 영양과 칼로리일 것이다. 구강운동 기술 저하로 인해 이 과정이 어렵다면 성장과 발달이 위험할 것이다. 구강운동 중재는 중재 부분의 표 23-5에 나타나 있다.

핵심정리 (Here's the Point)

▶ 구강 감각 과정은 석션과 기관삽입과 같은 초기 감각경험에 영향을 받을 수 있고, 나중에 음식 거부 또는 음식 훔침과 같은 행동에 반영될 것이다.

▶ 구강 운동 장애는 삼킴과 먹기의 어느 한 부분이나 모든 부분에 영향을 미칠 것이다.

삼킴과 먹기 장애의 평가와 중재 (Evaluation and Intervention for Disorders of Feeding and Eating)

많은 의학적 질환에서와 같이, 삼킴과 먹기 장애의 평가와 중재는 종합적인 과정이다. 게다가, 이러한 과정은 아동뿐만 아니라, 보호자, 가족, 가족의 문화, 이 모든 것이 성공적인 삼킴과 먹기에 영향을 미칠 수 있기 때문에 모두를 포함해야 한다.

평가

삼킴이나 먹기 장애를 위한 첫 번째 단계는 의학적 문제를 배제하는 것일 것이다. 이것은 작업치료에 의뢰되기 이전이나 작업치료 평가가 시작될 때 일어날 것이고, Jonah에서 했던 것처럼 비디오 조영 검사를 포함할 것이다. 비디오 조영 검사는 삼킴 기전의 분석을 할 수 있고, 과거에 삼킴에 가장 적절한 자세를 결정하는데 사용되기도 하였다 (Morton, Morris, Fourie와 Minford, 1993). "음식을 먹을 수 있는가?"라는 기본적인 질문 이외에도 의학적 평가는 삼킴, 흡수, 소화, 영양분 흡수, 기관계 장애의 유무를 포함할 것이다 (Kerzner, 2009).

의학적 문제 이외에도, Arvedson (2008)은 아동을 먹이는데 걸리는 시간 (지속적으로 30분 이상 걸리는 것이 걱정의 이유임), 아동이 먹는 과정에서 다른 사람에게 의존하는 정도 (다른 사람에게 전반적으로 의존하는 아동은 사래들림 위험이 높음), 음식 거절의 존재와 식사시간과 연관된 거절, 스트레스에 관련된 질문으로 시작하는 평가를 제안했다.

실제적인 평가는 아동을 먹이는 보호자 관찰을 통해 가장 잘 실행된다. 자연스러운 환경이 가장 최적이지만, 보호자와 아동이 편안해 보이면 클리닉 환경에서도 시행한다. 준비하는 동안, 실제적인 먹기, 치우는 시간 동안 보호자-아동 상호작용에 대한 관찰이 이루어진다. 치료사는 이전에 설명된 문제점들을 찾을 것이고 먹기 문제가 삼킴 과정 기전의 문제인지 (구강운동 문제), 감각 문제, 행동과 보호자-아동 상호작용, 또는 환경적 문제인지 결정할 것이다 (Manikam과 Perman, 2000). Jonah의 경우로 돌아가 생각해보면, 그의 얼굴과 입 안의 감각 처리에 명백한 어려움이 있었다. 그는 구강 기전에도 문제가 있었다. 그의 먹기 장애는 아주 복합적이었다.

중재

평가에서처럼, 먹기 장애 중재에서 보호자를 필수적인 참여자로 포함할 것이다 (그림 23-6). 아동을 먹일 책임이 있는 사람도 중재계획과 팀 활동들을 감독할 것이다; 중재는 가정 내에서의 식사시간 과정의 자연스러운 리듬에 적합해야 한다. Eicher (2007)는 성공적인 중재 프로그램은 부정적인 의학적 영향을 최소화하고 식사시간 환경을 향상시키고 식욕을 촉진하는 것을 포함하는 다양한 문제들을 해결하는 전력을 포함할 것이라도 제안하였다. 게다가, 적절한 자세에 대한 요구가 확인되고 사용되며, 구강운동과 감각 처리 문제에 관한 구체적인 중재도 포함되어 있을 것이다. 표 23-4와 23-5는 감각 예민과 구강 운동 중재에 대한 특정한 생각들을 제공한다.

삼키기와 먹기에 관해 배울 것이 아주 많다; 전반적인 책들이 이 주제에 대해 쓰여져 있다. 세부 내용은 이 장에서는 생략하였다; 그러나, 하지만 당신은 전형적인 먹기 과정과 먹기 어려움의 특징에 대해 이해해야 한다. 삼키기와 먹기 어려움의 평가를 위해, 환경의 감각, 물리적 측면, 먹기가 행해지는 사회적 상호작용, 감각 운동 이점, 아동의 요구 모두를 고려해야 한다. 여기에 제시된 배경들은 당신이 이러한 과제를 위해 준비하도록 할 것이다. 먹기 어려움의 중재는 평가 결과에 EK라 먹기 과정의 준비, 먹기 동안의 자세, 보호자-아동 상호작용, 먹는 것을 어렵게 하는 감각, 운동 장애와 같은 특수한 기법을 포함할 것이다. 치료사로서, 당신은 이 장에 설명된 다른 소아 질환들을 고려하여 먹기 문제를 확인해야 한다. 그것들은 명쾌하게 설명되지 않고 암시되어 있을 것이다.

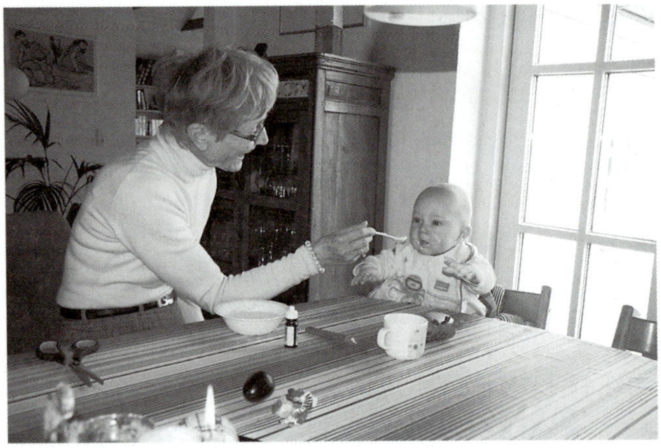

그림 23-6 먹기 장애에 관한 중재는 보호자를 필수적인 참여자로 포함한다.

상황 23-6 Jonah *(계속됨)*

VF 결과에도 불구하고, 치료사와 할머니는 의사로부터 구강식이 목표를 위해 구강 자극을 시작하기 위한 조심스러운 허락을 받았다. 치료사는 Jonah의 머리를 중앙에 유지하기 위해 외측 머리 지지를 제공하는 먹기 자세를 제안하였다. 중재의 시작 단계는 Jonah의 구강 부위의 감각 둔화를 위해 얼굴과 입 안쪽 부분에 점진적으로 압력을 제공하는데 초점을 두었다. 할머니는 보통 그의 손을 잡고 부드럽게 말하면서 시작하였다. 할머니는 그가 긴장하지 않는 범위에서 어깨와 목을 마사지 할 수 있다는 것을 알아냈고, 그의 얼굴을 만지기 전에 이것을 시작하였다. 얼굴에 대한 터치는 견고했고, 할머니는 자신의 손이 차가우면 Jonah의 반응이 더 좋다는 것을 알아냈다. 할머니는 우선 자신의 손을 그의 얼굴에 갖다 놓고, Jonah가 이 촉각과 반사를 수용할 수 있도록 기다린 다음 턱의 위쪽과 아래쪽 뺨을 부드럽지만 견고하게 마사지하였다. 이러한 모든 활동들은 먹기시간이 시작하기 이전에 이루어졌다. 하지만, 처음에는 Jonah의 입안에 자극을 하는 것은 불가능였고, 이것은 할머니가 정한 목표였다. 치료는 얼굴과 입에 견고한 압력과 터치로 시작하여, 실리콘으로 쌓인 스푼으로 입안에 사용하는 것으로 진전하였다. 스푼은 사래들림 위험을 최소화하는 범위 내에서 과일 퓨레에 살짝 적셔 약간의 향을 제공하여 구강 운동 반응을 장려하였다. Jonah에 대한 치료는 할머니가 이미 하고 있던 것과 자세에서의 약간의 변화, 그의 입으로의 점진적인 진행 모두를 혼합하였다. 할머니는 면대면 상호작용이나 Jonah의 옆에 앉아 그에게 조용히 얘기하면서 예민함을 해결하기 위한 방법을 실험하였다. 할머니는 Jonah가 먹기 위한 튜브를 끼우기 위한 더 나은 방법을 찾기 위해 작업치료사와 간호사와 함께 일하기도 하였다.

핵심정리 (Here's the Point)

- **먹기 장애의 평가와 중재에는 여러 전문가 팀이 포함될 것이다.**
- **평가는 의학적 검사를 포함할 것이고, 삼킴 문제를 평가하기 위해 비디오 투시 검사를 사용하고 식사시간 동안 보호자와 아동을 관찰한다. 작업치료사의 역할은 먹기 장애의 운동과 감각측면 뿐만 아니라, 먹기가 이루어지는 배경과 식사과정 동안 보호자-아동 상호작용을 고려하는 것이다.**
- **먹기 장애가 확인 되면 보호자는 중재의 "팀 리더"가 될 것이다. 중재는 의학적 치료와 보호자-아동 상호작용에서 자세와 구강 운동 감각에 이르는 범위까지 나타나는 문제점들을 치료하는 것을 포함할 것이다.**

표 23-4 ● 구강 예민함에 대한 감각 중재

중재	식사 이전/ 식사 중	다른 시간
손가락 끝 마사지와 같은 손가락 칫솔 사용하기 (8세 이상의 아동에게 추천함), 아동이 맛을 견딜 수 있다면, 잇몸, 입술, 혀, 뺨 안쪽과 치아를 문지른다.	✓	✓
입술, 뺨 안쪽, 구개, 혀와 잇몸에 전동 칫솔을 사용하거나 구강 마사지를 한다. (몇몇 아동은 진동에 아주 긍정적인 반응을 보일 것이고, 다른 이들은 그렇지 않을 수도 있다; 강요하지 말아라). (예를 들어, Z-Vibe, NUK 칫솔/ 구강 마사지기)	✓	✓
"씹을 수 있는 튜브"나 치료용 튜브를 제공하여 하루 동안 다양한 시간에 씹게 하여라. 쥬스 향이나 다른 맛있는 향이 나는 것으로 사용하라.		✓
구강근육의 운동이 요구되는 스낵 음식을 제공하라 (힘든 씹기) (예를 들어, 적절하다면 프레츨 막대, 육포, 껌)		✓
점차적으로 예민함을 감소시키기 위해 다양한 재질의 천으로 아동의 얼굴, 입술, 뺨을 마사지 하라. 부드러운 재료 (예를 들어, 사틴 같은 재질)로 시작하여 점차 수건과 같은 재질로 진전하라.		✓
나이에 적절한 다른 재질의 음식을 자주 제공하라; 아동의 음식에 대한 선호도를 반영하라.	✓	✓
다른 온도와 "거품"이 있는 음료를 제공하라.	✓	✓
먹기 과정 동안 가능하면 언제든지 아동을 통제하라.	✓	
먹기 시도 동안 긍정적인 강화를 제공하라.		✓

표 23-5 ● 특수한 구강 운동 문제에 관한 중재

구강 문제	고려되는 중재
빨기 어려움	젖꼭지의 질을 고려하고 다른 타입의 젖꼭지를 시도하라; 젖꼭지 구멍이 열려있는 것을 확인하라; 만약 액체를 조절하기 힘들어 보인다면, 젖꼭지 구멍을 너무 넓지 않게 하라; 먹기 전 구강 자극은 비영양적 빨기를 유발한다; 젖꼭지가 유아의 혀를 아래와 전방으로 리드미컬하게 움직일 수 있도록 하라; 구강 잡기를 향상시킬 수 있도록 부드럽게 젖꼭지를 당겨라; 더 나은 안정성을 위해 턱과 뺨에 외부적 지지를 제공하라.
턱 움직임 조절 감소	더 나은 안정성을 위해 턱과 뺨에 외부적 지지를 제공하라; 스탠더나 웨지에서 엎드린 자세로 시도하라; 감각 과민을 체크하라; 먹기 동안 보다 다른 시간에 구강놀이와 구강 감각 입력을 제공하라.
혀 후인	먹는 동안 턱이 약간 뒤쪽으로 당겨져 있고 목이 정렬되어 있는지 확인하라; 견고한 압력으로 혀의 아래쪽과 앞쪽 방향으로 자극하라; 설근 부위의 뺨 아래쪽을 두드려라; 엎드린 자세에서 시도하라.
혀 내밀기	혀 내밀기를 촉진하지 않은 다른 재질의 음식을 시도하라; 혀 외측 움직임 기술을 발달시켜라; 혀가 아닌 입술로 시작하는 빨기 패턴을 사용하라; 견고한 압력으로 혀를 아래쪽과 안쪽 방향으로 눌러라; 아동이 견딜 수 있다면 진동을 추가하라.
얼굴의 낮은 긴장도	우선 체간 긴장도와 안정성을 먼저 확인하라; 입술, 혀, 뺨 아래쪽을 두드려라.
삼키기 어려움	엎드린 자세에서 시도하라; 턱 안정성을 위한 외부 지지 기법을 사용하라; 젖은 솜으로 감은 막대로 입술을 원을 그리며 두드려라; 먹기 동안 삼킴 시작을 향상시키는 차갑거나 언 액체를 사용하라.
깨물기 반사	먹기 이전에 아동을 이완시켜라; 감각과민을 감소시키기 위해 실리콘으로 쌓인 스푼을 사용하라; 먹는 시간 이외에 구강 놀이를 하라.

Reprinted with permission from Lowman, D. K., and Lane, S. J. (1998). Children with feeding and nutritional problems. In S. Porr and A. Rainville (Eds.), *Pediatric occupational therapy: A systems approach* (p. 402). Philadelphia: FA Davis.

태아 물질 노출
(Prenatal Substance Exposure)

Shankaran 등 (2007)에 의하면, 2002-2003 약물 사용과 건강에 관한 미국 국제 조사에서 170,000명 이상의 출생아들이 태아기 불법 물질 사용과 관련이 있다고 하였다. 대부분의 현재 약물 남용에 관한 국제 조사 (물질 남용과 정신 건강 서비스 행정부, 2008)에서, 2007-2008년에 5.1%의 임산부 여성들이 불법 약물을 사용했다고 보고했다. 게다가, 임산부 여성의 알콜 사용율은 10.6%였고, 응답자의 4.5%가 폭음, 0.8%가 과음을 한다고 보고하였다. 종종 합법적, 불법적 물질 남용이 함께 발생하고, 그 결과는 엄마와 아동 모두에게 영향을 미친다.

이 "장애"는 다른 의학적 장애와 많은 부분에서 다르다. 태아기 물질 노출은 다양한 모양과 형태로 나타난다; 원인도 결과만큼 다양하다. 임산부 여성들은 알콜이나 불법 약물, 처방된 약물, 태아 발달에 영향을 미치는 것으로 알려진 다른 물질들 (예를 들어, 토바코)을 남용할 수도 있다. 물질 노출은 임신기 전반에 영향을 주거나 어느 한 시간에만 제한되어 영향을 줄 수 있다. 게다가, 복용량은 아주 다양할 수 있다. 이것은 의학적 문제와 영향이 움직이는 타겟을 치는 것과 같은 것으로 이해될 수 있다. 만약 명백히 개관하고 정의하는 것이 불가능하다면 어렵다. 그럼에도 불구하고, 아동에게는 힘든 일이고, 노출에 대한 결과는 많은 소아 임상 환경에서 만나게 된다.

태아 물질 노출의 배경
(Context of Prenatal Substance Exposure)

몇몇 건강 관리 전문가들에 의해 화학적 의견도 그 자체는 질병으로 간주된다. 예를 들어, 알콜 중독은 유전적, 심리사회적, 사회적, 환경적 요인들의 결합으로 만성적 질환으로 잘 받아들여진다. 이러한 같은 "질환" 상태가 코카인이나 헤로인 같은 물질에 대한 의존에 대해서는 인정되지 않았으나, 이것들을 같은 분류로 놓은 이유가 있다. 주 보호자의 이 질환에 대한 만성적 특성이 아동을 태아기 물질 노출의 영향 이후에도 오랫동안 위험요소에 노출되게 한다.

약물 남용에 관한 국제 가정 조사, 물질 남용과 정신 건강 서비스 행정부 (2008)에 따르면, 8백만 명의 아동들이 한 부모가 알콜이나 불법 약물에 의존하는 가정에 살고 있고, 그 반 이상의 아동들이 불법 약물 사용에 대한 치료가 필요한 부모와 함께 살고 있다. 그 중 540만 아동들이 약물 남용이나 의존 기준에 맞는 아버지와 살고 있으며 340만 아동들이 기준을 충족하는 어머니와 함께 살고 있다.

태아기 물질 노출과 더불어 가정환경이 위험요인을 가중시킬 수 있고, "2가지가 상호작용함으로써 발달 문제에 대한 전반적인 취약성을 극적으로 증가시킬 수 있다" (Conners 등, 2004, p86). 태아기 물질노출은 빈곤, 태아기 관리 부족, 출생 이후 물질 노출, 불안정한 가정생활, 부적절한 보호, 건강하지 않은 위험 요소를 동반하는 행동을 하는 경향이 높고, 발달 문제를 야기시킨다. Carta, Atwater, Greenwood, McConnell, McEvoy, Williams (2001)에 의해 발견된 흥미로운 것은, 태아기 물질 노출에 의한 발달적 위험들은, 무색하게 만드는 환경적 위험 요소들이 가장 큰 위험이다.

이러한 아동들을 이런 위험한 상황으로 만드는 배경은 무엇인가? 물질 의존주의 보호자들, 종종 어머니들은 그들 자신의 요구가 충족되지 않으면 그들 아동들의 신체적 감정적 요구를 충족시키는데 어려움이 있을 것이다. 많은 보호자들이 만성적 물질 사용자들이고, 전형적으로 고용되지 않았고 적절한 교육을 받지 못했으며, 집이 없는 사람들이 많다. 게다가, 보호자들이 법적 문제를 가지고 있고 남용에 대한 많은 과거력을 가지고 있다. 이러한 위험 요인들이 보호자가 아동들의 감정적, 사회적, 신체적 지지를 할 수 없게 만든다. 부가적으로, 물질 남용자들의 아동들은 아동 남용과 다른 안전에 대한 위협들을 경험할 위험율이 높다 (예를 들어, 오토바이 사고와 관련된 신체적 손상과 죽음). 그리고, 이러한 아동들은 그들 스스로 약물과 알콜 중독에 대한 위험율이 높다 (Kumpher, 1999).

그러므로, 이러한 아동들은 태아 물질 노출만이 성장과 발달에 영향을 미치는 것이 아니라, 감정적 자기통제, 사회적 상호작용, 인지 기술의 형성을 지지하는 발달 환경도 영향을 미친다. COnners 등 (2004)에 의하면, 이러한 아동들은 태아기 노출에 의한 건강하지 않은 위험들을 극복하기 위해 필요한 환경을 가지지 못한다고 한다.

"집으로 데려가기 메시지"는 생태문화적 이론에 기반을 둘 수 있다: 통제와 행동 유도성의 다양한 환경에서 발달한 아동. 태아기 물질에 노출된 모든 아동들이 발달 문제를 가지지 않는다; 태아기 물질 노출을 시킨 사람과 함께 사는 아동 모두가 스스로 중독자가 되지는 않는다. 태아기, 출산 전, 출산 후 환경이 어떻게 발달에 영향을 미치는지 결정하는 것이 가장 좋은 방법이다. 그리고, 이것은 자연/양육 논쟁으로 설명된다. 여기에 대한 한가지 대답은 없다.

태아기 물질 노출 아동들의 결과 (Outcomes for Children with Prenatal Substance Exposure)

임신기 물질 남용에 대한 결과와 영향에 관한 자료들은 다소 모순된다. 이것은 약물 또는 약물선택, 시간, 복용량을 포함하는 태아기 노출과 관련된 무수한 변수들 때문으로 생각된다. 그러나, 태아기 물질 노출로 인한 다음의 결과들은 주목할만 하다.

- 태아기 코카인 사용에 심하게 노출된 유아들은 2개 출혈 발생률이 증가하고 (Frank 등, 1999), 신체 크기에 비해 머리 둘레가 작다 (Bateman과 Chiriboga, 2000).
- 임신 1분기에 코카인에 대한 노출은 짧은 임신 기간, 출생 체중 저하, 다른 다양한 변수들을 통제한 이후의 낮은 출생체중과 관련 있다 (Richardson 등, 1999).
- 임신 2, 3분기 동안의 코카인 사용은 출생 기간과 머리 둘레 감소와 관련있다 (Eyler 등, 1998).
- 코카인과 관련된 출생 체중 감소와 작은 키는 처음 6세 이내에 결정된다.
- 코카인과 관련된 머리둘레 차이는 1세 동안 나타나고 이후에 해결된다 (Bada 등, 1998).
- 태아기 코카인 노출 이후 1~2세동안 중요한 운동 발달 지연은 확인되지 않았다 (Miller 등, 2005).
- 잠재적 혼란변수 통제 이후, 태아기 코카인 노출은 내면화, 외면화, 전체 행동 문제 점수들의 증가와 관련 있고 (Bada 등, 2005), 이것은 7세까지 계속된다.
- 12개월 아동의 태아기 코카인 노출과 관련된 애착문제는 언급되지 않았지만 (Beeghley 등, 2003), 코카인과 아편에 노출된 아동들에서 18개월에 애착상태와 36개월에 기질 사이에서 효과를 주는 크기는 작지만 불안정한 애착과 관계를 나타내었다 (Seifer 등, 2004).
- 태아기에 여러 종류의 마약 (헤로인, 메타돈, 크랙 코카인, 대마초, 알콜, 담배와 같은 물질들을 혼합하여 사용한 어머니)에 노출된 아동은 인지, 행동 조직화 지연 발생률이 높다 (Metosky와 Vondra, 1995).
- 코카인과 대마초에 노출된 아동의 놀이는 그렇지 않은 아동의 놀이와 다르고 놀이기술 발달 지연과 가상놀이에 대한 참여를 덜 할 것이다 (Hurt 등, 1996).
- 태아기 코카인에 노출된 학령기 아동은 특수교육 서비스에 의뢰될 것이고, 7세까지 또래보다 IQ 점수가 낮을 것이다 (Lester 등, 2003).
- 아편에 노출된 아동이 3살이 되었을 때, 비록 성장하면 그 문제가 해결되지만 운동 점수가 낮다 (Shankaran 등, 2007).
- 태아기 코카인 노출은 6세 때 집중력과 행동 조절 결핍과 관련있다 (Ackerman, Riggins와 Black, 2010).

상황 23-7 Raymond : 험난한 인생의 시작

Raymond의 엄마는 임신 기간동안 헤로인 습관을 버리기 위해 그것을 통제하는 의미로 메타돈을 사용하기 시작했다. 그래서 Raymond는 36주에 태어났고 메타돈에 의존했다. 그의 엄마는 혼자였고 직장이 없었고 또 다른 아이(2세)도 있었다. 그들은 엄마와 함께 방이 2개인 아파트에 살았다.

출생 시, Raymond는 헤로인 금단 과정으로 약물치료를 받았다; 총 30일 동안 입원하였다. 퇴원 시 Raymond는 계속해서 불안하였고 수면 패턴이 나빴으며, 잠에 들기 어려워하였고, 수면을 유지하기 어려웠다; 전반적으로 그는 행동 조절이 어려워 보였다. 그는 빠는 동안 젖꼭지 주위로 많은 양을 흘리며 효과적으로 먹지 못하였다. Raymond는 조용한 환경에서 싸여져 있을 때 안정되고 조절을 잘 할 수 있었다. 그의 주 보호자인 엄마는 아직도 메타돈을 먹고 있었고 끈질기지 못한 성격이었다; 그녀는 천천히 Raymond와 함께 하기 위해 인내력을 가지려고 노력하였다. 퇴원 직후 엄마는 Raymond와 그의 누나를 함께 다루는 것이 어렵다는 것을 알아차렸다. Raymond가 엄마와 함께 있을 때 대부분의 시간을 울었기 때문에 엄마는 그가 자신을 좋아하지 않는다고 느꼈다.

핵심정리 (Here's the Point)

- **태아기 물질 노출은 아동의 결과에 치명적인 영향을 미친다고 생각되지만, 장기간의 연구들이 이 사실을 증명하지 못하였다.**
- **태아기 결과들은 약물 사용뿐만 아니라 타이밍, 복용량과 같은 태아기 요인들에 따라 결정된다.**

태아기 물질 노출 아동들의 평가와 중재 (Assessment and Intervention for Children With Prenatal Substance Exposure)

태아기 불법 물질에 노출된 아동들의 평가는 보호자의 걱정과 나타나는 문제점을 중심으로 이루어져야 한다. 그 다

증명하라!

산전물질에 대한 연구

영국에서 태아의 물질에 대한 노출, 특히 체계적인 연구에 대한 정보를 얻을 수 있다. 이에 대한 몇 가지 연구 예이다.

Ackerman, J. P., Riggins, T., and Black, M. M. (2010). A review of the effects of prenatal cocaine exposure among school-aged children. *Pediatrics, 125,* 554-565.

Dixon, D. R., Kurtz, P. F., and Chin, M. D. (2008). A systematic review of challenging behaviors in child exposed prenatally to substance of abuse. *Research in Developmental Disabilities.* doi:10.1016/j.ridd. 2007.05.006.

Frank, D. A., Augustyn, M., Knight, W. G., Pell, T., and Zuckerman, B. (2001). Growth, development, and behavior in early childhood following prenatal cocaine exposure: A systematic review. *JAMA,* 285, 1613-1625.

임상조언 Practice Wisdom

인내와 지속성

우리는 태아기 물질 남용에 노출된 아동들을 치료해 본 경험이 있는 숙련된 작업치료사에게 지혜로운 답변을 요구했다. 이것이 그녀가 말한 것이다. *"당신은 아동이 그 몸으로 살아가는 것이 얼마나 힘든 것인지 알아야 하고 그 아동의 부모가 된다는 것이 얼마나 힘든 것인지 알아야 한다. 전문가로서, 인내와 지속성은 당신이 가져야할 주문이다."*

음 치료사는 행동, 인지와 지각, 놀이 운동 수행에 대한 평가를 수행해야 한다. 치료사는 발달상에 위험 요인이 될 수 있는 보호자-아동 상호작용과 가정환경에 대한 평가를 할 준비가 되어있어야 한다. 평가는 다른 발달 위험 요인(예를 들어, 성장 지연, 언어 지연)이 있을 수 있기 때문에, 다른 전문 분야 팀들과도 행해져야 한다.

출생시, 유아들은 종종 Brazelton Neonatal Behavioral Assessment Scale ([NBAS], Brazelton, 1973), 또는 NBAS를 기초로 개발된 NICU network Neurobehavioral Scale ([NNNS], Lester와 Tronick, 2004) 와 같은 도구를 사용해 규제 능력을 평가받는다. 이러한 도구들은 자궁 내 물질 노출, 유아의 자기 조직화 신경행동 능력의 영향과 같은 스트레스 요인의 양상을 평가하기 위해 고안되었고, 널리 적용되었다 (Law 등, 1993; Lester 등, 2002; Napiorkowski 등, 1996; Soule, Standley, Corpans와 Davis, 1974; Velex와 Jansson, 2008). 이 2가지 도구는 평가자의 훈련이 요구된다.

태아기 물질 남용 노출에 대한 아동의 연구에서 가장 일반적으로 사용되는 행동평가 도구는 Child Behavior Checklist이다 (CBCL; Achenbach와 Rescorla, 2001; Achenback, 1991; Kurtz, Chin, Rush와 Dixon 2008). 이 도구가 작업치료를 위한 도구는 아니지만 작업치료사들이 사용하기에 유용하고 타당성이 입증되었다. CBCL은 부모와 교사 형식을 가지고 치료사가 한 가지 이상의 환경에서 행동 정보를 얻을 수 있게 한다.

놀이평가는 놀이 기술 (예를 들어, Knox Preschool Play Scale)과 재미 (Test of Playfulness [TOP]; Bundy)를 볼 수 있다. TOP의 이점은 기술 중심이 아니라 놀이의 과정 측면을 본다는 것이다. 18장: 평가에서 언급되었듯이 Pediatric Interest Profiles(Henry, 2000)은 자기 보고 체크리스트 형식으로 놀이 흥미에 대한 정보를 모음으로써 다른 방법으로 놀이를 바라본다.

TOP와 동등한 Test of Environmental Supportiveness (Bundy, 2007)는 치료사가 재미를 지지하는 환경에서 행동 유도성을 볼 수있도록 안내한다. 이 QKfms 도구는 환경을 볼 수 있도록 보조한다. Home Observation for Measurement of the Environment (Caldwell과 Bradley, 1984)는 새로운 도구는 아니지만, 가정환경 평가를 위해

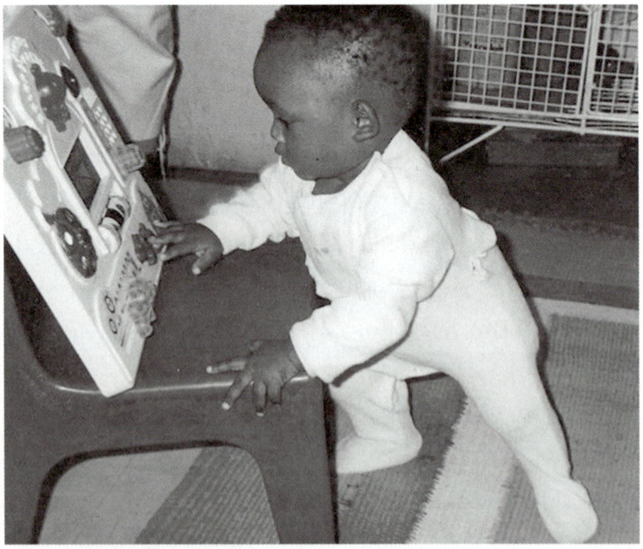

그림 23-7 놀이 평가도구는 놀이기술과 재미를 보고, 가정에서의 관찰을 포함할 것이다.

널리 사용되었다. 이것은 가정 방문을 통해 관찰과 면담을 하고, 유아, 취학 전 아동, 학령기 아동 버전이 있다 (그림 23-7).

부모-아동 상호작용 평가는 작업치료에서는 특이하지 않고, 이 평가를 위해 사용되는 도구들이 우리 분야에서는 구체화되지 않았다. Hans (2002)에 의하면, 부모-아동 상호작용 평가를 위해 가장 일반적으로 사용되는 것은 엄마-아동 상호작용을 비디오 녹화하는 것이라고 한다.

태아기 물질 남용에 노출된 아동의 중재는 다양한 전문가들의 평가와 아동의 이점, 요구, 작업 배경에 따라 시행될 것이다.

능동적인 학습

Raymond의 가족 배경, 이점과 퇴원 시 그와 가족의 요구를 생각하라. 그에 대해 아는 것을 적어라. 4장: 조기 중재를 보아라. Raymond가 이러한 서비스를 받을 자격이 있는가? 그는 1대1 작업치료가 필요한가? 20장부터 22장에 설명된 중재들을 보아라; 당신은 어떤 것을 추천할 것인가?

생태문화 이론 틀은 이러한 그룹의 아동들을 처음 평가하고 중재계획을 세우고 실행하는 것을 안내하는데 중요하다. 가장 우선적으로, 치료사는 가정환경과 보호자-아동 상호작용을 고려해야할 필요가 있고; 아동이 기능하는 문화생태가 중재계획을 가이드해야 한다. 보호자-아동 상호작용은 잠재적으로 아주 취약하고 중재 프로그램의 성공에 엄청난 효과를 제공한다. 이것은 Raymond에게 적용된다; 그의 엄마는 그에게 적절한 관리를 제공하고 싶어 할 것이지만, 그녀는 자신의 중독을 지속적으로 관리해야 하고, 2살 된 누나가 있어서 상당한 어려움을 나타내고 있다. Raymond의 치료사로서, 당신은 그의 먹기 어려움에 대한 홈 프로그램을 엄마와 함께 진행하고 싶을 것이다. 그러나 그것에 대한 생각은 주 보호자의 이점과 요구에 따라야 한다; 만약 보호자가 약물 습관을 극복하기 위해 노력한다면, 아동과 함께 하는 홈 프로그램을 실현가능하지 않을 것이다.

태아기 물질 노출을 극복하기 위한 조기 중재는 종종 유아의 신경행동 조절 기술의 발달에 초점이 맞춰 질 것이다; 중재는 무수한 정신 건강 어려움(우울, 근심, 죄책감)을 경험하고 있을 엄마에게도 초점이 맞춰질 것이다 (Velez 등, 2009).

이후에, 참여와 놀이 결핍에 대한 중재는 행동, 지각과 운동 문제를 다루기 위해 고안된 치료 세션에서 함께 다뤄질 것이다. 아동을 위한 최고의 작업치료는 놀이를 포함하는 것인데, 이는 놀이가 아동기의 주요 작업이기 때문이다. 고위 수준의 처리 결손 (인지와 지각 결손), 운동 기술 발달 문제, 다른 영역의 문제점들에 대한 구체적인 중재 아이디어는 이 장의 다른 장에서 볼 수 있다.

핵심정리 (Here's the Point)

▶ 모든 사례에서 환경적인 배경은 아동 발달에 영향을 미친다; 아동이 태아기 물질 노출과 같은 위험 요인에 노출되면, 배경의 영향은 엄청날 것이다.

▶ 태아기 물질 남용에 노출된 아동들의 평가와 중재는 이 그룹의 아동들에게 특별하지는 않다. 대신에, 개인적인 기술과 아동, 가족의 요구, 상호작용에 의존한다. 생태문화적 이론 틀은 사정과 평가를 고려하는데 중요하다.

요약(Summary)

작업치료로 의뢰되는 의학적 질환들은 다양하고, 모든 질환들이 이 장에 설명될 수는 없다. 작업치료에서 만나게 되는 아동들의 의학적 문제들을 이해하는 것은 중요하고, 이러한 것들이 당신의 일상의 학습과정 부분이 될 것이다. 이 장에서 2가지 문제점들을 소개받았다; 삼킴/먹기 장애와 태아기 물질 노출. 이러한 질환들은 이 장의 다른 질환들과 겹쳐지지만 특별히 집중할 필요가 있다. 이 장에서 몇몇 평가와 중재를 위한 아이디어들이 제시되었지만, 이러한 3가지 질환에 대해 적용할 더 많은 것을 찾을 수 있기 때문에, 이 장의 나머지 부분을 읽으며 이러한 의학적 질환들의 결과를 고려하도록 할 것이다.

장난감 상자에는 무엇이 더 있나?

섭취 및 먹기 장애

http://www.latrobe.edu.au/hcs/projects/paed_feeding/Homepage.htm

흥미로운 웹사이트인데, 소아 섭식 장애, 평가 및 중재에 대해서 개요를 라트로베 대학에서 제공한다. 이 사이트에서 약간의 식이정보가 제공된다.

http://www.nursingcenter.com/library/JournalArticle.asp?Article_ID=822707

리핀 코트, 윌리엄 & 윌킨스는 "리핀 코드"의 간호 센터의 사이트에서 아동의 식이 장애에 대한 4가지 접근과 평가를 제공한다.

리핀 코트, 웰리엄 & 윌킨스는 "리핀 코드"의 간호 센터의 사이트에서 아동의 식이 장애에 대한 4가지 접근과 평가를 제공한다.

산전물질 노출

Chandler, L. S., and Lane, S. J. (Eds.). (1996). Children with prenatal drug exposure. New York: Haworth.

태아 약물 노출과 어린이 육:워스 코카인 기타 불법 약물에 산전에 노출된 어린이와 관련된 중요한 주제에 대해 윤리, 결과 유아 평가로 나누어 탐구한 에세이

Soby, J. M. (2006). Prenatal exposure to drugs/alcohol: Characteristics and educational implications of fetal alcohol syndrome and cocaine/polydrug effects. Springfield, IL: Charles C Thomas.

약/알콜 중족, 부모: 태아 알콜증후군의 특성 및 코카인 마약 중독의 노출 특성. 태아 약물을 알콜 노출에 영향 받은 아이의 특징을 설명하고 그 결과와 아이의 감정을 극대화 할 수 있는 전략을 탐구.

Kulp, L., and Kulp, J. (2000). The best I can be: Living with fetal alcohol syndromeeffects. Brooklyn Park, MN: Better Endings New Beginnings (Revised).

가장 좋은 내가 되기; 태아 알콜 증후군. 브루클린공원, 더 나은 결말을 위한 새로운 시작(개정판)

수상경력이 있는 책으로 태아 알콜증후군을 가진 것이 어떤 것인지 아이의 관점에서 서술

Buxton, B. (2005). Damaged angels: An adoptive mother' s struggle to understand the tragic toll of alcohol in pregnancy. New York: Carol & Graf.

손상된 천사, 입양한 엄마의 입장에서 임신 중 알코올 위험성을 소개 뉴욕:캐롤&그라프 태아 알코올증후군을 가진 아이를 선택한 가족의 여행

참고문헌

Achenbach, T. M. (1991). *Manual for the child behavioral checklist/4-18 and 1991 profile.* Burlington, VT: University of Vermont Department of Psychiatry.

Achenbach, T. M., and Rescorla, L. A. (2001). *Manual for ASEBA school-age forms & profiles.* Burlington, VT: University of Vermont, Research Center for Children, Youth, & Families.

American Association on Mental Retardation. (2002). *Mental retardation; definition, classification, and systems of supports* (10th ed). Washington, DC: Author.

Bada, H. S., Das, A., Bauer, C. R., Shankaran, S., Lester, B., Gard, C. C., et al. (2005). Low birth weight and preterm births: Etiologic fraction attributable to prenatal drug exposure. *Journal of Perinatalogy, 25*, 631–637.

Bateman, D. A., and Chiriboga, C. A. (2000). Dose-response effects of cocaine on newborn head circumference. *Pediatrics, 106*, e33.

Beeghly, M., Frank, D. A., Rose-Jacobs, R., Cabral, H., and Tronick, E. (2003). Level of prenatal cocaine exposure and infant-caregiver attachment behavior. *Neurotoxicology and Teratology, 25*, 23–38.

Bernstein, I. L. (1978). Learned taste aversions in children receiving chemotherapy. *Science, 200*, 1302–1303.

Boyse, K. (2007). Developmental milestones. Retrieved January 20, 2008, from http://www.med.umich.edu/1libr/yourchild/devmile.htm.

Brazelton, T. B. (1973). *Neonatal behavioral assessment scale: Clinics in developmental medicine.* London: Spastics International Medical Publications.

Bundy, A. C. (2003). *Test of playfulness, version 4.* Sydney: Department of Occupational Therapy, University of Sydney.

Bundy, A. C. (2007). Play and playfulness: What to look for. In: L. D. Parham and L. S. Fazio (Eds.), *Play in occupational therapy for children* (2nd ed., pp. 52–66). St Louis, MO: Mosby.

Carruth, B. R., and Skinner, J. D. (2002). Feeding behaviors and other motor development in healthy children (2-24 months). *Journal of the American College of Nutrition, 21*, 88–96.

Carta, J. J., Atwater, J. B., Greenwood, C. R., McConnell, S. R., McEvoy, M. A., and Williams, R. (2001). Effects of cumulative prenatal substance exposure and environmental risks on children's developmental trajectories. *Journal of Clinical and Child Psychology, 30*, 327–337.

Chao, H. C., and Vandenplas, Y. (2007). Effect of cereal-thickened formula and upright positioning on regurgitation, gastric emptying, and weight gain in infants with regurgitation. *Nutrition, 23*, 23–28.

Chatoor, I. (2002). Feeding disorders in infants and toddlers: Diagnosis and treatment. *Child and Adolescent Psychiatric Clinics, 11*, 163–183.

Conners, N. A., Bradley, R., Mansell, L. W., Liu, J. Y., Roberts, T. J., Burgdorf, K., and Herrell, J. M. (2004). Children of mothers with serious substance abuse problems: An accumulation of risks. *The American Journal of Drug And Alcohol Abuse, 30*, 85–100.

Corvaglia, L., Rotatori, R., Ferlini, M., Aceti, A., Ancora, G., and Faldella, G. (2007). The effect of body positioning on gastroesophageal reflex in premature infants: Evaluation by combined impedance and p'H monitoring. *Journal of Pediatrics, 6*, 591–596.

Dahl, M., Thommessen, M., Rasmussen, M., and Selberg, T. (1996). Feeding and nutritional characteristics in children with moderate or severe cerebral palsy. *Acta Paediatrica, 85*, 697-701.

Davies, W. H., Satter, E., Berlin, K. S., Sato, A. F., Silverman, A. H., Fischer, E. A., Arvedson, J. C., and Rudolph, C. D. (2006). Reconceptualizing feeding and feeding disorders in interpersonal context: The case for a relational disorder. *Journal of Family Psychology, 20*, 409–417.

Dixon, D. R., Kurtz, P. F., and Chin, M. D. (2007). A systematic review of challenging behaviors in children exposed prenatally to substances of abuse. *Research in Developmental Disabilities.* doi:10.1016/j.ridd.2007.05.006.

Eicher, P. S. (2007). Feeding. In M. L. Batshaw, L. Pellegrino, and N. J. Roizen (Eds.), *Children with disabilities* (6th ed., pp. 479–498). Baltimore: Paul H. Brookes Publishing Co.

Eyler, F. D., Behnke, M., Conlon, M., Woods, N. S., and Wobie, K. (1998). Birth outcome from a prospective, matched study of prenatal crack/cocaine use: 1. Interactive and dose effects on health and growth. *Pediatrics, 101*, 229–237.

Frank, D. S., McCarten, K. M., Robson, C. D., Mirochnick, M., Cabral, H., and Park, H., et al. (1999). Level of in-utero cocaine exposure and neonatal ultrasound findings. *Pediatrics, 104*, 1101–1105.

Gagan, R. J., Cupoli, J. M., and Watkins, A. H. (1984). The families of children who fail to thrive: Preliminary investigations of parental deprivation among organic and non-organic cases.

indicator of maturation of suckle feeding in bottle-fed preterm infants. *Developmental Medicine and Child Neurology, 39*, 534–542.

Hans, S. L. (2002). Studies of prenatal exposure to drugs: Focusing on parental care of children. *Neurotoxicology and Teratology, 24*, 329–337.

Hyman, P. E., Milla, P. J., Benninga, M. A., Davidson, G. P., Fleisher, D. F., and Taminiau, J. (2006). Childhood functional gastrointestinal disorders: Neonate/toddler. *Gastroenterology, 130*, 1519–1526.

Hurt, H., Brodsky, N. L., Betancourt, L., Braitman, L. E., Belsky, J., and Giannetta, J. (1996). Play behavior in toddlers with in utero cocaine exposure: A prospective, masked, controlled study. *Journal of Developmental and Behavioral Pediatrics, 17*, 373–379.

Kumpfer, K. L. (1999). Outcome measures of interventions in the study of children of substance-abusing parents. *Pediatrics, 103*, 1128–1144.

Kurtz, P., Chin, M. D., Rush, K. S., and Dixon, D. R. (2007). Treatment of challenging behavior exhibited by children with prenatal drug exposure. *Research in Developmental Disabilities*. doi:10.1016/j.ridd.2007.05.007.

Lester, B. M., and Tronick, E. Z. (2004). The Neonatal Intensive Care Unit Network Neurobehavioral Scale procedures. *Pediatrics 113*, 641–667.

Lester, B. M., Das, A., LaGasse, L., Seifer, R., Bauer, C. R., Shankaran, S., et al. (2003). Prenatal cocaine exposure and 7-year outcome: IQ and special education. *Pediatric Research, 53*, 534A.

Lester, B. M., LaGasse, L., Seifer, R., Tronick, E. Z., Bauer, C. R., Shankaran, S., et al. (2003). The Maternal Lifestyle Study (MLS): Effects of substance and/or opiate exposure during pregnancy on auditory brain response at one month. *Journal of Pediatrics, 142*, 279–285.

Lester, B. M., Tronick, E. Z., LaGasse, L., Seifer, R., Bauer, C. R., Shankaran, S., Bada, H., ... Maza, P. L. (2002). The maternal lifestyle study: Effects of substance exposure during pregnancy on neurodevelopmental outcome in 1-month-old infants. *Pediatrics, 110*, 1182–1192.

Lindberg, L., Bohlin, G., and Hagekull, B. (1991). Early feeding problems in a normal population. *International Journal of Eating Disorders, 10*, 395–405.

Lowman, D. K., and Lane, S. J. (1999). Children with feeding and nutritional problems. In S. M. Porr and E. B. Rainville (Eds.), *Pediatric therapy: A systems approach* (pp. 379–423). Philadelphia: FA Davis.

Mackay, L. E., Morgan, A. S., and Bernstein, B. A. (1999). Swallowing disorders in severe brain injury: Risk factors affecting return to oral intake. *Archives of Physical Medicine and Rehabilitation, 80*, 365–371.

Manikam, R., and Perman, J. A. (2000). Pediatric feeding disorders. *Journal of Clinical Gastroenterology, 30*, 34–46.

Melvin, D., Wright, C., and Goddard, S. (1997). Incidence and nature of feeding problems in young children referred to a paediatric HIV service in London: FEAD screening. *Child Care Health and Development, 23*, 297–313.

Metosky, P., and Vondra, J. (1995). Prenatal drug exposure and play and coping in toddlers: A comparison study. *Infant Behavior and Development, 18*, 15–25.

Miller, J. L., Sonies, B. C., and Macedonia, C. (2003). Emergence of oropharyngeal, laryngeal and swallowing activity in the developing fetal upper aerodigestive tract: An ultrasound evaluation. *Early Human Development, 71*, 61–87.

Mizuno, K., and Ueda, A. (2003). The maturation and coordination of sucking, swallowing, and respiration in preterm infants. *Journal of Pediatrics, 142*, 36–40.

Reilly, S., Skuse, D., and Poblete, X. (1996). Prevalence of feeding problems and oral motor dysfunction in children with cerebral palsy: A community survey. *Journal of Pediatrics, 6*, 877–882.

Ross, M. G., and Nijland, M. J. (1998). Development of ingestive behavior. *American Journal of Physiology, 274*, R879–R893.

Rudolf, C. D., and Link, D. T. (2002). Feeding disorders in infants and children. *Pediatric Clinics of North American, 49*, 97–112.

Schreck, K. A., Williams, K., and Smith, A. F. (2004). A comparison of eating behaviors between children with and without autism. *Journal of Autism and Developmental Disorders, 34*, 433–438.

Schwarz, S. M., Corredor, J., Fisher-Medina, J., Cohen, J., and Rabinowitz, S. (2001). Diagnosis and treatment of feeding disorders in children with developmental disabilities. *Pediatrics, 108*, 671–676.

Shankaran, S., Lester, B. M., Das, A., Bauer, C. R., Bada, H. S., Lagasse, L., and Higgins, R. (2007). Impact of maternal substance use during prenancy on childhood outcome. *Seminars in Fetal & Neonatal Medicine, 12*, 143–150.

Soule, A. B., Standley, K., Copans, S. A., and Davis, M. (1974). Clinical uses of the Brazelton Neonatal Scale. *Pediatrics, 54*, 583–586.

Staiano, A. (2003). Food refusal in toddlers with chronic diseases. *Pediatric Gastroenterology and Nutrition, 37*, 225–227.

Substance Abuse and Mental Health Services Administration. (2009). *Results from the 2008 National Survey on Drug Use and Health: National Findings* (Office of Applied Studies, NSDUH Series H-36, DHHS Publication No. SMA 09-4434). Rockville, MD. Downloaded June 2010 from http://oas.samhsa.gov/nsduh/2k8nsduh/2k8Results.pdf.

Sullivan, P. B., Lambert, B., Rose, M., Ford-Adams, M., Johnson, A., and Griffiths, P. (2000). Prevalence and severity of feeding and nutritional problems in children with neurological impairment: Oxford Feeding Study. *Developmental Medicine and Child Neurology, 42*, 674–680.

Velez, M., and Jansson, L. M. (2008). The opioid dependent mother and newborn dyad: Nonpharmacologic care. *Journal of Addiction Medicine, 2*, 113–120.

Wenzl, T. G., Schneider, S., Scheele, F., Silny, J., Heimann, G., and Skopnik, H. (2003). Effects of thickened feeding on gastroesophageal reflux in infants: A placebo-controlled crossover study using intraluminal impedance. *Pediatrics, 111*, e355–e359.

White, N., and Hastings, R. P. (2004). Social and professional support for parents of adolescents with severe intellectual disabilities. *J Applied Research in Intellectual Disabilities, 17*, 181–190.

Wittenberg, J. V. (1990). Feeding disorders in infancy: Classification and treatment considerations. *Special Issue: Child Psychiatry, Canadian Journal of Psychiatry, 35*, 529–533.

Wolf, L. S., and Glass, R. P. (1992). *Feeding and swallowing disorders in infancy: Assessment and management*. Tucson: Therapy Skill Builders.

Yokochi, K. (1997). Oral motor patterns during feeding in severely physically disabled children. *Brain 7 Development, 19*, 552–555.

24

감각처리 장애
(Sensory Processing Disorders)

끔찍한 느낌을 가지고 아주 좋게 들리지 않는다!

Marie E. Anzalone Shelly J. Lane

"나는 때때로 '혼란스럽다.' 특히 학교에서

—alan, 10세

개론

목적

1. 감각처리와 감각통합의 개념을 정의하라.
2. 감각 자극들이 중추신경계에 전달하는 감각 메세지에 어떻게 영향을 미치는지를 포함하는 감각 자극의 특성을 설명하라.
3. "적합도" 개념을 설명하라.
4. Sensory Integration and Praxis Test를 이용해 확인된 감각통합 장애를 정의하라.
5. 감각조절 장애, 감각구별 장애, 감각기반 운동 장애, 실행증을 구별하라.
6. "감각통합"으로 분류되는 중재의 특징을 설명하라.
7. 감각통합 중재의 적절한 결과를 설명하라.

서론 (Introduction)

이 장은 감각처리 장애를 설명하고 감각통합 (SI)의 기초를 평가한다. 그러기 위해, 우리는 감각 자극과 감각의 차이점을 설명한다. 게다가, 감각통합이 현재의 경험과 관련하여 행동적으로 어떻게 나타나는지 보고, 부적절한 감각통합이 감각처리 장애에 어떻게 영향을 미치는지 알아본다. 비록 이 장에서 자세한 내용은 나타나있지 않지만, 감각통합 평가와 중재 전략들에 대한 필수적인 구성요소들이 소개될 것이다. 부가적인 정보를 위해 독자는 이 장의 마지막에 있는 자원 섹션을 찾아볼 수 있다. 이 장에서 감각거리장애 경험이 있는 아동들의 문제점에 초점을 맞춘 상황들이 사용될 것이다.

최근에 감각통합과 처리에 적용된 용어에 대한 논쟁이 있었다 (참고로, Miller, Anzalone, Lane, Cermak과 Osten, 2007). 이 장에서 **감각통합** 용어는 A. Jean Ayres (1972a, 1979)에 의해 제안된 뇌-행동 이론과 결합하여 사용될 것이다. Ayres 박사는 그녀의 신경과학에 대한 지식과 아동행동의 자세한 관찰을 기반으로 감각통합 이론을 개발하였다 (1972a). Ayres는 감각처리가 손상되면 학문적, 사회/감정적, 운동, 기능적 문제들이 발생한다고 이론화하였다. 그녀는 이러한 문제점들을 위해 감각통합 치료를 개발하였다. Ayres Sensory Integration (ASI®)은 이 이론에 근거한 중재를 언급하기 위해 사용될 것이다. 이 용어는 감각통합 주요 원리를 정착시키고 그 창시자인 A. Jean Ayres에 명확히 연결시키기 위해 Smith-Roley, Mailloux, Miller-Kuhanek와 Glennon (2007)에 의해 제안되었다. **감각처리 장애**는 감각통합과정의 장애를 설명하기 위한 포괄적인 용어로 사용될 것이다. 이 용어의 사용이 보편적이지 않지만, 이것은 가장 최근에 제안된 설명들을 나타낸다 (Miller 등, 2007).

상황 24-1 Alan : 나는 단지 "혼란스러울" 뿐이다.

Alan의 요구를 찾기 위한 시도에서, 그와 그의 치료사는 "혼란스러움"이라는 단어를 지어내었다. 혼란스러움은 그의 환경 내에서의 감각 입력에 대한 제압됨과 과민반응의 기분을 나타낸다. "혼란스러움"을 느끼는 Alan의 그림이 그림 24-1에 나타나 있다.

Alan은 학교와 가정에서의 방해행동 때문에 작업치료로 의뢰되었다. 작업치료 평가는 SPD (감각 과민반응[SOR])을 찾아냈다. Alan의 작업치료 부분으로 하루 동안의 감각 식이 부분으로 감각통합 활동들을 제공하였다. Alan의 감각 식이는 그를 진정시키고 덜 방해하는 감각들에 초점이 맞추어졌다. Alan이 혼란스러움을 느낄 때, 그는 자신을 진정시키기 위해 감각 식이 도구 사용이 필요하다는 것을 알았다.

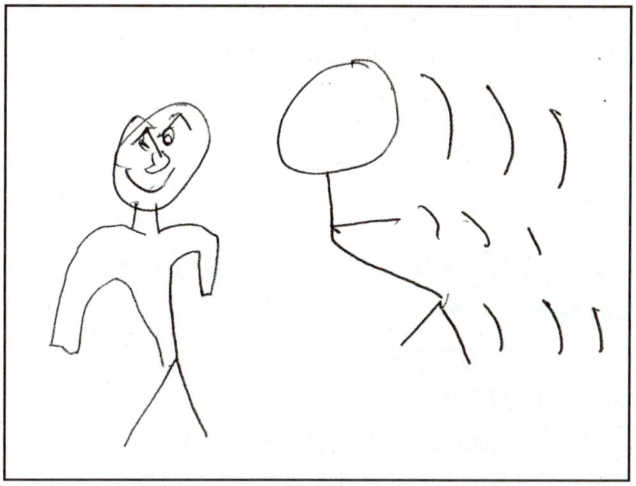

그림 24-1 Alan의 감각 경험. 10살인 Alan에게 "혼란스러움"을 느낄 때 그림을 그리라고 했을 때, 오른쪽에 있는 그림을 그렸다. 자신 스스로 안정을 찾은 이후에 그림을 그리라고 했을 때, 왼쪽에 있는 그림을 그렸다.

모든 아동들이 "혼란스러움"을 느끼는 것은 아니지만, 대부분의 아동들에게는 일상이고 쉽게 관리되는 감각경험들이 이러한 아동들에게는 제압적이고 (overwhelming) 종종 고통스러운지 이해하는데 도움이 필요하다. 이해하는데 도움이 필요한 사람은 그들뿐만이 아니다 - 이러한 아동들은 다르고, 가장 숙련된 보호자들도 이해할 수 없기 때문에 그들 부모와 교사도 역시 도움이 필요하다.

감각통합 이론은 우리가 Alan과 같이 감각처리 장애 아동들을 이해하는 것을 돕는다. 이 이론에 따르면, Alan은 **감각조절 장애** 또는 더욱 구체적으로, **감각 과민반응(SOR)**이 있는 것으로 설명될 수 있다. 이 장애는 전형적인 감각 경험들을 거슬리거나 제압하는 것으로 만들 수 있다. 제압하는 경험은 전형적인 수준의 감각입력에 대한 반응을 조절하는데 어려움과 함께 나타난다. Alan의 경우에 그가 제압적으로 되면, 그는 다른 아동들을 치거나 그의 과제에 집중하여 안정되지 못하고 교실에서 방해행동을 하게 된다. 감각 과민반응은 많은 감각처리 장애 중에 하나이며 그것은 아동이 나이에 적절한 작업에 참여하는 능력에 영향을 미친다. Alan과 함께 작업할 때, 그의 감각조절을 향상시키기 위해 2가지 다른 접근들이 사용되었다. 첫째, 그는 작업치료의 부분으로 개별화된 ASI® 치료를 받았다. 그의 하루 동안 감각통합 활동들의 중요한 점은 그의 반응들을 관리하는 것을 돕고 보호자가 그를 더욱 잘 이해하도록 돕는 것이다 (이것은 감각 식이로 언급됨). 당신은 감각과민반응과 다른 감각처리 장애와 중재들에 대한 더욱 자세한 내용들을 이 장의 끝에서 찾을 수 있을 것이다.

핵심정리 (Here's the Point)

▶ 감각통합 이론은 감각통합이 우리의 환경과의 상호작용에 어떻게 영향을 미치는지 설명하기 위해 A. Jean Ayres에 의해 개발된 뇌-행동 관련 이론이다.

▶ Ayres SI는 감각통합 이론에 기초하여 Ayres에 의해 개발된 치료접근이다.

▶ 감각처리 장애는 여기서 사용된 포괄적 용어이고, 다른 곳에서는 감각통합 문제와 연관된 질환들을 설명한다.

감각처리의 기초
(The Basics of Sensory Processing)

Alan(이 장의 앞에)과 Raul (이 장의 뒤쪽에)은 감각처리 장애 아동에서 나타나는 어려움들을 보여준다. 그들의 행동은 학습하고 동료들과 상호작용하는 것을 어렵게 하고, 그들의 행동은 이해되지 않는다. 다른 아동들에게 당연한 일로 받아들여지는 활동과 경험들이 그들에게는 문제로 다가오기 때문에 이해되지 않는다. 그들은 매일의 경험들을 처리하는데 어려움이 있고, 그 어려움은 긁거나 귀를 막는 것과 같은 감각관련 행동뿐만 아니라 조절 행동 (예를 들어, 집중이나 각성)의 붕괴로 나타난다. **감각처리**가 어떻게 행동조절로 이어지는지 더욱 잘 이해하기 위해서, 우리는 감각처리의 기초로부터 시작할 것이다. 감각처리는 환경(우리 신체의 외부 내부 모두)으로부터의 감각 입력과 통합, 그리고 그것을 환경과 상호작용해서 사용하는 것으로 구성된다. 전반적으로, 감각처리는 우리가 받아들이는 감각입력을 알아차리고 그것을 환경과 함께 효과적으로 상호작용할 수 있도록 한다. 이 장에서 우리는 처리를 설명할 때 고려되어야 할 감각 입력의 특면을 살펴볼 것이다.

감각처리와 감각통합의 이해는 감각입력의 특징을 이해하는 것이 중요하다. Kandel, Schwartz와 Jessell (2000)은 감각자극의 중요한 3가지 특징을 제시한다.

- 양상
- 강도
- 기질

이러한 특징들이 우리와 함께 하는 아동들 주위의 감각 환경들이 얼마나 중요한 것들을 말해주는지 알아보자.

감각 양상

감각 양상 용어는 우리가 지각하는 감각 입력의 다른 유형에 대해 말한다. 길가는 사람에게 얼마나 많은 감각 양상들이 거기에 있냐고 물어보면, 대부분이 5가지 (시각, 청각, 후각, 미각, 촉각)라고 말할 것이다. 실제로는, 작업치료 임상에서 동등하게 고려되는 2가지 감각 양상이 더 있다:

- 전정감각
- 고유수용성 감각

전정과 고유수용성은 종종 잊혀지고 종종 숨겨진 감각으로 언급된다 (Koomar와 Friedman, 1992a, 1992b). 그것들은 촉각이나 촉각계와 함께 신체기반의 감각이다. Ayres (1972a)는 신체로부터의 입력 (예를 들어, 고유수용성 감각, 촉각)과 환경으로부터의 입력 (예를 들어, 후각, 시각 또는 청각)을 구별하였다. 2가지 유형 모두 감각통합 평가와 중재를 하는 동안 중요하게 고려되지만, 이 이론에서는 신체 기반 감각이 가장 중요하다. 전정과 고유수용성 감각은 모두 신체 기반의 감각이다; 그것들은 무의식적이고 우리는 움직일 때 근육이 어떻게 느낄지, 또는 우리가 차에서 운전을 하는 동안 움직임으로부터 지속적인 입력을 인지하는지 생각하지 않는다. 우리는 그것들을 알아차리지 못한다; 그러나 그것들은 우리 신체를 공간에서 인지하고, 우리 신체를 환경과 상호작용하는데 기초가 된다.

각각의 감각 양상들은 신체에 위치한 특정 수용기들이 있고, 그것은 특정한 유형의 에너지나 입력에 민감하고 다른 기능적 능력들과 관련있다. 표 24-1은 지각된 입력 유형, 수용기와 위치 유형, 각 양상들과 관련된 기능의 측면에서 다른 감각 양상들에 대한 정보를 제공한다.

단지 입력되는 감각양상을 확인하는 것만 감각 사건을 이해하기에는 적절하지 않다. 주어진 감각 양상의 모든 입력들이 같지는 않다. 감각 입력의 강도와 기간을 고려하는 것도 중요하다. 중요하게도, 강도와 기간은 각각의 입장에서 서로 영향을 준다.

감각 강도

강도는 주어진 자극의 강도를 말한다. 강도와 관련된 문제점들을 이해하기 위해서, 나음에 설명된 능동학습 활동을 하라.

표 24-1 ● 감각 양상: 수용기와 위치; 입력 유형; 관련된 기능의 예시

감각 양상	수용기	수용기 위치	입력 유형	관련된 기능의 예시
전정 감각	반고리관과 이석기관에 위치한 유모세포	뇌간과 소뇌에서 우선적으로 처리된 정보와 함께 내이에 있음	모든 면에서 공간 내의 머리 움직임. 양측 전정과 고유수용성 입력은 전정입력의 기능적인 통합에 필수적임	외안근 조절을 포함한 시각과 고유수용성 감각과 함께 균형과 평형반응, 자세와 원시반사, 근긴장도, 양측통합과 협응
촉각	피부에 있는 단백질막으로 싸이고 단백질막으로 싸이지 않은 많은 다른 수용기(예를 들어, 마이스너소체, 파시니소체, 자유신경종말)	피부에 내장되어 있고 유모세포의 기저부에 있음	많은 다른 하위감각양식들이 이러한 기계적수용기로부터 지각됨, 예를 들어, 압력, 가벼운 촉각, 통증, 진동, 온도 등	물체의 성질, 피부에 가해지는 움직임의 힘의 방향, 체온조절, 각성 유지, 통증 등을 구별하는데 중요함
고유 수용성 감각	많은 다른 유형의 단백질막으로 싸이고 단백질막으로 싸이지 않은 수용기 (예를 들어, 근방추, 골지 건 기관)	근육 접합부, 건, 근육 내의 수용기	근수축의 방향과 힘, 근육과 건의 긴장 정도	근육 힘과 조절, 전정감각과 함께 움직임을 단계화하는데 중요함, 자세 기능에 중요함
시각	간상체, 추상체	망막	다른 유형과 강도의 빛에 반응하는 광수용기	보기 (즉, 시력), 시지각 (예를 들어, 전경배경, 공간지각, 깊이지각)
청각	유모세포	달팽이관	기계적수용기, 다른 빈도와 강도의 소리에 민감함	언어와 관련된 듣기, 청지각(예를 들어, 청각 전경배경, 소리 국소화, 음소와 다른 말하는 소리의 인지)
후각 (냄새)	후신경구	뇌의 기저부	냄새에 민감한 화학수용기	맛, 보호기능과 감정과 밀접하게 연관된 냄새
미각 (맛)	미뢰	다른 맛 감각은 혀의 다른 위치에 있음	다른 유형의 맛에 민감한 화학수용기	맛과 밀접하게 연관된 맛

Data from Bundy, A. C., Lane, S. J., and Murray, E. A. (Eds.). (2002). *Sensory integration: Theory and practice* (2nd ed.). Philadelphia: FA Davis; Kandel, E. R., Schwartz, J. H., and Jessell, T. M. (2000). *Principles of neural science* (4th ed.). New York: McGraw-Hill; and Schaaf, R. C.,
Schoen, S. A., Smith Roley, S., Lane, S. J., Koomar, J., and May-Benson, T. A. (2010). A frame of reference for sensory integration. In P. Kramerand J. Hinojosa (Eds.), *Frames of reference for pediatric occupational therapy* (3rd ed., pp. 99 88). Philadelphia: Wolters Kluwer.

능동적인 학습

당신의 검지손가락으로 손등을 세게 건드려라. 이제 검지손가락으로 손등을 가볍게 건드려라. 손에 대한 촉각 아니면 손가락에 대한 촉각, 이 둘 중 어떤 촉각 입력이 더 강하게 느껴지는가? 우리들 중 대부분은 손이 받아들이는 가벼운 촉각을 더 강하게 느낄 것이다-우리는 간지러움을 없애기 위해 손을 긁고싶어 할 것이다.

이것을 해 보아라: 머리카락 하나 또는 두 개로 손바닥과 윗입술을 가볍게 건드려라. 이러한 촉각들은 손등에 대한 가벼운 촉각과 어떻게 비교되는가? 어느 촉각이 더욱 강한가? 우리들 중 대부분은 손등보다 손바닥이나 윗입술에 대한 촉각을 더욱 강하게 느낄 것이다. 손등에 대한 가벼운 촉각은 더 이상 강하게 보이지 않는다.

이 연습의 핵심은 강도는 연속체로 보여질 수 있지만, 연속체를 이해하는 중요한 관점은 개인적인 지각이다. 어느 한 유형의 촉각이 항상 강하지 않다. 이것은 주어진 위치의 수용기의 민감성에 기초하고 현재의 감각과 다른 경험들과 비교한 강도로 각 사람들에 의해 주관적으로 판단된다.

강도의 중요한 측면은 이것은 개인의 지각에 따라 주관적이라는 것이다; 한 그룹의 사람들에게 이러한 3가지 다른 촉각들의 강도를 비교하라고 했을 때, 그들은 모두 일치하지 않을 것이다. 강도를 지각하거나 순위를 매기는 것은 아주 주관적이고 사람들마다, 각 개인에 따라서 다르다. 이것은 다음에 제시되어 있는 Raul의 상황에서 볼 수 있다.

상황 24-2 Rau l: 감각처리 저하인가? 아니면 정신 건강 저하인가?

Raul이 처음 작업치료 평가를 받았을 때 취학 전이었다. 그의 선생님은 그의 행동을 이해할 수 없었기 때문에 그를 작업치료사에게 의뢰하였다. 교실과 운동장에서 Raul은 의기소침하고 다른 아동들과 상호작용하는 것을 망설이고, 공격적/폭발적인 행동을 나타내며 기복이 심하다. 그는 활동에 포함되고 싶어 하지만, 참여를 시작하지는 않는다. 그는 지저분해지고 다른 사람이 보는 미술 과제를 피하지만 운동장에서 도구를 사용하지 않는다. 작업치료에 의뢰되었을 때, Raul은 정신건강 문제에 대한 평가도 받았다. 감각처리 장애가 정신건강이나 행동문제에 어떠한 영향을 미치는지 결정할 수 있는 것이 중요하다.

Raul의 미술활동 회피는 어떤 것들이 풀처럼 느껴지고 손가락 페인팅을 하는 강도로 느껴지기 때문일 것이다; 그는 그런 느낌을 아주 싫어하기 때문에 가능하면 그것들을 만지기 싫어한다. 이와 유사하게, Alan은 "혼란스러울 때" 그의 환경에서 감각 입력의 강도에 반응한다. Alan의 경우, 다감각 체계를 통해 지각된 강도는 회피행동을 야기하는 것으로 나타난다.

각 개인에서 시간이 경과함에 따른 가변성의 부분은 당신의 감각 경험과 관련이 있다. 당신은 특정 유형의 입력을 아주 강하다고 느끼거나 피곤한 하루나 시험기간 동안에는 엄청나다고 느껴질 것이지만, 당신이 이완되어 있을 때는 같은 입력을 쉽게 견딜 수 있을 것이다. 이러한 지각의 모순은 시간경과나 공간에서의 입력의 가중과 관련이 있다. 이것의 임상적 의의는 중요하고 이 장의 뒷부분에서 논의될 것이다. 비록 촉각계만 예를 들기 위해 설명하였지만, 강도는 모든 양상들에 적용되고, 우리가 강하다고 생각하지 못하는 것에도 적용된다.

능동적인 학습

당신의 손을 얼굴에서 약 2피트 떨어진 곳에서 유지하고 이제 재빨리 당신의 코로 가져와라. 이것을 시각적 출현이라고 부른다. 이제 다른 사람이 당신에게 똑같이 하게 한다. 이러한 상황에서 같은 자극이 어떻게 아주 다르게 보이는지 알아차려라. 시각적 예시는 강도의 지각에 또 다른 관점을 부가한다. 당신은 다른 사람이 당신에게 했을 때 출현의 강도가 더 세고, 당신이 했을 때는 그 반대라는 것을 알아챘는가? 당신에게 향하는 시각적 출현의 강도는 손보다 얼굴에서 더욱 강하다.

시각적 출현으로 예를 든 감각지각의 특징은 대부분의 감각 입력에서도 그러하다. - 우리는 우리가 찾는 감각 입력을 더 잘 견디거나 다른 사람들에 의해 제시된 것보다 우리가 생산하는 것에 더욱 잘 대비한다. 이것은 우리와 함께 하게 될 아동들의 행동을 이해하는데 아주 중요하다. 예를 들어, Raul과 같이 감각처리 결손이 있는 아동은 포옹을 하면 그것을 받아들이기 어려워 하는 것을 볼 수 있다.

자극 기간

기간은 Kandel과 동료들 (2001)에 의해 확인된 자극의 세 번째 특징이다. 우리는 기간을 두가지 면에서 생각해야 한다- 첫째, 환경 내에서 감각 사건의 절대기간이다. 예를 들어, 첫 번째 능동학습 연습에서 논의된 각각의 터치는 수초 동안의 아주 짧은 기간이었다; 이것이 절대기간이다. 그러나, 각 터치에 대한 느낌을 얼마나 지속할 수 있었는가? 우리 중 대부분은 그것보다 더 오랫동안 그것을 "느낀다"; 우리의 감각 지각은 종종 절대 기간을 초과한다. 회복하거나 기초선으로 돌아가는데는 시간이 걸린다.

이 특징은 우리와 함께 하는 아동들에게 중요한 영향을 미친다. 아동이 감각 사건 이후에 재빨리 회복하거나 기초선으로 돌아가지 않는다면, 지각과 감각 입력의 연속성은 시간이 갈수록 가중될 것이다. 그런 일이 발생한다면, 아동은 더욱 쉽게 과자극될 수 있을 것이다. Raul의 경우로 한 번 더 돌아가서, 그가 촉각 입력을 높은 강도로 지각하고 회복하는 것이 느리다면, 이것은 하루 동안 교실에서 상호작용하는 능력을 방해할 수도 있다. 미술활동만 촉각에 연관된 것이 아니라, 친구들과의 어떠한 상호작용도 예기치 않은 (원치 않은) 촉각을 야기할 수도 있다. Raul은 오랜 시간동안 아주 격렬히 부딪힌 느낌을 받을 것이다. 여기에 대처하기 위해, Raul은 교실에서 건드려지는 것을 피하기 위해 노력한다. 그의 선생님은 이러한 행동을 내향적이거나 감정적으로 부적절하다고 설명한다. 그러나 실제로 감정적으로 부적절하거나, 촉각 회피가 친구들과 상호작용하는 방식에 영향을 미칠 수 있는가?

감각경험에 대한 흥미롭고 도움이 되는 것은 감각 자극에 대한 객관적인 물리적 특성 (예를 들어, 가벼운 촉각은 손바닥 피부의 1/2 인치 평방에 1초 동안 1/2 온스의 압력을 가함)과 **느낌** 그 자체 (즉, 감각 사건에 대한 주관적인 경험)를 구별하는 것이다 (Williamson, Anzalone과 Hanft, 2000). 감각 자극의 객관적 물리적 특성과 다르게, 느낌은 다양하고 과제요구, 동기, 이전의 감각경험, 각성 수준과 감정과 같은 많은 요인들에 영향을 받는다. 이전에 언급되었듯이, Alan의 복잡한 감각 환경에 대한 독특한 해석은 그를 파괴적으로 이끌었다. 그의 교실에 있는 같은 환경의 다른 아동은 그와 유사한 행동을 보이지 않았다. 이러한 요인들은 우리가 개인 내, 개인 간의 주관적인 감각 경험을 보는데 불일치에 기여한다.

느낌은 경험과 상호작용하는 역동적인 특징이 있다. 이것은 당신의 눈 색깔이나 다른 색에 비해 한 색깔을 선호하는 것처럼 안정적이지 않다. 이러한 과정은 우리가 변하는 배경 (예를 들어, 감각 자각의 자원)과 느낌을 지각하는 아동 둘 다를 평가해야 한다는 것을 기억하게 도와준다. 이것은 우리 개개인은 다르다는 사실을 인정하는 것을 암시해준다. 우리 모두는 다르게 정보를 받아들이고 경험한다 (그림 24-2). 사실, 우리는 감각통합 이론을 기능장애를 치료하고 설명하기 위해서 뿐만 아니라 개개인의 차이점에 대한 모델로 생각해야 한다.

핵심정리 (Here's the Point)

- **감각 자극은 양상, 강도, 기간의 특징을 가진다.**
- **양상은 감각 입력의 유형 (예를 들어, 시각, 고유수용성 감각)을 말한다.**
- **강도는 감각 입력의 세기이다. 강도에 대한 해석은 수용기 민감도에 따른 절대적 강도와 개인적인 지각에 의존한다.**
- **기간은 느낌의 사용가능한 길이나 적용을 말한다. 기간에 대한 우리의 해석은 절대적 기간과 현재 진행되고 있는 감각 입력으로부터 회복하는 능력을 포함한다.**
- **느낌은 감각 경험에 대한 주관적인 성질이다. 느낌은 역동적이고 경험에 영향을 받는다.**

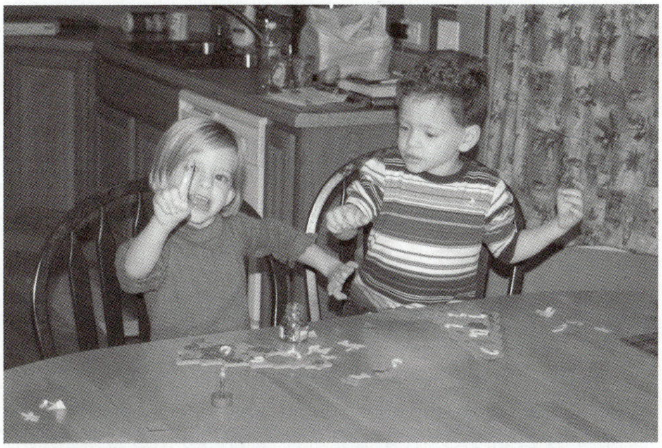

그림 24-2 우리의 느낌에 대한 반응은 개인적이다; 어떤 아동은 이 활동을 좋아할 것이고, 다른 아동은 피하기 위해 노력할 것이다.

감각통합과 처리
(Sensory Integration and Processing)

이전의 장에서 감각 수용기에 관련된 정보들이 제공되었고, 감각은 중추신경계로 들어간다는 것에 초점을 두었다. 이제 그 입력은 "처리되었다." **감각통합**은 감각 사건의 중앙 등록을 포함하고, 우리가 그것을 인지하기 위해 사건에 중요성을 둔다; 적절하다면 한 가지 이상의 입력을 처리하고 통합한다; 그리고 환경과 상호작용하기 위해 느낌을 사용한다. 느낌의 해석은 이전의 경험에 기초하고, 이 해석은 이전의 경험에 기초하기 때문에 개인적이다.

우리 모두는 환경과 상호작용하면서 감각정보를 받아들이고 조직화한다. 우리 개개인이 이것을 *어떻게* 하는가에 대한 질적인 차이가 있고, 이것은 이전에 설명된 개개인의 감각에 대한 지각과 관련있다. 예를 들어, 당신들 중 몇몇은 아침에 집중하고 각성되기 위해 아주 적은 감각 입력이 요구될 것이다. 반면에 다른 사람들은 더 많은 입력이 요구될 것이다. 몇몇은 터치하는 것을 좋아하고, 다른 사람들은 그렇지 않다. 당신 중 몇몇은 복잡한 환경을 빨리 살피고 그것을 탐색하기 위해 어떤 행동이 요구되는지 빨리 알아차리는 반면에 다른 사람들은 천천히 할 것이다. 어떤 아동은 새로운 환경을 두려워할 것이고, 반면에 다른 아동은 변화와 새로운 것을 즐길 것이다. 이러한 예시들에서 볼 수 있는 차이점들은 감각뿐만이 아니라 이전의 경험에 비춘 감각의 해석에 기초한 감각 등록에서 개개인이 다르다는 것을 반영한다.

감각처리의 개별성은 반드시 문제가 되는 것은 아니다;

증명하라!

감각처리의 어려움

몇몇의 연구에서 감각처리 어려움과 어린이의 작업영역 사이의 상관 관계를 연구했다. (Ahn, Miller, Milberger, and McIntosh, 2004; Baranek et al., 2002; Bar-Shalita, Vatine, and Parush, 2008; Bundy, Shia, Long Qi, and Miller, 2007; Dunbar, 1999; White, Mulligan, Merrill, and Wright, 2007). 더욱 최근의 연구에서는 피부전기 활동뇌파검사(EEG) (Davies and Gavin, 2007), 그리고 측정과 같은 신경 생리학적 측정기를 사용한 아이들 간의 차이점을 발견하기 위한 (신경계의 활동과 관련된 피부전도율 변화)를 발달장애 아동에게 하고 있다.(Mangeot et al., 2001; Miller et al., 1999; Schaaf, Miller, Seawell, and O'Keefe, 2003).

From Pollock, N. (2009, Sept). Sensory integration: A review of the current state of the evidence. *Occupational Therapy Now*, 11, 6–10.

이것은 간단히 우리를 다르게 만드는 것이다. 이러한 차이점은 많은 삶의 환경에서 우리가 활동과 작업에 참여하는 능력을 방해할 때 문제가 된다. 그러면 이러한 처리의 어려움은 감각처리 장애를 나타낼 것이다.

이전에 설명된 행동과 개인의 기질 사이에서 흥미로운 유사점이 발견될 수 있다. 감각처리에서 설명한 많은 차이점들은 성격의 차이와 관련된 기질로 설명된 것들과 유사하다 (Fox와 Polak, 2004; Grist와 McCord, 2010; Thomasgard, 2003; Thomasgard와 Metz, 2004). 기질 연구가 (Kagan, 2003; Rothbart와 Bates, 2006)들은 우리가 감각 환경과 상호작용하는 개개인의 양상이나 스타일은 기질로 정의되는 특성 변수(예를 들어, 반응성, 내향성/외향성)에서 유래한다고 제시하였다. Rothbart와 Bates (2006)에 따르면, 기질은 성격의 한 측면이지만 사회적 상호작용, 레저활동, 직업의 선택과 스타일에 따라 다르다고 하였다.

Dunn (2001)이 이론을 확장하여 기질의 특징을 감각처리 장애의 분류와 연결하였다. Dunn에 따르면, 감각처리 연구와 기질 연구 사이에 겹쳐지는 부분이 많지만, "이러한 연구의 다른 영역들은 인간에 대한 보편적인 사실들을 다른 관점에서 다룬다" (p615). 이 2가지 연구영역을 사용하는 것이 이러한 문제점들의 복합성을 인정하고 우리의 지식을 진전시킬 수 있다.

감각처리 장애는 이전에 설명된 감각통합 처리의 3가지 다른 측면으로부터 야기될 수 있다: 입력을 받아들이거나 등록하기, 이전의 경험에 비추어 입력 해석하기, 환경에서 실제로 입력 사용하기. 이러한 3가지 분리된 측면이 다음에 설명된 감각처리 장애 분류를 낳는다.

상황 24-3 Raul : *(계속)*

운동장에서, Raul은 다소 목적 없이 달리는 것처럼 보인다. 그는 주위에 다른 아동들이 없을 때 그네 위에 앉아 있다. 그가 그렇게 했을 때, 스스로 천천히 앞, 뒤로 흔들지만, 높이 오르거나 그네를 움직이기 위해 발을 구르지는 않는다. 그에게 그네를 타고 싶으냐고 물었을 때, Raul의 대답은 "싫어요, 그네는 아기들이 타는 거예요."였다. Raul은 미끄럼틀을 타고 회전목마에 앉아 있으나 그러한 활동을 통해 즐거움을 느끼지 못하는 것처럼 보였다. 그는 다른 아동들이 이러한 기구들을 사용해 노는 것을 볼 것이고, 그것을 봄으로써 어떻게 노는지 알 수 있을 것이다. 주위에 아무도 없다면, Raul은 운동장 기구에서 무엇을 하려고 시도할 것이다. 그러나, 그의 친구들이나 선생님에 의해 기구에서 놀 것을 강요된다면, Raul은 화를 내거나 심하게 위축될 것이다.

Raul에 대한 부가적인 정보가 그의 감각처리에 대한 어떤 것을 나타내는가? 그는 그네 위에서의 움직임 (전정) 입력을 등록하거나 지각하는 것으로 보이고, 미끄럼틀과 회전목마에 대한 이전의 경험이 있을 것이다. 그는 감각을 알아차릴 뿐만 아니라 그것을 그의 환경에 기억해 둔다. 이러한 2가지 시작 단계에 대한 입력의 처리와 통합이 불완전한 것으로 보인다. Raul은 움직임 감각을 즐기지 않는 것처럼 보인다. 게다가, 그는 움직임을 재미있게 하기 위해 어떻게 해야 하는지 모르는 것 같다. 그의 친구들은 재미있는 시간을 가지는 것처럼 보이기 때문에 이것은 사회적으로 문제가 된다. Raul은 친구들과 함께 즐길 수 없는 것에 대해 좌절하고 공격적인 행동으로 나타나기도 한다. 감각통합 이론을 사용하여, Raul의 환경에 대한 적응반응을 발달, 계획하고 조직화하기 위해 전정과 고유수용성 입력의 사용이 부적절하다는 것을 제안할 수 있다. 이것 때문에 그는 가능하면 움직임을 피하려고 하고, 친구들과 함께 놀기를 피하려 한다.

적합도

감각의 처리를 이해하는 것은 우리에게 우리와 함께 하는 아동들에 대한 명확한 이해를 제공해줄 수 있다. 그 밖에도, 이것은 이러한 아동들이 최적으로 기능할 수 있는 물리적, 사회적 환경에 대한 이해도 제공해준다. Alan을 생각해보면, 종종 혼란스러움을 느꼈다. 그는 학교에서 특히, 식당과 학교 버스 안에서 많은 문제를 가졌다. 이와 대조적으로, 그는 그의 어머니가 그를 위해 만든 예상할 수 있는 환경인 가정에서는 더욱 잘 수행했고, 그곳에서는 그의 감각 환경들을 더욱 잘 조절할 수 있었다. 가정에서 그가 받아들이는 감각에 자신감을 가질 수 있었다.

Alan의 2가지 환경에서의 기능 차이는 **적합도**의 개념으로 간주될 수 있다. Alan과 그의 가정환경 사이에는 적합도가 있지만, 그와 그의 학교 환경 사이에는 적합도가 없다. 적합도 용어는 처음에 기질에 대해 공부하는 심리학자들 (Chess와 Thomas, 1977과 1991)에 의해 사용되었지만, 이것은 감각처리에 직접적인 관련이 있다(Williamson, Anzalone과 Hanft, 2000). 이것은 개인의 요구, 상호작용 스타일, 환경 사이의 적합 또는 조화와 관련이 있다. 이전에 예시로 제시되었던 Alan의 경우를 생각해보면, 그는 시끄럽고 활동적인 장소에 쉽게 제압되고, 조용한 가정에서는 잘 수행한다. 그러나, 그는 엄마와 함께 슈퍼에 가거나 혼란스럽고 붐비는 가족 휴일 행사에 참석했을 때 자신을 조절하는데 문제를 보인다. Alan은 전형적인 일상에서는 강한 적합도를 보이지만, 과일가게나 가족 휴일과 같이 더욱 복잡한 환경에서는 적합도 저하를 보인다.

이전에 소개되었던 용어를 사용하여, 적합도 저하가 있을 때, 환경에서 감각입력의 강도와 기간은 제압하는 것으로 해석되고 적합도가 있을 때 좋게 해석된다. 몇몇 개인들에게서, 감각을 받아들이는 능력과 환경이 제공하는 감각사이의 적합도를 찾는 것이 어려워 작업의 참여나 참가를 방해한다. 이것은 Raul의 경우에 확실히 그러하다.
이런 경우에, 감각처리를 이해하고 감각통합 이론을 적용하는 것이 장애를 이해하고 진단하는 방법을 제공한다.

핵심정리 (Here's the Point)

- **감각처리 장애와 성격의 차이와 연관된 기질 사이에 유사점이 있을 수 있다.**
- **환경과의 상호작용은 감각의 등록, 알기, 처리하기, 통합이 요구된다; 이러한 단계를 통해 감각 정보를 처리할 수 있으면 우리가 친구들과 함께 참여할 수 있도록 한다.**
- **아동과 환경 사이의 적합도 고려는 우리가 그것이 어울리는지 결정하기 위해 아동의 요구와 상호작용 스타일, 환경적 기대와 감각 특징을 평가하게 한다.**

감각통합 이론
(Sensory Integration Theory)

감각통합 (SI)이론은 감각정보를 처리하는데 기초인 지각과 학습 장애가 있는 학령기 아동들의 어려움을 이해하기 위한 방법으로 Ayres (1972a)에 의해 처음 제안되었다. 이 이론은 감각정보를 입력하고, 처리하고, 반응하는 것과 연관된 신경과정뿐만 아니라 기능적인 수행에 대한 Ayres의 이해에 기초한다. 그녀는 특히 변화하고, 유동적인 환경에서 적응반응을 가능하게 하기 위해 감각정보가 어떻게 조직화 되는지, 그리고 그러한 것에 어려움이 있는 아동들의 조직화를 향상시키기 위해 어떻게 도와줄 수 있을지에 흥미를 가졌다.

감각통합 이론은 이전에 작업과제에서 논의된 개념들을 적용하는 것이다; 이것은 우리가 관찰한 행동들을 해석하는데 도움을 주고, 감각통합 치료의 기초가 된다. 이 장은 감각통합 이론의 행동적 수행적 부분을 설명한다. 이 이론에서의 감각처리에 기초하는 신경과학을 이해하는 것이 중요하지만, 이 장에서는 제외하였다. 이것은 다른 곳에서 자세히 논의되었고, 임상에 이 이론을 적용하고자 하는 치료사는 이 이론의 뇌-행동 특면에 대한 것을 더 배우기를 바란다 (Ayres, 1972a; Bundy, Lane과 Murray, 2002; Schaaf와 Smith-Roley, 2006; Smith-Roley, Blanche와 Schaaf, 2001).

Ayres (1979)는 감각통합을 "사용을 위해 감각정보를 조직화하는 것"이라고 정의하였다 (p 1). 이러한 간단한 정의의 2가지 측면은 주목할 만큼 중요하다. 첫째, 감각통합은 감각정보를 조직화하는 것이다. 이것은 다른 감각 양상들로부터 받아들인 정보는 이전의 경험과 인지 또는 감정적 과정과 통합하는 능동적 과정이라는 것을 암시한다.
두 번째, 감각통합 과정은 감각 사용을 포함한다. 다시, 능동과정이 강조되고, 감각은 환경적 상호작용의 기초가 된다.

Alan의 혼란스러운 느낌에 대해 생각해보면, 우리는 그의 주변에 있는 감각 사건들을 조직화 하는데 어려움이 있다는 사실을 반영할 수 있다 (그는 압도되고 그의 감각환경을 정확히 해석할 수 없다). 게다가, Alan은 감각입력을 적응반응의 기초로 사용할 수 없다. 그는 적응적으로보다는 방어적으로 반응하는 경향이 있고 (예를 들어, 너무 가까이 오는 아동을 칠 수도 있다), 종종 그의 환경을 더욱 편안하거나 안전하게 만드는 방법을 배우거나 수정할 수 없다. Aland의 경우, 감각통합 이론은 우리가 그의 행동에 대해 더욱 잘 이해할 수 있게 해주었고, 자기 자신과 다른

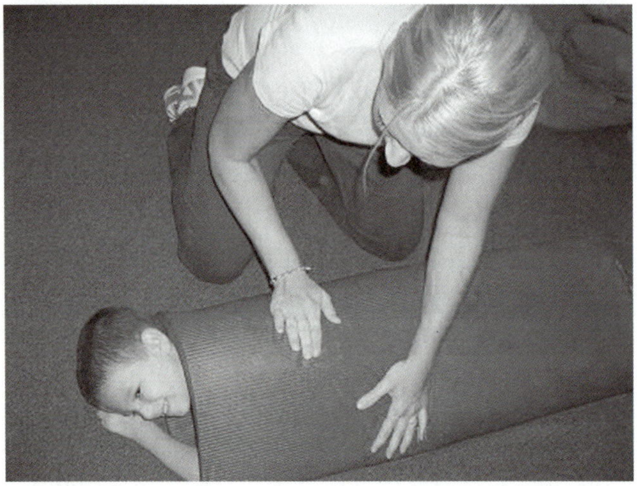

그림 24-3 매트로 둘러싸는 것은 심부 촉각을 제공하고, Alan과 같은 아동의 "혼란스러움"의 감각을 줄이는데 유용하다.

사람의 기분과 그의 학습 스타일을 이해할 수 있게 해주었다 (그림 24-3).

핵심정리 (Here's the Point)

- **감각통합 이론은 우리가 작업 참여에 대한 기초를 이루는 감각처리를 해석하는데 도움을 줄 수 있다.**
- **A. Jean Ayres에 의해 정의된 감각통합은 사용을 위해 감각을 조직화하는 것이다.**

감각통합과 처리 장애 (Disorders of Sensory Integration and Processing)

임상 실습뿐만 아니라 연구를 통해 감각처리 장애에 대한 더욱 명확한 정의를 하기 위한 시도로, Miller 등 (2007)은 감각처리 결손에 대한 현재의 이해를 설명하기 위해 고안된 질병분류학 (또는 진단적 분류)을 제안하였다 (그림 24-2). 이 분류에는 감각조절 장애, 감각구별장애, 감각기반 운동장애가 포함된다. 이러한 장애들은 이전에 논의되었던 감각통합의 3단계를 반영한다: 입력 (감각조절 장애), 해석 (감각구별장애), 입력 사용 (감각기반 운동장애). 특정한 감각처리 문제를 식별하는 것은 작업치료 계획과 실행에 대한 준비로 임상적 추론을 하는 과정뿐만 아니라 부모와 선생님에게도 필수적이다.

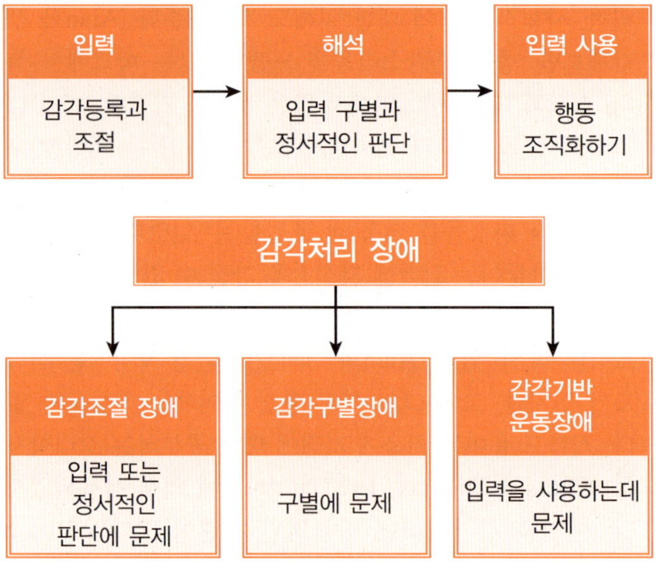

그림 24-4 전형적인 감각통합 과정.

감각조절 장애

감각조절 장애 (SMD)는 감각입력의 초기등록과 처리의 문제로부터 야기된다. 감각조절 장애 아동은 형태와 강도에 일치하는 방법으로 환경에 대한 반응의 기초로 감각을 사용하는데 어려움이 있다. 감각조절 장애 아동의 감각입력에 대한 반응은 환경의 기대와 일치하지 않는다. 그들은 과민반응 (예를 들어, 다정한 터치와 같은 저강도의 자극에 지나친 반응을 할 것이다)하거나, 과소반응 (예를 들어, 환경에서의 큰 소음을 알아차리지 못할 것이다)할 것이다; *그들의 반응은 자극의 실제 강도*보다 그들이 지각하는 강도와 연관된다. 그래서 Raul과 Adam의 경우 비교적 낮은 강도의 자극에 대해 과장되게 반응한다. 이것은 그들에게 그 자극은 낮은 강도가 아니기 때문이다.

적합도의 개념으로 돌아가서, 아동이 효과적인 감각조절을 할 때, 감각에 대한 단계적이고 적절한 반응을 야기하는 아동과 환경 사이에 적합도가 있다. 감각조절 장애 아동의 경우에는, 적합도 감소, 또는 아동의 감각반응과 환경적 기대 사이의 부적합이 존재한다. 반응과 자극의 성질 사이의 차이는 중추신경계의 많은 수준에서의 처리를 반영하는 것이라고 생각된다. Alan의 경우로 돌아가 생각하면: 이 장의 시작에서 언급되었듯이, Alan은 감각조절 장애가 있고 그 결과 그의 학교 환경에서의 감각에 과민반응을 한다. 다른 아동은 감각 과소반응이고 교차로에서 차가 경적을 울리는 소리나 선생님이 부르는 소리와 같은 환경에서, 중요한 감각사건들을 인지하지 못한다.

표 24-2 ● 감각역치와 행동적 대처

	낮은 역치	높은 역치
능동적 대처–역치에 부합되게 행동함	감각 과민반응	감각 과소반응
수동적 대처–역치에 대응하기 위해 시도함	감각 회피	감각 추구

Adapted from Dunn, W. (1999). The *sensory profile manual.* San Antonio, TX: Psychological Corporation; and Williamson, G. G.,and Anzalone, M. E. (2001). *Sensory integration and self-regulation in infants and toddlers: Helping very young children interact with their environment.* Washington, DC: Zero to Three.

과민반응이나 과민반응을 보이는 아동의 결과 행동을 이해하는 한가지 방법이 Dunn (2001)에 의해 소개되었다. 그녀는 "수동적" 그리고 "능동적"이라는 대처반응을 확인하였다. 감각입력에 대한 수동적 반응은 입력을 조절하기 위해 아무것도 하지 않는 것이다. 능동반응은 회피하거나 원하는 입력을 획득하거나 감각입력의 지각된 강도를 증가시키거나 감소시키기 위해 사용된다. 선천적으로 과민반응인 아동은 과민반응에 능동적으로 대처하여 능동적으로 감각경험들을 회비하고, 종종 환경으로부터 회피하려고 한다. 다른 아동은 아주 밝은 햇빛으로부터 능동적으로 대처하기 위해 눈을 찡그리고 눈을 가린다; 수동적 반응은 햇빛의 강도를 줄이기 위해 아무것도 하지 않을 것이다. 감각조절 장애를 생각할 때, 치료사는 아동의 행동적 대처 패턴뿐만 아니라 감각 역치에 대해서도 생각해야 한다 (표 24-2).

감각에 대한 민감성이 증가된 아동은 낮은 신경학적 역치를 가질 것이다; 감각이 더욱 그들을 압도되게 한다. 이것은 그들의 환경에서 발생하는 일상의 감각 사건에 대해 증가된 반응들에 반영된다. 이와 반대로, 높은 신경학적 역치를 가진 아동은 일상의 환경적 감각을 등록하고 반응하는 것을 실패할 것이다; 그들은 전형적인 감각경험을 하는 동안 감각역치에 도달하지 못할 것이다. 과민반응과 과소반응은 감각계에서 차이가 뚜렷하고 한 아동이 촉각에 과민반응 하지만 움직임에는 과소반응하는 것과 같이 공존할 수도 있다. 과민반응이나 과소반응이 있는 아동들은 물리적, 사회적 환경에 적응하고 자유롭게 탐색하는데 문제를 가질 것이다. 감각 민감성의 차이는 행동반응과 유사하다. 민감성이 증가된 아동은 환경적 입력에 과민반응으로 나타날 것이고, 민감성이 감소된 아동은 환경적 입력에 과소반응으로 나타날 것이다. 반응과 민감성 사이의 관계를 알기 위한 한 가지 방법은 반응의 정도는 지각된 자극의 정도 (즉, 강도)와 비슷하다는 것이다. 예를 들어, 아동이 자극을 압도하고 아주 강한 것으로 지각한다면, 그 아동은 위협당하는 것처럼 반응할 것이다. 이와 대조적으로, 과소반응하는 아동은 자극을 잘 알아차리지 못하고, 다른 아동들은 방에서 흥미로워하는 사건에 잘 반응하지 않을 것이다.

감각 과민반응과 감각회피

Dumm (1994, 1999; Kienz와 Dunn, 1997)에 의해 개념화되고, Miller와 그의 동료들에 의해 전기생리학 연구에 더 언급된 것에 의하면 낮은 역치를 가진 아동은 감각입력에 과민반응하기 쉽다. Dunn은 낮은 감각역치는 아동이 감각 "도전"에 대해 대처하거나 반응하는 것에 기초하여 능동적 또는 수동적 양상인 2가지 다른 행동적 프로파일로 나타난다고 가정하였다. 자신의 역치에 부합되게 행동하는 아동 (수동적)은 과민반응할 것이다; 그들은 입력의 강도를 줄이기 위해 아무것도 하지 않을 것이고, 그 결과 그들의 높은 자극 강도에 대한 지각과 유사하게 강한 반응이 나타날 것이다. 과민반응 아동들은 종종 과자극되기 때문에, 높은 각성수준을 가질 것이다. 이러한 아동들은 감각입력에 대한 스트레스로 인해 그들의 부정적인 효과에 집중할 수 없을 것이다. 결국, 그들은 감각 입력에 대한 반응으로 충동적이거나 반응적으로 행동하는 경향이 있을 것이다.

이와 대조적으로, 감각 역치에 대응하여 능동적으로 맞서는 아동은 감각입력에 대한 회피로 나타나고 그들은 스스로의 각성을 조절하기 위해 회피하는 방법을 찾을 것이다. 이러한 아동들은 Dunn에 의해 감각 **회피성**이라고 간주된다. 그들은 자신을 괴롭히는 감각 자극들을 회피하기 위해 감각 자극을 등록하고 주의를 기울이는데 높은 집중력을 보인다. 감각 회피성 아동은 두려워하거나 신경질적일 것이다. 그리고 그들의 행동은 부자연스러울 것이다. 그들은 나이에 적절한 학습과 발달을 초래할 수 있는 활동에 참여하는 것을 능동적으로 회피할 것이다. 감각 회피성 아동들은 그들의 감각 요구와 환경적 감각 입력 (예를 들어, 그들은 운동장의 주용한 구성에서 안전거리를 유지하며 다른 아동들을 바라보면서 놀 수 있을 것이다)사이에 더 나은 적합도를 만들기 위해 그들의 환경을 관리하는데 성공할 것이다. 불행히도, 항상 감각사건들을 예상하고 그것을 피할 수는 없다. 그 결과 감각 회피성 아동들은 통제를 할 수 없을 때 종종 과하게 반응한다 (예를 들어, 다른 아동이 운동장에서 그들의 구석부분에 공을 잡기 위해 뛰어 들어와 실수로 그들을 건드리게 되었을 때).

Alan과 Raul 둘 다 감각 과민반응을 나타냈다. Alan은 환경에서 다양한 것들이 일어났을 때 비조직화되고 혼란스러워지는 행동을 하게 된다. 처음에 Alan을 괴롭히는 감각에 대한 반응은 수동적이었다; 그는 그를 괴롭힌다고 느끼는 감각입력을 감소하기 위해 아무것도 하지 않았다. 그러나, 그와 그의 치료사는 그가 할 수 있거나 "혼란스러움"을 느낄 때 찾을 수 있는 감각입력들로 구성된 감각 식이를 개발하였다. 감각 식이는 Alan이 환경 내에서 더 나은 적합도를 가지고 과자극되었을 때 더욱 잘 조직화할 수 있도록 돕기 위해 고안되었다. 이와 반대로, Raul은 촉각와 움직임에 감각 과민반응을 보이지만, 그의 행동은 촉각과 움직임을 피하기 위한 방향으로 나타났다. Raul은 운동장에서 위축되고 손가락으로 그리기와 같은 촉각 활동들에 참여하는 것을 회피하였다.

기능적으로, 낮은 역치나 과민반응 또는 감각회피가 있는 아동들은 옷 입기, 놀이 또는 환경적 선호가 강하고 확고부동할 것이다. 그들은 초조함과 함께 수면 조절장애가 있을것이고 잠에 들거나 일어나기가 어렵고 그들의 부모와 함께 자야할 필요가 있을 것이다 (Henry, 2008; Williamson and Anzalone, 2001). 이러한 아동은 음식 재질, 온도, 맛, 변화에서 강한 선호도와 견디지 못함을 나타내는 것과 같이 식사시간에도 어려움이 있을 것이다 (그림 24-5) (Interdisciplinary Council on Developmental and Learning Disorders [ICDL], 2005; Miller et al., 2007). Alan과 Raul의 경우 모두, 그들의 감각조절 장애가 그들 친구들과 놀고 학문적 환경에서 적절히 상호작용하는 능력을 방해할 것이다.

감각 과소반응과 감각추구

높은 *역치*를 가진 아동은 그들의 감각역치에 대해 능동적 또는 수동적으로 표현하는지에 따라 과소반응이나 감각추구로 나타날 것이다. 감각 과소반응 (SUR)아동은 감소된 각성수준을 가지는 것으로 나타난다. 그들은 졸리거나 흥미롭지 않게 보이고 그들의 집중은 초점이 맞지 않거나 내부지향적이다. 이러한 아동들은 종종 슬프거나 무미건조해 보인다. 그들의 행동은 제한적이고, 그들은 다소 재미없거나 수동적으로 보일 수도 있다 (ICDL, 2005; Miller 등, 2007, Williamson과 Anzalone, 2001). 과소반응 아

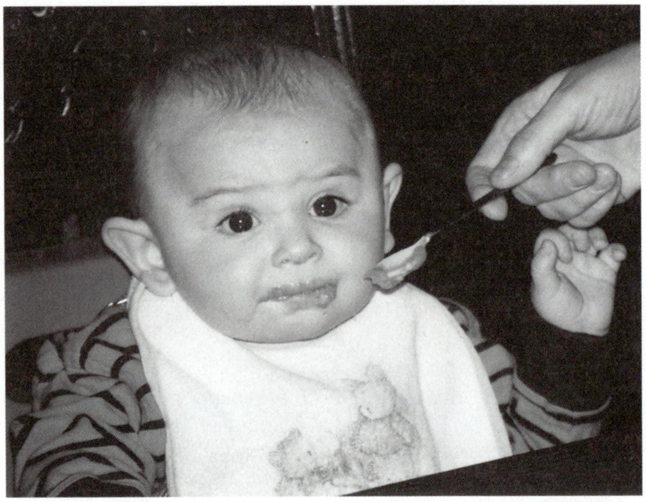

그림 24-5 이 유아는 새로운 맛과 재질을 견디지 못하고 온도에 민감하고, 방 온도에서 모든 따뜻한 음식과 마시는 형태를 거절한다. 그는 결국 아스퍼거 증후군 진단을 받았다 *(Photograph courtesy of Laura Horowitz.)*

동들은 높은 역치에 부합되게 행동하는데 최적 수준의 집중과 각성을 위해 필요한 감각입력의 강도나 기간을 획득하기 위한 시도를 하지 않는다. 이러한 아동들은 그들 환경에 있는 성인들로부터 많은 도움이 요구되지만 그들의 행동은 이러한 지지를 끌어내지 못한다.

이와 반대로 **감각추구 행동**을 하는 아동들도 높은 역치를 가지지만, 그들은 스스로 그들의 역치 감각 요구를 충족시키기 위해 노력한다. 이러한 아동들은 종종 적절한 각성수준을 가지고 집중이 가능하지만, 그들은 환경 내에서 잠재적인 감각에만 집중한다. 예를 들어, 그들은 환경에서 학습 잠재력에는 흥미가 없지만, 그들의 환경적 상호작용을 통해 높은 강도의 감각 입력을 얻는데 아주 관심이 있다 (예를 들어, 그들은 친구들과 적응적으로 상호작용하거나 사물에 대해 배우려고 하기보다 친구들이나 사물에 반복적으로 돌진할 것이다). 이러한 아동들의 행동은 종종 충동적이고 많은 위험요소를 가진다; 위험을 수반하는 행동 때문에 사고를 일으키기 쉬운 아이로 보일 수 있다.

높은 역치를 가지거나 과소반응인 아동들도 전형적인 일상 활동에 참여하는데 기능적인 문제를 가진다. 과소반응 아동들은 환경 내에서 가능한 행동들에 반응하지 않고, 사회적, 물리적 환경과 상호작용하는데 어려움이 있다. 과소반응 아동들은 틀어진 옷이나 잘못 신어진 신발조차도 알아차리지 못하는 경향이 있다. 이것은 비조직화되거나 엉성한 모습으로 보이게 할 것이다. 그들은 아주 맵거나 바삭바삭한 음식을 선호하고 적은 양을 잘 인식하지 못하기 때문에 입안에 음식을 빽빽이 넣는 경향이 있을 수도 있다.

임상조언

그것은 감각인가? 행동인가?

무질서한 놀이상황에서 감각입력을 그냥하는 아이와, 목적적으로 과도한 감각추구를 하는 아이들을 구별하는것은 중요하다. 과도하게 감각을 추구하는 아이는 더욱더 큰 감각을 추구하려하고 더 큰 운동활동과 더 큰 자극을 원하기 때문이다.

가장 중요한 것은, 과소반응 아동들은 성인과 동료들과 파괴적인 발달 과정을 가질 것이다; 그들은 환경 내에서 상호작용을 시작하고 지지하는데 필요한 것보다 적은 성인과의 상호작용을 요구할 것이다. 이것은 이러한 아동들을 탐색과 학습의 기회를 놓치는 위험에 놓게할 수 있다. 이 그룹에서 관찰된 다른 문제들은 위험 인식 감소 (예를 들어, 그들은 그들의 통로에 있는 장애물이나 최소한의 부상을 알아차리지 못할 것이다), 발달지연, 실행증 (운동과제를 개념화, 계획, 실행하는데 어려움), 그리고 감각구별장애 (ICDL, 2005; Miller 등, 2007)이다.

이러한 아동들도 수면장애를 가지지만, 과민반응 아동들에서 보여진 것과는 성질이 다르다. 과소반응 아동들은 아침에 일어나기 어려워하고, 밤에 잠들기도 어려워 한다 (Willianson과 Anzalone, 2001). 이러한 수면패턴은 그것 자체만으로도 과소반응의 문제를 악화시킬 수 있는 부적절한 수면 기간을 야기한다(예를 들어, 수면부족으로 집중력 부족이 증가할 수 있고 감각 과소반응과도 관련 있다).

반응 불일치

Dunn의 모델이 감각 반응 패턴을 명확히 구별하는 것처럼 보일지라도, 아동이 가지는 안정적 패턴의 반응들의 축적에 기초하고 그러한 패턴들은 모든 양상들에서 일치한다. 불행히도, 항상 그런 것은 아니다; 감각에 대한 반응 역시 환경 의존적이다. 그러므로, 몇몇 아동들은 감각 과민반응과 감각 과소반응의 결합을 보일 것이다. 아동은 한 감각 영역에서 과민반응을 보이는 반면에, 다른 영역에서는 과소반응을 보일 것이다. 그들은 아침에는 한 가지 패턴을 보이지만 (예를 들어, 과소반응), 하루 종일 상호작용과 탐색을 한 저녁에는 다른 패턴을 보일 수 있다 (예를 들어, 과민반응). 이러한 반응의 결합은 보호자, 교사, 동료, 이웃들이 이해하기 아주 어렵게 만들 수 있다.

반응의 다양성 때문에, 단지 알아차리기 위해 역치를 이해하거나 감각사건에 대한 초기 인식보다 감각 조절 프로파일에 대해 더 많이 알아야 할 것들이 있다. Dunn의 모델에 추가해야 할 부분은 감각 반응은 하루 동안 경험한 스트레스와 각성수준과 같은 아동의 다른 부분에 의존한다는 사실이다. 감각입력의 정도가 개인들 사이에 다른 최적의 각성을 초래하지만 감각입력은 각성을 지지한다. **최적의 각성**은 당신이 진정한 상태 (아기의 경우 이 상태를 quiet alert라고 한다)이다; 그 시점에서 당신의 행동은 조직화되고 당신은 새로운 정보를 받아들이고, 학습하고, 생각하고, 물리적, 사회적 환경들과 상호작용할 수 있다. 각성수준이 "최적"수준을 초과하면, 행동은 비조직화된다. 당신이 시험 준비를 위해 너무 많은 카페인 섭취를 했을 때 이것을 볼 수 있다; 집중하는데 더욱 어려움이 있을 것이다. 이러한 실수를 다루기 위해 당신은 밖에 나가 달리거나 다른 신체적인 활동을 하고 많은 집중을 요하는 과제로부터 휴식을 가진다.

감각조절 결손 아동들은 "너무 많은"감각 입력을 알아차리지 못할 것이다. 그 시점에서 행동은 점진적으로 더욱 비조직화될 것이다. 즉, 아동은 어느 시점에서 조직화가 증가할 것이지만, 그 시점을 지나면 환경에서 적응적으로 상호작용하는데 어려움을 가질 것이다. 그림 24-6은 이러한 관계의 임상적 의의를 나타낸다. 감각조절 장애 아동은 그들이 사회적 상호작용, 집중, 학습을 하는데 주의를 기울이는 조직화된 상태를 유지하는데 어려움을 가질 것이다. 우리들 중 대부분은 하루 동안의 감각 환경과 요구의 변화를 고려하여 환경과 상호작용을 지속하는데 유동성을 제공하는 넓은 범위의 최적의 조직화 영역을 가진다.

최적의 조직화 영역은 2가지 역치로 제한된다: 알아차림 역치와 혐오감 역치이다 (Baranek, 2009) (그림 24-6A를 참고). 감각조절 문제는 알아차림 역치가 너무 높거나 너무 낮아 발생하지만, 최적의 조직화 영역이 너무 좋은 경우에도 발생할 수 있다 (그림 24-6B를 참고). 이러한 감각조절 도식을 이해하는데 고려될 필요가 있는 부가적인 사실은 감각사건을 받아들이고 회복하는 것은 하루 동안 역동적이라는 것이다. 감각 제공의 역동적인 특성은 그림 24-6C에 컬러와 흑백 화살표로 나타내었다.

색깔 화살표는 바람직한 조절을 나타낸다-즉, 최적의 조직화 영역으로 안내하는 활동들. 이와 반대로, 검정 화살표는 아동을 비조직화되게 만드는 감각입력이나 경험들을 나타낸다 (과민반응이나 과소반응으로 안내함).

최적의 조직화는 감각조절과 자기 조절의 목표이다: 아동의 반응이 조절되었을 때, 그들은 그들 스스로를 최적의 조직화 영역에 머무르게 하고 기능적인 작업에 참여하게 한다. 작업치료사로서 우리가 해야 할 일은 아동들이 최적

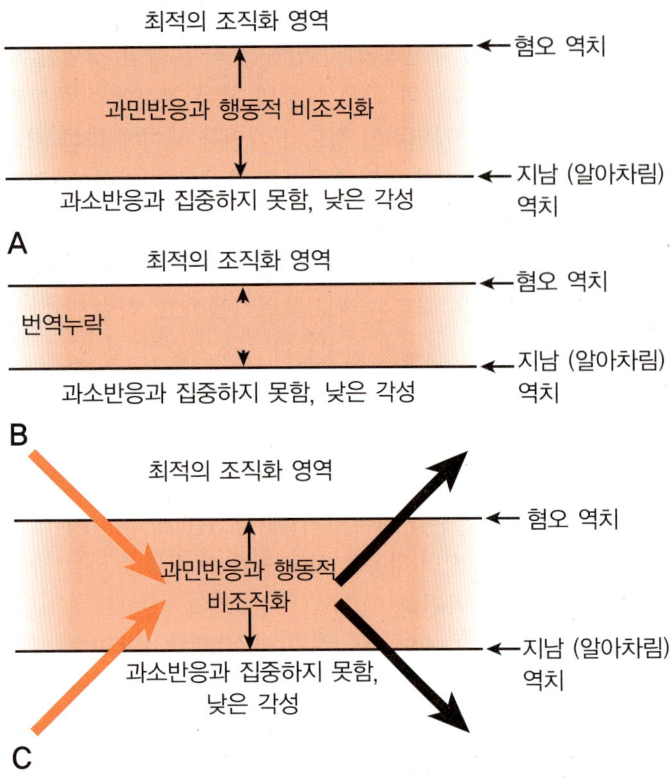

그림 24-6 최적의 조직화 영역. A. 최적의 크기 밴드는 지남역치에서 혐오역치까지로 나눠지고, 그것은 아동이 조직화되고 집중한 상태에 머무르는 것을 가능하게 한다. B. 몇몇 아동들은 좁아진 최적의 조직화 영역을 가지고, 그것은 학습과 상호작용 능력을 제한한다. C. 감각기의 역동적인 성질은 컬러와 검정 화살표로 나타내었다. 색깔 화살표는 바람직한 조절을 나타내거나 최적의 조직화 영역으로 가게 하는 활동들을 나타낸다. 반대로, 검정 화살표는 과민반응이나 과소반응을 야기하고, 아동을 비조직화 되게 만드는 감각 입력이나 경험들을 나타낸다 [Baranek, G.(2009)가 수정함. 감각 경험 질문지, 2.1버전. 출판되지 않은 원본. Division of Occupational Science, University of North Asrolina at Chapel Hill.]

의 조직화 영역 안에 머무르게 하는 것이다. 이것은 직접적인 치료를 통해서, 그리고 아동이 더욱 효과적으로 상황들(즉, 검정 화살표)을 피하기 위한 요구를 가족과 다른 사람들이 이해할 수 있도록 돕는 것이다.

아동의 지남 역치가 높던 낮던 간에, 역치는 단지 감각입력을 초기 인식하는 것이라는 것을 인지하는 것은 중요하다. 행동을 조직화하기 위한 상부제한 (혐오 역치)도 있다. 계속된 각성과 감각입력은 과민반응을 초래하고 행동 비조직화의 가능성이 있다. 즉, 초기에 과소반응 하는 높은 역치를 가진 아동은 증가된 활동, 산만함, 거부 또는 성질부림과 같은 비조직화된 행동을 나타내면서 많은 자극들을 찾을 수도 있다.

감각구별 장애

감각구별은 다른 자극을 구별하고 감각입력의 시간적 공간적 특성을 알아차리는 능력을 포함한다. 구별은 인지 측면에서 중요하고 심리, 교육, 신경과학 분야에서 광범위하게 연구되어 왔다. 이러한 광범위한 영역의 학문을 모두 설명하는 것은 우리의 의도가 아니지만, 감각통합 이론에 더욱 중심을 두고 감각처리 장애와 연관된 장애들을 간단히 소개하고자 한다.

감각의 시간적 특성은 우리가 소리 자원의 위치를 결정하게 하는 두 귀에 소리가 도착하는 시간과 같은 것들이 포함된다. 반복된 촉각이 공간에서 이루어 질 때 이는 시간적 특성을 가진다. 감각입력의 시간적 특성은 우리가 환경의 역동성을 이해할 수 있게 한다. 자극의 공간적 특성은 우리가 자극의 모양, 깊이, 공간적 특성을 정의하기 위해 사용한다. 게다가 구별은 우리가 감각 입력의 가장 중요한 특성을 알아차리고 사용하는 능력을 포함한다. 즉, 우리가 중요한 것에 주의를 기울이는 능력, 자극의 특성을 확인하기 위해 필수적이지 않은 것은 무시하는 능력이 포함된다. 이것은 시간적 형태 (예를 들어, 한 아동이 엄마 코트의 단을 반복적으로 잡아당기는 것을 생각해 보아라; 엄마는 시간이 경과하면서 입력이 축적될수록 이 입력에 집중할 것이다), 또는 공간적 형태 (예를 들어, 우리가 찾고 있는 물체의 부분만 보았을 때, 시각적 완성 기술을 사용하여 그것이 무엇인지 알 수 있을 것이다)를 포함할 것이다. 구별은 감각 수용기로부터 획득한 정보를 조직화, 해석, 학습하는 능력에 기초를 두는 인지과정이다. 작업치료사에 의해 가장 일반적으로 사용되는 감각계 구별의 예시가 표 24-3에 포함되어 있다.

감각구별 결손은 행동, 해석, 학습에 기초가 되는 들어오는 감각을 최적으로 지각하고 조직화하지 못하는 것이다. 이것은 감각자극의 특성을 이해하고 그것을 이전의 지식이나 경험에 관련시키는데 문제가 있는 것을 포함한다. 이것은 자극 사이의 유사점과 차이점을 감지하고, 자극의 시간적/공간적 특성을 구별하기 위한 특정 자극을 해석하거나 의미를 부여하는 능력이 감소되는 것을 초래한다. 그러므로 한 예로, 촉각 구별 결손이 있는 아동은 자신의 주머니에 손을 가져가는 것을 어려워하고 주머니 속에 어떤 것이 열쇠인지 결정하는데 어려움을 보일 것이다. 감각구별 결손이 있는 아동은 현존하는 자극을 지각할 수 있고, 자극에 대한 그들의 반응을 조절할 수 있을 것이지만, 그 자극이 무엇이고 어디에 있는지 알아차리지 못한다. 주머니 예시에서, 아동은 주머니 속에 물건들이 있다는 것은 알지

표 24-3 ● 감각 구별

감각양상	구별 기능감각	구별장애와 기능적 결과의 예시
촉각	- 어디가 만져졌는지 무엇에 의해 만져졌는지 아는 것 - 두 점 식별 - 피부 움직임의 방향 결정하기	- 촉각 위치구분 저하 - 입체 인지 저하 - 조작하는 동안 힘을 인식하는데 어려움
전정	- 신체와 중력에 대한 머리 위치를 아는 것 - 중력에 대한 위/ 아래를 아는 것 - 균형 유지하기; 평형 반응 - 손작업을 위해 요구되는 자세 긴장도 발달	- 공간에서 신체 인식 저하 - 자세 움직임을 하는 동안 시각에 의존함
고유수용성	- 사고 없이 공간에서 움직이기 - 과제에 부합하는 힘 조절하기 - 부드럽고 협응된 움직임 나타내기 - 공간에서 신체가 어디에 있는지 알기	- 단계적인 움직임 저하 - 서투름 - 움직임 동안 시각적 감시에 의존
시각	- 움직임 감지 - 모양 확인 - 공간 지각 - 전경 배경 지각 - 시각적 기억	- 손상된 시간 전경 배경
청각	- 음소 (의미를 구별하는 말하기 단위) 구별 - 청각적 전경-배경 - 소리의 시간적 공간적 특성 구별하기 - 청각적 기억	

만, 어떤 물건이 자신이 찾고 있는 것인지 결정하기 위해 촉각과 고유수용성 감각 사용에 어려움이 있다.

우리가 **신체도식** (활동하는 신체의 내적묘사와 인식)을 발달시키기 위한 기초로 감각입력을 사용하기 때문에, 촉각, 전정감각, 고유수용성 감각계에 영향을 미치는 구별장애는 이러한 도식의 파괴를 초래할 수 있다. 신체도식 발달의 파괴는 실행증이나 부드럽게 단계화되고 협응된 움직임을 계획하고 실행하는데 문제를 초래할 수 있다. 당신의 신체도식과 이것이 움직임을 계획하는데 얼마나 중요한지 생각하는 한 가지 방법은, 당신이 한 세트의 계단을 오르는 것을 상상하는 것이다. 비록 당신이 그 계단이 얼마나 높은지 말할 수 없을 지라도, 당신은 다음 단계로 올라가기 위해 다리를 충분히 높이 들어 올릴 것이다. 움직임의 정확성은 특히 촉각과 고유수용성 감각 양상의 감각 구별에 기초한 환경에 대한 지식과 신체도식의 결과로 나타난다.

다음 상황에 있는 Raul을 생각해 보아라:

> **상황 24-4** Raul : *(계속)*
>
> Raul과 작업치료사는 다른 아동이 스낵을 먹고 있는 동안에 운동장에서 논다. 작업치료사는 Raul이 다른 사람들이 하는 것을 지켜보고, 충분한 시간이 주어지면, 그들의 행동을 모방하기 위해 노력하는 것을 알아차렸다. 그러나, 작업치료사가 정글짐에 오르는 것을 설명했을 때, Raul은 어떻게 시작해야 하는지 알 수 없었다. 그는 정글짐으로 가서 한 손으로 바를 잡았지만, 다리를 어떻게 해야 할지 몰랐다. 그는 손을 잡아 당겼지만, 그의 다리는 바에 부딪쳤다. Raul은 신체도식 저하를 가지고 있는 것으로 보였다.

Raul을 평가했다면, 우리는 그의 전정감각과 고유수용성 감각계에서 부적절한 구별능력을 찾을 수 있을 것이다. 운동장에서 Raul의 행동은 그가 기구들과 상호작용하는 방법을 알아차리기 위해 그를 도울 전정계와 근육과 관절로부터 입력되는 고유수용성 감각에 대한 정보를 사용할 수 없다는 것을 제시한다. 그는 뇌성마비 아동에서 볼 수 있는 것과 같은 명확한 운동장애를 가지지는 않지만, 재미를 위해 기구 안, 주위, 위에서 자신의 신체를 움직이는 방법을 모른다.

시각과 청각 구별 결손은 아동기의 학습이나 언어장애를 야기할 수 있다. 예를 들어, "b"와 "d"와 같은 문자를 구별하는 것이 어렵고, 미세한 소리와 소리 양상들의 차이점을 구별하는 것이 어렵다. 구별 결손이 있는 아동들은 자신의 신체로부터 핵심적이거나 중요한 감각 자극을 처리하는데 더 많은 시간이 소요될 것이고, 세계를 이해하지 못함으로써 좌절을 나타낼 것이다. 구별 결손은 감각계를 걸쳐 항상 일치하는 것은 아니고 (ICDL, 2005; Miller 등, 2007), 동시에 하나 또는 그 이상의 감각계에서 발생할 수 있다.

움직임은 고유수용성 감각과 전정감각의 피드백을 생산한다. 그 피드백은 아동에게 전체로서 신체의 움직임 (예를 들어, 앞쪽으로, 옆에서 옆으로)과 신체 부분의 자세 변화 (예를 들어, 팔꿈치 관절은 구부러지고, 체중이 오른쪽 다리로 이동되었음을 말해준다. 당신이 정보를 받아들일 때 피드백은 시각 입력의 형태로도 오며, 그것은 당신의 노력의 결과인 지식을 준다. 신체도식의 발달은 피드백에 많이 의존하지만 피드포워드, 또는 새로운 운동행동을 위한 감각 기대에도 의존한다. 감각 피드백은 운동 학습 문헌에 자세히 설명되어 있다 (Shumway-Cook과 Woollacott, 2011).

피드포워드는 움직임이 실행되는 것을 예측하는 것이다; 이것은 행동을 위해 의도된 계획이 환경적 상태와 개인적 준비에 부합하는지 결정하기 위해 사용되는 중추신경계 기능이다. 행동 계획이 근육에 보내질 때, 같은 계획이 "피드포워드"되어 소뇌로 보내지며, 그곳에서 그 계획이 우리의 현제 신체 자세와 환경에서 이루어지고 있는 것들을 고려하는지 결정할 수 있다. 우리는 고정되어 있지 않고, 환경은 종종 변하기 때문에 피드포워드를 사용할 수 있다는 것은 우리가 그것의 실행을 시작할 때 계획을 조정할 수 있다는 것을 의미한다. 그러므로, 만약 계획이 일직선으로 침상에서 의자로 달려가는 것이고, 강아지가 부엌에 있는 밥그릇에 가기 위해 우리가 의자로 가는 길을 지나간다면, 우리는 강아지가 지나가는 옆으로 옮겨 움직일 수 있다. 이러한 변화는 우리가 과제를 하고 있을 때 "그 자리에서" 실행된다.

감각 기반의 운동장애

감각 기반의 운동장애에는 2가지 분류가 있다: 실행증과 자세장애이다. 감각구별저하는 이러한 2가지 장애에 기여한다. 이 장에서 우리는 신체 중심의 감각계 내에서의 구별을 주로 설명하였다: 촉각, 전정감각, 고유수용성 감각계. 이러한 연결은 부분적으로 이러한 감각계와 신체도식 발달의 관련성 때문이다 (Cermak과 Larkin, 2002; Giuffrida, 2001; Reeves와 Cermak, 2001).

실행과 실행증

실행은 친숙하지 않은 목적 있는 행동을 개념화, 계획, 실행하는 능력이다. Ayres (1998)에 의하면, "실행은 신체에서, 언어는 사회에서, 상호작용을 가능하게 한다 (p 1)." 우리는 실행을 3가지 주요한 구성요소들로 이루어진 능력으로 생각할 수 있다 : 개념화, 운동 계획, 실행.

개념화 (ideation)는 환경 내에서 행동의 가능성을 인지하는 것을 포함한다; 이것은 이전에 실행의 정의에서 "개념화 (conceptualize)" 라는 용어로 사용된 것을 의미한다. 개념화는 걸음마 아기가 큰 상자를 보고 그 안으로 들어가려고 할 때 ; 아동이 미끄럼틀을 보고 사다리를 오르는 것보다 금속 미끄럼틀로 달려 올라갈 때; 학령기 아동이 공원에 있는 계단의 난간이 스케이트보드를 타고 올라가기에 완벽하다고 결정할 때 "발생"한다. 개념화는 활동과 목적 선택에 창의성과 융통성을 포함하는 실행의 가장 명확한 인지 단계이다. 개념화를 실패하였을 때, 아동은 환경과 상호작용하는 생각을 생산할 수 없다; 그들은 움직임과 상호작용의 잠재력을 보지 않는다. 개념화가 저하된 아동은 다른 아동이 노는 것을 관찰함으로써 생각을 찾고, 하기보다는 보는 것을 더 많이 할 것이다. 우리는 Raul의 신체도식 저하에 더하여, 개념화 문제도 고려하기를 원할 것이다. "시행하는 자"보다 "관찰하는 자"로서, Raul의 행동은 개념화 어려움을 가지고 있음을 제시한다. 개념화가 저하된 다른 아동들은 놀이에서 융통성이 없을 것이고, 대부분의 아동이 전형적인 놀이를 할 때 더욱 정교해지는 것 없이 같은 것을 계속해서 반복해서 한다. 이것은 인지와 연결되어 있기 때문에, 지능장애가 있는 아동을 평가할 때, 개념화와 인지과정 사이의 연결 때문에 장애와 연관하여 기대 가설을 세우는 것이 중요하다.

개념화는 행동에 대한 기회를 확인하는 것인 반면에, **운동 계획**은 그것을 어떻게 할 지 알아내는 것이다. 이것은 개념화와 실행 사이를 연결하고, 신체가 어떻게 움직이고 물리적 환경과 어떻게 가장 상호작용을 잘 할지에 대한 것을 함께 고려한다- 행동을 위한 계획. 운동 계획은 목적을 달성하기 위한 행동의 순서와 시간 일련을 포함한다; 이것은 실행하는 동안에만 보인다. 걸음마 아기가 상자 안에 들어가고 싶어 하고, 처음 시도가 머리부터, 상체를 구부리는 것이었다. 이 운동계획은 최선이 아닐 것이지만, 이것은 행동을 위한 계획이다. 운동장에서 미끄럼틀을 타고 내려오기보다 미끄럼틀에 달려 올라가는 아동은 자신이 적절하게 미끄럼틀에 올라갈 수 있도록 체성감각 신체도식이 충분히 발달하였다. 꼭대기에 올라가서, 그녀는 돌아

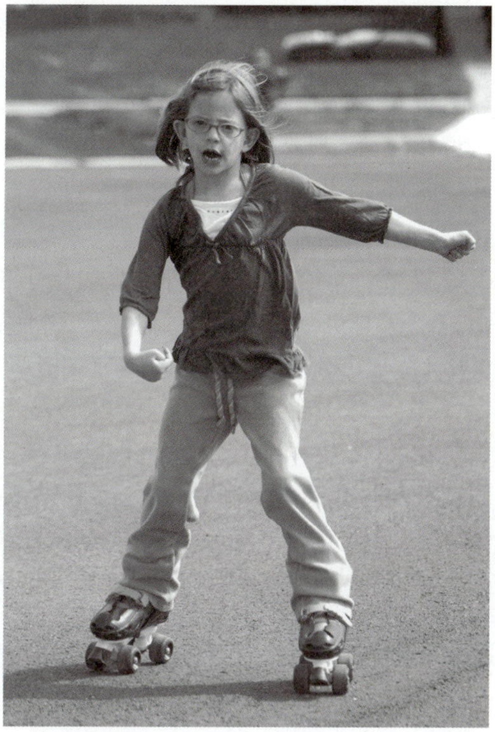

그림 24-7 실행을 촉진하기 위한 중재는 종종 매일의 놀이 활동을 포함한다.

서서 엉덩이로 앉은 자세로 미끄러져 내려올 수 있다. 우리의 스케이트보더는 각 시도마다 계획을 수정하면서, 난간에 오르기 위한 몇 번의 시도가 필요할 것이다. 그가 변경해야 할 요소에는 난간에 접근하는 타이밍, 난간에서 내려오는 타이밍, 보드 위에서 체중을 어디에 둘지, 체중을 어떻게 이동시킬지가 포함될 수 있다 (그림 24-7). 이러한 조정은 뇌에 저장되어 있는 신체도식 정보에 정보를 추가하는 피드백에 기초한다.

실행증 아동은 움직임을 아주 쉽게 계획할 수 없을 것이다. 그들은 전형적인 양의 피드백으로서는 도움을 받지 못하는 경향이 있다. 그 결과 그들은 종종 이전에 설명된 스케이트보더처럼 조정을 할 수 없을 것이다. 스케이트 보더가 "실패한 시도"는 운동계획을 조절하는데 사용할 수 있는 피드백을 제공한다. 실행증 아동의 실패한 시도는 피드백을 제공하지만, 이 아동은 수행에서 조정하기 위해 피드백을 사용할 수 없다. 이것은 Raul의 경우이다. 그가 환경을 통한 움직임뿐만 아니라 근육과 관절로부터 피드백을 받지만, 그가 시도하는 과제가 스케이트 보드를 타고 난간에 오르는 것보다 훨씬 더 쉽더라도 피드백을 과제 성공을 위한 운동계획을 조절하는데 사용할 수 없다.

실행, 실행의 마지막 단계, 실제로 행동을 하는 것을 포함한다. 이것은 적절한 계획과 개념화에 의존한다. 실행이 적절하다면, 당신은 부드럽고 자동적인 움직임과 운동 과제의 성공적인 완수에 접근하기 위해 조정하는 것을 볼 수 있다. 당신은 걸음마 아기가 머리 먼저 들어가는 대신에 상자에서 나와 한쪽 다리를 상자 모서리에 넣고 그 방식으로 올라가는 것을 볼 수 있다. 당신은 미끄럼틀 타는 아동이 미끄럼틀을 타고 내려올 때 속도를 내기 위해 몸을 뒤로 젖힘으로써 재미를 극대화시키고, 스케이트보더가 몇 번의 시도 끝에 성공적으로 난간에 오르는 것을 볼 수 있다. 실행증 아동은 어둔해 보이고 시행착오로 도움을 받기 어렵다. 그들이 새로운 기술을 배울 때, 새로운 환경에 일반화하는 데 어려움을 가질 것이다.

실행증 아동은 기능적인 결손도 나타나기 쉽다. 아주 일반적으로 그들은 융통성이 없고 (예를 들어, 반복적으로 같은 것을 한다), 환경적 변화에 대한 내성이 감소되고, 나이가 많거나 (더욱 잘 예측할 수 있는), 어린 (더욱 잘 통제할 수 있는) 친구들과 놀기를 더 좋아하는 것과 같이 손상된 놀이기술을 가진다. 말할 수 있다면, 이러한 아동들은 다른 사람들을 통제하기 위해 종종 언어를 사용할 것이다. 예를 들어, 그들은 게임에 능동적으로 참여하기보다 게임의 규칙을 제공할 것이다. 실행증 아동은 그들의 운동 활동에서 명백한 비조직화를 보이지만, 비조직화는 그들의 다른 측면의 수행 (예를 들어, 학교 수업이나 옷입기)에서도 보일 것이다. 실행증 아동들은 다른 아동들이 쉽게 할 수 있는 것들이 그들에게는 수행하기 어려운 것처럼 보이기 때문에 종종 일화로 저하된 자존심을 가지는 것으로 설명된다.

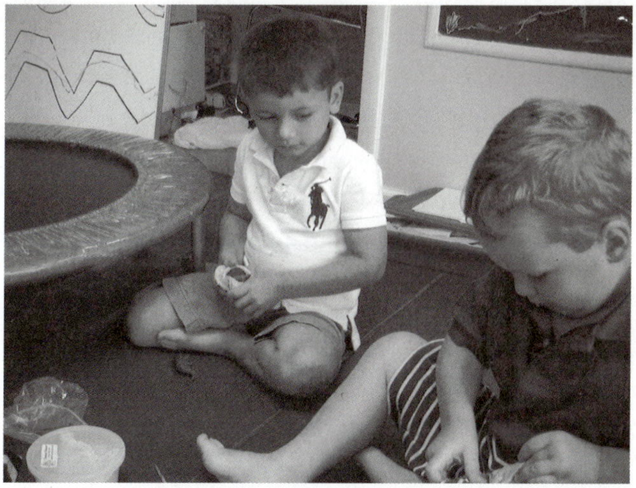

그림 24-8 실행증 아동들은 놀이에 참여하기보다 쳐다보는데 더 많은 시간을 보낼 것이다 *(Photograph courtesy of Allison Mistrett).*

최종적으로, 다중 작업의 시대인 요즘, 실행증 아동들은 운동 행동의 자동성 제한으로 간단한 활동 수행조차도 많은 집중이 요구되기 때문에 "단일 작업자"이다 (그림 24-8). Raul은 이러한 특징들을 많이 가진다. 운동장에서 그의 상호작용은 달리기만 포함하고 다른 활동들은 그의 능력 밖으로 보인다. 학교에서, 지시 따르기가 어려워 보인다. 특히, 듣기와 "수행하기"를 동시에 해야할 때 그러하다. 그의 자신감이 저하되고 Raul의 경우 이것이 어른들과 다른 아동들과의 공격적인 상호작용으로 나타난다.

발달적 운동지연이 있는 모든 아동들이 실행증이 있는 것이 아니라는 것을 아는 것이 중요하다. 몇몇 아동들은 기능적이 활동에 영향을 미치는 대운동이나 소운동 기술의 지연을 보이는 발달적 협응장애 (DCD)를 보일 것이다. DCD는 감각 요소를 포함할 수도 있고, 포함하지 않을 수도 있다.

감각기반의 자세장애

자세장애는 자세조절에 엄청난 결손이 있는 것이다. **자세조절**은 전정, 고유수용성, 시각 체계가 함께 작용하여 머리, 눈, 체간, 사지의 협응된 움직임을 할 수 있도록 안정적인 기반을 제공한다. 자세장애는 종종 전정, 고유수용성, 시운동 문제가 있으면 발생하고 체간안정성 저하, 정위와 평형반응 저하, 체간회전 저하, 시운동 조절 저하를 포함한다 (ICDL, 2005). 자세장애 아동들은 양측 기술에도 어려움을 경험할 것이다.

자세장애는 Ayres에 의해 이전에 확인된 것의 파생물이다. 처음에는 *자세와 양측통합 장애* (Ayres, 1972a), *이후에는 전정과 양측통합 장애* (Ayres, 1978)였다. 이러한 2가지 장애에 내재하는 특징은 부적절한 전정 고유수용성 처리, 양측 통합 저하, 감소된 자세 시각 기술이 있다.

자세조절이 좋으면, 아동은 의자 아래 떨어진 연필을 의자에서 넘어지지 않고 주울 수 있고, 식사 이후에 의자를 식탁 아래에 밀어 넣을 때 똑바르고 균형 잡힌 자세로 유지하는 동안 밀기 위한 힘과 방향을 조절할 수 있는 것과 같은 것들을 쉽게 할 수 있다. 자세조절이 좋은 아동은 균형을 유지하는 동안 높은 선반위의 컵에 팔을 뻗을 수 있다. 자세조절이 좋지 않은 아동은 적절한 서기나 앉은 자세를 유지하기 위한 안정성을 가지지 못할 것이다. 과제가 "중심"에 안정적이어야 하는데 신체 움직임을 요구한다면 자세조절이 안좋은 아동들은 아주 힘들 것이다. 예를 들어, 높은 선반 위의 컵에 손을 뻗으면 균형을 잃고 부엌 바닥에 넘어질 것이다. 자세조절이 좋지 않은 아동들은 종종 의자에서 흐트러진 자세로 앉아 있고 미세운동 활동을 하는 동안 책상에 기대어 앉을 것이다.

우리는 Raul이 좋은 자세조절을 가졌다는 것을 어떻게 알 수 있을까? 우리는 그의 전정과 고유수용성 처리뿐만 아니라, 자세, 시각, 양측 기술을 평가해볼 필요가 있다. 이것은 Blanche (2002)가 개발한 것과 같은 임상 관찰 세트를 사용해 수행될 수 있다. 넓은 의미로, 기능적 활동을 하는 동안 중력에 대항하여 사용하는 근육에 초점을 맞추어 체간 (굴곡근과 신전근)의 근 긴장도를 평가할 것이다. 이것은 눈을 감고 뜬 상태에서 정위와 평형반응을 평가하는데 중요하다; 이것은 우리가 시각이 자세조절에 도움이 되는지 방해가 되는지 결정하게 한다. 시각 투적, 빠른 위치측정, 수렴은 시각 기술을 평가하는데 필요한 부가적인 정보들이다. 평가해야할 다른 것들에는 양측 대칭 움직임과 팔과 손가락의 빠른 교대 움직임이 포함된다.

자세장애는 실행증과 함께 관찰되거나 실행증 없이 관찰될 수 있다. 그러므로, 아동의 움직임이 어색하고 어둔해 보이지만, 더 많은 평가에서 작업치료사는 개념화와 계획은 실제로 좋다는 것을 발견할 것이다; 아동이 계획된 활동을 실행할 때만 어려움이 존재한다. 이 아동은 적절한 실행기능을 가지지만 자세장애가 있는 것으로 간주된다. 이와 반대로, 몇몇 아동은 자세조절과 시운동, 그리고 개념화와 계획에도 어려움을 가질 것이다.

핵심정리 (Here's the Point)

- **감각조절 장애는 감각입력의 등록과 처리 문제로 야기된다.**
- **감각에 대한 민감도는 아동의 자극의 강도와 기간에 대한 지각을 반영한다; 감각에 대한 반응은 반응의 정도에 나타난다.**
- **감각 과민반응은 감각에 대한 낮은 역치가 있을 때 관찰된다; 감각과민 아동들은 감각입력을 회피하려고 하거나 그들을 괴롭히는 감각에 부정적인 반응을 보일 것이다.**
- **감각 과소반응은 감각에 대한 높은 역치가 있을 때 관찰된다; 감각 과소반응 아동은 강하거나 장기간의 입력이 요구되고 그렇지 않고서는 그들은 낮은 각성수준, 집중력 저하, 흥미저하를 나타낼 것이다.**
- **감각 추구는 감각에 대한 높은 역치가 있을 때 관찰되고 아동들은 그들이 필요로 하는 감각을 찾는다. 이것은 충동적이고 잠재적으로 공격적인 행동을 야기한다.**
- **반응은 환경 의존적이기 때문에, 감각에 대한 반응은 하루 동안, 그리고 날마다 다르다.**

▶ **감각구별은 환경과 상호작용하면서 감각자극의 시간적, 공간적 특성을 구별하는 능력이다.**

▶ **구별 결손은 다른 감각 체계에서 다르게 나타나지만, 감각 체계에서 구별 결손은 환경으로부터 특정한 정보를 획득하고 그것의 반응을 계획하고 실행하는데 기초로 사용하는 능력을 감소시킨다.**

▶ **실행은 친숙하지 않은 목적 있는 행동을 개념화, 계획, 실행하는 능력이다.**

▶ **실행증은 개념화, 계획, 실행을 포함할 수 있고, 환경 내에서 성공적인 운동 반응 생산에 어려움을 야기한다.**

▶ **감각기반의 자세장애는 자세조절에 기여하는 체계로 (전정, 고유수용성, 시각)부터 감각입력 통합이 실패하였을 때 관찰된다.**

감각통합 기능장애의 평가와 분류

(Evaluating and Categorizing Sensory Integration Dysfunction)

감각처리의 결손을 평가하고 설명하는 것은 감각통합이론의 핵심이다. Ayres는 이 과정을 가이드하기 위해 Southern California Sensory Integration Test (SCSIT) (1972b)를 개발하였다. 이 도구는 이후에 Sensory Integration and Praxis Tests (SIPT)(Ayres, 1989)로 수정되고 재표준화되었다. SIPT는 5개 분류 (시지각, 시운동, 전정과 고유수용성, 체성감각과 실행) 안에 17개의 검사들로 구성된 신경심리학적 검사 배터리이다. 이 배터리는 4세에서 8세 11개월까지의 아동들을 샘플로 국세조사에 기초하여 표준화되었다. 이 검사 배터리의 운영은 복잡하고 이 검사를 시행하고 해석하는 것에 관심이 있는 사람은 자격과정을 거처야 한다.

SIPT는 감각처리, 양측 손 기술, 실행에 대한 풍부한 정보를 제공하고 현재 이러한 결손을 확인하기 위한 "가장 잘 표준화된" 도구이다. 이것은 우리에게 전정, 촉각, 시각 처리에 관한 자세한 정보를 제공하고; 고유수용성은 더 적은 범위에서 설명된다. 실행은 SIPT의 주요 초점이다; 이것은 신체 중심의 실행에 대한 구강, 언어, 시각적 측면을 나타낸다. 이것은 숙련된 검사자에 의해 2~2.5시간 이내에 검사되고 컴퓨터로 점수화된다. 컴퓨터 점수는 아동의 이점 뿐만 아니라 검사 점수를 해석하는 단계까지 제공한다.

SIPT의 자료 해석에 기초하여, Ayres와 동료들은 감각통합 기능장애의 유형을 정의하였다. 미국과 캐나다에 있는 학습장애 아동들과 전형적인 아동들이 요인과 집락분석의 대상이었고, 그들로부터 표준화자료를 획득하였다. 집락 그룹은 대체적으로 요인 그룹과 유사하였다; 임상 경험과 집락 연구결과의 결합과 더 많은 검사들을 통해 SIPT의 6가지 유형을 정의하였다. 다음의 것들을 포함한다 (1989).

1. 낮은 평균의 양측통합과 순서화
2. 일반화된 감각통합 기능장애
3. 시각-체성 실행증
4. 낮은 평균의 감각통합과 실행
5. 언어적 지시에 따른 실행증
6. 높은 평균의 감각통합과 실행

이러한 초기 작업을 통해, Mulligan은 폭넓은 데이터베이스를 사용하여 요인분석을 확실하게 하는 작업을 할 수 있었다 (1998, 2002). 그녀의 분석은 일반적인 감각통합 기능장애, 시지각 결손, 양측협응과 순서화 결손, 체성감각 결손의 정의를 초래하였다.

불행히도, SIPT는 나이, 인지, 주의력 또는 행동 결손과 관련된 감각통합으로 작업치료에 의뢰되는 몇몇 아동들에게는 실시할 수 없다. 게다가, 비록 이 도구가 감각처리에 관한 많은 정보들을 제공하지만, 몇몇의 경우 (예를 들어, 감각조절)에는 부가적인 정보들이 필요하다. 작업수행에서 감각처리결손을 확실히 하기 위해서도 부가적인 관찰 정보들이 필요하다. 감각처리 결손의 확인은 아동이 새롭고 친숙한 감각운동과 기능적인 활동에 참여하는 것에 대한 질적인 관찰뿐만 아니라, 부모와 교사의 보고 형식도 포함한다.

이 전에 언급되었듯이, SCSIT와 SIPT에서 확인된 감각통합 장애의 분류는 도움이 되지만, 감각처리 장애에 대한 임상적 이해를 가이드하기에는 포괄적이지 않다. 처음에 SCSIT에 대한 아동의 수행과 나중에 SIPT에 대한 아동의 수행을 임상적 관찰과 결합하여 Ayres는 **조절장애**도 확인하였다 (1972a). 조절은 우리가 감각입력을 적절한 환경적 반응에 사용할 수 있도록 감각입력이 조절되는 중추신경계 과정이다 (Miller 등, 2007). 가장 먼저 확인된 조절장애는 **감각방어로 촉각** 입력에 과민반응을 하는 것이다.

임상가들과 연구자들에 의한 지속적인 연구는 감각조절 장애에 대한 깊이 있고 폭넓은 이해를 가능하게 하였다. 현재 감각조절 장애를 확인하기 위해 사용될 수 있는 도구로는 유아와 걸음마 아기 (Dunn, 2002)와 학령기 아동의 가정 (Dunn, 1999)과 학교 (Dunn, 2006)에서, 청소년과 성인을(Brown과 Dunn, 2002) 위한 Sensory Profile (SP), 가정, 주된 교실, 학교 환경에서 학령기 아동에게 적용될 수 있는 Sensory Processing Measure (SPM)이 포함된다 (Miller-Kuhanek, Henry와 Glennon, 2007; Pharham과 Ecker, 2007). 청소년과 성인을 위한 SP는 감각처리 결손의 가능성이 있는 자들에게 적용되고, 다른 도구들은 아동의 환경에서 성인들에게 적용된다. 그러므로, 이러한 도구들로부터 감각조절에 대해 얻을 수 있는 중요한 것은 아동이 아니라, 환경에 있는 성인이다.

SIPT와 감각조절 장애를 평가하는 도구들을 사용하여 감각통합과 처리에 관한 정보를 얻는 것뿐만 아니라, 아동이 일상 과제와 특정 과제에 참여하는 것을 관찰함으로써 당신의 평가 과정에 깊이와 폭을 더할 것이다. 이 장의 앞부분에서 아동의 자세-시각 기술에 대한 학습의 필요를 언급했었다. 이것을 위한 최적의 도구는 Blanche (2002)에 의해 개발되었다. Blanche는 수많은 자세 시각 기술을 설명하는 구조화된 임상적 관찰을 개발하기 위해 Ayres의 업적을 기초로 하였다. 항목들은 체성감각, 전정, 고유수용성, 시각 처리, 운동 순서화, 제사 긴장도와 조절, 양측 통합, 움직임 기술 예견, 보호반사들을 포함한다. Blanche는 실시를 위한 가이드뿐만 아니라, 결과 해석에 사용할 수 있는 임상적 추론 모형도 만들어 제공하였다.

이러한 구조화된 관찰이외에도, 치료사들은 아동들이 그들의 일상에 참여하는 것을 관찰해야 한다. 예를 들어, 자유놀이와 놀이 활동을 할 때 아동의 선호도는 아동이 놀이를 하는 동안 실제로 사용하는 기술에 대한 정보를 제공할 수 있다. 아동이 무엇을 하는 것을 선택하고, 그들이 사용하기 위해 기술을 선택하는 것을 아는 것은 학습된 능력에 대한 정보를 제공한다.

가정이나 식장에서 식사시간 동안의 관찰은 치료사에게 그들이 통제할 수 없는 환경들에 아동이 어떻게 대처하는지에 대한 정보를 제공할 수 있다. 교실에서의 관찰은 학습이나 수업 전체에 지장을 줄 수 있는 행동들을 찾아낼 수 있다. 비구조화된 관찰은 개념화 (그 아동이 얼마나 자주 다음 놀이에 대한 제안을 하는가?), 계획 (아동이 해야 할 것을 준비할 수 있는 것과 같이 공간에서 자신의 공간과 움직임을 조직화할 수 있는가?), 감각 선호도 (아동이 그네와 같이 불안정한 것에 타는 것을 피하는가?), 공간에서 신체 자세에 대한 지식 (아동이 넘어지지 않고 사물에 쉽게 들어가고, 나가고, 주위를 움직일 수 있는가?)과 같은 정보들을 제공할 수 있다. Alan이 그의 교실이나 식당에 있을 때 당신은 무엇을 관찰할 수 있었겠는가? 당신이 그와 함께 버스를 타고 학교에 가고 다시 집에 같이 왔다면 무엇을 관찰할 수 있었겠는가?

이러한 평가의 마지막 결과는 그 아동에 대한 통합된 이해여야 한다. 이것은 아동의 요구를 동시에 만족시키면서 아동의 이점을 이용한 중재 프로그램의 발달을 야기해야 한다.

핵심정리 (Here's the Point)

▶ SIPT는 감각구별과 실행기술을 평가하기 위해 가장 잘 표준화된 도구이다.

▶ 감각조절은 SIPT에 의해 형식적인 방법으로 평가되지 않는다; 그 대신 치료사는 가족의 Sensory Profile 도구, 또는 Sensory Processing Measure 측면을 사용하는 것을 고려할 수 있을 것이다.

▶ 표준화된 도구 사용뿐만 아니라, 아동이 조직화, 비조직화된 활동에 참여하는 것을 관찰하는 것은 평가과정을 보충하고 일상생활의 배경에서 감각통합과 처리에 대한 정보를 제공할 것이다.

감각처리 장애 중재 (Intervention for Sensory Processing Disorders)

작업치료가 Ayres 감각통합 (ASI®) 접근을 사용하기 위해서 치료사는 신경과학을 행동에 적용시키는 것에 대한 확고한 이해뿐만 아니라 신경과학에 기초한 견고한 지식을 가지고 있어야 한다. 이러한 특징은 감각통합 이론의 기초이다. 이러한 지식 기초 이외에도 *ASI®는 아동 중심이고 놀이 기반이다.* 이 치료적 접근은 각 아동의 감각과 운동 요구에 맞게 짜여진 활동을 사용한다. 다른 저자들에 의해 많이 언급되었듯이, 이것은 치료를 위한 과정-지행 접근이다. 감각통합 연구 협회 (SIRC, 2007)에서 더 많은 설명을 한 바로는, ASI®는 적응반응을 요구하는 치료와 목적있는 활동을 위한 개별화된 접근을 사용한다; 치료의 아주 중요한 목표는 신경학적 처리와 조직화 문제를 향상하는 것이다.

감각처리 장애 아동을 위한 평가에서 이전에 언급되었던 것처럼 ASI®는 아동을 물리적, 사회적 환경에 연관하여 생각해야 한다; 이것은 아동을 현재의 경험과 연관하여 봐야한다. 이것이 우리가 감각조절 장애와 감각기반의 운동장애를 이해할 수 있게 한다. ASI® 중재전략은 아동의 물리적, 사회적 환경 배경을 고려할 것이고, 이 장의 앞부분에 제시되었던 생태문화 이론의 틀과 접근이 일치할 것이다. 아동은 많은 환경적 배경과 영역에서 기능해야 하고,

이 모든 것은 감각처리와 통합을 요구할 것이고, 이 모든 것은 아동에게 도전으로 다가올 것이다. 이 장의 앞부분에서 언급했던 것에 반영해 보면, 이것은 아동과 환경 사이의 적합도이고 그것은 아동에게 "적절한 도전" 인지, 또는 그 도전이 아동이 참여하는데 동기부여를 하는지 결정할 수 있을 것이다.

ASI® 중재 프로그램을 개발하는데 있어서, 치료사는 아동에게 사용가능한 평가기록들을 리뷰하는 것으로 시작하고, 이것은 어느 중재접근의 경우에도 대부분 그러하다. 아동이 환경적 상호작용과 참여에 기초가 되는 감각을 처리하고 사용하는 능력과 관련된 정보들이 세밀히 평가되고, 이것은 ASI®의 핵심이다. Parham과 동료들 (2007)은 다음과 같은 ASI®의 핵심 과정 요소들을 확인하였다.

- 촉각, 전정, 고유수용성 입력 사용을 포함하는 감각경험들의 결합
- 적절한 도전, 즉, 너무 어렵지도 너무 쉽지도 않은 도전이고, 아동이 적응반응을 나타낼 기회를 제공한다.
- 활동 선택 시 아동과 함께 한다.
- 자기조직화를 유도하는 활동들은 아동이 선택하고 행동을 계획할 때 볼 수 있다.
- 최적의 각성을 지지하는 활동과 상호작용
- 놀이 배경을 창조하는 활동과 기회
- 아동의 참여를 유도하도록 고안된 환경과 아동의 성공을 최대화하는 기회 제공
- 아동의 물리적 안전이 보장된 환경
- 아동과의 치료적 동맹을 촉진하는 치료세션은 아동의 감정을 존중하고, 아동에게 긍정적으로 전달하고, 아동과 연결되는 것처럼 보이고, 신뢰와 감정적 안전을 창조한다 (그림 24-9).

치료사의 도전은 물리적, 사회적 환경 준비, 아동으로부터 적응반응을 유도할 수 있도록 고안된 감각과 운동 활동 선택, 아동중심과 재미의 상호작용 유지하기이다. 이것들이 이루어지면, 아동의 내적동기가 유발되고, 참여가 발생하고, 아동이 감각 입력의 통합과 적응반응 생산을 반영하는 상호작용을 한다.

아동에 대한 직접적인 중재 이외에, 치료사는 가족을 협력자로 참여할 필요가 있을 것이고, 아동의 행동을 적절하게 재구성하고 가족, 학교, 지역사회 내에서 일상생활의 참여를 향상시키기 위한 효과적인 전략들을 개발하기 위해 가족을 도울 것이다.

ASI® 접근으로 치료사가 사회적 환경에 영향을 미칠 수 있는 한 가지 방법은 감각처리 장애를 이해시키기 위해 부모, 다른 중요한 성인들, 친구들을 포함하는 것이다. 부모들은 왜 자신의 아동이 껴안으면 도망가려하고 환경에서 능동적으로 상호작용하지 않는지에 대한 도움이 필요하고, 친구들 또한 설명이 필요할 것이다. 모든 환경에서 보호자와 아동이 함께 수행한 전략들은 아동의 참여가 아주 좋은 치료 접근이 될 수 있다. 다른 전문가에 의한 중재들로 인한 아동의 경과를 감시하는 것도 감각처리 장애 아동들에게 유용한 또 다른 중재 접근이다. 이러한 모든 중재 접근들이 중재 장인, 20-22에 더욱 자세히 정의되어 있다.

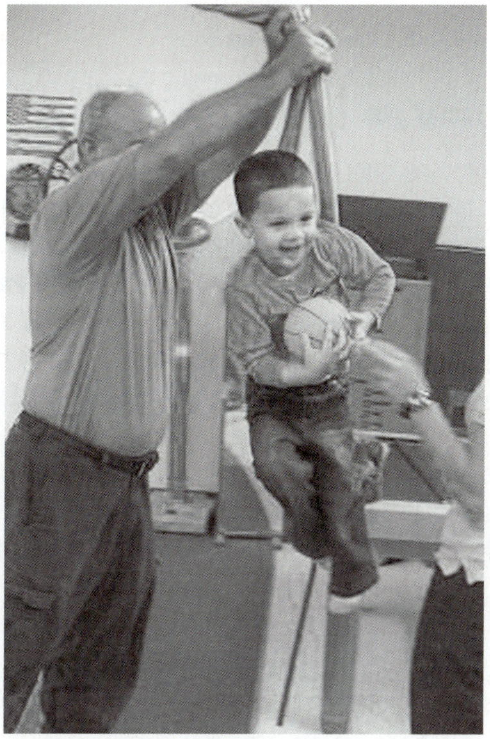

그림 24-9 작업치료/감각통합 치료는 재미있어야 한다! *(Photograph courtesy of Joseph A. Werner, OTR.)*

ASI®는 훈련을 받고 감각통합에 대한 특수교육을 받은 치료사에 의해 최적으로 수행된다. 작업치료사는 최소한 ASI® /SIPT 면허 또는 등록, 자격이 있어야 하고, 최소 5년 동안 전문가의 감독하에 ASI®를 제공한 경험이 있어야 한다. 이처럼 감각통합 기반의 전략들을 개발하기 위한 능력은 경험과 훈련으로부터 온다.

핵심정리 (Here's the Point)

- **비록 ASI®가 신경과학과 뇌신체 상호작용에 기반을 두지만, 이것은 아동-중심이고 놀이가 기반이 된다. 그러므로, 감**

임상조언 Practice Wisdom

재구성 행동

감각통합 장애 아동은 외부에서 '다르게' 보이지 않는다. 조명이 너무 밝거나 음악이 너무 크기 때문에 식료품점에서 별나게 행동하는 것처럼 보이지만, 이는 단순히 양육기술이나 부모의 조절을 통해 조절할 수 있는 것이다. 가족이 오해를 할 수도 있다. 감각을 과도하게 사용하는 "나쁜행동"을 재구성 행동하게 하면 다른 사람이 쉽게 이해할 수 있고, 부모가 느끼는 〈죄의식, 수치, 좌절감각〉을 감소시킬 수 있다. 예를 들어, 같은 부모에게 설명할 때 "식료품점의 빛은 태양에서 선글라스가 없는 느낌"이고, "누군가 귀에 비명을 지르는 듯한 소리"라고 설명하면 이해하기 쉽다. 많은 부모는 이러한 간단한 과정을 통해 삶에 큰 차이를 보이는 것으로 나타났다.

각통합과 처리장애를 이해하고 평가하고 치료하기 위한 많은 과정들 있지만, 치료가 "단지 놀이"로 보일 수 있다.

▶ 감각통합과 또 다른 것들 (예를 들어, 감각-운동)을 가능하게 하는 치료의 매개변수들에는 적절한 도전; 자기 조직화를 가이드하고 최적의 각성을 지지하는 활동들을 사용, 그리고 놀이 배경을 창조하는 기회; 아동을 참여하는 환경, 성공을 최대회, 안전을 확보; 그리고 아동의 감정을 존중하고 아동을 긍정적으로 바라보게 하는 치료사와 아동 사이의 협력.

ASI®는 직접, 간접, 상담접근을 사용해 수행될 수 있다; 종종 아동의 요구를 최적으로 만족시키기 위해 결합되어 사용된다.

중재 결과 (Outcomes of Intervention)

ASI® 접근을 사용할 때, 치료의 목표나 결과는 치료가 필요하게 한 문제점들을 반영해야 한다. *감각통합적인 기능*에 대한 개개인의 차이는 그것들이 나이에 적절한 작업에 참여하는 것을 방해할 경우에만 감각처리 장애가 된다는 것을 기억하라. 그러므로 그러한 참여를 증가시키는 것은 중요한 결과이다. 사실, 증가된 사회적 참여와 향상된 자아존중감은 Cohn, Miller와 Tickle-Degnen (2000)에 의해 보고되었고 중재에 대한 아주 가치있는 결과이다. 우리가 보았듯이, Raul은 실행증과 전정감각의 민감성으로 인해 운동장에 참여하지 못하였다. 측정 가능한 결과를 확인할 때, 그의 팀은 휴식시간에 그의 놀이 상호작용을 시작하거나 스포츠에 참여하는 능력을 고려해야 한다. 팀은 그가 달램이 필요하거나 다른 아동의 옆에서 활동에 소극적으로 참여하는지 관찰을 통해 미술활동에 대한 참여를 평가할 수 있다.

이와 유사하게, Alan의 목표는 특정한 유형의 감각입력을 "참기"가 되어서는 안되고, 능동적인 탐색으로 그룹 활동에 참여하는 능력으로 고려되어야 한다. Alan은 스스로 자신의 감각 요구를 확인하고 학교 환경에서 그의 요구를 충족 시키기 위한 전략들을 개발하기 때문에, 치료사는 그것이 적절한지 결정하고, 그것을 교육적 환경에서 사용하는지 결정하기 위해 Alan의 감각전략을 평가해야 한다.

치료사가 감각처리 장애 이외에 생각해야할 핵심은 "그래서 뭐 어떻다는 것인가"라는 질문이다, 즉, "Alan이 그의 감각처리 문제들로 인해 할 수 없었던 것 중에 수행하기 원하는 것, 또는 참여하기 원하는 것이 무엇인가?" 좋은 결과는 "그래서 뭐 어떻다는 것인가"라는 질문에 강한 대답을 한다- 대답은 가족과 아동의 요구를 고려하고, 아동이 그들의 매일의 생활 배경 안에서 자신이 하기 원하는 것을 하는 능력을 나타낼 것이다. May-Benson과 Koomar (2008)에 의해 언급된 바에 따르면, 감각통합 치료의 결과는 아주 다양하다.

핵심정리 (Here's the Point)

▶ 감각통합치료의 결과나 목적은 감각처리능력 자체의 간단한 변화가 아니라 기능의 측면에서, 그리고 작업참여에서의 변화가 고려되어야 한다.

요약 (Summary)

감각처리는 일상생활의 중요한 구성요소이다. 우리가 우리의 환경을 알아차리지 못하면, 우리는 환경 내에서 상호작용할 수 없다. 감각처리 장애는 감각입력에 대한 반응의 어려움이나 운동반응을 계획하고 실행하기 위해 감각입력을 사용하는데 어려움으로 나타날 수 있다- 이 둘은 일상활동에 참여능력 파괴에 대한 가능성이 있다. 감각통합이론은 우리가 이러한 장애들이 어떻게 중추신경계 구조와 기능에 연결되어 있는지 이해하는 것을 도와준다. 이것은 또한 우리에게 치료를 위한 기초를 제공해주고 감각통합 결손 치료에서 작업치료사의 중요한 역할을 지지한다. 우리는 감각처리 장애를 뒷받침하는 근거와 ASI® 적용에 대한 이해를 진전시킨다. 감각통합, 감각처리 장애, ASI®에 대한 더 나은 지식들의 지속적인 개발은 근거-기반의 실습으로 이끌어갈 것이다.

장난감 상자에는 무엇이 더 있나?

Koomar, J., and Friedman, B. (1992a). The hidden senses. Your balance sense. Bethesda, MD: AOTA.
Koomar, J., and Friedman, B. (1992b). T he hidden senses. Your muscle sense. Bethesda, MD: AOTA.

제이 코트마 바바라 프리드먼은 어린이에 대한 두권의 책에서 숨겨진 감각. 이 제목을 통해 아동의 애매함을 설명하는데 도움을 준다.

Ayres, A. J. (2004). Sensory integration and the child. Los Angeles: W PS. Bundy, A. C., Lane, S. J., and Murray, E. A. (1991). Sensory integrat ion theory and practice. Philadelphia: FA Davis.
Heller, S. (2002). Too loud, too bright, too fast, too tight. New York: HarperCollins.
Kranowitz, C. S. (2005). The out-of-sync child, (2nd ed.) New York : Perigee.

감각통합 처리는 많은 책에서 다루는 내용이다. 책은 부모 (예를 들어, 감각통합과 아동), 감각 문제의 표출 (너무 큰소리, 너무 밝은, 너무 빠른, 너무 꽉찬) 교사의 [(예를 들어, 동기화 되지 않은 아이들)], 치료사 (예를 들어, 감각통합이론과 실제 by Bundy. Lone. and Marry)가 많이 지필하였다. 이러한 감각의 감각처리 장애 아동을 이해하는 것은 약간 다른 접근 방식이다.

다음의 책은 작업치료사 및 감각통합 처리 장애에 대한 자신의 동료에 의해 작성되었다.

- 매우 민감한 아이
- 감각처리 장애 아동 양육: 이해 가이드 라인과 당신에게 맞는 아동 지원방법
- 진을 사랑하기 · 감각통합 기능장애와 함께 사는 가족을 위한 지지
- 아동의 스마트한 감각 향상방법
- 감각장애의 이해
- 부모를 위한 도구
- 청소년을 위한 감각통합 도구, 감각처리 전략과 촉진 헨리 작업치료 서비스
- 유아 및 미취학아동에 대한 감각전략
- 교사, 학부모, 학생을 위한 마음: 지침서는 자율적인 교제를 개발한 아이 촉진시킴
- 감각통합에 대한 교사의 질문과 대답
- 감각통합의 의미만들기
- 충분히 성취하기
- 흥미를 잃음: 감각처리 장애 아동의 흥미
- 동기화 되지 않은 아이들
- 깜짝 놀랄 아이: 감각처리 장애 아동을 위한 희망과 도움
- 감각에 민감한 아이, 행동이 조절되지 않은 딸의 실제적인 솔루션

웹사이트

다음은 모든 아동의 가족 육아사이트이다. 당신은 어린이에 대한 다양하고 유용한 정보를 찾을 수 있다.

- ComeUnity http://www.comeunity.com/disability/sensory_integration/index.html

이곳에는 감각통합 처리 장애 아동을 위한 두 개의 사이트가 있다. 두 사이트 모두 임상과 연구자료를 다루고 있다.

- Pediatric Therapy Network http://www.pediatrictherapynetwork.org/index.html
- SPD Network http://www.sinetwork.org/

참고문헌

Ahn, R. R., Miller, L. J., Milberger, S., and McIntosh, D. N. (2004). Prevalence of parents' perceptions of sensory processing disorders among kindergarten children. *American Journal of Occupational Therapy, 58*, 287–302.

Ayres, A. J. (1972a). *Sensory integration and learning disorders.* Los Angeles: Western Psychological Services.

Ayres, A. J. (1972b). *Southern California sensory integration tests.* Los Angeles, CA: Western Psychological Services.

Ayres, A. J. (1977). Effect of sensory integrative therapy on the coordination of children with choreoathetoid movements. *American Journal of Occupational Therapy, 31*, 291–293.

Ayres, A. J. (1979). *Sensory integration and the child.* Los Angeles: Western Psychological Services.

Ayres, A. J. (1989). *Sensory integration and Praxis Tests.* Los Angeles: Western Psychological Services.

Baranek, G. (2009). Sensory Experiences Questionnaire, Version 2.1. Unpublished manuscript. Division of Occupational Science, University of North Carolina at Chapel Hill.

Baranek, G. T., Chin, Y. H., Hess, L. M., Yankee, J. G., Hatton, D. D., and Hooper, S. R. (2002). Sensory processing correlates of occupational performance in children with fragile X syndrome: Preliminary findings. *American Journal of Occupational Therapy, 56*, 538–546.

Bar-Shalita, T., Vatine, J., and Parush, S. (2008). Sensory modulation disorder: A risk factor for participation in daily life activities. *Developmental Medicine & Child Neurology, 50*, 932–937.

Blanche, E. I. (2002). *Observations based on sensory integration theory.* Torrance, CA: Pediatric Therapy Network.

Brown, C., and Dunn, W. (2002). *The adolescent and adult sensory profile.* San Antonio, TX: Psychological Corporation.

Brown, G. T., Rodger, S., Brown, A., and Roever, C. (2007). A profile of Canadian pediatric occupational therapy practice. *Occupational Therapy in Health Care, 21*, 39–69.

Bundy, A. C., Lane, S. J., and Murray, E. A. (Eds.). (2002). *Sensory integration: Theory and practice* (2nd ed.). Philadelphia: FA Davis.

Bundy, A. C., Shia, S., Long Qi, L., and Miller, L. J. (2007). How does sensory processing affect play? *American Journal of Occupational Therapy 61*, 201–208.

Case-Smith, J., and Miller, H. (1999). Occupational therapy with children with pervasive developmental disorders.

American Journal of Occupational Therapy, 53, 506–513.

Cermak, S. A., and Larkin, D. (2002). *Developmental coordination disorder*. San Diego, CA: Singular Publishing Group.

Chess, S., and Thomas, A. (1991). Temperament and the concept of goodness of fit. In J. Strelau and A. Angleitner (Eds.), *Explorations in temperament: International perspectives on theory and measurement* (pp. 15–28). New York: Plenum Press.

Chess, S., and Thomas, A. (1996). *Temperament: Theory and practice*. Philadelphia: Brunner/Mazel.

Cohn, E., Miller, L. J., and Tickle-Degnen, L. (2000). Parental hopes for therapy outcomes: Children with sensory modulation disorders. *American Journal of Occupational Therapy, 53*, 489–497.

Davies, P. L., and Gavin, W. J. (2007). Validating the diagnosis of sensory processing disorders using EEG technology. *American Journal of Occupational Therapy, 61*, 176–189.

Dunbar, S. B. (1999). A child's occupational performance: Consideration of sensory processing and family context. *American Journal of Occupational Therapy, 53*, 231–235.

Dunn, W. (1994). Performance of typical children on the Sensory Profile: An item analysis. *American Journal of Occupational Therapy, 48*, 967–974.

Dunn, W. (1999). *The sensory profile manual*. San Antonio, TX: Psychological Corporation.

Dunn, W. (2001). The sensations of everyday life: Empirical, theoretical, and pragmatic considerations. *American Journal of Occupational Therapy, 55*, 608–620.

Dunn, W. (2002). *The infant/toddler sensory profile*. San Antonio, TX: Psychological Corporation.

Dunn, W. (2006). *Sensory profile school companion*. San Antonio, TX: Pearson.

Fox, N. A., and Polak, C. P (2004). The role of sensory reactivity in understanding infant temperament. In R. DelCarmen-Wiggins and A. Carter (Eds.), *Handbook of infant, toddler, and preschool mental health assessment* (pp. 105–119). New York: Oxford University Press.

Giuffrida, C. (2001). Praxis, motor planning, and motor learning. In S. Smith-Roley, E. I. Blanch, and S. C. Schaaf (Eds.), *Understanding the nature of sensory integration with diverse populations*. San Antonio: Therapy Skill Builders.

Grist, C. L., and McCord, D. M. (2010). Individual differences in preschool children: Temperament or personality? *Infant & Child Development, 19*, 264–274.

Henry, D., Kane-Wineland, M., and Swindeman, S. (2008). *Tools for tots. Sensory strategies for toddlers and preschoolers*. Glendale, AZ: Henry OT Services, Inc.

Interdisciplinary Council on Developmental and Learning Disorders. (2005). *Diagnostic manual for infancy and early childhood*. Bethesda, MD: Author.

Johnson-Ecker, C. L., and Parham, L. D. (2000). The evaluation of sensory processing: A validity study using contrasting groups. *American Journal of Occupational Therapy, 54*, 494–503.

Kagan, J. (2003). Biology, context and developmental inquiry. *Annual Review of Psychology, 54*, 1–23.

Kandel, E. R., Schwartz, J. H., and Jessell, T. M. (2000). *Principles of neural science* (4th ed.). New York: McGraw-Hill.

Kientz, M. A., and Dunn, W. (1977). A comparison of the performance of children with and without autism on the Sensory Profile. *American Journal of Occupational Therapy, 51*, 530–537.

Koomar, J., and Friedman, B. (1992a). *The hidden senses. Your balance sense*. Bethesda, MD: AOTA.

Koomar, J., and Friedman, B. (1992b). *The hidden senses. Your muscle sense*. Bethesda, MD: AOTA.

Mangeot, S. D., Miller, L. J., and McIntosh, D. N. (2001). Sensory modulation dysfunction in children with attention-deficit-hyperactivity disorder. *Developmental Medicine & Child Neurology, 43*, 399–406.

May-Benson, T. A., and Koomar, J. A. (2008). AOTA's Centennial Vision and the sensory integration frame of reference. *Sensory Integration Special Interest Section Quarterly, 31*, 1–4.

McIntosh, D. N., Miller, L. J., Shyu, V., and Hagerman, R. J. (1999). Sensory modulation disruption, electrodermal responses, and functional behaviors. *Developmental Medicine and Child Neurology, 41*, 608–615.

Miller Kuhaneck, H., Henry, D. A., and Glennon, T. J. (2007). *Sensory processing measure, main classroom and school environment forms*. Los Angeles: Western Psychological Services.

Miller, L. J., McIntosh, D. N., McGrath, J., Shyu, V., Lampe, M., Taylor, A. K., et al. (1999). Electrodermal responses to sensory stimuli in individuals with fragile X syndrome: A preliminary report. *American Journal of Medical Genetic, 83*, 268–279.

Miller, L. J., Anzalone, M. E., Lane, S. J., Cermak, S. A., and Osten, E. T. (2007). Concept evolution in sensory integration: A proposed nosology for diagnosis. *American Journal of Occupational Therapy, 61*, 135–140.

Mulligan, S. (1998). Patterns of sensory integration dysfunction: A confirmatory factor analysis. *American Journal of Occupational Therapy, 52*, 819–828.

Mulligan, S. (2000). Cluster analysis of scores of children on the sensory integration and praxis tests. *Occupational Therapy Journal of Research, 20*, 256–270.

Parham, L. D., and Ecker, C. (2007). *Sensory processing measure, home form*. Los Angeles: Western Psychological Services.

Parham, L. D., Cohn, E. S., Spitzer, S., Koomar, J., Miller, L., Burke, J., et al. (2007). Fidelity in sensory integration intervention research. *American Journal of Occupational Therapy, 61*, 216–227.

Reeves, G. D., and Cermak, S. (2001). Disorders of praxis. In A. C. Bundy, S. J. Lane, and E. A. Murray (Eds.), *Sensory integration theory and practice* (2nd ed., pp. 71–100). Philadelphia: FA Davis.

Rothbart, M. K., and Bates, J. E. (2006). Temperament. In N. Eisenberg, W. Damon, and R. M. Hoboken (Eds.), *Handbook of child psychology: Vol. 3, social, emotional, and personality development* (6th ed., pp. 99–166). Hoboken: NJ: Wiley.

Schaaf, R. C., Miller, L. J., Sewell, D., and O'Keefe, S. (2003). Children with disturbances in sensory processing: A pilot study examining the role of the parasympathetic nervous system. *American Journal of Occupational Therapy, 57*, 442–449.

Schaaf, R., and Anzalone, M. E. (2001). Sensory integration with the infant and young child. In *Understanding the nature of sensory integration with diverse populations*. San Antonio, TX: Therapy Skill Builders.

Schaaf, R. C., Miller, L. J., Seawell, D., and O'Keefe, S. (2003). Preliminary study of parasympathetic functioning in children with sensory modulation dysfunction and its relation to occupation. *American Journal of Occupational Therapy, 57*, 442–449.

Schaff, R., and Smith-Roley, S. (2006). *Sensory integration: Applying clinical reasoning to practice with diverse populations*. Austin: Pro-Ed.

Schaaf, R. C., Schoen, S. A., Smith-Roley, S., Lane, S. J., Koomar, J., and May-Benson, T. A. (2010). A frame of reference for sensory integration. In P. Kramer and J. Hinojosa (Eds.), *Frames of reference for pediatric occupational therapy* (3rd ed., pp. 99–188). Philadelphia: Wolters Kluwer.

Shumway-Cook, A., and Woollacott, M. H. (2011). *Motor control: Translating research into clinical practice* (4th ed.). Philadelphia: Lippincott, Williams, & Wilkins.

Smith-Roley, S., Blanche, E. I., and Schaaf, R. C. (2001). *Understanding the nature of sensory integration with diverse populations.* San Antonio, TX: Therapy Skill Builders.

Smith-Roley, S., Mailloux, Z., Miller-Kuhanek, H., and Glennon, T. (2007). Understanding Ayres Sensory Integration®. *OT Practice, 12*, CE-1–CE-8.

Spitzer, S., Smith-Roley, S., Clark, F., and Parham, L. D. (1996). Sensory integration: Current trends in the United States. *Scandinavian Journal of Occupational Therapy, 3*, 123–138.

Thomasgard, M. (2003). Working with challenging young children: Relations between child temperament, response to novelty and sensory processing. *Clinical Pediatrics, 42*, 197–204.

Thomasgard, M., and Metz, W. P. (2004). Promoting child social-emotional growth in primary care settings: Using a developmental approach. *Clinical Pediatrics, 43*, 119–127.

Watling, R., Deitz, J., Kanny, E. M., and McLaughlin, J. E. (1999). Current practice of occupational therapy for children with autism. *American Journal of Occupational Therapy, 53*, 498–505.

White, B. P., Mulligan, S., Merrill, K., and Wright, J. (2007). An examination of the relationship between motor and process skills and scores on the sensory profile. *American Journal of Occupational Therapy, 61*, 154–160.

Williamson, G. G., and Anzalone, M. E. (2001). *Sensory integration and self-regulation in infants and toddlers: Helping very young children interact with their environment*. Washington, DC: Zero to Three.

Williamson, G. G., Anzalone, M. E., and Hanft, B. (2000). Assessment of sensory processing, praxis, and motor performance. In S. Greenspan (Ed.), *Interdisciplinary council for developmental and learning disabilities clinical practice guidelines* (pp. 185–213). Bethesda, MD: Author.

제 25 장

25

신경운동 질환
(Neuromotor Disorders)

내가 걷는 것을 배울 수 있을까?

Chery Missiuna, Helene Polatako, Nancy Pollock, and Debra Cameron

"완벽한 세계에서는, 의복은 번거로울 수 있기 때문에 사람들은 의복 대신에 털로 덮여져 있을 것이다.

— *Roberta, 13세*

개론

목적

1. 작업치료에 의뢰되는 아동에서 일반적으로 보여 지는 신경운동 질환을 설명하라.
2. 이러한 각각의 질환들이 발달과 작업 기능에 미치는 효과를 설명하라.
3. 아동이 매일의 작업에 참여하는 능력을 향상시키는 근거-기반의 작업치료 중재를 나열하라.

서론 (Introduction)

뇌, 척수, 근육과 그들이 함께 작용하는 능력은 신경운동 질환으로 분류되는 상태를 뒷받침한다. 이 장은 신체적 수행요소에 영향을 미치고 작업에 영행을 미치는 장애를 나타내는 특정한 신경운동 질환에 대해 알아본다. 뇌성마비(CP)는 근긴장도의 변화의 영향을 보여주기 위해 설명되었고; 척추 이분증은 *감각과 마비*에 대한 어려움을 나타내고; 근이영양증과 척추*근위축*은 점진적인 근위축의 전형적인 예가 된다; 그리고 발달협응 장애는 *운동학습*과 *운동조절*의 어려움을 나타낸다. 이러한 모든 질환에서, 작업치료는 아동이 원하는 작업을 수행하는 능력과 모든 배경에 참여하는 능력을 향상시키는 것을 돕는데 초점을 둔다.

신경운동 장애의 개관 (Overview of Neuromotor Disorders)

신경운동 장애는 뇌, 척수, 근육 그리고/또는 그것들 사이의 연결에 영향을 주는 손상이나 기능장애로부터 야기된다. 비록 아동이 취학 전 나이 또는 그 이상이 되었을 때까지 몇몇 질환들은 명확하지 않지만, 신경운동 장애가 있는 모든 아동들은 자궁 내 또는 출생 직후 이러한 질환을 획득하게 된다. 몇몇 신경운동 장애들은 선천적으로 타고나고(예를 들어, 듀센 근이영양증), 몇몇은 유전적 연관 (예를 들어, 척추 이분증과 발달 협응장애)이 있으며, 몇몇은 아동이 태어날 즈음에 손상을 입어 발생한다 (예를 들어, 뇌성마비). 그러나 모든 경우에, 아동이 매일의 작업을 수행하는 능력에 영향을 주는 운동 손상이 존재할 것이다.

각각의 신경운동 장애의 심한 정도와 유병률은 장애 내에서와 장애 사이에 범위가 넓다. 예를 들어, 뇌성마비아동은 비교적 낮은 비율로 발생하고 최소한으로 영향을 받거나 수의적인 움직임 조절을 완전히 할 수 없을 수도 있다. 발달협응장애 아동은 높은 발생률을 보이고, 종종 "가볍게" 손상된 것으로 간주되고 인식되지 않거나 진단되지 않을 수도 있다. 모든 신경운동 질환에서, 존재하는 운동 손상이 경하거나 심하던 간에 없어지지 않을 것이고, 존재하는 문제원인들이 변화를 잘 받아들이지 않을 것이다. 이와 대조적으로, 신경운동 장애의 임상적 양상은 발달과정에 따라 유의하게 변할 것이다. 중재의 초점은 아동에게 필요하고 아동이 원하는 작업수행능력을 향상시키도록 돕는 것이다. 이러한 모든 초점을 수행하는데 있어서 치료사는 학습된 불용이나 구축과 같은 것들을 방지하기 위한 치료를 사용할 것이다. 상담 또는 직접적인 치료를 통해 치료는 작업수행을 강조하고 궁극적으로 아동기의 전형적인 배경에서 참여를 향상시키는 것이다.

신경운동 장애의 존재는 아동이 주의력 결핍/ 과잉행동 장애 (ADHD), 특정 언어 장애, 인지 장애, 새로운 과제 학습 어려움과 같은 하나 또는 그 이상의 발달 질환들을 가질 가능성을 증가시킨다. 비록 이러한 질환들이 공존하는 경우가 종종 있지만, 아동의 인지능력을 그들의 신체적 능력에 대한 관찰에 기초하여 추정하는 것을 피하는 것이 중요하다. 아주 심한 신경운동 장애를 가진 아동은 아주 지능적일 수 있고; 그 반대로 사실이다. 아주 경한 운동 어려움이 있는 아동이 인지적 지연이 있을 수 있다.

핵심정리 (Here's the Point)

- **신경운동 장애는 척수 또는 뇌 손상으로부터 야기되고 아동의 일상 작업수행능력에 영향을 미친다.**
- **신경운동 장애의 범위는 다양하다.**
- **신경운동 장애와 공존하는 문제들이 종종 보이지만, 치료사는 진단에 기초하여 기능을 추정하는 것을 삼가야 한다.**

뇌성마비 (Cerebral Palsy)

뇌성마비는 아동이 출생 전, 출생 시, 출생 직후에 발생하는 뇌 손상 형태에 관한 포괄적 용어이다 (Menkes와 Sarnat, 2006). 뇌성마비는 타입, 중등도, 신체 분포를 포함하는 수많은 다른 방법들로 분류할 수 있다. 중등도와

상황 25-1 Mia가 8살이 되면 어떻게 될까?

Mia는 8살이고 현재 인근학교에 다니며 3학년에 재학중이다. 그녀에게 학교에서 학문적, 자기관리 과제에서 도움을 주는 교육보조자 (EA-시간제)가 있지만, 정규 프로그램에서만 참여한다.

Mia는 제왕절개를 통해 조산아 (32주)로 태어나 태아가사 징후를 야기하게 되었다. 그녀는 신생아 중환자실에 5주 동안 있었지만 호흡기는 필요하지 않았다. 그녀의 먹기는 초기에 약한 빨기와 호흡 협응이 어려워 좋지 않았다. 그녀의 운동발달은 지

(계속)

연되었고 명확한 근긴장도 증가가 있었으며, 특히 하지에 많이 나타났다. 그녀의 한 살 생일 바로 이전에 경직성 하지마비 타입의 뇌성마비 진단을 받았다.

Mia는 진단을 받은 이후로 아동 치료센터에서 물리치료와 작업치료를 받았다. Mia의 말하기와 언어기술은 잘 발달하였고, 인지발달에서는 전형적인 성장을 보였다. Mia의 대운동 기능 분류 체계 (이 장의 뒷부분에 설명됨)는 그녀가 롤레이터 보행기를 사용해 걷고 장거리를 위해서 수동휠체어를 사용하기 때문에 levelⅢ을 받았다. 그녀의 손 기술을 더욱 좋았고, 그래서 손 능력 분류 (뒷부분에 설명됨)에서는 대부분의 물체를 조작할 수 있기 때문에 levelⅡ를 받았다. 그녀는 가정에 있는 계단은 난간을 사용해 오를 수 있지만, 더 긴 계단이 있는 학교에서는 어려워 엘리베이터를 사용한다. 그녀는 양말, 신발, 부츠를 제외하고 독립적으로 옷을 입는다. Mia는 스스로 먹고 화장실 사용하기에서 독립적이다. 그녀의 부모는 욕실로 이동시에 보조하지만 일단 욕조에 들어가면 독립적이다. 그녀는 고기 자르기, 신발 끈 묶기, 작은 단추 끼우기와 같은 몇몇 미세 운동 활동에서는 도움이 필요하다.

학교에서 Mia는 꾸준한 학문적 진보를 보였다. 그녀는 잘 읽지만 철자 쓰기와 수학에 어려움을 보이고 학년수준 이하였다. 인쇄는 아주 어렵고, 느려서 긴 문장들을 위해 작은 워드프로세서 사용을 배우기 시작했다. 그녀는 교육보조자에게 받아쓰게 하였다. Mia는 수정된 체육교육프로그램에 참여하였지만 3학년 교육과정에 참여하였다. 사회적으로 그녀는 친구들에게 잘 받아들여졌고 꽤 지속적으로 노는 2명의 친구가 있다.

취학 전 나이에 작업치료사는 Mia와 부모와 함께 그녀의 일상생활 독립성 발달을 위해 도왔고, 물리치료사는 그녀의 기동성 발달에 초점을 맞추었다. Mia의 치료팀은 가족-중심 기능적 치료 접근을 사용하였다. Mia의 부모는 캐나다 작업수행 측정(COPM) 면담을 하였고, Mia가 숟가락으로 먹기, 옷입기와 욕조에서 혼자 씻기에서 독립성이 더욱 향상되는 것이 그들의 가장 우선순위라는 것을 확인하였다. 다음 단계는 그녀의 가정환경에서 이러한 활동들을 수행하는 것을 비디오 녹화하였다. 그런 다음 작업치료사와 부모는 함께 비디오테입을 보고 Mia의 과제와 환경에서 어떤 요인이 그녀의 수행을 지지하고 방해하는지에 대한 브레인스토밍을 하였다. 그런 다음 작업치료는 몇몇 요인들에 대한 변화를 시작할 수 있고 어느 것이 Mia의 목적 달성을 위해 도움을 주었는지 평가한다.

예를 들어, Mia는 그녀가 스푼으로 먹으려고 할 때 머리를 폄 방향으로 밀려고 하며 하지의 근긴장도가 증가하여 테이블에서 다른 방법의 자세가 요구된다. 그래서 그녀의 앉기는 더욱 직립 자세로 앉게 하게 위해 조정되었다. 그녀가 숟가락질을 할 때 미끄러지지 않게 하기 위해 무거운 접시와 손잡이가 두꺼운 숟가락을 사용하였다. Mia는 초기에 요거트와 푸딩같은 부드러운 재질의 음식을 성공적으로 먹었고, 그 성공은 그녀가 수프와 야채와 같은 더욱 도전적인 음식으로 나아가도록 촉진하였다.

Mia가 학교에 입학한 후, 초점은 학문적 준비의 발달과 학교생활 동안 참여하는 능력과 같은 새로운 환경에서 그녀의 독립성이었다. 학교 입학 이전에, 작업치료는 학교 접근성 영향 평가를 실시하였고 Mia가 모든 지역에 접근할 수 있다고 확인하였다. 그녀는 Mia의 선생님과 교육보조자에게 그들이 무엇을 예상할 수 있고 Mia의 기술과 참여 향상을 위해 어떻게 도울지에 대한 교육을 하였다. Mia의 작업치료는 Mia를 보조하는 학교에서의 자세, 도구 사용, 테크놀로지와 교실 수정에 대한 정보제공을 위해 계속되었다.

다른 사지의 손상은 아동마다 아주 다양할 수 있고 한 아동에 있어서 그것은 살아가면서 변하지 않는다 (Moe, Benke와 Bernard, 2007).

원인과 유병률

뇌성마비에서 뇌손상은 보통 유아가 산소를 충분히 받지 못하는 동안 저산소증이 야기되어 발생하고, 뇌세포 죽음을 야기한다. 이것은 출생 전 (예를 들어, 태반의 부적절함, 독소 또는 감염으로 인해), 출생 시(예를 들어, 조산, 출산 동안 태아의 목에 탯줄이 감김, 또는 출산 외상), 출생 후 (예를 들어, 사고의 결과와 뇌손상의 결과) 발생할 수 있다 (Miller, 1998). 전통적으로 뇌성마비는 유아기동안 발생한 뇌손상을 말하고; 만약 아동의 뇌손상이 유아 이후에도 지속된다면, 이것은 보통 후천적 또는 외상성 뇌 손상으로 불린다. 모든 부유한 선진국들에서 뇌성마비의 유병률은 수십년 동안 출생아 1000명당 2.5~3명이었다. 비록 출산 전과 산후 관리가 향상되었더라도, 생존한 유아는 아주 낮은 체중으로 뇌성마비 위험이 높은 것은 유병률이 지속적으로 유지되었다는 것을 의미한다 (Cans, 2000).

분류

뇌성마비는 전형적으로 3가지 분류로 나뉜다: 운동 손상의 유형; 손상의 심한 정도; 신체에 손상 분포.

유형

뇌성마비의 가장 일반적인 유형은 **경직성 뇌성마비**이다. 이것은 상황 25-1에 설명된 Mia에게 진단된 뇌성마비 유형이다. 경직성 뇌성마비는 **과긴장** (증가된 근 긴장도)과

과반사 (증가된 반사반응의 강도)가 모두 존재할 때 사용된다. 과긴장은 사지뿐만 아니라 자세 근육에서도 보일 수 있다. 이 장애는 대부분 뇌피질 영역의 손상이나 피질영역으로 또는 피질영역에서의 백질투사로 인해 야기된다. 경직성 뇌성마비 아동은 다양한 분포와 손상 정도를 보인다. 예를 들어, 하나의 팔만 아주 경하게 손상될 수 있다. 경직이 심하면 아동은 아주 많은 노력으로 천천히 움직인다. 그들의 근긴장도는, 특히 손상된 사지에서 노력을 하면 증가한다. 그들은 신체의 한 부분을 다른 부분으로부터 분리된 움직임을 하는 것이 어렵고 전체적인 움직임 패턴을 보인다. 예를 들어, 경직성 뇌성마비 아동은 보통 주관절 굴곡과 손목관절폄을 결합한 움직임을 할 수 없을 것이다; 대신에, 주관절과 손목관절, 손가락들이 모두 굴곡될 것이다. 이러한 움직임 패턴은 아동들마다 다양하지만 표 25-1에 설명된 것처럼 전형적인 패턴이 있다.

운동장애성 뇌성마비는 무정위 운동증 (지속적인 느린 움직임, 비틀림 움직임, 전형적으로 손과 발), **무도병** (불규칙적, 사이나 안면근육의 경련성 불수의적 움직임), **근긴장이상** (비정상 근긴장도 상태, 너무 과하거나 부적절하거나)을 포함한다. 운동장애성 뇌성마비는 종종 뇌의 기저핵과 시상부분의 손상으로 야기된다. 경직형 뇌성마비와는 반대로, 운동장애성 뇌성마비 아동은 보통 **저긴장**을 가진다. 그들은 아주 원시적인 반사 패턴을 가지고, 종종 안면과 구강 운동에 많은 침범을 보이고 느리고, 비틀거리는 움직임을 나타낸다 (Miller, 2007).

실조성 뇌성마비는 소뇌에서 지시하고 역시 저긴장을 나타낸다. 아동의 움직임은 비협응적이고 갑자기 움직이는 것을 보인다. 실조성 뇌성마비 아동은 특히 목표 움직임에 어려움이 있다 (Miller, 1998).

표 25-1 ● 경직성 뇌성마비에서 전형적인 움직임 패턴

움직임 패턴	설명
상지 움직임 패턴	어깨관절 올림, 모음, 가쪽회전 팔꿉관절 굽힘과 아래팔 엎침 손목, 손가락, 엄지 굽힘
다리 움직임 패턴	엉덩관절 올림, 가쪽회전 무릎관절은 굽힘되거나 폄되어 있음 발목관절 발바닥굽힘과 발 엎침

심한 정도

"경증", "중등도", "중증"과 같은 역사적 용어들은 심한 정도를 나타내기 위해 일반적으로 사용되어 왔다. 비록 이러한 용어들이 설명적이지만 아주 주관적이고 임상실습과 연구에서 용어 통일을 적용하기에는 어려움을 초래한다. 분류체계인 대운동 기능 분류 체계 (GMFCS) (Palisano, Rosenbaum, Walter, Russell, Wood와 Galuppi, 1997)는 이러한 제한점들을 극복하기 위해 개발되었다 (표 25-2). 이 체계는 아동의 기능적 운동 수행에 기초하여 5 단계의 분류를 사용한다. 상황 25-1의 Mia는 level Ⅲ으로 분류되었고, 이것은 그녀가 걸을 수 있지만 보조도구가 필요한 것을 나타낸다.

아동의 손 사용을 나타내기 위해 GMFCS를 모델로 하여 비슷한 분류 체계인 손 사용 분류 체계 (MACS) (Eliasson 등, 2006)가 최근에 개발되었다. MACS는 아동이 쉽

표 25-2 ● 6-12세 아동의 기능적 운동 수행에 대한 요약

LEVEL	기능적 운동 수행에 대한 설명
	대운동 기능 분류 체계의 각 레벨
I	제한 없이 걷기; 더욱 진보된 대운동 기술에서 제한이 있음
II	보조도구 없이 걷기; 실외와 지역사회에서 걸을 때 제한 있음
III	보조 이동 도구 사용하여 걷기; 실외와 지역사회에서 걸을 때 제한 있음
IV	자가 이동 시 제한 있음; 아동은 실외와 지역사회에서 이동되거나 전동 이동기구 사용
V	보조 공학을 사용해도, 자가 이동이 심하게 제한됨
	뇌성마비 아동의 손 사용능력 분류체계의 각 레벨
I	사물을 쉽고 성공적으로 다룸
II	다소 감소된 수행의 질 그리고/또는 속도로 대부분의 사물을 다룸
III	사물 다루기가 어려움; 준비 그리고/또는 활동 조정에 도움이 필요함
IV	적응된 상황에서 쉽게 관리된 사물만 다룸
V	사물을 다루지 못하고 간단한 행동 수행도 심하게 제한됨

게 뻗을 수 있는 곳에 놓여진 물체를 다루는 능력을 분류하기 위해 고안되었다. 이것은 아동이, 매일의 기능적인 과제에서 나타내는 전형적인 능력에 초점을 둔다. MACS는 전문가 패널의 합의과정을 거쳐 개발되었고 그런 다음 부모와 치료사로부터 실기 시험을 시행하였다. 지금까지의 연구는 MACS가 4~8세 까지의 아동에게 사용될 수 있다는 것을 나타낸다. 이것은 아주 신뢰할 만하고, GMFCS와 중등도 관련을 보여준다.

분포

신체의 한쪽 부분이 대한 어려움을 보이는 아동은 **편마비**로 간주된다. 만약 그들의 다리가 팔보다 더 손상되었다면, 그들은 **하지마비**이다. 상지하지보다 심하거나 똑같이 손상되었으면 **사지마비**로 불린다 (Miller, 2007).

손상

뇌성마비는 비진행성 장애이다; 즉, 원래의 뇌 손상은 악화되지 않는다. 그러나 관절 구축과 호흡 제한과 같은 합병증의 발생으로 아동의 능력은 시간이 갈수록 퇴행할 것이다 (Bax 등, 2005). 뇌성마비로 야기되는 주요 손상은 운동과 자세 기능이다. 뇌성마비 아동은 비전형적인 운동 발달을 보이고, 뇌성마비 유형에 따라 독립적으로 걷지 못할 수도 있다 (그림 25-1). 뇌성마비와 연관된 높은 비율의 동반질환이 있다; 뇌성마비 아동의 1/3이 간질을 가지고, 많은 수가 전반적인 발달 지연, 학습장애 그리고/또는 다른 인지 손상을 가진다. 청력과 시력 소실 또는 지각 결손도 종종 나타난다.

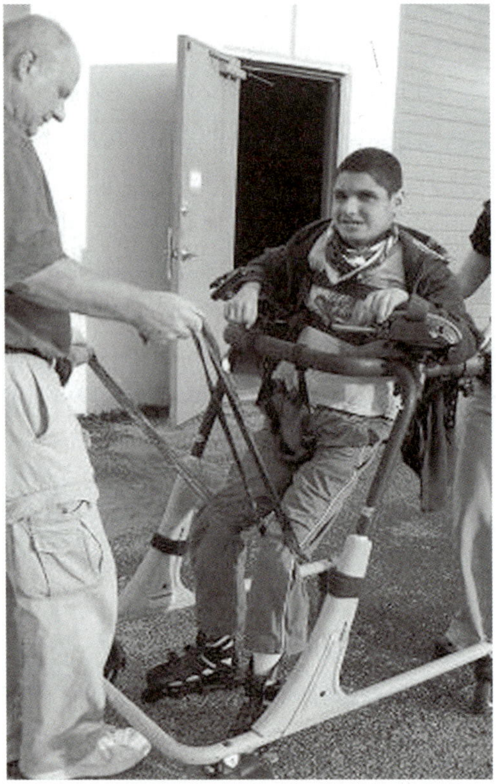

그림 25-1 뇌성마비 청소년의 다리 움직임을 촉진하기 위해 작업치료사가 롤러 블레이드와 다리 벨트를 사용한다.

뇌성마비는 보통 생후 1년 이내에 발견된다. 아동이 경하게 손상되었다면 이것은 아동이 중력에 대항하여 움직이기 (예를 들어, 구르기 또는 앉기) 이전까지 명확히 나타나지 않을 것이다. 더욱 심하게 손상된 아동은 보통 더욱 일찍 진단될 것이다 (Menke와 Sarnat, 2006).

모든 유형의 뇌성마비는 자세 **근 긴장도**에 손상을 야기한다. 근긴장도는 우리 근육의 휴식 상태이다. 뇌는 우리 근육에 수축을 준비하기 위한 상태로 유지하라는 신호를 지속적으로 보낸다. 근긴장도는 정상 근긴장도를 가운데로 하여 과긴장은 한쪽 끝, 저 긴장은 다른 한쪽 끝으로 하는 연속체에 있다. 부드럽고, 정확하고, 협응된 방법으로 움직이기 위해서, 우리의 근긴장도는 이 분포의 중간 부분에 있어야 한다. 우리의 휴식 근 긴장도는 중력에 대항하여 직립자세를 유지할 수 있도록 도와주고 움직이기 위한 안정적인 기저를 제공한다.

증명하라!

GMFCS와 MACS 분류시스템

이것은 신뢰성과 타당성이 매우 중요하다. GMFCS와 MASS 분류시스템은 모두 역사가 깊다. GMFCS에 대한 최신 연구를 살펴보면, 신뢰성-사용성 및 유효성의 실질적인 증거에 의해 뒷받침된다. (Palisano, Rosenbaum, Walter, Russell, Wood and Galuppi, 1997; Liu, Thawinchain, Palisano and Valvano, 1998; Woods and Rosenbaum, 2000; Morris and Bartlett, 2004; Rosenbaum, Palisano, Bartlett, Galuppi, and Russell, 2008). 최근에는 확장 및 수정된 GMFCS (GMFCS-E&R)의 초기 버전의 내용의 타당성이 검토되었고, 델파이조사를 통해 조사하였다. 7개국에서 치료 선명도 및 항목의 정확성을 합의하였고, 기능과 성능을 구별하는 이 도구의 기능을 측정하기 위해 델파이조사에 참여했다. MACS는 높은 점수로 (Morris, Kurinczuk, Fitzpatrick, and Rosenbaum 2006), 유효성과 신뢰도가 있는 것으로 나타났다 (Eliasson et al., 2006). 또한 MACS와 GMFCS는 높은 상관 관계를 보인다 (Carnahan, Arner, and Hagglund, 2007).

작업 기능

뇌성마비와 이와 관련된 문제들은 수많은 발달 영역에서 어려움을 야기할 수 있다. 이전에 언급되었듯이, 운동 발달은 항상 영향을 받는다. 다른 발달 영역에서도 문제들이 확인되었다. 뇌성마비 아동은 발달이 느리고, 비전형적인 움직임 패턴을 보이거나, 아주 원시적인 발달 수준 이외에 진전이 없을 것이다. 많은 아동들이 **사시** (한쪽 눈이 다른 쪽에 비해 정렬이 편위됨), 시각 추적 문제, 시야 결손, **안구진탕** (머리 움직임에 대한 눈의 반사반응), 굴절이상과 같은 시각 장애를 가진다. 청력 소실도 나타날 것이다. 감소된 감각은 경직형 편마비 손에서 일반적이다. 말하기를 위한 호흡 협응과 삼킴문제, **눌어증** (단어 발음하기 어려움), **실어증** (말하기, 쓰기 또는 단어 의미 이해하기 능력의 부분적 또는 전반적 손상), 또는 언어발달 저하를 포함하는 언어 문제도 종종 발생한다. 뇌성마비의 심한 정도에 따라 발생률은 다양하지만, 인지도 종종 손상된다. 인지 손상은 간질과 연관된 뇌성마비의 경우 더욱 잘 발생한다. 심한 형태의 뇌성마비 아동은 먹기 문제, 호흡기 합병증, 기형과 구축과 같은 정형외과적 결과로 인해 성장이 지연되고 부적절한 영양 섭취를 보일 것이다.

신체 체계 수준에서의 많은 잠재적인 손상들로 인해, 아동의 수행기술, 활동과 참여는 종종 영향을 받는다. 많은 뇌성마비 아동들은 옷 입기, 화장실 이용하기, 먹기와 같은 자조 관리 기술의 발달이 느리다. 그들은 종종 이동성에 제한을 가지며 보조기, 보행기, 그리고/또는 휠체어가 필요할 것이다. 놀이와 사회적 상호작용이 저하될 수 있고 뇌성마비 아동은 종종 특수교육 서비스가 요구된다. 뇌성마비의 다양상과 복잡성으로 인해 중재를 위한 팀 접근이 항상 필요하다. 뇌성마비 아동의 가족들은 현재의 아동 문제에 관한 의학적, 치료적 관리뿐만 아니라 상당한 지지와 자원들이 요구된다 (Miller, 1998)

핵심정리 (Here's the Point)

- **뇌성마비는 출생 전, 출생 시, 출생 이후 발생하는 뇌 손상으로부터 야기된다.**
- **손상의 정도와 다른 사지의 손상은 아주 다양할 수 있지만, 어느 아동에게서도 살아가는 동안 변하지 않는다.**
- **운동손상이 작업수행기술 획득을 방해하기 때문에 뇌성마비에 의해 다양한 영역의 작업수행이 영향을 받을 수 있다.**

척추 이분증 (Spina Bifida)

척추 이분증은 자궁 내에서 발생하는 **신경관 결손** (NTD)으로부터 야기된다. NDT는 임신 4주째에 신경관이 닫히

상황 25-2 Ashley가 8살이 되면 어떻게 될까?

Ashley는 휠체어를 사용해 이동하는 8살 소녀이다. 그녀는 4살인 남동생 John이 있다. 가족은 2층 집에 살고 모든 침실은 2층에 있다. Ashley는 수막척수류와 낭포성 척추이분증이다. Ashley는 아주 작고, 그래서 계단을 오르내릴 때 부모님이 안아서 이동시킨다; 그러나, 이것은 그녀가 2층에 있을 때는 휠체어를 사용할 수 없다는 것을 의미한다. 대신에, 그녀는 "난투벌이기"를 좋아하는 남동생이 그녀에게 해를 끼칠 수도 있는 2층에서 "엉덩방아를 찧는다". Ashley는 L1 이하에 감각이 없어서 그녀의 다리가 위험한 자세에 있어도 알아채지 못하여 골절의 위험이 아주 높다. 그녀의 엄마는 정기적으로 그녀의 다리의 욕창을 체크하고, 만약 욕창이 생겼을 때는 치유 시간이 오래 걸린다.

Ashley의 부모님은 일상생활에서 그녀가 더욱 독립적일 수 있도록 장려하지만, 아침시간에 버스를 제 시간에 타기 위해 바쁠 때는 이렇게 하는 것이 어렵다는 것을 알았다. Ashley는 상의를 입을 수 있지만 경한 미세 운동 문제로 인해 단추 잠그기가 힘들다. 그녀의 다리를 움직이기 위해서 도움이 필요하기 때문에, 그녀의 발에 팔을 뻗는데 어려움이 있고 바지를 올리기 위해서 구르기를 해야 한다.

Ashley는 스스로 카테터 삽입하는 것을 배웠지만 세면실에 가기 위해서는 감독과 암시가 필요하다; 종종 그녀는 잊어버리고 실수를 한다. 그녀는 배변활동을 위해 기저귀를 착용하고 아직 규칙적이지 않다. 감소된 감각으로 인해 배변실수는 학교에서도 발생한다. 저학년에서는 이것이 많은 문제가 되지 않았지만, 현재 동급생들은 그녀가 기저귀를 차기 때문에 그녀를 "냄새나는 엉덩이"와"아기"로 부르기 시작하였다.

Ashley은 현재까지 학교에서 잘 했지만, 수학, 읽기, 이해하기, 인쇄가 점점 어려워지기 시작하였다. 학교는 그녀에게 가까운 미래에 그녀의 과제 학습의 이점과 어려움들을 확인하기 위해 세밀한 심리교육 평가를 받기를 제안하였다.

Ashley는 친근하고 수다스럽고, 종종 어른들과 다른 동급생들과 사회적 대화를 시작한다. 그러나 휴식시간에는 버둥거린다. Ashley는 휴식을 위해 코트를 입고 밖으로 나가기 위해서는 도움이 필요하다. 저학년에는, 다른 소녀들이 보통 그녀와 관계를 맺고 그녀를 밀어주거나 옷을 입혀주는 것을 즐겼다. 이제 사회적 상호작용 과정이 다르고, 친구들이 그녀를 잘 돕

지 않으려고 한다. 게다가, 비록 운동장 접근이 가능하더라도, 그녀의 친구들이 그녀를 포함시키기 위해서는 엄청난 노력이 필요하다는 것을 알기 때문에 Ashley는 종종 게임으로부터 간과되거나 제외된다. 특히 그러한 게임이 기구나 달리기를 포함할 때 그러하다. 비록 학교에서 몇몇 친구들이 있더라도 Ashley는 교육과정외 활동에는 포함되지 않는다. 그녀는 대부분의 여가시간을 그녀의 남동생과 놀거나 TV를 보며 보낸다.

Ashley는 자신이 학교에서 더욱 독립적으로 옷을 입기를 원한다고 말했고, 치료사는 그녀의 목표를 위해 돕기 위해서 과제중심 지도 (TSI)를 사용하기로 결정했다. 과제는 몇 개의 부분들로 나눠지고 Ashley는 어떤 요소들이 혼자 할 수 있고, 어떤 요소들이 어려운지 확인하는 것에 대한 도움을 받았다. 그런 다음 치료사는 Ashley가 더욱 어려워하는 운동기술 수행 방법을 가르치기 위한 직접적인 가르침 접근을 사용하였다. Ashley의 경우에 코트 입기, 단추 관리하기와 부츠신기와 같은 과제들이 포함된다. 치료사는 Ashley가 가장 잘 반응하는 언어적 암시를 사용한 가르침 전략을 사용하기로 하였다. 그들은 함께 Ashley에게 가장 적합한 옷입기 방법을 탐색하였다. 치료사는 그녀의 움직임 패턴을 분석하고 Ashley에게 가장 효과적인 운동패턴을 시도하기 위한 가르침과 피드백을 제공함으로써 가장 적합한 접근법을 제시하였다. 과제 중심 지도 원리를 유지하면서, Ashley는 우선 그러한 요소들을 위해 노력하여 성공적으로 할 수 있으면 이러한 성공을 더욱 어려운 과제에서도 할 수 있도록 하였다.

지 않는 것을 포함하는 모든 선천적인 결손으로 정의된다. 이러한 결손들은 뇌에서 천골에 이르는 척수 어디에서든지 발생할 수 있으며 가장 일반적인 심한 출생 손상으로 간주된다. 신경관 결손은 유전적, 환경적 요인에 의해 야기된다. 손상 수준과 손상된 신경조직의 정도에 따라 그 영향은 무시해도 될 정도이거나 아주 심할 수 있다. 손상부위 이하는 보통 마비된다.

원인과 유병률

척추 이분증은 가장 일반적인 신경관 결손이지만 그 원인은 잘 알려지지 않았다. 척추 이분증의 유병률은 현재 선진국에서는 아주 낮지만, 출생인구 2,000명당 1명 정도로 보인다. 척추 이분증은 아주 흔하지만 빵과 씨리얼에 엽산을 첨가함으로써 신경관결손은 현재 아주 낮은 빈도로 발생한다. 척추 이분증은 소년보다 소녀에서 더욱 자주 발생하고, 이 질환에 대한 유전적 소인이 있다. 임신 16주에 출산 전 판별은 75%~80%의 **척수막 척수탈출증**을 확인할 수 있다.

분류

2가지 유형의 척추 이분증이 있다: **잠재 척추 이분증**과 **낭포성 척추 이분증**이다. 잠재 척추 이분증은 척추 이분증의 가장 경한 형태이고 추골궁의 하나 또는 그 이상에 구멍이 있을 때 발생하지만, 척수와 뇌척수막은 추골관 내에 유지된다. 잠재 척추 이분증에서 신경학적 증상이 있고 없고는 결합되지 않은 척추의 개수에 의존한다. 하나의 척추만 손상되었다면, 임상적 증상이나 신경학적 문제가 없을 것이다. 대략 10%의 일반적인 인구가 발달 중 이러한 변수를 가진다. 그러나, 몇몇 척추가 손상되면, 방광 그리고/또는 운동 문제가 발생할 수 있다.

낭포성 척추 이분증은 추골궁을 통해 척수와 뇌척수막의 실제적인 돌출이 있을 때 발생한다. 낭포성 척추 이분증은 2가지 형태를 가진다. **수막류**에서는, 척추의 추골궁의 결손에서의 돌출은 뇌수막과 뇌척수액만을 포함한다. 더욱 일반적이고 심각한 형태인 **척수 수막류**에서는, 뇌수막과 뇌척수액과 함께 척수가 돌출된다. 돌출은 척수의 어느 부분에서든지 발생할 수 있지만, 요추 부분에서 가장 일반적이다.

손상

낭포성 척추 이분증 아동은 다양한 수술과 중재가 필요하다. 수술은 감염의 위험을 감소시키기 위해 출생 이후 24~48시간 이내에 개방된 결손을 위해 시행되어야 한다. 수술을 하지 않고서는 20%의 아동만이 2살까지 생존할 것이다. 수술 받은 아동들은 비교적 정상적인 삶의 기간을 살지만, 삶의 시간 중 약 99%정도에서 손상이 발생한다. 태아 수술의 발전은 비록 수술에 대한 이점이 다소 논쟁적이지만 의사들이 몇몇 결손에 대한 치료를 가능하게 하였다. 초기 효과적인 척추 부위 봉합과 **수두증**관리 (머리속의 압력 증가와 뇌실 크기 증가를 야기시키는 뇌척수액의 증가)를 위한 션팅, 신장 손상 예방을 위한 방법들의 증가의 결합은, 척추 이분증 아동의 전반적인 생존률을 1956년에 10%에서 1985년에 90%로 증가시켰다. 미국의 연구 보고는 척추 이분증 유아의 처음 1년 동안의 생존률은 92%이고, **뇌낭류**가 있는 유아의 생존률은 79%라고 한다 (Bol, COllins와 Kirby, 2006).

증명하라!

태아수술

조기 발견을 통한 신경관 수정 태아수술은 매우 발전했다. 그러나 장기적인 추적 연구는 평가되지 않고 있고, 예상되는 결과는 좋지 않을 수도 있다. 밝혀진 장점으로는 후뇌 탈출의 반전, 뇌수종 시 션트 배치의 감소의 필요성과 가능성이다. 그러나 이러한 잠재적인 선택의 효과는 질문의 결과에 따라 나타난다 (Adzick, 2010; Sutton, 2008). 이에 대한 무작위 전향보험이 시작되었고 2010년에 완료될 예정이다.

척추 이분증 아동은 아놀드 키아리 유형 Ⅱ기형을 가지고 있기 때문에, 약 85%~90% 정도는 수두증으로 발달한다. 이 기형은 소뇌와 뇌간 부위가 척수 속으로 하향 탈출하는 특징을 보인다. 대부분의 아동들은 증상이 완화된다; 약 1/3의 아동이 증상을 계속해서 나타내고 치명적인 결과에 이를 것이다. 수두증은 과도한 뇌척수액을 뇌에서 복부로 빼내는 션트를 수술적으로 삽입함으로써 완화된다. 기능부전과 감염은 션트로 인해 발생하는 2가지 일반적인 문제이고 션트 교체가 요구된다.

작업 기능

척추 이분증이 아동의 기능에 미치는 영향은 손상 부위와 신경 손상의 범위에 따라 다르다. 척추 이분증과 관련된 주요 문제들에는 손상된 신경학적 수준 이하의 근력, 이동성, 감각 소실이 포함된다. 이러한 문제 중 많은 부분이 상황 25-2에 설명된 Ashley에서 보여질 수 있다. 손상 수준에 따라 대장과 방광 조절도 손상될 수 있다. 클럽 풋과 고관절 형성장애와 같은 엉덩관절, 무릎관절, 발의 기형도 일반적으로 언급된다.

척추 이분증 아동은 척추 수준에 따라 걸을 수도 있고 걷지 못할 수도 있다. 낮은 수준의 손상 아동 (하부 요추와 천추 수준)들은 보통 독립적으로 걸을 수 있지만 보조기나 목발이 필요할 것이다. 중간 수준의 손상 아동들 (중간부 요추)은 전형적으로 짧은 거리에서 조차도 보조기, 케이블이나 보행기와 같은 보조기 필요할 것이다.

척추 이분증 아동은 신경학적 손상 수준 이하의 감각과 근력 저하를 나타낼 것이다. 이러한 감각 저하로 인해, **욕창성 궤양**이 자주 발생한다. 많은 척추 이분증 아동들의 발과 엉덩이와 같은 체중 지지 면은 통증에 둔감하다; 그러므로 아동들은 그들이 절대 느끼지 못하는 손상들이 지속될 것이다. 상황 25-2에 설명된 Ashley는 이러한 손상의 위험이 있었고, 그녀 어머니의 피부보존에 대한 주의를 필요하게 만들었다. 감소된 움직임, 종창, **심부정맥혈전증** (심부정맥에 혈전의 발달)은 피부 파괴에 기여할 수 있다. 이러한 문제점들은 청소년기에 더욱 빈번히 발생하고, 만약 초기에 잡히지 않으면 장기간 입원을 초래할 수 있다. 척추 이분증 아동들은 친구들과 학교 운동장게임 능력 부족, 여가 시설에 접근성 부족 또는 휠체어 이동에 어려움과 같은 참여에 대해 사회적 장애물도 만나게 될 수도있다.

척추 이분증 아동은 정상 지능을 가지지만, 이와 관련된 뇌와 척수 이상은 학습에도 영향을 미칠 수 있다. 아동들은 시지각 운동기술, 주의력, 기억, 조직화 기술과 수적 추론에서 문제들을 경험할 것이다. 상황 25-2에 설명된 Ashley에서, Ashley는 시지각과 미세운동 기술에서 어려움이 생기기 시작했다. 학교에서의 요구들이 더욱 엄격해질수록 그들의 문제점들은 더욱 분명히 나타날 것이다.

척추 이분증 아동은 아주 진보된 것처럼 보이는 표현 언어를 보일 것이다; 그들은 말하기는 잘 하지만 완전하고 의미있는 설명이나 완전한 이해를 하는데 어려움을 보이므로, 그들의 말하기는 종종 "앵무새 말하기"로 묘사된다. 그들은 쉽게 산만해지고 가만히 있지 못하고 말하거나 본 것을 기억하는데 문제가 있다. 그들은 종종 비조직화되고 순서대로 유지하는데 어려움을 보이고 종종 결정을 내리고 문제를 푸는데 어려움을 보인다.

핵심정리 (Here's the Point)

➤ **척추 이분증은 자궁 내에서 발생하는 신경관 결손에 의해 야기된다.**

➤ **손상수준과 손상된 신경조직의 양에 따라 그 영향은 무시해도 좋거나 아주 심각할 수 있다. 손상 수준 이하는 보통 마비되어 있다.**

➤ **척추 이분증은 신체 구조와 기능적 수준에 다양한 결손을 야기할 수 있다. 그 결과 작업수행과 참여의 다양한 영역이 잠재적으로 손상된다.**

근이영양증과 척추근위축
(Muscular Dystrophy and Spinal Muscular Atrophy)

근이영양증 (MD)과 **척추근위축** (SMA)은 2가지 특수하지

상황 25-3 Alex에게 8살은 어떤 의미인가?

Alex가 세 번째 생일 바로 이전에 그의 부모님은 그를 의사에게 데려갔다. 그들은 Alex가 발을 헛디디고 잘 넘어지는 것에 대한 걱정을 하였다. 근 생체조직검사 결과, Alex가 듀센형 근이영양증이라는 것이 확인되었다. 가족들은 그 소식에 대해 엄청난 충격을 받았다. 그러나 의사는 최근의 코티코스테로이드 치료는 이러한 질환의 진행을 지연시키는데 효과적이라고 설명하며 가족에게 희망을 주었다. 유명한 연구는 전통적으로 사용되지만, 체중증가의 부작용이 없는 프레드니손과 유사한 티플라자코트 약물을 제시하였다. Alex의 부모님은 이 질환의 퇴화하는 것을 받아들이기 어려워하였고, 그를 약물치료 하게 하는 것도 조심하였다. 그러나 그들은 이 선택에 대해 다시 고려하기 시작하였다.

Alex는 8살이다. 몇 년 동안 그는 그의 기능적 능력에 많은 변화들을 경험하였다. 특히, Alex는 걷기가 더욱 어려워졌다. 지역사회에서 장거리 여행을 할 때, 그의 지구력은 제한되었고 종종 휴식을 위해 멈춰 앉아있어야 했다. 그는 종종 넘어지는 것도 경험하였고 (하루에 한 두 번씩), 그것은 아주 갑자기 일어나고 Alex와 관찰자들에게 아주 놀라는 일이 될 수 있다. Alex는 그의 손을 허벅지에 두고 독립적으로 일어설 수 있었다. 그러나 최근 몇 달 동안, Alex는 자신이 넘어진 뒤, 다시 일어날 때 가구를 사용하거나 다른 사람의 도움을 요청하는 것을 발견하였다.

Alex는 계단을 이용하는데도 더욱 많은 어려움을 가지게 되었다. 그는 같은 쪽 난간을 두 손으로 잡고 계단을 올라가고, 그가 정말 피곤할 때는 쉽게 계단 아래로 넘어져 엉덩방아를 찧었다. 욕조에 들어가기, 가족 밴에 올라타기, 러닝화 신기와 같은 비교적 쉽게 수행했던 다른 일상 과제들도 아주 어렵게 되기 시작하였다. 그가 중력에 대항한 움직임을 하면 힘을 쓰지 못하였다.

비록 Alex의 부모님이 가능하면 기꺼이 그를 도우려고 하지만, 그가 성장할수록 이것은 어려워지고 공간 내에 필요한 장비 없이 그를 돌보는 것은 그의 부모님에게도 안전하지 않다. Alex에게 환경적 수정은 가장 적절한 중재 방법이다. 수동 휠체어는 Alex의 독립적인 이동을 보장하기 위해 처방되었다. 몇 년 이후에 Alex는 전동 휠체어가 필요하게 될 것이고, 그래서 가족들은 접근성을 향상시키기 위해 그들의 가정을 수정하는 것을 고려하고 있다. 가정의 입구에 현관 리프트 시스템과 가정 안에 플랫폼 리프트는 Alex가 가정으로 들어가고 그의 침실이 있는 윗층으로 이동하는 것을 도와줄 것이다.

그의 부모님은 미래에 샤워 입구의 문턱과 천정 리프트 시스템을 포함하는 세면실을 개조하는 것이 이로울 것이라는 것을 깨달았다. 이러한 광범위한 개조는 비싸기 때문에, Alex가 바로 앉은 자세를 유지할 수 있는 한, 욕실에 욕조 이동 의자, 손잡이용 바, 제거 가능한 샤워 노즐 장비를 구비하는 것이 단기적인 문제해결을 제공할 것이다.

학교에서 Alex는 자신이 다른 친구들과 다르다는 것을 점점 인식하게 되었다. 대부분의 Alex 친구들은 그를 어렸을 때부터 알았기 때문에, 친구들은 그를 놀리지 않았다. 그러나, 그는 친구들이 왜 그가 두 발을 벌려 발가락 끝으로 이상하게 걷고, 배가 볼록하게 튀어 나와 있는지 궁금해 하는 것을 우연히 들었다. 종종 Alex는 쉬는 시간이나 체육수업시간 동안 동급생들과 함께 하지 못할 때 혼자 남겨져 있다고 느끼거나 좌절하였다. 학교 스텝들은 Alex가 새로운 휠체어를 사용하기를 바랬다. Alex는 넘어지는 것에 대한 걱정을 많이 하지 않아도 될 것이기에 좋은 아이디어라고 생각했다; 그러나, 그는 다른 친구들이 그의 휠체어를 보는 것을 쑥스러워 하였고, 다른 친구들과 함께 버스를 타고 가지 않고 이용 가능한 학교버스를 타고 가야 한다는 것이 걱정스러웠다. 학문적으로 Alex는 평균의 학생이다. 그는 보통 따라갈 수 있지만, 필기를 할 때는 종종 휴식이 필요하다. 그의 선생님은 보통 끝에 시험을 치는데 시간을 더 주거나, 종종 교육 보조자가 그의 반응들을 적는다. Alex는 프로젝트를 위해 컴퓨터 사용이 장려되었다. 그가 나이가 들수록 컴퓨터 사용이 가장 에너지 효율적인 서면 의사소통의 방법이라는 것이라는 것을 발견할 것이다.

이러한 모든 변화들이 일어났을 때, Alex는 혼란스럽고, 두렵고, 화가 났었다. 그는 그의 신체가 왜 이전에 했던 것처럼 더 이상 할 수 없는지 이해할 수 없었다. Alex는 그가 말 할 수 있는 누군가를 원했다; 이것은 항상 누군가가 그거 어떤지 물어보면, 그의 아버지는 조용해지고 그의 어머니는 슬퍼 보이기 때문일 것이다. 그는 아주 외롭다고 느낀다.

만 낮은 유병률을 가지는 아동기의 신경운동 질환이다. 이 2가지 질환은 임상적으로 점진적인 근 약화와 근 위축을 나타낸다; 그러나, 그 둘은 병리학 측면과 유전 양식으로 구별된다. 뇌성마비와 같이 근이영양증은 근섬유 파괴로부터 야기되는 주요한 **근질환**이 있는 수많은 유전양식 장애들을 일컫는 포괄적 용어이다.

원인과 유병률

가장 일반적인 근이영양증 형태가 **X염색체 연관 열성**인 유전적 돌연변이에 의해 야기되는 것은 유전적 결손이 엄마에게서 그녀의 아들에게도 전달된다는 것을 의미한다. 척추근위축은 척수의 전각세포와 2개 핵의 운동세포의 유전적으로 물려받은 퇴행성 장애 그룹과 관련있다. 유전 패턴은 **상염생체 열성**이고, 이것은 딸과 아들이 동등하게 영향을 받고 결손 유전자는 두 부모로부터 전달되어야 한다는 것을 의미한다.

근이영양증은 유전패턴이 인지되었고, 출산 전 검사와 선택적 낙태로 인해 유병률이 감소하고 있기 때문에 비교적 드문 질환이다. 지금 이 시점에서 근이영양증 유병률은 약 0.03:1000 또는 출생아 100,000명당 3명이다. 척추근위축은 출산 전에 판별하기가 더욱 어렵기 때문에 가족력이 없으면 검사를 잘 하지 않는다. 척추근위축의 유병률은 수 년 동안 0.1:1000 또는 출생아 10,000명당 1명으로 꽤 꾸준하였다.

분류

근이영양증에는 몇몇 유형들이 있다. 가장 흔한 유형은 Alex가 앓고 있는 듀센 근이영양증이다. 근이영양증의 다른 주요 형태들에는 베커 근이영양증, 에밀리드레퓨스 근이영양증 (윗팔종아리), 선천적 근이영양증, 얼굴어깨위팔 근이영양증과 사지이음뼈 근이영양증이 포함된다.

손상

근이영양증 각 유형의 임상적 특징은 발병 나이, 심산 정도, 아동의 장수에 따라 다양하다. 그러나 모든 근이영양증은 근섬유 파괴와 점진적인 근육의 퇴화를 포함하는 비슷한 병리적 과정에서 야기된다. 임상적으로 이것은 점진적인 근 약화와 **근 위축** (전반적인 근육량 감소와 함께 근육의 "쇠약")이 관찰된다. 골격근뿐만 아니라 심장과 같은 기관의 내장근도 결국엔 조기 죽음을 야기한다.

작업 기능

듀센 근이영양증

듀센 근이영양증 (DMD)의 질환 과정은 느리지만 점진적이고, 이차적 감염이나 심혈관계 손상으로 보통 청소년기나 초기 성인기에 죽음을 맞이하게 된다. 비록 유아기에는 특정한 운동 증상들이 드물게 보이지만, 머리조절 저하와 함께 나타나는 경한 저긴장은 조기 징후의 하나로 볼 수 있다. Alex의 경우와 같이 초기 1년 동안의 운동 발달은 나이에 적절한 범위 내에 있지만, 몇몇의 경우에는 지연될 수도 있다. 주요 운동징후에 더하여, 언어 추론과 언어처리 영역의 경한 지능손상도 종종 관찰된다. 취학 전/초기 학령기를 시작할 때 운동 어려움들이 관찰될 수 있고, 자주 넘어지고, "오리걸음" 또는 **트렌델렌 버그 걸음**, 계단 오르기 어려움과 바닥에서 일어나기 (가우어 징후)를 포함할 수 있다. 이러한 유형의 운동 징후들은 약한 골반 근육들로부터 야기된다. Alex는 초기 학령기에 운동 문제들을 경험하기 시작하였고, 휠체어가 제공되었지만, 그는 그것을 학교에서 사용하기를 꺼려하였다.

시간이 경과하면서, 골반 폄근육들이 약해지기 시작하면서 **요추 전만증**이 나타나기 시작한다. 이것은 Alex가 서있을 때 그의 위를 앞으로 튀어나오게 한다.

전형적인 임상 양상은 감소된 심부 건 반사와 일반화된 대칭성 근육 위축, 지방과 결합조직의 근육으로 침투되기 때문에 비복근이 종종 **비대** (크기 증가)해진다. 비대는 슬관절의 증가된 굽힘을 야기할 것이고, 시간이 지날수록 이것은 슬와부근육의 구축을 야기할 것이다. 구축은 발목과 팔꿈치 주위의 근육들에서도 나타날 것이다 (Sarnat, 2004).

듀센 근이영양증 아동의 장애는 7~10살 사이에도 지속적으로 진행되어 보행능력을 잃고 휠체어에 의존하게 된다. 휠체어로의 전환은 어려울 수 있고 이러한 변화의 사회적 영향은 작업치료사에게 중요하다. Alex가 8살일 때 보행이 점차적으로 어려워진다는 것을 발견하지만 휠체어 사용하기를 꺼려한다. 이러한 의존적인 이동성은 듀센 근이영양증 아동들의 **척추 측만증**과 발 기형을 발전하게 만든다.

척추근위축

척추근위축의 3가지 주요한 유형 (Ⅰ, Ⅱ, Ⅲ)은 발병 나이, 증상의 심한 정도, 생존 기간에 기초하여 구별된다. 모두는 저긴장과 건반사의 부재뿐만 아니라 근위축과 약화로 특징지어진다. 이 질환의 3가지 유형 모두는 지능은 정상이고, 감각 비정상도 없다.

타입 Ⅰ 척추근위축 (급성 유아기에 시작하는 척추근위축 또는 웨드니 호프만 질환이라고도 알려짐)은 6개월 이전에 또는 어떤 경우에는 자궁 내에서부터 발병하며, 가장 빠르게 진전하는 타입이다. 이 형태의 척추근위축 아동들은 유아기때 현저한 저긴장도를 보이고 독립적인 앉기가 불가능하다. 먹기와 호흡이 현저히 손상되고, 이러한 아동들은 전형적으로 2~3세 이상까지 살지 못한다. 죽음은 보통 호흡기 감염으로 인해 야기되고 보존적인 관리를 위해 아동과 가족과 타협하여 치료를 한다.

타입 Ⅱ 척추근위축 (만성 또는 중간의 척추근위축으로도 알려짐)은 늦은 발병일을 가지고, 유하기 또는 초기 아동기 이후에 발생한다. 이 형태의 척추근위축은 심한 증상들을 덜 나타낸다. 타입 Ⅱ 척추근위축 아동들은 독립적으로 앉고 서는 것을 배우고 걸을 수 있게 될 것이다; 먹기 어려움은 보이지 않는다. 타입 Ⅱ 척추근위축 아동들은 다양한 임상적 과정을 가진다; 더 이상의 위축 없이 안정기를 가질 수도 있다. 이 질환의 많은 아동들이 성인이 될 때까지 생존한다. 타입 Ⅱ 척추근위축 아동들의 치료를 위한 목표는 아동이 일상 활동에 계속적으로 참여할 수 있도록 구축 예방과 자세 정렬 유지하는데 초점을 둔다.

타입 Ⅲ 척추근위축 (크겔베르그 벨란더 증후군으로도 알려짐)은 가장 진행이 적은 척추근위축이고 5~15세 사이에 발병일을 가진다. 하지 근력의 점진적인 소실에도 불구하고 독립적인 보행이 성인기까지 잘 유지된다. 타입 Ⅱ 척추근위축과 같이, 하지근력 감소가 존재하더라도 질환은 안정적으로 될 것이다. 타입 Ⅲ 척추근위축의 임상적 양상은 듀센 근이영양증과 아주 유사하다. 아동과 청소년들은 보행, 계단 오르기, 바닥이나 앉은 자세로부터 일어나기에 어려움을 가질 것이다. 중재는 일반적으로 활동의 조정과 이동 보조 도구들의 준비에 초점을 둔다.

핵심정리 (Here's the Point)

- **근이영양증과 척추근위축은 근 약화와 근 위축을 초래하는 진행성 질환이다.**
- **근이영양증의 유형에 따라 발병일과 퇴화 속도는 다양하지만 모든 아동들이 결국에는 이동성을 잃고 짧은 삶의 기간을 가진다.**
- **작업수행기술은 질환의 유형과 심한 정도에 따라 결정되지만, 모든 근이영양증은 질환이 진행됨에 따라 수행영역에 참여가 점점 더 어려워질 것으로 보인다.**

발달협응 장애
(Developmental Coordination Disorder)

발달협응장애 (DCD)는 나이에 적절한 운동 기반 기술의 획득에 유의한 지연을 보이는 학습-기반의 운동 장애이다. 이 장에 설명된 다른 신경운동 질환들과는 다르게, 발

상황 25-4 Peter에게 8살은 어떤 의미인가?

Peter는 다른 전형적인 아이들처럼 보이는 8살 소년이다. 정상적인 지능에도 불구하고, 그는 학교에서 많은 어려움들을 가진다. Peter의 학교 문제들은 쓰기와 수학이 포함된다. 그는 그의 일을 조직화하고 정돈되어 보이게 하는 것에 어려움을 느끼고 종종 운동장에서 다른 소년들로부터 제외되기도 한다.

Peter는 쌍둥이 중 한 소년이다. 그의 쌍둥이인 John은 학교에서 잘 수행하고 부모의 설명에 따르면 아주 활동적인 아이이다. 반면에, Peter는 모든 활동적인 부분에 많은 어려움을 가진다. Peter의 어머니는 두 소년이 시작부터 다른 점을 가졌다고 했다. John은 Peter보다 먼저 태어났고, 태어났을 때부터 더욱 크고 강해보였다고 한다. John의 운동 발달은 정상 범위 내에 잘 발달하였고, 반면에 Peter는 그에 비해 약간 지연되었다. Peter에게 새로운 운동기술을 배우는 것은 항상 엄청난 노력이었고, 한번 획득하였더라도 그의 쌍둥이에 비해 여전히 어색하고 어둔해 보였다. Peter는 손잡이 돌리기, 나이프와 포크 사용하기, 지퍼, 단추, 신발끈 조작하기와 같은 간단한 것에서 여전히 어려움이 있다. 그는 종종 발을 헛디디어 넘어지거나 사물을 치고 식사시간을 아주 지저분하게 만든다.

Peter는 John과 같이 모든 것에 잘하게 되어 John과 그의 친구들과 함께 놀고싶어 한다; John은 그의 친구들에게 Peter를 포함시키자고 하지만, 그들은 보통 거절한다. Peter는 친구가 거의 없고 대부분의 시간을 혼자 놀거나 그의 쌍둥이와 함께 보낸다. 그의 주요 여가활동은 주로 앉아서 지내는 것이다.

학교에서, Peter는 읽기는 뛰어나지만 쓰기에 어려움이 있다. 그는 모든 문자와 숫자들을 알고 그들이 어떻게 보이는지 알지만 그것들을 바르게 보이도록 하지 못한다. 그는 미성숙한 쥐기를 보이고 그가 쓸 때 종이를 고정하지 못한다. 그의 문자와 숫자들은 이상하게 형성되고 줄에 맞춰져 있지 않고 조밀하게 있다. Peter는 선생님이 이야기나 어떤 것들을 게시판에 붙이는 것을 좋아하지 않는다. 왜냐하면 그의 수행은 다른 아동들에 비해 아주 저조하다고 생각하기 때문이다.

Peter는 체육 교육 수업을 포함하는 대부분의 운동 활동들을 피하고, 종종 쉬는 시간에 어린 아동들과 논다. 그는 자전거 타기와 같은 새로운 활동을 시도하기를 꺼려하고, 비록 그가 정말 하고 싶어하는 것처럼 보여도 그것은 자신에게 맞지 않는다고 말한다. 아무도 보지 않을 때, Peter는 자전거 타기를 시도하지만 떨어질 때마다 쉽게 좌절한다.

평가했을 때, Peter는 그의 나이에 비해 지연된 운동기술을 나타내었다. 한 발로 뜀뛰기, 발뒤꿈치-발가락 걷기, 평균대에서 균형잡기, 공 잡고 달리기를 할 수 없다. 그는 낮은 근 긴장도를 가진것처럼 보이고, 신체를 안정화시키기 어렵고 그에게 힘든 것을 시도할 때 과한 움직임이 나타난다.

중재에서, 작업치료사는 일상 작업수행에서 인지 지남력(CO-OP)이라고 불리는 환자 중심, 수행 기반 접근을 사용하여 Peter에게 그의 수행문제들을 해결하기 위한 전략들을 가르쳤다. 이 접근을 지속하면서 Peter에게 그가 하고 싶어하는 3가지 특정 기술들을 확인하였다. 그는 그가 가정, 학교, 놀이에서 나타나는 문제들을 3가지 특정 기술로 선택하였다: 나이

프와 포크 사용하기, 쓰기, 자전거 타기. Peter는 그에게 어려운 각 과제에 대해 특정한 형식으로 문제해결을 하는데 도움을 받았고, 그런 다음 도움이 되는 전략들을 발견했다 (예를 들어, 한 손은 "수행하는 손"; 다른 한 손은 "도와주는 손"). 중재의 결과로, Peter는 3가지 기술들을 완수할 수 있었고 그가 학습한 전략들을 사용하였다.

달협응 장애 아동에서는 명백한 뇌 또는 척수 손상이 없다. 발달협응 장애 아동들은 공 던지거나 받기, 달리기, 줄넘기, 자전거 타기, 자기 이름 쓰기, 지퍼, 버튼, 나이프와 포크 조작하기와 같이 또래 친구들이 노력 없이 할 수 있는 운동 기술들을 전형적인 방법으로 학습하는데 어려움이 있다. 국제 평가에 따르면 학령기 아동의 5~6%가 발달협응 장애를 가진다고 한다 (미국 정신의학 협회 [APA], 2000).

원인과 유병률

이러한 환자들에 대한 연구의 엄청난 증가에도 불구하고, 발달협응 장애의 원인은 알려지지 않았다. 발달협응 장애의 유병률은 운동장애를 설명하기 위해 사용되는 방법에 따라 그 범위가 넓다. 대부분의 연구들은 DSM-Ⅳ-TR(APA, 2000)에 나와 있는 기준에 근거하여 아동을 정의하지만, 발병률 5~6%애 동의한다. 이것은 아동 1000명당 50~60명이 발달협응 장애 기준을 충족시킨다는 것을 의미하고, 이것이 아동기의 가장 일반적인 신경운동 질환이다.

발달협응 장애는 비진행적 장애이고 아동이 새로운 운동기술을 학습하고 획득하는 능력에 유의한 지연을 나타낼 때 확인된다. 발달협응 장애 진단의 임상적 특징은 아동의 학문적 성취 또는 일상생활을 유의하게 방해하는 운동 협응 발달에 현저한 장애를 나타내어야 한다 (APA, 2000). 게다가, 의사는 운동 협응 문제를 야기할 수 있는 다운 증후군, 외상성 뇌손상, 뇌종양, 근골격계 장애를 포함하는 의학적 질환의 존재를 배제해야 한다.

분류

발달협응 장애 용어는 이러한 그룹의 아동들을 설명하기 위해 많이 사용되는 용어 중의 하나이다; 다른 일반적인 용어에는 "발달적 실행 장애", "서투른 아이 증후군", "실행장애/감각통합 기능 장애" 가 포함된다. 이러한 용어에 부합하는 아동들을 구별하기 위한 체계적인 방법이 없어서 일상생활 수행에 영향을 미치는 운동 협응 문제가 있고 다른 진단적 질환이 없는 아동들을 위해 국제적 합의로 발달협응 장애 용어를 사용하기로 하였다. 발달협응 장애라는 진단적 라벨의 사용은 다른 분야에서도 지지되었고, 최근의 두 번째 국제적 합의에서 지속적인 용어 사용이 권고되었다.

손상

발달협응 장애 아동들은 수행 어려움들을 경험하지만, 뇌성마비와 척추 이분증과 같은 신경운동 질환 아동들에 비해 현저히 적게 고려된다. 발달협응 장애 아동들은 전형적으로 발달하는 아동들처럼 운동기술들을 빨리, 쉽게 학습하지 못한다; 특히 간단히 보거나 모방함으로써 학습하지 않는다. 발달협응 장애 아동은 몇몇 운동기술 수행을 유능하게 학습할 수 있지만, 이것은 발달협응 장애가 왜 학습기반의 운동 장애인지 설명한다. 그럼에도 불구하고, 운동기술이 학습되었을 때 발달협응 장애 아동은 그들의 친구들보다 움직임 수행을 더욱 느리게, 덜 정확하게, 덜 정교하게 덜 일치하게 하는 경향이 있다. 효과적으로 움직이기 위한 능력에 영향을 주는 요소들에는 동시 활성이 요구될 때 그들의 근육들을 활성화시키는 방법의 불규칙성, 움직임을 수행하는 동안 피드백에 적절히 반응하는 능력 결함, 또는 활동의 예견에 있어서 그들의 신체를 위치시키는 능력 결함이 포함될 수 있다.

작업 기능

발달협응 장애 아동들은 이질적 그룹이고, 발달협응 장애 아동에는 "전형적인"아동이 없다. 그럼에도 불구하고, 이러한 아동들은 지난 40년 동안 많은 저자들에 의해 아주 유사한 방법으로 설명되었다. 발달협응 장애 아동들은 "임상에서 일반적으로 어색하고, 서투른 움직임과 협응저하 그리고 종종 넘어지고, 어떤 것에 부딪히는 것들에 대한 불평사항들을 가지는 것으로 나타난다." 그들은 종종 발달과정에서 지연의 과거력을 가지고, 나이에 적절한 운동과제들을 학습하기 위해 정상 친구들에 비해 더 많은 노력과 더 많은 시간이 요구된다고 보고한다. 그들의 운동 문제들은 대운동 기술, 미세운동 기술, 또는 둘 다, 그리고 잡기, 던지기, 치기, 점프하기, 단추 끼우기, 신발끈 묶기, 쓰기,

그리기, 사물 조작하기와 같은 관련된 기능적 기술에 영향을 미칠 수 있다. 이러한 아동 중 많은 아동들이 운동 수행뿐만 아니라 다른 기능 영역에도 영향을 미치는 조직화에도 어려움이 있다 (그림 25-2). 상황 25-4에 묘사된 Peter는 전형적인 발달협응 장애 아동이고; 그의 운동기술 문제들은 미세운동 수행과 대운동 수행에 연장되었고 그의 친구들과의 상호작용에도 부정적인 영향을 끼친다.

발달협응 장애 아동들의 부모들은 종종 그들의 운동문제들은 걸음마기와 취학 전 나이에 알아차리고 그들의 아동들에게 무엇이 잘못되었는지 찾아내려 애쓴다. 아동들은 보통 건강관리 체계에 의해 확인되지 않지만, 학교에서 실패를 경험하기 시작하기 전까지는 많은 발달협응 장애 아동들이 진단되지 않는다.

신경운동 질환 아동은 종종 공존 질환들을 가지지만, 발달협응 장애 아동의 경우 공존질환이 아주 일반적이고 몇몇 저자들은 그것만으로 장애의 형태가 될 수 있는지 물었다. 주의력 결핍/과잉행동 장애 (ADHD) 아동들을 대상으로 한 최근의 몇몇 연구들은 발달협응 장애 유병률을 적어도 50%라고 발견했다. 주의력 결핍/과잉행동장애와 발달협응 장애를 모두 가진 아동들은 선택적 언어기능, 학습능력, 사회적 기술에 높은 비율의 문제점들을 가진다. 이와 유사하게 특정한 언어 장애 아동들에게서 높은 비율의 중복되는 것들이 보여졌다.

지난 10년간 연구는 고려할 필요가 있는 2차적 영향에 중심을 두었고, 시간이 경과하면서 아동기의 전형적인 활동에의 감소된 참여에 초점을 두었다. 이것은 Peter의 경우에 그러하다 (상황 25-4). 발달협응 장애 아동들은 그들이 성장함에 따라 근력과 지구력의 감소를 나타내고, 관상동맥 질환의 위험이 증가하는 것으로 나타났다. 저자들은 이러한 부정적인 생리학적인 변화들은 발달협응 장애 아동이 신체적 활동을 피하는 것으로 본다. 연구의 중재들은 발달협응 장애 아동들이 성공하기 쉬운 신체적 활동에 참여하도록 장려하도록 고안되어 진행된다.

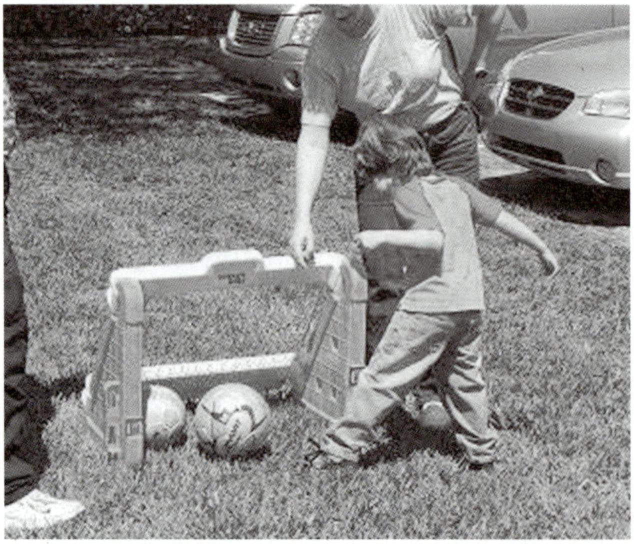

그림 25-2 듀센 근이영양증은 미세운동 기술과 대 운동 기술에 모두 영향을 미칠 수 있다. 공 차기와 같은 기능적인 기술을 발달협응 장애 아동들에게 어려울 것이다.

핵심정리 (Here's the Point)

- **발달협응 장애는 다른 의학적 또는 신경학적 장애 때문이 아닌, 대 운동, 자세 그리고/또는 미세운동 수행에 제한을 야기하는 질환이다.**
- **발달협응 장애의 원인은 알려지지 않았다. 이 장애 자체는 비진행성이지만 이것은 이차적인 장애를 야기할 수 있다.**
- **발달협응 장애는 대운동 그리고/또는 미세운동 기술, 그러므로 모든 작업수행 영역의 획득에 영향을 미칠 수 있다.**

신체적 수행에 대한 영향 (Impact on Physical Performance)

신경운동 질환은 각 장애 유형의 특징과 그 문제들의 심한 정도에 대한 특정한 문제들에 따라 이질적인 특징이 있고 아주 다양하다. 예를 들어, 뇌성마비 아동과 발달협응 장애 아동 모두 근 긴장도 문제를 가지고 있지만, 발달 장애 협응 아동들은 보통 뇌성마비 아동들보다 낮은 근 긴장도를 가지고 더 적은 문제점들을 가진다. 게다가, 근 긴장도의 문제는 뇌성마비 아동들에게 주요 문제이고, 반면에 운동 기술 획득은 발달협응 장애 아동들에게 주요 문제이다. 표 25-3은 진단적 그룹 사이의 주요 신체적 차이점에 대한 요약을 제공한다.

아동기 작업에 대한 영향 (Impact on Childhood Occupations)

이 장에서 예시로 제시한 4가지 신경운동 질환들이 다가 아니다; 그러나, 작업치료로 의뢰되는 아동들에게서 많이 관찰되는 질환들이다. 4가지 사례들이 제시되어 있고, 각각의 질환들에 의해 일상의 작업들에 영향을 받고 있는 8살 아동들 묘사하고 있다.

표 25-3 ● 진단과 자세 그리고 운동 손상과의 관계

	손상수준		
손상	경함	중등도	중증도
낮은 근 긴장도	발달협응 장애	척추 이분증	뇌성마비
높거나 변하는 근 긴장도 그리고/또는 경직		척추 이분증	뇌성마비
근이상			뇌성마비, 근이영양증
강직			뇌성마비
근 약화	발달협응 장애, 근이영양증	근이 영양증	근이영양증 (시간이 경과하면)
운동 조절	발달협응 장애	근이 영양증	뇌성마비
운동 학습	척추 이분증		발달협응 장애
운동 계획	뇌성마비		발달협응 장애
협응	발달협응 장애		뇌성마비

CP, Cerebral palsy; DCD, developmental coordination disorder; *MD*, muscular dystrophy; *SB*, spina bifida.

표 25-4는 시간이 경과할수록 각 질환들이 아동의 나이에 적절한 과제 작업을 시도할 때 각 상황에 있는 아동들에게 미치는 영향을 요약하였다. 각각의 사례에서 전형적으로 발달하는 아동들의 수행이 요약되고, 그리고 나서 이 장의 상황에 있는 다른 유형의 아동들이 구체화 되었다. 그러나, 각 아동들은 모두 다르고 질환의 심한 정도와 과제에 대한 그들의 경함, 과제가 수정될 수 있는 범위에 따라 각 아동의 질환의 영향이 다양할 것이다.

평가와 중재
(Assessment and Intervention)

신경운동 질환 아동의 평가와 중재는 이 장의 다른 부분에서 설명된 것과 일치한다. 항상 그러하듯이, 그것은 아동과 가족, 선택된 작업에 초점이 맞춰진다. 작업 프로파일을 함으로써 치료사에게 이점, 문제점, 수행에 대한 필요한 정보들을 제공할 것이다. 작업 기반의 입장에서 아동과 가족들과 함께 할 때, 치료사는 작업수행 문제와 아동, 부모님, 그리고 종종 선생님의 목표를 확인하는 것으로부터 시작한다. 이것은 많은 종류의 도구들을 사용해 수행될 수 있는데, 많은 부분들이 18장에 설명되어 있다. 게다가, 다른 평가들로 구성된 언급은 임상가들에게 유용할 것이다.

작업수행 평가와 치료 가이드 하기

Canadian Occupational Performance Measure (COPM)은 환자의 수행을 이해하기 위한 훌륭한 도구이고, 그들의 수행에 대한 지각은 나이 든 아동과 성인들에게 좋은 선택이다. 그러나, 어린 아동들에게는 종종 자신의 수행을 곰곰이 생각하는 것에 대한 개념을 이해하는데 어려움이 있다 (더 많은 정보를 위해 18장을 참고).

Perceived Efficacy and Goal Setting System (PEGS)은 5~9세 아동들의 전형적인 자조관리, 학교, 여가활동 수행들의 등급을 매기기 위해 개발되었다. PEGS는 아동들이 전형적인 활동에 참여하는 것을 묘사한 24쌍의 카드 세트이다. 각 쌍의 카드는 활동 수행에 능숙한 아동을 보여주고, 다른 하나는 덜 능숙한 아동을 보여준다. 아동들은 자

증명하라!

장애진단에 대한 부모의 반응

그들의 자녀에 대한 장애진단이 제공될 때 부모는 다양한 반응을 보일 수 있다. 듀센형 근이영양증 진단에 대해 알게 되면 부모는 아이가 사망한 것과 같은 슬픔의 단계를 거친다. 출생 직후에 장애를 알게 되는 것과 다르게 출생 후, 이후에 장애 정보를 알게 되면 받아들이기 힘들어 한다. 그들은 확실한 진단을 받기 위해 부모와 아동이 노력하게 되고, 종종 아이가 오직 운동 협응장애, 뇌종양 또는 다발성 경화증일 때 안심하게 된다 (Missiuna, Moll, Law, King, and King, 2006). 몇몇 저자들은 장애아동의 부모의 심리적 어려움 (Wallander and Varni, 1998)에 대해 위험성이 있음을 제시했다; 그러나 다른 연구에서는 가족의 지지는 스스로를 조절하게 하고, 아동의 수와 가족원의 수와 연관성이 있다고 했다 (Lavigne and Faier-Routman, 1992). 가족의 지지에 대한 접근은 시간의 흐름에 따라서 다를 수 있으므로, 가족의 기능을 인식하는 것이 치료에 포함되어야 한다. 적응과 부적응의 결과에 따라 다양한 위험 및 보호요소를 파악하여 가족을 지원하는 방안을 포함시켜야 한다 (Gerhardt, Walders, Rosenthal and Drotar, 2004).

표 25-4 ● 신경운동 질환이 아동기의 일상 작업에 미치는 영향에 관한 사례 연구

먹기 (2~3세)	옷 입기 (5~6세)	읽기 과제 (8세)	스포츠 (10~12세)
수행: 전형적			
3세 정도의 아동은 대부분의 음식을 스푼으로 먹을 수 있고, 음식을 찌르기 위해 포크를 사용하고 한 손으로 컵을 잡고 액체를 흘리지 않고 마실 수 있음	6세 정도의 아동은 단추와 지퍼가 있는 모든 종류의 옷을 입고 벗을 수 있음. 그들은 이제 막 신발끈을 묶기 시작함	8세 정도의 아동은 연필을 사용해 짧은 이야기를 빠르고 읽기 쉽게 인쇄할 수 있고, 지속적인 감독 없이 주제에 관한 문장을 쓰로 완성하라는 지시를 따를 수 있음. 문법적, 철자 실수는 흔함. 이 나이의 아동은 종종 필기체를 학습하지만 아직 능숙하지는 않음	10~12세 정도의 아동은 그들의 지역사회에서 조직화된 스포츠에 종종 참여하고 친구들과 함께 여가시간에 비조직화된 놀이를 선택한다. 이 나이즈음에는, 2가지 또는 3가지 정도의 선호하는 스포츠에 초점을 맞추고 고위 수준의 기술이 발달됨
수행: Mia, 뇌성마비 아동			
Mia는 핑거푸드를 먹을 수 있고 고형음식을 먹을 때 포크와 스푼을 사용할 수 있지만 지저분함. 그녀의혼자 먹기 능력은 테이블에서의 자세에 따라 다름. 그녀의 고관절이 굽힘되고 테이블이 가슴 중간 수준에 있는 좋은 자세에서 잘 지지된다면, 그녀는 손을 더욱 능숙하게 사용할 수 있음. 그녀는 컵을 잡을 수 있지만, 빨대 사용을 더 선호함	Mia는 잘 지지된 자세에서는 대부분의 옷을 독립적으로 입을 수 있음. 그녀의 고관절이 굽힘되고 다리가 더욱 이완될 수 있는 작은 의자나 벤치를 선호함. 그녀의 다리까지 팔을 잘 뻗을 수 없기 때문에 양말과 신발 신기에 어려움이 있음. 그녀는 큰 단추와 지퍼는 다룰 수 있지만, 작은 잠금장치와 신발끈은 묶을 수 없음	Mia는 자신의 이름과 짧은 문장을 인쇄할 수 있지만 아주 느림. 그녀는 연필을 잡을 때 엄지가 손가락 위를 가로지르도록 세게 쥠. 그녀의 글자들은 크고 연필 압력이 약하고 줄이 삐뚤거리고 읽기 어려움. 그녀의 속도는 그녀의 학년 수준에 비해 기능적이지 않음	Mia는 수영하는 법을 배웠고, 그녀의 가족과 함께 지역사회 수영장에 가는 것을 즐김. 그녀는 개인적인 레슨을 받았고, 지역 아동 재활센터에서 수치료 프로그램에 참여하였음. 그녀는 적응 프로그램으로 말타기를 시작하였고 아주 흥미로워 하였음. 학교에서, 그녀는 체육교육 프로그램에 참가했지만, 조정된 활동에 참여하기 위해 교육보조자의 도움이 필요하였음. 이것은 그녀가 실외의 평탄하지 않은 길에서 보행기를 사용할 때도 그리하였음
수행: Ashley, 척추 이분증 아동			
Ashely는 독립적으로 핑거푸드를 먹고 스푼을 독립적으로 사용할 수 있음. 그녀는 포크로 찍어 먹기 시작하였지만 그녀의 잡기는 또래에 비해 서툴렀음. Ashle는 컵을 두손으로 잡을 수 있고, 이제 막 한 손으로 잡기로의 전환을 시작하였음	Ashley는 상의를 입을 수 있지만 경한 미세운동 문제로 인해 작은 단추와 스냅같은 잠금잡치 다루는데 어려움이 있음. 종종 옷입기를 바로하기 위해 어머니의 도움이 필요함 (앞과 뒤를 확인할 때). 그녀는 발에 손을 뻗기 어렵기 때문에 하의 입을 때 도움이 필요함. 그녀는 바닥에 앉아서 옷을 입고 바지를 끌어 올리기 위해 옆에서 옆으로 구름. 바쁜 아침 시간에는 그녀의 어머니가 옷을 입힘	Ashley는 성숙한 쥐기로 연필을 쥘 수 있음. 그녀는 비록 그 형태가 종종 나쁘더라도 대부분의 글자를 잘 인쇄할 수 있음. 그녀는 조직화하고 자간, 행간 맞추는 데 어려움이 있음. 그녀는 동급생들과 함께 필기체를 연습했지만, 문자들을 형성하고 함께 쓰는 방법을 학습하는데 어려움을 가졌음. 그녀의 동급생들보다 더 적은 양의 글쓰기를 했음	Ashley는 어떤 정규 과정 이외의 활동에도 참여하지 않았고 대부분의 시간을 그녀의 남동생과 놀거나 TV를 보면서 보냄. 학교에서, 운동장의 부분 접근이 가능하지만, 특히 기구나 달리기가 포함된 활동에서, 그녀는 쉬는 시간에 쳐다보거나 게임에서 제외되었음

Alex, 근이영양증 아동			
Alex의 수행은 그 나이의 전형적으로 발달하는 아동과 유사함. 그의 운동 문제들은 이제 막 나타나기 시작하고, 미세 운동 수행에는 영향을 미치지 않지만 대운동기능에 영향을 미치기 시작함.	Alex는 거의 독립적으로 스스로 옷을 입고 벗을 수 있음. 그는 체중 이동과 균형 유지가 힘들기 때문에 앉아서 하의를 입어야 함. 그가 신발이나 부츠를 신기 위해 구부려 앉은 자세에서 일어설 때도 어려움이 있음. 미세 운동 협응을 요구하는 자조활동을 위한 근력은 아직 적절하지만, 청바지의 스냅을 잠그기에는 충분하지 않은 근력임.	Alex는 정확하게 인쇄하지만 친구들에 비해 많이 느림. 그는 쉽게 피로해지고 완전한 페이지를 완벽하게 할 수 없음. 그의 머리는 지지를 위해 받쳐주고 만약 수업이 너무 길면 피로함을 느끼기 시작하면서 불평을 함. 연필 쥐기는 지속되지 않음: 그의 감소된 근력으로 인해 연필을 타이트하게 쥐기 때문에 그의 손은 쉽게 피로해지고 종종 연필을 내려놓음. Alex는 받아쓰기 검사를 시작하였고, 긴 과제는 교육 보조자에게 도움을 받음. 그는 필기체 연습에 참을성이나 지구력이 없어 그 활동에서 제외되었음	Alex는 어렸을 때 종종 수영 레슨, 하키, 테니스 볼에 참여하곤 했지만, 현재 어떠한 스포츠 활동에도 참여하는 것을 힘들어함. 그는 통합된 썰매 하키를 제공하는 지역사회 에이전시에 일주일에 한번 감. 그녀의 부모님은 지역 아동 치료센터에서 여름에 제공되는 적응 야구 팀에 합류하는 것을 고려하도록 장려하였으나, Alex는 아직 그것을 수용하지 않았음. 그는 학교가 끝날 즈음에 신체적으로 아주 피로해하고 어떠한 실외 레저활동에의 참여도 흥미로워 하지 않음. 그는 많은 시간을 인터넷, 비디오 게임을 하는데 보냄.
Peter, 발달협응 장애 아동			
Peter는 아주 지저분하게 먹음. 그는 스푼과 포크를 사용할 수 있지만, 아주 서투른 방식으로 사용함; 음식을 자주 "흘리는" 것으로 보임. Peter가 3살 때 그의 입보다 많은 양의 음식을 입에 넣음. 컵을 사용할 때도 같은 문제를 가짐. 비록 두손으로 컵을 잡고 마시지만 마시는 것보다 흘리는 것이 더 많음	Peter는 옷입기의 많은 부분에서 독립적이지만 옷입기의 미세 운동 측면에서는 실제적인 어려움이 있음. 그는 단추, 지퍼, 스냅, 끈을 다루지 못하거나 스스로 집어넣을 수 없음. 만약 누군가의 도움으로 완성한다면, 스스로 화장실에 가기 위해 지퍼와 스냅을 열 수 없기 때문에 어려움에 처하게 됨	Peter 종이에 어떤 것을 쓰는데 많은 어려움이 있음. 그는 어떤 것을 쓰길 원하는지 알지만 쓸 수는 없음. 그는 많은 형태의 글자들을 쓸 수 없고 인쇄체와 필기체 사이를 오가며 쓸 수 없음. 그의 이름도 읽기 어려움 – 그의 문자들은 이상하게 써 있고 윗 부분이 들쭉 날쭉하고 글자간격이 멀어서 그의 이름에 얼마나 많은 글자들이 있는지 말하기 힘듦. 그는 글자 쓰기에 아주 좌절하고 그가 한 것을 지우기 위해 자주 멈춤. 그는 이러한 어려움 뿐만 아니라, 종이에 자주 구멍을 냄.	Peter는 다른 아동들에게 주로 앉아 있는 아동으로 간주됨. 그가 선호하는 활동은 컴퓨터 앞에 앉아 있는 활동임. 그는 어떠한 팀 스포츠에도 참여하지 않고, 그가 어렸을 때 시도는 했지만 완수할 수 없다고 느꼈음. 그의 친구 관계는 작고, 대부분의 그의 동급생들은 스포츠에 잘 참여하였지만 Peter는 그러지 않았음. 학교에서, 그는 체육교육을 피하기 위해 최선을 다했고, 쉬는시간에 혼자 앉아 있었고 손에 쥐는 컴퓨터 장난감 가지고 노는 것을 선호함

신과 가장 유사한 카드를 선택하고, 그들이 자신과 "많이" 또는 "조금" 유사한지 표현하게 한다. 아동은 자신이 어려워하는 부가적인 일상활동들을 추가하고 치료할 활동들을 확인하고 우선순위를 정한다.

*Pediatric Activity Card Sort*와 *Preschool Activity Card Sort*와 같은 활동 카드 분류는 아동의 특정한 시점에서의 작업 목록을 결정하는데 도움을 준다. 다양한 나이의 아동들이 개인위생, 학교/생산적, 취미/사회적 활동과 스포츠 활동과 같이 다른 활동들에 참여하는 것을 묘사한 사진들은 아동이나 부모님들에게 보여지고, 아동의 활동 참여 수준과 어떠한 특정 활동들을 아동이 하는지, 얼마나 자주 하는지, 어떤 것을 아동이 하고 싶어하는지 결정하는데 도움을 준다.

카드 분류 과정은 아동의 작업 프로파일을 야기하고 참여에 대한 방해물들을 확인한다.

인간작업 모델에 기초하여 *Child Occupational Self Assessment* (COSA)는 아동과 청년들의 일상생활 중요성뿐만 아니라 자신의 작업 능력의 지각을 확인하기 위해 사용되는 자기보고 도구이다. 이 평가는 치료사와 아동이 능력과 중요함 사이의 큰 차이를 확인하도록 도와줄 것이고; 즉, 아동이 중요한 활동이라고 나타내지만 그 과제를 잘 수행하지 못하는 경우이다.

작업수행 분석을 완성하기 위한 이러한 도구들 사용뿐만 아니라, 관찰, 면담, 비디오 녹화도 아동의 수행에 영향을 주는 구성요소에 대한 정보를 제공할 수 있다. 예를 들어, 근긴장도, 근력이나 관절가동범위에 관한 신체적 평가가 Alex의 신체 기능 제한을 이해하기 위해 사용될 수 있다. 18장에서 논의된 많은 표준화된 평가도구들도 도움이 될 것이다. 예를 들어, *Movement Assessment Battery for Children-2*와 같은 특정 운동 평가, Sensory Integration and Praxis Test와 같은 운동 기초를 이루는 감각 처리를 평가하기 위해 사용되는 도구; 또는 *Sensory Profile*과 같은 아동의 감각 조절능력을 평가하는 도구가 사용될 수 있다.

중재

아동이 수행하기에 어렵지만 중요한 작업이 확인되고 나면, 아동의 이러한 작업수행능력을 향상시키기 위한 다양한 방법이 있다. 중재 접근에 대한 가이드는 이 장의 section Ⅲ에 나타났다.

직접적인 치료 접근들은 작업수행에 초점을 둔 "상위-하달" 접근법과 문제가 되는 수행 구성요소들을 우선 나타내는 하위-상달 접근법, 또는 이러한 접근들의 결합이 사용될 수 있다. 24장: 감각처리 장애에 나타나있는 Ayres의 감각통합은 이러한 결합 접근의 예시이다. 이전에 설명되지 않은 상위-하달 접근법들이 다음에 간단히 제시되었다. **과제-중심 지시** (TSI)는 "문화적으로 적절하고 개인적으로 의미있는 과제를 효과적으로 능숙한 움식임 패턴으로 운동기술을 수행하는 것을 아동에게 가르치는 것"을 목적으로 하는 직접적인 기술 가르침 접근이다. 따라서, 아동의 학습 스타일에 따라 치료사와 아동은 운동 수행 향상을 획득하기 위해 많은 방법들을 사용할 수 있다. 이러한 것의 가중은 아동이 다른 과제에도 적용할 수 있도록 움직임 원리도 이해하고 특정 과제를 효과적으로 수행하는 방법을 학습할 수 있다. 이 접근법은 Ashley에게 적용되었을 것이고, 아동이 성공할 수 있는 수준의 기술에서 시작하고 앞으로 나아간다.

이와 대조적으로, 일상 작업수행에 대한 **인지 지남력** (CO-CP)은 "안내하기 위해 사용된 전력들의 과정을 통해 기술 습득을 가능하게 하는 환자중심, 수행 기반, 문제해결 접근법"이다. 이것은 아주 개별화되어 있고 작업수행 문제를 해결하기 위한 아동의 인지기술을 나타낸다. CO-OP에서, 치료사는 치료목표를 확인하기 위해 협력적인 관계를 맺고, 그런 다음 그들의 목표 달성을 위해 필요한 기술들을 획득할 수 있도록 전반적인 전략과 특정 전략들을 학습할 수 있도록 도와준다. Peter 상황에서 보았듯이, 아동이 목표 선택에 중요한 역할을 하기 때문에 기술들은 가정, 학교, 운동장에서 일반화되어 기술 이전의 기초 역할을 한다. CO-OP에 관한 연구는 접근의 결과는 기술 획득, 일반화와 이전뿐만 아니라, 자신감에 긍정적인 영향과 전략을 형성하는 능력도 포함된다고 보여준다.

신경운동 질환 아동들에게 유용한 또 다른 상위-하달 접근은 **가족 중심 기능적 치료** (FCFT)이다. FCFT는 **역동적인 체계 이론**과 가족 중심 서비스에서 유래된 원리들을 따른다. 부모들은 아동이 하려고 시작하는 것, 다르게 하려고 시도하는 것이나 흥미를 보이는 것이지만 수행하는데 어려움이 있는 운동 기반 과제들을 확인한다. 치료사는 부모와 함께 아동의 과제 수행을 지지하고 방해하는 과제, 환경 그리고/또는 아동 요인들을 확인한다. 중재는 아동이 흥미 있어 하는 과제와 제한된 것들을 확인하였을 때 이상적으로 제공된다. 일단 그것들이 확인되고 나면, 변화를 가장 잘 받아들일 수 있는 환경과 과제 제한들을 변경하는데 치료의 초점을 둔다.

환경적 변경과 적응

작업 중심 접근을 사용할 때, 아동의 이점과 요구뿐만 아니라, 작업과 환경의 특정한 측면도 고려하는 것이 필수적이다. 이것은 이 장에 기초가 되는 문화생태 모델과 아주 일치한다; 신경운동 질환 아동들의 중재에서 아동이 기능할 수 있는 모든 환경을 고려해야 한다. 물리적 환경이 가장 명확하지만, 사회적, 태도, 시간적, 기관의 환경도 중요하다. Hemmingson과 Borell (2002)은 물리적 사회적 환경 참여에 대한 장해들을 언급하였다. 다른 연구자들도 환경이 신체적 장애가 있는 아동들의 독립수준에 부정적인 영향을 미칠 수 있다고 설명하였다.

운동 문제가 있는 아동들에게 넓은 범위의 환경적 변경과 적응이 가능하다. 학교, 가정, 광범위한 지역사회에서 경사로, 넓은 문, 휠체어 세면실 등과 같은 것들의 사용을 통해 신체적으로 접근 가능하게 할 수 있다. 신경운동 장애를 가진 많은 아동들은 특수화된 의자, 보완 대체 의사소통 체계, 휴대용 컴퓨터, 다른 유형의 보조 도구, 적응된 장난감, 수동 그리고 전동 휠체어가 필요할 것이다.

치료사로서, 환경적 변경이나 적응의 가능성을 평가할 때 요인의 다양성을 고려하는 것이 중요하다. 도구들로는 충분하지 않다; 치료사는 아동과 가족들과 함께 그들의 의견과 선호도를 알아내기 위해 주의 깊게 해야 한다. Alex의 상황에서 볼 수 있듯이 아동이나 가족의 변경이 목적인 기구의 용인 가능성에 따라, 대비의 다른 단계에 있을 수 있다. 가족이 치료사가 제안한 기구에 열정을 나눠 가지지 않기 때문에 많은 종류의 비싼 기구들이 지하나 창고에 방치된다. 고려되어야 할 다른 요인들에는 다음의 것들이 포함된다: 보호자에 의한 제거 용이성, 가격, 심미성, 보호자의 보조 필요, 휴대성, 아동과 보호자에게 요구되는 훈련 양.

핵심정리 (Here's the Point)

▶ **신경운동 질환 아동의 평가와 중재는 작업수행 프로파일을 하고 아동이 할 수 있고 무엇을 하고자 하는지 그 과제가 어떻게 중요한지 평가하는 것에서부터 시작한다.**

▶ **표준화된 도구를 사용해 운동 수행의 구성요소들을 평가하는 것은 프로파일을 완성하는데 도움을 줄 수 있다.**

▶ **중재는 수행이 예상되는 다양한 배경뿐만 아니라 수행의 모든 측면을 나타내야 한다.**

요약 (Summary)

신경운동 기능장애는 출생과정 이전이나 출생과정 동안에 발생하여 신체적 손상을 야기하는 발달적 질환이다. 이러한 장애들은 다른 인지, 주의력, 지각적 문제를 동반하거나 독립적으로 존재할 수 있다. 몇몇 신경운동 질환들은 안정적이고, 다른 질환들은 진행성이지만, 모든 것들이 아동기의 전형적인 활동에 참여하는 능력에 몇몇 방법으로 영향을 미친다.

신경운동 질환 아동을 위한 작업치료는 아동과 가족에게 무엇이 중요한지 결정하기; 아동이 성공적으로 수행할 수 있도록 과제 수정하기; 작업수행을 장려하는 환경적 적응; 아동의 이점과 필요에 대해 가족과 지역사회 교육하기가 포함된다. 다양한 운동질환 아동들과 그들의 가족들은 지지적이고 창의적인 치료사들에게 의뢰되어 그들의 변화하는 일상을 해결하는 방법을 배움으로써 도움을 받을 것이다.

감사의 글

이 챕터에 도움을 주신 임상전문가 Lisa Rivard, Heidi Schwellnus, 그리고 Michel Cardy에게 감사의 인사를 전한다. 온타리오 정부와 건강 그리고 장기요양센터 및 온타리오 신경외상센터의 지원에 감사한다.

장난감 상자에는 무엇이 더 있나?

뇌성마비

Finnie (피네)의 뇌성마비아동 핸들링

부모, 기타 보호자, 의료적인 측면에 대해 설명하고 질문에 대답함으로써 실질적인 메뉴얼을 통해 아이들의 일상활동 수행에 도움을 줄 수 있는 방안을 제시한다.

뇌성마비아동: 부모가이드

부모를 위한 전통적인 입문서를 수정 및 업데이트하여 뇌성마비와 자녀발달 교육에 미치는 영향에 대한 정보와 최근 연구 동향을 제고한다.

뇌성마비 핸드북, 부모 및 보호자를 위한 실용가이드 3판

이 책은 뇌성마비, 치료 및 치료선택, 일상생활, 교육, 비공식적인 지원 및 사회 관리 초기단계를 담고 있다. 성인을 위한 요인, 법적 권리와 혜택, 계획이 있다. 그리고 지속적으로 업데이트되고 있다.

웹사이트

다음의 웹사이트는 부모와 치료사를 돕는다.

- 미국 뇌성마비회
- 온타리오 뇌성마비 연맹
- 캐나다 뇌성마비 스포츠 협회
- 미국 뇌성마비 발달의학학회

척수이분증

척수이분증과 뇌수종 협회 : 당신의 아동 그리고 뇌수종

부모 및 가족 구성원을 위한 아동의 주요영역의 실제조언과 제안을 다룬다.

젊은 척수이분증: 스파이나어비리티

이 안내서는 척수이분증을 가진 젊은 사람들이 자신의 치료를 통해 성취감을 도모하고 최대한의 독립성을 달성하기 위해 개발되었다.

척수이분증의 생활: 가족과 전문가를 위한 가이드

소아과 샌들러는 사춘기에서 성인으로 이어지는 부분과 출생부터 환자의 심리 사회발달에 대한 지침서를 작성했다. 샌들러의 전체론적 접근방식은 이 상태에 대한 풍부한 정보를 제공하고 아동의 부족함에 덜 집중하는 것을 권고한다.

웹사이트

다음의 웹사이트는 부모와 치료사를 돕는다.

- 미국 척추이분증 협회
- 캐나다 척추이분증과 수뇌수종 협회
- 영국 척추이분증과 뇌수종협회
- 호주 척추이분증과 뇌수종협회

근이영양증

근이영양증 아동

이 책은 근이영양증 부모, 가족, 교사, 친구 그리고 근위축 이동을 근이영양증 위해 집필되었다. 이 가이드는 아동과 거의 보호자가 두려워하는 부분을 안내하기 위해 작성되었다. 이 책은 독자가 질병의 증상과 중요성을 이해하는데 도움을 준다. 사용할 수 있는 치료의 종류와 과정 및 결과에 미치는 치료방법을 선택하는데 도움을 준다.

신경근육장애자동 양육: 부모, 조부모, 친구, 전문가를 위한 가이드

이 실제적인 가이드는 자격을 갖춘 의사를 선택하고 줄 수 있고 아이들에게 필요한 기본 의료 배경정보를 제공하여 자녀를 지지할 수 있도록 한다. 의료문제에만 책이 제한되어 있지 않고, 톰슨은 (학교프로그램을 찾는) 의료기기 공급자의 입장에서 일상생활에서 필요한 모든 측면에 대한 자세한 내용과 정보를 제공한다.

웹사이트

다음의 웹사이트는 부모와 치료사를 돕는다.

- 근이영양증 협회
- 캐나다 근이영양증회
- 근이영양증 캠페인

발달협응장애

발달협동장애 활동힌트와 답

작업치료사가 쓴 이 책은 일상생활 기술(발달) 및 운동 발달을 위해 매우 구체적이고 유용한 정보를 제공한다. 숙박시설도 제공한다. 적용분야: 자세, 필기, 가위기술, 독서, 먹이, 개인관리, 드레싱, 주의, 조직 새로운 작업을 학습한다. 운동 촉진을 위한 활동을 제안하고, 발달협응장애 어린이를 위한 체육교육 교사에게 도움을 준다.

서투른 아동 돕기: 운동발달 자체를 위한 도움

작업치료사가 쓴 이 책은 전형적인 개요를 포함한다. 운동 전략 및 방법과 시기에 따른 운동성에 우려되는 아이를 위해 도움을 줄 수 있다. 중재원칙은 실천을 위해서 규칙을 제공하고 운동성 기술을 안내한다. 가정 및 일상생활 문제해결을 위해 구체적 제안을 제시한다. 이 책은 발달협응장애의 사회적 영향에 대한 내용으로 마쳐진다.

문제아 스티븐해리스 여러 실행 장애

흥미있는 이 책은 특수교육자에 의해 집필되었다. 스티븐해리스 실행장애를 가진 11살 소년의 이야기이다. 이야기는 가벼운 마음으로 읽을 수 있게 흥미있게 구성되어 있다. 스티븐은 사회적 따돌림과 집단 괴롭힘으로 일상생활에 점점 어려움을 갖고 경험하지만 그는 긍정적인 변화를 만드는 사랑으로 변화한다. 발달협응장애 아동과 그 부모가 읽기 좋은 책이다.

웹사이트

다음의 웹사이트는 부모와 치료사를 돕는다.

- CanChild, Centre for Childhood Disability Research—http://www.canchild.ca

참고문헌

Adzick, N. S. (2009). Fetal myelomeningocele: Natural history, pathophysiology, and in-utero intervention. *Seminars in Fetal and Neonatal Medicine*. doi:10.1016/j.siny.2009.05.002

Ahern, K. (2000). "Something is wrong with my child": A phenomenological account of a search for a diagnosis. *Early Education and Development*, *11*, 187–201.

American Psychiatric Association. (2000). Motor skill disorder 315.40 Developmental coordination disorder. In *Diagnostic and statistical manual of mental disorders (DSM IV-TR)*. Washington, DC: Author.

Atkinson, J., and Braddick, O. (2007). Visual and visuocognitive development in children born very prematurely. *Progress in Brain Research*, *164*, 123–149.

Au, K. S., Tran, P. X., Tsai, C. C., O'Bryne, M.R., Lin, J. I., Morrison, A. C., et al. (2008). Characteristics of a spina bifida population including North American, Causasian, and Hispanic individuals. *Birth Defects Research*, *82*, 692–700.

Ayres, A. J. (1989). *Sensory Integration and Praxis Tests*. Los Angeles, CA: Western Psychological Services.

Banks, R., Rodger, S., and Polatajko, H. J. (2008). Mastering handwriting: How children with developmental coordination disorder succeed with CO-OP. *OTJR: Occupation, Participation and Health*, *28*, 100–109.

Barnes, M. A., Wilkinson, M., Khemani, E., Boudesquie, A., Dennis, M., and Fletcher J. M. (2006). Arithmetic processing in children with spina bifida: Calculation accuracy, strategy use, and fact retrieval fluency. *Journal of Learning Disabilities*, *39*, 174–187.

Bax, M., Goldstein, M., Rosenbaum, P., Leviton, A., Paneth, N., Dan, B., et al. (2005). Proposed definition and classification of cerebral palsy. *Developmental Medicine and Child Neurology*, *47*, 571–576.

Beals, R. B. (2001). The possible effects of solid ankle-foot orthoses on trunk posture in the non-ambulatory cerebral palsy population: A preliminary evaluation. *Journal of Prosthetics and Orthotics*, *13*, 34–38.

Becker, K., Robb, S. A., Hatton, Z., Yau, S. C., Abbs, S., and Robertset, R. G. (2003). Loss of a single amino acid from dystrophin resulting in Duchenne muscular dystrophy with retention of dystrophin protein. *Human Mutation, 21*, 651–655.

Berg, C., and LaVesser, P. (2006). The Preschool Activity Card Sort. *OTJR; Occupation, Participation and Health, 26*, 143–151.

Campbell, C., and Jacob, P. (2003). Deflazacort for the treatment of Duchenne dystrophy: A systematic review. *BioMedCentral Neurology*. http://www.biomedcentral.com/1471-2377/3/7.

Cans, C. (2000). Surveillance of cerebral palsy in Europe: A collaboration of cerebral palsy surveys and registers. *Developmental Medicine and Child Neurology, 42*, 816–824.

Carnahan, K. D., Arner, M., and Hagglund, G. (2007). Association between gross motor function (GMFCS) and manual ability (MACS) in children with cerebral palsy. A population-based study of 359 children. *BMC Musculoskeletal Disorders, 8*, 50.

Cermak, S. A., and Larkin, D. (Eds.). (2002). *Developmental coordination disorder* (1st ed.). Albany, NY: Delmar.

Coster, W. (1998). Occupation-centered assessment of children. *American Journal of Occupational Therapy, 52*, 337–345.

Cotton, S. M., Voudouris, N. J., and Greenwood, K. M. (2005). Association between intellectual functioning and age in children and young adults with Duchenne muscular dystrophy: Further results from a meta-analysis. *Developmental Medicine and Child Neurology, 47*, 257–265.

D'Angelo, M. G., and Bresolin, N. (2003). Cognitive impairment in neuromuscular disorders. *Muscle and Nerve, 34*, 16–33.

Dare, M. T., and Gordon, N. (1970). Clumsy children: A disorder of perception and motor organisations. *Developmental Medicine and Child Neurology, 12*, 178–185.

Dewey, D., and Kaplan, B. J. (1994). Subtyping of developmental motor deficits. *Developmental Neuropsychology, 10*, 265–284.

Dunn, W. (1999). *The Sensory Profile*. San Antonio, TX: Psychological Corporation.

Eliasson, A. C., Krumlinde-Sundholm, L., Rösblad, B., Beckung, E., Arner M., Ohrvall A. M., et al. (2006). The Manual Ability Classification System (MACS) for children with cerebral palsy: Scale development and evidence of validity and reliability. *Developmental Medicine and Child Neurology, 48*, 549–554.

Faught, B., Hay, J., Flouris, A., Cairney, J., and Hawes, R. (2002). Diagnosing developmental coordination disorder using the CSAPPA scale. *Canadian Journal of Applied Physiology, 27*, S17.

Flouris, A. D., Faught, B. E., Hay, J., and Vandijk, A. (2003). Modeling risk factors for coronary heart disease in children with developmental coordination disorder. *Annals of Epidemiology, 13*, 591.

Gerhardt, C. A., Walders, N., Rosenthal, S. L., and Drotar, D. D. (2004). Children and families coping with pediatric chronic illnesses. In K. I. Maton, C. J. Schellenbach, B. J., Leadbeater, and A. L. Solarz (Eds.), *Investing in children, youth, families and communities: Strengths-based research and policy* (pp. 173–190). Washington, DC: American Psychological Association.

Gibbs, J., Appleton, J., and Appleton, R. (2007). Dyspraxia or developmental coordination disorder? Unravelling the enigma. *Archives of Disabilities in Children, 92*, 534–539.

Goodgold-Edwards, S. A., and Cermak, S. A. (1990). Integrating motor control and motor learning concepts with neuropsychological perspectives on apraxia and developmental dyspraxia. *American Journal of Occupational Therapy, 44*, 431–439.

Gubbay, S. S. (1978). The management of developmental apraxia. *Developmental Medicine and Child Neurology, 20*, 643–646.

Hemmingson, H., and Borell, L. (2002). Environmental barriers in mainstream schools. *Child: Care, Health and Development, 28*, 57–63.

Henderson, L., Rose, P., and Henderson, S. (1992). Reaction time and movement time in children with developmental coordination disorder. *Journal of Child Psychology and Psychiatry, 33*, 895–905.

Henderson, S. E., and Hall, D. (1982) Concomitants of clumsiness in young schoolchildren. *Developmental Medicine and Child Neurology, 24*, 448–460.

Henderson, S. E., and Sugden, D. A. (2007). *Movement Assessment Battery for Children, 2nd Edition (MABC-2)*. San Antonio, TX: Harcourt Assessment/Psychological Corporation.

Hoare, D. (1994). Subtypes of developmental coordination disorder. *Adapted Physical Activity Quarterly, 11*, 158–169.

Jansen-Osmann, P., Wiedenbauer, G., and Heil, M. (2008). Spatial cognition and motor development: A study of children with spina bifida. *Perceptual and Motor Skills, 106*, 436–446.

Kadesjo, B., and Gillberg, C. (1998). Attention deficits and clumsiness in Swedish 7-year-old children. *Developmental Medicine and Child Neurology, 40*, 796–804.

Kanagawa, M., and Toda, T. (2006). The genetic and molecular basis of muscular dystrophy: Roles of cell-matrix linkage in the pathogenesis. *Journal of Human Genetics, 51*, 915–926.

Kaplan, B. J., Wilson, B. N., Dewey, D., and Crawford, S. G. (1998). DCD may not be a discrete disorder. *Human Movement Science, 17*, 471-490.

Keller, J., Kafkes, A., Basu, S., Federico, J., and Kielhofner, G. (2005). *Children's Occupational Self-Assessment, Version 2.1*. Chicago, IL: MOHO Clearinghouse.

Keller, J., Kafkas, A. and Kielhofner, G. (2005). Psychometric characteristics of the Child Occupational Self Assessment (COSA), part one: An initial examination of psychometric properties. *Scandinavian Journal of Occupational Therapy, 12*, 118-127.

Kielhofner, G. (2002). *Introduction to the model of human occupation*. Philadelphia: Lippincott, Williams, & Wilkins.

Ko, M. L. B., McConachie, H., and Jolleff, N. (1998). Outcome of recommendations for augmentative communication in children. *Child: Care, Health and Development, 24*, 195–205.

Larkin, D., and Parker, H. (2002). Task-specific intervention for children with developmental coordination disorder: A systems review. In S. Cermak and D. Larkin (Eds.), *Developmental coordination disorder* (pp. 234–247). Albany, NY: Delmar.

Lavigne, J. V., and Faier-Routman, J. (1992). Psychological adjustment to pediatric physical disorders: A meta-analytic review. *Journal of Pediatric Psychology, 17*, 133–157.

Law, M., Baptiste, S., Carswell, A., McColl, M. A., Polatajko, H., and Pollock, N. (2005). *Canadian Occupational Performance Measure* (4th ed.). Ottawa: CAOT Publications.

Law, M., Darrah, J., Pollock, N., King, G., Rosenbaum, P., Russell, D., et al. (1998). Family-centered functional therapy for children with cerebral palsy: An emerging practice model. *Physical and Occupational Therapy in Pediatrics, 18,* 83–102.

Law, M., Missiuna, C., Pollock, N., and Stewart, D. (2005). Foundations for occupational therapy practice with children. In J. Case-Smith (Ed.), *Occupational therapy for children* (pp. 53–87). St. Louis, MO: Elsevier.

Levitt, S. (2004). *Treatment of cerebral palsy and motor delay* (4th ed.). Oxford, UK: Blackwell.

Light, J. C., and Drager, K. D. R. (2002). Improving the design of augmentative and alternative technologies for young children. *Assistive Technology, 14,* 17–32.

Liptak, G. S. (Ed.) (2003, May). *Evidence-based practice in spina bifida: Developing a research agenda.* Conference Proceedings. Washington, DC: National Institutes of Health.

Liu, U. M., Thawinchain, N., Palisano, R. J., and Valvano, J. (1998). The interrater reliability and stability of the gross motor function classification system. *Pediatric Physical Therapy, 10,* 174–175.

Mandich, A. D., Polatajko, H. J., Miller, L. T., and Baum, C. (2004). *Pediatric Activity Card Sort.* Ottawa, ON: CAOT Publications ACE.

Mandich, A. D., Polatajko, H. J., and Rodger, S. (2003). Rites of passage: Understanding participation of children with developmental coordination disorder. *Human Movement Science, 22,* 583–595.

Manzur, A., and Muntoni, F. (2002). The management of Duchenne muscular dystrophy. *Current Pediatrics, 12,* 261–268.

Marchiori, G. E., Wall, A. E., and Bedingfield, E. W. (1987). Kinematic analysis of skill acquisition in physically awkward boys. *Adapted Physical Activity Quarterly, 4,* 305–315.

Martini, R., and Polatajko, H.J. (1998). Verbal self-guidance as a treatment approach for children with developmental coordination disorder: A systematic replication study. *Occupational Therapy Journal of Research, 18,* 157–181.

Menkes, J., and Sarnat, H. (2000). Diseases of the motor unit. In J. H. Menkes and H. B. Sarnat (Eds.), *Child neurology* (6th ed., pp. 1047–1061). Philadelphia: Lippincott, Williams, & Wilkins.

Menkes, J. H., and Sarnat, H. B. (2006). Perinatal asphyxia and trauma. In: J. H. Menkes, H. B. Sarnat, and B. L. Maria (Eds.), *Child neurology.* (7th ed., pp. 367–420). Philadelphia, P.A.: Lippincott, Williams, & Wilkins.

Miller, F. (2007). *Physical therapy of cerebral palsy.* New York: Springer.

Miller, G. (1998). Cerebral palsies: An overview. In: G. Miller and G. Clark (Eds.), *The cerebral palsies: Causes, consequences and management* (pp. 1–36). Boston, MA: Butterworth-Heinemann.

Miller, L. T., Polatajko, H. J., Missiuna, C., Mandich, A. D., and Macnab, J. J. (2001). A pilot trial of a cognitive treatment for children with developmental coordination disorder. *Human Movement Science, 20,* 183–210.

Missiuna, C. (1994). Motor skill acquisition in children with developmental coordination disorder. *Adapted Physical Activity Quarterly, 11,* 214–235.

Missiuna, C., Gaines, R., and Soucie, H. (2006). Why every office needs a tennis ball: A new approach to assessing the clumsy child. *Canadian Medical Association Journal, 175,* 471–473.

Missiuna, C., Moll, S., Law, M., King, S., and King, G. (2006). Mysteries and mazes: Parents' experiences of children with developmental coordination disorder. *Canadian Journal of Occupational Therapy, 73,* 7–17.

Missiuna, C., and Polatajko, H. (1995). Developmental dyspraxia by any other name: Are they all just clumsy children? *American Journal of Occupational Therapy, 49,* 619–627.

Missiuna, C., and Pollock, N. (2000). Perceived efficacy and goal setting in young children. *Canadian Journal of Occupational Therapy, 67,* 101–109.

Missiuna, C., Pollock, N., and Law, M. (2004). *The Perceived Efficacy and Goal Setting System (PEGS) manual.* San Antonio, TX: Psychological Corporation.

Missiuna, C., Pollock, N., Law, M., Walter, S., and Cavey, N. (2006). Examination of the Perceived Efficacy and Goal Setting System (PEGS) with children with disabilities, their parents and teachers. *American Journal of Occupational Therapy, 60,* 204–214.

Missiuna, C., Smits, C., Rosenbaum, P., Woodside, J., and Law, M. (2001). *Incidence and prevalence of childhood disability.* Hamilton, ON: CanChild Centre for Childhood Disability Research.

Moe, P., Benke, T. A, and Bernard, T. J. (2007). Neurologic and muscular disorders. In W. W. Hay, Jr., M. J. Levin, J. M. Sondheimer, and R. R. Deterding (Eds.), *Current pediatric diagnosis and treatment* (18th ed., pp. 708–786). New York: McGraw-Hill.

Morris, C., and Bartlett, D. (2004). Gross motor function classification system: Impact and utility. *Developmental Medicine and Child Neurology, 46,* 60–65.

Morris, C., Kurinczuk, J. J., Fitzpatrick, R., and Rosenbaum, P. L. (2006). Do the abilities of children with cerebral palsy explain their activities and participation? *Developmental Medicine and Child Neurology, 48,* 954–961.

Northrup, H., and Volcik, K. A. (2000). Spina bifida and other neural tube defects. *Current Problems in Paediatrics,* 317–332.

Odding, E., Roebroeck, M. E., and Stam, H. J. (2006). The epidemiology of cerebral palsy: Incidence, impairments and risk factors. *Disability and Rehabilitation, 28,* 183–191.

Ostensjø, S,, Carlberg, E. B,, and Vøllestad, N. K. (2003). Everyday functioning in young children with cerebral palsy: Functional skills, caregiver assistance, and modifications of the environment. *Developmental Medicine and Child Neurology, 45,* 603–612.

Ouvrier, R., and Rapin, I. (2002). Childhood anterior horn cell disease and peripheral neuropathies. In C. Rudolph and A. Rudolph (Eds.), *Rudolph's Pediatrics* (21st ed.). New York: McGraw-Hill.

Palisano, R., Rosenbaum, P., Walter, S., Russell, D., Wood, E., and Galuppi, B. (1997). Development and validation of a gross motor function classification system for children with cerebral palsy. *Developmental Medicine and Child Neurology, 39,* 214–223.

Palisano, R. J., Walter, S. D., Bartlett, D. J., Rosenbaum, P. L., Russell, D., and Hanna, S. (2003). Effects of environmental setting on mobility methods of children with cerebral palsy. *Developmental Medicine and Child Neurology, 45,* 113–120.

Peny-Dahlstrand, M., Ahlander, A. C., Krumlinde-Sundholm, L., and Gosman-Hedström, G. (2009). Quality of perform-

L., and Gosman-Hedström, G. (2009). Quality of performance of everyday activities in children with spina bifida: A population-based study. *Acta Paediatrica, 10,* 1674–1679.

Piek, J. P., Pitcher, T. M., and Hay, D. A. (1999). Motor coordination and kinaesthesis in boys with attention deficit hyperactivity disorder. *Developmental Medicine and Child Neurology, 41,* 159–165.

Pit-ten Cate, I. M., Kennedy, C., and Stevenson, J. (2002). Disability and quality of life in spina bifida and hydrocephalus. *Developmental Medicine and Child Neurology, 44,* 317–322.

Polatajko, H. J. (1999). Developmental coordination disorder (DCD): Alias the clumsy child syndrome. In K. Whitmore, H. Hart, and G. Willems (Eds.), *A neurodevelopmental approach to specific learning disorders* (pp. 119–133). London: MacKeith Press.

Polatajko, H., Fox, M., and Missiuna, C. (1995). An international consensus on children with developmental coordination disorder. *Canadian Journal of Occupational Therapy, 62,* 3–6.

Polatajko, H. J., and Mandich, A. (2004). *Enabling occupation in children: The Cognitive Orientation to daily Occupational Performance (CO-OP) approach.* Ottawa, ON: CAOT Publications ACE.

Polatajko, H. J., Mandich, A. D., Miller, L., and Macnab, J. (2001). Cognitive orientation to daily occupational performance: Part II: The evidence. *Physical and Occupational Therapy in Paediatrics, 20,* 83–106.

Powell, R. P., and Bishop, D. V. M. (1992). Clumsiness and perceptual problems in children with specific language impairment. *Developmental Medicine and Child Neurology, 34,* 755–765.

Priest, N., and May, E. (2001). Laptop computers and children with disabilities: Factors influencing success. *Australian Occupational Therapy Journal, 48,* 11–23.

Pueyo, R., Junqué, C., Vendrell, P., Narberhaus, A., and Segarra, D. (2009). Neuropsychologic impairment in bilateral cerebral palsy. *Pediatric Neurology, 40,* 19–26.

Raynor, A. J. (2001). Strength, power and co-activation in children with developmental coordination disorder. *Developmental Medicine and Child Neurology, 43,* 676–684.

Reeves, L. (1998). Gross and fine motor skill ability in preschool children with speech-language delays. *Clinical Kinesiology, 52,* 28–34.

Rigby, P., Reid, D., Schoger, S., and Ryan, S. (2001). Effects of a wheelchair-mounted rigid pelvic stabilizer on caregiver assistance for children with cerebral palsy. *Assistive Technology, 13,* 2–11.

Rintala, P., Pienimaki, K., Ahonen, T., and Cantell, M. (1998). Effects of a psychomotor training programme on motor skill development in children with developmental language disorders. *Human Movement Science, 17,* 721–737.

Rodger, S., and Liu, S. (2008). Cognitive Orientation to daily Occupational Performance (CO-OP): Changes in strategy and session time use over the course of intervention. *OTJR: Occupation, Participation and Health, 28,* 168–179.

Roland, E. H. (2000). Muscular dystrophy. *Pediatrics in Review, 21,* 233–237.

Rosenbaum, P. L., Palisano, R. J., Bartlett, D. J., Galuppi, B. E., and Russell, D. J. (2008). Development of the gross motor function classification system for cerebral palsy. *Developmental Medicine and Child Neurology, 50,* 249–253.

Sangster, C. A., Beninger, C., Polatajko, H. J., and Mandich, A. (2005). Cognitive strategy generation in children with developmental coordination disorder. *Canadian Journal of Occupational Therapy, 72,* 67–77.

Sarnat, H. B. (2004). Neuromuscular disorders. In R. E. Behrman, R. M. Kliegman, and H. B. Jenson (Eds.), *Nelson Textbook of pediatrics* (17th ed., pp. 2060–2064). Philadelphia: WB Saunders.

Stanley, F., Blair, E., and Alberman, E. (2000). *Cerebral palsies: Epidemiology and causal pathways.* London: MacKeith Press.

Stephenson, E., McKay, C., and Chesson, R. (1990). An investigative study of early developmental factors in children with motor/learning difficulties. *British Journal of Occupational Therapy, 53,* 4–6.

Sugden, D. A., Chambers, M., and Utley, A. (2006). *Leeds consensus statement 2006.* Retrieved January 4, 2008, from www.dcd-uk.org/consensus.html

Sutton, L. N. (2008). Fetal surgery for neural tube defects. *Best Practices in Research in Clinical and Obstetric Gynaecology, 22,* 175–88.

Taylor, S., Fayed, N., and Mandich, A. (2007). CO-OP intervention for young children with developmental coordination disorder. *OTJR: Occupation, Participation and Health, 27,* 124–130.

Tervo, R., Azuma, S., Fogas, B., and Fiechtner, H. (2002). Children with ADHD and motor dysfunction compared with children with ADHD only. *Developmental Medicine and Child Neurology, 44,* 383–390.

Thorne Parke, J. (1999). Disorders of the anterior horn cell. *Oski's Pediatrics: Principles and practice* (3rd ed., pp. 1960–1961). Philadelphia: Lippincott, Williams, & Wilkins.

Trefler, E., and Angelo, J. (1997). Comparison of anterior trunk supports for children with cerebral palsy. *Assistive Technology, 9,* 15–21.

Tsai, P. Y., Yang, T. F., Chan, R. C., Huang, P. H., and Wong, T. T. (2002). Functional investigation in children with spina bifida as measured by the Pediatric Evaluation of Disability Inventory (PEDI). *Children's Nervous System, 18,* 48–53.

Vinck, A., Nijhuis-van der Sanden, M. W., Roeleveld, N. J., Mullaart, R. A., Rotteveel, J. J., and Maassen, B. A. (2009). Motor profile and cognitive functioning in children with spina bifida. *European Journal of Paediatric Neurology,* Feb 21. doi:10.1016/j.ejpn.2009.01.003

Taylor, S., Fayed, N., and Mandich, A. (2007). CO-OP intervention for young children with developmental coordination disorder. *OTJR: Occupation, Participation and Health, 27,* 124–130.

Tervo, R., Azuma, S., Fogas, B., and Fiechtner, H. (2002). Children with ADHD and motor dysfunction compared with children with ADHD only. *Developmental Medicine and Child Neurology, 44,* 383–390.

Thorne Parke, J. (1999). Disorders of the anterior horn cell. *Oski's Pediatrics: Principles and practice* (3rd ed., pp. 1960–1961). Philadelphia: Lippincott, Williams, & Wilkins.

Trefler, E., and Angelo, J. (1997). Comparison of anterior trunk supports for children with cerebral palsy. *Assistive Technology, 9,* 15–21.

Tsai, P. Y., Yang, T. F., Chan, R. C., Huang, P. H., and Wong, T. T. (2002). Functional investigation in children with spina bifida as measured by the Pediatric Evaluation of Disability

Inventory (PEDI). *Children's Nervous System, 18,* 48–53.

Vinck, A., Nijhuis-van der Sanden, M. W., Roeleveld, N. J., Mullaart, R. A., Rotteveel, J. J., and Maassen, B. A. (2009). Motor profile and cognitive functioning in children with spina bifida. *European Journal of Paediatric Neurology,* Feb 21. doi:10.1016/j.ejpn.2009.01.003

제 26 장

26

자폐 범주성 장애
(Autism Spectrum Disorders)

"스펙트럼"은 비와 같지 않니?

Chris Chapparo

"절대 움직이는 것은 먹지 않아요.

— *Evan, 6세*

개론

목적

1. 자폐 범주성 장애 (ASDs)를 정의한다.
2. ASD를 가진 아동의 수행에 영향을 주는 특성뿐 아니라, 아동의 독특한 특징과 이점을 설명한다.
3. ASD를 가진 아동에 영향을 주는 근본적인 수행 요소를 확인한다.
4. 공통적으로 스펙트럼이 있는 많은 아동에게 존재하는 작업수행 이슈 (활동과 참여)들을 나열한다.
5. ASD를 가진 아동을 보조 할 수 있고, 이들의 가족이 의미있는 삶과 작업역할에 좀 더 참여할 수 있게 하는 중요한 중재들을 설명한다.

서론 (Introduction)

자폐는 제한적으로 판에 박힌 행동을 하고 사회적 상호작용과 의사소통의 어려움이 있는 신경발달적 장애이다 (American Psychiatric Association, 2000). 비록 자폐가 공식적인 진단이 아니지만, 자폐를 가지고 있는 사람은 자주 감각 처리와 운동 수행에 어려움을 호소하고, 이런 어려움은 아동의 작업 수행에 부정적인 영향을 줄 수 있다 (cf, Chen, Rodgers, & McConachie, 2009; Mostofsky et al., 2006). 이 장의 목적은 자폐 범주성 장애 (ASDs) 진단을 받은 아동이 공통적으로 보이는 이슈에 대한 개요를 제공하고, ASDs의 영향이 아동과 그들의 가족에게 미치는 부분과 작업 수행에 영향을 미치는 환경적 요소들과 개인적 요소들을 강조하고, ASDs를 가지고 있는 아동을 위한 선별된 작업 치료를 설명하는 것이다. 독자가 ASDs를 가진 아동의 임상적 상황을 쉽게 이해하기 위해 아래와 같은 두 개의 짧은 글들(vignettes)을 사용하였다.

자폐 범주성 장애
(The Autism Spectrum Disorders)

"자폐 범주성 장애"라는 단어는 20년전 Lorna Wing (1989)와 Gillberg에 의해 불렸고, Gillber (1989)는 2개의 분리된 질환 사이의 유사성에 대해 강조하였다.

- 자폐성 장애는 1943년 Leo Kanner에 의해 처음 기록되었고, Leo Kanner는 행동적으로 평범하지 않은 패턴을 가진 30개월 이하 아이들의 그룹에 대해 설명하였다. 그리고 Leo Kanner는 사회적 무관심을 설명했고 반복적인 일상에 대해 자세히 기술하였다.
- 아스퍼거 신드롬은 1944년 Hans Asperger에 의해 처음 설명되었다. 아스퍼거 신드롬은 정상 IQ나 경계선, 사회적 분리감이나 순진함, 부적절한 사회적 상호작용, 한 두 가지 사물에 대해서만 강한 집중, 반복적인 생활, 제한되거나 부적절한 억양과 몸짓, 그리고 부족한 운동 조절을 가진 것이 특징이다 (Editorial, BMJ, 1996).

2개의 조건은 사회적 상호작용, 의사소통, 그리고 창의력의 손상이 있고, 움직임이 뻣뻣하고, 행동의 반복적인 패턴을 섞여 있다 (Editorial, BMJ, 1996). 자폐증과 아스퍼거 신드롬을 가진 아동들은 약간 정도에서 심한 정도 범위 안에서 아주 다양한 증상을 가질 수 있다.

"스팩트럼"의 개념은 보건-관리 제공자 (health-care provider)유사한 특징을 가진 장애를 그룹화시킬 수 있도록 도움을 준다. 오늘날, 자폐 범주성 장애는 일반적으로 아래와 같은 장애를 가진 아동이라고 여겨지고 있다.

- 자폐
- 아스퍼거 신드롬
- 별도로 지정된 것이 없는 전반적 발달 장애 (PDD-NOS)(또는 atypical autism)(National Institutes of Health, 2009).

ASD의 일반적인 발병률은 계산되지 않았지만, 10,000명당 1명이 발생한다고 보고되었다. 예를 들어, 오스트레일리아에서는 10,000명당 9.6~40.8명의 발병률을 보이고 (Williams, MacDermott, Ridley, Glasson, & Wray, 2008), 미국은 최근 보고서에서 10,000명당 67명의 발병률을 보인다 (CDC, 2009). 영국에서 Baird와 그의 연구진들은 10,000명당 77.2명의 발병률을 보인다고 보고하였고 (Baird et al., 2006), 캐나다에서는 10,000명당 40~60명의 발병률을 보인다고 보고하였다 (Fombonne, Zakarian, Bennett, Meng, & McLean-Heywood, 2006). 나라와 상관없이 남자가 여자보다 4배 정도 더 많이 발생한다. 아동의 행동 관찰과 부모가 제공하는 과거병력이 ASD의 진단에 영향을 미친다는 것은 중요한 사항이다; 비 유전적이거나 현재 존재하는 최종적인 생리학적 검사의 여러 상태, 그리고 근본적인 신경학적 원인을 발견하는 것은 지금까지 결론에 이르지 못한 것으로 판명났다.

상황 26-1 Hugh : 자폐의 진단

Hugh는 Gay와 Mark의 2.5세 외동아들이다. Mark는 회계사이고 Gay는 Hugh를 가정에서 돌보고 있다. Hugh는 큰 파란색 눈이 엄마의 눈동자와 닮았고, 보조개, 그리고 아름다운 금발의 곱슬머리를 가지고 있다. Hugh의 관심과 흥미에 관해서는 Hugh는 반팔 T셔츠 (특히 Thomas the TankTM이 그려져 있는 옷)와 허리부분에 신축성이 있는 바지를 좋아한다. 또한 Thomas the TankTM 장난감을 가지고 노는 것, Thomas the TankTM와 Bob the BuilderTM 비디오를 보는 것, 컴퓨터 게임을 하는 것을 좋아한다. Hugh는 자동차와 트럭을 가지고 오랜 시간 놀고 가끔 책을 읽기도 한다. Hugh는 정원에서 날아다니는 곤충이나 새를 보는 것을 좋아한다. Hugh는 마음이 괴로울 때, 자신을 진정시키기 위해 곰 인형을 안고 여기 저기 돌아다닌다. Huge는 최근 자폐증으로 진단을 받았다.

Hugh의 부모들은 과거 Hugh의 삶을 생각해 보았을 때, 신생아 때부터 약간의 특이한 행동을 했었다는 것을 깨닫게 되었다. Hugh가 아기였을 때, 울음이 많고, 잠을 잘 자지 않고, 집중하지 못하였다. Hugh는 항상 확실한 일상과 "규칙적인 것"을 좋아했고, 이런 것들이 방해를 받으면 몹시 싫어했다. 예를 들어, Hugh가 12개월일 때, 엄마가 왼손 (오른손 보다 더)으로 높은 의자에 Hugh를 놓았을 때 호들갑을 떨었고, 바나나 껍질을 벗겨서 주기보다는 스스로 벗기는 것을 좋아했다. Hugh가 현재 규칙적으로 하는 것은 전등 스위치를 켰다 끄는 것과 눈앞에서 선을 꼬는 것이다. Hugh는 전자레인지 숫자와 천장 선풍기에 매료된다. Hugh는 자신이 스스로 부모에게 안기려고 가는 것은 좋아하지만, 억지로 안으면 싫어한다. Hugh는 아픈 것에 반응이 없고 피부에 밴드나 붕대를 감는 것을 싫어한다. 그리고 온도에 영향을 받지 않는 것으로 보인다 (예, 겨울에 코트를 입지 않을려고 떼를 쓴다).

Hugh는 Rice Bubbles™, 팝콘, 흰 빵, 바닐라 요거트, 으깬 감자 같은 제한된 음식을 먹는다-모두 흰색. 새로운 음식을 먹으려고 시도하지 않고 덩어리가 있거나 많이 씹어야 하는 음식을 피한다. 음료는 우유와 물을 자신이 좋아하는 컵에 담아 빨대로 마신다. 목욕을 좋아하지만 오랜 시간 얼굴에 물을 끼얹는 건 싫어한다. 머리감기, 양치질, 손톱깍는 것을 싫어한다.

Hugh는 일주일에 한 번 보육원에 맡기는 동안에 어머니가 집안일을 한다; Hugh는 진공청소기 소리에 비명을 지른다. 보육원에 맡기는 날은 Hugh와 함께 하기 힘든 쇼핑을 하기도 한다. Hugh는 복잡한 쇼핑센터를 싫어한다. Hugh는 최근 수영 레슨을 시작했지만 얼굴에 물이 없는 것을 싫어한다.

Hugh는 자동차 장난감 바퀴가 돌아가는 것에 흥미를 느끼고, 이것을 눈높이에서 보기 위해 자신의 배 위에 장난감을 올려놓는다. Hugh의 어머니가 Hugh는 장난감이나 인형을 다른 여자 아이에게 보여주기 위해 가져가는 일이 절대 없고, 다른 아이들과 놀이를 같이 하지도 않는다고 하였다. Hugh의 소동작 조작 기술은 (사회적 의미에 대한) 시지 (index finger)를 제외하곤 적절한 연령 해당된다. 대동작 단계는 연령에 맞다. 그러나 Hugh는 특히 장애물과 충돌하고 집 주위를 뛰어 다닐 때 가끔 넘어지는 경우가 있다.

2세 반일 때 Hugh는 4가지 단어를 사용했다: "엄마" (우유나 물을 마시기 위해), "아빠", "토마스" 그리고 "싫어". Hugh가 원하는 것이 있을 때는 한손으로 사람들을 당겨 원하는 것 앞에 서 있으면, 사람들은 Hugh가 무엇을 원할지 추측한다. Hugh는 놀이 하는 동안 "옹알이"하고, 단순히 듣는 것을 따라한다. Hugh는 부모들이 웃으면 따라서 웃는다. 특히 Mark는 공중제비, 간지러움 태우기와 같은 실외 활동을 좋아한다.

6개월 뒤 몇 몇 소아과를 방문했고, 자폐증이라는 진단을 받았다. Hugh의 부모들은 자폐증에 대한 정보를 인터넷을 통해 찾았고, 초기 중재 서비스를 받기로 하였다.

상황 26-2 Bradley : 아스퍼거 신드롬의 삶

Bradley는 10세이며, 초등학교 5학년이다. 그는 부모와 언니 Jessica와 함께 집에서 살고 있다. Bradley는 9세의 나이에 아스퍼거 증후군으로 진단되었다. Bradley의 아버지 Jeff는 사회적 상황에서 조용하고 수줍어한다. Jeff는 Bradley가 친탁을 했다고 생각했고, Bradley의 어머니 Julie는 궁극적인 진단 때문에 생기는 Bradley의 불편한 행동을 하는 이유를 발견하기 위해 노력하였다.

Bradley는 특히 컴퓨터 체스를 즐기고, 쉬는 시간에 학교 체스 클럽에 간다. Bradley는 현재 학교 체스클럽의 챔피언이며 클럽 회장을 맡고 있다. 또한 Bradley는 쉬는 시간에 도서관에서 몇몇 친구들과 체스를 둔다. 학교 체스클럽 회장으로서 Bradley는 점심시간에 대회 스케줄과 예선 일정을 도서관 안내판에 게시한다. Bradley는 이런 게시물을 만들기 위해 Excel®을 사용한다. Bradley는 다른 아이들과 축구나 미식축구를 즐기지 않는다. Bradley의 어머니는 Bradley가 "약간 서투르다"라고 설명한다. Bradley는 학교에서 흐느적거리는 모습으로 가끔 놀림을 받고, 큐라레 과학, 혈액형, 그리고 우편 수집에 병적인 흥미를 보인다. 종종 Bradley는 새로운 친구들과 "안녕"이라는 대화를 시작하고, 다음으로 "너의 혈액형이 뭐니?"라고 물어본다. Bradley는 집에서 가족, 친척, 그리고 친구들의 혈액형을 기록해 놓는다. 그리고 Bradley는 혈액형을 제공해주는 사람이 부족하기 때문에 규칙적으로 신문을 읽는다. Bradley의 어머니는 방학기간 동안에 Bradley가 진짜 즐겁게 보내기 위해 과학 캠프에 등록시킨다.

Bradley의 학교 수행은 평균보다 높은 범위에 있다; 그러나, 이것은 Bradley의 지적 잠재력보다는 낮다 (측정된 IQ는 134). Bradley가 좋아하는 과목은 과학이고, 과학과 수학 모두 잘한다. Bradley는 어수선한 경향이 있고, 때론 시간 안에 일을 다 끝내지 못하곤 한다. Bradley는 컴퓨터 사용에 아주 능숙하고 기본 워드프로세싱 기술을 가지고 있다. Bradley는 종종 Internetand Playstation™ 컴퓨터 게임을 즐기곤 한다.

Julie는 Bradley가 친구가 없는 것을 걱정한다. Bradley는 생일파티나 집에 다른 친구들을 데려오지 않는다. Bradley는 수영장에서 수영하고 집에서 논다. Bradley의 10대 누나는 특이하게 10살 때 남자 아이들과 놀았다. Bradley는 누나 방에 친구들이 놀고 있을 때, 같이 놀지 않기 위해 피하는 모습을 보였으나, 저녁 식사를 위해 초대된 가족이나 손님과는 잘 어울렸다. Bradley는 일상에 변화가 있으면 화내거나 공격적으로 바꾸었다.- 예를 들어, 만약 치료사가 바꾸거나 쉬는 시간에 도서관이 닫혀 있는 경우. Bradley는 아주 강할 때 자신의 감정을 인지하지 못하고, Bradley의 화는 매우 폭발적이다. Jeff는 Bradley가 화가 났을 때 풀 수 있도록 차고에 샌드백을 걸어놓았다.

Bradley가 어렸을 때, 대부분 탄수화물 계통의 부드러운 음식을 싫어했다. Bradley는 감자칩과 야채를 재료로 한 바삭바삭한 음식을 싫어했고, 식사할 때 자신의 귀에 소음이 들리면 어머니에게 많은 투정을 했다. Bradley의 식이는 시간이 지날수록 개선되었고, 조금씩 새로운 음식에 도전하였다. 유사하게 머리감기와 손톱깍기와 관련된 감각 이슈들도 좀 더 나아졌다. Bradley의 어머니는 브래들리가 샴푸와 린스가 하나로 합쳐져 있는 것은 냄새를 참을 수 있고 스스로 머리를 감는 것을 배울 수 있다는 것을 발견했다. 손톱 깍을 때 생기는 소리와 감각을 Bradley 자신이 대비하여, 스스로 손톱을 깍을 수 있다.

현재 Bradley는 독립적으로 자조 활동을 수행하지만, 때론 머리 감기와 손톱을 청결하게 하는 것은 도움이 필요하다. Bradley는 커서 혈액은행의 과학자로 근무하고 계속해서 우표 수집하기를 원한다. Bradley는 침실 벽에 큰 세계지도를 붙여놓고, 자신이 수집한 우표의 나라에 색깔 핀을 꽂아 놓는다. Bradley는 방을 떠날 때 창문이나 문이 잠겨져 있는지, 스위치는 꺼져 있는지와 같은 몇 가지 강박관념에 사로 잡혀있다.

Bradley의 어머니는 아스퍼거 신드롬을 가진 아이를 위한 병원에서 작업치료사 언어치료사들이 포함되어 있는 사회적 기술 그룹에 Bradley를 등록시켰다. 어머니의 목표는 대화를 시작하는 것 (혈액형에서 벗어나 다른 주제)과 친구를 만드는 것이다. Bradley는 그룹에 가는 것은 "멍청한 짓"이라고 하지만 자신의 다이어리에 혈액형 타입을 더 추가할 수 있기에 참여하기로 하였다.

어떻게 Hugh와 Bradley 두 아이가 같은 스펙트럼인데 근력, 의사소통, 놀이 그리고 행동에서 문제점이 다를 수 있을까? 먼저 자폐 범주성 장애의 정의를 살펴보고, 이것을 구성하고 있는 장애에 대해 알아보도록 하자!

현재 "ASD"라는 용어가 널리 사용되고 있음에도 불구하고, 국제 분류 시스템에서는 2가지가 널리 사용된다- World Health Organization (WHO)에 의해 만들어진 *International Classification of Diseases, 10th Revision (ICD-10)* (2007)과 American Psychiatric Association (APA)에 의해 만들어진 *Diagnostic and Statistical Manual of Mental Disorders, Fourth Edition (DSM-IV-TR)* (2000)이다. 용어 및 진단 기준도 간행물간 서로 약간 다르다. 그럼에도 불구하고, ICD-10과 DSM-IV-TR은 역학과 건강 관리 목적의 범위에 대한 국제 표준 진단 분류를 제공한다. 독자는 현재 *Diagnostic and Statistical Manual of Mental Disorders*가 계정되었다는 것을 알아야 한다; ASD에 대한 진단적 기준의 5번째 개정판이고 상당수 변화가 있었다.

전반적 발달 장애 (PDDs)는 DSM-IV-TR에서 포괄적인 용어이고 ASD와 거의 같은 의미로 쓰인다. PDD는 5개의 장애를 포함한다: 아동 자폐증/자폐증 장애, 아스퍼거 증후군/아스퍼거 장애, 별도로 지정이 없는 발달 장애 (PDD-NOS), 레트 증후군/장애, 그리고 아동기 붕괴성장애 (CDD) (Audet, 2001)이다. ICD-10은 진단 기준에서 PDD를 포함하지 않고 아동 자폐증, 특이한 자폐증, 그리고 아스퍼거 신드롬의 분류를 다루고 있다.

"자폐 범주성"이라는 용어는 전문가가 믿고 있는 행동적 특성, 심리적 경향, 그리고 근본적으로 중추신경계 손상인 자폐증, 아스퍼거 신드롬, PDD-NOS의 지속적인 스케일을 나타낼 때 사용된다. 예를 들어, 스펙트럼의 끝 부분에는 인지 손상과 간질, 다른 사람과의 심각한 상호작용 결여와 같은 장애가 타나난다. 스펙트럼의 끝 부분 전에서는 눈에 보이는 집중력, 운동 조절, 지각 문제가 나타난다 (Gillberg & Gillberg, 1989).

그러나 비공식적으로 많은 임상가들이 ASD를 사용할 때, 자폐증과 아스퍼거 신드롬의 모든 진단적 기준이 없는 약간의 자폐 증상만을 보여주는 애매모호한 진단 분류를 사용하고 있다. 부모들과 임상가들은 "ASD"와 "스펙트럼"에서 부정확한 표를 사용하고 있다. Hence는 많은 부모들과 임상가들은 의사소통, 사회적 상호작용, 그리고 행동의 3가지 영역에 문제를 설명하기 위해 광범위한 단어인 ASD를 사용하게 되었다.

적어도 아동이 혜택을 받을 수 있는 중재의 종류와 아동이 접하는 문제의 종류가 스펙트럼에서 다양한 장애 사이에서 중복된다는 것에는 만장일치한다. 무엇보다 논란이 남아있는 것은 심리적 또는 생물학적 수준에서 ASD 사이에 근본적인 공통점이 있는지, 아니면 그들은 단순히 일부 동일한 행동 기능을 가지고 있는지에 대한 것이다. 아스퍼거 신드롬과 "높은 기능"을 가진 자폐증 사이를 구별 짓는 것은 핫한 논쟁이 된다 (Macintosh & Dissanayake,

2004).

범주성 자폐에서 3개의 장애는 아래와 같은 특징을 공유한다:

- 증상과 심각성의 범위를 가진다.
- 단순한 행동적 장애보다 신경학적 장애를 가진다.
- 장애가 개인의 발달 과정 평생에 관여한다.

자폐증

자폐증은 뚜렷하게 사회적 상호작용과 의사소통에서 비정상적이거나 손상된 발달과 흥미와 활동의 제한된 레퍼토리를 보이는 특징을 가지고 있다. 자폐증은 가끔 자폐 장애, 조기 유아 자폐증, Kanner의 자폐증, 아동기 자폐증이라고도 불린다. DSM-IV-TR을 기준으로 자폐증을 진단하기 위해서는 아래 3가지 영역 안에서 현재 존재하는 6개 또는 더 많은 행동적 항목을 확인하여야 한다.

- 사회적 상호 작용에서 질적 장애
- 의사소통 과정에서 질적 장애
- 행동, 흥미, 그리고 활동의 반복적인 상동 패턴

"지적 장애"라는 단어는 자폐와 조산 사이의 중요한 차이점을 강조하는 용어로 사용된다. 그럼에도 불구하고 행동은 발달 장애 아동이 종종 행동적 문제를 보여준다. Hugh의 Thomas the Tank™ 에 대한 초점이나 Bradley의 행액형에 대한 초점은 다르지 않다. 그림 26-1은 2세 아동의 시계에 대한 심취의 예시를 보여준다; 시간이 01:00에서 12:00로 설정한 뒤 한 줄로 나열되어 있다. 2세 때 다른 숫자에 대한 인식을 발달시키기 위해, 아동의 어머니는 이런 시간 말하기를 사용할 수 있다.

위와 같은 모든 3개의 영역에서 비정상적인 행동을 보이는 것이 자폐의 특징이다. 기준에 있는 모든 행동이 전부 중요한 것은 아니지만, 이런 행동들은 아동 발달의 지연을 일으킬 수도 있다. 사실 역사적으로 자폐증 진단은 많은 아동이 문제 있는 행동이 나이가 들면 사라지기 때문에, 2세 반이나 3세에 하는 것은 힘들다. 그러나 현재 학문은 신생아나 유아기에 자폐의 특징을 확인할 수 있고, 이런 쉬운 진단은 좀 더 효과적인 치료를 받을 수 있도록 만든다(Landa, 2008).

Hugh에 대한 설명은 자폐증에 대한 기준과 잘 부합한다.

Hugh의 진단은 동료와의 상호작용 *(Hugh는 놀이 그룹에서 혼자서만 놀고 다른 사람을 찾지 않는다)*; 사회적 상호작용*(Hugh는 자신의 장난감이나 인형을 어머니에게 보여주지 않고 같이 놀지 않는다)*; 지연된 언어 *(Hugh는 2세 반이지만 4가지 단어만을 사용한다)*; 놀이 *(Hugh는 모방하지 않을려고 하고, 전통적인 게임 보다는 자동차를 가지고 노는 것을 좋아한다)*; 특정 흥미만을 추구하는 패턴 *(Hugh는 눈 앞에서 끈 비틀기, 자동차와 트럭을 줄 세우기, 스위치 끄고 켜기와 같은 몇 가지 반복적인 활동들만 좋아한다)*; 융통성 부족 *(Hugh가 1세 때, "잘못된 자세"로 높은 의자에 앉히고 음식을 같은 방법으로 주지 않으면 화를 내었다.)*; 그리고 사물의 한 부분에만 집착 *(자동차 전체보다는 자동차 바퀴에 좀 더 많은 흥미를 가졌다)*.

ICD-10 (WHO, 1993)에 따라 PDD의 아동 자폐증은 아래와 같은 사항에 의해 정의된다 (a) 3세 이전에 비정상

상황 26-3 Hugh (계속)

Hugh의 부모님들은 Hugh의 비정상적인 행동으로 인해 혼란스러워 Hugh가 2살이 되던 때에 소아과 의사에게 데려갔다. 소아과 의사는 Mark와 Gay에게 진단을 말하기 전에 Hugh를 6개월 동안 관찰하였다. 소아과 의사 사무실에서 Hugh를 관찰하였고, 작업치료사에게 발달과 놀이 평가를 의뢰하였고, Hugh의 교사로부터 보고서도 받았다. 또한 소아과 의사는 Mark와 Gay에게서 Hugh의 발달 과정을 자세하게 물어보았고, 부모들의 관점을 주의 깊게 들었다. 이런 모든 정보들은 적절한 진단을 내리는데 도와준다.

임상조언 Practice Wisdom

일괄되고 정확한 정보 제공

보건, 교육, 그리고 치료 전문가는 부모에게 스펙트럼, 예후, 가능한 중재에 진단에 관하여 이론에 근거를 둔 정보를 제공할 책임이 있다. 비록 작업치료사는 자폐 진단에 대한 책임은 없지만 아동의 놀이, 자조활동, 감각 운동, 인지발달, 그리고 지각 발달의 평가에 대한 보고서와 임상적 견해를 제공한다. 한번 진단이 내려지면 부모들은 빨리 초기 중재 서비스에 의뢰하고 아동을 작업치료사가 있는 팀에 보여주어야 한다 (Clark, Polichino, & Jackson, 2004). 모든 팀 구성원들은 아동의 상태와 진행에 대해 부모에게 일관되고 정확한 정보를 제공해야 하며, 진단, 치료 효과 그리고 대체 요법에 대한 질문에 대답을 해 주어야한다. 만약 치료사가 부모의 목표, 가족의 일상, 그리고 가정 환경에 알맞고 개별화된 가족 -중심적 서비스를 위해서는 제공하기 위해서는 제한된 의사소통과 사회적 상호작용 기술을 가진 아동을 돌보는 부가적인 스트레스와 가족이 요구하는 바를 인식하여, 가정에서 대처 방법에 대한 실질적 조언을 하여야 한다.

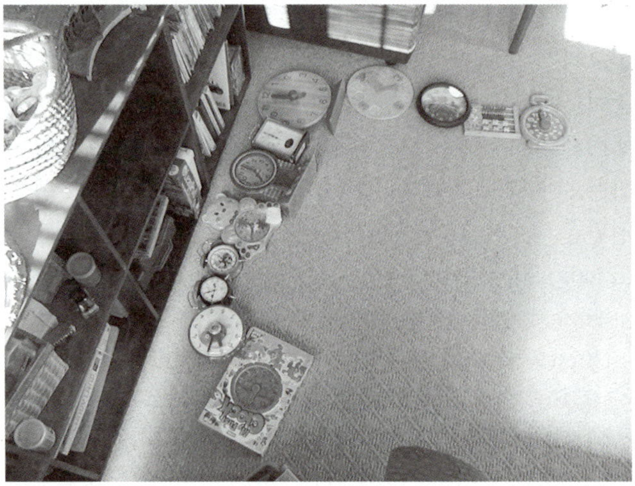

그림 26-1 시계에 대한 아동의 흥미는 시간 말하기와 수 개념을 향상시킨다 *(Photograph courtesy of Laura Horowitz).*

적이거나 손상된 발달이 나타난다. (b) 상호간의 사회적 상호작용, 의사소통, 그리고 특정한 것에만 반복하는 행동과 같은 3가지 영역에서 비정상적 기능이 나타난다. 이런 세부적인 진단 기능뿐만 아니라 WHO는 공포증, 수면과 섭식 장애, 울화 행동, (자신에 대한) 폭력성과 같은 공통적으로 생기는 다른 비세부적인 문제들도 열거하였다 (WHO, 2007). Hugh 케이스에서 수면과 섭식 장애 (그는 흰색 음식만을 먹고 잠드는 것이 어렵다)와 울화 행동을 가지고 있다. 또한 그는 청소기 소리를 싫어한다. Hugh는 유아 자폐증의 진단이 맞다.

아스퍼거 증후군

DSM-IV-TR과 ICD는-10 아스퍼거 증후군에 대한 기준은 매우 비슷하다. 그러나 자폐증의 기준에서는, 어떤 임상적으로 명확하게 언어, 인지 발달, 또는 연령에 맞는 적응 자조지술의 발달의 지연에 대한 내용은 없다. 그러나, 심각하고 지속적인 사회적 상호작용의 장애 및 제한, 반복행동, 관심, 활동은 일상 활동에 영향을 준다 (APA, 2000). 이 질환의 발병 또는 인식은 학교에서 사회적 상호작용의 어려움이 드러나는 경향이 자폐증보다 나은 편이다. 운동기능 지연 또는 서투름은 보통이다.

자폐증과 마찬가지로, 장애가 있는 개인의 가족 구성원의 수가 증가할수록 발생률이 높게 나타난다 (APA, 2000;. 베일리 등, 1995).

달리 명시되지 않은 전반적 발달 장애

PDD-NOS는 사회적 상호작용, 언어적 그리고 비언어적 의사소통에 전반적인 발달에 심각한 문제가 있거나, 자폐증, PDD, 정신분열은 아니지만 상동적 행동 · 흥미 · 활동을 하거나, 회피성 인격 장애가 아닐 때 사용하는 용어이다. 발병 나이가 늦고, 비정형적으로 나타나고, 반응이 일어나기에 불충분한 역치를 가지고 있다. DSM-IV-TR (APA, 2000)에서 PDD-NOS의 분류 안에는 비정형적 자폐를 포함하지만, ICD-10 (WHO, 2007)에서는 전형적 자폐는 PDD안에 별로도 명시되지 않고 있다. ICD-10

상황 26-4 Bradley *(계속)*

아스퍼거 증후군을 가진 아이들을 위한 사회 기술 그룹에 Bradley를 등록했다는 사실은 Julie가 진단을 의심했다는 증거이다. 비록 Bradley의 부모들은 과학이 Bradley의 흥미와 분노에 대한 대처를 향상시키지만, Bradley의 아주 제한적인 친구관계에 대해서는 걱정했다. 그러나 이것은 전문가가 Bradley의 이점과 요구사항에 대한 것을 정확하게 알 수 있는 기회이다. 소아과 의사는 Bradley가 다른 아이들과 단순히 다르다는 것을 제안하였다. Bradley의 부모들은 소아과 의사 생각보다 Bradley가 다른 아이들과 많이 다르다고 느끼고 있었다. 마지막으로 부모들은 몇 년 동안 Bradley와 같이 확인된 아스퍼거 증후군을 가진 아동과 시간을 보낸 심리학자를 찾았다.

심리학자는 Bradley의 행동이 아스퍼거 증후군이나 장애에 대한 주요 기준에 부합한다고 보았다. 심리학자는 Bradley의 부모님과 교사와 함께 Bradley의 가족력에 대해 이야기 하고, 부모들은 Gilliam Asperger's Disorder Scale (Gilliam, 2001)를 작성하고, IQ 평가를 실시하고, 마지막으로 Bradley와 이야기를 나누었다. 첫째, Bradley는 나이에 맞는 언어를 가졌지만 혈액형과 같은 특정한 주제에 대해서만 이야기하였다. 또한 Bradley의 IQ는 134로 검사되었는데, 이 점수는 학문적으로도 높은 레벨에 속한다. Bradley는 운동 기능이 약간 둔하다 (진단에 필요하지는 않지만, 아스퍼거 증후군에서 공통적으로 보이는 특징). 그러나 자조 활동과 적응 능력은 나이에 적절하다. 둘째, Bradley는 동료들과의 관계 형성과 사회적 정서적 상호작용에 어려움이 있는 것으로 나타났다. Bradley는 소수의 친구들과 컴퓨터로 체스를 하는데, 이것은 Bradley의 나이에 맞지 않는 모습이다. 게다가 Bradley는 화를 조절하는데 어려움이 있어, 결과적으로 행동을 조절하는데 어려움이 있다. 셋째, Bradley는 혈액형, 우편과 과학에 대한 부분에만 제한된 흥미를 느끼고, 환경이 변하면 스트레스를 많이 받는다 (예, 교사가 결석하거나 도서관 문이 닫힌 상황). Bradley는 9세까지 아스퍼거 증후군 진단을 받지 않았다.

에 따라 PDD 형태의 비정형적 자폐는 유아 자폐와 비교했을 때, 발병 연령 또는 모든 진단 기준이 성립되는 것이 다르다. 이런 하위분류는 3세 후 비정상적인 발달이 있을 경우, 그리고 자폐 진단에 필요한 정신 병리학적 3개 영역에서 하나 또는 두 영역에서 충분한 이상이 있을 경우에만 사용된다. 비전형적 자폐는 대부분 심각한 정신 지체로 진단되고 수용 언어의 심각한 발달 장애를 가진다.

DSM-IV-TR (APA, 2000)에서 PDD-NOS 분류는 사회적 상호작용, 언어적 그리고 비언어적 의사소통에 전반적인 발달에 심각한 문제가 있거나, 자폐증, PDD, 정신분열은 아니지만 상동적 행동·흥미·활동을 하거나, 회피성 인격 장애가 아닐 때 사용하는 용어이다. ICD-10는 발병 나이가 늦고, 비정형적으로 나타나고, 반응이 일어나기에 불충분한 역치를 가지고 있다고 서술한다.

진단의 발견

자신의 자녀에 대한 관심과 자주 나타나는 두려움을 가진 부모들을 위해 자폐, 아스퍼거, PDD-NOS의 진단에 많은 관심과 견해가 제공되어야 한다. 일반적으로 ASDs를 가진 아동의 신체적 양상은 그들의 부모와 다른 사람들이 받아드리는 아동의 의사소통장애의 범위를 어렵게 만든다. 그러나. 연구는 보통 부모의 걱정은 당연하며 그들의 자녀가 진단을 받았을 때 그들은 안도감과 절망감을 둘 다 경험한다. 아스퍼거 신드롬을 진단받은 아동들은 종종 자폐를 가진 아동들보다 나이가 더 많아졌을 때 진단을 받는다. 왜냐하면 진단을 내리는 과정이 연장될 수 있기 때문이다. 이런 장기간의 과정은 특히 부모에게 좌절감을 줄 수 있다.

PDD-NOS 진단은 아동의 기능이 이례적이고 일반적으로 알려진 진단적 상태와 쉽게 맞지 않아 가족들을 당황스럽게 만들 수 있다. PDD-NOS의 특징의 일부인 낮은 역치에도 불구하고 고무적인 것에 반하여 (때문에 부모들은 심각한 장애로 받아드리지 않을 수도 있다.) 아동들이 질적으로 다른 또래들과 다르며, 사회 상호적 과제를 수행할 때 도움이 필요로 하는 것이 문제로 남아 있으며 언어 사용의 문제를 보이고 관심이 있거나 흥미를 가진 대상이 제한적일 것이다. PDD-NOS가 ASDs의 하나라는 것을 가족들이 이해하게 하는 것은 부모들이 그들의 자녀의 어려움들을 인식하는 데 도움이 되며, 집과 학교 환경에서 도움이 그들을 안심 시킬 수 있다.

핵심정리 (Here's the Point)

- **ASDs는 언어 발달과 사회기술과 반복적이거나 정형화된 행동이 특징적이다. 진단적 분류와 보급이 나라마다 다르지만, 장애 특징의 일반적인 일치와 확인은 세계적으로 통용된다.**
- **자폐는 모든 영역의 지연에 영향을 미친다. 최고의 진단은 2.5세이나 3세의 나이라 생각되지만, 갈수록 진단이 더 일찍 내려지고 있다.**
- **아스퍼거 신드롬은 자폐의 특징과 비슷하나 늦은 유년 시절에 진단 내려지고, 진단을 받은 아동들은 언어적 결함이 반드시 나타나지는 않는다.**
- **PDD-NOS는 늦은 발병일을 가진 장애의 특징을 가지거나 자폐의 일부의 특징을 가진 아동의 진단이다.**

작업 수행 기술
(Occupational Performance Skills)

우리는 자폐를 포함한 장애를 설명하며, 아동들의 작업치료 수행에서 장애의 결과들을 볼 것이다. 이것은 ASD (ICF의 신체 구조와 기능레벨)를 가진 아동의 문제적이 될 수 있는 수행 기술과 집, 학교, 일, 놀이, 그리고 자기관리 (ICF의 활동과 참여레벨)와 관련된 작업수행 영역의 이해를 포함한다.

감각 처리

감각처리와 **감각조절**은 둘 다 24장에 상세히 설명되어 있다. : 작업처리 장애는 여기에서 우리는 ASDs와 관련된

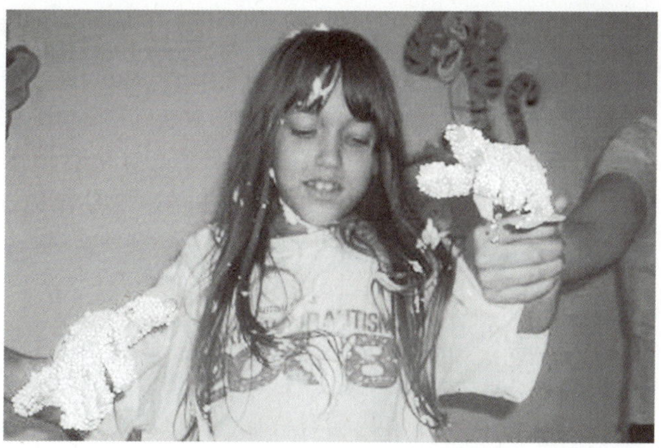

그림 26-2 스티로폼을 가지고 노는 활동은 감각 식이를 발견할 수 있는 하나의 활동이 될 것이다 *(Photograph courtesy of Joseph A. Werner, OTR).*

개념을 조사했다. ASDs를 가진 아동들은 감각 자극에 빈번하게 특유의 반응을 보였지만 이러한 반응은 잘 알려지지 않았다 (그림 26-2). ASDs를 가진 모든 사람들이 감각 인식과 통합 문제를 경험하지 못한 이후로 이것은 *DSM-IV-TR* (APA, 2000)이나 *ICD-10* (WHO, 1993)분류에 포함되지 못하였다. 연구들은 자폐를 가진 42~88% 아동의 잘 알려지지 않은 감각 반응과 물체의 감각 특징의 전작업, 지각의 왜곡상태, 모순된 반응에 대하여 제안한다. Tomcheck와 Dunn은 ASD의 95% 아동들이 감각 처리 장애를 경험한다고 보고했다. ASDs를 가진 아동들에게서 과감각과 저감각이 다른 감각 시스템과 관련이 있는 같은 아동에게서 나타날 수 있으며 시스템과 초과된 시간 사이에 영향을 미치고 감각 영상을 더 복잡하게 만든다.

ASDs를 가진 아동은 다른 사람들보다 더 민감하게 반응하거나 습관화하기에 어려울 때, 종종 특정한 감각 입력에 어려움을 갖는다.(예를 들어, 벽시계가 째깍째깍하는 소리에 온 신경을 다 써서, 아동은 선생님의 소리를 무시해 버린다). 게다가, 많은 아이들은 감각 탐색을 위해 괴상한 행동을 보이기도 한다. 예를 들어, 아동들은 일상적인 환경이나 물건들을 지속하려 하거나 새로운 환경의 물건이나 사람들은 피하려고 한다.

Hugh는 과감각과 저감각을 모두 보인다. 머리를 감거나 자르거나 손톱을 만졌을 때, 진공청소기와 같은 소리를 내었다. 또 음식의 특징적인 맛에 과감각을 보였고, 오돌토돌하거나 씹기 어려운 음식을 피하였지만 부드러운 음식은 좋아하였다. 반면에 Hugh는 아픈 것에 반응하지 않고, 겨울에 코트를 입어 따뜻하게 하는 것을 싫어하여, 통증과 온도에 저감각을 보였다.

Bradley는 식당이나 놀이터와 같은 시끄러운 환경에 과감각을 보인다. 그는 점심시간이나 쉬는 시간의 시끄러운 상황에 어려움을 보인다. 청소년으로서 그가 경험하는 많은 과감각은 소리와 접촉 부분에서 완화되었다. 예를 들어, 과자를 먹거나 우두둑 씹히는 소리가 나는 음식을 먹을 수 있으며 자기 자신의 머리를 감거나 손톱을 자를 수 있다. 그 후에 그는 소리나 접촉, 냄새가 나는 상황을 연습하여 그는 부모로부터 도움을 받던 것들을 스스로 할 수 있게 되었다. (ASDs 아동들이 잘 참을 수 없는 감각을 받아들이는 것은 놀라운 것이다.)

감각 시스템은 아동의 행동적 감정적 반응에서 중요한 부정적인 영향을 미친다. 감각문제는 아스퍼거 신드롬을 가진 아동의 부모들의 중요한 걱정거리이다. 예를 들어, 아동이 시끄러운 교실환경에서 친구의 말에 집중하지 못하는 청각구별에 어려움을 가진다. 또한 그들은 특정적인 촉각 구별에도 어려움을 가진다.

감각문제를 위한 평가와 중재들은 표 26-1에 나와 있다. ASDs 아동들에게 나타나는 감각문제를 위한 평가와 중재의 상세한 논의를 위해 독자들은 Smith-Myles (2000), Huebner (2001), Mailoux, Smith, Roley (2004)를 참고하라. 감각처리에 대한 더 많은 정보들은 24장에서 찾을 수 있다: 감각 처리 장애.

인지

심한 인지적 장애를 가진 ASDs 아동들에게서 천재적인 지능적 기능이 넓은 범위에서 나타난다. ASDs 아동들의 지능적 능력의 정확한 평가는 아동의 의사소통 문제와 인지 외의 문제들로 인해 어렵다. 자폐를 지배하는 인지적 이론은 논쟁을 일으킨다. ASD를 가진 모든 아동들의 특이한 인지적 특징을 모두 설명한 이론은 아직까지 하나도 없다. 지지를 받는 3가지의 논문이 있지만 여전히 앞으로 논쟁되어야 한다.

마음 이론

ASDs를 가진 사람들의 특징은 다른 사람들과 다르다. 다른 사람들이 생각하고 느끼는 것을 인지하고 이해하는 능력, 자기 자신을 다른 장소에 두고 다음에 나타날 상황들을 예견하는 것이 **마음 이론 (Theory of the mind, ToM)**이다. ASD 아동들은 느끼고, 묘사하고, 요약하는 것이 어렵기 때문에 다른 사람들이 생각하거나 느끼는 것이 다르다. 그들은 다른 사람의 얼굴 표정이나 몸동작들을 읽지 못한다. 그렇기 때문에 사회적 상호작용에 어려움을 겪는다. 따라서 Bradley는 또래들의 불만의 표시와 같은 눈동자 돌리기를 이해하지 못하여, 여전히 다른 사람들과 의사 표현에 어려움을 겪는다.

다른 견해로는 ASDs 아동들의 감정이입의 결핍이 나타나고, 다른 사람들의 아픔과 고통에 대해 감정이 동요되지 않는 인지적 제한을 이해할지도 모른다. 몇몇의 저자들은 ASDs 아동들이 다른 사람들의 마음을 이해할 수 있다고 하지만, 주어진 상황에서 효과적으로 정보를 적용하는 능력이 부족하다고 한다. 2000년대 중반 다른 사람들이 The Enactive Mind hypothesis라고 가정하는 동안, "마음맹 (Mindblindness)"이라는 용어가 ToM보다 더 정확하다고 제한되었다. ToM이 특별한 결함의 영역으로써 자폐에서 보이는 인지적 장애로 설명되는 동안, 이 질환의 모든 양상에서 완전하게 설명되지 못하였다.

표 26-1 ● ASD 아동들의 감각 문제를 위한 평가와 중재

감각문제	평가	중재
청각문제	Sensory Profile (Dunn, 1999) (아동, 청소년) Sensory Processing Measure (Partham& Ecker, 2007) Home, Classroom, & School Informal observations during assessment and play Parent history/ report	Auditory integration trainig (Sinha et al., 2005) Therapeutic Listening (Friok& Hacker, 2001; Hall& Case-Smith, 2007) 자기조절 가르치기/ 전략 세우기
촉각문제	Sensory Profile (Dunn, 1999) (아동, 청소년) Sensory Processing Measure (Partham& Ecker, 2007) Home, Classroom, & School Informal observations during assessment and play Parent history/ report	Sensory integration (Bundy, Lane & Murray, 2002) Sensory diets (Wilbarger& Willbarger,1991) Massage (Field et al., 1997) 자기조절 가르치기/관리 전략 세우기
후각/미각 문제	Sensory Profile (Dunn, 1999) (아동, 청소년) Sensory Processing Measure (Partham& Ecker, 2007) Home, Classroom, & School Parent history/ report	Modify diet 특정한 냄새나 맛 피하기 환경에서의 냄새를 탈감각화 시키기
시각문제	Sensory Profile (Dunn, 1999) (아동, 청소년) Sensory Processing Measure (Partham& Ecker, 2007) Home, Classroom, & School Motor Free Visual Perception Test (Colarusso& Hammill, 2003) Test of Visual Perceptual Skills (Martin, 2006) Test of Visual Motor Skills Revised (Gardner, 1995) Beery-Hoktenica Developmental Test of Visual Motor Integration (Beery et al, 2004) Informal observation during assessment and play Parent history/report	좋은 시각 기억에 초점을 맞추어 강화시키기. 드문 결함은 자주 덜 치료하기. 시각적 강화는 다른 문제를 위한 중재의 떨어지는 감각들을 지지한다. 자기 조절 가르치기/ 관리 전략 세우기
전정감각 문제	Sensory Profile (Dunn, 1999) (아동, 청소년) Sensory Processing Measure (Partham& Ecker, 2007) Home, Classroom, & School Sensory integration and Praxis Tests (Ayres, 1998) Sensory integration Inventory Revised (Resman & Hanschu, 1992) Informal observations during assessment and play Parent history/report	Sensory integration (Bundy, Lane & Murray, 2002)
운동감각/ 움직임 문제	Sensory Profile (Dunn, 1999) (아동, 청소년) Sensory inte gration Inventory Revised (Resman & Hanschu, 1992) Informal observations during assessment and play Parent history/report	Sensory integration (Bundy, Lane & Murray, 2002) 특정 운동이나 인지적 전략 가르치기

실행 기능 장애

최근에 특정한 뇌의 손상과 관련된 연구를 통해 알려진 자폐의 **실행기능** (Executive Function, EF)은 동일성, 어려운 변화적 집중력 (switching attention), 보속증, 자극 조절의 결핍과 관련된 문제에 초점을 맞춘다. EF는 목표달성을 위한 문제를 해결하는데 요구되어지는 시작하기, 지속하기, 이동하기, 억제와 관련이 있다. 대부분의 연구자들은 자폐 환자들은 EF손상이 있고 그들은 다른 신경발달적 질환들과 구별되지 않는다고 말한다. EF가설이 자폐의 많은 증상들을 증명할 수 있지만, 모든 자폐 환자들의 실행적인 문제들을 설명할 수는 없으며, 사람마다 손상의 부위도 다르다.

일관성 조절 부족

Frith와 Happe에 의해 지지된 Weak Central Coherence (WCC)는 세부적인 집중력과 같은 자폐의 사회적, 비사회적인 부분을 설명하는 일반적 과정의 영역이다. 자폐를 가진 사람들은 전체적 영역을 끄집어내기보다, 세부적이거나 단편적인 정보 처리를 하는 경향이 있다. WCC는 형태끼우기, 블록 디자인, 착시의 검사로 알 수 있다. 자폐를 가진 사람들이 전체적 수준과 부분적인 수준의 문제를 해결할 때, 두 레벨 사이의 관계를 다루는데 어려움이 있어 일반화와 체계화 능력이 감소된다. 게다가 자폐를 가진 사람들은 확장된 시각 집중력에 어려움을 가지고, 공간적 과초점의 시각 집중력을 가지고 있다고 가설되어진다. 이것은 Hugh가 자동차만 가지고 있는 것보다 자동차에 바퀴를 가지고 있는 게 더 매력적이라는 것을 설명하는데 도움이 된다. 본래의 WCC 가설이 일반적이면서도 시간이 지나면서 더 특별해지고, 고도의 부분적 처리로 변화되어 손상보다는 인지적 스타일로 고려되어진다 (자폐를 가진 사람들은 세부적인 것에 집중한다는 편견을 갖고 있다).

자폐를 설명하는데 기초가 되는 하나의 인지적 이론보다, 존재할 것 같은 인지적 기능들이 다양한 손상을 가지고 있다. 자폐에서 주된 손상을 설명하는 각각의 3가지 이론을 조합하면 더 강력한 힘을 가진 설명이 된다. 이것은 개개인들이 보이는 특별한 인지적 양상이 단일적인 장애가 아니라는 것을 보여준다. 그러므로, 자폐는 발달적이며 역동적이기 때문에 다양한 손상의 해석은 자폐의 차이점을 가장 잘 설명할 수 있다.

인지적 불가변성

인지적 손상의 이론은 일찍이 ASDs 아동들은 인지적 불가변성을 가지고 있다고 설명하였다. 그렇기 때문에 그들은 문제에 접근할 때 상황에 대해 융통성 없이 한 가지 방법만 사용하였고, 대안을 고려하기 위해 신속함이 필요하였다. 그들은 다른 아동들보다 그들의 실수로부터 배울 수 있는 것이 적었으며, 실패에 직면했을 때 보속적인 반응을 보였다. 예를 들어, Bradley가 한 학문적 영역(과학)에 집중하는데 그의 극도로 집중하는 인지적 불가변성을 보인다. 그의 부모가 못하게 한다면 그는 스트레스를 받을 것이다. 이와 비슷하게 자폐를 가진 아동이 일상적인 환경들이 흔치않거나 예상하지 못한 환경으로 바뀐다면 이해하는데 어려움을 가질 것이다. 예를 들어, 화요일날 체육을 하는데 밖에 나가지 않고 교실에서 비디오를 본다면, 자폐를 가진 아동은 바뀐 계획을 받아드리는데 어려움이 있을 것이다. 인지적 불가변성은 행동적 폭발을 이끌 수 있다. 인지적 불가변성은 ASDs를 가진 아동이 새로운 환경에서 일반적인 것들을 배울 때 나타난다. 예를 들어, 한 아동이 사회적 기술을 위해 "안녕, 어떻게 지내니?"에 대해서 배우고, 집에 사람이 방문하였을 때 자연스럽게 사용하지 못한다.

운동 기술

감각처리는 ASDs와 운동장애와 관련이 있다. 운동장애는 주된 분류 시스템의 기준으로 나타나진 않는다. 그러나 ICD-10은 운동의 서투름과 운동단계에 대해서 나와 있다. (그러나 후자는 인지적 장애도 동반한다.) Page와 Bouchert는 자폐 아동 33명중 79%가 Battery 운동평가로 평가를 했을 때, 25항목 중 반 이상이 평균 이하의 순위를 보인다고 밝혔다. 영향을 받은 모든 아동들은 운동장애를 가지고 있었고 18%는 대근육 운동 장애를, 55%는 손의 장애를 가지고 있었다. 그래서 Page와 Boucher는 입과 손의 실행증이 자폐를 가진 대부분의 아동들이 말하고 손을 사용하는데 어려움을 갖는다고 주장하였다.

Hugh를 통해 우리는 일반적으로 소근육 운동기술은 영향을 받지 않는다는 것을 볼 수 있다. 소근육 운동기술은 1/2세 정도에서 발달하며, 그는 손으로 다루는 작은 장난감, 스위치 누르기, 장난감차 등과 같은 것들을 가지고 노는 좋아한다. 일반적으로 그 또래 나이에서 걷고, 뛰고 주변을 움직인다. 그러나 그는 물건에 부딪히는 문제를 보이는데 이것은 운동 기술 그 자체보다는 충동성과 관련이 있다. 그의 운동기술을 오랜 시간 동안 지켜보는 것은 나이에 적합한 발달적 과정을 보기 위해서 작업치료사에게 중요할 것이다.

그러나 아스퍼거 아동들은 빈번히 일반적인 운동 계획(실행증)의 서투름과 떨어지는 협응력을 경험한다. 실행증은 24장에 자세히 설명되어 있다. 감각 처리 운동장애는 환경을 탐색하는 욕구의 결핍에 영향을 미친다. Rinehart는 5~19세의 ASDs 아동들이 완전한 움직임의 실행을 할 수 있지만 전형적인 IQ와 매치되지 않는 비정형적인 움직임을 보인다고 밝혔다. 예측 가능한 움직임의 어려움은 동기부여와 주의력에 영향을 미친다. ASDs를 가진 아동들은 완전한 운동 계획 능력이 부족하다는 가설은 운동수행, 자세 안정, 행동의 순서의 질에 영향을 미치는 시각적으로 유도하는 피드백과 구별되는 가설이다. 이것은 지각적인 변화 수행과 움직임의 모방을 요구하는데 영향을 미친다. ASDs 아동들은 새로운 기능적 수행과 일반적인 운동 기술의 습득에 어려움을 가진다. Bradley는 운동 서투름을 가지고 있다고 하였고, 이러한 발견은 일치한다.

운동 장애를 가진 아동을 위한 선택된 평가와 중재는 표 26-2에 나와 있다.

표 26-2 ● 선택된 평가와 중재: ASD 가진 아동의 운동 문제

운동문제	평가	중재
운동 조절	Peabody Developmental Motor Scales (Folio & Fewell, 2000). Bruininks-Oseretsky Test of Motor Proficiency (Bruininks & Bruininks, 2000). Movement Assessment Battery for Children (Hendersen & Sugden, 2007) School Version of Assessment of Motor and Process Skills (Fisher et al., 2005). Observations	운동 요소가 들어있는 초기 중재 프로그램 과제를 세부적으로 훈련함으로써 세부적 운동 기술 습득 (예, 자전거 타기) Cognitive Orientation to daily Occupational Performance (CO-OP) (Rodger & Brandenburg,2009; Rodger et al., 2009)
운동 발달 상태	Batelle Developmental Inventory (Newborg, 2004). Bayley Scales of Infant Development (Bayley, 2005). Qualitative Observations.	발달적으로 운동 요소가 포함되어 있는 초기 중재 프로그램에 근거를 둠
구강 운동 장애	Sensory Profile (Dunn, 1999). Evaluation of Sensory Processing (Parham & Ecker,2000). Qualitative Observations.	음식 섭취/영양에 초점을 맞춘 식이 중재 씹기와 같은 운동 기술 발달에 초점을 맞춘 식사
실행증	Sensory Integration and Praxis Tests (Ayres, 1989). Sensory Integration InventoryRevised (Reisman & Hanschu, 1992). Ayres' Clinical Observations (Blanche, 2002). Sensory Profile (Dunn, 1999). Evaluationof Sensory Processing (Parham & Ecker, 2000). Qualitative Observations.	감각 통합 Cognitive Orientation to daily Occupational Performance (CO-OP) (Rodger & Brandenburg, 2009; Rodger et al., 2009)
글쓰기	Minnesota Handwriting Test (Reisman, 1999). Evaluation Tool of Children's Handwriting (Amundson, 1995). Test of Handwriting Skills (Gardner, 1995). Handwriting Speed Test (Wallen, 1999). Qualitative Observations.	Cognitive Orientation to daily Occupational Performance (CO-OP) (Rodger & Brandenburg,2009; Rodger et al., 2009) 세밀한 글쓰기 훈련 기술 글쓰기 전 생각 정리 기술 필기 도구 수정 책상, 의자, 환경을 수정

의사소통과 사회적 상호작용

스펙트럼에서 아동에게 대체적으로 어려운 부분은 사회적 상호작용과 사회화이다. ASDs 아동에게 언어적 비언어적 의사소통 기술의 어려움은 사회적 상호작용을 어렵게 한다. 이 장에서 의사소통 도전에 대해서 언급할 것이다. 그러나, 사회적 상호작용에서 의사소통 기술의 영향에 초점을 맞출 것이다.

ASDs 아동들은 언어에 매우 다양하게 영향을 미친다. 기술의 범위는 광범위하고 아동들이 이해하지 못하지만, 다른 사람들은 유창하게 말한다. ASDs 아동들은 종종 흔들거나 스트레스를 받거나 리듬을 보이며 말투는 단조로운 톤으로 말한다. 아스퍼거 아동들의 대부분은 표면상으로는 표현하는 언어 기술이 좋게 보이지만 그들의 말하기는 이상하고 규칙적이지 않다.

아스퍼거 아동들의 대부분은 활동적인 활동이나, 사회적 환경에서 언어를 사용하는데 어려움을 보인다. 그들은 상호적인 대화에 어려움을 가지며, 주제에 유지하기 위하여 노력한다. 그리고 그들은 종종 그들이 특별히 관심 있는 대화에 독점적으로 나선다. 이러한 아동들의 보통 다른 사람들이 말하는 것을 문자 그대로 받아들여 "꿀먹은 벙어리", "마른 하늘의 날벼락"과 같은 단어나, 문장의 숨은, 함축된, 다양한 뜻을 알지 못한다. 이러한 아동들은 종종 유머에 당황하며 그들은 다른 사람이 농담을 하거나 말장난을 했을 때 이해하지 못하고 매우 경직된다. 풍자와 가식은 그들을 더 당황스럽게 만든다.

사회화의 어려움은 ASDs 아동들이 또래들과의 관계 형성에 영향을 미친다. 자폐아동들은 사회화의 목적과 사회화의 빈도와 사회적 행동의 이해하는 것에 어려움을 보인다. 아스퍼거 아동들은 너무 말을 많이 하거나 적게 한다. 불안한 상황은 아동들이 단어를 잊어버리거나 말을 더듬거나 말을 유창하게 하지 못하게 한다. ASDs 아동들은 주의력, 다른 사람하게 인사하기, 비평하기, 즐거웠던 것과 경험을 공유할 때 제한된 관심을 보인다. Bradley는 언어가 적당히 발달되어 있다. 그의 발음은 분명하며 자발적인 말하기가 가능하다. 그럼에도 불구하고 사회화와 교우관계 유지의 어려움을 가지고 있다. 그가 흥미에 대해서 불명확할 때 말이 많아지고, 그가 흥미로운 주제에 대해서 침묵한다. Bradley는 아는 사람에게 질문하는 것을 배웠지만, 거의 질문은 하지 못한다. 그는 한담을 나누는 것을 좋아하지 않는다. 또한 말을 할 때 발성, 태도, 목소리에 거의 변화를 보이지 않는다.

ASDs 아동들은 대화적 상황에서 시작하거나 반응하는데 문제를 보인다. 그들은 종종 색다르거나 비대화적인 방법으로 대화를 시작한다. (예를 들어, 다른 사람의 손을 치거나, 깨물거나, 기괴하게 웃거나) 아동의 대화 주제의 수정 기술의 부족은 아동의 현재 사회적 상호기술의 능력에 영향을 미친다. 수정은 의사소통하는 상대방의 비언어적 피드백과 습득의 실패, 사회적 주의력의 지속과 손동작 설명의 요구와 같은 전략의 사용이 요구되어진다.

ASDs 아동들은 종종 **사회화**의 규칙에 대해 이해하지 못하고 비언어적인 행동의 요구나 항의나 감정표현에 어려움을 갖는다. 게다가 의사소통하는 상대방에게 부담감을 줄 수 있다. 이런 사회화의 어려움을 겪는 ASDs 아동들은 또래들과 학교나 놀이 환경에서 상호작용하는데 어려움을 갖는다 (같이 놀고, 놀이에 집중하고 놀이를 통해 상호작용하고, 함께 참여하고 모방하는 것들). ASDs 아동들은 성공적인 상호작용에 요구되는 기본적인 사회적 기술을 간과한다. Koning과 Magill-Evans는 남자 아스퍼거 청소년들이 임상적으로 나이와 IQ를 비교하였을 때 열등하다는 것을 사회적 기술, 사회적 참여, 친구의 수, 접촉의 수로 설명하였다.

Gresham and Elliot는 사회적 기술을 "다른 사람들과 효과적으로 상호작용하고 사회적으로 수용할 수 없는 사회적 반응들을 피하기 위해 사람들이 사회적인 적용 가능한 행동"으로 사회적 기술을 정의하였다 (p.1). 이러한 기술은 때때로 미시적 관점과 거시적 관점의 기술로 언급된다. 미시적 관점의 기술은 목소리 톤, 크기, 속도 말하기의 명료함과 같은 언어적 질과 비언어적 기술의 양과 질을 포함한다 (눈접촉, 얼굴표정, 자세, 사회적 거리와 손짓). 성공적인 사회적 상호작용에서 사회적 상황과 영향의 요구와 관련하여 수정되었다. 미시적 관점과 거시적 관점의 기술이 통합되면 대화를 시작하거나 사람들에게 인사하기, 도움 요청하기, 도움 제공하기와 같은 사회적 활동의 어려움을 위한 적절한 전략이 된다. ASD 아동들은 미시적, 거시적 단계 둘 다의 기술 개발이 필요하고, 이러한 기술은 학습의 일반화를 위해 상황에서의 학습이 필요하다. 언어치료사는 ASDs아동들의 의사소통과 언어적인 문제를 위해 일해야 한다.

작업치료사는 이와 관련하여 언어치료사와 함께 상호작용하여 사회적 기술을 발전시켜야 한다. 표 26-3은 사회적 기술 장애를 가진 아동들을 돕기 위한 중재들의 목록이다. 독자들은 사회적 기술과 또래들과의 상호작용 기술의 증진을 더 상세하게 기술해 둔 Greene과 Tanta의 장을 참고하라.

표 26-3 ● 선택된 평가와 중재: ASD를 가진 아동의 사회적 기술 결핍

사회적 기술 결핍	평가	중재
사회적 기능	School Function Assessment (Coster et al., 1998). Pediatric Evaluation of DisabilityInventory (Haley et al., 1992).	ntegrated playgroups (Wolfberg, 1999). Peer-mediated interventions (Vogtle &Ridlehoover, 2002).
사회적 기술 - 자연적 관찰	The Social Profile (Donohue, 2007). Assessment of Peer Relations (Guralnick, 2003). Evaluation of Social Interaction (ESI) (Fisher & Griswold, 2008).	Social skills training. Activity-Based Social skills groups (Miles & Simpson, 1998). Social Stories (Gray, 2000).
사회적 기술 - 행동 비율 스케일	School Social Behavior Scales (SSBS)- 2nd Edition (Merrill, 2002a). Preschool and Kindergarten Behavior Scales (PKBS)-2nd Edition (Merrill, 2002b). Multisource Assessment of Social Competence Scale (MASCS) (Juntilla et al.,2006). Child Behavior Rating Scale (CBRS) (Branson et al., 1990). Social Skills Rating Scale (Gresham & Elliott, 1990). Social Responsiveness Scale (Constantino, 2005) -ASD Specific.	Social skills training Activity-Based Social skills groups (Miles & Simpson, 1998) Integrated playgroups (Wolfberg, 1999) Peer-mediated interventions (Vogtle &Ridlehoover, 2002) Social Stories (Gray, 2000)

가족의 수행 관리

수행 요소에 많은 문제가 있기 때문에, ASDs를 가진 아동들은 자주 아동 자신의 삶과 가족에 영향을 주는 임상적 행동이 존재한다. 경제문화적 틀에 따라 아이들의 가족은 아동의 입장으로 맞춰진다. 그리고 ASDs를 가진 아동의 가족은 심리학적 스트레스, 협력심 저하, 그리고 사회적 분리와 같은 부정적인 결과물과 스트레스의 위험 요소가 증가된다. 부모를 위한 지원과 정보를 세분화시키는 것은 초기 진단 시 가장 중요하다.

ASDs를 가진 아동의 독특한 요구사항은 육아의 신뢰와 숙련도이다. 그리고 부모들은 이례적이고, 익숙하지 않고, 예기치 못한 부모의 역할 (아동 지지자, 의료 관리인, 협력 치료사)을 맡을 것이다. 이에 따라 부모들은 아동의 요구사항을 이해하고, 적용하고, 다룰 수 있는 필수적인 지식, 기술, 그리고 자질 개발을 위해 도움이 필요하다. 현대의 가족-중심 서비스 정신에서는 부모가 협력적인 파트너로서 치료의 계획과 수행에 참여되어왔다. 이와 동일하게, 전문성은 부모-중재 모델로 이동되어 일상적 생활과 활동에서 아동의 학습과 발달을 최대로 이끌어내도록 했다. 부모가 그들 아동의 의사결정에 관해 적극적으로 참여하는 부정적이고, 이것은 장애아동을 낳고 기르는 부모에게 빈번하게 인식되어져 왔다. Brookman-Frazee 등에 의해서 22개의 ASD를 가진 아동의 부모 교육에 대한 연구 고찰이 진행되었고, 결과, 단지 55%정도만 훈련 중재에서 부모가 활동적인 파트너로서 역할을 충실히 했고 5%만 분명하게 그러한 역할을 하지 못했다.

모든 단계에서 어린 아동에 대한 중재로서 활동적인 부모의 참여는 교육적으로 유용한 것으로 여겨졌다. Bell (2007)은 부모에게 중재, 기술 발달, 자가 인식의 증대뿐만 아니라 정보공유를 제공하기 위해 *부모 교육 훈련*을 해왔다고 언급했다. 부모교육의 목표는 발달을 촉진시키고 아이를 양육, 육아 또는 관계기술에 대한 부모 지식을 향상시키는데 있다. 특정한 지식은 다양한 부모의 욕구에 따라 달라지며 이로 인해 최종적으로 ASD(Keen & Rodger, in press)를 가진 아동의 발달을 우선적으로 이끌어 낸다. 예로, Hugh의 진단 때 Mark와 Gay 부모에게 제공 되어진 정보는 많은 주제와 연관되어 있는데, 어떻게 자폐 진단이 내려지는지, 그 원인은 무엇이며, 중재 방편, 도와주는 그룹 그리고 집에서 어떻게 아동의 발달을 도울 수 있는지

증명하라!

부모훈련의 효율성

Bradley 부모님은 다음에 소개되는 중재 방법을 적용해서 효과를 보았다.

Sofronoff, Leslie, and Brown (2004)는 임의적으로 추출된 실험군을 상대로 해서 자폐 아동이 가지고 있는 행동적인 문제를 부모가 어떻게 도와주는지 하루 동안 훈련을 교육한 그룹과, 6일간의 개별적인 훈련을 한 그룹을 평가해 보았다. 이 두 조정된 그룹은 대기자 그룹과 비교되었다. 그들은 조정된 그룹에서 부모들은 적은 행동적 문제를 보였고 4주간 3개월간의 추가 중재 후에는 사회적 상호작용이 증대되었다. 이 연구를 통해서 짧은 기간 동안의 부모 관리 훈련은 효과가 있다는 것을 보여주었고 개개인의 맞춤 중재를 통해서 문제 행동을 수정하는 적적할 접근을 할 수 있게 되었다. 부모에 의해 사용된 전략으로 인해서 결과는 좀 더 일관적이고 성공적이었다.

가 있었다.

부모 교육의 기술발달 요소에는 집에서 어린 아동을 어떻게 학습시키는지와 같은 개념이 포함되고, 놀이와 의사소통에 대한 기술적인 전략에 대해서도 배우게 되며 또는 특정 기술의 범위에 들어가는 별개의 실시되는 훈련을 통해서 행동분석을 하고, 그것을 바탕으로 특정 행동 기술을 학습하게 된다. 부모에게 만족을 주기 위한 부모교육의 긍정적인 영향들은 문서상에서 기록되어져 왔다. 스트레스와 우울증과 같은 결과가 점점 줄어들고 부모의 자가 만족과 삶의 질이 향상되었을 뿐만 아니라, 아동의 즉각적인 반응과 참여를 촉진시켰다. 정보제공을 포함해서 부모 교육이 가장 중요한 이유는 효율적이고, 초기 중재에서 가족의 생활과 연관되어서 기술의 일반화를 지지하고, 전 · 후 관계에 관련성이 있게 하기 때문이다. 이러한 발견은 생태환경적 체계의 기본과 일치하게 된다. 모든 중재는 가족의 일상 생활과 함께 이루어져야 한다. 하루 동안 새로운 기술의 실행과 발달에 대한 많은 행동적 기회가 제공되어져 왔는데, 전문가 중심으로 초기 중재에 초점이 맞추어지면 이러한 것을 간과할 수 있다.

핵심정리 (Here's the Point)

- **ASD를 가진 아동은 일반적으로 감각처리에 문제를 지니고 있고, 이로 인해서 먹기와 특수한 옷입기, 특정 직모에 대한 회피, 소음에 노출된 환경과 같은 곳에서 아동은 작업적 참여에 전반적으로 영향을 받게 된다.**
- **ASD 아동은 인지적 차이를 다양한 방면에서 나타낸다. 이러한 것을 이해하기 위해서 마음의 이론, 특정 기능장애, 일관된 전반적 약화에서 서술되었었다.**
- **운동 계획의 어려움으로 인해서 일상적 생활에서 기능적 활동의 필요성이 요구되고 일반적이고 자연스러운 기술의 도움이 필요하다.**
- **의사소통과 사회적 상호작용은 ASD를 가진 아동의 핵심과 연결된다. 아동의 사회적 참여를 지지하기 위해서 특별한 중재가 요구되는데 언어 치료사와의 협력은 이러한 노력을 저해할 수 있다.**
- **이러한 도전과제에서의 가족을 다루는 것은 전반적인 목표를 달성하는데 있어서 꼭 필요한 부분이다. 가족은 진실된 동반자로서 모든 과정과 중재에 참여해야 한다.**

작업 수행 영역
(Occupational Performence Areas)

ASD가 아동의 일상적 환경속에서 활동과 참여에 어떠한 영향을 미치는지 고려할 때 아동의 일상생활 수행의 영역에서 (1) self-care, (2) rest/sleep, (3) play 그리고 (4) 교육에 대해 생각해 보는 것이 타당하다.

자조 활동

일상생활이나 자조 활동에서 많은 요소가 자폐 아동의 증상에 영향을 미치게 된다. 감각적 과민반응과 잘못된 반응은 Hugh에서 보여진 것과 같이, 목욕이나, 손톱 자르기에서 많은 영향을 미쳤다. 인지적인 불가변성은 아동으로 하여금 여행 시, 또는 쉬는 날, 자조 활동를 효과적으로 참여하는데 어려움을 가지게 하고 또 운동 계획의 장애는 일상생활 속에서 아동이 독립적으로 잠재적인 능력을 개발하는데 어려움을 가지게 한다. 또, 자조 활동에서의 어려움은 자주 보고되어 왔으며 중재에서 부모가 가장 원하는 목표였다. 자조활동 영역에 대한 다른 특정한 관점은 다음과 같이 보고되었다. Dodd, Anderson, jablonski, knapp, 그리고 thomeer 의해 언급되어졌고 wrobel는 좀 더 세부적인 것을 언급했다. 8장에서 많은 의견이 제시되었는데, ASD를 겪는 아동에게도 self-care영역은 또한 적용될 수 있는 영역이라고 했다.

식사

음식의 다양성 부족과 특정 음식을 먹는 습관 (예, 토스트 또는 손으로 찢은 빵) 그리고 다른 촉감을 가진 음식을 다루는데 문제를 가지고 있으며, 특별히 이러한 것은 음식은 씹는 것이 필요로 하고 ASD를 가진 아동에게 일반적으로 나타나는 증상이다. Hugh는 흰색 음식만 먹었다 (예로, 빵, 팝콘, 마쉬멜로, 크게 썬 포테이토, 튀긴 쌀 씨리얼)그리고 과일과 야채는 먹지 않고 이로 인해서 영양적 불균형이 생겼다. Bradley는 크런치 음식을 싫어했는데 이는 그것을 씹을 때 소리가 컸기 때문이다. 부모들은 아이들의 이러한 제한된 식단에 화를 낸다. 다양한 음식 섭취 부족과 새로운 음식에 대한 시도의 부족으로 구강 촉각에 대한 과민반응을 가지고 또는 인지적 제한을 만들고 이는 특정 음식을 어떻게 먹을 것인지 대한 특정한 반응을 만들어 낸다.

새로운 음식을 권하는 것은 상당한 논의가 필요하고 보상이 필요하다. 예로, 새로운 음식을 먹고 난 후에 좋아하는 음식을 주는 것은 많은 가족들에 이 시도해 본 방법이다. ASD를 가진 아동의 부모들은 비타민이나 미네랄 보충제를 먹이고 또는 단백질이 들어있는 음료를 마시게 하여 영양적을 균형을 맞추도록 한다. 가족과 상담하는 의사나 영양사는 음식 섭취에 제한을 가진 아동에게 매우 유익한 존재이다. 대부분의 아동은 나이가 듦에 따라 다양한 음식 섭취에 대한 욕구가 증대된다. 그러나, 많은 ASD를 가진 아동들은 성인되거나 성장해도 특정 음식에 대한 강한 욕구는 계속 지니고 있다.

개인 위생

Hugh의 케이스 연구를 통해 보았듯이 개인 위생 (예로, 손톱 자르기, 머리를 감고 자르기, 양치질하기)은 ASD를 가진 아동에게 나타나는 문제이다. 종종 나이가 듦에 따라서 개선이 되지만, 특정 연령에서 어려움을 지닐 수 있다. 아동과 교감할 수 있고 기꺼이 시간을 가질 수 있는 미용사를 찾아 아동으로 하여금 특정 경험에 탈 감각 (예, 의자에 가서 앉거나 또는 엄마의 무릎에 그리고 망토를 목 주위에 둘러매고 참기)을 하여서 머리 손질을 쉽게 할 수 있도록 유도하게 한다.

양치질과 손톱 깍는데 어려움을 가지는 것은 감각 과민에 의해서 나타난다. 어떤 아동은 전동 칫솔을 더 선호하고, 어떤 아동은 자기 칫솔 가지고 부모가 해주면 감각과민을 참을 수 있게 된다. 치약을 가지고 여러 가지 실험을 했는데, 어른 손가락에 치약을 묻혀서 해보고 gum을 입안에 넣어서 하거나, 칫솔을 통해 탈 감각화 시키는 방식은 전략적으로 많이 사용한다. 즉, 가족이 일상적으로 생활하는 곳에서 모든 아동들은 양치질 하는 시간을 같게 하고 아동으로 하여금 자매나 형제가 서로 도와주는 것을 볼 수 있게 한다. 연속적으로 묘사되어 있는 그림이나 시각적 상징을 사용해서 첫 저녁, 그리고 양치질 이야기 시간과 같은 재미있는 활동은 뭔가 다른 것을 하고 싶어 하는 아동에게서 특별히 나타나는데, 한 가지 작업에서 다른 작업의 변화를 도와준다.

화장실 가기

화장실 가기는 많은 ASD 아동에게 어려운 영역으로 여겨진다. 특히, 배변 훈련이 어렵다. 예로, 화장실에 앉아 있을 때 다리가 공중에 불안하게 떠 있는 경우도 있다. 또 다른 경우에는 화장실의 물 내리는 소리에 또는 변이 물에 닿을 때 그 소리에 두려움을 느낀다. 어떤 경우에는 호흡 조절과 누르는 동작이 필요로 할 때 어려움을 가진다. 많은 행동적 화장실 가기 프로그램은 보상에 대한 믿음이 존재하고 연속적이다. 즉, 화장실 가기 과정에서 바지를 내리고, 화장실에서 앉고, stool이나 바닥에 다리를 올려 놓거나, 부르고, 닦고, 세척하고, 바지를 올리고, 손을 씻는 과정을 그림으로 나타낸 이야기들이 도움이 될 수 있다

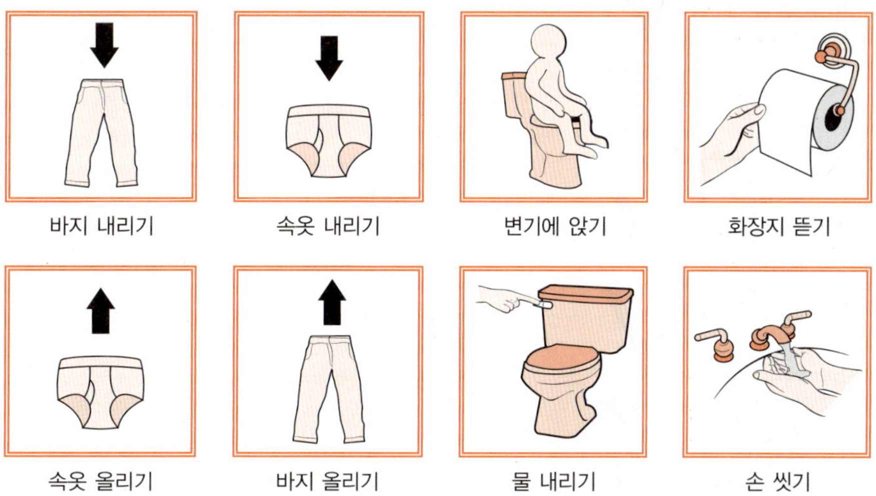

그림 26-3 화장실 가기에 대한 시각적 순서의 예시

(그림 26-3).

다양한 요소들은 운동계획의 요구, 특히 시각적으로 직접 전달하는 것은 어렵다. 예로, 밑 부분을 닦는것은 어렵고, 천천히 연습하는 게 필요하다. 모든 기술에서 특히 화장실 가기는 적절한 환경에서 가장 잘 배울 수 있는 것이다. 예를 들어, 집이나 초기 중재가 되어 있는 장소가 그렇지 않은 곳 보다 더 효율적이다. 부가적으로, 집과 학교에서만 연속적인 훈련은 ASD를 겪는 아동으로 하여금 쉽게 배우는 일반화 과정을 어렵게 한다.

옷입기

모든 ASD 아동은 아니지만 대부분은 스스로 옷 입는 것에 어려움을 가진다. 그러나, 어떤 아동들은 옷의 재질 (예, 특정 부드러운 촉감과 안락함을 선호해서 이러한 옷을 저녁에 다음날 입기 위해서 꼭 준비를 해야 한다) 에 무엇을 언제 입을 것인지에 대해 영향을 미친다. 어떤 아동은 어떤 옷을 입어도 과민한 반응을 보이기도 하고 가능한 빨리 집에서 옷을 벗으려고 한다. 겨울에, 몇몇의 자폐아동 (Hugh와 같이)은 여름에 입는 얇은 옷을 입으려하고 추운 것을 느끼지 않으려고 한다. 이것은 추운 겨울 밖에 나가려고 옷을 따뜻하게 입히려고 할 때 어려움을 가지게 한다. 많은 아동은 거친 소재의 옷이 피부에 닿는 것은 참지 못하고, 양털이나 부드러운 직물을 선호한다. 모자, 장갑, 스카프나 무거운 옷은 어떤 아동에게는 참지 못할 정도로 어려움을 가진다. 운 좋게도 얇은 옷감이지만 따뜻하게 하는 다양한 소재가 많이 발달되어 있다.

운동계획에 대한 어려움은 옷 입기에 필요한 운동 요소들의 문제를 일으킨다. 아동은 옷을 천천히 입고, 엉뚱한 방법으로 입고 단추를 잘못 잠그거나 신을 다른 방향으로 신는다. 미세 근육 조절의 문제는 버튼, 지퍼 특히 신발끈을 묶는 것에 대해 배우는 것을 ASD를 겪는 아동에게는 어렵게 느껴진다.

수면

의학적 경험에서 알 수 있듯이 ASD 아동은 다양한 방면에서 수면에서 어려움을 가진다. Hugh는 밤새 자는 것에 어려움을 가졌었다. 해결하는 중재 동안에도 계속적으로 어려움을 가졌었다. 수면의 어려움은 일상적인 일에 연관되고 또한 감각적 차단을 야기한다. 많은 어린 아동에게서 어두움과 혼자 있는 것에 두려움을 가지고 스스로 안락함을 느끼는 Hugh식을 취하는데 어려움을 가지고 침대에서 안정감을 느끼지 못한다.

ASD 아동은 편안한 활동을 만들기 위해서 규칙적으로 자는 시간이 필요하다. 양치질 하는 것은 스트레스가 될

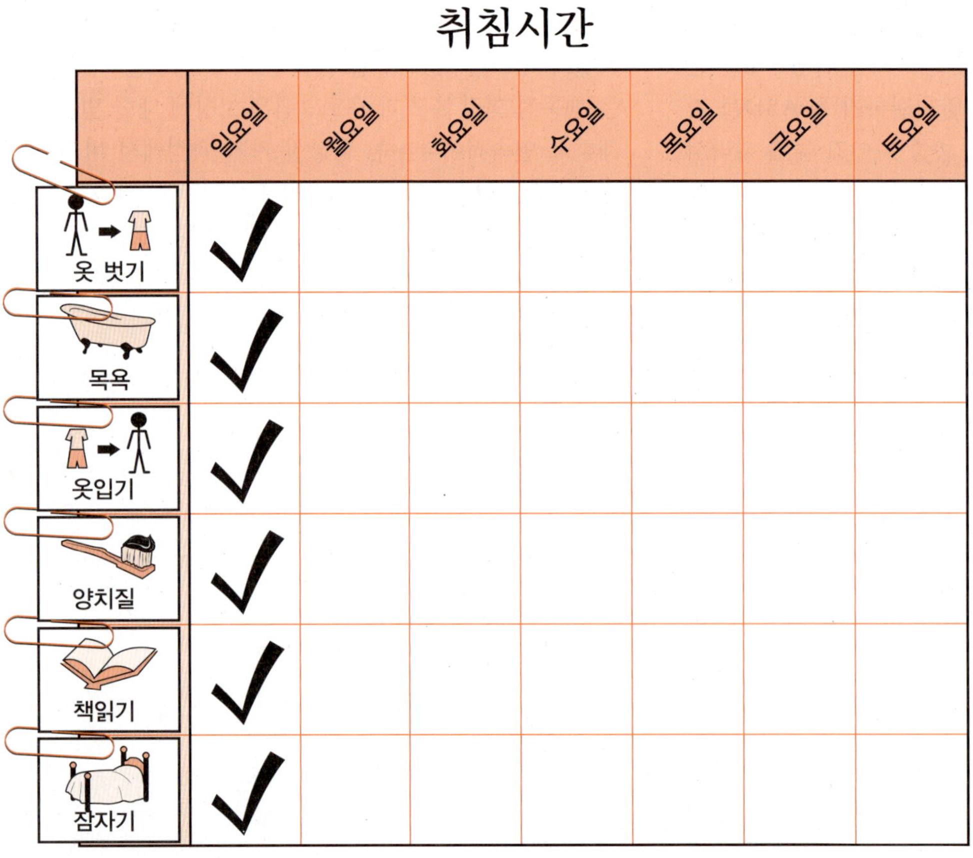

그림 26-4 ASD를 가진 아동을 위한 취침시간표 [Image courtesy of Do2Learn in Raleigh, North Carolina (www.dotolearn.com).]

수 있기 때문에 자기 전에 양치질을 하는 것보다 저녁 식사 직후 하게 하는 것이 낫다. 일상적인 활동은 중요한데 예로 침대에 앉거나 누워서 이야기를 들려주는 시간, 밤에 불을 끄거나 취침등을 켜놓거나, 편안한 음악이나 이야기 음성을 들려주거나, 자기 전 키스하고 난 후 문을 닫는다. 이러한 일상적인 활동은 아동의 기호나 가족의 생활 패턴에 따라 매우 다양하다. 어떤 아동은 배불리 먹는 것을 좋아하고, 또 다른 아동은 좋아하는 잠옷이 있고, 침대 모양 (예, 부드러운 면 플라네 대 커튼 조각, 양모 담요 대 편안한 또는 두나) 그림 26-4에서 시각적 이미지를 사용하여 취침시간에 대해 보여준다.

몇몇 ASD를 가진 아동은 밤에 깨어 있고 다시 잠을 자도록 배우는 것을 필요로 한다. 잠자는 습관의 결핍은 부모와 가족에게 어려움을 느끼게 하고 이로 인해서 이 영역을 배우는 것이 중요하다. 자폐 연구 인터넷 주소에서 ASD 아동에게서 나타나는 잠자는 문제에 대해 좋은 정보를 제공한다. (www.reserchautism.net)

놀이

놀이는 아동의 발달뿐만 아니라 장애의 민감한 정도를 측정하는 척도가 된다. 자폐 아동들이 놀이하는 것은 다양한 도전을 겪게 되는 복잡성이 있다고 이 장에서 토론하였다. 감각 과민, 운동 계획의 저하, 사회적 상호작용이나 인지의 어려움은 놀이를 하고 즐기는 발달을 방해한다.

- 감각적인 문제는 놀이를 선택하는데 영향을 미친다. 예로, 아동은 직접적인 직물이나 풀, 모래 또는 젖은 잡초와 같은 촉감 자극을 피한다.
- 인지적인 불가변성은 반복적이고 의례적인 놀이의 사용을 이끌고 이는 또한 좋아하는 놀이의 발달을 방해한다.
- 문제해결과 사회 기술의 부족은 그룹 놀이하는 동안 좌절을 느끼게 한다.
- 상상의 부족은 반복적인 놀이를 하게 하고 관찰할 수 없는 놀이 또는 상직적인 놀이를 하게 한다.
- 운동 계획과 협력이 어려움은 대근육 놀이나 작은 근육 놀이 질의 발달에 영향을 미친다.
- 사회적 상호작용의 어려움과 의사소통 발달의 지연은 놀이를 하는 동안 형성되는 친구관계를 맺는데 안 좋은 영향을 미쳐 혼자 놀게 된다. 홀로 놀이는 사회적 놀이, 주고 받기, 대화와 놀이의 진보된 상호적 발달의 경험을 저해시킨다.

조사연구에서 자폐아동이 놀이는 하는 모습은 그 아동이 정상 나이에 비해서 매우 차이가 나서 그 연령대 발달과 일치하기 위해서 조정이 필요하고, 이는 단지 나이에 맞는 발달이 아동의 놀이에 영향을 미치는 것이 아니라 자폐 아동으로 하여금 놀이기술의 발달에 대한 추가적인 도전을 경험하게 하는 것이다.

어린시절 동안 놀이는 개념, 세계, 사회적 관습과 역할에 대해 초기 학습을 제공해 주는 방편이다. 대부분의 ASD를 가진 아동의 놀이는 그들의 세계에 대해서 제한된 가르침을 제공한다. Audet (2004)는 ASD 아동의 놀이에 부정적으로 영향을 미치는 인지적 3가지 요소를 제시했는데 이는 사고, 문제-해결, 대표적인 생각이 그것이다. 사고와 문제해결의 어려움은 자폐아동들이 가지고 있는 제한되고 반복적인 연속 동작을 하게 하는데 차에서 눕는것, 차 전체보다 차 바퀴 같은 부품에 관심을 가지고 장난감 차를 앞 뒤로 미는 것과 같은 반복적인 행동이 그것이다. 의례적 또는 반복적인 장난감 사용은 상상 또는 특정 놀이를 선호하는 것을 대체하고, 문제해결이나 대표적인 놀이하는 것을 중요시 여기지 않게한다. 문제해결의 어려움은 다양성과 제한된 놀이를 제한하는 것을 의미한다. 종종 자폐아동들은 묘사나 상직적인 놀이 또는 가상놀이 보다 구조적 또는 기능적인 놀이를 선호하는데 이는 인지와 사회성이 좀 더 어렵기 때문이다. 이로 인해서 표현하고 수용하는 언어의 어려움을 가지게 된다. 부족한 운동 기술, 활용, 모방과 같은 것은 놀이 수준의 발달을 어렵게 한다.

게다가, Desha 외 등은 자폐아동이 놀이가 아닌 활동에 상당한 시간을 보내는데 (예로, 주위를 배외하면서 관찰하고 보고 또는 그들의 신체나 사물에 대해 단일적인 행동을 함) 이는 구조화 된 환경과 그렇지 않은 환경에서 놀이하는 것을 보고 관찰하였다. 게다가, ASD를 가진 아동은 정상 아동에 비해서 놀이에 충실히 참여하지 못하는 것을 발견하였다. 이러한 연구에서 발달하는 시기에 있으면서도 자폐아동이 정상 아동보다 덜 활발함을 알 수 있다. 어른과 함께 있는 구조화된 환경에서 두 그룹은 약간씩 더 활발했고 이는 어른의 지지는 놀이 수행을 더 활발할 수 있도록 해준다. AD 이동에게 활동적인 어른은 그들의 놀이는 좀 더 촉진시킬 수 있다. ASD를 가진 아동의 중재를 통해서 광범위한 놀이 기술의 개선을 보여주었다. 놀이 중재는 크게 2가지로 나뉘는데 행동과 발달로 나뉜다.

행동적 중재는 행동 분석 적용과 같은 도구를 사용하거나 상호적 모방 훈련이 쓰인다. 그들은 기술을 배우고 강조하여 준수하도록 훈련한다. 이러한 접근을 사용하면서 어른을 통한 언어와 모방과 같은 기술을 배우는 목표를 포함한다. 발달적 중재는 다른 가능성에서 접근한다. 발달적 접근은 발달, 개인간 다른점, 상호간 기본 모델을 포함한다. 이러한 접근은 아동의 흥미와 소질을 중요시하고 이를 통해서 놀이의 발달을 확장시켜 나간다. 발달적 접근은 아동간의 상호작용을 중요시 함으로써 노출된 환경 속에서 더 활발하게 활동하는 것처럼 보인다. 이는 행동적 중재와 달리 성인이 아동의 놀이 환경에 중재하는 것을 부정적으로 본다. 행동적 중재에서의 성인의 주 역할은 놀이를 구성하는 환경 중 하나이고, 발달적 중재에서는 자폐 아동과 함께 같이 놀아줄 수 있는 놀이친구로서 놀이는 촉진하는 것이다. 주위 친구들은 ASD 아동이 운동장에서 적절한 훈련과 감독 하에 함께 놀이를 할 수 있는 존재인 것이다.

학교

ASD아동은 또한 학교 환경에 참여하는데 많은 영향을 받는다. 학교 운동장, 교실, 식당에서 행동하고 참여하는데 감각적인 문제가 주된 영향을 미친다. 활동과 연속 사이에서의 변화나 하루나 주말 동안에서 학교 활동의 시간표는 도전적인 과제를 증명할 수 있고 특히, 선생님이 없거나 다른 교실로 이동하는 등의 예상 못한 상황에 직면할 수도 있다.

초기에 알려진 것처럼, 작업치료사들은 학교에서 사용할 수 있는 시각적 계획을 발달시켰고, 부모로 하여금 집에서 유용하게 사용할 수 있는 도구를 이해시켜서 도왔다. 시각적 계획은 아동의 시각적 힘을 통해 예측을 위한 욕망, 일상적인 일과 앞으로 어떤 일이 일어날 것인지에 대한 자극을 시킨다. 그림 26-5에서의 시각적 계획은 어머니가 출장을 간 4살 아동을 위해서 만들어진 것이다. 이것은 아동으로 하여금 어머니가 없을 때 어떤 일이 일어날 것인지에 대해서 알려주고 불안감을 감소시키며 또 흔하지 않은 하루를 불안해하지 않으며 지낼 수 있게 한다.

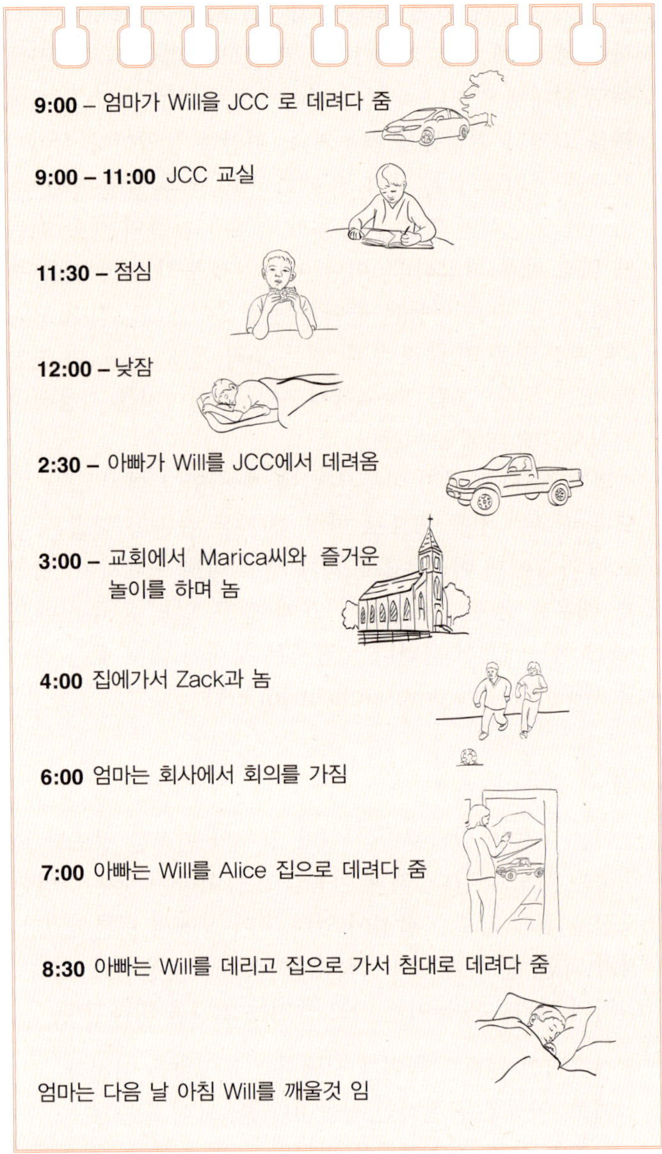

그림 26-5 엄마가 집을 외출한 경우 4세 아동의 달라진 일상에 대한 시각적 계획표 *(Courtesy of Laura Horowitz.)*

능동적인 학습

23장과 24장에서 감각처리 과정에서 감각장애에 대해서 알아보았다. 학교에서 아동이 경험할 수 있는 감각 환경에 대해서 생각해 보자. 청각, 촉각, 시각적인 입력에 대한 3가지에서 5가지 특징을 아동이 학교 환경에서 접할 수가 있는데, 매점, 운동장, 강당에서 그것을 고려해 보아라. 지금부터 일반적이지 않은 감각 도전에 대해서 생각해 보자 (예로, 소방훈련) ASD 아동에게 일상과 일상적이지 않은 감각환경이 어떤 영향을 미치는가?

다른 아동들과 마찬가지로 ASD를 가진 아동은 다양한 방식으로 학습을 한다. 생각과 계획, 문제-해결 과제의 어려움과 인지적 유연성의 제한은 ASD를 겪는 아동이 실수를 하는 것으로부터 학습하는데 어려움을 가지게 되는데, 이로 인해서 발생할 수 있는 문제로부터 선택 가능한 해결책을 발견하도록 도움을 필요로 한다. 어떤이로 하여금 아동을 관찰하는 게 어렵기 때문에 멈춤, 생각, 행동이라는 전략을 사용함으로 ASD 아동이 어떤 행동을 하고 난 후 그 사람이 어떤 반응을 보이는지 생각하게 한다. 예로, 장난감을 다른 이로부터 가지고 오거나 연필을 다른 사람 책상에서 묻지도 않고 가지고 오는 경우이다.

또한 아동이 학교 환경에서 정규나 비정규적인 과정을 다양한 능력이나 흥미를 통해 조화롭게 수용할 수 있는지도 중요하다. 예로, 아스퍼거 신드롬을 가진 아동이 균형, 공 다루는 기술, 운동 조절뿐만 아니라 사회적 상호작용의 어려움을 경험하게 된다. 이런 이유로 인해서 이런 아동들은 운동기술 개선 프로그램과 팀 중심의 경쟁적인 운동보다 비경쟁적인 운동을 제공하게 된다. 더 나아가 교외점심시간 클럽과 체스나 수집활동을 그룹을 통해서, 특정한 것에 관심을 지니고 있는 ASD 아동에게 흥미를 유발시키고, 흥미로운 특정 주제를 통해 모임을 가짐으로, 사회화를 가질 수 있게 한다. Kluth는 폭 넓게 펼쳐진 환경 속에서 자폐 아동을 가르치는 선생님에게 적절한 가르침을 하도록 많은 조언도 해주었다.

사회적 기술과 우정관계를 맺는 어려움은 학교에서 Hugh처럼 식사시간에 ASD 아동에게 고독감을 가지게 한다. 추가적인 치료에서 이러한 아동이 이런 기술의 어려움에 대해 도움을 받는 것과 동시에 학교 환경 속에서 사회화 기술 전략을 가르치는 것을 통해서 일반화 기술을 습득하도록 한다. 교실이나 운동장과 같은 환경은 이러한 것을 가르치고 훈련하는데 훌륭한 곳이다. 동료 개인지도 교사도 ASD를 가진 아동이 통합 그룹활동을 하는 동안 서로 교류하고 놀이 활동에 참여하는데 훌륭하게 도움을 제공할 수 있다. 이러한 개인 지도 교사는 ASD 아동에게 제공할 수 있는 가장 좋은 가르침과 지지가 필요하다.

핵심정리 (Here's the Point)

▶ **ASD 아동은 감각, 운동 그리고 인지적인 문제로 인해서 self-care에 어려움을 가진다. 그러나, 이러한 아동은 시각적 계획의 도움으로 독립적으로 행할 수 있는 방법을 배울 수 있고 기술의 습득이나 방법의 배움 그리고 일과 환경의 수정을 통해서 그들이 수행을 지지할 수 있다.**

▶ **친구나, 성인의 지지를 통해서 자폐아동은 사회화, 상징적인 놀이, 기술이나 흥미적인 기술을 넓히는데 큰 적응을 보여준다.**

▶ **수면의 어려움은, 일반적이고 이는 어두운 것을 두려워하고, 홀로 있는 것을 어려워함, 혼자서 안락함과 쉬는 것에 어려움, 침대에서 불안감을 느끼는 것에 연관되어있다.**

▶ **학교는 아동을 위해서 많은 시간으로 구성되어 있다. 그러나, 적극적인 선생님, 정확한 계획, 예측 가능한 일상, 시간적인 것을 잘 활용할 수 있는 환경적인 수정은 더욱 더 ASD 아동을 학교 작업에 충분히 참여할 수 있게 한다.**

중재(Intervention)

부모와 가족은 자폐, 아스퍼거 신드롬 또는 PDD-NOS 진단을 받은 어린 아동을 위한 중재에 접근하기 위한 중요한 역할을 한다. 최근 가장 좋은 연습은 아동의 발달과 행동 그리고 가족의 대처기술에 대한 적절한 서비스를 포함한다. 유아시기 초기 중재의 목표는 돌보는 사람(실습자, 부모 또는 둘다)의 신뢰와 아동에게 발달과 학습을 최적화하고 상호적인 경쟁력을 높이게 된다. 아동 발달에서 부모가 중요한 역할을 한다는 광범위한 연구가 진행되었다. 부모의 행위는 아동의 학습, 발달, 그리고의 그들의 자신의 동료에 대한 행위를 만들어가는데 영향을 미친다.

발달 장애를 가지고 있는 아동은 특별한 도움을 필요로 하게 되는데 부모의 신뢰, 능숙함 그리고 부모는 비일상적이고, 예상되지 않은 상황에서 아이를 변호하고, 협력적으로 돌보고, 친근하지 않은 상황에서도 부모의 역할을 해야 한다. 나중에 부모는 필요로 하는 지식, 기술 그리고 이해하는 정도, 만족, 아동의 요구를 이해하기 위해서 도움을 필요로 한다 (Bell, 2007). 초기 접근에서 가장 좋은 연습은 아동의 모든 환경적 문화 시스템에 대한 이해이다.

- 부모의 교육과 지원
- 초기 중재와 후기 학교 중심으로 한 특수적인 교육 지원
- 행동 조절
- 강박적 조절 장애 대한 약물적 접근
- 공식적인 지역사회 서비스와 비공식적인 연결을 통한 가족 지원
- 집, 학교, 지역사회와 같은 자연스러운 중재

초기 중재 (부모 훈련을 포함한)는 젊은 ASD 아동을 중재하는데 주된 것이었다. Hwang과 Hughes는 ASD 아동에게 이런 중재를 사용하는 것이 초기에 발견된 결함이 누적된 효과와 사회적 발달을 방해하고, 지역사회적 기능을 방해한다고 비판했다. 초기 중재는 다음과 같은 것을 제공한다. (1) 가족 중심 또는 집안을 기초로한 치료로써 작업치료, 언어 병리, 행동적 중재 (2) 다양한 규정을 가진 그룹을 이용한 그룹 교육적 중재에서 사용되어짐 (3) 낮 돌봄이나 유치원 환경에서 상담 이러한 초기 중재는 집, 학교 지역사회와 같은 아동의 자연스러운 환경에 주 초점을 둔다. 목적에 타당성을 둔 이러한 도움과 기술은 우선순위를 가지고 있으며 아동과 세대에 초점을 두고 이를 통해 아동은 변화와 행동적인 학습을 하게 한다.

한 조사에서 집에서 아동의 장애에 대처하는 정보나 실질적인 충고를 받지 못하는 부모는 그렇지 않은 부모들 보다 5배나 많게 불안감과 도움의 필요성을 느낀다고 했다. 초기 중재 프로그램과 서비스에서의 부모 교육과 훈련의 역할은 직접적으로 아동과 그 가족에게 제공되어진 것 보다 상당히 낮은 집중력을 받았다.

요약 (Summary)

ASD를 나타내는 아동들은 부모, 치료사 그리고 교사들에게 많은 도전을 준다. 자폐 스펙트럼에서 나타나는 다양한 범위의 장애의 단점과 증상과 근본적인 행동 요소를 이해하는 것과, 작업적인 행동의 관점은 작업치료사들이 아동들의 환경, 집, 학교와 지역사회에서 어떻게 참여를 할 수 있게 하는지 도와준다. 이것은 아동의 부모와 가족 간의 협력에 의해서 달성할 수 있다. ASD를 가진 아동은 복합적인 도움을 많이 필요로 하기 때문에 회사, 서비스, 환경 간의 강한 협력을 통해 아동의 학습을 지원하고, 일반화하고, 성공적으로 만들어지게 된다.

장난감 상자에는 무엇이 더 있나?

자폐증을 가진 사람을 위한 자조기술: 체계적인 교육방식(자폐증 챕터)
이 책은 동기를 부여하는 기준 데이터 수집 및 진행, 일반화 및 전환, 식사, 위생 및 정리, 옷입기 및 화장실가기 관리 항목을 문서화하여 교육과 학습하도록 도움을 준다.

자폐증의 이해
이 책은 부모와 전문가가 작성하지 않았지만 매우 간단하게 어린이가 경험하는 사회, 자기관리, 학교, 이동 그리고 사회적 관심에 조언하는 방법을 실제 제공한다. 도드는 특별한 도움이 필요한 어린이에게 적절한 행동은 변경하고 가정에서 자폐증을 가진 어린이와 유아에게서 보이는 문제행동을 관리하기 위해 부모와 중재자가 도움을 주는 전략과 집중법을 이야기 하며 정보를 제공한다. 이 책은 만화와 도움 코멘트로 설명해서 쉽게 읽을 수 있다.

자폐증을 가진 청소년을 위한 위생, 사춘기 및 개인 관리과정: 스스로 돌보기
이 책은 5세 이상의 연령의 학생들을 위한 자폐스펙트럼 장애와 다른 장애를 다루고 있다. 공포와 혼란을 줄이고, 건강, 위생, 사춘기 문제를 다루는 사회적 문제와 활동을 다룬다. 언어는 시각적으로도 이해가 가능하도록 단순하고 차별화되어 있다. 이는 겸손, 성장과 발전, 감동 그리고 개인의 안전을 다루고 있다.

반응: 당신 그리고 당신의 자폐증 자녀(DVD)
이것은 2세에서 5세 사이 연령에서 자폐증을 진단을 받은 또는 진단 과정 중의 아이를 가진 부모를 위한 DVD이다. http://www.uq.edu.au/sbs/responsivity 또는 DVD에서: DVD는 웹사이트에서 다운로드할 수 있고 활동 시트도 제공한다. DVD는 자폐증 어린이가 경험하는 사회적 상호작용과 의사소통의 어려움에 부모에게 정보를 제공하며, 부모와의 상호작용에 더 반응할 수 있도록 아이들과 함께하는 전략적 방법을 소개한다. 활동시트는 자녀와 그들의 특별한 가족 상황에 개별적으로 부모가 적용할 수 있는 자료를 DVD에서 제공한다.

참고문헌

American Psychiatric Association (APA). (2000). *Diagnostic and statistical manual of mental disorders (DSM-IV-TR), fourth edition, text revision.* Washington, DC: Author.

Amundson, S. (1995). *Evaluation tool for children's handwriting.* Homer, AK: OT Kids.

Ashburner, J., Ziviani, J., and Rodger, S. (2008). Sensory processing and classroom emotional, behavioral and educational outcomes in children with autism spectrum disorder. *American Journal of Occupational Therapy, 62,* 556–565.

Attwood, T. (1998). *Asperger's syndrome: A guide for parents and professionals* (pp. 112–130). London: Jessica Kingsley.

Audet, L. R. (2004). The pervasive developmental disorders: A holistic view. In H. Miller-Kuhaneck (Ed.), *Autism: A comprehensive occupational therapy approach* (2nd ed., pp. 41–66). Baltimore, MD: AOTA Press.

Audet, L. R., Mann, D. J., and Miller-Kuhaneck, H. (2004). Occupational therapy and speech language pathology: Collaboration within transdisciplinary teams to improve communication in children with an autism spectrum disorder. In H. Miller-Kuhaneck (Ed.), *Autism: A comprehensive occupational therapy approach* (2nd ed., pp. 275–308). Baltimore, MD: American Occupational Therapy Association.

Ayres, A. J. (1989). *Sensory Integration and Praxis Tests.* Los Angeles, CA: Western Psychological Services.

Bailey, A., Le Couteur, A., Gottesman, I., Bolton, P., Simonoff, E., Yuzda, E., and Rutter, M. (1995). Autism as a strongly genetic disorder: Evidence from a British twin study. *Psychological Medicine, 25,* 63–77.

Bailey, D. B., Bruder, M. B., Hebbeler, K., Carta, J., Defosset, M., Greenwood, C., ... et al. (2006). Recommended outcomes for families of young children with disabilities. *Journal of Early Intervention, 28,* 227–251.

Bailey, D. B., Nelson, L., Hebbeler, K., and Spiker, D. (2007). Modeling the impact of formal and informal supports for young children with disabilities and their families. *Pediatrics,* e992–e1001.

Baird, G., et al. (2006). Prevalence of disorders of the autism spectrum in a population cohort of children in South Thames: The Special Needs and Autism Project (SNAP). *The Lancet,* (9531), *368,* 210–215.

Baranek, G. T. (2002). Efficacy of sensory and motor interventions for children with autism. *Journal of Autism and Developmental Disorders,* 397–422.

Baron-Cohen, S., Leslie, A. M., and Frith, U. (1985). Does the autistic child have a theory of mind? *Cognition, 21,* 37–46.

Baron-Cohen, S., Tager-Flusberg, H., and Cohen, D. J. (1993). *Understanding other minds: Perspectives from autism.* New York: Oxford University Press.

Bartolo, P. A. (2002). Communicating a diagnosis of developmental disability to parents: Multiprofessional negotiation frameworks. *Child: Care, health and development, 28,* 65–71.

Bayley, N. (2005). *Bayley scales of infant development* (3rd ed.). San Antonio, TX: Psychological Corporation.

Becker-Cottrill, B., McFarland, J., and Anderson, V. (2003). A model of positive behavioral support for individuals with autism and their families: The family focus process. *Focus on Autism and Other Developmental Disabilities, 18,* 110–120.

Beery, K. E., Buktenica, N. A., and Beery, N. A. (2004). *Beery-Buktenica developmental test of Visual Motor Integration* (5th ed). Parsippany, NJ: Modern Curriculum Press.

Bell, M. (2007). Community-based parenting programmes: An exploration of the interplay between environmental and organizational factors in a Webster Stratton project. *British Journal of Social Work, 37*, 55–72.

Beyer, J., and Gammeltoft, L. (2000). *Autism & play.* London: Jessica Kingsley Publishers.

Blanche, E. (2002). Observations based on Sensory Integration Theory. Torrance, CA: Pediatric Therapy Network.

Bogadashina, O. (2003). *Sensory perceptual issues in autism and Asperger syndrome* (pp. 25–93). London: Jessica Kingsley Publishers.

Braithwaite, M., Keen, D., and Rodger, S. (2004). *Being responsive: You and your child with autism.* Canberra: Commonwealth of Australia, Department of Family and Community Services.

Bristol, M., Gallagher, J., and Holt, K. (1993). Maternal depressive symptoms in autism: Response to psychoeducational intervention. *Rehabilitation Psychology, 38*, 3–10.

Bronson, M. B., Goodson, B. D., Layzer, J. I., and Love, J. M. (1990). *Child behavior rating scales.* Cambridge, MA: Abt Associates.

Brookman-Frazee, L. (2004). Using parent/clinician partnerships in parent education programs for children with autism. *Journal of Positive Behavior Interventions, 6*, 195–213.

Brookman-Frazee, L., Stahmer, A., Baker-Ericzen, M. J., and Tsai, K. (2006). Parenting interventions for children with autism spectrum and disruptive behavior disorders: Opportunities for cross-fertilization. *Clinical Child and Family Psychology Review, 9*, 181–200.

Bruininks, R. H., and Bruininks, B. D. (2005). *Bruininks oseretsky test of motor proficiency* (2nd ed.). Circle Pines, MN: AGS.

Bundy, A. C. (1997). Play and playfulness: What to look for. In L. D. Parham and L. S. Fazio (Eds.), *Play in occupational therapy for children* (pp. 52–66). St Louis: Elsevier Mosby.

Bundy, A. C. (2003). *Test of playfulness version 4.* Department of Occupational Therapy, University of Sydney, Australia.

Bundy, A. C., Lane, S., and Murray, E. (2002). *Sensory integration: Theory and practice* (2nd ed). Philadelphia: FA Davis.

Centers for Disease Control and Prevention. (2009). Autism Spectrum Disorders (ASDs). http://www.cdc.gov/ncbddd/autism/research.html.

Chen, Y.-H., Rodgers, J., and McConachie, H. (2009). Restricted and repetitive behaviours, sensory processing and cognitive style in children with autism spectrum disorders. *Journal of Autism and Developmental Disorders, 39*, 635–642. doi:10:1007/s10803-008-0663-6.

Clark, G. F., Polichino, J., and Jackson, L. (2004). Occupational therapy services in early intervention and school based programs. *American Journal of Occupational Therapy, 58*, 681–685.

Colarusso, R. P., and Hammill, D. D. (2003). *Motor free visual perception test* (3rd ed.). Novato, CA: Academic Therapy Publications.

Constantino, J. N. (2005). *Social responsiveness scale.* Los Angeles, CA: WPS.

Coster, W., Deeney, T., and Haltiwanger, J., and Halye, S. (1998). *The school function assessment.* San Antonio, TX: Psychological Corporation.

Craig, J., and Baron-Cohen, S. (1999). Creativity and imagination in autism and Asperger syndrome. *Journal of Autism and Developmental Disorders, 29*, 319–326.

Crockett, J. L., Fleming, R. K., Doepke, K. J., and Stevens, J. S. (2005). Parent training: Acquisition and generalization of discrete trials teaching skills with parents of children with autism. *Research in Developmental Disabilities, 28*, 23–36.

Darlington, Y., and Rodger, S. (2006). Families and children's occupational performance. In S. Rodger and J. Ziviani (Eds.), *Occupational therapy with children: Understanding children's occupations and enabling participation* (pp. 22–40). Oxford: Blackwell Science.

Desha, L., Ziviani, J., and Rodger, S. (2003). Play preferences and behavior of preschool children with Autistic Spectrum Disorder in a clinical environment. *Physical and Occupational Therapy in Pediatrics, 23*, 21–42.

Dodd, S. (2004). *Understanding autism.* Sydney: Elsevier.

Dominguez, A., Ziviani, J., and Rodger, S. (2006). Play behaviours and play object preferences of young children with autistic disorder in a clinical play environment. *Autism, 10*, 53–69.

Donohue, M. V. (2007). *Social profile manual.* http://www.social-profile.com.

Dunn, W. (1999). *The sensory profile: A contextual measure of children's responses to sensory experiences in daily life.* San Antonio, TX: Psychological Corporation.

Editorial. (February 10, 1996). Autism spectrum disorders. *British Medical Journal, 312*, 327–328.

Feldman, M. A., and Werner, S. (2002). Collateral effects of behavioral parent training on families of children with developmental disabilities and behavior disorders. *Behavioral Interventions*, 75–83.

Field, T., Lasko, D., Mundy, P., Henteleff, T., Kabat, S., Talpins, S., et al. (1997). Brief report: Autistic children's attentiveness and responsivity improve after touch therapy. *Journal of Autism and Developmental Disorders, 27*, 333–338.

Fisher, A. G., Bryze, K., Hume, V., and Griswold, L. A. (2005). *School AMPS: School version of the assessment of motor and process skills* (2nd ed.). Fort Collins, CO: Three Star Press.

Fisher, A. G., and Griswold, L. A. (2008) *Evaluation of social interaction: Research edition IV.* http://www.social-interaction.com.

Folio, R., and Fewell, R. (2000). *Peabody developmental motor scales* (3nd ed.). Austin, TX: Pro-Ed.

Fombonne, E. (1999). The epidemiology of autism: A review. *Psychological Medicine, 29*, 769–786.

Fombonne E, Zakarian R, Bennett A, Meng L, and McLean-Heywood D. (2006). Pervasive developmental disorders in Montreal, Quebec, Canada: Prevalence and links with immunizations. *Pediatrics, 118*, e139–e50.

Frick, S. M., and Hacker, C. (2001). *Listening with the whole body.* Madison, WI: Vital Links.

Frith, U., and Happe, F. (1994). Autism: Beyond theory of mind. *Cognition, 50*, 115–132.

Gal, E., Cermak, S. A., and Ben-Sasson, A. (2007). Sensory processing disorders in children with autism. In R. Gabriels and D. Hill (Eds.), *Growing up with autism: Working with school-aged children and adolescents.* (pp. 95–123). New York: Guilford Press.

Gardner, M. F. (1995). *Test of visual motor skills revised.* Los Angeles, CA: WPS.

Gillberg, C., and Coleman, M. (1992). *The biology of the autistic syndromes.* London: Mackeith.

Gillberg, C., and Gillberg, (1989). Asperger syndrome: Some epidemiological considerations: A research note. *Journal of Child Psychology & Psychiatry, 30*, 631–638.

Gillberg, C., and Wing, L. (1999). Autism: Not an extremely rare disorder. *Acta Psychiatrica Scandinavia, 99*, 399–406.

Gilliam, J. E. (2001). *Gilliam Asperger's disorder scale: Manual.* Austin, TX: Pro-Ed.

Gray, C. (2000). *The new social story book.* Arlington, TX: Future Horizons.

Gresham, F, M. and Elliot, S. N. (1990). *Social skills rating system.*

Circle Pines, MN: American Guidance Service.

Guralnick, M. J. (2003) *Assessment of peer relations. Child development and mental retardation center, University of Washington*. http://depts.washington.edu/chdd/guralnick/research_peer.html.

Haley, S. M., Coster, W. J., Ludlow, L. H., Haltiwanger, J. T., and Andrellos, P. J. (1992). *Pediatric Evaluation of Disability inventory: Manual*. Boston, MA: Trustees of Boston University, Health and Disability Research Institute.

Hall, L., and Case Smith, J. (2007). The effect of sound-based intervention on children with sensory processing disorders and visual-motor delays. *American Journal of Occupational Therapy, 61*, 209–215.

Happe, F., and Frith, U. (2006). The weak central coherence account: Detail focused cognitive style in autism spectrum disorders. *Journal of Autism and Developmental Disabilities*, (1), 5–25.

Henderson, S. E., and Sugden, D. A. (1992). *Movement assessment battery for children*. London: Psychological Corporation, Harcourt Brace Jovanovich.

Hill, E. L. (2004). Evaluating the theory of executive dysfunction in autism. *Developmental Review, 24*, 189–233.

Howlin, P., and Asgharian, A. (1999). The diagnosis of autism and Asperger syndrome: Findings of a survey of 770 families. *Developmental Medicine and Child Neurology, 41*, 834–839.

Huebner, R. A. (2001). *Autism: A sensorimotor approach to management*. Gaithersburg, MA: Aspen Publication.

Hutchings, J., Gardner, F., Bywater, T., Daley, D., Whitaker, C., Jones, K., Eames, C., and Edwards, R. T. (2007). Parenting intervention in Sure Start services for children at risk of developing conduct disorder: Pragmatic randomised controlled trial. *British Medical Journal*. doi:10.1136/bmj.39126.620799.55.

Ingersoll, B. R. (2003). Teaching children with autism to imitate using a naturalistic treatment approach: Effects on imitation, language, play, and social behaviors. *Dissertation Abstracts International: Section B: The Sciences and Engineering, 63*, 6120.

Junttila, N., Voeten, M., Kaukiainen, A., and Vauras, M. (2006). Multisource assessment of children's social competence. *Educational and Psychological Measurement, 66*, 874–895.

Keen, D., Braithwaite, M., and Rodger, S. (2004). *Being responsive: You and your child with autism* [DVD]. Brisbane: Toadshow.

Keen, D., and Rodger, S. (In press). Provision of information to parents. In D. Keen's and S. Rodger's, *Autism spectrum disorder: Transition from diagnosis to early intervention*. London UK: Jessica Kingsley.

Kientz, M . A., and Dunn, W. (1997). A comparison of the performance of children with and without autism on the Sensory Profile. *American Journal of Occupational Therapy, 51*, 530–537.

Kluth, P. (2003a). Creating a comfortable classroom. In P. Kluth (Ed.), *You're going to love this kid: Teaching students with autism in the inclusive classroom* (pp. 75–89). Baltimore: Paul H. Brookes Publishing Co.

Kluth, P. (2003b). Teaching strategies: Ideas for inspiring, helping and engaging all learners. In P. Kluth (Ed.), *You're going to love this kid: Teaching students with autism in the inclusive classroom* (pp. 215–240). Baltimore: Paul H. Brookes Publishing Co.

Kok, A. J., Kong, T. Y., and Bernard-Optiz, V. (2002). A comparison of the effects of structured play and facilitated play approaches on preschoolers with autism. *Autism, 6*, 181–196.

Koning, C., and Magill-Evans, J. (2001). Social and language skills in adolescent boys with Asperger syndrome. *Autism, 5*, 23–36.

Landa, R. J. (2008). Diagnosis of autism spectrum disorders in the first 3 years of life. *Nature Clinical Practice Neurology, 4*, 138–147.

Libby, S., Powell, S., Messer, D., and Jordan, R. (1998). Spontaneous play in children with autism: A reappraisal. *Journal of Autism and Developmental Disorders, 28*, 487–497.

London, E. A. (2000). The environment as an etiological factor in autism: A new direction for research. *Environmental Health Perspectives, 108*, 401–404.

Lord, C., and Paul, R. (1997). Language and communication in autism. In D. J. Cohen and F. R Volkmar (Eds.), *Handbook of autism and pervasive developmental disorders* (2nd ed., pp. 5–40). New York: Wiley.

Lovaas, O. I. (1977). *The autistic child: Language development through behavior modification*. New York: Irvington Publishers.

Macintosh, K. E., and Dissanayake, C. (2004). Annotation: The similarities and differences between autistic disorder and Asperger's disorder: A review of the empirical evidence. *Journal of Child Psychology and Psychiatry, 45*, 421–434.

Mahoney, G., Kaiser, A., Girolametto, L., MacDonald, J., Robinson, C., Safford, P., and Spiker, D. (1999). Parent education in early intervention: A call for a renewed focus. *Topics in Early Childhood Special Education, 19*, 131–140.

Mahoney, G., and Wiggers, B. (2007). The role of parents in early intervention: Implications for social work. *Children and Schools, 29*, 7–15.

Mailloux, Z., and Smith Roley, S. (2004). Sensory integration. In H. Miller-Kuhaneck (Ed.), *Autism: A comprehensive occupational therapy approach* (pp. 215–244). Baltimore, MD: AOTA Press.

Mansell, W., and Morris, K. (2004). A survey of parents' reactions to the diagnosis of an autistic spectrum disorder by a local service. *Autism, 8*, 387–407.

Martin, N. A. (2006). *Test of visual perception skills* (3rd ed). Los Angeles, CA: Western Psychological Services.

Mastrangelo, S. (2009). Play and the child with autism spectrum disorder: From possibilities to practice. *International Journal of Play Therapy, 18*, 13–30.

McIntyre, L. L. (2008). Adapting Webster-Stratton's incredible years parent training for children with developmental delay: Findings from a treatment group only study. *Journal of Intellectual Disability Research*, 52, 1176–1192.

Merrell, K. W. (2002a). *Preschool and Kindergarten Behavior Scales*. (2nd ed.). Austin, TX: Pro-Ed.

Merrell, K. W. (2002b). *School social behavior scales* (2nd ed.). Eugene, OR: Assessment-Intervention Resources.

Miller, L. J., and Lane, S. J. (2000). Toward a consensus in terminology in sensory integration theory and practice: Part 1: Taxonomy of neurophysiological processes. *Sensory Integration Special Interest Section Quarterly, 23*, 1–4.

Miller, L. J., Lane, S. J., Cermak, S. A., Osten, E., and anzalone, M. (2005). Regulatory-sensory processing disorders. In S. I. Greenspan and S. Wieder (Eds.), *Diagnostic manual for infancy and early childhood: Mental health, developmental, regulatory-sensory processing and language disorders and learning challenges* (pp. 73–112). Bethesda, MD: Interdisciplinary Council on Developmental and Learning Disorders.

Miller-Kuhaneck, H., and Glennon, T. J. (2001). An introduction to autism and the pervasive developmental disorders. In H. Miller-Kuhaneck (Ed.), *Autism: A comprehensive occupational therapy approach* (pp. 1–22). Baltimore, MD: AOTA Press.

Mostofsky, S. H., Dubey, P., Jerath, V. K., Jansiewicz, E. M., Goldberg, M. C., and Denckla, M. B. (2006). Developmental dyspraxia is not limited to imitation in children with autism spectrum disorders. *Journal of the International Neuropsycho-*

logical Society, 12, 314–326.

Muys, V., Rodger, S., and Bundy, A. (2006). Assessment of playfulness in children with Autistic disorder: A comparison of the children's playfulness scale and the test of playfulness. *OTJR: Occupation, Participation and Health, 26*, 159–169.

Myles, B. S., and Simpson, R. L. (1998). *Asperger syndrome: A guide for educators and parents.* Austin, TX: Pro-Ed.

National Institutes of Health, National Institute of Child Health and Human Development. (2009). *What is an autism spectrum disorder?* Retrieved July 1, 2009, from www.nichd.nih.gov/health/topics/asd.cfm.

Newborg, J. (2004). *Batelle developmental inventory–scond edition manual.* Rolling Meadows, IL: Riverside.

Olsson, M. B., & Hwang, C. P. (2002). Sense of coherence in parents of children with different developmental disabilities. *Journal of Intellectual Disability Research, 46*, 548–559.

O'Rafferty, J. (2002). Children with autism/Asperger's syndrome. In C. S. Hong and L. Howard (Eds.), *Occupational therapy in childhood* (pp. 211–230). London: Whurr Publications.

Page, J., and Bouchert, J. (1998). Motor impairments in children with autistic disorder. *Child Language Teaching Therapy, 14*, 233–259.

Parham, D., and Ecker, C. (2007). *Sensory processing measure, home form.* Los Angeles: Western Psychological Services.

Peterson, L., and Adderly, A. (2002). *Stop think do social skills trainin manual.* Sydney: ACER.

Polatajko, H. J., and Mandich, A. D. (2004). *Enabling occupation in children: The cognitive orientation to daily occupational performance (CO-OP) approach.* Ottawa: CAOT.

Prizant, B. M. (1983). Language and communication in autism. Toward an understanding of the 'whole' of it. *Journal of Speech and Hearing Disorders, 48*, 296–307.

Rajeendran, G., and Mitchell, P. (2007). Cognitive theories of autism. Developmental Review, *27*, 224–260. doi:10.1016.j.dr.2007.02.001.

Ramberg, C., Ehlers, S., Nyden, A., Johansson, M., and Gillberg, C. (1996). Langugae and pragmatic functions in school aged children on the autistic spectrum. *European Journal of Disorders of Communication, 31*, 387–414.

Reed, C., Dunbar, S., and Bundy, A. (2000). The effects of an inclusive preschool experience on the playfulness of children with and without autism. *Physical and Occupational Therapy in Pediatrics 19*, 73–89.

Reisman, J. E. (1999). *Minnesota handwriting assessment user's manual.* San Antonio, TX: Psychological Corporation.

Reisman, J. E., and Hanschu, B. (1992). *Sensory integration inventory revised: For individuals with developmental disabilities. Users' guide.* Hugo, MN: PDP Press.

Restall, G., and Magill-Evans, J. (1994). Play and preschool children with autism. *American Journal of Occupational Therapy, 48*, 114–120.

Rinehart, N. J., Bradshaw, J. L., Brereton, A. V., and Tonge, B. J. (2001). Overt preparation in high functioning autism and Asperger disorder: A serial choice reaction tine task involving motor programming. *Journal of Autism and Developmental Disorders, 31*, 79–88.

Rodger, S., and Brandenburg, J. (2009). Cognitive orientation to (daily) occupational performance (CO-OP) with children with Asperger's syndrome who have Motor Based Occupational performance goals. *Australian Occupational Therapy Journal, 56*, 41–50.

Rodger, S., Keen, D., and Braithwaite, M. (2004). Early intervention for children with autism: Parental priorities. *Australian Journal of Early Childhood, 29*, 34–41.

Rodger, S., Keen, D., Braithwaite, M., and Cook, S. (2008). Mothers' satisfaction with a home based early intervention program for children with ASD. *Journal of Applied Research in Intellectual Disabilities 21*, 174–182.

Rodger, S., Pham, C., and Mitchell, S. (2009). Cognitive strategy use by children with Asperger's syndrome during intervention for motor-based goals. *Australian Occupational Therapy Journal 56*, 103–111. doi:10.1111/j.1440-1630.2007.00719.x.

Rodger, S., and Ziviani, J. (1999). Play based occupational therapy. *International Journal of Disability Development and Education, 46*, 337–365.

Rogers, S. J., Hepburn, S., and Wehner, E. (2003). Parent reports of sensory symptoms in toddlers with autism and those with other developmental disabilities. *Journal of Autism and Developmental Disorders, 33*, 631–642.

Sanders, J. L., and Morgan, S. B. (1997). Family stress and adjustment as perceived by parents of children with Autism or Down Syndrome: Implications for intervention. *Child and Family Behavior Therapy, 19*, 15–32.

Sandler, A. D., Bradzuinas, D., Cooley, W. C., and de Pijem, L. G. (2001). The paediatrician's role in the diagnosis and management of Autistic Spectrum disorder in children. Statement by American Academy of Pediatrics Committee on Children with Disabilities. *Pediatrics, 107*, 1221–1226.

Schuck, L., and Bucy, J. (1997). Family rituals: Implications for early intervention. *Topics in Early Childhood Special Education, 17*, 477–493.

Segal, R. (2004). Family routines and rituals: A context for occupational therapy interventions. *The American Journal of Occupational Therapy, 58*, 499–509.

Seligman, M., and Darling, R. B. (1989). Models of intervention. In M. Seligman and R. B. Darling (Eds.), *Ordinary families, special children* (pp. 152–182). New York: Guilford Press.

Sherratt, D. (2002). Developing pretend play in children with autism. *Autism, 65*, 169–179.

Sigman, M., and Ungerer, J. (1984). Cognitive and language skills in autistic, mentally retarded and normal children. *Developmental Psychology, 20*, 293–302.

Simeonsson, R. J., Edmondson, R., Smith, T., Carnahan, S., and Bucy, J. E. (1995). Family involvement in multidisciplinary team evaluation: Professional and parent perspectives. *Child: Care, Health and Development, 21*, 199–215.

Singh, V., Lin, S., and Yang, V. (1998). Serological association of measles virus and human herpes virus 6 with brain auto-antibodies in autism. *Clinical Immunology and Immunopathology, 89*, 105–108.

Sinha, Y., Silove, N., Wheller, D., and Williams, K. (2005). *Auditory integration training and other sound therapies for autism spectrum disorders. Cochrane Database of Systematic Reviews*, (1) CD003681. doi:10.1002/146518581 pub 2.

Skaines, N., Rodger, S., and Bundy, A. (2006). Playfulness in children with autistic disorder and their typically developing peers. *British Journal of Occupational Therapy, 69*, 505–512.

Smith, I. N., and Bryson, S. E. (1998). Gesture imitation in autism, I: Non symbolic gestures and sequences. Cognitive *Neuropsychology, 15*, 727–770.

Smith-Myles, B., Tapscott-Cook, K., Miller, N. E., Rinner, L., and Robbins, L.A. (2000). *Asperger syndrome and sensory issues* (pp. 19–41). Overland Park, KS: Autism Asperger Publishing Co.

Sofronoff, K., Leslie, A., and Brown, W. (2004). Parent management training and Asperger syndrome: A randomized controlled trial to evaluate a parent based intervention. *Autism, 8,* 301–317.

Spence, S. (2003). Social skills training wit children and young people: Theory, evidence and practice. *Child and Adolescent Mental Health, 8,* 84–96.

Stewart, K. B. (2009). Natural environments or naturalistic learning opportunities:What is the evidence in early intervention. *Journal of Occupational Therapy, Schools and Early Intervention, 2,* 2–5.

Stone, W. L., Lemanek, ,K., Fishel, P., Fernandez, M., and Altemeier, W. (1990). Play and imitation skills in diagnosis of autism in young children. *Pediatrics, 86,* 267–272.

Stone, W. L., Ousley, O.Y., Hepburn, S. L., Hogan, K. L., and Brown, C. (1999). Patterns of adaptive behavior in very young children with autism. *American Journal of Mental Retardation, 104,* 187–199.

Taanila, A., Jarvelin, M. R., and Kokkonen, J. (1998). Parental guidance and counseling by doctors and nursing staff: Parents' vies of initial information and advice for families with disabled children. *Journal of Clinical Nursing, 7,* 505–511.

Tomcheck, S. D., and Dunn, W. (2007). Sensory processing in children with and without autism: A comprehensive study using the Short Sensory Profile. *American Journal of Occupational Therapy, 61,* 190–200.

Tonge, B., Brereton, A., Kiomall, M., Mackinnon, A., King, N., and Rinehart, N. (2006). Effects on parental mental health of an education and skills training program for parents of young children with autism: A randomized controlled trial. *Journal American Academy of Child Adolescent Psychiatry, 45,* 561–569.

Trecker, A. (2003). Play and praxis in children with autism: Observation and intervention strategies. In H. Miller-Kuhaneck (Ed.), *Autism: A comprehensive occupational therapy approach* (pp. 133–151). Baltimore, MD: AOTA Press.

Vogtle, L. K., and Ridlehoover, H. (2002). Building social relationships through mediated peer-mediated intervention. *OT Practice,* January 28. http://www.aota.org/Pubs/OTP/1997–2007/Features/2002/f-012802.aspx.

Volkmar, F. R., Klin, A., and Cohen, D. J. (1997). Diagnosis and classification of autism and related conditions: Consensus and issues. In D. J. Cohen and F. R. Volkmar (Eds.), *Handbook of autism and pervasive developmental disorders* (2nd ed., pp. 5–40). New York: Wiley.

Wallen, M. (2006). *Handwriting speed test.* Sydney, NSW: OT Australia NSW.

Wieder, S., and Greenspan, S. I. (2003). Climbing the symbolic ladder in the DIR model through floortime/interactive play. *Autism: The International Journal of Research and Practice, 7,* 425–435.

Wilbarger, P., and Wilbarger, J. L. (1991). *Sensory defensiveness in children ages 2-12: An intervention guide for parents and other caretakers.* Santa Barbara, CA: Avanti Educational Programs.

Williams, K., MacDermott, S., Ridley, G., Glasson, E. J., and Wray, J. A. (2008). The prevalence of autism in Australia. Can it be established from existing data? *Journal of Paediatric Child Health, 44,* 504–510.

Wing, L. (1989). The diagnosis of autism. In C. Gillberg and U. Frith (Eds.), *Diagnosis and treatment of autism.* New York: Plenum Press.

Wolfberg, P. J. (1999). *Play and imagination in children with autism* (pp. 13–22). New York: Columbia University.

Wolfberg, P. J., and Schuler, A. L. (1993). Integrated play groups: A model for promoting the social and cognitive dimensions of play. *Journal of Autism and Developmental Disorders, 23,* 1–23.

World Health Organization (WHO). (2007). *The ICD-10 Version 2007.* http://apps.who.int/classifications/apps/icd/icd10online/.

제 27 장

감정과 행동 장애
(Emotional and behavioral disorders)

27

저기 아줌마! 당신은 당신 아이를 관리 못합니까?

Anne Cronin

> 너가 아이가 되는 것은 한 번 뿐이야 - 너가 할 수 있는 동안 문제를 일으켜.
>
> *—Celeste, 12세*

개론

서론
- 정상 발달과 일시적인 반응부터 특징적인 정신병 안에서 정서 장애와 행동 장애로 진단하였다.

정신병을 가진 아동: 행동이 정상적이지 않다.
- 사고
- 위험요소들
- 진단 과정

특별한 정신건강 장애들
- 애착 장애
- 분노 장애
- 기분 장애
- 충동조절 장애
- 섭식 장애

복잡한 아동의 정신병: 문화와 가족 병력의 자연스러운 이동
- 문화의 원인

가족과 사회의 전후 사정들
- 정신병은 모든 가족에게 영향을 준다.
- 정신병을 가진 아동의 부모들의 특별한 도전

작업치료 중재들
- 발달기술 성립
- 감각을 제공
- 인지적 중재
- 사회기술 훈련
- 행동중재

예방: 정신건강을 촉진하는 기회를 설정

요약

목적

1. 발달상 위험한 고비의 정신병 아이들과 일반적인 아이들의 발육상 또는 반작용 사이에 차이를 설명한다.
2. 일반적으로 정신병 아이들에게 보여진 중요한 특징을 정의를 설명한다: 장애, 분노 장애를 동반하여 (공포증와 강박 장애를 포함하여), 기분 장애, 충동조절 장애 (반항성 도전 장애와 행동 장애를 포함하여), 섭식 장애 (폭식, 거식, 식욕 이상 항진증)
3. 유아기 시절 정신병의 복잡함에 기여하는 사회 문화적인 이슈를 설명한다.
4. 감각기관 지원, 인식 있는 접근, 그리고 사회적인 이야기를 포함하여 정신병이 있는 아이들의 작업치료 접근의 중재 사용을 설명한다.
5. 아이들의 정신건강 증진을 기반으로 한 사회적 프로그램을 확인한다.

서론 (Introduction)

정신건강을 촉진하는 것은 모든 작업치료에게 필수적이다. 그러나, 정신병을 가진 아이들은 작업치료가 일상생활에 관여해 장려하고, 화목한 가족의 발달과 친구관계를 돕고, 감정적인 고통을 최소화시키는 것이다. 이 모든 소리는 논리적으로 들리지만 아동의 정신 질환을 결정하는 것은 "발달 과정으로 가고 있는 경우"일 수 있기에 아주 어려울 수 있다.

환경에서 진단되어진 감정 장애와 행동 장애

"감정 장애", "정신 질환", "행동 장애"라는 용어는 비정형적 심리사회적 발달로 사용되어진다. 이러한 병을 진단하는 것은 어려울 수 있다. 아마도 성인들에게도 이상하다고 표현될 행동이 종종 아동들의 정상 발달에 나타나기 때문이다 (예, 슈퍼마켓에서 짜증). 게다가 정서 장애는 중요한 삶 중 일시적인 반응인 정서 반응으로부터 구별되어야 된다 (예, 부모의 죽음). 비록 삶의 과정에서 중요한 2차적 문제를 가진 아동과 청소년이 심리학적 지지를 받을지라도, 이들은 12개월보다 긴 시간 동안 감정적 장애에 빠질 수 있다.

표 27-1은 나이 별로 정신병을 가진 아동들의 공통적인 증상을 나타낸다. 이 표를 보면 어린 아동의 정신건강 문제가 모호하다는 것을 알 수 있을 것이다. 또한 이런 이유로 확인하는 것 또한 어렵다. 아동이 청소년기로 성장하면서, 정신병은 성인의 정신병과 점점 닮아간다.

상황 27-1 Sarah 자신의 이야기

Sarah는 17살이다. "내가 4살 무렵, 우리가족은 이사를 하기로 결정했어요. 할머니, 아빠, 엄마, 4명의 아이들, 그리고 강아지와 함께는 3개의 방에서 더 이상 살 수가 없었어요. 나는 아빠와 큰오빠가 렌탈 트럭을 탈 때 이유 없이 갑자기 무엇에 압도되고, 무서워하고, 속이 메스꺼워하며, 머리가 어지러워했다는 것을 기억해요. 새로운 집에 도착하고 나서 아빠와 오빠는 그러한 감정이 가라앉고 재빨리 집안으로 들어갔어요.

나는 학교가 싫었어요. 부끄러웠기 때문이요. 4학년이 될 때까지 아침스쿨버스에서 매일 울었어요. 식당에 가거나, 쇼핑을 하거나, 어떤 행사에 참여할 때마다 그곳에 있는 사람들이 무서웠어요. 우리가족과 선생님들은 나를 문제아나 사회 부적응자로 취급했어요. 겉보기에는 그들이 맞는 말을 한 것이라고 생각할 수도 있어요.

그러나, 이러한 독특한 행동이 매력으로 이끌었어요. 15세가 되던 해에 광장공포증으로 진단을 받았어요. 지금 나는 정상이 아니에요. 그러나 나는 내 스스로가 어떠한 것도 잘 할 수 있다고 이해해요. 내가 도움을 찾는데 왜 이렇게 오래 걸렸을까요?

표 27-1 ● 소아에서 정신건강에 문제가 있을 때 나타나는 공통적인 증상들

나이	정신건강에 문제가 있을 때 나타나는 공통적인 증상들
미취학 아동	• 과잉행동, 손장난, 끊임없는 움직임 • 지속적인 악몽 • 빈번하게 설명할 수 없는 짜증 • 발달 기술 퇴행 • 아슬아슬하며 저하된 놀이 기술 • 식욕, 수면의 변화 • 사회적 무시 • 무서움 • 머리를 부딪히는 것과 같은 자살행위 ; 지속적이고 빈번한 부상
취학 아동	• 뚜렷한 학교에서의 행위가 변화 • 빈번하게 설명할 수 없는 짜증 • 걱정 또는 분노는 학교가기를 거부하며, 나이에 따라 정상 아동처럼 잠자리에 가거나 행동

표 27-1 ● 소아에서 정신건강에 문제가 있을 때 나타나는 공통적인 증상들 (계속)

나이	정신건강에 문제가 있을 때 나타나는 공통적인 증상들
취학 아동	• 지속적인 악몽 • 지속적인 반항 또는 공격 • 권위적인 수치에 도발적인 반항 • 식욕, 수면의 변화 • 가출의 위협 • 두통과 복통의 신체적인 불평
청소년기	• 학교생활의 뚜렷한 변화 • 일상생활 문제에 무능력한 대처 • 뚜렷한 수면과 식습관 변화 • 빈번한 신체적 불평 • 성적 행동화 • 지속적이고 장기적인 부정적 행동과 태도는 우울증을 보여줌 • 술과 마약을 남용 • 지속적인 악몽 • 가출의 위협 • 자해의 행동 • 무단결석, 절도, 난폭한 행위에 대항하다. • 이상한 생각, 믿음, 느낌 또는 비정상적 행위

정상적인 발달과 일시적인 반응으로부터의 정신 질환의 특징

Sarah의 가족들이 그녀의 4살 무렵의 첫 불안발작을 잘못 알고 있을지도 모른다. 치열한 경쟁, 상상 놀이, 그리고 등교거부 기간은 청소년기가 되면 사라지는 정상적인 발달 과정이다. 소아 정신건강 임상에서 또 다른 중요시 해야 될 것은 중재를 통해 일시적인 발달적 위기를 구별하는 것이다. 행동이 정서 장애로부터 기인한 것을 설명하기 위하여, 아이를 보살피는 성인들의 문제가 심각한 것을 결정할 필요가 있으며, 바람직한 일상적인 활동 그리고 사회적인 역할이 제한되어야 한다. 이러한 아이들의 문화와 사회는 아이들의 행동의 필요성을 위해 분석되어야 한다.

행동학자들은 정신 질환이 일상과 과제의 배경에서 공통적으로 보인다고 한다. 예를 들어, 북미 십대들이 일어나 욕실로 가서 씻고 아침식사를 준비하고 먹기 위하여 부엌으로 향한다. 아침식사 후 방으로 돌아가 학교에서 필요한 준비물을 챙기고 옷을 입고 자기 방으로 향한다. 이러한 독립적인 행동 하나하나가 제시간에 학교로 가기 위해 아이가 하는 행동이다. Sarah는 잠자리에서 일어나고, 식사하고, 옷을 입기를 거부하기 때문에 부모의 도움이 제공된다. 그녀가 꾸물거리기 때문에 스쿨버스를 놓치며 학교에도 늦게 도착한다. Sarah의 경우를 보면 학교를 가기 위한 준비는 모두 부모가 해야 할 것이다. 미국사람 (또는 호주인)과 같이 일반적으로 부모의 참여가 더 강한 문화에서는 부모의 감독과 근심이 고민의 원인이 될 것이기 때문에 부모는 필요 이상의 부모 노릇을 한다.

다른 소아 장애에서처럼 조기 발견은 좀 더 좋은 결과를 만들 수 있다. 그러나, 어린 시절의 정신 문제는 잠재되어 있을 수 있다고 보고 된다: 종종 문제가 커지지 않으면 전달할 수 없다 (U.S. Depertment of Health and Human Services [HHS], 1999). 이것은 아이들이 자신의 심각한 감정적인 문제가 발생할 만한 경험이 없기 때문이다. 심지어 청소년기에도 어떤 경험이 동료들과 다른지 알려고 하지 않는다. 그리고 부모와 다른 성인들은 무엇이 바로 적합한 "단계"인지 잘 모른다.

핵심정리 (Here's the Point)

➤ "감정 장애", "행동 장애", "정신 질환", "정신 장애"라는 용어는 이례적인 정신사회 발달에서 교대해서 쓴다.

➤ 아동들과 청소년의 정신건강의 도전은 정상발달 단계와 일시적인 정신사회의 위기에서 구별될 것이다.

➤ 어린 아동들은, 정신건강 문제의 징후가 명료하지 않다. 그러므로 식별하기가 더 어렵다. 아동들이 청소년기로 성숙함에

따라, 정신 질환은 더 다양하고 성인과 유사해 질 것이다.

➤ 매일 일상의 심각한 방해는 정신 질환이 나타난다.

아동의 정신 질환: 비정상 행동을 할 때 (Mental Illness in Children:When Behaviors Are NotNormal)

몇몇 아동들은 어려운 시간이 지나간 반면에 모든 문제 행동이 설명될 수는 없다. 몇몇의 아동들은 정신질환의 심각하고 지속적인 문제를 가진다. 그들은 특별한 진단과 중재를 요구한다. 얼마나 많은 아동들이? 어떠한 요소들이 아이를 정신 질환으로 만들었는가? 진단적인 절차는 무엇인가?

발생 정도

아이들의 정신병 기간은 상태와 범위가 다양하기 때문에 이런 질환의 전체적인 발생 정도는 그리기 힘들다. 표 27-2에서는 9세 아동부터 17세 청소년의 다양한 정신건강 장애를 보여준다 (U.S. Department of Health & Human Services[HHS], 1999; http;//www.nimh.nih.gov/health/publications/the-numbers-count-mental-disorders-in-america/index.shtml). 그러나, 표 27-2의 이러한 유병률은 고정적 견해와 역동적인 문제를 보여주기 때문에 오해의 소지가 있다. 소아의 정신건강 장애는 일시적이며, 그들은 다른 질병으로 발달할 수도 있다. 이러한 증거는 문화가 다름에 따라 다르게 나타날 수 있다.

Merikangas et al (2010)은 아동들은 몇 가지의 정신건강 상태를 연구하였다. 이 연구는 횡단면적 연구로 짧은 기간만을 반영한다. 1999년 미국 공중 위생국 장관에 의해 연구는 좀 더 낮은 유병율을 보이는데, 이것은 샘플의 대상자가 다를 수 있기 때문이다. Merikangas 등에 의해 만들어진 유병률은 아래와 같다:

표 27-2 ● 아동 정신 질환과 관련 유병율

장애	퍼센트
불안 장애	13.0
정서 장애	6.2
혼동 장애	10.3

출처: Adapted from U.S. Department of Health & Human Services[HHS] (1999).

- 불안 장애 (일반적 분노 장애와 패닉 장애 포함)는 전체 의 0.7%
- 혼동 장애 (행위 장애와 ADHD 포함)는 전체의 10.9%
- 우울증은 3.7% 이다.

위험 요소

비록 원인이 알려지지 않을 지라도, 많은 내인성 인자와 외인성 인자는 아동들의 정신병에 기여할지도 모른다. 그리고 이것들은 항상 정신질환을 유발하지 않는다. 아래와 같은 내인성 인자는 위험을 내포한다: 알코올에 태어나기 전 노출, 불법 약물, 또는 담배; 미숙아; 어려운 조절; 그리고 정신병을 물려받게 된 영향 (그림 27-1). 예를 들어, 우울증이 있는 부모들 둔 아이들은 우울증이 없는 부모들 둔 아이들보다 3배가 더 많다. 또한 부모의 우울증은 아이들과 청소년의 불안 장애, 행동 장애, 그리고 알코올 의존의 위험을 증가시킨다.

환경에서 신체적 그리고 사회적 요소와 같은 외인성 인자는 정신건강 장애에 영향을 미친다. 특정한 아동은 내인성 인자를 경험한다. 이것은 가난, 박탈, 학대, 무시를 포함한다. 불만족스러운 양육의 관계; 그리고 정신적 쇼크에 노출.

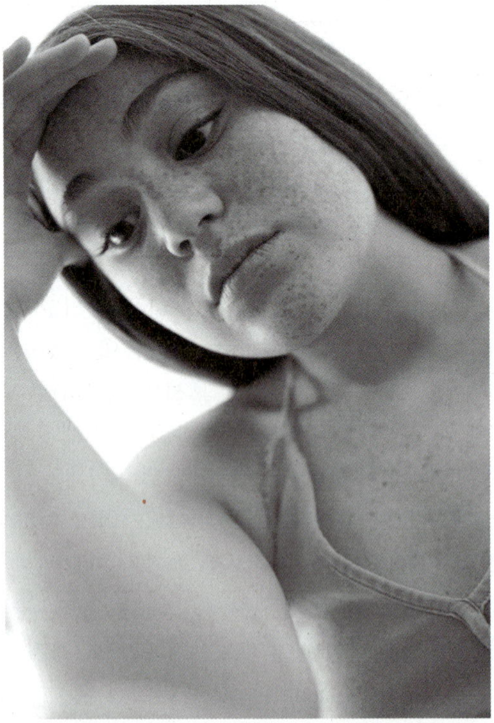

그림 27-1 우울증이 있는 부모들 둔 아이들은 우울증이 없는 부모들 둔 아이들보다 3배가 더 많다. *(Photograph©IAN HOOTON/Science Photo Library/Corbis.)*

진단 과정

정신건강의 지속적인 문제를 가지고 있는 아이들을 평가를 위해 조기 중재 또는 정신건강 서비스에 의뢰하여야 한다. 정신건강 진단은 대체로 한 시간 정도 평가자와 아이와 부모의 면담이 필요하다. 생물학, 심리학, 사회적인 증거의 본질을 알아내려 하기 위해서 과거력, 장점, 아이와 가족의 요구를 수집한다. 작업치료사들은 종종 자연 환경에서 관찰한 행동 보고서와 아동의 기능 수행 평가를 하여 진단 과정에 참여한다.

핵심정리 (Here's the Point)

- **정신병을 가진 아동들은 기간은 넓고 다양한 상태이며 엄격한 범위이다. 아무도 정신병의 전반적인 발병률을 계산하지 않는다.**
- **내인성 인자와 외인성 인자 모두가 아동과 청소년의 정신 장애의 발달에 영향을 준다는 명백한 증거가 있다.**
- **지속적인 정신건강 장애에 문제가 있는 아동들은 평가에 의뢰되어야 한다.**

세부적인 정신 장애 (Specific Mental Health Disorders)

차례 차례 정신 질환이 있는 아동을 평가하여 진단적 표를 만드는 것은 최상의 중재를 세우는데 도움을 준다. 물론 진단은 중재 과정에서 오직 하나의 요소이다. 아동의 발달단계와 다른 개인적 요소, 가족의 환경, 일상활동에서 참여하기 위한 요구사항, 그리고 아동의 환경에 대한 참여는 동일하게 중요하게 영향을 미치는 요소이다.

몇 가지 아동 장애의 주요 공통점은 나중에 자세히 설명된다. 우리들은 작업치료의 대부분의 공통점들을 포함한다: 애착, 불안, 기분, 심부조절, 섭취 장애 등.

애착 장애

애착은 인간들 사이에 지속된 심리학적인 결합이다. 애착 이론의 중심은 어머니와 유아에게 안전과 신임의 의식을 반응하고 이용하는 작업치료사들에게 있다. 유아는 작업치료사들을 믿을 수 있으며, 그것은 세계를 탐험할 안전성을 만드는 것이다. 따라서 애착은 환경 안에서 신생아와 아동이 보호자와의 상호작용을 관찰할 수 있는 행동이다. Crittenden (2010)은 애착의 복잡한 영역과 애착 연구를 요약하여 성숙, 발달적 과정, 문화, 환경, 그리고 개인적 차이점이 복잡하게 섞여있는 애착을 서술하였다.

안정적 애착은 감정 발달에 긍정적인 영향을 미치는 반면 무시, 학대, 또는 위험의 노출과 관련된 불안정적 애착은 성인기에도 감정적 발달에 위험한 영향을 미친다. 불안정적 애착이 불안 장애, 우울 증상, 그리고 행동 장애와 관련 있다는 명백한 연구들이 있다. 이런 심각한 형식에서 애착 장애는 다른 사람의 애정과 보육이 부족한 사람이 생긴다. 심각한 애착 장애를 가진 사람들은 사회적인 양심이 부족하며, 문화적인 질서와 가치들도 부족하다. 표 27-3은 신생아와 아동의 애착 장애의 지표를 보여준다.

보호적 요소

애착 행동과 애착 결핍의 결과는 아동과 아동의 보호자 사이의 어떤 부정적인 상호작용이 있었는지 보여준다. 초기 보호자 애착 없이는 정신건강 문제가 발생할 확률이 급속도로 높아진다. 그러나 이런 케이스에서 "보호적 요소"가 있다. Perry, Sigal, Boucher, and Pare (2006)는 고아원에서

표 27-3 ● 애착 장애의 행동적 징후

나이	행동들
유아	• 약한 울음과 일정한 울음 • 촉각자극과, 핸들링의 혐오감 • 지속적 껴안기 • 빨기 반응 부족과 다른 섭취 장애 • 눈 마주침이 부족 • 상호적인 웃음 반응 부족 • 작업치료사의 인식 부족과 다른 사람에게 무관심 • 주요 발달단계 지체 • 스트레스를 받았을 때 편안함을 찾는 것이 부족 • 사회적 상호 작용에 대해 억제/부족 아동기
아동기	• 낯선 사람에게 무차별적 애정 • 자신과 물건을 파괴한다. • 껴안기 거부 • 자매나 형제, 애완동물에게 폭력을 가한다. • 눈 마주침 부족 • 친구관계 부족 • 부적합하게 매달리거나 요구한다. • 발달이 지연 • 부당하게 요구하거나 집착하다. • 몰두하거나 도전적인 행동

성장한 아이들의 심리 사회적 적응에 영향을 주는 요소를 확인하였다: 자기-보호, 기질, 고아원의 보육 질, 고아원 졸업 후 환경, 그리고 청소년과 성인이 된 후의 경험.

세계는 현재 경제적 빈민지역의 가족력에 더 많은 영향을 받은 국가일수록 아이들의 수가 점점 더 증가하는 추세이다. 가난 속에서 태어나 부정적인 영향을 받았다. 고아원 아이들의 대부분은 의료진으로부터 개인적인 관심을 거의 받지 못했거나 대부분의 시간을 고아원에서 보냈을 것이다. 애착 장애가 상대적으로 드문 반면 반응성 애착 장애들은 보호 시설에 있거나 보호 시설에 있었던 아이에게는 상당히 일반적이다. DSM-IV-TR (APA, 2000)에서 제공된 정의에서 반응성 애착 장애 (RAD)는 5세까지 나타나고 "지독한 병리학적 보육)과 관련 있다. 전형적으로 이런 장애를 가진 신생아와 아이는 초기 상호 관계에서 심각한 문제를 가지고 있다. Perry (2002)는 태어난 지 3년 안에 심각한 무시와 학대를 받으면 오래 동안 그리고 심각한 영향을 미친다고 하였는데, 그 이유는 이런 나이는 상처 받기 쉽기 때문이다.

양부모는 초기 친부모의 상실에 대한 영향을 줄이기 위해 미국, 영국, 뉴질랜드, 호주에서 초기 중재 서비스에 참여한다. 이런 아이들은 작업치료사로부터 서비스를 받을 확률이 아주 높다.

불안 장애

두려움 (fear)의 느낌은 절박한 위험에 대하여 경고하고 아동의 자연적인 탈출을 허락하거나 특별한 상황을 피하도록 한다. 그래서 두려움은 정상적이고 적절한 반응이다. 두려움은 정신적인 환경, 자연 재앙과 같은 신체조절 밖에서 일어난다. 아동의 반응 시간이 감소되면 두려움은 정상이다. 그러나 **불안** (Anxiety)은 실제 존재하지 않는 것을 조절할 수 없고 피할 수 없다라고 받아들인 결과로 생기는 것이다. 불안 장애, 과도한 고민의 패턴, 두려움 또는 걱정은 4주 동안 지속되어야 하고 일상생활 활동을 악화시킨다. 불안한 아동은 식은땀, 심박의 증가, 복통, 어지러움, 울기, 성질부리기, 얼기 그리고 두려운 상황이나 물건을 피하는 경향 등이 있다.

불안 장애는 대부분 공통적으로 정신건강 장애이다; 그들은 많은 방법으로 의견을 말한다. 어린 아동에서 대부분 공통적인 불안 증상인 선택적 함묵증은 자폐증보다 거의 두 배 정도 발생한다. 아동에서 불안 장애는 불안 충동 장애 (OCD), 불안 장애, 분리 불안 장애, 그리고 세부적 공포증 (예, 사회적 공포증, 광장 공포증)으로 일반화된다.

아이들은 불안 장애는 거의 유전적이다. 아이들은 부모의 부정적 학습을 배운다. 성인과 닮지 않은 것은 그들은 경주를 하거나 걱정과 관련된 범위의 어떠한 명확한 패턴들이 없다는 것이다. 그러나, 작업치료사들은 감정적 고민 사이에 몇몇 불안 장애들과 감각 기관 처리를 제안하였다. 이것을 증명하라! 박스를 보아라.

아이들은 성장하면서 다른 걱정을 드러낼지도 모른다. Sarah의 이야기는 좋은 예시였다. 한 아이가 일반적으로 불안의 문제가 있다면 부모와 친구들은 그를 '불안해 하는 자' 로 말할 것이다. 아이들은 어릴수록 부모와 집 곁에 가까이에 있다. 그들의 스트레스는 가정에서 떨어질수록 더 특징적으로 나타난다.

충동조절 장애

충동조절 장애 (OCD)는 억압 또는 생각과 행동의 결합과 같은 내적 생각에 의해 불안을 만들어 생기는 불안 장애이다.

충동조절 장애를 가진 아동들은 보통 의식은 있지만 매일 가족들의 기능을 방해하기 때문에 작업치료에 의뢰된다. 그러나 가족들은 아동의 시간 관리에서는 제대로 하지 못한다. 사실 세부적 기술 발달에 맞춘 초점은 완벽하게 아동의 요구사항에 따라 놀이를 하는 것이다. 그런 이유 때문에 작업치료사들은 형식적 평가에 아동을 의뢰하여 상태를 살펴봐야하다. OCD를 가진 아동을 위한 어떤 중재 계획은 아동의 초기 정신상태 관리자와 함께 협력하여야 한다.

> **증명하라!**
>
> *불안과 감각처리 장애*
>
> 작업치료사들의 연구는 아스퍼거 증후군을 가진 아동, 자폐와 지적 장애를 가진 아동, 그리고 ADHD를 가진 아동의 감각 방어와 불안 사이의 관계를 뒷받침한다. 그리고 이런 연구는 성인의 불안과 우울증 사이의 관계도 뒷받침 한다. 그러나 이런 관계는 원인이 하나라도 다르면 의미 있지 않다.

표 27-4 ● 아동에서 보이는 불안 장애의 공통적인 형태

	범불안 장애	충동조절 장애	특정 공포증	공황 장애	분리 불안	선택적 함묵증
설명	대부분 시간에 몇몇 삶의 영역에 대한 심각한 불안과 걱정이 있다.	반복되고 지속적인 강박과 충동은 괴로움을 만든다.	특정 상황이나 개체에 대한 비현실적 이고 과도한 두려움. 공포증은 그 공포의 형태를 언급하여 이름 지어 진다.	극심한 두려움은 두근거리는 심박동, 현기증, 메스꺼움과 같은 신체적인 반응을 동반한다.	학교에 통학하거나 지역사회에 참여하기 위해 친숙한 보호자를 떠나기 어렵다.	아이는 특정장소(예, 학교)에서 말을 하지 않고, 일반적인 다른 상황에서는 말할 수 있다.
발병일	4–12세	5–9세	5–9세	6–10세	6–8세	3–8세
세부적인 특징	걱정을 조절하는 것이 어렵고, 수면 장애가 있다.	아동은 그들의 강박과 충돌이 지나치거나 과도하다고 인식하지 못할 것이다.	공포가 비합리적인 불안거리라는 것을 깨닫지 않을 수도 있고, 화내고 위축되거나 달라붙음으로 표현될 수 있다.	공황은 매우 불안할 것이며, 아이는 또 다른 도전을 끊임없이 겁내며 살 것이다.	소아기 장애는 대개 해결되거나, 불안의 형태가 청소년기를 지나는 동안 변환된다.	말하기의 무능력은 교육적 또는 사회적 상황에서 정상적으로 기능하는 것에 지장을 준다.
수행적 영향	아동은 완벽주의자나 심한 자기중심적인 사람으로 된다.	아동은 자신의 환경 조절을 위해 요구사항이 있다고 느낀다. 종종 그들은 균형(symmetry)을 찾는다.	아이들은 두려움을 느끼는 개체나 상황을 피하려고 한다.	아이들은 아마 공황발작을 야기하는 상황을 피하기 위해 많은 애를 쓸 것이다.	아이들은 소아기 작업들의 독립적으로 탐구하지 않고 부모님이나 보호자에게 "매달린다"	참여의 부족은 사회적 기술의 발달을 손상시킨다.
사회적 영향	아동은 아주 자기 중심적이고, 사회적으로 불편하고, 안심시키기 위해 아주 강한 것이 필요하다.	그들의 의식절차는 시간 낭비이고 매일 가족과 학교 기능을 간섭한다.	두려움은 결과적으로 그 아동의 학교기능과 사회관계에 부정적인 영향을 야기한다.	아이들은 학교를 가거나 부모로부터 분리되기를 원하지 않을 것이다.	아이들은 학교에 가는 것을 원하지 않을 수 있고, 숙면을 취하기 어려워 짜증을 자주 낼 수 있다.	아이는 학교에 가는 것을 원하지 않을 수 있고, 학교에서 배고프거나 화장실에 가고 싶은 기본적인 요구사항에 대한 의사소통을 못할 수도 있다.

사회적 공포증

사회적 공포증은 전형적으로 사춘기에 발생한다. 사회적 공포증이 있는 아동과 청소년들은 다른 사람 앞에서 말하거나, 먹거나, 쓰기를 포함한 활동을 피해서 쑥스러워하거나 바보처럼 보인다. 당연히 동료와 어른에게 의식적으로 대하고 부끄러워한다. 사회적 공포증이 있는 몇몇 사람들은 사회적 상호작용 기술이 부족한 것처럼 보이는데, 사회적 상황에 그들의 공포증이 영향을 미치기 때문이다. 극도의 사회적 불안은 가정에서 멀어질수록 더 심해진다. 사회적 상호작용을 피하는 것은 학교 출석과 수행에 심각한 영향을 주고 동료와의 사회화 발달과 관계에도 영향을 미친다.

광장 공포증

상황 27-1의 Sarah를 묘사한 것처럼 아동 성숙, 광장 공포증은 불안의 다른 형태를 반영하여 학령기에서 학교 공포증이나 해리불안 장애를 생겨나게 한다. 불안 장애를 가진 아동을 위한 치료는 항상 정신 보건 전문가의 지도하에 행해야 한다. 작업치료는 가정에서 가정이나 학교에서 받을 수 있고, 작업치료사는 아동의 다른 사회적 관계를 형성한 다음에 아동과의 관계를 발전시킬 것이다. 상황 27-2에서 Aisha의 이야기를 살펴보아라.

상황 27-2 Aisha : 학교가기는 참 힘들다.

6살 된 Aisha는 학교 간호사의 사무실에서 어머니를 기다리고 있었다. 그녀는 교실에서 불안해했고 자해를 했다. Aisha는 학교에서 누구와도 이야기하지 않았다. 그녀는 손을 들어 화장실에 가야한다고 말하는 것을 두려워하였다. Aisha는 학교에서 친구를 사귀지 않았고, 학교 환경에 상당한 공포를 느끼는 것 같이 보였다. Aisha의 부모님은 그녀는 집에서 다른 사람에게 말하였다: "나는 학교가기 싫어! 다른 아이들은 전부 나를 기이하다고 생각하고, 누구도 수업 프로젝트에 나와 함께 하려 하지 않아." Aisha는 학교에서 글쓰기 읽기 수행을 모두 할 수 있지만, 학교나 놀이 활동에서 구두로(언어로) 참가 신청을 하지 않는다.

Aisha를 소아 정신과 의사에게 보여줬다. 또한 학교 작업치료사에게도 보여줬다. 작업치료사는 Aisha와 아주 친해진 다음에 쉬는 시간 동안 운동장에서 시간을 보냈다. 작업치료사는 6살 아이가 흥미 있어 하는 혼자 할 수 있는 활동을 가져갔다: 예를 들어, 줄넘기나 몇 가지 분필놀이. 작업치료사는 Aisha와 놀이를 시작하기 전에, 꼭 다른 아이들이 오랫 동안 보이도록 하였다. 작업치료사는 Aisha의 "특별한 친구"였다. 작업치료사는 어떻게 하면 놀이를 촉진시킬지 정확하게 알고 있었다.
얼마 후, 작업치료사는 게임을 바꾸었다-차츰 차츰 바꿨다

아동분리 불안 장애

대략 4% 아동이 불안 장애에 영향을 받는 아이들이 구분되는 것은 아이가 가족과 분리될 경우에 심각한 스트레스를 받는다. 극단적인 정신적 고통은 구토, 두통 등을 동반할지도 모른다: 스트레스는 일상 생활의 독립을 제한한다. 아동은 부모와 분리될 때 지나치게 고민하거나 집중하지 못한다.

정서 장애

정서 장애는 전학령기 때에는 거의 드물다. 그러나, 2~3%는 학령기 아동에게 발견되고 5~6% 청소년기에 발견된다. 크게 정서 장애를 2가지로 분류한다: 우울증, 조울증. 정서 장애는 표 27-5를 보면 된다.

가족의 죽음, 학교의 변화, 가족의 이동 또는 만성 질환 기간을 포함한 환경적 스트레스를 경험한 아이들은 우울증에 걸릴 위험이 높다. 정서 장애는 자살과 자살 시도와 관련되어 있기 때문에 진단과 치료는 정말 중요하다. 어린 아동의 자살 시도는 중학교 기간에 최고로 높다. 우울증이 있는 어린 아이들은 "내가 저 다리 위에서 뛰면 어떻게 될까?"와 같이 명확하게 생각할 것이다. 자신의 생각을 좀 더 또렷하게 표현하는 청소년기에는 이런 생각을 실행에 옮기는 경우가 많아진다. 나이가 증가 할수록 정서 장애와 관련된 자살 시도는 좀 더 높아진다.

비록 아동 정서 장애가 불안 장애보다 적지만, 자살과 다른 자기-파괴적 행동 (약물 남용, 성 경험, 자해)을 포함한 심각한 결과를 보이므로 좀 더 많은 관심을 받고 있다. 아래의 발취는 청소년기에 우울증과 우울증과 관련된 사회적 분리의 신랄한 그림을 보여준다 (우울증 아동이 매일 경험하는 "일상의 모습"을 보려면 http://www.depressedchild.org를 참조해라).

표 27-5 ● 소아기와 청소년기의 기분장애 공통점 (일반점)

우울증				
주요 우울 장애	일반적인 의학적 상태로 인한 기분장애	물질에서 유발된 기분 장애	감정부전 장애	양극성 장애
특징열거				
지속적인 슬픔이나 자극과민기분(irritable mood), 신체적 불안 (somatic complaints) 그리고 정신운동 초조 (psychomotor agitation)이 종종 천천히 시작한다.	질병 (암과 만성의 의학적 상태들을 포함한)은 우울증의 증상을 일으킬 수 있다.	약물 또는 다른 형태의 의학적 치료, 약물남용 또는 독소에 대한 노출은 우울증의 부가적인 증상이다.	최소 1년 동안 만성으로 낮은 수준의 우울 또는 자극과민 기분 (irritable mood)이 있다. 아이는 침체된 감정을 불평하지 않고 오랜 시간 동안 우울해 한다.	우울증, 열광 (mania), 그리고 복합된 증상의 에피소드가 반복되어 일상의 작업들에 지장을 준다. 기분의 두드러진 변화는 하루에 몇 번씩 급속히 일어난다
발병				
아이들은 우울증과 동반하여 불안과 신체증상이 있을 수 있다. 우울한 아이들은 드물게 사이코틱 (psychotic)하다.				조증 (manic)일 때, 소아 청소년들은 과민하고 파괴적인 감정이 폭발할 수 있다.
수행				
흔히 하는 활동이나 한 때 즐겼던 활동들에 대한 흥미가 감소한다. 수면 장애와 주간의 과민성이 흔히 일어난다. 아이는 결정하거나 집중하는 것을 어려워한다. 학업성적의 급작스런 하락이 종종 나타난다.				과잉행동, 부주의함, 안절부절못함, 쉽게 좌절감을 느끼고 발끈하는 경향을 보이는 것 같다. 아이는 다른 조건으로 이행하는 것이 어려울 수 있다.
사회적 영향력				
우울한 상태의 아이들은 실패와 거절에 매우 자의식이 강하고 과민하다. 성급함, 적대감, 공격성과 부정적 영향은 사회적 고립으로 이어질 수 있다. 청소년기에 동반되는 기분 장애는 오랜 우정을 떠나게 하고, 새 친구의 부정적인 영향을 따라하도록 선택한다. *미러링 (mirroring; 나의 행동을 상대방이 따라 할 때, 자존감이 높아지는 심리)				사회적 고립의 결과는 불충분한 의사소통과 거절이나 실패에 극도로 예민함을 초래하며, 오만 불손하고 고압적일 수 있다.

이것에 대해 아무도 모른다. 이것은 나의 "비밀"이다. 내가 누구고 누가 나와 함께하는지 상관이 나의 일생에서 내가 어떻게 갈지는 아무도 모른다. 내가 겁먹었다는 것을 아무도 모른다. 모든 사람은 내가 어떤 것에도 두려움이 없는 아주 행복한 여자라고 생각하고, 나에게 문제가 전혀 없다라고 생각한다. 글쎄. 이들은 틀렸다. 내가 괴로움을 줄인 후, 내가 무엇을 하는지 날 지켜보며 기다려봐.
나는 스스로 자책한다. "왜 나는 이처럼 해야만 할까? 왜 나는 다른 사람처럼 행복하게 살지 못할까?" 많은 질문과 생각이 나의 마음에 생긴다. 눈물이 난다. 나는 이것을 조절하려고 노력한다. 나는 울지 않으려고 노력하지만, 내 마음대로 되지 않는다. 나는 이것을 벗어나고 싶다. 나는 울어야 한다.
매일 나는 고통속에 살고 있다.

상황 27-3 Marlys가 Jodan에 대해 말하다

"Jodan은 항상 공격적으로 행동하는 아이이다. 나는 단지 Jodan에 대해 이야기하고 싶다. Jodan이 유치원에 가고 3세가 될 무렵 Jodan은 조용히 하지 못하여, Montessori 학교에 Jodan을 맡겼다. 그런 다음 Jodan은 공립학교로 입학하였고, Jodan은 점점 더 나빠졌다. 7살이 되던 해 우리가 운전해서 집으로 가는 동안, Jodan은 근처 다리에서 뛰어내리고 싶리면 어떻게 될까? 라고 물어보았다. 이것이 내가 조던을 검사하려고 한 이유이다"

Marlys는 조던이 중요한 우울증이 있다고 진받을 받아 행동지지 치료와 약물 치료를 시작하였다.

상황 27-3은 어머니가 우울증과 ADHD를 가진 자신의 아이를 설명한 것이다.

충동조절 장애

충동조절 장애는 집중력의 결여와 행동과잉 장애(ADHD), 반항성 장애 (ODD), 행동 장애 (CD)를 포함한다. ODD와 CD는 여기에 좀 더 설명했다. ADHD의 더 많은 정보는 28장: 학습 장애에 있다. ODD와 CD는 정신 장애의 일관성 있는 패턴보다는 반사회적 행동을 보인다. 아니나 다를까 반항성 장애와 행동 장애를 가진 아동과 청소년들은 다른 사람들을 고생시키거나 괴롭힌다. 솔직히 적대적인 행동과 비협조적인 행동은 일상에서 가족의 참여와 아동의 참여에 문제가 생기도록 큰 영향을 미친다.

일부 자료는 동일한 장애 (APA, 2000)의 변수 발현으로 ODD와 CD 설명한다. 일반적으로 ODD는 경미한 손상으로 생각되고, 가끔 CD를 유발하기도 한다. 이런 충동조절 장애는 13세 이전의 소아와 청소년에서 세분화된다. 표 27-6은 이런 파괴적 행동을 비교한 것이다.

ODD와 CD를 가진 아동과 청소년의 치료를 위한 증거-기반의 접근은 Multisys-temic Therapy (MST)이고, 목표 지향적 가족 중심적 중재는 아동의 사회적 네트워크 (반사회적 행동)를 대상으로 한다. MST는 보호자 보육 능력 향상과 가족의 여가 활동을 공유하기 위해 가족 교육을 포함하고, 학교 참여와 수행을 향상시키고, 부모와 아동 모두에게 도움을 줄 수 있는 가족, 이웃 그리고 친구의 네트워크를 구성하는데 도움을 준다. 전형적으로 MST 서비스는 자연적인 환경에서는 여러 학문이 들어가 있는 팀에 의해 제공된다. 가장 중요한 초점은 학교에서 네트워크 지원을 개발하고 학교 수행을 증진시키는 것이다. 이런 접근에서 작업치료 중재는 학교에 근거를 두고, 긍정적인 동료 관계, 학습 강화, 긍정적 · 친사회적 레저 그리고 레크레이션 패턴을 개발하는데 초점을 맞추고 있다.

30년간 MST 기관이 제공한 증거는 MST가 범죄 활동 감소와 만성 폭력자와 범죄자들을 보호소에 맡긴다는 것을 보여주고 있다. 이런 사람들이 다시 체포되는 비율이 장기적으로 25%-70% 감소되었고, 약물 사용이 감소되었고, 심각한 청소년 범죄자에서 정신건강 문제가 확인된 사람은 거의 없었다는 결과도 나타났다.

섭식 장애

인간의 문화에서는 일상과 축하할 일이 있을 때 음식을 나누는 경향이 있다. 이것은 신체적으로 뿐 아니라 문화적으로도 중요하다. 유아기 아동기 청소년기에 다양한 음식 섭취를 거부할 때, 섭식 장애가 있을 것이라고 생각된다. 생명을 위협하는 건강 문제로, 음식 섭취를 증가시키기 위해 아동이 의학적 방법을 받고 있을 때, 가족들의 협력이 중요하다. 부모가 감정적으로 자녀의 식사에 관심을 가질 때, 아동에게 먹일 음식을 충분히 생각하여 아동에게 음식을 제공한다. 이런 이유로 식사와 식사 시간은 신체적이고 사회감정적 기술 영역 모두를 알고 있는 작업치료사의 근본적인 수행 영역이다. 섭식 장애가 있는 아동과 청소년은 전형적으로 병원이나 지역사회 환경에서 의학적 중재가 포함된다. 병원에 있는 청소년의 경우에는 회복 과정에서 작업치료를 빨리 받을 수 있다.

거식증, 과식증, 그리고 대식증

미국에서 대략 3% 여자 청소년이 섭식 장애를 가진다: 거

표 27-6 ● 충동조절 장애의 비교

	반항성 장애	품행 장애
설명	지속적인 비협조적, 반항적 그리고 적대적인 행동 양식은 부모님과 교사와 같은 실세처럼 보이는 사람을 향한다.	부정적 행동과 감정적 문제들의 지속적인 패턴은 오랜 시간을 거쳐 발달한다.
특징	아이들은 떼쓰는 것이 잦고, 어른들과 언쟁하며, 적극적으로 반항하고 어른들이 정한 규칙의 준수를 거부한다. 아이는 고의적으로 귀찮게 하거나, 자신의 실수나 잘못된 행동을 타인들의 탓으로 돌릴 수 있다.	아이는 공격적이고 타인의 기본적인 권리를 침해한다. 사람과 동물에 대한 공격성, 다른 사람의 물건 파손, 사기와 절도, 사회규범에 대한 심각한 위반을 포함한다. 이 상태는 아이가 나이가 들수록 심해진다.
수행적 영향	집과 학교의 규칙 준수를 거부하고, 일상적인 작업들은 모두 시시한 결과를 초래한다.	일상 업무에 대한 무책임함과 사회규범을 어기는 행동(무단결석이나 도망침 같은), 다른 사람의 권리를 침해하고 (절도 같은), 다른 사람을 향한 신체적 공격 (폭행과 강간 같은)을 예측된다.

식증, 과식증, 그리고 엄청난 대식증. 이런 장애들은 음식에 집착하고 신체 모습이 절절하지 않는 특징을 가진다. **대식증**은 체중 증가를 피하기 위해 구토나 완하제 섭취와 같은 보상적 방법 없이는 음식 섭취를 조절하는데 어려움이 있다. **과식증**은 보상적인 활동을 하면서 음식을 폭식하는 것이 특징이다. **거식증**은 적은 몸무게 (정상의 85% 이하), 몸무게가 늘어나는 것에 대한 두려움, 몸무게와 신체 모양의 잘못된 인식이 특징이다.

소아 거식증

생후 3년 무렵에 소아 거식증이 발생한다. 그러나 소아 거식증은 "특이한 성장 장애"라고도 불린다. 특이한 성장 장애를 가진 유아는 보호자와의 상호작용, 탐험, 그리고 놀이 활동 동안에 배고프다는 의사표현을 하지 못한다. 이들은 고집, 부정적 성향, 의지, 그리고 불규칙적 성향이 높은 독특한 기질을 가지고 있다. 소아 거식증을 가진 아동은 극단적인 음식 거부를 통해 보호자와의 사회적 접촉을 정교하게 확장한다.

핵심정리 (Here's the Point)

- **안전한 애착은 감정 발달에 긍정적인 영향을 준다; 부정, 학대, 폭행은 감정 발달에 부정적인 영향을 준다.**
- **불안 장애는 정신건강 장애를 가진 아동에게 공통적으로 나타나고, 아동기와 청소년기의 거의 모든 다른 정신 질환에 영향을 준다; 불안 장애의 종류는 여러 가지가 있다.**
- **OCD는 불안 (집착)과 같은 잘못된 생각, 불안을 감소하기 위한 반복적인 행동 (강박관념), 생각과 행동이 조합되어 있는 특징을 가진다.**
- **사회 공포증은 사회적 상황에 대한 불안이다.**
- **정서 장애는 자살과 자살 행동과 관련있다; 그러므로 진단과 치료가 아주 중요하다.**
- **충동조절 장애는 ADHD, ODD, 그리고 OD를 포함한다. 전체적으로 보면 이들은 정신 장애의 일관성있는 패턴보다는 반사회적 행동을 보인다.**
- **유아, 아동, 또는 청소년기에 다양하고 건강에 좋은 음식을 거부할 때 섭식 장애를 가지고 있다고 생각해라.**

증명하라!

식욕부진과 CBT

Pike, Walsh, Vitousㄷ, Wilson, 그리고 Bauer (2003)은 신경성 식욕부진증에 대한 퇴원 치료에서 인지 행동의 평가를 실험하였다. 이 연구에서 33명의 신경성 식욕부진증 환자는 랜덤하게 1년 간 외래환자 인지 행동 치료이나 영양 상담을 받도록 설계되었다. 이 연구에서 재발을 예방하고 결과를 향상시키는데, 인지 행동 치료가 영양 상담보다 좀 더 효과적이라는 것을 발견하였다.

유아 정신 질환의 복잡성: 문화와 가족 (The Complexity of Childhood Mental Illness: Culture and Families)

몇 가지 요소는 유아 정신 질환을 설명하고, 진단하고, 이해하는데 방해한다. 예를 들어, 아동의 성장에 따라 질환은 자연스럽게 변한다. 게다가 문화적인 기준의 차이점이 복잡성에 영향을 미친다.

질환의 자연적인 변화

아동만을 위한 몇 가지 진단적 표 (예, 충동조절 장애와 애착 장애)가 만들어지는 동안 정신 질환이 시간에 따라 바뀌고, 발달의 차이점을 발견하는 것이 어렵다는 증거가 발표되었다. 예를 들어, 애착 장애는 성격 장애와 연결되어 있는데, 아주 어렸을 때 애착 장애가 있으면 커서 성격 장애로 바뀔 수도 있다. 또한 반항성 장애가 어렸을 때는 행동 장애로, 성인이 되어서는 반사회적 장애로 되는 것처럼 분열성 행동 장애도 유사한 발달 경로를 가진다.

진단적 복잡성이 추가될수록 청소년기에 발생한 질환이 성인이 되어서도 일으킬 수 있다. National Institute of Mental Flealth (NIMH) (2005)는 "얼마 전에는 불안 장애, 우울증, 그리고 양극성 장애와 같은 뇌 장애는 유아기 이후에 시작될 것이라고 생각했었지만, 현재에는 초기 유아기에도 시작할 수 있다는 것을 알아냈다."라고 보고하였다. Methodology for Epidemiology of Mental Disorders in Children and Adolescents (MECA)는 미국 9–17세 아동의 21%가 정신이나 중독 장애에 조금이라도 연관되어 있다는 것을 밝혀냈다.

문화적 영향

Weisner and Lowe (2004)의 보고서처럼, 문화는 아동이 삶에 적응하기 위해 사용하는 가장 중요한 도구이다. 아마 정신 질환의 일부 유형의 발병율이 지역과 문화적 차이로 다르다는 말한다. 예를 들어, 거식증은 대중 매체를 통해 아름다움의 기준이 높아진 부유한 나라일수록 높다. 대조적으로 Hoek et al.의 연구에서는 Curacao 섬의 흑인에게는 거식증이 전무하다. 이것은 Curacao의 African Caribbean 사람들은 사회적으로 과체중을 받아들이기 때문에 거식증이 없다라고 추측한다. 신체 사이즈에 대한 규범은 날씬함의 강조하지만 이것은 젊은 흑인 여성을 보호하는 것일지도 모른다. 흥미롭게도 Curacao에서 백인과 혼혈한 사람 사이의 발병율은 미국과 비슷하다.

가족과 지역사회 환경
(Family and community contexts)

"행동 장애"와 "정신 질환"과 같은 진단적 표는 아동의 가족과 지역사회를 무시하고 아동에게만 초점을 맞추기 때문에 오해의 소지가 있을 수 있다. Sarah가 경험하는 불안은 부모의 불면증으로 인해 생기므로, Sarah의 등교거부가 심해지만 법적 문제를 일으킬 수 있다. 확장된 정신 질환의 영향은 문제를 이해하는데 중요하다.

정신 질환은 모든 가족구성원들에게 영향을 미친다

아동은 가족에 의존하기 때문에 가족 환경은 정신 질환을 가지고 있는 아동에게 가장 중요한 것이다. 아동이 정신 질환을 가지고 있을 때, 가족 구성원의 전형적인 역할과 일상의 작업에 영향을 준다. 정신 질환이 있는 아동의 케이스에서 특히 가족들은 아동에게 많은 행동적 도움을 제공한다. 부모의 시간과 에너지의 균형적인 분배는 가족에게 영향을 미친다. 부모들은 자신의 시간을 줄이고, 그 시간에 가족 구성원의 다른 아이들을 돌본다. 이러한 아이들은 보육을 돕는 "성인"의 역할을 맡을 수 있다. Jodan의 어머니는 " [Jodan은 현재 17살인데] 내가 Jodan의 전반적인 모든 것을 돌봐야한다... 화요일밤 누군가 나와 함께 정말 좋은 장소에 가고 싶다고 했지만 Jodan을 침대에 재워야 하기에 "싫다"라고 말했다. 모든 것이 Jodan의 구조화된 삶에 기준에 맞춰 돌아간다"라고 말했다.

Cara와 MacRae (2005)는 "정신 질환을 가진 사람은 정상적인 사람보다 폭력적이지는 않지만, 가족은 종종 이들의 분풀이 대상이 된다"라고 보고하였다 (p.13). 이것은 아동이 가족의 신체적, 경제적, 그리고 감정적 재원을 불균형으로 이끈다는 것을 의미할 뿐 아니라, 가족 구성원이 아동에게 이미 많은 보살핌을 주었지만 아동이 가족의 마음을 아프게 한다는 것을 의미한다. 당연하게 다른 가족 구성원들은 이런 잔인한 순환에 부정적인 반응을 보인다. 따라서 가족의 문제는 한 명의 구성원에게만 돌릴 수는 절대 없다.

아동의 비정상적인 행동과 재원의 낭비뿐 아니라, 가족들은 지역사회로부터 아동의 행동과 행동에 대한 보상, 그리고 행동의 통제 때문에 비난을 경험한다. 가족들은 순응하기 위해 여러 지역사회의 요구에 맞게 따르지만, 부담감은 심신을 쇠약하게 만든다. ODD를 가진 한 어머니는 인터뷰 동안 한 말이다.

인터뷰: 당신은 사람들이 당신의 특수 아이를 어떻게 인식하고 있다고 생각하십니까?

어머니: 대부분 망나니라고 생각하겠죠. 아마 그들은 우리 아이가 나쁜 영향을 줄 것이라고 생각할 거예요. 우리아이에 대해 생각만하면 끔찍해요.

인터뷰: 당신의 아이가 사회적으로 사람들을 만날 때, 보통 당신은 그들에게 아이의 문제에 대해서 이야기 합니까?

어머니: 나는 다른사람에게 말하는 것을 좋아합니다. 왜냐면 다른 사람들이 "저 어머니 좀 봐! 그녀는 자신의 아이를 다루지 못해"라는 말을 듣는 게 싫기 때문입니다. 나는 이런 말이 즐겁지 않습니다. 이건 말도 안되는 소리입니다. 나는 나의 아이의 문제를 다른 사람이 알았으면 좋겠습니다. 그는 나쁜 아이가 아니에요. 나는 그들이 나의 아이가 나쁜 아이로 여기지 않았으면 합니다. 나의 아이의 행동에는 이유가 있습니다. 사람들은 나와 가까이 있지만, 돌아다니면서 이야기 하기 싫습니다. 집에 현수막을 걸어놓아야 겠어요.

정신 질환을 가진 아동 보육의 특별한 노력

정신 질환이 있는 아동의 많은 부모들은 아동에게 집중하고 지원한다 (상황 27-1에 묘사된 Sarah의 부모와 상황 27-3에 묘사된 Jodan의 부모와 같은 경우). 부모는 자신의 아동의 질병이나 시도하는 행동에 책임이 없다. 그럼에도 불구하고, Sarah와 Jodan이 가지고 있는 내적 도전은 보육을 힘들게 한다. 정신 질환이 있는 아동을 보육하는 "비용"은 아주 크다. 몇몇 부모들은 죄책감을 느끼고 부정하기도 한다. 위에 있는 인터뷰에서 어머니는 지역사회 사람들이 자신의 아이에게 정신 질환이 있다는 사실을 안다는 것과 아동의 용납할 수 없는 행동에 때문에 불안해 했다. Weisner and Lowe (2004)는 "문화적 지역사회가 바람직하게 여기는 활동에 참여하도록 보장하고, 심리학적 경험이 이런 참여에 영향을 미치는" 웰빙을 설명했다. 분명히 정신 질환을 가진 아동과 그들의 가족의 웰빙은 위험 부담이 있다.

핵심정리 (Here's the Point)

- **"행동 장애"와 "정신 질환"과 같은 진단 표는 오해의 소지가 있다; 이런 진단 표는 가족과 지역사회를 무시하고 아동이나 청소년에게만 초점을 맞추고 있다.**
- **아동이 정신 질환을 가지고 있을 때, 모든 가족 구성원의 역할과 일상의 변화를 겪는다.**
- **아동의 비기능적 행동과 금전적인 소모뿐 아니라, 가족들은 아동의 행동과 아동을 위해 제공되는 보상 또는 구속 같은 행동 때문에 지역사회로부터 비난을 받는다.**
- **정신 질환을 가진 아동을 보육하는 "비용"은 매우 높다.**

작업치료 중재
(Occupational Therapy Interventions)

작업치료 중재의 본질은 환경의 부분에 의존한다. 다른 시스템은 다른 접근을 이끈다. 독자는 4장: 초기 중재와 7장: 중재에 대한 공통적인 환경을 설명하는 성인으로의 전환: 초기중재, 유치원, 학교 그리고 이동 프로그램을 통해 작업치료 중재를 알 수 있다. 공통적인 중재에 대한 하위 문제의 설명은 무엇인가? 또한 독자는 20장: 직접적인 중재와 22장: 직·간접적인 중재를 설명하는 상담과 정신건강 장애를 가진 아동이 받을 수 있는 중재를 통해 작업치료 중재를 알 수 있다.

발달적 기술의 개발

발달적 비동시성과 기술 결핍은 감정적 괴로움을 일으키거나 악화시킬 것이다. 따라서 종종 발달에 맞는 기술을 가르치는 중재는 정신건강 진단을 가진 아동에게 사용된다.

감각 지원

"조절 장애"라는 용어는 자주 울어 잠을 잘 자지 못하는 아이와 조절이 힘든 아이를 설명할 때 사용된다. 사실 감각조절 장애의 진단은 *Diagnostic Manual for Infancy and Early Childhood* (Interdisciplinary Council on Developmental and Learning Disorders, 2005) *and* the *Diagnostic Classification of Mental Health and Developmental Disorders of Infancy and Early Childhood, Revised* (Zero to Three, 2005)에서 동시에 사용하였다.

유아에서 보이는 조절 장애는 4가지 요소 중 한 가지 요소나 더 많은 요소에 문제가 있다고 생각된다: 감각 처리, communicative intent, 조절 상태와 각성, 그리고 감정 조절. 자연적인 환경에서 가이드된 풍부한 감각은 아동의 스트레스를 감소시키고 부모-아동의 친밀감을 증진시킬 수 있다.

증명하라!

조절 장애

DeGangi, Breinbauer, Roosevelt, Porges, 그리고 Greenspan (2002) 연구의 목적은 만약 신생아 동안의 조절 장애의 증상이 아동의 기능적 상태를 예측할 수 있는지를 밝히는 것이다. 연구 기간은 3년이였다. 수면, 식사, 상태 제어, 자기-진정 (self-calming), 감각 반응, 기분 조절, 그리고 감정과 행동 조절을 포함하는 자기-조절에 문제는 신생아 동안 기록하였고, 가벼움, 중간, 심각함으로 분류하였다. 또한 DeGangi 등 (2000)은 조절 장애가 없는 아동 그룹을 연구하였다. 아동은 발달, 행동, 그리고 놀이에 관하여 36개월에 재검사하였다. 36개월에 중등도의 조절 장애를 가진 신생아의 95%가 발달지연이나 부모-아동 관계에 어려움이 있다는 것을 발견하였다. 경한 조절 장애 아동의 절반 이상 (60%)은 다른 장애의 징후를 보이지 않았다.

임상조언 Practice Wisdom

라포 형성

정신 질환을 가진 아동과 청소년은 특별히 취약하다: 종종 이들은 일상생활 도전을 다루기 위해 필요한 지략이 부족하다고 정의되어진다. 종종 이런 취약성은 사람과 특정한 환경과 관련되어서 문제점이 나타난다. 이런 이유 때문에 아동과 청소년을 다루는 어떤 정신건강 전문가라도 반드시 이런 취약성을 인식하여야 하고, 이런 환자 그룹과 라포를 만들 수 있는 특별히 잘 발달된 기술 (particularly well-developed skills)을 가지고 있어야 한다. 아동을 치료에 참여시키기 위해 활동을 사용하고 놀이를 잘 다루는 작업치료사들은 라포 형성을 위해 좋은 기술을 가지고 있다. 게다가, 종종 작업치료사의 중요한 역할은 지역사회 사람들에게 오해를 받는 아동을 위한 지지자로서의 행동을 하는 것이다.

또한 감각처리 중재는 종종 정신 질환을 가진 나이가 있는 아동에게도 사용하곤 하는데, 아마 그 이유는 이런 아동들 중 많은 아동들이 자가-조절 장애나 감각처리에 문제를 보이기 때문이다. 정신의학의 영역에서 증가하고 있고, 전반에 걸쳐 환경적으로 풍부한 프로그램인 감각 중재는 몇몇 아동의 장애를 감소시키는 효과가 있을 것이다. 20장을 보라: 직접적인 중재 접근으로써 감각 통합에 대한 직접적인 중재.

인지 중재

많은 인지적 접근이 정신건강의 장애가 있는 아동에게 사용된다. 전체적으로 봐서, 이런 중재는 아동의 신념이나 기능의 몇 가지 측면에 대해 다르게 생각하여 아동을 도울 수 있다고 말할 수 있다.

작업치료사에 의해 개발된 인지 접근의 가장 공통적인 인지-행동 치료 그리고 알러트 프로그램 (Alert Program)은 아래에 설명하였다. 작업치료사에 의해 사용되는 다른 인지 접근은 이완훈련과 이미지를 가이드하는 시각화(vusualization)이다. Rief (1997)는 "다채로운 색상, 선명한 이미지, 풍부한 상상력, 그리고 세밀화된 행동과 같은 능력은 아동기의 자연적인 기술이다"라고 말했다. 형상화(imagery)는 집중과 초점, 침착함, 스트레스와 불안에서의 협력을 개발하는데 유용하고, 긍정적인 학습 기술, 사회적 기술, 그리고 창조적인 표현을 증가시킨다.

인지 행동 치료

인지행동치료(CBT)는 인지 프로그램에 의해 심리학적 스트레스와 부적응적 행동을 감소시킬 목적이 있는 소아치료적 중재를 설명할 때 사용하는 용어이다. 초인지 기술(metacognitive skills)(전략의 계획과 선택, 학습 모니터링, 에러에 대한 수정, 전략의 효과적인 분석)은 CBT와 연관있는 아동과 청소년에게 필요하다. 비록 초인지가 아동기 동안 내내 개발되지만, 문제 해결 기술과 자기 반영의 개발을 돕는 세부적인 훈련은 정신건강 장애를 가진 아동에게 중요할 수 있다.

인지적 재구성(cognitive reframing)은 CBT에서 가장 넓게 사용되는 전략 중 하나이다. Beck(Seligman, 1996)에 의해 조직화된 이 접근은 사람은 자멸, 부정적인 생각, 그리고 긍정적인 자기 대화 전환을 버리는 것이 필요하다는 생각에 기초를 둔다. 인지적 재구성에는 많은 접근들이 있다. 작업치료사가 쉽게 할 수 있는 한 가지 예는 아동에게 두려움의 비율과 두려움에 대해 가르치는 것이다. 이 접근은 두려움에 초점을 맞추는 경향은 없지만, 아동이 지나친 두려움을 극복하는 생각을 배울 수 있도록 하여, 불안을 느낄 때 다른 반응이 나타난다. 아동과 청소년 모두는 불안을 느낄 때, "나는 이것을 할 수 있어"와 "난 괜찮을 거야"와 같은 긍정적인 자기-상태를 사용하는 것을 배울 수 있다.

> **증명하라!**
>
> ***인지행동 치료***
>
> 6세 이상 아동과 청소년의 불안 장애 치료에 적용한 인지 행동 치료는 대상자의 50% 이상에서 효과적이라고 나타났다. 이 정신적 치료는 다양한 형태로 제공된다: 개인, 그룹, 그리고 가족/부모.

알러트 프로그램

감각처리 장애를 가진 아동을 대상으로, 작업치료사(Shellenberger & Williams, 1996)가 개발한 인지 중재이다. 이 프로그램의 각성 레벨은 엔진 기어와 비슷하다. 이 프로그램은 각성의 다양한 단계 (예, 아주 낮다, 적당하다, 아주 높다)를 느낄 수 있도록 아동 (특히, 아주 어린 아동)과 보호자를 가르치는 몇 가지 활동으로 구성되어 있다. 또한 아동과 보호자는 적절한 레벨에 아동의 기능이 맞춰질 수 있도록, 각성 레벨을 변화시키는 방법들을 찾는다.

사회적 기술 훈련

정서와 사회 행동 장애를 가진 아동은 사회적 상호작용 문제, 또래문제/왕따, 교실참여 제한을 포함한 학교에서 발생되는 문제에 대해 구체적인 지원 혜택을 줄 수 있다. 사회기술훈련은 개별적으로 접근해야 하고 자연스러운 환경에서 실행하는 것이 좋다.

사회적 이야기

어린 아이에게 공통적으로 적용되는 사회적 기술 훈련은 Gray(2003)의 사회적 이야기 접근이다. 이 접근에서 치료사는 아동의 사회적 · 환경적 배경에서 많은 세밀하고 특별한 이야기를 만들어 간다. Gray의 기술의 목표는 편안하고 안전한 환경에서 아동과 청소년의 괴로운 상황이나 스트레스 받는 상황을 평가하고 예행 연습하는 것이다. 즉, 치료사는 아동의 사건과 요구에 대한 이해를 증가시키는 것이고, 이는 아동이 좀 더 효과적인 행동을 하도록 유도할 것

BOX 27-1
사회적 이야기 예

걱정 했어도 괜찮다: 사람들은 나를 도와주길 원한다.
때론 걱정해도 괜찮다. 모든 사람이 지금 걱정하거나 앞으로 걱정을 할 것이다. 아동이 어른이 되는 것처럼 이들은 자신의 걱정을 다루는 안전한 방법을 배운다. 이것은 매우, 매우, 매우, 매우 매우 중요하다. 이런 방법은 학교에서 친구를 쉽게 사귈 수 있게 하고, 수업도 쉽게 따라갈 수 있게 한다.

내가 불안하고 걱정될 때 생각을 유지하는 것이 중요하다. 나의 걱정이 커지면 사람들과 나눈 이야기나 대화를 쉽게 잊어버린다. 내가 이야기를 하지 않을 때, 교사와 친구들은 나의 이런 것들을 알지 못한다. 내가 걱정할 때 나는 실수를 할 수도 있다. 사람들은 나이가 들면서 자신이 걱정하는 것보다 좋은 선택을 하도록 배운다. 물론 이것은 아주 성숙하고 자랐을 때 한다.

아동이 아주 아주 많이 걱정할 때, 이들은 계속 생각하는 것(keep thinking)을 배워 사람들에게 중요한 것을 말하거나 좋은 선택을 할 수 있다. 무슨 생각을 하는지 아는 것은 중요하다. 여기에 3가지 사례가 있다. 총명한 아이는 스스로 화가 났을 때 나에게 생각하는 것을 배우고 싶어한다.

1. 나의 선생님 Mr. Green은 내가 학교에서 편안하고 안전하길 원한다. 만약 내가 선생님에게 말을 할 수 없다면, 나는 노트를 적거나 메시지를 남길 수 있다. 그래야 내가 교실을 나갈 때 Mr. Green이 알 수 있을 것이다.
2. 이 문제를 위한 해결은 여기에 있다. 다른 사람들과 이야기하는 것은 이런 문제를 발견하는데 정말 좋은 방법이다. 나는 학교에서 어느 어른에게 이야기할 수 있다. 나의 어머니는 내가 문제가 있을 때 어른들이 날 도와줄 수 있다는 것을 안다.
3. 좋은 날에 나쁜 시간도 있을 수 있다. 때론 아동은 짧은 시간에 화나 슬픔을 느낀다. 그러나, 이들은 좋은 날이 돌아올 것이라는 것을 안다. 이것은 걱정이 있는 상황에서 특히 아동이 좋은 선택을 할 때 적용된다.

아동들이 성장해 갈 때, 이들은 걱정을 계속 말한다. 사람들은 아동이 아주 어렸을 때 무엇을 하는지, 어떤 결정을 하는지 궁금해 한다. 3학년 때, 아동은 걱정이 생길 때 아주 침착하고, 총명하고, 안전한 결정을 한다. 이들은 모든 시간을 조절할 수 있다. 나 역시 이런 것들을 배우고 있다. 나는 화가 났을 때, 다른 사람들과 일을 하고, 생각을 계속하며 침착함을 유지할 수 있다. 이것은 아주 총명하고 성숙한 것이다.

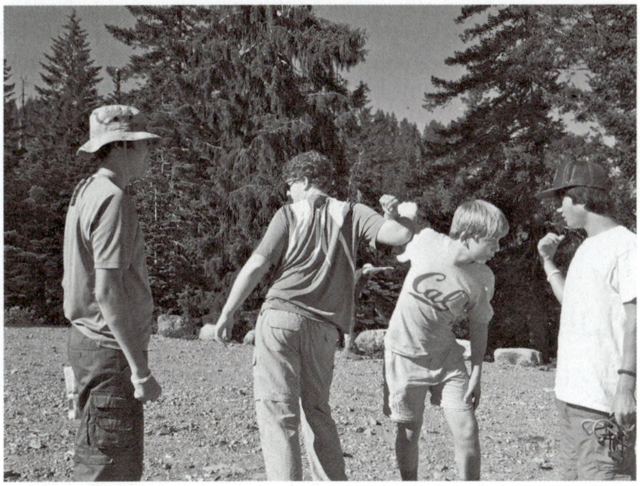

그림 27-2 사회적 그룹은 정신건강의 발달과 유지 안에서 많은 기능을 제공할 수 있다. 사회적 이야기 발달을 위해 그룹을 사용하는 것은 역동적인 중재를 제공할 수 있다.

이다. 이 접근은 문제-해결과, 자기-반영을 가르치기 때문에 인지적 접근이다.

사회적 이야기를 만들기 위해 치료사는 아동의 스트레스를 발견하기 위해 하나의 사건이나 이슈를 선택하고, 아동과 어른이 함께 예행연습을 할 수 있는 사실에 근거한 상황이나 행동 전략을 만든다. 사회적 이야기를 작성 할 때, 아동의 삶에서 아동의 위치, 사건의 개인적인 영향 그리고 성인의 의견에 따라 문제에 대한 관점은 다르다.

Box 27-1은 이 장 초반에 설명한 선택적 함묵증을 가진 어린 여아인 Aisha에 대한 사회적 이야기에 대한 예이다.

사회적 이야기 접근은 아동의 자연적인 환경 안에서 유연성 있고 효과적인 형식에 대한 인지 · 행동적 중재의 측면을 통합하는 인지적 재구성과 구조화된 훈련 과정을 제공한다. 이 접근은 가정, 학교, 그리고 지역사회 환경에서 쉽게 적용할 수 있다.

행동적 중재

많은 행동적 접근은 행동 문제를 동반한 정신건강 장애를 가진 아동에게 사용할 수 있다. 이 접근은 종종 행동 문제를 동반한 지적 장애를 가진 아동에게도 사용된다. 이 접근의 한 가지 예는 긍정적 행동 지원 (Positive Behavioral Support)이다.

긍정적 행동 지원

긍정적 행동 지원 (PBS)는 사회적 · 학습 결과, 성취와 문제 행동 최소화에 대한 다양한 장기적 전략을 포함한다. PBS 접근에서 아동의 기술 부족뿐만 아니라 환경이나 시스템 레벨 제한은 부적절한 행동 감소, 좀 더 적절한 행동 교육, 그리고 성공적인 결과에 필요한 환경적 지원 제공을 위해 분석되고 교체되어진다.

핵심정리 (Here's the Point)

- **정신 건장 장애를 가진 아동의 문제를 위해 공통적으로 작업치료사는 많은 접근을 사용한다: 발달적, 감각, 인지적, 사회적, 그리고 행동적 접근**
- **적절한 발달 기술의 결핍은 정서 장애와 행동 장애를 일으킬 수 있기 때문에 보통 적절한 발달 기술을 가르친다.**
- **감각 접근은 종종 자기-조절 장애와 감각처리 장애를 가진 아동에게 사용되곤 한다.**
- **정신 치료 중재의 한 부분인 CBT의 목적은 교대 인지 과정 (altering cognitive processes)에 의한 심리적 스트레스와 부적응 행동의 감소이다.**
- **알러트 프로그램은 아동에게 자기-조절을 가르쳐주는 인지적 접근이다.**
- **행동 장애를 가진 많은 아동은 높은 사회적 요구 (예, 학교)를 가지는 상황에서 특별한 지원을 받는다. 사회적 이야기가 공통적으로 사용된다.**
- **PBS 접근에서 아동의 기술 부족뿐만 아니라 환경 레벨과 시스템 레벨 제한은 적절한 행동 학습과 부적절한 행동 감소를 위해 분석되고 대체된다.**

예방 : 정진 건강 증진을 위한 기회 창조 (Prevention: Creating Opportunities to promote Mental Health)

지역사회에 근거를 둔 프로그램들은 아동과 청소년의 정신건강 장애를 예방하는데 이상적이다. 작업치료사들은 프로그램을 사용하거나 협의하는데 매우 적합하다. 운동 그룹과 지지적 접근 (supportive approach)은 하나이다. 규칙적인 운동 그룹 (regular exercise group)에서는 기분 (mood)과 웰빙이 향상된다는 결과가 나타났다.

아동 발달과 보육의 모든 측면과 관련 있는 부모의 교육은 또 다른 중요한 예방 활동을 의미한다. 보육 행동은 아동의 정신건강 문제를 예방하고 악화시킬 수 있다. 긍정적인 상호작용 모델과 적절하게 아동에게 맞춰진 정보를 통해 작업치료사나 다른 전문가들은 아동을 보육할 때, 보호자의 긴장감을 감소시킬 수 있을 것이다.

Potential system-level prevention service의 한 가지 예는 "전환 계획 (transition planning)이다. 이 전환 계획은 장애를 가진 청소년이 지역사회 안에서 학교 밖으로 전환될 수 있도록 돕는 미국에서 제정된 법률이다 (그러나 많은 다른 나라에서도 이 계획을 시행하고 있다). 학교에서 작업치료사는 장애를 가진 청소년을 위해 감정적 · 사회적 문제를 예방하기 위해 미리 준비한다.

요약 (Summary)

이 장에서 우리는 아동의 정상 발달 단계에서 특징적인 질병과 일시적인 발달 반응의 문제를 포함하는 정신 질환 진단과 연관있는 중요한 문제 중 몇 가지를 설명하였다. 이 장의 말미에 우리는 신생아, 아동, 그리고 청소년에게 공통적으로 나타나는 정신 질환에 대해 열거하였다. 아동이 성인되고 다양한 문화적 그룹에 의해 관심을 받는 것처럼, 아동 증상의 애매모호한 점이 줄어들고 발견도 좀 더 쉽게 된다. 우리는 다양한 아동기 질환의 발병율과 특징, 아동 장애를 만드는 위험 요소, 그리고 아동과 청소년이 경험하는 문제점을 해결할 때 사용하는 진단적 과정을 설명하였다. 우리는 작업 치료 중재의 공통적인 접근을 토의하였고 정신건강 증진 프로그램에 대한 몇 가지 생각을 제공하였다.

참고문헌

American Psychological Association (APA). (2000). *Diagnostic and Statistical Manual of Mental Disorders, Fourth Edition, Text Revision (DSM-IV-TR)*. Washington, DC: Author.

Anda, R. F., Felitti, V. J., Bremner, J. D., Walker, J. D., Whitfield, C., Perry, B. D., et al. (2006). The enduring effects of abuse and related adverse experiences in childhood: A convergence of evidence from neurobiology and epidemiology. *European Archives of Psychiatry and Clinical Neuroscience, 256*, 174-186.

Barnes, K., Beck, A., Vogel, K., Grice, K., and Murphy, D. (2003). Perceptions regarding school-based occupational therapy for children with emotional disturbances. *American Journal of Occupational Therapy, 57*, 337-341.

Bartholomew, J., Morrison, D., and Ciccolo, J. T. (2005). Effects of acute exercise on mood and well-being in patients with major depressive disorder. *Medical Science Sports Exercise, 37*:2032-2037.

Becker, A., Grinspoon, S., Klibanski, A., and Herzog, D. (1999). Eating disorders. *New England Journal of Medicine, 340*, 1092–1098.

Birmaher, B., Ryan, N., Williamson, D., Brent, D., Kaufman, J., Dahl, R., Perel, J., and Nelson, B. (1996). Childhood and adolescent depression: A review of the past 10 years. Part I. *Journal of the American Academy of Child and Adolescent Psychiatry, 35*, 1427–1439.

Bowlby, J. (1969). Attachment and loss. New York: Basic.

Cara, E., and MacRae, A. (2005). *Psychosocial occupational therapy: A clinical practice* (2nd ed.). Clifton Park, NY: Thomson Delmar Learning.

Chatoor, I., Ganiban, J., Hirsch, R., Borman-Spurrell, E., and Mrazek, D. (2000). Maternal characteristics and toddler temperament in infantile anorexia. *Journal of the American Academy of Child and Adolescent Psychiatry, 39*, 743–751.

Chatoor, I., Surles, J., Ganiban, J., Beker, L., Paez, L., and Kerzner, B. (2004). Failure to thrive and cognitive development in toddlers with infantile anorexia. *Pediatrics, 113*, e440–e447.

Corbin, J. R. (2007). Reactive attachment disorder: A biopsychosocial disturbance of attachment. *Child & Adolescent Social Work Journal, 24*, 539–552.

Crittenden, P. M. (2010) Preface: Pathways forward. *Clinical Child Psychology and Psychiatry, 15*, 299–301.

Crone, D., and Horner, R. (2003). *Building positive behavior support systems in schools*. New York/London: Guilford Press.

Crone, D., Horner, R., and Hawken, L. (2004). *Responding to problem behavior in Schools: The behavior education program*. New York: Guilford Press.

Cronin, A. (1995). The influence of attention deficit disorder on mother's perception of family stress: or, "lady, why can't you control your child?" Dissertation, University of Florida.

DeGangi, G., Breinbauer, C., Roosevelt, J., Porges, S., and Greenspan, S. (2000). Prediction of childhood problems at three years in children experiencing disorders of regulation during infancy. *Infant Mental Health Journal, 21*, 156–175.

Devlin, M. J. (1996). Assessment and treatment of binge-eating disorder. *Psychiatric Clinics of North America, 19*, 761–772.

Fisher, L., Ames, E. W., Chisholm, K., and Savoie, L. (1997). Problems reported by parents of Romanian orphans adopted to British Columbia. *International Journal of Behavioral Development, 20*, 67–82.

Gray, C. (2003). Social Stories (TM) 10.0: Social story guidelines and criteria. *Jenison Autism Journal, Winter*, 1–4.

Hoek, H. W., van Hoeken, D., and Katzman, M. A. (2003). Epidemiology and cultural aspects of eating disorders: A review. *Eating Disorders, 6*, 75–104.

Hoekman, L. (2005). *Writing social stories ... Some suggestions.* The Gray Center for Social Learning and Understanding. Retrieved November 25, 2005, from http://www.thegraycenter.org/socialstorywriting.cfm.

Hughes, J., La Greca, A., and Conoley, J. (Eds.) (2001). *Handbook of psychological services for children and adolescents*. New York: Oxford University Press.

James, A., Soler, A., and Weatherall, R. (2005). Cognitive behavioural therapy for anxiety disorders in children and adolescents. *The Cochrane Database of Systematic Reviews*, (4)CD004690. doi:004610.001002/14651858.CD14004690.pub14651852

Joosten, A. V., and Bundy, A. C. (in press). Sensory processing and stereotypical and repetitive behaviour in children with autism and intellectual disability. *Australian Occupational Therapy Journal.*

Kaplan, H., and Sadock, B. (2002). *Kaplan and Sadock's synopsis of psychiatry: Behavioral sciences/clinical psychiatry* (9th ed.). Baltimore, MD: Lippincott, Williams, & Wilkins.

Kaplan, C. A., Thompson, A. E., and Searson, S. M. (1995). Cognitive behaviour therapy in children and adolescents. *Archives of Disease in Childhood, 73*, 472–475.

Kardos, M., and White, B.P. (2005). The role of the school-based occupational therapist in secondary education transition planning: a pilot survey study. *American Journal of Occupational Therapy, 59*, 173–180.

Kessler, R. C., Berglund, P., Demler, O., Jin, R., Merikangas, K. R., and Walters, E. E. (2005). Lifetime prevalence and age-of-onset distributions of *DSM-IV* disorders in the national comorbidity survey replication. *Archives of General Psychiatry, 62*, 593–602.

Kinnealey, M., and Fuiek, M. (1999). The relationship between sensory defensiveness, anxiety, depression and perception of pain in adults. *Occupational Therapy International, 6*, 195–296.

Lane, A., and Lovejoy, D. (2001). The effects of exercise on mood changes: The moderating effect of depressed mood. *Journal of Sports Medicine and Physical Fitness, 41*:539–545.

Lin, S., Cermak, S., Coster, W., and Miller, L. (2005). The relation between length of institutionalization and sensory integration in children adopted from Eastern Europe. *American Journal of Occupational Therapy, 59*, 139–147.

Liu, X., Gentzler, A., Tepper, P., Kiss, E., Kothencne, V., Tamas, Z., Vetro, A., and Kovacs, M. (2006). Clinical features of depressed children and adolescents with various forms of suicidality. *Journal of Clinical Psychiatry, 67*, 1442–1450.

Lougher, L. (2000). *Occupational therapy for child and adolescent mental health.* London: Churchill Livingstone.

Miti, G., and Chiaia, E. (2003). Patterns of attachment and the etiology of dissociative disorders and borderline personality disorder. *Journal of Trauma Practice, 2*, 19–35.

MST Institute. (2010). What is an evidence-based treatment? Retrieved September 8, 2010, from http://mstservices.com/index.php?option=com_content&view=article&id=129&Itemid=257.

MST Services. (2010). What is multisystemic therapy? Retrieved August 10, 2010, from http://www.mstservices.com/executive_summary.php.

National Institute of Mental Health (NIMH). (2005). *Treatment of children with mental disorders.* Bethesda, MD: National Institute of Mental Health, National Institutes of Health, US Department of Health and Human Services; Year of Publication/Printing [09/02/2005]. Extent. (NIH Publication No NIH-04-4702).

Perry, B. D. (2002) Childhood experience and the expression of genetic potential: What childhood neglect tells us about nature and nurture. *Brain Mind, 3*, 79–100.

Perry, J. C., Sigal, J. J., Boucher, S., and Paré, N. (2006). Seven institutionalized children and their adaptation in late adulthood: The children of Duplessis (Les Enfants de Duplessis). *Psychiatry, 69*, 283–301.

Pfeiffer, B., Kinnealey, M., Reed, C., and Herzberg, G. (2005). Sensory modulation and affective disorders in children and adolescents with Asperger's disorder. *American Journal of Occupational Therapy, 59*, 335–345.

Pike, K., Walsh, B., Vitousek, K., Wilson, G., and Bauer, J. (2003). Cognitive behavior therapy in the posthospitalization treatment of anorexia nervosa. *American Journal of Psychiatry, 160,* 2046–2049.

Raine, A., Mellingen, K., Liu, J., Venables, P., and Mednick, S. A. (2003). Effects of environmental enrichment at ages 3-5 years on schizotypal personality and antisocial behavior at ages 17 and 23 years. *American Journal of Psychiatry, 160,* 1627–1635.

Reynolds, S., and Lane, S. J. (2009) Sensory overresponsivity and anxiety in children with ADHD. *American Journal of Occupational Therapy, 63,* 443-440.

Roelofs, J., Meesters, C., and Muris, P. (2008). Correlates of self-reported attachment (in)security in children: The role of parental romantic attachment status and rearing behaviors. *Journal of Child and Family Studies, 17,* 555–566.

Scattone, D., Wilczynski, S., Edwards, R., and Rabian, B. (2002). Decreasing disruptive behaviors of children with autism using social stories, *Autism and Developmental Disorders, 32,* 535 -543.

Schuck, L., and Bucy, J. (1997). Family rituals: Implications for early intervention. *Topics in Early Childhood Special Education, 17,* 477–493.

Segal, R. (2004). Family routines and rituals: A context for occupational therapy interventions. *The American Journal of Occupational Therapy, 58,* 499–508.

Seligman, M. (1996). *The optimistic child.* New York: Harper Perennial.

Semel Institute. (2009). About anxiety disorders. Retrieved July 27, 2010, from http://www.semel.ucla.edu/adc/about/.

Shellenberger, S., and Williams, M. (1996). *"How does your engine run?" A leader's guide to the Alert program for self-regulation.* Albuquerque, NM: TherapyWorks, Inc.

Stayton, D. J., and Ainsworth, M. D. S. (1973). Individual differences in infant responses to brief, everyday separations as related to other infant and maternal behaviors. *Developmental Psychology, 9,* 226–235.

UCLA Child OCD, Anxiety, and Tic Disorders Program. (2005). *Home page.* http://www.npi.ucla.edu/caap/. Website accessed 12/26/2005.

US Department of Health and Human Services (HHS). (1999). *Mental health: A report of the Surgeon General—Executive Summary.* Rockville, MD: US Department of Health and Human Services, Substance Abuse and Mental Health Services Administration, Center for Mental Health Services, National Institutes of Health, National Institute of Mental Health.

Warger, C. (1999). *Positive Behavior Support and Functional Assessment, ERIC/OSEP Digest #E580.* Arlington, VA: The ERIC Clearinghouse on Disabilities and Gifted Education.

Washburn, J. J., Romero, E. G., Welty, L. J., Abram, K. M., Teplin, L. A., McClelland, G. M., and Paskar, L. D. (2007). Development of antisocial personality disorder in detained youths: The predictive value of mental disorders. *Journal of Consulting and Clinical Psychology, 75,* 221–231.

Weisner, T., and Lowe, E. (2004). Globalization and the psychological anthropology of childhood and adolescence. In C. Casey and R. Edgerton (Eds.), *A companion to psychological anthropology: Modernity and psychocultural change.* Oxford: Blackwell.

Weissman, M., Warner, V., Wickramaratne, P., Moreau, D., and Olfson, M. (1997). Offspring of depressed parents. 10 years later. *Archives of General Psychiatry, 54,* 932–940.

Wickramaratne, P., and Weissman, M. (1998). Onset of psychopathology in offspring by developmental phase and parental depression. *Journal of the American Academy of Child and Adolescent Psychiatry, 37,* 933–942.

Williams, L., and Pearman, C. (2010). Childhood anxiety disorders. *Clinician Reviews, 20,* 8–11.

Young, S., Chadwick, O., Heptinstall, E., Taylor, E., and Sonuga-Barke, E. (2005). The adolescent outcome of hyperactive girls. Self-reported interpersonal relationships and coping mechanisms. *European Child and Adolescent Psychiatry, 14,* 245–253.

Zeanah, C. H. (2000) Disturbances of attachment in young children adopted from institutions, *Journal of Developmental and Behavioral Pediatrics, 21,* 230–236.

제 28 장

학습 장애와 지적 장애 (Learning Disabilities and Intellectual Disabilities)

28

왜 내게는 이런 것들이 어려울까요?

Chris Chapparo and Shelly J.Lane

> "가끔씩 나는 선생님이 말하는 것보다 친구들이 선생님이 뭐라고 말했는지 이야기해줄 때 더 잘 이해할 수 있어요"
>
> *—Sara, 12세*

개론

목적

1. 종종 다른 장애와 공존하는 임상 증상의 복잡한 모음 (collection)인 학습 장애와 지적 장애를 이해한다.
2. 아동에게 발달적 도전 의식에 반하여 회복력을 제공하는 보호적, 요인을 알아본다.
3. 학습, 지적 장애가 있는 아동을 평가하고 치료를 계획하는 하나의 수단으로써 발달단계 개념을 사용한다.
4. 이전의 장들과 정보를 통합하여 학습 장애와 지적 장애가 있는 아동들을 평가하고 중재하기 위한 또 다른 의견들을 설명한다.

서론 (Introduction)

이 장은 겉보기에는 다른 아동들과 똑같지만 학습 장애 또는 지적 장애로 인해 학교 와 집에서의 과제들을 익히고 다른 사람과 상호작용을 하는 것에 어려움이 있는 아동들에 관한 것이다. 시각 또는 운동 결손으로 인한 장애가 있는 아동들은 그 즉시 명백히 나타나지만, 학습과 지적 장애는 불명료할 수 있다. 당신은 그들이 어떻게 배우는지 살피고 그들의 특정한 어려움들이 학교와 집에서의 활동에 어떻게 영향을 미치는지 관찰하기 전까지는 학습 장애가 있는 아동들을 인식하지 못 할 수 있다.

우리가 앞으로 볼 것과 같이, *학습 장애*는 아동에 관한 매우 광범위한 윤곽을 설명하기 위해 다양하게 사용된다. **학습 장애** (Learning disability, LD)는 뇌가 정보를 처리하고 저장, 그리고 반응하는 것에 영향을 받는 신경학적인 장애이며 그들이 보고, 듣고, 느끼는 것들을 해석하는 능력을 방해한다. 그로 인해 글을 쓰기와 말하기, 협응, 자기-조절, 사회 교류 또는 집중력에 어려움을 초래할 수도 있다. 유사하게, 지적 장애는 다른 이론의 틀에 근거하여 정의될 수 있다. **지적 장애** (Intellectual disability, ID)는 미국에서 **정신지체** (mental retardation)라는 용어를 대체하기 위해 지적, 발달 장애 미국협회가 제안한 최신 용어이다. ID는 18세 이전에 확인된 지적 기능과 적응 행동 모두의 제한을 포함한다. (American Association on Intellectual and Developmental Disabilities〔AAISS〕, 2010) 이 용어의 사용은 미국, 영국, 호주 그리고 뉴질랜드에서 사용되는 정신지체, learning disability 그리고 learning disorder들과 같은 다양한 용어들 사이의 혼란을 줄일 수 있다 ; ID가 보편적인 용어가 된다. 이 장에서 참여와 기능에 이러한 장애가 미치는 영향을 면밀히 살펴 볼 것이다.

학습 장애의 영향에 대한 견해는 지난 40년 동안 우리의 인지, 사회, 감정과 행동 발달의 이해와 반응하며 철저하게 변화되어 왔다. 현재에는 학습 장애로 밝혀진 아동들의 '성공적' 결과가 과거보다 좀 더 넓은 용어로 정의된다. 이를 테면 작업과 학습 성취, 삶의 만족도 그리고 사회 적응을 포함한다 (Goldberg, Higgins, Raskind, and Herman, 2003).

아래의 Brody의 이야기를 보면 알 수 있듯이, 학교는 종종 학습 장애가 처음으로 나타나는 장소이다. 이것이 학교가 아동에게 어려움이 되는 다양한 것들에 주력하는 이유이다. 선생님과 부모들은 하나 또는 그 이상의 아래 영역에서 아동이 기대 받는 것과 실제 학교 생활의 증가되는 차이에 대해서 깨닫는다.

- 언어 기술
- 사회 기술
- 수리
- 운동 기술
- 집중력, 조직화 그리고 문제해결력
- 정보를 신속하게 처리하는 능력

최근의 급증하는 정보와 과학 기술은 단순한 학습 자료보다는 정보처리 기술을 기초로 하는 특별한 학습의 유형을 원한다. 한 때, 학문적인 학습은 크게 반복적인 암기와 연관이 있는 반면에, 사회적 학습은 가족의 가치와 신념을 포함했다. 지금은 집에서나 학교에서나 아이들은 생각을 표현, 문제해결, 분쟁 해결, 결정을 내리는 비판적 사고를 하는 사람이 되도록 기대된다. 그 결과로 과거에 비해 학습에 어려움이 있는 아동들은 삶의 모든 면에서 거대한 도전에 직면하게 된다 (Graham & Bailey, 2007, Twomey, 2006).

학습 장애에 관한 정보가 있는 3개의 단락이 있다. 첫 번째 단락은 학습의 특정한 장애의 정의와 특징에 대해 윤곽을 잡을 것이다. 두 번째 단락에서는 아동이 어떻게 학습하며 무엇이 그들의 학습 전략을 어렵게 하는지를 설명하기 위해 학습 이론의 원리를 사용한다. 세 번째 section 은 어떻게 학습의 어려움들이 아동의 작업 수행에 영향을 미치는지를 설명하기 위해 정보처리 이론의 개념을 사용한다. 비록 이번 단락은 특정한 학습 장애를 진단 받은 아동들에 중점을 두었지만, 이 내용은 학습 시에 작업 치료사의 도움을 필요로 하는 모든 아동에게 적용된다.

학습 장애 (Learning Disabilities)

몇몇 아동에게서 학습을 방해하는 중복되는 다양한 장애 유형이 명백히 보인다. 나머지 다른 아동들은 작업 수행 영역에 작은 영향을 주는 분리된 하나의 학습 문제를 보일 수 있다. 또한 학습 장애는 심각성이 매우 클 수 있다. 장애의 유형과 심각성은 각각의 아동들의 장기적인 결과에 영향을 미친다.

상황 28-1 환경적인 요구, 지원과 아동의 능력의 조화

Brody가 유치원에 다닐 때, 선생님은 어떻게 읽는 지에 대해 아이들에게 가르치기 시작했다. 부모님은 Brody가 늘 집에서 책과 그림을 보는 것과 유치원에서 이야기를 듣는 것에 관심이 있었기 때문에 학습에 어려움이 있다는 것을 알았을 때 깜짝 놀랐다. Brody는 총명하고 열정적이어서 읽기는 그에게 쉬울 것이라고 생각했다. 그렇지 않았다. 그는 글자들을 소리에 따라 맞추는 것 또는 글자들을 조합하여 새로운 단어를 만드는 것을 할 수 없었다.

Brody의 문제는 3학년까지 계속 되었다. 그는 여전히 읽기에 어려움이 있으며 지금은 이야기를 쓰고 그가 교과 과정에서 무엇을 배웠는지 설명하기 위해 쓰기를 이용해야 하기에 문제점들이 드러나기 시작했다. Brody의 선생님은 다른 아동들과 비교하여 지시 따르기, 이야기를 기억하기, 글로 스스로를 표현하기, 글씨 쓰는 것의 어려움을 걱정했다. 학교는 이러한 것들이 실행되도록 팀을 구성하여 평가를 체계화했다: 담임 선생님 (학술적인 능력), 학교 심리학자 (IQ), 언어 병리학자(언어), 작업치료사(감각, 운동과 자기-조직화 능력). 그 평가는 Brody의 지적인 능력 그리고 광범위한 과제들을 수행하는 능력과 그가 교실에서 실질적으로 행하는 수행에는 차이가 있다고 보여주며 그것이 바로 그가 학습 장애라는 것을 말한다.

형식적인 검사만이 아니라 치료사는 그가 학교에서 하도록 기대되는 다양한 유형의 쓰기를 할 때 Brody를 관찰했다. 치료사는 특별히 과제 요구사항들과 Brody의 능력의 차이점을 확인하는 것에 관심이 있었으며 그의 수행에 영향을 미치는 학교 환경에 대해서도 관심이 있었다. 치료사는 아래를 관찰했다.

학교 종이 울렸고 Brody는 다른 친구들과 함께 교실로 들어왔으며 가방을 걸고 그의 자켓을 벗었다. 아이들은 웃으며 그들의 아침 게임에 대해 이야기 했고, 잠시 후에 기대하며 선생님의 지시를 듣기 위해 쳐다보았다. 그녀는 아이들에게 학교 육상 경기 축제에 관한 일기를 써보라고 말했다.

Brody는 듣지 않고 있었으며 그가 뭘 해야 하는지 모르는 것처럼 보였다. 선생님이 지시사항을 다시 반복했을 때 그는 그의 연필과 일기장을 찾느라 시간을 보냈다. 그는 어디에 적어야 할지 몰라서 선생님의 도움을 받아야 했다. 그가 정확한 페이지를 찾기 전에 선생님의 지시사항을 잊은 듯이 보였다. 선생님은 그에게 무엇을 해야 하는지 다시 상기시켜줘야 했다. 교실 내를 둘러본 후 옆에 앉은 소년이 적고 있는 것을 베껴적기 시작했다. 선생님이 학생들에게 쓰는 것을 멈추고 그들의 이야기를 말해보라고 할 때 Brody는 겨우 몇 글자밖에 적지 못했다. 그의 종이는 온통 고르지 않은 글자들로 더러워져 있었다.

평가팀과 Brody의 부모님은 Brody가 이번 년도가 가기 전에 읽고 쓰기 그리고 자기 조절의 기술을 향상시키기 위해 장기 목표를 설정했고 학교에서 개별적인 도움을 받기 시작했다. 그는 매일 읽기 전문가와 resource room (특수반 같은 개념) 선생님과 함께 학습했다. 그는 언어, 쓰기 그리고 소근육 능력의 향상을 위해 매주 작업치료사와 언어 병리학자를 방문했다. 치료사들은 학교 선생님과 어떻게 학습을 하고 언어, 글씨쓰기 그리고 자조관리를 좀 더 쉽게 학교에서 관리할 수 있을지에 대해서 상담했다.

학습 장애의 정의와 특징 (Defining and Characterizing Learning Disabilities)

비록 학습은 그들의 학교 생활의 제각기 다른 시점에 따라 일시적인 도전이 되는 것이지만 이러한 학습 장애가 있는 아동들은 장기적인 노력을 필요로 한다 (그림 28-1). 아동기에 가장 고려되는 장애 중 하나인 학습 장애로 이끄는 정확한 원인은 불분명하다 (Lyon, 1996). 그러나, 최근 연구들은 일반적 또래와 학습에 어려움이 있는 아동 간의 신경행동학적 차이점을 제안한다 (Anderson, Jacobs, and Anderson, 2008; Nigg, 2004; Singer-Harris, Weiler, Bellinger, and Waber, 2001; Twomey, 2006; Zingerevich and La Vesser, 2009). 학습 장애의 정의에 대한 논쟁에는 여러 가지 이유가 있다. 특히, 학습 장애는 하나의 단일한 장애가 아니라 단일 진단 테스트가 없는 여러 가지 임상적 신호의 집합이다 (Lerner, 2000). 장애는 보편적으

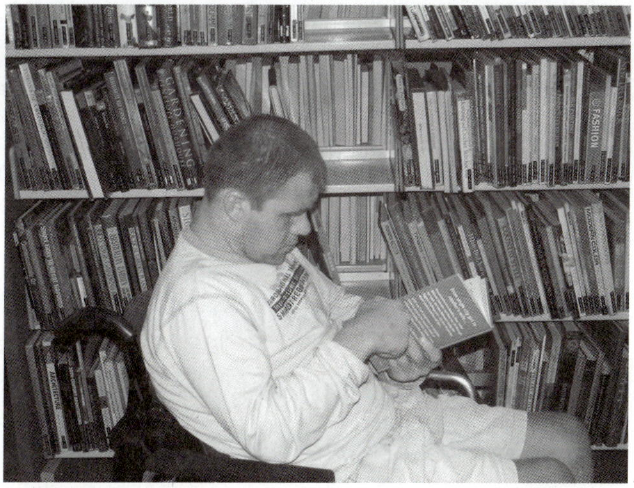

그림 28-1 학습 장애가 있는 청년은 장기간 도전에 직면한다; 그들의 장애는 보기에는 어렵지만 장애의 영향은 작업 수행의 모든 방면으로 광범위해질 수 있다 *(Photograph courtesy of Northcott Disability Service, Parramatta, New South Wales, Australia.)*

BOX 28-1

학습 장애 : 정의와 진단상의 양상

진단상의 양상

특정한 학습 장애는 읽기, 수리 또는 쓰기 능력을 개별적으로 검사한 것을 토대로 한 개인의 성취가 기대되는 연령, 학교생활 그리고 지능 수준보다 대체적으로 낮을 때 진단된다. 성취와 IQ 사이의 두 개 이상의 표준편차가 차이가 날 때 "상당한 저하"로 진단한다. 학습 문제는 학업적 성취와 일상생활동작을 심각하게 방해한다.

연관된 양상

학습 장애는 사기 저하, 낮은 자존감, 사회성의 부족, 언어의 발달 지연 그리고 기본적으로 비정상적인 인지 과정과 연관될 수 있다(예, 시지각, 언어 처리, 집중, 기억, 또는 이것들 모두 통합한 결손)

차별적인 진단

학습 장애는 반드시 낮은 교육 환경적 요소, 그리고 기회의 부족으로 인한 학술적 어려움과는 구분되어야 한다; 학습 어려움은 일반적으로 연관된 어떠한 감각 결손보다 많이 나타나야 한다.

로 인정되는 고정된 증상으로 정의되는 것이 아니다.

*학습 장애*는 원인이 아닌 아동의 학습적인 어려움을 나타내는 용어이다. 학습 장애들은 아동의 본질적인 것이지만 지능, 신체, 감각 또는 감정 장애로 인한 것은 아니다. 비록 그들은 부적절한 환경 또는 교육 경험이 직접적으로 영향을 미친다고 생각하지 않지만 (Lerner, 2000; McRae, 1996), 연구들은, 학습 장애는 심지어 인종을 넘어 그리고 인종집단에서 조차도 감소되지 않는다고 보여준다. 연구가들은 이것은 인종적인 배경보다 경제적인 상황과 관계가 있다고 제안한다. Box 28-1에서 보여주듯이 최근 학습 장애의 정의는 *정신질환 진단 및 통계 편람 개정 4판* (American Psychiatric Association, 2000)에 의해 더 나아가 다음을 포함하는 특정한 학습 장애의 특징을 규정하기 위해 사용된다.

- 읽기 장애
- 수리 장애
- 쓰기 장애
- 달리 분류되지 않은 학습 장애

학습 장애는 표 28-1에 언급한 것과 같이 말하기와 언어 장애, 학술적 능력 장애 그리고 갖가지 잡다한 것들로 특징지을 수 있다.

비록 통계는 나라마다 다르며 특정한 학습 장애가 있는 7%~10%의 아동과 비교하여 25%의 아동은 일반적인 학습 장애라고 여겨진다 (예, 형식적 진단을 받은 아동들) (American Psychiatric Association, 2000; Lerner, 2000; McRae, 1996). 예를 들어, 호주에서는 학습에 어려움이 있는 아동들로 일반 학교에 입학하기 위해 특별한 필요성이 있는 학생들의 커다란 그룹을 구성했다 (Westwood, 2008). 많은 다른 아동들은 그들이 형식적인 진단을 받지는 못했지만 학습에 있어 특정한 어려움들을 경험했기 때문에 작업치료를 받아야했다 (Singer-Harris, Weiler, Bellinger, and Waber, 2001). 형식적인 진단은 교육적 그리고 치료적 자원이 증가함에 따라 거대해진다.

표 28-1 ● 특수 학습 장애의 분류

분류	설명
음성 및 언어 장애	다음 중 하나 이상의 어려움: • 음성 생성 • 음성언어의 사용 • 다른 사람들의 말을 이해
학습기술 장애	다음 중 하나 이상의 어려움: • 읽기 (때로는 난독증이라고 함) • 쓰기 (때로는 쓰기 장애라고도 함). 다른 사람에게 이해시키기 위해 필기 또는 문장 작성의 문제 • 수학 (때로는 계산 장애라고도 함). 추상적인 개념과 계산에 문제
기타 장애	다음 중 하나 이상의 어려움: • 이러한 비언어적 추론에 운동 계획하는 것과 응답하는 것 • 스스로 조직화 (때로는 비언어적 학습 장애라고도 함)

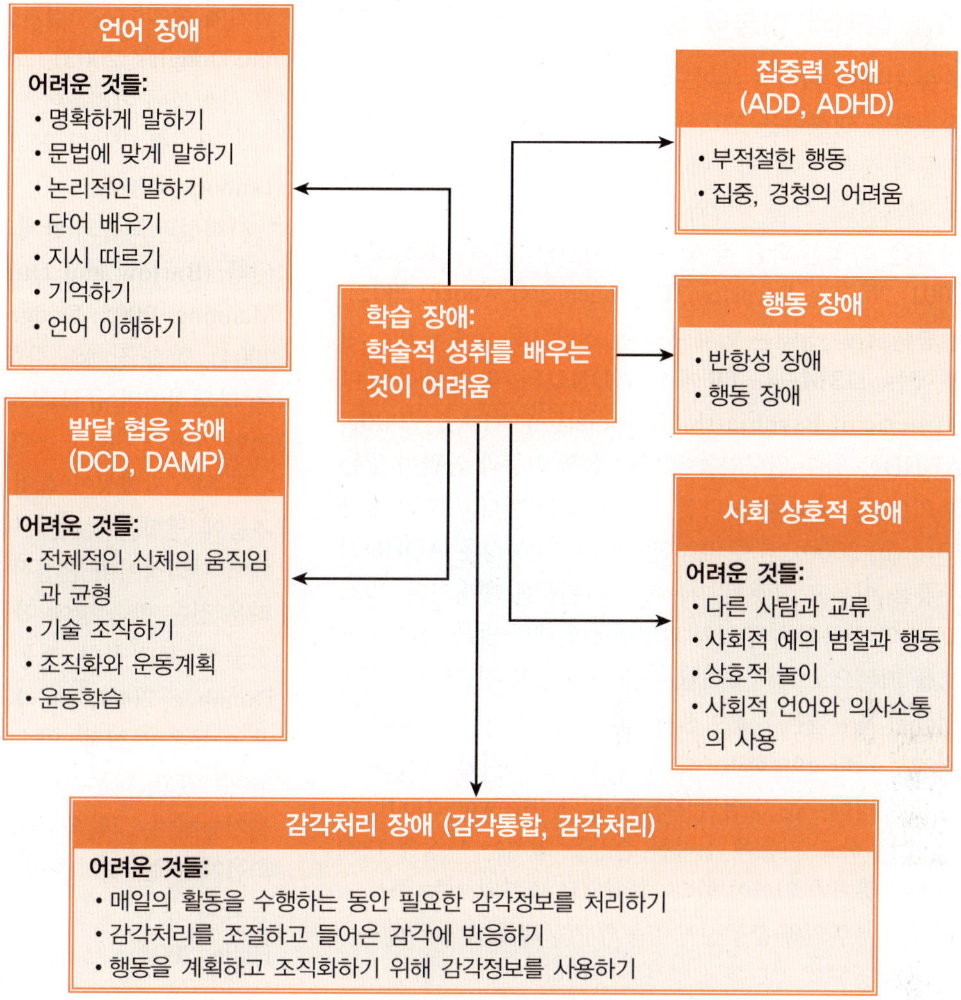

그림 28-2 학습 장애와 함께 나타날 수 있는 장애들

일반적이거나 특정한 교육 장애는 그림 28-2에서 보여주듯이 많은 다른 장애들과 함께 나타난다 (중복 이환). 예를 들어, 특정한 학습 장애는 행동장애, 반항성, 주의력 결핍/과잉행동 장애 그리고 10%~25%의 사람들이 겪는 우울증과 연관되어 나타나왔다(American Psychiatric Association, 1994; Lerner, 2000). 일반적인 학습 어려움 EH한 반달적 협응 장애 (Cermak and Larkin, 2000), 운동의 특정한 발달 장애 (World Health Organization, 1992), 언어 장애(Estil and Whiting, 2002; Lerner, 1997), 그리고 자페 스펙트럼 장애 (Attwood, 2008; Wing, 1998), 뿐만 아니라 다양한 일반적인 의학적 유전적 상태들 (납 중독, 태아 알콜 신드롬 그리고 fragile X 신드롬을 포함)과 함께 나타나며 일반적인 신경학적 상태 (이분 척추와 뇌성마비 포함) 와 연관되어있다 (Green, 2002; Hagerman and Cronister, 1996)

BOX 28-2

ADHD의 특징

부주의

- 세밀한 활동을 하지 못함
- 집중 유지를 하지 못함
- 업무 완수를 하지 못함
- 비조직화
- 노력이 필요한 일에 대한 저항
- 주의 산만
- 경청하지 못함
- 잘 잊음

과잉행동

- 안절부절못함
- 수업 시간에 앉아있기 어려움
- 부적절한 상황에서 과도하게 뛰거나 움직이기
- 조용히 놀지 못함
- 과장된 말
- 질주

충동적

- 차례를 기다리지 못함
- 다른 사람들을 방해함
- 생각하지 않고 말함

학습 장애와 집중력 장애

학습 장애의 어떠한 논의도 아동이 학습을 하는데 필요한 집중력의 영향력을 고려하지 않고서는 불충분하다. 비록 집중력 결손 장애 (집중력 장애/과잉행동 장애, ADHD 로도 알려진)는 학습 장애와 가장 연관성 있는 상태 중 하나이지만, 특정한 학습 장애로 분류되지는 않는다 (Kewley, 2001 ; Weiler, Bernstein, Bellinger, and Waber, 2002). 집중력 결손 장애는 한때 분리된 진단으로 고려되었고 현재에는 DSM-4-TR에서 ADHD의 하위항목이다 (American Psychiatric Association〔APA〕, 2000). ADHD는 일부 연구가들에 의해 실행 기능과 연관이 있는 주의/집중 장애의 잡다한 무리를 포함한다고 여겨졌다 (Brown, 2000). 부주의, 과잉행동과 충동성은 ADHD의 주류를 이루고 그것의 기본적인 하위항목 형태이다. 박스 28-2의 항목의 부주의와 과잉행동에 대한 많은 중대한 신호를 기본으로 하여 6개월 이상 지속될 때 진단한다. 비록 언급된 특징들은 7세 이전에 그리고 둘 또는 그 이상의 셋팅에서 나타나야 하며 (예, 학교와 집), 이러한 긴급한 진단을 설명해주는 경험적 자료는 없다 (Brown, 2000). 사회 또는 학교 기능에 심각한 손상을 입히는 특징에 대해 명확한 증거가 있어야 한다. *작업치료 평가의 기능 중 하나는 부주의와 충동성이 아동의 기능과 학습 능력에 미치는 영향의 정도를 설명하는 것이다.*

학습 장애와 사회 상호적 장애

사회적, 감정적 그리고 행동적 장애는 일반적이다. 협동적이고 배움을 나누는 그룹은 현대 학교 생활의 특징이 되었다. 아이들은 학교에서 학술적인 요소만 배우는 것이 아니라 사회적 과정 또한 배우도록 기대되고 있으며 그들의 상호작용의 결과를 분석하고 그들의 행동을 판단한다 (Lemerise and Arsenio, 2000). 사회 기술의 결손은 아동이 가진 이 TSms 문제점들 중에서 가장 심한 것 중 하나로 여겨져 왔다 (Rodger and Ziviani, 2006; Wight and Chapparo, 2008).

연구는 학습 장애가 있는 아동들은 또래의 아동에 비해 사회성 결여에 좀 더 노출되어 있다고 보여준다 (Bauminger, Edelsztein, and Morash, 2005; Karvale and Fortness, 1996; Wight and Chapparo, 2008). 일부 연구들은 학습 장애가 있는 아동의 75%에서 사회성의 어려움이 함께 나타난다고 보여준다 (그림 28-3) (Karvale and Forness, 1996). 친구를 만들고 유지하는 사회성이 있는 학습 장애 아동들은 외로움과 우울이 적게 나타나 청년기에 좀 더 나은 결과를 보여준다 (Kellner, Houghton, and Douglas, 2003). 그 대신에, 연구는 다른 친구들과 다른 사회성에 어려움이 있는 학습 장애 아동은 외로움과 사회적 무시를 받는다 (Kellner et al., 2003; Rucklidge and Tannock, 2001).

사회성과 학습의 관계의 정확한 본질은 광범위하게 논의된다 (Barlow and Durand, 2002; Bear, Minke, and Manning, 2002; Dodge et., 2003; Pearl and Donohue, 2004). 학습 장애와 사회성의 관계에 대한 일반적인 여론은 다원적이며 규칙과 사회성의 과정을 배우는 것은 효율적인 언어와 학술적 능력을 만들어내는 것만큼 복잡하다.

부족한 사회성이 작업 수행에 미치는 영향은 집과 학교 기능에 영향을 준다. *부족한 사회적 지각*, 또는 사회생활에서 사회적이며 감정적인 단서를 찾고 해석하는 것이 어려운 것은 학습 장애 아동들에게서 흔히 볼 수 있으며 이것들이 부적절한 행동으로 이끌 수 있다 (Pearl and Donohue, 2004; Tur-Kaspa, 2002). *사회적 판단*이 어려운 아동은 사회적 "약속의 규칙"을 기억하기 어려운 것을 알 수 있고, 다른 사람들의 사회적 과정을 예상하는 것이 불가능하며, 그들의 사회적 행동과 다른 사람의 행동을 조화롭게 하는 것이 어렵다. 이러한 것들은 다른 사람들의 탐탁치 못한 행동을 받아들이게 만든다 (Meadan and Halle, 2004).

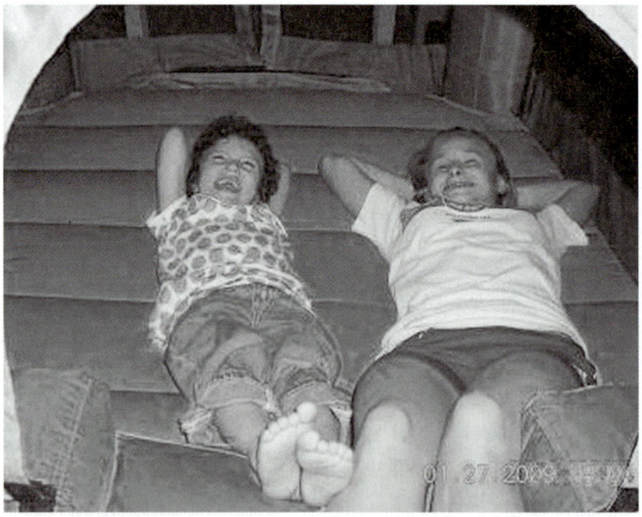

그림 28-3 학습 장애 아동은 사회 기술훈련을 도전한다. 사회적 영역은 청소년 후기까지의 정신건강과 연결된다. *(Photograph courtesy of Joseph A. Werner, OTR.)*

핵심정리 (Here's the Point)

▶ 학습 장애는 단일한 진단 평가가 없는 임상적 징후들이 모인 것이다.
▶ '학습 장애' 라는 용어는 읽기, 수학, 글쓰기 그리고 달리 정의 하기 어려운 학습들의 장애를 포함한다.
▶ 특정적이고 일반적인 학습 장애는 많은 정신적 신체적 건강 장애를 포함한 질병상태이다.
▶ ADHD와 사회상호작용의 장애는 학습 장애는 아니지만 학습 장애와 학습 장애와 함께 진단받는 가장 흔한 것이다.

증명하라!

사회성

Wight 와 Chapparo (2008)는 학교에서 5~10세의 21명의 남자 아이들과 일반적인 아동 21명의 대조군으로 성별, 연령, 학년, 사회경제적 배경 그리고 교실 환경에 맞추어 비교 연구를 했었다. 학습 장애가 있는 모든 아이들은 사회성과 사회 참여의 부족과 같은 다양한 문제점들 때문에 학교 시스템 내에서 작업치료 서비스를 제공 받아 왔었다. 아이들의 선생님은 연구의 목적을 모른 채 교사용 Skill streaming Checklist를 사용하여 아이들의 사회성을 평가하도록 요청받았다 (MacGinnis and Goldstein, 1997). 5점 척도이며 이 측정은 사회성의 5가지 기술 요소에 대한 선생님들의 지각에 대한 정보를 주었다 : 교실 생존 기술, 우정 만들기 기술, 스트레스 다루는 기술, 공격에 대처하는 기술 그리고 감정을 다루는 기술. 이 연구에서 학습 장애 아동들은 전형적인 또래들과 비교하여 5가지 모든 요소에서 심각하게 뒤처졌으며 특히, 교실 생존, 공격, 그리고 스트레스가 가장 큰 문제점이었다. 연구가들은 이 작은 규모의 연구를 사용하여 학습 장애 아동이 전형적으로 성장하는 다른 아동들에 비해서 좀 더 사회성이 부족할 것이라는 가설을 세웠다. 그들은 종종 학습하고 사회교류를 필요로 하는 기본적 교실 상호 기술의 부족을 감지하고 사회적인 도전에 대해 공격적으로 반응하고 사회적 교류를 스트레스로 받아들인다. 작업 치료사들은 학습 장애 아동들의 일과 평가를 통해 사회 학습과 수행의 평가들을 통합할 필요가 있을 것이며 교실 생존에 필요한 사회적 기술들을 발달시키기 위한 중재를 제공할 준비를 해야 할 것이다.

Wight, M., and Chapparo, C.(2008). Social competence and learning difficulties : Teacher perceptions. Australian Occupational Therapy Journal, 55,256-265.

학습 장애 아동들 확인하기

(Identifying Children With Learning Disabilities)

학습 장애를 진단하고 관리하는 논쟁적인 요소의 평가는 오랜 기간 동안 있어왔다. 지능 기능과 학습 성취에 대한 전통적인 평가는 가족들, 선생님 그리고 아이들에게 의미 있는 정보를 제공하는 데에 실패했고 이것이 현재는 Individuals with Disabilities Education Act (IDEA)로 불리는 Education of All handicapped Children Act (PL 97-142)에서 1975년에 법률을 제정하도록 하였다. 이에 관한 좀 더 많은 정보는 12장에서 찾을 수 있다 : 미국의 소아 작업 치료. 이러한 실행은 알맞은 평가의 필요성을 규정했다 (Zettel, 1977). 이러한 조기 법률 제정은 여러 주된 관점을 강조하는 학습 장애 아동의 평가를 필요로 했다 (Brown, 1987). 작업 치료사들에게 중요한 학습 장애 아동 평가는 다음 조항에서 볼 수 있다 :

- 평가에는 필요한 영역의 평가가 반드시 포함되어 있어야 한다 : 단일한 지능지수 또는 다른 측정만으로는 불충분하다.
- 평가와 다른 측정법은 단순한 감각, 운동 또는 언어력의 손상이 아니라 측정되는 것이 능력이라는 것을 확신하기 위해 반드시 선택된다.
- 평가 자료에 대한 해석은 선생님의 의견, 사회적 문화적 배경, 신체적 능력과 적응 행동과 같은 테스트의 다양한 자료들을 통해서 도출해야 한다.

이러한 기준은 작업치료사를 포함하는 다원적인 팀이 실행하는 다양한 평가 자원의 필요성과 아동들의 학습 능력과 실제 기능 사이의 논증할 수 있는 연결고리의 필요성을 강조한다.

형식적이거나 또는 비형식적인 평가 방법들의 3가지 유형은 학습 장애를 진단할 때 사용된다 : norm-referenced, criterion-referenced, curriculum-based assessments.

Norm-referenced tests는 심리학자, 언어 병리학자, 작업치료사 그리고 아동이 어떻게 특정한 기술들, 이를테면 같은 연대기적 연령의 아동들과 연관하여 언어, 문제해결, 운동 기능, 감각처리 등을 발달시키는지에 대한 정보를 제공하는 다른 사람들에 의해 집행된다. 심리학자는 IQ를 검사하는데 이것이 LD를 형식적으로 진단하는 norm-referenced 평가의 일반적인 하나의 예시이다 ; 이 검사는 ID아동과 특정한 LD 아동을 구분한다. 작업 치료사는 시지각과 같은 감각처리의 표준적인 검사를 사용하거나 작업 수행에 영향을 미치는 손으로 글씨쓰기와 같은 검사를 한다. 각각의 과제는 아동의 학교 요구에 따라 수행되기 때문에 우리는 평가할 때만 가능한 이러한 특정한 접근들의 결점을 이해해야 한다 (Chapparo and Ranka, 1997; Fisher, 1992; Larkin and Cermak, 2002; Losardo and Notari-Syverson, 2001).

비록 하나의 영역에 대한 검사의 점수는 우리에게 또래의 아동과 비교하여 아동의 일반적인 능력에 대한 정보를 제공하지만, 특정한 상황에서의 정보처리 능력에 대한 정보는 제공하지 못한다. 게다가 전체적인 기능들과 연관하여 하나의 영역의 검사 결과를 제안하기에는 근거가 부족하다.

Criterion-referenced assessments는 다양한 형식적 학교 기반의 검사들의 하나의 큰 영역이며 특정한 교육적 과제의 성취를 확장시켜 나가는 것이다. 형식적 학교의 글씨쓰기와 산술적인 테스트는 이러한 평가의 유형이다.

Curriculum-based assessment는 아동의 학습 진도를 매주 측정하는 반복적인 테스트를 하기 위해 교육과정 자료를 사용하는 모든 선생님에 의해 활용된다. 매주 하는 철자 테스트와 쓰기 숙제는 curriculum-based assessment의 2가지 예이다.

치료사들 사이에서의 불만은 구조화된 평가와 이론, 생태학적 배경의 집과 학교에서 작업 수행을 관찰하는 방법을 함께 사용하여 좀 더 생태학적인 접근의 발달로 이끌었다 (Chapparo and Ranka, 1997; Dunn, 2000; Larkin and Cermak, 2001;Law, Baum, and Dunn, 2001; Puderbaugh and Fisher, 1992; Rodger, 2010). 적지만 점차 늘어나는 생태학적인 검사는 현재 숨겨져 있거나 아동의 학교 참여를 지지해주는 요소들을 이해하도록 하여 치료사들을 도울 수 있다(Galvin et al., 2010; McConachie et al., 2006). 이러한 것들은 형식적, 표준화된 검사 방법들을 포함하고 (예를 들어, Bowyer et al., 2008; Chapparo, 2010; Coster, Deeney, Haltiwanger, and Haley, 1998; Fisher, Bryze, and Griswold, 2007) 부모, 교사, 치료사 그리고 학생들로부터 학교생활의 이점과 어려운 점의 정보를 얻어 점수를 통합한다. 비형식적인 방법은 아동의 상태를 관찰하는 것에 의존한 측정을 포함한다 (Pellegrini, Symons, and Hoch, 2004). 관찰이 학교생활에서의 아동의 수행에 대한 정보의 중요성을 산출하는 동안, 치료사들은 평가를 단독으로 사용하여 주관적인 견해를 조심해야 한다.

학습 장애 아동과 함께 치료하는 작업 치료사는 학교 교과과정에서 기대되는 수행의 환경 안에서의 아동의 전반적인 학습 이점과 약점에 대한 내용을 얻기 위해서 이 3가지 영역의 평가 정보 모두를 살펴야 한다.

표 28-2 ● 특정한 학습 장애 아동들을 확인하는 일반적인 증상들 -부모와 교사를 통한

연령 집단	학습 장애의 증상
전학령기	• 다른 아동들에 비해 말하는 것이 느림 • 명확한 발음의 문제 • 단어를 배우는 것이 느리고 때로는 알맞은 단어를 찾아낼 수 없음 • 알파벳과 숫자, 날짜를 배우는 것이 어려움 • 매우 침착하지 못하고 혼란스러움 • 또래 사귀기의 어려움 • 지시 또는 일과를 따르는 것이 어려움
K-4 학년	• 단어와 소리를 연관하여 배우는 것이 느림 • 간단한 단어의 혼동 • b/d, m/w, felt/left, house/home과 같은 지속적인 읽기와 철자의 실수 • 숫자 순서를 바꾸어 말하고 수학 기호의 혼동 (+, − , × , / , =) • 사건을 떠올리는 것이 느림 • 새로운 기술을 배우는 것이 느리고 기억하고 실행하는 것이 어려움 • 충동적이며 계획과 조심성이 부족함 • 친구를 사귀고 유지하는 것이 어려움 • 시간에 대해 학습하는 것이 어려움 • 저조한 협응력, 신체적 환경의 인식부족 • 자주 다침

교실 환경에서 많은 교육가들은 다음의 3가지 주요한 기본 특성에 대해 주의를 기울이지 않고 학습 장애를 정의한다 :

- 학교에서 또래와 비교하여 낮은 *수준으로 과제를 수행*
- 필요보다 느린 *속도의 학습*
- *배운 것을 새로운 상황에 일반화*하는 것이 어려움 (Lerner, 2000).

작업치료를 하도록 일차적으로 동기를 부여하는 것은 부모님과 교사이다. 표 28-2에는 전학령기와 4학년 사이의 학습 장애와 일반적으로 연관된 조기 경고 증상의 요점이 있다 (Westwood, 2008). 많은 어린 아동들이 하나 또는 2가지의 이러한 행동이 나타나지만, 그룹 사이에서 일치되는 학교와 집에서의 어려움이 학습 장애의 조기 주의점이고 중재가 필요하다는 것을 의미한다.

비록 치료사들은 학습 장애가 있는 아동을 다른 아동들에 비해 좀 더 다르게 보일 때 찾을 수도 있지만, 2가지의 결정적인 특징은 이러한 아동들을 확인하는데 도움을 줄 것이다.

- 한 가지 또는 그 이상 학술적인 학습에서 *예상치 못한 어려움*
- 매일하는 학습과 다른 삶의 과제에서 *사고 전략*의 유형을 통합하는 것의 불가능

핵심정리 (Here's the Point)

- **공표된 법 94-142에 의하면 학습 장애는 다양한 정보 자료를 통해 평가 결과의 능력과 손상 그리고 이해를 반드시 나타내야만 한다.**
- **norm referenced, criterion referenced, curriculum based의 평가가 있다.**
- **작업 치료는 부모와 교사에 의해 의뢰된다.**

어떻게 아동이 학습하는지 이해하기
(Understanding How Children Learn)

아동이 어떻게 학습하는지를 아는 것은 우리가 학습 장애 아동들을 만났을 때 그 장애를 확인하고 이해하는 것을 돕는다. 작업치료사로서, 아동의 일상생활, 예를 들어, 옷입기, 놀기 그리고 학교과제 수행을 잘 하는지 검사할 때 학습 장애의 영향을 알 수 있다.

학습 장애의 하나의 특징은 그들이 배운 것을 *일반화*하는 것이 어렵다는 것이다. 이것이 무엇을 의미할까? 학습은 필요에 따라 어떠한 상황에서든 배운 것을 적용하여 새롭게 알게 된 것을 처리하는 것이다 (Lerner, 2000). 이것은 무엇이 고려해야 할지 생각하게 한다. 우리 중 몇몇은 처음부터 새로운 정보를 모두 파악하고 우리는 일반적으로 그것이 무엇이고, 어떻게 쓰이며 이것이 우리의 삶에 어디에 적절하게 맞아 떨어지는지를 알기 전에 많은 다양한 방법을 사용하여 정보처리를 할 필요가 있다. 예를 들어, 새로운 기술을 배우기 위해서 시간이 걸리는데 컴퓨터의 새로운 소프트웨어를 사용하는데에는 단계가 있다. 연습을 한 후에 그 새로운 기술은 우리의 일상생활에 통합되고 우리는 심지어 그것을 사용할 '새로운' 방법을 만들어 낸다. 학습 장애가 있는 아동은 이러한 과정에서 문제가 생기는데 정보를 처리하는데 시간이 더 많이 걸리고 다른 아동들에 비해 연습의 기회를 더 많이 필요로 한다 (Deschler, Ellis, and Lenz, 1996; Lenz, Ellis, and Scanlon, 1996).

정보를 배우는 과정과 그것을 효과적으로 사용할 수 있게 되는 것은 학습의 단계로 설명된다. 학습의 단계는 작업치료사가 아동이 일상생활에서 필요한 정보들을 얼마나 잘 사용하는지를 평가하여 관찰할 수 있다 (Lerner, 2000). 이러한 학습의 단계는 다음에 간단하게 설명되어 있다 :

1. 습득된 정보
2. 정보를 유지하기
3. 정보를 유창하게 사용하기
4. 정보를 일반화하기
5. 정보를 옮기기

*습득된 정보*는 누군가가 과제의 기본적인 요소를 수행하는데 도움이 필요할 때 관찰된다. 이것은 수행이 불안정하고, 실수가 생기고 학습자가 많은 도움과 그 정보를 어떻게 사용해야할지 지시가 필요할 때의 학습의 단계이다. 이 도움은 신호 (Cue)와 암시 (Prompt)로 알려져 있다. 예를 들어, 3살 Jodie는 유치원에 가기 위해 준비 중이고 엄마로부터 어떻게 학교 신발을 신는지 배우고 있다. 엄마는 Jodie에게 신발에 strap과 buckle이 어디에 있는지 보여주었고 (Cue-과제의 당연한 부분), 신체적으로 strap의 끝을 buckle안으로 넣는 것을 도왔다 (Prompt-과제를 위한 신체적인 도움). Jodie는 이제 막 신발신기와 관련된 정보를 이해하기 시작했고 도움을 필요로 한다.

*정보를 유지*하기는 아동이 비슷한 상황에서 배운 과제를 높은 수준으로 유지할 때 나타난다. 예를 들어, Jodie가 신

발 신기를 연습하고 몇 주가 지나서는 엄마나 선생님의 도움 없이 혼자서 학교 신발을 신을 수 있게 되었다. 그녀는 여전히 신발을 신속하게 신을 때나 학교 신발이 아닌 다른 신발을 신을 때에는 도움을 필요로 한다.

*정보를 유창*하게 사용하는 것은 아동이 수행 배경이 필요로 하는 요구에 맞게 효율적으로 업무를 수행할 때 나타난다. 능숙한 반응은 교실 친구와 가족의 삶에서 아동이 '적합하도록' 한다. 예를 들어, 많은 연습을 한 후에 Jodie는 엄마나 선생님이 빨리하라고 요구했을 때 거기에 '적합하도록' 충분히 신발을 *신속하게* 신을 수 있게 되었다.

*정보를 일반화*하는 것은 아동이 다른 환경에서 신호 또는 암시없이 과제를 수행할 때 나타난다. 예를 들어, Jodie는 배운 것을 옷을 입는 것과 인형의 옷을 입힐 때 적용하며 심지어 학교에서 그녀의 친구들이 신발을 신을 수 있도록 돕는다. 아동들은 *"나는 어떻게 하는지 알고 있어!"* 라고 자신감 있게 말할 수 있게 되었다.

*정보를 옮기는 것*은 아동이 과거의 경험을 통해 복잡한 상황에서 무언가를 새로운 방법으로 발달시킬 때 나타난다. 예를 들어, Jodie는 그녀의 모든 지식들을 사용해서 어떻게 인형의 끈을 펠지 알게 되었고, 놀이용 바늘을 이용하며 넥타이를 맬 수 있게 되었다. 그녀는 *"어떻게 하는지 알아내"*라는 지시에 반응할 수 있고 도전을 즐긴다. 정보 과정의 도전은 받아들인 감각정보들을 통합하여 새로운 방법을 만들어내는 기술이다. 지식은 정교하게 되고 확장된다.

이 학습의 단계는 좀 더 인지가 좋은 **인지 조정자** 통해서 나타난다고 생각된다 (Missiuna, Malloy–Miller, and Mandich, 1998). 이러한 유형의 도움은 발판 재료라고 알려져 왔다. 학습에 어려움이 있는 아동들을 돕는 것은 그들의 일상생활의 복잡한 정보를 처리한다. 작업치료사는 사고와 과제와 학습 환경으로부터 요구되는 학습의 처리를 조정한다. 조정의 수준은 아동의 수행 정도에 따라 결정된다.

상황 28-2 Brody

Brody의 쓰기 어려움을 결정하기 위해서 학습의 단계를 이용해 보자. 교실의 다른 아동들과 비교하여 Brody는 이야기를 쓸 때 습득의 단계이다. 그는 많은 실수를 만들고 다른 아동들에 비해 선생님의 많은 도움을 필요로 한다. 선생님은 Brody가 다른 아이들이 보여주는 일반화와 이전 같은 좀 더 높은 학습 단계를 기대한다. 그녀는 Brody가 그가 아는 단어를 이용해서 이야기를 만들어 내도록 기대하고 새로운 이야기 형식을 조직화하도록 기대한다. 그는 다양한 과제들을 조화롭게 수행하도록 기대되고 있다. 예를 들어, 그가 가진 것들을 잘 관리하고 정확한 쪽수를 찾고 그가 순서에 맞게 생각하도록 기대를 받고 있다. 선생님은 Brody의 글 쓰기, 문장 만들기, 단어 사용, 물건들을 잘 찾고 관리하기 그리고 글쓰기를 위해 연필을 사용하는 것을 통해 Brody의 수준을 확신했다. Brody는 이러한 것들을 같은 나이의 아이들과 비교해서 할 수 없었다. 좀 더 많은 평가를 한 후에, Brody의 작업치료사와 선생님은 선생님의 기대치를 반영하여 학습 목표를 설정했다. 그들은 Brody가 적게 실수 하에 문장을 쓸 수 있게 되도록 결정했다.

Brody의 치료사는 작업 분석을 학교 작업에서의 어려움을 찾아냈다 (Chapparo and Ranka, 1997; Lerner, 2000). 예를 들어, 그녀는 Brody와 선생님, 보조 선생님에게 보여주기 위해 글씨 쓰기 과제를 작은 단계로 만들었다.

- 그의 수행 어디에서 실수가 생기나
- Brody가 관리할 수 있도록 어떻게 글씨 쓰기 과제를 작은 단계로 만들까
- Brody가 좀 더 정교한 글씨 쓰기를 하도록 도울 수 있을까
- 많은 글씨 쓰기 과제를 통과하여 어떻게 Brody가 글씨 쓰기 기술을 발달시킬 수 있을까
- Brody가 글씨 쓰기 과제의 전체를 스스로 수행할 수 있도록 많은 단계를 어떻게 순서화시킬까

작업치료사가 학교를 방문할 때마다 과제분석과 교습 전략을 적용했다. 그는 교실에서 점차적으로 습득하고, 유지하고 일반화했다. 이 시나리오에서 우리는 Brody가 해야 할 과제에 집중한다. 이 장의 다음 영역에서 우리는 Brody가 글쓰기를 할 때 경험한 전략적 어려움을 연구하기 위해서 정보 처리 이론을 사용한다.

핵심정리 (Here's the Point)

▶ 학습은 다음의 단계로 볼 수 있다:
- 습득 : 특정한 과제와 연관하여 정보를 이해하는 것
- 유지 : 과제 기술과 학습의 증진
- 유창 : 능숙해짐
- 일반화 : 환경에 관계없이, cue없이 과제 수행
- 옮기기 : 다른 기술을 발달하기 위해 지식을 사용

▶ 학습 장애의 중요한 특징은 지식을 일반화하는 단계의 어려움이다.

학습 장애, 정보처리, 그리고 작업 수행
(Learning Disabilities, Information Processing, and Occupational Performance)

작업 수행에 어려움이 있는 아동을 설명하기 위해 사용되는 학습 장애의 이론적인 모델에는 많은 것들이 있는데, 성숙의 이론, 행동과 지시의 이론, 그리고 인지의 이론이 있다 (Lerner, 2000). 하나의 모델인, 정보처리는 학습 장애가 있는 아동들을 위한 교육 프로그램을 설명하기 위해 점점 더 사용되어져 왔다 (Lerner, 2000; Weinstein, Husman, and Dierking, 2000).

이 부분은 **정보처리 이론**을 사용하여 학습 장애 아동이 작업 수행하는 동안 보이는 문제점들에 초점을 맞췄다. 정보처리는 학습의 cycle을 개념화했다. 아동이 집과 학교 작업을 어떻게 해야 할지를 배울 때, 그들의 환경에서 받은 감각정보들을 처리한다. 그들은 그들 머릿속의 다양한 정보들의 부분들을 조직화하고 그것을 쓸모 있고 쉽게 이해할 수 있도록 코드화한다 (Bohannon and Bonvillian, 2005; Chapparo, 2010). 그들은 자동적 감각 그리고 생각하는 기술, 수행을 빠르고 쉽게 하는 것의 커다란 전체적인 범위를 발달시킨다. 이러한 자동적인 기술은 기능에서 생기는 문제들을 해결하는데 사용되고 아동이 매일하는 커다란 작업 수행 영역에서 아동이 "독립적인 학습자"가 될 수 있도록 한다.

실행 체계는 아동들이 무엇을 생각하는지 조절하고 그들이 그들의 고유한 학습을 평가할 수 있도록 한다 (Huitt, 2003). 전형적으로 정보처리 체계에서 보여지는 입력-처리-결과와 피드백 단계와 학습 장애 아동이 각각의 단계에서 경험하는 어려움들은 그림 28-4에 설명되어 있다.

아동을 관찰하고 그들의 수행 능력에 대해 판단하기 전에, 치료사는 아동이 주어진 업무를 수행하기 위해 필요한 처리의 수준과 유형에 대한 정확한 이해가 있어야 한다. 두 개의 질문이 치료사가 아동의 학습 능력을 관찰하는 것을 안내한다 (Chapparo, 2010):

- 이 과제를 위해 요구되는 특정한 처리 전략은 무엇인가 (예, 감각, 기억, 문제해결, 평가)?
- 아동이 과제를 위해 필요한 수준으로 정보처리를 하지 못하는 것에 대한 증거가 무엇인가?

감각처리

정보처리가 시작되는 것은 지각이다 ; 과제와 관련된 의미있는 감각정보는 등록되고 지각이 된다 (Huitt, 2003). 감각 이미지를 위해 집중을 하지 않는다면, 감각 등록으로부터 정보는 사라진다. 학습 장애가 있는 아동들은 작업 수행에서 정보처리의 첫 번째 단계가 부족하기 때문에 이러한 어려움들이 있을 것이다 (Chapparo, 2010; Chapparo and Ranka, 1997).

상황 28-3 Brody *(계속)*

예를 들어, 이 장의 앞에 언급된 Brody의 이야기를 다시 보자. 우리는 이제 Brody가 그의 선생님이 요구한 과제를 하는 동안 어려움이 있었던 감각 전략과 집중에 대해 좀 더 세부적으로 이해할 수 있다. 묘사되었던 특정한 교실 환경에서 글쓰는 과제를 수행할 때, 그는 다음과 같은 어려움을 보였다:

- 선생님이 그의 책에 대해 말하는 것에 집중을 *옮기기* (shifting)
- 과제하는 동안 집중력을 *유지하기* (maintaining)
- 모든 지시들을 의미있게 듣는 것 또는 체계적인 방법으로 *책을 훑어보기* (purposefully listening)
- 과제에 필요한 *도구를 찾기* (연필, 책) (finding)
- 연필을 어떻게 단단히 잡는지 *관찰하기* (monitoring)

기억

입력의 처리에는 기억이 있다. **작업 기억**은 단기 기억 저장소이며 어떠한 주어진 시간에 우리가 생각하는 것을 나타낸다. 매일의 삶에서 "무엇을 할 지 알기"위해 뇌는 지속적으로 환경으로부터의 감각정보뿐만이 아닌 경험 또한 사용한다. 이 정보는 어떻게 진행되고 우리의 행동을 지시할지에 대한 "최고의 질문"을 만들기 위해 사용된다 (Baddeley, 1998; Hagedorn, 2000, p.43; Wager and Smith, 2007).

장기 기억은 날, 주, 또는 해를 지속하는 좀 더 영구적인 기억 저장소이다 (Thagard, 2005). 기억은 우리가 무엇을 보고 듣고 하는지에 대한 결론을 신속하게 내리기 위해 계속되는 경험들을 여과한다 (Sodorow and Lester, 2002). 전형적인 아동들에게 이러한 장기 기억은 그들이 배운 정보를 탄탄하게 한다. 학습 장애가 있는 아동들은 지식에 틈이 생기고 기억을 왜곡하거나 정보 회복에 문제를 가진다 (그림 28-4 회색박스 참고). 그들의 또래가 그들의 저장 공간을 지속해서 늘려가며 새로운 학습 기술을 배우는 동안 학습 장애 아동들은 똑같은 것을 배우고 또 배우는 과정을 지속한다 (Thagard, 2005).

정보가 올바르게 저장되지 못할 때 아동은 감각 이미지를 인식하지 못하거나 인식할 때 오류를 범한다. 그들은 틀린 이름으로 사물을 부를 수도 있고, 틀린 방법으로 사물을 인식하고 사용할 수도 있다. 이러한 모든 실수는 학습 장애 아동들이 학교 과제를 수행하는 동안 생길 수 있다.

아동들이 안정된 **도식적 기억**을 발달시킬 수 없을 때 그들의 행동과 환경이 맞지 않을 수 있다. 학습과 사회적 무능력이 결합된 아동들은 잘못한 공간, 시간에 잘못된 것을 수행할 수도 있다. 비록 아동들은 필요로 하는 것을 수행할 수도 있으나 그들은 도식적인 규칙을 복구할 수 없다 (Chapparo, 2010). 작업 수행에 접근할 때, 치료사는 아동이 단지 어떻게 과제를 수행하는지를 기억하는 것만 물어보는 것이 아니라 어디서 그리고 언제 일들이 일어나는지를 아는 것을 물어봐야 한다.

절차적 기억은 우리가 특정한 활동을 과거의 경험에 근거하여 자동적으로 수행할 수 있게 한다 (Sodorow and Rickenbaugh, 2002). 절차적 기억에 의존하여 아동이 매일 사용하는 과제의 예는 옷 입기, 양치하기, 글쓰기 그리고 일과에 따라 행동하는 것이다. 절차적 지식의 저장과 복구에 어려움이 있는 아동들은 연필, 펜, 장난감, 식탁용 날붙이 그리고 놀이 도구 등을 어떻게 사용하는지 잊을 수도 있다. 그들의 움직임은 심지어 친숙한 일을 수행할 때에도 어둔해 보일 수도 있다. 왜냐하면 그들의 신체를 어떻게 가장 효율적인 방법으로 사용해야 하는지 기억하지 못하기 때문이다. 그들은 같은 과제를 할 때에 많은 시간이 필요할 것이다. 작업 수행에 접근할 때, 치료사는 아동

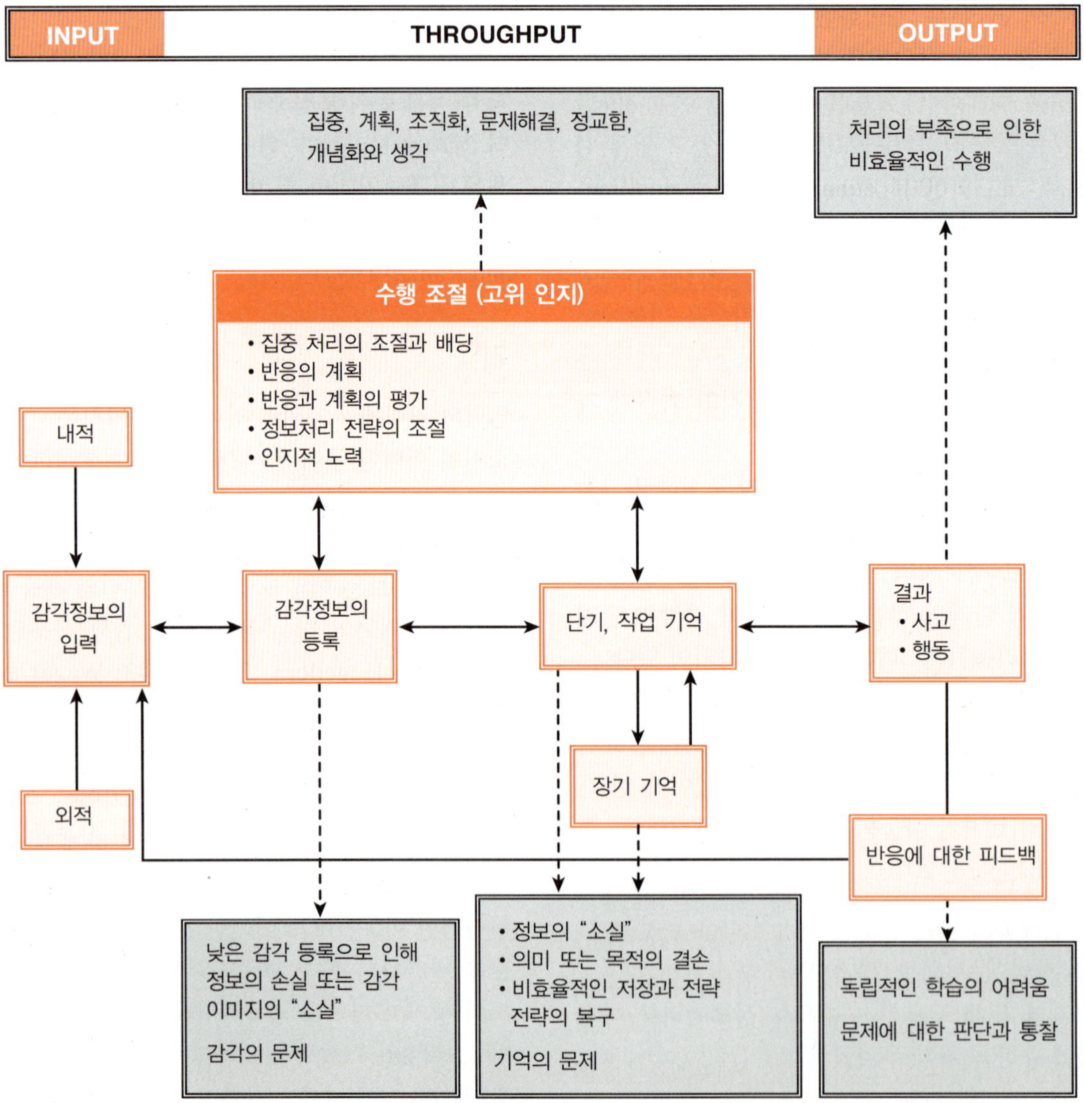

그림 28-4 학습과 학습의 어려움의 정보처리 모델 Learner, 1997, p.203; Chapparo, 2010, p.184). 회색박스는 학습 장애와 관련된 어려움들이 설명되어 있다.

이 기억하는 것과 친숙한 물건/장난감/도구 (예, 펜, 옷, 단추)을 사용하는지, 신체의 부분을 어떻게 사용하는지 (자세 잡기, 움직이기, 조작하기, 연필 잡기), 그리고 과제의 일과적인 단계를 통합해야 한다.

계획, 조직화, 문제해결

감각처리와 기억은 정보처리의 다음 단계의 기본이 된다 : 조직화, 문제해결, 결정하기, 통찰, 목적있는 집중. 모든 것은 정보처리 체계 안에서 실행 기능으로써 알려져 있다. 그들은 "조작의 규칙"으로써 여겨지고 우리는 어떠한 학습 상황에서든 문제해결과 정보분석을 적용한다. 그것들은 어떤 유형의 감각정보나 능력과 연관이 있는 것이 아니라 사용되기 위해 조직화 된 모든 정보에 적용되는 전략들이다. 우리의 실행 기능이나 전략들을 사용하여 우리는 다양한 과제를 조정한다 (Chapparo, 2010). 연구가들은 학습 장애가 있는 아동들은 다른 또래의 아동들에 비해 종종 스스로 교육할 수 없거나 잘 하지 못한다고 제안한다(Berry and West, 1993; Bohannon and Bonvillian, 2005;Missiuna, 1998; Polatajko, Mandich, Miller, and McNab, 2001).

매일 학교에서 아동들은 새롭고 복잡한 문제해결 학습과 연관되어 있다. 때때로 문제들은 새로운 정보 (선생님이 무언가 새로운 것을 하라고 지시한 것)와 연관되어 있고 어떻게 "준비" 할지 알아낸 후 적당한 시기에 그들의 동작이 일어난다. 다른 시기에 활동하는 동안 나타나는 장애물들을 확인하고 다루는 것과 같은 문제점과 연관되어 있다 (교실 검사 동안 언제 연필이 부러질까). 무슨 말일까? 선생님이 뭐라고 말했을까? 내가 어떻게 그것을 할 수 있을까? 내가 얼마나 해야 할까? 나는 어떻게 실수를 하지 않고 할 수 있을까? 어떻게 다른 이들과 비교해서 나의 과제를 수행할 수 있을까? 내가 예상했던 것을 할 수 있을까? 누가 도와줄까? 이것들은 준비가 필요한 아이들, 그리고 비판적 사고법, 의사 결정, 그리고 계획과 같은 더 높은 정보처리를 요구하는 그들이 해야하는 대부분의 과제를 해결해야 하는 아이들의 전형적인 문제들 중 단지 몇가지이다. 이러한 과정들은 "독립적 학습" 또는 "배우는 방법을 배움"의 특징이다. 비록 학습 장애 어린이들이 좋은 기억력을 가지고 있다고 하더라고, 그들은 거의 누구에게나 이행과 변화에 대응하는 어려움의 증가를 주는 계획, 문제해결과 같은 면에서 어려움이 있다.

- 과제를 *수행*하는 동안 발생할 수 있는 문제는 무엇일까?
- 나는 행동에 대한 *준비*를 어떻게 해야 할까?
- 이 *특정한 과제*에 사용하기 위한 행동, 장소, 도구의 *최고의 선택*은 무엇일까?
- 과제의 *연속성*을 어떻게 해야할까?
- 생각/ 문맥/ 능력을에 맞게 나의 반응을 만들기 위해서 내가 해야하는 것은 무엇일까?

아이들이 준비와 계획에 어려움을 가지고 있을 때, 그들은 종종 체계적이지 못하게 보여지고, 어떻게 수행해야 하는지에 대해 잘못된 선택을 하고, 또는 지속적으로 그들의 일을 어떻게 해야 하는지에 대해서 자문을 구한다. 계획하고 정리하는 능력을 모두 수반하고 있기 때문에 그들은 문제해결 방법을 생각하는데 아마 실패할 것이다. 즉, 그들은 "생각없는 행동"을 할 것이다.

아이들은 그들 스스로 학습하고, 그렇게 되기를 원한다.

상황 28-4 Brody *(계속)*

그를 힘들게 하는 정보처리의 양상을 알기 위해 Brody의 이야기를 다시 살펴보자. 선생님은 체육 축제에서 있었던 이야기에 대해서 글을 쓰도록 요구했고, 그 과제는 그가 작업 기억을 통해 많은 것들을 조작할 것을 요구했다. 그는 선생님의 지시 사항을 기억해야 했다. 그는 체육 경기에 대한 정보들을 장기 기억으로부터 복구해야 했고 작업 기억을 사용해서 제자리에 놓아야했다. 이미지들에 따라서 그는 글 쓰기에 대해 배운 것–글자, 단어 그리고 글씨쓰기 과정–을 장기기억으로부터 복구하고 작업 기억으로 다시 사용해야 했다.

Brody는 이 모든 과정에서 어려움이 있다. 심지어 반복했던 선생님의 지시사항은 기억이 희미해졌다. 그는 체육 축제에 관한 기억에 접근할 수 없었고 그 사건을 묘사할 단어에도 접근하지 못했다. 그는 글씨 쓰기의 과정을 기억하는 것에 어려움이 있었다. 작업 치료에서 Brody는 시각화 전략을 사용하여 그의 정보를 복구하도록 격려받았다(Chapparo and Ranka, 2005). 예를 들어, 이야기를 적는 동안 그의 치료사는 그에게 "지난 주에 너는 체육 축제에 갔었지" (사건에 대해 정보 제공)와 같이 정보를 떠올릴 수 있도록 암시를 주었다. "너의 머릿속으로 들어가서 네가 체육 축제에서 본 장면들을 떠올려봐" (그가 사용할 수 있는 복구 전략). "네가 무엇을 보았는지 말해봐". "네가 본 것들을 계속 기억하고 여기다 적어보자" (정보 복구 사용)

이것은 그들이 정신적으로 그들 스스로의 계획을 평가하고 수행하고 만족하고, 효과적이고, 그리고 일치 또는 차이에 대한 요구를 결정을 할 때 발생한다. 이것을 평가하는 생각은 아이들이 그들의 생각에 대해서 생각하는 상위 인지를 포함한다. 이것은 질문, 그들의 행동이나 생각의 분석, 그리고 그들의 가치에 대해서 마지막 판단을 하는 것을 포함하는 인지의 경보의 유형이다.

상황 28-5 Brody *(계속)*

이야기를 쓰는 것은 Brody에게 많은 고위 처리 과정을 필요로 한다. 그가 육상 경기 축제에 대한 이야기를 써 본적이 없었을 때, 그는 단지 기억에만 의존할 수가 없었다. 그는 이들의 모든 분리된 가닥을 끌어당겨 혼연일체로 하는 것과 같이 할 수 있는 전반적인 정신적 계획을 했다. 그는 과제에 필요한 도구를 모두 사용했다 (연필과 습자책). 그는 어디에 적어야 할지를 생각해냈다 (책의 페이지, 페이지 오른쪽 줄). 그는 작업 기억의 정보 제공을 포함하는 정신적 이야기 계획을 만들었다. 그는 결단력 있게 그의 관심을 이러한 활동의 하나와 작업 기억의 하나의 사이로 옮겨서 이야기에는 차이가 없었다. 이야기는 연속적이 되었다. 그는 교실의 소음, 옆사람에게 이야기하는 아이, 또는 나가서 뛰어 놀자는 생각에 의해 산만해지지 않아야만 했다. 그는 그의 생각에만 집중하도록 노력했다. 그 과제는 명시된 시간안에 해야만 했다.

Brody는 과제에 요구되는 기본적인 고위 기능에 어려움이 있었다. (1) 그는 많은 이야기 생각에서 선택을 할 수 없었다. (2) 그는 시간 제한에 맞추기 위한 그의 수행의 시간 수정에 어려움이 있었다. (3) 그는 다른 정보를 묵살하고 손으로 과제를 지속하는데 어려움이 있었다. (4) 그는 그가 무엇을 해왔고, 무엇을 했고, 무엇을 하고 있고 그리고 무엇을 해야 할지를 동시에 기록할 수 없었다. 작업치료 중재 동안, 치료사는 Brody가 이야기를 쓰는 과제를 정리의 사용에 필요한 생각 전략을 수행할 것이다. 예를 들어, Brody는 그의 생각을 만들고 기록하는 단순 "memory maps"를 배울 것이다. 치료사는 Brody에게 글을 정리하고 순서의 연속성을 돕기 위해 그가 학교저널에 그의 글을 유지할 수 있도록 시각적 이야기 계획을 제공할 것이다. 이러한 과정은 포함한다 : 글의 제목, 무엇이 일어났나? 언제 일어났나? 어디서 일어났나? 누가 있었나? 언제 끝났나?

결과와 피드백 처리

정보처리의 마지막 단계는 우리가 우리의 반응을 만들고 감시하는 계획들에 대한 생각을 사용할 때이다 (그림 28-4). 많은 연구자들이 생각 전략의 감소와 비효율적인 반응 조절의 처리의 속도 감소를 연결했다 (Ayres, 1979, 1985; Chapparo, 2010; Giuffuida, 2001; Goodgold-Edwards and Cermak, 1990; Rothi and Heilman, 1997; Schmidt and Wrisberg, 2000). 작업 수행 동안, 장애물이 생기면 과제와 맥락 요구에서 시작과 정지의 가능을 포함하는 계획을 하고, 정지 후 재시작하고, 끝날 때까지 지속하고, 지속하는데 공을 들인다.

핵심정리 (Here's the Point)

- ▶ **정보처리는 input-throughput-output 그리고 feedback의 과정이다.**
- ▶ **정보처리는 다음을 포함함으로써 생각할 수 있다.**
  - 감각처리
  - 기억
  - 계획, 조직, 문제해결
- ▶ **정보처리의 출력 과정은 감시 체계, 수행 시간과 "바르게" 지속하는 것으로 작용한다.**

중재(Intervention)

중재의 큰 틀은 학교와 집에서의 학습 수행을 매일 증진시키기 위한 학습 장애 아이들을 돕는데 가장 실용적인 지침을 주는 교육에 있다 (Bos and Vaughn, 2002; Goldberg, Higgins, Raskind, and Herman, 2003). 예를 들어, Swanson (2001)은 학습 장애의 어린이를 위한 중재의 다른 유형의 효과를 조사한 1000가지 이상의 연구를 검토했다. 영향력이 있는 변수로 모든 영역을 가로질러 성공적인 학습의 3가지의 공통적인 특징이 나타났다: (1) 과제의 어려움 조절, (2) 학습 환경의 조절, 그리고 (3) 직접적인 지시 (어떻게 과제를 수행하는지)와 인지 전략 지시 (어떻게 과제를 수행할지를 *생각*). 이 연구의 결과는 중재에 초점

임상조언 Practice Wisdom

Keeping Context in mind

학교에서, 아이들은 "학습 장애" 그 자체의 이유 때문에 작업치료를 언급하지 않을 것이지만, 더 정확히 말하면 교육 환경으로부터 이득을 위한 그들의 행위를 방해하는 학습 장애와 관련된 행위 때문일 것이다. 그러므로 학교에서 일을 할 때 목표와 관련된 교육의 문맥에서 감각 지각, 나쁜 기억력, 또는 혼란과 같은 결손은 평가되고 다루어져야만 한다는 마음가짐을 유지하는 것은 중요하다. 학교 밖의 환경에서 학습 장애를 가진 아이들과 있을 때, 강화와 약화는 그들이 작업 수행의 다른 면에서 연결이 될 때 다루어져야 한다.

을 맞춘 사람-환경-작업의 결합을 강조하는 작업치료 수행의 현대적 관점과 일관된다. 작업치료사는 또한 어려운 과제를 *수정 또는 간소화*하거나 *개선된 수행을 보인 과제를 순서*에서 빼는 것을 증명했다 (Chapparo, 2010; Polatajko, Mandich, Miller, McNab, 2001).

최적의 효과를 위해, 작업치료사는 다음의 질문의 답을 찾는 것에 대한 그들의 중재에서 작업치료 수행의 3가지 면을 목표로 해야 한다.

- 아이들을 위해 쉬운 과제를 만들기 위해 할 수 있는 것은 무엇일까?
- 학습을 보조하기 위한 문맥을 만들기 위해 할 수 있는 것은 무엇일까?
- 과제 수행에 대한 학습을 위해 요구되는 정보를 처리하기 위한 아이들의 능력을 강화하기 위해 할 수 있는 것은 무엇일까?

과제, 문맥, 또는 아이들의 근본적인 능력에 초점을 맞추어 나온 많은 중재가 이전의 장에서 나왔다. 이 장에서 시사 하는 것은 간단하고 학습 장애를 가진 아이들을 돕는 것을 할 수 있는 것과 명확하게 연관이 있다.

첫째로, 과제의 수정은 scaffolding에 기여한다. **Scaffolding**은 성공적인 결과를 보장하는 수행을 도와주는 틀 또는 scaffold 안에서 배우거나 과제 수행을 하는 곳에서 발생한다. 몇몇 아이들은 학습 성공을 보장하기 위해 짧고, 일시적인 scaffolding을 필요로 할 것인 반면에 , 다른 아이들은 더욱 영구적인 scaffold가 요구될 것이다. 예를 들어, 과제 분석은 쉬운 관계에서의 행위의 복잡성을 제거한다; 이 단계는 순서대로 조직되고, 아이들은 순서의 단계대로 배울 것이다. 목표는 조직과 순차적인 학습을 통해 아이들이 성취의 더 높은 단계로 가는 것이다. 몇몇 아이들을 위해, 과제 분석은 과제를 할 수 있도록 방법이 변화할 필요가 있음을 가리킬 것이다. 여기에는 아이들의 수행의 주의 깊은 평가에 근거를 두고 만들어 질 수 있는 수백 번의 과제 수정이 있고, 치료사는 각각의 아이의 개인적 필요에 맞게 학습과 수행 scaffolding을 발달시킬 필요가 있다. 일시적인 scaffolding을 의 개념을 사용할 때, 치료사는 scaffold를 시행할 계획을 세워야 할뿐만 아니라 (예, use of visual reminders at the desk) 점진적으로 scaffold가 사라지도록 해서 아이들이 희망했던 과제를 스스로 맡도록 계획해야 한다.

비록 과제의 수정이 성공적인 수행에 기여할 수 있다고 하더라도, 아이들은 또한 그들의 배우는 능력을 보조하기 위해서 학습 문맥에 변화를 필요로 할 것이다. 학습의 문맥의 변화는 또한 scaffolding의 유형이다. 변화는 신체적, 사회적, 감각적, 시간적, 또는 인지적으로 할 수 있고, 일시적이거나 영구적이다.

마지막으로, 아이들에게 학습을 위한 정보를 제공하는 방법은 그들이 어려운 과제를 수행할 때, 특정한 사고 전략을 사용해서 그들을 가르침으로써 강화될 수 있다. 여기에는 몇 가지 문제-해결 접근이 있는데 그들이 과제를 수행하는 동안에 아이들의 처리 능력을 강화하는 것을 사용하는 것이다 (Chapparo and Ranka, 2005;Polatajko et al., 2001). 비록 이들 접근이 개인적 특성을 지니고 있다고 하더라도, 공통적인 특징은 과제 수행의 직접적인 설명에서 과제 수행 동안에 처리 전략을 사용한 설명으로 옮기는 것이다. 접근의 이러한 유형을 사용하는 예비의 연구는 작업 수행을 배우는 아이들의 능력의 발달에 대한 잠재력 뿐만 아니라 자부심의 발달과 수행 만족도 가리킨다 (Polatajko et al., 2001).

능동적인 학습

Cheryl은 6세이고, 소근육 수행 감소, 친필의 어려움, 부주의의 결과로 LD가 왔다. 그녀의 가족들은 그녀가 식사시간이나 집에서 다른 행위를 할 때 오래 앉아있기가 어려움을 초기 평가를 하는 동안 작업치료사에게 알렸다. 그녀가 여전히 그녀의 자리에서 남아있을 수 없을 때, 이는 그들에게 나가서 먹는 것을 멈추게 했다. 숟가락이나 포크와 같은 그녀의 다른 기능적 도구의 사용은 좋지 못했고, 그녀는 그녀의 손가락으로 집어먹는 것을 선호했고, 집과 학교에서 먹는 동안 주위를 걸어다녔다. 그녀의 가족들은 그녀에게 칼질을 시키지 않았다. 그녀는 혼자 옷을 입었지만, 신을 신거나 단추를 매는 것은 도움이 필요했다. 이러한 어려움들은 "sleep overs"로 약속과 다른 잠재적은 친구들과의 여행으로 억제되었다. 그녀는 작업치료사에게 학교에서의 학업과 사회적 활동에 참여하는 그녀의 활동이 증가한 것을 언급했다.

학습의 단계와 예상보다 일찍 나타난 정보처리의 단계의 사용에서, 학습과 정보처리 장애의 가설은 Cheryl의 문제에 기여할 것이다. 평가 전략의 발달로 당신은 당신의 가설로 테스트를 할 것이다.

핵심정리 (Here's the Point)

- **학습 장애에 대한 중재는 매일 과제 수행이 증진하도록 아이들에게 주는 도움을 포함한다.**
- **성공적인 프로그램을 위한 공통적인 특징은 과제 난이도를 조절하고, 학습 환경을 조절하고, 과제에 대한 직접적인 설명의 결합을 사용하고, 과정을 설명하는 전략을 사용하는 것이다.**

지적 장애 (Intervention)

이 장의 이 부분에서 우리는 ID를 언급 할 것이고, 이 용어는 오늘날 "정신 지체"로 대체되어 사용된다. ID를 동반한 아이들은 그들의 정도와 욕구가 그들의 장애의 근본적인 요인만큼이나 다양하기 때문에 그룹으로 특징짓는 것이 어렵다. 문맥은 ID를 동반한 아이들에게 중요하기 때문에, 우리는 ID를 동반한 아이들과 그들의 가족에게 문맥을 이해시키려고 시도한다. 마지막으로, 중재는 도움이 되는 기술을 사용하는 환경의 적응하여 몇몇 정보에 따라 논의될 것이다.

지적 장애의 정의와 특징 (Defining and Characterizing Intellectual Disability)

Pratt와 Greydanus (2007)의 기술에 의하면, ID는 "발달, 인지, 지적 결손: 1) 적응 행동, 학업의 수행, 그리고 적응 기능의 결손(가벼운 또는 심각한)이 동시에 발생한다; 2) 발달 기간 동안에 나타낸다 (늦은 청소년기 나 18세 이전)" 으로 정의된다 (p.375). ID는 3~10세의 어린이의 1%에서 3%정도 발생하는 가장 흔히 인정된 발달 장애로 기록되어 있다 (Pratt and Greydanus, 2007; Sebastian, 2006). 초기의 견적은 거의 12%에 달하는 세계적으로 높은 비율을 나타내었다 (Olness, 2003).

ID의 원인은 다양한 환경과 생물학적 요인을 포함하고, 위험에 처한 아이들의 장소와 같은 상태의 무수함을 포함한다 (Guralnick, 2005). 게다가 ID는 다른 많은 의학적 상태와 함께 나타난다. 유전적 장애(예, fragile X 와 Down syndromes) 그리고 다른 태내 사건들 (예, substance exposure, fetal malnutrition), 출산 시 또는 주산기에 생긴 문제점들 (예, hypoxia, infection, trauma, 또는 prematurity), 사고, 질병 또는 아동기에 독소에 노출되는 것 그리고 다른 많은 쟁점들이 다양하게 ID와 연관되어 있다 (Pratt and Greydanus, 2007; Sebastian, 2006). ID의 확인은 놓치거나 늦게 획득한 다양한 영역이 발달 이정표에서 나타난다. DSM -IV-TR에 다음과 같이 묘사되어 있다 :

- 심각한 표준 미달의 지적 기능 – IQ가 대략 70 또는 그 이하
- 장애를 수반하거나 다음 영역에서 적어도 2개 이상 적응 기능의 손상 : 의사소통, 자기 관리, 집안 생활, 사회/대인관계 능력, 지역사회 자원 사용, 자기 학습, 기능적인 학습 기술, 일, 여가, 건강 그리고 안전
- 18세 이전에 발생

이러한 잠재적인 비참한 통계에도 불구하고 Guralnick (2004)는 5년 동안의 중재는 발달에 중대하고 긍정적인 영향을 준다고 제안한다.

ID는 일반적으로 지적 기능을 근간에 두고 분류되지만 또한 적응 행동과도 연관이 있다. 정확한 IQ 검사는 신경발달적인 요소에서 볼 수 있는 이점과 약점을 점수화할 수 없기 때문에 잘못 판단될 수 있다. 게다가 문화적 편견과 IQ 검사의 본질적인 유효성에 대한 염려가 있다(Batshaw et al., 2007). 이전의 정의인 "정신 지체"는 자기 관리와 언어와 같은 수행 영역에서의 이점과 약점을 설명했지만 (American Association on Mental Retardation, 2002), ID의 정의에는 나와 있지 않다. 그러므로 ID는 일반적으로 지적 검사에 기본을 두고 그 정도에 따라 분류된다. 이것이 작업 치료사에게 유용하건 그렇지 않건 이 용어는 진단적으로 사용되기 때문에 그것들을 이해하는 것이 중요하다. IQ 검사의 범위와 발생률은 표 28-3에 설명되어 있다.

기능적으로, 경도의 ID 아동들은 몇몇 발달 이정표가 지연되더라도 모든 영역의 기능에서 완전히 독립하도록 기

표 28-3 ● 지적 장애의 수준

	발생률	IQ LEVEL
경한 ID	85%	IQ 50~70
중등도 ID	10%	IQ 35~55
심한 ID	3~4%	IQ 20에서 35~40 사이
매우심한 ID	1~2%	IQ 20-25 이하

Data from Batshaw, M. L., Shapiro, B., and Farber, M.L.Z. (2007). Developmental delay and intellectual disability. In M.L. Batshaw, L. Pellegrino, and N.J. Roizen(Eds.), *Children with disabilities* (6th ed.,pp.245–261). Baltimore: Paul H. Brookes.

대된다. 대부분의 이러한 아동들은 기대에 대해서 매일매일 대항하고 읽기와 기본적인 수학 기술을 발달시킬 것이다. 경한 ID는 많은 기술을 가지고 있고 일상 생활에서 성공적으로 완전히 독립해서 살 수 있다. 그들은 아마도 교육, 일, 가족 도전의 요구를 잘 다룰 수도 있다. Porr (1999)에 의하면, 경한 ID는 참여와 같은 작업 수행에서 이를 테면 사회화와 여가시간의 발달, 작업 치료에서 중요한 역할 제안에서 어려움이 생길 수 있다.

중등도의 ID는 발달적 기술은 획득하지만 도전이 더 힘들게 느껴진다. 이러한 사람들에게 수용적, 표현적 언어 모두 힘들고 다양한 환경과의 상호작용을 방해할 수 있다. 또한 언어적 어려움 때문에 돈을 다루고 안전하게 지역사회에서 이동하는 것에 어려움이 있을 수도 있다. 언어 지연과 함께 발달적 어려움이 나타날 수 있다. 이 수준의 ID는 지역사회에서 살아가고 일하기 위해 지속적인 도움이 필요할 수도 있다.; group home 환경은 그들의 욕구에 적합하다. 인지 과정과 문제해결의 어려움은 삶의 전 영역에서 나타날 것이다.

중등도의 ID는 대부분의 영역에서 발달 기술을 획득하는 것에 좀 더 어려움이 있다. 종종 ID 아동은 동시적인 진단을 가질 수 있다 (예, 뇌성마비, 소뇌증) 모든 것이 그들이 독립적으로 살아가는 능력을 방해한다.

핵심정리 (Here's the Point)

▶ ID의 원인은 다양하고 환경적 생물학적 요인 모두 관계가 있다.

▶ ID는 많은 다른 장애와 함께 나타나고 이것은 평가와 중재 모두 다양해야 한다.

임상조언 Practice Wisdom

"Capture" the Whole Child

비록 ID는 지적인 기능, 이점과 기술에 근거하여 분류되지만, 종종 지적인 수준에는 모순이 있다. 그 예로 아동은 단순한 지적 기능을 넘어서 예외적인 사회 기술, 예술적 능력 또는 기억력을 보여줄 수도 있다. 이것은 행동, 의사소통 그리고 감각과 운동 능력과 같은 정교한 지적 수준을 획득할 수도 있기 때문이다. 대안적으로 기능들은 간단하게 나타날 수도 있다. 그러므로 아동을 완전히 확신하기 위해 관찰, 부모와 교사의 인터뷰, 아동의 인터뷰가 중요해진다.

▶ ID는 현재 정도에 따라 분류한다(경도, 중등도, 심한, 매우 심한) ; 불행하게도 이러한 분류는 능력보다는 결손에 중점을 두고 있다.

지적 장애 아동 알아보기 (Identifying Children With Intellectual Disabilities)

ID는 발달의 모든 부분과 연관되어 있기 때문에 평가 계획을 하는 것이 어렵다; 하나로 모든 것을 맞출 수 없다. 그러나 특히, 평가를 위해하는 bottom-up 접근과 같은 일반적인 발달 도구는 전체적인 이점과 요구를 이해하는데 적절할 것이다. 이런 경우에, 평가 과정은 선별로 시작할 수도 있지만 적응 기능에 대한 특정한 평가가 포함되어야 할 경우도 있을 것이다. 좀 더 일반적인 적응 기능 평가를 위해, Vineland Adaptive Behavior Scales, Second Edition (Sparrow, Cicchetti, and Balla, 2005) 또는, Adaptive Behavior Assessment System(ABAS) (Harrison and Oakland, 2000)과 같은 평가가 적합하다. Top-Down과 같은 접근적 평가에는 Canadian Occupational Performance Measure (COPM) (Law, Baptiste, Carswell, McColl, Polatajko, and Pollock, 2005)가 아동과 보호자의 우선적인 목표와 함께 이점과 요구의 영역을 알아내는데 유용하다. 이러한 모든 도구들은 18장 : 사정, 측정 그리고 평가에 나와 있다.

보호자는 부가적 평가로 이끌어 줄 일반적인 발달 도구에서 언급되지 않은 영역에 대해 걱정한다. 예를 들어, ID 아동은 근 긴장도 이상, 섭식 장애, 감각처리 장애 또한 있을 수 있다. 식사는 23장 : 식사, 삼킴 장애와 태아기 물질 노출로 인한 장애에 설명되어 있다. 감각처리 장애는 24장 : 감각처리 장애 ; they can be assessed in this population through the use of either the Sensory Profile (Dunn, 1999, 2002; Brown and Dunn, 2002). 신경운동학적인 내용은 25장 : 신경운동 질환에 나와 있고 독자는 이 장에서 특정한 운동 결손 평가에 관한 좀 더 많은 정보를 알 수 있다.

지적 장애는 개인이 살아가는 동안 나이가 들면서 주위로부터의 변화할 가능성이 있기 때문에 앞서 말한 바와 같이, 이 본문은 아이들을 초점으로 하고 있으며, 치료사는 그들이 스스로 찾은 환경에 의해 개인이 필요로 하는 장소의 변화를 고려하며, 그 안에서 수행하며 역할을 기대할 것이다. 독자는 이 본문을 특별히 일상생활활동의 전개에 도움이 되는 정보를 제공한다고 한다.

핵심정리 (Here's the Point)

- **지적 장애의 평가는 좋은 장소에서 시작되어야 하며 장점을 파악하는 능력과 일반적인 발달 평가 도구를 필요로 한다.**
- **정확한 평가는 각 영역의 숙련된 돌보는 사람에 의해 영향을 미친다.**

지적 장애의 이해

(Understanding Intellectual Disabilities in Context

본문에서 지적 장애의 아동은 가족에 영향을 많이 받는다. 가족의 형태에 따라 세심한 부분까지 포함하여 최상의 발달을 촉진시키며 또한 아이와 부모의 관계에 의해 세밀한 반응까지 아이의 발달을 촉진시킨다. 책임감있게 돌보는 사람에 의해 아이의 발달에 필요한 어린 시절 경험을 창조하게 되며, 발달 수준은 더 진전하게 된다. 그리고 중요한 것은, 돌보는 사람은 아이들의 건강과 안전에 유의하며, 적정한 영양과 충분한 건강관리 및 폭력으로부터 보호될 수 있도록 해야 한다. 이 들의 특징은 가족의 살아가는 형태에 따라 발달이 달라진다.

아이들의 생태학적인 위험요소의 경험은 도전을 하게하며 발달의 결과에 가능성 있게 타협한다. 지적 장애의 증상을 한 번 정도 보이거나 지적 장애의 발달의 위험을 보일 때 가족과 함께 빠른 시일에 중재를 해주어야 한다. 일찍 중재를 했을 때는 4장에서 단 시간 내에 중재효과를 자세히 제시하고 있다. 몇 년의 조사결과, 일찍 중재를 했을 때는 아이와 가족들에게서 좋은 결과를 이끌어낼 수가 있다. 부모와 아이의 상호작용이 어느 환경에서든 결정적으로 지적 장애아에게 중요한 원인을 차지한다. 지적 장애의 장애와 의학적 상태와 연관하여 지적 장애를 확인하게 되고 지적 장애아와 그의 부모는 주위로부터 널리 퍼지는 것에 실망을 하게 된다.

지적 장애 아이를 돌보는 사람은 극도의 스트레스와 불안한 심리상태 및 부정적인 아이의 행동을 경험하게 된다. 스트레스 및 표현의 정도와 우울함 등은 진단을 결정함에 있어 연관된다. 부모의 스트레스 불안 정신병 등의 이런 부정적인 요소들은 아이들이 사회-감정적으로 발달함에 있어 위험 요소로부터 보호되어야 한다. 부정적인 표현 및 불안, 스트레스, 우울 등의 부정적인 요소를 찾아내어 사회지지 시스템으로 가라앉혀야 한다. Turnbull은 엄마와 함께 장애를 가지고 발달해 왔으며 가족의 복합적인 정보를 포함하고 있으며, 친구를 만들어주며 스스로의 결정을 내릴 수 있도록 한 지지시스템 중재는, 가족들의 삶에 긍적적인 요인으로 작용하였다.

핵심정리 (Here's the Point)

- **가족은 지적 장애아에게 중요한 영향을 미친다.**
- **이른 중재에서 환경은 지적 장애아와 그들의 가족에게 중요한 역할을 한다.**
- **치료사는 가족들의 스트레스를 파악해야 하며 아이와 가족들에게 사회적인 지지를 해줘야 한다.**

중재 (Intervention)

ID를 위한 중재는 아동 스스로의 요구와 양육자의 목표를 알아내는 것에 달려있다. 양육자의 목표는 일반적으로 아동의 요구와 환경적 적응 모두를 엮은 것이고 치료사는 중재를 할 때 양육자의 목표를 생각하는 것이 중요하다. 아동과 함께 치료하고 환경에 적응하는 것이 여기에 설명되어 있다.

아동의 요구

유아기와 전 학령기의 중재는 발달 이정표를 획득하고 일상 작업을 수행하는 것에 중점을 둘 수 있다. 조기 중재는

ID 아동에게 특별히 중요하게 고려된다. 즉, 그것은 아동의 발달에 긍정적인 영향을 준다는 것이다 (예, Achenback, Howell, Aoki, and Rauh, 1993; Campbell and Ramey, 1994; Hill et al., 2003; Guralnick, 1997a, 19997b, 1998; Thomaidis, Kaderoglou, Stefou, Damianou, and Bokoula, 2000). 조기 중재에 관한 좀 더 많은 정보는 4장 : 조기 치료 에서 찾을 수 있을 것이다.

ID 아동의 조기 중재를 넘어 그들의 모든 발달영역을 포함한 중재로부터 이득을 얻을 수 있다. 예를 들어, 일상생활 활동 기술은 backward 또는 forward chaining과 같은 테크닉을 통해 가르칠 수 있고, 또는 8장 : 자기-관리: 기본적 작업 에 설명한 다른 접근들을 사용할 수도 있다. ID 아동은 가능한 놀이 활동에서 도움을 필요로 할 수도 있고, 참여하기 위해 적절한 사회 교류를 발달시킨다. 작은 놀이 그룹은 이러한 역할 발달에 도움이 될 수도 있다; 아이들은 때로는 모델이 되어 다른 사람인양 행동을 하기도 하고 놀이 그룹은 이러한 기회를 제공한다. 23장 : 식사, 삼킴 장애와 태아기 물질 노출로 인한 장애에서 관련된 Raymond 이야기가 전형적인 예이다. 놀이에 대한 더 많은 정보는 3장 : 놀이에서의 아이들 에서 찾아 볼 수 있다. ID 아동들은 지각 또는 감각 운동 기술 또는 심각 처리와 통합 의 양상의 직접적인 중재를 통해 이득을 볼 수 있다. 감각처리와 통합에 대한 부가적인 정보는 20장 : 직접 중재와 24장 : 감각처리 장애 에서 찾아볼 수 있다.

상황 28-6 Raymond

당신은 태아기 물질 노출로 인한 장애에 관한 부분인 23장 : 식사, 삼킴 장애와 태아기 물질 노출로 인한 장애 의 도입부에 있는 Raymond를 떠올려 볼 수 있다. 36주에 태어난 메타돈(methadone) 의존성인 Raymond는 이른 시기에 헤로인 금단 증상, 감수성 그리고 저조한 수면과 식이 양상을 보였다. 그가 충분한 지지 하에 진정되고 먹을 수 있는 동안 그의 엄마는 그의 요구가 도전이었다. 게다가 자기-조절 문제인 말하기와 운동 기술은 지연되었다.

Raymond는 조기 중재 프로그램에 참여하였고 많은 부분에서 획득을 얻어냈다. 그러나, 이른 중재를 수행하기 위해서 Raymond의 발달 지연을 평가하는 것이 요구되었다. Raymond의 평가는 그가 경증-중등도의 ID라고 말했다. 그의 엄마는 Raymond가 그의 여자가 했던 것처럼 발달하지 못한다는 것을 알아차렸고 집에서 그의 기술이 발달되도록 도왔다. 비록 그의 엄마는 이전에 Raymond의 출생 때 보였던 헤로인과 메타돈을 사용했지만 그녀는 그것의 사용을 성공적으로 끊었다. Raymond와 그의 엄마, 그리고 여자 형제는 할머니와 살고 있었다. 엄마는 여전히 직업이 없었다.

주된 양육자로서 엄마는 초기부터 조기 중재 치료사와 함께 했다. Raymond가 성숙하고 얻을 능력이 초기에는 자기-조절의 발달을 강조하는 동안 팀은 Raymond는 놀이 대상이 될 수 있는 주위의 다른 아동들이 필요하다고 생각했다; 전학령기 놀이 그룹이 추천되었다. 조기 중재 환경은 또한 Raymond의 엄마에게 다른 젊은 엄마들과 교류할 기회를 제공했고 그녀가 경험했던 스트레스를 강조했다. 이 프로그램이 부모 교육을 포함했기 때문에 Raymond의 엄마는 민감한 반응에 대해 배울 수 있었다; 그녀는 Raymond와 그의 여자형제 모두를 돕는다고 느꼈다. 그녀는 또한 놀이그룹을 통해 Raymond에게 적절한 놀이와 사회성의 가치가 더 좋다고 여기게 되었고 그녀는 지속적으로 다른 엄마들과 교류할 수 있는 기회를 갖게 되었다.

아이들이 학교 갈 나이가 됐을 때 중재는 발달기술에 맞는 학습자의 역할이 중점이 될 수 있도록 해야할 것이다. 몇몇 지적 장애를 가진 아이들은 집에서 학교로부터 일반화하는 것이 어려울 것이다. 학교의 문화에서 사회 참여는 아이들에게 새로운 의미가 부여가 된다. 새로운 규칙과 신념은 학교 안에서 지도할 때 상호작용을 하며 사회적인 수용을 증진시키는 중요한 역할을 한다. 사회적 집단은 놀이를 하면서 많이 생겨나게 된다. 이 정보는 배움과 지식의 습득은 일찍이 이 단원에서 지적 장애 아이들에게 적용하고 있다.

또한 학습 장애 아이들은 지적 장애 아이들과 함께 그들의 매일의 활동 안에서 복합적인 정보를 해석을 할 수 있도록 도움을 주어야 하며, 작업치료사는 과제수행과 학습 환경 안에서 생각하고 활동할 수 있도록 중재해 주어야 한다. 중재의 수준에 따라 아이들의 가능성에 의해 각기 아이들이 수행할 수 있는 배움의 단계가 결정된다. 지적 장애 아이들은 경험 안에서 감각처리뿐만 아니라 운동처리 능력도 어려움을 겪게 된다. 발생되는 일의 지각과 조절에서 감각처리를 어려워한다. 지각적인 기술과 실행은 반드시 기대하는 지적기술을 넘으면 안되며, 하락된 지적 수준을 숨기거나 중재를 정당화해서도 안 된다. 게다가, 감각 변화는 지적 장애 아동들의 문제가 되는 것일지도 모른다; 치료사들은 과잉반응 또는 감각의 저하 또는 감각 추적을 확인할지도 모른다. 공식적인 방법과 비공식적인 방법의 주의 깊은 평가는 아동의 이점을 정의하는데 결정적일 것이다. 복합적인 중재 접근은 지각기술과 실행에 표기된 것 보다 더 많이 보여주었다; 감각통합 또는 지각 운동 접근들은 둘 다 훌륭하다. 청각적, 시각적 감각 지각의 몇 가지 특정한 정보는 29장에 서술되어있다.

어떤 접근이든지, 이러한 접근은 선생님들 또는 돌보는 사람들과 관련하여 아동의 능력과 발달 목표들을 활용하기 위한 치료사들을 위해 결정적이다. 학령기 아동들을 위한 치료는 환경에 아주 큰 영향을 받을 것이다. 독자들은 20장: 직접 중재, 21장: 간접 중재, 22장: 치료 접근의 더 많은 정보를 위한 상담, 6장: 전제적인 치료 목표와 학교에서 일을 하는데 더 많은 정보를 제공하는 학교.

증명하라!

중재의 선택은 아동의 필요에 기초해야 한다.

Wuang와 동료들은 타이완에서 4.5~14.5세의 경도의 지적 장애 아동들의 다른 중재접근의 유효성을 알아내길 원했다. 그들은 감각통합(SI), 신경학적발달 치료(NDT), 지각 운동 치료(PM)을 검토하여 선정하였고 서로의 중재에 접근하는 결과 방법을 확인하였다. 40주 동안 한 주에 3시간 중 1시간 치료를 제공하고, 이러한 조사관들은 모든 그룹의 아동들이 감각운동 기능의 향상을 보여주었다는 것을 찾았다. 그들은 중재 접근 선택이 아동의 필요에 기초해야 한다는 것을 상기시켰다.

Wuang, Y.-P., Wang, C.-C. Huang, M.-H., and Su, C.-Y.(2009). 경도의 지적 장애 아동들의 감각운동 수행의 지각운동 치료와 감각 통합, 신경발달학적 치료 효과의 유용한 학문이다. *American Journal of Occupational Therapy*, 63, 441–452.

환경에 적응하기

지적 장애 아동들을 위한 중재는 아동을 넘어서 초점을 맞춰야 할 것이며 치료사는 아동의 발달에 작업과 발달에 필요한 기술들에 관계를 맺는데 유용한 환경적 적응을 고려하길 원할 것이다. 예로, 장치를 돕는 이용은 아동이 놀이 환경에 참가할 수 있거나 이동 또는 의사소통을 제공할 수 있다.

환경이 어떻게 하나로 적응하는가? 이러한 과정의 목표가 무엇인가? 2가지 중요한 목표들은 작업들의 관계에 필요한 기술 발달과 아동의 최대의 잠재적인 능력을 발휘 할 수 있는가이다. 발달 변화의 장점은 컴퓨터, 이동계획 의사소통방법과 같은 보조공학에 적용을 위한 연동이다.(Behrmann and Lahm, 1984; Butler, 1988; VanTatenhove, 1987). 보조공학 (AT)은 또한 장애에 의해 제한들이 강요되어지는 보상 또는 현존하는 능력들을 증대시키는데 사용되어질 수 있다 (Behrmann and Lahm, 1984; Brinker and Lewis, 1982; Swinth, Anson, and Deitz, 1993). 보조공학은 그들의 환경을 위한 반응을 받고 작용하기 위한 아동을 위해, 가능하게 만들 수 있고 (Wilds, 1989), 인간과 물리적인환경 둘 다 영향을 미치는 장애 아동들에게 제공되고 있다; 이것은 또한 더 나은 부양을 위해 허용한다 (Daniels, Sparling, Reilly, and Humphry, 1995; Judge and Parette, 1998).

작업 수행 영역의 환경 적응은 치료사가 아동이 행동하는 것과 아동과 가족을 위해 접근 가능한 과정을 만드는 방법을 고려하는 것에 따라 보인다. Mistrett와 Lane (1995) 그리고 Mistrett, Lane, 그리고 Ruffino (2007)은 학습, 의사소통 이동성을 위한 환경적 접근을 묘사한다; 적응은 또한 아동을 사로잡는 활동에 기초를 둔다. 예를 들어, 도표그리기, 칫솔로 이닦기 과제를 해내기 위해 필요한 모든 단계를 기억할 수 없는 지적 장애 아동을 위해 아동이 수행 하는 단계로 발달시킬 수 있다. 8장에서는 이와 같은 도표의 예들이 있다: 스스로 자신 돌보기 그리고 26장: 자폐 스펙트럼 장애. 보조공학이 아닌 것 같은 경우는, 상대적으로 독립적인 활동에 관계를 맺기 위한 아동이 할 수 있는 환경의 낮은 기술 적응을 고려할 수 있다.

다른 환경 적응 요소는, 완성을 위한 계획수립에 동반되어야만 한다 (Lane and Mistrett, 1996, 1997). 계획수립 없이 보조공학 사용은 곧 잊혀질 간단한 도구이다. 쉬운 예로, 계획수립은 아동의 재주를 모니터하고 처음에 성인이 아동의 단계를 검토하는 것에 의한 그림도표이다. 이러한 제공은 과제를 완수하기 위해 필요한 아동의 발달 기술로 쇠퇴할 수 있다.

지적 장애 아동은 환경에 독립적이기 위해 필요한 어떠한 다른 적응이 있는가? 의사소통은 다양한 작업들을 위한 중요한 기술이다. 도움이 되는 기술 도구는 선택과 상호작용을 위해 아동이 인정하는 것이다; 그것은 사회적으로 관계를 맺고 참여를 제공하는데 촉진할 것이다. 의사소통 장치는 매우 간단하며, 간단한 메시지를 가지고 있는 고리 테이프와 함께 빅맥 샌드위치와 같으며, 또는 단어나 그림을 선택하기 위해 아동이 받아들이는 프로그램이 가능한 DynaVox와 같이 더 복잡한 것들도 있다. DynaVox®는 의견을 나타내기 위한 그림 또는 문자를 전환시킨다. 계획수립은 장치의 복잡성에 아주 유사했을 것이다. 간단한 빅 맥 샌드위치 경우, 계획 수립은 아동이 필요한 도움을 요구에 도달 할 수 있는 것이다.

이동성 장치는 간단한 것에서 복잡한 것까지 전체를 달릴 수 있다. 체간의 안정성과 팔의 사용이 충분하다면, 스쿠터와 걷기는 장소에서 장소까지 독립적인 이동에 아동들을 도울 수 있다. 첨단 기술장치는 휠체어, 전기를 이용하거나 매뉴얼, 그리고 매우 특별한 운동이 필요한 아동을 위한 주문제작 좌석이 포함될 것이다. 이러한 장치들의 사용을 위한 기술 결합은 비교적 간단하다: 이러한 장치들은 한 장소에서 다음 장소까지 또래와 움직이는 아동을 허용한다.

상황 28-7 Raymond *(계속)*

Raymond의 초기 발달과 초기 중재 기간을 돌이켜 생각해 보면, 결정들 중 하나는 Raymond가 적응에서 앉기를 제공한 환경으로 가는 이득을 만들어낸 시간이며, 그렇게 함으로써 바른 자세로 장난감을 가지고 놀 수 있도록 허락한다. 12개월에 Raymond는 독립적으로 앉지 못했다; 이것은 그가 환경에 즉각적인 기회를 탐구하고 장난감으로 놀이를 할 수 없었다는 의미이다. 다른 적응들을 환경과 관계를 맺기 위한 위치에서 Raymond에게 주입시킨다; Raymond는 환경에 상당히 흥미를 느낀 이후로 입증하기에 유익하게 만들어진다. 그가 한 위치에서 많은 장난감들을 움켜쥐고 치고 뻗고 놀기 좋은 활동들과 관계를 맺는 것뿐만 아니라 대동작과 소동작 둘 다 얻는다. 이러한 적응은 Raymond가 테이블에서 시작하고 멈출 때까지 작용한다. 더 이상 안전하지 않을 때까지, 더 이상 필요하지 않을 때, 중재는 중단된다.

핵심정리 (Here's the Point)

- **조기 중재는 장단기 발달에 긍정적인 영향을 주는 것으로 나타났다.**
- **기타 중재는 가족의 목표와 특정요구에 초점을 맞추어야 한다.**
- **보조도구는 모든 활동에 최적의 참여를 돕고, 장벽을 제거하고, 환경을 변화시킨다. 도구만으로는 충분하지 않다; 도구의 사용을 위한 전략을 계속 사용하고, 사용성을 보장하기 위해서는 관리도 중요하다.**

요약(Summary)

실행 영역에서 학습 장애, 지적 장애 그리고 장애가 되는 다양한 요소들은 진단과 치료의 난관이 된다. 이 책은 생태학적 중심이기 때문에 학교 작업 수행에서 학습 장애의 영향을 설명하는데 역동적이고 관찰적인 체재가 사용되었다. 다른 작업 치료 원문처럼 18장 : 사정, 측정 그리고 평가 에서는 학습 장애 아동들을 평가 하는 norm-referenced 방법을 어떻게 표준화해야 하는지에 대해서 좀 더 상세한 정보가 언급되어있다. 이 장에 나와 있는 평가와 중재는 현시대의 교육과 치료에 맞추어 좀 더 생태학적이고 역동적인 중재 방법으로 향해가고 작업 치료는 아동과 가족의 요구에 중점을 둔다. 모든 학습 장애 아동 또는 지적 장애 아동들은 다르고 개별적으로 고려해야 할 사항을 필요로 한다. 이번 장는 학습 어려움과 이러한 진단의 특징들을 정의하는 것에 초점을 두었다. 그러나 치료사는 평가와 중재가 단일한 접근보다 더 많은 것을 필요로 할 것이라는 것을 깨달아야한다. 이 책의 다른 장들에서는 아동의 감각처리, 놀이 그리고 정신사회적 조건에 대해 다루고 있다; 이러한 것들은 학습 장애와 지적 장애 아동을 치료하고자 할 때 마찬가지로 연관되어 있다.

장난감 상자에는 무엇이 더 있나?

아동 · 부모치료사에게 유용한 웹 사이트

www.add.ogr
주의력 결핍 및 과다행동장애 (ADHD)를 가진 사람들에 대한 정보를 제공하는 미국 국립 주의력 결핍 및 장애협회 웹사이트

www.icdl.com
발달 및 학습 장애 국제위원회 웹사이트. 가정과 학교에서 사용할 수 있는 자원과 정보에 대해 광범위한 자료를 제공 : 리소스 가이드, 이 사이트는 부모와 부모가 사용가능하다.

www.ldaameria.org/
미국 학습 장애 협회 웹사이트. 이곳은 학습 장애을 가진 부모, 전문가, 인력기반을 미국에 둔 조직이다.

www.devdelay.org

발달지체 등록진단과 조건에 대한 정보를 제공하고 부모를 위한 관련 기관 및 링크로 정보사이트를 연결했다.

www.nichcy.org

미국 국가 및 아동 청소년 장애인 웹사이트. 미국에서 치료 서비스를 받는 방법과 정보를 제공한다.

www.bda-dyslexia.org.uk

영국 난독증협회 웹사이트이다.

www.chadd.org

주의력 결핍 장애 어린이와 성인을 위한 웹사이트. 이것은 교육, 지지를 얻고 의뢰할 수 있는 부모중심의 정보제공 및 지원이다.

www.cafamily.or.uk

학습 장애를 포함한 특별한 도움이 필요한 아동의 부모에 대한 지원과 조언을 제공하는 가족 웹사이트이다.

www.cec.sped.org

뛰어난 아동을 위한 위원회 웹사이트. 다른 성을 가진 사람들을 위해 교육하고 있고 가장 크게 활동하는 기관이다. 적절한 정부의 대응을 요구하며 뛰어난 아동의 입장에서 전문적 기준과 지속적 연구를 하고 있고, 역사적으로 소외된 이들을 지지하고, 전문가들이 효과적으로 정보를 수집하도록 돕는다.

www.fathernetwork.org

국립 아버지 웹사이트에서는 다양한 측면의 부모와 학습 장애를 다루는 저널이다.

www.pecs-uk.com

그림 교환 웹사이트로 정보를 특별하게 그림이나/상징으로 교체하여 심각한 의사소통장애 아이가 사용하게 한다.

www.php.com

형제 자매 지원 프로젝트 웹사이트는 학습 장애를 포함한 장애 아동지원. 워크숍 뉴스레터의 정보를 제공한다.

www.interdys.org/index.jsp

국제난독증협회 (IDA)웹사이트. 이곳은 난독증인과 그 가족들을 위한 비영리 단체이다.

부모를 위한 참고

ADHD의 변화: 부모를 위한 권위있는 가이드

ADHD. 그원인, 평가, 치료 및 사용 정보를 제공한다.

관심 영역: 주의력 결핍/과다행동장애에 대한 부모가이드

ADHD에 대해 부모에게 특성, 평가, 치료 및 전략이 궁금할 때 이에 대한 정보를 제공한다.

당신의 자녀가 읽기, 쓰기, 철자, 이해, 자존감을 향상하기 위한 단계별 프로그램: 당신의 난동증 자녀돕기

전체 학습 장애 핸드북: 바로 사용할 수 있는 전략과 학습 장애 교육활동 (2판)

관심밖의 아이들: 특수 아동

Seligrman, M. and Karling R(1997). *Ordinary families special Children New York*. Guilford Press.

어린이를 위한 참고

나의 학습 장애는 무엇을 의미하는가?

이야기는 10살 어린이의 그림으로 학습 장애 서비스를 받고, 학교작업을 관리하며, 학습관리를 하는 것을 그림으로 나타냈다.

참고문헌

Achenbach, T. M., Howell, C. T., Aoki, M. F., and Rauh, V. A. (1993). Nine-year outcome of the Vermont Intervention Program for Low Birth Weight Infants. *Pediatrics, 91*, 45–55.

American Association on Mental Retardation. (2002). *Mental retardation: Definition, classification, and systems of supports* (10th ed.). Washington, DC: Author.

American Psychiatric Association. (1994). *Diagnostic and statistical manual of mental disorders* (4th ed. revised). Washington, DC: Author.

American Psychiatric Association. (2000). *Diagnostic and statistical manual of mental disorders (DSM IV-TR)*. Washington, DC: Author.

Anderson, V., Jacobs, R., and Anderson, P. J. (2008). *Executive functions and the frontal lobes: A lifespan perspective*. New York: Psychology Press.

Attwood, T. (2008). *The complete guide to Asperger's syndrome*. London: Jessica Kingsley.

Ayres, A. J. (1979). *Sensory integration and the child*. Los Angeles: Western Psychological Services.

Ayres, A. J. (1985). *Developmental apraxia and adult-onset apraxia*. Torrance, CA: Sensory Integration International.

Baddeley, A. (1998). Recent developments in working memory. *Neurobiology, 8*, 234–238.

Barlow, D. H., and Durand, V. M. (2002). *Abnormal psychology* (3rd ed.). Belmont, CA: Wadsworth Group.

Batshaw, M. L., Shapiro, B., and Farber, M. L. Z. (2007). Developmental delay and intellectual disability. In M. L. Batshaw, L. Pellegrino, and N. J. Roizen (Eds.), *Children with disabilities* (6th ed. pp. 245–261). Baltimore: Paul H. Brookes.

Bauminger, N., Edelsztein, H. S., and Morash, J. (2005). Social information processing and emotional understanding in children with LD. *Journal of Learning Disabilities, 38*, 45–61.

Bear, G. G., Minke, K. M., and Manning, M. A. (2002). Self-concept of students with learning disabilities: A meta-analysis. *School Psychology Review, 31*, 405–428.

Behrmann, M. M. (1984). A brighter future for early learning through high tech. *The Pointer, 28*, 23–26.

Behrmann, M. M., Brodyes, J. K., and Wilds, M. L. (1989). Technology intervention for very young children with disabilities. *Infants and Young Children, 1*, 66–77.

Behrmann, M. M., and Lahm, L. (1984). Babies and robots: Technology to assist learning of young multiply disabled children. *Rehabilitation Literature, 45*, 194–201.

Berry, J., and West, R. (1993). Cognitive self efficacy in relation to personal mastery and goal setting across the life span. *International Journal of Behavioral Development, 16*, 351–379.

Blacher, J., Neece, C. L., and Paczkowski, E. (2005). Families and intellectual disability. *Current Opinion in Psychiatry, 18*, 507–513.

Bohannon, J. N., and Bonvillian, J. D. (2005). Theoretical approaches to language acquisition. In J. B. Gleason (Ed.), approaches to language acquisition. In J. B. Gleason (Ed.), *The development of language* (6th ed., pp. 230–291). Boston: Pearson.

Bos, C. S., and Vaughn, S. (2002). *Strategies for teaching students with learning and behavior problems* (5th ed.). Boston: Allyn & Bacon.

Bowyer, P. L., Kramer, J., Ploszaj, A., Ross, M., Schwartz, O., Kielhofner, G., et al. (2008). *The Short child occupational profile (SCOPE) version 2.2.* Chicago: The Model of Human Occupation Clearing House, Department of Occupational Therapy, College of Applied Science, University of Illinois.

Brinker, R. P., and Lewis, M. (1982). Making the world work with microcomputers: A learning prosthesis for handicapped infants. *Exceptional Children, 49*, 163–170.

Brown, C., and Dunn, W. (2002). *Adolescent/Adult Sensory Profile manual.* San Antonio, TX: The Psychological Corporation.

Brown, F. (1987). Meaningful assessment of people with severe and profound handicaps. In M. E. Snell (Ed.), *Systematic instruction of persons with severe handicaps* (3rd ed., pp. 39–63). Columbus, OH: Merrill Publishing.

Brown, T. (2000). Current understandings of ADHD across the lifespan: Inattention and executive function impairments. *Fourth International Annual ADDISS Conference.* London. Retrieved February 28, 2005, from http://www.addiss.co.uk/4thproceedings.htm.

Butler, C. (1988). High tech tots: Technology for mobility, manipulation, communication, and learning in early childhood. *Infants and Young Children, 1*, 66–73.

Campbell F. A., and Ramey C. T. (1994). Effects of early intervention on intellectual and academic achievement: a follow-up study of children from low-income families. *Child Development 65*, 684–698.

Cermak, S., and Larkin, D. (2002). *Developmental coordination disorder.* Albany, NY: Delmar.

Chapparo, C. (2010). Perceive, recall, plan and perform (PRPP). Occupation centered task analysis and intervention system. In S. Rodger (Ed.), *Occupation centered practice with children. A practical guide for occupational therapists* (pp. 183–195). West Sussex, UK: Wiley-Blackwell.

Chapparo, C., and Ranka, J. (1997). The perceive, recall, plan and perform (PRPP) system of task analysis. In C. Chapparo and J. Ranka (Eds.), *The occupational performance model (Australia): Monograph 1* (pp. 189–198). Castle Hill: Total Print Control.

Chapparo, C., and Ranka, J. (2005). *The perceive, recall, plan and perform system of task analysis: Intervention.* Research Training Manual. Available from The School of Occupation and Leisure Sciences, Faculty of Health Sciences, The University of Sydney, Lidcombe, Australia.

Coster, W., Deeney, T., Haltiwanger, J., and Haley, S. (1998). *School function assessment.* San Antonio, TX: The Psychological Corporation.

Daniels, L. E., Sparling, J. W., Reilly, M., and Humphry, R. (1995). Use of assistive technology with young children with disabilities. *Infant-Toddler Intervention, 5*, 91–112.

Deschler, D., Ellis, E., and Lenz, B. (1996). *Teaching adolescents with learning disabilities: Strategies and methods.* Denver: Love Publishing.

Dodge, K. A., Lansford, J. E., Burks, V. S., Bates, J. E., Pettit, G. S., and Fontaine, R. (2003). Peer rejection and social information processing factors in the development of aggressive behaviour problems in children. *Child Development, 74*, 374–393.

Douglas, J., Reeson, B., and Ryan, M. (1988). Computer microtechnology for a severely disabled preschool child. *Child: Care, Health, and Development, 14*, 93–104.

Dunn, W. (1999). *The sensory Profile manual.* San Antonio, TX: The Psychological Corporation.

Dunn, W. (2000). *Best practice in occupational therapy in community service with children and families.* Thorofare, NJ: Slack.

Dunn, W. (2002). *The infant/toddler sensory profile manual.* San Antonio, TX: The Psychological Corporation.

Estil, L. B., and Whiting, H. T. A. (2002). Motor/language impairment syndromes – direct or indirect foundations? In S. Cermak and D. Larkin (Eds.), *Developmental coordination disorder* (pp. 54–68). Albany, NY: Delmar.

Fisher, A. (1992). Functional measures, Part 1: What is function, what should we measure, and how should we measure it? *American Journal of Occupational Therapy, 46*, 183–185.

Fisher, A., Bryze, K., and Griswold, L. (2007). *School AMPS: School version of the assessment of motor and process skills* (2nd ed.). Fort Collins, CO: Three star Press.

Galvin, J., Froude, E., and McAleer. (2010). Children's participation in home, school and community life after acquired brain injury. *Australian Occupational Therapy Journal, 57*, 118–126.

Goldberg, R., Higgins, E. L., Raskind, M., and Herman, K. L. (2003). Predictors of success in individuals with learning disabilities: A qualitative analysis of a 20 year longitudinal study. *Learning Disabilities Research and Practice, 18*, 222–236.

Goodgold-Edwards, S., and Cermak, S. (1990). Integrating motor control and motor learning concepts with neuropsychological perspectives on apraxia and developmental dyspraxia. *American Journal of Occupational Therapy, 55*, 431–439.

Graham, L., and Bailey, J. (2007). Learning disabilities and difficulties: An Australian conspectus. *Journal of Learning Disabiities, 40*, 386–391.

Green, D. (2002). Children with fragile X syndrome. In C. S. Hong and L. Howard. (Eds.), *Occupational therapy in childhood* (pp. 231–257). London: Whurr Publications.

Guiffruda, C. (2001). Praxis, motor planning and motor learning. In S. S. Roley, E. I. Blance, and R. C. Schaaf (Eds.), *Understanding the nature of sensory integration with diverse populations* (pp. 133–154). San Antonio, TX: Therapy Skill Builders.

Guralnick, M. J. (1997a). The *effectiveness of early intervention.* Baltimore, MD: Paul H. Brookes.

Guralnick, M. J. (1997b). Second generation research in the field of early intervention. In M. J. Guralnick (Ed.), *The effectiveness of early intervention* (pp. 3–22). Baltimore, MD: Brookes.

Guralnick, M. J. (1998). The effectiveness of early intervention for vulnerable children: A developmental perspective. *American Journal on Mental Retardation, 102*, 319–345.

Guralnick, M. J. (2005). Early intervention for children with intellectual disabilities: Current knowledge and future prospects. *Journal of Applied Research in Intellectual Disabilities, 18*, 313–324.

Hagedorn, R. (2000). *Tools for practice in occupational therapy: A structured approach to core skills and processes.* Edinburgh: Churchill Livingstone.

Hagerman, R. J., and Cronister, A. (Eds.). (1996). *Fragile X syndrome, diagnosis, treatment and research* (2nd ed.). Baltimore, MD: Johns Hopkins University Press.

Harrison, P., and Oakland, T. (2000). *Adaptive behavior assessment system-II.* Los Angeles: Western Psychological Services.

Hill, J. L., Brooks-Gunn, J., and Waldfogel, J. (2003). Sustained effects of high participation in an early intervention for lowbirth-weight premature infants. *Developmental Psychology, 39*, 730–744.

Huitt, W. (2003). The information processing approach to cognition. *Educational Psychology Interactive*. Valdosta, GA: Valdosta State University. Retrieved March 31, 2006, from http://chiron.valdosta.edu/whuitt/col/cogsys/infoproc.html.

Judge, S. L., and Parette, H. P. (1998). Family-centered assistive technology decision making. *Infant-Toddler Intervention, 8*, 185–206.

Karvale, K., and Fortness, S. (1996). Social skill deficits and learning disabilities: A meta-analysis. *Journal of Learning Disabilities, 29*, 226–237.

Kellner, R., Houghton, S., and Douglas, G. (2003). Peer-related personal experiences of children with attention-deficit/hyperactivity disorder with and without comorbid learning disabilities. *International Journal of Disability, Development and Education, 50*, 119–136.

Kewely, G. (2001). *ADHD recognition, reality and resolution*. London: Fulton.

Lane, S. J., and Mistrett, S. G. (1996). Play and assistive technology issues for infants and young children with disabilities: A preliminary examination. *Focus on Autism & Other Developmental Disabilities, 11*, 96–105.

Larkin, D., and Cermak, S. A. (2002). Issues in identification and assessment of developmental coordination disorder. In S. Cermak and D. Larkin (Eds.), *Developmental coordination disorder* (pp. 86–102). Albany, NY: Delmar.

Law, M., Baum, C., and Dunn, W. (2001). *Measuring occupational performance: Supporting best practice in occupational therapy*. Thorofare, NJ: Slack.

Law, K. L., Stroud, L. R., LaGasse, L. L., Niaura, R., Liu, J., and Lester, B. M. (2003). Smoking during pregnancy and newborn neurobehavior. *Pediatrics, 111*:1318–1323.

Lerner, J. (1997). *Learning disabilities. Theories, diagnosis and teaching strategies* (7th ed.). Boston: Houghton Mifflin.

Lemerise, E. A., and Arsenio, W. F. (2000). An integrated model of emotion processes and cognition in social information processing. *Child Development, 71*, 107–118.

Lerner, J. (2000). *Learning disabilities. Theories, diagnosis, and teaching strategies* (8th ed.). Boston: Houghton Mifflin.

Losardo, A., and Notari-Syverson, A. (2001). *Alternative approaches to assessing young children*. Baltimore: Paul H. Brookes.

Lyon, G. R. (1996). Learning disabilities. *The Future of Children, 6*, 54–76.

McConachie, H., Colver, A., Forsyth, R., Jarvis, S., and Parkinson, K. (2006). Participation of disabled children: How should it be characterized and measured? *Disability and Rehabilitation, 28*, 1157–1164.

MacGinnis, E., and Goldstein, A. P. (1997). *Skillstreaming the elementary school child: New strategies and perspectives for teaching prosocial skills*. Saline, MI: McNaughton & Gunn.

McRae, D. (1996). *The integration/inclusion feasibility study*. New South Wales Department of School Education: New South Wales Government.

Meadan, J., and Halle, J.W. (2004). Social perceptions of students with learning disabilities who differ in social status. *Learning Disabilities Research & Practice, 19*, 71–82.

Missiuna, C. (1998). Development of "All about me", a scale that measures children's perceived motor competence. *The Occupational Therapy Journal of Research, 18*, 85–108.

Missiuna, C., Malloy-Miller, T., and Mandich, A. (1998). Media-

McRae, D. (1996). *The integration/inclusion feasibility study*. New South Wales Department of School Education: New South Wales Government.

Meadan, J., and Halle, J.W. (2004). Social perceptions of students with learning disabilities who differ in social status. *Learning Disabilities Research & Practice, 19*, 71–82.

Missiuna, C. (1998). Development of "All about me", a scale that measures children's perceived motor competence. *The Occupational Therapy Journal of Research, 18*, 85–108.

Missiuna, C., Malloy-Miller, T., and Mandich, A. (1998). Mediational techniques: Origins and application to occupational therapy in pediatrics. *Canadian Journal of Occupational Therapy, 65*, 202–209.

Nigg, J. T. (2004). Neuropsychologic theory and findings in attention-deficit/hyperactivity disorder: The state of the field and salient challenges for the coming decade. *Biological Psychiatry, 57*, 1424–1435.

Olness, K. (2003). Effects on brain development leading to cognitive impairment: A worldwide epidemic, *Journal of Developmental and Behavioral Pediatrics, 24*, 120–130.

Parham, L. D., and Ecker, D. (2007). *Sensory processing measure*. Los Angeles: Western Psychological Services.

Pearl, R., and Donohue, M. (2004). Peer relationships and learning disabilities. In B. Wong (Ed.), *Learning about learning disabilities* (3rd ed., pp. 133–165). San Diego, CA: Elsevier Academic Press.

Polatajko, H., Mandich, A., Miller, L., and McNab, J. (2001). Cognitive orientation to daily occupational performance (CO-OP): Part II, the evidence. *Physical and Occupational Therapy in Pediatrics, 20*, 83–105.

Porr, S. M. (1999). The cognitive system. In S. M. Porr and E. B. Rainville (Eds.), *Pediatric therapy: A systems approach* (pp. 379–423). Philadelphia: FA Davis.

Pratt, H. D., and Greydanus, D. E. (2007). Intellectual disability (mental retardation) in children and adolescents. *Primary Care Clinician Office Practice, 34*, 375–386.

Puderbaugh, J. K., and Fisher, A. (1992). Assessment of motor and process skills in normal young children and children with dyspraxia. *The Occupational Therapy Journal of Research, 12*, 195–216.

Robinson, L. M. (1986). Designing computer intervention for very young handicapped children. *Journal of the Division for Early Childhood, 10*, 209–215.

Rodger, S., and Ziviani, J. (2006). *Occupational therapy with children: Understanding children's occupations and enabling participation*. Oxford: Blackwell Publishing.

Rothi, L., and Heilman, K (Eds.). (1997). *Apraxia: The neuropsychology of action*. East Sussex, United Kingdom: Psychology Press.

Rucklidge, J., and Tannock, R. (2001). Psychiatric, psychosocial and cognitive functioning of female adolescents with ADHD. *Journal of the American Academy of Child & Adolescent Psychiatry, 40*, 530–540.

Schmidt, R., and Wrisberg, C. (2000). *Motor learning and performance*. Champaign, IL: Human Kinetics Books.

Sebastian, C. S. (2006). Mental retardation. Retrieved December 2, 2007, from http://www.emedicine.com/med/topic3095.htm#section~bibliography.

Shapiro, E. (2003). *Behavioral observation of students in schools (BOSS)*. San Antonio, TX: Harcourt Assessment.

Singer-Harris, N., Weiler, M., Bellinger, D., and Waber, D. P. (2001). Children with adequate academic achievement scores referred for evaluation of school difficulties: Information processing deficiencies. *Developmental Neuropsychology, 20*, 593–603.

Smith, E. E., et al. (1999).Storage and executive processes in the frontal lobes. *Science, 283*, 1657–1661.

Sodorow, L. M., and Rickabaugh, C. A. (2002). *Psychology* (5th ed.). Boston: McGraw-Hill.

Sparrow, S. S., Cicchetti, D. S., and Balla, D. A. (2005). *Vineland adaptive behavior scales, second edition (Vineland–II)*. San Antonio, TX: Pearson.

Swanson, H. L. (2001). Searching for the best model for instructing students with learning disabilities. *Focus on Exceptional Children, 34*, 1–14.

Swinth, Y. Anson, D., and Deitz, J. (1993). Single-switch computer access for infants and toddlers. *The American Journal of Occupational Therapy, 47*, 1031–1038.

Thagard, P. (2005). *Mind: Introduction to cognitive science*. Cambridge, MA: MIT Press.

Thomaidis, L., Kaderoglou, E., Stefou, M., Damianou, S., and Bakoula, C. (2000) Does early intervention work? A controlled trial. *Infants and Young Children 12*, 17–22.

Tiet, Q. Q., Bird, H. R., and Hoven, C. W. (2001). Resilience in the face of maternal psychopathology and adverse life events. *Journal of Child and Family Studies, 10*, 347–365.

Turnbull, A. P. (2004). President's address 2004. Wearing two hats: Morphed perspectives on family quality of life. *Mental Retardation, 42*, 389–399.

Tur-Kaspa, J. (2002). Social cognition in learning disabilities. In B. Wong (Ed.), *Learning about learning disabilities* (3rd ed., pp. 11–32). San Diego, CA: Elsevier Academic Press.

Twomey, E. (2006). Linking learning theories and learning difficulties. *Australian Journal of Learning Disabilities, 11*, 93–98.

Van Tatenhove, G. M. (1987). Teaching power through augmentative communication: Guidelines for early intervention. *Journal of Childhood Communication Disorders, 10*, 185–199.

Wager ,T. D., and Smith, E. E. (2003). Neuroimaging studies of working memory: a meta-analysis. *Cerebral Cortex, 17*, 1637–1649.

Swinth, Y. Anson, D., and Deitz, J. (1993). Single-switch computer access for infants and toddlers. *The American Journal of Occupational Therapy, 47*, 1031–1038.

Thagard, P. (2005). *Mind: Introduction to cognitive science*. Cambridge, MA: MIT Press.

Thomaidis, L., Kaderoglou, E., Stefou, M., Damianou, S., and Bakoula, C. (2000) Does early intervention work? A controlled trial. *Infants and Young Children 12*, 17–22.

Tiet, Q. Q., Bird, H. R., and Hoven, C. W. (2001). Resilience in the face of maternal psychopathology and adverse life events. *Journal of Child and Family Studies, 10*, 347–365.

Turnbull, A. P. (2004). President's address 2004. Wearing two hats: Morphed perspectives on family quality of life. *Mental Retardation, 42*, 389–399.

Tur-Kaspa, J. (2002). Social cognition in learning disabilities. In B. Wong (Ed.), *Learning about learning disabilities* (3rd ed., pp. 11–32). San Diego, CA: Elsevier Academic Press.

Twomey, E. (2006). Linking learning theories and learning difficulties. *Australian Journal of Learning Disabilities, 11*, 93–98.

Van Tatenhove, G. M. (1987). Teaching power through augmentative communication: Guidelines for early intervention. *Journal of Childhood Communication Disorders, 10*, 185–199.

Wager ,T. D., and Smith, E. E. (2003). Neuroimaging studies of working memory: a meta-analysis. *Cerebral Cortex, 17*, 1637–1649.

Weiler, M. D., Bernstein, J. H., Bellinger, D., and Waber, D. (2002). Information processing deficits in children with attention-deficit/hyperactivity disorder, inattentive type, and children with reading disability. *Journal of Learning Disabilities 35*, 448–461.

Weiler, M. D., Harris, N. S., Marcus, D. J., Bellinger, D., Kosslyn, S. M., and Waber, D. (2000). Speed of information processing in children referred for learning problems: Performance on a visual filtering test. *Journal of Learning Disabilities, 35*, 539–550.

Weinstein, C., Husman, J., and Dierking, D. (2000). Self-regulation intervention with a focus on learning strategies. In M. Boekaerts, P. Pintrich, and M. Zeidner (Eds.), *Handbook of self-regulation* (pp. 727–747). San Diego: Academic Press.

Westwood, P. (2008). *What teachers need to know about learning difficulties.* Camberell, Victoria: ACER Press.

Wing, L. (1998). *The autistic spectrum: A guide for parents and professionals* (2nd ed.). London: National Autistic Society.

Wight, M., and Chapparo, C. (2008). Social competence and learning difficulties: Teacher perceptions. *Australian Occupational Therapy Journal, 55*, 256–265.

Wong, B. (2004). *Learning about learning disabilities* (3rd ed.). Boston: Elsevier Academic Press.

World Health Organisation. (1992). *The ICD-10 classification of mental and behavioural disorders. Clinical descriptions and diagnostic guidelines*. Geneva, Switzerland: Author.

Wuang, Y.-P., Wang, C.-C., Huang, M.-H., and Su, C.-Y. (2009). Prospective study of the effect of sensory integration, neurodevelopmental treatment, and perceptual–motor therapy on the sensorimotor performance in children with mild mental retardation. *American Journal of Occupational Therapy, 63*, 441–452.

Zettel, J. J. (1977). Public Law 94-12-42: The Education for All Handicapped Children Act. An overview of the federal low. *Education Resources Information Center* (ED140554).

Zingerevich, C., and La Vesser, P. (2009). The contribution of executive functions to participation in school activities of children with high functioning autism spectrum disorder. *Research in Autism Sprectrum Disorders, 3*, 429–437.

제 29 장

29

시각과 청각의 장애
(Visual and Auditory Disorders)

"부드러운" 느낌은 무엇인가?

Luisa Ferronato, Stephanie Kain, and Natalie Kaine

보청기는 매우 대단하다. 너는 선생님이나 엄마 없이도 바로 몸을 돌릴 수 있다!

—Lyndal, 10세

개론

서론

시각적 손상을 가진 아동

시각적 손상의 정의

시각적 시스템의 개요

시각적 손상의 수준의 분류 및 측정

시각적 손상으로 야기되는 일반적 상태

아동 발달과 작업수행

효율적인 시각적 기술

독립적인 생활기술

"일의 준비"

보상 또는 기능적 학문

취미와 여가

사회적 상호작용 기술

지남력과 이동성

작업치료 실행의 고려

언어와 소리

터치

시각적 단서

보조 장비의 사용

청각적 손상을 가진 아동

청각적 손상의 정의

청각적 시스템의 개요

청각적 손상의 수준의 분류 및 측정

청각적 손상으로 야기되는 일반적 상태

아동 발달과 작업수행

작업치료 실행의 고려

이중 감각 손상을 가진 아동

이중 감각 손상의 정의

아동발달과 작업수행

작업치료 실행의 고려

요약

목적

1. 아동의 작업에 있어 시각과 청각 손상의 기본적이고 기능적인 영향에 대해 설명할 수 있다.
2. 감각 손실로 야기되는 상태의 범위를 리스트로 나타낼 수 있다.
3. 감각 손상을 가진 아동이 그들의 작업적 역할을 활동적으로 수행하고 독립적으로 장기간 달성하기 위한 중재전략을 발전시킬 수 있다.
4. 성인까지 장기간의 독립성을 증진시키기 위한 필수적인 발달기술의 주요 영역을 확인한다.

서론 (Introduction)

아동의 시각과 청각의 손상은 아동기 작업의 모든 환경적 배경에 걸친 범위에서 전반적인 영향을 가진다. 이 장은 아동의 시각적 손상과 그들의 매일의 생활에서 시각적 손실의 기능적인 영향에 대해 논한다. 그리고 다음으로는 청각적 손상을 가진 아동과 사회적으로 청각적 손실을 가진 아동의 영향에 대해 논한다. 이 2가지 영역은 시각과 청각의 손상이 자주 아동과 또는 그들의 가족에게 잠재적인 복합된 해로운 영향을 가져오는 다른 상태나 장애와 동반된다는 것에 주목하기 위해 중요하다. 장의 마지막에는, 특별히 이중 감각손상을 가진 아동과 그들이 나타내는 독특한 특성에 주의를 촉구한다. 각각의 부분은 작업치료사가 감각 손상을 가진 아동에게 그들의 중재를 강화하기 위해서 사용하는 전략들을 간단하게 소개한다.

시각적 손상을 가진 아동 (Children With Vision Impairment)

상황 29-1 Nicholas : 고등학교로 진학하기

Nicholas는 12살로 3명의 아이들 중 가장 나이가 많다. 그는 시력이 없다. 그의 눈은 종양 (망막아종)으로 인해 그가 아기였을 때 눈을 잃었으며 그는 지금 의안을 착용하고 있다. 다음 달에 그는 고등학교로 진학을 할 것이며 그는 매우 흥분상태이다. 전반적으로 Nicholas는 그가 익숙한 환경을 통해 그의 모든 작업 역할에 참여한다. Nicholas는 점자 프린트를 통해 접촉을 한다. 그는 터치타입과 컴퓨터의 화면 읽기 프로그램을 사용하여 접촉할 수 있다. 그는 그의 친구와 e-mail로 의사소통하고, 인터넷 탐색, 그의 MP3 플레이어로 음악을 다운받는 활동들을 즐긴다. 그는 긴 지팡이를 사용해 이웃과 그의 학교 주위를 이동한다.

Nicholas의 부모님은 시각의 부족이 그의 기회에 영향을 미치는 것을 허용되지 않았던 어린 나이에 의도적인 결정을 내렸고, 그들은 그의 모든 발달과 학습의 양상이 그들의 매일 매일 일상의 한 부분으로 여겨지도록 하는 것에 지칠 줄 몰랐다. 가족과 작업치료사는 식기도구의 사용, 음료를 따르는 것, 구두끈 매기 그리고 더 나아가 더 도전적인 활동인 오븐과 스토브 사용과 같은 자조관리 활동을 시작하기 위한 독립적인 목표들의 범위를 함께 정하였다.

Nicholas는 고등학교에 대해 조금 걱정을 했다. 어떻게 사람들을 만나고 새로운 친구를 만들 것인가? 그의 부모님들은 그가 똑바로 앉은 자세를 유지하고 다른 사람들과 말할 때 그의 손을 흔드는 버릇을 멈추도록 지속적으로 격려하였다. 그러나 그것은 그가 언어적 그리고 시각적 사람들의 의사소통을 이해하고 사회적으로 적절하게 행동하는 것이 얼마나 중요한 것인지에 대한 사회적 기술 프로그램을 완전히 이해하기까지 고쳐지지 않았다. 그가 지적받은 보디랭귀지와 제스처를 연습했을 때, "시력이 정상인 사람들은 항상 움직이고 나도 움직인다. 당신의 움직임은 좋지만 내 움직임은 내가 이상하게 보이게 만든다." 그 뒤 그는 그의 부모님으로부터의 피드백과 함께 사회적으로 적절한 행동을 연습하기 위해 의식적인 노력을 기울였다.

Nicholas의 장기 목표는 변호사가 되는 것이고 그는 학문, 보조공학, 지남력과 이동성 그리고 독립성과 같이 필요한 것들의 기술을 발전시키기 위한 계획을 세웠으며, 그는 그의 또래들과 같이 목표를 이룰 것이다.

시각적 손상의 정의 (Defining Vision Impairment)

시각은 들어온 감각 정보를 해석하여 다른 시스템으로 피드백을 제공하는 일차적으로 정보를 모으는 시스템이다. 아주 어린 시절 동안 모든 학습은 시각의 사용을 통해 일어나고 특히 움직임과 개념적 그리고 사회적 기술의 발달과 관련하여 이루어진다.

세계건강기구 (WHO)는 저 시력과 안 보이는 것 모두를 나타내는 용어로 **"시각적 손상"**을 사용했다 (2007). 현실적인 용어에서는 안경이나 콘택트렌즈로 정상시력에 가깝게 교정되지 않는 시각적 결손의 정도에 따른다. 그러나, 이것은 계속해서 바뀌는 용어의 정의와 선천적으로 아동에서 시력을 잃는 일은 비교적 드물게 일어나기 때문에 시각적 손상의 정확한 수치를 획득하기 어렵다. 그러나 Gilbert, Anderton, Dandona, Foster의 연구에 의하면 5세 미만의 아동에서의 사망 비율이 낮은 고소득 국가에서는 시력을 잃은 사람은 거의 1,000명의 아동 당 0.3명 정도로 추정된다고 보고하였다. 또한 연구에서는 더 나이가 많은 아동과 더 적은 심각한 시각적 손상을 가진 사람들은 0.6명 정도로 더 높게 추정되었다.

시각적 손상을 야기하는 몇몇의 상황들은 태어날 때 (선천적으로) 또는 태어난 후에 (우연히) 나타날 것이다. 그것들은 유전적 상태와 질병 (예, 종양과 감염), 외상 (예, 눈이나 머리 손상), 자궁에서 발달변화, 출산 문제 (예, 조산) 들을 포함한다. 시각적 손상은 시력의 감소, 시야결손 또는 이 둘 모두로 나타난다. 시각의 수준은 아마도 안정되

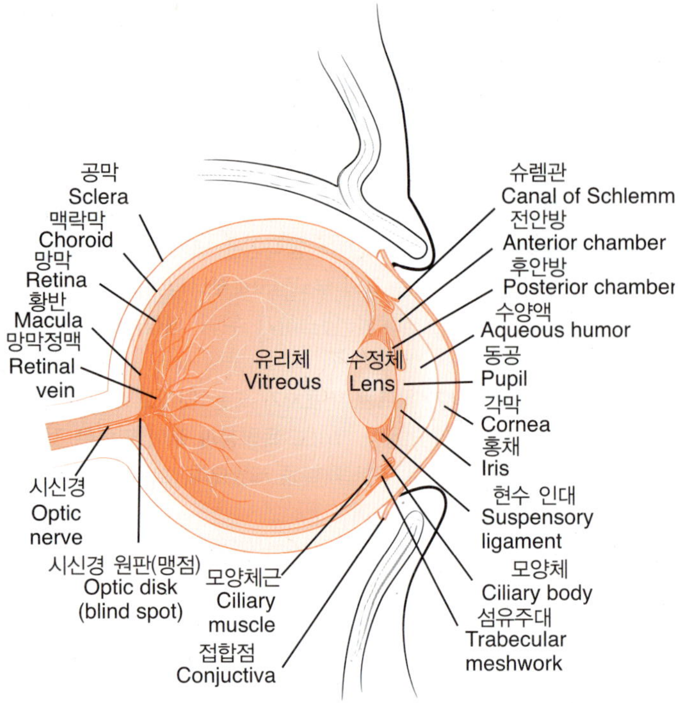

그림 29-1 인간의 눈의 기본적 해부학 구조

거나 시간이 지남에 따라 더 악화될 것이다.

시각적 시스템의 개요

시각적 손상의 이해를 위해, 우리가 어떻게 보는지에 대해 아는 것은 중요하다. 그림 29-1은 눈의 전반적인 구조를 보여준다.

시각적 경로는 불빛이 **각막**을 통해, **동공**, **수정체**를 통해 지나면서 시작한다. 각막과 수정체는 불빛으로 기울어지고 유리체를 통과해 이동해서 **망막**에 집중된다. 망막은 막대와 원뿔로 불리는 **광수용기**를 포함하는 신경조직막이다. 막대세포는 망막주변에 주로 분포하고; 이 세포는 빛이 제한적이고 약간의 분해를 제공할 때 처음으로 활성화되지만 낮은 조명에도 높은 민감도를 가진다. 원뿔세포는 **황반**에 많이 집중되어 있고 망막의 반응 영역으로 세부적인 시각과 색깔에 대한 지각을 담당한다; 이 세포는 불빛에 처음으로 활동하고 높은 분해를 제공한다. 빛줄기는 막대세포와 원뿔 세포 안에서 일어나는 메커니즘을 통해서 전기적 자극으로 전환되고; 자극은 **시신경**에서 **시신경교차**를 따라서 이동한다; 이 연결지점은 뇌의 반대쪽으로 가로질러가는 신경이 교차하는 부위이다. 전기적 자극은 그리고 계속해서 **시신경속** (optic tract)을 거쳐 시상까지 전달되고 **후두엽**의 프로세싱과정을 위해 시각적 피질에 도달한다. 흥미로운 점은, 시각적 정보는 물체의 움직임과 관련된 정보와 그 물체의 색과 형태와 관련된 정보들로 광범위하게 범주화되어 있다. 이러한 2가지 타입의 정보는 시각적 피질에 투사될 때 또는 시각적 피질을 지나서 투사될 때 분리되어 유지된다. 두정 시각피질 앞으로 투사될 때 (물체의 움직임, 공간 탐색, 공간 추론) 또는 측두 시각 영역은 물체의 형태를 맡고 있고 패턴을 해석한다.

시각적 손상의 수준의 분류 및 측정

시각적 손상의 정도는 시력과 시야에 따라 결정된다.

시력은 우리가 가까운 곳을 얼마나 세부적으로 잘 보는지에 대한 능력 (가까운 시력)과 거리에 따른 (먼 거리 시력)능력에 따르며 망막 중심이 얼마나 잘 일하는지 나타내는 지를 나타낸다. 먼 거리 시력은 표준화된 시력검사표를 읽는 것으로 더 작은 글자를 읽는 능력을 측정하여 평가되고 일반적으로 6미터의 거리 (약 20 피트)에서 이루어진다. 정상 시력은 6/6으로 기록되며 이는 완전한 시각을 가진 사람이 6미터 (피트로 전환된, 이것은 20/20 정상시력과 동등하다)의 거리로부터 시력검사표에 있는 표준화된 글자의 크기를 발견하는 것을 의미한다. 분수 아래에 있는 더 큰 숫자는 시력이 더 나쁘다는 것을 말한다. 6/18의 시력을 가진 사람은 모든 시력을 가진 사람이 18미터의 거리에서 볼 수 있는 시력 검사표의 글자를 6미터에서 볼 수 있다는 것을 말한다. 가까운 시력은 편안하게 읽기위해 최적의 크기로 프린트된 글자, 모양, 문자의 변형된 시력검사표를 사용해서 검사된다.

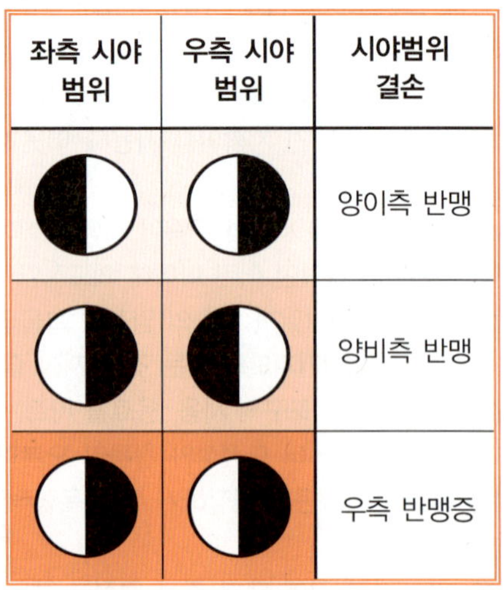

그림 29-2 시야 결손의 예

시야는 머리가 고정되었을 때 각각의 눈이 볼 수 있는 바깥세상의 크기이다. 시야 결손은 망막에서 시각적 피질까지 시각로를 따라 어떤 곳에서의 손상으로 야기된다. 시야 결손은 무엇이 보이지 않는지에 기초하여 기능적으로 설명된다. 예를 들어, 시야는 반으로 2등분하여 코 쪽 (코 바로 옆)과 관자놀이 쪽 (관자놀이 옆)으로 설명된다. 반맹은 시야의 절반에 결손이 일어나는 것인데, 예를 들어, **양이측반맹** (bitemporal hemianopia)은 시야의 양쪽 관자놀이 쪽에서의 시각적 결손을 포함하고; **양코쪽반맹** (binasal hemianopia)는 시야의 양쪽 코쪽의 시야 결손을 포함하고; 우측 동측성 **반맹증** (right homonymous hemianopia)은 각각의 눈의 오른쪽 절반의 시각적 결손을 포함한다 (그림 29-2). 시야는 아마도 중추와 말초계의 병변에 의해 정의될지도 모른다. 시야의 중심은 황반부위이며 시야 중심의 결손은 황반의 손상을 반영한다. 말초의 망막이 영향을 받았다면, 시야의 바깥쪽이 손실이 생기고 중심지역은 정상으로 남을 것이다 ("터널 시야").

대부분의 나라에서, 시력이 6/60 (20/200) 또는 그보다 더 낮거나 시야가 더 나은 눈의 20 정도 보다 더 적은 사람을 "**보이지 않는 사람** (legally blind)"이라고 여긴다. 표 29-1는 WHO에서 시각적 손상의 다른 정도를 분류하기 위한 기준을 리트스로 나타냈다.

시각적 손상으로 야기되는 일반적 상태

아동에서의 시각적 손상을 야기하는 가장 일반적인 눈의 상태를 아래의 리스트로 설명하였다;

백색증 (albinism)은 유전적 현상으로 때때로 머리카락과 피부 (눈 피부 백색증) 또한 눈 (눈 백색증)의 멜라닌 색소의 생성에 어려움으로 야기된다. 백색증은 일반적으로 안구진탕, 환한 빛의 예민함, 시각적 손상의 다양함의 정도와 연관이 있다.

무안구증 (anophthalmia)은 임신기간 동안 태아의 눈이 발달하지 못했을 때 일어난다. 양쪽 눈 모두에 영향을 받았을 때 시력을 잃는 결과를 초래한다. 인공눈은 안면골과 안와의 성장을 증진시키기 위해 종종 심어진다.

백내장 (cataracts)은 눈의 렌즈가 불투명하거나 불빛이 망막의 수용세포에 도달하는 것을 방해하면서 발생한다. 아기가 백내장으로 태어났다면 태어난 후, 바로 렌즈를 제거하는 수술을 한다면 시력은 정상적으로 발달할 것이다. 안경은 렌즈의 부재를 보상할 수 있다.

피질시각장애 (CVI)는 망막에서 시각적 피질로 투사되는 시각로 또는 시각적 피질의 손상으로 야기된다. 말초의 시각적 시스템에서 눈은 정상적 기능을 할 것이다; 그러나, 뇌의 시각적 처리 시스템은 눈이 보는 것을 지속적으로 해석하지 못한다. CVI의 이유는 산소의 결핍, 뇌의 손상, 수두증, 뇌염 또는 수막염과 같은 감염을 포함한다. 일반적 특성은 무엇을 보고나서 그것에 도달했을 때 다른 곳으로 시선을 돌리고 시각적 기능의 오르락내리락 급변 (fluctuation)하는 것을 포함한다.

녹내장 (glaucoma)은 눈 안의 유체 (fluid)의 축적으로 압력 증가로 인해 야기된다. 이 현상은 시신경에 손상을 주고 시각적 입력의 전달이 손상되고 시각의 결손이 초래된다. 관리는 수술, 약물 또는 레이저 치료를 포함한

표 29-1 ● WHO의 시각적 손상 분류의 정의

시각적 손상의 분류	가장 가능한 교정시력	
	최소	같거나 더 낮거나
1	6/18	6/60
2	6/60	3/60
3	3/60	1/60 (1미터에서 손가락 세기)
4	1/60 (1 미터에서 손가락 세기)	불빛 지각
5	빛을 지각하지 못함	
9	불분명하거나 명확치 않은	

Data from World Health Organization. (2007). *WHO international statistical classification of disease and related health problems, 10th revision: ICD 10*. New York: Author.

다. 만약 치료를 받지 않고 방치한다면 녹내장은 터널 시야에서 완전한 시각의 상실로 진행할 것이다.

선천성 레버 흑내장 (Leber;s congenital amaurosis)는 막대세포와 원뿔세포, 시각적 수용기 세포의 유전적 상태로 이 세포들이 제대로 발달하지 못해서 나타난다. 안구진탕이 흔히 나타난다. 시각적 손상의 정도는 경함에서 완전히 시력을 잃는 정도로 다양하게 나타난다.

안구진탕 (nystagmus)은 불수적이고 빠른 눈의 움직임으로 원거리시력의 감소로 야기된다. 움직임은 아마도 경미하거나 강렬하게 일어나고 방향은 수평, 수직 또는 혼합되어 나타날 것이다. 이것은 다른 시각적 진단과 함께 연관되어서 또는 독립적으로 나타날 것이다. 안구진탕의 강렬함은 피로, 정서적 상태, 좋지 못한 건강상태에 영향을 받는다. 어린이는 그들의 머리가 "정지점 (null point)"에 닿도록 도는 것을 학습할 것이다. 즉, "눈의 흔들거림 (eye wobbling)을 최소화 해주는 위치를 찾도록 도와준다 (American Foundation for the Blind, 2006).

색소성 망막염 (retinopathy of prematurity:ROP)은 조산아와 연관이 있으며 정상적 막막 혈관의 성장이 멈추고 비정상적 혈관이 발달한다. 증가된 망막분리의 위험은 감소된 시각 능력 또는 시각의 상실을 초래한다. 레이저 치료는 진단과 치료가 일찍 진행되었을 때 도움을 줄 수 있다.

스타가르트 질병 (Stargardt disease)는 유전적으로 황반의 퇴보로 야기되며 중심부 시각의 감소와 경한 색깔 인지의 결손을 초래한다. 말초성 시각은 영향을 받지 않고 남아있다.

핵심정리 (Here's the Point)

- **시각적 손상은 낮은 시각 능력과 시각을 잃는 것을 포함하고 시력과 시야 또는 그 둘 모두의 손실을 반영한다.**
- **정상적 시력은 6/6 또는 20/20으로 지정되어 있고 이것은 개인이 표준화된 크기의 글자를 발견할 수 있는 거리인 6미터 또는 20 피트를 의미한다.**
- **시야는 머리를 움직이지 않고 볼 수 있는 시각적 공간의 크기이다.**
- **시각적 손상은 시력의 손실 또는 시야의 손실의 결과로 야기되는 눈의 상태의 넓은 범위를 포함한다.**

아동 발달과 작업수행 (Childhood Development and Occupational Performance)

시각은 끊임없는 감각 입력의 첫 번째 근원이며 거리로부터 환경의 의미 있는 경험을 허락한다 (Sonksen, Levitt, Kitsinger, 1984). 시각은 힐끗 본 "전체 그림"에 대한 정보를 제공한다. 시각은 우리의 우세 감각이며 환경적 탐색을 스스로 시작하도록 격려한다. 보는 것 없이는 아동의 발달의 모든 영역에서 학습을 뒷받침하는 탐색을 위한 초기 동기부여가 되지 않는다 (Scholl, 1986). 그래서 시각적 손상은 작업의 많은 영역에 참여하는 것을 심각하게 방해하는 잠재력을 가진다.

시각적 손상은 아동의 예상되는 발달 단계에 도달하기 위한 자신감과 동기의 중요하게 영향을 미친다. 시각적 손상의 영향은 종종 대동작과 소동작 운동기능, 지각, 인지, 의사소통과 사회적 발달, 독립적인 자기관리를 포함하는 많은 기술적 영역까지 확대된다. 심각한 시각적 결손, 발병 나이, 발달 영역에 영향을 미치는 환경적 요소와 같은 많은 변수, 아동의 경험은 종종 그들의 시각적 결손보다 더 중요한 역할 놀이이다. 왜냐하면 많은 기술 영역은 시각적 손상에 의해 영향을 받기 때문에 작업적 수행은 다양한 환경에 걸쳐 손상을 받는다.

문헌에서는 시각을 잃은 아동이 잘 보이는 또래 친구들보다 상징놀이에 참여도가 낮고 다른 아이와 적은 상호작용을 나타내는 것을 설명한다; 시각을 잃은 아동들은 아마도 놀이 기술을 습득하기 위해 많은 시간이 필요하거나 다른 순서로 놀이 기술을 발달시킬 것이다. 시각을 잃은 아동들은 다른 사람이 하는 것을 관찰하면서 학습하지 못하기 때문에 구조화되고 촉진된 놀이 참여가 요구될 것이다. 중재는 이러한 경험을 증가시키고 아동이 그들의 일상에 이러한 발달 기술을 학습하기 위해 부모와 아동의 주위에 있는 사람들을 격려한다. Nicholas의 매우 영리한 부모님은 그들의 일상생활의 한 부분으로 Nicholas의 학습을 증진시키기 위한 기회를 적극적으로 찾기 위해 전력을 다했다. 그들은 Nicholas의 시각적 손상이 전형적인 아동기 활동의 참여로부터 가족과 Nicholas 모두에게 영향을 미치는 것을 허락하지 않았다. 결국 이것은 다양한 환경 안에서 Nicholas의 일상생활 발달과 이동 기술을 만들어냈다. 게다가 Nicholas는 나이에 맞는 사회적 상호작용과 교우관계의 발달을 할 수 있었다.

운동감각 인식의 발전은 변함없고 지속적인 감각 (예,

시각)과 움직임 순서의 결합에 의존한다. 따라서 공간에서 사지의 위치를 인식하는 것은 보지 못하는 아동에게 영향을 주는 것처럼 보인다. 이것은 보지 못하는 것이 운동과 지각적 결손을 이끈다는 것은 아니다; 약간, 보지 못하는 것은 움직일 수 있고, 움직이기 위한 자극과 동기를 감소시켜 결국 결손을 이끈다. 예를 들어, 보지 못하는 유아는 무엇인가를 보기 위해 머리를 중력에 대항해 들어올리기 위한 동기를 제공하는 것과 같은 엎드리는 자세를 취하는 것을 꺼려할 것이다. 이것은 치료사가 염두해 두어야할 중요한 부분이다; 자세의 이점은 팔로 몸을 들어 올리고 머리를 들어 올리는 것으로부터 엎드린 자세에서 생긴다. 보지 못하는 아이는 이 어렵고 힘든 과제에 대한 동기 부여가 되지 않는다. 창의적인 중재에 대한 생각은 이러한 아동이 중력에 대항해 상부 체간과 머리 들어올리기 위한 동기를 부여하기 위해 필요하다.

보지 못하는 아동은 낙서를 하고 그림을 그리는 것 때문에 전완의 움직임을 개선하기 위한 제한된 기회를 가질 것이다. 대신에 점자 타자기와 다른 장비들은 시각적 손상을 가진 아동의 전완의 회내 자세를 강화시키기 위해 일반적으로 사용된다. 그 결과, 시각적 손상을 가진 아동은 좋지 않은 자세를 포함하여 운동 범위의 어려움을 나타낸다; 어깨의 불안정성; 상지의 근력저하; 전완과 손가락 움직임과 엄지의 대립의 저조한 발달. 위에서 지적한 바와 같이, Nicholas는 이러한 제한을 경험하지 않았다. 왜냐하면, 그의 부모님은 어렸을 때부터 Nicholas의 이동성을 격려했기 때문이다.

시각은 아동이 가위와 종이와 같은 그들 주위에 있는 것들을 봄으로써 도구의 기능을 이해하는 것을 가능하게 한다. 시각적 손상을 가진 아동은 도구들이 어떻게 사용되는지 볼 기회가 없었기 때문에 종종 도구를 다루는데 어려움을 경험한다. 시각적 손상은 환경 주위에 협상과 이해를 위한 중요한 능력인 원인과 결과의 관계, 개념적 이해, 공간과 신체 인식을 관찰하는데 제한을 가진다.

게다가, 아동은 그들의 또래와 어떻게 놀고 상호작용하는지, 성별이 어떻게 다른지 학습하고 관찰과 모방을 통해 일상생활 기술을 학습한다. 눈 맞춤과 신체 언어의 지각과 같은 비언어적인 행동들은 부모와 아동의 관계의 질을 높여주며, 나이가 많은 아동을 위해 사회적으로 적절한 행동과 대화에서의 사회적 역할을 알도록 도와준다. 사회적 발전의 영역은 시각적 손상을 가진 아동에게 누가 될 것이다. 사회적으로 적합한 "움직임 (moving)"의 쟁점은 Nicholas에게서 보았다. 그는 어떤 종류의 움직임을 보는 것에 대한 이점은 가지고 있지 않지만, 아무 상관이 없었으며 그가 가진 움직임은 "기괴한" 움직임으로 여겨진다. Nicholas는 아주 명쾌하게 사회적 행동을 학습했다. 시각적 손상을 가진 청소년기에 "어울림 (fitting in)"이 극도로 중요할 때 잘 보이는 또래 친구들의 변화무쌍한 트렌드와 행동의 이해에 부가적인 도전을 가졌다.

그것들의 상관성 때문에 위에서 설명된 영역에서의 발달 지연은 시각적 손상을 가진 아동의 정서적 발달에서 부정적인 영향을 가져온다. 예를 들어, 운동 발달의 부족은 요구되는 일상 활동 (예를 들어, 스스로 먹기)의 독립성과 또래와의 게임에서 제한된 참여를 만들고 아마도 고립된 느낌과 자부심의 부족이 발달할 것이다. 때문에 Nicholas의 부모님은 이러한 위험을 매우 잘 알고 Nicholas이 일상 활동에 포함되고 그의 또래와 어울릴 수 있도록 전력을 다했다. 예를 들어, 12살의 나이에 Nicholas는 그의 미래를 위해 큰 계획을 가졌다.

시각적 손상과 시각을 잃은 영역에서 전문가에 의한 넓은 지식은 기술을 습득하고 시각적 손상을 가진 아동의 조기 발달을 통해 특정 집중력이 요구되는 확장된 중심 과정을 통해 이루어진다. 이러한 기술들이 발달되지 않는다면 젊은 성인에서 개인이 선택할 수 있는 삶에 중요하게 영향을 미칠 것이다. 그들은 아동이 집, 학교, 더 넓은 지역사회 안에서 가족, 친구, 사회적 그룹 안에서 수행하는 아동의 작업의 범위를 뒷받침한다. 이러한 기술은 효율적인 시각적 기술; 독립적인 생활 기술; "일의 준비 (work ready)"; 보상적 또는 기능적 학문; 보조 장비의 사용; 그리고 지남력 (orientation)과 이동 (mobility)을 포함한다.

효율적인 시각적 기술

시각적 손상을 가진 대부분의 아동은 몇몇의 사용가능한 시각을 가진다. 감소된 시력을 가진 아동은 종종 읽고 쓰는 과제 (특히 아동이 나이를 먹어감에 따라 더 작게 써야 되는 것과 같이), 그들의 저녁 식사 접시에 놓인 음식, 복도에 높이 책가방과 같이 세부적으로 보는 것에 어려움을 발견한다. 예를 들어, 한 엄마가 반맹증을 가진 4살의 아들이 하루는 슬퍼 보이며 마침내 말하기를 "엄마, 왜 항상 Gemma (누나)에게만 도넛을 주고 나에게는 주지 않나요, 나를 사랑하지 않나요?"라고 말했을 때의 끔찍한 느낌을 전했다. 그녀는 그녀가 항상 아들의 도넛을 그가 보지 못하는 왼쪽에 두었다는 것을 깨달았다. 게다가, 눈부심의 예민함과 시야의 손상은 아동이 운동장에서 친구를 찾거나, 물건에 부딪히지 않고 문 밖으로 걸어 나가거나, 교실에서 칠판의 모든 글자를 보는 것에 어려움을 경험한다. 효율적인 시각적 기술의 증진은 습관 (예를 들어, 도넛을 접시의 다른 쪽에 두기)의 간단한 변화 또는 보조 장비의 사용을 통해 이루어진다. 이 장의 뒤에 표 29-3의 리스트는 감소된 시각을 가진 아동을 위해 사용될 수 있는 보조 장비의 예이며 효율적인 시각적 기술의 발달을 이끌 것이다.

독립적인 생활기술

서서히 시간을 거쳐 발달하는 작업 수행의 모든 도메인에서 독립은; 대부분의 부모님은 이 목표를 향해 자연적으로 접근하고 대부분의 아동은 격렬히 그들의 부모로부터 독립을 요구한다. 독립적 기술은 다양한 이유를 위해 시각적 손상을 가진 아동에게 영향을 미친다: 아동은 시각적 안내에 크게 의지하는 미세운동 기술과 같은 특별한 기술이 부족할 것이다; 그들은 그들의 또래가 어떻게 하는지 보지 못했기 때문에 독립을 둘러싸는 사회적 기대를 인식하지 못할 것이다; 그리고 그들은 그들의 또래가 독립적인 것만큼 행동하는 것을 기대하지 못하거나 독립을 이끄는 경험을 가지도록 격려하지 못할 것이다. 그러나 많은 아동기 작업의 기본 형태인 독립적 기술과 그들의 발달저하는 많은 영역에서 아동의 삶의 선택을 방해한다.

예를 들어, 14살의 Naomi와 그의 친구들은 방과 후 함께 카페에 가기 시작했다. 그녀는 정말로 친구들과 함께 가고 싶었지만 그녀는 포크와 나이프를 제대로 사용할 수 없다는 것을 알았기 때문에 당황스러웠다. 그녀는 오직 스푼만을 사용해보았고 나이프와 포크를 함께 사용하는 방법을 알지 못했다. Naomi는 그의 작업치료사와 함께 나이프와 포크를 조작하는 방법을 익히는데 시간을 보냈다. 이것은 그녀가 그녀의 칫솔과 머리빗도 사용할 수 있게 도와주었다. Nicholas의 가족은 Nicholas이 그의 아동기 내내 독립성의 발달에 전념했고 그는 성인의 활동에 들어가기 위해 더 나은 준비를 했다. 작업치료사는 아동이 매일 발생하는 기회를 통해 독립적 기술의 발달을 강화시키기 위해 부모의 중요한 역할을 알려주어야 한다.

일의 준비

Wolffe (1999)는 "직업 교육…은 직업을 갖고 직업을 준비하는 것에만 단독으로 이루어지지 않는다. 직업 교육은 아동, 학생, 근로자, 친구, 삶의 동반자, 부모, 멘토와 같이 일생의 과정을 거쳐 개인이 요구되는 모든 역할을 위해 준비하는 것에 중점을 둔다."고 기록했다.

시각의 감소는 일의 역할에 대한 관찰, 이용가능한 직업의 종류, 다른 종류의 직업이 어떤 과제를 만들어 내는지, 고용인에게 어떤 행동이 기대되는지를 통한 학습에 어려움을 가진다. 초년 동안, 시각적 손상을 가진 아동은 그들 주위의 어른을 통해 일에 대해 이해하는 것이 필요하며 매일의 가사 일에 참여할 것이다. 그들이 나이를 먹어 가면서, 그들은 컴퓨터 또는 점자와 같이 대안적인 프린트 방법의 접근을 마스터할 필요가 있다; 관심 있는 일의 영역 탐색; 시각 엄수, 팀워크, 그들 공간의 조직화의 가치 학습; 그리고 그들의 흥미, 능력, 도전을 분명히 말할 수 있다. 시각적 손상을 가진 아동과 젊은 사람들은 종종 청소년기뿐만 아니라 직업을 준비하기 위해 아동기일 때에도 직업 인식의 초기 단계로부터의 움직임의 영역과 관련된 구조화된 학습활동을 요구한다. 이 활동은 몇몇의 영역이 요구되며 거의 14세의 나이에 가깝게 개인의 변화 계획은 학년기 후의 삶을 위한 준비를 위해 발전된다. 변화의 더 많은 정보는 7장에서 발견할 수 있다: 성인으로의 변화.

보상 또는 기능적 학문

학교에서 교육적 전문가의 영역 안에 있는 보상적 또는 기능적 학문의 많은 영역에서 치료사는 목표 지향적 생체역학, 감각운동, 인지적 전제조건 기술에 의해 아동의 학문과 성공적인 일의 준비가 되어있도록 기여한다. 이 과정의 예는 미세 운동능력의 강화와 촉각 구별, 운동 계획, 공간의 인식에 전력을 다해 점자 기술의 성공적인 발전의 증진이 해당된다. 또한 추출기호 (예, 문자 또는 점)를 이해하는 것과 같은 글자를 읽고 쓰는 능력의 이해에 대한 개념은 의미를 가진다. 글자를 읽고 쓰는 능력의 근본은 자주 보조 장비의 사용이 기대되어지기 전에 요구된다. 다른 예는 아동과 가족이 학교와 집에서 조직화 기술의 발전을 돕기 위한 도구의 전략을 사용하는 것이 있다.

취미와 여가

여가와 휴식의 선택은 균형 잡힌 라이프스타일을 위해 결정적이며 성인기에 즐길 수 있는 많은 사회적 작업을 위한 근거이다. 불행히도, 때때로 시각적 손상은 취미와 여가 활동의 참여를 위한 장벽으로 여겨지는 경향이 있다. 시각적 손상을 가진 몇몇의 아동은 운동장에서 또래와의 공놀이 참여와 다른 방과 후 활동의 참여에 어려움을 가진다. 적응은 시각적 제한을 가진 아동이 게임과 활동을 제공하며 참여하도록 만든다. 예를 들어, 잔디와 구분이 쉬운 색깔을 사용한 축구 경기장 선의 프린트나 자전거 타기 클럽에 가입하기 위해 2인용 자전거의 사용을 예를 들 수 있다. 시각적 손상을 가진 사람을 위해 특별히 맞춰진 여가 선택의 많은 영역이 있다 (예, "안 보이는 사람들의 크리켓", "골볼"). 취미와 스포츠 캠프 또한 시각적 손상을 가진 아동의 참여를 증진시키기 위해 수정된 활동을 제공하는 동안 시각적 손상을 가진 아동을 위해 특별히 이루어진 아동을 위한 선택이다.

사회적 상호작용 기술

사람들이 기대하는 다른 사람과의 상호작용을 위한 모든 사회적 상호작용과 역할의 확실한 방법이 있다; Nicholas는 이것을 학습했지만 그는 그것에 의문을 가졌다. Hatlen (1996)은 사회적 기술은 "성인으로서 삶의 성취감, 만족감, 사회적 고립 사이의 다른 점을 의미하는 기본적 요구"라고 나타냈다. 사회적 상호작용 기술은 시각의 손상을 가진 개인에 의해 시각적 손상 없이 잘 보이는 사람처럼 대충 그리고 부수적인 관찰을 통해 학습될 수 없으며 따라서 사회적 기술과 사회적 역할은 조심스럽고 의식적으로 가르쳐야 한다.

예를 들어, 10살의 Caroline은 학교에서 또는 저녁식사 테이블에서 책상다리를 하지 않는 사람을 발견했을 때 겁에 질렸다; 이것은 그녀가 유치원에서 경험했던 것으로 그녀가 앉은 주위의 다른 사람들이 어떻게 앉는지 보지 못했기 때문이다. Nicholas는 어떤 그의 움직임이 사회적으로 적절하지 않게 여겨지는지 이해하는데 어려움을 가졌다. 그러나, 잘 볼 수 있는 사람들에게 그의 움직임은 문제가 없었다. 왜냐하면 그는 말하는 동안 그나 또는 다른 사람들이 움직이는 것을 볼 수 없었기 때문에 Nicholas는 이러한 차이를 이해하기 위한 근거의 틀을 가지고 있지 않았다.

아동은 그들의 또래가 수행하는 것을 볼 수 없는 상태에서 기술을 학습하기 위한 어떠한 내적 동기를 위해 사회적 기대를 명쾌하게 알도록 만드는 것이 필요하다. 이것은 의미 있는 교우관계를 유지하고 발전시키기 위한 시각적 손상을 가진 아동을 지지하기 위해 특별히 중요하며, 또한 아동에게 다른 아동의 흥미와 놀이 행동을 주의 깊게 설명하고 그래서 그 안에 참여할 수 있게 하는 것을 포함한다. 그것은 또한 성인에서 뿐만 아니라 그들의 나이에 맞는 학생일 때에도 그들의 또래 그룹을 위해 사회적으로 적절한 것이 무엇인지에 대한 이해를 발전시키고 비슷한 지시와 피드백을 받기 위해 십대를 위해서도 필요하다. 옷의 최신의 패션과 인기 있는 TV쇼, 영화, 음악뿐만 아니라 사회적 의사소통 스타일의 공감하는 것과 같은 정보의 지식은 십대들의 자아개념 발전과 사회적 기준안에 "맞고" 포함되도록 증진하는 것을 돕는다. 십대들은 또한 인기 있는 문화에 흥미를 갖도록 격려되어야 하고 규칙적으로 그들의 친구들에게 최신의 경향에 대해 물어보기와 같은 다른 사람이 그들에게 조언해 주기를 항상 기다리는 것보다 변화하는 경향을 따라잡기 위한 학습전략들을 필요로 할 것이다. 사회적 역할과 기대의 공감은 또한 도표나 비디오와 같은 시각적으로 의미 있는 것들을 통해서 자주 가르쳐지는 성적 발달과 성의 관계의 이해를 돕기 위해 중요하다. 자기방어적인 행동은 비시각적 단서를 통해 다른 사람의 불편한 기분을 알아내기 위한 방법을 아는 것을 포함하며 그래서 스스로 그 상황을 제거하고, 이 모든 부분은 자신감을 갖도록 도와준다.

> **증명하라!**
>
> ***사회적 발달과 참여***
>
> 새로운 조사는 아니었지만, Hurree와 Aro (1998)는 시각적 손상을 가진 청소년의 사회적 발달과 참여를 조사했다. 조사자들은 자기-보고 도구를 사용한 코호트 연구로 평균 14세 44명의 시각적 손상을 가진 청소년에게 검사를 마쳤고 그와 반다로 전형적인 청소년을 대조군으로 삼았고 그룹들 사이의 비슷한 심리적 행복을 발견했다. 그러나 시각적 손상을 가진 청소년은 더 적은 경험과 더 적은 친구를 가졌다고 보고했다. 장애를 가진 개인이 다른 사람으로 향하는 태도와 관련되어서 이러한 다른 이유는 그들이 볼 수 없기 때문에 또는 그들의 매너리즘 때문에 친구를 받아들이는 기회가 적다는 것을 발견했고 제안했다. 대안적인 제안은 시각적 손상을 가진 청소년이 지남력과 이동성의 제한으로 인해 사회적 능력을 제한되는 것이다. 독립, 사회적 상호작용, 지남력과 이동을 이끄는 기술의 발달의 중요성을 강화시키는 이러한 해석이 중요하게 기록되었다.
>
> Huurre, T. M., and Aro, H. M. (1998). Psychosocial development among adolescents with visual impairment. *European Child & Adolescent Psychiatry, 7,* 73–78

지남력과 이동성

16살의 남자아이는 그의 작업치료사와 함께 세탁기술 프로그램을 의논할 때 그의 집이 세탁방을 가지고 있다는 것을 배울 때 매우 놀랐다; 그의 엄마는 결코 그에게 세탁방에 대한 이야기를 하지 않았다. 시각적 손상을 가진 세계에서, 지남력과 이동 (O&M)은 그것이 분명히 학습되어야 할 한 부분이더라도, 흰색 지팡이 사용을 위한 학습보다 더 학습되어야 한다. **지남력**은 당신이 어디에 있고, 어디에 있었고, 신체적 환경을 위한 상호작용으로 어느 시간과 공간으로 갈 것인지에 대한 지식에 따른다. **이동**은 효과적인 방식과 효율적이고 안전한 환경을 통한 이동을 위한 기술과 테크닉의 사용에 따른다. 이 2가지 영역은 개인의 의미 있는 이동을 제공하기 위해 함께 작용한다. O&M을 위해 요구되는 기본적인 전제조건은 공간과 신체 지각뿐 아니라 흰색 지팡이를 조작하기 위한 상지의 근력과 협응과 같은 기술을 포함한다.

독립적인 O&M 기술을 위한 필요는 아동이 자라가면서 아동기 작업을 위해 점점 더 중요해지며, 사회적 여행에 참여하기; 가사활동과 학교 활동에 참여하기; 대중교통 사용하기; 공공건물에 들어가기와 같은 사회적 기대와 또래를 만나기 위해 요구된다. O&M의 기술이 없는 아동은 아마도 벅찬 참여의 장애를 발견할 것이다. O&M은 또한 일의 환경 주위에 동원되는 것과 일에서부터 독립적으로 이동하기 위한 것과 같이 의미 있는 취업의 유지와 탐색을 위해 발달의 나중에 요구되는 기본적인 기술이며 이것은 시각적 손상이 없는 고용인에게도 기대되는 활동이며 시각적 손상을 가진 고용인에게도 비슷하게 기대될 것이다. 그러나 O&M기술의 발달은 '전형적인' 발달 과정의 일반적인 부분은 아니다. 환경을 통한 지남력과 움직임의 학습은 시각과 함께 이루어지고 일반적으로 훈련이 요구되고 지속적으로 연습해야 한다.

능동적인 학습

유아와 어린 아동의 중요한 발달 단계는 전형적인 아동에게 기대되는 단계와 다르다. 약간의 조사와 정보의 발견은 중요한 시각적 손상을 가진 아동을 위한 특별한 중요한 단계를 안내한다. 전형적인 아동과 시각적 손상을 가진 아동을 위해 서로 기대되는 중요한 단계를 도표로 그려보자. 이것은 사회 정서적 그리고 인지적 도메인 안에서 뿐만 아니라 주요한 대동작과 소동작의 중요한 단계를 포함한다. 웹사이트 http://www.tsbvi.edu/Outreach/에서는 보이지 않거나 시각적 손상을 위한 봉사활동 프로그램을 텍사스 학교에서 시작한다.

핵심정리 (Here's the Point)

- **시각은 신체적, 사회적, 정서적 환경으로부터 받아들이는 기본적인 정보이다. 그렇기 때문에 줄어들거나 완전히 시각을 잃는 것은 삶의 과정을 통해 발달하는 모든 도메인에 잠재적으로 영향을 미친다.**
- **효율적인 시각의 촉진은 남아있는 시각을 최대로 만드는 것을 포함하며 환경적 적응을 통해 이루어진다.**
- **모든 작업 역할의 수행에서 독립성의 발달은 꼭 전형적인 아동에게서처럼 시각적 손상을 가진 아동을 위한 목표이다. 이러한 요구를 촉진하는 돌보는 사람, 교육자, 치료사는 일상적으로 보여 지는 단서를 확인하고 이러한 기술을 위해 관련된 기술을 안내한다.**
- **시각적 손상을 가진 아동의 작업수행을 위한 부가적 관점은 공간적인 환경을 이해하기 위해 필요하다; 지남력과 이동 기술은 모든 참여를 위한 기본적인 필요이다.**

작업치료 실행의 고려 (Occupational Therapy Practice Considerations)

표 29-2의 시각적 손상을 가진 아동과 가족과 함께 일하는 다양한 전문가의 역할이 정의되어 있다. 이 전문가들 중 작업치료사는 안보이거나 시각적 손상을 가진 아동과 함께 일하는 역할을 가진다. 시각적 손상을 가진 아동을 위한 작업치료 프로그램이 발전할 때, 그들은 아동이 학습을 위해 사용하는 감각에 따른 몇몇의 아주 특별한 문제를 고려했다. 이것은 언어와 소리; 터치; 그리고 시각적 단서를 포함한다. 게다가, 작업치료는 중재와 같은 보조 장비를 쓸 것이다.

언어와 소리

언어와 소리 단서는 시각적 손상을 가진 아동이 중재에 포함되기 위해 중요한 전략이다. 물건을 설명하기 위해 아동이 더 좋아하는 언어, 공간적/관계적 단어 (예, "위", "맨 위", "아래". "몸에서 멀리", "바로 옆에", "오른쪽 또는 왼쪽")를 사용하여 일반적으로 쉽게 이해할 수 있는 매우 특별한 언어를 사용한다. 그리고 집중이 안 되게 할 수 있는 전자레인지의 삐 소리와 같은 규칙적인 소리를 염두해 두어라. 다른 소리는 행동적 단서로서 사용할 수 있다. 예를 들어, 접시의 바닥에 닿아서 나는 나이프의 소리는 나이프로 인해 고기가 잘려졌다는 신호를 준다. 아동이 어떤 소리를 듣고 그나 그녀가 듣는 소리를 말로 표현하는 것을 격려 하여라; 일상 동안 수행되는 모든 활동을 말로 표현하는 것은 개념과 과정의 범위에 대한 이해의 발달에 도움이 된다.

표 29-2 ● 시각적 손상을 가진 아동을 위해 전달되는 서비스에 포함되는 팀의 다른 구성원들

전문가	역할
안과의사	시각적 손상을 정의하고 의료적 치료를 관리한다
시력 측정 의사 또는 정시 훈련 전문가	안경의 처방. 시각적 손상의 기능적 영향의 평가와 확대의 사용과 불빛, 프린트 크기와 같은 추천을 제공
소아 물리치료사	지남력과 이동성을 위한 준비에서 운동 발달을 강화시키기 위한 훈련 제공. 또한 근력, 체력, 신체 단련의 증진을 포함
지남력과 이동성 강사	흰색 지팡이의 사용과 같은 O&M 기술을 가르침. 또한 신체 인식과 운동 발달을 안내함
교육적 전문가 (초기 아동기 상담사 또는 시각 전문 선생님)	교육과정에 접근하도록 학문적 기술을 안내함
기술 자문가	집, 학교, 직장을 위해 적합한 기술의 추천
상담사	아동과 가족의 시각적 손상과 관련된 정서적 필요를 안내하는 것을 돕는다. 예, 슬픔, 수용, 자부심과 자신감, 다른 사람의 기대와 지각을 다루기

터치

꽉 안는 것과 같은 어떤 터치는 우리는 편안하게 만들지만 깃털로 간지럼을 태우는 것과 같은 다른 터치는 우리를 흥분하게 만든다. 그리고 당신은 몇몇의 시각적 손상을 가진 아동이 또한 방어적인 촉각을 가진다는 것을 발견할 것이다. 터치의 민감도는 24장에서 설명되었다; 감각처리 장애. 그러나 이것은 시각적 손상을 가진 아동에게 특별히 고려되는 근거이다. 특별한 신체적 안내와 단서는 시각적 손상을 가진 아동이 그들의 몸을 효과적으로 사용하기 위한 학습에서 중대하게 작용하며 사용되는 터치의 종류는 중요해질 것이다. 행동적으로, Neilson (1994)에 의해 제안된 것과 같은 터치의 사용은 아동의 자기 주도적인 움직임의 필요와 움직임 패턴의 효과적이고 적절한 발달을 위한 필요와 균형을 이루도록 돕는다. 행동의 단서를 위한 터치를 사용할 때, 가볍게 터치하는 것은 중추신경계의 흥분자극을 만든다는 것을 염두해두고 어떤 아동에게는 해로운 자극으로 해석될 수도 있다. 반면 깊게 터치하는 것은 일반적으로 차분하게 여겨진다; 가벼운 터치 단서를 위해 견고한 터치 단서가 서서히 사라지지 않도록 (단서의 존재를 점진적으로 감소). 반면, 견고한 터치 단서의 점진적인 감소는 터치의 표면 부분의 감소 또는 터치 기간의 감소에 의한다. 터치는 또한 아동의 근위부로 움직이면서 서서히 사라진다. 예를 들어, 아동이 그의 접시에 놓인 음식을 다루는 것을 돕기 위해 초반의 터치 안내는 손을 번갈아 가며 접시와 음식의 미묘함을 느끼는 것을 포함한다. 이 터치의 안내는 전완으로 옮겨가면서 점점 사라지고 아동은 그의 상지로부터 그의 손이 접시의 가장자리를 알도록 할 필요가 있다는 것을 기억하여라. 중재에서 터치의 사용은 예상되지 못한 터치, 특별히 가볍게 하는 터치에 의한 스트레스 상황을 염두 해 두는 것도 중요하며 아동에게 터치를 할 때 말을 하도록 하여라.

시각적 단서

시각적 손상을 가진 아동은 만약 과제와 환경이 보는 것보다 더 쉽다면 그들이 가진 남아있는 시각의 이점을 활용할 수 있다. 이것이 **시각적 향상**이다. 이것을 위한 필요는 이전의 효율적인 시각적 기술에서 논의되었다. 몇몇 아동은 당신이 프린트 크기를 증가시키는 것과 같이 크게 만들었다거나, 아동이 칠판에 가깝게 앉거나, 당신이 확대해서 설명한다면, 그것을 볼 수 있을 것이다. 또한 당신은 색깔 대비를 사용하여 얼마나 쉽게 무엇인가를 볼 수 있도록 크게 영향을 미칠 수 있다. 예를 들어, 토마토케첩은 빨간색 또는 문양이 있는 접시보다 흰색 접시에서 더 잘 보일 것이며; 흰색 종이의 가장자리 부분은 흰색 책상보다 검은색 책상에서 더 잘 보일 것이며; 두꺼운 검정 펠트펜에 의한 선은 종이에 연필로 그은 것보다 더 잘 보일 것이며; 검정과 흰색으로 디자인된 공은 단순한 한 가지 색의 공보다 더 잘 보일 것이다. 조명은 시각적 손상의 자연적으로 의존하는 시각적 기능을 대단히 강화시키기도 하고 떨어뜨리기도 한다. 아동이 일을 할 때 집중적인 빛이 도움이 되는지 머리위의 빛 또는 자연적인 조명이 도움이 되는지 빛과 눈부신 빛을 줄여줄 필요가 있는지 체크하여라.

보조 장비의 사용

우리는 시각적 세상에 살고 있으며 시각적 손상을 가진 사람들이 이해하기 쉬운 형식으로 프린트된 자료의 아주 작은 부분만을 이용하고 있다. 이것은 많은 교육적 또는 재미삼아 읽기, 인터넷 접속하기와 같은 아동기 과제를 위해 명확히 영향을 미친다.

당신은 Nicholas가 컴퓨터를 사용할 때 스크린 리더를 사용한 것을 기억할 것이다. 이것은 그에게 잘 적용해 그가 컴퓨터를 사용하고 그의 친구와 이메일로 상호작용하는 것 모두를 가능하게 했다. 이와는 대조적으로, Geoff를 생각해 보라. 그는 녹음기를 사용했고 책의 내용을 듣고 그의 반에서 책을 읽을 수 있었다. 불행히도, 선생님이 "17 페이지로 넘겨서 읽어봅시다."라고 말했을 때 Geoff는 어려움을 경험했다. 그의 테이프는 페이지 숫자를 포함하지 않았고 그는 정확한 지점을 찾기 위해 30분의 시간을 소비했다. 그는 다른 학생들이 15분 동안 읽은 것과 같은 부분을 듣기 위해 점심시간 모두를 할애했다. Geoff는 Nicholas이 사용했던 것과 같은 더 쉽게 설명된 스크린리더에 의해 더 나은 환경을 제공받을 수 있었을 것이다.

보조 장비는 더 넓은 세상에 참여하고 정보를 받아들이기 위해 대단히 중요하다 (그림 29-3). 표 29-3은 시각적 손상을 가진 개인이 손쉽게 찾을 수 있는 장비의 예를 포함한다. 보조 장비의 잠재적 해결을 위해 평가를 할 때 치료사는 다음과 같은 요소의 범위를 고려할 필요가 있다:

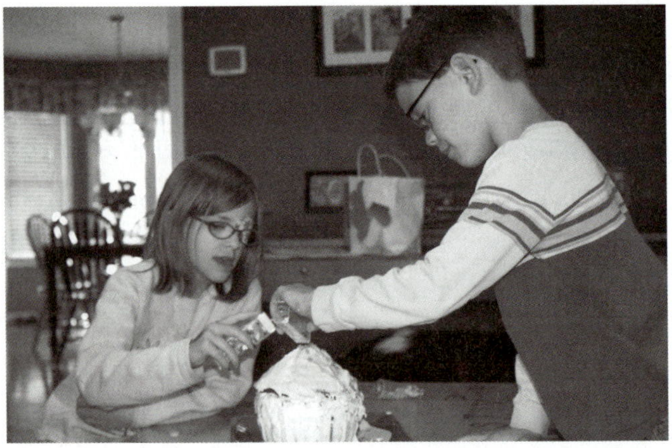

그림 29-3 시각적 손상은 아동이 그의 친구와 형제들이 즐거워하는 것과 같이 똑같이 즐거워 하는 것을 중단시키지 않는다. *(Photograph courtesy of Angie Carter.)*

- 아동의 시각의 수준과 예후. 예를 들어, 시각적 손실이 완전 상실로 이끈다면, 점자는 글을 읽고 쓸줄 아는 능력과 다른 기술들을 촉진하기 위해 초기에 소개될 필요가 있을 것이다.
- 아동과/가족들이 선호하는 것과 미각. 장치는 더욱 별개로 보이도록 하고 "나는 장애가 있어"라고 소리치지 않

표 29-3 ● 보조 장비와 그들의 사용

장비의 종류	기능
스크린 리더 소프트웨어	컴퓨터 화면에 나타난 모든 본문을 번역하고 소리 합성기로 보내지고 소리내어 읽어준다
양각 점자	전자문서로부터 점자를 만든다
전기적 노트테이커와 휴대용 컴퓨터 또는 PDAs	QWERTY 또는 점자 키보드가 도움이 된다. 텍스트 또는 점자 표시의 스크린 리더를 통해 정보의 접근이 허락된다
프린트 스캐너 또는 확대기	프린터로 종이에 인쇄하여 출력한 데이터를 본문과 소리 합성기로 번역하여 출력
스크린 확대 소프트웨어	컴퓨터 화면에 나타난 사진의 크기를 증가시킴
CCTV 또는 비디오 확대렌즈	2-60으로 확대된 프린트, 손으로 쓴 글, 그래픽. 프린트 자료는 상자 아래에 카메라가 달린 움직임이 가능한 상자 아래에 놓이고 스크린에 확대된 영향이 나타난다
DAISY 재생 장비	녹음된 정보의 기록과 재생은 예를 들어, 교과서 또는 DAISY 형태로 기록된 소설은 오디오 책과 같이 재생되는 표준화된 CD나 카세트보다 더 쉽게 다룰 수 있다
핸드폰 보조 장비	스크린 확대와 스크린 리더 소프트웨어는 연락처 목록과 문자를 포함하는 핸드폰의 스크린 정보에도 접근이 가능하다
전기적 이동 장비와 편한 GPS 시스템	바로 앞의 장애물 (진동 피드백에 의한), 길의 이름, 가계와 다른 흥미 있는 것 (잘 들리는 설명에 의해)의 안내와 같은 사용자를 위한 외부적 정보를 제공하는 맹도견 또는 흰색 지팡이의 사용

임상조언 Practice Wisdom

의사소통 전략과 시각적 손상을 가진 아동을 위한 환경적 고려

의사소통 전략

- 스스로를 돌아보라 – 항상 아동이 당신의 목소리로 당신을 인식하는 것은 아니다
- "저기"와 같은 구절은 피하고 행동을 설명하거나 설명을 제공할 때는 특별히 명확한 언어를 사용하여라.
- 혼동되는 것은 피하고 물건이나 행동을 설명하기 위해서 항상 같은 단어를 사용하여라 – 만약 가족들이 확실한 단어를 사용한다면 가족에게 물어보고 그것을 일관되게 사용하여라
- 2개의 다른 의미를 가지는 같은 단어의 사용을 피하여라, 예를 들어, 방향과 정확함을 의미하는 "right"와 같은 단어의 사용을 피하여라
- 방향을 나타내는 단어를 설명할 때는 아동의 관점에서 설명하여라
- "나중에 봐"와 같은 매일의 언어와 구절 그리고 지속적인 신체적 언어의 사용은 편안함을 느끼게 한다.
- 신체적 안내를 제공하려고 한다면, 아동의 조언이나 허락을 구하고 아동이 무엇을 만지기를 꺼려한다면 억지로 강요하지 말아라
- 당신이 무엇을 하려고 하는지 설명하거나 무슨 일이 일어날 것인지에 대해 설명하여라
- 새로운 장비와 기기에 대한 위치와 특징 (크기; 모양; 질감; 물건의 언어 라벨; 다이얼, 버튼, 스위치와 같은 특징)을 포함하여 설명을 제공하여라

환경적 고려

- 충분한 조명, 인공적 또는 자연적 조명에 의해 만들어지는 눈부신 빛의 양을 고려해야 한다.
- 만약 아동이 시각을 사용한다면, 흰색 접시 아래에 선명한 색깔의 깔개를 깔아주는 등의 세부적인 것을 강화하기 위해 대조적인 색깔을 사용하여라
- "어수선한" 너무 많은 시각적 자극은 피하고 시각적 정보를 단순화 시켜라

다이얼의 위치나 버튼을 알기위해 촉각적 표시를 사용하여라

- 경쟁적인 소음의 상황은 피하여라

안보이거나 낮은 시각을 가진 사람의 안내

때때로 시각적 손상을 가진 아동은 시각을 가진 사람에 의해 도움을 받기 위해 유용한 것을 찾으며 이것은 시력이 정상인 안내 기술의 사용에서 정형화된 설명을 받는 것이 가능하다. 다음의 전략들이 도움을 줄 수 있다:

- 아동이 환경을 통해 또는 환경 주위에서의 필요를 확인하고 접촉할 수 있도록 만들어라
- 한 장소에서 다른 장소로 걸어라
- 좁은 공간이나 출입구를 안내하라
- 계단을 오르고 내리도록 하여라
- 차에 오르거나 교실에서 좌석을 찾도록 하여라

도록 시각적 손상을 가진 젊은 사람과 아동에 의해 선택되도록 매력 있게 보여져야 한다.

- 돈과 자원. 때때로 더욱 적절하고 능력형성을 위한 보조 장비는 매우 비싸고 재정단체는 더 싼 것을 택할 것이다.

상황 29-2 Jenny : 청각 장애가 있는 연극을 통한 의사소통의 장을 열다

Jenny는 7살이다. 그녀는 2살일 때 수막염 후에 중등도에서 심각한 청각적 손상을 가지고 자랐다. 그녀 귀의 부분으로 전도로와 감각신경 그리고 청각로 모두에 손상을 받았다. 그녀는 잘 들을 수 있는 부모님과 어린 남동생과 여동생과 함께 살고 있다. 그녀는 보청기를 착용하고 교실과 집에서 향상된 청력을 가질 수 있지만, "선생님이 말하는 것을 들을 수가 없어"라며 보청기의 불편함과 짜증을 호소했다. 그녀의 가족과 의사소통하기 위해 그녀는 특유한 몸짓과 Auslan (호주의 수화) 제스처를 사용한다. 때때로 그녀의 보청기는 집에서 도움이 되지만 TV의 전후사정을 아는 것에는 어려움이 있으며 대화를 명확하게 듣는데 어려움이 있다.

그녀가 일반학교에 진학했을 때 Jenny는 글을 읽고 쓸줄 아는 능력과 표현하고 받아들이는 언어 기술 그리고 매주 5시간을 듣기 위해 떠돌아다니는 선생님으로부터 입력을 받는 것을 저조하게 수행하였다. 그녀는 비록 교실에서 일어나는 토의에 드물게 참여하더라도 교실 안에서의 대화를 계속하는 것을 돕기 위해서 교실의 앞에 앉았다. 사회적으로 Jenny의 기쁨은 청각장애가 있는 연극에 의한 연극 수업에 참여하는 것이며 그녀와 같이 청각적 손상을 가진 다수의 친구들과 어울릴 수 있다. 그 결과 그녀의 부모님은 그녀의 자신감이 증가된 것을 관찰하고 지금은 Jenny와 그들 스스로 Auslan (호주의 수화)를 함께 배우기 위한 코스에 가입했다.

핵심정리 (Here's the Point)

- 언어와 소리는 환경에 대한 중요한 정보를 제공한다; 시각적 손상을 가진 아동에게 의미 있는 소리에 반응하고 주의를 기울일 수 있도록 일상의 소리가 미치는 영향에 대해 고려하는 것은 중요하다.
- 적절한 강도와 타이밍의 터치의 사용은 시각적 손상을 가진 아동이 그들의 환경에 참여하기 위한 안내를 목적으로 제공된다.
- 만약 과제와 환경이 보는 것보다 쉽게 만들어져 있다면 시각적 손상을 가진 아동은 남아있는 시각을 활용한다.
- 보조 장비는 시각적 손상을 가진 아동이 환경 안에 참여하도록 접근 가능한 정보를 지지하기 위해 사용된다.

청각적 손상을 가진 아동 (Children with Hearing Impairment)

청각적 손상의 정의 (Defining Hearing Impairment)

청각적 손상은 사람이 모든 것을 들을 수 없을 때 또는 오직 확실한 크기나 정점의 소리 (특별한 대화)만 들을 수 있을 때 발생한다. 선진국에서 (예, United States, United Kingdom, Australia) 3세 이전의 선천적 청각 손상을 가진 아동의 수는 1,000명당 1~2명으로 정의된다. 더 나아가 1,000명 당 1~2명의 아동은 19세가 될 때까지 청각적 손상을 습득한다.

청각적 손상은 기능의 단일 영역과 근접하게 관련된 오직 감각의 손상이다. 예를 들어, 작업치료사는 청각적 손상을 가진 아동이 다른 장애와 상태를 가졌을 때 주로 포함될 것이다. 청각적 손상을 가진 아동의 약 30%는 시각적 손상, 학습 장애, 정서적/행동적 문제와 같은 장애를 동반한다. 청각적 손상은 반대로 다른 장애에 가려진다 (그림 29-4). 예를 들어, 교실에서 낮은 민감성을 가진 아동은 학습의 어려움보다 정확하게 듣고 상호작용하는 것의 어려움 때문에 낮은 민감성을 가질 것이다. 듣는 것의 검사는 아동의 어떠한 청각적 손실을 알기 위해 도움을 주며 더욱 정확하고 효과적인 중재를 줄 수 있을 것이다. 남아있는 청각의 사용은 다양한 장애를 가진 아동에게 중요하다.

청각적 시스템의 개요 (Overview of the Hearing System)

소리가 어떤 과정을 가지는지 익숙해지기 위해서 청각적 손상의 이해는 중요하다. 음파는 공기를 통해 외이의 관으로 들어오고 고막과 부딪히고, 진동을 만들어낸다. 당신은 그림 29-5에 귀의 구조를 볼 수 있다. 이 진동은 중이의 청소골에 의해 증폭되고 내이의 **달팽이관**으로 전달된다. 달팽이관 안의 유모세포는 진동에 의한 움직임으로 유동체에 의해서 구부러진다. 유모세포의 움직임은 청신경을 활성화시키고 중뇌 (**와우핵**)로 자극을 전달한다. 2가지 경로로 나뉘는 각각의 귀의 신경은: 하나의 경로는 같은 반구의 **청각 피질**에 직접적으로 도달하고, 다른 경로는 뇌의 서로 다른 반구의 청각 피질에 교차하여 도달한다. 그 결과, 오른쪽과 왼쪽의 뇌반구는 양쪽의 귀로부터 청각적 정보를 받는다.

청각적 정보가 청각 피질에 도달하기 전에, 소리는 여과되고, 기록되고, 내이와 중뇌 사이로 되돌아가서 우리는 즉시 인식하고, 구별하고 비슷한 목소리, 위험의 신호, 음악, 시끄러운 배경을 걸러내는 것을 배운다. 이러한 중심 청각로를 따라 일어나는 과정에서는 소리의 위치를 알아내고; 청각적 구별; 패턴의 인식; 타이밍 양상 (리듬); 소리의 경쟁이 일어나거나 그렇지 않을 때 청각적 수행의 감소를 포함한다.

내이는 또한 균형과 평형 (전정계, 반고리관, 난원낭, 구형낭)을 위한 감각 기관을 포함하며 이 기관들은 정지되거나 움직임이 일어날 때 머리의 위치에 대해 뇌간으로 정보를 전달한다. 균형과 아동의 평형감각은 내이에 미치는 영향에 따라 바뀔 수 있다.

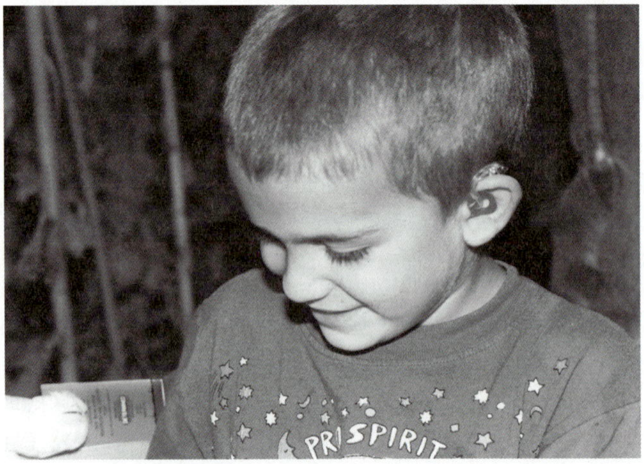

그림 29-4 장애를 동반한 아동의 청각적 문제는 감춰지기에 발견하기가 어렵다 *(Photograph courtesy of Antonella DiFranco.)*

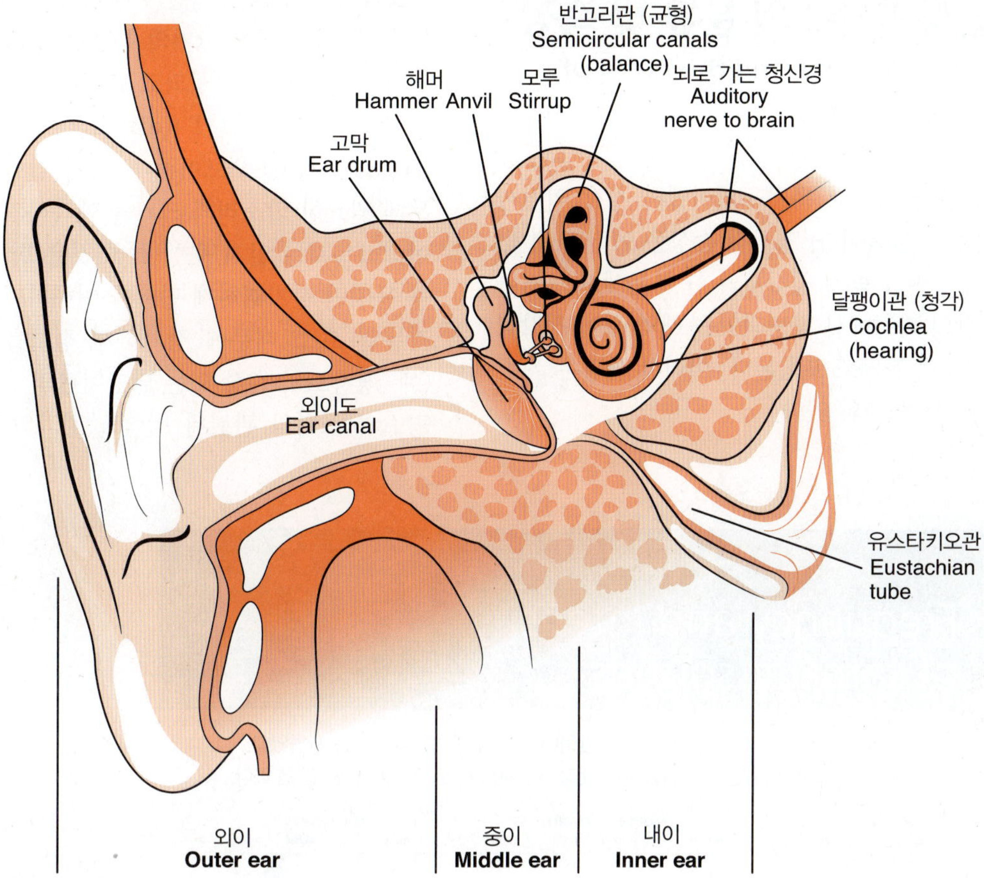

그림 29-5 귀의 기본적 해부학

표 29-4 ● 청각적 손상의 종류

청각적 손상의 종류	설명
선천적	태어나기 전, 또는 태어난 직후
후천적	태어난 후 어느 시기든 발병
언어사용 이전	청각은 아동이 말과 언어가 완전히 발달하기 전에 상실; 아동이 말을 배우는데 영향을 미침
언어사용 이후	청각은 말과 언어의 발달이 이루어진 후에 상실됨
전도적	외이 또는 중이의 장애 또는 손상으로 야기됨. 내이로의 비효율적인 소리 전달을 만든다. 주로 크기의 손실을 가진다; 소리는 약하다. 증폭은 도움이 된다. 일반적으로 의료적 수술적 중재에 의해 성공적으로 치료된다.
감각뉴런	달팽이관 또는 청신경의 기능부전 또는 손상으로 야기됨. 소리는 들었을 때 부드럽고, 왜곡되고, 불명확하다. 드물게 맞게 들림, 보청기를 사용한 증폭은 제한된 도움을 제공한다. 의료적 치료는 영구적인 상황에 드물게 사용된다. 평형과 균형의 문제는 반고리관 또한 영향을 받았을 때 발생한다.
혼합된	전도적과 감각뉴런적 청각 손실이 혼합되어 나타난다.
피질의	청각을 위한 청각 피질의 손상이며 소리를 기억하고 소리를 이해하는데 어려움을 야기한다.

Data from Department of Human Services, Australian Hearing. (2005). *Types of hearing loss, information sheet.* Sydney: Author.

청각적 손상의 수준의 분류 및 측정 (Measuring and Classifying the Level of Hearing Impairment)

청각로의 어느 부분에서의 문제- 외이에서 청각 피질까지-청각적 손상의 결과이다. 청각적 손상은 여러 가지 방법으로 설명되며 손상 받은 청각계의 한 부분에 따르거나 말과 언어 발달의 과정에서 발병되었을 때와 같이 청각적 손상의 발병일과의 관계도 포함된다. 이러한 설명은 표 29-4의 리스트에 나와 있다.

청각 검사결과는 개인의 **청력 역치**를 결정하고 이것은 들을 수 있는 최소 크기의 특별한 소리 진동수를 말한다. 결과는 **청력도**로 구성되고 그래프는 사람이 다른 소리를 구분할 수 있는 크기 ([dB]로 측정된)와 정점 (진동수; [Hz]로 측정된)을 보여준다. 청각 검사결과는 들을 수 있는데 필요한 말소리의 크기를 예측하지만, 말이 들리거나 이해하는지는 알지 못한다. 이것은 한 사람이 말의 소리를 듣지만 불가피하게 단어를 이해하지 못하거나 다른 감각뉴런 요소 때문에 정확하게 정보를 처리하지 못한다 (예, 청각로의 손상 또는 달팽이관의 손상). 그림 29-6은 평소의 소리와 관련된 청력도 결과의 이해를 돕기 위해

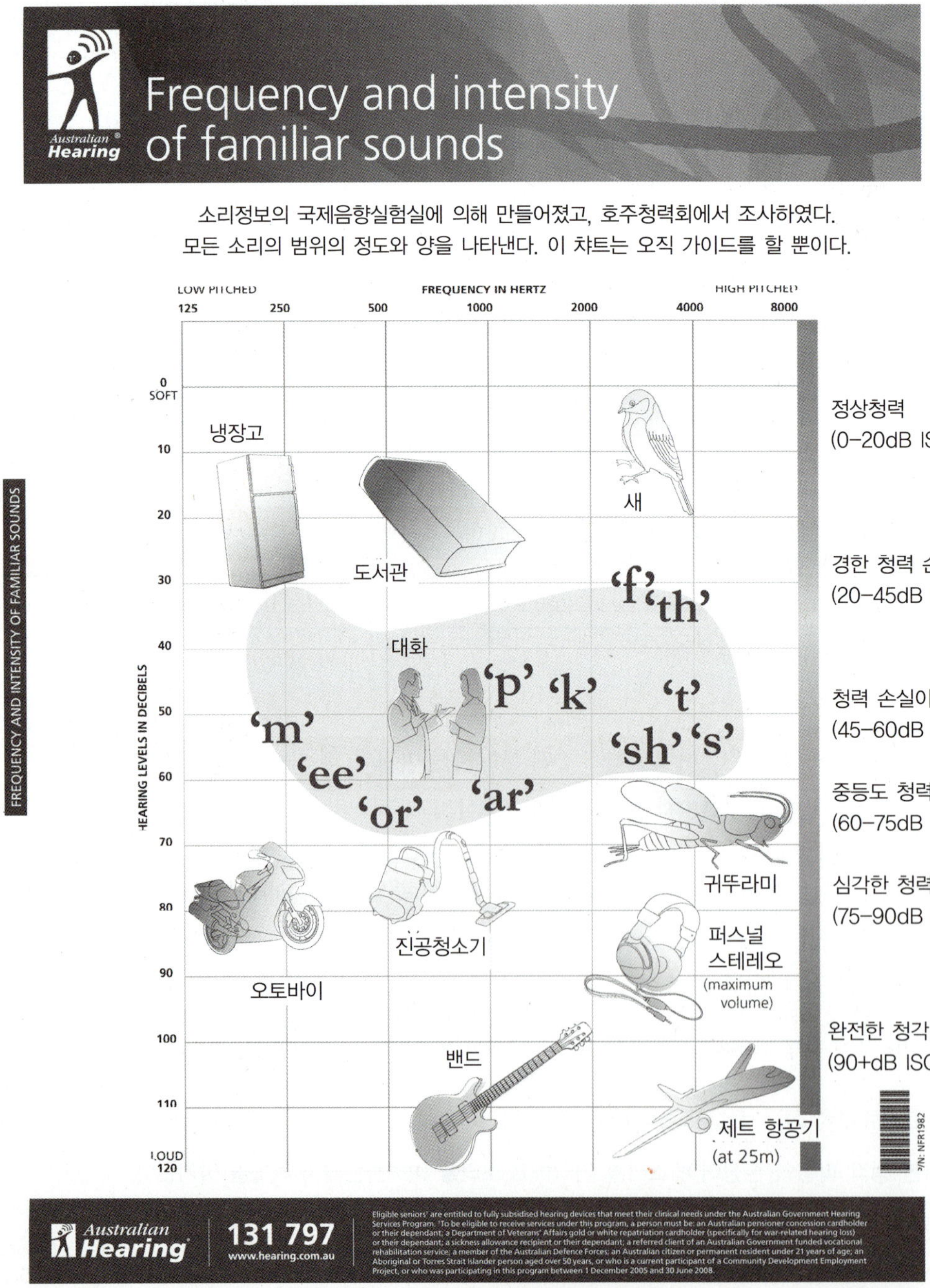

그림 29-6 비슷한 소리의 강도와 진동수, 국제 음향 실험실에 의해 만들어진 측정에 기초하여, 호주 청력 분배 조사 *(Reproduced with kind permission from Australian Hearing.)*

제공된다.

청력도의 형태는 손상 받은 청각적 손상의 말소리의 종류를 나타내서 제공한다. 저주파의 청각적 손상은 아동이 기차나 개가 짖는 소리, 말의 모음소리의 어려움을 가지는 것을 의미한다. 고주파의 청각적 손상은 가장 일반적이며 저주파의 말과 더 쉬운 환경적 소리 (예, 차의 경적소리, 경고 소리)를 듣는 것을 의미하지만 미묘한 차이를 놓치거나 농담, 혼란스러운 단어, 소리의 위치를 알기 어렵고 시끄러운 소리를 차단하는데 어려움을 가질 것이다. 말은 많은 중요한 말의 단서 때문에 종종 판단하기 어렵다. 자음은 높은 주파수의 범위를 가진다 (예. "ch", "t", "sh"). 7살의 Jenny는 TV가 켜져 있거나 대화에 적은 사람이 참여하는 동안 더욱 고되게 가족과 효과적인 상호작용을 찾는다. 그녀는 스펙트럼을 통해 소리와 투쟁한다.

개인의 청력 역치의 측정은 대화를 듣기 위해 관련된 청각적 손상 정도의 분류를 가능하게 한다. 표 29-5는 이 분류를 위해 United States에서 사용하는 데시벨 범위의 리스트와 분류를 설명한다. 다른 국가 [(www.rnid.org.uk (United Kingdom); www.hearing.org.au(Australia)], 에 존재하는 이 범위의 정의는 조금씩 변한다. 한번 청각적 손상이 진단되면 다수의 건강 전문가는 아동과 가족과 함께 일한다. 그들의 역할의 간단한 설명은 장의 뒤에 설명된다 (표 29-6).

청각적 손상을 초래하는 일반적 상태

(Common Conditions Causing Hearing Impairment)

아동에게서 청각적 손상을 야기하는 일반적인 상태의 리스트를 아래에 설명하였다:

알포트 증후군 (Alport syndrome)은 유전적으로 신부전과 감각뉴런의 청각적 손상을 이끄는 진행성 질환이다.

폐쇄증 (Atresia)은 선천적으로 외이가 발달하지 않는 상태로 중이가 비정상적이다. 이것은 한쪽 또는 양쪽으로 발생한다. 적어도 중등도의 전도성 청각적 손상이 나타난다. 수술로 귀의 재구조는 청각을 회복시킨다.

중추청각 정보처리장애(Central auditory processing disorders)는 청각 신경로 또는 청각 피질로(예, 뇌손상 또는 뇌종양)의 소리 전달의 장애를 포함한다. 이 장애는 소리의 구별, 소리의 의미, 시끄러운 소리 속에서 듣기, 단어의 미묘한 소리의 차이를 인지하는데 어려움을 야기한다 (예, "chair"과 "hair"는 아마도 비슷하게 들릴 것이다).

메니에르 증후군 (Meniere' s disease)는 내이의 유동체 크기의 변화와 관련된다. 이것은 청각적 손상, 이명, 현기

표 29-5 ● 청각적 손상의 정도에 따른 청각적 분류

청각적 분류	영향
경한 청각적 손상(20-40 dB)	몇몇의 부드러운 목소리와 속삭이는 대화를 듣는 것에 어려움을 가지지만 종종 조용한 환경으로 관리가 된다. 목소리는 종종 명확하지 않거나 거의 들리지 않는다. 말과 언어는 일반적으로 아동이 보청기를 일찍 착용한다면 정상적으로 발달한다. 편리한 좌석과 조명은 중요하다.
중등도 청각적 손상(40-60 dB)	특히 주변에 시끄러운 소리와 함께 있을 때 대화소리를 이해하기 어렵다. TV와 라디오를 듣기 위해 볼륨을 높여야 한다. 말과 언어의 발달은 보청기가 일찍 제공되지 않았다면 일반적으로 영향을 받는다. 보청기는 말의 구분이 좋고 들을 수 있는 환경이 매우 시끄럽지 않다면 대부분의 청각적 어려움을 돕는다.
심각한 청각적 손상(60-90 dB)	정상적인 대화소리는 들을 수 없다. 말과 언어는 아동이 태어날 때 이러한 청각적 손상을 가지고 태어났다면 자연스럽게 발달되지 않는다. 보청기, 인공 귀, 듣기위한 보조적 장비는 많은 말소리를 증폭시킬 것이며 아동의 말의 발달을 돕지만 말의 질은 영향을 받는 것처럼 보인다. 시각적 단서는 일반적으로 말을 이해하는 것을 돕는다.
완전한 청각적 손상(91+ dB+)	완전한 청각적 손상을 가진 사람은 심각한 청각적 손상을 가진 사람과 비슷한 어려움을 가지지만 보청기(특별히 105 dB+의 청각적 손상)의 이점이 더욱 일관성이 없다. 말의 학습은 손상에 정도에 따르며 태어날 때부터 완전한 청각적 손상을 가진 아동에게는 어렵다. 몇몇의 사람들은 다른 사람은 불가능한 보청기와 함께 좋은 청각상태에서 듣는 것을 통해 명확한 말을 이해할 수 있다.

Data from Alexander Graham Bell Association for the Deaf and Hard of Hearing. (2005). About Hearing Loss.

증, 귀의 충만한 감각의 크게 변동하는 변화를 야기한다.

중이염 (Otitis media)은 중이의 염증이며 일반적으로 유동체의 증가와 함께 일어난다. 이것은 전도적인 경함에서 중등도의 청각적 손상의 크게 변동하는 변화를 야기하고, 영구적인 청각적 손상은 극도의 재발의 경우 나타난다. 중이염은 어린 아동에게 매우 흔하다.

펜드레드 증후군 (Pendred syndrome)은 유전적으로 아동이 3살이 될 때 일반적으로 양쪽의 빠르고 점진적인 청각적 손실의 특징을 가진다. 이것은 또한 갑상샘과 전정계(균형)에도 영향을 미친다.

이명 (Tinnitus)은 머리나 귀에서 울리는 소리, 아우성치는 소리 또는 윙윙거리는 소리를 말한다. 이것은 종종 소음에 노출되고 청각적 손상의 형태와 관련된다.

어셔 증후군 (Usher syndrome)은 색소성 망막염 때문에 유전적으로 (중등도에서 완전한) 청각적 손상과 진행하는 시각적 손상 모두를 야기한다.

태내 전염 또는 질병 (Prenatal infections or illnesses)은 경함에서 완전한 감각뉴런성 청각적 손상을 야기한다. 예로 풍진, 시토메갈로 바이러스, 산모의 당뇨, 독혈증을 포함한다.

출산 시 합병증 (Complications at birth)은 다양한 정도의 선천적 청각적 손상의 결과이다. 예로 조산과 산소 결핍이 포함된다.

아동기 감염 (Childhood infections)은 다양한 정도의 후천적인 청각적 손상의 결과이다. 예로, 수막염, 수두, 인플루엔자, 홍역, 볼거리, 만성적 중이염이 포함된다.

핵심정리 (Here's the Point)

▶ 내이는 소리와 감각의 움직임 모두를 처리한다. 예를 들어, 청각에 영향을 미치는 상태는 또한 균형과 평형에도 부정적으로 영향을 미친다.

▶ 청각적 손상은 포함된 청각계의 부위나 언어의 발달과 관련되어 시작되었을 때 발병일에 의해 설명될 것이다.

▶ 청각적 손실은 삶의 기간 동안 어느 시간에도 발생할 수 있고 모욕의 다양한 결과이다. 예를 들어, 청각적 손상은 바이러스에 노출된 결과 또는 유전적으로 일어난다.

아동 발달과 작업수행

(Childhood Development and Occupational Performance)

청각적 손상은 사실상 신체적 징후가 없기 때문에 자주 "숨어있는" 또는 "보이지 않는" 장애처럼 불린다 (알아차릴만한 보청기를 하지 않는 이상). 그러나 청각적 손상은 사회적 존재로서 아동에게 광범위하게 영향을 미친다. 7살

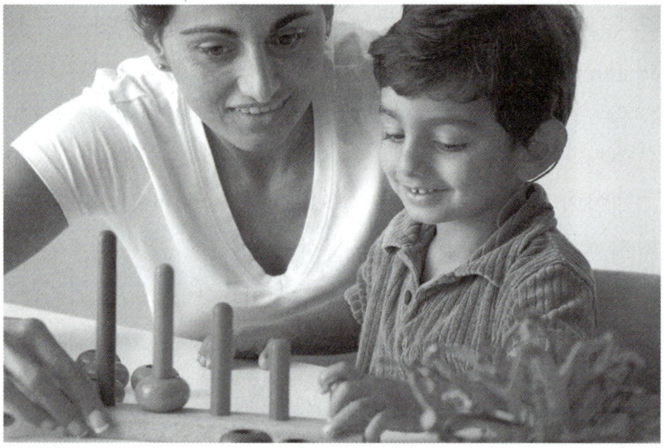

그림 29-7 발달의 중요한 단계를 위한 선별을 포함하는 청각적 손상을 발견하기 위한 선별 프로그램.
(Photograph courtesy of Australian Hearing.)

증명하라!

인공 귀

인공 귀는 1990년대 초반에서 중반에 아동에게 사용되었다; 그러나 그들의 사용은 논란이 끊이지 않았다. 청각적 장애의 심리사회적 영향과 청각의 향상을 위한 중재에 대한 관점에서 몇몇의 연구자는 두 문화 (청각장애와 들을 수 있는 문화)와 2개의 언어를 할줄 아는 (몸짓 언어와 말하는 언어) 접근이 인지적 그리고 심리사회적 발달 모두를 증진시키는 가장 최선일 것이라고 주장했다. 이 문제의 조사는 Dammeyer (2009)가 6~19세의 청각적 손실을 가진 334명의 어린이를 대상으로 선생님이 작성한 심리사회적 웰빙의 조사를 포함하였다. 이것은 어떠한 형태로든 의사소통의 능력을 갖는 것은 높은 수준의 심리사회적 웰빙과 관련이 있다고 결론지었다.

From Dammeyem, J. (2009). Psychosocial development in a Danish population of children with cochlear implants and deaf and hard-of hearing children, *Journal of Deaf Studies and Deaf Education*. Advance access published September 10. 2009

의 Jenny는 그녀가 청각적 손상을 가진 연극에 참여하기 전까지 그녀의 가족과 또래와 상호작용하는 경험이 도전적이었기 때문에 스스로를 억제하고 내성적인 경향을 보였다. 듣는 것은 우리가 다른 사람과 상호작용하고 의사소통하는 방법에서 기본적인 역할을 담당한다. 아동의 청각적 손실에 의해 가장 영향을 받는 영역은 특히 아동이 언어 사용 이전에 손상을 받았다면, 말의 발달, 언어습득, 대화 기술, 그리고 읽고 쓰는 능력에 영향을 미친다. 이 영역은 종종 인지와 학문의 성취, 사회적 상호작용, 자부심을 포함하는 아동 발달의 다른 측면에까지 영향을 미친다. 매일의 삶에서 일상적인 대화의 접근은 TV 주변에서, 식사준비 동안, 놀이터에서 놀면서 일어날 수 있고 또래들 가운데 친구, 학교에서 학생, 가족 구성원으로 중요하고 활동적이 되기 위해서 결정적이다. 청각적 손상을 가진 아동은 종종 매일의 일상의 한 면에서 제외된다. 따라서 그들은 들을 수 있는 세상에서 경험하는 의사소통의 장벽 때문에 오직 결정의 입력, 새로운 생각의 논의, 정보 공유에 제한된 참여를 한다. 아동의 사회심리적 발달 (특히 문화정체성과 스스로에 대한 감각)은 사회적 고립이 뒤따르기 때문에 일반적으로 약화된다.

가능한 빨리 청각적 손상의 정의에 청각복원 영역의 강력한 강화로 청각적 증폭 (보청기와 **인공 귀**와 같은)은 아동의 청각적 말의 인식기술의 발달을 잠재적으로 증가시키기 위해 사용된다. 이러한 노력에 더해져서 많은 나라들은 청각적 손상의 조기 발견을 위해 국제적 유아 선별 프로그램을 채택하고 있다 (그림 29-7).

역할 모델 (전문가 선생님과 다른 어른과 같은)은 청각적 손상을 가진 아동에게 긍정적으로 영향을 미치고 그들이 자유롭게 상호작용하고 쉽게 스스로를 표현하도록 하는 Auslan (호주의 수화) 또는 ASL (미국의 수화)와 같은 의사소통의 시각적 방법을 사용한다. 이것은 종종 청각적 손상에서 일어나는 왜곡된 말소리를 판독하거나 참여하지 않는다. 심각한 또는 완전한 청각적 손상을 가진 아동은 제스처와 몸짓을 통해서 다른 사람과 더 쉽게 의사소통을 하기 때문에 청각적 손상을 가진 다른 아동과 놀이친구와 친구가 되는 것을 선호한다.

이것은 Jenny에게서 일찍이 증명되었다; 그녀는 그녀가 쉽게 의사소통할 수 있는 사람이 있는 그룹에 속했을 때 대부분의 상호작용을 했다. 비록 몇몇의 전문가가 시각적 의사소통 방법의 사용을 느끼더라도 더 나아가 일반학교에서부터 아동을 분리하도록 할 것이며 이러한 관계는 아마도 스스로의 개념과 독특함을 받아들이도록 발전된 문화 정체성의 향상을 이끌 것이다.

청각의 "부족" 또는 손상보다 더 나은 의사소통의 방법으로서 청각적 손상 (또는 "청각장애")를 기리기 위한 청각장애 지역사회 안에서 강력한 움직임이 있다. 청각적 손상을 가진 청소년을 위해 청각장애 문화는 개인의 자아와 정체성의 발달에 기여하고 소속감의 느낌을 제공한다. 그들의 청각적 손실은 그들이 가진 긍정적인 부분의 열쇠이다. 의사소통은 읽고 쓰는 능력을 위한 기본이다. 청각적 손상을 가진 아동은 잘 듣는 아동처럼 성공적으로 학업을 성취할 수 없을 것이다. 교실에서 학생으로서 또는 팀 미팅에서 고용인으로서 청각적 손상을 가진 아동 또는 젊은 사람은 대화를 듣기 위해 노력을 기울이며 고도의 집중력을 사용하기 때문에 (보청기 또는 독순술에 의존할 때 특히) 더 쉽게 피로를 느낄 것이다. 보조 장치는 가족, 학교, 사회적 삶에 가장 잘 참여하도록 이점을 제공한다. 이러한 장비의 몇몇 예는 전신타자기 (TTY)를 포함하고 이것은 실시간으로 전화 대화를 스크린과 키보드에 보여주는 컴퓨터와 같은 기계로 청각계를 도우며 (예, FM과 루프 시스템의 유도) 보청기를 통해 귀로 직접적으로 전달되는 소리에서 소음을 줄이는 것을 돕는다. 핸드폰의 문자, 이메일, 인터

표 29-6 ● 청각적 손상을 가진 아동을 위해 서비스를 제공하는 팀에 포함되는 구성원

전문가	역할
이비인후과 의사 (귀, 코, 목의 전문가)	청각적 손실과 관련된 귀의 질병과 증후군의 의학적 그리고 수술적 치료
청각학자	청각적 손실을 가진 유아와 아동의 청각적 훈련, 청각적 손실의 정의, 평가; 보청기를 포함하여 적절한 듣기를 위한 장치의 유지선택, 적용을 돕는다.
언어 병리학자	말과 언어 수행의 평가; 일반적 언어기술과 말의 생성 향상을 위해 일함; 말 인식 훈련을 제공
교육적 전문가	청각장애 또는 듣는데 어려움을 가진 아동의 특별한 교육을 담당
상담가	청각적 손상과 관련된 정서적 요구를 나타내는 아동과 가족을 돕는다; 예, 슬픔, 받아들임, 자부심과 자신감, 지각과 다른 기대를 다루는 것

넷 대화와 같이 일반학교에서 많이 발전된 장비는 또한 청각적 손상을 가진 아동에게 받아들여졌다.

핵심정리 (Here's the Point)

▶ 청각적 손실 또는 청각장애는 대부분 말의 발달, 언어 습득, 대화기술, 읽고 쓰는 능력과 같은 기술에 분명이 영향을 미친다. 이러한 수행 기술은 모든 작업 영역의 참여를 위해 기본적으로 요구되지만, 결정적 수행영역은 이러한 교육과 사회적 상호작용을 포함한다.

▶ 다양한 중재는 작업 선택에서 참여의 촉진을 위해 사용될 것이고 중재는 그들의 적용에서 논쟁 없이는 이루어지지 않는다. 요점은 아동에게 의사소통의 의미를 알 수 있도록 해주는 것이다.

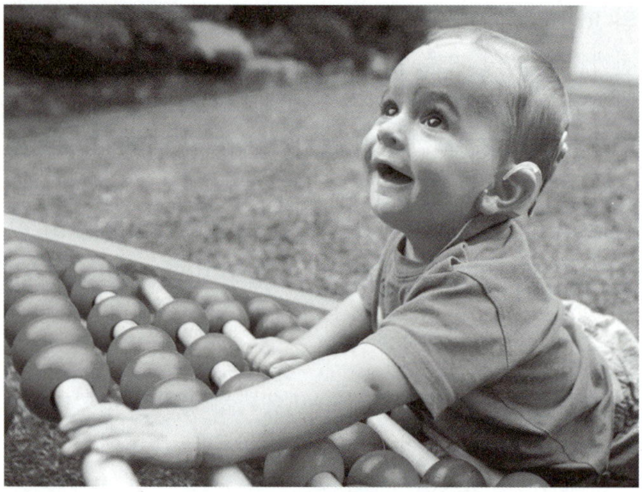

그림 29-8 놀이는 대근육 및 소근육기술을 발달시키고, 자세조절, 협응 및 기민성에 영향을 미친다. *(Photograph courtesy of Cochlear Americas.)*

작업치료 실행의 고려 (Occupational Therapy Practice Considerations)

청각적 손상으로 정의된 아동과 가족과 함께 일하는 다양한 전문가의 역할을 표 29-6의 리스트로 나타냈다.

작업치료사의 중재는 팀의 다른 구성원과 함께 협력하여 일하는 것을 포함한다. 청각적 손상을 가진 아동을 위한 집중적인 중재는 주로 언어와 의사소통에 집중되는 반면 작업치료사는 아동 발달에 포함되는 운동기술, 인지적 기술, 사회적 기술, 자부심과 같은 다른 측면에 중점을 둔다. 아동과 가족이 참여하는 놀이와 다른 일상의 과제는 이러한 많은 기술 (그림 29-8)과 격려들의 통합을 위한 중재도구로 강력히 사용된다.

- 대동작과 소동작 운동 기술의 발달은 자세, 협응, 도구의 조작과 기민성을 증진시킨다.
- 눈-손 협응, 균형, 청각과 다른 감각의 처리를 증진시킨다. 균형을 향상시키기 위한 중재는 감각뉴런적 청각적 손상을 가진 아동에게 드물지 않게 나타나는 전정계가 영향을 받았다면 요구될 것이다.
- 문제해결, 계획, 조직화하는 기술의 발달을 증진시킨다. 예를 들어, "지금"대 "나중에"와 같은 시간적 개념; 스케줄과 일상활동의 변화 그리고 그것을 위한 이유; "그 다음에는 무엇이 일어나는가"
- 독립적인 의사결정과 다양한 활동, 상황, 아동과 가족의 일상으로 구성되는 환경에서의 긍정적 경험, 자부심과 자아 정체성의 발달을 증진시킨다.
- 치료세션에서 형제와 가족 또는 친구를 포함하여 다른 사람과 상호작용에서의 신뢰와 사회적 기술의 발달을 증진시킨다.
- 매일의 과제와 놀이의 문맥에 표시를 하고 몸짓을 사용한 의사소통의 발달을 증진시킨다.
- 치료에서 청각적 자극(예, 원인과 결과의 소리를 사용한 도구를 알고; 진동과 관련된 소리의 지각을 증진시키고; 발성 모방하기)을 증진시킨다.

능동적인 학습

일찍부터 논의된 Nicholas이나 Jenny에 대한 고려는 이 부분에서 논의되었다. 이러한 아동과 그들의 가족을 위해 사용된 국가적이고 부분적으로 사용된 자원을 발견했다. 이론의 틀 안에서 중재를 위한 장벽, 필요, 장점의 평가를 어떻게 안내할 것인가? 어떤 중재를 제안할 것인가?

치료사가 청각적 손상을 가진 아동의 중재 동안 사용하는 의사소통 전략과 환경적 고려에 대한 특성의 설명은 다음의 지혜의 실행에 따른다.

임상조언 Practice Wisdom

청각적 손상을 가진 아동을 위한 의사소통 전략과 환경적 고려

의사소통 고려

- 아동의 시야 안에서의 제스처 또는 어깨를 두드리는 것과 같은 아동의 집중을 모으고 유지하기 위한 촉각이나 시각적 방법의 사용.
- 요점을 일찍 그리고 짧은 문장으로 직접적인 언어의 사용을 통해 오역 또는 잘못된 이해를 위한 잠재력을 줄이도록 도움.
- 밝은 불빛이나 창문 앞에 서지 않도록 하여라, 이것은 아동이 그늘에 가려져 입모양이나 제스처를 보는 것을 더욱 어렵게 만들기 때문이다.
- 말할 때는 아동을 바라보고 걸어가면서 또는 돌아서는 것을 피하여라.
- 목소리를 크게 하거나 과장된 입의 움직임 없이 자연스럽게 말하여라.
- 아동의 남은 청각을 최대로 만들기 위해 보청기의 사용을 격려하여라.

환경적 고려

- 시각적으로 집중을 방해하는 것을 줄여라.
- 소음을 피하여라. 보청기는 소음을 포함한 환경에서 시끄러운 모든 소리를 듣는 경향이 있다는 것을 기억하여라. 그들이 듣는 소리의 명료성은 매우 적게 향상된다; 거의 들리지 않는 소리는 시끄러운 들리지 않는 소리가 되는 경향이 있다.
- 카펫, 커튼, 천장에 청각적 벽타일과 같은 소리를 흡수하는 재질은 소리의 질을 증진시키는 것을 돕고 소음으로 집중이 안 되는 것을 줄여준다.
- 수조(fish tanks)와 팬과 같은 소음을 내는 기기를 피해라.

핵심정리 (Here's the Point)

➤ 작업치료사는 청각적 손상을 가진 아동을 위한 필요와 이점의 모든 범위를 안내하기 위한 팀의 전문가들과 협력하여 일할 것이다.

이중 감각손상을 가진 아동 (Children With Dual Sensory Impairment

상황 29-3 Ramesh : 삶을 위한 기술을 모으다

Ramesh는 17살이다. 그는 자궁 내에서 풍진의 결과로 심장의 구멍과 함께 볼 수 없는 상태로 태어났다. 그의 중등도의 청각적 손상은 그의 부모가 그가 오직 아버지의 지시에만 반응한다고 여겨지고 일반적인 무반응에 대해 걱정을 했을 때인 그가 9살이 될 때까지 진단되지 않았다. Ramesh는 지금 그의 주변과의 상호작용과 소리를 듣기 위해 양쪽 귀 모두 보청기에 의존하고 있다. Ramesh의 인지적 발달, 언어기술, 사회적 상호작용의 지연을 알기 위해 많은 평가가 이루어졌다. 그러나 이러한 검사는 시각적 도구에 심하게 의존하고 있는 청각적 손상이 정의되기 전에 이루어짐으로서 적합하지 않았다.

Ramesh는 독립적인 기술의 발달을 위해 디자인된 작업치료를 최근에 시작하였다. 그는 젊은 성인의 접근과 발달과 독립성의 증진과 같은 이것이 가져오는 가족의 기대와 사회적으로 직면하는 것으로 접근했다. 인도 부모의 가장 나이가 많은 아들로서 그는 가족을 부양하고 돈을 버는 소득자로 여겨졌다. 그러나 적합한 중재의 부족으로 그는 ATM기의 사용과 집안작업을 위한 재료를 조직화하는 것과 같은 이러한 역할과 관련된 재정적 독립된 기술을 발달시키지 못했다.

Ramesh는 능숙하게 점사를 사용했다. 이동을 위해 그는 긴 지팡이를 사용했고 이것은 그가 버스로 학교와 길을 독립적으로 이동하는데 사용되었다. 그는 면도와 옷 입기와 같은 자기 관리 과제의 대부분을 독립적으로 수행했지만 옷 고르기, 칼과 포크를 사용한 먹기 (그는 그의 문화적 배경에 따라 항상 그의 손을 사용했다), 독립적인 돈 관리에서는 어려움이 발견되었다. 그는 컴퓨터의 사용과 라디오 듣기를 즐겼고 하루는 그가 라디오 방송 진행자가 되기를 원했다.

사회적으로 Ramesh는 매우 적은 친구와 아주 가까이에 있는 가족과의 상호작용을 유지했다. 그는 사회적 발달과 대화기술을 위한 개인적 상담 프로그램과 그룹에 참여하였다. 그는 작업치료사에게 "누구한테 이야기하는 것"이 그에게 부정적인 인상을 남기지 않는다면 "적어도 그들이 나를 기억할 테니." 행복하다고 말했다.

이중 감각 손상의 정의 (Defining Dual Sensory Impairment)

이중 감각 손상은 청각적 손상과 시각적 손상이 결합된 정도에 따른다. 이중 감각 손상은 그들 주변의 세상으로부터 정확하고 명확한 정보를 받기 위한 시각과 청각의 사용의 어려움으로 특징된다. 진단은 종종 Ramesh의 경우처럼 부모가 그들의 아동의 민감성의 부족을 알아차리고 깨닫는 과정을 따라 일어난다. A U.S. 조사에서 청각적 손상과 청각장애를 가진 아동의 약 4%로 추정되는 아동이 또한 시각적 손상을 가지는 것으로 추정되었다. 이중 감각 손상의 주된 이유는 어머니의 풍진, CHARGE 협회 (눈 구조의 부분 상실 [안검홍채맥락막의 선천적 결손], 청각장애와 관련된 귀의 기형, 심장 결함, 비강통로의 폐색), 조산, 선천적 어셔증후군의 이유이다.

아동발달과 작업수행
(Childhood Development and Occupational Performance)

아동과 가족에게 이중 감각 손상의 영향은 많은 면을 가지고 이것이 작업수행에 미치는 영향은 아동의 무관심 때문에 부모와 아동사이의 불편한 결합을 포함한다; 감각박탈은 그들 주변의 사람들과 환경으로부터의 고립에 의해 야기된다; 터치의 부정적인 반응은 촉각 정보가 혼란을 만들기 때문에 나타나며; 예측의 부족 때문에 안전한 느낌의 어려움을 느끼고; 스스로 자극하는 행동; 의사소통의 어려움 또는 존재하는 의사소통 방식을 알기; 운동 발달, 개념발달과 운동계획의 지연; 먹기의 어려움; 불안한 수면패턴. 이러한 영향은 17세의 Ramesh에 의해 그의 사회적 접촉의 갈망과 옷을 옳은 방법으로 입는 것의 개념적 이해에 어려움을 보이는 것을 관찰했다 ("무엇이 뒤집어 입는 것인가? 앞쪽/뒤쪽이 어디인가?).

작업치료 실행의 고려
(Occupational Therapy Practice Considerations)

개념과 발달기술의 촉진은 중재 목표와 같이 중요하다. 이 장의 부분인 시각적 손상과 청각적 손상에서 전략들의 개요는 이중 감각 손상을 가진 아동을 위한 성공적 결과를 위해 모두 기여한다. 개념과 기술을 가르치기 위해 남아있는 시각과 청각 냄새뿐 아니라 이 인구를 위해 더욱 중요한 중재는 "충격 (impact)" 감각 (움직임, 중력, 맛, 터치, 진동, 근육 피드백, 저항을 포함하는)을 포함한다. 치료사는 아동이 그의 행동의 효과를 학습하고 상호작용 활동을 디자인하고 촉각적 탐색을 통해 환경에 참여하도록 격려할 필요가 있다 (그림 29-9). 일관성은 반드시 이루어지고 단서의 사용 (환경적, 터치, 물건, 어떠한 남아있는 시각)과 구조화된 일상은 환경으로부터 예상된 피드백을

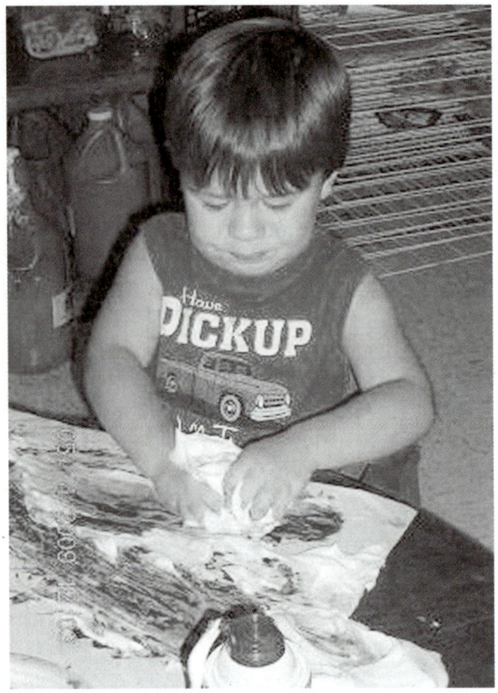

그림 29-9 치료사는 촉각적 탐색을 통한 환경의 참여를 격려한다. *(Photograph courtesy of Joseph A. Werner, OTR.)*

위한 학습을 돕는다.

치료사는 아동이 정보를 처리하고 반응하기 위한 시간을 허락해야 하고 아동의 주위에서 터치와 가까운 공간의 이점에 대해 가르치고 아동은 다른 사람으로부터 부정적인 반응을 막고 학습을 통해 이러한 주된 매체를 이해할 것이다.

아동이 그들 주변의 사람들로부터 최초의 형식으로 획득하는 정보는 가까운 접촉을 통해서 이루어진다. 반지 또는 팔지 또는 향수 냄새 또는 입김에서 나오는 지난 밤의 카레 냄새의 터치는 아동이 사람을 알아보도록 한다. 아동이 종종 들을 때 숨 쉬는 패턴의 느낌, 말하는 동안 억양의 변화가 없는 것은 이중 감각의 손상을 가진 아동과 상호작용하고 의사소통하기 위한 유용한 정보를 제공한다.

평가는 종종 의사소통의 제한으로 이중 감각의 손상을 가진 아동에게 어렵다. 규준 지향적 검사는 부적절하다. 기능적 평가와 오랜 시간을 둔 재평가는 가장 적절하다. 치료사는 다양한 장애를 가진 아동과 가족들의 삶에 자주 많은 수의 전문가들이 참여하고 나오는 것에 민감해야 한다. 팀 구성원의 협력과 일관성 있는 접근은 중요하다.

핵심정리 (Here's the Point)

► **비록 이중 감각의 손상이 오직 인구의 적은 비율을 나타내더라도, 이중 감각의 손상은 개념 발달과 아동기 작업에 영향**

임상조언 Practice Wisdom

감각 손상을 가진 아동을 위한 레저

팀 스포츠

- 골볼: 참가자는 눈가리개를 하고 상대편이 큰 종소리가 나는 공을 골대가 있는 곳으로 굴리는 반면 참가자는 골 지역을 방어하기 위해 그들의 몸을 사용한다.
SWISH: 탁구의 수정된 버전으로 테이블은 종소리가 잘 들리도록 가장자리를 높이고 네트는 단단하고 테이블보다 약간 높게 하고 공은 직사각형 주걱모양의 채로 테이블의 한쪽 끝에서 다른 쪽으로 아래로 친다.
- 청각장애 축구와 청각장애 골프 (참가자는 모두 청각적 손상을 가진 사람)와 같은 적응된 팀 스포츠, 소리가 나는 야구공 (공에서 삐 소리가 남), 시각 장애 크리켓 (딱딱한 것에 둘러싸인 벨이 들어있는 공을 더 잘 치기 위함), 2인용 자전거, 잘 들을 수 있는 공의 티볼

개인적 스포츠

- 승마
- 수영

영화와 예술

- 청각장애의 연극–청각적 손상을 가진 사람을 위한 그들에 의한 극적인 연극과 수행
- 자막을 넣은 영화–자막과 소리의 서술
- 춤 (청각적 손상을 가진 아동을 위한 촉각적 단서를 제공)

개인적 활동

- 인터넷 채팅방과 포럼
- 이야기 책–CD로 된 책 또는 인터넷으로부터 다운로드

리스트는 계속된다.

을 미치고 모두를 아우른다.

▶ 이중 감각 손상은 특히 개인에게 맞는 중재의 주의 깊은 고려 없이는 아동을 사회적 고립의 위험에 노출시키는 감각 박탈에 의한 특징을 갖는다.

요약(Summary)

시각과 청각은 환경의 사용을 의미 있게 만들고 이해하기 위한 능력뿐 아니라 언어와 인지적 발달을 위해 중요한 감각이다. 아동이 청각적 또는 시각적 손상을 받았을 때 아동이 작업 역할을 수행하기위한 능력은 제대로 발휘되지 못한다. 작업치료사는 아동이 가족, 학교, 지역사회 환경에 활동적으로 포함되고 참여를 지지하고 독립성을 증진시키기 위해 적절한 중재가 적절한 시기에 제공되도록 하는 중요한 역할을 가진다. 치료사는 아동과 함께 일하는 다른 전문가들의 자문과 이러한 다양한 상태의 기능적 영향에 대해 가족이 설명하는 정보를 자주 사용해야 한다.

감사의 글

저자는 이 장에 도움을 준 임상 지식에 작업치료사, 통신전문가 및 교정자에게 감사한다.

장난감 상자에는 무엇이 더 있나?

다음의 웹사이트 및 책은 치료사에게 유용한 정보를 제공한다.

시각 장애

- 국제 시각회, www.lighthouse.org/. 시각 장애가 있는 사람들을 위한 임상, 교육, 연구 및 홍보
- 호주 시각회, www.visionaustralia.org. 가족, 지지, 시각 장애인 또는 저시력자에게 삶의 참여를 위한 모든 부분에 독립적 생활을 위한 정보를 제공
- 맹인로얄국립연구소, www.rnib.org.uk, 영국 시각 장애를 가진 사람에게서 서비스를 제공
- 시각손상회, www.viscotland.org.uk, 전문가와 스코틀랜드 가족을 위한 자원 제공
- 맹인 및 시각 장애인회, www.tsbvi.edu, 시각 장애가 있는 아이들과 그들과 함께 일하는 전문가를 위한 광범위한 텍사스 학교.
- 국제맹인재단, www.afb.org, 눈 상태, 관련 장비와 기술을 시각 장애 어린이와 성인에게 제공하며 시트, 문서, 기사 및 다른 온라인 리소스 형태로 정보를 제공
- 국제맹인연맹, www.nfb.org, 지지, 교육 연구, 기술, 독립성과 자신감을 제공하고 시각 장애인 소비자 대표사이트이다.
- 스스로 돕기: 맹인 아동의 독립활동을 격려한다. www.~au에서 사용할 수 있다.
- 생활과 학습: 시각 장애와 다른 부가장애를 가진 아동의 부모와 교사를 위한 가이드
- 시력의 이해. 미국 맹인 재단
- 당신의 자녀는 볼 수 있습니까? 시각 장애인 아동에 대한 부모와 전문가를 위한 가이드

청각장애

- www.listenupweb.com–청각 장애 아동과 그 가족에 대한 포괄적인 정보 및 제품 웹사이트.

- 청각 장애 아동회, www.raisingdeafkids.org–청각 장애와 함께 자녀 양육에 대해 부모를 위한 조언이 많음.
- 교환 청력회, www.hearingexchangel.com– 부모, 전문가를 위한 온라인 커뮤니티. 청력 손실에 대한 아이디어와 정보교환을 위한 청각 장애인 모임.
- 청각 장애인을 위한 로얄 국립연구소, www.rnid.org.uk– 서비스, 지지, 정보교육, 제품 및 연구, 통역 및 고용을 포함한 영국의 청각 장애의 모든 영역에서의 지원 정보.
- 호주 청각장애포럼, www.deafnessforum.org.au– 청각장애를 가진 사람들에 대한 문제에 조언 및 지지를 제공하는 소비자 단체.
- 청각 장애협회, www.nad.org– 청력 장애를 가진 미국의 권리를 촉진하기 위해 교육, 취업, 여행, 통신을 위한 사이트.
- 알렉산더 그레이엄 벨 협회, www.agbell.org– 청각 장애인과 청각에 대한–제공하는 자원, 지지, 교육, 연구, 재정 지원을 나타내고 사회 참여를 청각 장애인이 하도록 도움.
- 청각–시각 장애 국립 컨소시엄, http://www.nationaldb.org–미국–어린이와 중복, 감각 장애가 있는 청소년을 위한 기술 지원 및 정보 제공을 하는 국가센터
- 맹인의 A–부터–Z까지: 감각장애가 있는 개인의 정보, 자원, 지역 네트워크.
- 청각 능력이 아닌 장애: 청력, 장애 아동의 부모를 위한 가이드
- 청각 장애 세계로의 여행: 목소를 통해
- 청각 장애의 선택: 부모 가이드

참고문헌

Adams, J. W., and Rohring, P. S. (2004). *Handbook to service the deaf and hard of hearing: A bridge to accessibility*. San Diego, CA: Elsevier Academic Press.

Alsop, L. (Ed.). (2002). *Understanding deafblindness. Issues, perspectives and strategies. Volumes 1 & 2*. North Logan, Utah: Home Oriented Program Essentials, dba HOPE, Inc.

American Foundation for the Blind. (2006). *Quick facts: Eye conditions*. Retrieved December 6, 2006, from the American Foundation for the Blind website: http://www.afb.org/Section.asp?DocumentID=2139#R.

Anderson, K. L., and Matkin, N. D. (1991). Relationship of degree of long-term hearing loss to psychosocial impact and educational needs. *Educational Audiology Association Newsletter, 8*, 17–18.

Australian Hearing. (2003). *Hearing loss in Australia, information sheet*. Sydney: Author.

Australian Hearing. (2005) Types *of hearing loss, information sheet*. Sydney: Author.

Ayres, A. J. (1979). *Sensory integration & the child*. Los Angeles: Western Psychological Services.

Barrey-Grassick, S. (2004). Learning from children who are Deafblind: "Throw away the toys." *Deaf-Blind Perspectives, 12*, 5–6.

Chapman, E. K. (1978). *Visually handicapped children and young people*. London: Routledge & Keagan Paul.

Chapparo, C., and Ranka, J. (1997). Towards a model of occupational performance: Model development. In *Occupational performance model (Australia) monograph*. Sydney: Occupational Performance Network (available from authors at The University of Sydney, Australia).

Chen, D. (1999). Encouraging socialization. In K. E. Wolffe (Ed.), *Skills for success: A career education handbook for children & adolescents with visual impairments*. New York: AFB Press, American Foundation for the Blind.

Cunningham, M., and Cox, E. O. (2003, February). Hearing assessment in infants and children: Recommendations beyond neonatal screening. *Pediatrics, 111*, 436–440.

Erin Erin, J. (2006) Teaching social skills to elementary and middle school students with visual impairments. In S. Z. Sacks and K. E. Wolffe (Eds.), *Teaching social skills to students with visual impairments: From theory to practice*. New York: American Foundation for the Blind Press.

Fortnum, H., Summerfield, A. Q., Marshall, D. H., Davis, A. C., and Bamford, J. M. (2001). Prevalence of permanent childhood hearing impairment in the United Kingdom and implications for universal neonatal hearing screening: Questionnaire based ascertainment study, *British Medical Journal, 323*, 536.

Gilbert, C. E., Anderton, L., Dandona, L., and Foster, A. (1999). Prevalence of blindness and visual impairment in children: A review of available data. *Ophthalmic Epidemiology, 6*, 73–81.

Gilbert, C., and Foster, A. (2001). Childhood blindness in the context of VISION 2020: The right to sight. *Bulletin of the World Health Organization, 79*, 227–232.

Hatlen, P. (1996). *The core curriculum for blind and visually impaired students, including those with additional disabilities*. Austin, TX: Texas School for the Blind.

Hazekamp, J., and Huebner, K. M. (1989). *Program planning & evaluation for blind and visually impaired students: National guidelines for educational excellence*. New York: American Foundation for the Blind.

Hersh, M. A., and Johnson, M. A. (2003). *Assistive technology for the hearing-impaired, deaf and deafblind*. London: Springer.

Hodapp, R. M. (1998). *Development and disabilities: Intellectual, sensory and motor impairments*. Cambridge: Cambridge University Press.

Holden-Pitt, L., and Diaz, J. A. (1998). Thirty years of the annual survey of deaf and hard-of-hearing children & youth: A glance over the decades. *American Annals of the Deaf, 143*, 72–76.

Hull, R. H. (2001). *Aural rehabilitation: Serving children and adults* (4th ed.). San Diego, CA: Singular Thomson Learning.

Jones, T. W., and Jones, J. K. (2003). Educating young deaf children with multiple disabilities. In B. Bodner-Johnson and M. Sass-Lehrer (Eds.), *The young deaf or hard of hearing*

Hersh, M. A., and Johnson, M. A. (2003). *Assistive technology for the hearing-impaired, deaf and deafblind*. London: Springer.

Hodapp, R. M. (1998). *Development and disabilities: Intellectual, sensory and motor impairments*. Cambridge: Cambridge University Press.

Holden-Pitt, L., and Diaz, J. A. (1998). Thirty years of the annual survey of deaf and hard-of-hearing children & youth: A glance over the decades. *American Annals of the Deaf, 143*, 72–76.

Hull, R. H. (2001). *Aural rehabilitation: Serving children and adults* (4th ed.). San Diego, CA: Singular Thomson Learning.

Jones, T. W., and Jones, J. K. (2003). Educating young deaf children with multiple disabilities. In B. Bodner-Johnson and M. Sass-Lehrer (Eds.), *The young deaf or hard of hearing*

Strickling, C. (1998). *Impact of vision loss on motor development: Information for occupational and physical therapists working with students with visual impairments.* Austin, TX: Texas School for the Blind and Visually Impaired.

Troster, H., and Brambring, M. (1994). The play behavior and play materials of blind and sighted infants and preschoolers. *Journal of Visual Impairment and Blindness, Sept-Oct,* 421–432.

Turnbull, A. P., Rutherford Turnbull, H., Shank, M., and Leal, D. (1995). *Exceptional lives: Special education in today's schools.* New Jersey: Prentice-Hall.

Tye-Murray, N. (1998). *Foundations of aural rehabilitation: Children, adults, and their families.* San Diego: Singular Publishing Group.

Vision Australia. (2008). Guiding a person who is blind or vision impaired. Retrieved September 25, 2008, from www.visionaustralia.org.

Warren, D. H. (2000). Developmental perspectives: youth. In B. Silverstone, M. A. Lang, B. P. Rosenthal, and E. E. Faye (Eds.), *The Lighthouse handbook on vision impairment and vision rehabilitation, vol 1: Vision impairment* (pp. 325–338). New York: Oxford University Press.

Winnick, J. P. (1979), The relationship of visual and auditory handicaps to physical and motor development. In Winnick, J. P. (Ed.), *Early movement experiences and development: Habilitation and remediation.* Philadelphia: WB Saunders.

Wolffe, K. (1998). *Skills for success: A career education handbook for children and adolescents with visual impairments.* New York: American Federation for the Blind Press.

Wolffe, K. (2006). Theoretical perspectives on the development of social skills in adolescence. In S. Z. Sacks and K. E. Wolffe (Eds.), *Teaching social skills to students with visual impairments: From theory to practice.* New York: American Foundation for the Blind Press.

Wolf-Schein, E. G. (1998). Considerations in assessment of children with severe disabilities including Deaf-blindness and autism. *International Journal of Disability, Development and Education, 45,* 35–55.

World Health Organization. (2005). *WHO international statistical classification of dizease and related health problems, 10th revision: ICD 10.* New York: Author.

Young, N. M. (1996). *Congenital aural atresia.* Retrieved December 6, 2006, from the Child's Doctor web site: http://www.childsdoc.org/fall96/young/conatresia.asp.

제 30 장

30

다양한 외상성 질병
(Multitraumatic Injuries)

응급 재활

Scott Tomchek and Leisa Aberli

" 너희 엄마가 급브레이크를 밟을 때, 넌 절대로 코를 파지말아라."

—*Lacey, 10세*

개론

목적

1. 아이들이 외상성 질병을 가지는 3가지 이유: 화상, 외상성 뇌손상, 그리고 사지절단.
2. 화상, 외상성 뇌손상, 그리고 사지절단 아이들의 작업치료 평가, 중재방법에 대한 설명.

서론 (Introduction)

이 장에서는 아이들에게 흔히 나타나는 3가지 외상성 질병을 학습하는데, 구체적으로 화상, 외상성 뇌손상, 그리고 사지절단을 말한다. 선천적인 절단을 제외하고 사지절단은 갑자기 발병되므로 응급의료의 중재를 필요로 한다. 그들은 아마도 **다양한 외상성 질병**을 함께 가지게 되는데 이러한 질병은 평생 직업과 참여하는 일에 영향을 미칠 것이다. 이러한 상황과 과정을 이해하는 것은 보다 객관적이고, 효율적인 중재방법을 제시해야 한다.

외상성 질병의 회복을 돕기 위한 치료는 일반적으로 급성기 치료, 재활치료, 그리고 재사회화 3가지 단계로 나뉘는데 모든 단계에 걸쳐 치료에 대한 가족의 교육이 중요하다. 가족은 아이들의 신체적인 이해와, 심리적 변화, 그리고 적절한 도움을 제공받기를 원할 것이다. 아이는 새로운 몸 안에 살고 있는 '나' 에게 도움을 요청하고, 자신감을 느낄 필요가 있다. 작업치료사들의 중재는 외상성 질병에 대해 중요한 역할을 하는데, 작업수행을 목표로 최종 결과는 사회로의 참여를 기여한다.

이것은 동적인 중재 과정인데, 외상성 질병을 가진 아동뿐만 아니라 외상성 질병을 가진 아동의 가족, 학교, 그리고 다른 사람과의 협력 및 상담을 통한 직접적인 중재를 포함한다.

상황 30-1 Michael: 현실로 점점

13살인 Michael은 친한 친구들이 있는데, 그들과 함께 그는 경기관람도 하고, 농구도 하고, 영화도 보러가며, 비디오게임도 하고 , 그의 사륜차를 타고 노는 것을 즐긴다. 그는 그의 아버지가 경영하는 농장에서 그의 부모님과 어린 여동생과 함께 산다. Michael의 어머니는 4학년 선생님이다. 최근에 Michael은 가족농장에서 그의 아버지를 돕다가 농기구 사고를 당하게 되었다. 그는 트랙터를 타고 시골의 고속도로 갓길에서 운전하고 있었는데, 배수로에 너무 가까워졌었다. 그는 트랙터 제어 장치를 놓치고 배수로로 떨어졌다. 그 트랙터는 Michael 위로 뒤집혔고, 그는 아래에 깔렸다. 그는 트랙터 엔진의 열 때문에 몸에 심각한 화상을 입었다. 그 장비의 무게는 그의 왼쪽 우세팔을 으스러뜨렸고, 결국 그는 팔을 절단했다. 그는 또한 추락으로 외상성 뇌손상을 겪었다. Michael은 병원으로 옮겨졌고 의학상으로 안정되었으며, 후에 재활센터로 옮겨졌다. 사고 이전에 Michael은 학생이었다. 미래의 학업과 사회적 기술이 결정되는 일이 남아있는 동안, Michael은 집에 돌아가길 열망하고 "그의 삶으로 돌아가길 원한다."

화상 (Burn Injuries)

미국질병통제예방센터(CDC)의 최근 연구에 의하면, 2000년~2005년 사이에 화상으로 인한 사망을 검토 했는데, 모든 연령 그룹과 비교했을 때, 1~4세 어린이 화상과 관련된 사망률이 가장 높은 것으로 나타났다. 19세 미만 정도의 어린 사람이 화상으로 인해 사망하였을 때, 실수로 인한 사망으로 보는 3번째 범주로 지적되었다 (Gordon and Goodwin, 1997; Merz, Schrand, Mertens, Foote, Porter, and Regnold, 2003). 연간 화상과 관련된 사건사고는 평균 120,856건 이며, 1990~2006년 사이에 20세 미만 환자 2,054,563명이 미국 응급실에서 치료를 받았다 (D' Souza, Nelson, and McKenzie, 2009). 남자아이는 사건의 58.6%를 차지한다. 그중 6세 이하 어린이가 사고의 대부분을 차지 (57.7%)했는데, 그중 절반 이상이 화상사고 (59.5%)였다. 우리는 종종 신체 일부분을 많이 다치는데, 그중에서도 손이나 손가락 (36.0%)을 많이 다치고, 두 번째로는 머리나 얼굴 (21.1%)을 많이 다친다고 한다. 한 지역 병원에 따르면 연간 1,542,913명의 환자 중 91.7%는 집에서 부상을 당한다고 한다.

끓는 액체는 0~3살 아이의 화상에 주요한 원인이고, 불꽃으로 인한 3도 화상이 가장 빈번했다. 국립 SAFE KIDS 캠페인과 미국 소방행정에 따르면, 2007년 미국 병원 응급실에서 15세 이하, 98,000명 이상의 어린이가 화상치료를 했다고 한다. 다른 나라의 통계는 항상 쉽게 사용할 수 없으며, 발병률은 크게 다를 수 있다.

미국 화상 협회는 화상의 관리에 대한 지침을 수립하였는데, 그것은 팀 접근방식이다. (Saffle, 2001) 이 팀은 의사, 간호사, 작업치료사, 물리치료사, 언어치료사, 심리치료사, 그리고 사회복지사로 구성되어 있으며, 화상환자에 치료에 대해 훈련을 받은 전문가들이며, 화상의 회복 단계에 따라 다양한 치료사들의 역할과 중재의 수준을 정했다.

화상의 원인(Causes of Burns)

화상을 원인에 의해 분류하면 열, 화학, 전기, 그리고 방사선 화상으로 4가지 주요한 유형으로 나누어진다. **열에 의한 화상**은 가열로 인해 발생 (예; 화염, 증기, 끓고 있는 뜨거운 액체)되며, **화학물질에 의한 화상**은 화학물질이 신체표면에 직접 접촉하였기 때문에 발생된다. 또, **전기에**

의한 화상**은 일반적으로 전기전선이나 번개의 전류가 신체의 일부로 들어올 때 발생된다. 마지막으로 **방사선에 의한 화상**은 오랜 시간 강한 햇빛에 노출되어서 발생된다.

화상의 영역과 분류 (Burn Areas and Classifications)

놀랍지 않게도, 가장 흔한 화상영역은 신체 중 피부이다. 피부는 3개의 층으로 구성되는데, 첫 번째 층은 가장 바깥쪽 층 또는 '표피' 라고하고, 중간층은 '진피', 그리고 마지막 층은 피부아래층 또는 '피하' 라고 한다. 심각한 화상은 표피, 진피, 피하 층을 관통하고, 신체구조들 (예; 지방, 근육, 또는 뼈)을 깊게 손상시킬 것이다. 조직의 파괴정도는 온도와 노출기간에 따라 달라지는데, 화상은 깊이 또는 조직의 손상 정도에 따라 분류된다.

몇 가지 분류는 깊이와 범위 모두를 고려한다.

깊이에 따른 분류

많은 사람들이 화상의 깊이를 설명하는 1도, 2도, 3도 화상의 분류를 잘 알고 있다.그러나 일부 의료종사자들은 **화상의 깊이**를 설명하는 다른 용어를 사용한다. 이들은 *표면, 깊이, 전체두께의 표면을 포함*한다. 표 30-1은 화상 깊이의 두께를 설명하고, 화상의 다양한 분류로부터 예상되는 회복의 정도를 예상한다.

범위에 따른 분류

조직 손상의 범위는 화상을 입은 신체표면 비율의 계산에 의해 결정된다. 10세 이상 성인 및 아동은 9의 법칙을 사용하여 손상 받은 신체 표면의 견적을 알 수 있다. 아동의 신체비율은 차이가 있기 때문에 9의 법칙을 나이에 따라 분류하고, 성인은 수정된 규칙 중 하나만 사용한다. Lund and Browder Chart 에 의해 만들어진 표 30-2를 보면, 화상을 입은 소아 환자의 연령 그룹에 대해 가장 정확하게 분류, 수정되어 있다 (Merz et al., 2003). 정확한 화상의 견적의 결정은 치료의 필요성과, 예후를 알아보는데 중요한 역할을 한다.

표 30-2 ● Lund and Browder Chart (신체 표면 면적 %)

화상 범위	나이				
	0	1	5	10	15
머리	19	17	13	11	9
목	2	2	2	2	2
앞쪽 트렁크	13	13	13	13	13
뒤쪽 트렁크	18	18	18	18	18
성기	1	1	1	1	1
상지	9	9	9	9	9
하지	14.5	15.5	17.5	18.5	19.5

깊이와 범위를 모두 포함하는 분류

미국 화상 협회 가이드라인 (Saffle, 2001)은 손상의 깊이와 범위가 가벼운 화상, 중간 화상, 또는 심한 화상과 같은 심각성을 모두 포함하여 분류되어 있다. 심각성은 화상을 치료하는 방법과, 합병증의 가능성이 있는지를 예측하는

표 30-1 ● 화상의 분류

분류	피부 층	손상부위의 모양	예상되는 회복의 정도
1도	표피	피부의 표피층을 손상 받으며, 표면이 빨갛게 되고, 고통스럽다.	흉터의 형성이나 피부의 착색이 없이 3~6일내에 치유.
2도	진피 (표면부분)	표피를 포함한 진피의 표면부분을 손상 받는다. 공기와, 온도 변화에 고통스러울 수는 있지만, 손톱, 머리카락, 땀샘과 신경은 손상되지 않는다.	최소한의 흉터가 형성되며, 7~20일 내에 치유. 약간의 피부의 착색이 있을 수 있다.
	진피 (깊은부분)	표피와 진피에 심각한 손상을 받는다. 화상을 입는 부위는 빨갛게 부어오르고, 고통스러우며, 물집이 잡혀 맑은 액체가 흘러나올 수 있다.	오랜 시간의 치유기간이 필요하며, 큰 흉터의 생성 및 머리와 손톱이 변형될 수 있다.
3도	피부전체	3개의 피부 층과 땀샘, 모낭, 그리고 신경종말까지 손상 받는다. 관리를 잘 해주어도 상처나 흉터는 빨갛고 검게 보인다.	광대한 시간의 치유기간이 필요하며, 완전한 회복은 불가능 하다. 피부 이식이 필요하며, 구축의 위험이 있다.

데 사용되고 있다. 이러한 분류는 표 30-3에 요약되어 있다. 기준점으로, 화상치료의 약 95%는 외래환자이며, 의사들의 가벼운 치료를 필요로 한다.

상황 30-2 Michael의 이야기(*계속*)

Michael은 트랙터가 그의 위로 뒤집혔을 때, 얼굴 왼쪽, 목, 상지와 가슴 쪽에 심한 화상을 입었다. 그의 왼쪽 얼굴과 목은 그의 광대뼈 아래쪽에서 그의 가슴과 옆구리 쪽으로 녹아내렸다. 그의 나머지 팔은 어깨와 겨드랑이쪽에 화상을 입었다. 그는 몸의 중앙부를 중심으로 왼쪽편의 가슴 쪽에 화상을 입었다. 그가 입원해 있을 때, Michael은 급격히 부종을 겪게 되었다. 그래서 그는 기도를 확보하기 위해 관을 삽입했다. 정맥주사는 탈수와 체중감소를 막아주고, 그의 기초 대사량을 증가시킬 때, 조직파괴를 최소화한다. 그는 고통 때문에 조용해졌었다. Michael의 상태가 안정되었을 때, 그의 화상부위는 나아졌었고, 규칙적인 괴사조직 제거가 시행되었었다. 그의 다른 팔의 어깨 쪽의 작은 부위는 그의 신체에서 다른 부위의 피부로부터 이식을 필요로 했다.

표 30-3 ● 화상분류에 따른 의료관리

분류		의료관리
가벼운 화상	전체화상의 2%미만을 차지하며, 신체표면의 약 10%의 화상을 입는 가벼운 화상을 말한다.	화상의 이동성 관리에 대한 체계적인 5가지 접근방법 • 옷: 화상을 치료하기 전에, 화상으로 인한 추가 손상이 발생하는 것을 막아야 한다. 검게 그을릴 수 있는 옷이나 화학물질이 배어 있는 옷은 버려야 한다. • 냉: 가벼운 화상을 입었을 경우, 가능한 빨리 차가운 물에 화상부위를 즉시 적셔야 한다. 가끔, 필요하다고 생각하는 유일한 치료는 상처의 세균감염을 예방하기 위해 항생제 크림을 공급하고 있다. • 청결: 화상부위는 깨끗하게 유지해야 감염을 예방할 수 있다. • 붕대: 살균한 붕대는 먼지와 다양한 질병으로부터 화상상처를 보호하기 위해 적용한다. • 위로: 필요한 경우, 통증에 대한 관리도 적용한다.
중간화상	신체표면의 약 10%~20%의 화상을 말하는데, 전체화상에서 성인은 2%~10%, 아동은 2%~5%를 차지한다.	응급단계 • 첫 단계에서는 기도유지 및 호흡에 초점을 맞춰야 한다. • 즉시 수액을 맞고, 체온유지 및 통증관리를 우선순위로 하여야 한다. 수액 및 영양의 균형은 아마도 혈액 손실과 부종을 막을 수 있을 것이다. 또한 많은 양의 정맥주사는 근육조직의 파괴를 치료해 줄 것이며, 약물로 안정을 취하는 것은 종종 편안함을 위해 필요한 것이다.
심한화상	전체화상의 5%이상을 차지하며, 성인20%, 아동10%의 대부분의 신체표면이화상을 입는 심한 화상을 말한다.	• 2차 감염의 상처 치료 및 예방: 화상을 입어 손상된 부위는 쉽게 감염이 될 수 있기 때문에 화상을 입은 곳은 청결을 유지하는 것이 가장 중요하다. 괴사조직은 하루에 1~3회 발생하고, 괴사조직을 제거하는 일은 필수적으로 해야 한다. 괴사조직을 제거하고, 상처를 깨끗하게 정화하는 수 치료를 해야 하고, 괴사조직을 제거하고 상처가 남으면 항균거즈로 상처를 덮어줘야 합니다. • 피부이식: 사람의 몸 중에서 화상을 입지 않은 건강한 피부의 일부를 이식(자가이식)하거나, 다른 사람의 피부, 사망한 사람의 피부 (동종이식) 또는 다른 종(이종이식)의 피부를 이식해야 한다. 화상을 입은 후 괴사조식을 제거하고, 깨끗하게 유지된 피부를 외과의사가 수술로 이식해야 된다. 자가이식은 영구적이다. 동종이식이나, 이종이식을 하고 10~14일이 지난 뒤, 면역이 떨어져, 거부반응이 일어날 수도 있다. 화상 입은 피부는 화상을 입은 며칠 이내에 언제든지 이식할 수 있다. 재활과정 • 괴사조직을 제거한 상처를 깨끗하게 유지해야 한다. • 보조기를 사용하여 흉터를 최소화시키고, ROM의 소실이 없어야 하고, 구축 예방, 상처의 과감각을 예방한다. • 지역사회로의 재통합 (재사회화)

화상에 대한 의료관리 및 재활
(Medical Management and Rehabilitation of Injuries from Burns)

중간정도의 화상과 심각한 화상은 지역 병원에서 체계적인 반응처리를 요구한다 (Merz et al., 2003). 화상의 주변 조직은 고름과 통증, 부종을 일으킬 것이다. 부종은 화상을 입은 지 18시간 내에 급속하게 축적되고, 부종은 48시간 이내에 최대에 도달하게 된다. 상처는 공기와 접촉하게 되면 상당한 고름을 흘리게 된다. 그 결과 고름을 흘린 후에는 부종과 함께 순환계의 변화와 심박수의 감소를 나타내는 합병증을 가지게 되며, 이 상태는 화상충격이라고 한다. 탈수증세과 급속한 체중의 감소, 적절하지 못한 신체의 균형은 치료과정을 유지하는데 필요한 에너지의 저장을 감소시키고, 그 결과로 환자의 신진대사율은 증가하게 된다. 또한, 환자는 더 이상 침입하는 생물체에 대한 면역력이 없기 때문에 쉽게 감염될 수 있다.

일단 화상이 진행되는 것은 막았는데, 이것은 고통을 최소화시키고, 체온을 유지하고, 고름이 흐르는 것을 막는데에 초점으로 둔 의료의 중재가 있기 때문이다. 이러한 목표를 충족시킴과 동시에, 의료계의 두 번째 초점은 상처가 더 이상 덧나지 않도록 예방하고 상처가 감염되지 않도록 하는데에 있다. 전신화상을 입은 환자에게는 환자의 피부에 맞는 피부를 이식하고, 부작용이 없도록 하는데에 초점을 둔다.

급성기 환자의 치료는 괴사조직을 제거하고, 전문가가 중재하여 상처관리를 시작해야 된다. 치료가 진행됨에 따라, 화상을 입은 신체부위의 움직임을 극대화 하고, 고통을 최소화 하는데 재활치료의 초점을 두어야 한다. 또 재활의 단계에서는 환자의 정신사회적인 문제를 다루는 정신과 전문의의 중재도 중요하다. 퇴원을 준비하는 과정에서는 가정, 학교, 지역사회로의 재사회화에 초점을 맞추고 퇴원을 계획하여야 한다.

화상 아동을 위한 작업치료
(Occupational Therapy for Children Following Burns)

작업치료사들은 급성기치료, 재활치료, 재사회화등 대부분의 치료에 관여한다. 작업치료사의 역할은 근무지에 따라 다르다. 전통적인 역할은 다음과 같다. (1) 관절가동범위를 유지하고, 상처를 감소시키는 보조도구 만들기, (2) 손상 받은 관절가동범위, 힘, 운동기능, 사회성을 유지하는 치료활동, (3) 일상생활 활동을 재교육하고, 만약 필요하다면 작업수행을 하기 위한 적응 장비를 선택해주는 것, (Melchet-McKearnan, Deitz, Engel, and White, 2000). 왜냐하면 그들은 일반적으로 가벼운 화상, 중간화상, 심각한 화상을 입은 아이들과 함께 작은 작업치료에 참여하게 될 것인데, 이들의 초점은 심각한 화상과 중간화상을 입을 아이들을 위한 서비스 제공에 초점을 맞출 것이다.

평가와 목표설정

급성기 치료의 시작부터 작업치료의 평가는 시작되어야 한다. 평가는 환자가 화상을 입기전의 기능, 환자에 대한 전반적인 내용 등을 통해서 환자의 프로필을 만들고, 이것은 작업치료 과정에서 환자의 사회적 지지를 포함한다. Canadian Occupational Performance Measure (COPM; Law, Baptiste, Carswell, McColl, Polatajko, and Pollock, 2005)은 환자의 모든 정보를 수집하기 위한 기초를 제공한다.

치료사는 또한 아이에 대한 의료기록 및 다른 팀 구성원의 정보를 얻어야 한다. 화상의 깊이의 정도, 이식의 상태, 그리고 부종의 심각도, 기본적인 근육, 관절 움직임의 대한 정보를 알아야 한다. 치료사는 신체에 대한 평가, 아이들의 신경근육학적 상태, 고통의 정도, 감각인식에 대한 평가를 최대한 빨리 수행하여야 한다.

치료사는 일반적으로 관절의 움직임을 보고 수동적인 관절가동범위가 나오지 않는다면 필요한 경우 보조도구나 보조기를 사용할 것을 추천해 준다. 또 아이들이 일상생활 활동이나, 놀이에 참여할 수 있도록 근력을 증진시켜 준다. 치료사들은 매일 아이를 관찰하고, 아이에게 필요한 치료를 찾아 아이의 부족한 기능을 증진시킨다.

치료

초기 작업치료의 초점은 흉터를 최소화하고, 관절가동범위를 유지시키는 것이다. 후에 치료활동과 작업수행을 통해 변화하는 기술향상을 촉진시키고 강조할 것이다. 최우선의 목표는 화상을 입기 전의 역할을 다시 찾는 것이다. 종종 화상으로 인한 모든 단계의 치료는 심리 사회적인 문제를 동반하며, 이것을 치료하는 것은 어렵다.

관절운동 유지하기

관절운동을 유지하기에 앞서서 환자의 상처부위의 고통을 최소화하는 게 가장 중요하다. 관절가동범위를 하는 동안, 자세유지 장치, 그리고 보조도구나 보조기의 사용은 관절 움직임을 유지하는데 가장 중요한 역할을 할 뿐만 아니라, Melchert-McKernan은 운동을 하면서 관절의 움직임을 증진시키고 고통을 최소화하는 가장 중요한 역할을 한다고 했다. 운동은 환자가 재미있어 해야 하고, 다른 영역의 치료사들과의 정보를 주고받음으로써 화상 환자에 대한 각각 다른 목표들을 세워야 한다.

화상을 입은 아이들은 종종 화상부위를 굴곡시키고 휴식을 취하는데, 이것은 화상환자들이 피해야 할 자세이다. 왜냐하면 굴곡자세를 유지하고 있으면 화상부위가 굴곡된 상태고 구축이 될 수도 있고, 이식한 피부가 짧아질 수도 있기 때문이다. 그러므로 **치료 자세**는 관절이 구축되는 것을 예방하는 신전자세를 취해줘야 한다.

보조도구나 **보조기**는 회복단계에서 사용되는데, 관절가동범위를 유지할 수 있는 방법의 도구를 사용하도록 해야 한다. 보조도구나 보조기중 압박붕대는 상처부위에 상처형성을 예방하도록 해준다. 화상환자에게 보조도구나 보조기는 목, 어깨, 팔꿈치, 손목, 손 등에 흔히 사용된다. 보조기는 발포제, 열을 가한 플라스틱, 또는 열을 가한 실리콘 소재로 만들어 진다. 보조도구나 보조기의 사용 및 관리, 주의사항, 보조도구나 보조기를 입고 벗는 방법, 상황에 맞게 착용하는 것에 대해 필수적으로 부모 또는 다른 사람에게 교육을 해야 한다.

흉터 줄이기

흉터의 치료는, 피부이식으로 인한 새로운 피부의 조직의 증가로 상처가 볼록하게 튀어 나오는 등 두꺼운 피부모양이 나타난다. 흉터의 크기나, 외관으로 봤을 때, 표시가 많이 나면 지역사회에서 정신사회적인 충격을 느낄 것이다. 그러므로 상처관리는 작업치료 구성요소에서 가장 중요한 치료 중 하나이다. 게다가 자세조절이나, *압박붕대*는 종종 상처를 조절하는데 사용되며, 마사지는 상처나 구축 예방에 도움을 준다. 압박붕대는 피부 이식수술을 한 뒤 2주 동안 착용하는데, 압박붕대는 흉터가 침착되는 시기에 흉터를 구성하는 콜라겐들이 분해되는데, 이때 물리적인 압박을 통해 콜라겐들이 분해되는 것을 막아주는 것이다. 압박붕대를 하는 동안 화상환자는 가려움을 잘 참아야 한다. 상처관리에서는 흉터를 재 복원을 하는 수술과, 성형수술, 이식한 피부를 다시 수정하는 기술을 사용할 것이다.

상황 30-3 Michael의 이야기 *(계속)*

Michael이 2달 동안 병원에 머무르는 동안, 작업치료는 ROM을 유지하고 구축예방과 흉터를 최소화하며 ADL을 가능하게 하는 목표로 이루어졌었다. ROM에 있어서 가장 큰 어려움은 고통이 상당한 목 부분과 겨드랑이 부분이었다. 드레싱과 상처를 다듬는 과정에서 온 고통과 움직임의 한계는 도전적인 것이었다. 왜냐하면 그는 왼쪽 팔과 팔꿈치를 잃었기 때문에, Michael은 엄청난 기술과 함께 오른 손을 쓰는 법을 배워 왔는데, 이것은 ADL과제에 있어서 독립성을 증진시키는데 기여했다.

상황 30-4 Michael의 이야기 *(계속)*

병원으로부터 퇴원을 위한 계획의 한 부분으로서, 작업치료사는 학교로 돌아가는 것과 집으로 가는 것에 대한 Michael의 관심사를 다시 논의한다. Michael은 글씨 쓰기, 농기구 사용, 옷의 지퍼 올리기에 관해 작은 걱정이 있다. 그러나 그의 주요 관심사는 얼굴과 목의 흉터와 스플린트와 압박의복을 입기기의 어려움으로 인한 학교에 있는 다른 아이들과 그의 친구들이 불편함을 느끼는 것에 있었다. 사고 이전에, Michael은 친구들과 비디오게임하기, 오락적 농구, 4륜 오토바이 타기를 하며 많은 시간을 보냈다. 그는 그의 외모를 걱정했고, 이런 일상적인 활동에서 나타나는 어려움과 연결시켰다 그리고 그의 친구들과의 관계를 변화시켰다.

Michael의 심리사회적 문제를 무시하는 것은 아니지만, 병원에 머무는 동안 ROM을 유지하고 오른손의 훈련은 동등하게 중요한 목표였다. 퇴원을 위한 것으로, 사회적 재통합을 위한 Micheal의 관심사는 최우선시 되었다. 그의 승인과 함께, 치료사는 학교에 그의 같은 반 친구들과 집단상담을 진행하였다. Michael은 초기세션에 참여하는 것 뿐만 아니라 질문에 솔직하게 대답하였고, 거의 두려움의 그림을 보고 그의 반응에 대해 걱정없이 스플린트와 압박의복에 대해 친숙하게 느끼게 되었다. 학교에서 돌아온 뒤, Michael은 또래 상담세션에 참여하였다.

Michael이 돌아온 일주일 뒤, 학교치료사는 그를 방문하였고 잘 적응된 초기 과도기에 대해 알게되었다. 그래서, 중재의 다음 단계는 자기관리와 교육적 만남을 위한 기술을 다시 한 번 다루었다. 보철(인공기관)을 아직 맞추지 않았기 때문에, 초점은 한 손으로의 기술과 학교수업에 필요한 단어 예측 소프트웨어와 노트북을 위한 곡선을 가진 한 손 키보드등을 포함한 보조도구이다. 고무신발끈과 벨크로 또는 지퍼형 신발은 자기관리를 단순화한다. 속도가 크게 중요하지 않은 가정에서,

(계속)

Michael은 더 복잡한 몸가꾸기와 옷입기 과제를 발달적인 기술로 수행한다.

또한 학교에 있는 작업치료사는 Michael의 선생님으로부터 정보의 중요한 것을 받는다. 그래서 그녀는 흉터관리와 스플린팅을 감독하고 학교부터 중요한 정보를 전달받는 병원의 치료사와 연락을 유지한다.

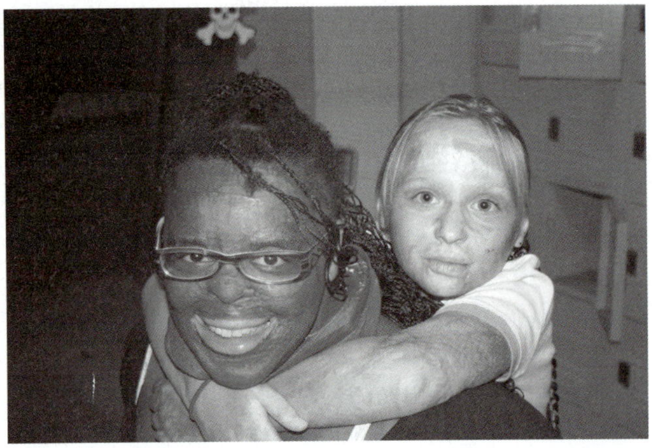

그림 30-1 화상을 입은 아동을 수용소에 참석하게 하는 것은 아이들을 새로운 국면으로 대하고 능력을 높이는데 도움이 되는 한 방법이다.

적응장비 (보조도구)

보조도구는 아마도 보상의 수단과 독립적인 일상생활 활동의 증진을 위해 재활의 단기간 동안 사용될 것이며, 만약 관절가동범위의 상당한 제한이나, 구축이 있을 경우에는 장기간 동안 사용될 것이다. 식사시간 동안 식탁에 앉아있기와, 만약 움직임과 힘에 제한이 있는 경우에는 종종 Utensils 보조도구를 사용하게 될 것이다. 옷을 입을 때, 최소한의 도움이 필요하다면 아이 스스로 독립성을 기르기 위해 보조도구를 사용하여 자신감을 얻도록 해 주어야 한다.

수행계획: 일상생활로의 복귀

작업치료는 아이들이 재활을 통해 퇴원을 계획할 때, 가장 중요한 역할을 한다. 작업치료를 통해 일상생활로의 복귀와, 재통합, 재사회화를 통해 독립적인 생활을 할 수 있게 큰 기여를 한다. 일반적으로 아이들은 학교로 돌아간다. 학교에서의 적응은 규정된 보조도구를 사용함에 따라 학교생활을 증진시킨다. 새로운 모습과 변경된 기능을 갖춘 아동이 도움을 청하는 것도 치료의 중요한 측면이다 (그림 30-1). 포괄적인 계획은 아이의 모습이나 기능이 변해도 교육, 학급에서의 준비는 동등함을 포함해야 된다.

능동적인 학습

Michael은 흉터, 압박의복, 스플린트 때문에 그의 외모에 대한 다른 사람들의 반응에 대해 두려워한다. 그에 대한 주요 관심사는 친구들의 수용성과 두려움이다. 이런 관심사를 인식하는 것과 재활을 지역사회 재통합 내에서 임상 작업치료사의 역할에서, 재활시기에서 이런 관심사들을 당신이 어떻게 다룰 수 있는가? 또래 상담을 계획하기위해 퇴원을 계획하는 동안 또래와 가족에게 물을 추가적인 질문은 무엇인가?

이런 추가적인 정보를 가지고, Michael과 함께 Michael 없이 또래 상담세션을 위한 틀을 발달시켜라.

핵심정리 (Here's the Point)

- **화상은 어린이에게 부상과 죽음에 대한 아주 흔한 원인이라고 생각한다.**
- **화상을 치료하는 의료종사자들 간의 팀 접근방식은 꼭 필요하다.**
- **화상은 깊이 (표피, 진피 중간층, 진피 깊은 층, 피부전체), 손상 범위 (화상을 입은 신체표면상의 비율) 에 따라 분류된다.**
- **급성기 화상환자부터 작업치료를 시행해야 하며, 재활과, 사회화 소통할 수 있도록 (재사회화)해주어야 한다.**
- **최우선의 목표는 가능한 화상을 입기 전의 생활로 돌아가는 것이다. 화상을 입어 정신사회적인 문제를 동반한 환자의 어려움을 해결하기 위한 정신의학 전문의의 중재는 모든 단계에서 중요하다.**

외상성 뇌손상 (Traumatic Brain Injury)

외상성 질병은 전 세계 여러 나라 어린이들의 장애와 사망의 원인이 된다. 미국 뇌손상 협회의 데이터를 기반으로 하면, 매년 약 1백40만 명이 외상성 뇌손상을 당한다고 한다. 그 중, 50,000명이 죽고, 235,000명이 병원에 입원하고, 1,110,000명은 치료 및 응급실로 보내진다 (Brain Injury association of America, n.d.). 미국 국가 센터의 소아과 통계를 보면, 매년 평균 475,000명 중 0~14세 어린이들이 외상성 뇌손상을 입어 응급실에 방문한다고 한다. 그 중, 37,000명은 병원에 입원을 하고, 2,685명은 죽는다고 한다. 그 중 4세 미만 어린이의 부상이 가장 높은 비율을 차지한다고 한다. 그리고, Theodore와 그의 동료(2005)는 미국 특정 지역에서 외상성 뇌손상을 입은 모든 아동에 대해 조사한 결과, 많은 아이들이 부모님의 손에 의해 외상을 입는 것을 발견했다고 한다. 다른 나라에 대한 통계는 항상 쉽게 사용할 수 없다.

설명 및 분류 (Description and Classifications)

외상성 뇌손상 (Traumatic Brain Injury; TBI)은 **후천적인 뇌손상** (Acquired Brain Injury; ABI), 간단한 뇌손상이라고도 불린다.

외상성 뇌손상은 정상적인 뇌의 기능이 어느날 갑자기 외부로 부터의 외상으로 인해 장애가 발생한다. 부상에 가장 취약한 뇌의 영역은 전두엽과 측두엽이다 (Learning Discoveries Psychological Serviced, 2006). 외상성 뇌손상은 폐쇄성부상과 개방형부상 2가지 영역으로 구성되어 있다. 폐쇄성 뇌손상은 머리를 무언가에 세게 공격받아서 발생한다. 폐쇄성 뇌손상은 매우 흔한 유형이고, 종종

BOX 30-1

Rancho 인지기능 단계

수준 I

무반응: 어떤 자극에 대해서도 반응이 없음

수준 II

일반적인 반응 통증에 대하여 반사적인 반응을 보이나 지속적이지 못하고 목적 없는 반응을 보인다.

수준 III

부분적 반응 특정자극에 대하여 비지속적인 반응을 보이며, 강한 불빛에 눈을 감거나, 소리 나는 쪽으로 머리를 돌리거나, 신체적인 불안정에 반응하며, 지속적이지는 못하나 간단한 명령에 반응한다.

수준 IV

혼동-흥분된 반응 말이 논리적이지 못하고, 일상생활동작 수행 시 의존적이고, 쉽게 흥분하며 안전을 위하여 계속적인 감독이 필요하다. 집중이 짧고, 단기 기억에 어려움이 있다.

수준 V

혼동-부적절한 반응 간단한 지시에 반응을 나타내며, 낯선 상황에 처해있을 때 흥분하며, 일상생활동작 수행 시 도움이 필요하다. 안전을 위하여 빈번한 감독이 요구되며, 마음이 산란해지는 비율이 높고, 자동적 수준으로 변화될 수 있다. 기억력은 손상되어 있고 새로운 것에 대한 학습은 불가능하다.

수준 VI

혼동-적절한 반응 일상생활 동작을 독립적으로 수행할 수 있으나, 외부 자극에 의존적이며, 간단한 명령은 따를 수 있다. 과거의 기억력 보다는 최근 기억력의 손상이 두드러지며, 안전을 위하여 최소한의 감독이 필요하다. 자동적-적절한 반응병원이나 집 등 친숙한 환경에서 적절하고 조리있게 행동한다.

수준 VII

학습이나 안전을 위하여 **최소한**의 도움이 요구되며, 도움 없이 일상생활 동작을 수행할 수 있으나 판단력은 손상되어 있다.

수준 VIII

목적적-적절한 반응 명료하고 조리있으며, 과거와 최근에 일어난 일을 회상하고 통합할 수 있다. 독립적으로 기능을 수행할 수 있고, 감독이 필요 없으며, 스트레스를 이겨낼 수 있고, 낯선 환경에서 판단력을 사용한다.

Reprinted with permission from *Family Guide to the Rancho Levels of Cognitive Functioning,* Rancho Los Amigos National Rehabilitation Center, 2006.

어딘가에서 떨어져서 발생하며, 차사고, 스포츠와 레크리에이션 부상, 아이들에게는 증후군처럼 나타난다. 개방성 뇌손상은 칼이나 총같은 물체가 실제로 머리를 가격하여 발생한다 (National Institute of Neurological Disorders and Stroke [NINDS], n.d.).

증상과 발견

외상성 뇌손상의 증상은 뇌가 손상된 정도에 따라 가벼운 정도, 중간 정도, 심각한 정도로 나뉜다. 여러 가지 평가는 부상의 정도를 결정하는데 사용되는데, Glasgow Coma Scale (GCS; jennett and Bond, 1975), Pediatric Coma Scale (PCS; Simpson and Reilly, 1982), 그리고 Ranchos Los Amigos 인지회복단계 점수 (Hagen, Malkmus, and Durham, 1972). Box 30-1은 Ranchos scale을 서술한 것이다. 점수의 범위는 3~14점 이고, 8점 이하의 점수는 심각한 머리의 부상을 뜻한다. Ranchos Scale 은 인지 수행 목록을 10가지로 나눴고, "반응 없음"부터 시작해서 "독립적으로 목적 있는 일을 적절하게 수행하는 것"까지 본다. GCS와PCS는 개인의 눈 뜨기, 말하기, 운동 속도에 대한 반응을 점수화했다.

TBI의 의료관리
(Medical Management of TBI)

화상과 마찬가지로 심각한 뇌손상을 가진 아동의 초기치료는 아이의 목숨을 살리는 데 초점을 두고 있다. 사고 현장에서 응급요원들은 기도를 열고, 호흡을 할 수 있도록 돕고, 혈액순환을 유지하도록 도와야 한다. 일단 병원에서는 안정제를 놓고, 뇌의 부종, 발작을 하는지 지켜봐야 되고, 감염을 예방하여야 한다.

아동의 의료 상태가 안정되면 합병증을 평가할 수 있고, 많은 변화를 볼 수 있다. 막연하게 이것을 2가지 영역으로 나눌 수 있다: (1) 인지 및 정신사회적 (2) 운동 및 신체

인지 및 사회정신적인 영향

외상성 뇌손상에서 인지의 손상은 가장 일반적으로 손상받는 영역이다 (National Information Center for Children and Youth with Disabilities [NICHCY], 1997). 인지의 변화는 일반적으로 기억력, 주의력, 동기부여를 포함하여 정보를 빠르게 입력하는데 문제를 가지게 된다. 고위 실행 기능은 충동성을 조절하고, 순서화, 통찰력, 판단력, 긴 기억을 계획하는데 영향을 준다. 지각의 손상은 수용 및 표현 언어, 읽기 및 쓰기의 손상을 나타낸다 (Learning Discoveries Psychological Services, 2006; NICHCY, 1997; Porr, 1999).

외상성 뇌손상으로 인한 사회 및 행동의 변화는 신체적, 인지적인 변화만큼 충격적일 수 있다. 회복하는 동안 아이는 흥분이나 공격성이 나타날 수 있고, 회복과정에서는 우울증이나 불안장애를 동반할 수 있다. 아이는 변화와 대처의 어려움을 거부하거나 동기 부족으로 이어질 수 있는 기분의 변화, 그리고 자기 자신은 낮출 수 있다. 아이들은 자신의 감정을 통제하기 어려울 수 있고, 수면장애를 동반할 수 있다 (Learning Discoveries Psychological Services, 2006; NICHCY, 1997; Porr, 1999).

운동 및 다른 신체적인 증상

신체적 변화는 여러 가지 측면으로 바뀔 수 있다. 가장 일반적인 것은 사지마비 또는 신체 중 한쪽이 경직이 나타나고, 또는 운동 실조증 (협응, 균형, 및 보행의 손상)이 나타난다. 일반적으로 이러한 영향은 사지의 감각소실을 동반하게 된다. 또 다른 흔한 증상은 섭식 장애 (삼킴 장애), 시지각 또는 듣기에 손상을 입게 된다 (Learning Discoveries Psychological Serviced, 2006; NICHCY, 1997; Porr, 1999). 삼킴 장애에 대한 더 많은 정보는 23장을 찾아보면 된다. 또 감각 (시 지각, 듣기)소실에 대한 내용은 29장을 찾아보면 된다.

상황 30-5 Michael의 이야기 *(계속)*

Michael의 의학적 상태가 안정되었을 때, 그의 Ranchos level은 level 6 (혼란/적절)로 평가된다. 그는 일관성 없는 시간과 장소의 지남력을 검사받았다. 그의 기억력은 손상되었다; 그는 그의 사고를 기억하지 못하고 일상적으로 수행하는 것 (예, 몸꾸미기, 위생, 옷입기)들의 올바른 순서를 기억하지 못한다.

그는 계속 가족을 인지하지 못했었다. 가족을 인지하는 능력은 빨리 돌아왔다. 그러나, 그의 의학적 상태가 안정화된 것으로, 그의 장기간 제한점이 명확해졌다. 그는 친구들과 함께 즐기는 것을 하거나 농장에서 일을 하는 것이 불가능해지는 것을 걱정했다. 그는 우울해지기 시작했고 자존감이 상했다. Michael은 종종 치료를 거부했고, 수행하거나 돌아가기를 원하는 활동에 대한 작업치료사의 질문에 대답하고 싶어하지 않았다. 그의 손님들은 줄었다.

> **증명하라!**
>
> ***신경인지적 결과와 TBI 후 회복***
>
> TBI는 교육, 행동, 내적기능에 반대로 영향을 주는 인지적손상을 가지게 된다. 수많은 연구들은 어린이의 뇌손상 후 이런 신경인지적 특징을 조사하였다. 최근 메타분석검토는 TBI 후 회복과 신경인지적 결과에서 손상 후 시간, 손상정도의 영향을 조사하는 것에서 근거를 찾았다. 특이적으로, 메타분석은 시지각/운동기술과 기억력 집중/실행능력, 일반적인 지능적능력과 연관있는 신경인지적 도메인으로부터 손상후 시간의 그룹과 손상정도를 3가지로 정의하는 것을 기초로 한 간행물들을 요약하였다.
>
> From Babikian, T., and Asarnow, R. (2009). Neurocognitive outcomes and recovery after pediatric TBI: Metaanalytic review of the literature. *Neuropsychology*, 23, 283–296.

외상성 뇌손상을 입은 아이들을 위한 작업치료 (Occupational Therapy for Children with Traumatic Brain Injury)

외상성 뇌손상을 입은 아이들은 급성기 치료부터 작업치료사가 중재되어야 한다. 작업치료사는 재활 그리고 가장 중요한 것은 재사회화를 위해 힘써야 한다. 치료 및 제공하여야 할 특정 서비스의 초점은 아이의 환경과, 가족의 요구에 의해 결정 된다.

급성기 치료

아이가 급성기 치료를 받고 있는 동안, 일반적으로 작업치료사는 감각자극, 자세조절, 관절가동범위, 그리고 부목에 초점을 맞춰야 한다 (Cronin, 2003; Porr, 1999). 이러한 기본적인 중재는 머리의 부상 정도에 따라 달라진다. TBI 증상이 시작되기 전에는 PCS/ GCS 또는 Ranchos 점수가 환자의 의식 상태를 점수로 보여준다.

재활

아동의 인식과 기능 수준의 증가에 따라 재활단계가 시작된다. 작업치료 중재의 변화는 먹기, 개인위생, 화장실 위생, 옷 입기와 목욕하기와 같은 일상생활 활동과 샌드위치 준비하기, 농업, 가축 돌보기와 같은 수단적 일상생활활동에 초점이 맞춰지고 있다 (AOTA 2008).

작업치료사는 아이의 일상생활의 어려움을 이해하는 작업프로필을 작성하여 ADL과 IADL의 평가를 시작할 수 있다. 이 정보는 아동과 가족 양쪽에서 모두 구할 수 있으며, 중재를 구체화하는 데 도움이 될 것이다. COPM, PEGS과 CAPE/PAC와 같은 평가도구들이 일반적으로 사용된다. TBI 후유증에 관한 지식과 함께 작업프로필에서 얻은 이 정보는 작업의 수행 및 운동기술, 시 지각, 시각-운동 통합, 감각처리, 또는 심리사회적 건강의 근본적인 문제에 대한 적절한 평가도구를 결정하기 위해 사용된다. 인지적 장애의 가능성 감안할 때, 가정과 지역사회에서 작업을 수행하기 위한 준비와 안전을 평가하는 것이 중요하다. 인식 기술과 집행 기능의 능력은 중요한 지역사회의 참여, 참여자, 안전성, 학업, 그리고 자기 관리, 그리고 일상적인 작업의 수행에 대한 어려움의 본질을 이해하기 위해 필요에 따라 평가하여야 한다. 보조 장비 또는 편의시설에 대한 필요성도 평가할 수 있다 (AOTA, 2002, Porr, 1999, Scott and Dow, 1995). 보조 장치는 "낮은 기술"에서 "첨단 기술"에 범위를 걸쳐질 수 있다. 기타 일반적으로 사용되는 장치는 보조 컴퓨터 키보드, 시계 알람, 그리고 선택한 소프트웨어가 포함된다.(Chester, Henry 와 Tarquinio, 1998)

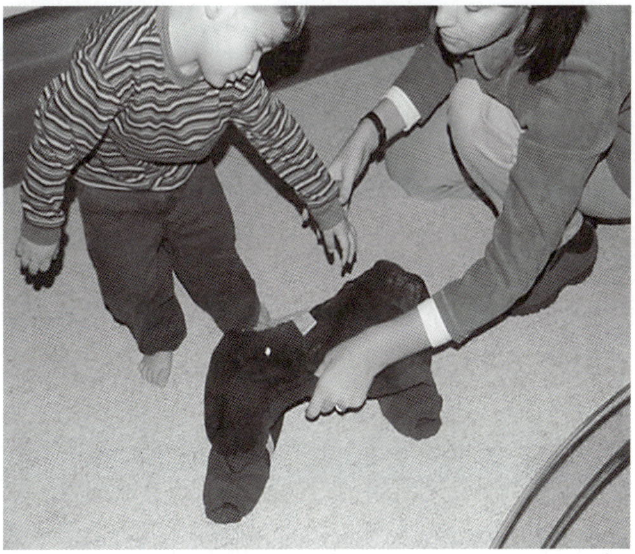

그림 30-2 옷입기 같은 ADL은 외상성뇌손상을 가진 환자의 작업치료 중재의 중요한 부분이다.
(Photograph courtesy of Jayne T. Shepherd, MS, OTR/L, FAOTA.)

상황 30-6 Michael의 이야기 *(계속)*

Michael의 작업 치료 평가는 TBI로 인한 자가-관리활동, 일반적 학습과제와 미세운동, 시각-운동 장애와 부차적으로 발생하는 자신이 선호하는 여가활동의 어려움을 밝혔다 (그의 왼쪽 팔 절단 이외에). 그의 TBI는 단기기억에 장애를 줄 것이며 또한 가정과 학교에서 어려움을 초래할 것이다. 그의 부상은 동기부여와 참여를 감소시키고, 특히 학교로 돌아갔을 때 실패의 두려움을 유도하였다.

재활단계에서 Michael의 작업치료는 그의 오른손 근력 향상과 미세운동 능력 향상뿐만 아니라 보조기구와 기술사용에 대한 교육에 초점을 맞추었다. 이들은 벨크로, 탄성 신발 끈, 버튼 후크, 한 팔 드레싱의 사용 기술 및 욕조 의자 포함되어 있다. 간식과 간단한 식사 준비를 위한 장비는 한 손으로 열 수 있도록 보조 따개가 포함되어 있다.

지역사회 재진입 (재사회화)

작업치료사 가정, 학교, 직장으로 다시 복귀할 수 있도록 도와줄 수 있다. 가정 및 지역 사회 방문은 아동과 치료사 모두에 의해 퇴원 계획을 도와야한다. 가정과 사회에서 아이의 요구사항은 병원이나 재활센터에서 보다 매우 다른 것이다. TBI의 결과로 아동과 가족 모두가 가지는 어려움을 변경하는 방법을 생각해 볼 수 있다. 가정이나 학교에서 환경개조 및 추가 장비가 필요할 수 있다.

교실에서의 재적응은 학교직원, 가족 및 재활 팀 간의 협력이 필요하다; 이러한 계획은 퇴원하기 이전에 시작해야 한다. 반면 변화의 원칙은 일반적일 수 있지만 각 교실의 아동과 교사가 같이 변경할 수 있다. 또 완전히 다른 무언가를 요구하면서 한 아이는 수업 활동, 교실 변경, 또는 보조 기술의 특정 적응 혜택을 받을 수 있다.

일부에서 일반적으로 사용되는 전략을 서면작업의 양을 감소시켜 아동이 준비하기 이전에 강의노트를 제공하고 있다. 조직의 향상을 위한 일반적인 전략은 컬러 코딩 폴더, 스케줄 및 일일 점검표를 포함한다. 규정된 사회적 모델과 교실에서의 자극을 제한하는 것은 집중력을 형성하는데 핵심적인 단서를 제공한다. 교실에서 복도와 창문에서 멀리 배치하는 것은 아이의 교실활동을 도울 수 있다. 학교에서 작업 치료사는 학업과 자기관리 활동에 어려움을 겪는 아이의 경험을 분석하고 필요에 따라 미세운동 또는 시각운동 능력을 향상하는 데 도움이 될 수 있다.

TBI 청소년의 특별한 문제를 제시한다. 청소년기의 중요한 특징은 독립성과 자신의 정체성 확보를 포함한다. TBI에 따르는 신체적, 인지적, 행동적 변화가 좌절과 행동의 문제가 발생할 수 있다. 심리사회적 건강을 위해 적극적인 중재가 필요할 수 있다 (Porr, 1999).

상황 30-7 Michael의 이야기 *(계속)*

학교로 돌아갔을 때 사회적 훈련 수업은 화상흉터의 완화보다 중요하다. 이 세션에서는, 치료사가 도움의 유형과 TBI의 소개를 또래에게 설명하였다. 이 세션에서는, 치료사가 Michael에 대한 도움과 TBI에 대한 소개를 언급하는 것이 필요할 수 있다. (예를 들어, 숙제에 대한 학습 파트너와 알림). 치료사는 또한 Michael이 어떤 사람이나 그가 잘 알고 있는 몇 가지 정보를 잊어버릴지도 모른다는 가능성을 꺼냈다.

한 손 키보드 이외에 몇 가지 다른 부분의 적응 장비: 녹음 숙제, 시험, 그리고 약속과 책을 들기 위한 슬링 스트랩과 가방과 아이팟. 작업 치료사는 보조 장비와 학생 및 직원의 추가 교육의 필요성을 모니터링 하는 것이다.

능동적인 학습

학교 환경에 돌아갔을 때의 Michael의 불안을 감안할 때, 자신의 두려움을 완화하기 위해 적절한 계획이 퇴원계획 단계에 포함되어야 한다. 학교로 돌아갔을 때 누가 그에게 가장 도움을 줄 수 있을까 (동료와 선생님이나 교직원)? 그가 돌아갔을 때 그에게 어떤 도움을 준비할 수 있을까? 그렇다면, 그가 퇴원하기 이전에 방문 일정이 그가 학교에 돌아갔을 때, 도움이 될 수 있을까?

핵심정리 (Here's the Point)

- **뇌손상은 어린이들에게 장애와 사망의 원인이다.**
- **갑작스런 외상은 정상적인 뇌기능 장애를 일으키는 TBI가 발생한다. 이러한 부상의 결과 및 개방형 뇌손상 또는 폐쇄성 뇌손상이 생길 수 있다.**
- **뇌손상에 의해 영향을 받는 가장 일반적인 영역은 인지이지만, 신체적, 심리사회적 변화도 있을 수 있다.**
- **심각한 뇌손상을 가진 아동의 초기 치료는 아이의 목숨을 살리는 데 중점을 두고 있다. 아이의 상태가 안정화되면 부상의 후유증을 확인할 수 있다.**
- **TBI의 아이의 증상은 뇌손상의 정도에 따라 경증, 중등도, 중증일 수 있다.**
- **뇌손상 이후 복원은 일반적으로 3단계에서 발생한다:**

급성기 재활 및 재사회화. 작업치료사는 회복의 모든 단계에 참여하고 있다.

▶ 급성 단계에서, 작업치료는 일반적으로 근력, 보조기나 보조도구, 자세 그리고 감각 자극에 초점을 둔다.

▶ 재활 단계에서 작업 치료사는 ADL과 IADL의 평가 및 수행에 초점을 맞춘다.

▶ 작업 치료사가 가정, 학교, 직장으로 복귀와과 지원, 지역 사회 재진출 단계에서 중요한 역할을 할 수 있다.

사지결핍과 절단
(Limb Deficiencies and Amputations)

어린이 사지 절단은 선천성, 외상, 또는 병적인 원인이 될 수 있다. **선천성 사지절단**은 흔히 사지결함이나 기형이라고 할 수 있으며 가장 일반적이다. 미국에서는 100,000명 출생 당 26명의 사지결함이 발생한다. 선천성 사지 절단은 태아기의 기형 (예:약물 또는 바이러스), 양막의 구부러짐, 또는 대사 질환 때문에 발생할 수 있다 (예: 모성 당뇨병) (Eilert 와 Georgopoulos, 1996). 일반적인 사지 결함과 기형은 각각 표 30-4, 30-5에 설명되어 있다.

아동의 후천성 절단은 선천성보다 많이 발생한다. **외상성 사지 절단**은 사고에 의한 부상 결과이다 (예: 자동차 또는 공구 사고). 미국에서 외상성 절단의 재건수술 (사지-재건) 및 절단 손가락이나 사지의 재이식은 드물다. 그것은 다른 세계에 많이 한다. **병적인 사지절단**은 사지의 질병상태에 대한 반응으로 강제적으로 제거된 것이다. 이러한 상태는 성인에 비해 아동에게 많이 있다.

표 30-4 ● 사지결함의 분류

종류	설명
사지 결손증	팔의 결손
단지증	사지의 근위부분이 누락된 경우
측방결핍	팔의 요골 부분과 연결된 손가락의 불완전한 발달 또는 팔과 연결된 손가락 척골 부분의 불완전한 발달 중 하나와 사지의 근위 부분 정상
편지증	팔뚝이나 손, 손가락의 모든 부분 또는 일부가 누락.

표 30-5 ● 사지기형

종류	설명
다지증	손가락이나 발가락이 정상보다 많은 경우
합지증	손가락 또는 발가락이 붙어있는 경우
소지증	전체적으로 손가락이 작은 경우
대지증	전체적으로 손가락이 큰 경우

분류 및 설명

사지절단은 **말단**과 **종단**으로 분류가 된다. 말단 절단은 말초 부위의 모든 부분이 누락된다. 예를 들어, 팔꿈치 절단에서 아래팔, 손목 및 손이 결손된 것이다.

대부분의 선천성 사지절단의 경우 한쪽 면을 따라 구조물 부분의 결손이 있다. 예를 들어, 전체 노뼈의 결손은 요골 쪽 손이 없다; 엄지손가락이 불완전하게 발달하거나 완전히 결손되어 있을 수 있다. 새로 사지 절단은 거의 항상 복잡한 조직 결함이 있기 때문에 이와 관련된 뼈의 결손이, 관련된 신경 및 근육은 완전하지 않다 (Eilert 와 Georgopoulos, 1996).

사지결손의 의료관리
(Medical Management of Limb Deficiencies)

사지 결함의 의료 관리는 식별, 피팅, 그리고 의지의 사용 훈련에 초점을 맞출 것이다. 때때로 수술적 중재도 필요할 것이다.

수술적 관리

세로 사지절단은 피부 플랩을 제거하고, 기형을 절감하며, 관절의 안정화를 시킨다. 어떤 경우에는, 의지의 착용이 적절하도록 사지의 일부가 제거되기도 한다. 말단 사지 절단 횟수가 줄어들어 의지를 맞춤하기 위해 외과 중재를 필요로 한다.

의지

선천성 결함에 대한 하지 의지는 일반적으로 아동이 12~15 개월 사이의 걸음을 시작할 때 맞춘다. 의지를 제공하는 것은 아이의 걸음에 있어 의지에 의존하는 시간을 증가시킨다. 외상성 손상에 의지를 맞추는 것은 어린이가 잔

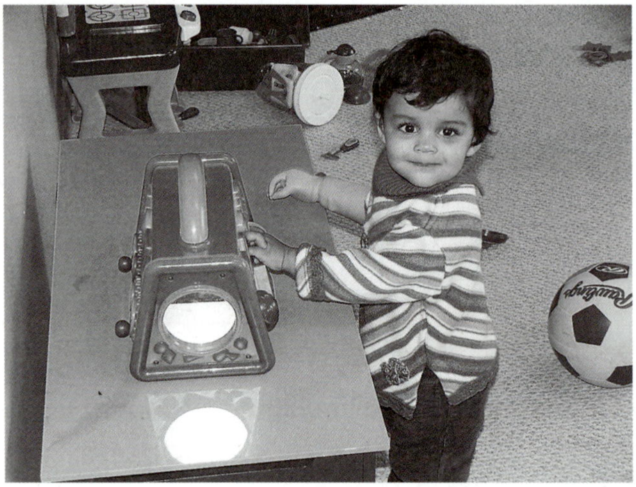

그림 30-3 일반적으로 상지의지는 초기에 맞춘다.
(Photograph courtesy of Pediatric Prosthetics.)

여사지가 치유되고 정서적으로 준비가 되었을 때 이어야 한다. 두 경우 궁극적인 목표는 기능이다. 또한 성장하는 동안 자주 길이를 조절하는 것이 중요하다.

상지 의지는 일반적으로 하지 의지보다 이전에 맞춘다. 보도에 따르면 2세 이후 상지 의지를 맞추었을 때 아동의 거부가 높은 비율로 나타났다 (그림.30-3). (Eilert 와 Georgopoulos,1996). 연령 6개월 쯤 상지 의지를 맞추면, 기계, 균형과 안정성을 증진하고 아동이 신체 이미지를 통합할 수 있으며, 양측통합 활동을 육성한다.

일반적으로 어린 아이에게 상지 의지가 더 자주 사용된다. 기존의 의지는 성장에 따른 조절이 쉽게 되기 때문에 비용에 비하여 효과적이다. 초기 의지는 일반적으로 팔꿈치를 고정하고, 시각운동 컨트롤을 발달할 수 있도록 하면서 작업을 간단하게 할 수 있는 수동 말단 장치를 가지고 있다. 능동적인 말단 장치 훈련은 일반적으로 18~24개월 사이에 시작된다.

사지결손 아동을 위한 작업치료

(Occupational Therapy for Children With Limb Deficiencies)

평가

사지절단과 기형 모두 작업치료의 중재에 초점을 맞추면 의지 또는 잔여 사지의 기능이 발달될 수 있다. 평가와 중재는 외상성 절단이후 즉시 또는 초기에 시작한다. 평가과정은 작업프로필과 아동의 의학기록의 리뷰로 시작된다. 이것은 COPM, PEGS, 또는 CAPE/PAC로 평가될 것이다. 치료사는 또한 부모의 신념을 이해하고 중재 또는 교육 동안 아동에게 필요한 것을 결정하기 위해 탐구해야 놀이 또는 학교 과제 동안에 아이를 관찰하는 것은 아이가 사지 결핍에 의해 줄곧 얼마나 많은 어려움을 겪는지를 알아보는 한 가지의 방법이다. 평가도구는 School AMPS와 같은 것을 사용할 수 있다. 어려움을 언급하는 경우, 기본 정형외과 및 신경 근육학 기능의 평가는 문제의 본질을 명확히 해야 할 수 있다. 포함되는 평가 :

- 관절 움직임 또는 골격 장애물.
- 관절의 능동 및 수동 ROM의 측정
- 근육강도 (종종 어린아이들은 놀이 맥락에서 수동적인 근육 테스트를 할 수 있다.)

상황 30-8 Michael의 이야기 *(계속)*

궁극적으로, Michael은 그의 왼쪽 팔을 팔꿈치 아래에 의지가 장착되어 있다. 절단에 관한 Michael의 주요 관심사는 두 손을 필요로 하는 작업을 할 수없는 것이다. 그는 충분한 자신의 학업을 작성하거나 독립적으로 신속하게 옷을 입을 수 없다는 두려움을 가지고 있다. 그가 비디오게임을 할 수 있다면 놀라울 것이다. Michael은 한 농장에서 신뢰할 수 있는 중요한 도우미를 했다. 그는 그만큼 자신의 아버지에게 도움이 되지 않을 것이며, 그의 아버지도 열심히 일해야 하는 것을 우려한다. Michael의 부모는 절단에 의해 감정조절 및 화상 흉터가 걱정이다. Michael은 자신의 감정에 대해 자주 부모에게 얘기하지 않는다. 그는 "나는 괜찮아요!"와 "팔을 잃은 것은 별거 없다" 그러나 그의 부모는 그가 정말 무심할 것이라고 생각하지 않는다. 그는 작업치료사와 심리치료사에게는 좀 더 솔직할 수 있다.

잔여 사지의 신체검사는 노뼈의 요골 결절 아래 5cm가 남아 있었다. 그는 팔꿈치의 능동적 그리고 수동적인 완전한 굽힘과 폄이 가능했다. 그는 능동적인 팔꿈치 폄에 약간의 제한이 있다. TBI가 경미한 경직이 ROM의 제한에 기여하는 것 같다. 그는 잔여사지에 강한 감각을 가지고 있었고, 특히 밤에 **환상통**이 있다고 말하였다. 그의 오른손 미세 운동 조절은 왼손의 기술만큼 좋지 않았다. 장애는 그의 ADL, IADL 그리고 여가 활동 참여에 제한을 준다.

상황 30-9 Michael의 이야기 *(계속)*

Michael의 경우, 작업 치료사는 소아 급성 치료 병동에 절단에 관련 서비스를 시작하였다. 처음, 그는 잔여사지의 감도를 줄이는 서비스를 매일 받고, ADL과 IADL에 관한 기본적인 능력을 구축하였다. 부모 중 한 분은 초기 세션에 많이 참가하였다. 치료 서비스는 재활단계로 계속 되었으며 치료의 목적은 독립적으로 자기관리; 오른손으로 옷입기 기술을 마스터하는 것이다. 탄성 신발끈 그의 옷 입기에 필요한 도구이다. 학교에 돌아갈 준비로, Michael은 한 손으로 입력 장치를 배웠다. 각 세션의 구성 요소 문제 해결 Michael이 세션 사이에 경험했던 어려운 작업을 했다. 심리적 건강을 증진하며 대처하는 것이 중재의 중요한 요소였다.

Michael의 경우, 의지사용을 마스터를 쉽게 할 수 있을 것이라고 조금 비현실적인 생각을 가지고 있었고, 치료사는 종종 그가 그것을 마스터하기 위해 상당한 중재와 실천을 해야 한다고 하였다.

의지가 도착하여, Michael은 그가 기대했던 것보다 사용하기 하기가 어렵다는 것을 발견했다. 그는 의지를 받고 배치를 시켜서 말단 장치를 여는 것을 어려워했고, 빨리 피로해졌다. 일단 이러한 기본적인 기술을 발달시키고, 그의 치료는 속도 및 기민성 훈련에 집중했다.

Michael은 양호한 성과를 보였다. 그는 미용 및 개인위생에 독립적이며 더 이상 적응을 필요로 하지 않았다. 그는 정기적으로 농장에서 그의 아버지를 돕는다. 그는 오른손으로 필기를 하기 위해 속도 및 질을 계속적으로 발달시켰다; 한 손 키보드 및 단어 예측 소프트웨어와 함께 자신의 기술이 향상된다. 그는 또 농구를 배우고 있지만 한손으로 비디오 게임을 장악하지 못하고 한 손 손실이 친구들과 자신의 참여에 영향을 주었다. 그는 그의 친구와 자신이 할 수 있는 새로운 활동을 모색하고 관심을 가질 것이다. Michael은 팔의 손실에 대처하고 자신의 신체 이미지에 의지를 동화하고 있다. 그는 도움이 될 것 같은 몇 가지 심리 상담을 시작했다.

- 잔여사지의 감각
- 통증에 대한 행동지표

작업적 수행 및 기본 능력의 평가뿐만 아니라 치료사는 아이의 참여를 공식적으로 평가할 수 있다. 학교에서의 기능 평가는 평가에 있어 도움이 된다. 평가 측정 및 평가도 18장을 참고하라.

어린이 그리고 성숙이 진행되고 있는 사람들은 관찰해야 할 것이다. 병적인 또는 외상성 사지 절단, 심리사회적 기능의 경우 특히 필수적인 평가 요소이다.

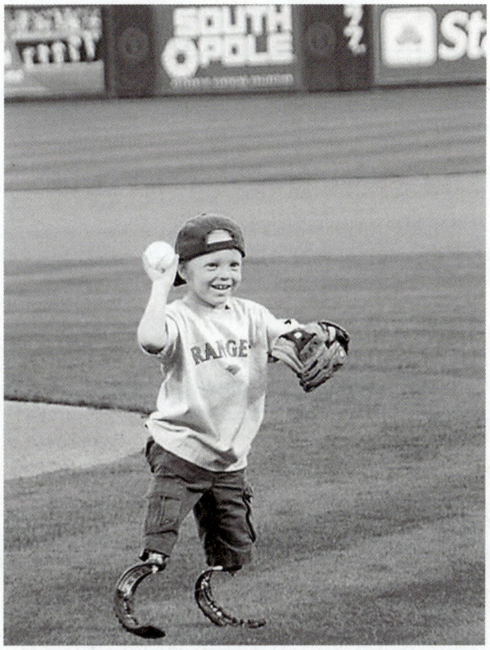

그림 30-4 일상업무들의 상황에서 의지를 사용하는 것은 결과를 최대화한다. 소아 의지학과의 허가로 촬영) Using prostheses in the context of daily routines maximizes outcomes. *(Photograph courtesy of Pediatric Prosthetics.)*

중재

중재의 목표는 업무에 있어 기능장애를 완화하는 것을 지원하는데 초점을 둔다. 보조 장비는 사지결함이 있는 어린이들의 **훈련**에 필수적이다. 일상의 맥락에서의 장비의 정기적인 사용은 결과를 극대화시킨다 (그림 30-4). 어린이가 성숙해 짐으로써 집에서 그리고 학교에서 독립성을 향상시키기 위해 추가적인 보조 장비가 필요할 것이다. 홈 프로그래밍 중재는 핵심적인 구성요소이기 때문에 가족의 의지와 지지 역할을 탐색해야 한다. 심리사회적 요소는 아동이 다른 보조 장비와 의지 기구를 사용하는데 있어 동기부여를 하는 중요한 기여자 이다. 중재를 통해서 치료사는 아동과 가족의 심리사화적 상태에 있어 민감할 수 있다.

능동적인 학습

Michael과 친구와 함께 게임에 참여에서 자신의 한계에 상대적으로 자신의 현재의 이점과 요구에 대해 생각한다. 게임 웹사이트를 찾을 수 있는 인터넷을 사용해라. 그런 다음 사용할 수 있는 다양한 콘솔, 컨트롤러, 그리고 게임을 분석한다. 시스템과 Michael의 요구에 주변 장치, 그의 나이, 그리고 친구와 함께 게임에 참여 욕구를 일치시킨다.

핵심정리 (Here's the Point)

▶ 사지 절단은 선천성, 병적인, 그리고 외상성 병인이 될 수 있다.

▶ 사지 절단은 말단 또는 종단 중 하나으로 자세하게 분류된다.

▶ 사지 절단의 외과 관리는 유형에 따라 다르다.

▶ 하지 의지는 일반적으로 아동이 걷게 되는 시기에 장착한다.

▶ 상지 의지는 발달을 촉진하기 위해 6개월에 장착되어 있어야 한다.

▶ 평가 및 중재는 사지 결함 또는 사지절단과 함께, 외상성 사지절단의 경우 손상 이후 즉시 또는 초기에 시작해야 한다.

▶ 중재의 목표는 작업에 참여를 지원하고 신경근육학적으로 손상된 기능 제한을 경감시키는데 중점을 두고 있다.

▶ 성공적인 참여를 하기 위해 보조 장치가 필수적일 수 있다.

요약(Summary)

이 장에서, 우리는 3가지 일반적인 유년기 외상성 부상의 발생과 일반적인 원인을 설명한다. TBI 화상, 그리고 사지 절단. 우리는 유사점과 차이점 모두를 설명, 평가 및 중재와 관련된 원칙을 설명했다.

장난감 상자에는 무엇이 더 있나?

화상

American Burn Association—http://www.ameriburn.org
화상과 연관된 연구, 교육, 케어, 재활, 예방을 지지하고 증진하기 위해 만들어짐.

Burn Survivors Online—http://www.burnsurvivorsonline.com
세계적으로 화상에서 살아남은 사람과 가족을 지지하고 정보를 제공하기 위해 만들어짐.

Burn Prevention Foundation—http://www.burnprevention.org/
가장 큰 위험 요소와 화상 예방 교육을 제공하기 위해서 만들어짐.

Total Burn Care—http://www.totalburncare.com/
화상 피해자를 임상적으로 케어하며 얻는 정보를 제공하고, 임상케어에서 교육적 정보를 제공하고, 활동과 연구적 발전을 설명하고 의사소통과 연락의 기회를 제공하기 위해 만들어짐.

Silverstein, A., Nunn, L S.. and Silverstein, V. (2001), Burns and blisters. New York: Franklin Watts: (My Health).
피부의 기능, 화상 또는 물집 손상 시 일어나는 것, 손상의 유형, 치료, 예방을 이야기하는 어린이용 책은 중요하다. 중점은 예방이다.

Runyon, B. (2004). The burn journals. New York: Vintage Books.. Random House.
저자는 14살에 자살시도에 따른 화상병동에서 보낸 고통스런 치료, 피부이식과정, 재활, 기록했다. 청소년에게 적합하다.

외상성 뇌손상

Brain Injury Association of America—www.biausa.org
1980년에 설립된 미국뇌손상협회 (BIAA)는 TBI로 인해 삶에 파괴적인 변화를 받은 개인, 가족, 전문가를 표현하고 봉사하는 주도적인 미국의 조직이다.

National Information Center for Children and Youth with Disabilities—www.nichcy.org
손상을 받은 청소년, 어린이를 위한 국가정보센터 - www.nichcy.org 어린이와 청소년의 장애와 관련된 정보를 제공한다; 장애를 가진 청소년, 어린이, 유아를 위한 서비스와 프로그램; IDEA, the U.S. 소외되는 아이가 없도록 하는 특수교육법, 일반교육법, 장애를 가진 아동을 효과적으로 훈련하는 연구기반의 정보. 뇌손상

Brain Injury Resource Center—www.headinjury.com
1985년부터 뇌손상 활동가에 의해 설립되고 운영된 비영리 정보센터.

Center for Neuroskills—www.neuroskills.com
뇌손상을 받은 것으로부터 회복하는 개인을 위한 고도의 훈련을 받은 요원으로부터 후급성기 의학적치료, 치료적 재활, 질병관리 서비스를 받는다. 이 사이트는 Rancho Los Amigos Scale levels을 포함하는 정보를 많이 포함하고 있다.

Traumatic Brain Injury Recovery Center—www.tbirecoverycenter.org
이 사이트는 외상성 뇌손상의 특징, 증상, 케어, 회복에 대한 일반적인 정보를 가지고 있다.

A Helmet Away from Heaven by Judy Pence. Brain Injury Association of America.
엄마와 아들이 쓴 이 책은 자전거/오토바이 사고 이후 외상성 뇌손상을 받은 후의 Jeffrey Pence 13살의 생각과 경험을 연대순으로 기록한다. Jeffrey와 엄마는 뇌손상에 대해 숨김없이 얘기하고 있으며, 아들의 목숨을 구한 것은 자전거 헬멧이라고 이야기한다. 이 예방책은 3학년에서 10학년의 청소년과 어린이들에게 적절하게 구성되었다.

A Hit on the Head and Where It Led by Jennifer Cooper-Trent
Available through www.early-reading.com.
외상성 뇌손상은 대부분 어린이들의 죽음으로 간주한다. 살아남은 어린이들은 길고 어려운 여정이 될 수도 있다. 가장 어려운 부분 중 하나는 뇌손상을 입은 어린이 주위 사람들이다. 대개 모든 이전의 친구들과 심지어 가장 친한 친구들도 떠난다. 조롱감이 될 수도 있고, 경험이 없는 교사를 만날 수 있다. 이 책은 사고 후에 어떤 일이 일어

날지 설명하고, 부모, 친구, 교사를 위해 계획되었다.

When Young Children Are Injured: Families as Caregivers in Hospitals and at Home written by Marilyn Lash, MSW, and Jane Haltiwanger, MA, EdM

Available through the Brain Injury Association of America bookstore at www.biausa.org.

이 책은 외상성 뇌손상, 척수손상, 익사와 비슷한, 주요 화상 또는 장애를 유발하는 다른 손상을 가진 어린이를 포함한 심각한 손상을 받은 전학령기 또는 영아, 유아를 기르는 가족을 위해 쓰여졌다. 어린 나이에 손상을 가진 어린이들의 가족들은 유일무이한 도전과 어려움을 직면한다. 이 지침서는 미래를 준비하고 그들에게 도움이 되는 선택과 결정을 위한 임상적 정보를 제공한다. 그림이 나타내는 것을 참고하면, 이 책은 병원에서 어린 아이들을 돕는 것, 그들의 요구와 반응을 받는 형제자매, 어린 아이들의 고통과 불편을 진정시키는 것을 챕터에 포함한다.

Children with Traumatic Brain Injury: A Parents' Guide.

Schoenbrodt, L. (Ed.). (2001). Bethesda, MD: Woodbine House.

Web: www.woodbinehouse.com

미래의 사고를 예방하고 폐쇄형두부손상으로부터 아이들의 회복을 돕기 위해 필요한 정보를 제공하고 부모들을 지지한다.

사지결함과 절단

Amputee Coalition of America—http://www.amputee-coalition.org/index.html

사지결손을 가진 사람들에게 접근하고 교육, 지원, 지지를 통해 그들에게 자율권을 주기 위해

Association of Children's Prosthetic-Orthotic Clinics—http://www.acpoc.org/

어린이들의 보철-지지대 관리에 관한 연구를 지지하고 어린이 병동에 대한 정보를 보급하기위한 다학제간의 협력과 발전을 촉진하기 위해

International Society For Prosthetics And Orthotics—http://www.ispo.ws/

전문가로 구성된 다학제간의 조직은 임상, 학문과 의지, 지지대, 재활, 공학, 관련된 여러 영역에서의 연구에서 흥미롭다

아래는 가족들에게 적합한 부분이다:

- Peckinpah, S.L. (1993). *Chester... the imperfect all-star.* Dasan Publishing: Agoura Hills, CA. (ISBN: 0-9627806-1-8).
- Clark, D. (1999). *Puppies for Sale.* Dalmation Press, Franklin, TN. (ISBN: 1-57759-262-X).
- Heelan, J.R. (2000). *The Making of My Special Hand, Madison's Story.* Peachtree: Atlanta, GA. (ISBN: 1-56145-186-X).
- Brown, B.S. (1997). *Oliver's High Five.* Health Press. (ISBN: 0929173260).

화재 안전 책

Fire Safety (Adventures in the Roo World - Young Roo Series No. 2) by Patti Myers Gross. Publisher: Roo Publishing; ISBN: 0965257924

요약 : Hip Hop Mob kangaroo character, Runabout and 그의 가족은 어린이 생명을 살리는 기술을 교육하는 동안 화재의 위험에 직면한다. 어린이들은 두려움없이 반응하고 빠른 생각을 하도록 배울 것이다.

No Dragons for Tea: Fire Safety for Kids (And Dragons) by Jean Pendziwol Publisher: Kids Can Press; ISBN: 1550745719

요약 : 차를 위해 자기의 집으로 매력적인 용을 초대한 작은 소녀에 대한 이야기이다. 물론, 용이 재채기하자 불이 시작됐다. 소녀가 불의 케이스를 가지게 되는 접근 단계를 생각하는 동안, 전전긍긍하는 용은 소방대가 도착하고 불이 꺼진 후에서야, 2명의 친구들은 안전하게 소방차에 앉을 수 있었다.

Stop Drop and Roll (A Book about Fire Safety) by Margery Cuyler Publisher: Simon & Schuster; ISBN: 0689843550

요약 : 숙제를 하는 것부터 강아지 그릇에 물을 채우는 것까지 모든 것에 대해 걱정하는 Jessica는 그녀의 두려움을 없애는 화재안전에 대해 배운다.

참고문헌

American Occupational Therapy Association. (2008). Occupational therapy practice framework: Domain and process (2nd ed.). *American Journal of Occupational Therapy, 62*,625–683.

Borse, N. N., Gilchrist, J., Dellinger, A. M., Rudd, R. A., Ballesteros, M. F., and Sleet, D. A. (2008). *CDC Childhood injury report: Patterns of Unintentional injuries among 0-19 year olds in the United States, 2000-2006.* U.S. Department of Health and Human Services Centers for Disease Control and Prevention, National Center for Injury Prevention, and Control Division of Unintentional Injury Prevention.

Brain Injury Association of America. (n.d.). *Facts about traumatic brain injury.* Retrieved June 30, 2010, from www.biausa.org/aboutbi.htm.

Chester, C. C., Henry, K., and Tarquinio, T. (1998). Assistive technologies for children and adolescents with traumatic brain injury. In M. Ylvisaker (Ed.), *Traumatic brain injury rehabilitation* (pp. 107–118). Woburn, MA: Butterworth-Heinemann.

Center for Neuro Skills. (2006). *TBI resource guide.* Retrieved April 20, 2006, from www.neuroskills.com/children.shtml.

Coster, W., Deeney, T., Haltiwanger, J., and Haley, S. (1998). *The school function assessment.* San Antonio, TX: Psychological Corporation.

Cronin, A. F. (2003). Traumatic brain injury in children: Issues in community function. In C. B. Royeen (Ed.), *Pediatric issues in occupational therapy* (pp. 49–59). Bethesda, MD: AOTA Press.

Dillingham, T. R., Pezzin, L. E., and MacKenzie, E. J. (2002). Limb amputations and limb deficiency: Epidemiology and recent trends in the United States. *Southern Medical Journal, 95*, 875–883.

D'Souza, A. L., Nelson, N. G., and McKenzie, L. B. (2009). Pediatric burn injuries treated in US emergency departments between 1990 and 2006. *Pediatrics, 124*, 1424–1430.

Eilert, R. E., and Georgopoulos, G. (1995). Orthopedics. In W.W. Hay, J. R. Groothuis, A. R. Hayward, and M. J. Levin (Eds.), *Current pediatric diagnosis and treatment* (12th ed.). East Norwalk, CT: Appleton & Lange.

Fisher, A. G., Bryze, K., Hume, V., and Griswold, L. A. (2005). *School AMPS: School version of the assessment of motor and process skills* (2nd ed.). Fort Collins, CO: Three Star Press.

Gordon, M., and Goodwin C. W. (1997). Burn management: Initial assessment, management, and stabilization. *Nursing Clinics of North America, 32*, 237–249.

Hagen, C., Malkmus, D., and Durham, P. (1972). *Ranchos Los Amigos cognitive scale*. Communication Disorders Service, Rancho Los Amigos Hospital. Revised (1974) by D. Malkmus and K. Stenderup.

Jennett, B., and Bond, M. (1975). Assessment of outcome after severe brain damage. *Lancet*, 480–484.

Kassira, W., and Namias, N. (2008). Outpatient management of pediatric burns. *Journal of Craniofacial Surgery, 19*, 1007–1009.

Kimmo, T., Jyrki, V., and Sirpa, A. S. (1998). Health status after recovery from burn injury. *Burns*, 24, 293–298.

King, G., Law, M., King, S., Hurley, P., Rosenbaum, P., Hanna, S., Kertoy, M., and Young, N. (2005). *Children's Assessment of participation and Enjoyment (CAPE) and preferences for Activities of Children (PAC)*. UK: San Antonio: Pearson.

Langlois, J. A., Rutland-Brown, W., and Thomas, K. E. (2005). The incidence of traumatic brain injury among children in the United States: Differences by race. Epidemiologic features of the physical and sexual maltreatment of children in the Carolinas. *Pediatrics, 115*, 322–330.

Law, M., Baptiste, S., Carswell, A., McColl, M. A., Polatajko, H., and Pollock, N. (2005). *Canadian occupational performance Measure* (4th ed.). Ottawa: CAOT Publications.

Learning Discoveries Psychological Services. (2006). Brain injury. Retrieved April 20, 2006, from http://home.iprimus.com.au/rboon/BrainInjury.htm.

Melchert-McKearnan, K., Deitz, J., Engel, J. M., and White, O. (2000). Children with burn injuries: Purposeful activity versus rote exercise. *American Journal of Occupational Therapy, 54*, 381–390.

Merz, J., Schrand, C., Mertens, D., Foote C., Porter, K., and Regnold, L. (2003). Wound care of the pediatric burn patient. *AACN Clinical Issues in Critical Care Nursing, 14*, 429–441.

Missiuna, C., Pollock, N., and Law, M. (2004). *Perceived Efficacy and goal setting system (PEGS)*. San Antonio: Pearson.

National Information Center for Children and Youth with Disabilities. (1997). *General Information about Traumatic Brain Injury–Fact Sheet Number 4*. Retrieved February 2, 2006, from http://www.kidsource.com/NICHCY/brain.html.

National Institute of Neurological Disorders and Stroke. (n.d.). *NINDS Traumatic Brain injury information*. Retrieved January 31, 2006, from http://www.ninds.nih.gov/disorders/tbi/detail_tbi_pr.htm#56453218.

Neurology Channel. (2006). Traumatic brain injury. Retrieved April 20, 2006, from www.neurologychannel.com/tbi/treatment.shtml.

Pizana, L. R., Corallo, J. P., and Davies, J. (2008). Nonoperative management of pediatric burn injuries. *Journal of Craniofacial Surgery, 19*, 877–881.

Porr, S. M. (1999). Children with traumatic brain injury. In S. M. Poor and E. B. Rainville (Eds.), *Pediatric therapy: A systems approach* (pp. 533–544). Philadelphia: FA Davis.

Rancho Los Amigos National Rehabilitation Center. (2006). *Family guide to the Rancho levels of cognitive functioning*. Downey, CA: Rancho Los Amigos National Rehabilitation Center.

Saffle, J. R. (Ed.). (2001). Practice care guidelines for burn care. *Journal of Burn Care and Rehabilitation, April*(Suppl), v–xii.

Scott, A. D., and Dow, P. W. (1995). Traumatic brain injury. In C. A. Trombly (Ed.), *Occupational therapy for physical dysfunction* (4th ed., pp.705–733). Baltimore, MD: Lippincott, Williams , & Wilkins.

Simpson, D., and Reilly, P. (1982). Pediatric coma scale. *Lancet (February)*, 450.

Theodore, A. D., Chang, J. J., Runyan, D. K., Hunter, W. M., Bangdiwala, S. I., and Agans, R. (2005). Epidemiologic features of the physical and sexual maltreatment of children in the Carolinas. *Pediatrics, 115*, e331–e337.

총정리 (Putting It All Together)

5

동화 속 요정은 벨벳토끼에게 말했다.

"나는 어린이들이 좋아하는 모든 장난감들을 보살펴, 그래서 그들이 늙고 낡아져서 아이들이 더이상 그 장난감들을 원하지 않을 때 나타나서 그들을 데려가지. 그리고 그들에게 진짜 생명을 준단다."

"나는 전에도 진짜가 아니었나요?" 작은 토끼가 물었다.

"그때는 소년에게만 진짜였지." 요정이 말했다.

"왜냐하면 그가 너를 사랑했으니까. 이젠 모든 사람들에게 진짜 토끼가 되는 거야"

그리고 요정은 작은 토끼를 품에 안고 숲속으로 날아갔다.. "내가 새로운 친구를 데리고 왔어요." 요정이 말했다. "그에게 친절하게 대해주고 토끼나라에서 필요한 것들을 모두 그에게 가르쳐주세요. 그는 여러분들과 영원히 이곳에서 살게 될 거예요"

여기서 우리는 연구와 임상의 경험이 밑바탕이 된 집단의 "지혜"를 당신과 함께 나누려 시도했다. 그 자료는 우리가 함께 살아오고 일 해왔기 때문에 사실이다; 많은 점을 미루어 보아 우리는 벨벳토끼를 사랑했던 그 소년만큼이나 그 지혜들을 사랑해야 한다. 마지막 부분에서 우리는 이 지식을 진정한 당신의 것으로 만들기를 시작하는 길이 되기를 바라고 있다. 우리는 아이들의 이야기에서 이것을 볼 수 있다.

1986년과 1988년 사이에 인류학자인 Cheryl Mattingly는 보스턴대학교에서 일하는 작업치료사들과 함께 행동치료연구를 조사했다. 마팅글리는 이 경험을 다양한 형태로 서술했다. 이야기 제안법인 마팅글리로 Schön (1991)이 쓴 반영의 순서 ; 사례연구와 교육적인임상에서 우리는 이 장을 작성했다.

우리는 경험들이 좀 더 실용적이기 위해서는 헷갈리고, 영향력을 가지며 또는 때로는 속상하다고 이야기한다. 이야기하기는 어떤 일이 일어났는지를 이해하기 위한 하나의 방법을 제안한다. 우리는 무언가를 통해 살아가는 동안 부분적으로 파악한 의미의 수준만을 붙잡을지도 모른다 (235쪽). 이야기속의 사건은 처음 어떤 상황으로부터의 마지막 상황까지 다양한 꼬임과 순서들을 통해 해석된다. 이야기는 시간을 통한 움직임의 경험이다 (248쪽).

Mattingly가 그 효과를 내세웠음에도 불구하고, 그녀는 이야기의 잠재적인 위험성을 또한 분명히 보았다. 그녀는 결론지었다:

이야기하기에는 많은 고유의 위험성들이 있다. 이야기는 어떤 결론을 이끄는데 있어 특정한 주인공에 집중하는 경향이 있다. 사람들은 그것을 책임지지 않는다. 이야기에서는 이야기하는 사람이 항상 절대적으로 "누구를 비난할 것인가"의 질문에 답하고 있다. 이야기는 종종 감정적이고 간절하다. 이야기는 그들이 무엇을 하는지 뿐만 아니라 그들이 무엇을 느끼는지를 전달한다. 확고한 감정을 가지는 것은 전문가답지 못해 보일 수 있다. 결론이 온건한 기술과 이론 중심의 전문지식보다는 오히려 개인적인 경험이나 직관에 의해 만들어질지도 모른다 (256쪽).

아마도 그녀의 결론은 Mattingly는 실제로 치료사에게 Jedi (영화 Star Wars에 나오는 신비스러운 기사단에서 우주의 평화와 정의를 지키는 기사) 타입의 도전을 제안한다. "이것은 영향력 있는 도구이다. 책임지고 이것을 사용하라" 다섯 번째 파트에서 우리는 Mattingly의 함축된 도전에 대해 말하고 있다. 31장: 종합사례에서 도덕적으로 완전한 몇 가지 서술들을 제공. 32장: 여러 가지 색실로 직물에 그림을 짜 넣는 태피스트리처럼 우리는 이 책의 제작 초기에 각 장에서 제공할 실들을 계획하여 소아 치료의 반영을 이끌었다.

우리는 독자들이 중재의 다양한 측면을 엮은 우리의 방법과 설명 2가지 모두에서 효과를 보기를 소망한다. 그리고 실제를 만들어가는 과정이 시작되기를 바란다.

참고문헌

Mattingly, C. (1991). Narrative reflections on practical actions: Two learning experiments in reflective storytelling. In D. A. Schön (Ed.), *The reflective turn: Case studies in and on educational practice.* New York: Teacher's College Press.

Williams, M. (1983). *The velveteen rabbit.* New York: Holt, Rinehart and Winston.

31

종합사례
(Cases as Synthesis)

아이들을 가르치는 작업치료사의 경험

Anita Bundy, Stacey Szklut, and Jayne Shepherd
With contributions by Sheryl Michel

"엄마가 좋아하는 신발 속에다 감자를 으깨지 말라고 내 동생에게 말한 것은 내가 한 최고의 조언이었다."

—*Megan, 9세*

개론

목적

1. 복잡하지만, 암묵적이고 구조화된 중재의 중요한 부분들을 아동과 가족들에게 설명할 수 있다.
2. 변화를 촉진하기 위해 아동과 가족의 삶에서 작업치료와 작업치료의 역할이 어떻게 구성되는지 설명할 수 있다.
3. 아동과 가족의 삶에서 작업치료사가 중요한 역할들을 가르칠 수 있음을 설명할 수 있다.

서론 (Introduction)

20명의 친구들과 그의 7번째 생일축하 파티 후 "내 삶 중 최고의 하루였어!"라고 소리쳤다. 잭은 많은 친구들과 함께 7번째 생일을 즐겼다. 그의 모든 반 친구들이 와서 잭과 함께 운동센터에서 파티를 하는 동안 잭과 가족들은 하루 종일 열심히 그들을 지켜보았다 (그림 31-1).

Jack은 항상 친구들이 하는 것들을 하지 못했다. 작업치료는 Jack이 성취해야 할 역할들을 함께 했다. Jack이 즐거워하는 표정을 보며 작업치료사는 그의 성공을 자랑스러워 했다.

Price and Miner (20007)는 작업기반 수행의 의미는 사람들이 사회 안에서 자신감 있고 성공적으로 살아갈 수 있게 한다고 했다. Jack의 치료사는 Jack과 그의 가족들의 삶에 어떤 의미를 부여했다. 모든 이야기의 끝으로 그녀는 작업치료사의 역할만큼이나 중요한 것은 삶에서 작은 부분이 Jack을 빛나게 해준다는 것을 깨달았다.

셰익스피어의 희극 "*좋으실대로* (as you like it)에는 이런 말이 있다. "전 세계, 그리고 남자와 여자.. 그들은 모두 태어나고 죽으며 한 남자의 삶 속에는 많은 부분들이 있다"셰익스피어는 초기 작품 "second childishness"를 통해 한 연극을 설명한다. 그러나 우리는 일부는 그렇지 않고, 일부는 중복되며, 동시상영의 백만 사람들과 함께 상상한다. 어느 한사람 (예를 들어, 작업치료사)이 몇몇 연극과 더 작은 비중을 연극하는 다른 사람들 안에서 주연이란 것을. Jack의 단계에서 일어나고 있는 하나의 활동 안에서 중요한 역할이 치료사의 역할이다.

같은 시간 때, 치료사의 삶 안에서 역할을 하는 동안

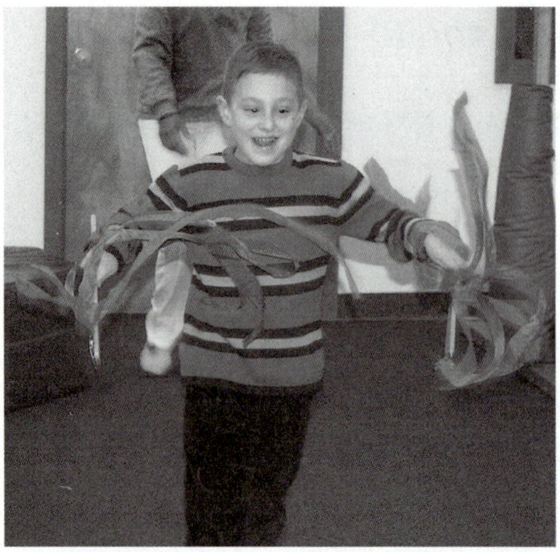

그림 31-1 생일 파티중인 잭 *(Photograph courtesy of Kristen McDonough.)*

종종 아이들은 Jack의 놀이를 좋아한다. 작업치료사는 Jack과 같은 많은 아이들을 만나게 된다. 우리가 가르쳐야만 하는 그들 각각은 우리를 또한 많이 가르친다. 이 장에서 우리는 아이들의 방법에 따라 우리에게 가르쳐 준 중요한 교훈을 가르친다.

- 평가의 목적은 차이를 설명할 수 있으며 우리는 아이-환경 안에서 불일치가 누구의 잘못도 아님을 배운다.
- 필요 있는 단서들은 어떻게 아동 환경에 맞춰지는가는 우리가 치료사가 만드는 것이 아님을 판단하고, 치료사들의 많은 생각처럼 정확한 해결과 사람의 제안임을 배운다.
- "획을 범하는 것은 승낙하지 않는 방법이다"는 기대되어진 중재계획은 일반적으로 남아있는 암묵이 중요함을 우리는 배운다.

Cate:평가의 목적은 차이를 설명할 수 있다

(Cate: The Purpose of Assessment Is to Shed Light on Discrepancy)

작업치료를 하는 아이들을 위해 합리적으로 흔하지 않으며, 아이들과 함께 일하는 작업치료사들을 위한 것은 흔한 것이다. 작업치료가 아이, 가족과 함께 교실 안에서 역할을 취한다면 그것은 아이들이 필요한 일을 하고 싶은 후에만 매일 시간과 싸우는 것이며 일반적인 것이다. 치료사는 가족이나 학급교사가 그들이 최소화 될 수 있도록 문제의 원인에 도착하는 어려움을 풀도록 도움을 시도한다.

치료사들은 문제를 평가하기 위해 의미 있는 번호 중 하나를 선택할 수 있다. 그들의 평가는 아마도 표준화되거나 표준화되지 않은 것일 수도 있다. 그들은 관찰이나 인터뷰를 통해 또는 특정작업에서의 아이와의 관계를 통해 할 수도 있다. 평가의 목적은 양식과 관계없이 아이가 할 수 있는 것처럼 보이는 것과, 관계없이 아이가 뭘 기대하는지에 대한 사이에서의 차이를 이해하는 것에 있다. 평가 세트와 단계를 위한 중재는 최소한의 차이이다.

Cate의 등장(Enter Cate)

Cate는 수다스러운 4살 아이들이 학교에 가기 전 참석할 수 있는 곳에 참석했다. Cate는 혼자이며 부모들이 유치원을 입학하기 전에 다른 아이들과 경험을 필요로 하는 아이들이 참여할 수 있는 곳이다. 그것은 자녀 중심에 대해 큰 명성을 알렸기 때문에 그들은 새로운 유치원을 선택하고 이 방법은 Cate와 일치 되었으며, 부모는 Cate를 양육했다. 그러나 취학 전 학교는 긍정적 상호작용과, 다른 취학 전 아동들 또는 반드시 선생님들 사이에서 굴복하지 않았다.

그들은 그녀를 조금 두려워했고, 그녀가 다른 친구들과 함께 하기를 원했으며, 그 동안 Cate는 대단할 수 있었다. Cate의 행동은 예측할 수 있고 감정변화에 빠르게 행동한다 (그림 31-2). 그녀는 또한 여러 습관들 중 그녀의 학급 친구들이 싫어하는 습관을 가지고 있다. 그녀는 종종 너무 가까이 선다.: 그녀가 흥분할 때, 그녀는 가까운 아이들을 안지만 그 포옹은 결국 너무 격렬하다. 반면 줄을 설 경우 또 다른 아이가 도착하거나 차례가 돌아가는 시간에 그녀에게 닿으면 충돌하거나 압력이 가해질 수도 있다.

Cate의 교사들은 또한 Cate의 뻔하게 보이는 부족한 점에 대해 발언했다. 유치원에서 최근 춤을 시연하는 동안에 Cate는 확실하게 주의를 기울어지는 것 같지 않아 보였다. 그러나 그녀는 잠시 후 사라졌다. 결국 교사는 책상 밑 공안에 웅크린 채 숨어있는 Cate를 발견했다. 운동장에서 Cate는 득점이 같은 상태 "햇빛과 빛"이라 할 수 있었고, 다른 여자아이들과 친구들은 낄낄 웃으며 그녀가 문제를 일으키지 못하게 주위를 빙빙 돌며 그녀를 묶었다. 그녀는 자신의 차례를 기다릴 수 없었고, 한 번 이상으로 미끄러지지 않도록 다른 아이들을 밀어내려고 시도했다. 교사는 Cate가 호기심이 많고, 고집스러우며, 예민함의 혼합된 상태라고 설명했다.

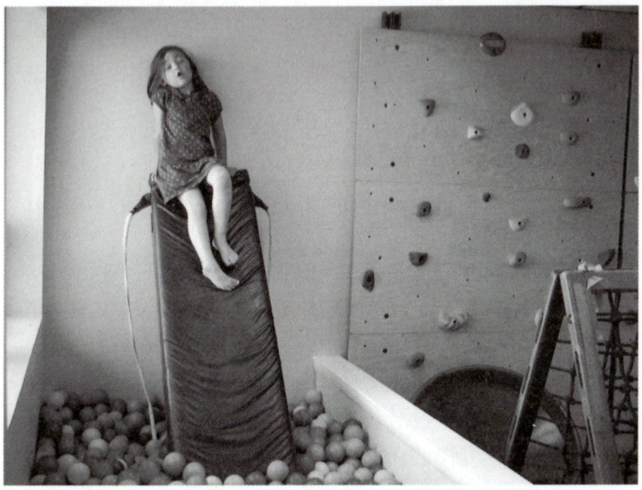

그림 31-2 또한 상담에서 Cate는 또한 정확한 중재를 사용한다 *(Photograph courtesy of Allison Mistrett.)*

Cate는 다른 아이들이 울 때 가장 먼저 돕는다. 하지만 시간이 가는 동안 그녀는 배위에 눕거나, 그녀의 귀를 닫고 노래에 참여하는 것을 거부했다. 그녀는 오직 그녀의 어머니가 준비해온 간식만을 먹었다. 자주 Cate는 조용한 시간대 말하면서 밖으로 나갔고, 달릴 시간대 걸었으며, 놀이를 시작할 시간대 청소를 했다. 대부분 교사들은 Cate에 대해 "판단 부족" 이라고 걱정했다.

교사는 Cate가 안전하지 않다는 것을 걱정했다. 위 3가지 경우, Cate는 성인 없이도 갈 수 없는 것이 규칙임을 알고 있음에도 불구하고 유치원과 인접한 숲에 가곤 했다.

작업치료사의 등장
(Enter the Occupational Therapist)

작업치료의 등장은 교사들이 충분하다고 했을 때 드라마틱했다. 교사는 Cate와 함께 모든 노력을 하는 동안에도 그녀의 약간의 행동변화도 만들 수 없었다. 그녀는 마침내 Cate의 엄마에게 그녀가 결국 뭔가 크게 변하지 않는 한 유치원에 계속 있을 수 없다고 말했다. 그녀는 Cate가 가지고 있는 행동문제를 말했다.

치료사는 상황평가에 참여했다. 그녀는 유치원 안에서 약간의 시간에 의해 관찰을 시작하기를 결심했다. 그녀는 요구와 이해를 원했다. Cate가 보고 가지고 있는 많은 문제에서 환경의 요구와 이해를 원했다.

환경은 배경과 단계이다
(The Environment Is the Set and the Stage)

아이의 개인적 특성과 어떤 환경과의 상호작용의 다양한 측면은 (예를 들어, 나이, 성별, 사회경제적 상태, 교육수준, 장애의 존재) 아이들의 성공단계에 영향을 미친다. *신체적* 측면 (예를 들어, 공간, 목적, 감각특성)과 사회적 측면 (예를 들어, 사람들)의 환경은 대부분 명백하다. 그러나 환경은 다른 측면의 순서로 구성된다: **문화적** (예를 들어, 문화나, 종교, 가치), 현세적인 (예를 들어, 규칙, 이벤트의 타이밍, 자연적 리듬의 상호작용, 발달의 속도) 그리고 종종 가상적인 것 (예를 들어, 얼굴과 얼굴이 맞대지 않은 상호작용과 같은 것들) (AOTA, 2008; Gallimore, Weisner, Kaufman, and Berbheimer, 1989; World Health Organization, 2001). 유치원에서의 Cate의 경험은 이 모든 것들의 영향을 미쳤다.

신체적 환경은 공간의 레이아웃이나, 장남감과 재료들, 그리고 감각환경을 포함하고 있다. Cate의 유치원 교실은 매우 크고, 공간이 열려있다. 많은 종류의 장남감은 벽을 따라 낮은 책장에 정리되어 있다. 선반 위는 성인없이 아이들에게 허용되는 로프트 영역이다. 큰 방은 다른 아이들의 놀이를 마련하도록 촉진할 수 있는 최대의 영역이다. 워터테이블 한 구속에서 슬라이드 방 중심, 테이블 상단에서의 공예활동에 대한 여러 가지의 테이블들은 방 주위에 분산되어 있다. 드레스 코너와 부엌은 벽을 따라 있다. 뒷문은 열려 놀이터로 나갈 수 있다; 그 문은 바닥으로부터 창틀까지이다. 한쪽 끝 작은 카펫 영역은 순환시간을 위한 말하지 않는 영역이다. 벽은 밝은 색상의 그린 벽돌이다. 그림과 미술프로젝트는 거의 구석구석을 장식하고 있고 바닥은 청소하기 쉬운 리놀륨으로 되어있다.

아이들 환경과의 알맞음

환경장벽은 분명 유치원에서 어린 휠체어 사용자들이 누구에게 보여주기 위함이다. 그 테이블은 아이색상이나 간식을 먹기에는 휠체어에서는 너무 낮을 수 있는 테이블이다. 아이들은 아마 바닥 위에서 블록을 가지고 빌딩의 부분을 짓거나, 충분히 닫힌 채로 할 수 없을 것이다. 놀이터에서 흔들리거나 미끄러지지 않을 수 있다.

Cate의 치료사는 유치원에서 그녀의 참여는 환경의 장벽에서 경험되는 것을 방해받고 있는 것을 유치원에서 관찰하며 보았다. 그러나 Cate가 휠체어가 있었다면 장벽은 확실하지 않았을 것이다.

Cate의 교실 분위기는 다른 활동들을 많이 추진하고 있다. 대부분의 아이들은 바쁘고, 기쁘게 참여했다, 그러나 활동의 수준이나 뒤이은 소음은, Cate에겐 너무 압도적이었다. 큰 소음이나 약간의 구조변화가 있을 때 Cate는 도망을 시도한다. 그녀는 귀를 막고 책상 밑으로 숨거나, 숲의 고요함으로 달려 나갔다. Cate의 관점에서 볼 때 그녀의 반응은 그녀가 적응할 수 있는 방법으로 이해할 수 있다. 그들은 행동 장애의 성향이 나타나지 않았다.

*사회적 환경*의 요구는 또한 Cate를 어리둥절하게 만들었다. 그녀는 규칙을 따라가거나, 교사들과 그녀 또래들에 의해 사회적 표준틀에 이해가 되지 않은 것으로 보였으며 그녀는 많은 친구들을 사귀기를 원했다. 공간이나 활동이 끝나기 전에 질문을 한다거나, 말하는 순서가 돌아오는 것, 개인적 공간에서의 이해를 하지 않았다. 때문에 그들이 원하는 다른 의미의 그녀는 개인공간 안에서 할 수 없었고 말의 순서가 돌아오는 것이나 활동이 끝나기 전의 질문 등을 이해하지 못했다. Cate는 사회 환경의 개인적 해석에 따라 사회 환경에 참여했고, 빨리 돌아오거나, 큰소리로 소리치거나, 다른 사람들을 위해 닫아 버렸다. 그녀의 사회 환경에서의 경험은 깨졌고 자아 존중감의 감각은 참여하며 위험했다.

*문화 환경*의 Cate의 유치원은 매일의 규칙과 방안이 설치되어 있음을 누구나 알 수 있었다. Cate의 유치원은 극적인 것, 예술적인 것, 상상화된 놀이들을 위한 많은 기회들을 제공했다. 자유로운 스케줄은 창조적이며 독립적인 결심을 만드는 아이들을 위해 직원들이 영향을 미쳤다. 그러나 *문화 환경*의 Cate의 유치원은 도움과 몇몇의 구조라 불리는 스타일은 Cate의 필요에 맞지 않았다. 그래서 Cate는 참여할 수 있게 몸부림쳤다. 당연히 Cate 역시 어려움과 함께 현세적 환경의 그녀의 유치원-매일의 과제의 리듬과 타이밍이다.

다른 단서가 필요합니까?

Cate의 엄마와 함께 교사들, 치료사들은 유치원에서의 신체적 환경 관찰에서 말한다. 몇 가지 추가 정보와 치료사들 또한 표준화된 시험을 주관하여 Cate가 감각을 처리하는 방법에 대해 배울 수 있는지에 대해 얻었다.

능동적인 학습

치료사들이 배우는 정보는 부모나 교사들로부터 아는, 겹치거나, 때때로 꽤 상당히 다르다. 일반적인 몇몇의 질문과 대답은 인터뷰에서의 각각 다른 소스이다. Cate와 함께 상호작용하거나 관찰에 의해 얻어지지 못한다면 교사나 Cate의 엄마로부터 당신이 원하는 것을 얻을 수 있을 것인가? 정보가 가지는 중요성은 무엇인가?

결론: 불일치
(The Conclusion: A Mismatch)

또렷하게, Cate의 환경은 그녀의 필요에 맞지 않았다. 사실은 Cate는 도저히 이해가 안 되며 그녀에게 정확한 세팅이라고 말했을지도 모른다. 그러나 문제는 Cate는 전적으로 쉬지 않았다.

또한 환경의 문제도 아니다. 문제의 상태는 Cate의 필요와 유치원의 환경사이의 불일치에서 있다. 작업치료의 시작은 어디에 있을까? 전체 문화의 유치원, 신체적,사회적, 문화적, 현시적인 것들에서 나타나는 문화의 변화는 질문 밖이다. 불가능한 해결책이거나 달갑지 않은 것의 하나이다. 대부분의 아이들은 잘 자란다.

그리고 Cate는 유치원에서 과도한 어려움을 겪고 있는 동안 그녀는 어디에서도 문제 있는 얼굴을 보이지 않았다. 그녀의 경험은 집에서도 마찬가지로 어려웠다. 그녀는 그녀가 어려운 순간을 면했지만 전반적으로 Cate의 능력과 그녀의 가족의 기대 사이에서 일치하며 아주 가까이 있었다.

Cate: 회상

Cate는 혼자이며 많이 사랑스러웠고 부모로부터 높은 교육을 받았다. Cate의 엄마는 Cate의 생일 후에 작은 조직의 심장암을 진단받았다. 그리고 일찍이 진단을 받아서 치료는 성공적으로 보였으나 다시는 임신을 하지 못할 것으로 보였다. Cate는 가족들의 주목을 받으며 생활했다. 그들은 그녀가 필요로 하는 시간외에 그녀가 가지고 있는 생활 패턴이 너무 바빴지만, 행복을 제공했다. 그들은 Cate의 유치원에서의 판단에 대해 걱정했고 그녀는 유치원에서 시간을 보냈다-다가올 도전을 위해 그녀는 준비했다.

해결책: 알맞음을 증진시킨다
(The Solution: Improving the Fit)

이 일은 Cate의 부모가 어떻게 진행할 것인지를 결정하며 치료사들이 몇몇 중요 포인트를 진행한다. 첫째로 아이들의 환경에 맞는 것은 중요하며 스태프와 유치원에서의 다른 아이들, 가족들, 엄청나게 충격적인 결과를 가질 수 있음의 불일치 결과는 중요하다. 두 번째로 불일치는 누구의 잘못도 아니다. 더 중요한 것은 달갑지 않은 영향을 가짐으로부터 보호하고 인식하는 것이다.

마침내 Cate는 처리하는 감각에서 정상적으로 고려하며 사용할 수 있게 되며 더 이상 어렵지 않을 것이다. 감각처리장애는 불일치를 공헌하게 된다. 간단하며 편리한 해결책은 Cate의 유치원의 어려움을 다른 유치원에 등록하며 작거나 더 크게 구조화하는 것이다. 고려할 수 있는 수용안에서 작업치료의 일에 의해 설립되어질 수 있으며 Cate의 어려움이 스태프의 이해로 중요하게 될 것이다.

게다가 간접적/상담의 방법, 그리고 치료사들은 아마 정확한 중재에서 추천되어질 것이다. 부모가 중요한 상황을 대비하는, Cate 유치원을 위한 Cate의 상황을 준비하는 그녀의 부모들의 주소는 정확한 방법이며, 정확한 중재와 환경에서의 어려운 유치원과 함께 융합된 상담일 것이다.

능동적인 학습

Cate의 영역에서 많은 유치원들이 있다. 의심할 여지없이 그녀의 부모는 그녀의 요구를 하나로 찾을 수 있을 것이다. 그러나 단지 유치원 때문에 작거나 큰 구조가 감각처리장애를 이해하지 않는 스태프를 만난다면 의미가 없다. 만약 당신이 Cate의 작업치료사라면 감각처리장애를 어떻게 설명할 것인가? 당신의 계획의 장점은 무엇인가? 어떠한 위험 가능성이 없나? 24장을 참고하라. 감각처리 장애를 위한 좀 더 많은 정보의 감각처리 장애.

핵심정리 (Here's the Point)

- 매일의 삶의 문제와 함께 약간의 시간을 위한 몸부림치는 아이들에게서 작업치료는 일반적으로 뭐라고 불리는가?
- 치료사는 문제를 평가하기 위해 어떤 방법도 사용할 수 있다.
- 평가 세트와 단계를 위한 중재는 아이들이 보이는 것과 그들과 그녀가 원하는 것들 사이에서 최소한의 차이이다.

Surraya: 계획은 규칙이 바뀔 때 특별히 여겨지는 한가지의 책임이다
(Surraya: Planning Is a Joint Responsibility, Especially When the Rules Differ Intervention planning comprises a number of aspects)

계획의 중재는 목표를 설정하는 것과 제공서비스 결정을 하는 것과 같이 가족 간의 의사를 효과적으로 결정하는 여러 방법들 중 하나의 구성이다. 그러나 중재 또한 때때로 명시적으로 계획되어지는 세밀한 뉘앙스들을 포함하고 있다. 우리는 11장: 서로 다른 문화적 규범을 논의하고 존중의 중요성에 대해, 문화적 역량에 대해 상기되어진다 (barrera, corso, Macpherson, 2003: Lynch, 2004).
때때로, 아래의 이야기처럼 이러한 차이는 가족에게서 명백하게 표현된다. 그들의 문화적 종교적 신념을 실천하고자하는 권리는 강하다. 그러나 가족의 전부는 그들의 요구를 이와 같이 명확하게 표현할 수 있다. 그리고 요구가 나타날 때 항상 영광스럽게 생각지 않는다. 아래에 설명된 외상 센터의 스텝이 이와 같이 반응하지 않았다면 이것은 어떠한 일일까? 그 이야기는 달라졌을까?

Surraya의 등장
(Enter Surraya)

Surraya는 7학년의 13살이다. Surraya는 매력적이고 활발하고 사랑을 즐거워하는 청소년이다. 그녀의 부드럽고 두껍고 긴 검은 머리는 그녀의 외향의 상징이다. 그녀는 학교에서 친구가 많으며, 배구팀 선수이다. 그리고 명예학생이다 (그림 31–3). Surraya는 대가족이나 그녀의 직계가족을 제외한 모든 가족들은 부모님의 고향인 방글라데시에 살고 있다. Surraya와 그녀의 동생은 가족이 적극적으로 이슬람 신앙을 실천했던 미국에서 태어났다. 그들의 기도를 매일 하며 이슬람 관행들은 그들에게 큰 영향을 미쳤다.

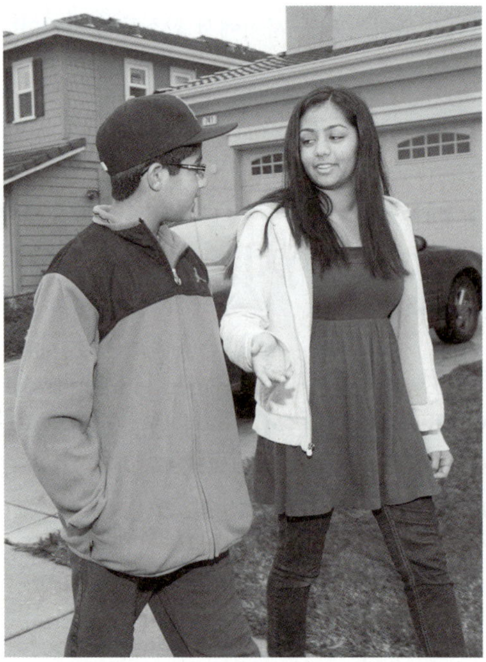

그림 31–3 사고 나기 몇 달 전의 Surraya (Art Hsieh의 허가로 촬영) Surraya some months before the accident. *(Photograph courtesy of Art Hsieh.)*

한 가지 일이 Surraya 가족의 삶을 변화시켰다. 휴가를 마치고 늦은 밤 수라의 어머니가 운전해서 집으로 오는 도중 집으로부터 200마일 남았을 때 Surraya의 어머니는 잠에 빠졌다. 벤은 나무를 쳤고, 그녀의 엄마 아빠, 뿐만 아니라 앞좌석의 승객까지 상처를 입었다. 수라와 그녀의 두 오빠는 안전벨트를 매고 있었기에 상처를 입지 않았다. 그러나 수라와 다른 오빠는 벤에 의해 심각한 충격을 받았다. 그들은 사고 지점부터 40마일 떨어진 외상센터로 옮겨졌다.

Surraya는 오른쪽 골반, 경골, 비골, 그리고 상완골 등 복합골절상태이다. 그녀는 오른쪽 다리에 근육, 힘줄, 뼈가 노출되는 깊은 상처를 입었다. 왼쪽 다리와 두 팔, 그녀의 얼굴 그녀의 신체대부분에 타박상과 열상을 입었다. 그녀는 오른쪽 다리, 골반, 오른팔 여러 곳을 수술받았다. 그녀가 병원에 머무는 동안, 그녀는 여러 수술과정 동안 좋지 않은 압력으로 오른쪽 다리 상처에 진공으로 치료해야 하는 감염이 발생되었다.

Surraya의 오빠인 Ashven은 심각한 머리부상을 입었다. Surraya의 입원 동안 집중치료를 받았다. 그녀의 아빠와 상처받지 않은 오빠들이 집에 돌아오는 동안 가능한 그녀의 어머니는 Ashven과 함께 있었다.

병원단계의 설정
(Setting the Hospital Stage)

Surraya와 Ashven은 큰 로마 가톨릭 병원에서 외상치료를 받고 있다. 이병원에서의 실시하는 "usual"는 많은 미국인 가족과 직원에게 실시되었지만 때로는 슈랴의 가족에겐 갈등이 되었다. Surraya의 어머니는 종교적인 실천을 중요시 여긴다고 언쟁했다. 가족을 존중하지 않는 병원 직원은 일상의 많은 것들에 변화를 만들었다. 그들은 기도할 수 있는 시간을 주어주지 않았다 (Surraya는 메트에 무릎을 꿇고 기도하지 않았지만, 그녀의 엄마는 그렇게 했으며 하루에 5번의 기도를 했다). 기도 역시 Surraya의 어머니의 Surraya의 관절의 고통이 사라지기를 기도했던 것처럼 치료요법의 일부였다.

처음에는 남성 작업치료사가 Surraya를 치료하게 배정되었었다. 그러나 그녀의 어머니는 그들의 믿음은 남자가 결혼하지 않은 어린 여성을 치료하는 것은 금지되고 있다고 설명하였고, 가족의 믿음은 그녀가 관계없는 남자와 함께 있는 것을 막는 것이다. 이러한 변화들은 남자의사와 간호사들에의 치료방식의 변경을 알게 하였다.

그녀의 오른쪽 팔은 어느 정도 깁스의 기간이 필요했다.

그녀의 어머니는 Surraya가 오른쪽 팔을 쓸 수 있을 때까지 먹여주었다. 왜냐하면 왼손으로 밥을 먹는 것은 그녀의 문화에서는 불가능한 일이기 때문이다. 왼손은 기구를 잡거나, 음식을 잡는 것에 대해 깨끗하게 보이지 않기 때문이다.

작업치료사의 등장
(Enter the Occupational Therapist)

Surraya의 부상은 일상생활의 대부분을 수행하는데 방해가 되었다. 모든 이들은 의존하지 않고, 일상생활에서의 활동을 할 수 있는 것이 전반적인 목표라고 동의했다. Surraya는 다리뿐만 아니라 그녀의 오른쪽 팔에 체중을 실을 수가 없었다. 이것은 의존하지 않고 앉는 그녀의 일상생활활동을 수행하는, 중요한 사전요구사항에 능력에 영향을 미쳤다. Surraya는 앉는 자세를 잡을 때 침대의 가장자리에 이용해야 된다는 것을 반듯하게 눕는 것을 통해 배우게 되었다.

일단 그녀가 이것을 할 수 있게 되면, 그녀는 간단한 정리 작업을 할 수 있게 된다. 그녀의 골절의 치유로 그녀는 휠체어와 침대 옆 화장실로 이동하는 것을 배웠고 그녀는 더 큰 인내를 견뎌내기 시작했다. 오른손의 치료는 상반신 일으키기, 옷 입기, 개인위생, 식사 등의 과정이 포함되어 있다. 머리 빗기는 그녀의 매일 치료에 일부였으며, 운동범위를 해결하고, 강화할 뿐만 아니라, 그녀가 상태가 좋게 보였다. 이후엔 그녀의 머리를 하나로 묶는 것과 같은 여러 가지 기능을 수행할 수 있었다.

모든 좋은 계획은 긴장과 해결책을 갖고 있다
(All Good Plots Have Tension and Resolution)

Surraya는 많은 이익을 만들어냈다. 그러나 두 달 후에 병원에서 그녀는 우울증 증세를 나타냈다. 그녀는 가족과 친구로부터의 격리되는 느낌과 그녀의 이전의 삶으로 돌아가는 것까지의 먼 거리감을 알 수 있게 되었기 때문이다. 그녀는 여전히 목욕을 하지 못하며, 그녀의 하의를 입을 수 없었다. 비록 그녀가 이러한 감정을 얘기하지는 않지만, 이것은 열심히 일을 하고 일상을 유지하고 있는 것에 영향을 주어 우울증을 유발시키는 동기가 되었다. Surraya가 어머니를 비난할 때, Surraya의 우울증은 Surraya의 어머니에겐 사고에 대한 죄책감을 들게 했고, 엄청난 치명적인 영향을 끼쳤다.

그녀의 우울증을 통한 치료가 Surraya에게 필요하다고 작업치료에 인식되었다 그녀는 Surraya를 단어와 사진을 통해서 병원의 경험을 매일 유지하도록 도움을 주었다. 특별하게 Surraya는 어머니의 위해 시를 쓰기 시작했다. 그녀는 그녀의 시 중 가장 뛰어난 시를 카드 안에 넣어 만들었고, 이것을 그녀의 어머니에게 매우 특별한 선물로 주었다. 작업치료사 또한 병원교육 프로그램에서 랩톱컴퓨터를 구하였다. Surraya는 메일과 페이스 북을 통해서 친구들과 가족과 함께 할 수 있었다.

커튼이 닫힌 후에.....
(After the Curtain Closed)

Surraya와 그녀의 동생은 자신의 재활치료를 집에서 가까운 지역의 어린이 입원 재활시설에서 계속적으로 치료를 실시하고 있다. 그 서류는 재활센터의 직원들의 충고를 앞지르는 것 이다. 재활센터에서의 가족의 문화와 종교적 신념 없이 가족이 필요로 하는 모든 책임감은 일상의 변화를 보여주었다. Surraya는 주기적으로 외상센터에서 그녀의 진행 상태에 대한 작업치료를 이메일로 보내주었다.

능동적인 학습

수라의 가족은 그들의 문호와 종교를 명확한 기준의 필요를 만들었고, 외상센터의 직원은 그들의 믿음과 실시들이 명예스럽게 생각되어졌다. 외상센터에서 Surraya가 있는 동안 다른 몇가지 구체적인 방법파악이 논의되길 요구했었다. 당신이 가족의 믿음과 가치를 이해할 수 있도록 모든 계획에 요청할 수 있는 질문 목록을 만든다.

핵심정리 (Here's the Point)

▶ **중재계획은 항상 가족과 치료사 사이에서 공동으로 행해진다. 가족의 문화적, 종교적 신념에서 풍기는 미묘한 뉘앙스 역시 공동계획에서 전부 중요하다.**

▶ **특히 위험한 시기에서는, 모든 가족이 명확하게 자신의 요구를 표현할 수 있는 능력이 필요하다. 우리가 매우는 것을 실패했을 때, 우리는 짧은 서비스의 제공에 우리를 존중해 주기를 요구를 해야 한다.**

Jeffrey: 앞으로의 방법은 간단하다 (Jeffrey: The Way Forward Is Rarely Straightforward)

일반적으로, 문제해결은 문제를 구별하는 것보다 간단하다고 한다. 그러나 목표와 목적을 설정하는 것은 중재계획의 중요한 부분이다. 그리고 엘리스의 체셔 고양이가 우리에게 상기시켰다. 우리가 어디로 가고 있는지 모를 경우, 우리는 그곳에 가는 게 많이 중요하다. 그러나 목표설정이 완료될 것이다. 가족은 치료와 쇼핑목록이 함께 올 수 없는 경향이 있다. 그리고 비록 그들이 했어도, 그것은 목록에 의해 어떤 방식으로 불완전하게 될 가능성이 높다. 무엇도 "완벽한" 아이가 없기 때문에, 슬픔에 의해 "포함할 텐데". 어떻게 너의 작업치료에서 최고의 사용을 하는가에서는 코스가 없다. 그리고 가족은 종종 도움을 필요로 한다. 가족은 종종 그들이 최고의 가치를 파악하고 끝까지 협상을 지원해야 한다. Jeffrey의 가족 역시 그들 중 하나이다. 때때로 협상은 긴 시간 동안 중재단계에서 이뤄진다.

Jeffrey 등장(Enter Jeffrey)

Jeffrey는 행복하며, 색깔, 모양에 감각이 풍부한 7살의 아이이다. Jeffrey는 종종 그의 음식과 놀았고, 자신의 접시에 화려한 패턴으로 음식들을 정리했다 (그림 31-4). 그는 목욕할 때 머리에 샴푸를 이용해 여러 가지 스타일을 내기도 한다. 밖에선 Jeffrey는 흙과 막대로 패턴을 만들며 노는 것을 좋아한다.

그는 일반적인 7세 남자아이의 특징을 갖고 있지 않았다. 놀이터에서 노는 것과 그의 새로운 브랜드의 자전거를 타고 노는 것을 피했었다. 아마도 자전거 타는 기술은 그에게 너무 벅차기 때문이다. 학교에선 Jeffrey는 읽기학습에는 어려움을 보이며 간단한 수학공식만을 기억한다. 이러한 결과는 낮은 인지로 인한 것이다.

Jeffrey의 아빠는 고등학교에서 인기 많은 운동선수였었다. 그의 아버지는 Jeffrey가 축구, 야구를 하며 노는 것을 희망했으며, 과학연구원인 Jeffrey의 엄마는 논리적 추론을 포함하는 활동을 하길 원했다 Jeffrey의 협응과 학습문제는 그의 부모들의 매우 가치 있는 활동을 즐기기 원함에 따라서 생기는 것이다. 그의 색깔에 대한 사랑과 순수한

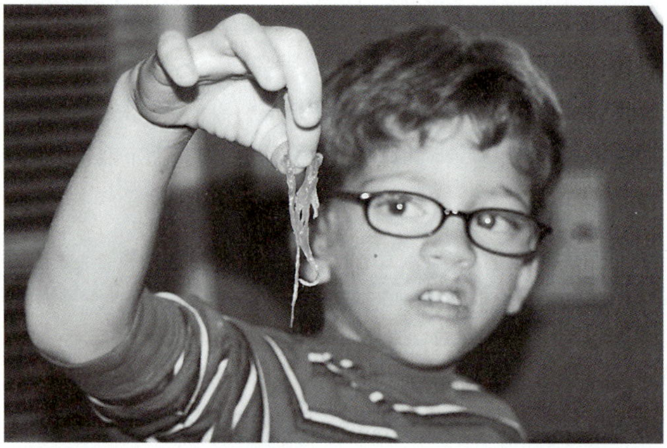

그림 31-4 Jeffrey는 예술로서 그의 음식을 만드는 것을 사랑한다 (Angie cautery의 허가로 촬영).

감각들은 가족들이 원하는 사랑과 현저하게 다르다는 것을 의미한다.

작업치료사의 등장 (Enter the Occupational Therapist)

별도의 요구사항에 의해서 Jeffrey는 많은 새로운 기술을 개발했다. 그의 부모는 Jeffrey에 대한 신념을 가지고 부모-자녀간의 상호작용이 손상되지 않도록 하기 위해 그들의 희망을 다시 시도했었다. 작업치료 의미 안의 일상생활 활동에서 Jeffrey의 참여를 촉진하는 경우, 그녀는 그의 부모들이 중요하다고 생각하고 있는 것들의 개발 없이 Jeffrey의 독특한 재능과 능력인식 도움이 필요하다.

처음에 될 것을 권한다면, Jeffrey의 필요에는 그 가족들의 간접적인 접근방식이 가장 효과적인 방법일 것이다. 이것은 종종 직접 중재를 제시해 Jeffrey의 기술개발을 위해 실시되고 있다. 간접 중재는 400명의 치료사의 설문조사에서 알 수 있다.

응답자들은 중재의 다른 부분보다 부모와 함께 진행하는 것이 큰 영향을 미쳤다는 것을 확인하였다. (hinojosaet al., 2003). Jeffrey의 부모님을 돕는 필요는 상담이 필요한 경우 간접적인 접근하기를 제안한다. 특별한 지시는 역할을 할 수 있다 (20장, 22장:중재의 유형에 대한 자세한 내용은 상담을 통해 직접적으로 중재된다) 부모들의 희망이 자녀들에게 민감한 영역으로 반영되며, Jeffrey의 부모님과 함께 상담 컨설팅은 상호 간의 개방, 신뢰 특징관계를 얻어내는데 필요하다. 이러한 관계는 시간이 지남에 따라 성립이 된다.

그 관계를 일부는 아들을 위해 그들이 가졌던 열망, Jeffrey의 부모님 Jeffrey에게 가졌던 열망을 잃게 된다. 가족중재 치료로는 Jeffrey의 부모님에게 복잡한 선택의 미로로 여겨지게 될 것이다. 그녀 또는 그가 단순히 목표를 파악하고 진행해야 하는 방향의 특정 느낌을 부모님에게 줄 수 없을 것이다. Jeffrey의 부모님과 치료사는 함께 Jeffrey가 갖고 있는 어려움과 Jeffrey의 부모님이 가장 중요하다고 생각되는 영역을 반영해, 목표를 식별해야 한다.

중재의 적용
(Implementing the Intervention)

목표들은 오직 하나의 세트이다–특히 그들의 반영된 영역은 Jeffrey를 위한 어려운 반영일지도 모른다.–성인은 그의 참여와 방법을 찾는 것을 필요로 할지도 모른다. 그들이 이것의 영역과 함께 환경의 활동은 Jeffrey의 동기이며 반영될지도 모른다–색깔과 감각의 활동–그들은 자신의 관심을 포획할지도 모른다.

예를 들어, 그들의 목표는 학업에 성공 안에서, Jeffrey의 엄마는 그녀의 장소에서 다른 다채로운 음식을 접시에 담는 것처럼 그의 수학공부의 연습을 도울지도 모른다. 기억을 요구해내는 일이나 문제를 해결함에 있어 다른 활동들을 그와 즐기는 것에 대해 Jeffrey에게 코치하는 많은 방법들을 생각할지도 모른다. 그녀는 아마 거품목욕에서 장난감을 숨기려하고 그것에 대해 단서를 획득하여 특정 것들을 그에게 가르쳐줄 수도 있다 (예를 들어, 색깔, 크기, 소음을 만드는 것들). 아마 그 목표는 Jeffrey와 아빠가 취침 전 장난스럽게 레슬링이나 Jeffrey의 체육활동으로 혼합되어 목욕탕 안에서 모터포트의 바람과 함께 "캐취" 플레이를 하는 활동은 Jeffrey의 능력이며 운동기술을 증가시키는 기술일지도 모른다–그리고 그들의 관계가 접합된다.

이것의 모든 수행의 아이디어는 극히 성공적일지 모른다. 그들의 포획은 Jeffrey와 그의 부모들의 동기 둘 다이다. 게다가 활동은 규칙과 적응을 위해 더 좋은 한번으로 이끌어주는 가치있는 문화이며 가족들의 개개인이 필요없이 꼭 맞는 활동이다.(trachtenberg, Batshqw, and Batshaw, 2007). 그러나 치료사들은 놀이 자체에서 Jeffrey는 현재 거둔 혜택의 일부가 손실될 수도 있다는 점, Jeffrey의 놀이는 경험의 전환점임을 깨닫게 해주어야 한다. 일들이 일어난다면, 그것은 흥겹고 즐거우며 즐거운 거래이면서 잡다한 일이며 장소에서의 Jeffrey의 상호작용과 함께 그의 부모들은 위험일 것이다. 미래에 그의 부모가 작업치료의 가치의 실패를 보게 된다면 말이다. 가능한 재구성과 미래를 위해 촉매역할처럼 하여야 하며 치료사들은 제안활동의 자연의 중요성을 인지하고 있어야 하고, Jeffrey와 그의 가족들이 이것 후에의 모든 것, 그들의 놀이의 필요성에 반응할 수 있어야 한다.

능동적인 학습

1. 상의인지 표준화된 평가인지 Jeffrey와 그의 가족에게 맞는 이익을 할 수 있어야 한다. 만약 당신의 생각이 그들에게 유용할 수 있는지를, 어떤 종류의 평가가 더 많은 정보를 제공할 수 있는지를, 왜 그런지를.
2. 당신이 아는 것에 대해 Jeffrey와 그의 가족들에게 목표와 목적을 기술할 수 있는지를 줘야 하며, 당신은 치료목표의 중요성을 캡쳐할 수 있다고 믿어야 한다. 19장에서 당신은 필요로 하는 도움을 위해 목표설정을 하는데 있어 표현의 가능성을 다시 보아야 한다. 어떤 세심한 부분에서 방해가 있을 때 당신은 아마 그들을 위해 만들어야 하고, 그들의 부분에서 확인하고 준비해야 하며 정보의 필요성을 가지며 인식하여야 한다.
3. 그와 그의 가족들의 또한 명예롭고 인식된 영역이고 운동 안에서 Jeffrey의 엄마와 아빠를 위해 그의 기술은 사용가능해지며 몇몇 계획적 목표인지를 고려해야 한다.

핵심정리 (Here's the Point)

- **문제를 확인하는 것이 해결하는 것보다 더 어려운 일이다.**
- **계획된 목표와 목적은 많은 문제점들에 영향을 미치며 중재과정의 비판적인 부분이다.**
- **가족들은 종종 많은 보조가 필요로 하며 확인되거나 성사시키거나 끝을 맺는 그들의 가치이다.**

Amelia: 계획을 범하는 것은 승낙하지 않는 방법이다
(Amelia: Committing to the Plan Is the Antidote to Noncompliance)

치료적 과정에서의 시간은 단지 평가 후나 중재 전, 모든 사람들 (가족, 치료사, 교사들 등)의 계획의 활동을 맡겨야 한다. 또는 실패나 불안일지도 모른다. 아이디어를 말없이 갈 수도 있지만 거의 공개적으로 논의한다. 그들은 특히 과정 안에서 가족들이 포함될 때 치료사들은 때때로 평가의 결과를 받아들일 수 있다고 가정하며, 사실이거나 계획적으로 가장 좋은 문제의 해결책이며 경험이라고 가정한다. 그러나 오직 권장순위의 관련성을 실제로 이해하는 가족일 때 (또는 교육팀 등등)나, 실제로 반영되는 우선순위의 권장순위는 헌신으로 돌아오게 된다 (e.h., Bundy, 1995).

달성된 책임감은 보이는 것보다 더 복잡하다. 가족들은 그들의 마음에서 항상 말하지 않는다. 그리고 만약 그들이 역할에 대해 진실되게 이해하지 않는다면 합법화된 그들의 목표 안에서 작업치료는 즐길 수 있으며 (우리가 인정하고 싶은 것보다 더 종종 있는 사례들), 그리고 그들은 시간과 노력의 가치가 있는 계획을 조정하는 것을 이해하지 못할 수도 있다. 계획에 적극적으로 방해되는 필요성에 대해 생각하는 것은, 공간 안에서 새로운 빛 위를 범하는 것이다. 중요한 사람들의 우선순위의 계획이 캡쳐될 때, 그들은 계획에 참여하기 더 쉽다. 또 다른 방법은 노력의 부족은 불복종의 가장 일반적인 원인 중 하나가 될 수 있다. 노력이 최고의 해결책이다.

우리는 실제로 유사함을 가지는 무관심의 중재를 가지고 일어나는 계획이나, 그들이 종종 설명한 계획이 "중앙에 있는 전구의 빛"처럼 보일 때 많은 치료사들의 경험을 듣는다. 중앙에 빛이 나는 전구를 보는 것에서 이전에 "범하는" 가족과 중요한 요점밖으로 관계와 약속사이에서의 참여이다.

Amelia의 등장 (Enter Amelia)

Amelia는 이제 막 17살이 되었다. 그녀는 시내에 있는 고등학교에서 2학년을 시작했다. 그녀는 그녀의 엄마와 다섯 살 어린 자매와 방 2개의 집에서 산다. 그림 31-5 Amelia는 그녀의 엄마와 다섯 살 어린 큰 도시 안에서 산다.

Amelia는 태어날 때부터 심장에 기형을 가지고 있었다. 그녀는 심장은 고치려는 수많은 수술에도 불구하고, 심장과 호흡 상태를 개선하기 위한 활동들, 종종 낮에 활동도 어려웠다. Amelia는 저산소증에 의해 촉각구별도 어려웠고 그 결과로 손가락은 곤봉지를 야기시켰다. 촉각구별의 어려움은 교묘한 작은 활동을 하는 능력을 못하게 됐다.

그녀가 5살 때 Amelia는 수술하는 동안 장기적으로 산소가 박탈됨을 경험했다. 의사들은 비록 비교적 그녀의 회복과 적지만, 남은 효과와, 그녀의 두드러지게 결핍된 것이 회복됐다고 했다. 이것은 복잡한 배경 안에서 물건을 찾는 능력에 손상을 미치며, 시각을 빠르게 스캔하는 능력과, 얼굴표현 안에서 미묘한 신호를 표현하는 것 등을 시지각의 결핍을 포함했다. 그 결과 사소한 일과 같은, Amelia는 소리에 과민반응을 보이며, 주위의 소음의 많아졌을 때 불안함으로 돌아왔다.

매일의 역할 안에서 참여하고 활동하는 순서의 실행할 수 있는 방법 안에서 Amelia는 손상당했다. 그녀는 어린 나이로부터 그녀의 개별화된 교육 프로그램에 게재되었음에도 불구하고, 효과적인 대처 전략과 문제해결 능력을 개발하지 못했다. 상황이 그녀의 방식을 원하지 않을 때 Amelia는 종종 분노의 반응을 했다. 그녀는 특별히 경치구경과 고등학교의 춤을 친구들과 참여하지 못했을 때 특히 절망적이였다.

비록 많은 양상들 중의 Amelia의 삶은 다른 활동의 수와, 가장 좋은 장소와 그녀가 또한 즐기는 것은 방해했다. 그녀는 교회합창단에서 노래하는 것을 좋아했고 그녀는 시를 쓰는 것을 좋아했고 몇몇 학교신문을 출판했다. 그녀는 컴퓨터 게임을 실행한다. 그녀는 천천히 서술하지만 소설을 읽는 것을 좋아한다. 그녀의 초등학교 때부터 친구였던 몇몇의 친한 여자 친구들에 의해 둘러싸여 있었다. 학교 밖에서는 페이스 북과 간단한 메시지를 통해 친구들과 연락한다. 그녀의 핸드폰은 항상 울린다.

Amelia는 몇 년 안에 졸업한다. 그녀의 많은 친구들처럼, 그녀는 미래에 대한 역할에 집중하기 시작했다. 직업에 대한 생각과 그녀의 친구들과 함께 새로운 흥미들의 발

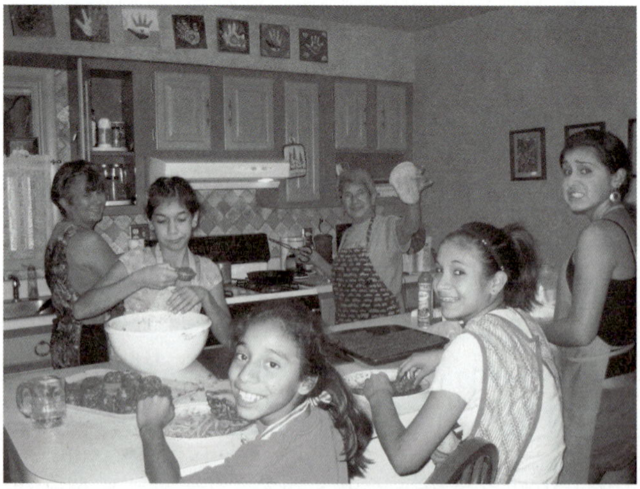

그림 31-5 Amelia는 그녀의 엄마와 형제자매들과 대도시에 산다. A melia lives with her mother and siblings in a large city. *(Photograph courtesy of Jaime Munoz.)*

전들. 그녀는 자신의 장소에서 기다릴 수 없다고 말한다–그녀의 어머니를 지켜보고, 그녀의 형제자매들의 지속적 간섭으로부터 떠난다고. 더욱이 독립적인 것을 원함에 의해 그녀는 엄마와 지속적으로 싸웠다. 아직 그녀가 일상생활의 특정 기본기술 (예를 들어, 그녀가 머리를 손질하거나, 먹는 것을 통해 충분한 영양분을 얻는 것)을 마스터하지 않았기 때문에, 그녀는 도움이 많이 필요하다. 그녀가 혼자 스스로 살아가려면, 에밀리아 스스로만의 능력들이 요구된다. 현재의 에밀리아의 꿈은 몽상과도 같다. 그러나 그 의지는 더 많은 힘을 이끌어낸다.

전환점(The Turning Point)

Amelia는 학교에서 규칙적은 수업에 참석한다. 그녀가 학교를 입학한 이래로 작업치료의 참여와 특별한 교육인원으로부터 지지받고 있다. 그녀는 테스트를 이르게 하기 위해, 보조와 학업지원간의 이동성을 키우기 위해, 일찍이 특성화 교육계획을 했다. 심리사회와 인지의 이슈, 포함한 대처와 문제해결 능력, 반복되는 주제들을 위한 목표이다. 사실 매년 그녀의 특성화 교육계획은 같은 것으로 보였다.

Amelia는 그녀의 엄마가 "특별한 아이"가 될 것에 대해 당황스러웠고 그녀는 일찍이 특성화 교육계획에 참여했을 때 Amelia는 어렸고, 지금도 거의 그렇다. 그녀는 그녀가 가거나 가지 않는 것의 문제는 믿지 않음과 일이 끝난 시간에서 어려움을 찾는 것이다. 그녀는 단지 신호를 어떤 것일지라도 학교와 집에서만 보냈다.

Amelia가 14살이 됐을 때, 그녀는 계획의 전환에 대한 자격이 주어졌지만, 학교의 직원이나 그녀의 어머니는 그것을 밀어내려 했다. 그러나 그녀의 어머니는 Amelia와 비슷한 어려움을 가진 젊은이에 대한 기사를 읽었다. 그 기사는 고등학교 후의 삶을 위해 준비하는 계획변환에 대해 도움이 되는 것이었다. 그는 지금 아파트와 직업을 가지고 있다. 같은 주 Amelia의 엄마는 Amelia의 특성화 교육계획이 다시 논의 예정이라는 통보를 받았다. 그 시간대 그녀는 오후에 일을 마친 후 초대되었고 Amelia의 참석을 허락하게 만들었다.

특성화 교육 프로그램은 학교 심리학자 및 자원교사의 보고서와 함께 평소 때처럼 시작됐다. Amelia는 어느 것이든 알고 있었다. 10분 동안의 미팅 후 Amelia는 말했다. 그녀는 사교능력에서 연습하지 않았고, 본질적으로 그들은 그녀에 대해에 대해 어떤 것도 알지 못한다고 팀에게 말했다. 대신에 그녀가 멈췄을 때, 특수 교육 코디네이터들은 2~3년 안에 그녀가 원하는 것이 될 것이라고 그들은 Amelia에게 미팅 중에 물었다. 후에 그녀는 학교를 마쳤다. 그녀 스스로 요구되어지는 직업과, 독립적으로 사는 Amelia의 단계 기술을 돕는 과정의 모션은 세팅되고, 홍수처럼 길을 열었다. 중앙에 달린 빛을 본 것처럼 전체 팀은 관련성과 약속 사이에서의 관계에서 중요한 교훈을 얻게 했다.

작업치료사의 등장: 중요한 역할은 작은 부분에서 돌아온다

(Enter the Occupational Therapist: A Bit Part Becomes a Key Role)

Amelia는 독립적인 성인이 되는 것과 함께 역할들의 연합이나 여러 과제를 가져가는 길은 멀었다. 그녀는 바뀐 팀의 여러 멤버로부터 도움을 필요로 했다. 그러나 일생생활활동, 기능적 일상생활활동, 직업탐색 이래로 중요했고, 작업치료는 중요한 사람들로 되어있다. Amelia는 그녀의 동료들과 함께 수년 동안 "잡기"를 하는 동안 새로운 역할 안에서 그녀의 능력은 발달되었고 독립적이며 균형의 도움을 필요로 했다. 모든 자조항목 활동 안에서의 발달된 보상전략에서 그녀의 소운동 도전과, 도움과 함께 발달된 독립적인 것들을 위해 작업치료에서의 전환계획의 책임을 배치했다. 또한 Amelia와 그녀의 엄마가 직업탐색과 함께 팀워크의 한 부분 또한 작업치료가 될 것이다. Amelia와 그녀의 엄마는 변화된 계획을 충분히 포용했다. 행동가들은 교육 팀의 시선 안에서 표시되어진 "범하지 않음"은 활동참여의 변화라고 말했다. 우리는 이전 계획이 그녀의 동기를 이야기했다면 17살의 Amelia를 쳐다보는 우리가 얼마나 다를지 궁금하다.

능동적인 학습

Amelia는 많은 영역 안에서 발달기술의 도움이 필요로 했다. 다음 문장을 읽고 해당 분야를 해결하는 것에 대한 순서를 결정한다. 어떤 평가가 당신의 요구가 되나? 어떻게 당신은 행동할 것인가? 다른 영역을 위한 당신의 요구는 서비스의 선택의 형태인가? 각각의 교육 관련 토론을 하자.

1. 위생, 옷 입기, 그리고 머리손질에서의 독립적으로 되돌아오게 되며 독립적 삶과 직업 예상과 아밀라의 사회는

극도로 중요해질 것이다. 그녀의 작은 머리핀과 작고 빠른 조작을 위해 도전은 만들어지며 소근육은 어렵다. 낮은 지구력 또한 어떤 활동에 영향을 미친다. 이전에 그녀가 학교에 가거나 친구와 함께 있기 이전에 그녀의 엄마는 그녀의 자매들이 그녀가 좋아지도록 만든다.

2. Amelia는 항상 잘 먹지 못하며 또는 충분히 유동적으로 마시지 못했으나 그것 둘 다 필수적인 그녀의 건강이다. 체중관리는 지속적으로 문제가 된다. 아밀라는 항상 제대로 먹는 것에 대하여 그녀의 엄마로부터 잔소리를 많이 한다.
3. 환경 안에서의 작업과 직업의 잠재력을 고려되어질 때 아밀라의 관심과 기능적 용량들과의 매칭은 여러 가지 자세에서 요구되어진다. Amelia의 의학 상태와 감정취약은 그녀의 직업선택에 중요한 영향을 미칠 것이다. 조심스러운 분석이 요구되어진다.
4. 사회적 상호작용과 여가활동은 항상 아밀라에게 중요할 것이다. 어린 성인과 집으로부터 떨어져 있는 것은 사회적 상호작용으로부터 더 큰 중요성을 받아들임으로 돌아올 것이다. 그러나 그녀의 현재 친구들은 그들 자신 삶 안에서 몰두하게 될 것이다.
5. 만약 Amelia가 집으로부터 살지 않는다면 그녀는 집 관리를 위한 기술을 필요로 할 것이다. Amelia는 항상 젊은 아이들을 돌보고 간단한 식사를 해결하기 위해 도와줄 수 있어야 한다. 그녀는 세탁과 청소도 함께 도와야 하지만 지구력이 문제이다. 그녀의 엄마는 쇼핑과 모든 돈 관리를 한다.

증명하라!

_의미 있는 참여_

많은 중요한 대상자를 위한 중재를 알아내는 것은 쉽지 않다. 많은 중요한 목표의 중재는 삶의 질을 높이며, 참여를 가능하게 할 수 있도록 제안되어지며 상당한 문학이 존재한다 (예, King, 2004). 의미 있는 참여는 감각이, 통제와 선택, 받쳐주는 환경, 손에서의 일의 중점, 그리고 도전과 균형 사이에서의 숙달을 수반한다 (Engel-Yeger, Jarus, and Law, 2007; Law, 2002).

King (2004)은 삶의 경험을 통해 참여로부터 의미 있게 그려진 참여 안에서 3가지 방법을 확인했다 : 다른 이들과의 상호작용 (소유물), 활동 안에서의 일의 참여 (하는 것), 그들을 에워싼 세상과 그들 자신의 이해를 찾는 것 (이해).

핵심정리 (Here's the Point)

- **모든 사람들은 능동적인 계획과 이것을 실패할 경우가 있다.**
- **헌신은 팀 구성원들이 권고의 관련성을 이해했을 때 추천의 타당성과 그리고 우선사항을 반영했을 때 온다.**
- **노력의 부족은 "불복종"의 가장 일반적인 원인 중 하나가 될 수 있다.**

요약(Summary)

아이들은 복잡한 존재이다. 각각의 기술과 세계들이 아이들의 상호작용의 영향을 함께 연구하고 있다. 아이들은 가족, 사회, 민족, 경제, 문화, 정치 구조의 변화와 지역 사회의 학교에 산다. 아이를 둘러싼 이러한 막들이 상황을 더욱 복잡하게 한다.

OT는 이웃 아이들의 직업에 관여하며 돕는데 아이들의 옷을 입히고, 학교 버스에 태워주고, 학교일을 하게 하고, Scout에 참여시키고, 책상을 정리하게 하고, 합창단에서 노래를 부르게 하고 또는 아이들이 축구 게임을 하게 하며 아이들을 돕는데 주력한다. 우리의 역할인 발달의 용이함과 웰빙은, 의미는 작업기부 안에서 참여되어짐의 신념이며, 결국 더 큰 참여가 높아질수록 나선형으로 증가되고 자아의 긍정적인 감각이다. Ayres는 명백하게 진술했다 "만약 아이들이 그의 기능 장애와 그 자신만의 잠재력을 경험하지 못한다면, 홀로서기 위해 종종 어려움을 만든다–치료사들은 인공분만, 보조, 수정, 제안, 그들 자신 스스로 밖으로 끌어줄 수 없기 때문에 이것을 반드시 중재해야 한다.

작업치료사들은 때때로 아이와 아이들 사이를 도와야 한다. 이것은 명백하게 중요한 역할이다. 그러나, 몇몇 아이들에게 의미를 불어넣는데 이것은 작업치료사에 전문적인 삶안에서 의미를 불어넣는다. 모든 행동은 그들이 우리에게 한만큼 적어도 우리도 그들에게 제공되어져야 한다.

참고문헌

American Occupational Therapy Association. (2008). *Occupational therapy practice framework II*. Bethesda, MD: Author.

Ayres, A. J. (1980). *Sensory integration and learning disorders*. Los Angeles, CA: Western Psychological Services.

Barrera, I., Corso, R., and Macpherson, D. (2003). *Skilled dialogue: Strategies for responding to cultural diversity in early childhood*. Baltimore, MD: Paul H. Brookes.

Bundy, A. C. (1995). Assessment and intervention in school-based practice: Answering questions and minimizing discrepancies. *Physical and Occupational Therapy in Pediatrics, 15*, 69–88.

Christiansen, C. H., Clark, F., Kielhofner, G., and Rogers, J. (1995). Position paper: Occupation. *American Journal of Occupational Therapy, 49*, 1015–1018.

Engel-Yeger, B., Jarus, T., and Law, M. (2007). Impact of culture on children's community participation in Israel. *American Journal of Occupational Therapy, 61*, 421–428.

Gallimore, R., Weisner, T. S., Kaufman, S. Z., and Bernheimer, L. P. (1989). The social construction of ecocultural niches: Family accommodation of developmentally delayed children. *American Journal of Mental Retardation, 94*, 216–230.

Hinojosa, J., Sproat, C., Mankhetwit, S., and Anderson, J. (2002). Shifts in parent-therapist partnerships: Twelve years of change. *American Journal of Occupational Therapy, 56*, 556–563.

Humphries, R. (2002). Young children's occupations: Explicating the dynamics of developmental processes. *American Journal of Occupational Therapy, 56*, 171–179.

Humphries, R., and Wakeford, L. (2006). An occupation-centered discussion of development and implications for

Kielhofner, G. (1988). Model of human occupation. In S. Robinson (Ed.), *Mental health focus*. Rockville, MD: AOTA Press.

Kielhofner, G. (in process 2008). *Conceptual foundations of occupational therapy* (4th ed.). Philadelphia: FA Davis.

King, G. (2004). The meaning of life experiences: Application of a meta-model to rehabilitation sciences and services. *American Journal of Orthopsychiatry, 74*, 72–88.

Law, M. (2002). Participation in the occupations of everyday life. *American Journal of Occupational Therapy, 56*, 640–649.

Lynch, E. (2004). Developing cross cultural competence. In E. Lynch and M. Hanson (Eds.), *Developing cross-cultural competence* (3rd ed., pp. 41–78). Baltimore, MD: Paul H. Brookes.

Price, P., and Miner, S. (2007). Occupation emerges in the process of therapy. *American Journal of Occupational Therapy, 61*, 441–450.

Trachtenberg, S., Batshaw, K., and Batshaw, M. (2007). Caring and coping: Helping the family of a child with a disability. In M. Batshaw, L. Pellegrino, and N. Roizen (Eds.), *Children with disabilities* (6th ed.). Baltimore, MD: Paul H. Brookes.

World Health Organization. (2001). *ICF: International classification of functioning, disability and health.* Geneva: Author.

제 32 장

32

소아 치료의 반영
(Reflections on Pediatric Practice)

아이들과 함께 일하는 것을 사랑하라!

Anita C. Bundy

> 우리가 밖에서 놀고 있을 때, 갑자기 비가 내리기 시작했다. 그러나 우리는 깨끗해지지는 않았다. 왜냐하면 빗속에는 비누가 없기 때문이다. *—Saga, 3세*

개론

서론

숨겨진 복합성

- 내용
- 과정
- 복합성이 인식되지 않는다면 어떤 일이 일어나는가 : 역설

임상적 지혜 얻기

- 임상 지혜를 위한 길
- 이야기하기

일반적인 것에 대한 탐구

- 작업치료 : 보편적 의식
- 좋은 중재의 위험성 : 불확실성의 가치
- 메시지의 전달 : 작업치료는 공헌 가능한가?

요약

목적

1. 평가, 계획, 중재 : 치료 과정의 각 단계의 복합성을 설명
2. 발달에 기여하는 사람을 포함한 임상적 지혜를 정의
3. "보편적인 것에 대한 탐구"를 설명
4. "모두에 적합한 하나" 추론의 한계를 인식, 세계의 다양한 상황과 각 아동과 가족에 대한 행동을 바꿔야 할 필요성에 대한 인식

서론 (Introduction)

교과서는 포장된 내용에서 다루기 쉬운 덩어리다. 우리는 그 덩어리들을 장 (chapter)라고 부른다. 마지막 장의 목적은 내용물을 묶어 우리에게 되돌려주고, 메시지를 전달하며 독자들을 떠나는 것이다. 마지막 장에서는 임상 소아작업치료사의 추론과 행동에 대한 지침이 될 중재과정의 요소들을 다시 한 번 엮을 것이다. 그것이 익숙해지면, 전문 임상가들에게 그 과정을 뛰어넘는 것을 볼 수 있는 능력들이 생길 것이라 우리는 주장한다.

물론 자기의 것으로 잘 내면화되어 전문가가 되는 것은 두 번째로 돌아오는 과정이다. 치료사들은 종종 중재과정이 포함된 3가지 단계 (평가, 계획, 중재)를 배운다. 잘 받아들여진 우리의 행동은 자동행동을 만드는데 기여하기 때문에 매우 유용하다 (그림 32-1). 경험이 충분하지 못한 치료사는 계획된 절차의 평가와 계획에 따른 중재에 대해 이해한다.

그러나 우리는 인식되지 않은 한계와 내포된 복합성 모두를 깨닫기 위해, 겉으로 드러나는 이 많은 진행과정들을 즐겨야 한다 (e.g., Benner, 1984; Schön,1983, 1991; Statler and Roos, 2007).

숨겨진 복합성(The Hidden Complexity)

그림 32-1은 중재과정의 단계를 연결된 영역으로 표현한 것이다. 각각의 단계는 다양한 내용과 과정을 포함한다. 그림 32-2에서 각 단계의 개념을 간략하게 구성하여 보여준다.

내용

이것은 전체 중재과정의 각 단계에서 무엇을 정확하게 할 것인지에 관한 중요한 선택을 하는 것이다. 예를 들어, 평가영역에서 어떤 도구를 사용할 것인가? (18장 사정, 측정 그리고 평가 참고) 계획영역에서 어떤 목표를 설정할 것인가? (19장 가능성을 표현할 수 있는 목표세우기) 중재영역에서 우리는 어떤 접근법을 선택할 것인가? 우리는 세분화된 요소(감각통합, 신경발달 치료)들의 접근방법을 선택해야 할 것인가? 또는 좀 더 절충된 접근법을 선택할 것인가? 후자의 경우, 우리는 선택된 전문지식을 가지고 각각의 접근법들이 잘 어우러질 수 있도록 해야할 것이다.

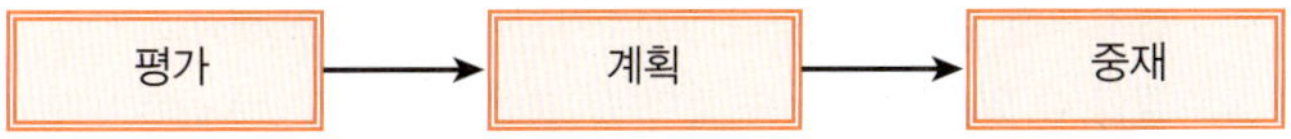

그림 32-1 중재 과정은 3가지 단계(평가, 계획, 중재)로 구성된다. 잘 습득된 과정은 우리의 행동에 스며들며, 자동행동을 만드는데 기여한다.

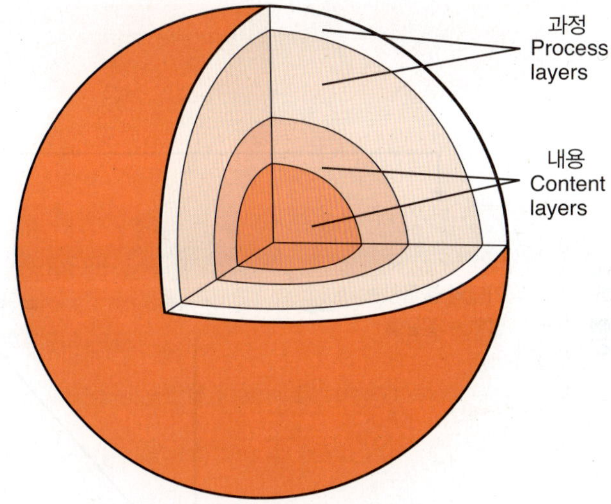

그림 32-2 중재 단계의 계층이다. 각 틀의 중재과정을 포함하는 여러 단계의 내용과 과정은 단계를 구성한다.

나열 평가와 접근법은 중재의 효과와 검증된 도구를 위한 증거로 시간이 갈수록 커질 것이다. 기초지식은 이러한 과정에서 필요한 내용으로 발달되었으나, 근거만을 기반으로 하는 것은 특별한 아이와 가족의 복합성을 충분히 고려하지 않는다.

과정

과정은 우리가 사용하는 접근법 또는 사용하는 특정도구가 아니라 사정, 계획, 중재를 어떻게 외부로 끌어내는가이다. 그림 32-3은 중재, 계획 등 전체 중재과정의 단계와 관련된 구성요소의 일부를 보여주는 그림이다.

평가

계획이나 중재와는 반대로 그림 32-3은 평가에 대한 실질적인 세부사항이 포함되어 있다. 오히려 중재와 접근법의 유사함은 다른 평가보다 복잡하지 않고, 항상 평가와 함께 연합된 과정이기 때문이다. 그 또는 그녀가 할 수 있는 것처럼 가능성을 보이거나, 작업치료 과정에서 아이들이 할 수 있는 것으로 예상되어지는 것은 중재의 차이점을 설명한다. 평가의 과정은 평가도구를 선택하기 전에 "그래서,

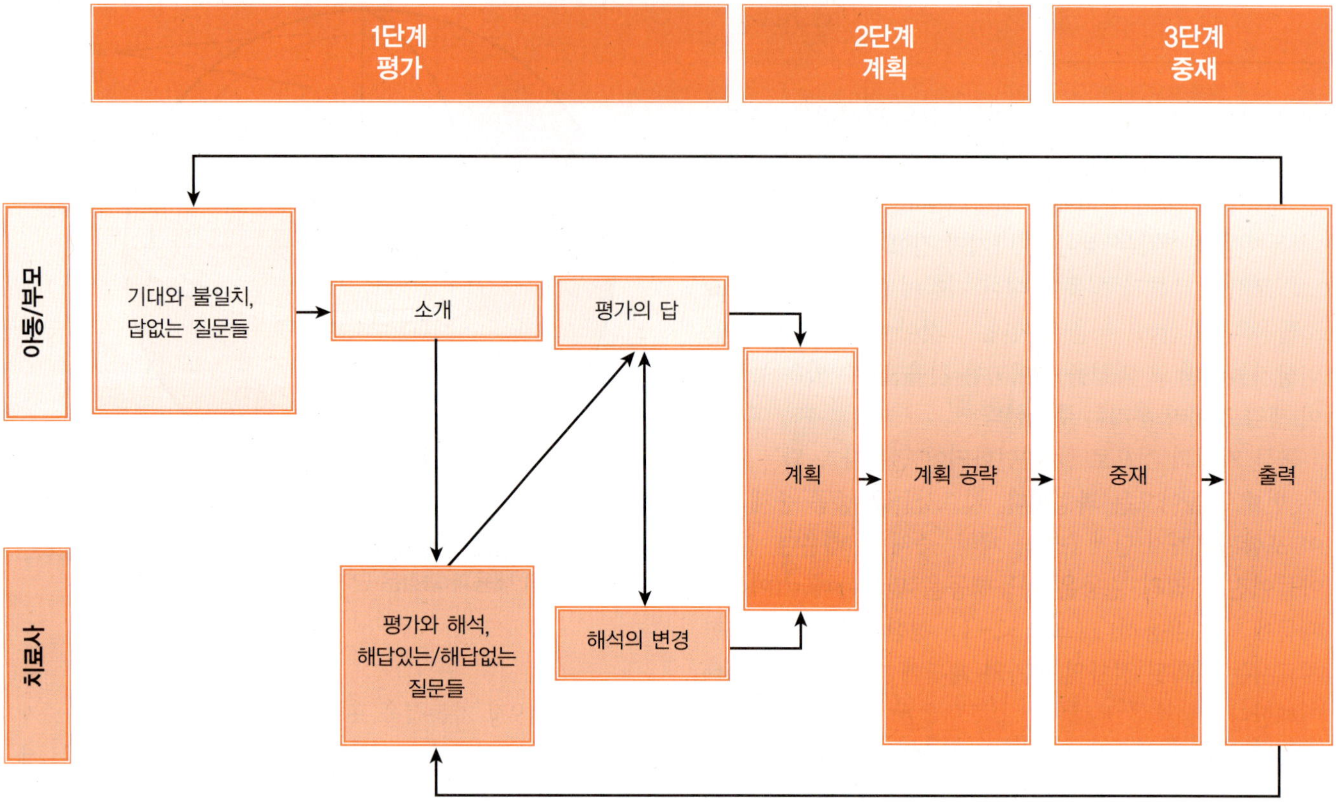

그림 32-3 중재과정의 종합적 단계 [Bundy로부터 적용되어짐. (1995) 학교-기반 치료에서의 평가와 중재이다; 답하는 문제와 불일치를 최소화 한다. 소아과에서의 작업치료와 물리치료이다. *Physical and Occupational Therapy in Pediatrics, 15,* 69-88.]

어떻게?" 라는 질문이 아이들에게 기회를 제공한다 (예를 들어, "그래서 어떻게?"는 특정 기술이 지연되거나 없어졌는지, 이러한 기술들이 중요한 환경 안에서 어떤 참여를 제한하는가?). 시험의 득점과 관리에 따라 중요한 평가과정은 생각에 대해 어떻게 최고의 해석을 하는지와 결과를 설명하는 것이 포함된다. 해석 과정은 지도자들의 초기 관계 또는 가족에게 말을 거는 것을 확실하게 만들며 우리가 틀을 유지하는 것이다.

Bundy (1995)는 해석과정에서 참여되어졌을 때, 틀과 유지되어짐의 중요성을 설명했다(Bundy.1995). 그녀는 다음 예제를 전달했다.

> *Stephen은 유아기의 특별한 교육 반에 있는 6살 학생이다. Stephen은 현재 그의 감각통합기능의 평가가 나타내고 있는 것이 문제가 있음을 제안했다. 작업치료는 사실 Stephen이 감각통합장애를 가지고 있는 것을 찾았다: 그는 통합운동 장애(낮은 운동계획)이고, 촉각방어의 신호를 나타냈다 (가벼운 터치나, 예상치 못함에 있어서, 싸우거나 또는 비행을 하는 반응). 그러나 작업치료는 그의 문제를 요약하여 그는 대운동, 소운동, 그리고 균형의 어려움을 가지고 있다고 제시했다. Stephen의 부모와 교사는 작업치료사의 결과를 인정하며 말했다. "그는 전문가이다. 그가 Stephen이 가지고 있는 균형문제를 말했더라면 아마 그러했을 것이다. 그러나, 우리는 집에서 그 문제를 볼 수 없다" 집에서 Stephen의 뛰어 오르기는 트렘폴린의 가장 가장자리에서 머물렀다가, 다시 가장자리 안에서 돌아와 다시 점프를 한다. 그의 완벽한 통제이다. 그리고 그가 균형문제를 가졌더라면, 자신의 방법으로 얻으려 하지 않는 것처럼 보였다 - 우리가 진짜로 우려하는 것은 그의 행동이다. Stephen은 자신의 행동 아래 통제한다. 그렇지 않으면 다른 아이들과 함께 놀이를 하고 친구의 집을 절대 갈 수 없을 것이다. Stephen의 진짜 문제는 행동이다 (페이지74-75).*

Bundy(1995)는 잘 진행되고 그만두지 않았다.

> *불행히도, Stephen의 부모는 학교 작업치료와 함께 즉시 대화를 하지 않았다. 반면 Stephen의 작업치료는 조사되었다. 좋은 방법의 작업치료평가가 학교에서 Stephen의 어려움을 설명하는데 도움이 되었다. 그는 자신에게 자신을 해석하고 수정할 수 있는 기회를 준 것이다. (낮은 감각처리가 Stephen의 행동에 어떻게 영향을 미치는지를 관찰하게 해주었다) 왜냐하면 작업치료를 물어보지 않았기 때문에 그는 기회를 가질 수 없었다. 더 나아가 그는 학생역할을 취하도록 돕는 수단이*

될 수 있는 중요한 방법이 작업치료라는 것에 대해 전달하지 못했다. Stephen의 부모는 그가 학교에서 작업치료를 해야 한다고 동의는 그러나, 그 프로그램이 그에게서 중요한 부분이라고 생각하지는 않았다. 작업치료에 대한 열정 같은 부족은 태생적으로 첫째의 행동적인 부분 안에서 Stephen의 문제를 느끼고, 그는 진짜로 좋은 행동의 변형된 프로그램이 필요되어진다는 것이 진실임을 말했다.

계획

평가에 비해 과정이 포함된 계획은 32-3의 그림에서 더 간단하게 표현된다. 그러나 단순하게 현혹될 수도 있다. 계획은 설정된 목표를 포함하고, 중재에서의 과정은 더없이 중요함이 틀림없다.(그리고 사이에서 가장 어렵다). 그리고 치료사로 당신이 평가 과정의 담당이며, 목표의 설정은 협력적이어야 하며, 아이들, 가족, 전문가들은 모든 것을 설정된 목표와 함께 필요로 될 것이다. 19장 : 만약 우리가 가는 것이 어딘지 모른다면, 설정된 목표를 가능성의 표현은 어떻게 그곳으로 갈 수 있을 때를 알까? 를 말해준다. (이상한 나라 엘리스에 체셔 고양의 모형을 우리는 빌려오는 것을 현명하게 질문했다). 어떻게 아이들이 다를 수 있는지 또는 매우 어려워도 중재의 결과처럼 할 수 있는지를 지정하는 과정이다. 과정은 또한 때때로 우리의 주소가 아닌 것을 결심할 수도 있고, 선택에서 성취하기를 바람에서 직면되어 질 수도 있다. 계획은 또한 서비스 제공의 많은 타입 또는 하나의 타입으로 선택되어 구성된다. 아이들이 가지는 일의 정확성 (20장 : 정확한 중재); 다른 치료적 기술을 교육 (21장 : 간접적 중재); 또는 문제해결과 동일시하여 다른 사람을 돕는 것 (22장 : 상담). 중요한 아이들의 작업에서 아이들의 참여가 증가되는 것이고, 우리는 종종 어떤 아동을 위해 서비스 제공의 다양한 방법을 선택하는 것이 우리들이 목표이기 때문이다.

마지막으로 계획은 또한 모든 팀들로부터 약속을 하게 되는 것에 의해 포함되어지는 과정이다. 약속은 팀의 구성원들의 태도나 행동에 영향을 미친다 — 계획의 궁극적인 동의. 31장에서 약속의 중요성에 대해 배운 교훈을 제공한다. 통합적 사례들. 그들은 많은 방법에 의해 과정이 일어나지만 최고의 방법은 각 하나의 사람들이 주의 깊게 다른 사람들을 위해 듣는 것이다 - 시작됨으로부터.

중재

다양한 도식은 다른 과정연합과 함께 각각 설명하길 요구되어지며, 중재의 접근을 위한 다른 과정이기 때문이다. 아이와 함께 하는 직접적 일을 포함한 과정의 연합은 비교적 간단하다. 대부분의 아동과 치료사들은 2개의 과정에만 포함되어 있다: 새로운 관계의 설립과 도구의 중재. 치료의 관계는 평가를 위해 설립되어진 관계보다 더 어렵다. 그러나 치료적 관계는 일반적으로 "쉽다". 평가 동안 엄격한 절차를 요구하고, 중재는 더 많이 아이들의 정확함을, 도전 중일지라도, 대개 재미있다. 중재로 구성된 천연의 활동의 (즉, 시행과정)제공은 강한 관계를 수립하기 위한 확고한 기초이다. 과정과 연합된 진찰과 간접적 중재는 증명된 박스를 대표하는 도식이다. 2가지의 기본적 소스로부터 과정줄기에서는 거대한 차이가 있다: 치료사와 사람들 사이에서 관계가 어려운 것과 치료사들의 일은 직접적이며, 일반적으로 부모 또는 지도자에게 결과가 예상되어짐이 자연적이다. 그리고 분리되는 동안 그 소스들의 다른 것은 관계되어진다.

우리는 종종 구현되어지는 절차가 있을 때 치료적 절차가 구현되어지는 다른 사람들을 선택하여 가르쳐야 한다 (종종 매일을). 발달의 기술 또는 기능의 유지는 다른 절차 시행에 의해 일반적인 연설로 많은 종류의 출력이다. 그리

! 증명하라!

질문에 답하고 차이를 최소화하기

그림 32-4. 32-5는 우리에게 다른 과정들을 비교해주고 (예, 명확한 예상, 수립된 관계), 간접적 중재와 상담의 중재단계를 포함한다. 그림 32-3에서 보이는 중재박스에서 열려 있는 것을 읽음으로 통해, 다른 2개의 서비스 제공을 받는다. (오직 간접중재와, 상담은 여기서 보인다; 직접적 중재는 과정의 세팅이 다르게 보인다).

시카고에 있는 일리노이에 대학에서 물리치료사와 작업치료사의 팀에 의해 구성되었다. 그 팀은 학교에서 70년 정도 집단적 경험이 있고, 그들의 작품은 치료사의 매우 큰 조사, 특수 교육자, 그리고 미국의 특수 교육 관리자에 의해 그들의 작품은 통보했다. 그리고 학교기반 치료에 처음으로 적용되어진 모델이지만. 많은 내용에서의 임상적용으로 보이는 것이다. 추가 세부사항을 위해 독자들은 Bundy를 참고했다. 평가와 중재 안에서 학교기반 치료: 대답된 질문과 최소화의 불일치. *신체와 작업치료 안에서의 소아과. 15.69-88*

계속

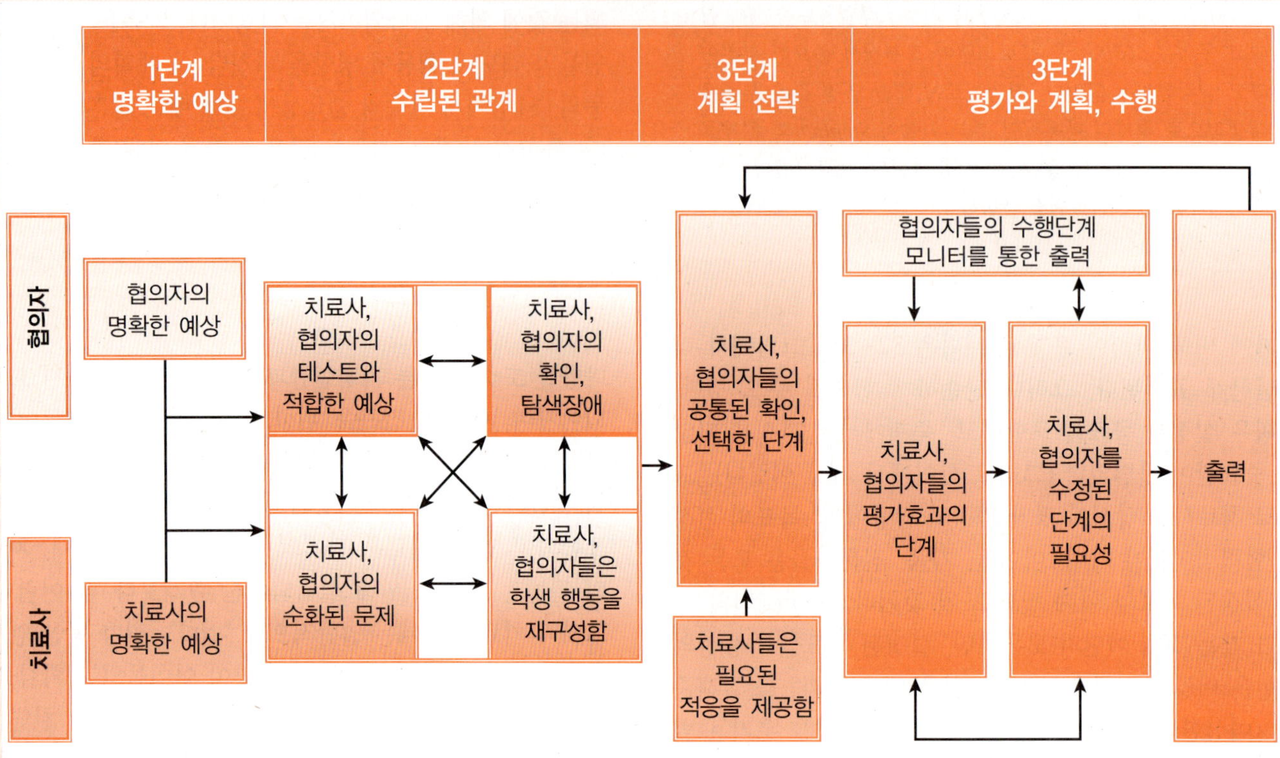

그림 32-4 상담의 단계

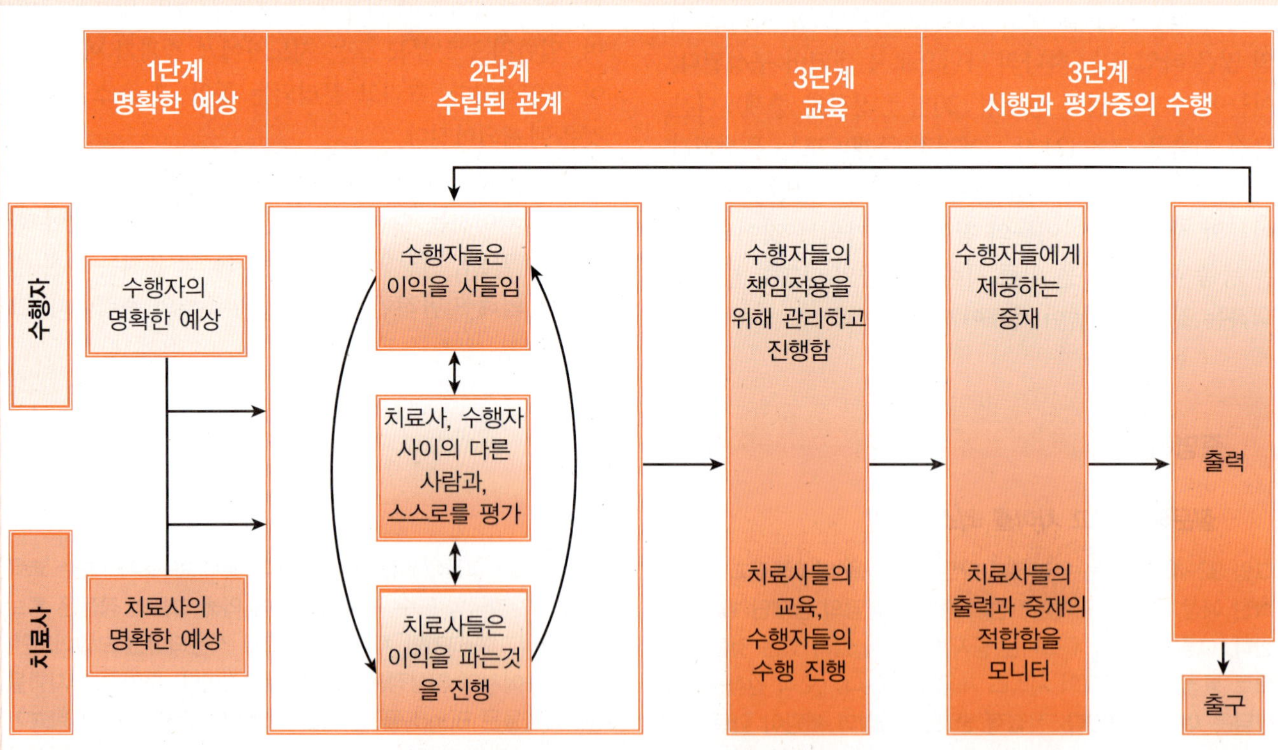

그림 32-5 간접적 서비스의 단계

고 그들과 함께 관계되어진 여러 종류의 확실한 시행과 다른 이들에게 절차시행을 가르칠 때이다. 치료사는 절차가 제대로 시행되고 있으므로 일종에 교사와 학생관계가 필요한지에 대한 책임을 유지하도록 한다 (예, Bundy, 1995; 21장 : 간접적 중재).

대조적으로 원하는 결과는 부모님이나 선생님이 쉽게 자신의 역할을 하기 위해 전략이 개발될 때 우리는 상담을 선택한다. 중요한 것은 그들은 이러한 문제를 해결하기 위해 문제와 전략을 식별하는 능력을 개발할 수 있다 (그것, 물론 혼자 문제를 해결하라는 의미는 아님). 상담관계의 현상은 무언가 다른 각 당사자와 하나의 동등함이다 (예 Bundy, 1995; Schein, 1999; 22장 : 상담) 예를 들어, 우리는 최근 주의력 결핍 및 과잉행동 장애 아동의 놀이기술을 증진시키는 중재를 지휘한다. 우리는 그들의 부모와 함께 상담되어지며 그들의 친구들, 또 아이와 함께 직접적으로 일한다. 중재의 가까이에서 그녀의 아이의 양육에 대해 배우는 것이라는 것을 한 부모가 발언하기도 했다.

나는 많은 부모들이나 주의력 결핍 및 과잉행동 장애 아동들의 좋은 양육방식이 당신의 아동이 무엇인가를 잘못할 때 비명을 지르는 것이라고 생각했다. 나는 그들이 좋지 않은 행동을 다루기 때문에 그들은 확고한 부모라고 잘못 인식되고 있다고 생각한다. 그러나 그들은 이것에 대한 통찰력이나 이해를 하지 못한다면 큰 손상일 뿐이다. 그들이 잘할 때 그들을 칭찬한다면 자존감과 함께 아이들은 더 행복할 것이며 당신은 침착함을 창조해낼 수 있을 것이다. 몇몇의 부모가 투쟁과 함께 도전을 찾는 것이라고 나는 생각한다—그러나, 그들은 그것이 문제라는 것을 모른다 (Wilkes, Cordier, Bundy, 출간되지 않음).

복합성이 인식되지 않는다면 어떤 일이 일어나는가?: 역설

역설은 겉보기에 부적당한 문장에 모두 해당하는 경우이다. 다음과 같은 역설은 고려된다.

- 규칙과 과정은 어떻게 행동하는가를 우리에게 말해주기 때문에 중요하다
- 전문 지식과 규칙을 깰 수 있는 책임이 따른다.

이러한 진술이 모두 진실되게 하려면 우리는 중재를 통제하고 규칙에 의해 구속되는 결과에 대해 생각해야 한다. 예를 들어, "치료 요리책"의 따른 결과는 무엇인가 (즉, 우리가 사용할 수 있는 모든 중재의 상황의 레시피). 또는 항상 선택되어진, 같은 평가도구, 목표, 중재의 방법의 결과는 무엇인가? 그 질문에 이렇게 대답한다.: 그 결과는 "한 사이즈에 다 맞는" 치료 접근이다. 매일 참여하는 그들안에서 많은 환경과 가족, 아이들 사이에서 광대함을 준다. 한 사이즈에 알맞은 접근은 작업치료 중재의 좋은 것이 될 수 없다.

초보 전문직 종사자는 "역할"에 의존한다. "즉, 그들은 매우 많이 기록되어진 접근과 이론을 사용해야만 한다." 이것의 사용에 더 쉽게 유능함을 느끼고 단계별로 지도되어진다. 필드에서의 초기 경험을 다시 생각해라. 얼마나 당신이 책에 의존하고 당신의 지휘자에게 당신이 얼마나 정확하게 나아갈 것을 어떻게 말할 것인가? 초보 전문직종사자는 큰 그림에 의해 안내 되고, 규칙으로부터 단계와 떨어질 수 있는 경험을 할 수 있다. 그들은 관련이 없는 것과 중요함을 점점 알아갈 것이다.

규칙으로부터 멀리 이동하면 무서울 수도 있고, 주의를 해야만 한다 (멘토링, 바램, 학업, 경험의 장점). 그러나 규칙으로부터의 이동은 매우 힘 있는 중재이며 일반적으로 더 좋아질 수도 있다는 것을 의미한다.

능동적인 학습

증명된 상자에서 조사된 그림 32-4와 32-5는 간접 중재의 요소과정 사이에서의 다름을 보여주며, 협동적인 상담이다. 주석은 도식의 대표하는 과정이며 구현된 중재의 부분처럼 발생한다. 평가와 과정은 완전하게 갖추어 졌다. 그러나 중재와 과정의 연합은 처리과정을 가르치거나 문제해결에 대해 간단한 것이 아니다. 왜 관계/협력관계가 수립되고 기대되어지는 공식이 함께 필요한가? 그리고, 왜 2개의 중재 사이에서 과정은 다른가? 당신이 만약 필요하다면 21장 : 간접적 중재와 22장 차이를 검토하기 위한 상담을 참고하라.

핵심정리 (Here's the Point)

▶ 전체 중재 과정이 나타나는 동안은 매우 간단하며 각 단계는 과정과 내용에 대해 여러 가지로 결정되며 구성되어 있다.

▶ 내용의 결정을 할 것인지에 대한 방식이다 (예를 들어, 평가나 접근법의 사용)

▶ 어떻게 진행되어지는 것에 대한 과정의 결정이다. 평가과정의 연설은 작업치료에서 아이들에게 추천될만한 질문들이다. 계획과정은 목표와 서비스 제공 모델에 대한 결정을 초래한다. 중재과정이 결정되면 우리는 어떻게 구현되는지와 서비스 제공을 결정한다.

▶ 그들의 행동에 맞춰진 특정 환경에서 전문적 임상가들이 볼 수 있는 곳에서 규칙에 의존하는 것은 중요하다.

▶ 규칙으로부터 이동하는 것은 주의를 하며 무서울 수 있다. 그러나 최고에서 일반적이며 강한 중재가 될 수 있는 의미이며 실패하지 않을 것이다.

실용적 지혜를 획득 (Gaining Practical Wisdom)

다양한 과정과 내용결정이 연합되어진 각 단계의 중재는 우리가 실제로 아이들과 가족들에게 지원되어졌을 때, 다양한 과정과 내용결정이 연합되어진 각 단계의 중재로, 복잡하게 되어 돌아온다. 실용적 지혜는 공통된 감각의 상식이다: 이것은 복잡함을 증진시키는 많은 능력을 포함한다. 이것은 돌아온다. : 부분으로, 경험과 함께 (예, Banner. 1984). 전문적 종사자들은 전체 상황을 깊이 이해하는 것으로부터 작동한다. 복잡한 상황에서 최고의 선택권은 빠르게 기술을 습득하는 것을 허락하는 것이다 (Banner, p32). 그들의 중재 과정은 다양한 단계와 틀의 내면 그대로 필요되며 적용했다 (예, Rassafiani, Ziviani, Rodger, and Dalgleish, 2009). 반대로, 유연한 규칙의 적용 또는 과정에서 어떤 방법으로 협상하는가를 알지 못했기 때문에 초보 전문직 종사자들은 명시적인 규칙에 크게 의존한다 (Mattingly, 1998). 경험, 반영, 멘토링과 함께 초보 전문직종사자들은 실질적 지혜와 전문성을 통해 변화하는 것을 얻는다. 그들은 맥락에서의 작동과 무관함으로부터 의미 있는 분리를 배운다. 어떻게 초보 전문가들로부터 전문가로 이동되어지는가?

어떻게 전문가들은 현명하게 되는가? 로저스 (예, 1983) 후에 마틴글리, 그리고 그녀의 동료들은 (예, Fleming, 1991; Mattingly, 1991a, 1991b, 1998; Mattingly and Fleming, 1994). 다수의 이론가들과 연구자들은 임상/신철 논리의 작업치료사들을 발달시켜 만들었다. 그들은 다양한 접근방식을 사용하고 다양한 소스에 그려져 있다. 공통된 작업치료의 문학은 세계 각국으로부터 각기 다른 장난감 박스 안에서 선택되어지는가? 그런 특색이 있다.

타당한 지식에 이르는 놀이

Statler and Roos (2007)는 놀이의 역할을 강조하고, 타당한 지식의 발달에서의 관점을 제공했다. 이 맥락의 성격을 감안할 때 이러한 접근 방법은 특히 적절하다. Statler and Roos (2007)는 타당한 지식에 자신의 설명을 아리스토 텔레스로부터 많이 그려졌다. 즉, 타당한 지식은 규칙을 적용하다가 정확한 상황을 보도록 했다. 그것은 특정 상황에서 무엇이 중요한 것인지를 보는 것이 이유이다 (Crisp, 2000). 타당한 지식은 전문가들을 구별해주는 것이다.

Statler and Roos에 따르면, 어떤 것을 생산하는 게 요구되어지지 않을 뿐더러, 어려운 재료가 고심될 수 있는 아동들이기 때문에, 놀이는 타당한 지식에서의 특별한 역할을 가진다. 오히려 그들의 자유로운 상상과 어떤 것 없이 수행하는 것은 그들에 능력의 한계이다. 반복된 놀이는 발달의 다양성의 긍정적적응 반응을 하도록 허락했다.

놀이를 가지는 것과 같이 할 수 있는 형태는 무엇인가? Statler and Roos는 뉴욕의 대학에서 재앙준비와 대응을 위한 센터와 함께 일하며 대답적 기초를 제공했다. 처음에 그것은 2001년 9월 11일에 대한 테러 공격에 대응하기 위해 만들어진 조직이며 작업치료의 타당한 지식 사이에서 묶여져 있음을 상상하기 어려울 것이다. 그러나 놀랍게도 CCPR에서도 사용하는 가장 중요한 전략 중 일부는 작업치료에서도 흔히 있는 것이다.

작업치료에서의 타당한 지식의 발달의 적용은 Statler and Roos (2007)의 모델 버전이며, 이것은 그림 32-6에서 보여준다. 이 모델의 목적은 주어진 상황에서 충분하게 타당한 지식을 개발하기 위한 연극이며, 상대적으로 필요한 지식과, 이해의 필요성과, 자원에 대한 필요성 사이에서의 관계를 제안한다. 즉, 더 어렵고, 복잡한 문제, 더 큰 것을 필요로 하는 시간과 놀이가 가지는 문제, 자원을 탐험, 그리고 타당한 지식의 발전을 추구하는 지식을 필요로 한다. 아마도 그것은 우리가 종이 비행이 모델을 참고할 수 있고, 종이 비행은 비슷한 도식이라는 것이 우연은 아니라고 생각한다.

이야기

이야기와 다른 사람들의 이야기를 말하는 모임의 창조: 작업치료사는 CCPR직원들이 타당한 지식의 발달에 공헌하기 위한 활동이 일반적으로 2가지가 있다. CCPR직원의 생활은 911에 의해 영향을 받으며 살아가는 사람들의 개개인의 경험에 대해 들어주는 것이며, 누구든 얘기했다.

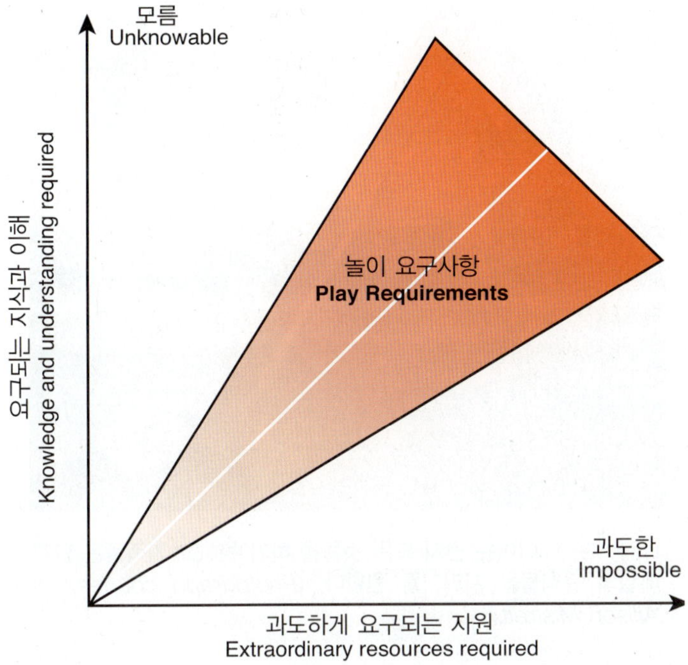

그림 32-6 이 그림은 비행 모델 과정이다. 이 과정은 놀이를 위해 지식과 이해를 위해 필요한 것과, 원천을 위해 필요한 것과 관계사이의 기능이며, 주어진 상황에서 타당성 지식이 충분하게 발달되어져 필요한 관계이다. [Adapted from Statler, M. and Roos, J. (2007). *Everyday strategic preparedness: The role of practical wisdom in organizations.* New York: Palgrave Macmillan.]

Statler and Roos는 이 이야기를 우화와 같이 나타내어졌다. "문맥 상황이 명시되어 있고, 결정이나 행동의 특정 집합이 설명되었으며, 이러한 결정과 행동의 집합이 영향 받아 평가되어졌으며 앞으로 더 많은 준비가 되도록 방법에 대해 그려졌다" (p.109). CCPR 직원은 또한 사람들의 다양한 그룹과 대화에 참여하는 것은 정보와 미래에 큰 기여를 할 수 있는 전략을 얻을 것이라 가정하며, 뉴욕대학에서 삶은 매일 걸어 다니는 것으로부터 사람들의 이야기를 이끌어내는 것이었다.

전문적 맥락이나 사회에서 작업치료사들이 모일 때, 이야기를 시작하는 것보다 좀처럼 길지 않다. 파트너 또는 비-작업치료 친구들은 이야기가 준비되는 동안 그들은 눈은 반짝 거렸으며 시간이 지정되지 않은 기간 동안의 대화를 했다. 그들은 방의 일부에서 모여졌으며 재미있는 무언가를 찾으려고 결심했다.

"나는 가족과 아이들과 함께 일한다."는 상황의 이야기가 시작됨을 알리는 표시이며, 현재의 문제를 얘기하는 것이다. 그것으로부터의 해결책은 유사한 기사의 형태로 자주 제공되어졌다. 현재의 지식과 이해와 함께 병합된 상담과, 이야기처럼 타당성 있는 지식이 나온다. 사회적 상호작용이 제공되는 동안의 상담은 말하는 해결책과 새로운 통찰력은 말하는 사람으로부터 얻어진다—아마도 아이들과 가족들을 위한 미래 안에서 이야기되어 진다.

물론 이야기는 놀이와 놀이를 가지고 폭넓게 연합되어지며 어려운 상황을 통해 작업을 위한 수단이 될 것으로 생각된다 (예, Kaplan and Telford, 1998; Winnicott, 1971). 아마도 치료사들은 이야기를 사용하는 것처럼 그들의 방법을 증진시키는 의미로 가족과 아이들이 함께 일한다—타당성에 이르는 지혜를 증진시키는 방법으로써.

마틴글리 (1998)은 그리는 형태에서 아이들이 배우고, 일하는 것을 작업치료에서 이야기가 관찰되고 전달되며, 관찰하는 동안 아이들은 동그라미 대신에 사각형을 그린다. 치료사는 두 번의 시간을 가지지만, 아이들은 한 번만 정확하게 된다. Mattingly는 어떻게 치료사들이 정확함과, 그렇지 않을 때, 그녀가 세션에 반영되어짐에 의해, 더 나쁘게, 그리고 다음 번에 다른 무언가를 시도할 때의 반응에 대해 어떻게 배우는지를 물었다. Mattingly가 제안하는 것은 치료사의 구조적 교류에 대한 이야기와 그녀가 도중에 무엇인가를 바꿀 수 있도록 그녀의 판단 오류에 대한 인식을 도와 이야기를 사용하도록 하는 것이다. Mattingly는 치료사들의 교류에 대한 이야기를 구축하고 무엇인가를 하는 도중에 바꿀 수 있도록 판단 오류의 인식도와 그것을 사용하는 것을 제안했다. 본질적으로 타당성 지식의 발달의 중요함은 그들이 출력되어짐과 놀이의 방법들이 이야기들이라고 제안했다. "무엇보다도 다른 미적 매체나, 이야기를 얘기하는 우리가 어떻게 시간을 통해 움직이는지를-그들은 미래의 시간이나, 세계의 대부분의 기묘한 것들을 고려되어짐을 허용한다 (p.169).

핵심정리 (Here's the Point)

▶ **다양한 과정과 내용이 결심한 연합된 각기 다른 단계는 우리가 아이들과 가족들에게 실제로 적용했을 때, 더 크게 돌아온다.**

▶ **어떤 것을 생산하는데 요구되어지는 것 없이 어려운 재료를 가지고 고심되어질 수 있기 때문에 타당성에 이르는 지식의 취득 안에서 놀이는 특별한 역할이다.**

▶ **이야기는 종종 놀이의 형태로부터 제공되어지며, 작업치료사를 위해 타당성 있는 지식의 발달에 기여한다.**

일상을 위한 탐색
(The Quest for Ordinary)

이 책은 작업치료사는 아이들과 가족이 평범하고 일상적인 삶을 이끌어 줄 수 있도록 추구한다는 전제가 내장되어 있다 (그림 32-7). 뉴 옥스퍼드 사전에 의하면, 특별한 정의의 기능을 가지고 있지 않는다는 의미이다: 이것은 "일상" 또는 동의어로 "정상" 그리고 평범한 생활을 하는 것을 달성하는 것이며, 간단한 소리를 듣는 일상생활에서 사는 동안, 장애를 가진 아동의 가족의 대부분은 꽤 특별한 노력이 필요하다.

상황 32-1 Lily: 불완전골형성증을 가진 말괄량이에게 무슨 일이 일어나는가?

어렸을 때 Lily는 말괄량이이었다. 그녀는 세 형제가 있었고, 매일 그들과 모든 것을 함께했다. 그녀의 가족은 해변 근처에 살았으며 물은 그들의 삶의 한 부분으로 중요했다. Lily는 다이빙과 수영을 했다: 그녀는 카약을 했다: 그녀는 서핑클럽의 일원이었다. 그녀는 또한 하키와 터치풋볼을 즐겼다. 그녀가 나이가 들었을때, 그녀는 어린아이들의 축구를 코치했다. 모든 것은 아름다운 일상처럼 보였고, 특히 그녀를 위해 가족들은 축구화를 만들었다 - 당신의 고려가 제외되어질 때 Lily는 골형성부전증이다: 불완전 골형성증.

Lily의 가족들은 놀랐다. 약솜에 그녀는 싸여져 전문가로부터의 명백한 충고에도 불구하고 그녀의 부모와 형제 대신에 그들이 했던 모든 일 — Lily가 해보고 싶었던 것들에 포함되는 그녀를 위해 방법을 찾았다. 일상에서의 세계를 여는 것은 쉬운 일이 아니었다.: 이것은 종종 시행착오와, 탐험자원과 많은 놀이의 아이디어들이 요구되어졌으며, 많은 이야기를 만들 수 없었다. Lily는 그녀의 어머니처럼 "원래의 작업치료"를 묘사했다. 어떤 전문가의 훈련 없이, 그녀의 어머니는 활동에 적응하도록 지칠 줄 모르고 끊임없이 일했고, Lily는 다른 이들과 타협하여 참여할 수 있었고, 그녀의 신체나 정신 건강과, 고통에 의해 주도되지 않았다.

작업치료: 일상의 의식

일상 목적의 병치되어 발언되며, 활동과 함께 기술적 도구와 절차, Mattingly는 작업치료를 일상의 의식이라고 불리었다. 이것은 정확히 치료적 도구의 일상이며, 그들에게 상징적임을 주었다 (p.165). 작업치료의 주장은 일상의 역할로 추정되며, 일상생활을 가지는 그들의 가족과, 장애를

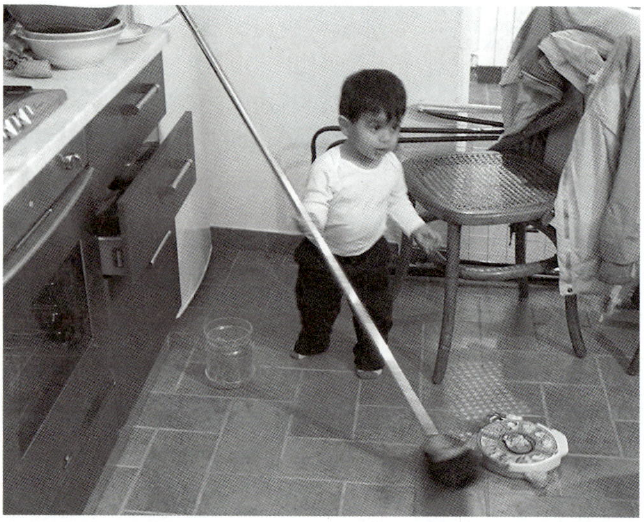

그림 32-7 아이는 단지 모든 것들을 하기 원하고 가족들은 단지 매일의 규칙들을 지키기를 원한다. *(Photograph courtesy of Allison Mistrett.)*

가진 아이들이 상징적 메시지를 전달하는 것이다 (Mattingly, 1998).

*기능의 국제적 분류, 장애와 건강*에서는 (ICF; WHO, 2001) 매일의 삶에서 아이들의 참여는 영향을 미치며 개인 요소의 주최자는 오직 하나이며 장애는 우리를 비슷하게 상기시켜 준다. 장애는 더 이상 어떤 개인의 요소보다 성공의 결정적 요인이 아니다-예를 들어, 기질 또한 물리적이나, 사회 환경 놀이에서는 적어도 아이들이 무엇을 할 수 있는 것 안에서의 장애의 역할이 중요하다 (그림 32-8을 참고).

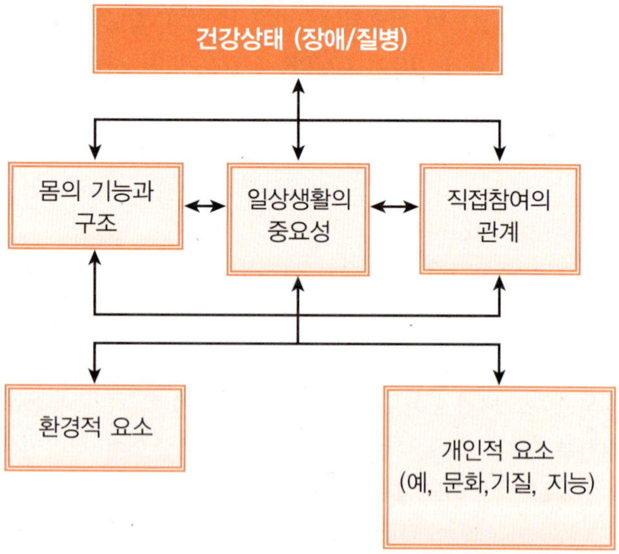

그림 32-8 ICF와 요소사이에서 상호작용 세계적 기능의 분류 (장애, 건강), 제네바: 세계보건기구
[Adapted form World Health Organization, (2001). The International Classification of Functioning, Disability and Health. Geneva:WHO)

상황 32-2 Lily 제고: 일상생활의 달성-반대된 조언

그녀가 7살 무렵, 그녀의 가족이 셀 수 없을 정도로 Lily의 뼈는 많이 부러졌다.
사실 예측 불가능한 상황에서 그녀의 뼈는 부러졌다 - 테이블에 앉아서 손을 흔들어 인사하는 도중에.

어렸을 때 Lily는 어린 아이처럼 휠체어에 앉고 싶었지만, 할 수 없었고, 그래서 그녀 스스로 스케이트 보드 위에 올라가 추진했었다(그림 32-9). 그녀는 카트를 대신 사용했는데, Lily의 아빠는 스포츠 트레이너이었다; 그는 Lily의 골절을 치료하고 그의 팀에 아이들을 통해 그 고통을 견딜 수 있는 동일한 전략을 Lily에게 가르쳤다.

Lily의 부모는 용감했다. 그러나 Lily의 아빠는 그것들은 상관이 없는 일이라고 말했고, Lily는 모든 것을 해냈다. 그녀는 사실상 "막을 수 없다". 기적적으로 거칠며, 굴러떨어지는 놀이에서 한 번도 다리뼈가 부러지는 일은 없었다. 그녀와 그녀의 형제들의 참여 안에서의 놀이에 대해 무엇인가 그녀를 보호하고 있다고 그녀의 가족들은 믿었다.

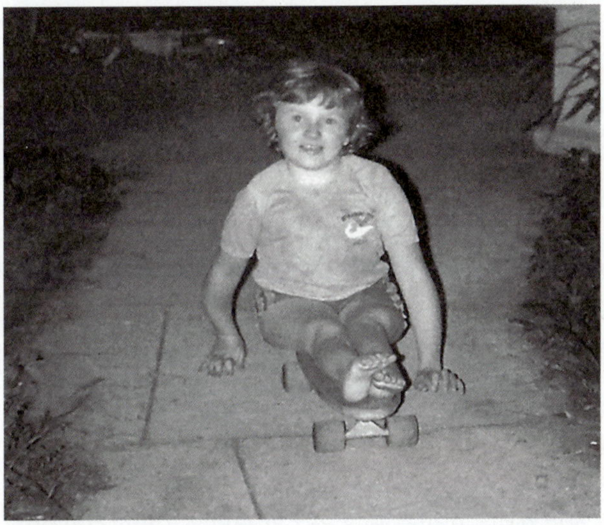

그림 32-9 어린아이처럼 Lily는 휠체어에 앉고 싶었지만 할 수 없었고, 그래서 그녀 스스로 스케이트보드 위에 올라 추진했었다 *(Photograph courtesy of Jo Ragen).*

오늘 Lily는 레크리에이션과 여과 교육이 있는 날이다. 그녀는 또한 박사과정 학생들이 공부하는 의도하지 않은 효과의 충고를 받아들여, 장애를 가진 아이들의 가족의 전문성에 의해 충고를 받아들였다. 그리고 그녀가 아이들의 신체적 안전을 중요시하는 건강관리사와 작업치료사들은 직접적 위험성들의 연합이 좋은 의도를 가진다는 것을 알고 있었다.

좋은 의도의 위험성 : 불확실성의 가치

장애가 성취와 참여에 영향을 미치는 오직 하나의 요소라면, 많은 어린이와, 젊은 성인들은 시도하려하지 않을 것이다. 사실은 모두 잘 안다. 작업치료사들과 다른 전문가들이 아이들이 닫히지 않도록 조심하는 것을 필요로 한다— 그들을 칸에 가둬두지 않는 것은 진단하는 것이기 때문이다. Lily를 아는 모든 사람들은 그녀가 놀라운 사람이라는 것을 안다. 그러나 Lily는 장애의 조건에 의해 부과된 제한에도 불구하고, 성공으로부터 멀리 떨어졌다.

아이들에게 작업치료의 제공은 복잡하다. 우리의 임무는 일상생활에서의 성공을 활성화하는 것이다 (예, Mattingly, 1998). 그러나 일상생활은 위험과 불확실성으로 가득하다 (Douglas, 1992; Giddens, 1991; Lupton, 1999; Tulloch, Lupton,2003). 아이들은 불가능함을 초래했을 때, 하는 것의 유능함을 배운다 (Christiansen, Mikkelson, 2008; Dweck, 2002; Stephenson, 2003). 회복력은 예기치못한 적응의 부산물로 정의된다 (Ungar, 2007). 누가 회복력과 적응성을 장애를 가진 아이들에게 필요로 하는가? 따라서 우리 아이들이 할 수 있는 모든 것들이 될 수 있도록 하며 위험을 감수할 수 있도록 도와줘야 한다.

성취과 참여를 증진시키기 위해 일상의 위험요소들은 인위적이기 보다는 현실적이어야 한다. 즉, 그들은 진실한 결과를 수반해야 한다 (Dweck, 2000). 나는 실패요인이 없는 여러 작업치료 중재를 보았다. 대표적으로 이 장면을 기억한다. 어린아이가 치료사와 1미터의 거리를 두고 마주 서있었다; 치료사는 아이에게 공잡기를 가르치고 있었다. 아이는 앞쪽으로 팔을 뻗었다. 치료사가 공을 던졌을 때, 그녀의 손가락은 아이를 양치질하는 것처럼 가까웠다. 그녀는 공을 던질 준비가 되었을 때 "공을 봐! 준비 됐어? 팔을 뻗어! 준비 됐어?" 라고 지시했다.

공을 놓치는 것은 사실상 불가능했다. 내가 의문이 들었을 때 치료사는 아이에게 성공적인 상황을 만들도록 지시했다. 그녀는 아이가 "좋은 경험"을 가지기를 원했다. 그녀는 아이의 자존감이 향상되기를 원했다. 그러나 아이는 지루해 보였고, 도전적이지 않았고 확신이 없는 것 같았다.

약속은 학습하기 위해 아주 중요하다. 그리고 약속을 위한 불확실한 희생은 잘 알려져 있다. 예를 들어, Csikszentmihalyi (2000)는 사람들이 중요한 도전에 직면했을 때 최고의 기술을 가지게 되는 것을 강력한 약속 (몰입: flow) 이라고 기술했다. 도전 과제의 난이도와 본성은 사람마다 다르다. 아이는 단지 공받기를 배우는 중이었고, 그래서 도전은 중요하지 않았다. 그러나 이것은 아이가 공을 잡지 못한 이유가 된다.

활동에 집중하기 위한 개인적인 요구나 원하는 것의 양은 사람들마다 차이가 있고, 치료사는 이를 계획과 중재에 있어 고려해야 한다. 그러나 우리는 아이들이 능력이 없기 때문에 불확실성으로부터 보호받아야 한다고 가정해서는 안 된다. 불확실성의 정도는 공장의 기술이 아닌 생산품의 양을 보는 것과 같다.

분명하게 불안함은 좋은 요소가 될 수 있다. 그러나 불안함은 바라던 결과를 이끌어내지 못하는 것으로 묘사된다. 종종 어떤 것들은 심각하게 잘못되기도 한다. 아이들은 상처를 입거나 기대하지 않은 결과에 시달린다. 즉, 아동기의 일상에서 부모, 선생님, 다른 어른들에게서도 두려움을 느낀다는 것을 놀랍지가 않다. Lily의 부모님은 아이가 스케이트보드를 타다가 떨어져도 그녀가 다치지는 않을까 걱정한다. 그녀의 부모는 전문가들로부터 Lily가 참여하는 활동에 대한 많은 걱정과 부모의 양육결정의 일부가 의문스럽다는 것을 인정했다. Lily는 모든 면에서 뛰어난 성인이었다. 그러나 이것은 그녀가 시도했던 모든 것들이 성공적이었음을 말하는 것은 아니다. Lily는 때때로 공을 놓칠 때도 있었고, 시험에서 100점 이하를 받기도 했다.

메시지의 전달 : 작업치료는 공헌 가능한가?

작업치료는 일상주변의 불확실 속에서 가족의 의사결정에 책임있게 공헌할 수 있는가? 작업치료 중재와 일상생활 사이, 일상생활과 일상의 불안정 속에 얽혀 있는 연결들은 감안하였을 때 그렇다고 보기는 어렵다.

중재의 다른 모델은 일상적이고 일반적인 위험을 추구하는 눈에 띄게 다른 방법을 제공한다. 직접적인 중재에서, 작업치료사는 아이들이 필요로 하고 원하는 기술들을 발달시킬 수 있도록 "즉시 도전 가능한 환경"을 제공한다. 적극적인 참여와 가능성 사이의 관계를 고려하여, 치료사는 아이와 환경 둘 다 일치하도록 신중하게 준비해야 한다. 그러면 치료는 "현실"의 많은 자유로운 환경 안에서 아동 스스로 가능한 능력의 한계를 탐험하게 할 수 있다.

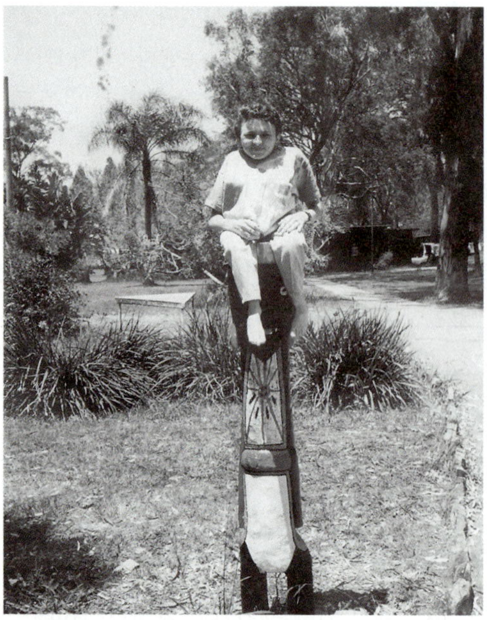

그림 32-10 위에 올라가는 놀이중인 Lily
(Photograph courtesy of Jo Ragen.)

상담에서, 치료사는 그들의 가치를 반영하고 각 가족 구성원들의 요구를 고려하여 지속적인 일상생활을 확립하기 위해 가족들을 돕는다. 실제로 모든 가족들은 아이들의 장애 유무에 관계없이 아이들의 행복을 원한다. 어떤 종류의 일상적인 경험이 아이들의 목표실현을 가능하게 하는가? 물론 그들은 불안함의 정도를 포함하여 경험한다.

능동적인 학습

Katie의 엄마는 그녀의 11살된 딸이 혼자 친구 집에 걸어가는 것을 허락하고는 울었다. 가족들은 골목 끝의 교외지역에 살고 있다. Katie의 친구는 두 골목 떨어진 곳에 산다. Katie와 엄마는 자주 걸어갔었지만 Katie는 경도의 지적 장애를 가지고 있어 엄마는 Katie를 걱정했다. 동시에 Katie의 엄마는 Katie가 독립적으로 살아가는데 필요한 기술들을 준비하지 않아 Katie가 주변을 맴돌까봐 걱정되었다.

여기에서, Katie가 혼자 걸을 때의 장점과 엄마를 동반하였을 때의 장점에 대해 고려해보자. 이 결정은 Katie의 가족들에게 휴식을 줄 것이다. 작업치료사가 의사결정에 도움을 줄 수 있는 몇 가지 방법에는 어떤 것들이 있을까?

핵심정리 (Here's the Point)

- **작업치료는 아이들과 그 가족의 평범하고 일상적인 삶을 추구한다.**
- **일반적으로 작업치료사는 장애를 가진 아동과 그 가족이 일반적인 생활과 일상의 역할들을 가지도록 상징적인 메시지를 전달한다.**
- **ICF는 장애가 일상생활에서 아동의 참여에 영향을 미치는 단 하나의 개인적인 요소임을 우리에게 상기 시켜준다. 작업치료사와 다른 전문가들을 아이들이 진단에 사로잡히지 않도록 매우 주의할 필요가 있다.**
- **회복력은 예상치 못한 적응의 부산물이다.**
- **성취와 참여를 증진시키기 위해서는 일상적인 위험이 실제 결과와 함께 해야 한다.**
- **작업치료는 불확실한 일상을 둘러싼 가족들의 의사결정에 책임있는 방법을 알려줄 수 있다.**

▶ 중재의 다른 모델은 일반적이고 일상적인 위험의 접근을 찾아내는 다른 방법을 제공한다.

요약(Summary)

이 장에서는 표면상으로 단순해 보일 수 있는 중재과정의 각 구성단계 및 복합성에 대해 다시 한 번 언급했다. 우리는 임상적인 지혜와 그 발달에 중요한 역할을 한 사람들에 대해 논의했다. 우리는 "모두에 적합한 하나"의 추론의 한계와 그들의 생각을 바꿀 수 있는 작업치료의 필요성, 각 아동과 가족에 반응하는 행동에 관해 보여주었다.

장난감 상자에는 무엇이 더 있나?

임상적 추론에 따른 다음의 글들은 수련자부터 전문가 모두에게 유용하다.

- Gibson, D., Velde, B., Hoff, T., Kvashay, D., Manross, P. L., and Moreau, V. (2000). Clinical reasoning of a novice versus an experienced occupational therapist. *Occupational Therapy in Health Care, 12*, 15–31.
- Harmon, D. (1993). Clinical reasoning: The making of an expert. *Journal of Occupational Therapy Students, 7*, 31–35.
- Robertson, L. J. (1996). Clinical reasoning, Part 2: Novice/expert differences. *The British Journal of Occupational Therapy, 59*, 212–216.
- Schell, B. A. B., and Schell, J. W. (Eds.) (2008). *Clinical and professional reasoning in occupational therapy.* Baltimore, MD: Lippincott, Williams, & Wilkins.
- Strong, J., Gilbert, J., Cassidy, S., and Bennett, S. (1995). Expert clinicians' and students' views on clinical reasoning in occupational therapy. *British Journal of Occupational Therapy, 58*, 119–123.
- Unsworth, C. A. (2001). The clinical reasoning of novice and expert occupational therapists. *Scandinavian Journal of Occupational Therapy, 8*, 163–173.

참고문헌

Benner, P. (1984). *From novice to expert: Excellence and power in clinical nursing practice.* Menlo-Park, CA: Addison Wesley.

Bundy, A. C. (1995). Assessment and intervention in school-based practice: Answering questions and minimizing discrepancies. *Physical and Occupational Therapy in Pediatrics, 15*, 69–88.

Christensen, P., and Mikkelsen, M. R. (2008). Jumping off and

Christensen, P., and Mikkelsen, M. R. (2008). Jumping off and being careful: Children's strategies of risk management in everyday life. *Sociology of Health & Illness, 30*, 112–130.

Crisp, R. (Ed.). (2000). *Nicomachean ethics.* Cambridge, UK: Cambridge University Press.

Csikszentmihalyi, M. (2000). *Beyond boredom and anxiety: Experiencing flow in work and play.* San Francisco: Jossey Bass.

Diener, M. L., and Lucas, R. E. (2004). Adults' desires for childrens' emotions across 48 countries: Associations with individual and national characteristics. *Journal of Cross-Cultural Psychology, 35*, 525–547.

Douglas, M. (1992). *Risk and blame: Essays in cultural theory.* London: *Routledge.*

Dweck, C. (2000). *Self theories: Their role in motivation, personality and development.* Hove: Psychology Press.

Fleming, M. H. (1991). The therapist with the three-track mind. *American Journal of Occupational Therapy, 45*, 1007–1014.

Giddens, A. (1991). *Modernity and self-identity: Self and society in the late modern age.* Stanford: Stanford University Press.

Kaplan, C., and Telford, R. (1998). *The butterfly children: An account of non-directive play therapy.* New York: Churchill Livingstone.

Lupton, D. (1999) *Risk.* London: Routledge.

Mattingly, C. (1991a). The narrative nature of clinical reasoning. *American Journal of Occupational Therapy, 45*, 998–1005.

Mattingly, C. (1991b). What is clinical reasoning? *American Journal of Occupational Therapy, 45*, 979–986.

Mattingly, C., and Fleming, M. H. (1994). *Clinical reasoning: Forms of inquiry in a therapeutic practice.* Philadelphia: FA Davis.

Mattingly, C. (1998). *Healing dramas and clinical plots: The narrative structure of experience.* Cambridge, UK: Cambridge University Press.

Rassafiani, M., Ziviani, J., Rodger, S., and Dalgleish, L. (2009). Identification of occupational therapy clinical expertise: Decision-making characteristics. *Australian Journal of Occupational Therapy, 56*, 156–166.

Rogers, J. (1983). Clinical reasoning: The ethics, science and art, *American Journal of Occupational Therapy, 37*, 601–616.

Schein, E. H. (1999). *Process consultation revisited: Building the helping relationship.* Reading, MA: Addison Wesley.

Schön, D. (1983). *The reflective practitioner: How professionals think in action.* New York: Basic.

Schön, D. (Ed.). (1991). *The reflective turn: Case studies in and on educational practice.* New York: Teachers College.

Statler, M., and Roos, J. (2007). *Everyday strategic preparedness: The role of practical wisdom in organizations.* New York: Palgrave Macmillan.

Stephenson, A. (2003). Physical risk-taking: dangerous or endangered? *Early Years, 23*, 35–43.

Tulloch, J., and Lupton, D. (2003). *Risk and everyday life.* London: Sage.

Ungar, M. (2007). *Too safe for their own good: How risk and responsibility help teens thrive.* Toronto, Canada: McClelland & Stewart.

Winnicott, D. W. (1971). *Playing and reality.* New York: Routledge.

World Health Organization. (2001). *The international classification of functioning, disability and health.* Geneva: WHO. http://www.aihw.gov.au/publications/index.cfm/title/9329.

용어 정리 (Glossary)

Ayres 감각 통합(ASI) Ayres Sensory Integration (ASI): A. Jean. Ayres (1989)에 의해 설명된, 감각통합 이론의 핵심 원리와 특징적인 중재를 기반으로 한 치료 접근법으로 클라이언트의 복잡한 감각 정보를 처리하기 위해 사용하는 필수 중재 구성, 측정을 위한 평가 방법, SI 이론이 포함.

Edward Thorndike : 아동이 자신의 환경과 상호작용을 통해 학습을 한다는 가설을 세운 미국의 심리학자. (1874–1949)

Jean Piaget : 아동의 인지 발달에 대한 진화를 제안한 스위스의 발달 심리학자, 철학자. (1896–1980)

TO = E + P Transition Outcomes = Environment + Person: 결과 (행동)의 전이는 환경 (지지, 중재, 경험, 장소)과 사람 (성격, 동기, 능력)의 조합, 이 공식은 장애를 가진 특정 학생을 위한 전환 서비스의 결과는 학생의 환경의 결과라는 것을 개념화 함.

Type 1 척추근육위축 Type I Spinal Muscular Atrophy (SMA): SMA의 대부분은 급속한 진행 유형이며, 6개월 이전에 발병 또는 어떤 경우에는 자궁 내에 있을 때 발병한다. 유아의 저긴장증을 특징으로 하며, 독립적인 앉기 능력을 제한한다. 식사와 호흡에 크게 영향을 주며, 일반적으로 3세 이전에 사망을 초래한다. 또한 급성 소아 SMA 또는 Werdnig – Hoffmann 질환으로 알려져 있다.

Type 2 척추근육위축 Type II Spinal Muscular Atrophy (SMA): 초기 또는 유년기 이후에 발생하며 증상이 늦게 나타나는 덜 심한 형태의 SMA. 질병은 약화의 더 진행하지 않고 안정되는 기간을 가진 변수가 있는 임상과정을 가지고 성인까지 수명을 늘릴 수 있다. 제 2형 SMA 어린이들은 독립적인 앉기와 서기를 배울 수 있으며, 이동할 수 있다. 식사의 문제는 볼 수 없다. 또한 만성적인 또는 중간의 SMA로 알려져 있다.

Type 3 척추근육위축 Type III Spinal Muscular Atrophy: 적어도 5세 – 15세 사이에 증상이 진행되는 SMA. 독립적인 보행은 하반신의 근력의 급속한 손실에도 불구하고, 종종 성인기까지 잘 유지된다. 비록 하지의 근력 감소가 지속되지만, 질병은 안정될 수 있다. 임상적으로 봤을 때 듀센형 근위축증과 유사하다 (즉, 보행, 계단오르기, 바닥이나 의자에 앉은 위치에서 상승이 어려움). 또한 Kugelberg–Welander 증후군이라고 알려져 있다.

X-관련 열성 유전장애 X-linked recessive disorder : 주로 남성에 영향을 미치는 X 염색체의 유전자에 있는 돌연변이에 의한 상속 패턴. 남성들은 어머니로부터 한 돌연변이 유전자를 받아 X – 관련된 열성 질환을 상속한다.

가상 컨텍스트 Virtual context: 텔레비전, 비디오, 컴퓨터, 개인 디지털보조 또는 핸드게임과 같은 통신기를 또는 컴퓨터를 통해 신체적 접촉하지 않고 발생하는 환경.

가상공간 Virtual context : 텔레비전, 비디오, 컴퓨터, 개인 디지털 보조 또는 휴대용 게임기와 같은 통신기구 또는 컴퓨터를 통해 신체적 접촉 없이 발생하는 환경.

가우어징후 Gowers' Sign : 몸 쪽 근육의 약화로 인해 바닥에서 일어날 때, 자신의 다리에 손과 팔을 지지해 일어나는 것.

가정 Assumptions:: 시험해 보거나 질문해 보지 않고도 이론가들이 사실이라 여기는 생각.

가정 Postulates : 개념들을 연결하는 간단한 고리 또는 이론의 개념 사이들의 관계로서 개념, 정의 그리고 가정은 이론의 필수 요소.

가족 Family: 감정적 지속을 공유하는 개개인의 모임.

가족 강점의 관점 Family strengths perspective: 모든 가족은 강점을 가지고 있으며 가정을 위해 치료사들은 자녀의 요구를 충족하기 위해 강점을 파악하고 활용하여 가족의 기능을 향상할 수 있도록 환경을 파악하여 서비스를 제공해야 함.

가족 중심의 기능적 치료 (FCFT) Family-Centered Functional Therapy (FCFT): 동적 체계 이론과 가족 중심의 돌봄을 원리로 하는 중재 접근법으로 아동은 시도하고 다양하며 흥미 있지만 수행이 어려운 운동을 기반으로 과제를 수행해야 한다는 것을 부모가 이해해야만 함. 치료사는 부모와 함께 자녀의 작업 기능을 방해하는 환경 요소를 식별하여 지원하며, 치료는 환경 및 작업 제약 조건의 변화에 초점.

가족 중심의 조기 중재 Family-centered early intervention: 중재의 초점은 아동뿐 아니라 가족들도 함께 조기에 중재를 한다는 것으로 가족의 선택, 가족의 강점 그리고 전문가와 가족 간의 관계에 대한 성숙을 강조.

가족 타협 Family accommodation: 조직과 일상을 유지하기 위해 자주 충돌하게 되는 요구와 상황을 조화시키는 과정.

가족 프로젝트 Family project: 일상화 일치하고 의미가 있으며 유지되어야 함.

가족의 선택 Family choice: 조기 중재 (EI)를 이끄는 개념으로 목표를 개발하고 중재 계획을 짜는데 가족 구성원이 관련 문제에 있어서 최종 결정을 내려야 한다는 것으로 전문가는 가족들이 객관적 판단을 내릴 수 있도록 정보를 공유해 주어야 함.

가족의 선행 능력 Family proactivity: 경제적 개념과 지리적, 인구적 환경 속에 기회를 창조하고 도전할 수 있도록 하는 가족의 능력.

각막 Cornea: 홍채를 보호하는 맑고 둥근 막; 망막에 초점을 맞추기 위해 빛의 광선이 굴곡하여 눈에 들어감.

감각 Sensation: 감각의 주관적 경험.

감각과반응(SOR) Sensory Overresponsivity (SOR): 보통의 감각에 높아진 반응을 나타내는 특성. Donn은 SOR이 전형적인 감각경험을 거슬려하거나 감각에 압도되는 결과를 가진다고 하였음. SOR을 보이는 사람들은 빠르게, 잦은 빈도, 또는 더 오랜 시간 동안 반응하며 교감신경계가 활성화되어 방어반응, 강한 부정적 감정을 가짐. SOR은 하나 또는 여러 감각계에서 발생할 수 있음.

감각구별 Sensory discrimination: 다른 자극의 식별 및 입력된 감각의 시간적 및 공간적 특성의 의미를 만드는 능력.

감각되먹임 Sensory feedback: 지속적으로 원하는 행동을 비교하기 위하여 신경계에 계속적으로 개인의 수행된 행동에 대한 감각정보를 매순간 전송. 운동목표를 달성하기 위한 움직임을 통해 입력된 전정과 고유감각에 반응하여 신체를 지속적으로 조정.

감각양상 Sensory modality: 감각입력의 종류. 시각, 청각, 후각 (냄새), 미각 (맛), 촉각, 전정감각과 고유수용성감각을 포함.

감각저반응 Sensory Under-Responsivity (SUR): 전형적인 감각에 감소된 반응을 특징으로 함. Dunn은 감각에 대한 높은 신경학적 역치로 인한 결과로 설명. SUR을 가지는 사람은 졸리거나 흥미가 없어 보일 수도 있으며 그들은 주의력이 저하되고 내적인 관심을 가진 것처럼 보임. 활동은 제한되고 관심이 없거나 수동적으로 보일 수 있음.

감각조절장애 Sensory Modulation Disorder (SMD): 감각입력과 처리, 등록에 어려움을 나타나는 장애로 감각정보의 빈도나 강도, 환경에 관계하여 단계적으로 행동을 생산하는데 어려움을 유발. 예측가능한 환경에 일관되지 못한 반응. 아이들은 일상에서 새로운 도전에 맞닥뜨렸을 때 적응하는데 어려움을 가짐. 이와 같은 어려움은 발달적으로 부적절한 감정과 주의력의 결과를 가져옴. SMD는 다음과 같은 3가지로 분류. 감각과반응 (sensory over-responsivity), 감각저반응(sensory under-responsivity), 감각추구 (sensory seeking).

감각처리 Sensory processing: 환경(외부와 우리의 신체 내부 모두)으로부터의 감각의 수용과 통합, 그리고 그것을 환경과 상호작용하기 위하여 사용. 우리는 환경과 효과적인 상호작용을 일으키기 위하여 감각을 받아들이고 사용하는 것을 이해.

감각처리장애 (SPD) Sensory Processing Disorder (SPD): 몇 가지 기능 장애를 설명하는 포괄적 용어(예; 감각조절 장애, 감각을 기반으로 하는 운동장애, 감각구별 장애)로 감각의 통합적 처리와 관계.

감각추구 (SS) Sensory Seeking (SS): 증가된 강도, 빈도, 감각 입력의 시간을 얻기 위해 강한 움직임을 특징으로 하는 감각반응. 감각의 높은 역치를 가지는 개인에게서 보이며 각성수준을 높이거나 더 많은 감각입력을 얻기 위해 노력함. 다른 감각시스템에서의 과반응을 약화시키기 위한 수단으로도 해석될 수 있으며 충동적이고 공격적인 행동을 보일수도 있음.

감각통합 Sensory integration: 감각사건의 등록을 포함하는 처리, 사건과 방향의 중요성. 한 가지 이상 적합한 감각 입력의 처리와 통합. 감각을 사용하여 환경 내에서의 반응인 적응반응과 목적 있는 행동을 생산.

감각통합이론 Sensory Integration (SI) Theory : A.Jean Ayres: A.Jean Ayres (Ayres, 1972, 1979, 1989)에 의하여 감각처리 장애의 사정, 평가, 중재를 안내하기 위하여 발전. 감각통합은 감각정보의 적절한 처리와 통합이 학습과 적응행동을 위한 기초.

감각피드포워드 Sensory feed forward: 행동을 위한 계획에서 개인적인 준비와 환경의 조건이 일치하는지를 결정하는데 사용됨. 환경과 관련된 행동을 위한 의도된 운동계획을 조정하여 신체움직임을 가능하게 함.

감각회피 Sensory Avoidant (SA): 일반적으로 입력되는 감각을 혐오적으로 인식하여 회피경향을 나타내는 감각반응. Dunn에 의해 각성을 조절하는 방법으로 설명됨. 감각회피를 가진 아이들은 모든 감각자극들을 피하고 저항하기 위해 높은 주의력을 보일수도 있음. 또는 그들은 제한된 활동 및 회피행동의 결과로 불안함을 가질 수도 있음.

강도 Intensity: 자극의 강도; 각 양상마다 다름.

강박 장애 (강박 신경증) Obsessive-Compulsive Disorder: 불안장애의 경우, 불안을 일으키는 생각이 밀려오거나 그것에 집착하게 되는데; 그 불안을 감소하기 위한 반복적인 행동과 충동에 대한 것들이 나타나는 것.

개념 Concepts: 관찰된 현상을 설명한 것으로 개념, 정의 그리고 가정이 이론의 필수 요소.

개성적 교육 프로그램 (IEP) Individualized Education Program (IEP): 교사와 학교 직원, 가족, 학생 그리고 치료사는 아동의 교육 프로그램에 대한 장소와 사용할 전략, 그리고 팀원과 요구되는 자원을 학생에 맞게 결정.

개인 일상생활 활동 (PADL) Personal Activities of Daily Living (PADL): 자신의 신체를 돌보는 위주의 활동으로 자기관리, 기본 일상생활 활동 (BADL) 또는 일상생활 활동 (ADL)이라고도 하며 목욕, 샤워, 대소변 관리, 옷 입고 벗기, 먹기, 식사하기, 기능적 이동, 개인 용품 관리, 개인 위생 및 몸치장, 성생활, 화장실 위생이 포함.

거시 체계 Macrosystem: 법률, 문화적 가치, 관습을 포함한 아동의 환경에 대한 외부 층.

검사 Testing: 정보를 수집하는 전문화된 도구의 사용을 포함한 평가의 한 형태. 테스트는 인위적인 상황에서 만들어 평가하며, 특히 그것들은 표준화된 방법으로 실시할 수 있음.

경직형 뇌성마비 Spastic Cerebral Palsy: 과긴장과 과반사의 특성을 가지는 뇌성마비의 분류. 경직형 뇌성마비를 가지는 개인은 다양한 분포와 손상의 정도를 가짐. 대부분의 케이스에서 대뇌피질영역 또는 백색질의 손상이 원인이 됨.

공동 상담 Collaborative consultation: 단체의 해결책을 정하는 처리과정 전체를 기반으로 제공되는 서비스. 부모와 교사가 새로운 지식을 발전시키고 이해하며, 문제 해결을 위한 기술에 대해 이해하여 구체적인 해결책을 개발.

과긴장증 Hypertonia: 움직임에 대한 근 긴장과 저항의 증가가 나타남.

과제 Mission: 개인 또는 팀의 목표에 도달하기 위한 활동.

과제관련지침 Task-Specific Instruction (TSI) : 다른 연관된 작업을 통해 기본적 운동의 원칙을 배우면서 아이가 효율적으로 특정 작업을 수행하는 방법을 배우게 된다는 가정을 근거로 두는 직접적 기술교육 접근법.

관계 기반 치료 Relationship-based care: 가족 중심의 치료에서, 관계에 대한 구체적인 개념을 제공하는 것으로 가족 중심의 관점을 지지하지만 모든 관계를 이야기; 1) 특히 부모-자식 관계의 증진, 2) 아동과 가족이 사회-정서적 환경에 함께 하는 것, 3) 중재의 과정을 중요시 하는 것이 포함.

관념화 Ideation: 환경에서의 활동 가능성을 개념화하고 지각하는 것을 포함한 인지 측면의 실행.

관념화, 배치 및 검토 위원회 (IPRC) Identification, Placement and Review Committee (IPRC): 특수한 학생에게 알맞은 교육의 종류를 배치해주며, 부모/보호자 그리고/또는 학생 (16세 이하의 경우)의 논의를 기초로 하여 IPRC는 학생에게 알맞은 교육 프로그램 또는 서비스를 심사숙고한다. IPRC는 법률에 따른 특수 교육 규정과 교육법령에 따른 Ontavio의 교육 시스템에 의해 제공.

관련 서비스 Related services: 장애 아동에게 필요한 모든 발달 교정 및 지원 서비스를 제공.

광수용기 Photoreceptors: 화학 반응에 의해 빛이 망막에 투사되도록 하는 막대 세포와 원뿔 세포를 말함.

교육법 (1981) Education Act: 1978년 Warnock Report에 의하면, 선구적 통합은 특수 교육을 필요로 하는 아동들을 위해 필요한 주 시설을 공급하는 것으로 아동의 교육을 위해 지방 교육기관 (CEA) 에서는 아동에게 요구되는 교육과 그것을 위한 기관에 대해 보고할 책임이 있다는 것.

교육을 기반으로 하는 평가 Curriculum-based assessment: 학습과 아동의 발전 과정을 평가하기 위해 매주 반복적인 검사를 수행할 때에 교육과정의 자료를 사용하는 것.

구강 단계 Oral phase: 먹기의 단계로 단단한 음식이나 액체를 씹고 음식덩어리를 삼키는 과정으로 혀와 입술, 턱의 적절한 협응과 각성과 처리 감각의 조화가 요구됨.

구강 이동기 Oral transport phase: 구강의 뒤 쪽으로 음식이나 액체가 혀에 의해 움직여져 삼킴을 유발.

구별 평가 Discriminative assessment: 아동의 개개의 진보 또는 진퇴가 얼마큼인지를 결정하고 나타내기 위해 아동에 대해 파악하는 것으로 표준 집단 (보통 발달 중인 아동이다.) 아동의 기능 비교가 포함.

국민 건강 서비스 (NHS) National Health Service (NHS): 영국의 의료 시스템을 관리하는 공적 기관.

근 긴장 Muscle tone: 근육의 휴식 상태에서는 저긴장증 (낮은 근 긴장), 과긴장증 (높은 근 긴장)이 중간적으로 분배되어 유지되며 일반적으로 근 긴장은 중력에 대해 직립을 유지하는데 기반을 제공.

근 위축 Muscle atrophy: 근육의 질량이 감소하거나 근육이 약화되는 질병.

근 이영양증 Muscular Dystrophy (MD): 어린 시절 나타나는 유전적 근육 신경학적 장애로 근육의 섬유와 근육의 진행성 파괴로 인해 근 질환이나 근육 위축이 임상적으로 나타나는데, 일반적으로 연쇄 X 염색체 열성 유전자의 변이를 원인으로 보고 있음.

근 질환 Myopathy: 근육의 질병.

근긴장이상 Dystonia: 반복적인 움직임과 자세의 이상, 강직의 원인이 되는 과도하거나 불충분하고 비정상적인 근 긴장 상태.

급성 Acute: 짧은 시간 동안 빠르고 급하게 일어난 질병이나 상태.

긍정적 행동 자원 (PBS) Positive Behavioral Support (PBS): 문제 행동 최소화와 사회적 학습 결과를 달성하기 위한 장기 전략. PBS의 접근 방식으로는 성공적 결과를 위해 필요한 지원을 제공하고 더 적절한 행동을 가르치며, 부적절한 행동을 줄이기 위해 설정되고 단계화 된 체계를 분석하고 변경하는 것.

기본적 일상생활활동 (BADL) Basic Activities of Daily Living (BADL): 자신의 신체를 돌보는 위주의 활동으로 자기관리, 일상생활 활동 (ADL) 또는 개인적 일상생활 활동 (PADL)이라고도 하며 목욕, 샤워, 대소변관리, 옷 입고 벗기, 먹기, 식사하기, 기능적 이동, 개인 용품 관리, 개인위생 및 몸치장, 성생활, 화장실 위생이 포함.

기술적 평가 Descriptive assessment: 목적에 의한 평가의 한 분류로 아동의 개개의 영역과 한계에 대해 파악.

낭성이분척추 Spina Bifida Cystic: 척추궁에서 척수 및 수막의 돌출 시 유발되는 이분척추의 형태. 이분척추는 수막류와 척추수막류 두가지 형태로 나타날 수 있음.

내부 제어 Internal control: 제어의 근원에 과한 것으로 활동과 관련하여 누가, 어떻게, 무엇이 능력에 대해 결정하는지를 제공하며, 제어자에게 본질에 대한 선택권을 줌.

노숙자 Homelessness: 그들은 적당한 주거지를 얻거나 유지할 수 없기 때문에 생활 수박 시설이 없는 상태로 분류.

녹내장 Glaucoma: 시각 신경의 손상으로 인해 시력 입력과 전송에 문제가 생겨 시력이 저하되거나 손실된 것. 눈 안에 있는 유체의 압력 증가가 원인.

뇌성마비 (CP) Cerebral Palsy (CP): 저산소증으로 뇌세포가 파괴되어 일어난 뇌손상으로, 비진행적인 운동, 자세 장애가 나타남. 출생 전 (예 : 태반의 불안정, 독소 또는 감염), 출생 시 (예 : 조산, 출생 시 탯줄이 태아의 목을 감음, 출생 시 외상), 출산 후 (예 : 사고로 인한 뇌손상)에 일어날 수 있음.

뇌손상 (ABI) Acquired Brain Injury (ABI): 갑작스러운 외상으로 인한 머리의 손상으로 정상적인 뇌기능에 혼란을 야기시키며 외상성 뇌손상 (TBI) 이라고도 함.

뇌수종 Hydrocephalus: 뇌척수액의 축적으로 인해 뇌심실 내부의 압력이 증가한 것.

다관계 모델 Interdisciplinary model: 협력적 접근법은 환자의 치료라는 공통의 목표를 달성하기 위해 팀 구성원이 정보를 공유하고 개별적 결과를 논의하는 것을 장려하는, 공식 및 비공식적인 상호작용으로 팀으로, 일반적으로 서로 의존하지만 다른 분야의 전문가로 구성.

다발적 외상 Multitraumatic injuries: 갑작스러운 발병으로 응급 의료 개입이 필수적이며, 긴 세월 동안 직업에 종사하는데에서 영향을 미침.

단기목표 Short-term goal: 더 큰 성취를 위한 작은 성취의 단계. 객관적임.

달팽이관 Cochlea: 내이에 위치하고 토노토픽으로 배열되어 있으며 청각의 감각기관을 이루고 있음. 고막을 치는 음파 진동에 의한 유동체의 움직임의 결과로 달팽이관 굽힘 내의 유모세포에서 청각신경을 활성화.

달팽이관 이식물 Cochlear implants: 달팽이관을 자극하는 보철 장치. 마이크 장치는 최대 환경의 소리를 수정하여 달팽이관 이식물의 전극에 신호를 전송. 장치가 활성화되면 뇌에 청각 정보가 전달.

달팽이핵 Cochlear nucleus: 각각의 귀의 양반구의 청각 피질 두 연결로에서 청각 뉴런과 나눠진 섬유가 중뇌로 연결되는 것이 반복.

대뇌 피질의 시각 장애(CVI) Cortical Vision Impairment (CVI): 주변부의 시각 체계 기능은 정상적이지만 뇌의 시각을 처리하는 체계가 눈이 본 그대로 해석을 하지 않음. 산소 부족, 머리 외상, 뇌수종 또는 감염으로 시각 피질이나 망막에서 나온 신경로의 이상으로 인해 나타남.

대뇌류 Encephalocele: 두개골 밖으로 낭의 점막이 돌출된 것.

도식기억 Schematic memories: 시간, 장소의 기억

독립적 실행 지역 Emerging practice areas: 작업치료의 전문 기술과 교육 성장을 위해 필요한 사회적 요구를 충족할 수 있는 지역으로 일반적으로 대부분이 기업이며, 그를 위해서 일부 전문 교육이나 인증 또는 경험을 필요로 함.

동공 Pupil: 눈으로 빛이 통과하는 양을 조절하는 홍채

중앙의 원.

동일시 Sameness:: 인간과 자아정체성의 일반적인 측면의 인식을 통하여 다른 사람과 식별.

동적 체계 이론 Dynamic systems theory: 때로는 동적 체계라 일컬어지는 이 이론은 움직임의 상호과정 작용과 생물학, 물리학적 체계, 생산적 기능 움직임의 차이점에 대해 강조; 자조 조직의 처리과정의 결과로 고유적 특성 움직임 형태가 나타남. 이 이론은 운동 체계의 한 요소가 변경되면 이것이 전체 체계에 영향을 줄것이라고 가정.

두려움 Fear: 인식의 위협으로 만들어진 비참한 감각으로 임박한 위험을 경고하고 개인의 탈출이나 특정 상황을 피할 수 있도록 하는 정상적인 반응.

듀센 근 위축증 (DMD) Duchenne Muscular Dystrophy (DMD): 근 위축의 가장 흔한 유형; 디스트로핀 유전자의 연쇄 X 염색체의 유전적 변화를 원인으로 한 중요 단백질과 디스트로핀의 부재. 질병의 과정은 느리지만 진행형이며 일반적으로 청소년기 또는 초기 성인기에 사망. 아동 초기에 발병하여 굴곡근의 이상 비대를 시작으로 골반 근육 조직의 약화가 나타나고 자주 낙상하며 트레델렌버그 보행과 계단이나 언덕을 오르는 것이 어려워짐. 질병의 진행 증상은 근육 질량 감소, 신전근의 약화, 구축, 근력과 균형의 저하, 척추전만증, 척추후만증 그리고 심장과 호흡기관의 이상이 나타남.

레버 선천성 흑내장 Leber's congenital amaurosis: 유전적으로 막대, 원뿔 세포가 발달하지 못한 상태로 시력 장애의 정도가 약하거나 전체 시력 상실 등으로 다양한 증상이 나타나며, 안구진탕은 일반적으로 보여짐.

렌즈 Lens: 홍채와 각막의 작용과 함께 망막에서 빛이 굴곡되어 초점을 맞추는 뒷쪽의 반투명한 구조로, 다양한 거리에서 물체에 집중할 수 있도록 눈의 초점을 조절하기 위해 모양을 변형.

만성 Chronic: 시간이 지나면서 천천히 발전하고 영구적이며 지속적인 상태의 특징을 가지는 질병.

망막 Retina: 안구의 후부 벽에 빛에 민감한 부분

망막세포변성 Retinitis Pigmentosa (RP): 유전, 특히 막대에 영향을 미치는 망막의 악화 상태. 주변시력의 손실이 진행되며 최종단계까지 중심시력은 일반적으로 손상되지 않은 채 유지된다. 특징은 야맹증과 반사감도를 포함.

망막의 황반 Macula: 구체적인 시각 및 색상 지각에 대한 기능을 하는 망막의 영역.

먹기 Eating: 고체 또는 액체 음식의 조작과 입 안에서의 유지, 삼키는 것 등의 구강 능력으로 빨기와 삼키기, 타액 조절, 마시기 그리고 숟가락에서 음식 제거하기까지 포함. 다음과 같은 신체 구조를 조작해야 함: 턱, 입술, 뺨, 혀, 치아, 구개 및 호흡 체계.

메니에르 증후군 Meniere's Disease: 내이의 유체의 부피 변화에 의해 귀의 충만함, 이명, 현기증, 청력 변화가 나타남.

명시 Explicit: 완전하고 명확한 표현 정보를 제공.

모니터링 Monitoring: 자녀가 성공적으로 참여에 필요한 기술을 개발하고 있는지 지속적으로 확인할 수 있는 간접적 중재 방식.

모임 구성원의 범위 Extended team members: 가족과 친구 그리고 중요 정보 및/또는 서비스를 제공하는 전문가.

모임에 대한 권한 분배 Collective empowerment: 참여한 팀에 대한 결정을 위해 전문가와 가족 간의 동등한 역할과 능력의 공유를 강조 하는 새로운 가족 개념의 모델로, 비공식적인 의사소통 자원 및 네트워크뿐 아니라 공식적인 체계까지도 가족들이 접근할 수 있도록 이끄는데 초점을 맞추고 있음.

목표 Goals: 잠재적인 실형 가능성으로, 지정된 틀 속에서 시간과 학습, 달성을 통해 기대 수준을 반영하기 위해 노력하는 것으로 서비스 제공에서의 목표는 아동이나 가족들이 미래에 획득할 수 있는 가능성.

목표 Objective: 큰 목적을 위한 작은 성취의 단계로 단기간의 목적이라고도 함.

무도병 Chorea: 손, 발이나 얼굴 근육의 불규칙적이고 경련적, 불수의적인 운동.

무안구증 Anophthalmia: 임신 기간 동안 태아의 눈이 발달하지 않은 경우 나타남. 두 눈 모두가 그럴 경우 앞을 볼 수 없음.

무정위운동증 Athetosis: 기저핵의 병변에 의해 몸부림치는 것과 같은 사지의 움직임이 불수의적으로 나타나는 것으로 뇌성마비의 한 분류.

문제 해결의 예측 Anticipatory problem-solving: 주어진 상황에서 일어날 수 있는 문제들을 예측하고, 그 문제들을 해결할 수 있는 해결책을 제시하는 능력. 아동의 일상생활 교육활동이나 아동이 말하는 문제들, 새로운 환경의 낯선 일상생활과제나 실행 과제를 시도할 때의 스트레스를 줄이는 해결책에서 예방적 접근법으로 사용됨.

문화 Culture: 이익, 가치, 태도 그리고 사회 또는 사람들의 특정 행동을 반영하는 것들에 대해 지각하고 적응하는 학습, 공유된 패턴으로 서비스를 공급하는 기관 또는 전문가에 대한 신념과 고용 실행을 통해 중재의 정황 아래에 문화를 조화시킴.

문화간의 능력 Intercultural competence: 문화적 유능함으로

능력과 지식을 사용.

문화의 일반적 기능 Culture general competence: 모든 인간들끼리 문화적으로 상호작용하는 것을 인식하는 능력과 지식.

문화의 특수한 기능 Culture specific competence: 의미 있는 방식과 고유한 문화적 사회 내에서의 기능의 능력과 지식.

문화적 활동 Cultural activities: 개인의 평범하고 익숙한 일상생활의 작업이나 상호작용, 특정한 문화 등.

물리적 상황/환경 Physical context/environment: 침실 설치, 집에 대한 접근성과 욕실 상황, 얼마나 많은 방의 집에 살고 있는 지와 같은 개인이 참여하고 있는 환경 모두.

미숙아망막증 Retinopathy of Prematurity (ROP): 기본적인 망막 혈관의 성장이 멈추고 비정상적인 혈관이 성장하고 있는 상태로 조산과 관련. 망막 분리의 결과로 시력감소나 실명의 위험 증가.

미시 체계 Microsystem : Bronfenbrenner의 생태 모델에서 층이 가장 직접의 접촉을 가졌으며, 아이에게 가장 가까운 것으로 아이의 즉각적 환경과, 함께하는 관계와, 상호작용을 포함하여 가족, 학교, 지역 또는 주간 보육 환경뿐 아니라 이러한 장소에서의 일상적 활동을 포함.

반사 항진 Hyperreflexia : 감각의 반사 반응의 증가로, 중추신경 억제 기능의 중단이나 신진 대사 질병에 의해 발생.

반사적 듣기 Reflective listening: 정확하게 이해되었는지 확인하기 위해 다시 생각을 제공하려는 의사소통 능력.

발달 협응 장애 (DCD) Developmental Coordination Disorder (DCD): 연령에 맞게 습득해야 하는 운동 기술에 대한 지연이 두드러지게 나타나는 학습에 기반을 둔 운동 장애로, 서투르고 불충분한 협응 능력이 결과로 나타남. DCD 경향이 있는 아동들은 움직임의 정확성, 정밀도 그리고 일관성이 또래보다 느리게 나타남. 발달장애의 원인은 알려져 있지 않음.

발달적소 Developmental niche: 기술, 행동, 태도 및 가치를 학습하기 위해 개개인을 지원하는 처리과정과 활동의 공간.

방사 화상 Radiation burns: 화상의 종류 중 하나로 대부분 방사선 (즉, 햇빛)의 노출에 의해 발생.

백내장 Cataracts: 망막 수용체 세포에 도달하는 명확함의 결함이 원인인 장애.

백색증 Albinism: 멜라닌 색소의 생산 이상으로 인한 유전적 상태로 눈 (안구백색증)과 모발이나 피부 (피부백색증)에 나타남. 일반적으로 시력 손상, 안구 진탕, 빛에 대한 공포가 동반.

법률 Legislation: 법을 만드는 과정을 통해 만들어진 것.

법적인 맹인 Legally blind: 최상의 시력 민감도가 6/60 (20/200) 또는 이하 이며, 최대한 보정했을 때에도 수정 가능한 최고점이 20도 이하 정도인 경우.

병적 사지 절단 Pathological amputations: 질병에 의해 불가피하게 하나 이상의 사지 또는 사지의 부분을 절단하는 것.

보조공학 Assistive technology: 장애를 가진 개인의 기능적 능력을 유지하거나 향상시키기 위해 사용하는 장치, 장비 또는 생산체계.

보조도구 프로그램 Assistive devices programs: 캐나다에서 장기간 신체 장애를 가지고 살아가는 사람들을 위해 개인 보조도구를 구입 시 소비자 중심의 지원과 자원을 제공하는 프로그램. 프로그램의 세부 사항은 지역별로 다름.

보조작업치료사 (COT) College of Occupational Therapists (COT): 영국의 작업치료 전문가와 실무자를 위한 전문적인 체계로서, COT는 작업치료사를 위한 전문적이고 교육적인 기준을 준비해야 할 책임이 있음. 국제적 국가와 영국 전역의 정부 정책 자문 모두에서 전문직으로 상징되고 있음.

보호 요인 Protective factors: 현재 나타나는 위험에 대한 저항력을 제공하며 위험을 중재하고, 장애 또는 장애의 영향을 감소하는, 보상 요인.

본질적 동기 Intrinsic motivation: 약속이나 보상의 결과보다는 사람으로서 본질적으로 나오는 동기로 재미가 동반된 활동에 참여시에는 능력을 발현한다거나 또 다른 이익을 위해서 활동하는 것.

부모 Parent: 생물학적 관계가 있는, 자녀에 대한 책임을 갖고 있는 개인(들).

불안 Anxiety: 근심과 걱정의 감정; 억제할 수 없고 불가피하다고 느끼는 위협으로부터의 결과를 예상하는 것으로 현실이 아님.

불안 장애 Anxiety disorders: 일상생활을 하는데 심각하게 문제가 있으며, 적어도 4주가 지나고 나서도 완고하고 과도한 고민, 두려움, 걱정을 보이는 형태가 나타남.

비계 Scaffolding: 성공적인 결과를 위한지지 또는 틀 안에서의 과제수행 또는 학습을 포함.

비공식적 검사 Informal test: 개인의 기능을 비공식적으로 검사하는 것으로 정당하고 신뢰성 있는 근거가 부족하며 편견이 있을 수도 있음. 종종 치료사들은 표준 도구가 없거나 특정 도구가 필요할 때, 또는 표준화된 평가를 만들기 위해 정보를 수집할 때 만들어 냄. 결과는 공식적인 목표를 위해서는 사용하지 않음.

비대 Hypertrophied: 부피, 발달, 복잡함의 증가로 근육과 관계 시, 근육의 부피 증가.

비범주화 Non-categorization: 아동과 그들 가족의 특성과 능력에 대해 알 수 있는 전체 범위를 각각 제공.

사시 Strabismus: 다른 눈과 연관된 한쪽 눈 정렬의 편위, 시각손상은 종종 다른 신경학적인 장애와 뇌성마비에서 보여짐.

사지 마비 Quadriplegia: 뇌성 마비의 분류 중 하나로 사지 움직임의 장애.

사회기술 Social skills: 사회적 상호작용에서 성공의 영향과 사회적 상황에 의존하여 수정되는 기술. 사회적 상황에 의존하여 언어표현의 질을 수정, 비언어적인 의사소통의 효과적인 사용과 이해, 다른 사회적 과제에서 적합한 전략의 사용을 포함.

사회적 정의 Social justice: 모든 사람들이 동등한 가치와 동일한 권리가 있지만, 사람들이 그 권리를 달성하기 위해 다른 의미를 사용하는 개념.

사회적 환경 Social context/environment: 존재, 관계 그리고 개인적 기대감, 모임 또는 조직.

상담 Consultation: 아이에게 상담자로서 서비스를 제공하는 것으로 (예 : 부모 또는 교사) 이 서비스는 부모에게 직접적으로 행하여 부모나 교사가 아동의 활동구조, 환경에 대해 이해하고 변화를 통해 아이에게 자신의 역할과 간접적 도움을 제공.

상염색체 열성 Autosomal recessive: 22개의 상염색체의 결함에 의한 유전 패턴으로 남, 녀 구별 없이 동등하게 영향을 받음. 자녀가 부모 모두에게 비정상적인 유전자를 받게 될 경우 특성이 나타나게 됨.

상위하달식 평가 Top-down assessment: 아이가 선택한 작업과 활동과 움직임부터 검사를 시작하여, 이에 따른 환경적 요구와 하위 구성요소를 평가하는 평가 접근법이다. 치료사는 자신의 동기, 일상, 그리고 역할을 고려하면서, 개인의 요구와 어떤 일을 원하는지 정확하게 검사하여 시작 지점을 결정한다.

생태적 조사 Ecological inventory: 평가는 일상생활 속에서의 관찰을 통해 개인의 기능에 대해 알 수 있어야 함. 소아 평가에서는 아동(또는 가족)이 요구하는 특별한 환경/상황 또는 얼마나 환경이 아동과 가족의 기능을 지원하고 있는지를 고려해야 함.

생태학적 인간 기능 (EHP) Ecology of Human Performance (EHP): 사람과 환경 사이의 관계가 사람의 행동과 과제 기능에 영향을 끼친다고 가정한 것으로 작업치료사의 성공적 중재는 적절한 환경을 만들어 주는 것 (즉, 정신 건강 환경).

선천성 절단 Congenital amputations: 사지의 혈액 공급 감소로 인해 자녀의 하나 이상의 사지의 일부분이 없이 태어나게 된 선천성 장애로 기형 발생 물질 (예: 약물 또는 바이러스), 양막, 신진 대사 질환 (예: 모체의 당뇨)로 인한 것으로 사지 결함 또는 사지 기형이라고 함.

소아 팀의 구성원 Core pediatric teams: 부모와 다른 보호자, 그리고 아이의 생활에 대한 목적을 위해 자신의 전문 지식과 경험을 공유하려는 여러 전문가들. 또한 청소년기 동안의 아동들은 자신이 원하고 필요로 하는 것을 소통하며 그들 또한 팀의 핵심 구성원.

소요 시간 Duration: 중추 신경계 자극 효과 기간의 시간의 길이.

수단적 놀이 Instrumental play:: 놀이 활동의 범위가 넓고 재미가 동반된 작업을 통해 학습을 촉진하는 것이 목표.

수단적 일상생활 활동 (IADL) Instrumental Activities of Daily Living (IADL): 일상생활 활동 (ADL) 기술보다 더 복잡한 상호작용을 필요로 하는, 가정 및 지역 사회 내의 독립적 활동 시 필요한 기술로써 가족 돌보기, 애완동물 관리하기, 자녀 양육, 의사소통 도구 사용, 지역사회 이동, 재정 관리, 건강관리와 유지, 가사의 확립 및 관리, 식사 준비 및 설거지, 안전 조치 및 긴급 상황 대처, 쇼핑이 포함.

수막류 Meningocele: 척수를 덮고 있는 막의 노출.

스크립트 Script: 생태문화적 틀 안에서 과제 환경의 관계. 스크립트는 누군가의 단어나 행동에 내재된 생각과 사고.

스키너 B. F. Skinner: 아동은 환경에 대한 반응에 따라 발달한다고 제안한 미국의 행동주의 심리학자 (1904-1990).

스타카르트병 Stargardt disease: 중심시야의 감소와 가벼운 색깔 손상을 결과로 가지는 황반변성으로 유발되는 유전된 상태. 주변시야는 손상되지 않은 채 유지된다.

스플린트 Splinting: 고정, 제한, 지지를 위한 정형외과적 도구의 사용. 화상에서 스플린트는 모든 회복의 기간 동안 사용된다. 한 가지 자세의 도구, 그리고 흉터 예방을 위해 압박을 제공하고 관절가동범위의 유지를 위한 다른 방법.

습관 Habits: 친숙한 환경이나 상황에서 자동으로 반응하거나 일관된 방식으로 수행하는 것으로 작업 행동에서 중재 또는 지원, 약화 또는 강화를 도모.

시각 Vision: 팀의 일원이 되고 싶은 상대, 자신의 행동을 생각했는지 개인이나 팀은 특정 시점 시간에 바라는 것을 성취하는 것을 나타낸다.

시각 피질 Visual cortex: 시신경 경로를 통해 보내는 전기 자극의 수신 및 디코딩 정보를 담당하는 후두엽의 지역.

시간적 배경 Temporal context : 환경 안과 개인의 시간과 관련된 것이다. 삶의 단계를 포함하여 하루 중의 시간 또는 나이, 기간, 활동의 리듬 또는 이력.

시간 체계 Chronosystem: 아동의 환경간의 관계와 그 뒤 어떻게 아동과 그들의 가족이 시간이 지나면서 특정 상황에서 영향을 받는지를 시간적 차원으로 고려.

시간적 배경 Temporal context: 환경 안과 개인의 시간과 관련된 것. 삶의 단계를 포함하여 하루 중의 시간 또는 나이, 기간, 활동의 리듬 또는 이력.

시력 Visual acuity: 개인은 미세한 세부 묘사 양은 (시력 근처) 가까이서 볼 수 있으며 거리 (거리 시력)와 중앙 망막이 제대로 작동하는지 나타낸다.

시력 장애 Vision impairment: 낮은 시력과 실명을 모두 설명하는 공동 용어이다. 안경으로 수정하거나 렌즈를 착용할 수 없을 정도의 시력 상실 수준 20/20 또는 6/6을 말한다.

시력 향상 Vision enhancement: 시각적인 과제 및 또는 환경 (예, 배율, 대비 색상, 조명 등)의 적응은 쉽게 볼 수 있도록 하므로 개인은 남아있는 시력을 활용할 수 있다.

시신경 Optic nerve: 시각 정보를 뇌의 후두엽에서 눈 뒤로 전달하는 신경.

시신경 교차 Optic chiasm: 뇌의 반대쪽 시각 지역으로 정보가 이동하는 시신경 교차로의 접점.

시신경로 Optic tract: 후두엽의 처리를 위해 시각 피질과 시상에 시각 정보를 교차하여 이동하는 연결로.

시야 Visual field: 머리가 정지되어 있을 때 각각의 눈을 통해 보이는 외부 세계의 범위. 시야의 손실은 망막과 시각 경로를 따라 시각 피질 손상에서 어디서나 발생할 수 있다.

식도의 이동 Esophageal transport: 삼킴의 세 번째 단계로 음식이나 액체의 음식 덩어리가 식도에서 위장으로 이동. 이 움직임은 식도의 운동에 달려있으며, 식도에 음식이 넘어가면 일반 리듬과 호흡이 회복.

식별 Identity: 가입된 모임이나 개인의 표현을 지각.

식사하기 Feeding: 컵이나 접시에서 음식이나 액체를 입으로 가져오는 과정.

신경 발달적 치료(NDF) Neurodevelopmental Therapy (NDT): 기능적 부분에서 치료적 움직임과 예방을 위한 감각 운동적 기술을 사용하는 틀로, 비정상적 움직임을 억제하며 정상적 운동을 촉진하는 기술인 NDT를 사용하여 중재.

신경가소성의 반작용 Reactive neuroplasticity: 특정 사건 (예: 부상, 경험의 부재, 기회 제한 등) 시, 중추신경계의 조직과 연결 구조의 변화에 대한 반응.

신경가소성의 발달 Developmental neuroplasticity: 중추신경계의 발달 과정에서 신경 구조와 연결의 변화가 나타나는 것으로 생의 초기에 다수의 신경 연접의 경험과 협조가 발달을 이끔.

신경관 결손(NTD) Neural Tube Defect (NTD): 유전적, 환경적 요인 둘 다에 의해 임신 4주 동안 신경관의 폐쇄가 나타나는 선천적인 결함으로 신경 조직의 병변과 병변 수준에 따라 기능적 결과가 나타남; 일반적으로 병변 아래 부분에 마비.

신경성 식욕 부진증 Anorexia Nervosa: 신체의 체중에 대해 다르게 지각하고, 체중 증가에 극심한 두려움을 느끼며, 체중을 빼려 하는 (평균체중의 85%미만) 장애.

신경성 식욕 항진 Bottom-up assessment: 음식과 신체 이미지에 대한 왜곡과 편견의 결과로 그것을 보상하기 위해 과다하게 먹게 되는 장애.

신뢰성 Reliability: 맥락과 상황에 관련하여 일관된 능력. 또는 구성, 특징을 측정하기 위한 실험 도구의 능력

실어증 Aphasia: 의사소통을 위한 언어양식 사용 능력이 부분적 또는 전체적으로 손상된 것으로 단어의 뜻에 대한 이해나 쓰기, 말하기에 영향을 미침.

실용 Pragmatics: 사회적으로 사용되는 언어에 대한 영향과 기여를 의미.

실행 Execution: 표상적 협응과 운동 기술, 그리고 충분한 계획에 의해 활동하는 것.

실행 기능 (EF) Executive Function (EF): 시작과 유지, 변화 그리고 목표달성은 그것을 위한 문제해결을 하는데 필요한 것과 같은 고기능의 인지 처리과정을 하게 함.

실행장애 Dyspraxia: 대운동, 소운동, 구강 운동 등의 협응의 약화가 나타나며 계획, 개념화 능력의 손상이 나타남.

심부정맥 혈전증 Deep vein thrombosis: 심부정맥에서 발생되는 혈전증.

아급성 Subacute: 질병이나 상태에서 급성기와 만성기 사이에 놓인 어떤 기간.

아동발달센터 (CDC) Child Development Center (CDC): 영국에서는 학령 전 나이의 아이들의 전문적 교육과 의료적 관리를 위한 다영역 팀을 제공하는 (지역)시설을 갖추고 있음. 센터에서는 물리치료, 심리치료, 놀이치료, 언어치료, 작업치료와 같은 전문적인 중재와 발달 장애를 가진 아동에게 필요한 지원과 도움을 주는, 개인에 맞는

평가와 프로그램을 제공.

안구 진탕 Nystagmus: 급속하고 불수의적인 안구 운동이 나타나는 반사 반응으로 전정계와 시각 체계의 활성화로 인한 것. 안구의 움직임은 머리와 눈 움직임의 협응을 조절하고, 시력의 감소를 일으킬 수도 있음. 안구 진탕의 비정상은 신경 장애의 지표이며 종종 뇌성마비와 같은 장애와 관련.

알포트 증후군 Alport Syndrome: 신장기능부전과 청력손상을 동반하는 유전적 진행성 상태.

암묵 Tacit: 암시하거나 무언의 정보

약한 중앙응집성 Weak Central Coherence (WCC): 인지적인 형태로는 문맥을 이해하거나 큰 그림을 볼 수 있는 능력의 제한이 특징. 이러한 급성 정보에 대한 관심으로 자폐증의 비사회성뿐만 아니라 사회적 기능 중 일부를 기초하는 이론.

양비측반맹 Binasal hemianopia: 시각 지역의 비강 쪽 절반의 시력 상실.

양이측반맹 Bitemporal hemianopia: 한 쪽 편에 대한 시력의 상실.

양측마비 Diplegia: 상지보다 하지의 근 긴장도가 더 높게 나타나는 뇌성마비의 한 분류.

어린 시절의 문화 Cultures of childhood: 아동이 그들 스스로 사람들에 의해 정의되는 자신의 모습과 신념, 가치, 그리고 환경에 대한 물리적 측면은 물론 습관까지도 발견해가는 것.

어셔 증후군 Usher Syndrome: 유전 조건이 원인이 되는 청각장애 (중등도과 심각한) 및 망막 색소변성증에 의한 시력장애를 가짐.

역류 Regurgitation: 위에서 입과 식도로 음식이나 액체가 불수의적으로 다시 돌아오는 것.

연하 장애 Dysphagia: 삼킴에 있어 장애가 나타나는 것.

열 화상 Thermal burn: 열에 의한 화상의 종류

영상 모델링 Video Modeling (VM): 증거를 기반으로 하여 자폐증 스펙트럼 장애 또는 발달 장애를 가진 개인을 도와 ADL과 사회적 기능적 기술을 연습하여 습득한다. 각 개인을 포함한 배우고자 하는 작업을 비디오로 시청한다.

온타리오 주의 장애인 법 Ontarians with Disabilities Act: 온타리오 주의 장애인에 대한 보호, 식별, 구분을 위한 병원과 학교 같은 공식적인 기관에 요구되는 첫 지방 법규.

올바른 합리적 행동 Locally rational action: 개인은 적응과 발달 그리고 지역에 올바른 성장에 대한 발전을 위해 지식을 사용한다는 개념.

외상성 뇌손상 Traumatic Brain Injury (TBI): 갑작스런 머리의 외상성 부상으로 정상적인 뇌기능 장애를 일으키는 경우에 발생한다. 또한 후천적인 뇌손상으로 알려져 있다.

외상성 절단 Traumatic amputations: 사고 부상으로 인한 하나 이상의 사지 또는 사지의 부분 절단 (예 : 자동차 또는 강한 공구 사고).

외체계 Exosystem : Bronfenbrenner의 생태적 모델 중 중간 계층으로, 아동에게 간접적으로 영향을 주는 커다란 사회적 체계. 외체계의 구조는 아동의 미세 체계에 영향을 주어 아동의 발달에도 작용.

욕창 Decubitus ulcers: 전단력 또는 온도, 마찰, 유지되는 압력에 의한 피부 염증.

우측 동측성 반맹 Right homonymous hemianopia: 각 안구 오른쪽 시야의 반에서 시력 상실.

운동 계획 Motor planning: 잠재적 행동에 따라 환경의 작업 실행에 대한 계획을 개발하는 것으로 목표를 완료하기 위한 작업의 순서와 타이밍에 대한 것이 포함. 이전 움직임의 감각 피드백을 통해 얻게 되는 신체 도식이 사용되기도 함.

운동실조형 뇌성마비 Ataxic Cerebral Palsy: 경련과 협응 운동의 이상, 근 긴장도 감소를 특징으로 하는 뇌성마비 (CP)의 분류 중 하나로, 소뇌 영역의 이상에 의해 발생.

운율 Prosody : 화법의 리듬과 강조, 조율의 변화.

원형 평가 Arena assessment: 평가를 위한 팀의 접근을 허용하고 여러 전문가들에 의해 개인을 관찰하는 것으로, 일반적으로 소아평가에서는 다른 일원들의 관찰 하에 평가를 실시하고 자료를 제시하며 팀과 부모, 아동간 상호작용을 함. 즉, 아동의 전체적 상태와 영역간 능력과 기술의 상호작용에 대한 검사가 합쳐진 것.

유니버설 디자인 Universal design: 모든 사람들이 특별한 준비 또는 적응 없이도 가능한 가장 큰 범위까지 사용할 수 있도록 모든 측면의 접근이 고려된 환경이나 제품의 디자인.

유아 감염 Childhood infections : 청력 손상과 관계 된 감염으로 종종 후천성 청력 장애의 정도 변화의 원인이 됨. 예를 들어, 수막염, 수두, 독감, 홍역, 볼거리, 만성 이염이 있음.

의사소통 구축 서비스 Community-built services: 이 모델은 작업치료가 지정된 요구사항 충족을 위해 지역사회와 통합해야 한다는 인식으로, 의도된 결과와 중재를 중심으로 한 서비스의 결정은 서비스를 제공받는 자에게 권한이 있음. 장애가 서비스를 받기 위한 필요조건은 아니며, 현재의 상태가 약화 되었더라도 이것을 서비스의 중

요한 초점이라고 보지 않음. 핵심은 일반적인 상태에서 작업의 참가를 촉진하는 것.

의사소통 기반 서비스 Community-based services: 이 모델은 서비스를 받는 사람이 치료 프로그램에 대해 권한을 가지고 있으며 지역사회로 서비스를 제공한다는 것이 특징. 치료사는 일반적으로 전문가로 인정되어 중재를 관리하고 결정.

이동성 Mobility: 안정적이며 효율적이고 효과적인 방식으로 환경을 이동하는 기술.

이론 Theories: 관찰할 사건을 설명하는 생각의 집합을 나타내는 구분된 방법 및 이러한 사건이 어떻게 될지 상황에서 어떻게 그들과 관련되었는지 상태. 대상 또는 사건 간의 관계를 예측하고 중재에 대한 지침을 개발하는데 사용.

이론의 틀 Frame of reference: 평가와 중재에 대한 방향은 모두 이론을 기본으로 한다는 개념의 모델로서 이론을 해석하여 수단을 제공.

이상운동형 뇌성마비 Dyskinetic Cerebral Palsy: 뇌의 시상, 기저핵 부분 손상의 결과로 근육 긴장 이상, 무도병, 무정위 운동증의 특징을 나타내는 뇌성마비 분류 중 하나. 이상 운동형 뇌성마비의 아동에게는 흔히 근 긴장 저하와 원시 반사 패턴, 그리고 얼굴과 구강 움직임이 두드러지게 나타남.

이행 대상 (목표) Transition objects: 개인이 자신의 삶의 특정 단계 동안 중요한 소유물을 취득하기 위한 것.

이행 대상 (목표) : 개인이 자신의 삶의 특정 단계 동안 중요한 소유물을 취득하기 위한 것.

인간 외의 환경 Nonhuman environment: 개체, 장난감, 애완동물 그리고 사람이 아닌 각각의 관계 모든 것.

인간 작업 모델 (MOHO) Model of Human Occupation (MOHO): 개인의 동기, 습관 및 행동 패턴 그리고 수행하는 사람의 능력 간의 관계에 대한 이해로서 MOHO는 결단력과 습관화, 그리고 개인의 수용력 같은 상호작용의 변화를 작업 수행 시에 사용.

인두 이동기 Pharyngeal transfer phase: 삼킴의 두 번째 단계로, 음식 덩어리가 식도 뒤쪽과 직접 닿게 하는 시작점으로, 후두로 음식물이 들어가지 않게 비강이 폐쇄되며, 연구개와 성문이 위로 움직임. 또한 혀는 후두를 보호하기 위해 후두부의 입구를 닫고 기도는 호흡기에 연결하도록 하여 흡인을 방지하며, 음식이 성공적으로 식도로 이동할 때까지 호흡을 정지.

인지 재구성 Cognitive reframing: 인지 행동 치료에서 가장 널리 사용되는 전략으로 사람들이 자신을 방어하고 부정적인 생각을 버리고 긍정적이게 자신의 이야기를 대체하도록 하는 것 (즉, 인지 조종 또는 재구성).

인지중재자 Cognitive mediator: 환경과 과제에 대한 학습에 요구되는 행동, 생각의 처리과정을 조절해 주는 더 나은 인지를 가진 개인.

인지행동치료 (CBT) Cognitive Behavior Therapy (CBT): 인지 과정을 변경하여 심리적 고통과 부적응 행동을 감소 시키는 정신요법.

일상생활활동 (ADL) Activities of Daily Living (ADL):: 자신의 신체를 돌보는 위주의 활동으로 자기관리, 기본 일상생활활동 (BADL) 또는 개인적 일상생활활동 (PADL)이라고도 하며 목욕, 샤워, 대소변관리, 옷 입고 벗기, 먹기, 식사하기, 기능적 이동, 개인 용품 관리, 개인위생 및 치장하기, 성생활, 화장실 위생이 포함.

일에서의 놀이와 휴식 Play as a break from work: 일에서의 합법적인 휴식, 탈출로서 아동에게 자율성을 위한 기회와 자기표현, 사회성 개발을 제공.

일일 작업 행동을 통한 인지 적응 (CO-OP) Cognitive Orientation to Daily Occupational Per-formance (CO-OP): 아동의 기술 습득 발견을 이끌어주고 사용하는 전략의 인지 기술과 처리 과정에서의 개별적, 클라이언트 중심적인 문제 해결 접근법. 접근법의 결과로 기술의 수집뿐 아니라 일반화와 전이, 자기 자신의 전략 능력, 효능의 긍정적 교대 또한 나타남.

임상의 투명도 Transparency of practice: 고객의 계획과 관리의 실시에 대한 명확하고 개방적이고 철저한 의사소통을 포함. 클라이언트뿐만 아니라 상담자의 역할 및 명확하고 정확하게 하는 능력을 포함.

임상의 투명도 Transparency of practice : 고객의 계획과 관리의 실시에 대한 명확하고 개방적이고 철저하게 의사소통을 포함한다. 상담자의 역할 및 클라이언트뿐만 아니라 명확하고 정확하게 하는 능력을 포함한다.

자가 영상 모델링 Video Self-Modeling (VSM): 증거를 기반으로 하여 자폐증 스펙트럼 장애 또는 발달 장애를 가진 개인을 도와 ADL과 사회적 기능적 기술을 연습하여 습득. 제대로 작업의 수행을 하기 위해 시뮬레이션과 함께 접목시킴. 작업을 수행하기 전에 자신의 짧은 2-3분 비디오 시청을 포함.

자세 장애 Postural disorder: 운동 과제나 환경에 대해 요구되는 움직임을 유지하는 것이 어려운 것으로 전정계, 고유수용성 감각의 이상, 약화된 양측 통합 그리고 자세 안구 능력 장애에 의한 것.

자세 조절 Postural control: 중력에 대해 자세를 유지하고 환경에 맞게 균형을 유지하기 위한 능력으로 머리와 눈, 체각, 사지에 강요되는 협응적 움직임을 기반으로 전정계, 시각 체계, 고유수용성 감각이 함께 제공.

자아 Selfhood: 개인적인 특성을 통해 개인의 정체성에 대한 표현

자연 재해 Natural disaster: 우리가 사용하는 사회적 자원의 능력을 넘어서 광범위하게 인간, 물질 그리고 환경의 손실이 나타나 사회적 기능에 심각하게 나타나는 장애.

자연 환경 Natural environments: 각 과정의 문화적 신념이나 가치가 깊이 묶여져 있어 아동의 발달의 느림이나 장애가 없게 되는 환경.

자조관리과제 Self care tasks: 일상생활활동을 (ADL)을 구성하는 과제. 목욕과 샤워하기, 대소변 관리, 옷 입기, 먹기, 식사하기, 기능적 이동, 개인용품 관리, 개인적인 위생과 치장하기, 성생활, 화장실 위생을 포함.

작업 기억 Working memory: 주어진 시간에 무엇에 대해 생각하는지에 대한 단기기억 저장소.

작용 Agency: 삶의 경험에 대한 반응으로 스스로 참여를 결정하는 능력.

잠재성이분척추 Spina Bifida Occulta: 이분척추의 가장 가벼운 형태, 척추궁의 하나 또는 그 이상에서 간격의 존재, 그러나 척수 및 수막은 척추관 안에 남아 있음. 대부분의 경우 증후가 없고 알아채지 못하나, 척추가 손상 받은 경우 더욱 악화됨.

장기 기억 Long-term memory: 영구기억 저장, 지속적으로 날짜, 주, 년도 기억 등 경험의 실행 동안 여과기의 역할.

장소 Place: 중요 평가와 측정이 실시되는 곳.

장애 Disability: 장애인교육법 (IDEA)에서 정의된 것으로 세부적으로 다음과 같은 항목이 있음: 정신 지체, 청각 장애 (난청 포함), 음성 또는 언어 장애, 시각 장애 (실명 포함), 정서 장애, 자폐증, 외상성 뇌손상, 기타 건강 장애 또는 특정 학습 장애; 그리고 특수 교육 및 관련 서비스가 필요한 사람.

저긴장증 Hypotonia: 움직임에 대한 근 긴장과 저항의 감소.

적응 Adaptation: 환경에 대해 도전하고 한계를 뛰어넘는 과정.

적합함 Goodness of fit: 개인의 요구, 상호 작용 형태와 환경의 관계가 조화로운 것으로 학습과 발달을 촉진하기 위한 최적의 상태.

전기 화상 Electrical burns: 일반적으로 전선이나 번개가 신체의 일부에 전해졌을 때 발생하는 화상의 분류 중 하나.

전문가 및 지역보건센터 Specialist and regional health centers: 복잡하거나 희귀한 의학/외과적 요구를 충족하기 위해 몇 개의 전문 병동과 전문가를 포함하는 영국의 지역 시설.

전문가 상담 Expert consultation: 상담자의 전문 분야에 기반을 두어 모든 관련된 문제와 해결방법을 제공하는 서비스.

전문화된 듣기 Specialized listening: 클라이언트에게 이전에 존재했던 신념이나 감정표현, 경험, 중요한 포인트나 변화 등 중요한 정보들을 위하여 특별하게 듣는 커뮤니케이션 전략.

절차적 기억 Procedural memory: 자동적으로 과거의 경험을 바탕으로 특정 작업을 수행할 수 있게 하는 기억의 분류 중 하나.

정보 처리 Information processing: 환경에 대한 정보를 습득함과 동시에 개인의 기술을 학습하는 것이 반복적으로 일어나면 그 후, 정보는 개인의 기억으로 정리하고 사용하며 쉽게 이해하여 유지될 수 있도록 덧입혀짐. 결과적으로 자동적인 감각과 기술이 큰 개념으로 개발되어 행동을 빠르고 쉽게 만들며, 독립적으로 학습할 수 있게 함.

정신 이론 Theory of Mind (ToM):: 다른 사람이 생각하고 느끼는 것을 인식하고 이해하는 능력; 다른 사람의 입장 자기 자신을 놓고 그들이 다음에 어떻게 할지 예측 가능함.

정의 Definitions: 이론의 틀 안에서 명확한 이해를 위한 개념의 의미로서 개념, 정의 그리고 가정은 이론의 필수 요소.

정책 Policy: 이상적 결과 획득과 결정을 이끄는데 사용되는 정부에서 제안하는 원리와 행동들.

정황 Context: 상호적 조건 (문화적, 신체적, 사회적, 영적, 일시적, 가상적) 내에서 개인을 둘러싸고 있는 것을 변형.

정황적 평가 Contextual assessment: 치료사가 아이가 상호작용하는 상황과 환경을 고려하여 기능에 영향을 미치는 환경들에 대한 요구 사항의 검토를 시작으로 하는 평가 접근법.

조기 중재 Early Intervention (EI): 장애인이나 그들의 가족과 함께 영유아 (대부분 나라에서 약 3세 정도까지의 아이를 말함) 에게 제공하는 서비스. 영유아의 정서적, 인지적, 신체적, 생물학적 또는 환경적 위험 요소를 최소화하고 방지하는 것을 목표로 하며 학령기 아동의 전체적인 부분의 연속적 서비스를 제공하기 위한 출발점.

조립 Framing: 개인의 뜻을 해석하고 평가하기 위해 모델 중 하나를 사용하는 것으로, 놀이의 맥락에서는 참가자들이 서로 상호작용하여 놀이의 틀을 확립.

조음 장애 Dysarthria: 구강 운동의 구조 또는 근육의 손상으로 인해 단어에 대한 분명한 발음이 어려운 장애.

조절 장애 Disorders of modulation: 적절한 환경에 대해 반응할 수 있도록 조절하는 감각입력을 담당하는 중추신경계의 과정을 방해하는 장애.

종단 Longitudinal: 절단에 대한 분류 중 하나로 종종 선천적으로 사지가 절단되어 일부 구조가 부재된 경우.

종합제거 모델 Multidisciplinary model: 여러 학문을 통해 아동과 가족들에게 각각의 서비스를 제공하는 협력 접근법으로, 분야는 독립적이지만 서로 상호작용하며 서비스 자체는 오히려 통합보다는 세분화되어서 처리.

중간 체계 Mesosystem: Bronfenbrenner: Bronfenbrenner의 생태 모델에서 다른 중간의 상호 작용과 상호 관계의 영향을 반영한 원형으로 하나의 원형이 아닌 다른 독립적인 원형에도 영향을 준다는 것을 강조.

중상 Depth of injury: 상처의 정도와 민감도, 외관에 의해 결정된 화상의 피부 손상층에 따른 의료적 평가로 확립된 분류 중 하나.

중이염 (중간의 귀 감염) Otitis media (middle ear infection): 귀의 중간의 감염으로 종종 유동체와 결합. 극단적으로는 청각 장애의 심화나 중도나 경도의 청력 손실의 원인이 됨.

중추 청각 처리 장애 Central auditory processing disorders: 청각 신경로를 따라 소리를 전달하는 것 및/또는 청각피질의 결함으로 인한 장애로 단어의 소리의 미묘한 차이를 인식하고, 배경 소리를 듣고 소리와 의미를 연관시키며, 소리를 구분하는 것이 어려움.

지남력 Orientation: 물리적 환경의 관계에서 개인이 있는 공간과 시간, 상황에 대해 아는 것.

지시 Coaching: 치료 전략 창조와 문제 해결에 도움을 주기 위해 교사나 치료사가 문제해결 시 함께 하는 간접적 중재 방식. 치료사는 교사에 의해 수행될 수 있는 교사의 지시와 아동들을 이끌어 주기 위해 관찰. 지시를 하는 순간 동안 아동의 삶에서 중요한 사람으로서 도움을 주는 것이 목표.

지역 교육 기관 (LEA) Local Education Authority (LEA): 미국 당국에서 책임을 맡고 있는 아동 서비스 기관.

지적 장애 (ID) Intellectual Disability (ID): 18세 이전에 확인되는 적응 행동과 지적 기능 모두의 제한.

직업적 외상 Occupational trauma: 자녀들을 위한 책임감 때문에 오랜 기간 동안 다양한 직업 종사를 하면서 부정적인 경험의 통합과 입력이 일어나는 것.

참가자 Participants: 다른 전문가나 학교 직원, 가족 같은 중재에 대한 평가, 측정이 포함 된 개인.

척수수막류 Meningomyelocele: 낭성척추갈림증이 종류 중 하나로 뇌척수막이 척수에서 튀어나와 척추관과 척추뼈가 폐쇄된 것으로 돌출부는 척수를 따라 어느 시점에서 발생하지만 요추가 가장 일반적으로 나타남. 마비, 손상 이하의 감각 장애, 뇌수종, 학습 장애가 나타나며 뇌의 이상을 포함한 다양한 증상의 원인이 될 수 있음.

척추 전만증 Lumbar lordosis: 척추의 안쪽 곡률의 증가.

척추근위축증 (SMA) Spinal Muscular Atrophy (SMA): 두개골핵의 운동세포와 척수의 전각뿔세포의 유전적 퇴행성질환으로 상염색체 열성유전이고 드물게 나타남.

척추측만증 Scoliosis: 척추가 좌우로 만곡. 척추는 구부러지거나 S자와 비슷하게 보임.

청각 피질 Auditory cortex: 다른 감각 정보와 연관된 소리를 지각하고 해석하는, 뇌의 측두엽에 위치한 피질.

청각적 역치 Hearing thresholds: 최저로 요구되는 특정한 소리 주파수 볼륨.

청력도 Audiogram: 한 사람이 다른 소리를 감지할 수 있는 정도와 볼륨을 나타내는 표.

초학문적 모델 Transdisciplinary model: 공동 작업으로 특징지어진 접근법으로 책임을 공유하기 위한 중재 계획. 주 제공자가 주로 중재를 실시하지만, 모든 팀 구성원들은 계획이 실시되는 방법에 대한 책임이 있음. 가족은 팀구성원과 의사 결정의 핵심적인 중심이라고 간주됨.

초학문적 모델 : 공동작업으로 특징 지어진 접근법으로 책임을 공유하기 위한 중재 계획이다. 주 제공자가 주로 중재를 실시하지만, 모든 팀 구성원들은 계획이 실시되는 방법에 대한 책임이 있다. 가족은 팀구성원과 의사 결정의 핵심적인 중심이라고 간주된다.

촉각방어 Tactile defensiveness: 감각계의 과민성 때문에 전형적인 촉각자극에 과반응을 보이는 성향의 감각조절 장애. 촉각방어를 가지는 사람들은 대부분의 사람들이 느끼지 못하는 감각으로부터 짜증과 불안함을 경험.

최적의 각성 Optimal arousal: 건강한 감각을 위한 주의력과 각성을 생산하는 다양한 감각의 공간과 시간 이상의 결과에서 주가 되는 감각의 통합이 일어나는 것으로 지속적인 감각 입력과 각성을 유지하고 행동에 대한 적응에 관여.

측정 Measurement: 속성이나 면적 등이 결정되는 과정.

치료적 자세 Therapeutic positioning: 구축을 예방하고 운동범위를 유지하는 데 사용. 화상의 중재와 예방에서 관절의 신전과 자세에 관련되고 구축으로의 발전을 예방.

치료적 자세 : 구축을 예방하고 운동 범위를 유지하는데

사용된다. 화상의 중재와 예방에서 관절의 신전과 자세에 관련되고 구축으로의 발전을 예방한다.

캐나다 의료법 Canada Health Act: 의료보험기금이 포함된 포괄적 의료 시스템을 제공해 주는 캐나다의 법규로서 다음과 같은 기준을 정하여 지역의 의료 서비스에 대한 균일함을 제공 : 공식적인 규정과 약관에 의한 공공의료보험 보상권리, 병원과 의사에 의해 제공되는 모든 필수적 의료 서비스의 모든 범위; 캐나다 전역을 여행하고 있는 사람도 의료 서비스를 제공; 의료 서비스는 재정이나 기타 요인들이 문제가 되지 않음.

타당성 Validity: 어떤 것을 측정하기 위해 쓰이는 측정기구의 능력

탈선 행위 Illicit play: 학교의 지배적 사회 질서에 대한 저항의 한 형태로, 학급 규칙과 강제적 행위에 대한 저항은 아이들 사이의 연대의 감각을 일으킴.

태아 감염 또는 질병 Prenatal infections or illnesses: 태아가 발달 중에 질병이나 감염 (예 : 풍진, 사이토메갈로 바이러스, 산모 당뇨병, 독성 물질)에 의해 감각, 청각 장애의 원인이 되는 것.

통합적 작업 Occupational synthesis: 일상에서의 치료 요법으로 외부의 다른 중재나 기술, 과제 등이 사용됨.

트렌델렌버그 보행 Trendelenburg gait: 비정상적 보행의 원인은 둔근 지역의 외전근 약화가 원인이 되며, 환측의 뒤꿈치의 딛기 동안 건측 쪽의 골반이 쳐짐. 환측의 엉덩이가 끌어올리지 못하는 것을 보상하는 결과로 뒤뚱 뒤뚱거리는 걸음걸이가 나타남.

특별지시 Special instruction: 치료사가 보호자에게 간단한 절차를 교육하는 간접적인 중재 접근으로 그들에게 차례로 아이들을 둘러싼 일상과제나 환경의 제한에 관련되어 교육. 원하는 결과에 다다를 때까지 반드시 모니터하게 함.

특수 학생 Exceptional students: 행동, 의사소통, 지적, 신체적 또는 복합적으로 정상이 아닌 사람들에게는 특수 교육 프로그램이 배치될 필요성이 있다고 교육 법규에 정의되어 있음. 학생들은 교육부에서 제공하는 장애의 범주에 따라 분류.

특수교육 Special Educational Needs (SEN): 영국에서는 교육 내에서 장애를 설명하는데 사용하는 우선적 학기. 스코틀랜드에서는 교육적 욕구의 기록 (Record of educational need)으로 알려짐.

특정 접근 방식 Idiosyncratic approach: 참조할 틀이 존재하지 않는 경우에는 문제에 대해 접근하기 위한 특정 접근법을 사용. 숙련된 치료사는 작업치료 외부 분야의 이론이나 다양한 출처로부터 얻은 정보들을 익히고 스스로의 틀로 만들어 감.

팀의 특징 Team's characteristics: 팀 구성원의 지식과 기술의 유용성뿐만 아니라 긴 시간 팀으로 함께 하였음; 팀의 협력 형태.

펜드리드 증후군 Pendred syndrome: 대개 아동이 3살 때 급속한 진행성 양쪽 청력 상실을 특징으로 하는 유전적 문제로 갑상선이나 전정 체계에도 영향을 미칠 수 있음.

편측 마비 Hemiplegia: 주로 신체의 한 쪽의 근 긴장도가 비정상인, 뇌성마비의 분류 중 하나.

평가 Assessment: 정보 수집, 목표와 객관적 사실과의 관계에 대한 것으로 중재의 한 단계.

평가 Evaluation: 중재에 필요한 수치를 획득하고 해석하는 과정으로 과정과 결과를 계획하고 문서화 하는 과정이 포함.

평가 사정 : Evaluative assessment변화를 탐지하기 위한 목적의 검사로 다양한 방법이 있음.

평가 예측 Predictive assessment: 평가의 범주로, 미래의 상황에 대한 예기된 통찰력을 제공.

폐쇄증 Atresia: 청각 체계와 관련된 것으로 선천적으로 중등도의 귀 이상이 있거나 외부의 귀가 발달이 되지 않은 상태; 한 쪽이나 양쪽 모두가 될 수 있음. 적어도 중등도의 청력 장애가 발생.

포함 Inclusion: 각각의 아동의 구체적인 요구를 충족하기 위한 옵션의 범위로 나이에 맞게 개별 교육 계획 목표를 달성하기 위해서 근처의 학교가 필요한 서비스와 자원을 해주어야 하는 것도 포함.

폭식증 Binge-eating disorder: 음식과 시체 이미지에 대한 왜곡과 편견의 결과로 체중 증가를 막기 위해 완화제 남용, 구토 같은 보상적 행동이 범위를 넘어서서 억제되지 않고 일상적으로 나타나는 것.

표준 참조 검사 Criterion-referenced test: 매우 다양한 환경의 전체 인구에서 뽑아낸 규범적 표준 샘플과 비교하여 개인의 산출 점수를 내는 것으로, 보통 하나 이상의 총점이 산출되어야만 검사 항목의 점수 추가가 가능.

표준 참조 검사 : Norm-referenced test 표준 집단의 기능보다는 게시된 연구로부터 도출된 기준에 기반하여 개인의 기능에 대해 점수를 산출하는 검사로, 검사 항목의 점수는 일반적으로 산출된 하나 이상의 합계 점수로 나타냄.

표준화된 검사 Standardized test:: 표준화된 조건에 따라 개발자가 작성한 평가 설명서와 일치하게 실시 및 채점하는 평가도구의 범주. 일반적으로 규범-참조 또는 기준-참조된 점수를 형성. 엄격한 결과 측정이 고려됨.

필수 평가 Needs assessment: 작업 수행 촉진의 기회와 지원, 부족한 서비스를 노출하는 방법으로 클라이언트와의 토론을 통해 잠재적인 요구 사항을 미리 이해하고 실시.

하위상달식 평가 Body scheme: 기본적인 기능 구조에 초점을 맞추어 평가한 다음에 작업과 일상생활의 성과에 영향을 미치는 구성요소들의 방법에 대해 평가하는 접근법으로 특정한 행동 구성과 기술의 장애가 있을 때 사용하는 것이 좋음.

학습 장애 Learning disabilities: 보고, 듣고, 느낀 것을 해석하는 능력을 방해하여 저장하고, 정보에 반응하는 두뇌의 기능에 영향을 미치는 신경 장애로 언어를 쓰고 말하기, 협응, 자기 조절, 사회적 상호 작용 또는 집중력에 문제가 발생. 원인 보다는 아동의 학습의 어려움에 초점을 맞추는 편.

화학적 화상 Chemical burn: 화학 물질이 신체의 표면에 직접 접촉함으로 인한 화상의 종류 중 하나.

환경 문화적 이론의 틀 Ecocultural framework: 이 틀은 문화와 환경적 이론 두 가지 모두를 결합하여 임상 추론 과정을 이끄는 데 사용되며, 다양한 맥락 내에서 개개인의 사상을 고려하고 이해하기 위해 사람들이 참여하는데, 그것은 가족들의 일상의 적응 및 구성에 영향을 미침. 가족 중심 중재의 관계에서 작업치료사는 일상의 중재 통합 가능성을 향상하고 아동의 기능의 맥락과 의미에 대해 이해할 수 있어야 함.

환경적 강요 Environmental presses: 특정 행동을 하게 하는 환경적 요인.

환상통 Phantom pain: 절단 된 사지에 대해 통증을 느끼는 것.

활동 설정 Activity settings: 학습과 발달을 위해 주위 환경의 생태적, 문화적 특징들의 경험하는 기회를 제공하는 것.

활동 집단 Activity group: 결과에 대해 합의된 다양한 과제들을 함께 모여 수행하는 개개인의 모임.

회복력 Resilience: 인생의 역경과 스트레스에도 불구하고, 발전하고 완수하거나 반응하고 견디는 능력.

후두엽 Occipital lobe: 뇌의 맨 뒤 부분으로 시각 피질의 대부분이 있는 시각 처리의 중추.

훈련 Habilitation: 기능의 손상이나 태어나면서부터 가진 한계에 대한 능력들을 개발하는 것.

흡인 Aspiration: 음식이나 고형물이 기도로 들어가는 것.

찾아보기 (Index)

ㅎ

기타